实用免疫组化病理诊断

第2版

主 编 何建芳　韩安家　吴秋良
副主编 陆元志　温永琴　毛荣军
　　　　江庆萍　李海南

科学出版社
北京

内 容 简 介

本书在总结参考多家大型三甲医院病理科免疫组化应用套餐的基础上，结合各系统 WHO 新分类、免疫组化专家共识及免疫组化研究进展，以系统章节为编排，以常见肿瘤的免疫组化应用为主线，详细介绍了各系统肿瘤的免疫标志物、免疫组化表型特点、抗体套餐选择、诊断与鉴别诊断、典型图片及应用注意事项等内容。第 2 版还增添了常见重要器官的"正常组织的免疫组化特征"及相关肿瘤的病变特点、免疫组化和分子遗传学改变等内容。

本书的特点在于先进性、科学性、实用性、可操作性、重点突出、兼顾全面，全面满足临床病理诊断的需求。本书可作为临床病理医师的案头参考工具，特别适用于年轻病理住院医师、正在接受规范化培训的病理医师，对临床病理一线的中、高年资病理诊断医师也有一定的参考价值，还可供在校的医学本科生、研究生及从事免疫组化技术产品开发和应用的相关技术人员学习参考。

图书在版编目（CIP）数据

实用免疫组化病理诊断 / 何建芳，韩安家，吴秋良主编. -- 2 版. -- 北京：科学出版社，2024.11

ISBN 978-7-03-078110-9

Ⅰ.①实… Ⅱ.①何…②韩…③吴… Ⅲ.①免疫诊断－组织化学 Ⅳ.① R446.6

中国国家版本馆 CIP 数据核字 (2024) 第 044290 号

责任编辑：杨小玲 张艺璇 / 责任校对：张小霞
责任印制：霍 兵 / 封面设计：吴朝洪

科学出版社 出版
北京东黄城根北街 16 号
邮政编码：100717
http://www.sciencep.com

北京汇瑞嘉合文化发展有限公司印刷
科学出版社发行 各地新华书店经销

*

2018 年 12 月第 一 版　开本：889×1194　1/16
2024 年 11 月第 二 版　印张：60 3/4
2025 年 2 月第六次印刷　字数：1 850 000

定价：375.00 元

（如有印装质量问题，我社负责调换）

作者简介

主编简介

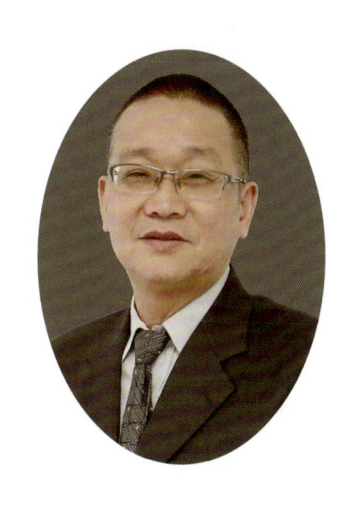

何建芳 主任医师，暨南大学附属第五医院病理科主任。

北京医科大学病理系硕士，从师于著名病理学家廖松林教授，从事临床病理诊断工作30多年。广东省医学会病理学分会常委、广东省基层医药学会病理学专业委员会副主任委员、粤港澳病理联盟副主任委员、广东省医疗事故技术鉴定专家成员。原东莞市公立医院病理诊断学专业医学学科带头人，广东省级医学重点专科学科带头人，东莞市临床病理诊断中心常务副主任、东莞市临床病理专科联盟主席、东莞市人民医院病理科主任；兼任东莞市医学会病理学分会主任委员、东莞市临床病理质量控制中心主任。主编或联合主编《实用免疫组化病理诊断》《现代诊断病理学》专著2部。参与国家自然科学基金项目1项、省自然科学基金项目1项，主持省厅级科研课题2项、市级科研课题1项，参与省市科研课题多项，在《中华病理学杂志》《中华结核和呼吸杂志》《诊断病理学杂志》等杂志上发表论文30余篇。

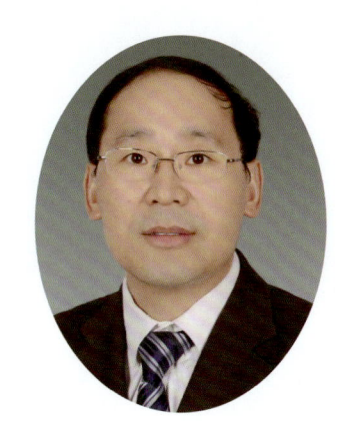

韩安家 主任医师，教授，博士生导师，中山大学附属第一医院病理科主任、病理学院院长。2002年毕业于中山大学获医学博士学位，2004～2007年曾在美国匹兹堡大学医学中心、阿尔伯特·爱因斯坦医学院、伊利诺伊大学芝加哥分校病理系做访问学者。目前担任教育部高等学校医学技术类专业教学指导委员会委员、中华医学会病理学分会副主委、中华医学会病理学分会软组织和骨学组副组长、中国医师协会病理科医师分会常委、广东省医学会病理学分会前任主委、广东省卫健委县级医院学科带头人及病理科培训基地召集人、广东省粤港澳合作促进会医药大健康委员会病理联盟主委、广东省干部保健专家等多项学术任职。研究方向：结直肠癌和软组织肿瘤，擅长软组织和呼吸亚专科的病理诊断。曾主持国家自然科学基金3项、省市级自然科学基金和医院"三个三团队"项目等多项课题，发表研究论文80篇，其中SCI论文60余篇。主编《软组织肿瘤病理学》《软组织肿瘤病理诊断图谱》等多部专著，副主编《病理学》《临床病理学》等多部教材。参加2020年WHO *Soft Tissue and Bone Tumor* 分册第5版编写。2020年获第四届"国之名医·优秀风范"荣誉称号。

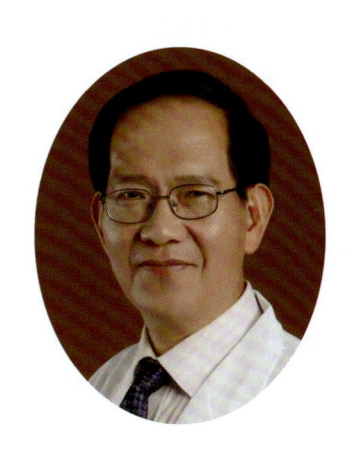

吴秋良 中山大学肿瘤医院病理科主任医师，教授，硕士研究生导师。1954年3月出生，毕业于中山医科大学，曾参加全国高级病理师资班学习、硕士研究生课程学习，香港中文大学举办的中国病理医师学习班（Summer School）等。现任中国抗癌协会病理专业委员会委员、广东大肠癌及神经肿瘤专业委员会委员，《防癌报》《广东医学杂志》《肿瘤学杂志》编委。

参与多项国家、省及校级科研课题，包括国家"八五""九五"攻关课题、国家重点课题、省科委重点课题、卫生厅课题及中山医科大学"211工程"课题；在国内外杂志上发表论文22篇；获广东省卫生厅科技三等奖一项，中山医科大学医疗成果奖一项；参与《肿瘤诊治规范》及《疑难病例精选》的编写。曾与香港中文大学、瑞典斯德哥尔摩卡罗林斯卡学院及美国科研机构等开展科研合作。从事临床病理学及细胞诊断工作多年，尤其是在肿瘤病理学及细胞学诊断方面有较丰富的经验；被聘为病理远程会诊专家。

副主编简介

陆元志 博士，教授，临床病理/肿瘤学博士生导师。

暨南大学附属第一医院病理科主任、肿瘤诊疗研究中心副主任。美国俄亥俄州立大学博士后、高级研究员（2007～2014）。广东省"扬帆计划"引进紧缺拔尖人才、岭南名医。从事临床病理、分子病理诊断与研究，擅长肿瘤NGS检测报告临床解读。中国抗癌协会第七届肿瘤标志专业委员会副秘书长。致力于癌基因组变异及其微环境共进化前沿研究和肿瘤分子诊断新技术推广应用，承担国家自然科学基金面上项目两项，近年来在 The Journal of Clinical Investigation（JCI）和 Developmental Cell、Cancer Research 等国际专业期刊发表研究成果。

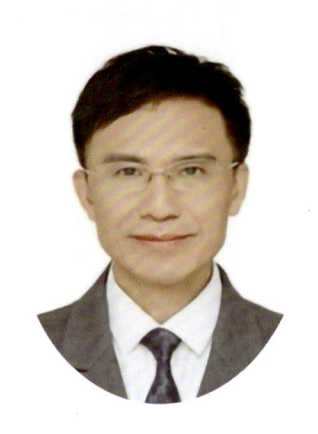

学术任职：中国抗癌协会第七届肿瘤标志专业委员会委员、中国抗癌协会肿瘤标志专业委员会肿瘤多学科诊断（MDD）协作组组长、中国抗癌协会肿瘤标志专业委员会ctDNA技术专家委员会常委、中国抗癌协会肿瘤标志专业委员会临床转化研究专家委员会常委、中国人体健康科技促进会肿瘤个体化精准医疗专委会委员、中华医学会病理学分会分子病理学组委员、中国抗癌协会肿瘤病理专业委员会乳腺肿瘤病理学组委员、中国民族医药学会精准医学分会副会长兼诊断学组组长、广东省精准医学应用学会分子病理分会副主任委员、广东省基层医药学会细胞病理与分子诊断专业委员会副主任委员、广东省精准医学应用学会免疫治疗分会常委、广东省抗癌协会肿瘤病理专业委员、广东省免疫学会第五届理事会理事。

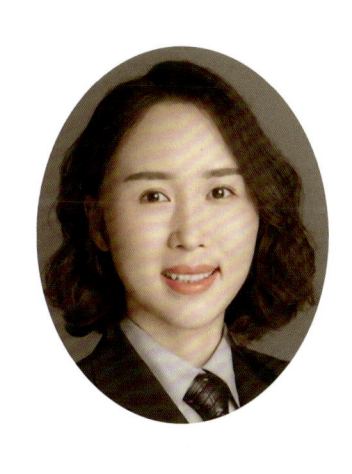

温永琴 硕士，主任医师。东莞市人民医院病理科副主任，普济分院病理科主任，东莞市临床病理诊断中心副主任。毕业于中山大学病理学系，从事病理诊断工作20余年，擅长淋巴造血系统肿瘤、骨髓病理诊断及中枢神经系统病理诊断。曾在北京大学病理学系、首都医科大学附属友谊医院、中国医学科学院血液病医院进修学习。发表学术论文多篇。

学术任职：广东省医师协会病理科医师分会常务委员、广东省基层医药学会病理学专业委员会常务委员、广东省医学会病理学分会青年委员会委员、广东省临床医学学会病理学专业委员会常务委员、广东省医学会病理学分会数字和分子病理学组成员、广东省医师协会病理科医师分会神经病理专业组成员、东莞市医学会病理学分会副主任委员、东莞市抗癌协会乳腺癌专业委员会委员等。

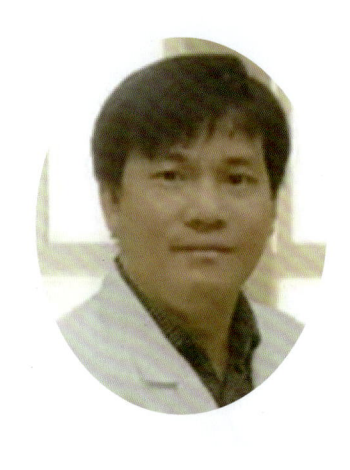

毛荣军 主任医师，佛山市中医院病理科主任，广东省首批杰出青年医学人才、佛山市首批杰出青年医学人才。擅长皮肤、骨和软组织病变病理诊断，以及儿童肿瘤、淋巴瘤等疾病病理诊断，副主编专著2部，以第一作者/通讯作者发表论文60余篇，获国家专利授权7项，承担省市级课题10余项，在国内疑难病理精准诊断方面享有较高声誉。

学术任职：中华医学会病理学分会骨和软组织肿瘤病理学组委员、中国抗癌协会肉瘤专业委员会骨和软组织肿瘤病理学组委员、中国抗癌协会肿瘤病理专业委员会骨和软组织肿瘤病理学组委员、中国中医药学会精准医学专业委员会常务理事、广东省中西医结合协会病理学分会副主委、广东省医师学会病理学分会常委、广东省临床医学会病理学分会常委、佛山市中西医学会病理学分会主任委员。

江庆萍 博士，主任医师，教授，广州医科大学附属第三医院病理科主任，广州市高层次卫生重点人才。多年从事临床病理及科研工作，专注于妇产科病理诊断。先后于上海复旦大学妇产科医院和美国得克萨斯大学西南医疗中心进修妇科病理。获国家自然科学基金及省、市级基金项目数项。发表SCI论文20余篇。任 *Diagnostic Pathology*、*Frontiers in Cellular and Infection Microbiology*、*Cancer Biology & Medicine*、*Translational Genetics and Genomics* 等杂志编委或审稿人。

学术任职：广州市医学会病理学分会主委、广州市医师协会病理医师分会副主委、广东省医师协会病理医师分会妇科组组长、广东省临床病理质控中心副组长、广东省医学会病理学分会副主委、广东省医师协会病理医师分会副主委、广东省临床医学会病理学分会副主委、广东省基层医药学会细胞病理与分子诊断专委会副主委、广东省健康管理学会病理学分会副主委、广东省精准医学应用学会生信分会副主委、中华医学会病理学分会女性生殖道组组员、中华医学会病理学分会科普委员会委员、中国优生科学协会阴道镜和宫颈病理学分会委员、国际妇科病理学会委员。

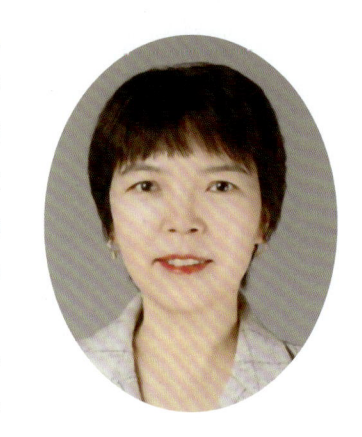

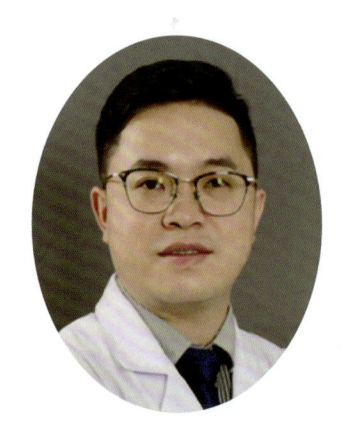

李海南 副主任医师，广东三九脑科医院病理科主任。

从事病理诊断十余年，擅长神经肿瘤、癫痫病理诊断和神经系统疾病病理诊断。

学术任职：中国抗癌协会肿瘤病理专业委员会脑胶质瘤病理协作组委员兼秘书，中国研究型医院学会超微与分子病理专业委员会委员，广东省医师协会病理科医师分会第四、第五届委员，广东省医师协会病理科医师分会神经病理专业组委员兼秘书，广东省基层医药学会病理学专业委员会第一届常委，广东省临床医学会病理学专业委员会第一届常委，广州抗癌协会第一届病理学与分子病理诊断专业委员会常务委员，广州抗癌协会神经肿瘤病理委员会委员。

主持和参与多项省级科研课题，以第一作者或通讯作者在 *International Journal of Cancer*、*American Journal of Surgical Pathology*、*Frontiers in Oncology*、《中华病理学杂志》等期刊发表论文10余篇。

第 2 版前言

《实用免疫组化病理诊断》于2018年12月出版第1版，之后多次印刷，深受广大读者的喜爱。许多同道，特别是年轻的病理住院医师及正在接受规范化培训的住院医师对我们提出了许多宝贵的意见和建议。世界卫生组织（WHO）肿瘤分类第5版（共14卷）已陆续出版，新版分类涵盖了近年来各学科肿瘤病因学、病理学、流行病学以及分子遗传学方面的研究进展，WHO分类丛书中规定的定义不仅被病理医生、临床医生、基础和转化研究专家采用，还被纳入国际疾病分类（ICD）代码，为卫生政策组织的流行病学监测提供参考。为了适应病理新时代的发展需要，我们再版此书。

随着精准医学的发展，病理学已从传统的形态学诊断迈向综合性更强、更全面的病理学新时代，免疫组化（IHC）是目前病理诊断过程中不可或缺的重要辅助诊断技术，本书的再版仍然以免疫组化临床应用为主线，适当地介绍了相关的HE形态学改变、诊断和鉴别诊断、组织化学染色（特殊染色）及分子遗传学改变。再版主要修改部分：一是对常见的重要器官，增加了"正常组织的免疫组化特征"；二是按最新WHO肿瘤分类，补充了相关肿瘤的病变特点、免疫组化表型以及部分分子遗传学改变，对于每个系统疾病而言，可谓是当前新进展的小综述；三是取消了第1版中的第十五章（原发灶不明的转移癌）和第十六章（免疫组化在形态学类似肿瘤中的应用），将相关的内容整合进相关章节。再版后篇幅从第1版的423页增加至近千页，经典图片增至1600余幅。第2版将进一步体现本书的特点：先进性、科学性、实用性、可操作性，重点突出、兼顾全面，将真正体现本书的书名"实用免疫组化病理诊断"，一书在手，全面满足临床病理诊断的需求。如果说本书第1版的主要读者群是临床病理规范化培训的住院医师和年轻的住院医师，那么，第2版将对中、高年资的病理医师也起到一定的参考作用。当然，由于我们的水平有限和时间仓促，希望广大读者多提宝贵意见，以便今后修正。

为更好地体现本书的权威性和满足时代发展需求，本书再版过程中特别增加了5名副主编，对应负责相关内容。陆元志教授主要负责分子病理诊断方面，温永琴主任医师主要负责淋巴造血系统兼参与中枢神经系统，江庆萍教授主要负责妇产科系统，毛荣军主任医师主要负责骨和软组织系统，李海南副主任医师主要负责中枢神经系统及垂体肿瘤方面。

本书再版得以顺利进行，首先，衷心感谢北京大学医学部病理学部廖松林教授，他生前一直关心和指导本书的再版工作，借此书出版之际，沉痛悼念导师廖松林教授。其次，感谢暨南大学附属第五医院病理科全体工作人员的大力支持和帮助，特别是何帅林同志帮助进行图片的挑选和采集，技术组负责病理标本的制作，广东三九脑科医院病理科范冲竹医生在中枢神经系统章节内免疫组织化学染色图片采集、编辑和

i

图注撰写等工作中付出的辛勤劳动。再次，衷心感谢广州安必平医药科技股份有限公司为再版提供抗体及试剂目录。最后，衷心感谢科学出版社编辑对本书付出的辛勤劳动。

鉴于本书再版时间短促，我们的水平有限，书中难免存在不足甚至错误之处，恳请读者批评指正。

韩安家　何建芳
2024.10

第1版前言

免疫组化（IHC）是目前病理诊断过程中不可或缺的重要手段，它不仅提高了病理诊断水平，而且在探讨疾病的病因和发病机制、肿瘤病理诊断、指导治疗、判断预后等各方面起到了不可估量的作用。随着传统标志物研究的深入以及新标志物的不断发现，免疫组化在临床病理诊断工作中扮演着越来越重要的角色。然而，由于免疫组化的复杂性，在免疫组化技术应用过程中仍然存在不少问题，直接或间接地影响了最终的病理诊断，如何在病理诊断中正确运用免疫组化，是病理医师工作中的主要内容。

本书在总结参考多家大型三甲医院病理科免疫组化应用套餐的基础上，结合各系统WHO新分类、免疫组化专家共识及免疫组化研究进展，以系统章节为编排，以常见肿瘤的免疫组化应用为主线，详细介绍了各系统肿瘤的免疫标志物、免疫组化表型特点、抗体套餐选择、诊断与鉴别诊断图表、大量的典型图片及应用注意事项等。同时介绍了相关肿瘤的特殊染色及分子病理学特征。本书还特别对近年来所发表的大量免疫组化知识进行了系统归类整理，书后附常用抗体的目录及表达特点。希望有助于临床病理工作者对这些标志物的理解及合理应用。

本书的特点在于先进性、实用性、可操作性，理解每章节前2～3张图表即可基本掌握相关系统疾病的免疫组化应用，对于一个单独的病变首先推荐免疫组化套餐，接着是抗体使用注释及典型病例图谱。既可作为临床病理医师日常免疫组化应用过程中一本可以随时参考的工具书，又可作为一本免疫组化图谱。希望此手册能成为临床病理医师特别是年轻病理住院医师、正在接受规范化培训的病理医师的案头工具，也可为在校的医学本科生、研究生及从事免疫组化技术产品开发和应用的相关技术人员提供参考。

特别致谢，在本书编写过程中，得到了北京大学医学部病理学系/北京大学第三医院病理科廖松林教授的支持及指导，并提出了许多宝贵建议。

参与本书的编者还有温永琴硕士副主任医师（淋巴造血系统）、高敏硕士主治医师（神经系统），同时感谢东莞市人民医院病理科全体工作人员的大力支持，高敏、朱莹、黄波、董晓嘉等同志在编排校对、病例挑选等方面给予的帮助。本书所采用的病例、免疫组化图片等基本上来源于东莞市人民医院病理科。

借此书出版之际，衷心感谢广州安必平医药科技股份有限公司提供抗体及试剂目录，并感谢科学出版社对本书付出的辛勤劳动。

目　录

第一章　免疫组化技术 ... 1
第一节　免疫组化技术及其应用 ... 1
一、定义 ... 1
二、基本原理 ... 1
三、分类 ... 1
四、免疫组化技术的优点 ... 1
五、免疫组化技术在临床诊断中的作用 ... 2
六、免疫组化的局限性 ... 2
第二节　如何正确应用免疫组化技术 ... 3
一、组织块的选择 ... 3
二、抗体的配备 ... 3
三、免疫组化抗体的选择策略 ... 3
四、设立阳性对照和阴性对照 ... 4
五、免疫组化染色过程中的常见问题及处理原则 ... 4
六、正确分析和判断免疫组化结果 ... 6
七、辩证对待免疫组化染色结果与预期结果 ... 10
八、正确描述免疫组化结果 ... 10
九、免疫组化的质量控制 ... 11

第二章　常用免疫组化标志物 ... 17
第一节　上皮源性肿瘤标志物 ... 17
一、上皮源性肿瘤标志物概要 ... 17
二、组织器官相对特异性标志物 ... 18
三、细胞角蛋白 ... 18
四、肿瘤相关抗原类标志物 ... 21
五、黏蛋白 ... 23
六、酶及同工酶类标志物 ... 25
七、激素和异位激素类标志物 ... 26
第二节　间叶源性肿瘤标志物 ... 27
一、软组织分类标志物 ... 27
二、肌源性标志物 ... 28
三、内皮标志物 ... 29
四、色素细胞标志物 ... 30

五、间皮标志物 ･･ 31
　　六、组织细胞和树突状细胞标志物 ･･ 32
　第三节　神经和内分泌肿瘤标志物 ･･･ 33
　　一、神经和内分泌肿瘤分类标志物 ･･ 33
　　二、常用的神经和内分泌肿瘤标志物 ･･ 34
　第四节　淋巴造血组织源性肿瘤标志物 ･･･ 35
　　一、淋巴造血系统肿瘤分类标志物 ･･ 35
　　二、常用的淋巴造血系统肿瘤标志物 ･･ 36
　第五节　肿瘤生物标志物 ･･･ 38
　　一、癌基因相关标志物 ･･ 39
　　二、抑癌基因相关标志物 ･･ 45
　　三、肿瘤干细胞标志物 ･･ 47
　　四、肿瘤信号转导通路相关标志物 ･･ 50
　　五、DNA修复系统相关肿瘤标志物 ･･ 52
　　六、表观遗传学与相关肿瘤标志物 ･･ 53
　　七、肿瘤浸润与转移相关标志物 ･･ 56
　　八、与肿瘤耐药性相关的标志物 ･･ 63
　　九、与肿瘤预后相关的标志物 ･･ 64
　　十、遗传性肿瘤综合征相关标志物 ･･ 66
　　十一、与肿瘤免疫治疗相关标志物及其检测 ･･ 69
　　十二、基于免疫组化检测的分子病理诊断 ･･ 74
　　十三、个体化治疗相关标志物的阳性阈值 ･･ 78
　第六节　病原体相关类标志物 ･･･ 80
　第七节　相关的特殊染色技术 ･･･ 81

第三章　头颈部 ･･･ 85

　第一节　眼部肿瘤 ･･･ 85
　　一、睑板腺癌 ･･ 85
　　二、视网膜母细胞瘤 ･･ 86
　第二节　耳部肿瘤 ･･･ 87
　　一、常见耳部肿瘤免疫组化表型 ･･ 87
　　二、耵聍腺癌 ･･ 88
　　三、内淋巴囊肿瘤 ･･ 89
　　四、中耳腺瘤 ･･ 89
　　五、听神经瘤 ･･ 90
　第三节　鼻腔、鼻窦及颅底肿瘤 ･･･ 91
　　一、鼻腔鼻窦乳头状瘤 ･･ 91
　　二、头颈部鳞状细胞癌 ･･ 93
　　三、鼻腔鼻窦腺癌 ･･ 94
　　四、睾丸核蛋白癌 ･･ 96
　　五、SMARCB1（INI1）缺陷型鼻腔鼻窦癌 ･･･ 97
　　六、嗅神经母细胞瘤与鼻腔鼻窦小圆细胞恶性肿瘤 ･･ 98
　　七、其他少见或第5版WHO新增肿瘤 ･･･ 100
　第四节　鼻咽肿瘤 ･･ 100
　　一、鼻咽癌 ･･･ 101

二、鼻咽部低级别乳头状腺癌 ... 102
三、唾液腺原基瘤 ... 103
四、鼻咽血管纤维瘤 ... 103
五、颅咽管瘤 ... 104

第五节 口咽喉肿瘤 ... 105
一、前驱病变（异型增生） ... 105
二、颗粒细胞瘤 ... 106

第六节 牙源性与颌面部骨肿瘤 ... 108
一、成釉细胞瘤 ... 108
二、牙源性透明细胞癌 ... 110
三、婴幼儿黑色素性神经外胚瘤 ... 110
四、颌骨巨细胞病变 ... 111

第七节 唾液腺肿瘤 ... 111
一、正常涎腺组织学与肿瘤的发生 ... 111
二、涎腺肿瘤免疫组化标志物 ... 112
三、常见涎腺肿瘤的分子免疫表型 ... 113
四、涎腺肿瘤的病理诊断思路 ... 114
五、多形性腺瘤和恶性多形性腺瘤 ... 117
六、多形性腺癌 ... 119
七、黏液表皮样癌 ... 119
八、腺样囊性癌 ... 121
九、腺泡细胞癌 ... 123
十、基底细胞腺瘤和基底细胞腺癌 ... 124
十一、涎腺透明细胞癌 ... 126
十二、涎腺皮脂腺癌 ... 127
十三、硬化性多囊性腺病 ... 128
十四、涎腺导管乳头状瘤 ... 129
十五、涎腺导管内癌 ... 130
十六、涎腺导管癌 ... 131
十七、涎腺分泌性癌 ... 132
十八、涎腺嗜酸细胞肿瘤 ... 134
十九、涎腺母细胞瘤 ... 135
二十、涎腺淋巴上皮癌 ... 136
二十一、非特异性腺癌 ... 137
二十二、肌上皮肿瘤 ... 137

第八节 颈部肿瘤 ... 139
一、颈动脉体瘤 ... 139
二、颈部原发灶不明的转移癌 ... 140

第四章 肺、胸膜及纵隔 ... 147
第一节 肺肿瘤标志物 ... 147
一、正常肺组织的免疫组化表型 ... 147
二、肺肿瘤相关免疫组化标志物 ... 149
三、肺癌相关的分子病理诊断 ... 150

第二节 肺肿瘤 ... 154

一、肺肿瘤的免疫组化表型	154
二、常见的肺部良性肿瘤	155
三、硬化性肺泡细胞瘤	157
四、前驱腺体病变与微浸润性腺癌	159
五、肺癌分类及免疫组化应用原则	163
六、肺腺癌的诊断与鉴别	165
七、肺鳞状细胞癌的诊断与鉴别	173
八、肺大细胞癌的诊断与鉴别	176
九、肺神经内分泌肿瘤的诊断与鉴别	177
十、肺肉瘤样癌的诊断与鉴别	183
十一、肺母细胞瘤的诊断与鉴别	185
十二、*SMARCA4*基因缺陷型未分化肿瘤	186
十三、肺玻璃样变透明细胞癌的诊断与鉴别	188
十四、肺原发间叶性肿瘤	188
十五、血管周上皮样细胞肿瘤（PEComa）	190
十六、肺转移性肿瘤	192

第三节 胸腺瘤 … 193
一、正常胸腺组织的免疫组化表型 … 193
二、胸腺瘤标志物 … 194
三、胸腺瘤的诊断与鉴别 … 195
四、胸腺癌的诊断与鉴别 … 201
五、胸腺腺癌的诊断与鉴别 … 202

第四节 胸膜肿瘤 … 203
一、间皮肿瘤标志物 … 203
二、良性和间皮瘤前驱病变 … 204
三、恶性间皮瘤的诊断与鉴别 … 207
四、原发性渗出性淋巴瘤 … 210
五、免疫组化在浆膜腔积液脱落细胞学中的应用 … 211

第五章 消化系统 … 217

第一节 常用的消化道免疫组化标志物 … 217

第二节 食管上皮性肿瘤 … 218
一、Barrett食管 … 218
二、食管上皮内瘤变 … 220
三、食管鳞状细胞癌 … 222
四、食管胃交界腺癌 … 223

第三节 胃上皮性肿瘤 … 223
一、正常胃黏膜组织的免疫组化表型 … 223
二、慢性胃炎和化生 … 224
三、胃异型增生/上皮内瘤变 … 226
四、胃腺瘤和良性上皮性息肉 … 228
五、胃癌的诊断与鉴别 … 229

第四节 肠肿瘤 … 234
一、正常结肠黏膜组织的免疫组化表型 … 234
二、壶腹部癌和小肠癌 … 237

三、结直肠非浸润性上皮性病变 238
四、结直肠腺癌的诊断与鉴别 240
五、阑尾黏液性肿瘤和腹膜假黏液瘤 243

第五节 肝胆肿瘤 244
一、正常肝组织的免疫组化表型 244
二、肝肿瘤常用免疫组化标志物 246
三、肝良性病变与恶性病变（结节）的鉴别 248
四、肝细胞腺瘤的诊断与鉴别 250
五、原发性肝癌的诊断与鉴别 251
六、胆道系统肿瘤的诊断与鉴别 255
七、肝母细胞瘤的诊断与鉴别 256
八、肝转移性肿瘤 258

第六节 胰腺肿瘤 259
一、正常胰腺组织及其肿瘤的免疫组化表型 259
二、胰胆管上皮内瘤变的诊断与鉴别 261
三、原发性胰腺肿瘤的分类和病理诊断思路 262
四、胰腺导管内肿瘤的诊断与鉴别 263
五、胰腺囊性肿瘤的诊断与鉴别 263
六、胰腺导管腺癌 264
七、胰腺腺泡细胞癌 266
八、胰腺实性假乳头状瘤的诊断与鉴别 266

第七节 胃肠胰神经内分泌肿瘤 268

第八节 胃肠道间叶性肿瘤 272
一、好发于消化道的软组织肿瘤 272
二、胃肠道间质瘤的诊断与鉴别 275

第六章 泌尿系统 284
第一节 肾脏肿瘤 284
一、正常肾脏组织的免疫组化特征 284
二、肾上皮性肿瘤的标志物 286
三、肾上皮性肿瘤的分类和病理诊断思路 288
四、透明细胞肾细胞癌的诊断与鉴别 294
五、低度恶性潜能多房性囊性肾肿瘤 297
六、乳头状肾细胞癌的诊断与鉴别 299
七、嗜酸性和嫌色性肾肿瘤的诊断与鉴别 301
八、其他肾肿瘤 304
九、分子定义的肾癌 307
十、集合管癌 311
十一、未分类肾细胞癌 313
十二、后肾肿瘤 314
十三、混合性上皮-间叶肾肿瘤 315
十四、小儿肾间叶肿瘤 315
十五、成人肾间叶肿瘤 318
十六、肾脏胚胎性肿瘤 323
十七、转移性肾肿瘤 324

三、乳腺肌上皮标志物的表达情况 · 472
　　四、乳腺癌的分子分型及相关标志物的分析判读 · 472
　　五、乳腺肿瘤免疫组化表型 · 477
第二节　乳腺良性上皮性肿瘤和癌前病变 · 478
　　一、乳腺良、恶性上皮性肿瘤的鉴别 · 478
　　二、乳腺化生性病变 · 480
　　三、乳腺柱状细胞病变 · 482
　　四、乳腺导管增生性病变 · 483
　　五、乳腺非浸润性小叶肿瘤 · 484
　　六、乳腺乳头状肿瘤 · 486
第三节　浸润性乳腺癌 · 489
　　一、乳腺浸润性导管癌（非特殊类型） · 489
　　二、乳腺微浸润性癌 · 491
　　三、乳腺浸润性小叶癌 · 492
　　四、三阴性乳腺癌 · 494
　　五、乳腺浸润性微乳头状癌 · 496
　　六、乳腺浸润性筛状癌和伴筛状病变的乳腺肿瘤 · 498
　　七、乳腺小管癌 · 499
　　八、乳腺富于糖原癌和伴透明变的乳腺肿瘤 · 501
　　九、乳腺大汗腺癌和伴嗜酸性细胞质的肿瘤 · 503
　　十、乳腺产生黏液的癌和黏液样病变 · 505
　　十一、伴有髓样特征的浸润性癌 · 509
　　十二、乳腺化生性癌 · 510
　　十三、伴破骨细胞样巨细胞乳腺癌 · 514
　　十四、伴囊性/囊性高分泌性病变的乳腺肿瘤 · 516
第四节　唾液腺型肿瘤 · 517
　　一、乳腺上皮-肌上皮肿瘤 · 517
　　二、乳腺腺样囊性癌 · 519
　　三、乳腺分泌性癌 · 520
　　四、乳腺伴极性翻转高细胞癌 · 522
第五节　其他乳腺肿瘤 · 523
　　一、叶状肿瘤 · 523
　　二、乳腺神经内分泌肿瘤 · 525
　　三、乳头佩吉特（Paget）病 · 527
　　四、乳腺血管肉瘤 · 529
　　五、乳腺肌成纤维细胞增生性病变或肿瘤 · 530
　　六、乳腺原发性癌/转移性癌的鉴别 · 532

第十章　皮肤 · 537
第一节　皮肤肿瘤标志物 · 537
　　一、正常皮肤组织的免疫组化特点 · 537
　　二、与皮肤肿瘤相关的免疫组化标志物 · 538
　　三、皮肤肿瘤分化相关的标志物及免疫表型 · 538
第二节　上皮细胞/表皮肿瘤 · 540
　　一、鳞状细胞癌的诊断与鉴别 · 540

二、基底细胞癌的诊断与鉴别 ·· 542
第三节　附属器肿瘤 ··· 543
　　一、皮脂腺癌 ·· 543
　　二、伴汗腺肿瘤分化的肿瘤 ·· 545
　　三、伴毛囊分化的肿瘤 ··· 548
　　四、乳腺外Paget病 ··· 550
第四节　黑色素细胞肿瘤 ·· 551
　　一、良恶性黑色素病变的鉴别 ··· 551
　　二、Spitz肿瘤 ··· 554
　　三、恶性黑色素瘤的诊断与鉴别 ·· 556
第五节　其他肿瘤 ·· 558
　　一、皮肤Merkel细胞癌 ·· 558
　　二、原发皮肤淋巴瘤及淋巴组织增殖性疾病 ·· 560

第十一章　骨和软组织肿瘤 ··· 562
第一节　骨和软组织肿瘤标志物 ·· 562
　　一、正常软组织的免疫组化特点 ·· 562
　　二、与骨和软组织肿瘤相关的免疫组化标志物 ····································· 562
　　三、与软组织肿瘤相关的基因类标志物 ··· 565
第二节　脂肪细胞肿瘤 ··· 569
　　一、良恶性脂肪肿瘤的诊断与鉴别 ··· 569
　　二、脂肪瘤及其亚型的诊断与鉴别 ··· 570
　　三、非典型脂肪瘤性肿瘤/高分化脂肪肉瘤 ·· 574
　　四、脂肪肉瘤的诊断与鉴别 ··· 575
第三节　成纤维细胞/肌成纤维细胞性肿瘤 ·· 578
　　一、软组织假肉瘤性病变的病理诊断 ·· 578
　　二、成人良性成纤维细胞/肌成纤维细胞肿瘤 ······································· 580
　　三、中间型成纤维细胞/肌成纤维细胞性肿瘤 ······································· 582
　　四、恶性成纤维细胞/肌成纤维细胞性肿瘤 ·· 585
　　五、婴幼儿成纤维细胞/肌成纤维细胞性肿瘤 ······································· 587
第四节　所谓纤维组织细胞性肿瘤 ·· 590
　　一、良性纤维组织细胞瘤的诊断与鉴别 ·· 590
　　二、腱鞘巨细胞瘤的诊断与鉴别 ·· 592
　　三、丛状纤维组织细胞瘤的诊断与鉴别 ·· 594
　　四、软组织巨细胞瘤的诊断与鉴别 ··· 594
第五节　血管性肿瘤 ·· 595
　　一、良性血管性肿瘤 ··· 596
　　二、中间型及恶性血管性肿瘤 ·· 598
　　三、儿童血管性肿瘤的诊断与鉴别 ··· 602
第六节　周细胞性（血管周细胞性）肿瘤 ·· 602
　　一、血管球瘤的诊断与鉴别 ··· 602
　　二、肌纤维瘤/肌纤维瘤病的诊断与鉴别 ·· 604
　　三、血管平滑肌瘤的诊断与鉴别 ·· 605
第七节　肌源性肿瘤 ·· 606
　　一、肌细胞的形态特点及相关免疫组化标志物 ····································· 606

二、平滑肌肿瘤的诊断与鉴别	606
三、横纹肌肿瘤的诊断与鉴别	609

第八节 周围神经鞘肿瘤 ... 614

一、正常周围神经组织的免疫组化特点	614
二、良性周围神经鞘肿瘤	614
三、恶性周围神经鞘肿瘤	616

第九节 未确定分化的肿瘤 ... 619

一、良性不确定分化的肿瘤	619
二、中间性不确定分化的肿瘤	620
三、恶性不确定分化的肿瘤	622
四、肾外横纹肌样瘤的诊断与鉴别	623
五、血管周上皮样细胞肿瘤	625
六、滑膜肉瘤的诊断与鉴别	628
七、上皮样肉瘤的诊断与鉴别	630
八、腺泡状软组织肉瘤的诊断与鉴别	631
九、软组织透明细胞肉瘤的诊断与鉴别	633
十、软组织恶性混合瘤/肌上皮癌	634
十一、结缔组织增生性小圆细胞肿瘤	636
十二、磷酸盐尿性间叶性肿瘤	637
十三、骨化性纤维黏液样肿瘤	637
十四、骨外黏液样软骨肉瘤	638
十五、NTRK重排的梭形细胞肿瘤	639
十六、未分化肉瘤	640

第十节 形态学相似的软组织肿瘤 ... 641

一、软组织小圆细胞肿瘤	642
二、软组织梭形细胞肿瘤	645
三、软组织上皮样肿瘤	647
四、软组织多形性细胞肿瘤	648
五、以透明细胞为主的肿瘤	649
六、伴巨细胞的软组织肿瘤	650
七、具有腺泡状结构的肿瘤	651
八、具有双向分化型肿瘤	652
九、具有黏液样基质的肿瘤	654
十、伴其他组织学构型特征的软组织肿瘤	655

第十一节 骨肿瘤 ... 655

一、骨肿瘤相关的分子标志物	655
二、骨肿瘤的分类及病理诊断思路	657
三、软骨源性肿瘤	658
四、骨源性肿瘤	662
五、纤维源性肿瘤和骨其他间叶肿瘤	666
六、富含破骨性巨细胞的肿瘤	668
七、脊索源性肿瘤	671
八、骨转移瘤	673

第十二章 淋巴造血系统 ········ 681

第一节 淋巴细胞的正常转化过程及免疫表型 ········ 681
- 一、正常淋巴组织结构及免疫组化表型特点 ········ 681
- 二、B细胞分化和淋巴瘤 ········ 684
- 三、T细胞分化和淋巴瘤 ········ 686
- 四、NK细胞的分化和肿瘤 ········ 686

第二节 淋巴瘤/白血病标志物 ········ 689
- 一、淋巴造血系统肿瘤分类标志物 ········ 689
- 二、淋巴瘤的异常免疫表型 ········ 689
- 三、淋巴瘤分类与免疫组化诊断思路 ········ 690

第三节 瘤样病变或淋巴组织反应性增生 ········ 692
- 一、淋巴滤泡反应性增生 ········ 692
- 二、Castleman病 ········ 694
- 三、组织细胞性坏死性淋巴结炎 ········ 696
- 四、木村病 ········ 697
- 五、传染性单核细胞增多症 ········ 698
- 六、假性淋巴瘤 ········ 700
- 七、IgG4相关性疾病 ········ 701
- 八、自身免疫性淋巴细胞增殖综合征（ALPS） ········ 702
- 九、惰性T淋巴母细胞增殖 ········ 703

第四节 前体B细胞肿瘤 ········ 703

第五节 成熟B细胞肿瘤 ········ 705
- 一、滤泡性淋巴瘤的诊断与鉴别 ········ 705
- 二、小B细胞淋巴瘤的诊断与鉴别 ········ 708
- 三、脾B细胞淋巴瘤和白血病 ········ 717
- 四、浆细胞肿瘤和伴浆细胞分化的肿瘤的诊断与鉴别 ········ 719
- 五、弥漫性大B细胞淋巴瘤的诊断与鉴别 ········ 722
- 六、伯基特淋巴瘤（Burkitt淋巴瘤） ········ 728
- 七、霍奇金淋巴瘤 ········ 730

第六节 前体T细胞肿瘤 ········ 734

第七节 成熟T细胞瘤和NK细胞瘤 ········ 736
- 一、成熟T细胞瘤和NK细胞瘤的免疫组化标志物选择 ········ 736
- 二、成熟T细胞和NK细胞白血病 ········ 737
- 三、原发皮肤T细胞淋巴增殖性疾病和淋巴瘤 ········ 739
- 四、肠道T细胞和NK细胞淋巴增殖性疾病与淋巴瘤 ········ 741
- 五、肝脾T细胞淋巴瘤 ········ 743
- 六、间变性大细胞淋巴瘤 ········ 744
- 七、淋巴结滤泡辅助性T（Tfh）细胞淋巴瘤 ········ 746
- 八、结外NK/T细胞淋巴瘤和EBV阳性NK/T细胞淋巴瘤 ········ 748
- 九、外周T细胞淋巴瘤，非特指型 ········ 750

第八节 组织细胞和树突状细胞肿瘤 ········ 751
- 一、组织细胞和树突状细胞标志物 ········ 751
- 二、Rosai-Dorfman病 ········ 752
- 三、组织细胞和树突状细胞肿瘤的诊断与鉴别 ········ 753

第九节　骨髓病变 757
一、骨髓病变的常用标志物 757
二、骨髓增生异常肿瘤 758
三、急性髓系白血病及相关的前体细胞肿瘤 760
四、髓系肉瘤 764
五、骨髓增殖性肿瘤 765
六、肥大细胞增生症 768

第十节　淋巴瘤相关的分子病理学检测 769
一、Ig/TCR基因重排 769
二、FISH检测易位（基因重排） 769
三、双重/三重打击淋巴瘤的检测方法 771
四、淋巴瘤二代测序技术 771

第十三章　中枢神经系统 777

第一节　神经系统标志物 777
一、正常神经系统组织学及相关的细胞标志物 777
二、神经系统免疫组化标志物 778
三、判断神经系统肿瘤细胞起源的标志物 779
四、脑胶质瘤中涉及的分子标志物 780
五、对中枢神经系统肿瘤的准确分类有临床病理学意义的分子标志物 782
六、中枢神经系统常见肿瘤分类、诊断及其常用抗体 783

第二节　弥漫性胶质瘤 787
一、弥漫性胶质瘤和反应性胶质细胞增生的鉴别 787
二、弥漫性胶质瘤的分级分类及分子诊断流程 788
三、成人型弥漫性胶质瘤 790
四、儿童型弥漫性低级别胶质瘤 796
五、儿童型弥漫性高级别胶质瘤 798

第三节　局限性胶质瘤 801

第四节　胶质神经元和神经元肿瘤 806

第五节　室管膜瘤 809

第六节　脉络丛肿瘤 812

第七节　胚胎性肿瘤 813
一、髓母细胞瘤 813
二、其他类型的中枢神经系统胚胎性肿瘤 815

第八节　松果体区肿瘤 818

第九节　脑膜瘤 821

第十节　鞍区肿瘤 825

第十一节　血管母细胞瘤 828

第十二节　基于形态学的鉴别诊断思路 829
一、具有透明细胞/"煎蛋样"细胞肿瘤的鉴别 829
二、具有菊形团结构肿瘤的鉴别 829
三、具有乳头状结构肿瘤的鉴别 830
四、具有梭形细胞结构肿瘤的鉴别 830
五、具有横纹肌样结构肿瘤的鉴别 831
六、脊索样特征肿瘤的鉴别 832

七、小圆细胞恶性肿瘤 …………………………………………………………………………… 832
　　八、具有瘤巨细胞的肿瘤 ………………………………………………………………………… 833
　　九、具有微囊结构的肿瘤 ………………………………………………………………………… 834
　　十、其他具有类似组织学构象的肿瘤 …………………………………………………………… 834
　第十三节　转移性脑肿瘤 …………………………………………………………………………… 835

第十四章　内分泌系统 …………………………………………………………………………… 839
　第一节　神经内分泌肿瘤概述 ……………………………………………………………………… 839
　第二节　神经内分泌肿瘤的标志物 ………………………………………………………………… 841
　第三节　腺垂体肿瘤 ………………………………………………………………………………… 842
　　一、正常垂体 ……………………………………………………………………………………… 842
　　二、垂体肿瘤分类 ………………………………………………………………………………… 843
　　三、垂体神经内分泌肿瘤的诊断与鉴别 ………………………………………………………… 844
　第四节　甲状腺肿瘤 ………………………………………………………………………………… 849
　　一、甲状腺肿瘤免疫组化标志物 ………………………………………………………………… 849
　　二、甲状腺肿瘤分子相关标志物 ………………………………………………………………… 850
　　三、常见甲状腺肿瘤的免疫组化表型 …………………………………………………………… 851
　　四、甲状腺肿瘤的分类及病理诊断思路 ………………………………………………………… 852
　　五、甲状腺良恶性病变的鉴别 …………………………………………………………………… 858
　　六、低风险甲状腺滤泡性肿瘤的诊断与鉴别 …………………………………………………… 861
　　七、甲状腺乳头状癌的诊断与鉴别 ……………………………………………………………… 863
　　八、甲状腺滤泡癌的诊断与鉴别 ………………………………………………………………… 867
　　九、甲状腺嗜酸细胞肿瘤的诊断与鉴别 ………………………………………………………… 868
　　十、高级别甲状腺滤泡细胞起源的癌 …………………………………………………………… 868
　　十一、甲状腺未分化癌 …………………………………………………………………………… 870
　　十二、甲状腺髓样癌 ……………………………………………………………………………… 870
　　十三、甲状旁腺腺瘤/癌 …………………………………………………………………………… 872
　第五节　肾上腺肿瘤 ………………………………………………………………………………… 873
　　一、正常肾上腺组织的免疫组化特点 …………………………………………………………… 873
　　二、肾上腺肿瘤免疫组化标志物 ………………………………………………………………… 873
　　三、肾上腺肿瘤的分类及免疫表型 ……………………………………………………………… 875
　　四、肾上腺皮质肿瘤的诊断与鉴别 ……………………………………………………………… 876
　　五、嗜铬细胞瘤和肾上腺外副神经节瘤 ………………………………………………………… 879
　　六、肾上腺神经母细胞肿瘤 ……………………………………………………………………… 880
　　七、肾上腺转移性肿瘤 …………………………………………………………………………… 882

附录一　病理科常用免疫组化套餐 …………………………………………………………………… 887
附录二　病理科常用抗体目录 ………………………………………………………………………… 896

上讲也是组织细胞中抗原的特定显示,如角蛋白(keratin)显示上皮成分,白细胞共同抗原(LCA)显示淋巴细胞成分。只有当组织细胞中存在交叉抗原时才会出现交叉反应。

2.敏感性高　在应用免疫组化的起始阶段,由于技术上的限制,只有直接法、间接法等敏感性不高的技术,抗体只能稀释数倍、数十倍;现在ABC法及SP法的出现,使抗体稀释上千倍仍可在组织细胞中与抗原结合,这样高敏感性的抗原抗体反应,使免疫组化方法越来越方便地应用于常规病理诊断工作。

3.定位准确、形态与功能相结合　该技术通过抗原抗体反应及呈色反应,可在组织和细胞中进行抗原的准确定位,因而可同时对不同抗原在同一组织或细胞中进行定位观察,这样就可以进行形态与功能相结合的研究,对病理学研究的深入是十分有意义的。

五、免疫组化技术在临床诊断中的作用

免疫组化技术在病理诊断中的作用主要有以下方面:

1.用于疑难病例的诊断与鉴别诊断　在苏木精-伊红(HE)染色切片上,我们经常遇到"形同病不同"的病例,此时要想明确诊断,需借助于免疫组化。在常规肿瘤病理诊断中,5%～10%的病例单靠HE染色难以做出明确的形态学诊断。尤其是免疫组化在肿瘤诊断和鉴别诊断中的实用价值得到了普遍的认可,其在低分化或未分化肿瘤的鉴别诊断时,准确率可达50%～75%。

2.对"未分化"恶性肿瘤的分类　在HE染色切片上,未分化恶性肿瘤常缺少肿瘤细胞的起源特征而不能分类。这类肿瘤需要用一组抗体才能明确诊断,用于鉴别诊断的抗体也较多,因此需要合理选择抗体套餐,既达到诊断目的,又为患者赢得治疗时间并节省费用。

3.协助确定肿瘤的良恶性　如标记BCL2用于鉴别反应性增生性疾病与淋巴瘤;标记细胞角蛋白(CK)辨认癌细胞是否隐藏在黏膜活检中等。

4.确定来源不明的转移瘤的原发部位　通常转移瘤与原发瘤具有共同的抗原表达性,利用多种标志物对不明来源的转移瘤进行标记,进而推断转移来源。如前列腺特异性抗原(PSA)阳性可考虑前列腺转移。

5.对肿瘤进一步病理分型　尤其是淋巴造血系统肿瘤的分型需要不同程度的免疫组化支持。

6.发现微小转移灶　某些癌的早期转移有时与淋巴结内窦性组织细胞增生不易区别。采用免疫组化方法(如用上皮性标志物)则十分有助于发现微小(癌)转移灶。

7.确定肿瘤分期　判断肿瘤是原位还是浸润,以及有无血管、淋巴管侵袭与肿瘤分期密切相关。例如,乳腺、前列腺中,原位癌一般有完整的肌上皮或基底细胞环绕,浸润癌则消失。

8.肿瘤预后判断　激素受体如ER/PR阳性乳腺癌患者有较好的预后;增殖细胞核抗原(PCNA)、Ki-67等表达指数越高,表明肿瘤增殖越活跃,恶性度越高,预后不良,其中以恶性淋巴瘤、乳腺癌较为明显。

9.指导靶向治疗　这个领域在迅速发展、扩大中,如CD117(+)胃肠道间质瘤可选用伊马替尼(格列卫)进行治疗;ER、PR阳性乳腺癌患者应考虑内分泌治疗,HER2基因表达过度的乳腺癌患者预后较差时宜选择注射用曲妥珠单抗(赫赛汀)进行治疗等。

10.病因和发病机制研究　通过免疫组化方法可明确发现病原体抗原部位及定量,如EB病毒抗原广泛存在于鼻咽癌细胞中,并且与鼻咽癌的发病密切相关。

六、免疫组化的局限性

免疫组化技术虽然具有很多积极的作用,但是由于其复杂性,在应用过程中仍然存在不少问题,直接或间接地影响了最终的病理诊断。在免疫组化操作方面,遇到的主要问题为"假阳性"和"假阴性"、组织块和抗体的选择等。造成假阳性的主要原因包括一抗浓度不适合、孵育时间过长、试剂没有完全覆盖组织、在操作的过程中组织变干等;造成假阴性的主要原因包括抗原修复的方法不正确、一抗本身失效等。因此,要想提高免疫组化诊断的效果,需要加强对免疫组化的质量控制。在免疫组化操作中必须有适当的阳性与阴性对照。

免疫组化的正确结果不仅要依靠技术步骤上规范化操作,而且有赖于正确的分析判断和解释,在报

告免疫组化染色结果时不应孤立地解释，应考虑到诊断与鉴别诊断、所应用的抗体特性、所研究组织的性质，同时还要注意假阳性与假阴性结果的干扰。

第二节 如何正确应用免疫组化技术

免疫组化是目前病理诊断过程中不可或缺的重要手段，然而，由于免疫组化的复杂性，在免疫组化技术应用过程中仍然存在不少问题，直接或间接地影响了最终的病理诊断，如何在病理诊断中正确运用免疫组化是病理医师工作中的主要内容。病理医师要充分了解免疫组化存在的缺陷及由此造成的误区，要恰当地选择组织块，按照"交叉阳性"的原则选择一组合适的抗体；在评价结果时，首先应核查染色反应是否成功，其次要分析阳性染色的部位是否正确，还要结合HE染色确定免疫反应阳性的组织或细胞是否为肿瘤或有意义，以免误诊。

一、组织块的选择

正确选择测试片是获得正确免疫组化结果的前提，因此病理医师不应忽视这一简单而重要的一步。

1.首选有典型病变、组织细胞形态完整、固定较好的组织块，优先选择有正常组织、肿瘤（病变）组织及内对照组织者。

2.注意肿瘤的异质性，可选择多个组织块。

3.应尽可能地避免使用固定时间较长或未及时固定的组织、冻融后的组织或脱钙后的组织。

4.用于免疫组化（IHC）染色者切片厚度以3～5μm为宜。

二、抗体的配备

抗体的配备是战略性问题。据不完全统计，目前市售的商业抗体有500余种，且随着传统标志物研究的深入及新标志物的不断发现，抗体的品种越来越多，一个病理科应该配备多少种抗体、什么样的抗体，病理医师，特别是科室主任起着决定性的作用。拥有抗体的多少与辅助诊断水平是有一定相关性的，但并不完全是正相关。

三、免疫组化抗体的选择策略

一般来讲，对抗体的选择是建立在对形态初步判断基础上的。选择抗体是为证实形态学的判断或辅助形态学进行鉴别诊断的。对形态判断越准确，对抗体的选择也就越准确。病理医师一方面要提高自身的形态学诊断水平，另一方面要熟悉相关抗体的特异性和敏感性。这样才能准确有效地选择免疫组化抗体。

免疫组化抗体的选择策略大致可分为三步。

1.充分了解病史、肿瘤部位和影像学检查结果，初步评估肿瘤（或病变）的性质。通过了解病史并根据肿瘤部位、影像学检查结果，病理医师应该能得出一个初步的肿瘤起源或性质方向的判断，这个初步诊断对于应用免疫组化是非常关键的一步。

2.通过认真观察HE切片并联系临床相关信息，准确地列出初步诊断与几种鉴别诊断意见，决定抗体联合（配套）使用。根据组织形态学，考虑首选抗体与鉴别诊断的抗体，首选抗体中至少应用2个抗体联合检测。鉴别诊断的抗体应选择敏感性强且广谱的抗体。为了尽量避免得到片面的结果，从而造成错误的解释，得出错误诊断，做免疫组化时常常需要配套地选择抗体，很少仅用单一抗体。

为了能够达到正确选择抗体的目的，要求病理医师注意以下方面：

（1）要全面、正确地掌握HE切片的形态及相关的鉴别诊断。"选择抗体需要智慧，更需要经验。"要成为一名免疫组化病理诊断专家，首先必须是形态学诊断专家。

（2）必须准确掌握每一种抗体的作用、适应范围、可能产生的交叉反应。例如，癌与恶性黑色素瘤鉴别时，要选1个或2个低分化癌表达阳性而恶性黑色素瘤表达阴性的抗体，如CK（细胞角蛋白）、EMA（上皮膜抗原），同时还要选1个或2个恶性黑色素瘤表达阳性而癌表达阴性的抗体，如HMB45、S-100；若染色结果与预期结果矛盾则应考虑其他的诊断或核查免疫组化染色是否有问题。抗体选择不仅要选准，还要选足。有时一个可能的诊断要选2个或多个抗体，以防肿瘤异常免疫表达造成误诊。

首选敏感性和特异性较高的抗体类型，特别是公认的抗体型号，并合理配伍，力争采用尽可能少的抗体取得最好的检测结果。

（3）尽可能使用多种抗体（"抗体配套"）联合标记，包括肯定性、排除性和鉴别性标记。因为迄今为止尚无免疫组化标志物对一个器官或病理诊断有绝对的特异性。

（4）还应注意经济实用性的原则，以费用少又能达到诊断为目的，即不能撒网似的罗列出太多的诊断，增加费用，造成误诊或再选择抗体，延迟了报告时间。

3.根据HE形态学观察得不出初步的肿瘤（或病变）的性质时，先采用一线抗体，确定一定的范围，再应用二线抗体、三线抗体，最后得出结论。

当淋巴造血系统肿瘤（主要是淋巴瘤）与其他非淋巴造血系统未分化小细胞肿瘤难以区分时，首先选用LCA、S-100、CK等抗体组合，以确定肿瘤的组织来源。值得注意的是，并不是所有血液系统肿瘤LCA均为阳性。树突状细胞肉瘤、淋巴母细胞淋巴瘤常不表达LCA；少数间变性大细胞淋巴瘤、NK/T细胞淋巴瘤LCA也可呈阴性；霍奇金淋巴瘤亦不表达LCA。因此，不能因为LCA阴性而完全排除淋巴瘤的可能。在排除了其他组织来源的基础上，可考虑增加其他抗体检测。

四、设立阳性对照和阴性对照

实验设立对照是证明实验系统正确性的标尺，可为查找实验原因提供重要线索。

1.**阳性对照的选择** 阳性对照是证明整个实验体系正确的重要依据，主要涉及所用缓冲液、稀释液、二抗和检测系统等因素。尤其在免疫组化结果显示无信号时，阳性对照的设立可为查找原因提供重要线索。

2.**阴性对照的选择** 有两种：一种是自身对照，指测试组织本身为非抗原表达部位；一种是外部对照，指已证实不表达检测抗原的组织。设置阴性对照表明检测抗原特异性和非抗原表达部位的非特异性结合。一般自身对照比较常用，在同一张测试片上做，减少了操作误差，结果也更可靠。

五、免疫组化染色过程中的常见问题及处理原则

免疫组化染色片的质量直接影响着对免疫组化结果的分析判断。因此，应该建立免疫组化染色片的"准入制度"，合格的染色片才能用于结果的分析和判断，不合格的染色片应退还，建议重做。

尽管病理医师不直接参与免疫组化染色过程，但要求病理医师精通免疫组化的技术，会分析判断免疫组化染色过程中的常见问题及处理原则，这样才有能力发现问题，知道问题的原因并提出改进的办法，指导改善染色技术。免疫组化染色过程中的常见问题及处理原则如下：

1.**假阴性** 假阴性为抗体标记的切片无阳性信号，都是阴性，结果缺乏真实性。

（1）切片中根本就不包含所预期检查的组织或细胞。

（2）组织内待测抗原已被分解破坏或抗原含量过低。

（3）抗原被遮盖：多由于醛类固定剂的使用，组织中的大分子蛋白借醛键形成交联而遮盖待检抗原。

（4）抗体质量不佳或稀释度不当。

（5）技术操作失误等。

解决阴性染色的问题非常简单，就是设立"阳性对照"。如果阳性对照有了表达，说明染色的全过程和所有试剂都没有问题。如果此时测试片仍为阴性，便是真实的阴性，说明组织或细胞没有相应的抗原表达。反之，如果阳性对照没有着色，表明染色过程中某个或某些步骤出了问题或试剂出了问题。

2.**假阳性** 真阳性染色结果应在预期对应的组织抗原中表达，定位清晰准确；假阳性一般出现在非预期对应的组织抗原中，即由于背景着色、边缘效应或着色不均匀导致的阳性信号不确定。

（1）抗体与非待检抗原发生交叉反应，在使用多克隆抗体时易出现。

（2）组织对抗体的非特异性吸附，特别是在有大片组织坏死或组织中有较多富于蛋白的液体时容易

发生。

（3）内源性过氧化物酶的作用，在脾脏、骨髓及一些炎性病变组织的染色中易出现；内源性碱性磷酸酶的作用，特别是肠黏膜上皮和肾近曲小管的刷状缘有高浓度的碱性磷酸酶，若处理不彻底，易出现假阳性结果。

（4）判断失误，将肿瘤组织中残留的正常组织的免疫组织化学阳性信号误认为是肿瘤的染色反应。

（5）当肿瘤浸润破坏正常组织时，被破坏的正常细胞质内的可溶性蛋白释放，后者被肿瘤细胞非特异吸附或吞噬，使瘤细胞出现该种抗原的阳性反应。

（6）外源性和内源性色素的干扰。

3. 非特异性染色　非特异性染色是指免疫组化染色过程中产生的非靶抗原的呈色结果，属假阳性，又称背景着色，可能的原因如下。

（1）操作过程中冲洗不充分。

（2）组织中含过氧化物酶未阻断，可再配置新鲜3% H_2O_2封闭，孵育时间延长。

（3）组织中含内源性生物素，可用正常非免疫动物血清再封闭。检查二抗与标本的内源性组织蛋白是否有交叉反应。

（4）血清蛋白封闭不充分，可延长血清蛋白封闭时间。

（5）一抗的使用浓度过高。

（6）DAB孵育时间过长或浓度过高。

纠正的方法视原因而异，可在预实验基础上，采用有针对性的纠正对策，即对症下药。

4. 染色弱

（1）抗体浓度过低，孵育时间过短，可提高抗体浓度，孵育时间不能少于60min。

（2）试剂超过有效使用期须及时更换。

（3）操作中，滴加试剂时缓冲液未沥干，致使试剂稀释，可每步滴加试剂前沥干切片中多余的缓冲液（但需防止切片干燥）。

（4）室温太低，若室温低于15℃，要改放在37℃孵育箱孵育30～60min（或4℃冰箱过夜）。

（5）蛋白封闭过度，封闭时间不要超过10min。

（6）若标本弱阳性，则可能由阳性对照不是同一种组织或固定方式不同等原因所致。

（7）标本的固定方式是否得当。

（8）不适当的抗原修复方式。

5. 染色过强

（1）抗体的浓度过高或抗体孵育时间过长，温度过高。可适当增加抗体孵育后的浸洗次数和延长浸洗时间等。

（2）DAB（3,3'-二氨基联苯胺）显色时间过长或DAB浓度过高。显色时间不能超过5～10min，以显微镜下观察为准，也要考虑血清封闭时间是否过短。

6. 花斑状着色　脱蜡不净、切片厚薄不匀、切片时组织下有气泡或组织不规则松脱、试剂加样时有气泡或组织表面残留水分太多、干片等。

7. 边缘效应

（1）组织边缘与玻片粘贴不牢，边缘组织松脱漂浮在液体中，每次清洗不易将组织下面的试剂洗尽所致。解决办法：制备优质的胶片［APES（3-氨基丙基三乙氧基硅烷）或多聚赖氨酸］，切取尽量薄的组织切片，不厚于4mm，组织的前期处理应规范，尽量避免选用坏死较多的组织。

（2）切片上滴加的试剂未充分覆盖组织，边缘的试剂容易首先变干，浓度较中心组织高而致染色深。解决办法：试剂要充分覆盖组织，应超出组织边缘2mm。用组化笔画圈时，为了避免油剂的影响，画圈应距组织边缘3～4mm。

六、正确分析和判断免疫组化结果

（一）免疫组化结果的判断原则

1. 必须设染色对照 每批染色都要以特异性的阳性对照和阴性对照为基础，才能对染色结果做出正确的判断。没有阳性对照，就不能做出真正阴性结果的判断；同理，没有阴性对照，也就不能做出真正阳性结果的判断。因此，没有对照的免疫组化染色即使做出了判断也是不可信的。

2. 抗原表达必须在特定部位 阳性表达必须在细胞和组织特定的抗原部位才能视为阳性，如LCA在细胞膜上、CK在细胞质内、S-100蛋白在细胞质和细胞核内、EMA在细胞膜上。不在抗原所在部位的阳性表达一概不能视为阳性。

3. 阴性结果不能视为抗原不表达 即阴性结果不能认为具有否定意义；阳性表达有强弱、多少之分，哪怕只有少数细胞阳性（但要在抗原所在部位）也要视为阳性表达，不能认为个别细胞阳性而不作阳性看待。

4. 免疫组化与HE切片诊断应以HE切片诊断为准 当免疫组化诊断结果与HE切片诊断不一致时，应再结合临床资料、X线检查等影像学及实验室检查结果综合分析，不能用免疫组化检查结果推翻HE切片诊断。

（二）分析和判读的步骤

1. 判定染色是否成功 拿到一张免疫组化染色切片后，首先应该核查一下染色反应是否成功（这也是免疫组化室内质控的一个重要步骤）。评价染色反应是否成功最好比较同一张切片中存在的正常组织，即所谓的内阳性对照。判定免疫组化染色成功与否最简单有效的方法是观察切片中的正常组织（内阳性对照）是否表达，如肺腺癌TTF-1抗体，残存的肺泡上皮应呈阳性。当然，有不少病例缺乏内阳性对照，若对染色反应有疑问只能选用另外的阳性对照片核实。若内（或外）阳性对照组织免疫反应阴性，瘤组织阳性则为假阳性（假阳性一般出现在非预期对应的组织抗原中，即由于背景着色、边缘效应或着色不均匀导致的阳性信号不确定）；瘤组织阴性则为假阴性；只有阳性对照染色阳性，瘤组织反应才是真阳性，真阳性染色结果应表达在预期对应的组织抗原中，定位清晰、准确。

2. 判断着色细胞的类型 一定要结合HE染色切片确定免疫反应阳性的组织或细胞是否为肿瘤或有意义的组织或细胞。如果肿瘤成分较多，与周围间质界限清楚时容易辨认，若肿瘤成分较少，散在分布时有可能将周围间质成分或残余组织的阳性反应误认为肿瘤阳性，导致错误的诊断。例如，伴有大量淋巴细胞浸润的鼻咽未分化癌。

（1）首先应观察常规石蜡切片，形成初步诊断意见，在观察免疫组化染色结果时，应以有意义的组织或细胞为准，即主要观察有意义的组织或细胞的反应是阳性反应，还是阴性反应。

（2）免疫组化染色结果为病理诊断辅助信息，当免疫组化染色结果与HE诊断不相符或发生矛盾时，应以HE诊断为标准，而不能简单地用免疫组化染色结果推翻、否定HE诊断，应在多做抗体标记并结合临床资料及实验室、影像学检查等进行全面综合分析后再做出正确诊断。

3. 判断着色的亚细胞定位 熟悉抗体的阳性定位，每种抗体均有阳性定位，染色之前应确定该抗体阳性位置，是细胞质、细胞膜或细胞核，如ER、PR、p53、Ki-67定位于细胞核，若细胞质或细胞膜阳性则为假阳性；大多数白细胞抗原如CD3、CD20等定位于细胞膜，若细胞质弥漫阳性或细胞核阳性则为假阳性；但肿瘤细胞可出现异常的免疫表型，有时表达其他类型细胞的抗原，这些现象不少见，使得对肿瘤免疫组化染色结果的解释复杂化。为解决此问题，可选用多种抗体以增加证实或否定的依据，此外也要求病理医师积累经验和相关的知识。

根据抗原在肿瘤细胞中分布和阳性颗粒沉淀部位分为五种类型：细胞核型、细胞膜型、细胞质型和复合型（细胞膜-细胞质兼有或细胞核-细胞质兼有）。这与抗原所在部位相关，但应注意排除因组织固定不好引起的抗原弥散假象，尤其是复合型图像。

（1）细胞核型：阳性颗粒定位于细胞核。它可以均匀地分布于整个细胞核，也可位于核膜下，有的呈小斑块状不规则分布，此类型常见于表1-1。

表1-1 细胞核型表达的抗体

分类	常用抗体
增殖相关蛋白	Ki-67、PHH3、PCNA
类固醇激素受体	ER、PR、AR
钙黏蛋白	S-100、Calretinin等
错配修复基因产物	MLH1、PMS2、MSH2、MSH6
转录因子	MyoD1、Myogenin、TTF-1、CDX2、PAX5、PAX8、SATB2、OCT3/4、SALL4等
癌基因和抑癌基因	p16、p27、p53、RB、BCL6、p63、p40、Rb、WT1、PTEN等
细胞核定位的病毒	EBV、CMV、HPV、HBcAg
细胞核酶	TdT

（2）细胞膜型：阳性颗粒主要分布于细胞膜表面，形成一薄层棕黄色颗粒包绕整个细胞。一般良性肿瘤黄色膜层较完整，厚薄均匀而规则。恶性肿瘤则深浅不一、厚薄不均，部分瘤细胞或细胞膜部分区域缺如。此类型常见于表1-2。

表1-2 细胞膜型表达的抗体

分类	常用抗体
细胞表面受体	EGFR、HER2、CD117*等
间皮标志物	Calretinin、HBME-1（MC）
细胞黏附性分子	E-Cadherin、CD56、CD57（Leu7）、BerEP4和MOC31等
跨膜蛋白分子	Catenin、Dystrophin等
大多数白细胞抗原**	LCA、CD3、CD5、CD20等
其他	Villin、EMA、CEA（常位于腺上皮细胞的腔缘面，相当于微绒毛处）

*c-KIT/CD117是一种酪氨酸激酶受体，只有在细胞膜表面才能发挥作用。只有细胞膜或者高尔基区的阳性才可以被诊断为阳性。
**CD15、CD30既可细胞膜阳性，也可表现为核旁高尔基区阳性。

（3）细胞质型：阳性颗粒主要分布于细胞质。大部分抗原均属于此种类型，如CK、Vimentin、Desmin、GFAP等。但同一种标志物在不同的肿瘤中的表现形式则各异。依据抗原在细胞质内分布形式，通常表现为弥漫和局限性两种。目前大多数肿瘤标志物属于此种类型（表1-3）。

表1-3 细胞质型表达的抗体

分类（抗原定位）	着色特点	常用抗体
神经内分泌颗粒	细胞质颗粒状	CgA、Syn、NSE、大部分激素等
黑素体和黑素体前体	细胞质颗粒状	HMB45、MelanA
细胞毒颗粒	细胞质颗粒状	TIA1、GranzymeB、Perforin
线粒体	细胞质颗粒状	HepPar1、AMACR、SDHB
分泌颗粒	细胞质颗粒状	PSA、PSMA、SP-A
棒状小体	细胞质颗粒状	F-Ⅷ
角蛋白（中间丝）*	细胞质内细丝状	CK、Vimentin、结蛋白、神经丝蛋白、GFAP等
肌动蛋白（微丝）	呈细胞膜下浓聚	Actin（HHF35）
免疫球蛋白	弥漫或部分着色	IgG、Igκ、Igλ等
细胞内酶和功能蛋白	弥漫或部分着色	PLAP、PSA、AMACR、MPO等
基质囊泡或内质网	弥漫或部分着色	Myoglobin、NSE、细胞质型Ig、细胞质型CD3
病毒颗粒	细胞核/细胞质着色	HBsAg、HCV、CMV

续表

分类（抗原定位）	着色特点	常用抗体
肿瘤相关抗原	细胞质着色	CEA、AFP、CA125等
某些基因产物	细胞质着色	GST、CD117、NM23、BCL2、Bax等

*角蛋白的着色与肿瘤细胞内胞质物质含量有关：小细胞肺癌胞质稀少，免疫染色呈特殊改变，棕色着色纤细、不完整环绕核周或仅位于核旁呈点状，而非小细胞肺癌因胞质丰富着色宽阔，并完整环绕细胞核。

（4）细胞膜/质型：阳性颗粒同时分布于细胞质和细胞膜，这类抗原为数不少（表1-4）。

表1-4 细胞膜/质型表达的抗体

分类	常用抗体
淋巴瘤中多数标志物	CD3、CD5、CD30、CD43等，HLA-DR、CD99、CD138等
上皮标志物	EMA、CEA等
肿瘤相关抗原	CA125、CA242、CA19-9等
细胞表面受体	EGFR、HER2、CD117等
细胞黏附性分子	E-Cadherin、CD56、CD57（Leu7）、BerEP4和MOC31等

（5）细胞核/质型：此类较少见。①S-100蛋白在星形细胞瘤、肌上皮肿瘤、神经鞘瘤、恶性黑色素瘤等肿瘤中均表现为细胞核和细胞质同时阳性。②ALK-1在间变性大细胞淋巴瘤中，BCL2在某些淋巴瘤中同时显示细胞核和细胞质阳性。③病毒感染：如病毒颗粒［丙型肝炎病毒（HCV）、巨细胞病毒（CMV）等］。④某些抗原主要为核型，有时也可表现为细胞质着色，如C-MYC、HSP70、MDM2等。

（6）异常（"例外"）表达的抗体：在常规免疫组化标记中，同一种抗原可以同时表达于细胞膜和细胞质、细胞核和细胞质、微绒毛和细胞质，但很少发现细胞膜和细胞核同时表达（表1-5）。

表1-5 异常（"例外"）表达的常见抗体

抗体	异常表型及指标含义
ALK	正常的淋巴细胞不表达ALK；非小细胞肺腺癌（NSCLC）的*ALK*融合突变检测，细胞质阳性。间变性大细胞淋巴瘤（约70%＋），*ALK*重排相关肿瘤，伴基因和易位位点不同，则ALK蛋白表达细胞定位不同
CD15	在霍奇金淋巴瘤RS细胞中以细胞膜表达为主，但在胃肠道腺癌中则以细胞质表达为主
CD34/CD31	环绕良性肝病灶的窦内皮细胞阴性，在围绕肝细胞癌的窦内皮细胞阳性
CD117	CD117在正常涎腺为阴性，而在肿瘤性腺上皮常细胞膜阳性表达（图1-1）
CEA	正常在消化道、尿道、宫颈等上皮的刷状缘着色，而在肿瘤中CEA都发生上调性表达，它可以表现为细胞膜和细胞质同时着色（图1-2、图1-3）
CKpan	小细胞肺癌呈点彩状（细胞质稀少，棕色着色纤细、不完整环绕核周或仅位于核旁呈点状），而非小细胞肺癌因细胞质丰富着色宽阔，并完整环绕细胞核（图1-4）
GFAP	胶质组织（星形细胞、室管膜细胞）、非胶质组织中如施万细胞、库普弗细胞和一些软骨细胞及其肿瘤中偶尔可出现GFAP阳性
Ki-67	通常为细胞核阳性，但在甲状腺透明变梁状肿瘤中表现为细胞膜着色
p16	为转录因子，多数情况下表现为细胞核阳性，但在人乳头瘤病毒（HPV）感染时由于反馈性表达上调也可同时出现细胞质着色
p120	乳腺小叶癌（原位、浸润）细胞质弥漫表达，而导管癌呈细胞膜表达
S-100	蛋白产物通常同时表现为细胞核和细胞质的着色；单纯的细胞质着色也不能认为是阴性
TTF-1	大多数情况下为细胞核阳性，但在肝细胞癌中可呈粗颗粒状细胞质强阳性（细胞核阴性）；卵巢癌、胰胆管腺癌、转移性结肠癌中可表达TTF-1
β-catenin	在正常情况下，β-catenin蛋白主要存在于正常细胞的细胞膜，在某些异常情况下可发生该基因突变，导致细胞核内堆积，常见于家族性腺瘤息肉病、纤维腺瘤、子宫内膜癌、结直肠腺癌（图1-5、图1-6）等，对疾病诊断和预后有一定的意义

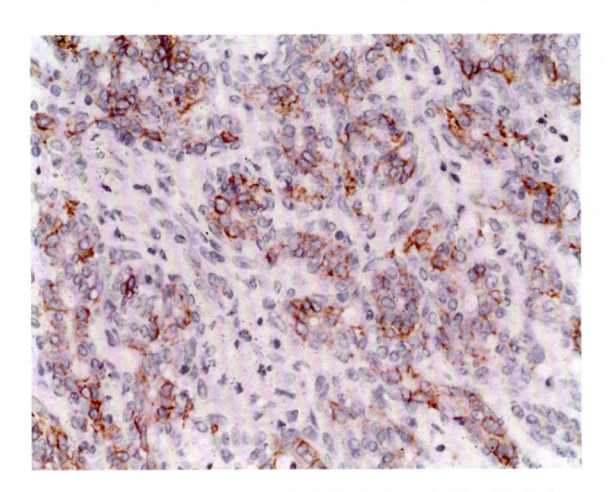

图1-1　CD117，在腺样囊性癌中细胞膜阳性表达

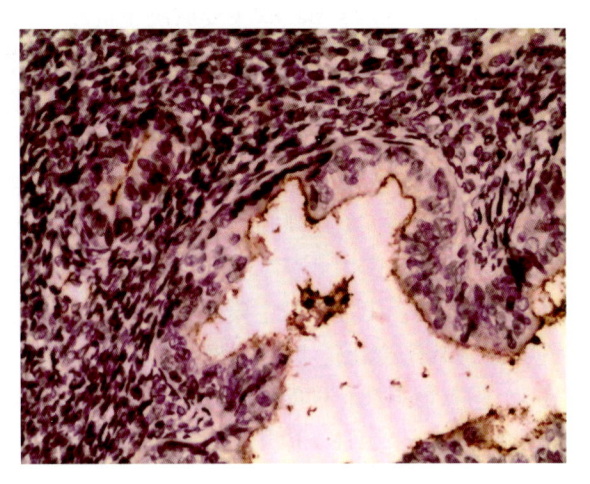

图1-2　CEA，正常在大肠上皮的刷状缘着色

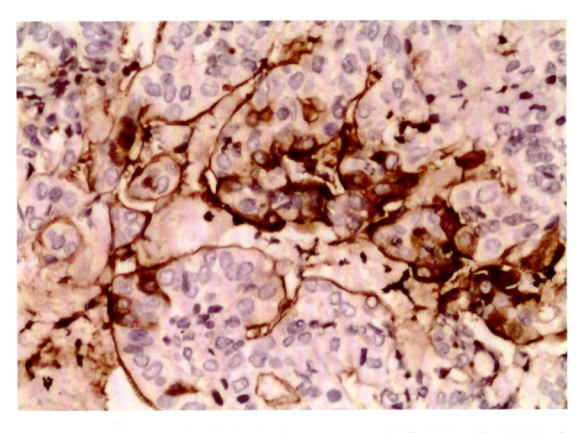

图1-3　CEA，在肿瘤中表现为细胞膜和细胞质同时着色

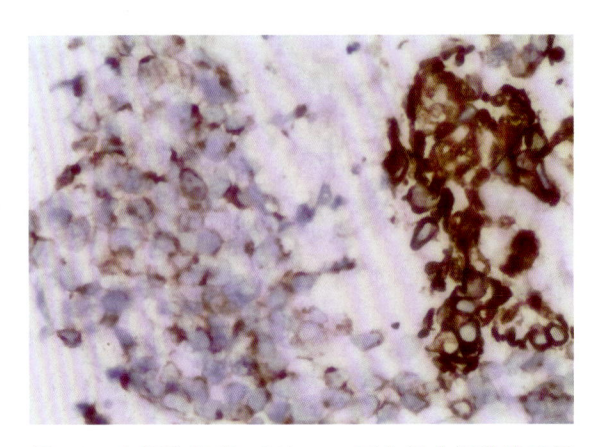

图1-4　小细胞肺癌，CKpan，图左侧小细胞肺癌呈点彩状

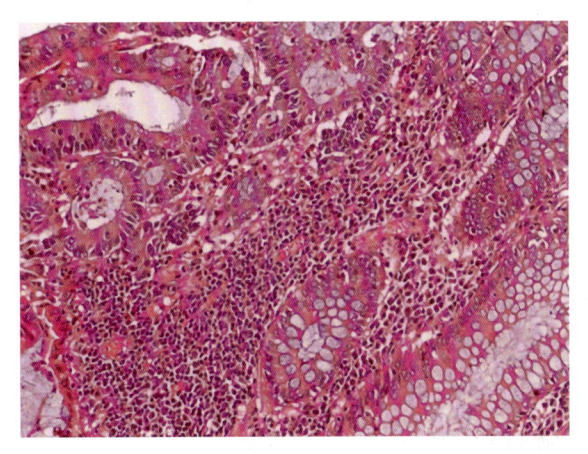

图1-5　结直肠腺癌，HE，图左上为腺癌，图右下为正常

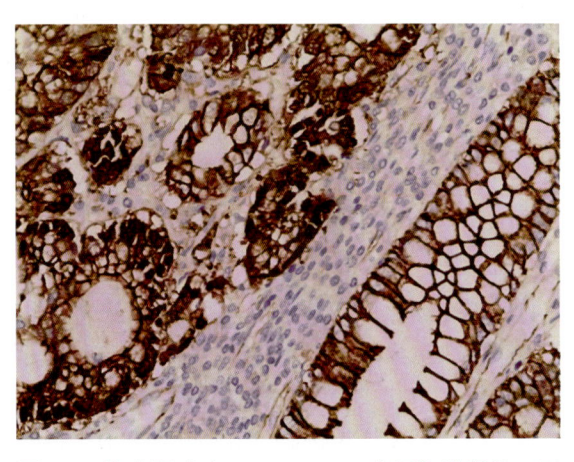

图1-6　结直肠腺癌，β-catenin，癌细胞核阳性，正常细胞膜阳性

4.阳性细胞组织学分布　免疫组化染色阳性细胞在组织中的分布排列形式主要有以下四种：局灶型、弥漫型、网状型和腔缘型。这主要取决于抗原抗体复合物在细胞内的分布和阳性细胞在组织内的群体分布特点。

（1）局灶型：肿瘤细胞分化程度、免疫组化形态结构有时与HE结构并非完全一致，如低分化肿瘤可表现为不规则斑片状或局灶性阳性。

（2）弥漫型：阳性细胞呈弥漫性分布，细胞间无连接，也可以单个细胞散在分布。如淋巴瘤和组织细胞瘤常弥漫性分布；上皮性肿瘤中胃肠未分化癌也表现为弥漫性。

（3）网状型：该型主要见于细胞密度较大的大细胞肿瘤，标志物多为膜抗原。

（4）腔缘型：阳性颗粒主要位于腺癌腔缘的微绒毛处，沿腺管腔缘表面内衬一薄层黄色颗粒，基底部多为阴性，如胃肠腺癌、卵巢腺癌、甲状腺癌等。

（5）标志物阳性程度的判断：观察切片，由低倍到高倍，确认研究细胞，剔除非研究细胞，只有研究细胞阳性才算结果阳性。应用于鉴别诊断或证实诊断的免疫组化染色多为定性观察，定量没有太大意义，通常不论阳性反应细胞数量或染色强度如何，只要是真实的阳性表达，定位正确，都对诊断有帮助。但用于预后评估、增殖指数、激素受体或个体化靶向治疗等检测的免疫组化染色（ER、PR、HER2等），不仅要做定性观察，还应该做定量评价才对临床有价值。

标志物阳性程度的判断：一是依着色强度；二是依阳性细胞数在同类细胞中所占比例多少，二者亦可结合应用；三是采用积分综合计量（表1-6）。

表1-6　标志物阳性程度的判断表

方法	着色强度	评分	评分标准
依着色强度（A）：20×20视野下，随机选取5个视野，检测100个阳性细胞的平均光密度即为此片的阳性强度	阴性（−）	0	不着色
	弱阳性（＋）	1	浅黄色
	中等阳性（＋＋）	2	棕黄色
	强阳性（＋＋＋）	3	棕褐色
依阳性细胞数（B）：计数100个瘤细胞，其中阳性细胞的比例	阴性（−）	0	指阳性细胞数＜10%
	弱阳性（＋）	1	指阳性细胞数在11%～50%
	中等阳性（＋＋）	2	指阳性细胞数在51%～80%
	强阳性（＋＋＋）	3	指阳性细胞数＞80%
积分综合计量（C）：积分综合计量＝着色强度（A）×阳性细胞数（B）	阴性	0	
	阳性	1～4	
	强阳性	＞4	

七、辩证对待免疫组化染色结果与预期结果

1.当免疫组化最后结果与HE预期结果差别很大时，首先要核查免疫组化染色中是否存在问题，如抗体是否正确，结果解释是否正确，有无假阳性、假阴性的问题等。

2.若免疫组化染色确实无误，要进一步核实（查阅文献）是否有不了解的交叉反应或异常表达。总之，不能仅凭借免疫组化染色就轻易地将HE诊断完全否定。

3.一般来讲，免疫组化染色阳性结果较阴性结果更有意义，因为阴性结果可能源于许多因素，可能抗原的确不存在，或抗原含量低，组织处理时抗原丢失，染色方法不敏感或操作有误。

八、正确描述免疫组化结果

报告中的描述是整个免疫组化实验的最终体现，是病理医师之间、病理医师与临床医师之间进行交流

的媒介，是法律依据性资料。因此，对病理报告中免疫组化结果的描述一定要清楚、准确。

1.内容　免疫组化实验报告中包括的内容如下：

（1）患者的一般资料介绍。

（2）所有标记项目的结果（阳性或阴性）均应记录在送检单上。

（3）阳性结果仅指靶组织（靶细胞），故在记录及报告中应给予明确说明。例如，对肉瘤样癌，应说明肿瘤细胞Vimentin、CK等呈阳性表达；对淋巴瘤，应说明肿瘤细胞CD20（＋）、CD3（－），以及实验对照的设立。

（4）对于阳性结果需要说明强度及数量者，亦应予以正确表达。大多数染色结果的判读为阳性或阴性即可，但用于预后评估、增殖指数、激素受体或个体化靶向治疗等检测的免疫组化染色（ER、PR、HER2等），不仅要做定性观察，还应该做定量评价才对临床有价值；如乳腺癌标本中ER及PR在癌组织内的表达强度及数量，可以用"＋、＋＋、＋＋＋"及"%"进一步说明，以提供临床参考。

（5）条件允许时病理免疫组化报告单应附有免疫组化染色图片。

（6）病理医师对免疫组化结果的诠释。

2.格式　免疫组化实验报告可融合在病理常规报告中，如何表述要根据病理描述和病理诊断而定。可采用不同的格式或方式，可以另起一行写在病理诊断之后，也可以写在病理描述之中。例如：

病理诊断：胃低分化腺癌。

免疫组化结果：AE1/AE3阳性，LCA阴性，支持以上诊断。

九、免疫组化的质量控制

免疫组化染色切片的好坏直接影响病理医师对其染色结果的判断，进而影响病理诊断，所以制作一张良好的免疫组化切片至关重要，它需要病理医师与病理技师两者间的相互协调、密切配合和共同努力。

（一）基本要求

1.对病理技术人员的要求。病理技术人员是保证免疫组化实验成功的重要因素之一。病理技术人员应该在制备超薄组织切片和免疫组化技术操作训练中过关，要清楚免疫组化的实验原理，并且在日常工作中及时与病理医师进行信息交流。

2.免疫组化染色相关操作人员必须经过专门的培训和授权。

3.遵守实验室相关操作规定与程序文件，并定期开展室内质控。

（1）为防止假阳性和假阴性，所有的免疫组织化学标记均应建立阳性对照和阴性对照，也可利用组织中的内对照。

（2）必须建立本实验室每种免疫组化染色的操作规程，并及时更新。

（3）更换抗体后，需要用阳性和阴性组织进行有效性验证，并有相应的文字记录和染色切片档案，相关档案保留2年。

（4）定期对本实验室免疫组化染色质量进行分析评估，并填写评估报告，出现质量失控现象，要及时查找原因，采取纠正措施并详细记录。

4.通过实验室室内质控与室间质控，提高免疫组化染色的质量。每年至少参加1次省级或国家级组织的室间质控，评价为"合格"以上。

5.根据医学新进展，及时改进特殊染色技术，提高免疫组化染色质量。

（二）免疫组化染色前的规范化管理

免疫组化染色前的处理包括组织的固定、取材、脱水、包埋、切片与展片、烤片、脱蜡。

1.标本类型　目前，病理科常用的标本类型如下：

（1）细胞标本：细胞涂片、液基细胞学制片、穿刺吸取涂片、组织印片及细胞块等。

（2）组织标本：石蜡切片（病理切片和组织芯片）、冷冻切片。

2.细胞标本的制备

（1）用于细胞免疫组化的标本一定要新鲜，力求有足够数量，临床取材后应尽快送检。细胞病理室收到标本后应立即涂片、固定等。所有细胞学标本应尽量做细胞块。

（2）标本存放及送检：标本采集后应尽快（30min内）送检，否则脱落细胞会随离体时间的延长而出现自溶或胞体肿胀、变性。对于不能立即送检的标本，应置于低温或加入适量95%乙醇短时间保存。

有学者称，积液不加任何保存液可在4℃冰箱冷藏1周。有学者通过实验证明，在25℃室温下不加任何保存液，样本可以保存72h且形态学无影响。细胞蜡块免疫组化12h内无影响，但＞24h阳性信号表达较前减弱。因此，对于仅需常规制片而无须做细胞蜡块免疫组化的病例应在常温下72h内制片，需做免疫组化的病例应在12h内完成细胞蜡块的制作。

（3）制片：整个制片过程要严谨细致，片子涂好后立即固定是整个制片过程的关键所在。涂片应保持一定细胞数量的同时要求厚薄均匀。细胞蜡块免疫组化明显优于细胞涂片免疫组化，因此尽量做细胞蜡块免疫组化。

（4）固定：组织或细胞固定的目的是使细胞内蛋白质凝固，终止或减少外源性或内源性酶的反应，防止细胞自溶，以保持组织细胞的固有形态和结构，更重要的是保存组织或细胞的抗原性，防止抗原的丢失或弥散。因此，标本应尽可能地保持新鲜并及时进行固定。

固定液选用95%乙醇固定10～20min为佳（有学者建议以固定2h为佳）。但必须指出，固定的关键问题是要及时，涂片后立即置入95%乙醇固定，且涂片过程要迅速快捷，不宜在空气中暴露（有试验证明，涂片即使在空气中暴露短短30s，也足以使部分细胞发生变性、肿胀，染色质不清）。就各种细胞涂片（制片）而言，湿固定是保存细胞形态和细胞内各种结构的最佳固定方式。

对于细胞块，有学者建议，去除上清液，加入95%乙醇固定30min，倾去乙醇，加入10%中性甲醛固定2h（或直接加入10%中性甲醛15ml固定6h）后，取出成形细胞块，并用滤纸包裹后置于脱水机常规脱水、包埋、切片。

3.组织标本的制备

（1）组织取材：离体组织应尽快进行取材，最好2h内，取材时所用的刀应锐利，要一刀下去切开组织，不可反复切拉组织造成组织的挤压，组织块大小要适中，一般在2.0cm×1.5cm×0.2cm，切记取材时组织块"宁可面积大，千万不能厚"的原则，固定液快速渗透到组织内部使组织蛋白能在一定时间内迅速凝固，从而完好地保存抗原和组织细胞形态。

（2）取材部位：除取病灶或含待检抗原部位外，还应取病灶与正常交界处，即所取组织切片中同时应有抗原阳性和阴性区，以形成自身对照；取材时应尽可能避开坏死区，因细胞坏死后，不仅抗原弥散或消失，还常引起非特异着色，干扰观察。

（3）固定：提出规范化的组织标本固定要求。

1）及时固定：良好的固定是保证组化技术质量的首要条件。离体应立即浸泡至相当于标本体积5～10倍量的标准固定液中。在实际工作中，大多数情况下各类大中型手术标本均未达到要求。

2）使用标准的固定液：虽然采用不同的固定液可以对不同类型的抗原物质进行最大程度的保护，但就可操作性而言，在临床病理工作中，10%中性缓冲甲醛溶液是兼顾保存组织形态和抗原性通行的被广泛接受的选择。

3）适度适时的固定：一般而言，大中型手术标本要做到及时切开进行固定，固定时间以8～48h为宜，随着固定时间的延长对组织抗原的检出强度将逐渐降低。

4）切开固定：大的组织块应每隔5～10mm切开，并可在组织间嵌入纱布或滤纸等物；食管、胃、肠管等一般沿肿瘤对侧剖开，展平并固定于平板上；肺叶从支气管灌入适量的固定液，放入标本缸中固定；子宫于前壁做"Y"形切开，下达宫颈管口，上端分别达双侧子宫角，放入标本缸中固定。

（4）组织脱水、透明、浸蜡和包埋：组织经固定后进行脱水、透明、浸蜡和包埋。掌握的原则是脱水透明要充分但不能过，浸蜡时间要足够，温度不能高，否则会造成组织硬脆，使组织切片困难。即使能切片，由于组织的硬脆，切片也不能完好平整，染色过程中极易脱片，对免疫组化染色抗原的定位及背景都不利。

（5）玻片选择：对大多数病理科而言，多使用多聚赖氨酸的挂胶片，适用范围广，经济便宜；但有条件的科室可以选择阳离子免疫组化玻片，效果更佳。

（6）组织切片：为防止脱片，组织得到很好处理后在进行切片之前还应对玻璃片进行处理（在清洗干净的玻片上进行黏合剂的处理）；切片厚度以3～5μm为宜。

（7）石蜡切片和冷冻切片的比较：冷冻切片的优点是能够较好地保存组织的抗原免疫活性，做免疫组化时不需抗原修复这一步。缺点是细胞内易形成冰晶而破坏细胞结构，可能会使抗原弥散；冷冻切片厚度较石蜡切片厚，且切片不如石蜡切片漂亮。石蜡切片的优点是可以保持组织细胞的形态结构，且容易在室温保存。要求做冷冻切片的不一定能做石蜡切片，但是要求做石蜡切片的，可做冷冻切片。

（8）切片保存：未染色的切片置入室温不宜超过6周，以防抗原丢失；也可以采用蜡封切片来避免抗原损失以便长期保存，也可于4℃冰箱冷藏保存，尤其是用于科研集中实验的切片更应注意切片的保存。

（三）免疫组化染色中的规范化操作

目前，免疫组化染色分手工操作和全自动免疫组化仪操作。在手工染色过程中，或多或少要受到实验员个人因素的干扰。全自动免疫组化仪的出现，避免了操作过程中人为因素的干扰，增加了染色结果的可靠性，有助于免疫组化质量控制的标准化管理。

1. 组织抗原修复

（1）经甲醛溶液固定的组织（或细胞标本）均应进行抗原修复。组织中部分抗原在甲醛或多聚甲醛固定过程中发生了蛋白之间交联及醛基的封闭作用，从而失去抗原性。通过抗原修复，细胞内抗原决定簇重新暴露，提高了抗原检测率。修复方法从强到弱一般分为三种，即高压修复、微波修复和胰酶修复。目前，被认为效果最好、最常用的修复方式为高压加热修复。

（2）细胞涂片或冷冻切片：因为未用甲醛固定、石蜡包埋，所以不用抗原修复。但有学者实验证实经高压热引导抗原修复之后许多抗原的染色明显增强，故推荐所有经防脱片处理的细胞涂片都进行抗原修复。记住，如果使用卵白素-生物素系统，一定要阻断内源性生物素活性，由于细胞涂片（及冷冻切片）上的内源性生物素的存在，假阳性比石蜡切片上的要明显得多。

2. 试剂最佳浓度　试剂最佳浓度的确定受到固定方法、时间、组织处理过程的影响；最合适的稀释度是以得到最大强度的特异性染色和最弱的背景染色为标准。即用型第一抗体可按照厂家提供的实验操作条件进行实验。

3. 一抗的正确选择与使用

（1）单克隆抗体：首选。单克隆抗体具有高特异性、高亲和力、交叉反应少等特点，避免了与细胞或组织蛋白的非特异性结合，减少了染色背景。在目前临床常用的抗体当中，大部分都是单克隆抗体。

（2）多克隆抗体：同一抗原上的多个抗原决定簇同时刺激机体产生的针对不同抗原决定簇的抗体混合物，亲和力和灵敏度相对较高，但特异性较差。在临床应用的抗体中，还有少部分的抗体为多克隆抗体。最好是经样本来源种属正常血清吸附过，尽可能地减少非特异性着色背景。加一抗前，用封闭液［可以是牛血清白蛋白（BSA）或二抗来源的正常动物血清］充分封闭，以阻断非特异性结合位点。

（3）即用型抗体：近年来，随着免疫组化技术应用的推广，即用型抗体的应用越来越受到人们的欢迎。根据近年来的使用情况，此类抗体有许多优点：使用方便，对于不具备专业技术或基本不懂免疫组化技术的人，只要按照说明书的方法使用，也能获得理想的结果，不需要配置多种昂贵的微量加样器，特别适合于基层单位。但其价格较浓缩型抗体高，即用型抗体不可作为常备储存抗体。

（4）浓缩型抗体：根据近年来的使用情况，此类抗体有许多优点，但也有许多不足之处。优点是可作为各种疾病检测的常备抗体，成本低、价格较低。但应用时需要稀释抗体、步骤较为复杂，需要配置各型号的微量加样器，以利于量取精确的抗体量。

（5）正确使用：一般供应商都会提供稀释范围和使用方法。但由于供应商质检所用组织不同，实验条件和操作人为误差，常需要客户自己再重新选择比例。一般从供应商所提供稀释比例的1/10稀释度始，做倍比稀释。

4. 二抗的正确选择与使用

（1）根据所用一抗选定二抗：如果一抗使用的是单克隆抗体，而单克隆抗体是用小鼠的脾脏细胞和骨髓瘤细胞融合产生的，因此分泌的抗体为单体，针对单一表位，在选择二抗时，必须用抗鼠的抗体；如果选用的抗体是多克隆抗体，那么二抗必须选择抗兔的抗体。

（2）正确使用：也需要重新选择稀释比例。一般从供应商所提供稀释比例的1/10稀释度始，做5倍稀释。

5.检测系统的正确选择　目前常用的检测系统为辣根过氧化物酶检测系统，主要为两类：①以生物素-链霉菌抗生物素蛋白标记的辣根过氧化物酶（biotin-streptavidin-HRP）检测系统，如SP、ABC、SABC等；②以聚合物（polymer）链接的辣根过氧化物酶检测系统，如Maxvision、Elivision、Envision等。这两类检测系统都是在国内外临床广泛采用的检测方法。非生物素型酶聚合物检测系统敏感性较高、操作便捷、无内源性生物素干扰，已成为免疫组化的常规检测系统。

6.抗体的保存　合理地保存抗体十分重要，这样才能最大限度地发挥抗体的作用，使抗体不致在短期内失去活性。

（1）浓缩型抗体：应先根据厂家提供的效价，将其分类。可按5μl、10μl、20μl等至100μl为一单位分装入安瓿或0.25ml带盖塑料离心管中，并注明标记（批号、名称、效价、量），密封后放入-40～-20℃低温冰箱中保存，用时按需用量取出，稀释后置4℃冰箱保存使用，切勿反复冻存，以免效价降低。

（2）即用型抗体：可置于4℃冰箱中保存，并注意抗体的时效性。有实验证明，即用型抗体在4℃冷藏条件下存放14个月是稳定的。

（3）远程运送、路途携带、邮寄抗体时，应加冰或干冰、防湿材料，以免影响效价。

（4）抗体储存容器：应由不吸附蛋白质的材料制成，常用的有聚丙烯、聚碳酸酯和硼硅酸玻璃。如储存的抗体中蛋白浓度很低（10～100mg/L），就应另加隔离蛋白以减少容器对抗体蛋白的吸附，隔离蛋白常用0.1%～1.0%的牛血清白蛋白。绝大多数已稀释的抗体应储存在4～8℃条件下，以免冻融对抗体蛋白产生有害效应。

（5）为防止细菌污染，可于抗体溶液中加入0.01%叠氮钠。抗体经真空冷冻干燥后置于-20℃以下可保存3～5年。保存稀释后的单抗应加入0.1%叠氮钠。大多数稀释抗体可进行冷冻保存，少数抗体可能会丢失抗原活性。大多数单抗，只要蛋白浓度适当，可在4℃下保存数月。

（6）被细菌污染的抗体常会出现假阳性结果，应将污染的抗体溶液及其他试剂弃去。

7.封闭血清的选择　封闭血清一般是和二抗同一来源的，血清中动物自身的抗体，预先能和组织中有交叉反应的位点发生结合，否则在后面的步骤中如果和二抗发生结合，会造成背景非特异性着色。

8.必须同时设对照染色　免疫组化染色步骤繁多，一步操作不当就会影响染色结果，进而影响病理诊断的准确性。在免疫组化染色过程中设立对照是进行染色质量控制的重要措施之一，包括阳性对照和阴性对照。根据对照结果可以判断免疫组化操作步骤是否正确，使用试剂是否可靠，从而确保技术最佳化和结果的有效性（表1-7）。

表1-7　实验对照的设立

对照设立	实验方法	实验目的
阳性内对照	用确知存在待测抗原的同张组织切片同时染色	主要用于证实目的抗原是否存在及评估抗原表达水平，如果阳性对照有了表达，说明染色的全过程和所有试剂都没有问题。如果此时测试片仍为阴性，便是真实的阴性，说明组织或细胞没有相应的抗原表达。反之，如果阳性对照没有着色，表明染色过程中某个或某些步骤出了问题，或试剂出了问题，应一一寻找原因
阳性外对照	用确知存在待测抗原的组织切片同时染色	
阴性特异性	用确知不存在待测抗原的同张组织切片同时染色	主要用于评估免疫组化检测结果的特异性（即排除假阳性结果）。染色结果应为阴性，可排除在染色过程中由非特异性染色或交叉反应等因素造成的假阳性
阴性非特异性	用确知不存在待测抗原的组织切片同时染色	
阴性试剂对照	用其他试剂代替一抗或二抗	染色结果应为阴性，可排除在染色过程中由非特异性染色或交叉反应等因素造成的假阳性。通常情况下，可仅设立一抗阴性对照，当一抗阴性对照出现阳性反应时，才进一步使用检测系统行阴性对照

阳性对照包括内对照和外对照两种类型。

阴性对照可分为特异性和非特异性两类。特异性对照是指设计用于检测阳性染色是否为一抗特异性结合反应的对照，包括阴性试剂对照和阴性组织对照，在临床中较为常用。非特异性对照是指设计用于证实异常阳性染色是否因操作步骤或检测系统问题（除一抗之外）导致的对照。该类对照通常是在怀疑存在假阳性反应时为进一步分析其原因而设立。

在观察患者待检组织染色结果之前，病理医师和技术员应先判读对照（包括阳性对照和阴性对照）结果，并且作为免疫组化常规质控记录在案。专家建议病理医师在判读结果前应仔细寻找可能存在的适宜内对照。然而，认为存在内对照则不需要另行设置外对照的看法是错误的。首先，并不是所有检测抗体均有合适的内对照；其次，并非所有患者待检组织中均存在内对照成分，即使存在其提供的信息也非常有限。外对照可与患者待检组织放置于同一玻片上，也可分开放置于不同玻片上进行检测。将对照组织和待检组织裱于同一玻片上，可最大程度地保证二者检测条件的一致性。

在实际工作中需要设立外部对照的情况很多，如果每一种抗体都要选择不同的阳性对照，工作量会很大。为了解决这个问题，目前国内外有单位将多种不同组织集成在一起，制成多组织切片、"腊肠"或"春卷"切片、组织芯片等，将其连续切片储备待用，需要时取出一张便可作为阳性对照。另外，比较简单的方法是采用阑尾作为阳性对照，因为与人体其他组织器官比较，阑尾包含的组织种类较多，如上皮、淋巴组织、平滑肌、间质、神经、血管、间皮等。一张阑尾切片可以检测大多数常用的抗体。

9.显色时间的把握　通常采用的是辣根过氧化物酶，因此选择DAB（棕色）或AEC（红色）作为酶底物显色。若采用的是碱性磷酸酶检测系统则选择BCIP/NBT（为碱性磷酸酶的底物组合之一，蓝紫色）作为酶底物显色。DAB显色时间不是固定的，主要由显微镜下控制显色时间，到出现浅棕色本底时即可冲洗。

（四）免疫组化染色后的规范化管理

1.染色结果判断的标准化　免疫组化切片应是阳性标记强而非特异性染色淡或无，两者形成鲜明的对比，阳性表达必须在细胞或组织特定的部位，细胞边界清楚；每批染色都要有阳性对照、阴性对照和自身对照才能对染色结果做出正确判断。判断标准常根据阳性细胞的百分比或阳性细胞的染色深度来判断，其颜色深浅反映抗原量的多少。

2.试剂管理的标准化

（1）一个病理科应该配备多少种抗体、什么样的抗体，病理医师，特别是科主任起着决定性的作用。科室有大有小，要配备多少抗体，应根据科室的实际情况而定。

（2）购进免疫组化试剂时，应登记该抗体的购进日期、保存方法和有效期。对超过有效期的抗体应及时更换，以免影响常规染色的结果。

（3）所有的试剂均应在试剂公司建议的温度下保存，储存试剂的冰箱应每天检查，建立一个冷藏冰箱温度监测表，并按时记录温度值。同时，保证抗体试剂在有效期内使用。

（4）应使用经国家相关部门认证的检测试剂盒，特别是对于第三类试剂产品。包括：①指导临床用药的特异性抗体或探针试剂；②具有明确诊断价值的抗体或探针试剂，包括ALK（D5F3）、CD20、HER2、PD-L1、ER、PR、c-KIT/CD117等。

（五）全自动免疫组化仪的使用

手工实际操作可因各种因素而得不到稳定理想的结果。使用全自动免疫组化仪不仅标准化程度高、有利于规范操作、省时省力，而且实验结果更准确、更科学，也更标准化，减少了手工操作染色带来的人为误差，能为临床病理诊断提供更准确的依据。因此，正确使用自动免疫组化仪可将使免疫组化的操作标准化。达到免疫组化的质量控制要求是病理技术质量控制的必然趋势。

（六）医学实验室认证

医学实验室认证是由权威性的机构对医学实验室按照一定的标准进行检查和评估后，对符合标准的实验室给予认证通过。其目的在于提高各实验室的总体水平和技术标准，改进缺陷和不足，使得医学实验室的检查结果标准化，更加有利于疾病的诊断和治疗，也是免疫组化技术标准化的一个重要方面。

参 考 文 献

刘勇，杨海玉，2016. 国际特设专家委员会建议：诊断免疫组化阳性对照标准化. 临床与实验病理学杂志，32（1）：1-3.
刘勇，杨海玉，2016. 诊断免疫组织化学阴性对照的标准化：来自国际特设专家委员会的建议. 临床与实验病理学杂志，32（2）：121-122.
吕建新，尹一兵，2010. 分子诊断学. 2版. 北京：中国医药科技出版社.
马大烈，白辰光，2003. 免疫组织化学阳性标记结果的观察和判断. 临床与实验病理学杂志，19（5）：557-559.
王丽，张秋金，林齐心，等，2003. 初论免疫组化标准化（一）. 诊断病理学杂志，10（5）：310-311.
王丽，张秋金，林齐心，等，2003. 初论免疫组化标准化（二）. 诊断病理学杂志，10（6）：371-373.
邢传平，刘斌，董亮，2001. 免疫组织化学标记结果的判断方法. 中华病理学杂志，30（4）：318.
杨新，王秋实，李艳青，等，2014. 细胞蜡块结合免疫组化有效提高胸水细胞学阳性检出率的临床研究. 现代肿瘤杂志，22（12）：2894-2897.
张富琴，2013. 浅述免疫组化染色中对照的设置. 诊断病理学杂志，20（7）：447.
郑亚冰，王林，常晓天，2012. 肿瘤的基因靶向检测和治疗. 国际肿瘤学杂志，39（3）：186-189.
周小鸽，2004. 免疫组化染色过程中存在的问题及对策. 诊断病理学杂志，11（4）：211-213.
周晓军，2003. 免疫组化在病理诊断中的正确应用. 诊断病理学杂志，10（4）：231-235.
Le Neel T, Moreau A, Laboisse C, et al, 1998. Comparative evaluation of automated systems in immunohistochemistry. Clin Chim Acta, 278（2）：185-192.

第二章

常用免疫组化标志物

免疫组化标志物或肿瘤标志物存在于患者的血液、体液、细胞或组织中，可用生物化学、免疫学及分子生物学等方法测定，对肿瘤的辅助诊断、鉴别诊断、疗效观察、检测复发及预后评价等具有一定的价值。在临床病理诊断中，需要借助于检测肿瘤细胞表面或细胞内的一些特定的分子，称为肿瘤免疫组化标志物。在某些肿瘤的组织病理诊断中，免疫组化标志物起着关键作用。但是必须注意的是，许多标志物不是绝对特异的，通常需要使用一组标志物，而且同时需要有良好的阳性和阴性对照，才有助于组织学诊断，否则容易导致不恰当的结论。

免疫组化标志物的分类和命名尚未完全统一，按免疫组化标志物本身的性质大致可分为：①肿瘤抗原类标志物，如胚胎抗原、AFP、CEA；②蛋白及多肽类标志物；③糖类标志物，如CA19-9、CA125、CA242、CA15-3、SCC等；④酶和同工酶类标志物，如LDH、NSE、PSA等；⑤激素和异位激素类标志物，如ER、PR、HCG、ACTH等；⑥基因类标志物，如ras、p53、C-MYC等；⑦病原体相关类标志物，如HPV、EBV等；⑧其他标志物。

按组织来源又可分为上皮源性标志物、间叶源性标志物、神经和内分泌肿瘤标志物、淋巴造血组织源性标志物等。

第一节 上皮源性肿瘤标志物

一、上皮源性肿瘤标志物概要

根据其功能，上皮组织分为被覆上皮和腺上皮两大类。被覆上皮又分为单层上皮和复层上皮，覆盖体表和体内各种器官、管道、囊、腔的表面；体内还有一些特化的上皮，如肌上皮细胞和间皮细胞等，甚至一些上皮样的肉瘤均可表达上皮源性肿瘤标志物。推荐根据不同组织来源选择不同的标志物（表2-1）。

表2-1 上皮源性肿瘤标志物

肿瘤类型	推荐使用的标志物
鳞癌	表达高分子量CK（CK-H）、CK5/6、p63、p40，部分低分化鳞癌弱阳性或阴性表达低分子量CK（CK-L）。当进行鳞癌的鉴别诊断时，通常联合运用CK5/6、p63、p40
腺癌	推荐使用CK7、CK20、Villin、CK18、CK19、CEA、EMA、CDX2
移行细胞癌	CK-H（CK5/6、CK14/17、34βE12）、p63、p40、S-100P、GATA3
软组织肿瘤	广谱角蛋白（CKpan、AE1/AE3）、CAM5.2、EMA
肌上皮肿瘤	CK-H（CK5/6、CK14/17、34βE12）、p63、p40
神经内分泌肿瘤	CKpan（细胞质点彩状阳性）、CK19、CK7、CK20；TTF-1主要表达于分化差或高级别神经内分泌癌；少数表达CEA。CDX2和TTF-1分别可用于转移性神经内分泌肿瘤寻找原发灶的辅助诊断
胸腺瘤	除CK20外的细胞角蛋白、CK19、CK5/6、p63、CD117
间皮瘤	可表达CK5/6、CKpan、CK-L（CK7、CK8、CK18、CK19）、GLUT1；不表达CEA、BerEP4、MOC31等

二、组织器官相对特异性标志物

肿瘤标志物大多无组织器官特异性（广谱标志物），到目前为止尚未发现具有100%灵敏度和特异性的肿瘤标志物。因此，仅凭对某一种标志物的检测或某一次检测结果是很难做出判断的。选择一些特异性较强的肿瘤标志物联合检测某一肿瘤，有利于提高肿瘤诊断的阳性率（表2-2）。

表2-2 组织器官相对特异性肿瘤标志物

肿瘤类型	推荐使用的标志物
甲状腺滤泡腺瘤/乳头状癌	TG、TTF-1、CK19
乳腺癌	TRPS1、Mammaglobin、GATA3、GCDFP-15、ER、PR、HER2
鳞癌	CK5/6、p63、p40
前列腺癌	PSA、PSAP、PSMA、P501S、NKX3.1、AMACR、ERG、CK7、CK20。高分化肿瘤，首选PSA及PSAP；低分化肿瘤，首选PSMA及NKX3.1
肺：腺癌	TTF-1、NapsinA、SP-B、CK7阳性/CK20阴性
肺：鳞癌	p40、CK5/6、p63
肺：神经内分泌肿瘤	TTF-1、CgA、Syn、CD56、NSE、INSM1、SCGN和SSTR2
肝细胞肝癌	BSEP、Arg-1、GPC3、HepPar1、AFP、HSP70、GS、CK18、SALL4
肝内胆管癌	MOC31、CK7、CK19和MUC1/EMA
胃肠癌	CDH17、Villin、CK7阳性/CK20阳性
结直肠癌	SATB2、CDH17、CDX2、β-catenin、CK7-/CK20+、MUC5AC、CDH17
胰腺癌	IMP3、S-100P、CK7、CK20、CA19-9、MUC5AC、DPC4、CDH17
卵巢癌	PAX8、ER、CA125、CEA、p53、WT1
子宫内膜癌	ER、PR、CEA、Vimentin
子宫内膜间质肿瘤	CD10、ER/PR、CyclinD1、BCOR、CD117
宫颈癌	CEA、Vimentin、p16、ER/PR
膀胱癌（膀胱移行细胞癌）	GATA3、p63、S-100P、CK5/6、CK7、Thrombomodulin
肾癌	PAX8、pVHL、CA Ⅸ、RCC、CD10、Ksp-Cadherin、TFE3、CK、Vimentin
肾上腺皮质癌	α-inhibin、MelanA、CK7、CK20、Calretinin

三、细胞角蛋白

细胞角蛋白（cytokeratin，CK）主要分布于上皮细胞，是角质细胞中的主要骨架蛋白，这种结构蛋白的主要功能是维持上皮组织的完整性及连续性。细胞角蛋白是一种常用的肿瘤免疫组织化学标志物，阳性表达见于上皮细胞、间皮细胞及其肿瘤。

（一）细胞角蛋白的类型

CK成员大小分布在40～68kDa范围内，根据等电点不同可将其分为酸性细胞角蛋白（又称Ⅰ型细胞角蛋白）和中性或碱性细胞角蛋白（又称Ⅱ型细胞角蛋白）。临床上常根据分子量的高低将CK分为高分子量（CK1～CK6、CK9、CK10）和低分子量（CK7、CK8、CK12～CK20）两个组。

（二）常用的角蛋白

在所有角蛋白中，广谱角蛋白（CKpan）、CK5/6、CK7、CK14、CK20最具有诊断价值（表2-3）。

（三）CK在临床病理诊断应用中的注意事项

1.根据不同组织来源选择不同的CK 在癌组织中，低分子量的CK多在腺癌中表达，高分子量的CK多在鳞癌中表达。截至目前，未发现任何一种上皮只含有一种CK，某些上皮可含2～10种不同分子量的CK。因此，目前试图应用单一的CK免疫表型来确定某种特定的上皮性肿瘤是不可能的。同样，应用CK

来区别腺癌、类癌和间皮瘤也是困难的。因此，CK的免疫组化结果判断是一个较为复杂的问题，在应用这类标志物作为腺癌和鳞癌的鉴别时应特别注意。有必要时，应联合用多种CK加以综合判断。

表2-3 常用的细胞角蛋白

抗体	阳性部位	表达/应用范围
广谱角蛋白（CKpan）	细胞质	广谱角蛋白CK（AE1/AE3），标记所有单层上皮、复层上皮、移行上皮细胞，各种上皮细胞来源的良恶性肿瘤、滑膜瘤和间皮瘤等，少部分间叶源性肿瘤亦可阳性
高分子量CK（CK-H）	细胞质	这种抗体和1、5、10、14细胞角蛋白反应，表达于鳞状上皮、导管上皮和其他复层上皮。主要标记复层鳞状上皮及鳞状细胞癌，常用于标记前列腺基底细胞，观察基底细胞存在与否，有助于前列腺癌的诊断
34βE12	细胞质	主要标记复层鳞状上皮及鳞状细胞癌，是前列腺基底细胞特异性标记抗体
低分子量CK（CK-L）	细胞质	包括CK7、CK20、CK8、CK18、CK19等。主要存在于单层上皮及腺上皮细胞，主要用于内脏腺上皮肿瘤的诊断与鉴别诊断
CAM5.2	细胞质	CAM5.2又称极低分子量角蛋白，主要表达于具有分泌功能的上皮细胞及其来源的肿瘤，复层鳞状细胞和尿路上皮不表达，但在部分低分化鳞状细胞癌亦可阳性表达
CK5/6	细胞质	为高分子量细胞角蛋白（58kDa和56kDa），表达于皮肤的基底细胞和棘层细胞，部分前列腺基底细胞，其他单层腺上皮不表达。主要用于间皮瘤与腺癌的鉴别诊断。主要用于乳腺导管增生性病变的鉴别；与34βE12和P504S联合可用于前列腺良恶性病变的鉴别诊断
CK7	细胞质	主要标记腺上皮和移行上皮细胞，卵巢、肺和乳腺上皮为CK7阳性，而结肠、前列腺和胃肠道上皮为CK7阴性，因此可用于卵巢癌（CK7+）和结肠癌（CK7-）的鉴别
CK8/18	细胞质	CK8大小为52.5kDa，主要标记非鳞状上皮，因此主要用于腺癌和导管癌的诊断，鳞癌一般不表达CK8。有报道肝细胞癌主要表达CK8和CK18
CK19	细胞质	CK19大小为40kDa，分布于各种单层上皮包括腺上皮，主要用于腺癌的诊断。肝细胞不表达CK19，因此可用于肝癌和转移性腺癌的鉴别
CK20	细胞质	主要标记胃肠道上皮、尿道上皮和梅克尔（Merkel）细胞。主要用于胃肠道腺癌、卵巢黏液性肿瘤和Merkel细胞癌的诊断。鳞癌、乳腺癌、肺癌、子宫内膜癌和卵巢非黏液性肿瘤均不表达CK20

2.腺癌　所有腺癌不论其细胞起源如何，均可表达广谱细胞角蛋白（CKpan）。因此，上述抗体甚至可识别某些腺癌微转移灶，在正常时不含细胞角蛋白的器官或组织，如淋巴结和骨髓，甚至易于识别出单个转移性肿瘤细胞。

3.未分化癌　选用一组抗体如CKpan、Vimentin、LCA、S-100大致确定肿瘤的分化方向，确定是癌、肉瘤、淋巴瘤、神经内分泌肿瘤、生殖细胞肿瘤或是黑色素瘤等（表2-4）。为了达到对未分化肿瘤精确诊断的目的，最好使用一组单克隆抗体。同时，值得指出的是，约有10%的大细胞淋巴瘤会因甲醛溶液固定而不能染出LCA，尤其是固定时间过长时，在应用免疫细胞化学鉴别诊断时应当考虑。

表2-4 未分化癌鉴别诊断时的抗体选择

类型	CKpan	Vimentin	LCA	S-100	HMB45	其他
癌	+	-/+	-	-	-	其他组织或器官特异性标志物阳性
肉瘤	-	+	-	-	-	其他软组织标志物阳性
淋巴瘤	-	+/-	+/-	-	-	T或B系标志物阳性
间皮瘤	+	+	-	-	-	Calretinin、CK5/6、MC阳性
神经内分泌肿瘤	+/-（点彩状）	-/+	-	-/+	-	CgA、Syn、CD56等阳性
恶性黑色素瘤	-	+	-	+	+	MelanA阳性
生殖细胞肿瘤	+/-	-/+	-	-/+	-	OCT4、SALL4等阳性

注：+，阳性；-，阴性。

4. 梭形细胞癌 梭形细胞癌可在许多上皮组织器官肿瘤如乳腺癌、肺癌中见到。一般认为只有角蛋白阳性时，才可诊断为梭形细胞癌。当然，由于上皮细胞向间叶样细胞表型的转移可能伴随角蛋白表达的下降或消失，某些梭形细胞癌仅可局灶性表达角蛋白，甚至有时用免疫细胞化学方法不能检测出来。因此，遇到难以诊断的梭形细胞肿瘤时，如CK阴性、S-100与Vimentin阳性，应考虑为梭形细胞黑色素瘤。

5. CK在非上皮性肿瘤中的表达

（1）CK的阳性表达：间变癌、滑膜肉瘤、脊索瘤、胚胎性癌、间皮瘤、上皮样肉瘤、胸腺瘤、平滑肌肉瘤等。

（2）CK的阴性表达：副神经节瘤、软骨（肉）瘤、精原细胞瘤、淋巴瘤、脑膜瘤、恶性黑色素瘤、恶性纤维组织细胞瘤、软组织肉瘤（除特殊类型外）。

（3）滑膜肉瘤和上皮样肉瘤：这两种肿瘤是起源于间叶组织的肿瘤，但能表达CK。这一特征在与形态学类似的其他肿瘤进行鉴别诊断时很有帮助。

（4）胸腺瘤：在胸腺瘤，即便是淋巴细胞为主型，免疫组化染色亦可揭示均匀分布于肿瘤之中的大量含有CK的细胞。相反，累及胸腺的淋巴瘤为阴性结果，但偶可发现残存的胸腺组织灶。利用这一特性，可很容易鉴别发生于纵隔的胸腺瘤和淋巴瘤。

（5）生殖细胞肿瘤：所有生殖细胞肿瘤，除精原细胞瘤外，均表达CK。因此，可据此鉴别间变性精原细胞瘤和胚胎性癌。

（6）脊索瘤：在某些情况下，难以区分脊索瘤与高度恶性的软骨肉瘤。由于前者表达CK而后者不表达，这一问题即可得以解决。

（7）神经内分泌肿瘤：神经内分泌肿瘤可表达CKpan、低分子量CK，呈特征性的细胞质点彩状表达，而在其他上皮性肿瘤中常呈细胞质均质性表达。

（8）小部分肉瘤（平滑肌肉瘤）：可见有CK表达，在诊断时应注意。

（9）淋巴结、扁桃体和脾组织中的滤泡外的网织细胞：可表达CK8和CK18及Desmin，在判断淋巴结转移癌和肌源性肉瘤转移时应根据组织学综合判断。

（四）CK的联合应用

1. 低分子量CK和高分子量CK联合应用 见表2-5。

表2-5 低分子量CK和高分子量CK联合应用

联合表型	常见肿瘤
CK-L阳性，CK-H阴性	肝细胞癌、肾透明细胞癌、前列腺癌
CK-L阳性，CK-H阳性	乳腺癌、卵巢癌、胰腺癌、膀胱癌、胃癌和肺部非鳞状非小细胞癌
CK-L阴性，CK-H阳性	鳞癌（高分化）

2. CK和Vimentin联合应用 作为肿瘤鉴别诊断首选的标志物，在应用中，可采用广谱细胞角蛋白抗体区分上皮性和非上皮性肿瘤；用不同分子量的CK来区分鳞癌和腺癌，Vimentin（Vim）虽可作为间叶细胞的一个典型标志物，但缺乏特异性，若配合其他更有鉴别力的标志物则仍有价值。某一恶性肿瘤仅见Vim表达就能强有力地证明这一肿瘤不是癌，而是肉瘤、黑色素瘤或淋巴瘤。极为重要的是，某些软组织肿瘤具有双相分化的特征，均可有CK和Vim双重表达，另外还有少数无表达的肿瘤也应引起足够的重视（表2-6）。

3. CK7和CK20联合应用 在CK中，CK7和CK20在腺癌的鉴别诊断中最有价值，根据CK7和CK20在腺癌中的不同表达，可将腺癌分成4组（表2-7）。

表2-6　CK和Vimentin（Vim）联合应用

类型	常见肿瘤类型
CK阳性/Vim阴性	①复层扁平上皮及其鳞癌标志物：高分子量细胞角蛋白AE3；②单层上皮及其腺癌标志物：低分子量细胞角蛋白AE1、CAM5.2；③神经内分泌细胞及其神经内分泌肿瘤标志物：如NSE、CgA、Syn、NF、激素成分
Vim阳性/CK阴性	①胶质细胞及其胶质瘤标志物：GFAP；②黑色素瘤细胞及其黑色素瘤、神经鞘瘤标志物：S-100蛋白；③淋巴造血细胞及其淋巴瘤标志物：LCA；④内皮细胞及其血管源性肿瘤标志物：FⅧ、UEA-1、CD31、CD34；⑤肌细胞及其肌源性肿瘤标志物：Desmin、SMA、MSA等
CK阳性/Vim阳性	①上皮样肉瘤、滑膜肉瘤、间皮瘤（CEA阴性）、脊索瘤、肾横纹肌肉瘤、部分肾癌、肾细胞癌、子宫内膜腺癌、卵巢颗粒细胞瘤、甲状腺癌、大细胞肺癌；②多形性肿瘤、脉络丛癌：GFAP阳性
CK阴性/Vim阴性	①精原细胞瘤、无性细胞瘤；②神经节神经瘤、神经节神经母细胞瘤、神经母细胞瘤；③卵黄囊瘤

表2-7　CK7和CK20联合应用

	CK7阳性	CK7阴性
CK20阳性	尿路上皮癌、胰腺癌、胃癌、卵巢黏液性癌	结肠癌、十二指肠/壶腹癌、胃癌
CK20阴性	肺腺癌、乳腺癌、卵巢非黏液性癌、子宫内膜癌、间皮肿瘤、胰腺胆管癌、胃癌、小肠肿瘤、甲状腺癌（乳头状癌、滤泡癌、髓样癌）	内分泌腺癌（甲状腺癌除外）、壶腹癌、肺鳞癌、肝细胞癌、肾细胞癌、前列腺癌

4. CK7、CK20和Villin联合应用　CK7、CK20和Villin联合应用寻找转移癌原发灶，主要用于腺癌原发灶的确定，而对其他癌，如鳞癌、小细胞癌等没有明显价值。值得强调的是，如果遇到低分化癌，形态学上难以确定是鳞癌还是腺癌时，应先采用免疫组化（CK-H、p63、p40等）将鳞癌除外后再做CK7、CK20和Villin标记（表2-8）。

表2-8　CK7、CK20和Villin联合应用在确定转移癌原发部位中的作用

	Villin阳性	Villin阴性
CK7阳性/CK20阳性	胃癌、胰腺癌、胆管癌、卵巢黏液性癌、小肠癌	卵巢黏液性癌、尿路上皮癌、乳腺癌（1/3黏液性乳腺癌、大多数乳腺浸润性乳头状癌）
	排除：尿路上皮癌、乳腺癌、前列腺癌（结肠癌、内膜癌、肺癌不太可能）	排除：胃肠道癌、胰腺癌、胆管癌
CK7阳性/CK20阴性	肺癌、胰腺癌/胆管癌、胃癌、子宫内膜癌、卵巢黏液性癌、鳞癌	肺癌、乳腺癌（浆液性或黏液性）、尿路上皮癌、内膜癌、间皮瘤、鳞癌
	排除：尿路上皮癌、乳腺癌、卵巢浆液性癌、间皮瘤、结肠癌、肺癌、卵巢癌（浆液性或黏液性）、内膜癌	排除：胃肠道癌、胰腺癌、胆管癌
CK7阴性/CK20阳性	胃癌、十二指肠壶腹癌、结肠癌、肝细胞癌	肝细胞癌、某些前列腺癌
	排除：乳腺癌、肺癌（罕见）、膀胱癌、女性生殖道癌、间皮瘤	排除：乳腺癌（3%）、肺癌（罕见）、膀胱癌、女性生殖道癌、间皮瘤
CK7阴性/CK20阴性	胃癌、肾细胞癌、肺鳞癌、肝细胞癌、神经内分泌癌	间皮瘤、肾细胞癌、肺鳞癌、肝细胞癌、胰腺癌、乳腺癌
	排除：间皮瘤、乳腺癌、卵巢癌、尿路上皮癌、胰腺癌	排除：胃癌、卵巢癌、胰腺癌、尿路上皮癌

四、肿瘤相关抗原类标志物

肿瘤相关抗原（TAA）是指并非某一种肿瘤所特有的，在其他肿瘤细胞或正常细胞上也存在的抗原分子。其主要包括以下六类：

(1)肿瘤胚胎性抗原：甲胎蛋白（AFP）、癌胚抗原（CEA）。
(2)肿瘤分化抗原：如前列腺特异性抗原（PSA）、黑色素瘤相关抗原/黑色素A（MelanA）等。
(3)糖类抗原：CA19-9、CA125、CA15-3。
(4)酶和同工酶：前列腺酸性磷酸酶（PSA）、α_1抗胰蛋白酶、酪氨酸酶（tyrosinase）、酪氨酸激酶（tyrosine kinase，TK）等。
(5)激素和异位激素：雌激素受体（ER）、孕激素受体（PR）、绒毛膜促性腺激素（β-HCG）、降钙素（PTH）。
(6)其他：绒毛蛋白（Villin）、基因系尾型同源盒基因（CDX2）。

常用的肿瘤相关抗原类标志物，见表2-9。

表2-9 常用的肿瘤相关抗原类标志物

抗体	阳性部位	表达/应用范围
AFP	细胞质	AFP是由胚胎卵黄囊细胞、胚胎肝细胞和胎儿肠道细胞合成的一种糖蛋白。此抗体主要用于肝癌（约50%）、卵黄囊瘤和某些生殖细胞肿瘤的研究。有报道在一些非肝性肿瘤如肺癌、乳腺癌和胃肠道癌，尤其是胃肝样腺癌中可有阳性表达
HepPar1	细胞质	存在于正常人肝细胞和大多数的肝细胞癌中，与许多人类肿瘤细胞包括消化道肿瘤细胞没有反应
Claudin1	细胞膜/质	紧密连接蛋白1（claudin1，CLD1）又称为衰老相关上皮膜蛋白1，是一种跨膜蛋白，表达于上皮细胞及神经周细胞中。Claudin1蛋白表达下调可能与肿瘤的发生、发展密切相关
CEA	细胞质	许多上皮性肿瘤尤其是内胚层来源的肿瘤如胃肠道癌、肺癌、胰腺癌、胆管癌和乳腺癌等均可见CEA表达；同时一些正常的上皮细胞也有表达
CDX2	细胞核	CDX2是一种肠特异的转录因子，高表达于十二指肠、结肠及直肠，特异性强，可作为肠上皮的特异性标志物
CA15-3	细胞质	CA15-3抗原是一种黏液样膜表面糖蛋白，其表达与乳腺癌的分化程度和雌激素受体状态密切相关。对于乳腺癌及其转移性乳腺癌的诊断及研究有重要的意义，也可用于其他恶性肿瘤（如卵巢癌）的研究
CA19-9	细胞质	CA19-9是一种细胞表面糖蛋白，主要用于结肠癌、直肠癌、胃癌等胃肠道肿瘤的研究，是结肠癌预后的参考指标。对于胰腺癌敏感性较高，但在慢性胰腺炎亦可表达，应结合其他抗体加以鉴别
CA125	细胞质	CA125是与卵巢癌细胞相关的膜表面糖蛋白。卵巢癌、宫颈癌、子宫内膜癌、乳腺癌、胃肠道癌及甲状腺癌均有表达。几乎所有的卵巢浆液性囊腺癌阳性，而卵巢黏液性（肠型）肿瘤阳性率很低，主要用于卵巢癌及其转移癌的研究
CA IX	细胞膜	碳酸酐酶IX（CA IX，CA9）是一种含锌金属蛋白酶，被认为是肿瘤相关抗原，常表达于胃肠道，主要是胃和胆囊。CA IX在一些上皮恶性肿瘤中存在过表达，包括子宫、宫颈、肺、乳腺和肾，而相应的正常组织不表达
CDH16	细胞质/膜	肾特异性钙黏着蛋白（Ksp-cadherin，CDH16）是特异性的肾脏标志物，在肾小管上皮细胞基膜和集合管细胞基膜上表达，但在肾小球、肾间质细胞和血管中不表达。在肾肿瘤分类诊断中，肾透明细胞癌和嗜酸细胞瘤阳性表达而肾嫌色细胞癌不表达
CDH17	细胞膜	钙黏着蛋白17（肝肠钙黏着蛋白，cadherin17，CDH17）是消化系统腺癌的新型标志物。在正常组织中，可标记胃肠道和胰管上皮细胞，不标记肾、肝或其他组织。在肿瘤组织中，可标记消化系统腺癌（包括肝癌），在81%的后肾性腺瘤中阳性表达，在非消化道肿瘤中CDH17极少阳性
DSG3	细胞膜	桥粒黏（芯）蛋白3（desmoglein3，DSG3）是桥粒蛋白家族中四成员之一，DSG3在肺鳞癌中有过量表达，而在腺癌及其他非肿瘤性肺组织中表达非常有限
EA	细胞质/膜	上皮抗原（EA，BerEP4）在上皮细胞中广泛分布，在上皮来源的肿瘤中具有高度保守性表达的特性。腺癌细胞阳性反应表现为弥散的细胞质、细胞膜着色；而间皮瘤则是少量细胞弱的局灶性细胞质着色或阴性表达。可用于鉴别：皮肤基底细胞癌、基底细胞样鳞状细胞癌（阳性）与鳞状细胞癌（阴性）；腺癌（阳性）与良恶性间皮瘤（大部分阴性）
EMA	细胞质/膜	广泛分布于各种上皮细胞及其来源的肿瘤，分布范围与细胞角蛋白相似，但对内脏腺上皮的表达优于细胞角蛋白。EMA阳性表达的肿瘤包括大多数的癌、间皮瘤、滑膜肉瘤和上皮样肉瘤等，恶性淋巴瘤、黑色素瘤和软组织肿瘤阴性表达
EpCAM	细胞膜/质	上皮细胞黏附分子（EpCAM，ESA）表达人类部分正常上皮细胞和大多数恶性上皮细胞表面的糖蛋白

续表

抗体	阳性部位	表达/应用范围
GLUT1	细胞膜/质	葡萄糖转运蛋白1（GLUT1）过表达与多种肿瘤有关，包括结肠、肺、胃、食管和乳腺的肿瘤。在某些肿瘤中，GLUT1的过表达与肿瘤的侵袭性相关
Glypican3	细胞质	磷脂酰肌醇蛋白聚糖3（Glypican3，GPC3）是一种硫酸乙酰肝素蛋白多糖。正常表达于胚胎性肝、肾、肺组织及胎盘组织滋养叶细胞层中，在肝癌、卵黄囊瘤、绒毛膜癌、黑色素瘤的肿瘤性组织中阳性表达，在其他组织中不表达
HMB45	细胞质	HMB45是黑色素瘤的相关抗原，存在于皮肤的交界痣和蓝痣细胞中。主要用于恶性黑色素瘤（不管有无色素细胞）及软组织透明细胞肉瘤的诊断和鉴别诊断
MAGE-A3	细胞质	黑色素瘤相关抗原A3（MAGE-A3）属于癌睾丸抗原（CTA），是类肿瘤相关抗原的一种。除了睾丸生殖细胞、胎盘、滋养层细胞外，在其他正常组织中不表达，主要表达于以黑色素瘤为主的许多恶性肿瘤组织中，其表达和肿瘤的发生、发展及预后关系十分密切
MelanA	细胞质	MelanA/MART-1（黑色素A）可以特异性识别存在于胎儿与新生儿黑色素细胞和交界痣上的一种抗原，而皮内痣及正常成人的黑色素细胞阴性表达。在90%以上的黑色素细胞及黑色素瘤中均有表达。此外，还可表达于肾上腺皮质、肾上腺腺瘤及癌、卵巢门细胞、卵巢性索间质肿瘤、睾丸支持细胞及血管平滑肌脂肪瘤等
TAG-72	细胞质	肿瘤相关糖蛋白72（TAG-72）在乳腺癌、结肠癌、胃癌、胰腺癌、卵巢癌、子宫内膜癌和肺癌等癌组织中均阳性表达。肺腺癌中阳性表达，而恶性间皮瘤和恶性胸腺瘤中阴性表达
PSA	细胞质	前列腺特异性抗原（PSA）表达于前列腺上皮细胞、增生和肿瘤性前列腺组织，是前列腺及其肿瘤的特异性标志物
PSCA	细胞膜/质	前列腺干细胞抗原（PSCA）属于Thy-1/Ly-6家族成员之一，与细胞分化有关，包括信号转导、细胞与细胞之间黏附，也可能参与干细胞的一些功能，如细胞自我更新、凋亡和（或）增殖等。研究表明，PSCA在人类肾癌、胃癌、食管癌等多种肿瘤组织中高表达，特别是在前列腺癌中有高度表达，且其表达与肿瘤预后相关
PSMA	细胞膜/质	前列腺特异性膜抗原（PSMA）高表达于正常及恶性前列腺分泌性腺泡上皮，亦可表达于乳腺、十二指肠、肾脏组织的良性上皮细胞
RCC	细胞质/膜	RCC（肾细胞癌标志物）在90%以上原发性肾细胞癌、80%左右转移性肾细胞癌中阳性表达。与CD10可联合用于转移性肾细胞癌的研究。RCC还表达于乳腺腺泡和导管上皮细胞的腔面、附睾上皮细胞及甲状旁腺主细胞内、甲状腺滤泡内的胶质
SCC	细胞质	鳞状细胞癌抗原（SCC）是肿瘤相关抗原中的一种糖蛋白。SCC在子宫、子宫颈、肺、头颈等部位鳞状细胞癌中高表达
SP-A	细胞质	表面活性蛋白A（SP-A）、肺表面活性蛋白位于肺Ⅱ型肺泡上皮细胞中，在维持肺泡表面张力方面起重要作用，是肺Ⅱ型上皮细胞特异性标志物之一，在细支气管癌和肺腺癌中也有较高的表达。主要与TTF-1联合用于原发和转移性肺癌的诊断
TG	细胞质	甲状腺球蛋白（TG）表达于正常甲状腺滤泡上皮和胶质、甲状腺滤泡性腺瘤、甲状腺滤泡癌和乳头状癌。但是，甲状腺滤泡上皮来源的分化较差的癌，如未分化癌和间变癌等弱表达或阴性。此抗体是正常甲状腺组织及良、恶性甲状腺肿瘤的特异性标志物
TTF-1	细胞核	甲状腺转录因子-1（TTF-1）表达于甲状腺滤泡上皮和肺泡上皮细胞核中。研究发现，大多数肺神经内分泌癌、原发性和转移性肺腺癌、少部分肺大细胞未分化癌TTF-1阳性；甲状腺滤泡上皮及其良、恶性肿瘤TTF-1阳性，而大多数肺鳞癌则阴性
Villin	细胞质/膜	通常表达于有刷状缘的细胞，如胃肠道上皮细胞、胰腺和胆管上皮细胞及肾实质的上皮细胞中（特别是近曲小管）。在胃肠道癌、胰腺癌、胆囊癌和胆管细胞癌中高表达。有文献报道，85%的胃肠道类癌Villin呈阳性表达

五、黏蛋白

1. 黏蛋白在肿瘤诊断中的应用　黏蛋白（mucin）作为糖蛋白家族成员之一，广泛覆盖于管状器官，如气管、支气管、胃肠道、生殖道等多种生殖上皮细胞表面，以及肝脏、胰腺、胆囊、肾、唾液腺和泪腺上皮细胞表面。黏蛋白多样化的生物学功能在肿瘤形成、细胞黏附、免疫应答及细胞信号转导中起着至关重要的作用。

根据黏蛋白生理学特点分成三组：分泌型、膜结合型和可溶性黏蛋白。第一组分泌型黏蛋白。由分泌型和凝胶形式的黏蛋白组成，包括MUC2、MUC5AC、MUC5B、MUC6和MUC19，形成低聚物结构。第二组黏蛋白在细胞表面或在黏液中，包括MUC1、MUC3A、MUC3B、MUC4、MUC5、MUC11、MUC12、MUC15、MUC16、MUC17、MUC20和MUC21等，有跨膜区、胞质尾区和广泛的胞外区。第三组有MUC7、MUC8和MUC9非凝胶形式黏蛋白。目前，已确定20多种黏蛋白基因，包括MUC1、MUC2、MUC3A、MUC3B、MUC4、MUC5B、MUC5AC、MUC6～9、MUC11～13、MUC15～17和MUC19～21等（表2-10）。

表2-10　常用黏蛋白的表达情况

抗体	阳性部位	表达/应用范围
MUC1	细胞质	MUC1（CA15-3、EMA、DF3抗原）几乎分布于所有呼吸腺体的上皮细胞表面、女性生殖道、胃肠道、中耳、唾液腺、乳腺、正常的胰脏内小叶导管。MUC1在乳腺癌、卵巢癌、肺癌、胰癌、前列腺癌、结直肠癌中高表达。MUC1可用于低分化肿瘤的上皮源性与间叶来源的鉴别诊断，此外也用于间变性大细胞淋巴瘤的鉴别诊断。通常认为MUC1高表达与肿瘤的浸润和转移有关
MUC2	细胞质	MUC2在生理状态下只表达于正常肠黏膜中，又称肠型黏液，主要在结直肠杯状细胞和结肠、直肠癌细胞表达。结直肠癌、胃癌、卵巢肿瘤患者MUC2表达下调，可与肿瘤的发生、发展有关
MUC3	细胞质	MUC3黏蛋白主要存在于十二指肠与结肠杯状细胞和柱状细胞胞质中
MUC4	细胞膜/质	MUC4在肿瘤发生、发展、转移、侵袭等生物学特性中发挥重要作用。正常支气管黏膜上皮、不典型增生、原位癌及浸润性癌均有表达。正常胰腺组织无表达，在胰腺癌中高表达。MUC4是肺腺癌特异（100%）和敏感（91.4%）的标志物，间皮瘤阴性。在卵巢癌、前列腺癌、膀胱癌、鳞癌中可表达
MUC5AC	细胞质	MUC5AC正常表达于胃、卵巢、支气管等组织中，在黏膜表面形成一层凝胶，保护黏膜。在结肠、胃、胆囊、卵巢的癌前病变组织或癌变组织及非小细胞肺癌中均可观察到MUC5AC蛋白的表达或异常表达。92%的腹膜假黏液瘤表达MUC5AC，因此MUC5AC可以用作原发性卵巢上皮性肿瘤的标志物
MUC5B	细胞质	MUC5B广泛分布于消化道、呼吸道和泌尿生殖系统黏膜表面，MUC5B是胆囊中突出表达的黏蛋白，在部分结肠杯状细胞中也有表达，在小肠中不表达。有资料显示，正常胃黏膜和肠化生的胃黏膜中不表达MUC5B，仅在胎儿期有短暂的表达，而在22%的胃癌中表达该蛋白。MUC5B可能与胃癌的分化相关
MUC6	细胞质	MUC5AC和MUC6只在正常胃黏膜中表达，又称胃型黏液
MUC13	细胞质	MUC13在卵巢癌组织和正常组织中表达，卵巢癌MUC13的表达明显升高
MUC16	细胞质/膜	MUC16（CA125）是与卵巢癌细胞相关的膜表面糖蛋白。在卵巢癌、乳腺癌、宫颈癌、胰腺癌、结直肠癌等中表达异常升高，几乎所有的卵巢浆液性囊腺瘤阳性，而卵巢黏液性（肠型）肿瘤阳性率很低

2.黏蛋白在正常组织和肿瘤中的表达　大多数黏蛋白在正常细胞上呈极性分布，集中位于腺上皮细胞的腺腔面；而在肿瘤细胞上黏蛋白却呈失极性，均匀地分布于细胞的表面。在多数乳腺癌、肺癌、肾细胞癌、膀胱癌、卵巢癌和子宫内膜癌中表现为MUC1＋/MUC2-/MUC5AC-免疫表型；MUC1＋/MUC2-/MUC5AC＋独特地出现在胰腺导管癌和胆管上皮癌中。此外，在肾上腺皮质癌和肝细胞癌中均没有检测到这三种黏蛋白的表达（表2-11）。

表2-11　黏蛋白在正常组织和肿瘤中的表达

	正常黏膜黏蛋白表达	肿瘤黏蛋白表达
胃	正常胃黏膜上皮细胞中MUC1、MUC4、MUC5AC和MUC6呈阳性表达，而MUC2、MUC3呈阴性表达	胃型分化表达（MUC1、MUC5AC、MUC6），肠型分化表达（MUC2、CD10），MUC2还可以作为胃黏膜肠上皮化生的标志。在完全肠化的细胞中可检出MUC2的表达，而MUC1、MUC5AC及MUC6的表达降低或缺失，但在不完全肠化的细胞中发现了MUC2、MUC1、MUC5AC及MUC6的共表达。MUC1＋/MUC2-的患者预后不良；MUC1-/MUC2＋的患者预后良好

续表

	正常黏膜黏蛋白表达	肿瘤黏蛋白表达
结肠	在正常结肠黏膜上皮细胞中MUC1、MUC2呈弱阳性表达，而MUC5AC呈阴性表达，MUC2只在杯状细胞中表达	32%肿瘤MUC1阳性，74%肿瘤MUC3阳性；MUC2在大肠腺瘤中表达阳性率为100%，呈现高表达趋势；在大肠腺癌中MUC2阳性表达率为58.3%。结直肠癌MUC1表达是预后不良指标，MUC2表达与患者良好的预后有关
胆道	MUC1可表达于胎儿肝脏的肝内胆管，成人正常肝内胆管不表达，MUC5AC无论在胎儿或成人肝脏组织中都不可被发现	正常胆道组织，尤其是大胆管主要表达MUC3，不表达MUC1、MUC2、MUC4、MUCA及MUC5AC；出现MUC1、MUC4和MUC5AC表达需考虑胆管不典型增生及癌变，而MUC1和MUC5AC的高表达提示胆管癌的转移；相反，MUC2的表达提示低度恶性，MUC3与肿瘤的分化呈正相关
胰腺	正常胰腺组织仅有少许组织表达MUC1，呈细胞腔面阳性，不表达MUC4	MUC1在胰腺癌组织中高表达，当表达MUC1、不表达MUC2时，侵入性胰腺癌和肝内胆管肿瘤患者预后不良。MUC4正常胰腺组织无表达，MUC4在所有胰腺上皮内瘤变中均有表达，且随着不典型程度的增加，其表达也逐渐增高，在胰腺癌中高表达
肺	正常支气管黏膜上皮表达MUC4、MUC5AC、MUC5B等	正常支气管黏膜上皮、不典型增生、原位癌及浸润性癌均有表达。MUC4是肺腺癌特异和敏感的标志物，间皮瘤阴性。鳞癌高表达MUC1，表示预后不良
卵巢	正常卵巢表面上皮表达MUC1、MUC5AC和MUC13	MUC1在卵巢上皮癌浆液性、黏液性和透明细胞肿瘤组织中表达明显；MUC4在大多数卵巢癌早期阶段出现过表达；MUC13在卵巢癌组织和正常组织中表达，卵巢癌MUC13的表达明显升高；几乎所有的卵巢浆液性囊腺瘤MUC16（CA125）阳性，而卵巢黏液性（肠型）肿瘤低表达
乳腺	在分泌上皮细胞表达MUC1	乳腺组织MUC1、MUC3表达与不良预后有关

六、酶及同工酶类标志物

酶及同工酶是重要的肿瘤标志物：大多数酶存在于细胞中，由于肿瘤细胞破坏或细胞膜通透性改变，酶释放至血液；肿瘤特异的生长方式，代谢改变也导致了酶的异常，特别是同工酶谱的改变；肿瘤快速增长，往往导致相对缺氧，肿瘤内糖代谢以糖酵解为主，其中主要的酶如己糖激酶、葡萄糖异构酶、醛缩酶、乳酸脱氢酶均较正常糖有氧氧化时高，成为肿瘤标志物、常用的酶及同工酶类标志物（表2-12）。

表2-12 常用的酶及同工酶类标志物

抗体	阳性部位	表达/应用范围
AAT	细胞质	α1-抗胰蛋白酶（AAT）是一种糖蛋白，可以标记组织细胞与网状组织细胞。临床诊断中作为诊断恶性纤维组织细胞瘤的标志物，可用于遗传性AAT缺乏、良/恶性肝脏肿瘤、卵黄囊瘤和组织细胞来源的研究
AACT	细胞质	α1-抗胰糜蛋白酶（AACT）是一种蛋白酶，存在于大多数的组织细胞、巨噬细胞及多种胃肠道和肺部肿瘤细胞中。该抗体主要用于组织细胞肿瘤和恶性纤维组织细胞瘤的诊断
AFU	细胞质/膜	α-L-岩藻糖苷酶（AFU）是一种溶酶体酸性水解酶，是原发性肝癌的敏感性标志物，在转移性肝癌、肺癌、乳腺癌、卵巢癌、子宫癌中表达
ALDH1	细胞质	乙醛脱氢酶1（ALDH1）是催化细胞内乙醛氧化为乙酸的细胞溶质酶，也是正常干细胞与肿瘤干细胞（CSC）的通用标志物之一，在多种组织中起重要作用
Arg-1	细胞质/核	精氨酸酶-1（arginase1，Arg-1）是一种双核锰金属酶，大量表达于肝脏，可作为一种敏感且特异性的标志物用于良性和恶性肝细胞肿瘤的病理诊断
Caspase-1	细胞质	Caspase-1是半胱氨酸蛋白中的一种酶，在多种组织中都有表达，参与细胞凋亡的调控。主要用于良恶性疾病中细胞凋亡机制的研究
Cath-D	细胞质	组织蛋白酶D（cathepsin D，Cath-D）是一种广泛存在于细胞中的胞内溶酶体酶，与肿瘤的浸润与转移有一定的相关性，在乳腺癌及其他一些恶性肿瘤中有过表达现象
Lys	细胞质	溶菌酶（lysozyme，Lys）是一种组织细胞及其来源的肿瘤的参考依据。和CD68、α1-抗胰蛋白酶、α1-抗胰糜蛋白酶等联合用于恶性纤维组织细胞瘤、恶性组织细胞增生症等的研究

续表

抗体	阳性部位	表达/应用范围
MPO	细胞质	髓过氧化物酶（MPO）与甲状腺过氧化物酶（TPO）具有同源性标记血液中的中性粒细胞和单核细胞；骨髓中的粒细胞前体细胞不标记淋巴细胞，有助于鉴别淋巴细胞白血病和粒细胞白血病
TPO	细胞质	甲状腺过氧化物酶（TPO）位于甲状腺上皮细胞的顶端游离面上，是甲状腺激素合成过程中的关键酶。在正常、增生性及绝大部分良性肿瘤性甲状腺组织中高表达，在甲状腺恶性肿瘤中TPO表达明显减少。因此，该抗体可应用于甲状腺组织良、恶性肿瘤的鉴别诊断
NSE	细胞质	神经元特异性烯醇化酶（NSE）主要表达于神经元、某些神经内分泌细胞及其肿瘤，但因为平滑肌、肌上皮细胞、肾小管细胞、淋巴细胞等也可表达NSE，所以此抗体应注意和其他抗体联合应用
P504S	细胞质	P504S（AMACR）是支链脂肪酸β氧化酶，表达于前列腺腺癌，但是良性前列腺组织阴性表达。在前列腺的癌前病变中也有表达，如高级别的前列腺上皮内瘤（PIN）和非典型腺样增生。目前认为P504S是前列腺癌的参考依据。P504S在许多肿瘤中也可阳性表达，如肝细胞癌、乳腺癌、胰腺胰岛肿瘤等
PLAP	细胞质/膜	胎盘碱性磷酸酶（PLAP）存在于正常胎盘中，在某些生殖系统肿瘤、胃肠道肿瘤及肺癌中也可作为一种癌胚抗原而表达
PSAP	细胞质	前列腺酸性磷酸酶（PSAP）为前列腺上皮细胞分泌的一种酸性磷酸酶的同工酶，在正常前列腺、增生的前列腺组织和前列腺癌中均表达PSAP。此抗体主要用于前列腺癌和转移性前列腺癌的研究，但不能用于良、恶性前列腺疾病的研究
Tyrosinase	细胞质	酪氨酸酶（tyrosinase）在黑色素及其他色素的生成过程中起催化作用，存在于黑色体中。该抗体特异性地表达于黑色素病变组织中，如恶性黑色素瘤、黑素病变的神经纤维瘤，上皮来源的癌完全不表达

注：Caspase属于半胱氨酸蛋白酶，这些蛋白酶是引起细胞凋亡的关键酶，一旦被信号途径激活，能将细胞内的蛋白质降解，使细胞不可逆地走向死亡。详见本章"细胞凋亡相关标志物"内容。

七、激素和异位激素类标志物

激素是一类由特异的内分泌腺体或散在体内的分泌细胞所产生的生物活性物质，当这类具有分泌激素功能的细胞发生癌变时，就会使所分泌的激素量发生异常，称为正位激素异常。而异位激素则是指在正常情况下不能生成激素的那些细胞转化为肿瘤细胞后所产生的激素，或者是那些能产生激素的细胞发生癌变后分泌的是其他激素细胞所产生的激素。常用的激素和异位激素类标志物见表2-13。

表2-13 常用的激素和异位激素类标志物

标志物	阳性部位	表达/应用范围
ACTH	细胞质	促肾上腺皮质激素（ACTH）是腺垂体细胞分泌的一种激素。此抗体与人的ACTH反应，与多种其他哺乳动物的ACTH有交叉反应，可用于垂体腺瘤的功能性分类，有助于区分原发性和转移性垂体肿瘤。嗜铬细胞瘤等部分神经内分泌肿瘤也可出现阳性反应
AR	细胞核	雄激素受体（AR）在前列腺癌的发生中起着重要的作用，AR的表达与组织学分型呈一定的相关性，高分化的肿瘤AR的表达要高于低分化的肿瘤。AR对前列腺癌患者的激素治疗研究具有指导意义
ER	细胞核	此抗体识别人雌激素受体α（ERα），在子宫内膜、平滑肌细胞、正常乳腺上皮及乳腺癌中均有阳性表达，是乳腺癌预后及内分泌治疗的重要指标。ER阳性的乳腺癌患者对激素治疗有效，且预后好于ER阴性组
ERβ	细胞核	雌激素受体分为两种亚型，ERα和ERβ，在雌激素敏感器官可以对恶性肿瘤细胞增殖发挥不同的影响。如ERα可诱导雌二醇导致的乳腺上皮增殖，而ERβ则能抑制细胞的分裂活动进而避免恶化
PR	细胞核	人孕激素受体（PR）作为配体激活的转录因子，是类固醇激素受体家族的一员。其表达于正常及良恶性乳腺上皮细胞、子宫内膜腺上皮细胞、子宫平滑肌细胞等。它与ER抗体一样作为乳腺癌患者的必检项目之一，是乳腺癌预后及内分泌治疗的重要指标
PS2	细胞质	PS2是受雌激素调节的胞质型多肽，近来研究表明，PS2在乳腺癌中的阳性表达与ER阳性相关，可作为乳腺癌患者对内分泌治疗的反应及判断预后的指标

续表

标志物	阳性部位	表达/应用范围
FSH	细胞质	卵泡刺激素（FSH）是垂体分泌的一种激素，对于女性，可以促进卵泡的发育、成熟；对于男性，可以促进精子的发生，主要用于垂体腺瘤功能性分类的研究
HCG	细胞质	人绒毛膜促性腺激素（HCG）是由胎盘合体滋养层细胞产生的一种糖蛋白激素，在胎盘、扁桃体、乳腺组织和胎盘滋养层细胞中表达，主要用于研究绒毛膜癌及分泌异位激素的肿瘤
GH	细胞质	生长激素（GH）是腺垂体细胞分泌的一种肽类激素。此抗体可以与人的GH反应，与催乳素、TSH、LH、FSH等激素有微弱的交叉反应，主要用于垂体腺瘤功能性分类的研究
LH	细胞质	黄体生成素（LH）是垂体细胞分泌的一种激素，和促甲状腺素、卵泡刺激素或绒毛膜促性腺激素有微弱的交叉反应，主要用于垂体腺瘤功能性分类的研究
PRL	细胞质	催乳素（prolactin，PRL）是由腺垂体嗜酸性细胞中催乳素细胞分泌的一种激素，主要用于垂体肿瘤功能性分类和少数具有异位分泌的内分泌肿瘤的研究
TSH	细胞质	促甲状腺激素（TSH）是腺垂体嗜碱性细胞分泌的一种糖蛋白，直接作用于甲状腺并能影响其结构和功能。此抗体主要用于垂体肿瘤功能性分类的研究
PL	细胞质	胎盘催乳素（PL）被认为起源于合胞体滋养层。常见于绒毛膜癌、睾丸癌、乳腺癌和卵巢癌等的研究
PGE$_2$	细胞质	前列腺素E$_2$（PGE$_2$）是一种重要的细胞生长和调节因子，在许多肿瘤如肝癌、胰腺癌、头颈部肿瘤等肿瘤组织中高表达
CT	细胞质	降钙素（CT）主要由甲状腺的滤泡旁细胞（C细胞）分泌，在其他组织包括肺和肠道中也有表达。此抗体主要用于甲状腺C细胞增生、甲状腺髓样癌的研究，亦可用于某些神经内分泌肿瘤的研究
PTH	细胞质/膜	甲状旁腺素（PTH）由甲状旁腺主细胞分泌，主要功能是影响钙与磷的代谢，维持血钙的稳定。由于抗体PTH在甲状旁腺表达的特异性，可用于鉴别甲状腺和甲状旁腺来源的肿瘤，也可用于难以鉴别是否与甲状旁腺有关的转移性肿瘤
TG	细胞质	甲状腺球蛋白（TG）具有较高的组织特异性，主要用于各种原发性和转移性甲状腺滤泡上皮癌的研究
Gastrin	细胞质	促胃液素（gastrin）存在于正常人胃窦（幽门）黏膜细胞（G细胞）、十二指肠腺和布伦纳腺。此抗体用于标记促胃液素分泌细胞，有助于G细胞增生及促胃液素瘤的诊断与研究
Glucagon	细胞质	胰高血糖素（glucagon）是由胰岛A细胞分泌的一种激素，能促进糖原分解为葡萄糖，同时抑制糖原合成，导致血糖升高。此抗体可用于胰岛细胞瘤功能性分类的研究
Insulin	细胞质	胰岛素（insulin）是由人胰岛B细胞分泌的一种激素。该抗体作为一种重要的胰岛B细胞和胰岛素瘤的标志物，主要用于胰岛细胞瘤的功能性分类与研究
SP	细胞质	P物质（substance P，SP）是一种生物活性物质，能引起肠平滑肌的收缩、血管舒张和降低血压等，研究发现，SP在多种恶性肿瘤的发生、转移方面起着相当重要的作用
SS	细胞质	生长抑素（somatostatin，SS）是由胰岛的D细胞分泌的一种激素，胃肠道、下丘脑、唾液腺及部分甲状腺C细胞也可阳性表达。可用于鉴别肿瘤的来源及对胰岛细胞瘤进行功能性分类
SSTR2	细胞质/膜	生长抑素Ⅱ型受体（SSTR2）属于G蛋白偶联受体，包括5个亚型，其中SSTR2介导抑制生长激素的释放。大多数胃肠胰神经内分泌细胞存在生长抑素受体，尤其是SSTR2。可用于相关细胞和肿瘤的研究
VIP	细胞质/膜	血管活性肠肽（VIP）是一种胃肠肽类激素，主要由肠道神经元释放。现已知许多肿瘤（如胰岛D1细胞的良性或恶性肿瘤、消化道肿瘤）细胞上存在VIP受体

第二节 间叶源性肿瘤标志物

一、软组织分类标志物

间叶组织包括脂肪组织、血管和淋巴管、平滑肌、横纹肌、纤维组织、腱鞘滑膜、周围神经组织和骨组织等。骨以外的间叶组织又常称为软组织。常用的间叶组织分类标志物见表2-14。

表2-14 常用的间叶源性肿瘤标志物

细胞类型	推荐使用的标志物
平滑肌细胞	α-SMA、h-Caldesmon、Desmin、Calponin、Smoothelin
肌成纤维细胞	平滑肌标志物（α-SMA、Desmin、Calponin）、ALK、CK部分阳性
肌上皮细胞	平滑肌标志物（α-SMA、Desmin、Calponin）、p63、高分子量CK
横纹肌细胞	Desmin、Myogenin、MyoD1、Myosin、Myoglobin
脂肪细胞	S-100、脂肪酸结合蛋白（FABP4、aP2）
血管内皮	CD31、CD34、ERG、FLI-1、FVⅢ
淋巴管内皮	D2-40（血管内皮细胞阴性）、CD31、VEGFR3、CD34、FLI-1、ERG
血管周细胞	CD34、α-SMA、Ⅳ型胶原
色素细胞	S-100、HMB-45、MelanA、SOX10、PNL2、MiTF
血管周上皮样细胞	HMB-45、MelanA、PNL2、α-SMA、Desmin、MiTF、TFE3、Cathepsin K
组织细胞	CD68、CD163
朗格汉斯细胞	CD1α、S-100、Langerin（CD207）
滤泡网状细胞	CD21、CD23、CD35、CD123、Claudin1
指状突细胞	Vimentin、S-100，不表达CD21、CD23、CD35
间皮细胞	阳性：Calretinin、CK5/6、D2-40、WT1、MC（HBME-1）、GLUT1；阴性：CEA、BerEP4、MOC31、PAX8、ER、PR等
骨和软骨组织	骨母细胞/骨细胞：SATB2、RUNX2、osterix；软骨母细胞/软骨细胞：S-100、SOX9、H3K36M；巨细胞：CD68、RANK、H3K36M、H3.3G34W；脊索细胞：CK、EMA、Brachyury；上皮细胞：CKpan、EMA

二、肌源性标志物

人体的肌按结构和功能不同可分为平滑肌、心肌和骨骼肌三种。

1）平滑肌标志物：推荐使用顺序高分子量钙调蛋白结合蛋白（h-Caldesmon，h-Cald）、调宁蛋白或钙调理蛋白（calponin）、α-平滑肌细胞肌动蛋白（SMA）、平滑肌肌球蛋白重链（SMMHC）、肌肉特异性肌动蛋白（MSA/HHF35）、结蛋白（desmin）、平滑肌蛋白（smoothelin，SMTN）、组蛋白脱乙酰酶8（HDAC8）。一些平滑肌标志物如SMA和HHF35既可表达于平滑肌，也可在肌上皮及肌成纤维细胞中表达，因此，在肌源性肿瘤的诊断与鉴别诊断时，应注意首选特异性的标志物和阴性标志物。分化差的肿瘤如平滑肌肉瘤的诊断，至少需要3个肌源性标志物中2个为阳性并且有HE染色形态支持。

2）横纹肌标志物：可表达Myogenin、MyoD1、Desmin、MSA。对横纹肌特异性较好的标记：Myogenin优于MyoD1；MyoD1和Myogenin是骨骼肌分化非常特异的标志物，只有细胞核表达才能确认为阳性。Myogenin比MyoD1更易使用且更可信，因为后者常呈胞质表达且染色较弱。SMA在少数横纹肌肉瘤（约10%）中呈阳性。

3）肌成纤维细胞标志物：可表达SMA、MSA、Calponin、ALK1阳性。

4）常用的肌源性标志物：总结见表2-15。

表2-15 常用的肌源性标志物

抗体	阳性部位	表达/应用范围
Actin（HHF35）	细胞质	HHF35是一种广谱的肌动蛋白，广泛用于标记骨骼肌、心肌和平滑肌及其来源的肿瘤
Actin（SMA）	细胞质	Actin（SMA）可与平滑肌肌动蛋白α异构体反应，与骨骼肌、心肌肌动蛋白无交叉反应。也可用于标记平滑肌、肌上皮细胞及其来源的肿瘤
h-Caldesmon	细胞质	钙调蛋白结合蛋白（h-Caldesmon）可作为平滑肌标志物，用于良恶性平滑肌肿瘤的诊断与研究。同时，在结肠直肠肿瘤中此抗体是区分纤维细胞和肌纤维细胞的一个有意义的标志物

续表

抗体	阳性部位	表达/应用范围
Calponin	细胞质	调宁蛋白（calponin）是结合原肌球蛋白和F-肌动蛋白的一种钙调理蛋白，与平滑肌细胞收缩的调节有关，同时亦可作为乳腺良、恶性病变的肌上皮细胞的参考依据。因此，可用于研究平滑肌肿瘤及乳腺病变中的肌上皮细胞
SMMHC	细胞质	平滑肌肌球蛋白重链（SMMHC），被认为是平滑肌较为特异和可靠的参考依据，可以识别平滑肌和乳腺的肌上皮细胞
Myogenin	细胞核	成肌蛋白（myogenin）属生肌调节家族成员，标记大多数的横纹肌肉瘤和含有横纹肌成分的肿瘤（如肾母细胞瘤和外胚层间叶瘤）。主要用于正常横纹肌和横纹肌肉瘤的诊断和鉴别诊断
Myoglobin	细胞质	肌红蛋白（myoglobin）是横纹肌肌浆中的一种胞质蛋白，有较高的组织特异性。此抗体和人肌红蛋白反应，主要用于横纹肌来源的肿瘤的研究
Myosin	细胞质	肌球蛋白（myosin）是骨骼肌的特异性标志物，与骨骼肌肌球蛋白重链反应。需注意的是，尽管骨骼肌肌球蛋白对横纹肌肉瘤有较高的特异性，但其敏感性偏低
MyoD1	细胞核	MyoD1仅在胚胎横纹肌细胞中表达，正常成人横纹肌细胞不表达，因此，是骨骼肌源性肿瘤的一个非常敏感和特异的标志物
Vimentin	细胞质	波形蛋白表达于正常间叶细胞及其来源的肿瘤。主要用于标记间叶来源的恶性肿瘤如肌源性肿瘤、软组织肿瘤和骨肿瘤等，在癌与肉瘤、恶性黑色素瘤与低分化癌、未分化癌与淋巴瘤的鉴别中有重要意义
Desmin	细胞质	结蛋白（desmin）广泛分布于骨骼肌、心肌、平滑肌、肌上皮细胞及其来源的肿瘤。此抗体主要作为肌源性肿瘤的标志物

三、内皮标志物

血管内皮标志物选择FLI-1、ERG、CD31、CD34，FLI-1是新型血管内皮标志物，特异性和敏感性好于CD31和CD34；CD31高度局限于内皮肿瘤，并有很好的敏感性；虽然CD34对内皮分化敏感，但特异性较差，可表达于各种间叶肿瘤。

CD31和CD34作为血管源性标志物，不仅表达于血管内皮，而且也表达于淋巴管内皮，而D2-40只表达于淋巴管内皮细胞，故被认为是淋巴内皮细胞分化肿瘤的一个非常好的标志物（表2-16）。

淋巴管内皮标志物有D2-40、同源异型盒基因（PROX1）、桥粒蛋白（desmoplakin）、血管内皮生长因子受体-3（VEGFR-3）、淋巴管内皮细胞透明质酸受体-1（LYVE-1）等，其中前3个标志物只表达于淋巴管内皮，可作为淋巴管内皮特异性标志物。有研究发现在D2-40、LYVE-1、Podoplanin和PROX1等标志物中，D2-40对淋巴管内皮有更高的特异性和敏感性。

表2-16 常用内皮标志物

抗体	阳性部位	表达/应用范围
CD31	细胞膜	CD31主要表达于血管内皮细胞、血小板、单核/巨噬细胞、粒细胞、B淋巴细胞。用于良/恶性血管源性肿瘤的诊断和鉴别诊断，其敏感性和特异性均高于CD34和Ⅷ因子
CD34	细胞膜	CD34表达于早期淋巴造血干细胞、祖细胞、血管内皮细胞、胚胎成纤维细胞和某些神经组织的细胞。其主要用于良/恶性血管源性肿瘤的鉴别，和CD117联合应用诊断胃肠道间质瘤。在孤立性纤维瘤、皮肤隆突性纤维肉瘤、恶性叶状肿瘤和许多的软组织肿瘤中阳性，而在良性纤维组织细胞瘤中阴性
D2-40	细胞质	D2-40（唾液酸糖蛋白），主要表达于淋巴管内皮细胞、胎儿睾丸组织和睾丸生殖细胞肿瘤中，而血管内皮细胞呈阴性。可与内皮细胞标志物联合应用于脉管源性肿瘤的诊断
FLI-1	细胞核	佛氏白血病病毒整合蛋白1（FLI-1）是新型血管内皮标志物，特异性和敏感性好于CD31和CD34；也可标记尤因肉瘤/原始神经外胚叶肿瘤，特异性和敏感性优于CD99
FⅧ	细胞质	Ⅷ因子相关抗原（FⅧ）是一种糖蛋白，内皮细胞、巨核细胞、血小板和肥大细胞阳性。广泛存在于血管内皮、肝窦、脾窦内皮及淋巴管内皮细胞，是血管内皮及其内皮源性良恶性肿瘤的特异性标志物

续表

抗体	阳性部位	表达/应用范围
ERG	细胞核	ETS相关基因（ERG）表达于正常组织中的血管内皮细胞，而在血管周细胞和平滑肌细胞中不表达，几乎所有良恶性血管肿瘤均表达ERG，优于CD34和CD31，前列腺癌、尤因肉瘤、脑膜瘤、上皮样肉瘤、恶性横纹肌样瘤、急性骨髓性白血病和髓外骨髓肉瘤也可见ERG阳性表达
GLUT1	细胞膜	Ⅰ型葡萄糖转运蛋白（GLUT1）是GLUT超家族的原型成员，是与膜相关的红细胞葡萄糖转运蛋白。内皮细胞、巨核细胞、血小板、肥大细胞及脾、淋巴结的窦内皮细胞阳性。用于诊断良性血管瘤变异型和血管内皮瘤。GLUT1在结肠、肺、胃和乳腺等许多正常组织中均可表达，但在恶性组织中表达增高
CD141	细胞膜	CD141（凝血调节蛋白，thrombomodulin）是一种转膜糖蛋白，表达于许多正常组织，如动、静脉内皮细胞及间皮细胞，肝腺癌不表达CD141，因此可用于恶性间皮瘤和肺腺癌的鉴别诊断
CD146	细胞膜	CD146是一种黏附分子，广泛分布在血管内皮细胞和平滑肌细胞，以及部分活化的淋巴细胞等，在黑色素瘤、血管肉瘤、肝癌等多种肿瘤细胞和几乎所有的实体瘤的肿瘤血管内皮细胞中高表达
VEGFR3	细胞质	血管内皮生长因子受体-3（VEGFR3）主要表达于成年组织淋巴管内皮细胞以及胚胎时期的血管内皮细胞，在骨髓、脾、肝血窦、肾小球和内分泌腺的有孔毛细血管以及肿瘤新生毛细血管中也有表达
LYVE-1	细胞质	淋巴管内皮细胞透明质酸受体-1（LYVE-1）。在活体内，LYVE-1只表达于淋巴管，均匀分布于淋巴管内皮细胞的基底面和胞腔面，但可表达于其他非内皮细胞和肺的一些血管内皮细胞等
平足蛋白	细胞质	平足蛋白（podoplanin）又称肾小球上皮细胞整合膜蛋白，主要表达于单层内皮细胞的表面。同VEGFR-3一样，Podoplanin也可能在某些情况下表达于血管内皮细胞
PROX1	细胞核	PROX1（同源异型盒基因）表达于淋巴管内皮细胞，不表达于血管内皮细胞。也可表达于多种非内皮细胞（心脏、肝脏、胰腺、神经系统）
桥粒蛋白	细胞质	桥粒蛋白（desmoplakin）仅表达于淋巴管内皮细胞，是一新的淋巴内皮标志物

四、色素细胞标志物

研究表明，到目前为止还没有在灵敏性和特异性上都令人满意的抗体，对恶性黑色素瘤（MM）的敏感性从高至低依次为S-100、黑色素瘤相关抗原（MAGE）、HMB45、酪氨酸酶（tyrosinase）、PNL2、MelanA、MiTF，当S-100阴性或局部阳性时Tyrosinase和MelanA尤为重要；特异性较高的抗体为PNL2、Tyrosinase、HMB45、SOX10、MiTF、MelanA；对正常黑色素细胞无表达的抗体有HMB45和Tyrosinase；对转移性MM有较高阳性率的抗体有S-100、Tyrosinase、MiTF、SOX10、MelanA、HMB45（表2-17）。

与血管周上皮样细胞肿瘤（PEComa）鉴别：PEComa具有色素细胞和肌源性双向分化，可表达HMB45、MelanA、PNL2、MiTF、SMA、TFE3、Cathepsin K等，但一般不表达S-100蛋白。

表2-17 常用的黑色素细胞标志物

抗体简称	阳性部位	表达/应用范围
S-100	细胞核/质	S-100蛋白广泛存在于间叶源性细胞和淋巴造血组织，如胶质细胞、施万细胞、黑色素细胞、软骨细胞、脂肪细胞、指突状网状细胞和朗格汉斯细胞等。S-100蛋白抗体对黑色素细胞和黑色素瘤染色灵敏性高，但特异性不高
HMB45	细胞质	HMB45是黑色素相关抗原，存在于人皮肤的交界痣和蓝痣细胞及黑色素瘤细胞中。而正常黑色素细胞、皮内痣细胞无此抗原。因此，大多数黑色素瘤和伴有黑色素细胞分化的肿瘤，如黑色素性透明细胞肉瘤均阳性表达
MelanA	细胞质	黑色素A（MelanA，MART-1）在黑色素细胞和黑色素瘤中表达。该抗体主要用于黑色素瘤的研究。此外，MelanA也可表达于肾上腺皮质细胞及其良恶性肿瘤、卵巢门细胞、卵巢性索间质肿瘤、睾丸支持细胞及其肿瘤，以及血管平滑肌脂肪瘤等
Cathepsin K	细胞质	组织蛋白酶K（cathepsin K，CTSK）黑色素细胞病变中组织蛋白酶K的平均阳性率为87.8%，在非黑色素细胞肿瘤均为阴性，提示在黑色素细胞病变中的表达具有较高的敏感性和特异性，对黑色素细胞病变的诊断、鉴别诊断具有较高的应用价值

续表

抗体简称	阳性部位	表达/应用范围
Tyrosinase	细胞质	酪氨酸酶（tyrosinase）是黑色素细胞特异的标志物，其敏感性超过80%，而在非梭形细胞黑色素瘤中呈特异性表达，在非肿瘤性黑色素细胞及痣细胞中通常不表达
MiTF	细胞核	小眼畸形相关转录因子（MiTF）基因位于人染色体3p上，在结构上与TFE3、TFEB和TFEC接近，均具有相似的DNA结合区域，通过该结构调控体内多种基因表达，因此将它们划归MiTF家族。MiTF是黑色素细胞的特异标志物，比S-100更特异，在梭形细胞及促纤维性黑色素瘤也有表达（HMB45几乎阴性），另外亦高表达于血管周上皮样细胞肿瘤（PEComa）
TFE3	细胞核	转录因子E3（TFE3）基因属于MiT转录因子家族成员，TFE3基因位于Xp11.2，易位性肾癌肿瘤细胞核表达具有高敏感性和特异性，在血管周上皮样细胞肿瘤（PEComa）和腺泡状软组织肉瘤中有不同程度的表达
MCAM（CD146）	细胞膜/质	恶性黑色素瘤细胞黏附分子（MCAM，CD146）与黑色素瘤、前列腺癌、非小细胞肺癌、乳腺癌、卵巢癌及肝细胞癌等多种恶性肿瘤的侵袭和转移密切相关，CD146已作为黑色素瘤等恶性肿瘤转移的重要预测指标之一
PNL2	细胞质	PNL2（黑色素瘤标志物）是针对黑色素细胞抗原的一种新型单抗，在正常黑色素细胞及其来源的肿瘤中呈细胞质染色，其检出阳性率高于以往的标志物，是黑色素瘤诊断标志物的必要补充。除血管平滑肌脂肪瘤、慢性髓性白血病和恶性异型外周神经鞘瘤这三种非黑色素瘤阳性外，PNL2均为阴性
CD117	细胞膜/质	CD117蛋白表达水平增高不仅可作为MM与色素痣的鉴别诊断标志，同时也为MM的靶向治疗提供靶点
CD63	细胞膜/质	为一种溶酶体膜蛋白，具有激活血小板表面抗原的活性。存在于多种不同组织类型中，如淋巴组织、骨髓组织、内皮细胞和黑色素瘤。CD63表达与恶性黑色素瘤的侵袭转移呈负相关，在黑色素瘤早期强表达
SOX10	细胞核	SOX10[神经（管）嵴转录因子]在施万细胞和黑色素细胞的分化、成熟和功能维持方面发挥着重要作用。在正常组织中，SOX10表达于唾液腺、支气管和乳腺的施万细胞、黑色素细胞和肌上皮细胞。其主要用于黑色素瘤和神经嵴来源的肿瘤等方面的研究
COX2	细胞质/膜	环氧合酶2（COX2）在正常组织中一般无表达，而在肿瘤组织中高度表达，可用于判断肿瘤恶性程度的一种标志，有助于区分皮肤黑色素瘤与色素痣

五、间皮标志物

免疫组化和荧光原位杂交（FISH）是检测生物学标志物的常用技术，目前，已有大量研究证明免疫组化标志物具有重要作用。常用的阳性标志物有优先选择钙网膜蛋白（Calretinin，CR）、D2-40、人骨髓内皮细胞标志物1（HBME-1，MC）、肾母细胞瘤基因（WT1）、血栓调节蛋白（TM）、CK5/6、葡萄糖转运蛋白1（GLUT1）、黑色素瘤细胞黏附分子（CD146）、胰岛素样生长因子Ⅱ mRNA结合蛋白3（IMP3）、BAP-1、CKpan、CK8/18、EMA和Vimentin等；HEG同源物1（HEG1）是恶性间皮瘤（MM）的高度特异性标志物，它诊断MM的特异度和灵敏度分别可达到99%和92%。常用的阴性标志物有CEA、CA125、上皮特异性抗原（BerEP4）、抗肿瘤相关糖蛋白72（B72.3，TAG-72）、上皮细胞表面糖蛋白31（MOC31）、配对盒基因8（PAX8）、甲状腺转录因子1（TTF-1）、p63/p40、ER、PR、LeuM1（CD15）、基质金属蛋白酶-7（MMP-7）、Claudin4等。常用的间皮标志物见表2-18。

表2-18 常用的间皮标志物

抗体	阳性部位	表达/应用范围
CR	细胞质/核	钙视网膜蛋白（calretinin，CR）是诊断间皮瘤及反应性间皮细胞的重要标志物。在间皮细胞中的阳性率达80%~100%，在腺癌细胞中的阳性率仅为10%，敏感性高于MC与D2-40
WT1	细胞核	肾母细胞肿瘤蛋白（WT1）是一种抑癌基因，和肾母细胞瘤发生有关。同时可标记恶性间皮细胞瘤、卵巢浆液性肿瘤；子宫浆液性癌阴性。尤因肉瘤和原始神经外胚层瘤亦为阴性表达
MC	细胞膜/质	间皮细胞（MC，HBME-1）在正常-增生间皮和间皮瘤中均有表达，上皮型、混合型间皮瘤的上皮样成分阳性，梭形细胞间皮瘤呈阴性反应，间皮瘤多为细胞膜阳性，转移性腺癌可细胞质阳性。目前还和Galectin3、CK19共同用于甲状腺良、恶性病变的鉴别

二、常用的神经和内分泌肿瘤标志物

神经内分泌肿瘤（NEN）的诊断依赖于对在适当的形态学背景下的神经内分泌分化的确定。常用的神经和内分泌肿瘤标志物有胰岛素瘤相关蛋白1（INSM1）、突触素（Syn）、嗜铬粒蛋白A（CgA）等，其中最敏感的是INSM1和Syn，几乎可以识别所有的NEN，但它们也可以标志其他病变。常用的神经和内分泌肿瘤标志物见表2-21。

表2-21 常用的神经和内分泌肿瘤标志物

抗体	阳性部位	表达/应用范围
GFAP	细胞质	胶质纤维酸性蛋白（GFAP）可以标记正常、反应性和肿瘤性的星形胶质细胞、室管膜细胞及少突胶质细胞，而神经节细胞、神经元、成纤维细胞及其来源的肿瘤为阴性表达。此抗体主要用于标记星形细胞瘤
NF	细胞质	神经纤维细丝蛋白（NF）正常分布于中枢、外周神经元及肿瘤中，主要用于标记节细胞神经瘤、副神经节瘤、小脑或外周神经母细胞瘤、肾上腺瘤或外周嗜铬细胞瘤，有助于神经母细胞瘤和嗜铬细胞瘤的诊断与鉴别
NeuN	细胞核	神经元特异性核抗体（NeuN）特异性地与神经元细胞核的抗原结合，在正常脑组织的锥体神经元和颗粒性神经元表达，而小脑浦肯野细胞不表达。可以用于鉴别正常组织及肿瘤中的神经元成分
MAP2	细胞质	微管相关蛋白-2（MAP2）表达于神经元的轴突和胞体，主要用于正常脑组织神经元结构方面的研究，在脑组织病变（包括恶性变和退行性变，如阿尔茨海默病）的研究中也有一定的意义
S-100	细胞核/质	S-100蛋白广泛存在于间叶源性细胞和淋巴造血组织，如胶质细胞、施万细胞、黑色素细胞、软骨细胞、脂肪细胞、指状网状细胞和朗格汉斯细胞等。但因其敏感性高、特异性差，建议与其他标志物联合应用
NSE	细胞质	神经元特异性烯醇化酶（NSE）主要表达于神经元、某些神经内分泌细胞及神经内分泌肿瘤。此抗体可用于标记神经内分泌肿瘤。但由于其特异性差，已不能作为独立的指标
MBP	细胞质	髓鞘碱性蛋白（MBP）是髓鞘结构蛋白的主要成分，表达于少突胶质细胞、大脑白质髓磷脂、脊髓髓磷脂、外周神经、施万细胞及其来源的肿瘤。此抗体常用于标记神经纤维瘤、副神经节瘤、颗粒细胞瘤及伴有神经分化的肿瘤
SOX10	细胞核	SOX10是神经（管）嵴转录因子，在正常组织中，SOX10表达于唾液腺、支气管和乳腺的施万细胞、黑色素细胞和肌上皮细胞。主要用于黑色素瘤和神经嵴来源的肿瘤等方面的研究
Syn	细胞质	突触素（Syn）主要存在于神经元突触前囊泡膜、肾上腺髓质、颈动脉体及皮肤和内脏的神经性和上皮性神经内分泌细胞。此抗体主要用于标记神经内分泌细胞及其肿瘤
CgA	细胞质	嗜铬粒蛋白A（CgA）是人类肾上腺髓质中含量最高的一种可溶性酸性蛋白，广泛存在于神经元、神经内分泌细胞及其肿瘤细胞中。主要用于标记神经内分泌肿瘤，如垂体肿瘤、胰岛细胞瘤、嗜铬细胞瘤、甲状腺髓样癌、类癌等，在NEN中表达不一致，甚至不表达
CgB	细胞质	CgB是与CgA相同家族的分泌蛋白。在胰腺神经内分泌肿瘤中，CgB比CgA敏感性低，但特异性高。另外，CgA在直肠NEN常常出现阴性，而CgB却有更高的阳性率
CD56	细胞膜/质	神经细胞黏附分子（NCAM, CD56）表达于NK细胞和小部分活化的T淋巴细胞及神经外胚层起源的细胞。是神经内分泌肿瘤首选的标志物，但特异性差，在淋巴瘤、横纹肌肉瘤、滑膜肉瘤等肿瘤中均可表达
CD57	细胞膜/质	CD57一直被认为是人类自然杀伤细胞（NK细胞）的特异性表面标志物。主要表达于NK细胞、施万细胞、少突胶质细胞、胃主细胞及肠嗜铬细胞等。其可检测生发中心NK细胞表面的CD57抗原，也可识别T细胞某些亚类。在结节性淋巴细胞为主型霍奇金淋巴瘤非肿瘤性背景细胞中阳性，在神经内分泌肿瘤及某些神经性肿瘤中阳性
PGP9.5	细胞质	蛋白基因产物9.5（PGP9.5）广泛分布于中枢与外周神经系统的神经元、神经纤维及各种神经内分泌细胞，和Syn、CgA、CD56及NSE等可用于标记神经内分泌细胞及其来源的肿瘤
INSM1	细胞核	胰岛素瘤相关蛋白1（INSM1）是一种主要表达于发育成熟的神经内分泌组织，位于CgA和Syn的上游锌指转录因子，它可以表达于多种组织起源的神经内分泌肿瘤（如胃肠道、胰腺、前列腺、女性生殖系统和Merkel细胞等），只在少数非神经内分泌腺癌和肉瘤中表达，而在大多数非神经内分泌肿瘤中均不表达。其敏感性和特异性优于现有的神经内分泌标志物，可作为神经内分泌肿瘤的敏感特异标志物
SCGN	细胞核/质	促泌素（SCGN）是钙结合蛋白家族成员，与经典神经内分泌标志物CgA、Syn、NSE等有很好的一致性，但其总体敏感性和特异性更高。在某些神经内分泌肿瘤如小细胞肺癌、胃神经内分泌肿瘤等中其灵敏度高于其他三种经典标志物，但促泌素在非神经内分泌细胞、组织或肿瘤中均为阴性

续表

抗体	阳性部位	表达/应用范围
SSTR2	细胞膜	生长抑素Ⅱ型受体（SSTR2）在脑组织、甲状腺、胃肠、肝、胰等实体瘤以及大多数的神经内分泌肿瘤中均有不同水平的表达。80%～90%的肺神经内分泌肿瘤（NET）都表达SSTR，主要是SSTR2，分化好的肺NET比未分化的肺NET SSTR2表达密度高，而在非肿瘤肺组织中几乎不表达
Nestin	细胞质	巢蛋白（nestin）是一种细胞中间丝蛋白，存在于胚胎发育过程中有多向分化潜能的神经上皮干细胞。此抗体能特异性标记神经上皮干细胞，主要用于判断肿瘤细胞是否为原始神经外胚叶来源，如原始神经外胚叶肿瘤、髓母细胞瘤等
Olig2	细胞核	少突胶质细胞转录因子2（Olig2）是少突胶质细胞发生和成熟有关的转录因子Oligo蛋白家族成员，表达于正常少突胶质细胞及肿瘤性少突胶质细胞。部分肿瘤性星形胶质细胞亦可阳性表达，但着色比少突胶质细胞浅。此抗体主要用于少突胶质细胞肿瘤的研究
CD99	细胞质/膜	CD99（尤因肉瘤标志物）主要表达于未成熟的淋巴细胞（包括胸腺皮质细胞）、睾丸支持细胞和卵巢颗粒细胞等细胞膜上。此抗体主要用于尤因肉瘤、原始神经外胚叶肿瘤与儿童小圆细胞肿瘤的鉴别
NKX2.2	细胞核	转录因子2.2（NKX2.2）基因是一种调控细胞分化的同源结构域转录因子，可以调节少突胶质细胞和胰腺内分泌细胞的分化。NKX2.2可作为胃肠、胰、食管神经内分泌肿瘤及尤因肉瘤的临床病理诊断与鉴别诊断的新型标志物

第四节　淋巴造血组织源性肿瘤标志物

一、淋巴造血系统肿瘤分类标志物

2021版WHO造血淋巴肿瘤分类将造血淋巴肿瘤分为髓系增殖和肿瘤、髓系/淋系肿瘤以及其他系列不明白血病、组织细胞/树突状细胞肿瘤、B细胞淋巴增殖性疾病和肿瘤、T细胞淋巴增殖性疾病和肿瘤、NK细胞肿瘤、淋巴组织间质来源的肿瘤、遗传性肿瘤综合征8个大类。常用的淋巴造血系统肿瘤分类标志物见表2-22。

表2-22　常用的淋巴造血系统肿瘤分类标志物

标志细胞	标志物
T细胞	全T细胞表达CD3、CD5、CD43、CD45RO/UCHL-1；不成熟T细胞表达CD34、TdT、CD10、CD7、CD2、CD5、CD1α、cCD3、LMO2和NOTCH1，并且CD4与CD8为共同表达；成熟T细胞表达CD1、CD3、CD4和CD8；滤泡辅助性T细胞（Tfh细胞）相关抗原（CD10、BCL6、CXCL13、CD4、CD200、CD279/PD-1、ICOS、MAF、SAP和CXCR5）
NK细胞	CD16（FcgRⅢ）、CD56（NCAM-1）、CD57（Leu-7）、CD94、CD158（KIR）、CD161（NKR-P1A）、CD314（NKG2D）、CD335（NKp46）、CD336（NKp44）、CD337（NKp30）；细胞毒性相关蛋白［颗粒酶B（granzyme B）、TIA1、穿孔素（perforin）］。粒酶B的特异性比TIA1、穿孔素都好，TIA1敏感性高，但组织细胞和中性粒细胞可阳性
B细胞	全B细胞表达CD19、CD20/L26、CD22、CD79α、PAX5、κ轻链、λ轻链；不成熟B细胞表达CD34、TdT、CD10、CD19、CD79α、CD79b和PAX5；成熟B细胞表达CD20、CD23、BCL6、MUM1、CD138
浆细胞	CD38、CD138、κ轻链、λ轻链、CD79α、CD19、CD56、CD117、MUM1、CyclinD1
淋巴细胞（活化/分化）	CD30、TdT、CD99、CD10、BCL2、BCL6、MUM1等
原始造血细胞	CD34、CD38、HLA-DR和TdT
髓系	CD13、CD14、CD33、CD43、CD64、CD117；CD43、MPO和Lysozyme是髓细胞肉瘤的特异性标志
粒细胞系	CD13、CD33、CD15、CD65和MPO
单核细胞系	CD14、CD4、CD11b、CD11c、CD64、CD36、CD68（PGM1）、CD163和Lysozyme

续表

抗体	阳性定位	表达/应用范围
淋巴细胞活化/分化相关标志物		
TdT	细胞核	TdT（末端脱氧核糖转移酶）表达于未成熟淋巴细胞，包括T和B（前期）淋巴细胞、骨髓原始血细胞，也表达于淋巴母细胞淋巴瘤/白血病、急性T/B淋巴母细胞型白血病等，是研究淋巴瘤和白血病有用的免疫组化标志物。对胸腺瘤有辅助诊断的作用
CD30	细胞膜和（或）高尔基区	CD30表达于活化的淋巴细胞（免疫母细胞）、RS细胞和大多数间变性大细胞淋巴瘤。结节性淋巴细胞为主型霍奇金淋巴瘤的L&H细胞阴性。CD30有三种表达模式：细胞膜型、胞质内高尔基体灶状型（常见于淋巴造血系统肿瘤）和弥漫型（常见于胰腺癌、鼻咽癌、未分化癌及恶性黑色素瘤等），请注意鉴别诊断
CD10	细胞膜	CD10在滤泡性淋巴瘤、Burkitt淋巴瘤、部分弥漫性大B细胞淋巴瘤、前驱B淋巴母细胞淋巴瘤/白血病、血管免疫母细胞性T细胞淋巴瘤等表达。此外，CD10在子宫内膜间质细胞及其肿瘤中阳性，而子宫平滑肌瘤可灶性弱阳性
BCL2	细胞膜/质	*BCL2*是在t（14；18）染色体易位断点处发现的一种癌基因，是人类滤泡性淋巴瘤的细胞遗传学标志；*BCL2*基因表达与瘤细胞的分化程度及增殖能力相关，分化程度低、增殖能力强的瘤细胞，其BCL2呈现出过表达趋势
BCL6	细胞核	BCL6主要表达于正常生发中心B细胞和相关的淋巴瘤，在滤泡性淋巴瘤、部分弥漫性大B细胞淋巴瘤、Burkitt淋巴瘤、一些间变性大细胞淋巴瘤、滤泡中心T细胞淋巴瘤及淋巴细胞为主型霍奇金淋巴瘤中呈细胞核阳性表达
MUM1	细胞核/质	MUM1蛋白表达谱范围从中心细胞到浆母细胞，即B细胞分化晚期阶段呈过表达。因此，与BCL6和CD138联合使用，可为判定肿瘤细胞起源于B细胞的不同分化阶段提供参考依据
其他相关标志物		
ALK	细胞质/核	主要用于间变性大细胞淋巴瘤与霍奇金淋巴瘤的鉴别诊断。ALK阳性患者预后较好，细胞核、细胞质同时着色
CD15	细胞膜和（或）高尔基区	CD15表达于成熟粒细胞、活化的淋巴细胞（主要是T细胞）等。在RS细胞和霍奇金细胞中特异性表达于细胞膜及核周的高尔基小体。慢性髓性白血病CD15阳性，而急性淋巴细胞白血病（ALL）极少阳性。粒细胞肉瘤和大多数腺癌亦表达CD15
CyclinD1	细胞核	正常淋巴细胞不表达CyclinD1，如果病变中成片的B细胞CyclinD1阳性，提示是套细胞淋巴瘤。部分毛细胞白血病和浆细胞瘤亦可弱表达CyclinD1
C-MYC	细胞核/质	*C-MYC*基因是一种原癌基因，在多种类型的细胞中均有表达，增殖活跃的细胞和各种肿瘤细胞往往表达增加，异常的*C-MYC*基因有多种表达形式，包括变异、插入活化、转位和扩增等，其表达产物位于细胞核中，与细胞周期密切相关

第五节 肿瘤生物标志物

肿瘤生物标志物是肿瘤直接产生或由身体对肿瘤特定响应分泌的物质，这些物质或过程的存在表明肿瘤存在于人体。肿瘤生物标志物检测多数情况下具有高特异度和灵敏度，临床肿瘤标志物检测具有无创、易于获取标本、操作方便、易于动态监测疾病、成本低等优点。寻找可靠的生物标志物对肿瘤的早期诊断、鉴别诊断、疾病监测、病理分型、指导治疗和预后评估具有重要意义。

近年来，随着分子病理学技术的广泛开展和应用，肿瘤细胞分子遗传学的检测也得到迅速发展。目前，用于检测肿瘤相关基因改变的方法主要有测序法（包括二代测序）、荧光原位杂交（FISH）技术、聚合酶链反应（PCR）法［扩增受阻突变系统（ARMS）等］和免疫组化方法等。与分子病理检测相比，免疫组化检测耗费低，用时短，消耗人力少，应用于常规病理诊断更加快速便捷，部分甚至替代分子病理诊断。目前已有越来越多的肿瘤标志物通过免疫组织化学法进行检测并应用于临床，为肿瘤诊断及预后评估提供依据。

一、癌基因相关标志物

(一) 癌基因的分类

根据癌基因表达产物的功能和生物化学特性大致可分为以下几类:

(1) 表达生长因子类的癌基因:包括 *sis* (PDGF-β)、*fgf* 家族 (*int-2*、*csf-1* 等)。

(2) 表达生长因子受体类的癌基因:包括 *erbB*、*yes*、*fgr*、*kit*、*met*、*ros*、*fms*、*trk*、*neu* 等。

(3) 酪氨酸蛋白激酶(非受体型)类的癌基因:包括 *src* 家族 (*abl*、*fes*、*fgr*、*fps*、*fym*、*kck*)、*yes*、*lck*、*kek*、*lyn*、*tkl*、*fyn*、*slk*、*sea*、*lck*、*sck*、*rel*、*ret* 等。

(4) 丝氨酸/苏氨酸蛋白激酶类的癌基因:包括 *raf* 家族 (*BRAF*、*ARAF* 和 *CRAF*)、*cot*、*mos*、*pim-1* 等。

(5) 表达G蛋白类的癌基因:如 *ras* 家族 (*H-RAS*、*KRAS*、*N-RAS*)、*Rho* 和 *Rab* 亚家族、*gsp*、*gip*、*bcl-2* 等。

(6) 表达细胞质调节因子类的癌基因:包括 *crk*、*dbl*、*elf-4E* 等。

(7) 表达细胞核转移因子类的癌基因:包括 *myc* 家族 (*C-MYC*、*N-MYC*、*L-MYC*)、*myb* 家族 (*myb*、*myb-ets*)、*jun*、*fos*、*rel*、*erbA* 等。

(二) 癌基因的激活机制

癌基因可通过以下途径激活:

1.基因突变 是通过改变原癌基因编码蛋白的结构而激活原癌基因的,各种类型的突变如碱基置换、缺失、插入等都能激活原癌基因。

2.基因扩增 是指细胞核内染色体的倍数不发生改变,只是某些染色体局部区域中的基因拷贝数增加。由于基因扩增是通过基因组DNA的过度复制而发生,因此扩增经常会导致细胞表型发生异常,原癌基因扩增的结果是导致基因的表达产物增加。

3.染色体易位 染色体片段位置的改变称为易位(用t表示),它伴有基因位置的改变。染色体间的易位可分为转位和相互易位。前者指一条染色体的某一片段转移到了另一条染色体上,即单向易位,而后者则指两条染色体间相互交换了片段,较为常见。相互易位仅有位置的改变,没有可见的染色体片段的增减时称为平衡易位。染色体易位一方面可使原癌基因异常表达;另一方面可使易位后相邻的基因融合,形成新的融合基因并表达相关产物,特异的易位或易位基因产物可作为肿瘤特征性标志,检测这些标志对肿瘤的早期诊断和靶向治疗具有重要意义。在淋巴造血系统恶性肿瘤和骨与软组织肉瘤中经常发现染色体易位(重排)现象。

4.基因插入 DNA的插入可引起细胞基因重排、活化癌基因并增强其表达水平。可分为外源性插入和内源性插入。

5.基因缺失 基因缺失是指正常染色体的一个片段在断裂后丢失,该片段中的基因也会丢失。

6.基因表达 基因的过表达是癌基因、原癌基因激活的重要机制。如乳腺癌中 *HER2* 的过表达。

7.截短形式蛋白的表达 核转录因子、非受体型酪氨酸蛋白激酶类癌基因及胞质调节因子类癌基因等均通过此方式表达。如 *C-MYC* 癌基因可发生氨基末端缺失突变,从而导致C-MYC蛋白过表达。

8.原癌基因甲基化 原癌基因还可通过去甲基化而被激活,在真核生物基因表达调控中,DNA的甲基化起着重要的作用,一般认为DNA甲基化与基因表达成反比。

(三) 癌基因及其产物相关标志物

免疫组化可检测到的癌基因相关生物标志物大致包括上述各类癌基因表达产物、特异性染色体易位、基因突变、基因缺失、基因扩增等。

1.生长因子类标志物 生长因子是一类通过与特异的、高亲和的细胞膜受体结合,调节细胞生长与其他细胞功能等多效应的多肽类物质。生长因子有多种,如血小板类生长因子 [血小板源性生长因子 (PDGF)、骨肉瘤来源生长因子 (ODGF)]、表皮生长因子类 [表皮生长因子 (EGF)、转化生长因子 (αTGF、βTGF)]、成纤维细胞生长因子 (αFGF、βFGF)、肝细胞生长因子 (HGF)、类胰岛素生长因子 (IGF-1、IGF-2)、神经生长因子 (NGF)、白细胞介素类生长因子 (IL-1、IL-3 等)、红细胞生长素 (EPO)、集落刺激因子 (CSF) 等。常用的生长因子类免疫组化标志物见表2-24。

表2-24 常用的生长因子类免疫组化标志物

标志物	阳性定位	表达/应用范围
PDGF-β	细胞质	PDGF是从人的血小板中分离出来的促血管生成因子，与肿瘤血管形成关系密切。在多种恶性肿瘤中过表达，如骨肉瘤、肝癌、乳腺癌等
CSF	细胞质	粒细胞集落刺激因子（G-CSF）在子宫颈癌、卵巢癌、胰腺癌等肿瘤组织中高表达，可能与促进癌症的发生、发展和预后不良有关
EGF	细胞膜/质	EGF/EGFR的过表达与多种肿瘤（如乳腺癌、前列腺癌、食管癌及胃癌等）的发生、发展有着密切的关系
EGFL7	细胞质	表皮生长因子样结构域7（EGFL7）是一种内皮细胞特异性分泌因子，它是血管管腔形成所必需的因子。其在早期胚胎的血管中有较强的表达，而成年人仅在少数器官（如心脏、肺脏、肾脏）和肿瘤、炎症组织中有高水平表达
Wnt1	细胞膜/质	Wnt1作为此通路中的重要成员之一，是信号转导的始动因子，在胚胎发育和多种肿瘤（如前列腺癌、肺癌、卵巢癌等）发生等关键的病理生理过程中扮演着重要角色
αTGF	细胞质	转化生长因子α的基因表达在某些人类癌症（如卵巢癌、大肠癌、子宫内膜癌等）中上调，与肿瘤的转移和侵袭有关
βTGF	细胞质	βTGF是一种多功能的细胞因子，它以细胞或背景依赖的方式发挥肿瘤抑制或肿瘤促进的作用，在肝癌、大肠癌、乳腺癌、白血病等恶性肿瘤中存在过表达，且其表达程度与肿瘤的恶性程度具有相关性
FGF	细胞质	FGF家族至少包括20种生长因子或癌基因的产物，它们有很高的序列同源性及类似的生物学功能。FGF1（aFGF）与FGF2（bFGF）最初被认为是许多细胞的丝裂原，而FGF3（int-2）与FGF4（hst/K-FGF）、FGF5发现时被鉴定为癌基因，FGF6（hst2）与多种癌，如肾癌、卵巢癌、恶性黑色素瘤等的生长、浸润和转移等密切相关
HGF	细胞膜/质	HGF主要由间质细胞产生，通过自主分泌和旁分泌作用于血管内皮细胞，从而发挥促分裂、趋化及血管构造的作用。与其受体c-Met结合后，可以激活血管内皮细胞，引起血管内皮细胞的增殖和迁移，参与肿瘤新生血管的生成。HGF可在多种癌中高表达
IGF-1/IGF-2	细胞质	胰岛素样生长因子（IGF）系统，包括IGF-1与IGF-2、胰岛素样生长因子受体（IGF-1R和IGF-2R）等，它们在上皮细胞的生长、抗凋亡和有丝分裂中发挥重要作用。研究显示，IGF-1、IGF-1R和IGF-2的表达异常与多种癌症有关
IMP3	细胞质/核	胰岛素样生长因子Ⅱ mRNA结合蛋白3（IGF2BP3，IMP3）高度表达于胚胎早期阶段发育的肝、肺、肾、胸腺、胎盘等组织中，而在正常成人组织中很少表达，但在许多恶性肿瘤（如肺癌、胰腺癌、卵巢癌、结肠癌、膀胱癌、胃癌、乳腺癌等）中呈高度表达，且其表达与肿瘤的恶性程度及预后不良相关
NGF	细胞质	NGF能调控中枢和周围神经系统多种神经细胞的生长和发育，近年发现前列腺癌、胰腺癌、腺样囊性癌等具有嗜神经性的恶性肿瘤存在NGF过表达
IL-1α	细胞质	白细胞介素IL-1家族目前已有12个成员，在调节炎症和肿瘤发生及进展的过程中起关键作用
IL-6	细胞质	IL-6通过与IL-6受体结合活化其下游的JAK1/STAT3信号通路，发挥其生物学功能。在多种肿瘤中表达，如消化道癌等
BMP	细胞质	骨形态发生蛋白（BMP）是一组多功能的细胞因子，可调节多种细胞的增殖、分化和凋亡，能调节细胞的生长、增殖、迁移和胚胎干细胞的自我更新。在骨肉瘤、前列腺癌等中高表达，与浸润、转移和预后等相关

2.酪氨酸蛋白激酶类标志物

（1）分类：酪氨酸蛋白激酶（PTK）是一类催化三磷酸腺苷（ATP）上γ-磷酸转移到蛋白酪氨酸残基上的激酶，能催化多种底物蛋白质酪氨酸残基磷酸化，在细胞生长、增殖、分化中具有重要作用。迄今发现的蛋白酪氨酸激酶中多数是属于致癌RNA病毒的癌基因产物，也可由脊椎动物的原癌基因产生。按其结构可分为受体酪氨酸激酶（RTK）和非受体酪氨酸激酶（NRTK）。酪氨酸激酶介导的细胞信号传递系统异常与肿瘤的发生和发展有着直接密切的关系。人类激酶组已成为药物研发领域中最重要的一类靶点。

目前已发现的PTK包括20余个受体酪氨酸激酶家族和10余个非受体酪氨酸激酶家族。与肿瘤密切相关的PTK总结见表2-25。

表2-25　与肿瘤密切相关的酪氨酸蛋白激酶分类

受体家族	成员	功能及相关肿瘤
受体酪氨酸激酶（RTK）		
表皮生长因子受体家族（EGFR）	EGFR（HER1/erbB-1）、HER2（neu/erbB-2）、HER3（erbB-3）、HER4（erbB-4）	本身具有酪氨酸激酶活性，一旦与EGF组合可启动细胞核内的有关基因，从而促进细胞分裂增殖。结肠直肠癌、头颈鳞癌、非小细胞肺癌、乳腺癌、胃癌、卵巢癌、胰腺癌、肾细胞癌等高表达
血小板衍生生长因子受体家族（PDGFR）	αPDGFR、βPDGFR、集落刺激因子1-受体（CSF1-R）、Flk-2和干细胞因子受体（c-KIT）	PDGF/PDGFR作为血管生成因子之一与肿瘤的发生发展有密切关系，肿瘤细胞释放的PDGF能诱导血管内皮细胞、平滑肌细胞和肿瘤细胞的增殖和迁移，并抑制其凋亡。见于高嗜酸性粒细胞综合征、肥大细胞瘤、胃肠道间质瘤、上皮细胞肿瘤、白血病等
血管内皮生长因子受体家族（VEGFR）	VEGFR1（Flt-1）、VEGFR2（KDR/Flk-1）、VEGFR3（Flt-4）	VEGF/VEGFR途径在肿瘤新生血管生成中起关键作用。见于许多肿瘤，如肺癌、肝癌、卵巢癌等
成纤维细胞生长因子受体家族（FGFR）	FGFR1、FGFR2、FGFR3、FGFR4	FGF与FGFR结合以后的信号转导在肿瘤血管形成和肿瘤细胞分裂增殖过程中起重要作用，与肿瘤的发生发展密切相关。膀胱癌、乳腺癌、前列腺癌等过表达
胰岛素受体家族（InsR）	胰岛素受体（INSR）、胰岛素样生长因子-1受体（IGF-1R）和胰岛素相关受体（IRR）	胰岛素受体家族的生理功能与其酪氨酸激酶的信号转导密不可分。其过表达可导致乳腺癌、结肠癌、肺癌、前列腺癌及胰腺癌等肿瘤
肝细胞生长因子受体家族（HGFR）	Met/HGFR和RON	多种肿瘤的生长、侵袭和转移与HGF/c-Met信号系统传导途径异常密切相关，如乳腺癌、结肠癌、胃癌、前列腺癌、肾癌等存在过表达
神经生长因子受体家族（NGFR）	p75NTR和Trk受体家族（TrkA、TrkB、TrkC）	NGF/NGFR介导产生生物学效应对肿瘤细胞主要表现为抗凋亡的活性，具有强烈地促进肿瘤细胞生长的作用，与肿瘤的增殖、分化和转移有着密切的关系。见于神经系统肿瘤和非神经系统肿瘤
*RET*基因		*RET*基因与人类多种肿瘤（如多发性内分泌腺瘤型、甲状腺乳头状腺癌、甲状腺髓样癌、肺腺癌等）的发生密切相关，RET相关肿瘤的发病机制主要是*RET*基因突变和野生型*RET*基因的异常表达
白细胞酪氨酸激酶（LTK）家族	白细胞酪氨酸激酶（LTK）和间变性淋巴瘤激酶（ALK）	ALK有多种类型的*ALK*基因重排，是强力致癌驱动基因。例如，间变性大细胞淋巴瘤、弥漫性大B细胞淋巴瘤、炎性肌成纤维瘤和神经母细胞瘤等
Tie家族血管生成素受体	Tie1、Tie2	血管生成素家族（Ang）与受体结合，参与肿瘤血管生成，影响肿瘤的生长、侵袭和转移，如毛细血管母细胞瘤、血管内皮细胞瘤、胃腺癌细胞、肝细胞癌
非受体酪氨酸激酶（NRTK）		
SRC家族	包括9个具有相似结构和功能的非受体酪氨酸激酶，如Src、Fyn、Yes、Fgr和Lyn等	c-Src是生长因子受体信号通路中的重要组成部分，在调控细胞的生长、黏附、运动和细胞信号转导等方面发挥着重要作用。多种肿瘤细胞中（如肠癌、乳腺癌等）SRC激酶活性升高不仅有助于癌细胞生长，而且有助于癌症侵袭和转移
ABL家族	ABL家族包括ABL1和ABL2（ARG）2个成员	c-Abl是酪氨酸激酶家族中的一员，参与细胞信号转导，作用于细胞分化、增殖、凋亡和细胞黏附等多个生理过程，如白血病、乳腺癌、结肠癌、肺癌、肾癌、恶性黑色素瘤等
JAK家族	JAK1、JAK2、JAK3和TYK2	JAK和STAT构成了一条调节细胞因子表达的主要信号通路，*JAK*突变见于骨髓增生性肿瘤、淋巴瘤和实体瘤，如乳腺癌、胰腺癌等
FAK家族	局部黏着斑激酶（FAK）家族包括PYK2、CAKB、CAPT、RATFK和FAK2等	FAK作为整合素传导信号通路中的重要因子，对肿瘤细胞的增殖、迁移、侵袭、生存等生物学行为起重要的调节作用。正常组织中FAK常低表达，但在原发性和转移性肿瘤中FAK蛋白明显过表达，如乳腺癌、胰腺癌、结肠癌等
SYK家族	脾酪氨酸激酶（SYK）和ZAP70	SYK是一种B细胞激活信号转导中最重要的激酶，在体内外具有抗肿瘤作用。SYK表达低下或失表达与肿瘤发生和浸润关系密切

（2）酪氨酸蛋白激酶类标志物：酪氨酸蛋白激酶（TPK）是控制细胞增殖和分化的信号转导途径的关键组分。在正常细胞分裂和异常细胞增殖中起关键作用。常用的酪氨酸蛋白激酶类免疫组化标志物见表2-26。

表2-26 常用的酪氨酸蛋白激酶类免疫组化标志物

标志物	阳性定位	表达/应用范围
EGFR	细胞质/膜	EGFR的过表达见于多种肿瘤组织，如乳腺、膀胱、肺、胃、食管及头颈部肿瘤等。乳腺癌患者EGFR的过表达预示其生存期短、内分泌治疗疗效差；胃癌患者则表明其预后差
HER2	细胞膜	C-erbB-2癌基因又称neu或HER2，其过表达见于乳腺癌、卵巢癌、子宫内膜癌及消化道肿瘤等，C-erbB-2基因是治疗乳腺癌等肿瘤的主要靶点之一，还可作为判断肿瘤预后的参考指标
c-KIT/CD117	细胞膜/质	CD117是由kit基因编码的跨膜糖蛋白，属Ⅲ型酪氨酸激酶受体家族。参与某些干细胞、黑色素细胞及胃肠道间质细胞的发育过程。95%的胃肠道间质瘤（GIST）细胞阳性表达，是诊断GIST的特异性标志物。CD117还可用于研究肥大细胞发生的肿瘤及部分睾丸生殖细胞瘤
G-CSFR	细胞膜/质	研究发现部分实体肿瘤（如胃癌、前列腺癌等）存在G-CSF和G-CSFR高表达，二者相互作用可促进肿瘤细胞的增殖、侵袭及转移，并诱导肿瘤血管生成
PDGFRα	细胞质/膜	在28%～67%无kit突变的GIST中检出了PDGFRα的突变，并且PDGFRα突变与kit突变是相互独立的。PDGFRα可作为GIST诊断的有用标志物，尤其是在CD117阴性GIST的诊断及鉴别诊断中具有重要的临床意义
VEGFR1	细胞质	VEGFR1/Flt-1是一种细胞膜受体激酶，对血管内皮生长因子有高度的亲和性，主要功能是参与血管内皮细胞生长和血管生成的调控。主要用于各种恶性肿瘤的研究
VEGFR2	细胞质	VEGFR2/Flk-1在VEGF的信号转导及血管内皮生成中起主导作用，VEGFR2与肿瘤血管的形成密切相关，与肿瘤的分期、转移、预后及疗效有一定的相关性，用于肿瘤的研究
VEGFR3	细胞质	VEGFR3是Ⅲ型酪氨酸激酶受体家族成员，是淋巴管标志物，主要分布于淋巴管内皮细胞上，对于淋巴管形态完整性的维持和淋巴管正常功能的发挥具有重要作用。VEGFR3与多种疾病的发生和发展密切相关，主要用于肿瘤的研究
FGFR3	细胞膜	成纤维细胞生长因子受体（FGFR）参与调节器官发育、细胞增殖和迁移、肿瘤发生等多个过程。FGFR3在多种肿瘤中高表达，包括20%的膀胱癌、15%的多发性骨髓瘤、前列腺癌和口腔鳞癌等，主要用于肿瘤的研究
IGF2R	细胞膜/质	胰岛素样生长因子2受体（IGF2R）是一种抑癌基因，IGF2R功能的缺失常与多种肿瘤（如肝癌、乳腺癌等）进展相关
HGFR/c-Met	细胞膜	HGFR是原癌基因c-met编码的一种跨膜蛋白，与原发性肝癌、甲状腺癌等关系密切，因此可能成为原发性肝癌新的诊断标志物和治疗靶点
RON	细胞膜	RON隶属于原癌基因met家族。该基因的激活与某些上皮源性肿瘤的发生存在密切关系，在结肠癌和乳腺癌等原发性肿瘤中，有大量病例存在RON过表达
NGFR	细胞质/膜	在前列腺癌、胰腺癌、腺样囊性癌等具有嗜神经性的恶性肿瘤中存在过表达，并影响肿瘤的发生、发展
RET	细胞质	RET突变与多发性内分泌腺瘤型、甲状腺乳头状腺癌、甲状腺髓样癌、肺腺癌等相关
ALK	细胞质/核	多种肿瘤如间变性大细胞淋巴瘤、弥漫性大B细胞淋巴瘤、炎性肌成纤维细胞瘤和神经母细胞瘤等高表达
Tie2	细胞膜/质	血管生成素受体Tie2对肿瘤新血管生成有重要促进作用，如毛细血管母细胞瘤、血管内皮细胞瘤、胃腺癌细胞、肝细胞癌等
c-Src	细胞质	在一些恶性肿瘤（如胃癌、肠癌、乳腺癌等）中过表达和活性异常
c-Abl	细胞质/核	c-Abl除了与乳腺癌、肺癌的细胞侵袭转移有关，它还与黑色素瘤、结肠癌、肝癌、卵巢癌、前列腺癌等的发生有着密切联系
JAK1	细胞质	JAK突变见于骨髓增生性肿瘤、淋巴瘤和实体瘤，如肝癌、乳腺癌、胰腺癌等
FAK	细胞质	黏着斑激酶（FAK）是一种信号转导中重要的非受体酪氨酸蛋白激酶，在大多数正常组织中，FAK可有较低表达水平的表达，而在多种恶性肿瘤（如乳腺癌、胰腺癌、结肠癌等）中有不同程度的过表达，并与肿瘤的侵袭转移密切相关

续表

标志物	阳性定位	表达/应用范围
Syk	细胞质/核	酪氨酸激酶（Syk）是一种非受体型蛋白酪氨酸激酶（也是一种候选抑癌基因），研究表明Syk的表达缺失与恶性肿瘤的发病机制有关，如乳腺癌、胰腺癌等
ZAP70	细胞质	ZAP70是Syk家族的一种酪氨酸激酶，主要表达于T细胞、NK细胞、肥大细胞和嗜碱性粒细胞。其主要表达于T细胞、NK细胞、肥大细胞和嗜碱性粒细胞。在正常前体B细胞也可以检测到，但是在正常成熟B细胞中不表达。在部分慢性淋巴细胞白血病患者的B细胞中发现有ZAP70异常高表达，这类患者预后差，需进行化疗；而无/低ZAP70表达的患者预后好，一般可不做化疗。ZAP70为慢性淋巴细胞白血病的预后指标

3.转移因子类标志物　转录因子类，其编码产物为存在于细胞核内的转录因子，主要包括myc家族（C-MYC、N-MYC、L-MYC）、myb家族（myb、myb-ets）、jun、fos、rel、erbA等。此处也列举了临床病理诊断中常用的其他转移因子类免疫组化标志物（表2-27）。

表2-27　常用的转移因子类免疫组化标志物

标志物	阳性定位	表达/应用范围
C-MYC	细胞核/质	C-MYC基因是一种原癌基因，在多种类型的细胞中均有表达，增殖活跃的细胞和各种肿瘤细胞往往表达增加，与细胞周期密切相关。有研究发现，3%～16%的弥漫性大B细胞淋巴瘤和近100%的Burkitt淋巴瘤的MYC基因发生重排现象
C-MYB	细胞质	C-MYB是一种转录因子，参与细胞的分裂、分化和生长。它通过激活BCL-2、Bcl-x、C-MYC和COX2等抑制肿瘤细胞凋亡，促进肿瘤发展。该抗原在乳腺癌、消化道癌和淋巴瘤等中表达增高
C-JUN	细胞核	C-JUN属于即刻早期应答基因。其表达的产物C-JUN作为转录因子，与细胞的增殖、分化密切相关。在许多肿瘤中有过表达
C-FOS	细胞核	C-FOS是一种转录活化因子（AP-1），与C-FUN原癌基因产物形成一种复合物，参与多个基因的转录和调节。正常组织几乎不表达或弱表达（皮肤）。主要用于各种类型的恶性肿瘤如食管癌、鼻咽癌、乳腺癌、结肠癌及脑病的研究
ERG	细胞核	ERG是一种转录因子，在淋巴细胞和内皮细胞中表达，调节内皮细胞凋亡和血管生成。研究发现，ERG在良性和恶性的血管肿瘤中都有表达。ERG抗体对血管肿瘤有高度敏感性。表达于血管肿瘤、尤因肉瘤、前列腺癌，其他上皮性肿瘤很少阳性表达
FLI-1	细胞核	FLI-1属DNA结合翻译因子ETS家族成员，是一种新型的原始神经外胚叶肿瘤标志物。FLI-1主要用于尤因肉瘤/PNET的诊断和其他小圆细胞肿瘤的鉴别诊断。此外，作为血管肿瘤的标志物之一，FLI-1可能比CD31、CD34及Ⅷ因子更具敏感性和特异性，尤其是用于区分上皮样血管肉瘤、癌及上皮样肉瘤
FoxA1	细胞核	叉头框A1（FoxA1）又称为肝细胞核因子3α（HNF3α），是Fox转录因子家族成员之一，在多种组织中均可检测到其表达，如乳腺导管上皮、肺、肝脏、食管、膀胱和前列腺等，参与多种肿瘤的发生和发展。在乳腺癌中是雌激素-ER活性和内分泌反应的主要决定因素，其表达与ER阳性，特别是管腔A亚型密切相关，而80%的基底样或三阴性乳腺癌为阴性表达。因此，FoxA1可作为乳腺癌分型的一个有用标志
FOXP1	细胞核	FOXP1是FOXP亚家族转录因子的成员之一，研究表明其与恶性淋巴瘤、乳腺癌、子宫内膜癌、卵巢癌、前列腺癌、结直肠癌等均有一定的相关性。FOXP1在B细胞的不同分化阶段均有表达，但不表达于浆细胞，是弥漫性大B细胞淋巴瘤的预后指标，尤其生发中心型弥漫性大B细胞淋巴瘤阳性提示预后不佳
GATA3	细胞核	GATA3是一种锌指转录因子，在许多组织中参与激发、引导细胞增殖、成长、分化。但在肿瘤组织中，GATA3排他性地主要在乳腺癌和泌尿道上皮癌表达，可作为尿路上皮癌、乳腺导管癌和阴道移行上皮增生等病变组织的敏感性标志物，有报道GATA3在乳腺癌的表达与ER、PR和HER2有相关性；在泌尿道上皮癌的表达与肿瘤的浸润性和级别呈正相关，在尿路上皮细胞癌中染色呈中度到强度染色，鳞癌中染色比较局限。GATA3是排除膀胱鳞癌的相对特异的标志物，是排除前列腺腺癌的高度特异性标志物
MiTF	细胞核/质	小眼畸形相关转录因子（MiTF）在色素细胞的发育、分化和功能调节中发挥关键性作用，对黑色素细胞的恶性转化及黑色素瘤的发生、发展及转移亦发挥重要的作用，因此已成为黑色素细胞特异标志物，另外，亦高表达于血管周上皮样细胞肿瘤（PEComa）

续表

标志物	阳性定位	表达/应用范围
TFE3	细胞核	TFE3基因属于MiT转录因子家族成员,由于TFE3蛋白在Xp11.2易位性肾癌肿瘤细胞核的表达具有高敏感性和特异性,TFE3已被运用于Xp11.2易位性肾癌的诊断标准之一。TFE3蛋白在腺泡状软组织肉瘤和PEComa中也有不同程度的表达
NKX2.2	细胞核	NKX2.2是一种转录因子,可以调节少突胶质细胞和胰腺内分泌细胞的分化。在大多数尤因肉瘤组织中呈弥漫阳性,而其他小圆细胞肿瘤极少阳性,可成为尤因肉瘤诊断和鉴别诊断的新型标志物之一
NKX3.1	细胞核	NKX3.1是前列腺特异的同源框基因,定位于8p21,其mRNA转录水平受雄激素调节,对前列腺器官的发生、分化及成熟器官的功能维持起至关重要的作用,是一种高度敏感和相对特异性的前列腺免疫组化标志物
OCT2	细胞核	OCT2是B细胞免疫球蛋白基因表达所需的转录活化因子。通常情况下表达于B细胞核中,包括浆细胞(BOB1的表达要强于OCT2)。此抗体一般和BOB1联合应用,主要用于霍奇金淋巴瘤和大B细胞淋巴瘤的研究。某些T细胞淋巴瘤也可以是OCT2阳性
OCT4	细胞核	OCT4是POU家族的转录因子成员之一,主要表达于胚胎干细胞,而在分化细胞中不表达。该抗体常用于胚胎性癌、生殖细胞肿瘤(如卵巢无性细胞瘤和精原细胞瘤)等的诊断与研究,与肿瘤预后相关
Olig2	细胞核	Olig2是一个碱性的螺旋-环-螺旋转录因子,和少突神经胶质特异性相关。Olig2表达于正常少突胶质细胞及肿瘤性少突胶质细胞,部分肿瘤性星形胶质细胞也会有阳性表达。与神经胶质瘤样本强染色相比,在非肿瘤脑组织(胶质细胞增生)中有弱表达。在非神经胶质瘤中没有发现Olig2表达。此抗体主要用于少突胶质细胞肿瘤的研究
BOB1	细胞核	BOB1又称为OCA-B或OBF-1,是B淋巴细胞的特异性核转录因子协同刺激物。其可通过与核转录因子POU家族中的OCT1及OCT2相互作用而激活免疫球蛋白基因,促进抗体的生成。此外,BOB1还与B细胞的活化及生发中心的形成有密切的关系。在T淋巴细胞中也可检测到BOB1表达,说明BOB1对T细胞亦可发挥基因转录调节的作用。该抗体主要用于霍奇金淋巴瘤的分型
PAX2	细胞核	PAX2基因是Pax家族成员之一,是唯一可在肾脏表达且又和肾脏形态发生密切相关的基因,是肾脏肿瘤的一个中度敏感和高度特异性的指标。大部分肾细胞癌如透明细胞癌、乳头状癌、集合管肾细胞癌及嗜酸细胞腺瘤均表达PAX2;但大部分嫌色细胞癌为阴性,可用来鉴别嫌色细胞癌与其他类型肾细胞癌,该抗体也可以用于鉴别卵巢浆液性乳头状癌(PAX2阳性)与卵巢转移性乳腺癌(PAX2阴性)
PAX5	细胞核	PAX5是B细胞特异性激活蛋白,存在于从早期B细胞直至成熟的B细胞核中,在浆细胞中不表达。在霍奇金淋巴瘤的RS细胞中弱表达;在T细胞及其来源的肿瘤中阴性表达;主要用于B细胞及其来源的肿瘤的诊断
PAX8	细胞核	PAX8是肾细胞谱系转录因子,对来源于甲状腺、肾、米勒管的肿瘤呈高敏感性,PAX8在卵巢的浆液性细胞癌、内膜样细胞癌和透明细胞癌中表达,但在卵巢黏液性细胞癌中几乎无表达。PAX8在98%的肾透明细胞癌、90%乳头状细胞癌和95%的嗜酸细胞癌中表达,在肾肿瘤的表达频率与PAX2相似
PU1	细胞核	PU1作为一个转录因子,在正常B细胞的发育过程中发挥重要作用。在骨髓细胞系、B细胞及B细胞性淋巴瘤中表达,在浆细胞中不表达
SALL4	细胞核	SALL4是一种新确定的锌指转录因子,它通过调节OCT4来维持胚胎干细胞的多能性;是生殖细胞肿瘤敏感和特异性标志物,也是一种侵袭性表型肝细胞癌的祖细胞亚类标志物
SOX2	细胞核	SOX基因是一类编码转录因子的基因家族,SOX2不但参与肿瘤发生的早期阶段,还与肿瘤细胞的迁徙、侵袭和转移相关。SOX2的表达与卵巢癌、乳腺癌、头颈部肿瘤、肺鳞癌及生殖细胞瘤等肿瘤的预后相关。SOX2与p63联合应用,可特异性检测90%以上的肺鳞癌;在宫颈组织中,SOX2的表达和HPV感染密切相关,与宫颈增生的进程相关
SOX9	细胞质	SOX9基因是一种重要的早期胚胎发育相关基因。在生长发育的过程中,其与软骨细胞的分化和骨骼的早期形成有非常密切相关。SOX9在软骨肉瘤、经典型脊索瘤和软骨样脊索瘤中均存在突变,常导致SOX9蛋白高表达
SOX10	细胞核	SOX10是一种参与神经嵴发育和色素细胞定向分化的核转录因子。在正常组织中,表达于唾液腺、支气管和乳腺的施万细胞、黑色素细胞和肌上皮细胞。在肿瘤中,主要用于黑色素瘤和神经嵴来源的肿瘤等方面的研究
SOX11	细胞质	SOX11主要和胚胎神经发育相关。据报道,SOX11在套细胞淋巴瘤(MCL)中高表达,包括具有典型形态学改变的CyclinD1阴性的MCL。而在B细胞淋巴瘤增生性疾病中阴性表达。此外,在B细胞ZAP70阳性的慢性淋巴细胞白血病中,也有SOX11的高表达
STAT3	细胞核	STAT蛋白家族的结构信号传导和转录激活因子。STAT3是信号转导活化转录因子家族的重要成员,在多种恶性肿瘤(如乳腺癌、胰腺癌、结直肠癌、前列腺癌、卵巢癌等)中高表达

续表

标志物	阳性定位	表达/应用范围
STAT6	细胞核	研究表明，大多数良恶性孤立性纤维性肿瘤（SFT）均存在特异性 NAB2-STAT6 融合基因，而 STAT6 免疫组化染色是一种高敏感性和特异性的标记方法，有助于SFT的诊断
TTF-1	细胞核	甲状腺转录因子1（TTF-1）主要表达于甲状腺和肺的上皮细胞。该抗体在甲状腺乳头状癌中阳性表达。在肺肿瘤的研究中发现，大多数小细胞肺癌、肺腺癌、大多数非典型性肺神经内分泌癌及少数肺大细胞未分化癌中TTF-1的免疫组化结果呈阳性，而在肺鳞癌及大多数典型性肺类癌中呈表达阴性。该抗体主要用于肺和甲状腺肿瘤的分类
WT1	细胞核	WT1是具有转录激活和抑制双重功能的锌指转录因子，与肾母细胞瘤发生有关。可识别间皮细胞增生、恶性间皮瘤、卵巢囊腺癌、性腺母细胞瘤、肾母细胞瘤及结缔组织增生性小圆细胞肿瘤，也可用于研究促结缔组织增生的小圆细胞瘤和尤因肉瘤及原始神经外胚叶肿瘤

4.其他类癌基因标志物　除上述三类之外，其他如G蛋白类、胞质调节因子类和丝氨酸/苏氨酸蛋白激酶类癌基因及其产物可通过免疫组化进行检测（表2-28）。

表2-28　其他常用的癌基因类标志物

标志物	阳性定位	表达/应用范围
K-RAS	细胞膜	ras家族包括H-RAS、K-RAS、N-RAS，其表达产物ras是一种小分子G蛋白（p21），在信号转导中起重要作用。其中，K-RAS对人类癌症的影响最大。在膀胱癌、乳腺癌、结肠癌、肾癌、肝癌、肺癌、胰腺癌、胃癌及造血系统肿瘤中，均检测出了ras癌基因的异常
p21	细胞核	ras（p21）蛋白位于细胞膜内侧，它在传递细胞生长分化信号方面起重要作用。ras癌基因和p21在许多癌前病变中都有表达，主要用于各种恶性肿瘤的研究
BRAF	细胞膜	BRAF是人类最重要的原癌基因之一，大约8%的人类肿瘤可发生BRAF突变。BRAF绝大部分突变形式为BRAF V600E，主要发生于黑色素瘤、结直肠癌和甲状腺癌中
Rho	细胞质	Rho家族包括RhoA、RhoB、RhoC、RhoE、RhoG、RhoH、Rac1、Rac2、Rac3、Cdc42等。Rho蛋白属于小G蛋白超家族的亚家族成员，在多种恶性肿瘤中高表达，并和肿瘤的发生、侵袭和转移密切相关
Rab	细胞质	Rab蛋白属于小G蛋白超家族的亚家族成员。Rab蛋白在肝癌、肺癌、食管癌、乳腺癌、胶质瘤等癌症中的表达较正常组织明显增高，且多数促进了肿瘤的发生发展
Crk	细胞质	Crk是一种重要的细胞内信号接头蛋白。在正常情况下，Crk在胚胎和成人多数的组织中无表达或少量表达，但在人类乳腺癌、肺癌、卵巢癌、恶性胶质瘤等多种恶性肿瘤组织中Crk呈过表达，且表达水平与肿瘤细胞的转移、侵袭及增殖相关
eIF4E	细胞质	真核细胞翻译起始因子4E（eIF4E）是最重要的翻译起始因子。研究显示，与正常组织及良性肿瘤相比较，发现很多恶性肿瘤和肿瘤旁组织中eIF4E过表达，并与肿瘤的发生、发展关系密切，与肿瘤的侵袭转移能力呈正相关
Akt	细胞质	丝氨酸/苏氨酸蛋白激酶B（PKB/Akt）是细胞生存通路PI3K/Akt的关键分子，Akt的活化与肿瘤的发生发展密切相关。在卵巢癌、前列腺癌、多发性骨髓瘤、乳腺癌、胰腺癌、肺癌、子宫内膜癌、滤泡状甲状腺癌、恶性黑色素瘤中都有Akt的过表达
PI3K	细胞质	EGFR/PI3K/Akt信号转导通路的失调与肿瘤的发生、发展密切相关。在多数人类肿瘤中PI3K通路的许多成员都发生了种系突变或体细胞突变

二、抑癌基因相关标志物

1.定义　抑癌基因是一类抑制细胞过度生长、繁殖，从而遏制肿瘤形成的负调节基因。它与调控生长的原癌基因协调表达以维持细胞正常生长、增殖和分化。抑癌基因的突变、缺失或失活不仅丧失抑癌作用，也可能变成具有促癌作用的癌基因而导致肿瘤的发生。例如，p53和erbA，其突变后不仅丧失原有功能，而且还可促进肿瘤的发生，亦即变成了癌基因。

2. 分类 迄今，科学家已从细胞中分离鉴定出100余种抑癌基因。

（1）根据是否有突变可分为突变型和野生型两种。

（2）根据功能分类：①细胞信号转导和表观遗传学调控，如 APC 参与信号转导，NF1 催化 RNA 失活等；②细胞周期负调控，如 Rb、p53、CDKN2A 基因参与细胞周期调节；③负调控转录因子，如 WT、DCC 等基因；④与发育和干细胞增生相关调控，如 APC、AXIN、VHL、WT1 等基因；⑤DNA 错配修复，如 MSH、MLH 等基因。现将较确定的、可作为免疫组化标志物的抑癌基因及产物进行总结，见表2-29。

表2-29 常用的抑癌基因标志物

标志物	阳性定位	表达/应用范围
APC	细胞质	腺瘤性结肠息肉病基因（APC）是一种抑癌基因，其基因突变引起β-catenin在核内堆积，增强Wnt途径并异常激活下游基因，失去对细胞骨架的调节功能，导致细胞异常增生。见于家族性结肠腺瘤病、结直肠癌、胃癌、肺癌等
ARHI	细胞质	ARHI是ras/rap超家族成员之一，是多种肿瘤细胞的抑癌基因。ARHI与卵巢癌、乳腺癌、胰腺癌密切相关
ATM	细胞核	共济失调毛细血管扩张症突变基因（ATM）参与多个信号通路，与肿瘤的发生发展及治疗密切相关，如白血病和淋巴瘤、结肠癌、脑胶质瘤等
AXIN	细胞膜	轴蛋白（Axin）是Wnt/β-catenin信号通路的重要调控因子，参与调控细胞增殖、细胞变异、细胞迁移、细胞凋亡和其他重要功能。与肝癌、结肠癌、肺癌、乳腺癌等的发展有密切关系
BRCA1/BRCA2	细胞核/质	乳腺癌易感基因1/2（BRCA1/2）或其中的一种出现功能异常，乳腺和卵巢细胞中就会出现DNA大量受损，从而导致肿瘤的发生，见于乳腺癌及卵巢癌等
CDKN2A	细胞质	CDKN2A（细胞周期蛋白依赖性激酶抑制基因）是一种重要的抑癌基因，这一机制普遍存在于各种肿瘤中，如黑色素瘤、肺癌和卵巢癌等
DCC	细胞膜/质	结直肠癌缺失基因（DCC基因）是近年来发现的大肠癌中一个重要的肿瘤抑制基因。DCC表达缺失见于结肠直癌、胃癌、胰腺癌、卵巢癌等
DPC4	细胞膜	DPC4基因，又称SMAD4基因，是一种抑癌基因，参与调控TGF-β信号通路，该信号通路可抑制细胞的生长。胰腺导管腺癌、急性髓系白血病、卵巢癌、结肠癌和乳腺癌等有该基因的突变或缺失
FHIT	细胞质	脆性组氨酸三联体（FHIT）基因是一种抑癌基因，与人类多种恶性肿瘤的发生关系密切，如前列腺癌、消化道肿瘤、肾癌、肺癌等
ING3	细胞核	ING蛋白家族包括ING1～ING5和INGx等成员，其编码的功能的失调与乳腺癌、胃癌、食管癌、肺癌、血液系统肿瘤及脑肿瘤等多种肿瘤的发生、发展密切相关。广泛表达于人体的正常组织细胞，但在多种类型肿瘤中ING3的表达下调或缺失
Maspin	细胞核/质	Maspin是一种抑癌基因。研究结果显示，Maspin基因在多种肿瘤中表达下调，而在正常组织细胞中表达正常或高表达
MMR	细胞核	MMR基因是DNA错配修复基因，成员有hMLH-1、hMSH-2、hPMS-1和hPMS-2蛋白，其中hMLH-1和hMSH-2蛋白是MMR家族中的主要成员，在结直肠癌发生演变中起重要作用。它的表达缺失可引起DNA复制过程中错配的累积，导致微卫星不稳定性（MSI）现象的发生，见于遗传性非息肉性大肠癌（HNPPC）、胃癌、子宫内膜癌、卵巢癌等
P15INK4b	细胞核	p15是一种抑癌基因，在许多肿瘤中该基因常表现为突变，主要用于儿童急性淋巴母细胞白血病、胶质瘤和肺癌等各种恶性肿瘤的研究
p16	细胞核	p16是细胞重要的肿瘤抑制基因之一，p16蛋白通过与CyclinD1以竞争方式结合CDK4，抑制CDK4的活性，该抗体对HPV感染的宫颈癌或宫颈高级别上皮内瘤变的诊断有重要意义
p21	细胞核	p21是p53基因蛋白的下游调控因子，其表达是由野生型p53诱导，p21与Cyclin-CDK复合物结合，抑制CDK活性，导致细胞周期中断。主要用于各种恶性肿瘤的研究
p33	细胞核	p33为ING1的表达产物，ING1是一种新发现的抑癌基因，广泛表达于正常人体组织，但在多种类型肿瘤中ING1的表达下调或缺失，如大肠癌、头颈部癌及皮肤恶性黑色素瘤等

续表

标志物	阳性定位	表达/应用范围
p53	细胞核	p53是一种抑癌基因，在大多数的人类恶性肿瘤如白血病、淋巴瘤、肉瘤、脑肿瘤、乳腺癌、胃肠道癌及肺癌等中常呈失活现象。免疫组化所检测的过表达的p53与其突变有关（野生型p53蛋白广泛存在于正常细胞内，但其半衰期很短，通常不易用免疫组化的方法检测到）。广泛表达于大部分的肿瘤，如乳腺癌、胃肠道肿瘤、肝细胞癌及呼吸道肿瘤等
PTEN	细胞质	磷酸酶及张力蛋白同源基因（PTEN），表达于多种肿瘤如脑胶质瘤和前列腺癌等
Rb	细胞核	视网膜母细胞瘤基因（Rb）是一种肿瘤抑制基因，位于染色体13q14，其基因的缺失或突变与许多肿瘤的发生相关，包括视网膜母细胞瘤、乳腺癌、前列腺癌、小细胞肺癌和一些肉瘤
RUNX3	细胞核/质	Runt相关转录因子3（RUNX3）基因是一种肿瘤抑制基因，是RUNX转录因子的家族成员，可能以调节因子的身份参与转化生长因子β介导的信号转导通路。其表达下调在多种恶性肿瘤（如消化道肿瘤、前列腺癌等）的发生、发展中起重要作用
VHL	细胞核	VHL（von Hippel-Lindau）基因是一个抑癌基因，其突变常见于视网膜及中枢神经系统的血管网状细胞瘤、肾透明细胞癌、嗜铬细胞瘤和胰腺肿瘤
WT1	细胞核	肾母细胞瘤（Wilms瘤）抑癌基因（WT1），其编码蛋白主要表达于中胚层起源的泌尿生殖道组织、间皮组织及良恶性间皮瘤、肾母细胞瘤、促结缔组织增生性小圆细胞瘤和一些白血病中。同时可标记恶性间皮细胞瘤、卵巢浆液性肿瘤；子宫浆液性癌阴性
WWOX	细胞核	包括WW域的氧化复原酶基因（WWOX）是公认的抑癌基因之一，与肿瘤坏死因子、p53蛋白及诸多其他信号通路蛋白相互作用而诱导细胞凋亡，WWOX在大部分的肺癌及乳腺癌、卵巢癌、前列腺癌、膀胱癌、食管癌和胰腺癌中被丢失或被沉默

三、肿瘤干细胞标志物

（一）定义

肿瘤干细胞是一群具有自我更新、多向分化潜能、启动和重建肿瘤组织表型能力的肿瘤细胞。研究表明，肿瘤干细胞参与肿瘤的转移、复发和对化疗与放疗的耐受。因此，靶向肿瘤干细胞的治疗策略将为癌症的治疗带来希望。

肿瘤干细胞理论促使研究人员重新审视肿瘤起始、发展和治疗中抗药性的原因，并为肿瘤的早期诊断、治疗及预后判断提供了新的思路。

（二）肿瘤干细胞标志物分类

根据发育阶段，肿瘤干细胞标志物可分为两类：

（1）胚胎干细胞：来源于受精卵发育分化的胚胎内细胞团或原始生殖嵴的一种多能细胞系，能分化扩增为人体各种组织细胞，包含胚胎干细胞（包括OCT3/4、SSEA、Sox家族基因、NANOG、SALL4、DAX1、Essrb、TBX3、TCL1、Rif1、Nac1和Zfp281等）和胚胎生殖细胞（包括Blimp1、OCT4、CD117、Tekt1、GDF9和Nanos等）两种。

（2）成体干细胞：存在于胎儿和成人的各种组织与器官中，平时处于静止或缓慢分裂状态，当机体受到损伤或血小板活化时，在释放出组织生长因子的作用下，成体干细胞被激活，形成具有生理活性的细胞来修复损伤的组织，维持生理功能的稳定。其标志物包含神经干细胞标志物（Nestin、p75NTR、PSA-NCAM、Musashi-1）、造血干细胞标志物（CD34、CD133、ABCG2、Sca-1、CD117、Lin）、间质干细胞的标志物（STRO-1、BMPR）、外胚层和内胚层标志物（OCT2、Chordin、p63/TP73L、FGF-8、PAX2、FoxJ3、PAX6、GBX2、SOX1、Nestin、β-Tubulin和Noggin）、表皮干细胞标志物（β1整合素、CK19和p63）等。

干细胞标志物是基因和蛋白产物，随着干细胞相关的分子标志物的发现及功能的明晰，免疫细胞化学染色法在各种干细胞的鉴定中以其简便、快速、准确的优势发挥着越来越重要的作用，但至今尚未找到特异的干细胞标志物（表2-30）。

表2-30 常用的肿瘤干细胞标志物

标志物	阳性定位	表达/应用范围
ABCG2	细胞膜	ABCG2又称乳腺癌耐药蛋白（BCRP），是ABC转运子家族中的一员。它在正常组织中高表达于小肠和结肠上皮细胞的肠腔面、肝细胞膜胆小管面等，在多种肿瘤（如乳腺癌等）中高表达
ALDH1	细胞质	乙醛脱氢酶1（ALDH1）作为新近发现的一个肿瘤干细胞标志物，已被证实为头颈部鳞癌、肺癌、乳腺癌等多种肿瘤的干细胞标志物，与肿瘤的预后密切相关
Bmi1	细胞核	Bmi1又称为干细胞更新因子，是一种自我更新的原癌基因，在造血干细胞、神经干细胞和肠黏膜隐窝基底部表达。高表达Bmi1的细胞可能代表了一类干细胞样的细胞群，可能作为肿瘤中的潜在的生物标志物
CD24	细胞膜	CD24是一种低分子质量的高度糖基化黏附分子，最初认为CD24是一种B细胞标志物，在B细胞分化早期阶段表达。研究发现，CD24在上皮细胞来源的肿瘤如肺癌、前列腺癌、乳腺癌、膀胱癌、卵巢癌等肿瘤中高表达。同时发现CD24表达与肿瘤的侵袭性有一定的关系
CD34	细胞膜/质	CD34主要标记造血干细胞髓样细胞和血管内皮细胞。主要用于良/恶性血管内皮肿瘤、GIST、皮肤隆突性纤维肉瘤、孤立性纤维性肿瘤的研究
CD44	细胞膜	CD44一种跨膜糖蛋白，广泛表达于造血细胞和中胚层细胞，并已用于鉴定各种实体肿瘤的肿瘤干细胞。常用于各种恶性肿瘤如乳腺癌、消化道肿瘤及肺癌的研究
CD90	细胞膜/质	CD90（又称胸腺抗原1，Thy-1）是细胞黏附分子免疫球蛋白超家族的成员。目前在神经细胞、胸腺细胞、成纤维细胞亚群、内皮细胞、肾小球系膜细胞、造血干细胞等表面均有发现。CD90蛋白已被确定在非淋巴组织的多种干细胞如成纤维细胞、脑细胞及活化的内皮细胞中均有不同程度的表达
CD105	细胞膜/质	又称Endodin，为内皮细胞细胞膜表达的糖蛋白，作为血管标志物参与血管生长，在肿瘤血管生长过程中发挥重要的作用，且与肿瘤的转移及预后有关
CD117	细胞膜/质	c-KIT（CD117）基因编码的是具有酪氨酸激酶活性的跨膜蛋白，在多种正常及肿瘤组织中均有表达。CD117与CD44在临床研究中已经被证实能够作为造血干细胞，头颈鳞癌、乳腺癌、胰腺癌、肠癌及前列腺癌等多种癌症的干细胞标志物，也可用于鉴别胃肠道间质肿瘤和腹腔内间叶肿瘤
CD133	细胞膜	除存在于造血干/祖细胞，还存在于神经和内皮干细胞及其他的原始细胞。在胃癌、非小细胞肺癌、神经母细胞瘤、前列腺癌、结肠癌、喉癌及肝癌等中均有表达。CD133与肿瘤细胞信号转导、肿瘤免疫逃逸、药物耐受和放射治疗抵抗均有关系，有望成为肿瘤治疗、诊断的新靶点
CD166	细胞膜	CD166是活化的白细胞黏附分子，是淋巴细胞CD6的配基，其表达下降可使肿瘤细胞黏附能力减弱。早期对CD166的研究主要集中于恶性黑色素瘤，现已知CD166参与调节多种肿瘤干细胞的分化
CK19	细胞质	CK19是在胚胎期最早表达的角蛋白之一，在胎儿的乳腺中包含有CK19阳性的腺上皮细胞，乳腺癌细胞也可表达CK19，CK19被认为是人乳腺上皮的干/祖细胞标志。在其他器官如肝脏、胰腺、皮肤、睾丸和前列腺中的干细胞也表达CK19
EpCAM	细胞膜	*EpCAM*（又称ESA）基因位于人染色体2p21，编码Ⅰ型跨膜糖蛋白，参与细胞增殖、分化和再生。EpCAM广泛表达于多种上皮肿瘤，与肿瘤增殖和侵袭相关
Lgr5	细胞质/膜	富含亮氨酸重复序列G蛋白偶联受体5（Lgr5）：Wnt信号通路是细胞发育和调节生长的关键途径之一。Lgr5作为多种人体组织干细胞标志物，在正常组织中表达受限，在结肠癌、卵巢癌、基底细胞癌、肝癌及食管癌组织中表达上调
Musashi	细胞质	Musashi家族是一种进化保守的RNA结合蛋白。Musashi-1主要由胃黏膜、肠、乳腺、表皮及毛囊中的上皮祖细胞表达，与神经细胞、上皮祖细胞的维持及不对称分裂有关。Musashi-1与多种疾病，特别是与癌症的发生有关
NANOG	细胞质	*NANOG*属于ANTPP类NK家族基因，是一种具有自我更新的关键调节基因。研究证明，NANOG是膀胱癌分化的关键分子，其大量表达表明其与肿瘤耐疗法及癌症的复发相关
Nestin	细胞质	Nestin是一种中间丝蛋白，它主要表达于中枢神经系统干细胞，在几乎所有成熟中枢神经系统细胞上均不表达，有时Nestin也在非神经干细胞群中表达，如胰岛祖细胞及造血祖细胞
OCT3/4	细胞核	OCT3/4（又称OCT4）是转录因子POU家族中的一员，OCT4是全能干细胞标志物，不仅调控正常细胞分化，亦在上皮恶性肿瘤中高表达，并与肿瘤的发生、转移和复发密切相关。OCT3/4主要用于精原细胞瘤、中枢神经系统的生殖细胞瘤、卵巢的无性细胞瘤和胚胎癌的研究

续表

标志物	阳性定位	表达/应用范围
p75NTR	细胞质	p75NTR属于肿瘤坏死因子受体家族。在神经发育过程中,神经营养因子通过其低亲和力受体p75NTR与高亲和力受体Trk的介导,在黑色素瘤、肝癌、前列腺癌、肺癌、膀胱癌、乳房外湿疹样癌及卵巢癌中过表达
PSA-NCAM	细胞膜	脑的神经细胞黏附分子(NCAM)亚型的调节性表达是神经发育过程的关键所在。NCAM的胚胎型[唾液酸-神经细胞黏附分子(PSA-NCAM)]主要在发育中的神经系统表达
PAX2	细胞核	PAX2是PAX基因家族成员之一,是唯一可在肾脏表达,又和肾脏形态发生密切相关的基因,是肾脏肿瘤的一个中度敏感和高度特异性的指标
PAX5	细胞核	PAX5是B细胞特异性激活蛋白,存在于从早期B细胞直至成熟的B细胞核中,在浆细胞中不表达。在霍奇金淋巴瘤的RS细胞中弱表达;在T细胞及其来源的肿瘤中阴性表达。主要用于B细胞及其来源的肿瘤的诊断
PAX6	细胞核	PAX6是PAX基因家族重要成员。研究发现,PAX6在肺癌、乳腺癌、胰腺癌、前列腺癌和胶质瘤的发生发展中扮演重要角色
PAX8	细胞核	PAX8是肾细胞谱系转录因子,对来源于甲状腺、肾、米勒管的肿瘤呈高敏感性,在肾肿瘤的表达频率方面与PAX2相似,PAX8在卵巢的浆液性细胞癌、内膜样细胞癌和透明细胞癌中表达,但在卵巢黏液性细胞癌中几乎无表达
SALL4	细胞核	SALL4是一种新确定的锌指转录因子,它通过调节OCT4来维持胚胎干细胞的多能性。是生殖细胞肿瘤敏感和特异性标志物,也是一种侵袭性表型肝细胞癌的祖细胞亚类标志物
Sca-1	细胞质/膜	干细胞抗原-1(Sca-1)是18kDa磷脂酰肌醇锚定蛋白,属Ly-6抗原家族成员,是干细胞的一种重要表面标志物,体内许多干细胞都表达Sca-1
SOX2	细胞核	SOX2是由Sox基因家族编码的蛋白,在胚胎发育中起重要作用。SOX2在肺癌、乳腺癌、胃癌等肿瘤中呈高表达,与肿瘤的侵袭、转移和复发相关
SOX10	细胞核	SOX10是一种参与神经嵴发育和色素细胞定向分化的核转录因子。在正常组织中,表达于唾液腺、支气管和乳腺的施万细胞、黑色素细胞和肌上皮细胞。在肿瘤中,主要用于黑色素瘤和神经嵴来源的肿瘤等方面的研究
SOX11	细胞质	SOX11主要和胚胎神经发育相关。据报道,SOX11在套细胞淋巴瘤(MCL)中高表达,包括具有典型形态学改变的CyclinD1阴性的MCL。而在B细胞淋巴瘤增生性疾病中阴性表达。此外,在B细胞ZAP70阳性的慢性淋巴细胞白血病中,也有SOX11的高表达
SSEA	细胞膜/质	阶段性特异性胚胎抗原(SSEA)包括SSEA-1、SSEA-3和SSEA-4。SSEA-1表达于畸胎干细胞;SSEA-3和SSEA-4在卵子发生期间合成,在胚胎卵母细胞、受精卵膜和胚胎早期的分裂阶段表达
hTERT	细胞核	端粒酶反转录酶(hTERT)除了在肿瘤细胞中表现高活性外,在造血干细胞、肠黏膜基底干细胞、肿瘤干细胞等具有再生能力的细胞中都可表现出活性

(三)主要肿瘤的肿瘤干细胞标志物

肿瘤干细胞和干细胞拥有许多共同的细胞表面抗原标志物,如CD133、CD90、CD44、ABCG2等;拥有许多相同的调控因子调控二者的自我更新、分化及增殖进程,如Wnt/β-catenin、Notch、Hedgehog/SMO、Bmi1及OCT3/4。除了拥有许多共同的细胞表面抗原标志物外,肿瘤干细胞还具有一些特异的细胞表面抗原标志物,这些标志物大多与恶性肿瘤中致癌、转移、复发相关的标志物相似,证明了肿瘤干细胞与肿瘤发生发展、转移及复发的相关性。主要肿瘤的肿瘤干细胞标志物见表2-31。

表2-31 主要肿瘤的肿瘤干细胞标志物

肿瘤类型	肿瘤干细胞表面标志物
肺癌	CD133＋/Sca-1＋/CD34＋/CD45－/PECAM－
乳腺癌	CDD44＋/ESA＋/CXCR4＋/ALDH1＋/CD24－/Lin－/Lgr5＋

续表

肿瘤类型	肿瘤干细胞表面标志物
子宫内膜癌	CD133＋/Musashi＋
卵巢癌	CD44＋/CD117＋/CD133＋/ALDH1＋
胃癌	CD45＋/GFP＋
结直肠癌	CD44＋/CD133＋/CD166＋/ESA＋/Lgr5＋/ALDH1＋
肝癌	CD99＋/CD133＋/Lgr5＋
胰腺癌	CD24＋/CD44＋/ESA＋
肾癌	CD105＋/Nestin＋/NANOG＋/OCT4＋
膀胱癌	CD44＋/CD133＋/ALDH1＋/OCT4＋
前列腺癌	CD44＋/CD133＋/OCT-4＋/BMI＋/SOX2/CD117＋
脑胶质瘤	CD133＋/CD90＋/Nestin＋
恶性黑色素瘤	CD34＋/CD44＋/CD133＋/CD271＋/ABCG2＋
白血病	CD34＋/CD123＋/CD38－/CD71－/CD90－/CD117－/HLA－/DR－/Lin－

注：＋，阳性；－，阴性。

四、肿瘤信号转导通路相关标志物

信号转导通路简单理解就是把胞外的分子信号经过细胞膜传到细胞胞内然后发生效应的一系列酶促反应通路。构成信号通路的三大组成部件有：①受体（receptor）和配体（ligand）：配体包括激素生长因子、细胞因子、神经递质，还有其他各种各样的小分子化合物等，而受体包括膜受体和胞内受体；②蛋白激酶（kinase）；③转录因子。目前认为，细胞内存在着多种信号转导方式和途径，各种方式和途径间又有多个层次的交叉调控，是一个十分复杂的网络系统，许多癌基因和抑癌基因位于信号转导系统的不同部位，参与细胞重要的生理和病理过程。信号转导通路的异常活化与恶性肿瘤的发生、发展及预后关系密切，研究和探索肿瘤信号转导通路，有助于我们更好地了解肿瘤的分子调控机制、分子和肿瘤之间的关系，寻求有效干预及治疗措施，意义重大。总结常见信号通路类型及其相关肿瘤标志物如表2-32所示。

表2-32 肿瘤信号转导通路相关标志物

信号通路	调控基因或相关标志物	注释
EGFR信号通路	表皮生长因子受体（HER/ErbB）家族，包括4个成员：EGFR（ErbB1）、HER2（ErbB2）、HER3（ErbB3）和HER4（ErbB4）。EGFR与表皮生长因子（EGF）、转化生长因子α（TGFα）等配体结合后，可激活RAS/RAF/MARK/ERK、PI3K（磷脂酰肌醇-3激酶）/AKT（蛋白激酶B）/mTOR和JAK/STAT等通路。这些信号通路依次触发基因转录，同时控制细胞增生、分化和生存的通路被激活	该通路对细胞的生长、繁殖和分化等生理过程具有重要的作用。EGFR通路成分的突变通常与人类癌症（如胃癌、乳腺癌、结直肠癌及非小细胞型肺癌等）有关
Hedgehog（HH）通路	主要由HH配体（含SHH、DHH及IHH 3种同源物）、跨膜受体Patched（PTCH，含PTCH1和PTCH2 2种同源物）及Smoothened（SMO）、神经胶质瘤相关癌基因（GLI）家族转录因子（Gli1/2/3）及下游的驱动蛋白（Kif7）、蛋白激酶A（PKA）和环磷酸腺苷（cAMP）等组成	该信号通路主要是调控胚胎发育和干细胞分化。与白血病、胃癌、基底细胞癌、髓母细胞瘤及横纹肌肉瘤等相关，其中该通路的SMO及GLI可作为有效治疗恶性肿瘤的靶点
HGF/c-Met信号通路	肝细胞生长因子（HGF）、肝细胞生长因子受体（c-Met），可激活酪氨酸激酶活性，进一步激活下游几个重要的通路Ras/RAF、PI3K/AKT和JAK/STAT等	与肝癌、小细胞肺癌、胃癌及卵巢癌等多种癌症中诱导上皮-间充质转化、血管生成以及瘤细胞增殖、迁移、侵袭等作用有关

续表

信号通路	调控基因或相关标志物	注释
Hippo信号通路	主要包括：哺乳动物STE20样蛋白激酶1/2（MST1/2）、Sav的同源物支架蛋白Salvador同源物1（SAV1或WW45）、Wts的同源物大肿瘤抑制剂1和2（LATS1/2）、TEA结构域1～4（TEAD1～4）和Mob激酶激活因子1/2（MOB1/2）等。下游转录共激活因子：Yes相关蛋白（YAP）、PDZ结合基序转录共激活因子[TAZ，又称为含WW结构域的转录调节蛋白1（WWTR1）]、CyclinE、细胞凋亡抑制蛋白1（DIAP1）	该通路在调控细胞增殖及凋亡中起重要作用。其核心成分的突变和表达改变在多种肿瘤细胞的侵袭、迁移及化疗耐药中发挥重要作用，如肺癌、结直肠癌、卵巢癌、肝癌、胃癌、乳腺癌等。YAP/TAZ的表达水平可作为独立预后指标之一及潜在的药物治疗靶点
JAK/STAT信号通路	主要由3种成分组成，即酪氨酸激酶相关受体、酪氨酸激酶（JAK）和STAT（转录因子）。JAK家族共发现有4个家族成员JAK1、JAK2、JAK3和酪氨酸激酶2（TYK2）。STAT家族共包括STAT1、STAT2、STAT3、STAT4、STAT5a、STAT5b和STAT6等7个家族成员	该通路是众多细胞因子信号转导的共同途径，调控细胞的发育、分化、增殖、凋亡等。在肿瘤的发生发展中也起着重要作用，包括各种实体肿瘤、淋巴瘤、白血病以及炎症性疾病等
丝裂原活化蛋白激酶（MAPK）通路	哺乳动物主要有4种MAPK：细胞外信号调节蛋白激酶1/2（ERK1/2）、p38丝裂原活化蛋白激酶（P38MAPK）、C-JUN氨基端激酶（JNK）和细胞外信号调节蛋白激酶5（ERK5）。下游相应分子，如Ras、Raf、p38、C-JUN和ATF2/6等	MAPK是一种丝氨酸/苏氨酸蛋白激酶，在卵巢癌、肝癌、胃癌、乳腺癌等中影响肿瘤的形成、发展、转移、侵袭力及耐药性
核转录因子-κB（NF-κB）信号通路	NF-κB转录因子家族有NF-κB1、NF-κB2、RelA、RelB和c-Rel，NF-κB抑制蛋白激酶（IKK）包括IKKα、IKKβ及IKKγ等。下游基因包括CyclinD1、C-MYC、肿瘤坏死因子、干扰素、白介素、细胞间黏附分子、基质金属蛋白酶等	该通路参与了细胞炎症反应、肿瘤细胞增殖、迁移。NF-κB被认为是炎症反应的主要调节因子，还与乳腺癌、胃癌、白血病和淋巴瘤等有关
Notch信号通路	经典Notch信号通路由Notch受体、配体、胞内效应分子（CSL）、肿瘤坏死因子α转换酶（TACE）、DNA结合蛋白RBP-J及其他调节分子（HES、HEY、HERP、CyclinD1、NRARP、p21、p27、NF-κB、MYC和Survivin等）组成	该通路在细胞识别、增殖、分化及凋亡等方面发挥重要的作用。见于白血病、实体肿瘤（如肺癌、肝癌、乳腺癌、肾癌、前列腺癌）等
p53信号通路	TP53基因定位于染色体17p13.1，p53家族的其他成员分别是p73和p63；鼠双微基因蛋白2（MDM2）是p53通路中重要的负反馈调节因子。下游分子包括：ATM、Rad3相关毛细血管扩张基因（ATR）、CHK1、CHK2；Polo样激酶2（PLK2）、PTEN、p21、BAX、PUMA和NOXA等	p53基因是重要的抑癌基因之一，具有抑制肿瘤的作用，超过50%的癌症伴有p53基因的突变。p53基因的突变不仅导致其肿瘤抑制功能的丧失，同时将促进肿瘤的发生发展
PD-1/PD-L1信号通路	程序性死亡受体1（PD-1）、程序性死亡配体1（PD-L1）。PD-1的功能性配体有两种，分别是PDL1和PDL2，与PD-1结合后向细胞内传递抑制性信号，通过PI3K/AKT、RAS/RAF/MEK、PLCγ等通路抑制炎症细胞的免疫效应	该通路是肿瘤免疫治疗的热点，该信号通路一旦激活，可向细胞内传递负性调控信号，降低免疫系统对肿瘤细胞的识别能力，提升肿瘤存活率并促进其转移
PI3K/AKT/mTOR信号通路	受体酪氨酸激酶（RTK）、磷脂酰肌醇3-激酶（PI3K）、蛋白激酶B（PKB/AKT）、雷帕霉素靶蛋白（mTOR）、真核细胞翻译起始因子4E结合蛋白（eIF4EBP）和p70核糖体蛋白S6激酶（p70S6K）、PTEN、p21、p27、Ras、BCL2/BclxL、MDM2等。PI3K分Ⅰ～Ⅲ型，ⅠA型有PIK3CA、PIK3CB、PIK3CD	在多种肿瘤（如乳腺癌、肺癌、头颈部肿瘤、子宫内膜癌、前列腺癌、结直肠癌等）中异常激活，参与肿瘤细胞的增殖、分化和凋亡等生命过程的调控，是抗肿瘤药物研发的重要靶点
RAS/RAF/MEK/ERK信号通路	该通路为众多MAPK通路中的一个，包括1个G蛋白偶联蛋白Ras，3个蛋白激酶Raf、MEK、ERK。Ras家族包括H-RAS、N-RAS、K-RAS（Ki4A-RAS、Ki4B-RAS），Raf基因家族包括A-RAF、B-RAF和C-RAF。细胞外信号调节蛋白激酶1/2（ERK1/2）	参与调控细胞生长、增殖、分化、凋亡等多个生理病理过程。该信号通路中各成员蛋白的突变和异常表达（如KRAS、BRAF等突变）与多种肿瘤相关

续表

信号通路	调控基因或相关标志物	注释
Ras同源基因（Rho）/Rho激酶（ROCK）信号通路	Rho家族分为6个亚家族：Rho、Rac、Cdc42、Rnd、RhoBTB和RhoT/Mirot；Rho相关蛋白激酶（ROCK）属于丝氨酸/苏氨酸蛋白激酶家族成员，有两种亚型，即ROCKⅠ和ROCKⅡ；下游靶蛋白-p21活化激酶（PAKs）家族共6个成员，PAK1～PAK6	是细胞骨架调节的经典信号通路。PAKs在多种肿瘤中异常表达，参与细胞骨架重构、细胞运动、细胞增殖、分化、凋亡、有丝分裂及血管生成等
TGFβ/SMAD通路	TGF-β家族蛋白包括激活素（activin）、抑制素（inhibin）、骨形态发生蛋白（BMP）、生长/分化因子（GDFs）和抗米勒激素（AMH）、神经胶质细胞衍生因子（GDNF）等。Smads有受体激活型Smads（R-Smads，如Smad2和Smad3）、通用型Smads（Co-Smads，如Smad4）、抑制型Smads（I-Smads，如Smad6和Smad7）等3种主要亚分型	该通路介导组织的正常生长、发育，包括细胞分化、增殖、迁移和死亡等。TGF-β超家族的许多配体的异常表达，与恶性肿瘤、炎症性疾病、组织纤维化、自身免疫性疾病及心脑血管等疾病相关
Wnt/β联蛋白（β-catenin）	由细胞膜外Wnt蛋白，受体卷曲蛋白（Frizzled）和低密度脂蛋白受体相关蛋白5/6（LRP5/6）、散乱蛋白（DvL）、糖原合成酶激酶-3β（GSK-3β）、轴蛋白（Axin）、APC、酪蛋白激酶1（CK1）、β-catenin，T细胞因子/淋巴样增强因子（TCF/LEF）及其下游，如MMP、Survivin、CyclinD1、COX2、C-JUN和C-MYC等组成	该通路具有调节细胞更新、增殖、分化、凋亡等功能，且与细胞癌变密切相关。Wnt信号异常激活，从而诱发包括结直肠癌、肝母细胞瘤、卵巢癌和前列腺癌等在内的多种癌症
细胞周期信号通路	细胞周期蛋白（Cyclin）家族，共有10余种，分为CyclinA～CyclinH、CyclinK、CyclinM、CyclinT。其中，CyclinD包括CyclinD1、CyclinD2、CyclinD3等3个亚型；细胞周期依赖性激酶（CDK）有13个成员，即CDK1～CDK13等；细胞周期依赖性激酶抑制剂（CDKI）分为INK4（p16）和CIP/KIP（p21）两大家族。p16家族，如p16、p15、p18、p19；p21家族p21、p27、p57	Cyclin-CDK-CKI形成信号调控网络。其中Cyclin和CKI均能调控CDK蛋白。主要通过以下两条途径来实现：Rb调控通路，细胞G_1和S期转换的一个经典调控途径；p53调控通路，p53主要在G_1检查点上发挥重要作用。CKI是一种抑癌基因，与多种肿瘤发生、发展有关
细胞凋亡通路	细胞凋亡的调节是非常复杂的，参与的分子也非常多，包括：Bcl-2家族蛋白，由促凋亡因子（Bax、Bak、Bad、Bid、Puma、Bim和Noxa）和抗凋亡因子（Bcl-2、Bcl-xL、Bcl-w、Mcl-1）构成；凋亡抑制蛋白（IAP）家族，cIAP1、cIAP2、XIAP、NIAP、Survivin和Livivin等；半胱氨酸蛋白酶（Caspase）家族，Caspase1～Caspase12；肿瘤坏死因子（TNF）超家族，目前发现有配体19种和受体29种，包括TNF、CD40L、Fas、Fas-L等；促凋亡因子，包括p53、细胞色素C、Smac和内切酶G等	细胞凋亡存在三条通路：线粒体通路（激活Caspase-Bax-Cytc）、死亡受体通路（Fas-FasL）和内质网通路（激活Caspase-12）。细胞凋亡受多种生物因子影响和调节，如TNF受体家族、Caspase家族、BCL2家族、神经生长因子（NGF）、肿瘤坏死因子（TNF）、热休克蛋白、核因子NF-κB和BCL2家族等

五、DNA修复系统相关肿瘤标志物

生物体最重要的遗传物质是DNA，DNA的完整性影响着生物体遗传信息传递的准确性。DNA修复对于有机体维持其基因组完整性及其功能至关重要。DNA损伤修复系统（DDR）通路包括：碱基切除修复（BER）、DNA错配修复（MMR）、核苷酸切除修复（NER）、双链DNA损伤修复（DDR）和检查点因子（CPF）。其中，双链DNA损伤修复（DDR）途径又包括非同源末端连接（NHEJ）和同源重组（HR）。

人体DNA损伤修复系统的完整性与健康息息相关，基因或表达产物缺失可引起多种严重疾病，如人类遗传性非息肉性结肠癌、子宫内膜癌等。大量研究发现恶性肿瘤治疗中出现的放、化疗抵抗及耐药问题也与DNA损伤修复系统功能异常有关。DNA修复基因的多态性使得其修复DNA的能力产生差异，从而影响了肿瘤的易感性和治疗的预后。由此可见，研究DNA损伤与修复对于理解一些重要疾病发生发展，寻

求有效干预及治疗措施有着重大意义（表2-33）。

表2-33 DNA修复系统（DDR）相关肿瘤标志物

DDR通路	相关标志物	临床应用
碱基切除修复（BER）	APEX1、APLF、APTX、CCNO、FEN1、HMGB1、LIG1、LIG3、MBD4、MPG、MUTYH、NEIL1、NEIL2、NEIL3、NTHL1、OGG1、PARP1、PARP2、PARP3、PARP4、PNKP、POLB、POLD1、POLD2、POLD3、POLD4、POLE、POLE2、PLE3、POLE4、POLL、SMUG1、TDG、TDP1、UNG、XRCC1等	该途径由DNA糖基化酶启动，这种酶可以识别缺失、氧化、烷基化、脱氨基及错配等类型碱基损伤。BER途径基因的表达异常或缺陷与多种实体肿瘤有关。在子宫内膜癌、结肠癌等疾病中异常表达，与肿瘤诊断、侵袭转移、预后、化疗耐药等相关。如目前POLE（DNA聚合酶ε）已用于子宫内膜癌的分子分型
错配修复（MMR）	EXO1、HMGB1、LIG1、MLH1、MLH3、MSH2、MSH3、MSH4、MSH5、MSH6、PCNA、PMS1、PMS2、POLD1、POLD2、POLD3、POLD4、RFC1、RFC2、RFC3、RFC4、RFC5、RPA1、RPA2、RPA3等	MMR主要是识别和修复DNA复制过程中产生的错误配对。MMR基因突变，可导致MSI。与结肠直肠癌、子宫内膜癌等相关。90%以上的遗传性非息肉性结肠直肠癌存在MSI
核苷酸切除修复（NER）	CCNH、CDK7、CUL3、CUL4A、CUL5、DDB1、DDB2、ELOB、ELOA、ELOA2、ELOA3B、ERCC1、ERCC2、ERCC3、ERCC4、ERCC6、ERCC8、GTF2H1、GTF2H3、GTF2H4、GTF2H5、LIG1、MMS19、MNAT1、POLR2A、POLR2B、POLR2C、POLR2D、POLR2E、POLR2F、POLR2G、POLR2H、POLR2I、POLR2J、POLR2J、POLR2K、POLR2L、RAD23A、RAD23B、RBX1、RPA1、RPA2、RPA3ELOC、XPA、XPC等	NER是外因所致大量DNA损伤的主要修复途径，为所有生物必需，一直是DNA损伤修复领域研究重点和热点。研究表明，NER能力越强，肿瘤的易感性越低。NER系统基因的缺陷能导致各种各样的临床症状，从遗传性肿瘤易患到神经发育缺陷、早熟衰老症等。许多化疗药物包括烷化剂、铂类、细胞毒性抗生素和紫杉烷类等都会损伤DNA继而激活该通路
同源重组修复（HRR）	BLM、BRCA1、BRCA2、DMC1、EME1、EME2、GEN1、HFM1、MRE11、MUS81、NBN、PPP4C、PPP4R1、PPP4R2、PPP4R4、RAD0、RAD51、RAD51B、RAD51C、RAD51D、RAD52、RAD54B、RAD54L、RAD54L2、RDM1、RECQL、RECQL4、RECQL5、RM11、RM2、RPA1、RPA2、RPA3、SEM1、SLX1A、SLX4、PPP4R3A、PPP4R3B、SPO11、TOP3A、TOP3B、WRN、XRCC2、XRCC3等	HRR是DNA双链断裂损伤的高保真慢速修复途径，HRR能准确地修复最严重和最复杂的DNA损伤，但若发生重组的DNA并非来自同源姐妹染色单体，则会发生基因突变的可能。与结直肠癌、肝癌、口腔和神经胶质瘤的发病风险增高相关。*BRCA1/2*的突变能使个体罹患乳腺癌、卵巢癌和其他肿瘤的风险增加
非同源末端连接（NHEJ）	APLF、APTX、DCLRE1C、DNTT、LIG4、MRE11A、NHEJ1、POLB、POLL、POLM、PRKDC、RAD50、XRCC4、XRCC5、XRCC6等	NHEJ是一种反应迅速的修复机制，一般需要切除损伤部位有限数量碱基对，重接DNA断端，有出错可能和突变倾向，也会导致损伤容忍和化疗耐药
DNA损伤检验点	DNA损伤检验点的分子成分包括①损伤感受子：ATM、ATR及9-1-1复合体；②调节子：53BP1、TopBP1、MDC1及其他蛋白，如H2AX、BRCA1 B、M/R/N复合体及SMC11；③信号转换子：检验点激酶1、2（CDK1、CDK2）；④效应子：为调节细胞周期依赖激酶的磷酸酯酶（Cdc25A、Cdc25B和Cdc25C）	DNA损伤普遍发生在细胞生命活动中，可能导致细胞突变、癌变甚至死亡。发生在细胞周期内不同时期的DNA损伤可激活不同损伤检验点通路来阻滞或延迟细胞周期进展。若DNA损伤不能被修复，则由凋亡通路介导细胞凋亡。因此DNA损伤检验点通路对DNA损伤后细胞存亡与否至关重要

六、表观遗传学与相关肿瘤标志物

表观遗传学修饰与肿瘤的发生发展密切相关，其主要通过DNA甲基化、组蛋白修饰、非编码RNA调控和染色质结构重构等方式对基因功能和表达水平进行调控，从而影响肿瘤的进展。表观遗传学的主要研究内容包括：DNA甲基化、组蛋白修饰、非编码RNA调控和染色质结构重构。

1. DNA甲基化　DNA甲基化是一种表观遗传机制，它发生在高等真核生物基因组的CpG二核苷酸中，通过DNA甲基转移酶（DNMTs，主要有四种：DNMT1、DNMT3A、DNMT3B和DNMT3L）来催化添加一个甲基基团去修饰CpG核苷酸残基上的胞嘧啶来实现，多发生在富含鸟嘌呤（G）和胞嘧啶（C）的序列即CpG岛上（即基因启动子CpG岛的甲基化）。

有大量研究证明DNA甲基化与肿瘤有关，且多发生在肿瘤生成的早期阶段，并参与恶性肿瘤的进展和转移。基因组DNA甲基化的异常改变可以通过影响染色质结构、上调或下调基因表达，导致基因功能改变和细胞恶性转化，最终形成肿瘤。目前，在肺癌、胃癌、结直肠癌、白血病、脑瘤、肝癌、乳腺癌和前列腺癌等疾病中均发现不同程度的DNMTs高表达和基因启动子的甲基化。DNA甲基化的研究为理解其作用机制、寻找早期诊断标志物及有效治疗方案提供了线索。DNA甲基化的异常改变早于肿瘤的形成和发展，因此特定基因的异常甲基化可作为肿瘤早期诊断的标志物（表2-34）。如粪便、血浆Septin9（胞裂蛋白9，SEPT9）基因甲基化检测用于结直肠癌早期筛查；尿液细胞中多基因（*p14*、*RASSFIA*、*SLIT2*、*RASAI1*基因）甲基化分析诊断膀胱癌等。

表2-34　常见肿瘤DNA甲基化相关标志物

相关标志物	中文名称	肿瘤部位
APC	腺瘤性结肠息肉病基因	乳腺、肺、食管
BRCA1/2	乳腺癌易感基因1/2	乳腺、卵巢
CDKN2A/p16/p14	细胞周期依赖性激酶抑制基因	胃肠、头颈部、黑色素细胞、肺、肝等
CDO1	半胱氨酸双加氧酶-1	肝、胆囊、肺
DACT2	β联蛋白抑制基因2	鼻咽部
DAPK	死亡相关蛋白激酶	肺、头颈部
ECAD	上皮黏性蛋白基因	肺、膀胱、食管、子宫颈
FHIT	脆性组氨酸三联体	肺、食管、胃、结肠等
GSTP1	谷胱甘肽-*S*-转移酶P1	前列腺、乳腺、肾
hMLH1	mutl同源物1	结肠、胃、子宫内膜、卵巢
MGMT	O^6-甲基鸟嘌呤-DNA甲基转移酶	肺、胃、结直肠、乳腺、脑
PTEN	磷酸酶及张力蛋白同源基因	脑、子宫内膜、甲状腺、前列腺
RARB	视黄醇受体β	肺、乳腺和前列腺
RASSF	RAS相关区域家族	膀胱、子宫、食管、胃、肺、黑色素细胞、卵巢、前列腺、肾等
Rb	视网膜母细胞瘤基因	眼内、脑、乳腺、骨
RUNX3	Runt相关转录因子3	胃、肝
VHL	von Hippel-Lindau（VHL）基因	肾、多器官（VHL综合征）

2. 组蛋白修饰　组蛋白是由H1、H3、H2A、H2B和H4这5种类型的核心蛋白组成的高度保守的蛋白质，并与DNA共同构成核小体。组蛋白修饰可通过包括磷酸化、甲基化、乙酰化、泛素化、糖基化、ADP核糖基化、去氨基化、类泛素化和脯氨酸异构化等修饰，改变染色质的状态及调控基因的表达，进而引起肿瘤的发生与发展。因此，探讨组蛋白修饰和肿瘤的关系，更深入地研究疾病的致病机制，在疾病治疗中寻找靶向标志物，可为肿瘤的诊断、治疗和预后提供新方法，总结常见的组蛋白修饰与相关肿瘤标志物见表2-35。

表2-35 常见的组蛋白修饰与相关肿瘤标志物

相关标志物	临床应用
H3K27M	中线部位（如丘脑、脑干及脊髓等）弥漫性胶质瘤组蛋白 *H3K27M* 突变率极高，并可作为重要的预后因子。H3K27me3 蛋白常表达缺失
H3.3G34W	85%～95%骨巨细胞瘤（GCTB）中存在1号染色体上的 *H3F3A*（组蛋白3.3）基因突变，其中绝大多数是H3F3Ap. G34W，并且针对H3.3G34W突变的抗体目前也可用于IHC染色。90%的GCTB表达H3.3G34W突变蛋白，少部分软骨母细胞瘤有 *H3F3A* 突变，但骨肉瘤等其他类型的肿瘤极少表达
H3K36M	90%以上的软骨母细胞瘤都含有17号染色体的 *H3F3B* K36M突变（少部分病例有 *H3F3A* 突变）。其他肿瘤罕见，对软骨母细胞的诊断具有高度特异性和敏感性
H3K9me3	组蛋白3赖氨酸q位点的三甲基化（H3K9me3）在恶性外周神经鞘瘤（MPNST）、胶质瘤、室管膜瘤等中发生表达缺失，可作为诊断MPNST的重要生物标志物（核缺失）。与淋巴管浸润、疾病复发、肿瘤分期、患者的生存率均有关，是肝癌、胃癌患者的独立预后因素
H3K27me3	H3第27位赖氨酸的三甲基化（H3K27me3）与淋巴结的转移、肿瘤大小及病理分期等有关，是卵巢癌、乳腺癌、胰腺癌等患者的独立预后的指标。H3K27me3水平越低的患者预后越差
H3K36me3	H3第36位赖氨酸的三甲基化（H3K36me3）阳性是肝癌高分级、高分期的重要独立预测因子，可导致肝癌肿瘤复发和预后不良，可能成为肝癌基因治疗的新靶点
H4K20me3	H4第20位赖氨酸的三甲基化（H4K20me3）和H3K9甲基转移酶在星形胶质细胞肿瘤进展中存在差异。解除组蛋白变体H1x的管制成为一种预后生物标志物。缺失显示乳腺癌预后不良，其降低增强了HER2非依赖性乳腺癌侵袭能力
H3K27ac	H3第27位赖氨酸的乙酰化（H3K27ac）和H3K27me3的评分识别出肝癌的一个侵袭性亚群，可以作为肝癌的预后标志物。H3K27ac转化为H3K27me，促进胃癌上皮间充质转化，还可见于食管鳞癌
H2AK119Ub	H2A第119位赖氨酸的泛素化1（H2AK119Ub1）和H3K27me3均可独立预测临床预后。H2AK119Ub1升高、H3K27me3降低可能是胰腺癌分子分期的鉴别标志物
USP	泛素特异性修饰酶（USP）在食管癌、胃癌、乳腺癌、大肠癌细胞的高表达与预后等密切相关。70%以上的动脉瘤样骨囊肿包含USP617p13.2基因重排
EZH2	Zeste基因增强子同源物2（EZH2）为一种组蛋白甲基转移酶，多种血液系统恶性肿瘤（如淋巴瘤、白血病等）和消化系统肿瘤等存在EZH2高表达，与肿瘤的侵袭性及疾病预后不良相关
HDAC	组蛋白脱乙酰酶（HDAC）与多种肿瘤（如胃癌、结肠癌、肾癌、卵巢癌等中高表达）的关系最为密切，可用于癌症治疗的小分子抑制剂的靶点

3.非编码RNA（ncRNA） ncRNA是指能被转录但不能翻译为蛋白质的功能性RNA，主要包括内含子长链非编码RNA（lncRNA）、微RNA（miRNA）、环状RNA（circRNA）、核糖体RNA（rRNA）、转运RNA（tRNA）、核小RNA（snRNA）和核仁小分子RNA（snoRNA）等。

根据对肿瘤发生的影响，恶性肿瘤相关miRNA、lncRNA等可分为促癌基因及抑癌基因。ncRNA通过影响细胞增殖、凋亡、迁移、侵袭等多种生物学过程发挥促癌及抑癌功能，且包括miRNA、lncRNA、circRNA等在内的多种非编码RNA在肿瘤组织及癌旁组织中差异性表达，发现及鉴定肿瘤相关非编码RNA标志物对肿瘤诊断及精准治疗将产生划时代意义。如结肠癌可表达的has-miR-183-3p、has-miR-224-5p等；循环miR-137和miR-485-3pp是脑胶质母细胞瘤（GBM）的一种潜在的非侵入性标志物。

4.染色质结构重构 在DNA转录时染色质由紧密的超螺旋结构变构为开放式的疏松结构，这种不改变DNA碱基序列的结构改变称为染色质重塑。染色质重塑与基因表达、凋亡、DNA复制和修复以及肿瘤的发生密切相关。其主要机制包括：ATP依赖的染色质重塑复合物、共价组蛋白修饰、组蛋白变异和DNA甲基化。根据功能结构域的不同可以将ATP依赖的重塑复合物主要分为ISWI、SWI/SNF、INO80和CHD等亚家族。其中研究较多的为交配型转换/蔗糖不发酵（SWI/SNF）染色质重塑复合物成员基因，其在近20%的人类肿瘤中发生突变，大多作为抑癌基因发生失活突变。SWI/SNF复合物主要包含两类：BRG1/BRM相关因子复合物（BAF）及多溴相关BAF复合物（PBAF）。BAF及PBAF均包括三个核心亚基（SMARCB1、SMARCC1及SMARCC2），辅助调节亚基存在差异，BAF主要包括ARID1A/1B、DPF1/2/3、SS18、

SMARCE1、SMARCD1/D2/D3、ACTL6A及BRD9，PBAF主要包括ARID2、PBRM1、PHF10、SMARCE1、SMARCD1/D2/D3、ACTL6A及BRD7。

SWI/SNF复合物中常见亚基有：①具有ATP酶催化活性的同源亚基SMARCA4（BRG1）和SMARCA2（BRM）；②极度保守的核心亚基SMARCB1（SNF5、INI1）；③同源亚基ARID1A和ARID1B。几乎所有的实体肿瘤中均可检测到SWI/SNF复合物亚基的编码基因发生突变，不同肿瘤中呈现不同的突变谱，因此可作为肿瘤诊断或预后的生物标志物（表2-36）。

表2-36 SWI/SNF复合物相关肿瘤标志物

分子检测点	适用范围或注释
INI1（SMARCB1）	SMARCB1是SWI/SNF复合体的核心亚基，其编码蛋白SMARCB1又称INI1或BAF47表达缺失。免疫组化染色显示INI1表达缺失发生于上皮样肉瘤、恶性横纹肌样瘤、中枢神经系统非典型畸胎瘤/横纹肌样瘤、肾髓质癌、上皮样肉瘤、上皮样恶性外周神经鞘瘤、差分化的脊索瘤、骨外黏液样软骨肉瘤、肌上皮癌、少数神经鞘瘤病等，以及肾髓质癌、神经胶质瘤、髓系白血病、肝内胆管癌及鼻腔鼻窦癌等
BRM（SMARCA2）	其表达的蛋白质是SWI/SNF亚家族染色质重塑复合物的关键ATP酶催化亚基，SMARCA2缺失可发生于横纹肌样瘤、乳腺癌、肺癌、膀胱癌、胃癌、前列腺癌、脂肪肉瘤、肝细胞癌、肾透明细胞癌和卵巢癌等
BRG1（SMARCA4）	SMARCA4是SWI/SNF复合体的核心亚基。在约90%的卵巢高钙血症型小细胞癌的中频繁突变，*SMARCA4*编码的蛋白BRG1表达缺失。SMARCA4和SMARCA2在结直肠癌、卵巢浆液性癌、胰腺癌、肝细胞癌、肺癌和乳腺癌、胶质瘤、黑色素瘤和鳞状细胞癌中均有不同频率的突变，在卵巢透明细胞癌、肾癌、血液系统肿瘤和髓母细胞瘤中存在*SMARCA4*突变但无*SMARCA2*突变。SMARCA4和SMARCA2是SWI/SNF的相对互斥亚基，在SMARCA4缺陷肿瘤中，SMARCA2表达上调，但在SCCOHT和SMARCA4缺陷性胸部肉瘤中SMARCA4和SMARCA2表达同时缺失
ARID1A（BAF250A）	AT丰富结合域1A（ARID1A）基因编码BAF250A蛋白是一个潜在的抑癌基因。在多种肿瘤如卵巢透明细胞癌、子宫内膜样癌、胃癌、结直肠癌、肝细胞癌、膀胱癌、肺部肿瘤、乳腺癌、恶性黑色素瘤和神经母细胞瘤等均有不同程度的表达降低或缺失
ARID2（BAF200）	研究显示，ARID2作为肿瘤抑制因子，在多种癌症如肝细胞癌、非小细胞肺癌、直肠癌、胰腺癌、口腔鳞状细胞癌中频繁发生突变
PBRM1（BAF180）	*PBRM1*基因突变与多种癌症相关，包括肾透明细胞癌、胆管癌、上皮样肉瘤、食管鳞状细胞癌和乳腺癌等。与*ARID1A*相似，*PBRM1*在其他肿瘤中的突变也多为截短突变

七、肿瘤浸润与转移相关标志物

（一）肿瘤浸润转移所涉及的分子改变

肿瘤浸润转移过程涉及肿瘤细胞及上述细胞和基质之间的多个步骤与分子反应。这些步骤主要有肿瘤细胞黏附特性改变、肿瘤细胞周围基质蛋白分子水解、肿瘤细胞增殖和生存能力增强、肿瘤细胞迁移、淋巴血管生成、逃避免疫打击、转移靶器官的趋化和生长。表2-37大致总结了这些过程中所涉及的分子改变。

表2-37 肿瘤浸润转移过程中涉及的分子改变

肿瘤细胞的生物学行为	介导的分子和信号途径
肿瘤起始功能	包括生长和存活，此类基因的表达或导致肿瘤细胞基因组不稳定，或使肿瘤细胞表现为不受控增殖性。癌基因包括*KRAS*、*BRAF*、*EGFR*、*HER2*、*PI3K*、*MYC*、*CTNNB1*（β-catenin）等，抑癌基因包括*APC*、*TP53*、*PTEN*、*BRCA1*、*BRCA2*、*VHL1*等
黏附和解黏附	细胞黏附分子（包括以下数个基因家族：钙黏着蛋白家族、整联蛋白家族、免疫球蛋白超家族、选择素家族和透明质酸受体家族）

续表

肿瘤细胞的生物学行为	介导的分子和信号途径
细胞外基质水解	主要有以下6种：①基质金属蛋白酶；②组织丝氨酸蛋白水解酶，包括尿激酶型纤溶酶原激活物（uPA）、纤溶酶、凝血酶等；③ADAM家族分子；④骨形成蛋白1型金属蛋白酶（BMP-1）；⑤类肝素酶和硫酸乙酰肝素聚多糖（HSPG）；⑥组织蛋白酶
肿瘤细胞的迁移	涉及多种重要分子，如Ras、Met-SF/HGF信号、核因子κB、黏着斑激酶、骨连接素、血栓素A2、基质蛋白（包括透明连接蛋白、纤维连接蛋白、层粘连蛋白、Ⅰ型胶原、Ⅳ型胶原和血小板凝血酶敏感蛋白）、生长因子和细胞因子（胰岛素样生长因子、单核细胞趋化因子1、IL-8等）
淋巴血管生成	目前认为，促进血管形成的最主要的因子是血管内皮生长因子（VEGF）、碱性成纤维细胞生成因子（bFGF）、血小板源性生长因子（PDGF）、肝细胞生长因子（HGF）、表皮生长因子（EGF）、转化生长因子（TGF-α、TGF-β）、前列腺素G/H合成酶2（PTGS2，又称COX2）、MMP2趋化因子配体5（CCL5）、血管生成素（Ang）、血管生成素样因子4（ANGPTL4）和缺氧诱导因子（HIF）等。在淋巴管生成中淋巴管生成因子VEGF-C和VEGF-D起着关键作用
免疫逃避	MCH缺失，免疫原性下调[相关抑癌基因有NM23、MKK4、KAI（CD82）、BRMS1、KISS1、RHOGDI2、CRSP、VDUP1（TXNIP）]、PDL1
肿瘤细胞归巢	包括趋化因子受体4（CXCR4）、基质细胞衍生因子1（SDF1，又称CXCL12）、肿瘤坏死因子α（TNF-α）、粒细胞-巨噬细胞集落刺激因子（GM-CSF）、甲状旁腺激素相关蛋白（PTHRP）和白细胞介素11（IL-11）、结缔组织生长因子（CTGF）、核因子κB受体活化因子配体（RANKL）等

（二）细胞黏附分子类标志物

1.细胞黏附分子（cellular adhesion molecule，CAM） 是一类介导细胞与细胞之间及细胞与细胞外基质之间黏附作用的膜表面糖蛋白，根据CAM的结构和功能，可将其分为钙黏着蛋白（钙黏素）家族、整合素家族、免疫球蛋白超家族、选择素超家族和其他分子（CD44、CD36、CD15等）五大主要类别。它们在体内多种生理和病理过程中发挥重要作用。

（1）钙黏着蛋白家族：是一类依赖于钙离子发挥细胞间黏附作用的跨膜糖蛋白。Cadherin是一个超家族，可以分为6个基因家族。①经典Cadherin Ⅰ类：E-Cadherin、N-Cadherin、P-Cadherin、R-Cadherin；②经典E-Cadherin Ⅱ类：Cadherin6、Cadherin12；③桥粒中的Cadherin：desmoglein、desmocollin；④短细胞质结构域或无细胞质结构域类：LI（liver intestine）-Cadherin（CDH17）、T-Cadherin；⑤前Cadherin、dachsous基因；⑥ret原癌基因。

钙黏着蛋白通过不同的连接蛋白质与不同的细胞骨架成分相连，它们的配体是自身同型细胞的连环素（catenin），连环素有三种亚型α、β、γ及最近发现的新亚型p120-catenin。

（2）免疫球蛋白超家族：指一组具有类似免疫球蛋白结构域的蛋白质分子。其共同特征为细胞膜外结构具有免疫球蛋白的功能区，可与整合素家族及其他成分互为配体和受体。除免疫球蛋白外，还包括T细胞受体、B细胞受体、MHC及细胞黏附分子（CAM）等，如细胞间黏附分子（I-CAM）、血管细胞黏附分子（V-CAM）、神经细胞黏附分子（N-CAM）、血小板内皮细胞黏附分子（PECAM）和CD31等。

（3）整合素家族：是一类由一个α亚单位和一个β亚单位通过非共价键连接而成的异二聚体跨膜糖蛋白，其配体为细胞外基质成分，包括胶原蛋白、层粘连蛋白、纤维蛋白原、纤维连接蛋白及最近发现的血小板反应蛋白（TSP）等成分。目前已经确定有18种α亚单位和8种β亚单位，共组成至少24种整合素。

（4）选择素超家族：是分子量最小的黏附分子超家族，根据其表达部位，分为表达在活化内皮细胞表面的E-选择素（CD62E、ECAM1）、表达在白细胞表面的L-选择素（CD62L、LAM1）及表达在血小板和内皮细胞表面的P-选择素（CD62P、CMP140）。

（5）透明质酸受体家族：主要与ECM中的透明质酸结合，也能与胶原蛋白、层粘连蛋白、纤维连接蛋白等结合，参与细胞和基质的黏附。CD44是与肿瘤转移有关的该类受体之一，它的分布极为广泛。已知有v1～v9共9种CD44变异分子。研究表明，CD44v6、CD44v9与肿瘤的侵袭和转移密切相关。

2.细胞间的连接蛋白 上皮和内皮组织细胞间的连接主要由紧密连接、黏附连接、桥粒和缝隙连接构成。紧密连接具有封闭细胞间隙，维持细胞黏附性、极性和通透性及辅助信号传递蛋白调节细胞增殖分化等作用。

（1）紧密连接蛋白：是细胞之间的黏附结构中重要的一种，主要由跨膜蛋白和紧密连接（zonula occludins，ZO）蛋白两种成分组成。跨膜蛋白又由Claudin、Occludin和紧密连接黏附分子（tight junction aladhesion molecule，TJAM）组成。连接黏附分子（JAM）是位于极性上皮细胞和内皮细胞间紧密连接处的一种蛋白，属于免疫球蛋白超家族，JAM家族包含JAM-A、JAM-B、JAM-C等。

（2）黏附连接蛋白：与黏附连接形成的相关蛋白有上皮型钙黏着蛋白（E-Cadherin）、联蛋白（catenin，主要包括β-catenin和p120-catenin）等。

（3）桥粒：是一种常见的细胞连接结构，位于中间连接的深部。桥粒主要由桥粒芯蛋白（desmogleins，DSG1～4）和桥粒胶蛋白（desmocollins，DSC1～3）组成。

（4）缝隙连接蛋白：缝隙连接介导相邻细胞间的信息、能量和物质的交换，它主要由缝隙连接蛋白（connexin，Cxs）构成。Cxs是由多基因家族编码的一类结构相似而分子量不同的蛋白质。目前，在哺乳动物和人体中发现的Cxs有21种，与肿瘤联系最为密切的是Cx43。总结细胞黏附分子相关的免疫组化标志物见表2-38。

表2-38　常用的细胞黏附分子类标志物

标志物	阳性部位	表达/应用范围
E-Cadherin	细胞膜	E-Cadherin（CDH1）主要介导细胞间的黏附作用，其功能的降低或丧失可导致细胞连接的破坏，与肿瘤细胞的浸润和转移相关。在许多肿瘤中其表达均有所改变，表达下降往往预示预后不良
N-Cadherin	细胞质	N-Cadherin（神经型钙黏着蛋白）表达于神经细胞、发育中的骨骼肌、胚胎和成熟的心肌细胞。在肿瘤细胞中主要表现在非上皮来源的恶性肿瘤，如间皮瘤、滑膜肉瘤等
β-catenin	细胞核/膜/质	在正常情况下，主要存在于正常细胞的细胞膜，在某些异常情况下可发生该基因突变，导致细胞核内堆积，常见于家族性腺瘤息肉病、纤维腺瘤、孤立性纤维病、子宫内膜癌等，对疾病的诊断和预后有一定的意义
p120	细胞膜/质	除和E-Cadherin一起介导细胞间黏附行为外，还在核内发挥信号转导作用。p120在浸润性导管癌中胞膜阳性表达；在浸润性小叶癌中细胞质阳性表达
CD44	细胞膜	CD44是细胞黏附分子（CAM）家族中的一种糖蛋白，主要位于细胞表面，CD44的表达与否与肿瘤浸润、转移密切相关。目前主要用于各种恶性肿瘤如肺癌、胃肠道癌、胰腺癌和乳腺癌等的研究
CD44v6	细胞膜	CD44v6是CD44家族的异构体之一，主要负责细胞与细胞间、细胞与基质间的黏附，通过其V区外显子选择性剪接产生多种不同的变异体，其中CD44v6因与肿瘤侵袭转移关系密切而受到关注，在多种肿瘤中高表达
CD56	细胞膜/质	CD56为神经细胞黏附分子（NCAM），主要表达于神经外胚层来源的肿瘤、内分泌肿瘤和NK/T细胞淋巴瘤
CD106	细胞膜	血管细胞黏附分子（V-CAM、CD106）是一种膜相关蛋白，分布于血管内皮及其周围的淋巴细胞、单核细胞、嗜酸性粒细胞和中性粒细胞。主要用于各种组织中血管内皮的检测
EpCAM	细胞膜/质	上皮细胞黏附分子（ESA）表达于部分正常上皮细胞和大多数恶性上皮性肿瘤细胞表面，可用于肺腺癌和间皮瘤的鉴别。EpCAM在鳞癌细胞中表达，而在大多数正常的鳞状上皮中缺乏表达，可用于宫颈病变的鉴别诊断
ICAM-1	细胞膜	细胞间黏附分子-1（ICAM-1）属于黏附分子免疫球蛋白超家族。研究发现，大肠癌细胞表面ICAM-1的过表达与淋巴结转移密切相关
Mel-CAM	细胞膜	黑色素瘤细胞黏附分子（Mel-CAM、CD146）。近来研究发现，CD146在许多恶性肿瘤组织中高表达，提示CD146可能在肿瘤发生发展及转移中起重要作用，可作为肿瘤预后判断的参考指标。主要用于胎盘部位滋养细胞肿瘤等疾病的研究
PECAM-1	细胞质	血小板内皮细胞黏附分子-1（PECAM-1）是免疫球蛋白超家族中的一种黏附分子，高表达于内皮细胞。近年来研究发现，PECAM-1与肿瘤的发生、血管生成、细胞凋亡及耐药均相关，可能对肿瘤的诊断与治疗产生重要影响

续表

标志物	阳性部位	表达/应用范围
E-Cadherin	细胞膜	E-Cadherin（CD62E、ECAM1）主要表达在活化内皮细胞表面，在许多肿瘤（如消化道肿瘤、乳腺癌等）中高表达，与肿瘤的演进、血管生成和浸润转移密切相关
L-Cadherin	细胞膜	L-Cadherin（CD62L、LAM1）主要表达在白细胞表面，在许多肿瘤中高表达可能与上述肿瘤的浸润转移、预后密切相关，主要用于肿瘤的研究
P-Cadherin	细胞膜	P-Cadherin（CD62P、CMP140）主要表达在血小板和内皮细胞表面，在胃癌、肾癌、肺癌、胶质瘤及卵巢肿瘤中高表达，与上述肿瘤的浸润转移相关，并可能是一种新的肿瘤转移及预后指标
整合素α5β1	细胞膜/质	整合素α5β1是细胞表面的一种重要黏附分子，在肿瘤的浸润和转移中起着非常重要的作用。在肝癌、肺癌、肠癌等肿瘤细胞中都有表达
整合素β1	细胞膜/质	整合素β1在许多肿瘤转移中发挥重要作用，如乳腺癌、胃癌、胰腺癌、膀胱癌、卵巢癌、肺腺癌、皮肤癌、黑色素瘤
Claudin1	细胞膜/质	紧密连接蛋白（claudin）在人体内发现有20余种不同蛋白，其异常表达（尤其是那些高侵袭性的肿瘤细胞通常为低表达）。在有些肿瘤中的表达具有一定组织特异性，可以作为诊断和判断预后的指标之一
Ezrin	细胞膜	Ezrin是细胞骨架与细胞膜连接的特定蛋白之一，研究表明，Ezrin在不同肿瘤组织（如乳腺癌、子宫内膜癌、骨肉瘤等）中表达异常（过表达或亚细胞定位异常），可能参与肿瘤的侵袭转移。主要用于各种良、恶性肿瘤的研究
ZO-1	细胞膜/质	ZO-1作为细胞间紧密连接蛋白，参与细胞紧密连接。在多种癌组织中有着不同程度的异常表达（下降或异位），与癌症分级、预后等有密切的关联
Cxs43	细胞质	缝隙连接蛋白43（connexin43，Cxs43）是缝隙连接蛋白组超家族成员，细胞缝隙连接通信功能缺陷与肿瘤的发生和发展有一定的相关性。相对于相邻的正常组织，乳腺癌、前列腺癌等肿瘤细胞及组织中Cxs43表达显著减少
JAM-A	细胞膜	JAM-A为JAM家族的一员，在细胞紧密连接结构的正确装配中发挥重要作用。人体内的白细胞、血小板、上皮细胞、内皮细胞等都有JAM-A的表达，在乳腺癌、胰腺癌等组织中表达下降或缺失，与肿瘤侵袭转移相关
Galectin3	细胞质	Galectin3属于β-半乳糖苷酶结合凝集素家族，和同类细胞间的黏附有关，可用于肿瘤黏附和转移方面的研究。此抗体在间变性大细胞淋巴瘤中表达而在霍奇金淋巴瘤中不表达。近年来，更多和CK19联合应用于甲状腺乳头状癌的研究
Occludin	细胞质	Occludin又称为闭锁蛋白，是构成紧密连接的一种重要跨膜蛋白。研究证实，许多肿瘤可以使Occludin的表达显著下调
Paxillin	细胞质/膜	Paxillin是一种大小为68kDa的局部黏附蛋白，参与肿瘤细胞的黏附与转移。主要用于各种恶性肿瘤的研究

（三）细胞外基质降解酶类标志物

细胞外基质是肿瘤周围微环境的一部分，包括基膜和间质性结缔组织，主要由胶原、糖蛋白和蛋白多糖组成。肿瘤细胞降解细胞外基质是局部侵袭和转移的必需步骤，而降解的基质蛋白对肿瘤细胞的生长增殖也有帮助。细胞外基质降解酶主要有以下6种：①基质金属蛋白酶（MMP）家族；②纤溶酶原激活因子系统；③骨成形蛋白1型金属蛋白酶；④类肝素酶（HSPG）；⑤组织蛋白酶（cathespin）；⑥去整合素金属蛋白酶（ADAM）。总结细胞外基质降解酶类标志物见表2-39。

表2-39 常用的细胞外基质降解酶类标志物

标志物	阳性部位	表达/应用范围
MMP-2	细胞质	目前MMP家族中至少已发现20余个成员，MMP-2的主要功能为降解Ⅳ型胶原，可以降解细胞外基质和基膜，使肿瘤发生侵袭和转移。主要用于各种恶性肿瘤转移浸润的研究
MMP-9	细胞质	MMP-9可降解Ⅳ、Ⅴ、Ⅸ、Ⅺ型胶原，在肿瘤的浸润、转移过程中起重要作用

续表

标志物	阳性部位	表达/应用范围
TIMP	细胞质/膜	金属蛋白酶抑制因子（TIMP）是MMP的特异性抑制剂，正常情况下，MMP和TIMP处于动态平衡，平衡的破坏可致肿瘤的发生、演化、侵袭和转移
ADAM-9	细胞质/膜	ADAM同属MMP家族，主要参与调节细胞-细胞和细胞-基质的相互作用。在前列腺癌、肺癌和肾癌等组织中也发现过表达，与肿瘤的转移预后密切相关
Cath-D	细胞质	组织蛋白酶D（cathespin D、Cath-D）是一种广泛存在于细胞中的胞内溶酶体酶，能直接消化细胞外间质或间接破坏基膜，从而在肿瘤的浸润和转移中起重要的作用。在乳腺癌及其他一些恶性肿瘤中有过表达现象
uPA	细胞质	纤溶酶原激活因子（PA）根据其组织形态结构可分为组织型（tPA）和尿激酶型（uPA）两种，目前研究较多的是uPA，能激活金属蛋白酶参与细胞外蛋白的水解。在许多肿瘤，包括肺癌、结肠癌、胃癌、乳腺癌和前列腺癌中都有uPA及相应调节分子的高表达，并且与肿瘤的预后、复发、转移密切相关
PAI-1	细胞质	纤溶酶原激活因子抑制系统（PAI）主要包括PAI-1、PAI-2，可调控PA活性，以调节肿瘤细胞浸润和转移的能力。主要用于各种恶性肿瘤转移浸润的研究
uPAR	细胞质/膜	uPA及其受体系统（uPAR）在局部紧密接触部位具有引起蛋白溶解功能，在肿瘤迁移过程中起关键作用。uPAR在肿瘤中高表达与肿瘤浸润转移、预后判断及治疗有关
HSPG	细胞膜/质	类肝素酶（HSPG）主要表达于肿瘤细胞和肿瘤病灶中，并且与许多肿瘤的转移表型密切相关，如前列腺癌、胆囊癌、胰腺癌、结肠癌、乳腺癌、卵巢癌、肝癌、胃癌等
BMP	细胞质	骨形态发生蛋白（BMP）是一组多功能的细胞因子，可调节多种细胞的增殖、分化和凋亡，能调节细胞的生长、增殖、迁移和胚胎干细胞的自我更新。在骨肉瘤、前列腺癌等中高表达，与浸润转移和预后相关
BMPR	细胞质	骨形态发生蛋白受体（BMPR），在多种恶性肿瘤中高表达，与肿瘤浸润、转移等相关

（四）肿瘤细胞迁移类标志物

肿瘤细胞的浸润转移除了与黏附和降解细胞外基质有关外，活跃的细胞运动也是其重要的因素。具有高转移能力的肿瘤细胞往往同时具有活跃的运动能力。肿瘤迁移过程中涉及多种信号传递途径，很多是胚胎发育过程中所必需的。同时涉及多种重要分子，如Ras、核因子κB（NF-κB）、黏着斑激酶（FAK）、骨桥蛋白（OPN）、骨粘连蛋白/骨连接素（ON）、血栓素A2（TXA2）、基质蛋白（包括透明连接蛋白、纤维连接蛋白、层粘连蛋白、Ⅰ型胶原、Ⅳ型胶原和血小板凝血酶敏感蛋白）、生长因子和细胞因子（胰岛素样生长因子、单核细胞趋化因子-1、IL-8）等。总结肿瘤细胞迁移类标志物见表2-40。

表2-40 常用的肿瘤细胞迁移类标志物

标志物	阳性部位	表达/应用范围
Ⅰ型胶原	细胞质	Ⅰ型胶原主要分布于皮肤、骨、角膜、肌腱等组织，是细胞外基质的重要组成部分。该抗体主要用于结缔组织蛋白的分布、上皮/间皮之间的相互作用及基膜等方面的研究
Ⅳ型胶原	基底膜	Ⅳ型胶原是构成基膜的主要成分。此抗体可标记人的多种组织和器官的基膜，对由癌早期侵袭引起的基膜成分缺失具有重要的意义
纤维连接蛋白（FN）	细胞质	纤维连接蛋白（FN）是一种细胞黏附蛋白。其主要分布于结缔组织和多数基膜上，与肿瘤浸润相关。该抗体可作为鉴别良、恶性上皮源性肿瘤的一个重要参考指标
AQP	细胞膜/质	水通道蛋白（AQP）是跨膜通道蛋白，到目前为止已经发现AQP家族有13个成员（AQP0～AQP12）。AQP主要表达于各种上皮和内皮组织，在皮肤、白细胞和脂肪细胞中也广泛分布。研究发现，AQP在肿瘤的生长、浸润及转移的过程中起重要的作用
FAK	细胞膜/质	黏着斑激酶（FAK）是细胞内重要的骨架蛋白，属于一种非受体型酪氨酸蛋白激酶，也是多种信号通路的关键性分子。与细胞生存、细胞周期调控、黏附、迁移侵袭及血管生成等相关，在许多肿瘤组织中表达增高
Laminin（LM）	细胞质	层粘连蛋白（laminin, LM）是细胞外基质的主要成分之一，分布于基膜和细胞外基质、神经鞘细胞及平滑肌细胞胞突中，通过与其受体（LM-R）结合能够调节细胞的黏附、扩散和迁移。其主要用于上皮源性肿瘤（如乳腺癌等）的研究

续表

标志物	阳性部位	表达/应用范围
LM-R	细胞膜/质	层粘连蛋白受体（LM-R），LM通过与其受体（LM-R）结合能够调节细胞的黏附、扩散和迁移。其主要用于上皮源性肿瘤（如乳腺癌等）的研究
NF-κB	细胞核	核因子κB（NF-κB）是一种细胞核转录因子，在多种肿瘤中NF-κB都处于持续性激活状态，可能与肿瘤细胞的发生、增殖、分化、凋亡、侵袭和转移有密切关系
ON	细胞质	ON和OPN作为骨基质蛋白，参与骨组织的矿化形成。最近研究显示，二者可能与肿瘤的侵袭转移有关，ON广泛存在于多种正常组织和体液中，在人体发育过程中起重要作用。在某些肿瘤中高表达，可能与肿瘤的侵袭和转移相关
OPN	细胞质	骨桥蛋白（OPN）已被广泛公认为肿瘤转移相关基因或转移基因。在人类多种肿瘤中都呈现高表达，与多种肿瘤细胞的发生发展、浸润转移有关。同时，OPN也可能是肿瘤远处转移和预后的预测分子
TSP-1	细胞质	凝血酶敏感蛋白-1（TSP-1）是一种多功能的细胞外基质糖蛋白，在细胞黏附、迁移、增殖、凋亡、血管生成、肿瘤细胞转移和血栓形成中起重要作用。它的编码基因是潜在的抑癌基因，基因启动子的高甲基化与肿瘤的发生密切相关
TXA2	细胞质	血栓素A2（TXA2）和前列环素（PGI2）都是花生四烯酸的代谢产物，在正常生理状态下，两者动态平衡以维持血管收缩功能及血小板聚集作用。研究表明，与正常结直肠黏膜组织比较，结直肠癌中TXA2水平高，PGI2水平低

注：FAK、NF-κB分别见于本节"酪氨酸蛋白激酶类标志物"和"细胞凋亡相关标志物"。

（五）肿瘤血管淋巴管生成类标志物

目前认为，促进血管形成的最主要的因子包括血管内皮生长因子（VEGF）、碱性成纤维细胞生长因子（bFGF）、血小板源性生长因子（PDGF）、肝细胞生长因子（HGF）、表皮生长因子（EGF）、转化生长因子（TGFα、TGFβ）、前列腺素G/H合成酶2（PTGS2，又称COX2）、MMP2趋化因子配体5（CCL5）、血管生成素（Ang）、血管生成素样因子4（ANGPTL4）和缺氧诱导因子（HIF）等。在淋巴管生成中淋巴管生成因子VEGF-C和VEGF-D起着关键作用。肿瘤血管淋巴管生成类标志物见表2-41。

表2-41 常见的肿瘤血管淋巴管生成类标志物

标志物	阳性部位	表达/应用范围
ANGPTL4	细胞质	血管生成素样因子4（ANGPTL4）在多种恶性肿瘤（如胃癌）中高表达，其基因和蛋白具有与血管生成素相似的结构和功能
Ang-1/2	细胞质	血管生成素（Ang）是近年来发现的唯一含有受体激动剂和受体抑制剂的血管生长因子家族。研究表明，肿瘤生成、生长、远处转移及预后均与新生血管的形成关系密切
CCL5	细胞质	趋化因子配体5（CCL5/RANTES）属于CC类趋化因子家族。CCL5在多种恶性肿瘤如宫颈癌、卵巢癌、前列腺癌、胰腺癌、肺癌和黑色素瘤中高表达
COX2	细胞膜/质	COX2的过表达会增加微血管密度，加上VEGF的表达意味着其预后性差。此外，COX2在结肠癌、乳腺癌、胰腺癌和肺腺癌的过表达，也是预后性差的参考依据
HIF-1α	细胞核	缺氧诱导因子-1α（HIF-1α）是缺氧条件下广泛存在于哺乳动物和人体内的一种转录因子。在恶性肿瘤中的表达具有普遍性。与促进肿瘤血管生成、增殖和转移有关
VEGF	细胞质	VEGF及其受体是公认的介导新生血管生成的关键因素，它强烈促使血管内皮有丝分裂并最终形成新生血管，是刺激肿瘤血管生成最强的细胞因子。此抗体识别VEGF，主要用于各种肿瘤组织中的血管生成和肿瘤转移关系的研究

注：生长因子详见本节"生长因子类标志物"。

（六）肿瘤转移促进基因相关标志物

肿瘤转移促进基因是指其存在和表达增强能够促进或导致肿瘤侵袭转移发生的基因；转移抑制基因能

抑制肿瘤细胞的转移，但不影响原发肿瘤的生长。目前研究表明，至少10余种癌基因可诱发和促进癌细胞的转移潜能，如c-met、ras、Rho、BCL2、myc、mos、raf、fes、fms、ser、fos、p53、erbB2、Ets、BRCA-1、垂体肿瘤转化基因（PTTG）等。肿瘤转移促进基因相关标志物（部分癌基因和抑癌基因类标志物请参照相关章节）总结见表2-42。

表2-42 常用的与肿瘤转移促进基因相关标志物

标志物	阳性定位	表达/应用范围
C-FOS	细胞核	C-FOS是一种转录活化因子（AP-1），与C-JUN原癌基因产物形成一种复合物，参与多个基因的转录和调节。正常组织几乎不表达或弱表达（皮肤）C-FOS。目前C-FOS主要用于各种类型的恶性肿瘤如食管癌、鼻咽癌、乳腺癌、结肠癌及脑肿瘤的研究
C-MET	细胞核	C-MET编码酪氨酸激酶，能调节肿瘤细胞的侵袭性生长。在正常的组织细胞中，C-MET呈现低表达或不表达，C-MET的过表达和基因扩增与多种恶性肿瘤的发生和转移密切相关
C-MYC	细胞核	C-MYC基因是一种原癌基因，在多种类型的细胞中均有表达，与细胞周期密切相关。主要用于肿瘤的研究
CTGF	细胞质/膜	结缔组织生长因子（CTGF）是一个细胞基质蛋白，参与炎症、肿瘤生长和血管生成
CXCR4	细胞质	CXCR4具有诱导血管生成、肿瘤侵袭转移等功能，在多种高转移肿瘤中高表达，如乳腺癌、肠癌、恶性黑色素瘤等，而在正常组织和器官中表达量很低，异常的CXCR4过表达与肿瘤不良预后及侵袭性特征相关
CXCL12	细胞质	SDF1又称CXCL12，属于趋化因子CXC亚家族，与其受体CXCR4和多种肿瘤的产生、成长、侵袭和转移亲密相关
HER2	细胞膜	C-erbB-2癌基因又称neu或HER2，它编码一种具有酪氨酸激酶活性的跨膜糖蛋白，该基因的过度表达和扩增与肿瘤的分化程度和分级有密切关系，可见于多种肿瘤，如乳腺癌、卵巢癌、子宫内膜癌及消化道肿瘤，并可作为预后的参考指标
MACC1	细胞膜/质	结肠癌中的转移相关结肠癌1基因（MACC1）是HGF/c-Met通路中的一个起关键作用的调节因子。与肿瘤的分化、浸润、转移及生存周期相关。在多种恶性肿瘤中高表达，并与预后相关，极有可能成为治疗肿瘤转移的一个新靶点
MTA1	细胞核	MTA基因家族是一类重要的肿瘤转移相关基因。MTA1蛋白在人类睾丸组织中高表达，在其他类型正常组织中不表达或低表达。在胃癌、结肠癌、乳腺癌、食管癌、非小细胞肺癌、前列腺癌、卵巢癌等多种人类恶性肿瘤中具有不同程度的表达上调，且与肿瘤的转移、侵袭能力密切相关
PTHRP	细胞质	甲状旁腺激素相关蛋白（PTHRP）是由多种组织细胞分泌的一种活性分子，与浸润和转移相关，在多种恶性肿瘤（如乳腺癌、前列腺癌、非小细胞肺癌等）中高表达
PTTG	细胞质/核	垂体肿瘤转化基因（PTTG）是近年来发现的一种原癌基因，在多种肿瘤组织及高度增生性组织细胞内高表达，在促进细胞增殖、转化和肿瘤形成中起重要作用，并与大多数肿瘤的分级和分期有关
RANKL	细胞膜/质	细胞核因子κB受体活化因子/细胞核因子κB受体活化因子配体/骨保护因子（RANK/RANKL/OPG）系统与肿瘤发生、肿瘤骨转移、细胞凋亡相关。主要用于各种恶性肿瘤的研究
S-100A4	细胞质/膜/核	S-100A4蛋白是S-100家族中的一个重要成员，研究表明S-100A4基因的表达能促进肿瘤的发生、发展，S-100A4可能是一种肿瘤转移促进基因。正常情况下只在单核细胞、巨噬细胞、多形核粒细胞、角化细胞、朗格汉斯细胞、汗腺细胞中有不同程度的表达，在正常肺、肾、乳腺、甲状腺、胰腺、结肠组织中均无表达
TWIST1	细胞核	TWIST1是一类转录因子，是肿瘤细胞发生EMT的主要诱导因子之一，在许多肿瘤中都发现了TWIST存在表达异常，在肿瘤的诊断、治疗和预后预测中起重要作用

（七）肿瘤转移抑制基因相关标志物

肿瘤转移抑制基因都具有一个共同的功能，即调控关键的信号通路，如G蛋白偶联受体信号通路、酪氨酸激酶受体信号通路、小GTP酶信号通路和MAPK信号通路等。后来数几年又陆续发现了更多受到肿瘤抑制基因调控的信号通路，包括能调控上述这些信号通路的基因及能够调控肿瘤细胞黏附、迁移、死亡及血管生成过程的基因。目前发现的转移抑制基因可能涉及3个方面：①参与细胞重要生理活动调节的基因，如NM23、PTEN、TIMP等；②基质蛋白水解酶抑制因子基因如TMPS、PA1等；③增加癌细胞免疫原性的基因如MHC等。迄今已经陆续发现了10余种肿瘤转移抑制基因，如NM23、TIMP、CRSP3、DRG1、KAI1、KISS1、MKK4、RhoGDI2、RKIP、SSeCks、VDUP1、E-Cadherin和BRMS1等（表2-43）。

表2-43 常用的肿瘤转移抑制基因相关标志物

标志物	阳性定位	表达/应用范围
BRMS1	细胞核	乳腺癌转移抑制基因（*BRMS1*）是一种肿瘤转移抑制基因，在人体各种不同正常组织中均有表达，*BRMS1*基因异常表达存在于人类多种恶性肿瘤，如乳腺癌、黑色素瘤、卵巢癌等。*BRMS1*基因表达下降或缺失可促进恶性肿瘤细胞的侵袭和转移过程
KAI1	细胞膜/质	*KAI1/CD82*基因是一个新的肿瘤转移抑制基因，在前列腺癌、肺癌等肿瘤组织中的表达水平比在正常组织中明显降低，与肿瘤侵袭、转移关系密切
KISS1	细胞质	*KISS1*是一新的转移抑制基因，转染KISS1的黑色素瘤细胞和乳腺癌细胞的转移潜能明显受到抑制，KISS1的表达下降与胃癌、膀胱癌和食管鳞癌的发展及预后相关
MHC Ⅱ	细胞膜/质	主要组织相容性抗原（MHC）又称人类白细胞抗原（HLA）系统，Ⅰ类分子有A、B、C，Ⅱ类分子有DR、DQ、DP等。在肿瘤转移时MHC功能被抑制，细胞共刺激信号作用减弱，导致了肿瘤细胞免疫逃逸，是肿瘤转移发生的重要原因
MKK4	细胞核/质	丝裂原活化蛋白激酶激酶-4（MKK4）是MAKP/SAPK信号转导通路中的一个环节，研究表明MKK4异常表达与前列腺癌、胃癌、卵巢癌的转移、预后相关
NM23	细胞质	*NM23*是一种转移抑制基因，主要用于胃肠癌、乳腺癌、肺癌等多种恶性肿瘤的研究。大多数研究结果表明，NM23阳性表达与肿瘤转移负相关，与患者预后呈正相关
PAI-1	细胞质	尿激酶型纤溶酶原激活物（uPA）和纤溶酶原激活物抑制物（PAI-1）是近年来受关注的一对与肿瘤侵袭性有关的指标，能否作为一种抑制肿瘤转移的作用物尚待进一步研究

八、与肿瘤耐药性相关的标志物

人癌细胞株对一种抗肿瘤药物产生抗药性，同时对其他非同类型的药物亦产生抗药性，这种现象称为多药耐药性（multiple drug resistance，MDR）。导致肿瘤MDR的机制很复杂，主要涉及ATP结合盒（adenosinetriphosphate-binding cassette，ABC）、转运蛋白超家族［主要包括P糖蛋白（P-gP）、MDR相关蛋白（MRP）、乳腺癌耐药蛋白（BCRP）、肺耐药蛋白（LRP）等］、DNA甲基化、细胞凋亡［抗凋亡基因（p53、BCL2、NF-κB和C-MYC等）的过表达或凋亡基因的缺失都可导致MDR］、拓扑异构酶Ⅱ、谷胱甘肽解毒系统［主要为谷胱甘肽-S-转移酶（GST）］及相关多药耐药信号通路（主要涉及PI3K/Akt信号转导途径和MAPK信号通路）等，这些机制单独或共同存在而导致耐药。与MDR相关的标志物见表2-44。

表2-44 常用的与肿瘤耐药性相关的标志物

标志物	阳性部位	表达/应用范围
MDR-1	细胞膜/质	多药耐药基因（*MDR*）主要由*MDR1*、*MDR2*和*MDR3*组成。细胞耐药性主要由*MDR1*决定，并且*MDR1*高表达是限制化疗药物疗效的主要因素。*MDR1*高表达多与肿瘤转移潜能、低缓解率、高复发率、化疗疗效差、生存期短等有关，可作为肿瘤患者预后的评价指标
P-gP	细胞膜/质	P-gP是由肿瘤多药耐药基因*MDR1*编码的跨膜糖蛋白，是恶性肿瘤原发性耐药的主要原因。P-gP高表达的肿瘤患者常伴预后不良，如低缓解率、高复发率、生存期短，可作为预后评价指标。P-gP高表达提示肿瘤对部分亲脂性药物产生耐药
BCRP	细胞膜/质	乳腺癌耐药蛋白（BCRP）是新近发现的耐药相关蛋白，属于ATP结合盒式（ABC）转运蛋白家族的G亚家族成员。在人体正常组织和多种肿瘤细胞内均有表达，对药物的体内行为产生重要影响，引发肿瘤细胞对药物产生耐药性及药物临床疗效差等
LRP	细胞质	肺癌耐药蛋白（LRP）所介导的是P糖蛋白和MRP不能介导的烷化剂、铂类的耐药。可表达于许多肿瘤组织中，阳性者预示对化疗不敏感
MRP	细胞膜/质	多药耐药相关蛋白（MRP）属ABC转运蛋白超家族成员，影响化疗敏感性，和预后相关。MRP增高可引起ADR、表柔比星、依托泊苷（VP-16）、长春碱、长春新碱、放线菌素D、秋水仙碱等耐药

续表

标志物	阳性部位	表达/应用范围
GSTπ	细胞质/核	GSTπ是GST家族中的一种主要的同工酶，在多种肿瘤中GST-π呈现高表达，目前认为与肿瘤的耐药（表柔比星、顺铂、氮芥、环磷酰胺和苯丁酸氮芥等）有关
MGMT	细胞质	MGMT（O^6-甲基鸟嘌呤-DNA-甲基转移酶）为一种DNA修复酶。细胞中MGMT水平与其所能耐受的DNA损伤密切相关。一般来讲，低水平表达MGMT的肿瘤可以应用上述化疗药物；反之，则为耐药
PKC	细胞质	蛋白激酶C（PKC）参与细胞的增殖、分化和凋亡等过程。PKC通过两方面介导MDR：PKC可以增强MDR1基因的转录，使P-gP蛋白表达增高；PKC通过增加P-gP磷酸化水平增强P-gP的功能，减少药物蓄积，导致耐药
TOPO Ⅱ	细胞核	拓扑异构酶Ⅱ（TOPO Ⅱ）是DNA复制时必需的酶，是许多DNA插入和非插入药物作用的靶点，拓扑异构酶Ⅱ在数量和功能上的改变可能是产生细胞耐药的机制。TOPO Ⅱ表达水平越高，对肿瘤药物（蒽环类和鬼臼毒素类）敏感性越高

九、与肿瘤预后相关的标志物

随着分子生物学的发展，一些分子生物学标志物被发现与恶性肿瘤患者预后有关，这使得更准确、有效地评估恶性肿瘤患者的预后成为可能。一方面，治疗前可通过测定患者恶性肿瘤组织或血清、血浆中分子标志物，预测治疗后转移危险度的高低，有利于进行个体化治疗，从而降低患者复发率和转移率；另一方面，根据恶性肿瘤相关分子标志物，寻找出药物新靶点进行针对性更强的抗肿瘤治疗，可以提高恶性肿瘤患者的治愈率。

目前，涉及肿瘤预后的免疫组化标志物有如下七类：①生长信号的调控失常（包括生长因子及其受体、细胞周期调控因子）；②细胞凋亡信号的调控失常；③无限制增殖潜能（包括癌基因和抑癌基因、肿瘤干细胞类等）；④持续血管生成；⑤侵袭和转移；⑥多药耐药基因及其表达产物；⑦其他，包括激素受体（ER、PR）、miRNA等。

（一）生长信号的调控失常

1.生长因子和受体

（1）转化生长因子β（TGFβ）：TGFβ是一个多功能的多肽家族，参与各种生理病理过程，包括促进细胞分化、抑制上皮增殖、促进胶原合成、促进血管生成等。肿瘤患者TGF-β高表达提示总体生存率低，预后也较差。

（2）表皮生长因子受体：酪氨酸激酶介导的细胞信号传递系统异常与肿瘤的细胞增殖、血管形成、细胞凋亡、侵袭和转移密切相关。EGFR被认为是非小细胞肺癌一种不良预后标志。大量研究表明，HER2过度表达不仅提示乳腺癌、胃癌等的侵袭性更强，预后更差，还可以作为一种有用的预测指标，表明对全身辅助治疗的敏感性。

2.细胞周期调控因子 与细胞周期调控有关的分子主要有三类：细胞周期蛋白（Cyclin）、细胞周期依赖性激酶（CDK）和细胞周期依赖性激酶抑制剂（CDKI）。CKI分为INK4和CIP/KIP两大家族，又称为p16家族和p21家族。p16家族（p16、p15、p18、p19）：抑制Cyclin-CDK。p21家族（p21、p27、p57）：抑制所有的CDK。细胞周期受Cyclin和CDK的促动，这些促动因子的持续性高表达将导致细胞失控性增殖。细胞增殖刺激信号和抑制信号之间的平衡维系着正常细胞的生长，对生长抑制因子的抵抗是细胞癌变的一个重要步骤。CDKI失表达将导致肿瘤细胞过度增殖、肿瘤进展和不良预后。

3.肿瘤增殖性标志物 主要有MCM2、H3S10ph、CyclinB1、Geminin、增殖细胞核抗原（PCNA）、Ki-67、磷酸化组蛋白H3（PHH3）等。肿瘤细胞增殖率是判断肿瘤患者预后的重要指标之一。其中，Ki-67是一种定位于细胞核、半衰期短、与增殖相关的大分子核蛋白，存在于细胞增殖周期的G_1、S、G_2和M期，而在G_0期缺如，故被视为评估肿瘤细胞增殖活性的一个标志物。Ki-67表达与肿瘤分化程度、浸润和转移等有关。

（二）细胞凋亡信号的调控失常

细胞凋亡受多种生物因子影响和调节。

（1）抗凋亡基因：BCL2家族（BCL2、BclxL、Bcl-w、Mcl-1）；凋亡抑制蛋白（IAP）家族，家族成员有cIAP1、cIAP2、XIAP、NIAP、Survivin和Livivin等。

（2）促凋亡基因：*p53*基因、BCL2家族（*Bax、Bak、Bad、Bid、Bim和Bok*）、Caspase家族、肿瘤坏死因子（TNF）家族、神经生长因子（NGF）、核因子NF-κB、转化生长因子β（TGFβ）、热休克蛋白（HSP）及其他基因（如*C-MYC、C-FOS、C-JUN、ATM*基因等）。程序性死亡受体1（programmed death-1，PD-1）及其配体（PD-L1）是T细胞上的一种跨膜受体，最早是在凋亡的T细胞杂交瘤中利用消减法得到的。在肿瘤患者体内，PD-L1的高表达能够增强肿瘤的转移能力，导致患者死亡率上升，因此可以作为患者预后的标志。PD-1/PD-L1免疫疗法通过阻断PD-1/PD-L1信号通路使癌细胞死亡，具有治疗多种类型肿瘤的潜力，有望实质性改善患者的总生存期。

（三）无限制增殖潜能

1. **癌基因** *ras*是人类肿瘤中最普遍的癌基因家族，包括*K-RAS、H-RAS、N-RAS*三个密切相关的成员，*ras*特异点突变可以作为结直肠肿瘤诊断、生物学行为、治疗有效性预测及预后的判断标志物。癌基因*C-MET*和*C-MYC*都与肝癌的预后有关。

2. **抑癌基因** 与肿瘤预后相关的抑癌基因中研究较多的有*p53、Rb、APC、DCC、VHL、BRCA1/2*、微卫星不稳定性等。

3. **肿瘤干细胞标志物** 肿瘤干细胞是近年来干细胞研究和肿瘤研究的热点之一，它具有强大的自我更新和致瘤能力及不断分化的潜能。目前研究发现，肿瘤治疗后易复发、预后差、具有强耐药性，这与肿瘤中存在肿瘤干细胞有密切关系。

（四）与血管形成相关的标志物

大量的实验已经证明，血管形成能够为肿瘤的生长提供营养物质，肿瘤反过来又分泌促血管形成因子促进新血管形成，肿瘤的生长和转移依赖于肿瘤血管。

研究表明，血管形成或肿瘤血管密集度与乳腺癌、非小细胞肺癌、肺癌、胃癌、结肠癌、子宫内膜癌、恶性胸膜间皮瘤、卵巢癌、骨肉瘤等显著相关，是相应癌症转移、预后的重要指标之一。

（五）与肿瘤侵袭转移有关的标志物

转移复发是肿瘤患者死亡的主要原因，也是进一步延长患者生存期的主要障碍。早期识别或预测哪些患者易于转移复发有助于及时有效地治疗并延长患者的生存期。

目前研究较多的有尿激酶型纤溶酶原激活物、基质金属蛋白酶、组织蛋白酶D、S-100A4、CD44、上皮钙黏着蛋白（E-Cadherin）、细胞黏附分子、趋化因子受体4（CXCR4）。

（六）多药耐药基因及其表达产物

肿瘤耐药涉及多药耐药基因1（*MDR1*）及其表达产物P糖蛋白（P-gP）、多药耐药相关蛋白（MRP）、肺耐药相关蛋白（LRP）、谷胱甘肽-S-转移酶（GST）和拓扑异构酶Ⅱa（TopoⅡa）等基因。研究表明，化疗前检测P-gP、TopoⅡ、GST-π的耐药基因蛋白对判断乳腺癌的预后及指导化疗有一定的价值。

（七）其他

1. **微RNA** 微RNA（miRNA）是一组存在于真核生物中的长度为21～23个核苷酸的内源性非编码小分子RNA，参与基因转录后水平的调控，在细胞增殖、分化和凋亡中起着非常重要的作用。越来越多的研究表明，miRNA表达水平与多种人类恶性肿瘤的发病和进展有关，在多种癌症（如结直肠癌、宫颈癌、卵巢癌等）中异常表达，与肿瘤的发生、发展、转移和耐药相关。

2. **激素受体** 研究表明，在乳腺癌中ER和PR的表达情况与肿瘤患者预后明显相关，并且可指导内分泌治疗。

（八）多种标志物的联合检测

目前绝大多数恶性肿瘤相关转移标志物存在敏感性差、特异性更差的普遍问题，进一步寻找具有较高敏感性、特异性的标志物则任重而道远。相信随着分子生物学的发展，一些与恶性肿瘤患者预后密切相关的分子生物学标志物将被发现，不久的将来，人类会开发出更多的与乳腺癌21基因和70基因类似的检测平台，这使得更准确、有效地评估恶性肿瘤患者的预后成为可能。

目前对于21基因检测的临床试验的证据更充分，所以在美国国家综合癌症网络（NCCN）和美国临床肿瘤学会（ASCO）等各种指南中，21基因检测仍是被优先推荐用于乳腺癌患者的预后评判和化疗指导。70基因检测的用途目前只限于预后评判，但是随着MINDACT临床试验令人振奋的结果的得出，或许后续相关指南也将重新评估70基因检测对化疗指导的推荐级别。

1.乳腺癌21基因　包括增殖相关基因（*Ki-67*、*STK15*、*Survivin*、*CCNB1*、*MYBL2*）、侵袭相关基因（*MMP11*、*CTSL2*）、HER2相关基因（*GRB7*、*HER2*）、激素相关基因（*ER*、*PR*、*BCL2*、*SCUBE2*）、其他基因（*GSTM1*、*BAG1*、*CD68*）和5个参考基因（*ACTB*、*GAPDH*、*RPLPO*、*GUS*、*TFRC*）。

2.乳腺癌70基因　2002年，荷兰癌症研究院的研究人员开发了一套乳腺癌多基因检测平台，从25 000个候选基因中，筛选出70个与细胞增殖、侵袭、转移、血管生成等相关的目标基因，组成了70基因检测系统。在5年和10年远端复发风险基础上，根据基因表达与临床结果相关性，将患者分为预后良好组和预后不良组。

十、遗传性肿瘤综合征相关标志物

遗传性肿瘤综合征是由于种系基因突变导致个体具有肿瘤易感倾向的一类疾病。临床表现特点为肿瘤发生年龄早，双侧或多病灶原发肿瘤，伴各种先天形态学异常或智力低下，并有显著的二次肿瘤发生风险和家族癌症易感倾向。

随着诊断技术和基因测序技术的进步，越来越多的新遗传性肾癌综合征被鉴别出来。①遗传性胃肠道肿瘤综合征：主要包括林奇综合征（Lynch综合征）、家族性腺瘤型息肉病（FAP）、MUTYH相关息肉病（MAP）、Peutz-Jeghers综合征、Cowden综合征、锯齿状息肉病（CS）、遗传性胰腺癌、遗传性胃癌等。②遗传性肾细胞癌：主要包括von Hippel-Lindau（VHL）病、遗传性乳头状肾细胞癌（HPRC）、Birt-Hogg-Dube（BHD）综合征和遗传性平滑肌瘤病及肾细胞癌综合征（HLRCC）。③遗传性神经肿瘤综合征：主要包括神经纤维瘤病、结节性硬化症、VHL病、Li-Fraumeni综合征、Cowden病、Turcot综合征以及痣样基底细胞癌综合征（Gorlin-Goltz综合征）等。④女性生殖道遗传性肿瘤综合征：主要包括遗传性乳腺癌/卵巢癌综合征、Lynch综合征、Cowden综合征、Li-Fraumeni综合征、Peutz-Jephers综合征、Carney综合征、DICER1综合征、von -Hippel-Lindau综合征、遗传性平滑肌瘤病和肾细胞癌等。⑤乳腺遗传性肿瘤综合征：主要包括BRCA1/2相关性遗传性乳腺癌/卵巢癌综合征、Cowden综合征、毛细血管扩张性共济失调症、Li-Fraumeni综合征和Peutz-Jephers综合征等。⑥累及皮肤的遗传性肿瘤综合征：包括Gardner综合征、Peutz-Jeghers综合征、Muir-Torre综合征、痣样基底细胞癌综合征（Gorlin-Goltz综合征）和Cowden综合征。⑦骨与软组织肿瘤综合征：主要包括Li-Fraumeni综合征、McCune-Albright综合征、神经纤维瘤病Ⅰ型、多发性骨软骨瘤病、Rothmund-Thomson综合征、Werner综合征和Gardner综合征等。⑧与内分泌器官相关的遗传性肿瘤综合征：涉及较多，包括多发性神经内分泌肿瘤（Ⅰ型、Ⅱ型和Ⅳ型）、VHL综合征、家族性嗜铬细胞瘤/副神经节瘤综合征、Carney综合征、McCune-Albright综合征、家族性非髓样甲状腺癌、Cowden综合征及PTEN相关性病变、家族性腺瘤样息肉病、Werner综合征、Carney综合征及DICER1综合征等。

诊断遗传性肾癌通常要注意患者的家族史、发病年龄及伴随疾病。由于其显著的二次肿瘤发生风险和家族癌症易感倾向，若未及时识别，将导致本能早期发现的肿瘤未及时发现而延误治疗。因此，加强临床病理医师对遗传性肿瘤综合征特点的认识及开展必要的遗传学检测尤为重要。随着人类肿瘤分子遗传学研究的进展，人们对其发生的分子机制有了更深刻的认识。遗传性肿瘤由特定致病基因突变所致，早发现、早干预是防控遗传性肿瘤最有效的方法。这些基因异常可通过荧光原位杂交（FISH）、聚合酶链反应（PCR）和一代测序、二代测序检测发现。部分基因的突变和缺失也可以通过免疫组化检测下游通路蛋白表达情况来鉴别（表2-45）。

表2-45　一些遗传性肿瘤综合征相关分子标志物

综合征	突变基因	临床表现
多发性内分泌腺瘤病1型	多发性内分泌腺瘤病1型（MEN1）是由MEN1基因突变所致，该基因定位于染色体11q13，其编码的多发性内分泌腺瘤蛋白（Menin）	甲状旁腺增生或腺瘤、垂体腺瘤和胰腺神经内分泌肿瘤
多发性内分泌腺瘤2型	多发性内分泌腺瘤2型（NEN2），又称Sipple综合征，与RET基因突变有关，该基因定位于染色体10q11.2，编码酪氨酸激酶受体（TRK）	主要病变为甲状腺髓样癌、肾上腺嗜铬细胞瘤、甲状旁腺增生或腺瘤
多发性内分泌腺瘤4型	由CDKN1B基因突变所致。该基因定位于染色体12p13。CDKN1B基因突变引起p27相应改变，CDKN1B基因检测有助于MEN4的诊断	具有甲状旁腺腺瘤、垂体腺瘤、肠胰腺神经内分泌瘤、血管纤维瘤等
卓-艾综合征	卓-艾综合征（Zollinger-Ellison综合征）。由分泌胃泌素的肿瘤（胃泌素瘤）或胃窦G细胞增生所致，多属于MEN-1型	以胰腺非β细胞瘤所致高胃酸分泌和顽固性溃疡为特征的临床综合征
家族性副神经节瘤综合征	抑制基因琥珀酸脱氢酶（SDH）突变，通常与编码琥珀酸脱氢酶亚基（SDHA、SDHB、SDHC、SDHD、SDHAF2）的SDH基因之一的致病种系列变体有关，或与SDHC基因的启动子超甲基化（外突变）有关	SDHB突变在SDH缺陷型肾癌、腹内肾上腺外副神经节瘤和（或）转移性副神经节瘤中更常见，而SDHD基因突变在头颈部副神经节瘤中更常见。SDHA突变和SDHC突变与SDH缺陷GIST（胃肠道间质瘤）特别相关
Carney-Stratakis综合征	SDHB、SDHC及SDHD的胚系失活性突变，通过免疫组织化学检测SDHB缺失是识别SDH缺陷型肿瘤的最为有效的方法	家族性多发性胃肠道间质瘤和副神经节瘤
沃纳（Werner）综合征	又称成人早老症。WRN基因突变所致。WS基因（WRN）定位于8p11.1—p21.1，编码WRN蛋白。WRN蛋白为DNA解旋酶RecQ家族的成员，后者包括BLM和RTS基因	通常表现为明显的提早衰老，硬皮病样皮肤损害和多种内分泌肿瘤为其特点，可合并有甲状腺肿瘤等
Sturge-Weber综合征	又称为面部和软脑膜血管瘤综合征。GNAQ基因的体细胞突变所致，该突变被证实可以激活下游丝裂原活化蛋白激酶信号通路	颜面部血管瘤（三叉神经）、软脑膜血管瘤及青光眼
Carney三联征	分为完全性Carney三联征（具备3种肿瘤）和不完全性Carney三联征（具备2种肿瘤）。其发生与1号染色体长臂1q12—q21位点的缺失及SDH复合物功能缺失有关，SDHB失表达，无c-KIT和PDGFRA突变	表现为胃肠道间质瘤（GIST）、肺软骨瘤和肾上腺外副神经节瘤，具备2种肿瘤即可诊断
Carney综合征	由PRKAR1A基因的失活性突变或大片段缺失所致，也可能与PRKACA基因、PRKACB及磷酸二酯酶基因等有关	皮肤和黏膜色素沉着病变，心脏、皮肤的黏液瘤及多发性内分泌肿瘤
DICER1综合征	DICER1基因突变。通过证实致病基因为DICER1基因杂合突变或可疑DICER1基因功能丧失，即可明确诊断	甲状腺肿瘤、胸膜肺母细胞瘤、卵巢性索间质肿瘤和囊性肾瘤等
VHL综合征	von Hippel-Lindau（VHL）综合征，其发生与VHL基因突变有关，可能与CCND1基因功能异常有关。VHL基因定位于染色体3p25—p26，编码VHL蛋白。基因诊断是确诊的金标准，存在VHL基因突变即可确诊	多系统器官肿瘤综合征。血管母细胞瘤、肾癌、嗜铬细胞瘤、胰腺多神经内分泌瘤及内淋巴囊肿瘤等
Lynch综合征	又称为遗传性非息肉性结直肠癌综合征。存在种系DNA错配修复（MMR）基因突变，突变基因主要包括MSH2、MLH1、MSH6和PSM2，MMR基因突变致微卫星不稳定性（MSI）。其他基因（PMS1、GFBR2、MLH3、EpCAM、BRAF）突变也可见，任何一种MMR基因缺失均可导致发病	可发生结直肠癌及其他多种恶性肿瘤，包括子宫内膜癌、卵巢癌、胃癌、泌尿系肿瘤和小肠癌等。目前，基因检测是最准确的诊断方法
Muir-Torre综合征	是Lynch综合征的亚型。存在MMR基因突变，突变基因主要包括MSH2、MLH1、MSH6和PSM2	皮脂腺肿瘤或角化棘皮瘤合并至少一种内脏恶性肿瘤（如结直肠腺癌）
家族性腺瘤样息肉病（FAP）	与腺瘤样息肉病基因（APC）和MYH基因突变有关，APC基因位于染色体5q21上，编码APC蛋白，通过Wnt信号通路的β-catenin发挥作用	结直肠内多发性腺瘤性息肉。在结肠内可有100个以上腺瘤样息肉

续表

综合征	突变基因	临床表现
Peutz-Jeghers综合征	Peutz-Jeghers综合征（又称为黑斑息肉综合征），主要与苏氨酸蛋白激酶（*STK11*）基因突变相关。其他可能基因：*IFTTM1*基因及*Brg1*基因	以皮肤黏膜色素斑和胃肠道多发错构瘤息肉为临床特征
Gardner综合征	为家族性腺瘤性息肉病特殊亚型。与位于常染色体5q21—q22的*APC*基因及*MYH*基因（1p34.3—p32.1）突变相关	以多发结直肠道息肉、多发性骨瘤、皮肤和软组织肿瘤三联征为特征
锯齿状息肉病综合征	多存在*BRAF*基因或*KRAS*基因突变，锯齿状途径常被称为CpG岛甲基化表型（CIMP）途径或MSI途径	分为增生性息肉、传统锯齿状腺瘤和无蒂锯齿状病变3种亚型
Gorlin-Goltz综合征	又称为痣样基底细胞癌综合征，*PTCH1*突变占60%～75%，其他基因有*SUFU*、*PTCH2*、*GPR161*等	三联征：多发基底细胞癌、颌骨囊肿、颅内钙化，可合并髓母细胞瘤
Turcot综合征	又称脑肿瘤息肉病综合征，发病原因是错配修复基因家族（包括*MLH1*、*MSH2*、*MSH3*、*MSH6*、*PMS1*及*PMS2*）中一个或多个基因表达缺失	临床特征为家族性多发性结肠腺瘤、结直肠癌及中枢神经系统恶性肿瘤
BHD综合征	Birt-Hogg-Dube（BHD）综合征。与*FLCN*基因的缺失突变有关。*FLCN*为肾肿瘤的抑癌基因，其编码FLCN蛋白	以肺部囊状改变、皮肤良性肿瘤及多种类型的肾脏肿瘤为特征
神经纤维瘤病1型	*NF1*基因。*NF1*基因位于17q11.2，编码神经纤维瘤蛋白（NF），该物质是一种肿瘤抑制物，在机体多个组织与器官均有表达。SOX9、CDKN2A/B、PTGS2、SNAI2、MBP和NOG可能与肿瘤的恶变有关	最具代表性的临床特征是神经纤维瘤、体内丛状神经纤维瘤、恶性外周神经鞘瘤相关胶质瘤等多种肿瘤
神经纤维瘤病2型	位于染色体22q12上的*NF2*抑癌基因突变，迄今已发现20余种突变类型，以缺失突变最为常见。*NF2*基因编码Merlin蛋白，该蛋白产物与ERM蛋白家族（包括Ezrin、Radixin、Moesin）结构相似	以双侧前庭神经鞘瘤为特征性表现，常伴多发的神经系统肿瘤（中枢）及眼和皮肤等相关病变
Li-Fraumeni综合征	在70%～80%的患者中可检测到*TP53*基因突变。亦有个别患者无*TP53*基因种系突变，而存在*CHK2*基因缺陷	最主要的特点是患者容易发生各种血液系统和实体肿瘤特征
脐疝-巨舌-巨体综合征	Beckwith-Wiedemann综合征（又称脐疝-巨舌-巨体综合征）。与位于染色体11p15.5的印记基因簇不均衡的表达相关	以脐膨出、巨大舌和巨体等为主要表现，次要表现为内脏肥大、胚胎性肿瘤等
甲状旁腺功能亢进症-颌骨肿瘤综合征	*CDC73/HRPT2*基因突变，其编码抑癌parafibromin蛋白。parafibromin缺失表达可作为鉴别甲状旁腺腺癌与良性甲状旁腺病变的标志。CDC73的标志基因筛查有助于确定诊断	原发性甲状旁腺功能亢进症，部分伴发颌骨肿瘤、肾脏肿瘤、子宫肿瘤等
纤维性骨营养不良综合征	又称McCune-Albright综合征，与*GNAS*基因突变有关，*GNAS*基因编码鸟嘌呤核苷酸结合蛋白（G蛋白）发生突变，G蛋白结构和功能异常	典型三联征包括多骨性骨纤维异常增殖症、咖啡牛奶斑及性早熟
骨髓增生异常综合征（MDS）	目前推荐选做检测项目，包括TP53、TET2、DNMT3A、IDH1/2、EZH2、ASXL1、SRSF2、RUNX1、U2AF1、SETBP1、SF3B1等。某些细胞遗传学异常，如del（7q）、t（2；11）（p21；q23）可作为确诊的依据	以外周血细胞减少、骨髓衰竭、一系或多系病态造血和遗传学不稳定为特征
遗传性乳腺癌/卵巢癌综合征	与*BRCA1*和*BRCA2*基因突变相关。推荐检测*BRCA1/2*基因与7个基因（包括BRCA1/2、TP53、PTEN、CDH1、STK11、PALB2）	患乳腺癌和卵巢癌的风险增加。检测*BRCA1/2*基因突变为金标准
多发性错构瘤综合征	由磷酸酶和紧张素同源基因*PTEN*突变引起，*PTEN*基因编码的蛋白参与细胞凋亡和细胞周期的调控	大头畸形和导管狭窄症，最常见的为甲状腺、子宫内膜和乳腺肿瘤
毛细血管扩张性共济失调症	毛细血管扩张性共济失调突变（ATM）基因突变。其编码产物为ATM蛋白，ATM蛋白的主要功能是参与细胞周期的调控、DNA损伤识别和修复	毛细血管扩张、进行性中枢神经原变性、免疫缺陷、高辐射敏感性和肿瘤
Bloom综合征	由*BLM*基因变异所致，该基因位于人类染色体15q26.1区，其编码产物是RecQ3解旋酶，进一步导致染色体的不稳定	主要表现为重度生长迟缓和小头畸形，免疫缺陷，较早发生多种肿瘤

续表

综合征	突变基因	临床表现
遗传性平滑肌瘤病和肾细胞癌	遗传性平滑肌瘤病及肾细胞癌综合征（HLRCC），与延胡索酸酶（FH）基因突变相关。最终需通过FH基因检测来确诊	常表现为皮肤或子宫平滑肌瘤，部分可并发肾细胞癌
结节性硬化症（TSC）	由于TSC1或TSC2基因种系突变导致蛋白功能失活而引起，检测出TSC1或TSC2基因致病性突变可以确诊为TSC	几乎累及所有器官及系统，以脑、肾脏、皮肤、心脏和肺表现突出
遗传性乳头状肾细胞癌（HPRC）	也称Ⅰ型遗传性乳头状肾细胞癌，与定位于7q31的原癌基因C-MET的胚系错义活化有关，HPRC可检测到Met基因的重排、突变和过表达	表现为双肾多发病灶，可伴发乳腺癌、胰胆管癌、肺癌、黑色素瘤等
Denys-Drash综合征（DDS）	大多数DDS患者携带有Wilms瘤基因1（WT1）突变，患者的变异位点主要集中在第8、9外显子和第9内含子	肾病综合征、泌尿生殖器畸形和肾母细胞瘤组成的三联征
视网膜母细胞瘤（RB）	遗传型为RB1基因种系突变所致，RB1基因编码Rb蛋白。RB1基因检测已被列为RB的常规检查项目，是RB确诊的重要依据	RB是婴幼儿最常见的眼球内恶性胚胎性肿瘤

十一、与肿瘤免疫治疗相关标志物及其检测

免疫检查点抑制剂（ICB）以抗溶细胞性T淋巴细胞相关抗原4（CTLA-4）和程序性死亡受体1（PD-1）及其配体（PD-L1）抗体为代表，已被批准用于多种实体肿瘤的治疗。但是免疫治疗应答率有限，寻找精准的肿瘤免疫治疗生物标志物作为靶标或检测及评价指标有助于摆脱此困境，探索更加有效的免疫治疗模式可以使患者获益更多，同时应注意预防及应对免疫相关不良反应。

（一）与肿瘤免疫治疗相关标志物

目前研究表明，属于预测正向疗效的标志物有程序性细胞死亡蛋白配体1（PD-L1）、肿瘤突变负荷（TMB）和微卫星高度不稳定性（MSI-H）/错配修复缺陷缺失（dMMR）、T细胞炎性基因表达谱（GEP）、HLA多样性和拷贝数变异（CNV）。负性疗效预测的生物标志物则主要包括特定基因的突变、免疫抑制分子或免疫抑制细胞等（表2-46）。

表2-46 与肿瘤免疫治疗相关标志物

生物标志物	临床应用	注释
PD-L1	PD-L1在肿瘤细胞中的表达水平，称为肿瘤细胞阳性比例分数（TPS），TPS越高对PD-L1抑制剂的应答率也越高。肿瘤细胞与肿瘤免疫微环境中的淋巴细胞、巨噬细胞及间质细胞等形成的复合阳性分数（CPS）能够更好地反映PD-L1抑制剂的应答率。PD-L1表达水平在不同的检测部位和检测时间也不相同	PD-L1是重要的免疫检查点。到目前为止，各种药物的使用适应证大多需要进行PD-L1免疫组化检测，绝大多数肿瘤均在高表达的肿瘤中获得良好的效果，所以FDA在批准药物上市的同时，也分别批准了相应的伴随诊断试剂
TIL	CD8⁺TIL评分越高，PD-L1抑制剂的应答率越高，患者免疫治疗的临床获益越高。TIL的检测标准尚未建立，且肿瘤的空间异质性也在极大程度上限制了TIL预测的准确性	肿瘤浸润淋巴细胞（TIL）为浸润在肿瘤组织中的淋巴细胞，其中表达CD8的部分称为CD8⁺肿瘤浸润淋巴细胞（CD8⁺TIL）
GEP	T细胞炎性基因表达谱（GEP）含有CXCR6、TIM3、TIGIT、PD-L1、PD-L2、LAG3、NKG7、PSMB10、CMKLR1、CD8A、IDO1、CCL5、CXCL9、HLA-DQA1、CD276、HLA-DRB1等基因	上述基因与抗原呈递、趋化因子表达、细胞毒活性和适应性免疫抗性密切相关。GEP表达水平与肿瘤免疫治疗的临床获益呈正相关
HLA多样性	HLA多样性的缺失会导致免疫治疗应答率下降。HLA-Ⅰ类分子多样性越高，免疫治疗疗效越好；如果合并突变负荷高，免疫治疗疗效就最好	人类白细胞抗原（HLA）为人类的主要组织相容性复合体基因的表达产物。HLA在机体免疫呈递和识别过程中起着重要作用

续表

生物标志物	临床应用	注释
TMB	高TMB的患者常具有更活跃的免疫应答并能够从免疫治疗中获益。但与PD-L1一样，TMB也面临着肿瘤时空异质性和缺乏标准化检测方法的问题	肿瘤突变负荷（TMB）：指肿瘤基因组编码区内的体细胞突变数量。关于TMB的检测技术、平台、截断值等均不得而知。"金标准"为全外显子组测序
MSI-H/dMMR	MSI-H/dMMR实体瘤可从免疫治疗中显著获益。MSI-H的肿瘤中TMB也高，但是高TMB的肿瘤不一定发生MSI	MSI是遗传不稳定性的标志物，因此，伴有不稳定基因组的肿瘤可同时表现为MSI-H和高TMB
驱动基因	*EGFR/ALK*突变患者的免疫治疗疗效差；*KRAS/TP53*突变与PD-L1的高表达呈正相关；*PTEN*、*STK11/LKB1*的失活突变与免疫治疗疗效呈负相关；DNA损伤修复基因（*DDR*）突变预示更好的免疫治疗效果	免疫治疗对驱动基因阳性患者疗效如何目前仍在探索中。有研究提示，*EGFR*、*ALK*、*ROS-1*和*RET*突变NSCLC患者TMB较低，*PIK3CA*和*KRAS*突变的NSCLC患者TMB较高
HPD	MDM2/MDM4扩增、EGFR扩增以及CCND1、FGF3、FGF4和FGF19等的扩增，与非小细胞肺癌（WSCLC）的免疫治疗后超进展（HPD）发生存在明显相关性	定义为患者接受PD-1/PD-L1抑制剂治疗前后对比，肿瘤的生长速率增加≥2倍。目前尚无明确的组织病理学和分子标签能够预测超进展的发生
CNV	拷贝数变异（CNV）是恶性肿瘤的负性预后标志物。是免疫治疗疗效的正向预测标志物，可以独立用于预测疗效	CNV体细胞拷贝数变异（SCNV），包括非整倍体、亚二倍体、超二倍体、四倍体等
肠道菌群	在临床治疗中发现，当患者使用抗生素后，抗PD-1治疗的效果明显劣于未服用抗生素患者	研究提示，肠道菌群的多样性和菌种差异与免疫治疗疗效相关

（二）DNA错配修复检测

2019版《结直肠癌及其他相关实体瘤微卫星不稳定性检测中国专家共识》（以下称"共识"）。对MSI的定义、临床意义及其检测方法各自的优势与不足等作了阐述和推荐，现摘要如下。

1. 微卫星不稳定性（MSI）的定义　微卫星（MS）是遍布于人类基因组中的短串联重复序列，DNA错配修复（MMR）功能出现异常时，MS出现的复制错误得不到纠正并不断累积，使得MS序列长度或碱基组成发生改变，称为MSI，同时导致基因组呈现高突变表型。恶性肿瘤中，MMR功能缺陷往往由于MMR基因（*MLH1*、*MSH2*、*MSH6*及*PMS2*）及其相关基因上皮细胞黏附分子（*EPCAM*）的致病性突变导致，也可能由于*MLH1*启动子区高甲基化引起的MLH1表达缺失导致。根据程度不同，MSI分为三类：MS高度不稳定性（MSI-H）、MS低度不稳定性（MSI-L）和MS稳定（MSS）。

2. MSI的临床意义

1）MSI检测作为Lynch综合征初筛方法：Lynch综合征患者往往表现为MMR功能缺陷（dMMR）和（或）MSI-H表型。

2）MSI是Ⅱ期结直肠癌辅助化疗疗效预测因子：MSI-H的结直肠癌患者对化疗药物5-氟尿嘧啶的疗效不佳。国内外指南均明确提出，具有dMMR和MSI-H表型的Ⅱ期结直肠癌患者预后较好，不建议使用氟尿嘧啶类单药辅助治疗。

3）MSI为晚期实体瘤免疫治疗疗效的预测因子：MSI-H表型的晚期实体瘤对于免疫检查点抑制剂，如抗程序性死亡受体1（PD-1）及其配体治疗往往具有显著疗效。目前，帕博利珠单抗和纳武利尤单抗在国内均已获批。

3. MSI检测适合人群

目前，美国国立综合癌症网络（NCCN）或中国临床肿瘤学会（CSCO）的最新指南，将MSI检测作为结直肠癌、子宫内膜癌、小肠腺癌和胃癌一线治疗方案的必要检测。此外，行林奇综合征筛查和接受免疫治疗的实体瘤患者均推荐行MSI检测。

4. MSI状态检测方法　目前MSI检测主要包括PCR＋毛细管电泳法、PCR＋高分辨率熔解曲线法和二代测序（NGS）法，其中以PCR＋毛细管电泳法为金标准。

1）免疫组化检测MMR蛋白的表达：由于IHC方法学的简易性及可行性，《遗传性结直肠癌临床诊治和家系管理中国专家共识》（2018年）指出，基于肿瘤组织样本的IHC检测为目前我国临床MMR（MSI）

检测的基本推荐。

2）多重荧光PCR毛细管电泳法检测MSI：这也是当前公认的MSI检测金标准。《微卫星不稳定性（MSI）检测技术专家共识》（2024）推荐选用已通过国家药品监督管理局（NMPA）或FDA注册审批要求的试剂盒位点组合，包括5个单核苷酸位点（BAT25、BAT26、NR21、MONO27和NR24）和2个对照位点（Panta C、Panta D）。目前，国内外权威指南和专家共识推荐MSI检测方法主要是2B3D Panel和Promega Panel。判读标准为：出现2个及以上不稳定的核苷酸重复位点时，判定为MSI-H；出现1个或未出现不稳定的核苷酸重复位点时，判定为MSI-L/MSS。

3）二代测序（NGS）检测MSI：包括采用全基因组测序（WGS）、全外显子组测序（WES）或靶向测序（TGS）等NGS技术进行检测。美国NCCN和中国CSCO均推荐可使用经验证的NGS Panel进行MSI检测。目前，采用NGS检测MSI的结果判断尚缺乏统一标准，各实验室需根据不同检测平台和Panel的性能确认设定MSI阳性阈值。

此外，基于外周血循环肿瘤DNA（ctDNA）的MSI检测方法亦已崭露头角，为肿瘤组织取样困难或不足的晚期实体瘤患者MSI检测提供了新选择。

5. IHC的预处理及判读标准

1）IHC的预处理务必遵循病理科相关规范，结果判断应经有经验的病理医师完成或进行双人复核，以尽可能避免个人主观造成偏倚。

2）判读标准：IHC方法分别采用针对MLH1、MSH2、MSH6及PMS2的特异性抗体，阳性表达定位于细胞核。"共识"中，建议病理医师采取美国病理学家协会（CAP）标准判断MMR蛋白表达是否缺失，即存在任何确定的肿瘤细胞核染色判定为MMR表达阳性，只有肿瘤细胞核完全不表达才能判定为阴性。

IHC任一MMR蛋白缺失即为dMMR，如4个MMR蛋白均阳性表达，则称为错配修复功能完整（MMR）。若有MLH1蛋白表达缺失时，需排除*BRAF* V600E基因突变或*MLH1*启动子区甲基化。

3）错配修复蛋白染色结果判断应注意以下几点：

- 着色部位是否为核；
- 内对照（上皮细胞：正常肠上皮特别是腺体基底部细胞；间质细胞：淋巴细胞、平滑肌细胞、血管内皮细胞等）是否阳性；
- 肿瘤细胞的细胞核是否为阳性（通常任何肿瘤细胞表达即判断为该错配修复蛋白阳性）。

4）错配修复蛋白结果解读：一种或多种错配修复蛋白表达缺失提示为MSI-H肿瘤。通常MLH1功能缺陷会合并PMS2表达缺失，而MSH2缺陷则常合并MSH6表达缺失（图2-1～图2-4），反之不然。以下为错配修复蛋白免疫组织化学检测结果解读参考（表2-47）。

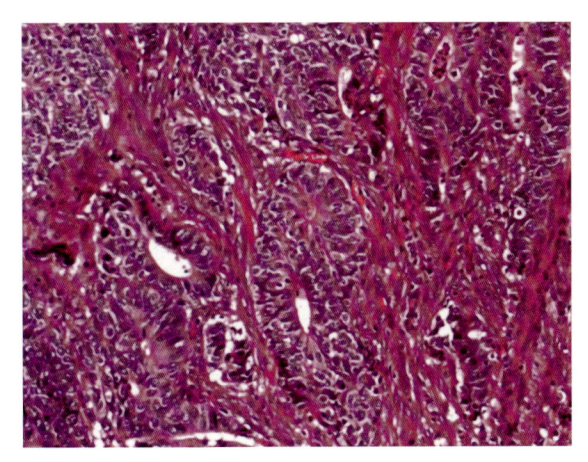

图2-1　结肠腺癌，HE

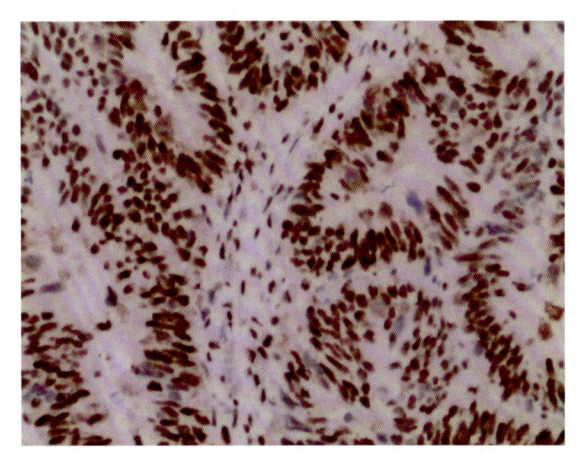

图2-2　结肠腺癌，MLH1，无表达缺失

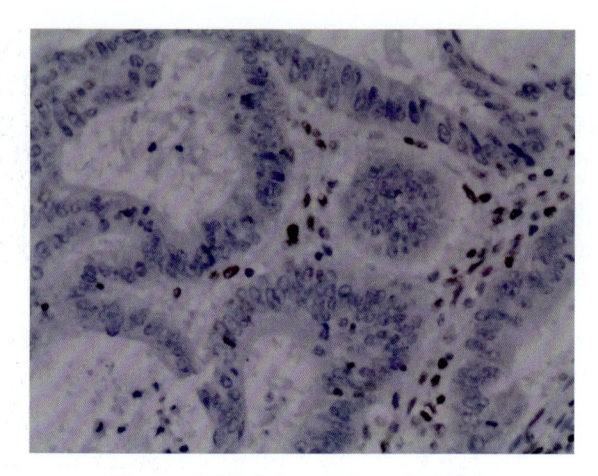

图2-3 结肠腺癌，MSH2，表达缺失　　　　　　　　图2-4 结肠腺癌，MSH6，表达缺失

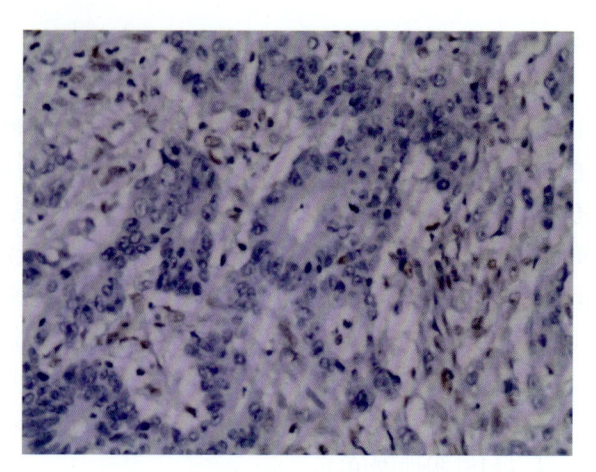

表2-47 错配修复蛋白免疫组化解读简表*

MSI表型	MLH1	PMS2	MSH2	MSH6	临床解读	机制
MSS/MSI-L	+	+	+	+	散发性结直肠癌	
MSI-H	-	-	+	+	散发性或Lynch综合征	*MLH1*启动子甲基化/*BRAF* V600E突变或*MLH1*胚系突变
MSI-H	+	+	-	-	Lynch综合征	MSH2胚系突变
MSI-H	+	+	+	-	Lynch综合征	MSH6胚系突变
MSI-H	+	-	+	+	Lynch综合征	PMS2胚系突变

*引自：《结直肠癌分子生物标志物检测专家共识》（2018）；＋，阳性；－，阴性。

6. IHC检测的价值　多重荧光PCR毛细管电泳法检测MSI是当前公认的MSI检测金标准，但是由于错配修复基因突变检测费时、费用高，难以在临床作为筛选的标准。2004年NCI制定修订Bethesda标准推荐遗传性非息肉病性结直肠癌（HNPCC）诊断流程，即首先使用MSI筛选MSI结直肠癌，然后再进行错配修复基因的检测。当IHC法检测发现有任一错配修复蛋白缺失时，则需结合分子病理即PCR检测结果来进一步判定是否存在微卫星不稳定性状态；而如果4种修复蛋白均无缺失时，由于误差率极低，则可以诊断为MSS/MSI-L，无须进一步行PCR，这将为临床节省大量的时间和成本。

（三）PD-1/PD-L1免疫检查点检测

免疫检查点抑制剂（ICB）相关的生物标志物研究能够帮助我们实现患者筛查及个体化治疗，规避无效人群的过度用药，减少不良反应的发生，最终提高患者生活质量，延长患者生存。因此，研究并鉴定ICB疗效相关的生物标志物尤为迫切和重要。

1. PD-1的定义　程序性死亡受体1（PD-1）属于CD28家族，是表达于活化T细胞、B细胞和NK细胞表面的关键免疫检查点受体，在肿瘤免疫逃逸中发挥关键作用。PD-L1是PD-1的主要配体，研究显示PD-L1在不同类型的肿瘤如非小细胞肺癌、乳腺癌、胃癌、结直肠癌等中均有上调。PD-L1与PD-1结合可抑制免疫细胞的免疫功能从而导致肿瘤免疫逃逸，而拮抗PD-L1与PD-1的结合可阻断负向调控信号从而可增强机体的内源性抗肿瘤免疫效应。因而，肿瘤PD-L1表达水平可作为潜在免疫治疗效果的预测生物标志物，其应用价值在近年的研究中备受瞩目。

2. PD-L1检测的临床意义　多项大型临床研究均显示PD-1/PD-L1抑制剂治疗的获益程度与PD-L1表达具有相关性。目前，国际上一线或部分二线药物应用PD-1/PD-L1抑制剂时，PD-L1表达状态的检测已经成为必要条件。

到目前为止，各种药物的使用适应证大多需要进行PD-L1免疫组化检测，绝大多数肿瘤均在高表达的肿瘤中获得良好的效果，所以FDA在批准药物上市的同时，也分别批准了相应的伴随诊断试剂。目前，至少已有5种免疫检查点抑制剂获得一个或多个国家药物监管机构的批准，用于治疗多种类型肿瘤及不同适应证。

3. PD-L1检测的方法　目前PD-L1表达状态的检测主要采用免疫组织化学。研究中采用新鲜或存档标本，评估对象包括单独评估肿瘤细胞或同时评估肿瘤细胞和免疫细胞，肿瘤细胞评分方法为计算任何染色强度下肿瘤细胞采用PD-L1抗体染色阳性的百分比，免疫细胞评分方法则为计算任何染色强度下肿瘤区域中免疫细胞采用PD-L1抗体染色阳性的百分比。

4. PD-L1免疫组化试剂的选择　随着PD-1/PD-L1免疫检查点抑制剂获批，NSCLC患者PD-L1免疫组化检测试剂等也随适应证需要作为伴随诊断或补充诊断而相应获批。目前FDA已批准5种标准化的PD-L1检测商用试剂盒用于临床检测，包括配套Dako平台的PD-L1IHC28-8pharmDx、22C3pharmDx、73-10试剂盒以及配套Ventana检测平台的PD-L1IHCSP142和SP263试剂盒。对帕博利珠单抗来说，用克隆号为22C3的抗体（Dako公司产品）在安捷伦公司（Agilent Technologies）的pharmDx平台检测；对纳武利尤单抗、阿特珠单抗、德瓦鲁单抗来说，则分别用克隆号为28-8（Abcam公司产品）、SP142（Ventana公司产品）、SP263（Ventana公司产品）的抗体进行检测。

建议选择中国国家药品监督管理局（NMPA）批准的免疫组化检测试剂盒或抗体试剂，如PD-L1（Dako，22C3）、PD-L1（Dako，28-8）和PD-L1（Ventana，SP263）试剂盒等。

在上述五类抗体中，28-8和22C3的抗原结合表位均在PD-L1胞外区，而SP142、SP263和73-10结合的抗原表位在胞内区，而相应的蛋白免疫组织化学染色表达均位于细胞膜。参照相关文献，总结各种药物在临床研究中进行PD-L1检测时采用的抗体/试剂盒、检测平台、纳入人群、设定的阈值及其结果对临床的影响见表2-48。

5. PD-L1检测适用人群及检测时机

（1）PD-L1检测适用人群：PD-L1检测的目的是提供PD-1/PD-L1抑制剂治疗的疗效预测性信息，因此，PD-L1检测的患者选择应以PD-1/PD-L1抑制剂的获批适应证为主要依据。

（2）PD-L1检测时机：PD-L1的检测结果可以指导一线用药，因此推荐在晚期NSCLC患者初诊时进行PD-L1免疫组化检测。晚期NSCLC患者确诊后进行PD-L1免疫组化检测和驱动基因检测同等重要。

6. PD-L1检测的判读标准　由于免疫组化结果判读主要通过人为及半定量判断，具有一定主观性，因此，PD-L1检测应在有资质的实验室由经过PD-L1判读培训的病理医师进行诊断。根据判读标准，除了SP142需要至少50个肿瘤细胞外，其他抗体需要不少于100个肿瘤细胞。使用不同克隆的试剂盒检测NSCLC肿瘤组织的PD-L1表达水平时，判读标准存在细微差异，详见下述判读注意事项。总体上讲PD-L1检测都需要病理医生在光学显微镜下评估肿瘤区域染色情况，评估对象及染色部位，包括单独评估肿瘤细胞膜或同时评估肿瘤细胞膜和免疫细胞膜和（或）细胞质，计算染色比例，并根据染色比例为临床治疗提供参考信息。各检测试剂盒名称、平台、检测细胞类型、判读阈值等信息请参见表2-48。

7. 检测的规范化报告模式　推荐PD-L1 IHC检测的结果报告中除了常规病理报告中的基本信息外，还应包括标本信息、PD-L1检测流程相关信息及PD-L1检测结果三部分。PD-L1检测流程相关信息包括PD-L1检测所用平台、PD-L1检测所用抗体克隆号及检测标本质控等；PD-L1检测结果包括PD-L1表达相关参数及结果。

表2-48　PD-L1表达检测在各PD-1/PD-L1临床研究中的应用

药物	纳武利尤单抗（nivolumab）	帕博利珠单抗（pembrolizumab）	阿特珠单抗（atezolizumab）	德瓦鲁单抗（durvalumab）	阿维鲁单抗（avelumab）
抗体	Dako，28-8	Dako，22C3	Ventana，SP142	Ventana，SP263	Dako，73-10
抗体类型	兔单克隆抗体	鼠单克隆抗体	兔单克隆抗体	兔单克隆抗体	兔单克隆抗体
抗原表位	胞外	胞外	胞内	胞内	胞内
染色部位	细胞膜	细胞膜	细胞膜	细胞膜	细胞膜
诊断平台	Dako Link48	Dako Link48	Ventana BenchMark	Ventana BenchMark	Dako Link48

续表

药物	纳武利尤单抗（nivolumab）	帕博利珠单抗（pembrolizumab）	阿特珠单抗（atezolizumab）	德瓦鲁单抗（durvalumab）	阿维鲁单抗（avelumab）
诊断类型	补充诊断	伴随诊断	补充诊断	尚未获批	尚未获批
评价细胞	TC	TC	TC和IC	TC	TC和IC
评分方法	任何染色强度，TC染色的百分比	任何染色强度，TC染色的百分比	TC评分，任何染色强度，TC染色的百分比；IC评分；肿瘤区域中的IC染色的百分比	任何染色强度，TC染色的百分比	TC和IC评分：与"阿特珠单抗"一档相似
NMPA及获批阈值	批准（非鳞状NSCLC）TC≥1%	批准TPS≥1%	/	TC的细胞膜阳性率≥25%；或当ICP>1%且IC的阳性率≥25%	/
PD-L1阳性临界值	TC≥1%、5%和10%	TC≥50%（未经治疗的患者），≥1%（经治患者）	TC≥50%和IC≥10%	TC≥25%	TC≥25%；IC≥10%

注："/"代表未获批；TPS，肿瘤比例评分；TC，肿瘤细胞；IC，免疫细胞；ICP，免疫细胞比例；NMPA，国家药品监督管理局。

十二、基于免疫组化检测的分子病理诊断

分子病理诊断是指应用分子生物学技术，从基因水平上检测细胞和组织的分子遗传学变化，以协助病理诊断和分型、指导靶向治疗、预测治疗反应及判断预后的一种病理诊断技术。免疫组化本质是检测基因在其终产物蛋白质水平的表达情况，在提供肿瘤基因信息尤其是分子病理改变方面起着重要作用。与分子病理检测相比，免疫组织化学检测耗费低、用时短、消耗人力少，应用于常规病理诊断更加快速便捷，部分甚至替代分子病理诊断。目前，我国病理科所采用的主要的分子检测手段还是免疫组化。免疫组化在肿瘤分子病理诊断中的应用主要有如下方面：用于预测肿瘤的基因改变，辅助肿瘤的诊断与鉴别诊断；根据癌症基因图谱来进行肿瘤的分子分型；辅助和指导肿瘤相关易感基因检测；指导肿瘤的治疗和为预后提供依据；检测肿瘤相关性病毒。

1. 免疫组化检测基因突变 许多肿瘤具有特异的驱动基因突变，一些可以通过免疫组织化学来验证，其结果可提供诊断线索（表2-49）。

表2-49 常用的可借助于免疫组化检测的基因突变

抗体	阳性定位	所涉及基因	相关肿瘤
β-catenin	细胞核	β-catenin（CTNNB1）基因	正常状态下定位于细胞膜，异常核表达见于结直肠腺癌、未分化甲状腺癌、筛状-桑葚状亚型甲状腺乳头状癌、胰腺实性假乳头状瘤、肝细胞腺瘤和纤维瘤病等
Brachyury	细胞核	Brachyury基因	Brachyury是目前公认的脊索瘤特征性鉴别诊断指标，也表达于血管母细胞瘤、部分睾丸肿瘤和副脊索瘤。在去分化脊索瘤、软骨肉瘤、肌上皮肿瘤中阴性
BRAF V600E	细胞质	BRAF基因V600E	BRAF基因V600E突变见于恶性黑色素瘤、甲状腺乳头状癌、非小细胞肺癌、成釉细胞瘤、结直肠癌、多形性黄色星形细胞瘤、毛细胞型星形细胞瘤、朗格汉斯细胞组织细胞增生症、卵巢交界性肿瘤、颅咽管瘤、后肾腺瘤、胶质瘤等
BRCA1	细胞核/质	BRCA1基因	乳腺癌易感基因1/2（BRCA1/2）或其中的一种出现功能异常，乳腺和卵巢细胞中就会出现DNA大量受损，从而导致肿瘤的发生，见于乳腺癌及卵巢癌等
CA Ⅸ（CA9）	细胞膜	VHL基因	在多种肿瘤组织中有表达，如肾细胞癌、尿路上皮癌、肺癌、乳腺癌、宫颈癌等，而在正常组织中仅限于胃黏膜和胆管上皮细胞等

续表

抗体	阳性定位	所涉及基因	相关肿瘤
CD117	细胞膜/质	c-KIT基因突变	c-KIT基因编码Ⅲ型跨膜受体（CD117），见于胃肠道间质肿瘤、肥大细胞肿瘤、生殖细胞肿瘤、急性髓系白血病、黑色素瘤、骨肉瘤、腺样囊性癌和卡波西肉瘤等
C-MYC	细胞核	C-MYC基因	MYC基因家族包括L-MYC、N-MYC和C-MYC。MYC基因大多数的肿瘤中存在过表达或突变（如淋巴瘤、前列腺癌和乳腺癌等）
DOG1	细胞膜/质	DOG1基因	DOG1基因位于染色体11q13，在胃肠Cajal细胞、唾液腺腺泡细胞、胰腺泡心细胞、肝细胞以及胆道、乳腺、胃和前列腺上皮中检测到。研究证实DOG1蛋白选择性地表达于GIST，并优于CD117
EGFR	细胞膜/质	EGFR基因	表皮生长因子受体（EGFR）基因突变的非小细胞肺癌，接受酪氨酸激酶抑制剂（TKI）靶向治疗的临床获益远远优于传统化疗
H3.3G34W	细胞核	组蛋白H3F3A基因	骨巨细胞瘤中常见H3F3A基因突变，其中绝大多数是p.Gly34Trp（p.G34W），其突变抗体为H3.3G34W，动脉瘤样骨囊肿和软骨母细胞瘤均为阴性
H3K27M	细胞核	组蛋白H3K27M基因	中线部位（如丘脑、脑干及脊髓等）弥漫性胶质瘤组蛋白H3K27M突变率极高，并可作为重要的预后因子。H3K27me3蛋白常表达缺失
H3K36M	细胞核	H3F3B K36M	90%以上的软骨母细胞瘤都有17号染色体的H3F3B K36M突变（少部分病例有H3F3A突变）。其他肿瘤罕见，对软骨母细胞的诊断具有高度特异性和敏感性
HE4	细胞质	HE4基因	人附睾分泌蛋白4(HE4)在众多肿瘤中高表达，对于卵巢浆液性癌、子宫内膜癌、肺癌和乳腺癌等疾病早期诊断和检测复发具有重要作用
IDH1	细胞核	IDH1基因	Ⅱ或Ⅲ级神经胶质瘤、髓系恶性血液病、软骨肉瘤、肝内胆管癌等
p53	细胞核	TP53基因	常见于多种肿瘤（但一般为进展期事件），如浆液性癌和子宫内膜上皮内癌等。目前认为如果以肿瘤细胞大于60%的广泛阳性作为强阳性标准，如p53在肿瘤中染色完全缺失，但内对照为阳性染色也可以暗示p53基因突变
RCC	细胞质/膜	MNPCA9基因	肾细胞癌，RCC还表达于乳腺腺泡和导管上皮细胞的腔面、附睾上皮细胞及甲状旁腺主细胞内、甲状腺滤泡内的胶质等
SATB2	细胞核	SATB2基因	富含AT序列特异性结合蛋白2（SATB2）特异性表达于下消化道的腺细胞及骨肿瘤的成骨细胞（骨肉瘤），可以作为鉴别诊断的标志物

2.免疫组化检测基因失活或者功能缺失　抑癌基因失活是肿瘤形成的关键机制，抑癌基因的突变、缺失或失活不仅会丧失抑癌作用，也可能变成具有促癌作用的癌基因而导致肿瘤的发生。这些情况均可通过免疫组化来检测（表2-50）。其他如交配型转换/蔗糖不发酵（SWI/SNF）染色质重塑复合物成员基因如SMARCB1/INI1基因、SMARCA2/BRM基因、SMARCA4/BRG1基因、ARID1A/BAF250A基因等，以及组蛋白修饰与相关肿瘤标志物（H3K9me3、H3K27me3、H3K36me3和H4K20me3等）表达降低或缺失的情况请详见本章节"表观遗传学与相关肿瘤标志物"。

表2-50　常用的可借助于免疫组化检测的基因失活或者功能缺失

抗体	阳性定位	分子改变	相关肿瘤
CDKN2A/p16	细胞核	CDKN2A/p16	细胞周期蛋白依赖激酶抑制剂2A（CDKN2A）基因，编码p16INK4a（p16）和p14ARF（p14）蛋白，CDKN2A基因的纯合性缺失，会导致p16蛋白表达的完全缺失，而在CDKN2A杂合性缺失的病例，大多数仍可保留p16蛋白的表达，CDKN2A基因/p16表达缺失与恶性黑色素瘤、恶性间皮瘤、白血病、胶质瘤等相关
MMR	细胞核	MMR基因	错配修复（MMR）基因（包括MLH1、MSH2、MSH6及PMS2等）突变，可导致MSI。与结肠直肠癌、子宫内膜癌、卵巢癌等相关

续表

抗体	阳性定位	分子改变	相关肿瘤
E-Cadherin	细胞膜/质	CHD1基因失活	上皮型钙黏着蛋白在多种上皮源性肿瘤如胃癌、乳腺小叶癌、结肠癌、胰腺癌等多种癌中均有表达减少或表达丢失，可作为肿瘤进展及预后的一种标志物。在导管原位癌和浸润癌中阳性表达，而在小叶原位癌和浸润癌中通常为阴性
INI1	细胞核	SMARCB1/INI1基因	INI1表达缺失见于上皮样肉瘤、恶性横纹肌样瘤、中枢神经系统非典型畸胎瘤/横纹肌样瘤、肾髓质癌、上皮样肉瘤、上皮样恶性外周神经鞘瘤、差分化的脊索瘤、骨外黏液样软骨肉瘤、肌上皮癌、少数神经鞘瘤病等，以及肾髓质癌、神经胶质瘤、髓系白血病、肝内胆管癌及鼻腔鼻窦癌等
NF1	细胞质	NF1基因	Ⅰ型神经纤维瘤病（NF1）基因编码的神经纤维瘤蛋白，在中枢神经系统，尤其是神经元、星形胶质细胞、少突胶质细胞和施万细胞中表达含量最高。95%的Ⅰ型神经纤维瘤病存在NF1（17q11.2）的失活突变
RB	细胞核	RB基因	视网膜母细胞瘤（RB）基因表达缺失，见于视网膜母细胞瘤、梭形细胞/多形性脂肪瘤、乳腺型肌成纤维细胞瘤、富于细胞性血管纤维瘤、不典型性梭形细胞/多形性脂肪瘤样肿瘤、指趾纤维黏液瘤等
SDHB	细胞质	SDH基因	SDH基因作为一个抑癌基因，其基因缺陷或蛋白表达异常与多种疾病的发生有关，如副神经节瘤、嗜铬细胞瘤、肾细胞癌、胃肠道间质瘤和垂体瘤等

3. 免疫组化检测基因扩增　基因扩增是指细胞核内染色体的倍数不发生改变，只是某些染色体局部区域中的基因拷贝数增加。癌基因扩增基因的扩增经常导致编码蛋白的过表达（表2-51）。

表2-51　常用的可借助于免疫组化检测的基因扩增

抗体	阳性定位	分子改变	相关肿瘤
HER2	细胞膜	HER2基因扩增	乳腺癌、卵巢癌、子宫内膜癌及消化道肿瘤
C-MYC	细胞核	myc基因扩增	在多种类型的细胞中均有表达，增殖活跃的细胞和各种肿瘤细胞往往表达增加
CDK4/MDM2	细胞核	12q14—q15扩增	高分化脂肪肉瘤、去分化脂肪肉瘤和低级别骨肉瘤，而良性病变通常为阴性

4. 免疫组化检测染色体易位　融合基因是由染色体重排而产生的，包括染色体的易位、插入、颠倒、缺失（非平衡重排）。越来越多特异性的染色体易位在肿瘤中被发现，并且形成融合基因。目前检测融合基因的方法主要有四种：荧光原位杂交（FISH）、免疫组织化学（IHC）、反转录PCR（RTPCR）和高通量测序（NGS）。但并不是所有的融合基因都能被IHC法检测到。IHC法从蛋白的水平进行检测，其做法简单，灵敏度依赖于抗体，可作为FISH检测前的初筛手段。上皮源性恶性肿瘤基因融合的研究明显后于恶性血液系统肿瘤和肉瘤，现总结文献报道的融合基因在不同种类上皮源性肿瘤的分布状况（表2-31），其他淋巴造血系统、软组织肉瘤的融合基因详见相关章节内容及目前可借助于免疫组化检测的融合基因（表2-52）。

表2-52　常用的可借助于免疫组化检测的融合基因

抗体	阳性定位	融合基因	相关肿瘤
ALK	细胞膜/质	ALK重排	可见于炎性肌成纤维细胞瘤、上皮样炎性肌成纤维细胞肉瘤、间变性大细胞淋巴瘤（ALCL）、弥漫性大B细胞淋巴瘤（DLBCL）和少数非小细胞肺癌。目前，临床多采用免疫组化法检测ALK蛋白表达进行辅助诊断。免疫组化显示ALK阳性信号的分布不同与不同基因融合有关。对免疫组化染色不满意或有争议的病例以及非小细胞肺癌，可采用FISH法检测是否存在ALK基因断裂

续表

抗体	阳性定位	融合基因	相关肿瘤
BCOR	细胞核	*BCOR*基因重排	*BCOR*基因重排可见于尤因肉瘤（*BCOR-CCNB3*融合）、婴幼儿原始黏液样间叶性肿瘤、软组织未分化小圆细胞肉瘤、肾脏透明细胞肉瘤、滑膜肉瘤、高级别子宫内膜间质肉瘤、米勒型腺肉瘤等；*BCOR*基因体细胞突变见于造血系统恶性肿瘤、视网膜母细胞瘤、髓母细胞瘤、原始神经外胚叶肿瘤、横纹肌肉瘤和肾透明细胞肉瘤等。IHC检测BCOR（核）具有较好的敏感性，特异性不如CCNB3
BCL2	细胞核	*BCL2*基因易位	85%～90%的1～2级滤泡性淋巴瘤（FL）和50%的3级FL，20%～30% DLBCL，10%～15%高级别B细胞淋巴瘤（HGBL）。主要用于细胞凋亡研究
BCL6	细胞核	*BCL6-IGH*	6%～90% DLBCL；5%～15% FL、HGBL
CAMTA1	细胞核	*CAMTA1*基因断裂	90%的上皮样血管内皮瘤（EHE）有*WWTR1-CAMTA1*融合基因，10%的EHE有*YAP1-TFE3*融合基因。对于形态学及免疫组织化学诊断EHE存在困难的病例，可以用FISH进行*CAMTA1*基因断裂，目前多数研究使用CAMTA1蛋白的核阳性表达作为EHE与其他形态学相似肿瘤的辅助诊断依据
c-MYB	细胞核	*MYB-NFIB*	腺样囊性癌、乳腺癌、消化道癌等
c-MYC	细胞核	*MYC*重排	HGBL伴有*MYC*和*BCL2*（或）*BCL6*基因重排，称为"双打击"或"三打击"淋巴瘤
CyclinD1	细胞核	*CCND1*易位	约95%套细胞淋巴瘤，部分毛细胞白血病和浆细胞瘤亦可弱表达CyclinD1
DUX4/CCNB3	细胞核	*CIC*重排	t（4;19）易位形成*CIC-DUX4*融合基因。见于尤因样肉瘤，使用ETV1、ETV4和ETV5 RNA原位杂交检测，可有助于该肿瘤的诊断。另外，免疫组化染色显示肿瘤细胞中DUX4或CCNB3阳性
ERG	细胞核	*ERG*基因重排	ERG基因属于E26转化特异性（EST）转录因子家族，见于血管内皮细胞肿瘤、前列腺癌、尤因肉瘤、白血病等
FLI1	细胞核	*EWSR1-FLI1*融合基因	阳性表达于血管内皮细胞肿瘤、骨外尤因肉瘤、促结缔组织增生性小圆细胞肿瘤、少数滑膜肉瘤、淋巴瘤。ETS家族转录因子ERG和FLI-1被认为是血管内皮相对特异的标志物
MUC4	细胞核	*FUS-CREB3L2*	在软组织肿瘤中MUC4可较特异地表达于低度恶性纤维黏液样肉瘤和硬化性上皮样纤维肉瘤，具有诊断意义，也可于双相型滑膜肉瘤（腺样成分）
MUM1/IRF4	细胞核	*IRF4*重排	多发性骨髓瘤癌基因1（*MUM1*）/干扰素调节因子4（*IRF4*），见于DLBCL；浆细胞瘤、淋巴浆细胞性淋巴瘤、儿童伴*IRF4*基因重排大B细胞淋巴瘤
NUT	细胞核/质	*NUT*易位	睾丸核蛋白（NUT）中线癌，因多侵袭膈肌以上的中线部位，又称NUT中线癌
PAX5	细胞核	*PAX5-IGH*	PAX5是B细胞特异性激活蛋白，存在于从早期B细胞直至成熟的B细胞核中，主要用于B细胞及其来源的肿瘤的诊断，在浆细胞、T细胞及其来源的肿瘤中阴性
pan-TRK	细胞核	*NTRK*基因重排	用于神经酪氨酸激酶1（*NTRK1*）融合的检出及证实。常见于先天性肾癌、婴儿肉瘤、唾液腺癌和分泌性乳腺癌、*NTRK*重排间叶源性肿瘤
RET	细胞质	*RET*重排	甲状腺乳头状癌、非小细胞肺癌、胸膜间皮瘤、结肠癌及胰腺癌等
STAT6	细胞核	*NAB2-STAT6*	孤立性纤维性肿瘤，去分化脂肪肉瘤亦可表达*STAT6*（但无融合基因），一些软组织肿瘤可非特异性胞质表达STAT6，包括软组织血管纤维瘤等，应引起注意
TFE3/TFEB	细胞核	*TFE3/TFEB*易位	参与黑色素细胞与破骨细胞的分化，见于Xp11易位相关性肾细胞癌、腺泡状软组织肉瘤、上皮样PEComa、上皮样血管内皮瘤

5.根据癌症基因图谱来进行肿瘤的分子分型 肿瘤分子分型的概念是由美国国立癌症研究所（NCI）于1999年提出的。近年来，肿瘤分子分型的研究在多种肿瘤（如肝癌、结直肠癌、尿路上皮癌、脑胶质瘤等）中广泛开展，其中乳腺癌分子分型的研究对于指导临床治疗和判断预后起到重要作用。

由于基因芯片分型价格高昂，2013年，StGallen国际乳腺癌会议专家组再次确认IHC分类法，以乳腺癌IHC分型替代GEP分子分型，分为Luminal A型、Luminal B型、HER2过表达型和基底样型。

在乳腺癌分子分型确立之后，也陆续报道了其他肿瘤的分子分型。通过对癌症基因组图谱进行分析发现，胃癌可以分成4个分子亚型（EB病毒阳性型、MSI型、基因组稳定型及染色体不稳定型）。虽然这些分子分型是采用全面分子属性得出的，但错配修复蛋白（MMR）、HER2、E-Cadherin、EB病毒等需IHC染色来重复检测。所有这些检测在大多数的病理科都可开展。

分子分型将子宫内膜癌分为4型：DNA聚合酶ε（POLE）超突变型、微卫星不稳定性（MIS）型、低拷贝型（CN-low）和高拷贝型（CN-high）。建议在日常的病理工作中，对于子宫内膜癌患者可以将免疫组化法检测4种MMR基因的蛋白、ER、PR以及p53等表达作为常规检测项目，对于有意义的患者可以推荐后续的分子检测。

十三、个体化治疗相关标志物的阳性阈值

分子靶向治疗的问世使得肿瘤治疗进入"个体化治疗"和"精准治疗"时代。分子靶向治疗主要是以肿瘤细胞细胞膜上或细胞内特异性表达或高表达的分子为作用靶点，能够更加特异性地作用于肿瘤细胞，阻断其生长、转移或诱导其凋亡，同时降低了对正常细胞的杀伤作用。

不同的分子靶点对靶向药物的敏感性不同，根据基因的变异情况选择靶向药物至关重要。常用的检测方法包括实时荧光定量PCR、免疫组化、荧光原位杂交、基因测序等。同时，随着用于临床的分子靶向治疗药物越来越多，如何针对特定分子靶点选择合适的检测方法，成为肿瘤靶向治疗伴随诊断领域需要关注的重要问题之一。与分子病理检测相比，免疫组织化学检测耗费低、用时短、消耗人力少，应用于常规病理诊断更加快速便捷，部分甚至替代分子病理诊断。

阳性阈值（cut off value）即判断标准，是判定试验阳性与阴性的界值，与实验项目的临床性能（灵敏度、特异性）非常相关。与个体化治疗相关的免疫组化伴随诊断标志物的阳性阈值在许多相关肿瘤的病理诊断规范或指南中部分有明确规定，但相当部分的肿瘤标志物阳性阈值仍在探讨之中，如前期的循证医学证据显示ER、PR免疫组织化学染色肿瘤细胞阳性率达到1%时就与临床内分泌治疗的疗效显著相关，但近年有研究显示，雌激素受体染色＜10%的患者好像对内分泌治疗不敏感。2017版WHO修订的淋巴造血系统肿瘤分类中提出双表达BCL2和MYC蛋白的检测时，推荐BCL2和MYC判读阳性的阈值为：BCL2≥50%的肿瘤细胞阳性，MYC≥40%的肿瘤细胞阳性，但最近有学者认为，BCL2≥70%。在此总结与个体化治疗相关的免疫组化伴随诊断标志物的阳性阈值，以备病理工作者速查（表2-53）。

表2-53 常用的个体化治疗相关免疫组化标志物的阳性阈值

标志物	阳性定位	阳性界值	判断标准	注释
ALK（D5F3）	细胞膜/质	任何百分比	排除一些已知的染色（如色素等）后，肿瘤病例中存在很强的颗粒状胞质染色（任何百分比的阳性肿瘤细胞）即为ALK阳性	Ventana-D5F3 IHC可用于ALK基因融合检测。非Ventana-D5F3抗体仅用于初筛
ARID1A	细胞核	＞90%	＞90%肿瘤细胞阴性，判定为缺失，瘤细胞弥漫阳性或单个腺体＞50%的瘤细胞阳性，为无缺失	ARID1A编码蛋白Baf250a表达于细胞核，阳性对照：卵巢间质细胞
BCL2	细胞膜/质	≥50%	≥50%的肿瘤细胞阳性	IHC检测方法简单快速，作为双重/三重打击淋巴瘤的初筛的检测手段。FISH是诊断金标准
BCL6	细胞核	＞30%	中等阳性（＞25%）和强阳性（＞50%）为高表达	
C-MYC	细胞核	≥40%	≥40%的肿瘤细胞阳性即可判断为阳性	

附：联合CD10、BCL6和MUM1抗体对弥漫性大B细胞淋巴瘤（DLBCL）进行免疫组化分组，分为生发中心样（GCB）和非生发中心样（non-GCB）两个亚组，其中CD10、BCL6和MUM1三种抗体的阳性阈值均应＞30%

| BRAF VE1 | 细胞质 | 5% | 以细胞质中出现棕黄色颗粒状物为阳性。高倍镜下对每张切片随机选10个视野计算阳性细胞百分率，阳性细胞数＞5%为阳性，＜5%为阴性 | Ventana IHC可以作为临床检测BRAF V600E突变的简化筛查方式 |

续表

标志物	阳性定位	阳性界值	判断标准	注释
β-catenin	细胞质/核	尚不详	β-catenin正常状态下定位于细胞膜（棕黄色颗粒），细胞膜表达减少，胞质及胞核表达均为β-catenin异常表达，E-Cadherin的表达与β-catenin的核表达呈负相关	β-catenin是细胞间黏附蛋白的重要成员，也是经典Wnt/β-catenin信号通路的核心因子，其表达异常与肿瘤的侵袭转移相关
CD30	细胞膜及核旁高尔基区	2%或10%	不同设备、抗体克隆号对结果有影响，选择2%与10%阳性作为阈值，一致性结果较好	CD30成为造血系统恶性肿瘤中备受关注的干预靶点
CD117	细胞膜/质	10个/10HPF	阳性分级判断标准：计数10个高倍视野（×400）下阳性细胞数并取其平均值，阳性细胞数占肿瘤细胞的比例<10为阴性，反之为阳性	CD117为c-KIT基因的蛋白表达物之一。83%～95%的GIST为阳性。为诊断GIST的特异性指标之一
EGFR	细胞质/膜	10%	≤10%的肿瘤细胞无或仅呈微弱着色为0分；>10%的肿瘤细胞呈弱着色为1分；肿瘤细胞呈中度着色为2分；肿瘤细胞呈强着色为3分。结果判断标准：0分为阴性，1～3分为阳性	IHC和FISH阳性之间的符合率已超过90%，但免疫组化抗体种类参差不齐，目前尚未被用作高效快速的EGFR检测手段
ER、PR	细胞核	≥1%，现认为>10%	需对整张切片进行观察并分析阳性染色细胞占所有肿瘤细胞的百分比，应该对整张切片中阳性肿瘤细胞的染色强度作出评估。阳性应报告染色强度和阳性肿瘤细胞的百分比	乳腺癌中重要的预后因子和预测因子。ER、PR表达水平与内分泌治疗的疗效密切相关，ER、PR检测有助于预测患者对内分泌治疗的反应
HER2	细胞膜	10%	以细胞膜观察到棕黄色颗粒为阳性，以>10%癌细胞呈现强、完整、均匀的胞膜染色为3+，无染色或≤10%癌细胞呈现不完整的、微弱的细胞膜染色为0（详见乳腺肿瘤及胃癌相关内容）	乳腺癌标本一般可先做IHC检测。IHC3+判断为HER2阳性，IHC0和1+则判断为HER2阴性。IHC2+者需进一步应用FISH检测
Ki-67	细胞核	核分裂数/2mm²	Ki-67的表达水平以阳性细胞的百分数来计算。通过在50个0.2mm²（即总面积为10mm²）的视野中计数来确定	主要用于判断细胞的增殖活性。Ki-67增殖指数和肿瘤分化程度、肿瘤浸润转移情况及预后有一定关系
IDH1	细胞质	>5%	细胞胞质内有棕黄色或棕褐色颗粒判为阳性细胞。有研究认为，阳性定位准确、肯定的肿瘤细胞数量>5%即可判定该病例IDH1基因发生突变	IDH1（R132H）阳性可以看作存在突变；若结果显示阴性，可以进一步IDH1/2测序排除突变
IMP3	细胞膜/质	50%	将≥50%的细胞着色（不论着色强度）定为IMP3的阳性判断标准	IMP3指标与浆液性内膜癌存在显著的相关性
INI1/BRG1	细胞核	近100%	肿瘤细胞核内明确着色视为阳性。瘤细胞核不着色时判断为阴性，阳性内对照肿瘤内淋巴细胞	人类约20%的肿瘤中发现染色质重塑复合体SWI/SNF基因缺失
MMR	细胞核	任何百分比	标准判断：在内对照（上皮细胞：正常肠上皮特别是腺体基底部细胞；间质细胞：淋巴细胞、平滑肌细胞、血管内皮细胞等）着色良好时，存在任何确定的肿瘤细胞核染色判定为MMR表达阳性，只有肿瘤细胞核完全不表达才能判定阴性	任一错配修复（MMR）蛋白缺失即为MMR功能缺陷（dMMR）和（或）MSI-H表型。若MLH1蛋白表达缺失时，需排除BRAF V600E基因突变或MLH1启动子区甲基化
MUM1	细胞核	>30%	肿瘤细胞核着色大于30%为阳性	MUM1/IRF4在多种淋巴瘤中表达
p53	细胞核	90%	过表达即>90%癌细胞细胞核出现棕黄色颗粒判断为突变型；如果镜下无细胞核出现棕黄色颗粒也判读为完全缺失；p53野生型为分布不均匀或强弱不等的细胞核棕黄色颗粒。前两者均为突变型	p53弥漫强阳性意味着p53基因突变，部分病例由于p53的截短突变而呈完全阴性，因而子宫内膜浆液性癌中p53呈现一种"全有/全无"表达

续表

标志物	阳性定位	阳性界值	判断标准	注释
p16	细胞核/质	≥70%	判读标准为≥70%的肿瘤细胞核及细胞质弥漫强阳性，<70%的肿瘤细胞强阳性或>70%弱阳性均判读为阴性	p16免疫组化阳性是高危型人乳头瘤病毒（HPV）感染的一种替代标志物
p40	细胞核	>50%	p40则应在50%以上的肿瘤细胞核着色时才判定为阳性，局灶、弱阳性不能据此诊断鳞癌	在肺腺癌中的阳性率仅为2.5%，角化成分一般不表达p40
PD-L1	细胞膜	与抗体和平台有关	任何染色强度，肿瘤细胞染色的百分比。根据判读标准，除了SP142需要至少50个肿瘤细胞外，其他抗体需要不少于100个肿瘤细胞	主要通过人为及半定量判断，其阳性和阴性检测的结果取决于使用的特定抗体和平台
PTEN	细胞质/核	90%	在具有完整阳性内对照（内膜间质及非肿瘤性内膜腺体）的情况下，>90%的肿瘤细胞呈阴性	PTEN失活者表现以PTEN表达缺失为主
SDHB	细胞质	近100%	当肿瘤细胞的细胞质颗粒状弥漫强阳性（线粒体显色）时，应判读为阴性。若内对照的非肿瘤细胞（内皮细胞、基质细胞等）着色良好而肿瘤细胞未着色则判定为缺陷（阴性）。SDHD缺陷肿瘤更有可能表现出非特异性染色（弥漫淡棕色）	SDH复合物（SDHx）由SDHA、SDHB、的任何成分丢失，SDHB免疫组化染色均为阴性。SDHA阴性见于*SDHA*突变型。SDHD可以作为SDHB阴性或弱阳性的补充工具
TFE3	细胞核	>50%	结果阳性为细胞核着色。将着色强度中等至强阳性、着色范围2+（阳性细胞10%～50%）或3+（阳性细胞>50%）者作为免疫组化阳性结果	TFE3阳性预测值非常低，并且具有高度假阳性结果，IHC检测TFE3不足以作为TFE3重排的替代指标
TTF-1	细胞核	1%	阳性定位于细胞核，少数局灶阳性应视为阳性	半数鳞癌中为阳性肿瘤细胞<10%

第六节 病原体相关类标志物

此处，仅介绍可用免疫组化方法检测到的病原体相关类标志物，目前部分已有商品化标志物帮助解决病因诊断问题（表2-54）。

表2-54 常用的病原体相关类标志物

抗体	阳性部位	表达/应用范围
CMV	细胞质	巨细胞病毒（CMV）是一种感染肺、肾、肠和其他器官的条件致病原，巨细胞病毒在被感染细胞的复制过程中会产生病毒蛋白，命名为早期蛋白和晚期蛋白。48～72h后被感染的细胞核和细胞质中出现一些病毒晚期蛋白表达
EBV	细胞质	可识别由EB病毒（EBV）*BNLF1*基因编码的一种潜伏膜蛋白（LMP-1），主要用于研究EB病毒的感染及与EB病毒感染具有相关性的某些肿瘤，如鼻咽癌、霍奇金病、某些非霍奇金淋巴瘤（Ki-1阳性）和某些类型的T细胞淋巴瘤。最可靠的检测方法就是原位杂交检测EBV编码RNA（EBER）
HBcAg	细胞核	乙型肝炎核心抗原（HBcAg）主要用于肝炎、肝硬化和肝癌的研究
HBsAg	细胞质	乙型肝炎表面抗原（HBsAg），此抗体与乙肝病毒表面抗原的ad/ay亚型反应，在感染组织的细胞质中呈弥漫性着色，主要用于研究乙肝病毒表面抗原感染的组织，也可用于肝硬化、肝癌与乙肝病毒感染的相关性等方面研究
HP	细菌体	幽门螺杆菌（HP）是引发人类慢性胃炎、消化性溃疡的主要病因之一，还与十二指肠溃疡、胃腺癌及胃黏膜相关性淋巴瘤的发病相关

续表

抗体	阳性部位	表达/应用范围
HPV	细胞核	人乳头瘤病毒（HPV），该抗体是一种广谱HPV病毒标志物，可识别人组织中的HPV6、11、16、18、31、33、42、51、56和58亚型抗原。主要用于HPV病毒感染的皮肤或黏膜病变的研究
p16	细胞核/质	p16基因是细胞重要的肿瘤抑制基因之一，与基因突变及启动子甲基化相关。p16在宫颈癌、子宫内膜癌、结肠癌等尤其是伴有HPV感染的宫颈癌中不仅表达水平增高，而且出现由细胞核着色转变为细胞质和细胞核同时分布，此是判断高级别CIN病变及宫颈癌的重要标志，可间接提示HPV感染的存在

第七节　相关的特殊染色技术

在病理技术飞跃发展的今天，特殊染色技术仍是病理诊断中不可缺少的手段。这些方法以其特异、简单、快捷、价廉等优点在病理诊断和研究中发挥着积极作用，是免疫组织化学等技术无法替代的，如在同一张切片上做PAS（过碘酸希夫）染色和PASD染色（消化后的PAS），并相互对比。当两种染色在组织中呈紫红色时为阳性。PAS染色可以将细胞内的糖原、淀粉、真菌等物质染成紫红色。如果PAS阳性物质能被消化即为糖原（表2-55）。

表2-55　常用的组织化学染色技术

类型	染色法	结果或注释
胶原纤维	V.G法（苦味酸-酸性品红法）	胶原纤维呈红色，肌纤维、细胞质及红细胞呈黄色
	Masson三色染色	胶原纤维绿色（亮绿）（或苯胺蓝，蓝色），肌肉、纤维素红色，红细胞橘黄色，核蓝黑色
网状纤维	Gomori染色	网状纤维呈黑色，胶原纤维呈黄色或黄褐色，细胞核呈灰黑色
弹力纤维	Weigert弹力纤维染色	弹力纤维呈蓝黑色，胶原纤维染成红色，肌纤维染成黄色
	Gomori醛品红染色	弹力纤维呈紫红色，背景橘红色
神经纤维	Holmes染色法	神经纤维黑色，背景灰紫色
	Bielschowsky染色	神经纤维黑色，背景紫色
神经髓鞘	Weigert-Pal染色	髓鞘呈黑蓝色，背景浅灰色
	Weil染色法	髓鞘蓝黑色，背景浅灰色
横纹肌	磷钨酸-苏木素染色（PTAH）	细胞核、纤维、肌肉、神经胶质纤维、横纹肌等均呈蓝色；胶原、网状纤维、骨基质及骨黄色或玫瑰红色
平滑肌	Masson三色染色	胶原纤维绿色，肌纤维红色，红细胞橘红色
肥大细胞	甲苯胺蓝改良染色	肥大细胞红紫色，细胞核蓝色
	醛复红染色	肥大细胞深紫色，红细胞橘黄色，其他组织黄色
糖类物质	过碘酸希夫（PAS）染色	糖原、中性黏液物质、酸性黏液物质、软骨、垂体、霉菌、基底膜样物质等呈红色，细胞核呈蓝色
	AB（阿尔辛蓝染）染色	酸性黏蛋白（硫黏蛋白和唾液酸蛋白）蓝色，蛋白多糖和透明质酸蓝色，细胞核红色
	AB-PAS染色	酸性黏液物质呈蓝色，中性黏液物质呈红色，混合性黏液物质呈紫红色，细胞核呈浅蓝色
脂类物质	苏丹Ⅲ染色法（冰冻切片）	脂肪呈橙红色，胆脂素呈淡红色，脂肪酸不着色，细胞核呈蓝色
	油红O染色（冰冻切片）	脂类物质呈鲜红色或橘红色，细胞核呈淡蓝色，间质无色
	锇酸染色	脂肪呈黑色，类脂质颗粒呈褐色
淀粉样物	刚果红染色	淀粉样物、弹力纤维呈橘红色，核呈蓝色
	甲基紫染色	淀粉样物呈紫红色，细胞核和基质呈蓝色

续表

类型	染色法	结果或注释
纤维蛋白	MSB染色法	纤维蛋白红色，陈旧性纤维蛋白紫色，细胞核蓝色，红细胞黄色
含铁血黄素	普鲁士蓝（Perlsblue）染色	含铁血黄素呈蓝色，其他组织浅红色
	Turnbull-Sehmaltzer铁染色	含铁血黄素呈蓝色，其他组织浅红色
黑色素	Masson-Fontana银染色	黑色素及嗜银细胞颗粒呈黑色
	Lillie亚铁染色	黑色素暗绿色，背景浅绿或不着色，肌纤维和背景黄色
	脱黑色素（高锰酸钾草酸法）	细胞内黑色素完全消失
胆色素	三氯醋酸三氯化铁（Hall）	胆红素呈绿色，其他如复染呈红色和黄色
钙盐	VonKossa染色	钙盐黑色
DNA	Feulgen染色	DNA（细胞核内）呈红色
分枝杆菌	抗酸染色	分枝杆菌呈红色，背景淡蓝色
革兰氏菌	Gram碱性复红结晶紫染色	Gram阳性菌呈蓝色，阴性菌和细胞核呈红色
幽门螺杆菌	HP（美蓝法）	幽门螺杆菌深蓝色
其他细菌	Wathin-Starry染色	显示螺旋体、菌体呈黑色，背景呈金黄色
	改良Steiner染色	螺旋体、猫抓病病原体、非放线菌呈深棕黑色，背景呈亮黄色至金黄色
真菌	Grocott六胺银染色	真菌孢子和菌丝呈黑褐色，细胞核呈红色，背景呈淡绿色
	PAS染色	真菌呈紫红色，红细胞呈淡黄色
螺旋体	Giemsa染色	螺旋体及细菌呈蓝到淡紫色，细胞质呈蓝色，红细胞呈橘黄色

参 考 文 献

常栋，2009. 肺癌预后标志物的免疫组织化学研究进展和策略. 中华临床医师杂志（电子版），3（5）：818-825.
陈展群，鲁继斌，2018. 恶性胸膜间皮瘤研究进展. 肿瘤研究与临床，30（12）：871-874.
初培国，2004. 细胞角蛋白染色在肿瘤诊断中的应用. 中华病理学杂志，33（3）：273-276.
崔广学，高晓磊，梁新华，2017. 人乳头瘤状病毒在头颈部鳞状细胞癌中的研究进展. 华西口腔医学杂志，35（2）：187-191.
邓艳春，药立波，苏成芝，2001. 抑癌基因研究进展. 国外医学（分子生物学分册），23（5）：271-274.
董慧明，沈镇宙，邵志敏，2005. 上皮钙粘着蛋白与肿瘤. 国外医学（肿瘤学分册），32（2）：83-85.
董怡萍，张丹，韩苏夏，2017. DNA损伤修复机制的研究进展. 中华放射肿瘤学杂志，26（9）：1103-1108.
范高福，童旭辉，陶亮，2012. 缝隙连接一个潜在的肿瘤治疗新靶点. 蚌埠医学院学报，37（2）：234-237.
范志松，邢栋，左静，等，2016. 胃癌组织中GCSF和GCSFR的表达及意义. 临床与实验病理学杂志，32（1）：80-82.
方茹，王小桐，夏秋媛，等，2017. 基于免疫组织化学检测的分子病理诊断. 中华病理学杂志，46（5）：356-361.
付烊，章必成，2020. 肿瘤免疫治疗的预测和预后标志物. 医药导报，39（8）：1058-1062.
高昆，张连峰，2012. 白细胞介素与肿瘤研究进展. 中国免疫学杂志，28（5）：467-469.
巩艳青，辛钟成，郭应禄，2010. 肿瘤干细胞表面标记物的研究进展. 中华临床医师杂志（电子版），4（11）：2197-2200.
韩舒卿，2018. IHC和FISH法检测乳腺癌中HER2的状态. 临床医药文献电子杂志，5（43）：187-188.
韩永华，毛普德，2004. 中间丝蛋白的研究进展. 国外医学（临床生物化学与检验学分册），25（1）：25-27.
何学元，张有成，2010. 神经生长因子及其受体与肿瘤相关性研究进展. 国际消化病杂志，30（44）：234-236.
和晓坡，张祖训，2008. 细胞骨架与癌转移关系的研究进展. 社区医学杂志，21（6）：48-50.
黄海力，王孟薇，2006. 肿瘤浸润转移分子机制的研究进展. 生物技术通讯，17（1）：84-87.
黄巍，刘勇，2010，淋巴管内皮标记物研究的新进展. 江西医药，45（7）：720-722.
贾彩虹，陈吉，2018. SWI/SNF复合物相关基因在肿瘤中的研究进展. 世界最新医学信息文摘，18（45）：84-86.
姜洪翠，狄纯婵，2019. p16与Ki-67免疫组化检测在宫颈病变病理诊断中的应用. 当代医学，25（22）：17-19.
姜涛，刘庆华，陈峻青，2007. β-catenin与恶性肿瘤关系的研究进展. 现代肿瘤医学，15（6）：888-890.

蒋莉莉, 李媛, 应建明, 2018. 非小细胞肺癌PD-L1表达检测及应用现状. 中华病理学杂志, 47（11）: 887-890.
黎相照, 薛小磊, 张中满, 等, 2016. 免疫组化染色检测脑胶质瘤IDH1的优化及染色特点. 中华神经医学杂志, 15（6）: 558-562.
李娜, 高俊岩, 刘敏, 2009. 细胞凋亡和肿瘤的关系研究进展. 当代医学, 15（16）: 13-14.
李妮, 张健康, 2020. 胃肠道高分化神经内分泌肿瘤病理诊断研究进展. 临床与病理杂志, 40（12）: 3292-3297.
李伟, 宋秀军, 2016. c-Abl与实体瘤关系研究进展. 肿瘤研究与临床, 28（3）: 213-216.
刘培华, 李名浩, 于安泽, 2017. 嗜铬细胞瘤/副神经节瘤相关临床综合征与基因筛查策略. 国际泌尿系统杂志, 37（3）: 438-441.
刘谦, 路名芝, 刘勇, 2012. 细胞周期标记物在肿瘤中的应用. 临床与实验病理学杂志, 28（2）: 192-196.
刘琴, 来茂德, 2016. 促泌素蛋白的分布和功能. 浙江大学学报（医学版）, 45（1）: 56-60.
刘孝荣, 马东礼, 文飞球, 2018. DNA修复系统与肿瘤发生和治疗关系的研究进展. 现代肿瘤医学, 26（3）: 469-474.
柳玮华, 周小鸽, 张彦宁, 2008. 探讨CK7、CK20和Villin在判断转移癌原发部位中的应用价值. 诊断病理学杂志, 15（4）: 275-278.
马丽花, 潘兴华, 蔡学敏, 2011. 干细胞标志物在免疫细胞化学中应用的研究现状. 免疫学杂志, 27（2）: 178-180.
倪皓, 王小桐, 周晓军, 等, 2016. 融合基因在上皮源性恶性肿瘤中的研究进展. 中华病理学杂志, 45（10）: 742-744.
宁理懂, 张庆梅, 谢小薰, 等, 2016. 癌-睾丸抗原OIP5的研究进展. 实用医学杂志, 32（5）: 847-849.
石干, 田德安, 何星星, 等, 2013. RhoGDI2、PAK2在胃癌中的原位表达及与临床病理特征的相关性. 世界华人消化杂志, 22（9）: 836-840.
史本涛, 郑爱萍, 姜妮, 等, 2013. BRMS1基因在前列腺癌组织中的表达及临床意义. 中国男科学杂志, 27（12）: 3-6.
孙晓杰, 李坤, 2009. 肿瘤分子诊断与靶向治疗. 上海: 第二军医大学出版社.
王恩华, 朱明华, 步宏, 等, 2016. 非小细胞肺癌靶向药物治疗相关基因检测的规范建议. 中华病理学杂志, 45（2）: 73-77.
王劲松, 黄文斌, 赵建华, 等, 2014. p40（ΔNp63）和p63在乳腺肌上皮细胞诊断中的价值. 诊断病理学杂志, 21（12）: 755-758.
王攀, 赵洪林, 任凡, 等, 2020. 表观遗传学在恶性肿瘤发生发展和治疗中的新进展. 中国肺癌杂志, 23（2）: 91-100.
吴秉铨, 刘彦仿, 2013. 免疫组织化学病理诊断. 2版. 北京: 北京科学技术出版社.
吴焕文, 梁智勇, 张卉, 等, 2013. 子宫内膜癌免疫组化标记物的研究进展. 诊断病理学杂志, 20（3）: 180-183.
吴亚琼, 方伟蓉, 李运曼, 2016. 肿瘤多药耐药机制及逆转药物的研究进展. 药学与临床研究, 24（1）: 43-47.
肖婷, 傅俊江, 2019. 肿瘤表观遗传标志物的研究进展及应用现状. 中国癌症防治杂志, 11（2）: 93-98.
肖婷, 周菊, 傅俊江, 2019. 组蛋白修饰作为表观遗传肿瘤标志物的研究进展. 西南医科大学学报, 42（3）: 284-288.
熊康萍, 刘宏, 沈晶晶, 2015. 酪氨酸激酶类抗肿瘤作用靶点的研究进展. 中国新药杂志, 24（4）: 403-408.
徐月梅, 黄文斌, 赵建华, 等, 2015. ΔNp63（p40）和p63在前列腺基底细胞中的表达. 诊断病理学杂志, 22（7）: 426-428.
杨心治, 钟警, 文格波, 2015. E-Cadherin在黏附连接的调控机制及肿瘤EMT中的作用研究进展. 现代医药卫生, 31（11）: 1658-1661.
叶美华, 茹国庆, 何向蕾. 2019. 非小细胞肺癌中EGFR突变位点和样本差异性对突变与蛋白表达的影响. 临床与实验病理学杂志, 35（1）: 77-80.
于凤娇, 达林泰, 2017. Claudins蛋白与恶性肿瘤转移相关性的研究进展. 医学综述, 23（7）: 1316-1319, 1324.
袁丽倩, 郑淑芳, 2014. 肿瘤浸润转移机制的研究进展. 现代肿瘤医学, 22（9）: 2222-2224.
张秉琪, 刘馨, 安煜致, 2008. 肿瘤标志物临床手册. 北京: 人民军医出版社.
张博, 吴建春, 骆莹滨, 等, 2020. 肿瘤免疫治疗及其相关标记物的研究现状与思考. 中国肿瘤临床, 47（11）: 581-585.
张典, 高兴春, 姜凤良, 等, 2016. 黏蛋白在肿瘤诊断和治疗中的作用. 中国老年学杂志, 36（9）: 2275-2277.
张洽, 陆建波, 2014. 恶性肿瘤信号通路的研究进展. 肿瘤基础与临床, 27（2）: 178-182.
赵强, 兰智华, 文龙, 2015. p63与p40蛋白在鼻咽癌中的表达及临床意义. 诊断病理学杂志, 22（10）: 625-627.
赵锐, 夏俊, 2011. 紧密连接蛋白occludin与肿瘤相关性的研究进展. 中华肿瘤防治杂志, 18（19）: 1577-1580.
赵云飞, 李晓琴, 刘春玲, 2019. 非小细胞肺癌EGFR-TK非经典突变临床研究进展. 肿瘤预防与治疗, 32（6）: 542-546.
郑刚, 刘建生, 智仁厚, 2011. 结缔组织生长因子、血管内皮生长因子、缺氧诱导因子-1α在胰腺癌中的表达及临床意义. 中国医药导报, 8（13）: 31-33.
中国非小细胞肺癌ALK检测模式真实世界多中心研究专家组, 中华医学会病理学分会分子病理学组, 2019. 中国非小细胞肺癌ALK检测临床实践专家共识. 中华病理学杂志, 48（12）: 913-920.

中国非小细胞肺癌患者表皮生长因子受体基因突变检测专家组, 2016. 中国非小细胞肺癌患者表皮生长因子受体基因突变检测专家共识 (2016版). 中华病理学杂志, 45 (4): 217-220.

《中国黑色素瘤规范化病理诊断专家共识 (年版)》编写组, 2018. 中国黑色素瘤规范化病理诊断专家共识 (2017年版). 中华病理学杂志, 47 (1): 7-13.

中国抗癌协会大肠癌专业委员会遗传学组, 2018. 遗传性结直肠癌临床诊治和家系管理中国专家共识. 中华肿瘤杂志, 40 (1): 64-77.

中国抗癌协会肿瘤病理专业委员会, 中国临床肿瘤学会肿瘤病理专家委员会, 中国临床肿瘤学会非小细胞肺癌专家委员会, 2020. 中国非小细胞肺癌PD-L1表达检测临床病理专家共识. 中华肿瘤杂志, 42 (7): 513-521.

中国临床肿瘤学会结直肠癌专家委员会, 中国抗癌协会大肠癌专业委员会遗传学组, 中国医师协会结直肠肿瘤专业委员会遗传专委会, 2019. 结直肠癌及其他相关实体瘤微卫星不稳定性检测中国专家共识. 中华肿瘤杂志, 41 (10): 734-741.

中国临床肿瘤学会胃肠间质瘤专家委员会, 2018. 中国胃肠间质瘤诊断治疗共识 (2017年版). 肿瘤综合治疗电子杂志, 4 (1): 31-43.

中国脑胶质瘤协作组, 中国脑胶质瘤基因组图谱计划, 2014. 中国脑胶质瘤分子诊疗指南. 中华神经外科杂志, 30 (5): 435-444.

周艳, 宁波, 2020. 胰液中循环游离DNA甲基化异常在胰腺癌早期诊断中的应用. 临床肝胆病杂志, 36 (9): 2145-2148.

Bragulla HH, Homberger DG, 2009. Structure and functions of keratin proteins in simple, stratified, keratinized and cornified epithelia. J Anat, 214 (4): 516-559.

Cardoso F, van't Veer LJ, Bogaerts J, et al, 2016. 70- gene signature as an aid to treatment decisions in early-stage breast cancer. New Engl J Medicine, 375 (8): 717-729.

Chi AC, Day TA, Neville BW, 2015. Oral cavity and oropharyn-geal squamous cell carcinoma—an update. CA Cancer J Clin, 65 (5): 401-421.

Dickson BC, Brooks JS, Pasha TL, et al, 2011. TFE3 expression in tumors of the microphthalmia-associated transcription factor (MiTF) family. Int J Surg Pathol, 19 (1): 26-30.

Kuroda N, Tanaka A, Sasaki N, et al, 2013. Review of renal carcinoma with t (6; 11) (p21; q12) with focus on clinical and pathobiological aspects. Histol Histopathol, 28 (6): 685-690.

Lau SK, Weiss LM, Chu PG, 2004. Differential expression of MUC1, MUC2, and MUC5AC in carcinomas of various sites: an immunohistochemical study. Am J Clin Pathol, 122 (1): 61-69.

Miettinen M, Wang ZF, Paetau A, et al, 2011. ERG transcription factor as an immuno- histochemical marker for vascular endothelial tumors and prostatic carcinoma. Am J Surg Pathol, 35 (3): 432-441.

Nguyen DX, Bos PD, Massagué J, 2009. Metastasis: from dissemination to organ-specific colonization. Nat Rev Cancer, 9 (4): 274-285.

Nutman A, Postovsky S, Zaidman I, et al, 2007. Primary intraspinal primitive neuroectodermal tumor treated with autologous stem cell transplantation: case report and review of the literature. Pediatr Hematol Oncol, 24 (1): 53-61.

Sato Y, 2001. Role of ETS family transcription factorsin vascular development and angiogenesis. Cell Struct Funct, 26 (1): 19-24.

Teo MY, Seier K, Ostrovnaya I, et al, 2018. Alterations in DNA damage response and repair genes as potential marker of clinical benefit from PD-1/PD-L1 blockade in advanced urothelial cancers. J Clin Oncol, 36 (17): 1685-1694.

Vahakangas KH, Samet JM, Metcalf RA, et al, 1992. Mutations of p53 and ras genes in radon-associated lung cancer from uranium miners. Lancet, 339 (8793): 576-580.

Wang Z, Zhao J, Wang G, et al, 2018. Comutations in DNA damage response pathways serve as potential biomarkers for immune check point blockade. Cancer Res, 78 (22): 6486-6496.

Yoshida A, Ushiku T, Motoi T, et al, 2010. Immunohistochemical analysis of MDM2 and CDK4 distinguishes low-grade osteosarcoma from benign mimics. Mod Pathol, 23 (9): 1279-1288.

第三章

头 颈 部

头颈部在范围上指从蝶鞍到锁骨上，是一个高度器官化、解剖复杂的区域，包括多种类型的组织，如皮肤黏膜组织、软组织、骨组织、淋巴组织等。大致上头颈部肿瘤涉及除了眼、脑、甲状腺和食管颈段之外头颈部所有组织和器官。本章只介绍较为特征性的或在鉴别诊断中需应用免疫组化的头颈部肿瘤，其他组织的肿瘤或病变将在相关章节中介绍。

第一节 眼部肿瘤

眼部较常见的特征性肿瘤有眼睑的基底细胞癌和睑板腺癌（皮脂腺癌）、色素膜的恶性黑色素瘤、视网膜母细胞瘤、眼眶的泪腺肿瘤等。

一、睑板腺癌

1.抗体选择 EMA、BerEP4、CEA、ADP、AR、p63、CK7、CK5/6、CK8/18、SMA、S-100、p53、BCL2、Ki-67。

2.注释

（1）睑板腺癌（MGC）是一种起源于皮脂腺（睑板腺）上皮的恶性肿瘤，是我国眼睑第二常见的恶性肿瘤，仅次于基底细胞癌。眼睑及其邻近组织是皮脂腺癌的最好发部位。

（2）病变特点：组织形态上肿瘤呈分叶状，大片巢状，中心常有坏死，癌巢周围细胞较小，为基底样细胞，而中央细胞较大、胞质丰富、淡粉色、空泡状，为皮脂腺分化细胞，癌巢之间间质内常有炎症细胞浸润。

（3）免疫表型特点：表达CK-H（如CK5/6、34βE12）及CK-L（如CK8/18、CK19），EMA细胞质呈特征性的泡沫状着色，可表达CD15和BerEP4。AR和脂肪分化相关蛋白（ADP）在MGC病例中阳性率几乎为100%，大约67%的MGC带有*TP53*错义突变或无义突变（图3-1～图3-4）。

（4）鉴别诊断：组织学形态特征是病理诊断MGC的主要依据，高度分化的MGC具有皮脂腺样细胞的标志性特征，细胞质内可见脂肪滴。这些细胞主要位于皮脂腺小叶的中心，外周围绕着非空泡的基底类细胞。病理诊断较容易，但在低分化MGC因镜下缺乏皮脂腺细胞的特点，常常与鳞状细胞癌（SCC）、基底细胞癌（BCC）相混淆。常需借助免疫组织化学染色辅助诊断。EMA和BerEp4被认为是MGC的鉴别诊断中最有用的2个上皮标志物。EMA主要在MGC和SCC中表达，在BCC中常为阴性；有研究显示，BerEp4在MGC和SCC中的表达率分别为25%和0，而在BCC的病例中100%阳性。脂肪分化相关蛋白（ADP）被认为是诊断MGC的敏感而可靠的标志物，ADP在MGC中表达率为100%，而在SCC和BCC中均为阴性。鉴别MGC与BCC，可通过检测EMA、BerEp4、AR和ADP；鉴别MGC和SCC，建议检测EMA、AR和ADP。

1）与鳞状细胞癌（SCC）鉴别：睑板腺癌表达CK-L、EMA、CEA，EMA细胞质呈特征性泡沫状着色。AR和ADP在SCC为阴性表达。

2）与汗腺肿瘤鉴别：利用EMA、S-100、CEA的不同表达，可与汗腺肿瘤鉴别。

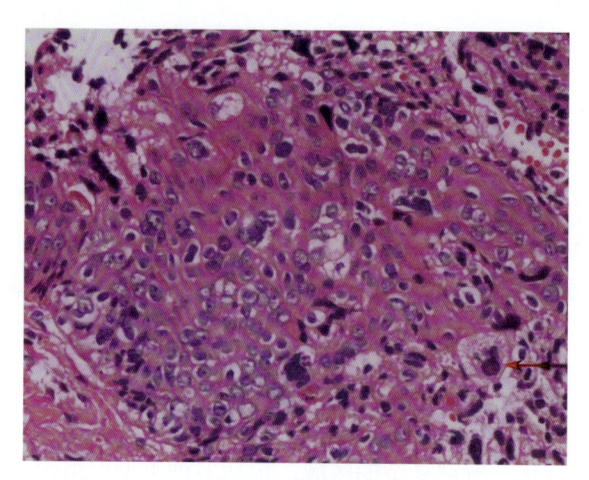

图3-1　睑板腺癌，HE

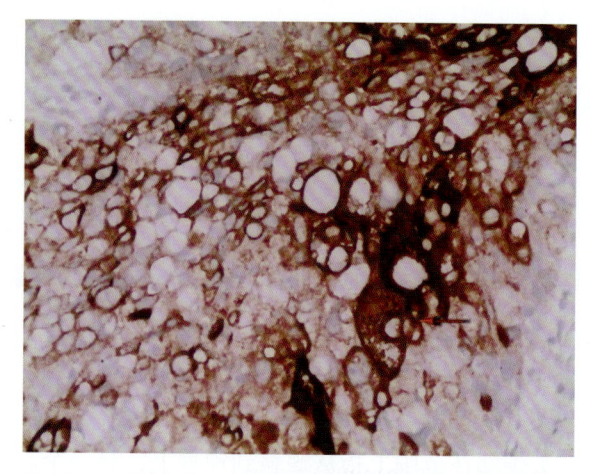

图3-2　睑板腺癌，EMA，细胞质呈特征性泡沫状着色

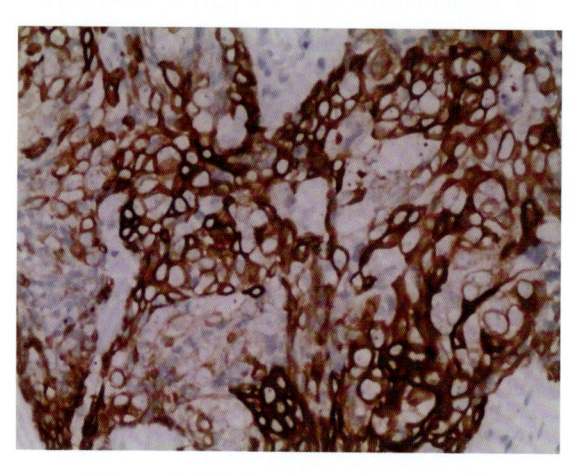

图3-3　睑板腺癌，CEA，瘤细胞质阳性

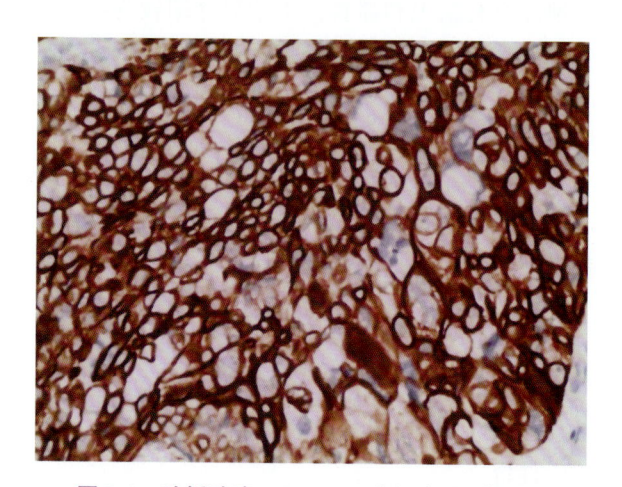

图3-4　睑板腺癌，CK5/6，瘤细胞质/膜阳性

3）与基底细胞癌鉴别：抗体选择BerEP4、EMA。BerEP4可用于基底细胞癌和鳞状细胞癌的鉴别，几乎所有的基底细胞癌和基底细胞鳞癌均为阳性。皮脂腺瘤EMA阳性/BerEP4阴性，基底细胞癌表达相反。注意在基底细胞癌的角化或鳞化区域中也可表达EMA。

二、视网膜母细胞瘤

1.抗体选择　CK、Vimentin（Vim）、S-100、GFAP、CD56、Syn、SMA、LCA、p53、RB、MDM2、Ki-67。

2.注释

（1）视网膜母细胞瘤（RB）是婴幼儿眼内最常见的原发性恶性肿瘤。来源于视网膜胚基的恶性肿瘤，具有向神经元和神经胶质双向分化的潜能，主要向神经元分化。

（2）病变特点：肿瘤由大片致密的核深染、胞质稀少的小圆细胞构成，常见梁状或巢状结构。根据肿瘤组织学特点分为分化型和未分化型两类：①分化型，又称神经上皮型，由小圆形或低柱状瘤细胞构成，细胞围绕中央空腔环形排列，细胞核在基底部，细胞的尖端向中心，称菊形团型，此型分化程度较高，恶性度较低，但对放射线不敏感。②未分化型，瘤细胞往往晕环状围绕在血管周围排列，呈假菊形团排列，近血管的瘤细胞染色深，距离血管较远的瘤组织即发生退行性改变，染色浅，甚至发生坏死。

（3）免疫表型特点：Vim、Syn、S-100、GFAP阳性（图3-5、图3-6），CKpan、LCA、Actin阴性。大多数视网膜细胞瘤Rb蛋白表达缺失或降低，50%以上的肿瘤组织中可检测到p53的突变，以及*MDM2*基因的扩增或过表达。

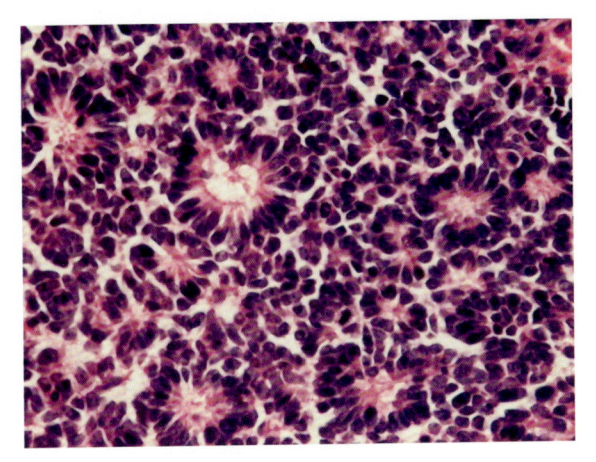

图3-5 视网膜母细胞瘤（分化型），HE

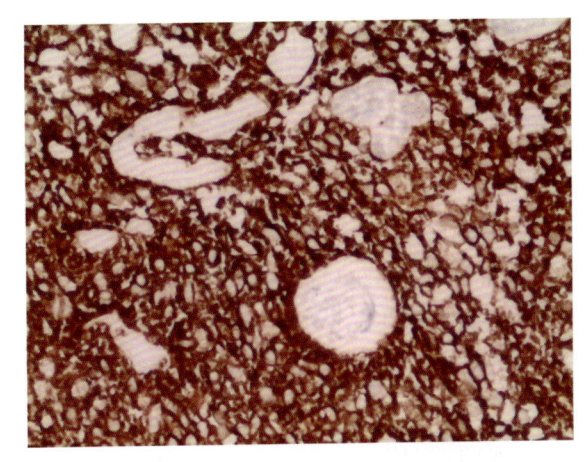

图3-6 视网膜母细胞瘤，GFAP，细胞质阳性

（4）分子遗传学改变：目前国际公认 *RB1* 的等位基因突变或缺失是RB的发病基础。约93%遗传型和87%非遗传型RB患者存在 *RB1* 基因突变。Rb蛋白定位在细胞核，人体所有组织均可表达Rb蛋白，但在不同的发育阶段表达特征不同。大多数视网膜细胞瘤以及多种其他恶性肿瘤中的Rb蛋白表达缺失或降低。近年来的研究发现，部分RB患者的HPV感染呈阳性，这提示HPV感染可能与RB的发生有关，尤其在散发型患者中。

（5）鉴别诊断：主要与星形细胞瘤、髓上皮瘤、神经母细胞瘤和转移性小细胞癌相鉴别（表3-1）。

表3-1 视网膜母细胞瘤与其他小细胞肿瘤鉴别

肿瘤类型	Vim	GFAP	S-100	LCA	CK	CgA	Syn	其他
视网膜母细胞瘤	-	+	+	-	-	+	+	RB基因的缺失或突变
星形细胞瘤	+	+	+	-	-	-	-	IDH1、Olig2、ATRX阳性
髓上皮瘤	+	+	+	-	+	+	+	微管相关蛋白阳性
神经母细胞瘤	+	+	-	-	-/+	+	+/-	CD99、FLI-1阳性
胚胎性横纹肌肉瘤	+	-	-	-	-	-	-	Desmin、MyoD1阳性
淋巴瘤/白血病	+/-	-	-	+	-	-	-	T或B等分化抗原阳性
小细胞未分化癌	-/+	-	-	-	+	-	-	EMA阳性
小细胞神经内分泌癌	-	-	-	-	+	+	+	CD56阳性
小细胞黑色素瘤	+	-	+	-	-	-	-	HMB45阳性

注：+，阳性；-，阴性；Vim，Vimentin。

第二节 耳部肿瘤

一、常见耳部肿瘤免疫组化表型

外耳道肿瘤少见，包括耵聍腺瘤、耵聍腺癌、鳞状细胞癌、腺癌、腺样囊性癌和黏液表皮样癌等。中耳和内耳肿瘤有鳞状细胞癌、中耳侵袭性乳头状瘤、内淋巴囊肿瘤、胆脂瘤、前庭神经鞘瘤、脑膜瘤、听神经瘤和中耳腺瘤。常见耳部肿瘤免疫组化表型见表3-2。

表3-2 常见耳部肿瘤免疫组化表型

肿瘤	免疫表型特点
耵聍腺癌	腺上皮表达GCDFP-15、AR、CA72.4、CK-L、EMA、CEA；外周肌上皮表达CK5/6、p63等
中耳腺瘤	除表达CKpan、CK-L外，还可表达神经内分泌标志物如CgA、Syn及各种多肽
异位脑膜瘤	表达EMA、SSTR2α、Vimentin、PR；不表达S-100、SOX10和神经内分泌标志物
中耳乳头状瘤	CK、CK7、CEA和EMA均阳性，外层基底细胞表达p63，不表达Syn、CgA、TTF-1、TG、CA9和PAX8
内淋巴囊肿瘤	CK、CK7、EMA、CA9、PAX8、Vimentin、CD56等阳性；TTF-1、TG、CgA及Syn阴性
听神经瘤	表达S-100、SOX10、Vimentin、NSE、GFAP，Medin表达缺失。一般不表达CD34、CD117、SMA等

二、耵聍腺癌

1. **抗体选择** CK7、EMA、CEA、SMA、p63、AR、GCDFP-15、CA72.4、Ki-67。

2. **注释**

（1）外耳道肿瘤少见，包括耵聍腺瘤、耵聍腺癌、鳞状细胞癌、腺癌、腺样囊性癌和黏液表皮样癌等。

（2）病变特点：耵聍腺癌来源于外耳道中变异的大汗腺。镜下，癌细胞呈单层或双层，实性团块状、腺管状或乳头状排列，部分细胞可见顶浆分泌，外层肌上皮细胞常可缺失，易侵犯周围组织及骨组织。

（3）免疫表型特点：表达GCDFP-15、AR、CA72.4、CK-L（如CK7、CK8、CK18和CK19），向导管分化表达EMA、CEA；外周肌上皮细胞标志物（SMA、p63、Calponin）阳性（图3-7～图3-10）。

（4）鉴别诊断：主要与耵聍腺腺瘤和囊性腺样癌相鉴别。是否侵犯周围组织是鉴别良恶性的关键。与

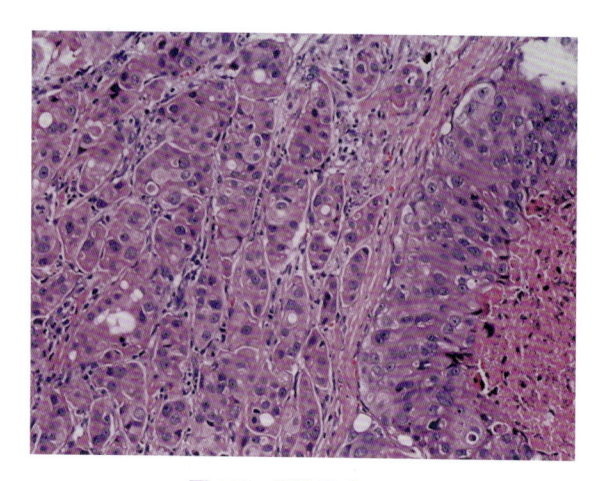

图3-7 耵聍腺癌，HE

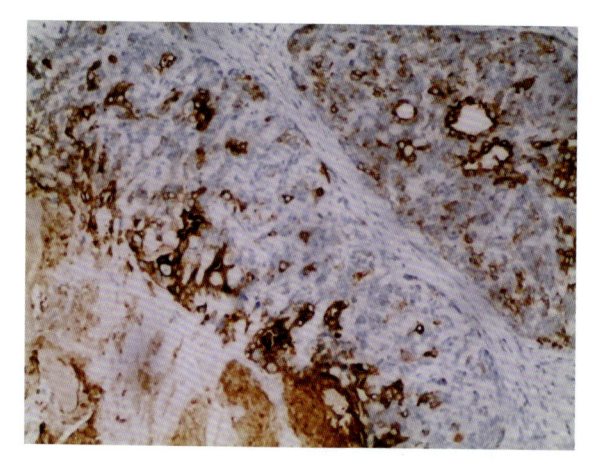

图3-8 耵聍腺癌，EMA，瘤细胞质阳性

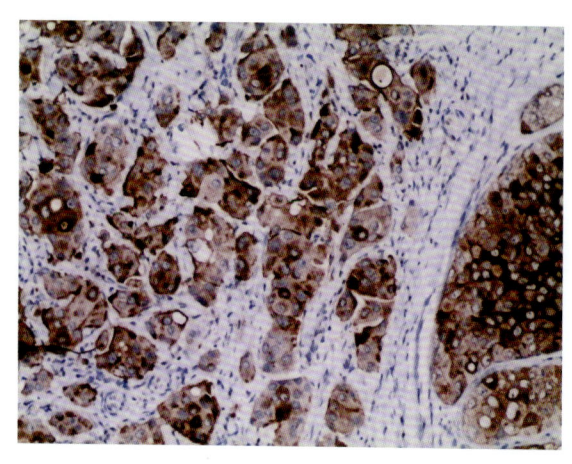

图3-9 耵聍腺癌，GCDFP-15，部分瘤细胞质弱阳性

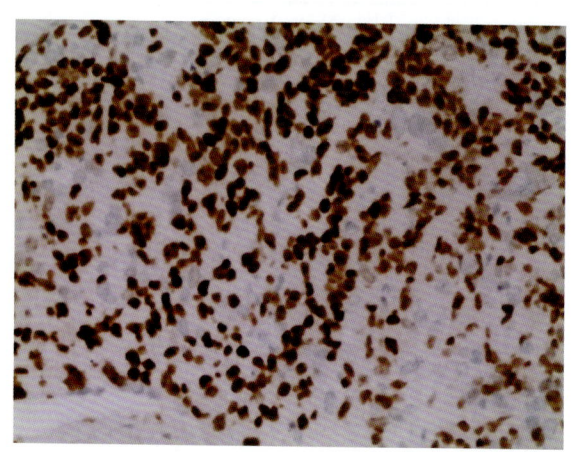

图3-10 耵聍腺癌，p63，瘤细胞细胞核阳性

囊性腺样癌鉴别：CK7主要标记基底样细胞，SMA/p63标记周围肌上皮细胞。囊性腺样癌不表达CK20、GCDFP-15。

三、内淋巴囊肿瘤

1. 抗体选择　CK、CK7、EMA、CA9、PAX8、TTF-1、GFAP、S-100、Syn、CgA、Vimentin（Vim）、PR和Ki-67等。

2. 注释

（1）内淋巴囊肿瘤（ELST）是源于颞骨内的内淋巴囊，是一种低度恶性上皮性肿瘤。又称内淋巴囊低度恶性腺癌、低度恶性内淋巴囊肿瘤、内淋巴囊乳头状肿瘤和内淋巴囊肿瘤等。

（2）病变特点：肿瘤呈乳头状及囊性腺管样结构，乳头轴心为纤维血管组织，表面衬覆单层大小较一致的立方或矮柱状上皮，细胞核位于细胞中部以上、远离细胞基底部，核异型性较小、核仁不明显；囊性腺管样结构的腺腔内可见粉染胶样分泌物，似甲状腺滤泡胶质。核圆形或卵圆形，核仁中等，居中，异型性不明显。部分呈甲状腺滤泡样，内含红染的胶质。

（3）免疫表型：肿瘤细胞CK、CK7、CA9、PAX8、EMA、Vim阳性，神经外胚层抗体CD56、NSE等常阳性，表明ELST肿瘤来自神经外胚层；一般不表达D2-40、GFAP、S-100、CD34、TG、TTF-1、甲状腺素转运蛋白（TTR）、CgA及Syn等。

（4）鉴别诊断：主要与中耳侵袭性乳头状肿瘤（APT）、脉络丛乳头状瘤、中耳腺瘤、乳头状脑膜瘤和转移性癌等鉴别。APT与ELST重要的鉴别点是其侵袭性较ELST强，乳头状结构复杂且衬覆上皮具有一层完整的基底层细胞，不表达CA9、PAX8等。需要强调的是ELST表达CA9、PAX8和Vim，且形态上与转移性肾透明细胞癌有重叠，相关临床检查及免疫组化标志物CD10表达情况是重要的鉴别诊断点（表3-3）。

表3-3　内淋巴囊肿瘤的诊断与鉴别

肿瘤	病变特点	免疫表型特点
内淋巴囊肿瘤（ELST）	呈乳头状及囊性腺管样结构，乳头有纤维血管轴心，表面衬覆单层大小较一致的立方或矮柱状上皮	CK、CK7、EMA、CA9、PAX8、Vim、CD56等阳性，TTF-1、TG、CgA及Syn阴性；存在VHL基因突变
中耳侵袭性乳头状瘤	乳头状腺样结构由内层柱状/立方细胞及外层基底细胞构成，细胞较一致，富含黏液，类似杯状细胞	CK、CK7、CEA和EMA均阳性，外层基底细胞表达p63，不表达Syn、CgA、CD56、TTF-1、TGCA9和PAX8
脉络丛乳头状瘤	类似于正常脉络丛，呈乳头状结构，由单层或假复层柱状上皮细胞围绕纤维血管轴心形成	GFAP、Vim、S-100、Syn、CK7、EMA、甲状腺素转运蛋白（TTR）、Kir7.1阳性，CEA、CD56、Syn、PR均阴性
中耳腺瘤	多局限于中耳，形态常呈腺管样或梁索样结构，由规则的嗜酸性小腺体构成，一般不形成乳头	表达CK、Vim、CK7及弥漫表达CgA、Syn等神经内分泌标志物，不表达CA9、PAX8等
乳头状脑膜瘤	组织学有脑膜上皮旋涡，可见砂砾体	EMA、Vim、PR阳性；不表达神经内分泌标志物
甲状腺乳头状癌	乳头状结构，有典型细胞核改变及伴砂砾体形成	TG和TTF-1均阳性有助于鉴别
转移性癌	可来源于甲状腺、肾、肺等部位的乳头状腺癌等	转移性癌均有较特异的提示原发部位的免疫表型

四、中耳腺瘤

1. 抗体选择　CK、CK7、CK5/6、CD56、Syn、CgA、S-100、p63、Ki-67。

2. 注释

（1）中耳腺瘤，也称中耳神经内分泌腺瘤、中耳腺瘤样肿瘤、中耳类癌，免疫组织化学及超微结构均表现出上皮和神经内分泌双向分化。

（2）病变特点：瘤细胞呈实性片状、巢状、腺样、缎带样及小梁状等多种方式排列。瘤细胞大小较一致，细胞质中等至较丰富，呈嗜酸性，核圆形、卵圆形，染色质呈细颗粒状分布，部分可见小核仁，核分裂象罕见。部分腺腔内可见粉染分泌物。

（3）免疫表型：一般表达广谱细胞角蛋白和神经内分泌标志物，包括CK、Vimentin、CK7、CgA、NSE和突触素等。CK7、CK5/6主要在腺样结构区表达，CK7表达于腺样结构的腔面，CK5/6表达于腺样结构的基底面。CK7及CK5/6在中耳腺瘤中的表达方式具有一定特征性，可辅助中耳腺瘤的病理诊断及鉴别诊断。肿瘤组织不表达肌上皮标志物S-100蛋白、Calponin，提示中耳腺瘤可能不是来自中耳黏膜的小涎腺组织；TTF-1、CDX2以及PAX8均为阴性。腺腔内细胞质分泌物对阿尔辛蓝和PAS染色呈阳性。

（4）鉴别诊断：中耳腺瘤需要与一系列疾病进行鉴别诊断，包括鼓室球瘤（副神经节瘤）、腺样囊性癌、内淋巴囊乳头状肿瘤、有腺体样结构的脑膜瘤、听神经瘤、横纹肌肉瘤以及其他耳原发性和转移性腺癌等（表3-4）。

表3-4 中耳腺瘤的诊断与鉴别

肿瘤	病变特点	免疫表型特点
中耳腺瘤	瘤细胞呈实性片状、巢状、腺样、缎带样及小梁状等多种方式排列，瘤细胞大小较一致，核分裂象罕见	表达上皮和神经内分泌双向分化标志物；不表达肌上皮标志物，不表达CA9、PAX8
鼓室球瘤	肿瘤细胞排列呈巢状、器官样，细胞周围有丰富的纤维血管网包绕；梭形的支持细胞环绕在细胞球周围	CK、CK7常阴性，而且瘤细胞巢周支持细胞S-100蛋白阳性有助于鉴别
内淋巴囊肿瘤	呈乳头状及囊性腺管状结构，乳头纤维血管轴心表面衬覆单层大小较一致的立方或矮柱状上皮，浸润性生长	CK、CK7、EMA、CA9、PAX8、Vim、CD56、NSE等阳性；存在*VHL*基因突变
耵聍腺癌	发生于外耳道大汗腺的腺瘤，肿瘤细胞都有不同程度的异型性，核分裂象增多，可见不典型核分裂象	表达GCDFP-15、AR等，不表达神经内分泌标志物，且肌上皮细胞S-100阳性
转移性腺癌	常表现为显著细胞多形性、坏死和核分裂象增多，甚至累及骨和邻近组织	中耳最常见的转移癌为乳腺癌，结合病史、形态学特点及免疫组化有助于鉴别

五、听神经瘤

1. 抗体选择　S-100、SOX10、GFAP、Medin、CK、EMA、Vimentin、CD34、SMA、Ki-67。
2. 注释

（1）听神经瘤是来源于内听道内前庭神经施万细胞的良性肿瘤，约占成人桥小脑角肿瘤的90%，颅内肿瘤的8%，是内听道、桥小脑角区域最为常见的良性肿瘤。

（2）病变特点：肿瘤有完整的包膜，肿瘤边缘多有淋巴组织增生，肿瘤的实体为形态一致的梭形细胞，排列成栅栏状。如梭形细胞排列较紧密，称为AntoniA型；如肿瘤细胞排列稀疏，则称为AntoniB型。

（3）免疫表型特点：主要表达S-100和SOX10，部分表达Vimentin、CD56、CD57、PGP9.5及GFAP（图3-11～图3-14），除非肿瘤广泛变性，否则不表达CD34、EMA；CK、EMA、NF、CD117、SMA、Desmin阴性。绝大多数病例的听神经瘤组织中均有Medin蛋白（主要在细胞质内表达）表达缺失，H3K27me3无缺失或部分缺失（肿瘤细胞失表达率均＜50%）。

（4）听神经瘤的发病可能与神经纤维瘤病Ⅱ型（NF2）肿瘤抑制基因失活密切相关。Merlin蛋白是*NF2*基因的产物，它的缺失可以诱发神经鞘瘤、脑膜瘤、室管膜瘤等一系列肿瘤的发生。

（5）鉴别诊断：注意与桥小脑角脑膜瘤、恶性外周神经鞘瘤（MPNST）相鉴别。脑膜瘤表达EMA、SSTR2α和PR，不表达S-100和SOX10，可资鉴别。60%～90%的MPNST中存在多梳蛋白抑制复合物2（PRC2）的失活，导致H3K27me3表达缺失，且组织形态上细胞活跃并可见病理性核分裂象，常有坏死，S-100和SOX10仅局灶表达甚至阴性，需联合应用S-100、SOX10、CD34、CK及H3K27me3等免疫标志物进行鉴别诊断。

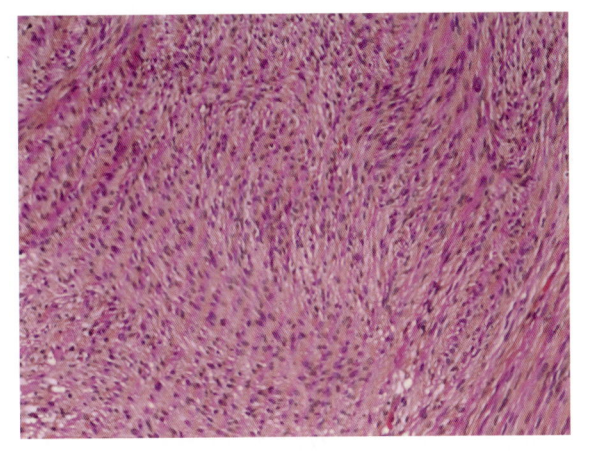

图3-11 听神经瘤，HE

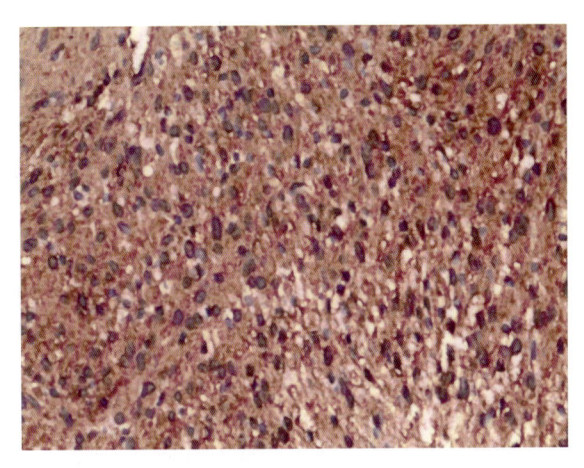

图3-12 听神经瘤，GFAP，瘤细胞质阳性

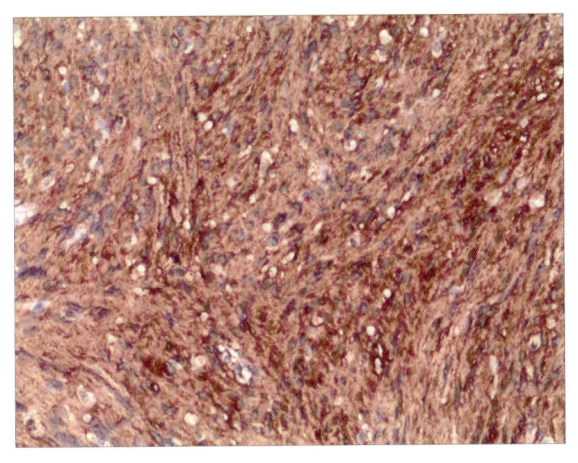

图3-13 听神经瘤，S-100，瘤细胞细胞核/质阳性

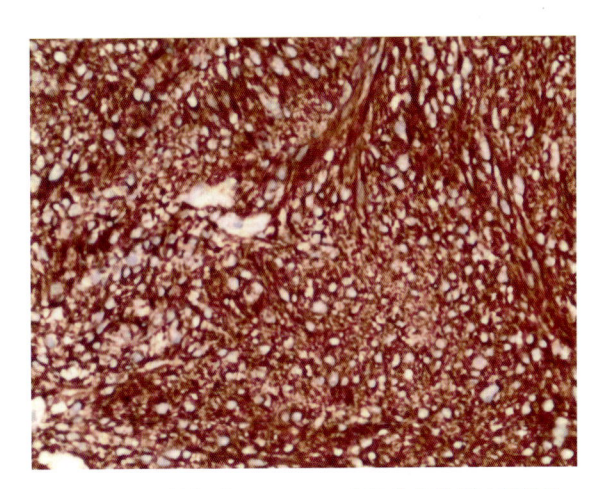

图3-14 听神经瘤，CD56，瘤细胞细胞膜/质阳性

第三节　鼻腔、鼻窦及颅底肿瘤

鼻腔、鼻窦及颅底肿瘤病理类型繁多，就其组织来源可分为上皮源性（呼吸道上皮和涎腺型）、软组织源性、骨和软骨源性、淋巴造血源性、异位颅内相关源性（异位性脑膜瘤和异位性神经胶质肿瘤）及其他类型肿瘤（恶性黑色素瘤、嗅神经母细胞瘤）等。虽其病理类型繁多，但以上皮源性肿瘤最为多见，主要的恶性肿瘤类型有鳞状上皮癌、腺癌、嗅神经母细胞瘤、腺样囊性癌、恶性黑色素瘤、未分化癌、神经内分泌癌和恶性淋巴瘤等。临床上鼻腔恶性肿瘤诊断的"金标准"为常规组织切片染色和免疫组织化学检查为基础的肿瘤组织相关病理学检查。

一、鼻腔鼻窦乳头状瘤

1. 抗体选择　　CK7、CK5/6、CK8/18、p63、p16、p53、RB、NUT、Ki-67。必要时加HPV、EBER检测。

2. 注释

（1）鼻腔鼻窦乳头状瘤（SP），也称为施奈德（Schneiderian）乳头状瘤，是常见的良性上皮肿瘤，几乎完全由来自于鼻腔和鼻窦内衬的外胚层衍生的假复层纤毛柱状上皮组成。

（2）病变特点和病理分型：乳头状表面被覆呼吸性上皮，常为鳞状上皮、假复层纤毛柱状上皮及黏液柱状上皮混合构成，可发生鳞状上皮化生或移行上皮化生。所有亚型的鼻窦乳头状瘤中均常见纤毛状柱状上皮，这一点对于明确诊断非常重要。WHO分类将SP分为3种类型：内翻性乳头状瘤（IP）、外生性乳头状瘤（EP）和嗜酸性细胞乳头状瘤（OP）。这三种类型的乳头状瘤是明显不同的，所有这三种类型的肿瘤都可能发展成癌，尤其是IP和OP。IP最常见的癌变类型是鳞癌，EP恶性变极为罕见，而OP恶变类型主要为黏液表皮样癌、鼻腔鼻窦未分化癌、鳞状细胞癌。

（3）免疫组化表型：免疫组化特点是同一细胞同时表达柱状细胞和鳞状细胞分化所特有的角蛋白（即同时表达CK-L和CK-H），这点似乎是SP的特点，而在非肿瘤性的黏膜组织中无此共同表达。OP细胞内存在大量的细胞色素C氧化酶和线粒体。恶变时Ki-67呈阶梯性增高，恶变为鳞状细胞癌后，BCL2蛋白表达水平显著升高，可作为SP恶变的组织学诊断标准。

（4）分子遗传学改变：现在普遍认为HPV感染与SP的发生及癌变有关，乳头瘤中HPV检出率为9%～89%，HPV-6、HPV-11、HPV-16及HPV-18，在IP和EP的发生发展中起主导作用，HPV-6、HPV-11最常检测到。HPV通过整合基因组诱导癌蛋白E6和E7过表达，使细胞周期调控因子（如p16、p21、p27、p53和CyclinD1）或视网膜母细胞瘤基因（RB）蛋白失活，p53突变仅存在于癌变的IP中，而良性IP或正常黏膜中未发现。88%的IP和77%由IP恶变转化成癌的患者存在*EGFR*突变。OP及OP转化成癌时均具有激活的*KRAS*突变，而IP和EP均阴性。

（5）病理诊断与鉴别诊断：SP为良性肿瘤，但易复发，有恶变倾向，其三种亚型在流行病学、组织病理类型、临床症状、发病机制、治疗及预后等方面存在差异，免疫组化检查对于SP的诊断和分类并不必要。鉴别诊断依据乳头状瘤的组织学类型，诊断包括鼻腔鼻窦息肉、皮肤鳞状细胞乳头状瘤、乳头状鳞状细胞癌、呼吸上皮腺瘤样错构瘤（READ）、低分化的乳头状腺癌等（表3-5）。

表3-5 鼻腔鼻窦乳头状瘤的诊断与鉴别

病变	病变特点	注释
内翻性乳头状瘤（IP）	内翻型生长，由5～30层的非角化的鳞状上皮、呼吸上皮或黏液纤毛柱状上皮混合构成，基底膜完整，部分可局部角化	表达CK、CK5/6、p63，可能与*EGFR*突变、HPV感染有关。上皮内常有炎症细胞浸润，恶性变多为鳞癌
外生性乳头状瘤（EP）	外生乳头状生长，纤维血管轴心表面被覆主要为复层鳞状上皮，混杂纤毛柱状上皮，可过度角化或角化不全，炎症细胞少	与HPV之间存在密切相关。与内翻性乳头状瘤不同的是：可形成角化，恶性变极为罕见
嗜酸性细胞乳头状瘤（OP）	既有外生型生长、又有内翻型生长，增生的细胞为立方状至柱状，伴大量嗜酸性细胞质，伴大量微囊及上皮内微脓肿	CK及CK7阳性，基底细胞表达CK5/6、p63，具有*KRAS*突变，与HPV感染无关
鼻息肉	鼻息肉一般表面光滑，间质水肿显著，炎症细胞浸润多见，衬覆良性鼻窦上皮的宽基乳头状结构	与外生性乳头状瘤鉴别：无复杂分支的乳头状结构及内翻性生长的上皮团巢
呼吸性上皮腺瘤样错构瘤（READ）	界限清楚的良性腺体周围绕基底膜呈小叶状结构。衬覆假复层柱纤毛柱状上皮，腺体无背靠背，细胞无异型，被间质纤维分隔，特征性表现是伴有被较厚嗜酸性基底膜所包绕的腺体	CK7、CK19和S-100阳性，而CK20阴性，p63和高分子量CK可用于显示较大腺体和一些浆黏液性腺体周围的肌上皮细胞
浆黏液性错构瘤	上皮成分主要为类似涎腺的浆黏液性腺泡以及衬覆呼吸上皮的腺体，间叶成分为一致的纤维性间质，细胞无异型性	与REAH形态和免疫组化重叠。可表达TTF-1及NapsinA，腺泡周围表达肌上皮标志物
涎腺嗜酸性细胞腺瘤	瘤细胞呈圆形及卵圆形，细胞质嗜酸性，很少有高柱状细胞且表面无纤毛，呈巢状、腺管样、条索状，有时虽可呈乳头状排列，但乳头较细小，无宽大的纤维结缔组织轴心	与嗜酸性细胞乳头状瘤鉴别：发生于涎腺，很少有高柱状细胞且表面无纤毛，一般无宽大的纤维结缔组织轴心的乳头，磷钨酸苏木精阳性
鳞状细胞癌	鳞状细胞癌有明显的异型性和间质浸润，极向紊乱和明显的核非典型性，常伴坏死	与高危HPV感染相关，免疫组化p16、p53阳性；Ki-67阳性细胞＞10%
鼻窦腺癌	瘤细胞常形成明显的实性、乳头及腺样结构，癌细胞明显异型，核分裂象多见，浸润性生长	分为肠型（表达CDX2、CK20、MUC2等）和非肠型（CK7阳性），免疫组化有助于鉴别

二、头颈部鳞状细胞癌

1. **抗体选择** CK7、CK5/6、CK8/18、p63、p16、p53、INI1、NUT、Ki-67加HPV、EBER检测。
2. **注释**

（1）头颈部鳞状细胞癌（HNSCC）是全球第六大常见恶性肿瘤，占头颈部肿瘤的90%以上，多发于口腔、口咽、鼻咽及喉等部位。目前认为，HPV已成为头颈部HNSCC的主要致病因素之一，其中在扁桃体癌中的HPV表达率接近100%，口腔癌中的表达率为80%，下咽癌为78%。学者通常将HNSCC根据HPV感染状态划分为HPV阳性HNSCC和HPV阴性HNSCC。由于HPV阳性HNSCC具有独特的生物学行为、遗传特性及良好的预后，因此寻求新的适合于HPV相关性HNSCC的治疗策略十分必要（表3-6）。

表3-6 HPV阳性鳞状细胞癌与HPV阴性鳞状细胞癌的比较

分类	病变特点	免疫表型特点	分子改变	临床特征
HPV阳性鳞状细胞癌	常为非角化型，其他还包括乳头状鳞癌、腺鳞癌、未分化癌	表达鳞状上皮标志物，伴有p16高表达，p53野生型表达；pRb低表达，Ki-67高表达	表达E6/E7 mRNA，存在PIK3CA、RAD51B、NR4A2、TRAF3、TP63、FGFR3、NOTCH1等基因突变	患者预后良好、生存率较高、复发风险较低
HPV阴性鳞状细胞癌	常为角化型鳞癌细胞间桥和角化明显，有明显的间质反应	表达鳞状上皮标志物，多为p53突变型表达、p16低表达，CyclinD1、EGFR高表达	缺乏E6/E7 mRNA，存在TP53、CDKN2A、CCND1、PIK3CA和NOTCH1等基因突变	患者发病年龄较大，具遗传多样性，预后较差

（2）病变特点和病理亚型：组织学上可分为角化型鳞状细胞癌、非角化型鳞状细胞癌、梭形细胞鳞状细胞癌、基底细胞样鳞状细胞癌、淋巴上皮样癌、未分化癌、乳头状鳞癌和伴有腺样囊性癌特征的HPV相关性鼻窦癌等，与HPV相关的组织学多表现为非角化型鳞状细胞癌（基底样）。

鳞癌组织学特征是鳞状细胞分化和浸润。鳞状细胞分化的特征包括角化（有或没有角化珠形成）和（或）细胞间桥。HPV阳性HNSCC多为非角化型：呈片巢状、叶状排列的基底样细胞呈浸润性生长，细胞呈合体样胞质，无细胞间桥，大多数无细胞角化或仅为局灶角化。癌巢内常伴中心性粉刺样坏死，背景为淋巴组织。HPV阴性HNSCC多为角化型鳞癌形态，细胞间桥和角化明显，肿瘤细胞呈条索状、巢状浸润，有明显的间质反应。与非角化型鳞癌相比，胞质丰富、核非典型性明显，与湿疣样鳞癌相比，缺乏细胞核的多形性和挖空特征。

组织学分级主要根据分化程度、细胞多形性和有丝分裂活性，分为高、中和低分化，而角化不是分级的重要标准，基底样、腺鳞癌、梭形细胞鳞癌不使用传统分级。如同子宫颈癌，已经明确HPV阳性的同样由高危型HPV感染引起，但实践中不再推荐对其进行组织学分级。

（3）免疫表型特点：表达鳞状上皮标志物如CK、p63、p40、CK5/6、INI1弥漫强阳性，不同程度地表达CK7、CK8/18、CK19。在HPV DNA阳性HNSCC中，约有50%患者表达E6/E7 mRNA，伴有高表达p16、野生型p53和低表达视网膜母细胞瘤基因产物（pRb）；相反，缺乏E6/E7 mRNA表达的肿瘤通常与低表达p16、突变型p53及正常pRb相关。

（4）HPV相关检测方法：当前常用PCR、原位杂交（ISH）及免疫组化（IHC）。PCR较后两种方法的灵敏度、特异度均高，在HPV检测中得到广泛应用。在肿瘤组织中检测到HPV癌基因E6和（或）E7的转录为被认为是检测HPV感染的金标准，其他检测方法灵敏度和特异度的判断也大多与该方法进行比较。

有研究认为HPV16E6/E7 mRNA表达检测的灵敏度更优，但仍需探索出更单一的、灵敏度和特异度更有优势的检测方法。目前应用最多的IHC，当p16免疫组化染色阳性（＞70%的肿瘤细胞显示中~强的细胞核和细胞质阳性）可以作为高危型HPV检测的替代，50%~70%肿瘤细胞着色的病例需要增加HPV检测进一步确定是否存在HPV感染。但是通过p16蛋白表达检测HPV状态仍存在一定的假阳性率，约17%表现为HPV DNA阴性而p16蛋白高表达，同时由于目前检测p16蛋白免疫组化缺乏统一的评价标准，p16蛋白是否能完全作为HPV的替代标志物尚存在争议。此外，p16弥漫强阳性还可见于包括皮肤鳞状细胞癌、腺样囊性癌、神经内分泌癌和黑色素瘤等多种肿瘤，此时p16过表达可能与*Rb*基因突变所致的功能失调有关，而与HPV感染无关。

HPV感染的检测方法包括p16蛋白进行免疫组化染色、PCR（检测HPV DNA）、RT-PCR（检测E6和E7 mRNA）、DNA靶向原位杂交（DNA HSI）和RNA靶向原位杂交（RNA HSI）等。2017版WHO分类强调了FISH和（或）PCR技术直接检测HPV的重要性，但允许使用免疫组化标志物p16，作为间接测试HPV状态可靠的替代品，使分子分型变得简单易行。

（5）鉴别诊断：一般的高分化的鳞癌，结合形态学即可作出诊断，分化较低或未分化的鳞癌主要与腺样囊性癌、嗅神经母细胞瘤、神经内分泌癌、无色素性恶性黑色素瘤、睾丸核蛋白（NUT）癌和INI1缺陷型鼻腔鼻窦癌等鉴别（表3-7）。

需要指出的是，诊断神经内分泌癌除了特定的形态学特征外，神经内分泌标志物（CgA、Syn或INSM1）的表达是必要条件。CD56是非特异性的，不推荐使用。神经内分泌癌可能局部和异质地表达p63。没有发现p40在神经内分泌癌中的表达，因此它对鳞状分化更有针对性。最后，应该指出的是，p16在神经内分泌癌中通常过表达，然而，这种过表达可能与HPV无关。

表3-7 头颈部鳞状细胞癌的诊断与鉴别

肿瘤	病变特点	免疫表型特点
头颈部鳞状细胞癌	可分为角化型鳞状细胞癌、非角化型鳞状细胞癌、梭形细胞鳞状细胞癌、基底细胞样鳞状细胞癌、淋巴上皮样癌、未分化癌、伴有腺样囊性癌特征的HPV相关性鼻窦癌等	CK、p63、p40、CK5/6、INI1阳性，不同程度地表达CK-L，部分与高危HPV相关，伴p16高表达
施奈德乳头状瘤	呈外生或内生性生长，具有厚的非角化性鳞状（"移行性"）上皮覆盖，常见纤毛状柱状上皮，细胞无异型性	CK-L和CK-H阳性，Ki-67＜5%，CgA、Syn阴性；多为HPV6或11有关
腺样囊性癌	基底细胞样鳞癌：呈较规则团块状或巢团状，周边基底样细胞成栅栏状排列，应注意与腺样囊性癌鉴别	表达腺上皮CK7、CD117等，也表达肌上皮细胞S-100、p63阳性
嗅神经母细胞瘤	部分区域可见无明确基底膜的腺样分化及鳞状上皮样，分化上皮团巢周围被增生的血管襻网状环绕分隔及菊形团结构	表达神经内分泌标志物，而CK一般为阴性；S-100巢周支持细胞阳性
神经内分泌癌	肿瘤呈片状、条索状、小梁状，细胞核质比高，常见出血坏死和挤压的人工假象是其突出的特点	CK多为核周复合体灶状阳性，不同程度地表达神经内分泌标志物
无色素性恶性黑色素瘤	形态多样，由混合性的上皮样细胞及梭形细胞组成，具有明显的核仁，且多数细胞质内有多少不等的色素颗粒，无角化现象	S-100、HMB45和MelanA阳性表达，而CK、EMA阴性
睾丸核蛋白（NUT）癌	肿瘤由片状排列的低分化或未分化细胞构成，常有突然角化，但瘤细胞较大，异型性坏死明显，核分裂象多见	NUT弥漫核阳性。CK5/6、p40和p63阳性，CK7、CK20、p53阳性
INI1缺陷型鼻腔鼻窦癌或肉瘤	组织学上大部分类似鼻腔鼻窦未分化癌或非角化型鳞状细胞癌。主要由横纹肌样细胞组成，细胞质丰富红染，细胞核偏位，核空泡状，核仁明显；少数为基底样细胞	表达CK、EMA，p16强阳性；INI1核阴性，C5/6、p63、p40、SMA、Desmin阴性；原位杂交EBER阴性

三、鼻腔鼻窦腺癌

1. 抗体选择　CK7、CK20、Villin、CEA、CDX2、SOX10、S-100、Ki-67。透明细胞癌加肾源性标志物（如CA9、PAX8、RCC及CD10等）。

2. 注释

（1）WHO分类将鼻腔鼻窦原发性腺癌划分为涎腺型腺癌和非涎腺型腺癌，前者与发生于涎腺的对应癌种类型相似，后者可进一步分为肠型腺癌和非肠型腺癌。

（2）病变特点：肠型腺癌通常具备肠道上皮的表型或分化，即组织学形态类似于结直肠腺癌，而非肠型腺癌组织形态多样，不具备肠型腺癌和涎腺型腺癌的特征，其中鼻窦原发性肾细胞癌样腺癌被认为是低级别非肠型腺癌的一种特殊亚型（表3-8）。

（3）免疫表型特点：肠型腺癌常表达肠型标志物，如CDX2、CK20、MUC2、Vilin阳性，CK7阴性，SOX10在除肠型腺癌外的部分非肠型腺癌和所有涎腺型肿瘤中呈阳性表达。而非肠型腺癌可具有呼吸道上皮的表型，即不同程度地表达CK、CK7和CEA阳性，部分表达S-100、SOX10阳性，不表达CK20，同时肠型腺癌、神经内分泌分化及肌上皮标志物常阴性可帮助与其他腺癌鉴别。

表3-8 鼻腔鼻窦腺癌的分型及其病变特点

组织类型	病变特点	免疫表型特点或注释
肠型腺癌	组织学形态类似于结直肠腺癌。瘤细胞常形成明显的乳头及腺样结构，瘤细胞内、外常有较多黏液，瘤内常有杯状细胞和印戒样细胞	常表达肠型标志物，如CDX2、CK20、MUC2、Vilin阳性，CK7阴性，一般不表达CEA和SOX10（与转移性肠癌鉴别），存在 *EGFR*、*KRAS*和*BRAF*基因突变，EGFR过表达
非肠型腺癌	组织学上分低、高级别，癌细胞有不同程度的异型性，核深染，核分裂象多见，可伴坏死，呈腺样、乳头状、实性排列，浸润性生长	可具有呼吸道上皮的表型，表达CK、CK7和CEA，部分表达S-100、SOX10；一般不表达CK20、CDX2、Vilin、TTF-1及肌上皮标志物
肾细胞样腺癌	形态类似低级别透明细胞肾细胞癌，胞质均匀透明、核级低，呈腺泡样、乳头状，间质疏松伴不规则出血	CA9呈弥漫膜阳性，CK、CK7、EMA及SOX10阳性，黑色素、肌上皮及肾源性标志物（PAX2、PAX8、RCC及CD10等）阴性

（4）鉴别诊断：诊断鼻腔鼻窦原发性肠型腺癌应除外结肠腺癌转移。结肠腺癌鼻腔鼻窦转移病例少见，且转移灶内大片坏死常见，CK7一般呈阴性表达；而原发性肠型腺癌是鼻腔鼻窦最常见的非涎腺型腺癌，坏死在低、中级别病例中少见，多有不同程度的CK7表达。结合临床检查（肠道内有无肿瘤）可以鉴别。鼻腔鼻窦非肠型腺癌被认为是一种排除性诊断，鼻腔鼻窦原发性非肠型腺癌少见，具有一系列特异的临床病理特征，低级别者需要与良性病变鉴别，高级别者需要注意与转移癌鉴别（表3-9）。

表3-9 鼻腔鼻窦腺癌的诊断与鉴别

鉴别类型	免疫表型比较或注释
肠型腺癌与非肠型腺癌	低级别肠型腺癌通常具备肠道上皮的表型或分化，即组织学形态类似于结直肠腺癌，免疫表型为CK20、CDX2、Villin均阳性，CK7和SOX10阴性，而低级别非肠型腺癌则相反
肠型腺癌与转移性结肠癌	原发性鼻腔鼻窦肠型腺癌一般为小肠型腺癌，一般阳性表达CK7，而CEA为阴性。结肠癌鼻腔鼻窦转移病例少见，且转移灶内大片坏死常见，CK7一般呈阴性表达，而CDX2、SATB2和CEA阳性
非肠型腺癌与涎腺型腺癌	非肠型腺癌上皮无涎腺型肿瘤的腔面（如CK7、CD117、EMA、CEA等阳性）及基底/肌上皮细胞分化特征，也不显示杯状细胞、潘氏细胞、印戒细胞等肠型腺癌肿瘤特点
高级别非肠型腺癌与鼻咽癌	鼻咽癌主要位于鼻咽部，但可以累及鼻腔和鼻窦，其非角化性未分化型和非角化型鳞状细胞癌，常明确表达p63、p40及高分子量CK，且EBER原位杂交常阳性，而非肠型腺癌一般不表达上述标志物
非肠型腺癌与转移性的高级别腺癌	发生在鼻腔和鼻窦的转移性腺癌非常少见，通过检测是否具有相应的抗体表达可以很好地鉴别，如乳腺癌可表达GATA3、Mammaglobin等，肺腺癌可表达TTF-1、NapsinA等
肾细胞样腺癌与转移性肾透明细胞癌	肾细胞样低级别腺癌，CK7阳性，特征性弥漫细胞质及细胞膜CA9阳性，同时PAX2、PAX8、RCC及CD10等肾源性标志物阴性可帮助鉴别转移性肾癌。通常CK7阳性、CK20阴性
低级别非肠型腺癌与浆黏液性错构瘤	形态上两者有重叠，且都能表达S-100、DOG1、SOX10等浆黏液表型。但后者镜下至少部分排列为小叶状结构，并可与被衬呼吸上皮的腺腔相延续，且免疫组化可部分表达高分子量角蛋白及肌上皮标志物等还是显示了两者存在区别。高级别者可能与高危型HPV和施奈德乳头状瘤相关
鼻咽部甲状腺样低级别乳头状腺癌	形态学上类似于甲状腺乳头状癌，呈乳头状、腺样排列，可有细胞核拥挤、核重叠。但核沟及磨玻璃核不明显，表达TTF-1、CK7、CK19、Galectin3；但TG和PAX8阴性；无*BRAF* V600E的突变

四、睾丸核蛋白癌

1. **抗体选择** CK、EMA、p63、CK5/6、S-100、CD56、CgA、Syn、NUT和Ki-67。
2. **注释**

（1）伴睾丸核蛋白（NUT）基因重排的中线癌，是一种组织起源不明的罕见的高度侵袭性恶性肿瘤，好发于儿童、青年的膈肌以上的中线器官，因此又被称为NUT中线癌。

（2）发生部位：NUT癌绝大部分发生于膈肌以上的中线器官，如鼻咽、鼻窦、会厌、气管、胸腔、纵隔。但随着对此病关注及认识的不断加深，相继有膈肌以下中线器官（膀胱、髂骨）及非中线器官（如腮腺、颌下腺、腹部脏器）的病例报道。

（3）病理特点：肿瘤由片状排列的低分化或未分化肿瘤细胞构成。少数呈巢状排列的瘤细胞，可见出血、坏死。间质淋巴细胞灶状浸润，类似淋巴上皮瘤样癌的结构。瘤细胞的黏附性较差，细胞为2～3倍淋巴细胞大小，核质比较高，细胞核大小相对较一致，但核型不规则，异型明显。染色质细腻或呈颗粒状。核仁明显，常见核分裂象。NUT癌还可特征性地出现突然灶性角化现象，有时会出现类似胸腺小体的结构，而未出现鳞状上皮层次的逐渐分化。

（4）免疫表型：几乎100%NUT癌病例表达NUT（≥50%的肿瘤细胞中均表达），其特异性和敏感性均在90%以上（少数生殖细胞肿瘤也可少量表达NUT）。表达CKpan、p40和p63阳性；不同程度地表达CK5/6、CK7、CK20、EMA、CEA、CD99和p53；偶有表达p16、TTF-1、CgA、Syn、CD34、CD56（图3-15～图3-18）。

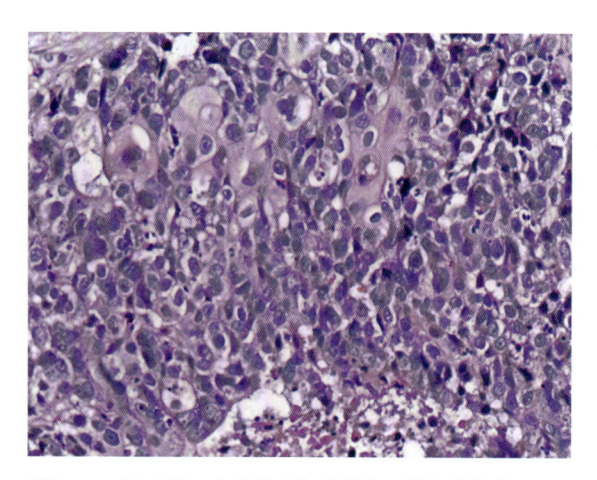

图3-15 NUT癌，未分化癌细胞伴坏死及突然角化，HE

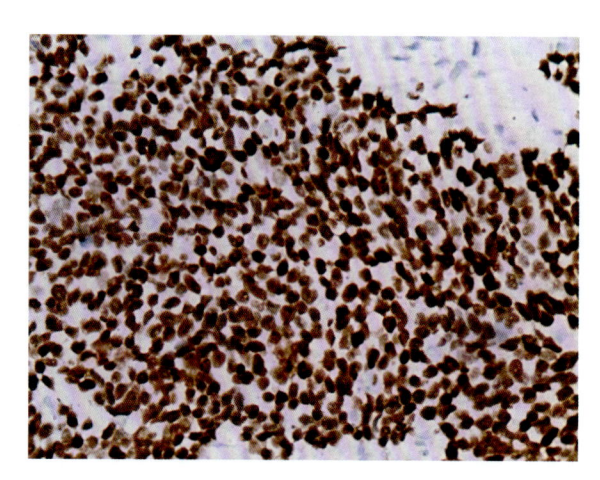

图3-16 NUT癌，p63，癌细胞核阳性

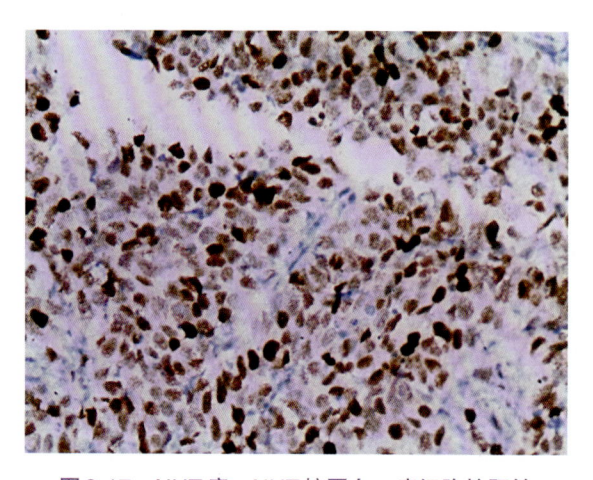

图3-17 NUT癌，NUT核蛋白，癌细胞核阳性

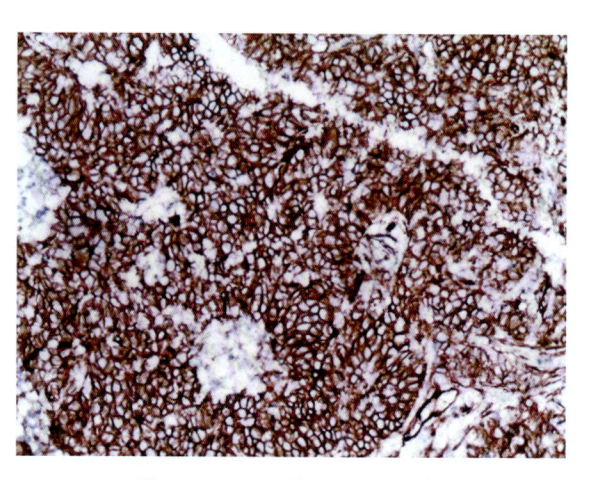

图3-18 NUT癌，CK5/6阳性

（5）分子改变：位于15q14的NUT基因与其他基因易位形成融合基因是其特异性的分子遗传学改变，包括BRD4-NUT融合基因、BRD3-NUT融合基因、NUT-variant融合基因等。FISH检测可确定有NUT基因易位或BRD-NUT融合基因。免疫组织化学与FISH检测相结合可使中线癌诊断的敏感性及特异性达到100%。若＞50%的细胞NUT蛋白呈核旁点状模式表达，即可确诊。

（6）鉴别诊断：NUT的组织学特点并非特异，导致形态识别困难，因此鉴别诊断广泛。需与其他唾液腺低分化或未分化癌及其他小圆细胞恶性肿瘤鉴别（表3-10）。

表3-10　睾丸核蛋白癌的诊断与鉴别

肿瘤	病变特点	免疫表型特点
睾丸核蛋白癌	肿瘤由片状排列的低分化或未分化细胞构成。瘤细胞较大，核质比较高，细胞核大小相对较一致，坏死明显，核分裂象多见，突然角化；间质淋巴细胞灶状浸润，类似淋巴上皮瘤样癌的结构	CKpan、CK5/6、p40和p63阳性；可表达CK7、EMA、CEA、CD99和p53。若＞50%的细胞NUT蛋白呈核旁点状模式表达，即可确诊
未分化癌或低分化鳞癌	此病的临床经过与中线癌相似，均具有高侵袭性，组织学形态相似，核大、异型明显，呈巢状、小叶状、小梁状或片状排列	免疫组化表达也相似，可表达CK、EMA，少数可有神经内分泌标志物的表达，但NUT阴性
淋巴上皮瘤样癌	与NUT癌相似，有淋巴上皮样癌的结构；但瘤细胞常呈合体状，细胞边界不清，细胞核常为空泡状，可见居中的明显的大核仁	也可表达CK5/6、p40和p63阳性，但NUT抗体标志物阴性。EBER原位杂交呈阳性
恶性黑色素瘤	由混合性的上皮样细胞及梭形细胞组成，具有明显的核仁，且多数细胞质内有多少不等的黑色素颗粒，无角化现象	S-100、HMB45和MelanA阳性表达，而CK、EMA及NUT抗体标志物阴性
嗅神经母细胞瘤	分化差的嗅神经母细胞瘤可有分叶状结构，核异型明显，常见坏死及核分裂象，菊形团结构少见	表达神经内分泌标志物，巢周支持细胞S-100和SOX10阳性，而NUT抗体阴性
尤因肉瘤/PNET	两者的细胞大小均一致，细胞质较少，核比较高，核分裂象常见，呈片状分布，但PNET无鳞状分化，细胞核染色质较细腻	表达CD99和FLI-1，部分可表达神经内分泌标志物，NUT阴性，具有*EWSR1*基因重排

五、*SMARCB1*（INI1）缺陷型鼻腔鼻窦癌

1.抗体选择　CK、Vimentin、p63、CK5/6、CK7、S-100、CD56、CgA、Syn、INI1、NUT和Ki-67。

2.注释

（1）*SMARCB1*（INI1）缺陷型鼻腔鼻窦癌（SDSC）是新近报道的一种高度恶性肿瘤，属于鼻腔鼻窦未分化癌亚型，肿瘤最常发生在筛窦区，其次为鼻腔，常侵犯邻近鼻窦、眼眶和前颅底，并可生长至颅内硬膜外或硬膜下。

（2）病变特点：组织学上大部分类似鼻腔鼻窦未分化癌或非角化型鳞状细胞癌。该肿瘤主要可表现为4种细胞亚型，即基底细胞样、浆细胞样/横纹肌样、嗜酸细胞样和无法明确分型（肉瘤样）。以基底细胞样型最常见，肿瘤呈巢状、片状或乳头状分布，间质纤维组织增生，癌巢周围细胞呈栅栏状排列，肿瘤细胞质稀少，核质比高，可见散在分布横纹肌样细胞，并可见透明细胞及非特异性空泡等；其次为浆细胞样/横纹肌样SDSC，主要呈巢状及片状生长，可见腺样结构，其内可见黏液，细胞胞质嗜酸，以核偏位的浆细胞样或者横纹肌样细胞为主。嗜酸细胞样SDSC，常呈巢状、片状及腺样排列，由大的立方到多边形细胞组成，肿瘤细胞胞质丰富，嗜酸性，核偏位，细胞也类似于"肝细胞样"。无法明确分型（或）的肿瘤可见不同程度的（纺锤状）肉瘤样细胞，细胞周围可见透亮黏液样基质。此外，肿瘤组织一般不出现明确的鳞状细胞分化特征（细胞间桥、角化珠等）和鳞状上皮不典型增生/原位癌。

（3）免疫表型：SDSC特征性的免疫表型包括CKpan弥漫表达及细胞核INI1表达缺失。另外，不同程度表达CK7、CK5/6、p63、p40、Vimentin、p16和神经内分泌标志物（Syn、CgA、CD56）等，p16、p63、 p40和神经内分泌标志物的表达均无特异性。所有病例HPV和NUT均为阴性。

（4）分子遗传学：约78%的SDSC用FISH检测存在*SMARCB1*基因的纯合或杂合缺失，而*SMARCB1*基因未缺失的病例，INI1蛋白表达缺失的原因可能包括表观遗传学机制、基因点突变及小片段基因缺失无法被FISH检测等。

（5）鉴别诊断：SDSC需与鼻腔鼻窦分化差的多种肿瘤相鉴别，免疫组化INI1蛋白表达缺失有助于诊断与鉴别诊断。*SMARCB1/INI1*基因失活导致INI1蛋白表达缺失的肿瘤还包括：中枢神经系统非典型畸胎样/横纹肌样肿瘤（AT/RT）、横纹肌样脑膜瘤、低分化脊索瘤、肾脏和软组织恶性横纹肌样肿瘤、肾髓质癌、上皮样肉瘤、上皮样恶性外周神经鞘瘤、肌上皮癌和骨外黏液性软骨肉瘤等。结合好发年龄、部位、免疫组化染色等可资鉴别（表3-11）。

表3-11 *SMARCB1*（INI1）缺陷型鼻腔鼻窦癌的诊断与鉴别

肿瘤	病变特点	免疫表型特点
SMARCB1/INI1缺陷型癌	缺乏明确的鳞状及腺样分化，肿瘤细胞可为基底细胞样、浆细胞样/横纹肌样、嗜酸细胞样和肉瘤样，一般不出现明确的鳞状细胞分化特征	表达CK、EMA、p16强阳性；INI1核阴性，不同程度地表达CK7、CK5/6、p63、p40、Vim、p16神经内分泌标志物；存在*SMARCB1*基因的纯合或杂合缺失
鼻窦SMARCA4缺失性癌	实性片状或岛状，具有上皮样细胞、横纹肌样形态学特征形态，伴较易出现核分裂象及大片坏死	SMARCA4和SMARCA2共缺失表达，INI1阳性；可伴有CD34、SOX2、SALL4和Syn阳性，p53常高表达
NUT癌	肿瘤由片状排列的低分化或未分化细胞构成。瘤细胞黏附性差，核质比高，坏死明显，突然角化	CKpan、CK5/6、p40和p63阳性；可表达CK7、EMA、CEA、CD99和p53。NUT蛋白呈核旁点状模式表达
未分化癌或低分化鳞癌	癌组织与正常上皮相移行，伴上皮异型增生区域，癌细胞胞质呈弱嗜酸性或空泡状，多形性更明显	p63、p40弥漫阳性，而SDSC一般局灶阳性。可表达CK、EMA，少数可有神经内分泌标志物的表达，但INI1阳性
淋巴上皮瘤样癌	瘤细胞常呈合体状，边界不清，细胞核常为空泡状，可见居中的明显的大核仁，间质淋巴细胞浸润	也可表达CK5/6、p40和p63阳性，但NUT抗体标志物阴性。EBER原位杂交呈阳性
恶性黑色素瘤	形态多样，上皮样、梭形细胞组成，具有明显的核仁，细胞内可有多少不等的黑色素颗粒	S-100、HMB45和MelanA阳性表达，而CK、EMA及NUT抗体标志物阴性
嗅神经母细胞瘤	瘤细胞呈经典的小蓝圆细胞，胞质稀少，染色质椒盐样，核仁小或缺乏，菊形团结构少见	弥漫强阳性表达神经内分泌标志物Syn、CgA、CD56，巢周支持细胞S-100和SOX10阳性，而NUT抗体阴性

六、嗅神经母细胞瘤与鼻腔鼻窦小圆细胞恶性肿瘤

1.抗体选择　CK、Vimentin、S-100、Syn、CgA、CD99、LCA、HMB45、Desmin、Ki-67加分子检测。

2.注释

（1）嗅神经母细胞瘤（ONB）是少见的源于鼻腔嗅觉受体细胞的神经外胚层肿瘤，发生部位与嗅黏膜分布区一致，包括上鼻甲、鼻中隔上部、鼻根部和筛孔等鼻腔顶部和近中鼻甲外侧壁。

（2）病变特点：肿瘤位于黏膜下层，呈边界清楚的分叶状、巢状或条索状，周围被增生的血管纤维间质筛网状环绕分隔，少数肿瘤表现为弥漫性生长。多数肿瘤组织中瘤细胞形态一致，肿瘤细胞大小一致，细胞质稀少，细胞核小，圆形或卵圆形，核染色质呈"椒盐样"。部分可见菊形团结构。

（3）免疫表型特点：嗅神经母细胞瘤表达神经内分泌标志物阳性，包括NSE、CgA、Syn和CD56，瘤细胞周边的支持细胞表达S-100和SOX10（图3-19～图3-22）。CK通常呈阴性，仅在有鳞状上皮分化时部分细胞呈散在灶状阳性。EMA、LCA、HMB45、Desmin、CD99和Vimentin通常呈阴性，Ki-67中10%～50%阳性。

（4）鉴别诊断：主要与鼻腔鼻窦小圆细胞恶性肿瘤相鉴别，如鼻腔鼻窦未分化癌、淋巴瘤、横纹肌肉瘤、恶性黑色素瘤和神经内分泌癌等（表3-12）。

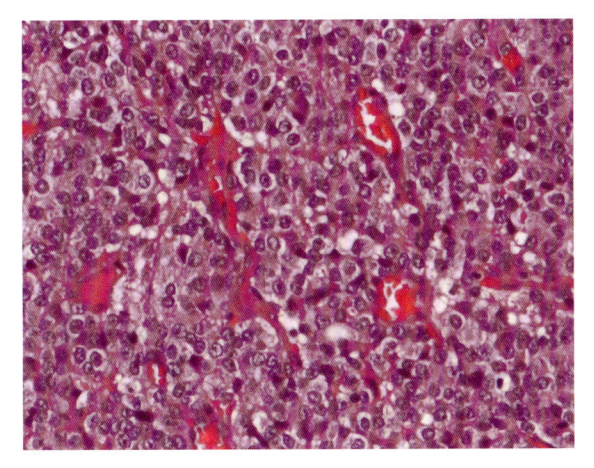

图 3-19　嗅神经母细胞瘤，HE

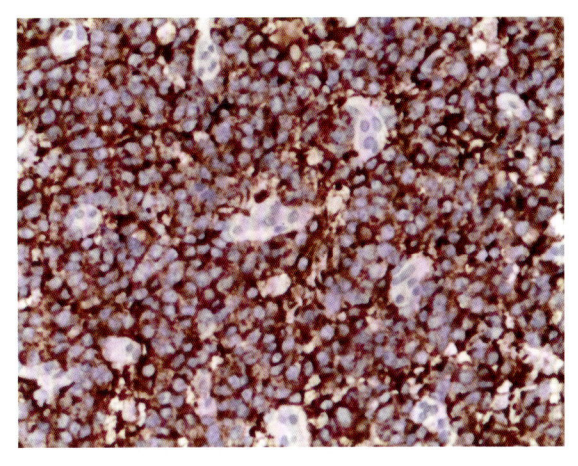

图 3-20　嗅神经母细胞瘤，CgA，细胞质颗粒状阳性

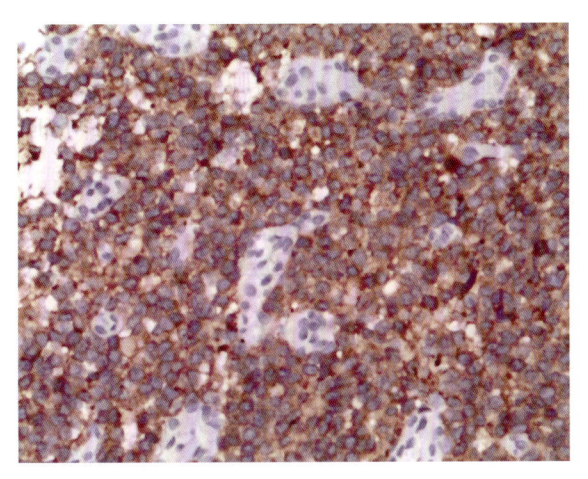

图 3-21　嗅神经母细胞瘤，Syn，细胞质强阳性

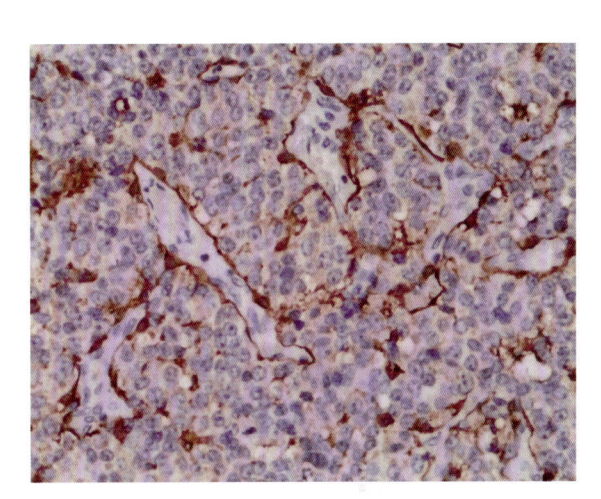

图 3-22　嗅神经母细胞瘤，S-100，巢周边细胞及神经丝阳性

表 3-12　鼻腔鼻窦小圆细胞恶性肿瘤的鉴别诊断

肿瘤	病变特点	免疫表型或注释
嗅神经母细胞瘤	瘤细胞大小一致，细胞质稀少，核染色质呈"椒盐样"。排列成巢状、小叶状，部分可见菊形团结构	不同程度地表达神经内分泌标志物（如 CgA、Syn 和 CD56 等）；巢周支持细胞表达 S-100 和 SOX10；CK 可阳性
尤因肉瘤/PNET	组织学为密集分布的、形态一致的小到中等圆形细胞，坏死常见，罕见菊形团结构	CD99、FLI-1 阳性，表达神经内分泌标志物；不表达 CK、S-100。存在 EWS-FLI1 融合基因
小细胞神经内分泌癌	瘤细胞排列成片状和巢状，由小到中等大小的细胞组成，表现为核质比高、核成形、缺乏显著的核仁，常见明显的人工挤压、凋亡、坏死以及较多的核分裂象	绝大部分 CK 阳性，多为核周复合体灶状阳性，CD56 和 p63 通常阳性，而 CD99、NSE、S-100、Syn 和 CgA 表达不一
恶性黑色素瘤	瘤组织结构及瘤细胞形态变异大，可见上皮样、梭形、透明或浆细胞样细胞，呈实体、腺泡状及肉瘤样排列	表达 S-100、MelanA、HMB45 等；不表达上皮、肌标志物和 TTF-1、CD99 和 CD56 等
横纹肌肉瘤	小到中等大小的圆细胞，细胞质稀少、嗜酸，胶原分隔成巢状，应仔细寻找偏位的红细胞质	特征性表达 Desmin、MyoD1、Myogenin 等肌源性标志物，不表达神经内分泌标志物
小细胞未分化癌	瘤细胞中等到大细胞，细胞质稀少、嗜酸性，呈巢状、小叶状、梁状排列、细胞多形性、坏死明显	表达 CKpan、CK7、CK8、CK19，常表达 Syn 和 CgA，但缺乏 S-100 蛋白阳性的支持细胞
NUT 癌	由片状或巢状排列的未分化细胞构成，类似淋巴上皮瘤样癌的结构，特征性地出现突然灶性角化现象	存在 NUT 基因易位，NUT 核阳性；CKpan、p40、p63、CK7、CK20、EMA、CEA 可阳性

病例胰岛素样生长因子1受体（IGF-1R）过表达。目前Wnt、MAPK、PI3K、JAK/STAT、TGF-β等5条通路是研究得较多的信号通路，主要有 *MAPK3*、*IRF7*、*IRF9*、*IFI6*、*TRIM22*、*IFI27*、*OAS2*、*TRIM31*、*HLA-F* 和 *MX1* 等突变。靶向治疗的常见靶点包括EGFR、VEGF/VEGFR、PI3K/mTOR、CDK、PD-1/PD-L1等。

（5）鉴别诊断

1）鼻腔鼻窦未分化癌：表达CKpan、CK-L、EMA；部分表达NSE、CgA、Syn、CD99，但一般不表达EBER、CEA、S-100。与鼻咽癌鉴别：不表达CK-H、EBER。

2）淋巴瘤：在大量淋巴细胞背景中仅有少量癌细胞且散在分布时，如不认真仔细阅片，极易漏诊。此时，免疫组化非常重要，CKpan可以勾画出细胞轮廓，加之EBV原位杂交阳性即可确认；另外，鼻咽癌时淋巴细胞是反应性的，免疫组化证实为T细胞和B细胞混合，以T细胞为主。

3）误认为淋巴滤泡生发中心：在大量淋巴细胞背景中仅有少许癌细胞巢，易将癌组织误认为淋巴滤泡的生发中心。免疫组化有助于鉴别。

4）误认为嗅神经母细胞瘤：有时鼻咽癌可有神经内分泌表达，如NSE、CD56、PGP9.5等，但CgA、Syn一般阴性。此时，加做CKpan、EBV原位杂交可确诊。与嗅神经母细胞瘤鉴别：CK、EBER阳性。

二、鼻咽部低级别乳头状腺癌

1.抗体选择 CK7、CK20、CK19、CK5/6、p63、TTF-1、TG、PAX8等。

2.注释

（1）鼻咽部低级别乳头状腺癌（LGNPPA）是一种由微小树枝状分支的乳头状小叶和密集的腺体构成，以外生性生长为特征的低级别腺癌。2022版WHO头颈部肿瘤分类中将鼻咽乳头状腺癌重新命名为"鼻咽部低级别乳头状腺癌"，以强调其温和的组织形态及低度恶性的生物学行为。

（2）病变特点：肿瘤主要由乳头状、腺管状和成片的梭形细胞区构成，乳头及腺体被覆单层柱状上皮或假复层纤毛柱状上皮，可见成片或散在的梭形细胞，乳头间质可伴有水肿、黏液样变或玻璃样变，肿瘤细胞轻度异型，细胞核圆形、卵圆形甚至梭形；核仁小，不明显；有的可出现具有甲状腺乳头状癌核特征的核，胞质少，轻度嗜酸；无明显坏死和核分裂象，可见钙化、砂砾体。鼻咽正常表面上皮与肿瘤有移行，这一特征为判断肿瘤属原发性的重要线索。

（3）免疫表型：阳性表达CKpan、CK7、CK8/18、CK19、EMA、TTF-1和Galetin3，证实肿瘤细胞起源于鼻咽黏膜被覆上皮；不表达PAX8、CK5/6、p63、S-100、SMA和CD10，排除肿瘤起源于肌上皮的可能。目前尚未发现这类罕见的肿瘤有特定的病原体或与EBV或HPV有关。

（4）鉴别诊断：主要与鼻咽原发性乳头状肠型腺癌、多形性腺瘤、鼻咽部多形性腺瘤、鼻咽转移性甲状腺乳头状癌和其他转移性乳头状腺癌等鉴别（表3-14）。

表3-14 鼻咽部低级别乳头状腺癌的诊断与鉴别

肿瘤	病变特点	免疫表型或注释
鼻咽部低级别乳头状腺癌（LGNPPA）	主要由乳头状、腺管状和成片的梭形细胞区构成，乳头及腺体被覆单层柱状上皮或假复层纤毛柱状上皮，瘤细胞轻度异型，有的可出现具有甲状腺乳头状癌核特征的核	表达CK、CK7、CK8/18、CK19、EMA、TTF-1和Galetin3，证实肿瘤细胞起源于鼻咽黏膜被覆上皮；不表达肌上皮标志物，无EBV或HPV感染证据
鼻咽原发性乳头状肠型腺癌	与LGNPPA相比，其乳头状结构更多，腺体较少，乳头被覆上皮为高柱状或杯状细胞，并可见潘氏细胞和内分泌细胞	表达CK20、CDX2和Villin阳性，偶有CK7阳性。鼻咽正常表面上皮与肿瘤无移行
鼻咽转移性甲状腺乳头状癌	组织表现为有纤维血管轴心的乳头状结构、核重叠、核沟、磨玻璃样核，可见砂砾体，查找原发灶有助于诊断	TTF-1阳性，与LGNPPA不同，还表达CD15、TG和PAX8，存在*BRAF*基因突变和*BRAF* V600E表达

续表

肿瘤	病变特点	免疫表型或注释
多形性腺瘤	多形性腺瘤中乳头状结构少见，有黏液软骨样基质	瘤细胞TTF-1阴性，表达肌上皮标志物
鼻咽部多形性腺瘤	细胞形态一致但结构多样，可呈乳头状、簇状、小梁状、囊状、管状等，与表面上皮无移行，有嗜神经现象	瘤细胞CK7、S-100阳性，p63、SMA等肌上皮阳性，而TTF-1阴性，存在 PRKD1 基因E710D突变
其他转移性乳头状腺癌	较罕见，主要来源于肺、乳腺、卵巢等，可依据相应部位的临床资料、影像学检查及免疫表型，以资鉴别	LGNPPA鼻咽正常表面上皮与肿瘤有移行，这一特征为判断肿瘤属原发性的重要线索

三、唾液腺原基瘤

1. 抗体选择 CK7、CK19、CK5/6、p63、SMA、Desmin等。

2. 注释

（1）唾液腺原基瘤（SGAT）是一种伴上皮与肌上皮两种成分的鼻咽中线部的良性肿瘤。婴幼儿多见，多位于后鼻中隔或鼻后壁。

（2）病变特点：肿物呈息肉状，双相结构，中心为实性结节区，周边为鳞状上皮岛和导管样结构，息肉中央可形成肌上皮结节，间质梭形细胞成分疏密不均，但缺乏细胞非典型性与核分裂象。

（3）免疫表型：瘤细胞表达上皮与肌上皮标志物，如CK、Vimentin、SMA等。

（4）鉴别诊断：主要与毛状息肉、先天性纤维肉瘤、横纹肌肉瘤、鼻咽部血管纤维瘤和多形性腺瘤等鉴别（表3-15）。

表3-15 唾液腺原基瘤的诊断与鉴别

肿瘤类型	病变特点	免疫表型特点或注释
唾液腺原基瘤	好发于婴幼儿后鼻中隔或鼻后壁的良性病变，伴上皮与肌上皮两种成分构成双相结构，细胞无异型性	表达上皮与肌上皮细胞标志物。婴幼儿多见，多位于后鼻中隔或鼻后壁
成涎细胞瘤	具有潜在侵袭性的肿瘤，肿瘤主要由基底细胞样瘤细胞构成	表达上皮与肌上皮细胞标志物
多形性腺瘤	细胞类型变化多，黏液样软骨样或透明变性的基质	表达上皮与肌上皮细胞标志物
先天性纤维肉瘤	好发于1岁以内婴幼儿四肢末端，侵袭性生长，梭形细胞密集排列呈束状，缺少上皮和导管区域	Vimentin阳性；不表达CK、SMA、Desmin等；存在 ETV6-NTRK3 融合基因
梭形细胞型横纹肌肉瘤	儿童及成年人均可累及，以梭形细胞呈束状或席纹状排列为特征，偶见横纹	表达横纹肌标志物：如Desmin、MyoD1、Myoglobin等；CK阳性
鼻咽部血管纤维瘤	好发于青少年男性鼻腔。由不同程度增生的裂隙样血管及其周围的星状细胞和梭形细胞构成	血管内皮细胞表达CD34、CD31；β-catenin核表达；75%存在 CTNNB1 基因突变
毛状息肉	好发于新生儿婴幼儿鼻咽部。肿瘤包含外胚层和中胚层成分	鳞状上皮和间叶组织标志物

四、鼻咽血管纤维瘤

1. 抗体选择 CD31、CD34、β-catenin、SMA、AR、Ki-67。

2. 注释

（1）鼻咽血管纤维瘤又称为幼年性血管纤维瘤，是一种具有独特的部位、性别和年龄分布的良性肿瘤，好发于鼻腔，多见于青少年男性。

（2）病变特点：由不同程度增生的血管及其周围的星状细胞和梭形细胞构成，但血管缺乏肌层和弹力纤维。在间质中，可看到血色素，间质有黏液水肿，并可见到星芒状细胞。

（3）免疫表型特点：内皮表达CD31、CD34，梭形细胞表达β-catenin、SMA、AR和VEGFR2（图3-27～图3-30）。

（4）分子遗传学改变：约90%的鼻咽血管纤维瘤存在β-catenin核表达，75%存在3号外显子引起体细胞突变的*CTNNB1*基因突变。鼻咽部血管纤维瘤可与家族性结肠腺瘤病并存，提示与家族性结肠息肉病的关系，腺瘤性息肉病相关结肠基因的体突变在散发性鼻咽部血管纤维瘤的发病中可能有一定作用。

（5）鉴别诊断：注意特殊部位，诊断不难，免疫组化有助于与血管瘤样鼻息肉鉴别。

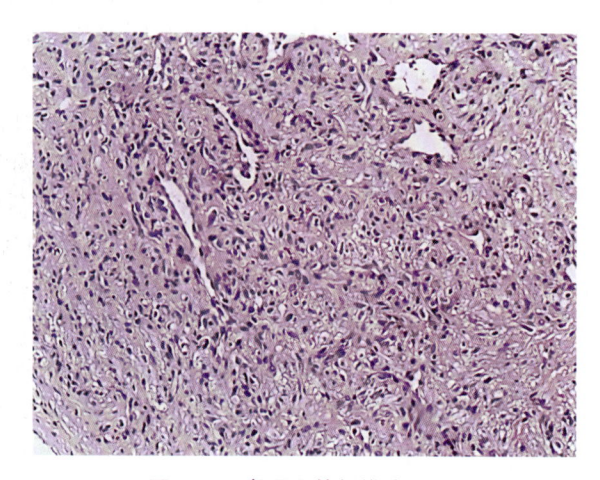

图3-27 鼻咽血管纤维瘤，HE

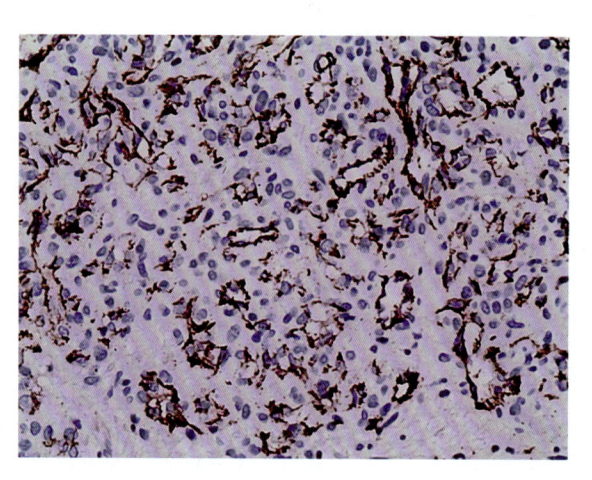

图3-28 鼻咽血管纤维瘤，CD31，血管内皮阳性

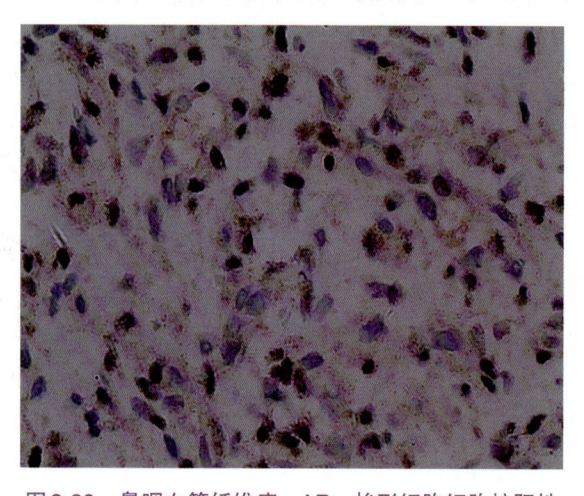

图3-29 鼻咽血管纤维瘤，AR，梭形细胞细胞核阳性

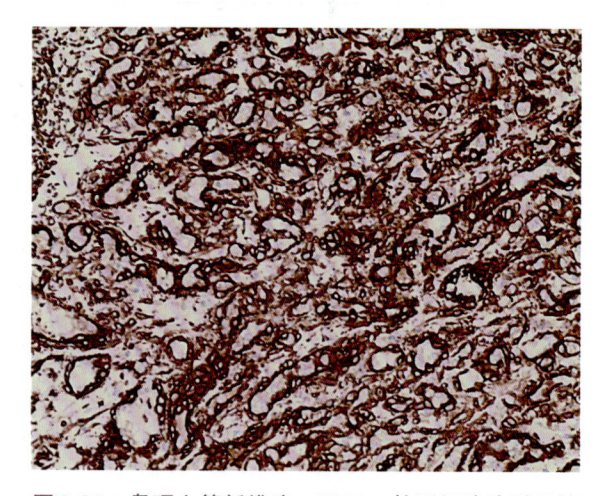

图3-30 鼻咽血管纤维瘤，SMA，梭形细胞胞质阳性

五、颅咽管瘤

1. 抗体选择　CK、EMA、CK5/6、p63、CK8/18、β-catenin、BRAF V600E、S-100、GFAP、Vimentin和Ki-67。

2. 注释

（1）颅咽管瘤是最常见的儿童颅内肿瘤之一。好发部位为鞍上、鞍内，邻近视神经、脑干及垂体。偶见于鼻咽部、鼻窦、鼻腔等部位。尽管其组织学上为良性肿瘤，但常侵袭垂体柄、视路、下丘脑等重要神经结构，严重影响患者的生命质量。临床表现主要为视力、视野改变，内分泌改变及颅内压增高。

（2）病变特点：典型颅咽管瘤分为造釉细胞型（ACP）、乳头型（PCP）及混合型。其中，造釉细胞型含有条索状、分叶状及呈不规则梁状排列的鳞状上皮细胞，其周边为栅栏状排列的柱状上皮，细胞的疏松区与致密区共同形成星形网状结构，常伴随由残存的淡染细胞核埋入嗜酸性角化团块中形成的湿角化结节、钙化和纤维化，形态单一。乳头型由成熟的鳞状上皮构成，常具有乳头状结构，不形成栅栏状结构，常有星形网状结构、钙化及胆固醇结晶，可与ACP鉴别。

（3）免疫组化表型：不同程度表达CK、CK5/6、p63、EMA、CK8/18；不表达S-100、GFAP和Vimentin。92%存在*CTNNB1*基因突变，β-catenin细胞核表达；95%存在*BRAF*基因突变，*BRAF* V600E阳性。

（4）鉴别诊断：主要与鞍区的常见病变如垂体腺瘤、拉克氏囊肿、鞍区黄色肉芽肿和蛛网膜囊肿等鉴别，β-catenin、*BRAF* V600E分别为ACP和PCP的特异性抗体，有助于颅咽管瘤的分型和鉴别诊断。①研究表明，β-catenin细胞核阳性表达是ACP所特有的，而在鞍区的常见病变（包括垂体腺瘤、PCP、拉克氏囊肿、鞍区黄色肉芽肿和蛛网膜囊肿）中，β-catenin均呈阴性或细胞膜阳性，这一特点有助于ACP的鉴别诊断。②由于PCP和拉克氏囊肿在组织学上有重叠，均有鳞状上皮、杯状细胞及纤毛上皮细胞，有时难以鉴别。最近的研究显示，肿瘤细胞*BRAF* V600E阳性有助于PCP的确诊和除外拉克氏囊肿。③β-catenin和*BRAF* V600E对于鉴别鞍区黄色肉芽肿也有重要价值。最近的研究发现，鞍区黄色肉芽肿的被覆上皮缺乏β-catenin在细胞核内的聚集，这一特征有助于其与ACP的鉴别诊断。④继发性恶变患者恶变前多为造釉细胞型颅咽管瘤，恶变后多为鳞状细胞癌。颅咽管瘤恶变为鳞状细胞癌需要与转移性鳞状细胞癌相鉴别。前者多数有颅咽管瘤病史，且组织学仍保留部分颅咽管瘤特征，至少局灶可见颅咽管瘤形态，这有利于与转移性鳞状细胞癌鉴别。

第五节　口咽喉肿瘤

口咽喉部恶性肿瘤以上皮癌占多数，其中鳞状细胞癌是较为常见的恶性肿瘤。目前认为，人乳头瘤病毒（HPV）已成为头颈部鳞状细胞癌的主要致病因素之一，其中在扁桃体癌中的HPV表达率接近100%，口腔癌中的表达率为80%、下咽癌中为78%。2017版WHO头颈部肿瘤分类将口咽鳞状细胞癌分为HPV阳性及HPV阴性，而非传统分类的角化型与非角化型。如同子宫颈癌，已经明确HPV阳性的OPSCC同样由高危型HPV感染引起，但实践中不再推荐对其进行组织学分级。强调了FISH和（或）PCR技术直接检测HPV的重要性，但允许使用免疫组化标志物p16，作为间接测试HPV状态可靠的替代品，使分子分型变得简单易行。

在口咽喉部其他类型的肿瘤还有神经内分泌肿瘤（喉是头颈部神经内分泌肿瘤最常见的部位）、唾液腺型肿瘤（如多形性腺瘤、腺样囊性癌、黏液表皮样癌）、软组织肿瘤和神经源性肿瘤（如颗粒细胞瘤、横纹肌肉瘤、淋巴管瘤、血管瘤、神经鞘瘤、脂肪肉瘤和炎性肌成纤维细胞肿瘤等）、软骨源性肿瘤和淋巴造血系统肿瘤。

一、前驱病变（异型增生）

1.抗体选择　p53、p16、CyclinD1、EGFR、BCL2和Ki-67。

2.注释

（1）前驱病变（异型增生）是指由基因变化的累积引起鳞状上皮的一系列结构和细胞学改变，这些改变能增加发生鳞癌的可能性。2017版WHO将口咽喉部前驱病变（即异型增生）应用二级分类法分为低级别异型增生和高级别异型增生，同时有一个标注，如果是采用三级分法，原位癌可以从高级别异型增生中单独分出来，主要是因为一部分原位癌患者可以进行放射治疗。异型增生被认为是属于克隆性肿瘤性病变。目前研究证明HPV感染，大部分为高危型，其中HPV16、18型占大部分。

（2）病变特点

低级别异型增生：核不典型程度轻，位于上皮近基底部1/2较明显，层化保持，而上部细胞分化成熟，层次分明，无异型性；其细胞学上的非典型程度轻度，副基底层可见少数核分裂象，但无病理性核分裂象。

高级别异型增生：其结构与细胞学形态均属于重度异常，这些高度恶性潜能细胞从非典型改变至少一半到增厚上皮全层，不同程度分层无序，极性紊乱；上皮细胞改变分为角化型及非角化型（基底细胞型），上皮网状钉突不同程度形态不规则，基膜完整；基质无变化。细胞与核的非典型显而易见，形状各异，大小明显不一；核浓密、深染、染色质显著增多；核仁增大，数量增加；胞核与胞质比率增加，基底层或其上细胞核分裂增多，伴或不伴非典型；角化不良和凋亡细胞易见，贯穿上皮全层。原位癌指癌细胞异型增生累及黏膜上皮全层而未侵犯到基底膜，具有明显的结构紊乱、严重的细胞与核不典型及核分裂增加。

（3）免疫表型特点：随上皮异型增生程度增加，p53、Ki-67表达呈逐渐增加趋势，p16表达说明有HPV高危型感染。喉异型增生不像宫颈SIL（CIN2）可用p16免疫组化染色分层，目前也不推荐使用p53、Ki-67和内皮生长因子受体（EGFR）等进行分层。①Ki-67：在正常鳞状上皮仅限于基底层表达，随着增生的不成熟鳞状上皮的增多，Ki-67阳性细胞数量也明显增多。因此，与宫颈病变相类似，判定口腔上皮异型增生除了观察Ki-67表达强度外，最重要的是观察其出现的部位，如低级别异型增生时，Ki-67阳性细胞局限在上皮层下1/2，而高级别异型增生时则大量的上皮表层细胞出现Ki-67阳性。②p16：p16免疫组化染色可替代检测头颈部癌是否有HPV高危型感染，p16染色阳性与HPV转录活性有关。③p53：随上皮不典型增生程度的增加，p53表达呈逐渐增加趋势。④BCL2：正常口腔黏膜BCL2阴性，不典型增生时表达增多。

（4）病理诊断：癌前病变的大体外观主要表现为局灶或弥漫性的小或大的斑块，可表现为白斑、红斑或者红白斑，大体外观对镜下形态没有特异的意义，病理诊断以组织结构和细胞学形态改变为准，而不依赖任何免疫组化标志物如p53、p16、CyclinD1、Ki-67、EGFR或分子检测结果，但上述检测有助于与炎性反应性、萎缩或修复性改变引起的非典型增生鉴别。喉上皮异型增生有角化型和非角化型异型增生（子宫颈样型），但喉异型增生组织学上不同于宫颈异型增生，喉上皮增生常有表面过度角化及角化不全，所以全层上皮均为异型细胞替代的原位癌在喉部很少见，且喉异型增生可见向下生长方式，因此不宜照搬宫颈鳞状上皮内瘤变的分类模式。

二、颗粒细胞瘤

1.抗体选择　S-100、MBP、CKpan、Vimentin、Desmin、SMA、Ki-67加PAS染色。

2.注释

（1）颗粒细胞瘤（GCT）是一种起源于施万细胞的软组织肿瘤。可发生于任何部位，好发于软组织，1/3发生于舌，其次尚可发生于消化道、呼吸道、乳腺及中枢神经系统等部位。2013版WHO软组织与骨肿瘤分类将其分为良性颗粒细胞瘤和恶性颗粒细胞瘤两大类。

（2）病变特点：肿瘤无包膜。肿瘤细胞排列呈巢状、片状，细胞巢之间见纤细的纤维分割；瘤细胞最典型的特点是具有丰富的呈颗粒状的嗜酸性细胞质，PAS染色呈阳性（抗消化酶）。细胞核小，居于细胞中央，可见核仁，细胞核分裂象罕见。

（3）良、恶性颗粒细胞瘤的诊断标准：良、恶性GCT的判断较困难。目前多数学者支持Fanburg-Smith等提出的标准，认为恶性特征包括：①肿瘤性坏死；②出现较多的梭形细胞，细胞质颗粒减少；③空泡状核伴有大而明显的核仁；④核分裂象活跃（>2个/10HPF）；⑤核质比增高；⑥细胞多形性。满足1～2条上述形态学表现可诊断为不典型颗粒细胞瘤，≥3条者诊断为恶性GCT。但国内学者王坚等，通过对10例恶性GCT进行回顾性分析，提出将核分裂计数修订为>5个/50HPF。但也有学者认为，目前GCT的良恶性组织学标准尚未完全确定。

（4）免疫表型：瘤细胞S-100、SOX10及TFE3弥漫阳性；NSE、CD56、Nestin、Calretinin、α-inhibin、PGP9.5、Vimentin和CD68阳性。CK、肌标志物如Desmin、SMA、MSA阴性（图3-31～图3-34）。

（5）鉴别诊断：需要与包括横纹肌肉瘤、先天性颗粒细胞瘤和腺泡状软组织肉瘤等相鉴别（表3-16）。

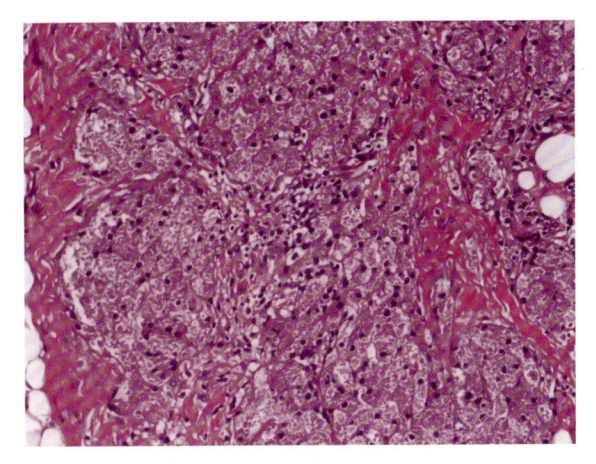

图 3-31 颗粒细胞瘤，HE

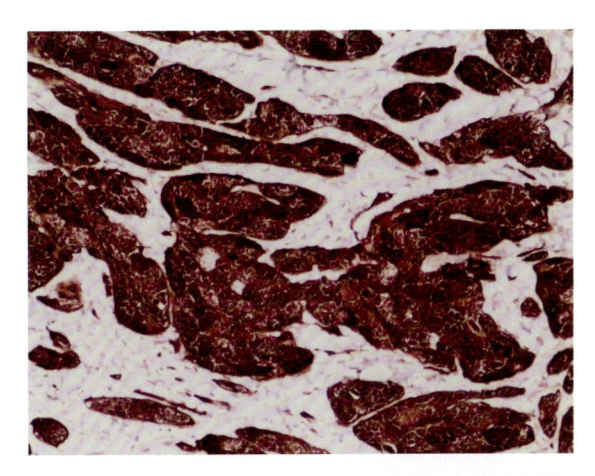

图 3-32 颗粒细胞瘤，S-100，细胞核/胞质强阳性

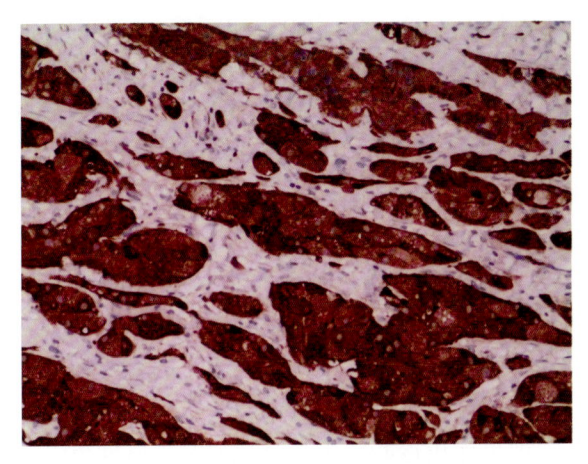

图 3-33 颗粒细胞瘤，NSE，瘤细胞质阳性

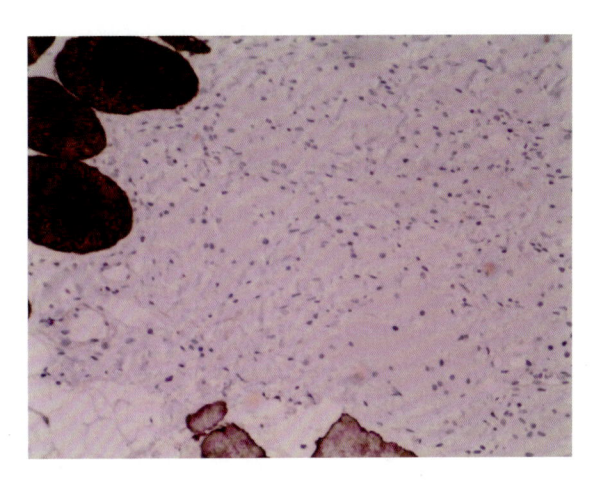

图 3-34 颗粒细胞瘤，Desmin，瘤细胞阴性

表 3-16 颗粒细胞瘤的诊断与鉴别

肿瘤	病变特点	免疫表型特点
颗粒细胞瘤（GCT）	肿瘤细胞排列呈巢状、片状，细胞巢之间见纤细的纤维分割；瘤细胞质丰富的呈颗粒状的嗜酸性细胞质，细胞核小，居于细胞中央，可见核仁	S-100、SOX10及TFE3弥漫阳性；NSE、Nestin、PGP9.5、α-inhibin和CD68阳性。不表达上皮和肌源性标志。无TFE3基因重排
先天性颗粒细胞牙龈瘤	瘤细胞由胞体较大的弱嗜酸性颗粒状细胞构成。伴有丛状毛细血管网，散在的炎细胞及孤立的牙源性上皮细胞巢	Vimentin、NSE阳性表达；CK、CEA、Desmin、激素受体或S-100阴性
横纹肌肉瘤	肿瘤细胞的细胞膜明显，细胞质丰富，嗜伊红染色，颗粒状，或因富含糖原而呈空泡状，内可见横纹，或可见棒状或杂草样的结晶物，细胞核较小，圆形	表达MyoD1、Desmin、Myogenin阳性。CK、S-100、CD68阴性；细胞质内糖原PAS染色阳性。存在AX-FKHR融合基因
腺泡状软组织肉瘤	瘤细胞多为圆形或椭圆形，成巢团状或腺泡状排列，细胞核常呈泡状或多边形，核仁明显，可见细颗粒状或杆状结晶体	存在特异性的TFE3基因重排、TFE3核阳性，肌源性标志物如SMA、Desmin阳性。S-100、CK阴性
副神经节瘤	细胞器官样排列，有窦状血管网间隙分隔，细胞体积略小，细胞质嗜酸性，颗粒较细，部分可见菊形团结构	神经内分泌标志物如CgA、Syn、CD56等，S-100支持细胞阳性；S-100、SOX10及TFE3阴性
嗜酸细胞腺瘤	瘤细胞质内含有大量嗜酸性颗粒。嗜酸细胞腺瘤细胞的颗粒状细胞质为线粒体，而GCT的颗粒状细胞质为溶酶体	上皮标志阳性，而S-100及NSE阴性

第六节 牙源性与颌面部骨肿瘤

根据国内苏屹坤等对4181例牙源性肿瘤及囊肿的临床病理分析,牙源性肿瘤中良性肿瘤占96.11%,恶性肿瘤占3.89%。牙源性肿瘤最常见的病理类型为成釉细胞瘤、牙骨质骨化纤维瘤及牙瘤,恶性肿瘤中以原发性骨内癌和成釉细胞癌多见,牙源性囊肿最常见的病理类型为根尖周囊肿、牙源性角化囊肿及含牙囊肿等。

一、成釉细胞瘤

1. 抗体选择 CK、EMA、CK5/6、CK19、p63、β-catenin和Ki-67。
2. 注释

(1)成釉细胞瘤是口腔颌面部常见的一种良性、生长缓慢、较少发生转移但具有局部侵袭性的牙源性上皮性肿瘤。好发于下颌磨牙区及升支部。该肿瘤也可发生在长骨如胫骨、尺骨、腓骨、股骨、肱骨、桡骨及锁骨。

(2)病变特点:肿瘤由纤维性和上皮性两种成分以不同比例和形式交织分布组成,呈巢状、岛状、丛状、腺样、囊状或基底样排列,巢周细胞栅栏状,基底部细胞立方或柱状,细胞质空淡,细胞核极性倒置,栅栏状排列并远离基底膜;近腔面细胞排列疏松,多角形或星形,类似成釉器星网状层细胞,细胞无明显异型性,该区域常发生囊性变或角化。2017版WHO头颈部肿瘤分类主要分为经典型、单囊型、骨外型/外周型和转移性成釉细胞瘤。

(3)免疫表型:缺乏特异性的免疫标志物,上皮细胞表达CK、EMA、CK19、p40和p63,β-catenin(核)阳性;不表达CD34、S-100蛋白;纤维间质成分表达波形蛋白。

(4)分子遗传学改变:成釉细胞瘤的发生和发展涉及多个基因调控的异常,包括*BRAF*、*KRAS*、*NRAS*、*FGFR2*、*SMO*、*SMARCB1*、*CTNNB1*、*PIK3CA*等。最常见的为*BRAF*基因突变(46%),*SMO*基因也存在较高的突变率(39%)。*SMO*突变在成釉细胞瘤中具有较高的特异性,可能成为上颌骨成釉细胞瘤的诊断标志物,也常见*CTNNB1*基因突变(β-catenin)。

(5)鉴别诊断:成釉细胞瘤大多凭HE染色光镜下形态即可作出诊断,少数分化差时可借助免疫组化染色与其他肿瘤鉴别(表3-17)。

表3-17 成釉细胞瘤的病理诊断与鉴别

肿瘤类型	病变特点、免疫表型或注释
成釉细胞瘤	肿瘤上皮细胞形成上皮团块和条索,周围细胞为高柱状细胞、核位于远端,呈栅栏状排列,似成釉细胞,有类似成釉器的星状细胞网层(图3-35、图3-36)。表达CK、EMA、CK19、p40和p63;不表达CD34、S-100;存在*BRAF*、*SMO*和*CTNNB1*(β-catenin)基因突变
单囊型成釉细胞瘤	易与多种颌骨囊肿相混淆,包括含牙囊肿、根尖囊肿、牙源性角化囊肿等。在非囊壁内衬覆的经典的成釉细胞瘤样上皮,包括基底细胞立方或柱状,细胞质空淡,细胞核极性倒置,栅栏状排列并远离基底膜;近腔面细胞排列疏松,呈多角形或星形,类似成釉器星网状层细胞,73%的携带*BRAF* V600E突变,可资鉴别
成釉细胞癌	具有明确的细胞和核的多形性,以及血管和神经的侵犯,在缺乏细胞异型性的情况下,尽管有丝分裂活跃,也不能诊断为成釉细胞癌。多个基因如*p53*、*SOX-2*、*PITX2*的突变与成釉细胞癌的发生密切相关
牙源性腺样瘤	牙源性上皮呈结节状、巢状、腺样、条索状、玫瑰花瓣样,被少量纤维结缔组织间质分隔;上皮细胞核呈远离管腔的极像排列;腔内有红染无定形物质;可见柱状结构及不同程度钙化区。上皮标志物广谱CK、EMA、p63、p40、CK-H、CK-L等阳性;碱性刚果红、PAS、阿尔辛蓝染色腔内物质阳性
鳞状细胞癌	分化良好的鳞状细胞癌中可见鳞状化生区内的角化珠形成、棘层松解和周边细胞栅栏状排列,但角化型成釉细胞瘤并不具备鳞状细胞癌明显的细胞异型性,并且鳞状细胞癌没有周围细胞核极性倒置的特点
造釉细胞瘤样尤因肉瘤	造釉细胞瘤样尤因肉瘤罕见,与成釉细胞瘤均表达上皮性标志物,但造釉细胞瘤样尤因肉瘤还表达神经外胚层肿瘤标志物、CD99阳性表达,具有尤因肉瘤EWSR1-FLI-1染色体易位特征
成釉细胞纤维瘤和成釉细胞牙瘤	具有独特的特点,即成釉细胞上皮细胞成分较少,不形成较大的岛状结构,背景为含有弥散分布的星网状成纤维细胞的原始的黏液样间叶组织。成釉细胞牙瘤显示与成釉细胞瘤相似的上皮成分,然而,常伴随较硬组织,形成牙瘤

续表

肿瘤类型	病变特点、免疫表型或注释
滑膜肉瘤	双相型滑膜肉瘤具有上皮性和梭形细胞两种成分，上皮细胞可形成腺腔样结构，但滑膜肉瘤多为软组织肿瘤，常位于大关节附近，发生于骨内者很罕见。组织学瘤细胞异型性明显，易见核分裂象。表达CK、Vimentin、EMA、CAM5.2、BCL2、CD99；80%表达TLE1。FISH检测 *SYT-SSX* 融合基因有助于诊断
牙源性钙化上皮瘤（CEOT）	由上皮和结缔组织组成，显示多样性组织学改变。上皮细胞多边形，排列成片状或条索状，常见清晰的细胞间桥。肿瘤内可见典型的均质透明区，呈淀粉样着色，还可钙化。瘤细胞表达p40/p63和高分子量CK，淀粉样物刚果红染色阳性（图3-37～图3-40）。与钙化上皮瘤鉴别：后者有嗜碱性基底细胞样细胞和"影细胞"，细胞无明显异型性，伴巨细胞反应及营养不良性钙化

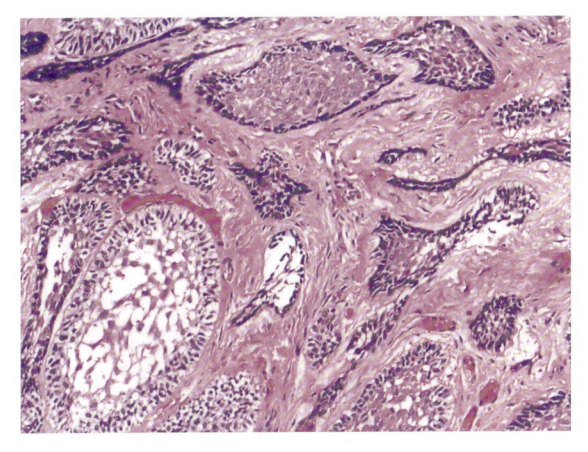

图3-35 成釉细胞瘤，呈巢状、岛状或基底样排列，HE

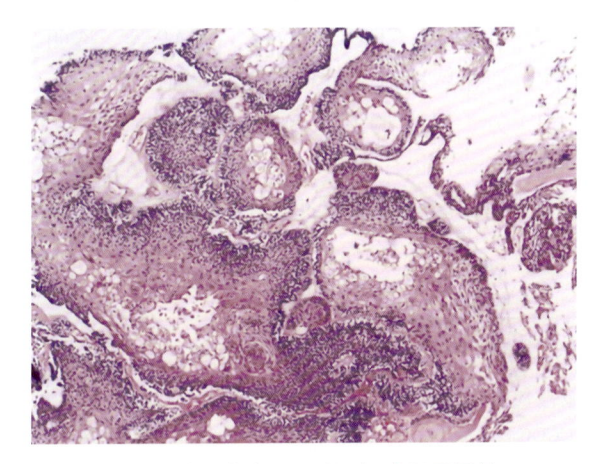

图3-36 成釉细胞瘤，近腔面细胞呈星网状，HE

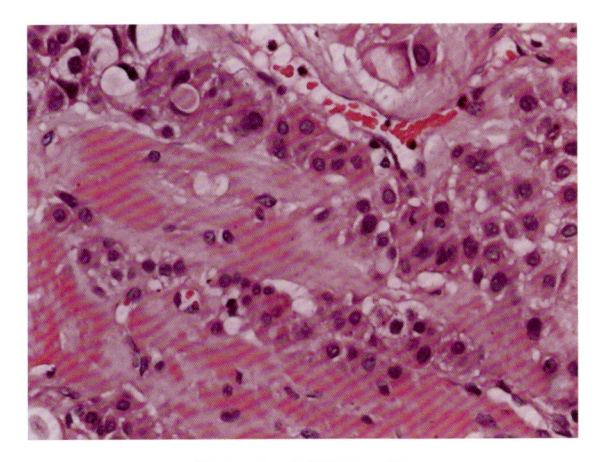

图3-37 CEOT，HE

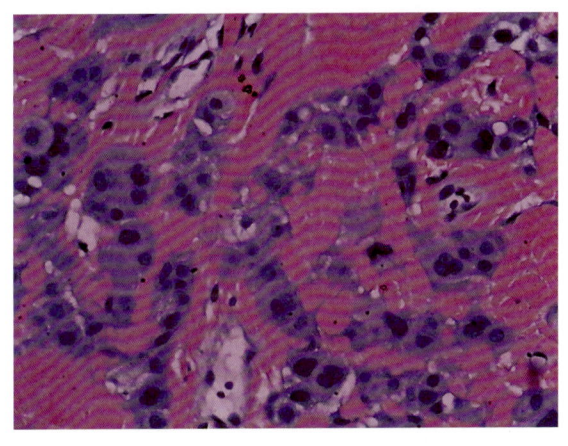

图3-38 CEOT，刚果红染色阳性

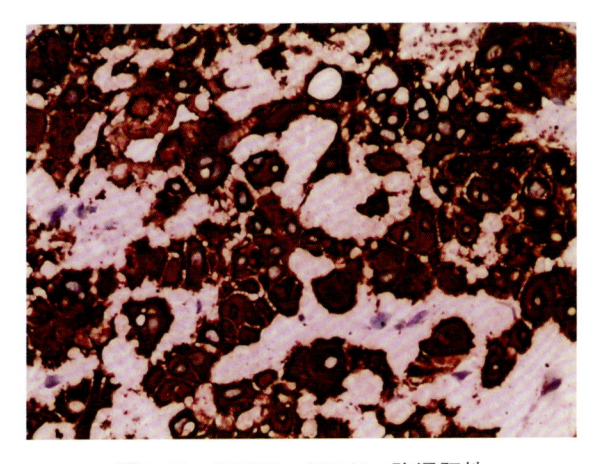

图3-39 CEOT，CK5/6，弥漫阳性

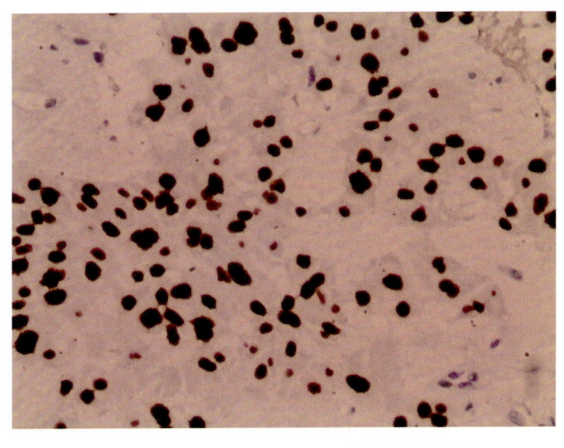

图3-40 CEOT，p40，瘤细胞核阳性

二、牙源性透明细胞癌

1. 抗体选择 CK、EMA、CK5/6、CK19、p63、S-100、SMA和Ki-67。必要时加PAS染色和FISH检测。

2. 注释

（1）牙源性透明细胞癌（CCOC）为罕见的颌骨肿瘤。

（2）病变特点：肿瘤主要由片状、岛状、条索状排列的透明细胞及基底样细胞组成，透明细胞有核分裂象，PAS染色阳性，细胞界限明显。间质为成熟的结缔组织。肿瘤呈浸润生长，常发生局部淋巴结转移。肿瘤中无腺样结构，无钙化沉积物。

（3）免疫表型：瘤细胞表达CK、CK5/6、CK14、CK19；不表达SMA、Desmin、Vimentin、S-100、HMB45、AACT、CD10、CD31、GFAP等。透明细胞质内含有糖原颗粒，故过碘酸希夫（PAS）染色呈糖原阳性，消化后PAS染色（PASD）呈阴性。

（4）分子遗传学改变：超过80%的病例显示 *EWSR1* 基因重排，CCOC是具有 *EWSR1-ATF1* 融合体的上皮性肿瘤之一，也存在 *BRAF* V600E突变，可以作为分子靶向治疗的标志物。

（5）鉴别诊断：CCOC应注意与含透明细胞的其他肿瘤进行鉴别（表3-18）。

表3-18 牙源性透明细胞癌的诊断与鉴别

肿瘤	病变特点	免疫表型特点	注释
牙源性透明细胞癌（CCOC）	肿瘤主要由片状、岛状、条索状排列的透明细胞及基底样细胞组成。透明细胞质内含有糖原颗粒	表达CK、CK5/6、CK14、CK19；不表达S-100、SMA、HMB45、AACT、CD10等	超过80%的病例具有 *EWSR1* 基因重排，形成 *EWSR1-ATF1* 融合基因，也存在 *BRAF* V600E突变
牙源性钙化上皮瘤	由多边形上皮细胞组成，有细胞间桥和多核细胞，可见红染淀粉样物及钙化	CK-H、p63阳性，Ki-67阳性指数低；淀粉样物刚果红染色阳性	有特征性的同心钙化及牙源性淀粉样物质沉积
牙源性硬化性癌	在纤维性硬化背景上，见肿瘤细胞呈小巢及细条索样浸润性生长	CK5/6、p63和CK19呈阳性；S-100、SMA等肌上皮标志阴性	无 *EWRS1* 基因重排，与牙源性透明细胞癌鉴别
涎腺透明细胞癌	形态学上与CCOC相似，肿瘤由单一的、具有丰富透明细胞质的细胞构成	表达与CCOC相似，显示其CK和p63呈阳性，PAS染色阳性	存在 *EWSR1-ATF1* 融合基因。肿瘤发生部位是两者鉴别最重要鉴别点
上皮-肌上皮癌	呈双向分化，内层是单层立方低柱状细胞的导管样结构，外层为肌上皮细胞	导管样细胞及透明样肌上皮细胞双相表达	形态学及免疫表型上呈双向分化是其特征
肌上皮瘤	完全由肌上皮分化的肿瘤细胞组成的良性涎腺肿瘤	CK7及CK14呈阳性表达，肌上皮标志物如S-100、SMA等阳性	肌上皮标志物阳性表达有助于鉴别诊断
黏液表皮样癌	存在黏液样细胞、中间细胞（透明细胞样）、表皮样细胞为其特征	CK5/6、CK19及p63阳性；PAS染色显示黏液细胞质阳性	存在 *CRTC1-MAML2* 基因融合
腺泡细胞癌	瘤细胞呈腺泡状排列，细胞大而呈多角形，细胞核圆形，偏心核细胞质可见嗜碱性颗粒	DOG1及SOX10在腺泡细胞及闰管细胞呈阳性表达，S-100、溶菌酶、AACT、AAT阳性	无 *EWSR1* 和 *ATF1* 基因重排或 *BRAF* V600E突变
转移性透明细胞癌	肾脏、肝脏、前列腺和甲状腺等透明细胞癌可转移至颌面部	免疫组化标志物检测有助于判断原发部位	无 *EWSR1* 和 *ATF1* 基因重排或 *BRAF* V600E突变

三、婴幼儿黑色素性神经外胚瘤

1. 抗体选择 上皮细胞的标志物（如CK、CK7、CK8/18、CK19）、黑色素细胞标志物（S-100、HMB45）、神经内分泌标志物（如CD56、CgA、Syn）和Ki-67。必要时加PAS染色和FISH检测。

2.注释

（1）婴幼儿黑色素性神经外胚瘤（MNTI）为一种罕见的、好发于婴幼儿的、由神经母细胞及色素性上皮细胞所构成的良性肿瘤。又称为黑色素性突瘤、视网膜始基瘤、黑色素性成釉细胞瘤、先天性黑色素瘤及先天性色素龈瘤等。好发于上颌骨，其次为下颌骨、颞部及颅骨等。ICD-O编码为8823/0。

（2）病变特点：肿瘤包括两种类型的瘤细胞，一种为大的细胞质内含黑色素的上皮样瘤细胞，排列成腺管样或裂隙状，一种为小的神经母细胞样瘤细胞，呈散在分布或位于腺样结构内。瘤细胞一般无异型性、多形性、核分裂象及坏死。肿瘤的间质为富含血管的较为致密的纤维组织，有时可见玻璃样变性。

（3）免疫表型：瘤细胞可表达多种神经内分泌细胞、黑色素细胞及上皮细胞的标志物。上皮样瘤细胞表达CK、CK7、CK8/18、CK19、HMB45、S-100、Vimentin及EMA等。神经母细胞样瘤细胞表达NSE、CD56、CD57及PGP9.5。CgA、Syn、GFAP及Desmin灶性阳性。一般不表达CEA、NF及AFP。

（4）分子遗传学改变：部分患儿存在t（11；22）(q24；q12）和t（11；22）(p13；q12）染色体异常，形成 *EWS-ETS* 融合基因。

（5）鉴别诊断：主要与恶性黑色素瘤、原始神经外胚叶瘤和嗅神经母细胞瘤等鉴别（表3-19），鉴别诊断时注意患者的年龄、形态特点，结合免疫组化等有助于辅助诊断。其他小细胞肿瘤的鉴别诊断，请参照骨和软组织肿瘤一章中"表11-35 以小圆细胞为主的肿瘤的鉴别诊断"。

表3-19 婴幼儿黑色素性神经外胚瘤的诊断与鉴别

肿瘤	病变特点	免疫表型特点或注释
婴幼儿黑色素性神经外胚瘤	由神经母细胞及色素性上皮细胞所构成的良性肿瘤，排列成腺管样或裂隙状	表达多种神经内分泌细胞、黑色素细胞及上皮细胞的标志物，不表达肌源性标志物。存在 *EWS-ETS* 融合基因
恶性黑色素瘤	瘤细胞形态及排列方式多样，瘤细胞的异型性及多形性常很显著，可见色素颗粒	表达黑色素细胞标志物，不表达上皮细胞。不存在 EWS-ETS 融合基因，可存在 *KIT*、*BRAF* V600E 和 *NRAS* 基因突变
原始神经外胚叶瘤（PNET）	瘤细胞常有明显的异型性、较多的核分裂象及坏死，有时可见菊形团结构	表达神经内分泌标志物、CD99、FLI-1；不表达上皮标志。95%以上病例具有 *EWSR1* 基因重排，90%存在 *EWS-FLI-1* 融合基因
嗅神经母细胞瘤	瘤细胞小、明显的异型性、排列成巢状、小叶状，可见菊形团结构	表达神经内分泌标志物，巢周支持细胞S-100；CK、EMA阴性。存在染色体8q获得或缺失，无 *EWSR1* 基因重排
软组织透明细胞肉瘤	肿瘤主要由细胞质丰富而透明细胞组成并被纤维组织分隔成大小不等的巢状或束状结构	表达神经标志物 S-100、SOX10、CD56和黑色素标志物阳性，可异常表达NSE、Syn、CK和Actin。存在 *EWS1-ATF1* 融合基因

四、颌骨巨细胞病变

颌骨巨细胞病变：包括巨细胞修复性肉芽肿、骨巨细胞瘤、棕色瘤、巨颌症、动脉瘤样骨囊肿、单纯性骨囊肿、朗格汉斯细胞组织细胞增生症和非骨化性纤维瘤。详细的鉴别诊断，请参考"第十一章第十一节骨肿瘤，表11-48"。

第七节 唾液腺肿瘤

一、正常涎腺组织学与肿瘤的发生

1.正常涎腺组织的免疫组化表型　人体组织内主要由三大唾液腺组成，包括腮腺（纯浆液性腺）、颌下腺（混合腺，以浆液性腺泡为主）和舌下腺（混合腺，以黏液性腺泡为主）。唾液腺为复管泡状腺，由分支的导管及末端的腺泡组成。腺细胞与基膜之间以及部分导管上皮与基膜之间有肌上皮细胞或基底细胞。总结正常涎腺组织的免疫组织化学特征见图3-41，表3-20。

表 3-20　正常涎腺组织免疫组化标志物

结构	CK-L	CK-H	Vimentin	SMA	Calponin	EMA	S-100	SOX10	DOG
腺泡	++	+	-	-	-	-	-	++	+
小叶间导管	-	++	-	-	-	++	++	++	+
纹状管	-	++	-	-	-	+	-	-	-
排泄管	-	++	-	-	-	++	-	-	-
肌上皮细胞	+	-	+/-	++	++	-	++	+	-
基底细胞	++	-	-	-	-	-	-	-	-

注：根据"薛德彬等译《病理医师实用组织学（第4版）》"修改。CK-L，低分子量细胞角蛋白；CK-H，高分子量细胞角蛋白。+，阳性；-，阴性。

2. 正常组织学与肿瘤的发生　1987年Dardick等提出了导管-腺泡单位的概念，认为涎腺的整个上皮系统由双层或复层细胞构成，即腔面细胞和基底细胞，前者包括腺泡细胞和导管的内层细胞，后者包括位于腺泡、导管外层的基底细胞和肌上皮细胞，并认为导管-腺泡单位是涎腺肿瘤发生的结构基础。目前被大部分学者所认可的有关涎腺肿瘤来源及抗体表达情况如图3-41所示。

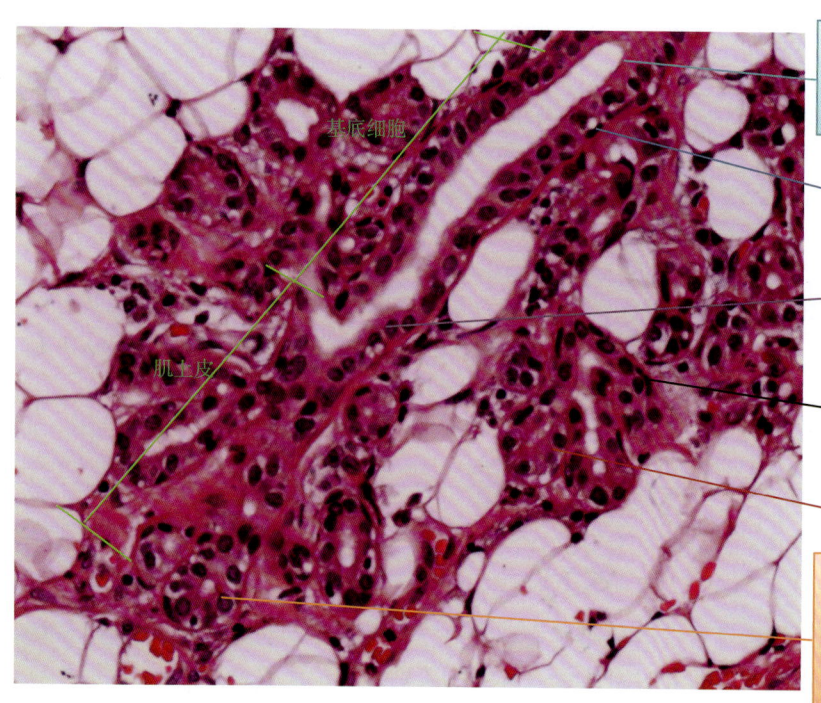

排泄管：表达CK-H、EMA。相关肿瘤：导管乳头状瘤、囊腺瘤、乳头状囊腺癌、低度恶性筛状囊腺癌、黏液表皮样癌、导管内癌、涎腺导管癌、角化囊性瘤和鳞癌

基底细胞：表达CK4、CK17、CK19、CK18和p63。相关肿瘤：基底细胞腺瘤和基底细胞腺癌

纹状管：表达CK-H、EMA和AFP。相关肿瘤：纹状管腺瘤、嗜酸细胞瘤/癌、皮脂腺瘤/癌、Warthin瘤

肌上皮：表达CK-H、CK19、p63、SMA、Calponin、H-Caldesmon、SMMHC、S-100和SOX10。相关肿瘤：肌上皮细胞肿瘤、多形性腺瘤、上皮-肌上皮癌

腺泡：表达CK-L、CK7、CK8、CK19、CEA和SOX10。相关肿瘤：腺泡细胞癌

闰管：表达CK-L、CK7、CK19、EMA、SOX10和溶菌酶。相关肿瘤：闰管腺瘤、多形性腺瘤、基底细胞性肿瘤、腺样囊性癌、上皮-肌上皮癌、管状腺瘤、多形性腺癌、淋巴上皮癌、腺癌（NOS）、胚胎性肿瘤、分泌性癌（？）、微分泌腺癌（？）和硬化性多囊性腺瘤（？）

图 3-41　正常涎腺组织免疫表型及相关肿瘤的发生

二、涎腺肿瘤免疫组化标志物

适当地应用免疫组化，可以显示细胞类型如上皮细胞与肌上皮细胞/基底细胞，对涎腺肿瘤的分类、诊断和鉴别诊断将起到一定的作用。额外的肿瘤特异性免疫标志物在某些情况下是有用的。常用的唾液腺肿瘤免疫组化标志物见表3-21。

表3-21 涎腺肿瘤免疫组化标志物

检测项目	免疫组化标志物
腺泡细胞/导管上皮细胞标志物	CK-L（如CK7、CK8、CK12～20）、CAM5.2、EMA、CEA（阳性/阴性）；CK-H（如CK1～6、CK9、CK10）局灶阳性或阴性；不表达肌上皮标志物
肌上皮/基底细胞标志物	表达CK、CK-H、p63；S-100蛋白和GFAP表达不确定；SMMHC、Calponin、SMA和Desmin只表达于肌上皮，肌上皮细胞与肌成纤维细胞、平滑肌鉴别选择p63、CK-H，后者两者均为阴性
SOX10	SOX10可在起源于肌上皮、闰管及腺泡的涎腺肿瘤中表达，包括腺泡细胞癌、腺样囊性癌、上皮-肌上皮、肌上皮癌、单形性腺瘤、多形性腺瘤；不表达于类似于分泌管和排泄管，包括涎腺导管癌、黏液表皮样癌、嗜酸细胞瘤、沃辛（Warthin）瘤。SOX10还可在恶性黑色素瘤、施万细胞来源的肿瘤中过表达
GATA3	主要表达于乳腺腺腔上皮、尿路上皮及甲状旁腺组织。研究发现涎腺和胰腺的导管腺癌是最常见的GATA3阳性的非乳腺来源的腺癌。GATA3通常表达于涎腺导管起源的肿瘤，如涎腺导管癌和类乳腺分泌癌中阳性率高达100%，而在腺泡及闰管来源的肿瘤中低表达或阴性
DOG1	表达于正常浆液性腺泡、黏液性腺泡、末梢闰管的腔面；浆液性腺泡强于黏液性腺泡；肌上皮/基底细胞、纹状管及排泄管为阴性。也可以在涎腺分泌性癌、腺样囊性癌、基底细胞癌、黏液表皮样癌、肌上皮癌等瘤中表达
CD117	可表达于各种涎腺肿瘤的腔面细胞，主要表达于腺样囊性癌和腺泡细胞癌；而在正常涎腺为阴性
β-catenin	多数基底细胞腺瘤可表现为β-catenin核阳性以及存在*CTNNB1*突变，而基底细胞腺癌的β-catenin表达不一致以及不存在*CTNNB1*突变，其他类型涎腺肿瘤则呈β-catenin阴性，由此认为CTNNB1（β-catenin）对于涎腺肿瘤的鉴别诊断具有一定作用
PLAG1	多形性腺瘤基因1（*PLAG1*）阳性定位在细胞核，在多形性腺瘤（PA）和癌在多形性腺瘤中（CAxPA）为阳性，检测*PLAG1*和*HMGA2*重排可用来区别PA和黏液表皮样癌、肌上皮癌和腺泡细胞癌等
HMGA2	高迁移率族蛋白2（HMGA2）在PA和CAxPA的细胞核表达，在达90%的PA中弥漫阳性。而在腺样囊性癌、肌上皮癌以及腺泡细胞癌和黏液表皮样癌等肿瘤中HMGA2阴性
NR4A3/NOR-1	又称为神经元起源的孤儿核受体1（NOR-1），在具有特征性的t（4；9）（q13；q31）重排的腺泡细胞癌或伴高级别转化的腺泡细胞癌中高表达，而在涎腺正常组织、其他类型的涎腺肿瘤及胰腺腺泡细胞癌中不表达。因此，细胞核NR4A3免疫染色是涎腺腺泡细胞癌特异和敏感的标志物，与DOG1联合使用可提高对涎腺腺泡细胞癌的诊断灵敏度和特异度，也可用于鉴别涎腺和胰腺起源的腺泡细胞癌
EZH2	一种敏感的恶性涎腺肿瘤标志物。定位于细胞核，在前列腺癌、乳腺癌、膀胱癌、胃癌等多种肿瘤中均有高表达，有报道，所有良性肿瘤病例呈阴性表达，而大多数恶性肿瘤病例中呈阳性表达
Ki-67	鉴别腺样囊性癌（如Ki-67指数＞10%）与多形性腺瘤（通常Ki-67指数＜10%）

注：正常的涎腺导管细胞常分泌中性黏液（PASD阳性）、肌上皮常分泌酸性间质型蓝色黏液（Alcin阳性）和基膜样物质（PASD阳性）。

三、常见涎腺肿瘤的分子免疫表型

总结常见涎腺肿瘤的分子免疫组化表型见表3-22，便于临床病理诊断工作中查阅。

表3-22 常见涎腺肿瘤的分子免疫组化表型

肿瘤类型	免疫表型	分子改变或注释
多形性腺瘤	表达腺上皮（CK、EMA、SOX10、DOG1等）和肌上皮标志物（p63、SMA、Calponin等）；PLAG1、HER2阳性	PLAG1和HMGA2重排导致PLAG1和HMGA2过表达，*ERBB2*（HER2）基因扩增等
癌在多形性腺瘤中	PLAG1、HMGA2、HER2、MDM2、p53过表达；肌上皮标志物阴性，表达恶性成分相对应的免疫组化标志物	*HMGIC*和*MDM2*基因缺失或扩增，*PLAG1*和*HMGA2*重排基因重排，p53基因突变
腺泡细胞癌	表达CK7、CAM5.2、CK18、EMA、CEA；SOX10、DOG1、CD117阳性；不表达肌上皮/基底细胞标志物	t（4；9）（q13；q31）特异性的染色体易位，进而引起核蛋白NR4A3/NOR-1过表达
黏液表皮样癌	中间细胞和表皮样细胞表达CK5/6、p63、p40和EGFR；黏液细胞表达CK7、CK-L等，AB/PAS染色显示细胞内黏液	约85%的病例存在*MAML2*基因易位。形成*CRTC1/3-MAML2*融合基因

续表

肿瘤类型	免疫表型	分子改变或注释
腺样囊性癌	表达CK7、EMA、CD117、SOX10及S-100，也表达肌上皮细胞标志物；假囊PAS和阿尔辛蓝染色阳性	存在MYB-NFIB融合基因；CD117阳性可用于与其他涎腺肿瘤鉴别
多形性腺癌	表达CK、CK7、CK19、Vimentin、BCL2和S-100，也可表达CEA、GFAP、EMA、HBME1和Galectin-3等	最特征的线索是瘤细胞旋涡状或靶环样排列。存在PRKD1 E710D突变，少数PRKD1~PRKD3重排
涎腺透明细胞癌	表达CK、p63、CK14，也表达CK-L、CK19、EMA等；而肌上皮标志物阴性。PAS染色阳性	存在EWSR1-ATF1。与牙源性透明细胞癌有重叠。鉴别点在肿瘤发生部位
微分泌腺癌（MSA）	弥漫性S-100、SOX10和p63，但不表达p40、Calponin、SMA和Mammaglobin	MEF2C-SS18融合基因是目前涎腺肿瘤该类型肿瘤独有
涎腺分泌性癌	表达S-100、乳腺球蛋白、GCDFP-15和GATA3，pan-TRK高表达；一般不表达AR、ER/PR、HER2及肌上皮标志物	存在ETV6-NTRK3融合基因；弥漫强表达S-100和乳腺球蛋白可资确诊
涎腺导管癌	表达S-100、EMA、CK7和CEA；乳腺标志（GCDFP-15、GATA3、p53、AR、ER、HER2）阳性；肌上皮标志物阴性	常出现TP53基因突变和HER2基因扩增，PLAG1或HMGA2重排
涎腺导管内癌	与高级别导管内癌与涎腺导管癌有重叠，鉴别点：表达S-100蛋白，通常不表达AR；癌巢周肌上皮细胞标志物阳性	低级别亚型IDC有RET基因重排，大汗腺亚型IDC中PIK3CA、SPEN和（或）HRAS基因突变
涎腺硬化性多囊性腺病	CK和EMA阳性；不同程度表达AR、ER和PR；PTEN缺失，不表达S-100、CEA、p53和HER2	存在PIK3CA或PIK3R1基因改变，且包括一种新的TFG-PIK3CA融合，50%存在PTEN突变
基底细胞腺瘤/腺癌	表达上皮性和肌上皮性标志物，如CK、p63、CEA、EMA、S-100；部分基底细胞腺癌CD117、SOX10、DOG1阳性	良恶性肿瘤的鉴别点是看肿瘤界限是否清楚，有无周围组织的侵犯，DOG1在癌时高表达
嗜酸细胞瘤/癌	抗线粒体抗体（AMA）强阳性，CK7、CK18呈细胞质型阳性，GATA3、SOX10可阳性，肌上皮标志物阴性	磷钨酸-苏木素（PTAH）染色，证明细胞质内存在大量线粒体
肌上皮瘤/癌	CKpan阳性，并至少表达1种肌上皮标志物	存在EWSR1基因重排，多为PLAG1融合
上皮-肌上皮癌	内层细胞表达腺上皮标志物，外层表达肌上皮标志物	典型的双套管样结构及免疫表型上呈双向分化
皮脂腺癌	表达AR、CK、EMA；不同程度表达CK5/6、CEA、S-100、p63、AR	EMA呈细胞质特征的泡沫状阳性表达；脂肪染色阳性
闰管腺瘤	良性双层导管增生性病变，表达CK7、S-100、SOX10；溶菌酶、ER局灶性阳性；肌上皮标志物阳性	闰管腺瘤和闰管增生的区别在于，闰管增生表现为无包膜的不规则病灶
纹管腺瘤	由单层细胞排列的导管组成，细胞学外观类似正常的纹管。S-100、CK7和CK5/6呈阳性，肌上皮标志物阴性	与闰管腺瘤不同，纹管腺瘤不含肌上皮细胞或基底细胞
角化囊性瘤	诊断标准包括多囊结构、无颗粒层的复层鳞状上皮衬里以及边界清晰的实性鳞状上皮岛，细胞学形态呈良性。Ki-67指数低	需与含有鳞状细胞和囊性结构的几种肿瘤以及瘤样病变进行鉴别诊断

四、涎腺肿瘤的病理诊断思路

1. **抗体选择** 腺上皮标志物（CK、EMA、CD117、DOG1、SOX10、GATA3等）、肌上皮细胞标志物（p63、Calponin、CK5/6等），必要时加特殊染色或分子检测（如FISH）。

2. **注释**

（1）首先，应用一组含有腺上皮标志物及肌上皮/基底细胞的标志物将唾液腺肿瘤简单分为三大组：腺上皮组（包括管状腺瘤、腺泡细胞癌等）、腺上皮+肌上皮/基底细胞（包括多形性腺瘤、基底细胞腺瘤/基底细胞腺癌、腺样囊性癌、上皮-肌上皮癌）和肌上皮/基底细胞（包括肌上皮瘤/肌上皮癌）（图3-42）。

（2）再进一步联合运用CD117、DOG1和SOX10，或GATA3和p63等其他免疫组化标志物，或结合特殊染色（如PASD、PTAH等）、分子（FISH）检测等，对于大部分的涎腺肿瘤均可得到明确的诊断。建议套餐中包括EMA、p63，因为EMA一般在腺上皮细胞中表达，而在鳞状细胞癌、肌上皮细胞或基底细胞均不表达；p63是正常涎腺组织肌上皮、基底细胞和干细胞的特异性标志物，但在一些不含肌上皮或基底细胞如涎腺透明细胞癌、Warthin瘤、乳头状囊腺瘤/癌中表达，应注意结合形态学等综合分析。在涎腺肿瘤的诊断和鉴别诊断中，一组免疫组化标志物（包括CD117、DOG1、SOX10、GATA3、p63和S-100等）的应用较为重要，现总结见表3-23。

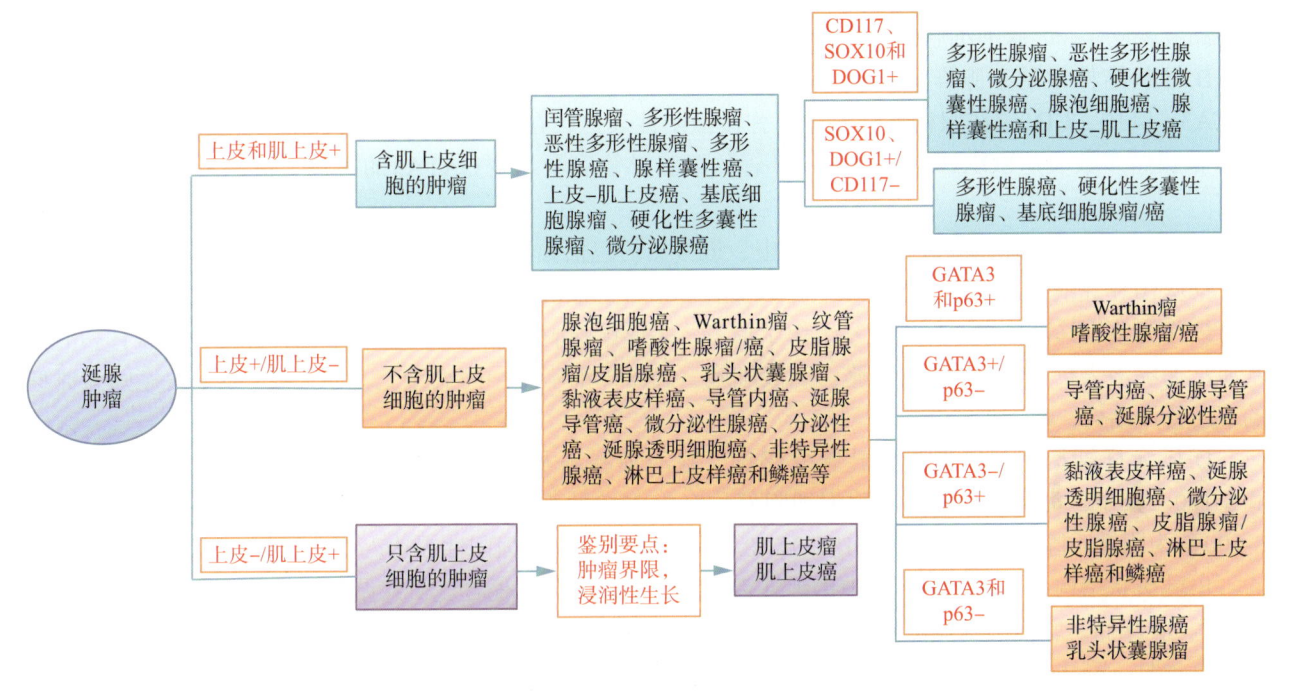

图3-42 涎腺肿瘤免疫组化辅助诊断思路图

表3-23 在涎腺肿瘤中常用到的一组免疫组化标志物

肿瘤	CD117	DOG1	SOX10	GATA3	p63	S-100	其他
多形性腺瘤	+	+	+	-	+	+	PLAG1、HER2阳性；特征性的黏液软骨样基质
多形性腺癌	-	+	+	-	+	-	特征性病变是细胞学一致性、组织学多样性
腺泡细胞癌	+	+	+	-	-	-	细胞质内颗粒PASD阳性
腺样囊性癌	++	+	+	+	+	+	CD117阳性可用于与其他涎腺肿瘤鉴别
硬化性多囊性腺病	-	-	-	-	+	+	表达EMA、AR、ER，存在PTEN突变
导管内癌	+	-	+	+	+	+	表达乳球蛋白、AR，存在RET基因重排
涎腺导管癌	-	-	-	++	-	+	高表达AR、GATA3和GCDFP-15
黏液表皮样癌	-	-	-	+	+	+	由黏液细胞、中间型细胞及表皮样细胞组成
微分泌性腺癌	-	-	-	+	+	+	不表达p40、Calponin、SMA，SS18基因重排
涎腺分泌性癌	-	-	+	++	-	+	乳腺球蛋白阳性；一般不表达AR、ER、PR
基底细胞腺瘤	-	+	+	-	+	+	癌巢周呈栅栏状排列，基底膜样物质包绕
肌上皮癌	-	-	-	-	+	+	CKpan阳性，并至少表达1种肌上皮标志物
上皮-肌上皮癌	-	+	+	+	+	+	典型的双套管样结构及免疫表型上呈双相阳性
嗜酸细胞腺瘤	-	-	-	++	-	-	瘤细胞质嗜酸性颗粒状，PTAH染色阳性
涎腺透明细胞癌	-	-	-	-	+	-	可伴鳞状细胞分化，EWSR1-ATF1融合基因

（3）形态学相似的涎腺肿瘤的鉴别诊断：结合形态学的特点，可对各类涎腺肿瘤作出精准的诊断。通过肿瘤的界限、细胞构成、生长方式、细胞学特点及间质成分5个方面对涎腺肿瘤进行综合分析。

1）肿瘤的界限：对于涎腺源性的良性肿瘤，如肌上皮和基底细胞肿瘤等。浸润性生长可能是唯一支持恶性诊断的依据。

2）肿瘤细胞的生长方式：

A.囊性或以囊性为主的肿瘤，要考虑到反应性囊性变（潴留性囊肿、鳃裂囊肿、多囊性疾病和硬化性多囊性腺病）、获得性免疫缺陷综合征的囊性淋巴上皮性病变、Warthin瘤、角化囊性瘤、囊腺瘤，以及恶性的黏液表皮样癌、腺泡细胞癌（乳头状囊状）和囊腺癌等。

B.筛状结构常见于腺样囊性癌、基底细胞腺癌、涎腺导管癌等肿瘤。推荐使用CD117、SOX10和GATA3。其中，CD117在腺样囊性癌中呈弥漫强阳性表达，在基底细胞腺癌中局灶阳性或不表达，且基底细胞腺癌多数表达SOX10，而起源于导管的涎腺导管癌会出现GATA3的表达，借此可对其进行鉴别诊断。

C.黏液样区域存在于大多数涎腺肿瘤中，最常见的包括黏液表皮样癌、多形性腺瘤、上皮-肌上皮癌等。SOX10在黏液表皮样癌中几乎不表达，而在多形性腺瘤和上皮-肌上皮癌中多为弥漫强阳性表达，故此可以作为鉴别诊断依据。仔细观察组织学形态，多形性腺瘤有浆细胞样透明细胞和特征性的软骨黏液样基质；而黏液表皮样癌存在3种细胞：黏液细胞、表皮样细胞和中间型细胞，而上皮-肌上皮癌则为典型的双套管样结构，缺乏筛状结构。

D.微囊样结构：多出现于类乳腺分泌癌、腺泡细胞癌及腺样囊性癌中。推荐使用CD117、SOX10和S-100。其中，类乳腺分泌癌和腺泡细胞癌均有SOX10的弥漫阳性表达，但前者亦表达S-100，而后者S-100常为阴性，腺样囊性癌较少表达SOX10而呈CD117的弥漫强阳性表达。

E.乳头状结构：当腺泡细胞癌中出现乳头状结构时，需与其他含乳头状结构的涎腺肿瘤鉴别，如乳头状囊腺癌/腺癌。腺泡细胞癌最可靠的诊断依据为肿瘤中存在有嗜碱性颗粒细胞质的腺泡样细胞。当出现淋巴背景时，需注意与转移性甲状腺乳头状癌鉴别。

F.实体型：如以实体型为主的腺癌、鳞状细胞癌、神经内分泌癌、腺样囊性癌等。在小活检标本中，上述癌可以出现类似腺样囊性癌的深染的圆细胞及巢状结构，病理医师要仔细观察切片，寻找基底样细胞、管状筛状结构、显著的黏液基质及基底膜样物质，这些特征均有助于鉴别诊断。合理运用免疫学标志物S-100蛋白、CD56、p63、SOX10及TTF-1等对诊断十分有帮助。

G.粉刺样坏死区域：在一些涎腺恶性肿瘤，如涎腺导管癌、肌上皮癌、腺样囊性癌、上皮-肌上皮癌的高度转化区域可出现类似于涎腺导管癌的粉刺样坏死区域。推荐使用CD117、DOG1、GATA3、S-100。涎腺导管癌：GATA3和S-100阳性/CD117和DOG1阴性。而腺样囊性癌：CD117、DOG1、SOX10和GATA3阴性。上皮-肌上皮癌：上述4个抗体均可表达。但上皮-肌上皮癌或腺样囊性癌的常规区域显示双相细胞群（即内导管细胞和外基底/肌上皮/p63/p40阳性细胞）。

3）细胞学特点：涎腺肿瘤中可出现嗜酸细胞、鳞状细胞、基底样细胞、梭形细胞、皮脂腺细胞、透明细胞和顶浆或顶浆分泌样细胞等多种细胞。

A.伴有透明细胞的涎腺肿瘤：多数涎腺肿瘤中还可出现透明细胞形态，如黏液表皮样癌、腺泡细胞癌、肌上皮癌、上皮-肌上皮癌、鳞状细胞癌等，联合使用提示腺泡及闰管起源的标志物CD117、SOX10、S-100和p63等可对上述类型的肿瘤进行鉴别诊断。

B.伴有嗜酸性细胞的涎腺肿瘤：可出现嗜酸性细胞的肿瘤包括嗜酸细胞腺瘤（癌）、腺泡细胞癌、黏液表皮样癌等，虽然SOX10在嗜酸细胞腺瘤（癌）和腺泡细胞癌中均有表达，但嗜酸细胞腺瘤（癌）亦表达GATA3，而腺泡细胞癌中GATA3则基本不表达，黏液表皮样癌中这2个免疫标志物的表达率均较低，且黏液表皮样癌中常见中间细胞和黏液样细胞。

C.基底样细胞：主要见于基底细胞腺瘤/癌、多形性腺瘤、基底样鳞状细胞癌和低级别筛状囊腺癌等。请参见本节"基底细胞腺瘤"。

D.涎腺肿瘤中出现明显的鳞状细胞巢则提示为多形性腺瘤、高级别的黏液表皮样癌（明显的鳞状特征在低级别黏液表皮样癌中几乎不见）、伴有鳞状上皮化生的瘤、鳞状细胞癌和坏死性涎腺化生等病变。

E.小细胞性肿瘤：鼻窦小圆细胞恶性肿瘤主要包括嗅神经母细胞瘤、横纹肌肉瘤、无色素性恶性黑色素瘤、小细胞癌、尤因肉瘤/原始神经外胚叶肿瘤（EWS/PNET）、淋巴瘤、髓细胞肉瘤、垂体腺瘤等。请参见本章第三节"六、嗅神经母细胞瘤"。

4）间质成分

A.玻璃样变的间质：以玻璃样间质为主的涎腺肿瘤见于多形性腺瘤、膜型基底细胞腺癌、腺样囊性癌、玻璃样透明细胞癌和上皮-肌上皮癌（部分病例）。

膜型基底细胞腺癌、腺样囊性癌和部分上皮-肌上皮癌中常可见玻璃样变的间质，联合使用SOX10、CD117及S-100可对这几类肿瘤进行鉴别诊断。

B.癌性间质：通常表现为间质纤维玻璃样变的涎腺肿瘤，包括腺样囊性癌、上皮-肌上皮癌、玻璃样透明细胞癌、多形性低度恶性腺癌（不一定）、肌上皮癌和基底细胞腺癌，促纤维间质背景多见于黏液表皮样癌、涎腺导管癌、多形性腺瘤中的癌和嗜酸细胞腺癌，而除了纤维间隔几乎无间质的表现则提示为腺泡细胞癌。

C.特征性的黏液软骨样基质：主要见于多形性腺瘤。

D.伴有明显淋巴细胞浸润的几种涎腺肿瘤：主要包括良性淋巴上皮病变；伴有淋巴细胞浸润的涎腺肿瘤包括良性肿瘤和恶性肿瘤，淋巴细胞浸润在这些病变中有显著特色，其中良性肿瘤包括Warthin瘤、皮脂和非皮脂淋巴腺瘤，恶性肿瘤包括皮脂淋巴腺癌、淋巴上皮癌和黏膜相关淋巴瘤（MALToma）等多种肿瘤。请参照本节"二十、涎腺淋巴上皮癌"。

（4）唾液腺肿瘤的病理类型：有时仅从形态学、组织学上难以区分，而新的分子诊断技术能提供更多的信息。常见涎腺肿瘤的分子免疫组化表型见表3-22。

五、多形性腺瘤和恶性多形性腺瘤

1.**抗体选择** 腺上皮标志物（CK、EMA、CD117、DOG1、SOX10等）、肌上皮标志物（p63、Calponin、S-100等）、PLAG1、HMGA2、HER2、p53、Ki-67，加分子检测（如FISH）。

2.**注释**

（1）多形性腺瘤（PA）是涎腺最常见的肿瘤类型，其常见部位为腮腺、鼻窦、鼻中隔和腭裂，发生在皮肤称软骨样汗管瘤。而恶性多形性腺瘤（PA）分为癌在多形性腺瘤中（CAxPA）、癌肉瘤和转移性PA三类，其中以CAxPA最为常见。

（2）PA的病变特点：肿瘤边界清楚；主要由腺上皮和肌上皮组成，腺体、巢状或单个上皮（可分化为导管细胞、嗜酸性细胞、皮脂腺细胞、黏液细胞、鳞状）和肌上皮细胞（可呈上皮样、梭形、浆细胞样和透明细胞样）散在分布于黏液软骨样基质中。具有诊断价值但并不恒定出现的特征是，可以看到浆细胞样透明细胞、软骨黏液样基质和（或）厚的绒毛状弹力纤维。CAxPA与PA的鉴别要严格掌握恶性标准，如在良性PA的背景中出现肯定的恶性成分，10个高倍视野出现2个以上核分裂象，间质肉瘤样变及浸润性生长等均提示恶性。PA中最常见的癌类型有腺癌、分化癌、导管癌、低分化腺癌、黏液表皮样癌和肌上皮癌等。

（3）PA的免疫表型：表达腺上皮和肌上皮细胞标志物，CKpan、CK-L、EMA、CEA、SOX10、DOG1等阳性，p63、SMA、Calponin、S-100等阳性；PLAG1和HMGA2阳性（图3-43～图3-46）。

（4）PA的分子遗传学改变：涉及8q12或12q13—q15.1易位。PA中多形性腺瘤基因1（*PLAG1*）基因的染色体易位导致了原来在成人唾液腺组织中失活的*PLAG1*基因的异常表达；在多形性腺瘤（癌）中，发现高迁移率族蛋白2（*HMGA2*）、小鼠双微体2（*MDM2*）和ERBB2（*HER2*）基因扩增在多形性腺瘤恶变中发挥重要作用。由于在大多数PA和CAxPA中都可检测到*PLAG1*和*HMGA2*重排，*PLAG1*和*HMGA2*重排导致PLAG1和HMGA2蛋白过表达，可通过免疫组化方式来检测。在缺乏典型形态学特征的情况下，鉴定这些重排可能是最可靠的方法。

（5）鉴别诊断：多形性腺瘤（PA）主要与恶性PA、多形性低度恶性腺癌、肌上皮瘤/癌、上皮-肌上皮癌和黏液表皮样癌等相鉴别（表3-24）。

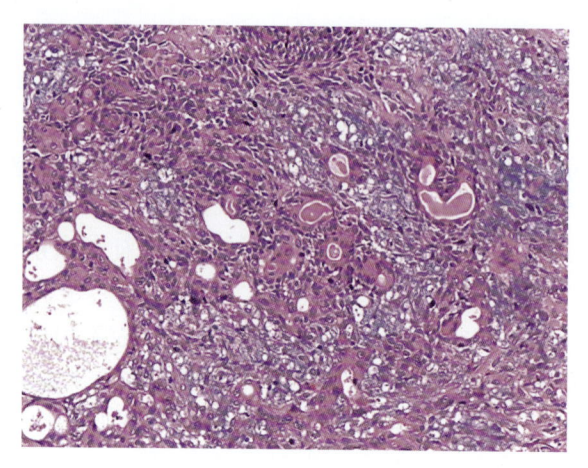

图 3-43　多形性腺瘤，HE

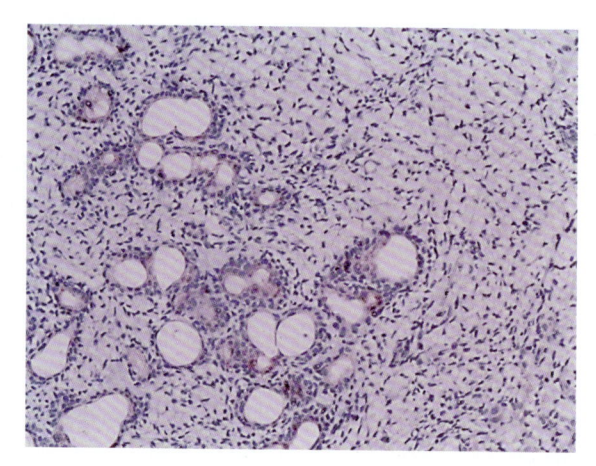

图 3-44　多形性腺瘤，CD117，腺腔缘弱阳性

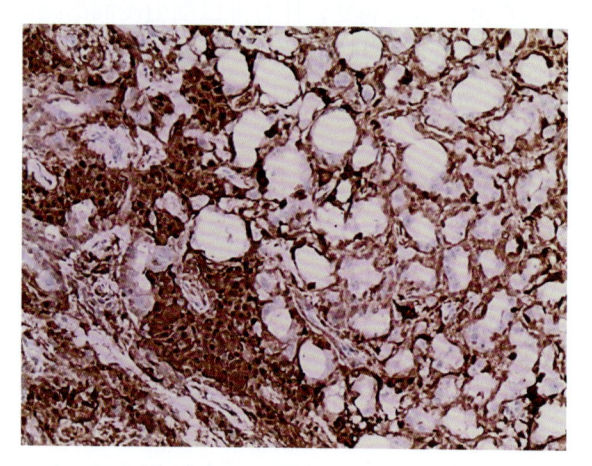

图 3-45　多形性腺瘤，S-100，肌上皮阳性，腺上皮阴性

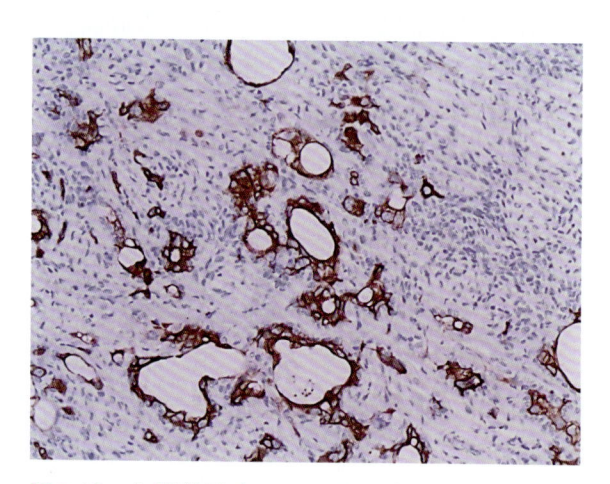

图 3-46　多形性腺瘤，CK8/18，腺上皮阳性，肌上皮阴性

表 3-24　多形性腺瘤的诊断与鉴别

肿瘤类型	病变特点	免疫表型	分子改变或注释
多形性腺瘤（PA）	由腺体、巢状或单个上皮和肌上皮细胞散在分布于黏液软骨样基质中	表达腺上皮和肌上皮细胞标志物，PLAG1 阳性	涉及 8q12 或 12q13—q15.1 易位，PLAG1 和 HMGA2 过表达
癌在多形性腺瘤中	PA 结构中含有数量不等的恶性成分，最常见的组织类型是低分化腺癌和未分化癌	表达恶性成分相对应的免疫表型	PLAG1、HER2、MYC 过表达，12q15 染色体扩增，致 MDM2 或 TP53 突变
癌肉瘤	由不同比例的恶性上皮性成分（癌）和恶性间叶性成分（肉瘤）构成	CK 和 Vimentin，支持癌肉瘤诊断	注意与伴良性成分的 CAxPA 和没有上皮成分的肉瘤鉴别
转移性多形性腺瘤	组织学上为良性的多形性腺瘤，出现原因不明的局部或远处转移，多为肺、肾的转移	与良性多形性腺瘤的免疫表型相似	基本上都存在多形性腺瘤的手术切除史
肌上皮瘤/癌	形态单一，一般无导管样结构或其含量很少，亦很少形成软骨样基质	CK 可阳性，其他只表达肌上皮细胞标志物	是几乎全部由肌上皮分化的肿瘤细胞构成的肿瘤
上皮-肌上皮癌	双套层导管样结构，内层为导管样上皮细胞，外层细胞质透亮淡染，浸润性生长	表达腺上皮和肌上皮细胞标志物	与 PA 鉴别：透明细胞较多，无黏液软骨样基质
多形性低度恶性腺癌	特征性病变是细胞学一致性、组织学多样性及浸润性生长，间质玻璃样变或黏液变	表达上皮细胞标志物；缺乏基底细胞或肌上皮	常存在 PRKD1 E710D 突变，少量病例 PRKD1～PRKD3 重排
黏液表皮样癌	由三种上皮细胞构成，不含肌上皮而含中间细胞，且黏液细胞丰富	表达腺、鳞癌标志物；肌上皮细胞标志物阴性	存在 MECT1-MAML2 融合基因；黏液 PASD 染色阳性

六、多形性腺癌

1. 抗体选择　腺上皮标志物（CKpan、CD117、EMA）、肌上皮标志物（p63、SMA、S-100）、Ki-67。必要时加分子检测。

2. 注释

（1）多形性腺癌（PAC）又称多形性低度恶性腺癌。2017版WHO头颈部肿瘤分类中，将小涎腺筛状腺癌（CASMG）与多形性低度恶性腺癌（PLGA）均放在多形性腺癌（PAC）中描述。几乎只发生于小涎腺，腭是最常见的部位，其他部位包括颊部、上唇、舌根等。

（2）病变特点：PAC以细胞形态学一致性、组织学结构多样性和浸润性生长为特征，间质呈纤维黏液样变，形成旋涡状或靶环状结构。肿瘤由一种细胞类型构成，细胞学温和单一，细胞有轻度异型，核分裂象罕见，呈小簇状、小腺泡状、腺管样、乳头状、实性、条索状、筛状及微囊状排列（类似于乳腺小叶癌）。CASMG亚型最显著的特征是核的表现（核通常相互重叠，可透亮或泡状，呈磨玻璃样，非常类似于甲状腺乳头状癌的细胞核），以乳头状或筛状结构突出、明显的核特征，也可见实性、管状结构，但缺乏胶质和砂砾体。肿瘤可伴高级别转化，呈实性巢状及筛状，细胞核明显增大、深染，核分裂象增多，可向导管上皮和肌上皮分化。

（3）免疫表型：瘤细胞表达CKpan、CK7、CK19、Vimentin、BCL2和S-100，也可表达CEA、GFAP、EMA、HBME1和Galectin-3等；TG和TTF-1阴性。

（4）分子遗传学改变：80%的CAMSG具有*PRKD1~PRKD3*基因重排，而多形性腺癌中则不足10%；*PRKD1* E710D基因突变多见于多形性腺癌，而CAMSG中约10%。CASMG多有*PRKD2*和*PRKD3*突变，而PLGA中没有发现。未发现*BRAF*、*KRAS*、*HRAS*、*NRAS*、*c-kit*或*PDGFRA*基因的体细胞突变。*PRKD1* E710D热点突变和*PRKKD 1/2/3*基因重排作为一种辅助性诊断标志物有助于区分PAC与其他涎腺肿瘤。

（5）鉴别诊断：诊断CASMG最重要的是与多形性低度恶性腺癌（PLGA）进行鉴别。CASMG与甲状腺乳头状癌的核型相似，原发肿瘤尚未被发现而是以颈部淋巴结活检发现转移灶时，容易误诊（表3-25）。

表3-25　多形性腺癌的诊断与鉴别

肿瘤	病变特点	分子免疫表型或注释
小涎腺筛状腺癌（CASMG）	形态像甲状腺乳头状癌，以乳头状/肾小球样或实性筛状结构为主，核重叠或磨玻璃样	表达CK7、CK19和S-100，部分细胞CK5/6、p63阳性；TG和TTF-1阴性；80%存在*PRKD1~PRKD3*基因重排
多形性低度恶性腺癌（PLGA）	特征性结构是细胞线性排列呈流水状、梁索状或环绕形成同心圆状的结构；多包含透明细胞	表达CK、EMA、CEA、p63等；缺乏基底细胞或肌上皮；常存在*PRKD1* E710D突变，少数存在*PRKD1~PRKD3*重排
甲状腺乳头状癌	常为乳头状、囊状或滤泡状，且有深染的嗜酸性胶质、砂砾体、边缘有虫蚀现象	PAX8、BRAF VE1、TG和TTF-1阳性。存在*BRAF* V600E基因突变。而CASMG多为实性生长，缺乏胶质和砂砾体
多形性腺瘤	由腺体、黏液样及软骨样基质和肌上皮细胞等构成，界限清楚，无浸润现象	表达腺上皮和肌上皮细胞标志物；GFAP为阳性表达；*PLAG1*和*HMGA2*重排导致PLAG1HMGA2
腺样囊性癌	主要由实性、筛或管状结构组成，筛状结构为藕节样，腔比较圆，周围环绕基底膜样的物质	表达腺上皮和肌上皮细胞标志物；CD117阳性；存在*MYB-NFIB*融合基因，假囊PAS和阿尔辛蓝染色阳性
上皮-肌上皮癌	呈双层管状结构，内层为立方细胞，细颗粒状胞质；外层为透明细胞	表达腺上皮和肌上皮细胞标志物；有PAS阳性的透明的基底膜样物质呈带状围绕，存在*EWSR1*重排，存在*PLAG1*融合

七、黏液表皮样癌

1. 抗体选择　腺上皮标志物（CKpan、CK7、CK18、CD117、AAT、AACT）、肌上皮细胞标志物（p63、CK5/6、S-100）、Ki-67，加特殊染色AB、PASD（消化后PAS染色）。

2.注释

（1）黏液表皮样癌（MEC）是临床上较为常见的一种涎腺恶性肿瘤，最常发生于涎腺，其次为肺、食管、乳腺及皮肤等处。

（2）病理特点：肿瘤细胞排列成囊腔样结构，由不同比例的黏液细胞、中间型细胞及表皮样细胞组成。组织学上分为高分化型和低分化型两大类。低级别肿瘤生长缓慢，黏液细胞构成比重较高（常占比超过50%），表皮样细胞分化良好，核异型、核分裂极为少见，可见大小不等的囊腔，内含黏液；高级别肿瘤主要由异型性明显的表皮样细胞及中间型细胞组成，黏液细胞稀少，核分裂象及坏死易见。也可有一些特殊的变异亚型，如透明细胞变异型、嗜酸细胞变异型、硬化变异型和Warthin瘤样变异型。

（3）免疫表型：中间细胞和表皮样细胞区域表达CK5/6、p63、p40和EGFR；黏液细胞表达CK7、CK-L等，AB/PAS染色显示细胞内黏液（图3-47～图3-50）。

（4）分子改变：约85%的黏液表皮样癌中存在 *MAML2* 基因易位，即出现染色体t（11；19）（q21；p13）易位，这一易位形成位于19p13的MEC易位基因1（*MECT1*，又称 *CRTC1*）和位于11q20的智者样基因2（*MAML2*）的基因融合，形成 *MECT1-MAML2* 融合基因（又称 *CRTC1-MAML2* 融合基因）。在腺样囊性癌、腺泡细胞癌、上皮-肌上皮癌等类型的涎腺肿瘤中未见MECT1-MAML2表达。此外，常见的有 *TP53* 基因突变和 *POU6F2* 基因突变；不足10%的MEC发生 *ERBB2* 基因扩增。

（5）鉴别诊断：主要与腺样囊性癌、透明细胞型肌上皮癌、腺癌、鳞状细胞癌、腺鳞癌及转移性透明细胞肿瘤等鉴别。仔细观察组织学形态，黏液表皮样癌存在3种细胞——黏液细胞、表皮样细胞和中间型细胞，免疫组织化学套餐的应用有助于鉴别MEC、腺鳞癌和特殊形态表现的腺癌等，黏液染色也很重要，必要时加FISH检测 *MAML2* 基因异位（表3-26）。

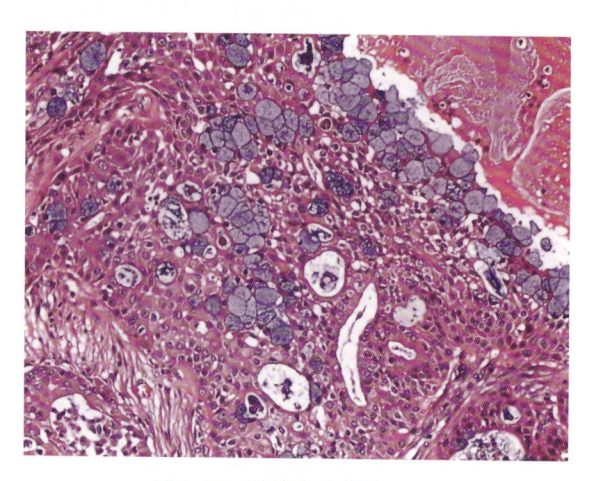

图3-47 黏液表皮样癌，HE

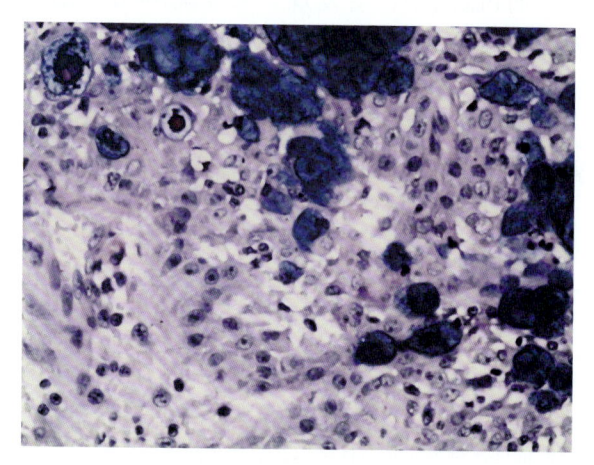

图3-48 黏液表皮样癌，AB染色阳性

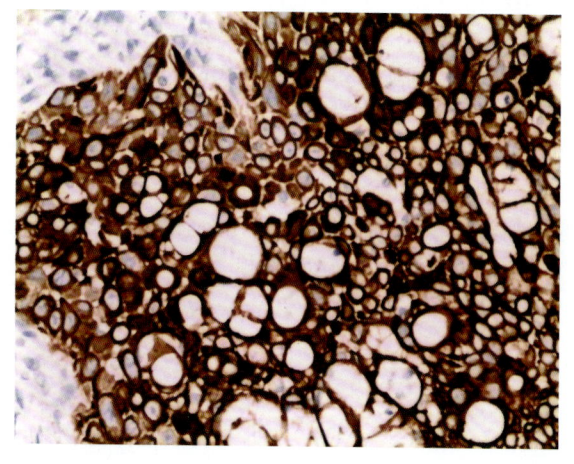

图3-49 黏液表皮样癌，CK7，细胞质强阳性

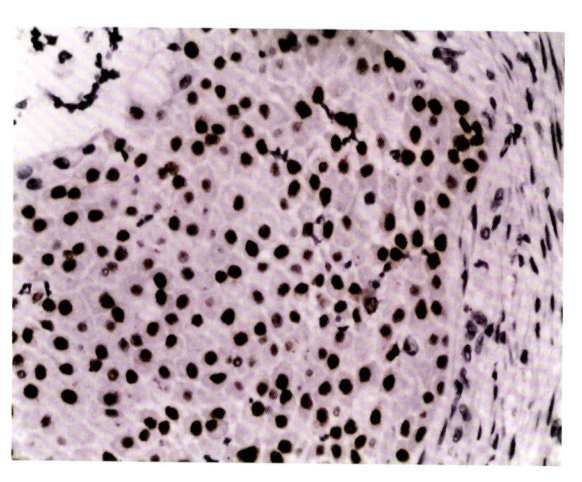

图3-50 黏液表皮样癌，p63，细胞核强阳性

表3-26 黏液表皮样癌的诊断与鉴别

肿瘤	病变特点	免疫表型特点	注释
黏液表皮样癌（MEC）	由不同比例的黏液细胞、中间型细胞及表皮样细胞组成	表达CK5/6、p63和p40；腺上皮CK7、CK-L阳性；黏液染色阳性	MAML2基因易位，形成MECT1-MAML2融合基因
腺样囊性癌	由腺上皮和肌上皮细胞构成，呈小梁状、实性条索样、腺管样或筛状排列	表达腺上皮（CK-L、CD117等）和肌上皮细胞（CK5/6、p63等）标志物	MYB-NFIB融合基因；无MECT1-MAML2融合基因
透明细胞型肌上皮癌	由单一多边形透明细胞构成，或含有一定比例细胞质淡伊红染色的细胞	表达肌上皮标志物（CK5/6、p63、S-100等），不表达SOX10、CD117	无MECT1-MAML2融合基因；黏液染色阴性
鳞状细胞癌（鳞癌）	后者没有黏液细胞及黏液	表达CK5/6、p63和p40	黏液染色阴性
腺鳞癌	既有腺癌的成分又有鳞癌的成分，鳞癌成分往往角化或形成角化珠	鳞癌成分表达CK5/6、p63和p40；腺癌、CK、CK-L或TTF-1等阳性	无MECT1-MAML2融合基因；黏液染色可阳性
黏液腺癌	肿瘤细胞形成细胞巢漂浮在丰富的细胞外黏液池中；缺乏表皮样细胞、中间型细胞及黏液细胞	表达腺癌细胞标志物（如CK、CK-L、CAM5.2、CEA等）；CK5/6、p63和p40阴性	无MECT1-MAML2融合基因；黏液染色阳性
转移性透明细胞肿瘤	主要是转移性肾细胞癌，缺乏表皮样细胞、中间型细胞及黏液细胞	CK、Vim、CA9、RCC、CD10阳性，不表达鳞癌标志物	无MECT1-MAML2融合基因；黏液染色阴性

八、腺样囊性癌

1. 抗体选择　腺上皮标志物（CKpan、CD117、EMA）、肌上皮标志物（p63、SMA、S-100）、MYB、Ki-67，必要时加分子检测。

2. 注释

（1）腺样囊性癌（ACC）是一种侵袭性很强的恶性肿瘤，主要分布于头颈部小涎腺，也可发生于乳腺、肺、支气管、消化道、皮肤、泪腺、外耳道、前列腺及女性生殖道等器官。

（2）病变特点：发生于各部位的腺样囊性癌的形态基本一致。肿瘤细胞显示导管和肌上皮的分化特征。组织学分为三型，即筛状型、管状型和实体型，呈浸润性生长，有明显的间质反应（可表现为黏液样变、玻璃样变或促纤维结缔组织反应）。其中筛状型最常见，筛孔为假性腺腔，腺腔大小不一，内含有嗜酸性基膜样物质或嗜碱性黏液样物质，有时腔隙内充满玻璃样变的胶原样物，可形成胶原小球样物质。管状型中的组成细胞与筛状结构相似，肿瘤细胞围绕小的囊样腔隙，更易见到假性腔隙和间质的相通。真性腔隙也更明显，真性腺腔内层为腺上皮细胞，外层为肌上皮细胞。实体型腺样囊性癌少见，肿瘤由大小不一的实性结构组成，周围环绕基底膜样的物质，肿瘤细胞的形态与筛状型和管状型相似，但细胞更丰富且异型性更大，核分裂象更多见，实体型中易见坏死，基底膜样物质的存在是诊断实性结构为主的ACC的重要线索。

（3）免疫表型：表达腺上皮标志物CKpan、CD117、EMA，也表达肌上皮细胞标志物p63、SMA、S-100、CK-H、GFAP，Ki-67指数＞10%，假囊PAS和阿尔辛蓝染色阳性（图3-51～图3-54）。CD117在92%的涎腺ACC组织中有表达，同时也是涎腺ACC与其他头颈部恶性肿瘤鉴别诊断的依据。IHC检测的MYB蛋白表达率约在90%的腺样囊性癌中显示强的核染色，在诊断困难的病例中有应用价值。

（4）分子遗传学改变：证实ACC中存在t（6；9）（q22；p23—q24）易位，并导致MYB-NFIB融合基因出现，这是ACC研究中的重大发现。MYB-NFIB基因融合在ACC的发生率为49%～57%，具有高度特异性，其检测可作为ACC与其他肿瘤鉴别诊断比较可靠、准确的方法。t（6；9）转位阴性的ACC中，35%存在t（8；9）易位形成MYBL1-NBIF基因融合。

（5）鉴别诊断：ACC主要与多形性腺瘤、基底细胞腺瘤、多形性低度恶性腺瘤的鉴别诊断。对于涎腺源性的良性肿瘤，如基底细胞腺瘤、多形性腺瘤等。上述良性肿瘤局部也可以出现类似ACC的管状或者筛状结构，并且均可表达上皮、肌上皮的标志物。鉴别的要点是看肿瘤的界限是否清楚，有无周围组织的侵犯（表3-27）。

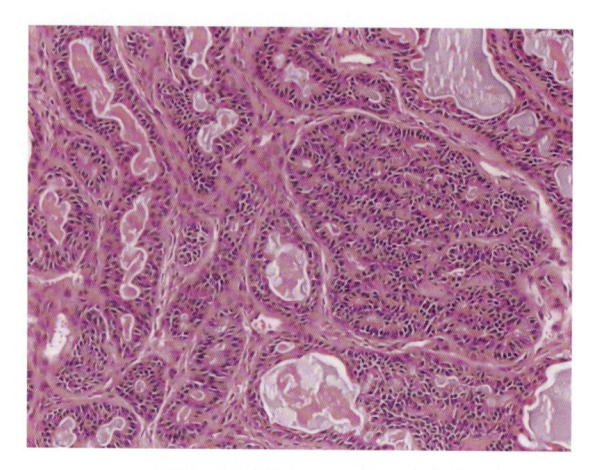

图3-51 腺样囊腺癌，HE

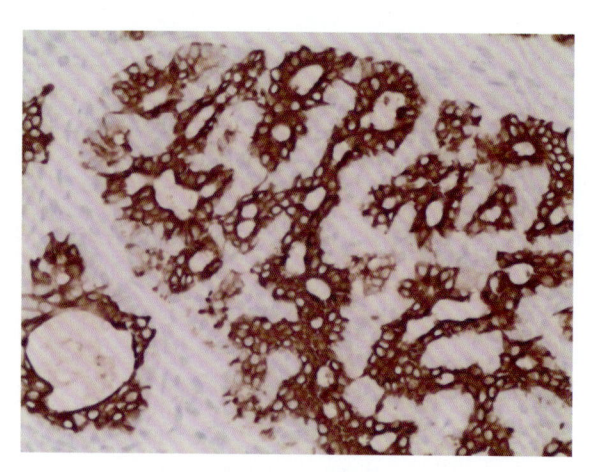

图3-52 腺样囊腺癌，CK，腺上皮细胞质强阳性

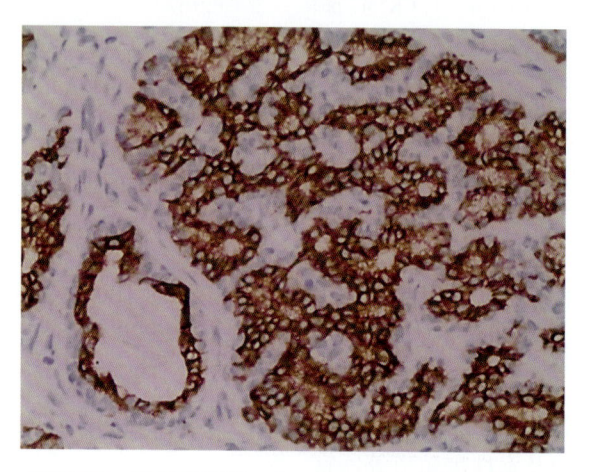

图3-53 腺样囊腺癌，CD117，腺上皮细胞膜阳性

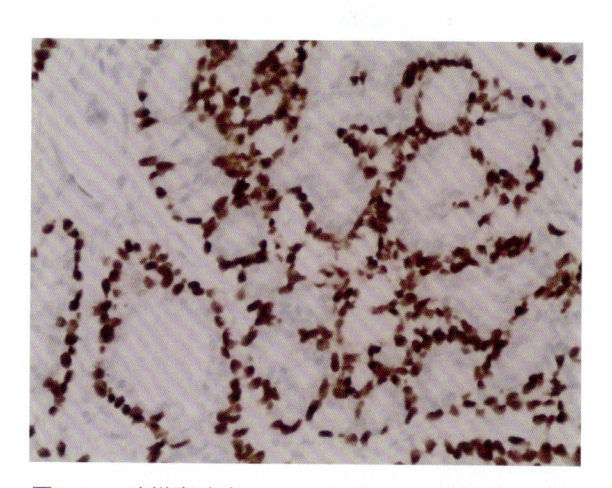

图3-54 腺样囊腺癌，p63，示肌上皮细胞围绕假腺腔

表3-27 腺样囊性癌的诊断与鉴别

肿瘤	病变特点	免疫表型特点	注释
腺样囊性癌（ACC）	肿瘤由腺上皮和肌上皮细胞构成，呈小梁状、腺管样或筛状结构	表达腺上皮和肌上皮细胞标志物；CD117阳性，SOX10-/+	存在 MYB-NFIB 融合基因；肿瘤浸润性生长，界限不清楚，常周围侵犯神经
基底细胞腺瘤	肿瘤包膜完整，细胞巢边缘的栅栏状排列更明显，无浸润性生长方式	表达腺上皮和肌上皮细胞标志物；CD117阴性或灶性阳性	鉴别的要点是看肿瘤的界限是否清楚，有无周围组织的侵犯
多形性低度恶性腺癌	瘤细胞排列成管状、条索状、束状、乳头状、筛或实性结构	S-100阳性，但缺乏显著的基底细胞或肌上皮成分	PRKD1～PRKD3 基因重排；最具特征性的线索是瘤细胞旋涡状或靶环样排列
基底细胞样鳞状细胞癌	排列紧密，呈团块状或巢团状，周边基底样细胞栅栏状排列	p63和CK5/6弥漫阳性，CD117往往阴性	免疫组化缺乏肌上皮细胞标志物，有助于鉴别
小细胞癌	由小到中等大小的细胞组成，排列成未分化的片状、条索状和巢状	TTF-1和CD117阳性，神经内分泌标志物	出血坏死、细胞核浓染和挤压的人工假象是其突出的特点
恶性黑色素瘤	肿瘤组织结构及瘤细胞形态变异大，瘤细胞的异型性及多形性显著	表达CD117、SOX10和黑色素细胞标志物，CK、p63阴性	仔细寻找细胞质黑色素，结合免疫组化对鉴别有帮助

九、腺泡细胞癌

1.抗体选择　CK7、AAT、AACT、SOX10、S-100、CD117、DOG1、NR4A3/NOR-1、p63、Calponin、Ki-67，加特殊染色PASD（消化后）或分子检测。

2.注释

（1）涎腺腺泡细胞癌是一种向浆液性腺泡细胞分化的肿瘤，大多认为是低度恶性肿瘤。该肿瘤不显示有肌上皮成分。涎腺腺泡细胞癌最常见的发生部位是腮腺、颌下腺，其次为颊黏膜、上唇及上腭。此外，腺泡细胞癌在上颌窦、喉、下颌骨、乳腺、肺和胰腺也有报道。

（2）病理特点：镜下可见4种类型瘤细胞，即腺泡样细胞、闰管样细胞、空泡样细胞和透明样细胞，按照肿瘤细胞排列方式分为微囊型、实体型、乳头囊状型和滤泡型。腺泡样细胞呈圆形或多边形，内含微嗜碱性酶原颗粒，细胞核较小、偏位，过碘酸希夫（PAS）染色和抗淀粉酶抗体阳性。闰管样细胞呈立方或矮柱状，微嗜伊红或双嗜性，均质状，细胞核居中。空泡样细胞呈圆形或卵圆形，大小不一，内含数量不等的空泡，细胞核固缩，常被挤压至细胞一侧。

（3）免疫表型特点：大部分病例表达CK7、CAM5.2、CK18、EMA、CEA；SOX10、DOG1、CD117阳性；不表达肌上皮/基底细胞标志物（p63、CK5/6、SMA、Calponin、S-100等）；细胞质内颗粒呈耐酶PAS染色（PASD）阳性（图3-55～图3-58）。

（4）分子遗传学改变：涎腺腺泡细胞特征性的分子遗传学改变是[t（4；9）（q13；q31）]基因易位，进而引起NR4A3/NOR-1（又称为神经元起源的孤儿核受体1）持续表达，但在涎腺正常组织及腺泡细胞癌

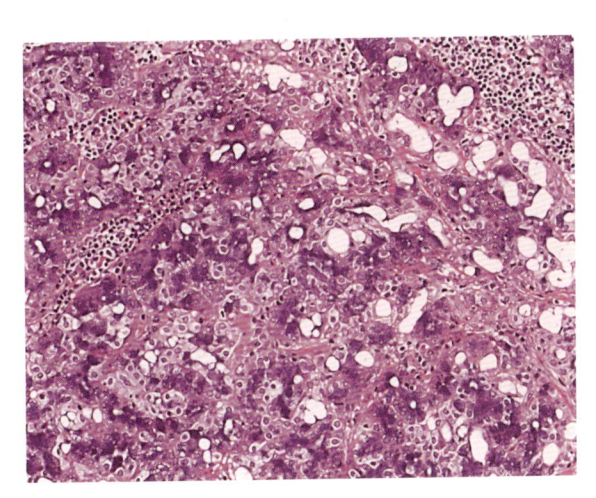

图3-55　腺泡细胞癌，HE

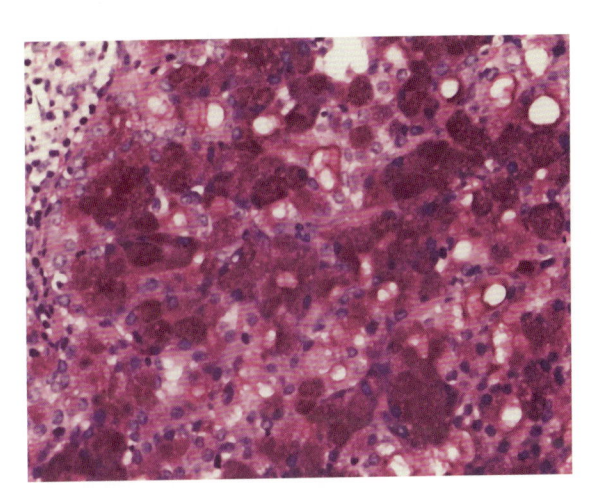

图3-56　腺泡细胞癌，PASD，细胞质颗粒状阳性

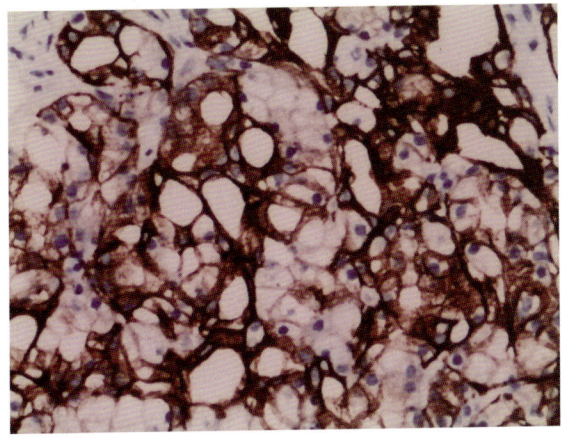

图3-57　腺泡细胞癌，CK7，细胞质阳性

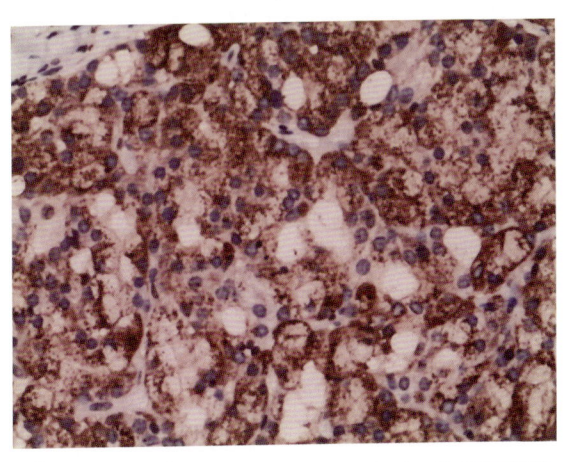

图3-58　腺泡细胞癌，AACT，细胞质颗粒状强阳性

之外的涎腺肿瘤（如乳腺ACC）中未见表达，因此，NR4A3/NOR-1有可能成为涎腺腺泡细胞癌特异性的鉴别诊断标志物。在淋巴造血系统肿瘤和骨外黏液样软骨中，可有NR4A3/NOR-1基因重排。腺泡细胞癌不仅可以发生在涎腺，也可以发生在胰腺。目前尚未在胰腺腺泡细胞癌中发现t（4；9）（q13；q31）基因易位，因此未见NR4A3/NOR-1的表达。

（5）鉴别诊断：主要与涎腺分泌性癌、嗜酸细胞癌、腺肌上皮瘤和转移性甲状腺滤泡癌等鉴别。在该瘤的诊断和鉴别诊断中浆液性腺泡细胞（细胞质内含嗜碱性的酶原颗粒）的识别尤为重要，空泡细胞及微囊结构也具有特征性及诊断意义。细胞质内颗粒的酶消化染色和淀粉酶免疫组化染色阳性有助于腺泡细胞癌的诊断。目前，DOG1是鉴别涎腺腺泡细胞癌的敏感标志物，然而诊断特异度有限，NR4A3/NOR-1特异性抗体是涎腺腺泡细胞癌敏感和特异的生物学指标，两者联合运用是诊断涎腺腺泡细胞癌的理想抗体组合。必要时加FISH检测，可资鉴别（表3-28）。

微囊样结构多出现于类乳腺分泌癌、腺泡细胞癌及腺样囊性癌中，其中类乳腺分泌癌和腺泡细胞癌均有SOX10的弥漫阳性表达，但前者亦表达S-100，而后者S-100常为阴性。

表3-28 腺泡细胞癌的诊断与鉴别

肿瘤	病变特点	免疫表型特点	注释
腺泡细胞癌	瘤细胞胞体宽大，胞质嗜碱性呈细颗粒状，空泡样和透明样细胞核圆形，瘤细胞呈腺泡状或实性片状生长	表达Lys、AAT、AACT、SOX10和DOG1；不表达GATA3和肌上皮/基底细胞标志物	存在t（4；9）（q13；q31）基因易位引起NR4A3/NOR-1高表达，S-100阴性
涎腺分泌性癌	形态学上难区分，但瘤细胞通常含有多泡状嗜酸性细胞质，而非嗜碱性酶原颗粒	表达GATA3、S-100及乳腺球蛋白，不表达DOG1，与腺泡细胞癌不同	存在特征性的ETV6-NTRK3；PASD染色细胞质内黏液阳性
嗜酸细胞癌	瘤细胞具有丰富的细胞质，且呈弥漫强嗜酸性颗粒排列成片状、岛和巢状，部分腺样或小囊腔样排列	抗线粒体抗体（AMA）强阳性，CK7、CK18、SOX10、GATA3阳性，而肌上皮标志物阴性	磷钨酸-苏木素（PTAH）染色，证明胞质内存在大量线粒体
腺肌上皮瘤	瘤组织具有腺上皮细胞及肌上皮细胞两种细胞，形成双层套管样结构	CK7、CK8/18、CD117阳性；肌上皮标志物阳性	免疫组化呈现腺上皮和肌上皮的双重表达
甲状腺样低级别乳头状腺癌	呈乳头状和密集的腺样结构，衬单层柱状或假复层柱状上皮	上皮源性标志物如CK、CK7、CK8/18、TTF-1；不表达TG	没有BRAF V600E基因突变
转移性甲状腺滤泡癌	绝对多数的特征性的核，如磨玻璃样核、核沟核内假包涵体等	PAX8、TTF-1、CK19、TG阳性；AAT、Lys阴性	存在BRAF V600E基因突变

十、基底细胞腺瘤和基底细胞腺癌

1. 抗体选择　腺上皮标志物（CKpan、CD117、EMA）、肌上皮标志物（p63、SMA、S-100）、Ki-67。
2. 注释

（1）涎腺基底细胞腺瘤（BCA）是临床上少见的良性上皮性涎腺肿瘤。2005版WHO头颈部肿瘤病理学和遗传学分类中将基底细胞瘤定义为以基底样形态的肿瘤细胞为特征、缺乏多形性腺瘤中的黏液软骨样成分。

（2）病理特点：肿瘤由大小、形态较一致的基底样细胞构成，上皮巢的周边细胞呈栅栏状排列，周边有明显基底膜样物质包绕；根据生长方式可分为实性型、梁状型、管状型和膜性型4种类型；间质为致密胶原纤维束，无软骨、黏液样改变。常可见到鳞状上皮分化、皮脂腺分化、黏液变性及囊性变的区域，偶尔可见少量瘤细胞形成筛状结构。

（3）基底细胞腺癌（BCC）为一种与BCA相对应的涎腺恶性肿瘤，其基本形态与BCA相似，但肿瘤呈浸润性生长，侵犯周围涎腺小叶、神经和血管，并显示核的非典型性和易见核分裂象，常表达Ki-67的活性明显增高。恶性的基底细胞肿瘤可为原发性BCC，也可为BCA恶变。BCA恶变的特点为在肿瘤内的部分区域仍保持着良性BCA的基本形态并在部分区域具有明显的恶性成分，恶性成分常具有明显的异型性及多形性，有时在肿瘤中恶变成分可以为鳞状细胞癌或腺样囊性癌（ACC）。

（4）免疫表型：可表达上皮和肌上皮性标志物如CK、p63、CEA、EMA、S-100和SOX10，CD117部分阳性（图3-59～图3-62）。基底细胞腺癌中DOG1表达明显高于基底细胞腺瘤，DOG1可以用于基底细胞腺瘤与基底细胞腺癌的鉴别。

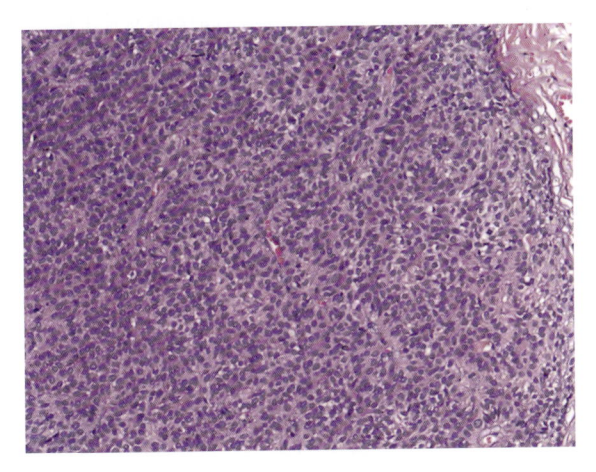

图3-59　基底细胞腺癌，HE

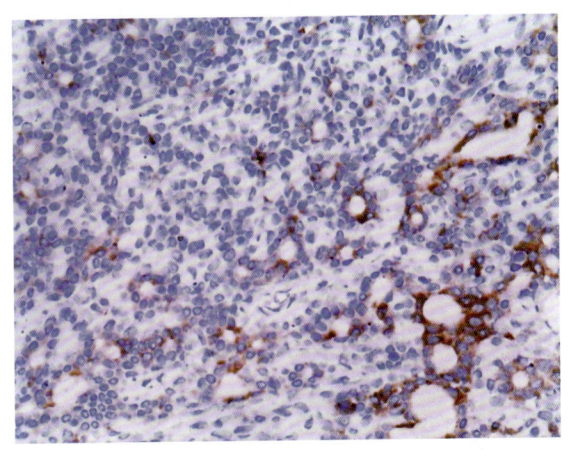

图3-60　基底细胞腺癌，EMA，只有腺上皮表达

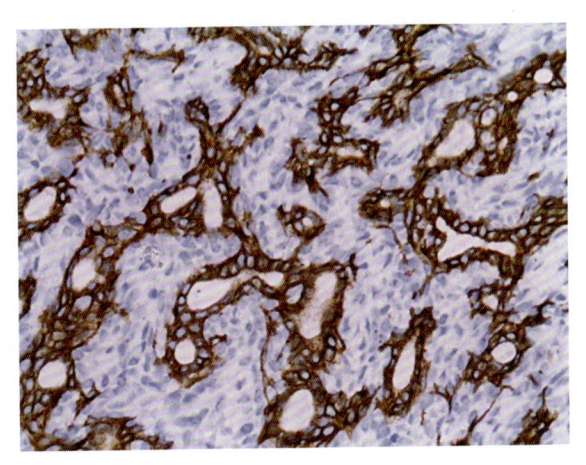

图3-61　基底细胞腺癌，CD117，腺上皮弥漫阳性

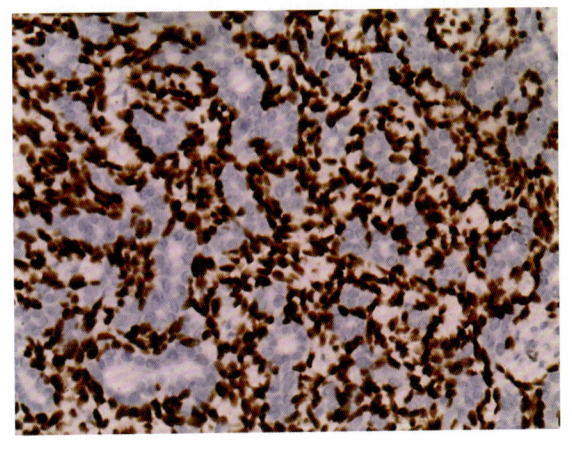

图3-62　基底细胞腺癌，p63，肌上皮/基底细胞阳性

（5）鉴别诊断：主要与多形性腺瘤、基底样鳞状细胞癌和腺样囊性癌等鉴别（表3-29）。可伴玻璃样变的间质的肿瘤：膜型基底细胞腺癌、腺样囊性癌和部分上皮-肌上皮癌中常可见玻璃样变的间质，联合使用SOX10、CD117及S-100可对这几类肿瘤进行鉴别诊断。其中，CD117在腺样囊性癌中呈弥漫强阳性表达，在基底细胞腺癌中局灶阳性或不表达，且基底细胞腺癌多数表达SOX10。

表3-29　涎腺基底细胞腺癌的诊断与鉴别

肿瘤	病变特点	免疫表型特点	注释
基底细胞腺癌	以基底样肿瘤细胞、伴明显的栅栏样排列为特征，浸润性生长，细胞有异型性	表达上皮和肌上皮性标志物，部分SOX10、CD117等阳性	肿瘤无包膜，浸润性生长，侵犯神经和周围的软组织
闰管腺瘤	是一种具有正常闰管细胞形态和免疫组化的双层导管的良性增生，肌上皮不明显	导管细胞表达CK7和S-100，局灶表达溶菌酶、ER	基底细胞腺瘤腔细胞S-100表达弱阳性和斑片状阳性
纹状管腺瘤	由具有细胞学特征类似于正常纹状管的单层细胞衬覆的导管组成，缺乏肌上皮	表达S-100、CK7、CK7，不表达SMA和肌上皮标志物	缺乏双层结构、嗜碱性胞质和基底膜结缔组织与基底细胞腺瘤鉴别

续表

肿瘤	病变特点	免疫表型特点	注释
腺样囊性癌	肿瘤由形态单一的细胞巢或条索环绕腺样腔隙（假囊）构成，呈同心圆样排列	表达上皮性和肌上皮性标志物，CD117阳性，MYB过表达	存在 *MYB-NFIB* 融合基因；浸润性生长，常周围侵犯神经
多形性腺瘤	由腺体、巢或单个上皮和肌上皮细胞散在分布于黏液软骨样基质中	表达上皮性和肌上皮性标志物，PLAG1和HMGA2过表达	特征性的黏液软骨样基质可资鉴别；*PLAG1* 和 *HMGA2* 重排
基底样鳞状细胞癌	肿瘤由基底细胞样细胞形成实性团，瘤细胞异型性明显大，核分裂象多见	表达CK-H、CK-L、CK5/6、p63/p40等；缺乏肌上皮	黏膜表面上皮异常增生
涎腺母细胞瘤	由基底样细胞构成，有导管分化、腺泡分化及肌上皮分化的特点，瘤细胞存在多形性	表达导管上皮、基底样细胞和肌上皮性标志物	常发生于婴幼儿，形态类似于胚胎发育3个月左右的唾液腺

十一、涎腺透明细胞癌

1.抗体选择 CK、EMA、CK5/6、CK19、p63、S-100、SMA和Ki-67。必要时加PAS染色和FISH检测。

2.注释

（1）涎腺透明细胞癌（HCCC）是一种少见的涎腺恶性肿瘤，又称透明细胞腺癌、玻璃样透明细胞癌。

（2）病理特点：肿瘤由单一多边形透明细胞构成，或含有一定比例的细胞质淡伊红染色的细胞。瘤细胞边界清楚，无明显异形，核分裂象罕见，通常呈小梁状、巢状或条索状排列，一般无腺管样结构，肿瘤间质富含胶原纤维，且常出现程度不等的玻璃样变，形成环绕癌巢或分隔癌巢的嗜伊红均质带。极少数肿瘤还可见鳞化、囊性变或坏死，多侵犯周围神经。

（3）免疫表型：表达CK、p63、CK14，支持鳞状细胞分化；不同程度地表达EMA、CK7、CK19、CAM5.2；而肌上皮标志物S-100、SMA、Calponin、GFAP等一般阴性。肿瘤细胞富含糖原，不含黏液或脂滴，PAS染色阳性，AB-PAS染色阴性。

（4）分子改变：证实了 *EWSR1-ATF1* 融合基因在涎腺HCCC的高度特异性，也为其鉴别诊断提供了帮助。

（5）鉴别诊断：需要与其他含有高比例透明细胞的涎腺肿瘤相鉴别，如黏液表皮样癌、上皮-肌上皮癌、腺泡细胞癌、牙源性透明细胞癌及转移性透明细胞癌。透明细胞癌的明确诊断主要依靠组织病理学和免疫组化染色，以及必要时的分子检测。由于这些肿瘤中的透明细胞存在高度的形态相似性，故免疫组织化学对于揭示肿瘤细胞的来源更有帮助（表3-30）。

表3-30 涎腺透明细胞癌的诊断与鉴别

肿瘤	病变特点	免疫表型特点	分子改变或注释
涎腺透明细胞癌	透明细胞排列成条索状、小梁状或巢状结构，并与周围含有嗜酸性胞质的小多边形细胞混合存在，间质玻璃样变	表达CK、p63、CK14，也表达CK-L、CK19、EMA等；而肌上皮标志物阴性。PAS染色阳性	与牙源性透明细胞癌有重叠，同样存在 *EWSR1-ATF1* 融合基因。鉴别诊断注意肿瘤发生部位
透明细胞型鳞状细胞癌	易与鳞状细胞癌的透明细胞亚型混淆，肿瘤异型性明显，核分裂象多见，常有角化	表达CK、p63、CK14。一般不表达EMA、CK7、CK-L、CAM5.2	表面黏膜上皮常异型增生。无 *EWSR1-ATF1* 融合基因
上皮-肌上皮癌	呈双向分化，内层是单层立方或低柱状细胞的导管样结构，外层为肌上皮细胞	内层细胞表达腺上皮标志物，外层细胞及透明细胞表达肌上皮标志物	形态学及免疫表型呈双向分化是其特征，透明细胞表达肌上皮标志物

续表

肿瘤	病变特点	免疫表型特点	分子改变或注释
肌上皮癌	瘤细胞形态表现多样，包括透明细胞、上皮细胞、浆细胞样细胞、梭形细胞等	CKpan阳性，并至少表达1种肌上皮标志物（如SMA、S-100等）	存在EWSR1重排，多数为PLAG1融合，不存在ATF1整合
黏液表皮样癌	以存在黏液样细胞、中间细胞（透明细胞样）、表皮样细胞为特征，肿瘤细胞含黏液	CK5/6、CK19及p63阳性；AB-PAS染色显示黏液细胞质阳性	存在CRTC1-MAML2基因融合；不存在EWSR1-ATF1融合基因
腺泡细胞癌	由类似浆液性腺泡细胞组成，胞质内含特征嗜碱性酶原颗粒，排列成片状	CK、S-100、溶菌酶、AACT、AAT、SOX10、DOG1、CD117阳性	t(4;9)(q13;q31)基因易位导致NR4A3/NOR-1核表达
转移性透明细胞癌	肾脏、肝脏、前列腺和甲状腺等透明细胞癌可转移至颌面部，临床病史很重要	RCC、CA9、HepPar1、PSA、TTF-1、TG等帮助判断原发部位	无EWSR1-ATF1融合基因，全身检查可见原发肿瘤
牙源性透明细胞癌	涎腺透明细胞癌在病变形态特点、免疫表型及分子改变上均与牙源性透明细胞癌有重叠，但牙源性透明细胞癌主要发生于老年女性下颌骨，X线表现为骨内边界不清的透射影，镜下有时可见造釉细胞样的上皮岛及骨样牙本质。肿瘤发生部位是鉴别两者最重要的诊断标准之一		

十二、涎腺皮脂腺癌

1. 抗体选择 CK、EMA、CK5/6、p63、S-100、Calponin、AR和Ki-67，加特殊染色。

2. 注释

（1）涎腺皮脂腺癌是涎腺肿瘤中一种罕见的类型，若皮脂腺腺癌的间充质为淋巴组织取代，则为皮脂腺淋巴腺腺癌。

（2）病理特点：①肿瘤呈大小不等的小叶状或巢状结构，由两种细胞组成：一种是细胞质丰富含脂质样空泡的肿瘤性皮脂腺细胞，位于小叶中央；另一种是分布在外周较小的基底样细胞，浸润性生长。②分化较好的肿瘤细胞质丰富，空泡化，细胞核浓染，表现为类似脂母细胞样分化的肿瘤性皮脂腺细胞，鳞状分化常见，油红或苏丹Ⅳ染色呈阳性，协助诊断。③分化差的皮脂腺癌可呈鳞状细胞样皮脂腺癌变异型，表现为明显的鳞状上皮化生，可见较多角化珠形成，或呈基底细胞样皮脂腺癌变异型，周边呈栅栏状排列，中央可形成"粉刺样"坏死，细胞核多形性明显，核仁显著（可参照本章"睑板腺癌"，图3-1～图3-4）。

（3）免疫表型：表达上皮性标志物如CK、EMA；不同程度表达CK5/6、CEA、S-100、p63；雄激素受体（AR）阳性表达可用于皮脂腺癌的诊断与鉴别诊断。

（4）病理诊断和鉴别诊断

1）皮脂腺瘤与皮脂腺癌和皮脂淋巴腺癌相鉴别，后者肿瘤细胞分化差，细胞间变、核分裂象较丰富，细胞坏死，并向周围组织浸润。

2）皮脂腺癌需要与黏液表皮样癌、低分化鳞状细胞癌、基底细胞癌和转移性肾透明细胞癌相鉴别（表3-31）。

表3-31 涎腺皮脂腺癌的诊断与鉴别

肿瘤类型	病变特点	免疫表型	注释
皮脂腺癌	由两种细胞组成，位于小叶中央的富含脂质样空泡的细胞；位于外周较小的基底样细胞	表达AR、CK、EMA；不同程度表达CK5/6、CEA、S-100、p63	AR阳性表达；EMA呈细胞质特征的泡沫状阳性表达；脂肪染色阳性
黏液表皮样癌	由不同比例的黏液细胞、中间型细胞及表皮样细胞组成	表达CK5/6、p63和p40；腺上皮CK-L阳性	黏液细胞AB染色阳性；MECT1-MAML2融合基因

续表

肿瘤类型	病变特点	免疫表型	注释
上皮-肌上皮癌	典型的双套管样结构：内层上皮细胞和外层肌上皮细胞外层细胞质透亮淡染	表达腺上皮和肌上皮标志物	外层为肌上皮细胞质透亮（含糖原，PAS阳性）
涎腺透明细胞癌	肿瘤由单一多边形透明细胞构成，罕见鳞化，间质常出现程度不等的玻璃样变	表达CK、p63、CK14，肌上皮标志物阴性	同样存在EWSR1-ATF1。瘤细胞富含糖原，不含黏液或脂滴
透明细胞型鳞癌	一般可见典型的鳞状细胞癌的区域，有单个细胞内角化及角化珠，部分可见细胞间桥	表达CK5/6、p63和p40	透明细胞内含糖原，PAS染色阳性可协助鉴别
基底细胞癌	基底细胞样细胞组成，具有特征性的外侧细胞栅栏状排列方式	表达上皮和肌上皮性标志物，SOX10阳性	特殊染色阴性（瘤细胞不含糖原、黏液或脂滴）
转移性透明细胞癌	肾脏、肝脏、前列腺和甲状腺等透明细胞癌可转移至涎腺	表达相关原发性肿瘤的免疫组化标志物	结合病史、相关器官特异性标志物有助于判断原发部位

十三、硬化性多囊性腺病

1. **抗体选择**　CK、EMA、AR、ER、PR、IgG、IgG4、HER2加肌上皮细胞标志物（如p63、CK5/6等）。

2. **注释**

（1）涎腺硬化性多囊性腺病（SPA）是一种具有低度恶性潜能的涎腺型肿瘤。组织学上因与乳腺的纤维囊性乳腺病和硬化性腺病相似而得名。在第5版WHO唾液腺肿瘤分类中将其定义为唾液腺良性肿瘤（SPA）。

（2）病理特点：组织学上类似乳腺纤维囊性增生症、硬化性腺病。主要特征是有不规则的导管和腺泡分布于丰富的硬化性间质，腺小叶结构仍保留，导管结构被导管周围同心圆层状排列的透明变性间质围绕。多个囊状扩张导管通常内衬立方上皮，细胞质丰富、淡嗜碱性，可有多种形态的导管细胞，包括一系列泡沫细胞、大汗腺、颗粒细胞和黏液细胞等，局部有淋巴细胞浸润。SPA的标志是存在具有许多强嗜伊红的细胞质内酶原颗粒的细胞。常具有类似乳腺不典型导管内增生至导管内癌的形态学谱系。

（3）免疫表型：导管细胞和腺泡细胞均表达CK，不同程度表达EMA和S-100蛋白，不表达CEA、p53和HER2；腺泡细胞亦可表达GCDFP-15；导管周有完整的肌上皮细胞存在；一些病例导管细胞可能不同程度地表达AR、ER和PR。PTEN在腺泡和导管细胞中表达缺失，但肌上皮细胞和间质细胞中可表达。

（4）分子遗传学特点：以PI3K通路的基因改变为特征，存在*PIK3CA*或*PIK3R1*基因改变，且包括一种新的*TFG-PIK3CA*融合，50%存在*PTEN*突变。

（5）鉴别诊断：易误诊为多形性低度恶性腺癌、腺泡细胞癌、腺样囊性癌、黏液表皮样癌、囊腺瘤或囊腺癌，其中最易与多形性低度恶性腺癌相混淆，组织形态上类似囊性增生性乳腺病，伴或不伴导管内病变，且具有明亮的高嗜酸性细胞质内颗粒，是提示SPA诊断的重要线索。免疫组织化学PTEN缺失在SPA的诊断中有潜在的应用价值（表3-32）。

表3-32　硬化性多囊性腺病的诊断与鉴别

肿瘤类型	病变特点	免疫表型	注释
涎腺硬化性多囊性腺病（SPA）	不规则的导管和腺泡分布于丰富的硬化间质，有小叶结构，多种细胞类型。肌上皮细胞存在	CK和EMA阳性；不同程度表达AR、ER和PR；PTEN缺失，不表达S-100、CEA、p53和HER2；肌上皮细胞标志物阳性	标志是存在具有许多强嗜伊红的细胞质内酶原颗粒的细胞。存在*PIK3CA*或*PIK3R1*基因改变
多形性低度恶性腺癌	特征性病变是细胞学一致性、组织学多样性及浸润性生长方式	表达CK、S-100、BCL2等；缺乏基底细胞或肌上皮成分	常存在*PRKD1* E710D的突变，少量病例存在*PRKD1*～*PRKD3*重排

续表

肿瘤类型	病变特点	免疫表型	注释
腺泡细胞癌	瘤细胞形态多样，但无硬化性间质和扩张呈囊状的导管结构	表达溶菌酶、AAT、SOX10、S-100阳性；不表达GATA3和肌上皮标志物	t（4;9）（q13;q31）体易位，引起核蛋白NR4A3/NOR-1持续表达
慢性硬化性涎腺炎	涎腺实质明显纤维化和大量淋巴浆细胞浸润，导管周围纤维化	表达CD20、CD38、CD138、CD3、CD4、IgG和IgG4	属于IgG4相关硬化性疾病。缺乏SPA中可见的导管增生性改变
涎腺导管内癌	形态学上与乳腺低级别导管原位癌相似，巢周围肌上皮围绕	表达S-100，SOX10、HER2、AR和GATA3；肌上皮标志物阳性	偶尔RET重排；几乎无SPA的典型背景，免疫组化有助于鉴别诊断

十四、涎腺导管乳头状瘤

1. **抗体选择** 腺上皮标志物（CKpan、CD117、EMA）、肌上皮细胞标志物（p63、SMA、S-100）、Ki-67。

2. **注释**

（1）导管内乳头状瘤是一种极为罕见的涎腺良性肿瘤。

（2）病理特点：主要由形似鳞状上皮乳头状瘤的乳头状上皮成分及相邻的扩张涎腺导管腺体所构成，导管腺体由双层立方或柱状细胞构成，可折叠形成小乳头状或微乳头突入导管；部分为囊状，囊腔内充满乳头状增生物，乳头分支复杂，表面被覆单层或假复层柱状上皮细胞和含黏液的杯状细胞，柱状细胞质嗜酸性，无核异型性及核分裂象，乳头轴心为纤维、血管组织。内生性的导管结构包含由柱状细胞组成的导管上皮细胞层和立方上皮细胞组成的底层细胞层。

（3）免疫表型：肿瘤细胞表达CK、EMA，灶性表达S-100和SOX10，p63、p40、CK5/6在导管及乳头底层细胞中阳性，巢周围有肌上皮围绕。

（4）分子改变：唾液腺涎腺乳头状瘤亦被证实与*BRAF* V600E或*HRAS*基因突变有关。

（5）鉴别诊断：该肿瘤需和导管内乳头状瘤、乳头状涎腺瘤、淋巴瘤性乳头状囊腺瘤（Warthin瘤）、乳头状囊腺瘤、涎腺导管内癌、多形性低度恶性腺癌、腺泡细胞癌乳头状囊性变异、乳头状囊腺癌、黏液表皮样癌等鉴别诊断（表3-33）。

表3-33 涎腺导管乳头状瘤的诊断与鉴别

肿瘤类型	病变特点	免疫表型
导管内乳头状瘤	导管囊性扩张，充满复杂乳头，表面均被覆双层细胞上皮	表达导管上皮和肌上皮标志物
涎腺导管内癌	类似于乳腺导管内癌，囊内及导管内呈实性、微乳头状或筛状生长模式，癌巢周围都伴有一层肌上皮/基底细胞的存在	CK7、CD117、S-100、SOX10阳性表达，可表达AR和GATA3；巢周围有肌上皮围绕
乳头状涎腺瘤	黏膜表面乳头状增生，向黏膜下呈导管内乳头状瘤样结构	瘤细胞表达上皮标志物阳性；肌上皮标志物阴性
鳞状细胞乳头状瘤	主要由鳞状上皮组成，而无管腔样结构	表达鳞状上皮标志物
Warthin瘤（腺淋巴瘤）	双层上皮围成的腺样或乳头状腺样，间质总含有淋巴组织，内层为柱状嗜酸性细胞，外周为基底细胞	瘤内层柱状细胞CK7和CK19阳性，外层34βE12和p63阳性
多形性低度恶性腺癌	肿瘤细胞较一致性，组织学多样性（管状、条索状、束状、乳头状、筛状或实性结构），浸润性生长	CK、S-100、BCL2等，但缺乏显著的基底细胞或肌上皮成分；*PRKD1-3*基因重排
黏液表皮样癌	由不同比例的黏液细胞、中间型细胞及表皮样细胞组成，乳头状结构罕见，多结节性和浸润性生长	表达CK5/6、p63和p40；黏液染色阳性；存在*MECT1-MAML2*融合基因
腺泡细胞癌	肿瘤细胞存在嗜碱性酶原颗粒，主要为腺泡状或实性片状生长，乳头状结构少见	表达Lys、AAT、AACT、SOX10；PASD染色示细胞质呈颗粒状表达，NR4A3/NOR-1核阳性
乳头状囊腺/癌	囊腔内衬上皮呈单层、复层及复杂分支乳头状结构。瘤细胞高柱状，细胞质内富含黏液	表达CK7、CK-L、EMA、CEA；肌上皮细胞标志物阴性
转移性甲状腺乳头状癌	有原发癌病史，绝对多数的特征性的核，如磨玻璃状核、核沟核内假包涵体等，伴砂砾体形成，浸润性生长	PAX8、TTF-1、CK19、TG、BRAF VE1阳性；存在*BRAF* V600E基因突变

十五、涎腺导管内癌

1.抗体选择 S-100、DOG1、GATA3、乳腺球蛋白、ER、PR、AR、HER2加肌上皮细胞标志物（如CK5/6、p63等），必要时加PAS染色和FISH检测。

2.注释

（1）涎腺导管内癌（IDC）是一种罕见的类似乳腺导管非典型增生或低级别导管原位癌的导管内增生性病变，以囊内/导管内肿瘤上皮细胞增殖为特征。

（2）病变特点：一致的上皮细胞在导管内形成实性、筛孔状、乳头状、微乳头状或假乳头状结构，甚至类似Warthin瘤样或分泌性癌样结构，但几乎所有细胞巢周围都伴有一层肌上皮/基底细胞，可伴或不伴坏死，偶尔可见黏液和大汗腺化生。组织学可有闰管型、顶浆分泌型、嗜酸细胞型和混合型4种亚型。不到30%的病例可伴微小浸润，形态学具有促纤维反应，不规则小巢团或条索状细胞浸润，且免疫组织化学缺乏肌上皮细胞层。

（3）免疫表型：肿瘤细胞表达Mammaglobin、Vimentin、CK、CK7、CAM5.2、EMA、CD117等。围绕肿瘤细胞巢周围的细胞表达肌上皮标志物p40、p63、Calponin、CK5/6、SMA等。低级别型IDC可显示S-100、SOX10阳性/AR、HER2阴性；大汗腺亚型IDC可显示AR、GCDFP-15、HER2阳性/S-100、SOX10阴性。

（4）分子遗传学改变：闰管型S-100和SOX10阳性，有*RET*基因重排，通常为*NCOA4-RET*和*TRIM27-RET*的融合；顶浆分泌型中S-100和SOX10阴性，AR阳性，75%出现*PIK3CA*、*SPEN*和（或）*HRAS*基因突变，而没有*RET*的融合；嗜酸细胞型导管内癌类似于闰管型，含有*TRIM33-RET*融合及*BRAF* V600E突变。混合型导管内癌同时具有闰管型和顶浆分泌型的特征，并且通常有*TRIM27-RET*融合，偶见*NCOA4-RET*融合。

（5）鉴别诊断：由于IDC具有良好的生物学行为和预后，因此将它和其他涎腺肿瘤区分开来至关重要。主要需与涎腺导管癌（SDC）、涎腺分泌性癌和转移性乳腺癌等鉴别（表3-34）。

表3-34 涎腺导管内癌的诊断与鉴别

肿瘤	病变特点	免疫表型特点	注释
涎腺导管内癌	形态学上与乳腺低级别导管原位癌相似，巢周围肌上皮围绕	S-100、SOX10阳性表达，AR阴性；肌上皮标志物阳性	存在*RET*重排；高级别导管内癌病变，一旦存在浸润，应诊断为导管癌
涎腺导管癌	组织形态类似于乳腺导管癌，瘤细胞巢中央性坏死现象常见，并可见导管原位癌成分	表达腺上皮、乳腺导管和性激素标志物，AR和ERβ阳性；S-100、SOX10及肌上皮标志物阴性	无乳腺癌的病史；男性明显多于女性，存在*PLAG1*或*HMGA2*重排，*PIK3CA*、*HRAS*、*p53*、*ERBB2*改变
涎腺分泌性癌	肿瘤形成管状或滤泡样结构、腔内含嗜伊红染分泌物	常表达S-100、乳球蛋白、GCDFP-15和GATA3	存在*ETV6-NTRK3*融合基因，弥漫表达S-100和乳腺球蛋白可资确诊
闰管增生	类似于涎腺导管的增生，可见导管-腺泡单元的小叶结构	表达CK、CK7和CK-L；SOX10可阳性	病变直径＜1cm，界限清楚，包膜完整，目前认为可能是一种癌前病变
转移性乳腺癌	转移灶常为多发性，在涎腺肿瘤附近淋巴管内可见癌栓	常表达ERα和PR；不表达AR和ERβ	常有乳腺癌的病史，女性多见。与SDC在激素受体表达谱中存在差异
转移性鳞状细胞癌	肿瘤细胞异型性明显大，核分裂象多见，可有角化	p63和CK5/6弥漫阳性，缺乏肌上皮细胞标志物	AR和p63可用于鉴别，不存在*PLAG1*或*HMGA2*重排
黏液表皮样癌	有表皮样、中间型及黏液样瘤细胞，表皮样细胞铺砖样排列	表达CK5/6、p63/p40；腺上皮CK7、CK-L	*MAML2*基因易位，形成*MECT1-MAML2*融合基因
腺样囊性癌	实性、筛状结构、藕节样，腔比较圆，外层为肌上皮细胞	瘤细胞表达CD117、S-100蛋白及肌上皮标志物	存在*MYB-NFIB*融合基因，不存在*PLAG1*或*HMGA2*重排
多形性低度恶性腺癌	特征性病变是细胞学一致性、组织学多样性及浸润性生长	表达CK、S-100、BCL2等；缺乏基底细胞或肌上皮	常存在*PRKD1* E710D突变，特征性的线索是瘤细胞旋涡状或靶环样排列

十六、涎腺导管癌

1. 抗体选择 S-100、DOG1、GATA3、乳腺球蛋白、ER、PR、AR、HER2，加肌上皮细胞标志物（如CK5/6、p63等），必要时加PAS染色和分子检测。

2. 注释

（1）涎腺导管癌（SDC）是一种类似乳腺导管癌的高度恶性涎腺上皮源性肿瘤，起源于涎腺导管上皮，主要发生于腮腺，其次为颌下腺、舌下腺、小涎腺、上颌及喉部等部位。以中老年多见，男性好发。

（2）病理特点：形态学上类似于乳腺导管癌。肿瘤细胞通常为腺样、条索样、乳头样、实性，细胞异型性明显，部分导管中心可有导管原位癌的粉刺样坏死，肿瘤团片或条索周围存在玻璃样变的纤维结缔组织。其他少见的组织亚型还有微乳头状、富于黏液型、肉瘤样及嗜酸细胞亚型等。

（3）免疫表型：①肿瘤细胞主要表达上皮标志物，如CK、EMA、CK7和CEA；②乳腺导管标志物GATA3、Mammaglobin、GCDFP-15、EGFR、p53的阳性率亦高；③性激素标志物中，AR高表达，ER、PR相对低表达，HER2表达不一；④不表达p63、Calponin或SMA等肌上皮标志物。由于AR及GATA3在SDC中的高表达率，并且在其他类型的涎腺肿瘤中几乎不存在，通常用作确认诊断的标志物（图3-63～图3-68）。

（4）分子改变：涎腺导管癌常具有多种复杂的基因学改变，包括*PLAG1*或*HMGA2*重排，*PIK3CA*、*HRAS*、*p53*、*EGFR*、*ATM*、*MET*改变。SDC患者基因改变发生概率最高的为*TP53*基因，其次是*PIK3CA*、*HRAS*、*BRAF*和*AKT1*。常出现*HER2*基因扩增，且多数存在染色体12p13的获得。

（5）鉴别诊断：诊断涎腺导管癌（SDC）前，首先要排除涎腺导管内癌，还需排除转移性乳腺导管癌、腺样囊性癌（实性型）及嗜酸性腺癌等，请参照上述表3-34。

1）涎腺导管内癌（LGCCA）：2017版WHO分类中将低度恶性筛状囊腺癌（又称低级别涎腺导管癌或涎腺导管原位癌）统一命名为导管内癌。两者具有相同的免疫表型，多数病例均特征性表达GCDFP-15与AR。形态学及免疫组织化学可以很容易将二者区分开来，推荐选择：AR、S-100、SOX10、p40和p63。SDC有高级别细胞学形态和侵袭性生长，免疫组织化学表现为AR阳性，S-100、SOX10阴性，p40、p63显示局灶导管内癌成分；而LGCCA为低级别细胞学，组织学结构为导管内/原位成分，免疫组织化学p40或p63可显示广泛的导管内/原位成分，S-100和SOX10阳性表达，AR阴性。二者的分子特征也有明显区别，前者可有*PLAG1*或*HMGA2*重排，*PIK3CA*、*HRAS*、*p53*和*ERBB2*基因突变，后者偶尔*RET*重排。

2）SDC与转移性乳腺导管癌鉴别：推荐选择AR、α雌激素受体（ERα）、β雌激素受体（ERβ）和PR。SDC和乳腺浸润性导管癌在激素受体表达谱中仍存在显著差异：ERα和PR在75%的病例中表达，而这两种标志物在SDC中的表达罕见。相反，73%的SDC表达ERβ。另外，有67%～83%的SDC表达AR，而在乳腺癌中表达频率为47%～88%。GCDFP-15在>80%的SDC中阳性表达。另有研究发现通常应用于乳腺癌诊断的标志物GATA3在大部分SDC病例中阳性表达。而HER2表达在不同的报道中差异很大。

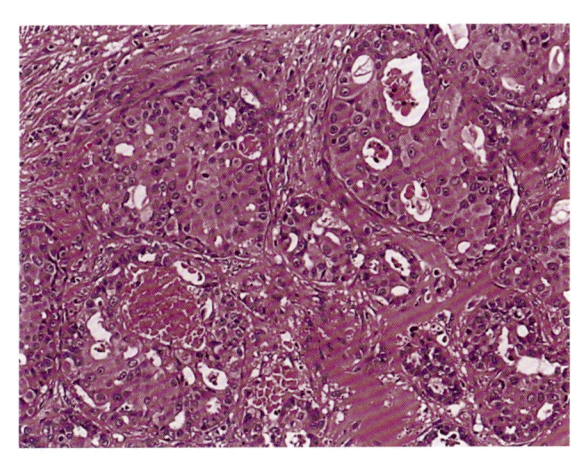

图3-63 涎腺导管癌，HE

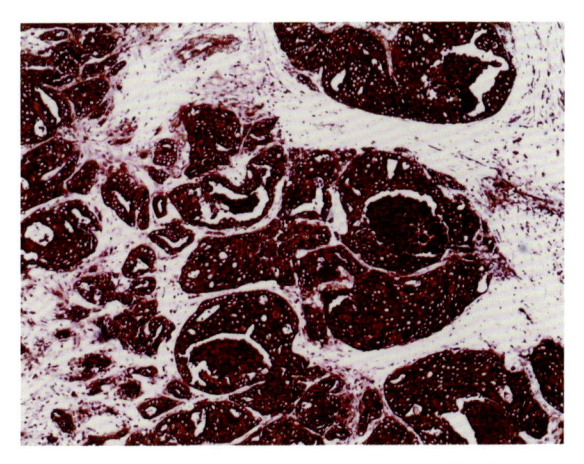

图3-64 涎腺导管癌，EMA，细胞质阳性

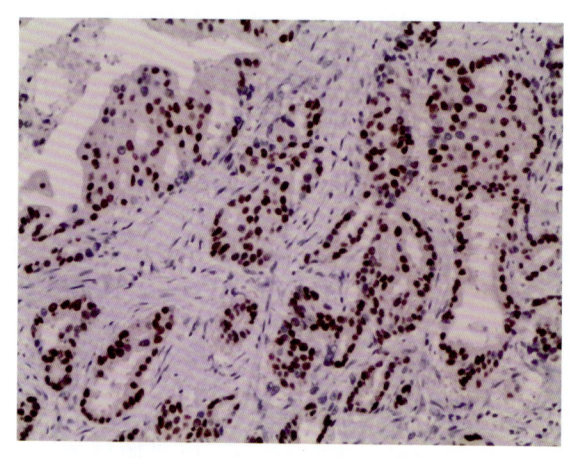

图3-65　涎腺导管癌，AR，细胞核阳性

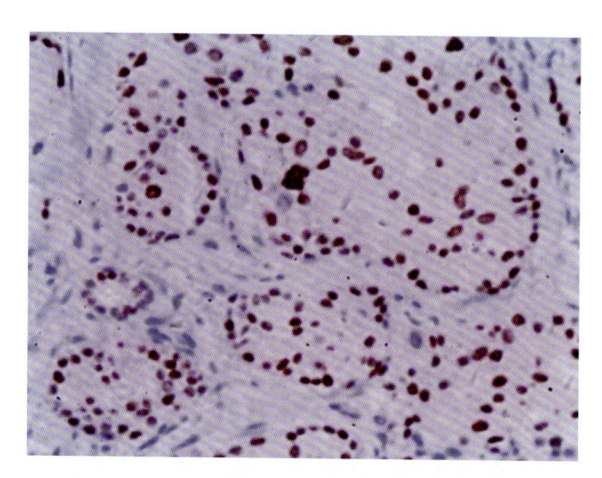

图3-66　涎腺导管癌，GATA3，细胞核阳性

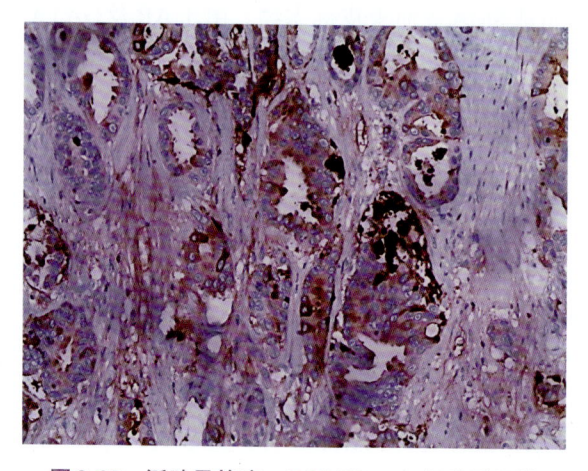

图3-67　涎腺导管癌，GCDFP-15，细胞质阳性

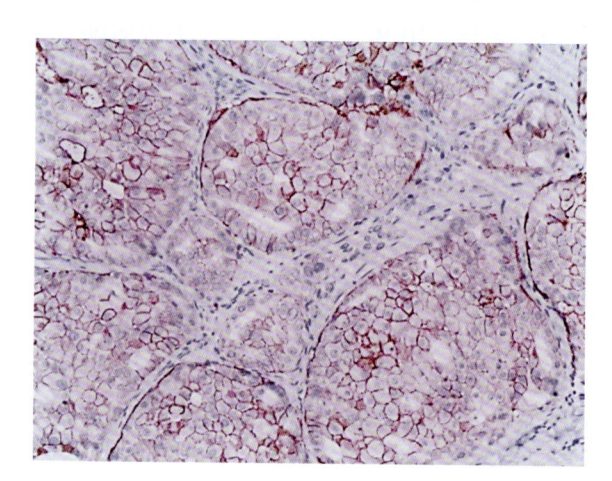

图3-68　涎腺导管癌，HER2弱阳性

3）缺乏纤维血管轴心的桑葚样的小的细胞簇被透明裂隙所围绕是涎腺微乳头状癌的共同特征，与乳腺的微乳头状癌诊断标准相似。肿瘤MUC1/EMA均呈典型的反转型表达，即基底侧阳性。

4）涎腺导管癌部分形态特点与腺样囊性癌（实性型）及嗜酸性腺癌等存在交叉，需鉴别诊断。由于AR及GATA3在SDC中的高表达率，并且在其他类型的涎腺肿瘤中几乎不存在，其通常用作确认诊断的标志物。SDC不表达S-100、SOX10和DOG1，弥漫表达AR和GATA3，多数表达Mammaglobin。利用这些标记可以与部分涎腺原发肿瘤，如低度恶性多形性腺癌、分泌性癌、腺泡细胞癌等相鉴别。

十七、涎腺分泌性癌

1.抗体选择　pan-TRK、S-100、DOG1、GATA3、乳腺球蛋白、ER、PR、AR、HER2加肌上皮细胞标志物（如CK5/6、p63等），必要时加PAS染色和FISH检测。

2.注释

（1）涎腺分泌性癌（MASC）为2017版WHO头颈部肿瘤病理学和遗传学分类的新肿瘤类型。因组织学特点、免疫表型和分子遗传学特征与乳腺分泌性癌相似而得名。好发于成年人，亦可见于儿童和青少年，发病年龄9～83岁，男性稍多于女性。腮腺为最常见的发病部位，颌下腺、舌下腺、腭腺、唇腺及颊黏膜等部位亦可累及。

（2）病理特点：由粗细不等的纤维性间质将肿瘤分割成分叶状结构，排列成微囊、腺管、滤泡样等多种结构，部分区域亦可见实性片状及乳头状结构，但微囊及腺管结构最为常见，多数肿瘤为上述多种排列方式混合组成。肿瘤细胞中等大小，细胞圆形、卵圆形，细胞质丰富、嗜酸性，部分细胞内见微小空泡；细胞核染色质细颗粒状，可见位于细胞核中央的明显嗜酸性小核仁；部分区域肿瘤细胞呈典型的鞋钉样形态。

（3）免疫表型：对乳球蛋白（mammaglobin）、S-100、STAT5、MUC4、Vimentin、GATA3、GCDFP-15、AE1/AE3、EMA和广谱细胞角蛋白CK7、CK8、CK18、CK19呈阳性；通常不表达高分子量角蛋白和基底细胞/肌上皮标志物；一般也不表达DOG1、AR、ER、PR及HER2。细胞内外存在PAS染色及消化的PAS阳性物质。其中乳球蛋白及S-100对其的诊断敏感性高达95%，但不具有特异性（图3-69～图3-74）。此外，pan-TRK免疫组织化学在涎腺分泌性癌中具有较高的灵敏度和特异度，呈核阳性表达。

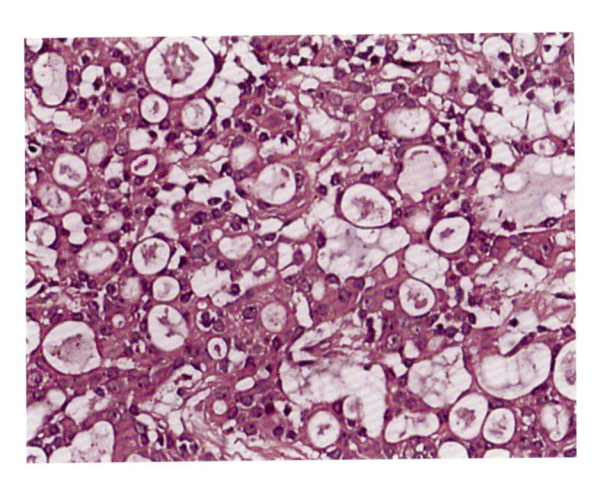

图3-69 涎腺分泌性癌，HE

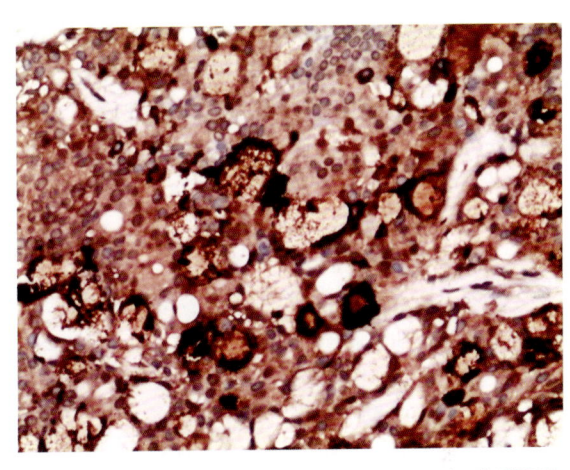

图3-70 涎腺分泌性癌，Mammaglobin，细胞质阳性

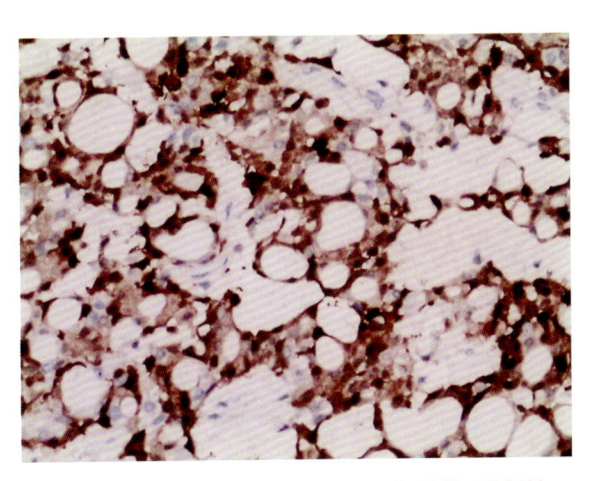

图3-71 涎腺分泌性癌，S-100，细胞核/质阳性

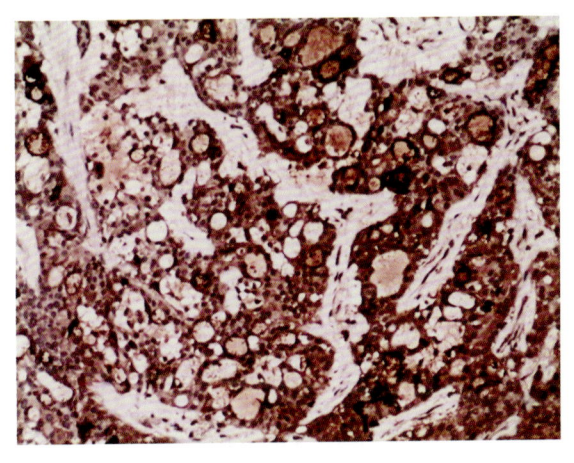

图3-72 涎腺分泌性癌，EMA，细胞质阳性

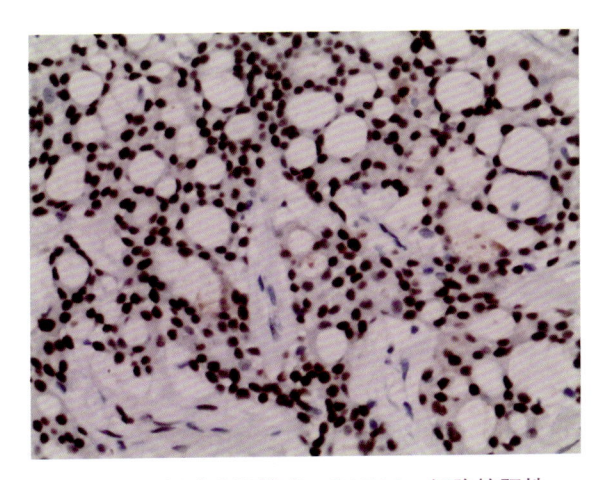

图3-73 涎腺分泌性癌，GATA3，细胞核阳性

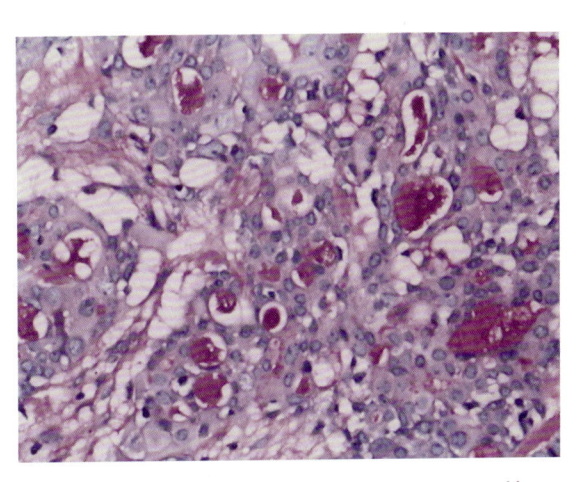

图3-74 涎腺分泌性癌，腔内分泌物PAS阳性

（4）分子改变：95%～98%的MASC都具有特征性分子改变，即特征性地具有t（12；15）(p13；q25)染色体易位，形成ETV6-NTRK3基因融合。近年来发现，pan-TRK免疫组织化学可以作为一种检测NTRK融合的便捷、高效的筛选工具，并可检测伴有NTRK1、NTRK2及NTRK3融合的不同类型的肿瘤。其他非涎腺型肿瘤亦可出现该基因融合，比如婴儿纤维肉瘤、乳腺的分泌型癌、急性髓系白血病、富于细胞性先天性中胚层肾瘤。

（5）鉴别诊断：主要需与微分泌腺癌（MSA）、硬化性微囊性腺癌（SMA）、腺泡细胞癌、黏液表皮样癌（MEC）、多形性低度恶性腺癌（PLGA）、低级别涎腺导管癌、高级别涎腺导管癌和非特指型腺癌相鉴别。以往多数MASC被诊断为腺泡细胞癌（ACC）、黏液表皮样癌或非特指型腺癌。分泌性癌与腺泡细胞癌极其相似，特别是缺乏酶原颗粒的腺泡细胞癌，但又不完全相同。MASC的诊断主要建立在形态学和免疫表型的基础上，免疫组化共表达乳腺球蛋白和S-100蛋白，被认为是诊断MASC非常有价值的标志物，检测出ETV6-NTRK3基因融合能够明确诊断（表3-35）。

表3-35 涎腺分泌性癌的诊断与鉴别

肿瘤类型	病变特点	免疫表型	分子改变或注释
涎腺分泌性癌	肿瘤形成管状或滤泡样结构，腔内含嗜伊红染分泌物，瘤细胞通常含多泡状嗜酸性细胞质	常表达S-100、EMA、乳球蛋白、GCDFP-15、STAT5a和GATA3；pan-TRK阳性	存在ETV6-NTRK3融合基因；弥漫强表达pan-TRK、S-100和乳腺球蛋白可资确诊
微分泌腺癌	特征为小的管腔和微囊，衬覆扁平闰管样细胞，腔内含嗜碱性分泌物，细胞核大小一致	弥漫性S-100、SOX10和p63，但不表达p40、Calponin、SMA、乳球蛋白或肌上皮标志物	MEF2C-SS18融合基因是目前涎腺肿瘤该类型肿瘤独有，可采用FISH、PCR和NGS方法等检测
硬化性微囊性腺癌	由小的浸润性细胞条索和细胞巢组成，嵌在厚厚的纤维间质或促结缔组织增生的间质中	为双向分化的肿瘤。腔面/导管上皮细胞CK7阳性，而远离腔面的细胞表达肌上皮标志物	与MSA相比，SMA的浸润性更强。大多数SMA更像是高度浸润性鳞状细胞癌或腺鳞癌
腺泡细胞癌	可呈微囊、腺管、实性或乳头状结构特征，瘤细胞体宽大，胞质含嗜碱性酶原细颗粒	表达S-100、Lys、AAT、AACT和DOG1；肌上皮标志物阴性，NR4A3/NOR-1高表达	不具有ETV6基因重排；联合应用S-100、DOG1和乳腺球蛋白有助于与MASC鉴别
黏液表皮样癌	由不同比例的黏液细胞、中间型细胞及表皮样细胞组成	不表达S-100，而表达鳞状上皮标志物；黏液染色阳性	MAML2基因易位，形成MECT1-MAML2融合基因
多形性低度恶性腺癌	明显的特征是形态结构的多样性，多包含透明细胞	表达CK、S-100、BCL2等；不表达乳腺球蛋白	最具特征性的线索是瘤细胞旋涡状或靶环样排列
低级别涎腺导管癌	形态学上与乳腺低级别导管原位癌类似，囊内衬导管上皮细胞增生；巢周围绕一层肌上皮细胞	可表达S-100和乳腺球蛋白，同时巢周肌上皮细胞标志物阳性	与MASC最主要的鉴别点在于瘤细胞巢周围有一层肌上皮细胞围绕
高级别涎腺导管癌	瘤细胞巢中央性坏死现象常见，并可见导管原位癌成分	表达腺上皮、乳腺导管和性激素标志物，缺乏肌上皮标志物	常出现TP53基因突变，HER2基因扩增，存在12p13的获得
非特指型腺癌	将囊腺癌、黏液腺癌作为一个排除性诊断	可表达前列腺特异性抗原	是指没有任何相似于其他确定类型的，故无法归类的涎腺腺癌

十八、涎腺嗜酸细胞肿瘤

1.抗体选择　CK7、CD117、SOX10、S-100、DOG1、GATA3、p63、Calponin、Ki-67，加特殊染色（如PAS、PTAH）。

2.注释

（1）嗜酸细胞腺瘤（又称嗜酸细胞瘤）是涎腺肿瘤中极少见的一种良性肿瘤，主要发生于老年人的腮腺。

（2）病变特点：肿瘤包膜完整，由具有嗜酸性颗粒性细胞质的大细胞构成，细胞体积较大、圆形至多边形，有细的、颗粒状嗜酸性细胞质，也可见胞质透明的细胞，核圆形或类圆形、泡状、排列拥挤，呈实性或小梁状。

（3）免疫表型：抗线粒体抗体（AMA）强阳性，CK7、CK18、GATA3、SOX10可阳性，肌上皮标志物阳性。磷钨酸-苏木素（PTAH）染色，证明胞质内有大量线粒体存在。

（4）病理诊断与鉴别诊断：在涎腺，具有嗜酸细胞形态的肿瘤包括Warthin瘤、嗜酸细胞瘤或嗜酸细胞癌等。嗜酸细胞癌与嗜酸细胞瘤的鉴别诊断尤为重要，与嗜酸细胞腺癌的鉴别点在于后者肿瘤细胞的明显异型性、易见的核分裂象和浸润性的生长方式，还需要与其他伴嗜酸性细胞的肿瘤鉴别（表3-36）。

1）嗜酸细胞癌的诊断标准：①瘤组织有较多的核分裂象，细胞的多形性明显，浸润周围软组织、骨或淋巴组织；②神经、淋巴管或血管浸润；③远处器官的转移。

2）与其他嗜酸细胞病变，包括嗜酸细胞结节性增生、嗜酸细胞增多症、黏液表皮样癌的嗜酸细胞亚型和腺泡细胞癌的鉴别诊断方面。

可出现嗜酸细胞的肿瘤包括嗜酸细胞瘤（或癌）、腺泡细胞癌、黏液表皮样癌等，联合使用SOX10和GATA3有助于鉴别。虽然SOX10在嗜酸细胞瘤（或癌）和腺泡细胞癌中均有表达，但嗜酸细胞瘤（或癌）亦表达GATA3，而腺泡细胞癌中GATA3则基本不表达，黏液表皮样癌中这2个免疫标志物的表达率均较低，且黏液表皮样癌中常见中间细胞和黏液样细胞。

表3-36 涎腺嗜酸细胞肿瘤的诊断与鉴别

肿瘤	病变特点	免疫表型特点	注释
嗜酸细胞瘤	由具有嗜酸性颗粒性细胞质的大细胞构成，呈实性或小梁状	表达AMA、CK7、CK18、GATA3、SOX10，肌上皮标志物阳性	PTAH染色，证明胞质内线粒体存在。AMA强阳性
嗜酸细胞癌	瘤细胞明显异型性、易见的核分裂象和浸润性生长，可伴坏死	免疫表型与良性腺瘤相似，肌上皮标志物可缺失	Ki-67用于区别嗜酸细胞癌与嗜酸细胞瘤
黏液表皮样癌（嗜酸细胞亚型）	由不同比例的黏液细胞、中间型细胞及表皮样细胞组成	表达CK5/6、p63和p40；腺上皮CK7、CK-L阳性；黏液染色阳性	存在MECT1-MAML2融合基因
腺泡细胞癌	细胞质通常为嗜碱性或双嗜性，呈腺泡状、乳头状、微囊状排列	表达Lys、SOX10、S-100和DOG1；不表达GATA3和肌上皮标志物	细胞质内颗粒PASD和淀粉酶阳性有助于诊断
嗜酸细胞结节性增生	由多个界限不清的管状、小梁状结节的嗜酸细胞组成	免疫表型与良性腺瘤有重叠	与嗜酸细胞瘤相比，通常无包膜且界限不清
涎腺导管癌	形态类似于乳腺导管癌，瘤细胞巢中央性粉刺样坏死，并可见导管原位癌成分	GATA3、AR强阳性；S-100、SOX10阴性，肌上皮缺失	PLAG1或HMGA2重排、p53突变，HER2过表达

十九、涎腺母细胞瘤

1.抗体选择　腺上皮标志物（CKpan、CD117、EMA）、肌上皮细胞标志物（p63、SMA、S-100）、p53、Ki-67。

2.注释

（1）涎腺母细胞瘤又称成涎细胞瘤、先天性基底细胞腺瘤、基底样腺癌、先天性杂交性基底细胞腺瘤、腺样囊性癌及胚组织瘤等，是涎腺罕见的潜在侵袭性肿瘤，具有不确定的恶性潜能。患者常为婴幼儿，肿瘤常在出生时或出生后2年内被发现。

（2）病理特点：肿瘤组织重现原始涎腺始基结构，形态类似于胚胎发育3个月左右的唾液腺。肿瘤主要由基底细胞样瘤细胞构成，排列成巢状、条索状、小梁状、腺管样、腺泡样及形成筛状结构等，在瘤细胞巢及条索周围的瘤细胞常呈栅栏状排列。细胞巢之间有疏松黏液或结缔组织。可见坏死。肿瘤可浸润周围组织、血管或神经，并具有向导管分化、腺泡分化及肌上皮分化的特点。有学者提出应根据有无神经或血管侵犯、坏死和细胞学的不典型性将其分为良性和恶性。

（3）免疫表型：基底样细胞表达S-100、SMA、Calponin、p63，导管上皮细胞表达CKpan、CK19、CK7、EMA和CD117，梭形肌上皮细胞表达S-100、SMA，侵袭性肿瘤高表达p53和Ki-67。Ki-67高表达结合p53弥漫阳性则预示着肿瘤具有更强的侵袭性。分子遗传学未见特异性改变。

（4）鉴别诊断：成涎细胞瘤主要应与腺样囊性癌、基底细胞腺瘤、基底细胞腺癌及成人型成涎细胞瘤等相鉴别。这些肿瘤均以中老年人为多见。成人型成涎细胞瘤，以往类似病例均被诊断为腺样囊性癌。目前成人成涎细胞瘤与腺样囊性癌之间的关系尚处于讨论之中。

1）基底细胞腺瘤与基底细胞腺癌：基底细胞腺瘤多发于腮腺，好发老年人，儿童罕见。为形态一致的基底样细胞增生，细胞巢有明显的基底层包绕，可见较多基底层物质。缺乏核分裂象、多形性。

2）多形性腺瘤：是最多见的涎腺肿瘤，由腺体、巢状或单个上皮和肌上皮细胞散在分布于黏液软骨样基质中，特征性的黏液软骨样基质可资鉴别。存在特征性的 *PLAG1* 和 *HMGA2* 重排，*PLAG1* 和 *HMGA2* 过表达。

3）腺样囊性癌：是最常见的颌下腺恶性肿瘤，多数为中老年人，具有典型的筛孔状结构，但缺乏栅栏状排列的基底样细胞。瘤细胞一致，卵圆形或成角状，有玻璃样基质，常有神经周围浸润。多数存在 *MYB* 基因易位，MYB过表达。

4）唾液腺原基瘤（SGAT）：又称先天性多形性腺瘤，是一种伴上皮与肌上皮两种成分的鼻咽中线部的良性肿瘤（请参照本章第四节"鼻咽肿瘤"）。

二十、涎腺淋巴上皮癌

1. **抗体选择** CKpan、CK5/6、p63、LCA、EGFR、Ki-67、p53加EBER。

2. **注释**

（1）涎腺淋巴上皮癌是一种较为罕见且独特的恶性上皮性肿瘤，组织学特征为主要由低分化或未分化的癌细胞和丰富的淋巴细胞间质组成（类似于未分化的鼻咽癌），常伴有EB病毒（EBV）感染。非鼻咽部的EBV相关性癌可以发生在大涎腺、胃、肺等部位。

（2）病变特点：组织学上与鼻咽部淋巴上皮癌相似。典型组织形态表现为低分化或未分化的肿瘤细胞周围大量淋巴细胞浸润。癌细胞体积较大，细胞质丰富、嗜酸性，细胞边界不清，核大，染色质较少，核呈空泡状，有时见多个核仁。在癌巢和癌细胞间有丰富淋巴细胞浸润。

（3）免疫表型特点：CKpan、CK-H（CK5/6，34βE12）和p63阳性；CK-L、EMA弱阳性或小灶状阳性；不表达CK7和CK20。

（4）分子检测：EBER原位杂交阳性有助于淋巴上皮癌的诊断。发生在鼻咽，大都与EBV感染密切相关；而发生于皮肤、膀胱、乳腺、宫颈等部位的淋巴上皮癌常与EBV感染不相关。

（5）鉴别诊断：主要与伴淋巴细胞反应的肿瘤鉴别，如良性肿瘤或病变，包括淋巴上皮样涎腺炎（良性淋巴上皮病变），Warthin瘤、皮脂和非皮脂淋巴腺瘤；恶性肿瘤，包括皮脂淋巴腺癌、淋巴上皮癌和黏膜相关淋巴瘤（MALToma）等（表3-37）。

表3-37 涎腺淋巴上皮癌的诊断与鉴别

肿瘤类型	病变特点	免疫表型或注释
淋巴上皮癌	低分化或未分化的肿瘤细胞周围大量淋巴细胞浸润，癌细胞体积较大，细胞边界不清	表达CKpan、CK-H和p63；CK-L和EMA（-/+），EBER原位杂交阳性有助于诊断
淋巴上皮样涎腺炎	腺实质不同程度萎缩，成熟肌上皮细胞岛屿状增生，有淋巴滤泡形成，恶变最常见于淋巴成分或癌	表达CKpan、CK-L、EMA；也可表达鳞细胞标志物，EBER原位杂交阴性
MALToma	瘤细胞形态相对单一，腺体结构完全破坏消失，反应性滤泡周围常形成滤泡中心细胞宽带，并植入	表达B细胞相关抗原CD19、CD20；CD5和CD10阴性，有免疫球蛋白基因重排；EBER阴性

续表

肿瘤类型	病变特点	免疫表型或注释
转移性鼻咽癌	形态上极似发生在非鼻咽部的淋巴上皮癌，光镜下鉴别非常困难	与非鼻咽部的淋巴上皮癌表型相似。EBER原位杂交阳性；几乎100%非角化型鼻咽癌与EBV有关
Warthin瘤（腺淋巴瘤）	上皮细胞高柱状且呈嗜酸性，基底区有一层不连续的小细胞，下方间质含单一的淋巴细胞浸润	瘤内层柱状细胞CK7和CK19阳性，外层细胞表达肌上皮标志物；恶性变罕见，可累及上皮或淋巴样成分
皮脂淋巴腺癌	丰富的淋巴样组织内，散在灶状或结节状皮脂腺细胞群，伴不同程度异型	表达AR、CK、EMA；不同程度表达CK5/6、CEA、S-100、p63；EMA细胞质特征性表达；脂肪染色阳性有助于诊断

二十一、非特异性腺癌

（1）2017版WHO头颈部肿瘤分类中将囊腺癌、黏液腺癌作为一个排除性诊断，将其归为腺癌，非特指。

（2）黏液腺癌是一种少见的恶性肿瘤，表现为大的细胞外黏液池内有成簇的上皮细胞，黏液成分通常占肿瘤的大部分。

（3）囊腺癌：肿瘤多个导管囊性扩张，囊腔内充满黏液。囊腔内衬上皮呈单层、复层及复杂分支乳头状结构。瘤细胞高柱状，细胞质内富含黏液，细胞核位于基底，核异型性（轻到重度），浸润性生长。

（4）诊断非特异性腺癌，首先要排除性诊断其他确定类型的腺癌，如与黏液表皮样癌、产黏液乳头状癌和涎腺导管癌等相鉴别。

二十二、肌上皮肿瘤

1. 抗体选择　CK5/6、Calponin、SMA、S-100、p63和Ki-67。

2. 注释

（1）肌上皮瘤是来源于肌上皮的良性肿瘤。肌上皮通常位于外分泌腺的闰管和腺泡的上皮细胞与基膜之间。许多部位都可发生肌上皮瘤如涎腺、乳腺、软组织，主要发生在腮腺、硬腭和软腭的小涎腺。

（2）病理特点：瘤细胞形态表现多样，包括透明细胞、上皮细胞、浆细胞样细胞、梭形细胞等，呈巢片状、条索状排列，巢片状细胞可相互吻合。间质可出现大量黏液或者均质红染的玻璃样物质。肌上皮癌时，瘤细胞常具有一定程度的异型性，核质比例较大，核仁明显，可见核分裂象（2~12个/10HPF）及坏死。

（3）免疫表型：涎腺肌上皮瘤与正常的肌上皮细胞及肌上皮癌具有相同的免疫特性及含有相同的抗原成分。瘤细胞可表达CK、CK5/6、EMA、Vimentin、Calponin、SMA、MSA、p63、p40及S-100蛋白等。部分学者认为如Ki-67指数大于10%时则提示为肌上皮癌（图3-75~图3-78）。

（4）分子遗传学改变：涎腺肌上皮癌存在 *EWSR1* 重排，多数情况下存在 *PLAG1* 融合，包括 *LIFR-PLAG1*、*CTNNB1-PLAG1*、*FGFR1-PLAG1* 和 *CHCHD7-PLAG1*。*EWSR1* 与 *ATF1* 的融合仅占少数，应重新归类至透明细胞癌。

（5）病理诊断和鉴别诊断：①肌上皮癌与肌上皮瘤的鉴别要点在于前者：a.肿瘤呈浸润性生长；b.细胞的异型性；c.凝固性坏死灶；d.细胞核分裂>7个/HPF或Ki-67指数>10%；e.肿瘤发生转移。总之，良性与恶性肿瘤的鉴别要点是看肿瘤界限是否清楚，有无周围组织的侵犯。②一般瘤组织内不易见腺管样结构，导管结构应小于瘤组织的5%。如果有明显的腺管结构或小管腔较多，则应注意排除上皮-肌上皮癌。③肌上皮肿瘤还需要与多形性腺瘤、鳞状细胞癌、基底细胞腺瘤、透明细胞癌、上皮-肌上皮癌等相鉴别（表3-38）。

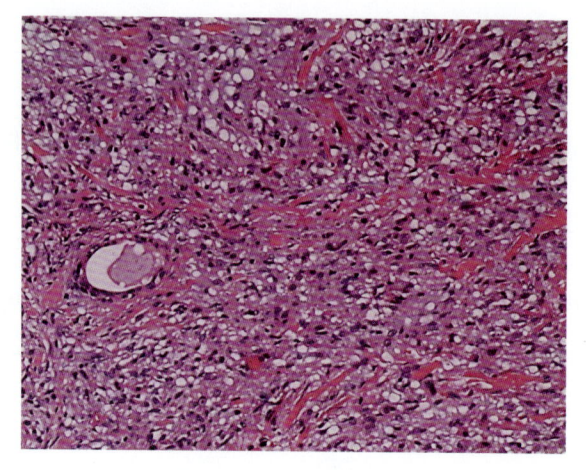

图3-75　肌上皮癌，HE

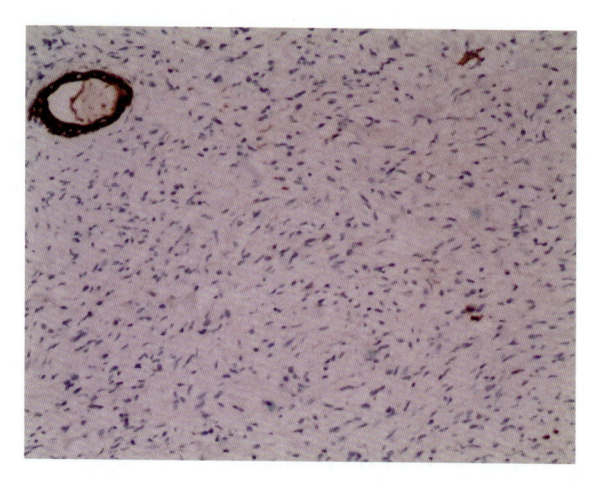

图3-76　肌上皮癌，CK，散在个别阳性

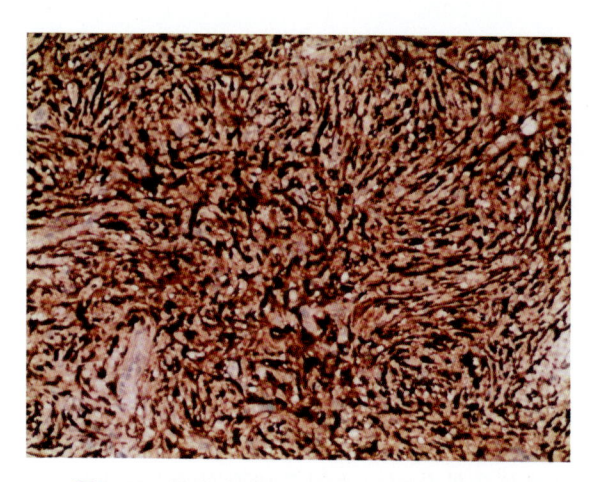

图3-77　肌上皮癌，S-100，细胞核/质阳性

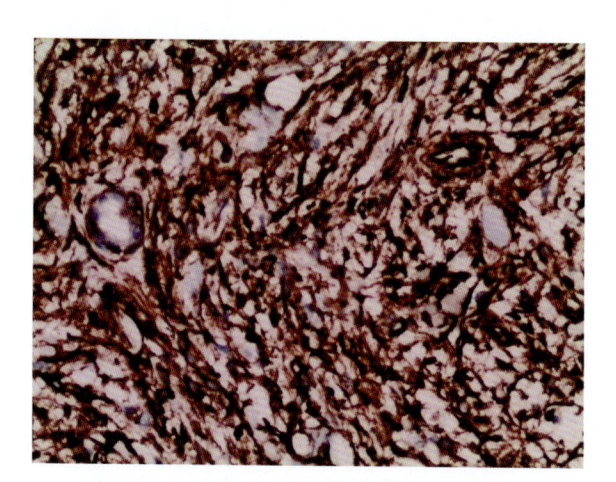

图3-78　肌上皮癌，SMA，瘤细胞质阳性

表3-38　肌上皮肿瘤的诊断与鉴别

肿瘤	病变特点	免疫表型或注释
肌上皮肿瘤	细胞形态多样，包括梭形透明细胞、浆细胞样细胞等，呈巢片状、条索状排列，导管结构＜5%	CKpan阳性，并至少表达1种肌上皮标志物；良性与恶性肿瘤的鉴别，最主要是看是否浸润性生长
上皮-肌上皮癌	双套层导管样结构，内层为导管样上皮细胞，外层细胞质透亮淡染，浸润性生长。诊断以双层结构为依据	内层细胞表达腺上皮标志物，外层细胞表达肌上皮标志物。肺的上皮-肌上皮癌存在HRAS基因突变
多形性腺瘤	由腺体、黏液样及软骨样基质和肌上皮细胞等构成，腺管外层肌上皮与间质有移行；特征性的黏液软骨样基质可资鉴别	表达腺上皮和肌上皮细胞标志物；PLAG1和HMGA2重排导致PLAG1或HMGA2蛋白过表达，可通过免疫组化方式来检测
透明细胞癌	由单一的细胞质透明的多边形细胞构成，呈实性巢、梁索或片状排列，间质常呈玻璃样变性	表达CK、p63、CK5/6；不表达肌上皮标志物。存在EWSR1-ATF1整合基因
黏液表皮样癌	由不同比例的黏液细胞、中间型细胞及表皮样细胞组成，高级别肿瘤主要由异型性明显的表皮样细胞及中间型细胞组成	上皮性标志物阳性，而肌上皮细胞标志物阴性，存在MAML2基因易位，形成MECT1-MAML2融合基因
鳞状细胞癌	易与鳞状细胞癌的透明细胞亚型和梭形细胞亚型混淆，尤其是肌上皮癌常伴发鳞状上皮化生，癌细胞异型性明显，浸润性生长	肌上皮标志物有助于鉴别诊断。鳞癌肌上皮标志物阴性；但注意CK-H、p63和p40在两者中均可阳性

第八节 颈部肿瘤

颈部肿瘤中，最多见的是颈部淋巴结转移癌和各种良性囊肿等。

一、颈动脉体瘤

1. 抗体选择 Syn、CgA、S-100、CK、EMA、Calcitonin（CT）、TTF-1、HMB45、RCC、Ki-67。

2. 注释

（1）颈动脉体瘤（CBT）是来源于颈动脉体副神经节的神经内分泌肿瘤，由主细胞和支持细胞组成。

（2）病变特点：肿瘤由主细胞和支持细胞组成。主细胞较大，呈多角形、圆形、卵圆形，胞质丰富，排列成巢状、器官样，细胞周围有丰富的纤维血管网包绕；梭形的支持细胞环绕在细胞球周围。

（3）免疫表型：主细胞神经内分泌标志物Syn、CgA、NSE、CD56阳性表达；上皮性标志物CK、EMA、CEA阴性；S-100和CT阴性。支持细胞S-100和GFAP阳性（图3-79～图3-82）。

（4）鉴别诊断：主要与类癌、甲状腺髓样癌、转移性恶性黑色素瘤和转移性肾细胞癌相鉴别（表3-39）。

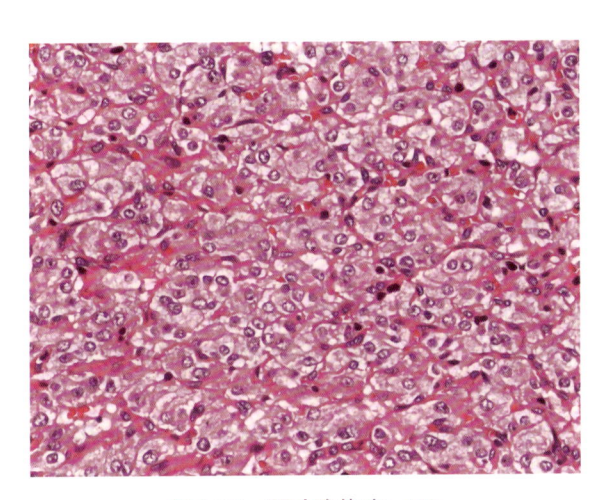

图3-79 颈动脉体瘤，HE

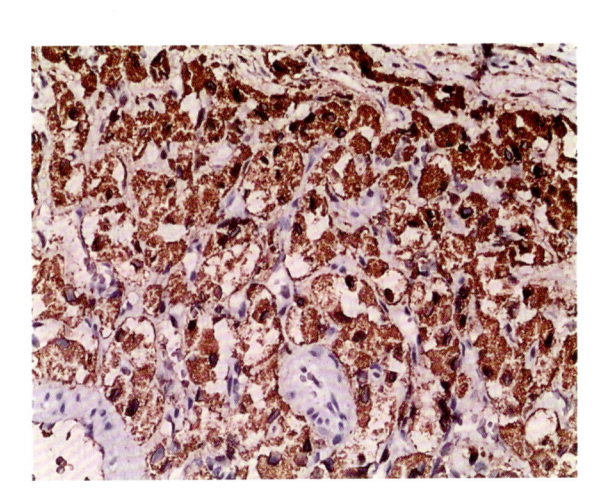

图3-80 颈动脉体瘤，CgA，细胞质阳性

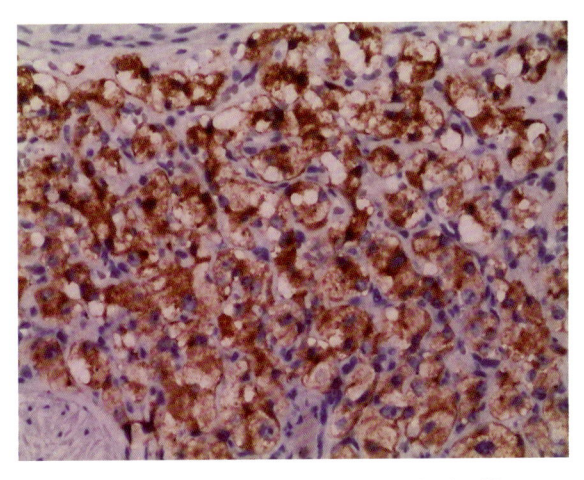

图3-81 颈动脉体瘤，Syn，细胞质阳性

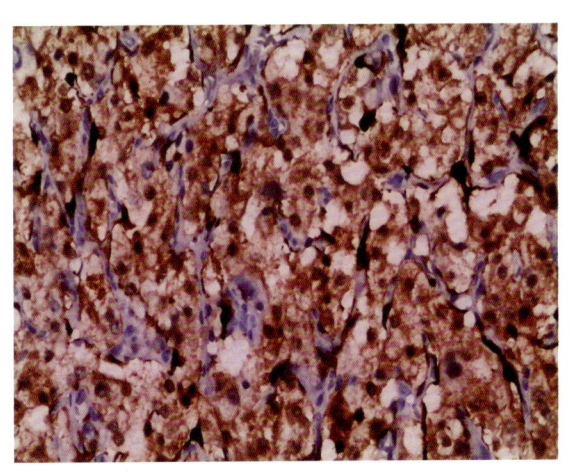

图3-82 颈动脉体瘤，S-100，细胞核/质阳性，支持细胞阳性

续表

肿瘤	CK7	CK20	Villin	TTF-1	CEA	CDX2	CA125	ER	WT1	Vim	其他
卵巢腺癌	+	-/+	+/-	-	+/-	+/-	+/-	+	+/-	+/-	MUC5AC+
子宫内膜腺癌	+	-/+	-	-	-	-	+/-	+	-	+	ER
宫颈腺癌	+	-	-/+	-	+	-/+	+/-	-	-	-	p16+
前列腺癌	-/+	-	+/-	-	-	-	-	-	-	-	AMACR+
肾细胞癌	-/+	-	+	-	-	-	-	-	-	+	CD10、RCC+
肝细胞癌	-/+	-	-	-	-	-	-	-	-	-	HepPar+
恶性间皮瘤	+	-	-	-	-	-	-	-	+	+	CR、WT1+

参 考 文 献

白玉萍，岳常丽，杨冬梅，等，2015. 中耳腺瘤临床病理分析. 中华病理学杂志，44（12）：900-904.

白玉萍，岳常丽，张勇，等，2018. 涎腺癌肉瘤3例临床病理观察. 诊断病理学杂志，25（8）：545-548.

白岳青，杨婷婷，张惠箴，2019. H3F3AG34W免疫组织化学染色在骨巨细胞瘤诊断中的应用价值. 中华病理学杂志，48（7）：531-536.

曹培龙，张少强，赵继元，等，2017. 涎腺肌上皮癌12例临床病理分析. 临床与实验病理学杂志，33（2）：174-177.

常艳华，陈文凯，张丽娟，等，2019. 腮腺颗粒细胞瘤1例. 诊断病理学杂志，26（1）：70-71.

陈国璋，刘晓红，周晓军，2007. 涎腺肿瘤的病理诊断. 临床与实验病理学杂志，23（1）：1-5.

陈金影，蔡虎，徐清华，2017. 原发灶不明转移癌的临床诊断. 分子诊断与治疗杂志，9（1）：67-72.

陈韧炜，2019. 人乳头瘤病毒与肿瘤. 微生物与感染，14（4）：193-198.

陈鑫，宋志刚，石怀银，2018. 鼻腔鼻窦畸胎癌肉瘤1例. 诊断病理学杂志，25（11）：793-794.

湛燕，赵连花，杜娟，等，2019. 良、恶性颗粒细胞瘤15例临床病理分析. 临床与实验病理学杂志，35（2）：207-209.

陈增铨，金婷婷，汪延，等，2019. 腮腺硬化性多囊性腺病病例报道及文献复习. 口腔疾病防治，27（11）：729-732.

陈忠，傅文达，刘启榕，等，2016. 以筛状生长为主的涎腺基底细胞腺瘤6例临床病理分析. 诊断病理学杂志，23（10）：742-745.

程凯，王海，王建东，等，2014. SOX10在肿瘤病理诊断中的应用研究进展. 诊断病理学杂志，21（12）：780-783.

程凯，王璇，魏雪，等，2020. NR4A3/NOR-1在涎腺腺泡细胞癌中的表达. 中华病理学杂志，49（11）：1142-1146.

崔广学，高晓磊，梁新华，2018. 人乳头瘤病毒相关头颈部鳞状细胞癌侵袭转移的分子机制. 华西口腔医学杂志，36（5）：544-551.

崔力方，刘红刚，2016. 人乳头状瘤病毒相关头颈部鳞状细胞癌研究进展. 中华病理学杂志，45（10）：734-737.

崔艳梅，王晓江，朱琼，等，2019. 涎腺分泌性癌8例临床病理特征及预后分析. 临床与实验病理学杂志，35（6）：696-698.

丁瑾，王敏，潘敏鸿，等，2018. 嗅神经母细胞瘤临床病理分析. 徐州医科大学学报，38（2）：118-123.

方三高，魏建国，周晓军，2017. 解读WHO（2017）头颈部肿瘤分类——口咽肿瘤. 临床与实验病理学杂志，33（12）：1301-1306.

方三高，魏建国，周晓军，2018. 解读WHO（2017）头颈部肿瘤分类（鼻腔、鼻窦、颅底）. 诊断病理学杂志，25（4）：241-245.

方三高，魏建国，周晓军，2019. 解读WHO（2017）鼻咽部肿瘤分类. 诊断病理学杂志，26（9）：614-617.

付文荣，程正江，2014. 牙源性钙化上皮瘤3例临床病理观察. 诊断病理学杂志，21（4）：231-233.

高雪，孙志刚，关宏伟，2017. 乳腺多形性腺瘤临床病理学研究进展. 中华病理学杂志，46（1）：61-63.

高岩，2012. 涎腺肿瘤的遗传学和病理学研究进展. 中华口腔医学杂志，47（4）：193-198.

缑向楠，宋志刚，2019. 小涎腺筛状腺癌4例临床病理分析. 诊断病理学杂志，26（6）：329-332.

郭莉，徐志锋，刘芳，2019. 涎腺腺泡细胞癌28例临床病理分析. 肿瘤研究与临床，31（2）：124-126.

郭祈涵，马建民，2021. 睑板腺癌的临床研究进展. 中国临床医生杂志，49（12）：1413-1416.

韩静，高献争，魏建国，等，2019. 原发肺腺样囊性癌59例临床病理学特征及预后因素分析. 中华病理学杂志，48（3）：

204-208.

何春燕，张盛忠，尹鸿雁，等，2009. 眼睑基底细胞癌与睑板腺癌的临床病理学对比观察. 临床与实验病理学杂志，25（3）：302-306.

何利丽，武海燕，唐英姿，2022. 涎腺母细胞瘤1例. 中华病理学杂志，51（3）：242-244.

何时，何同梅，卢建平，等，2019. 31例涎腺导管癌的临床病理分析. 临床与病理杂志，39（7）：1412-1420.

何树金，秦瑞，王卫，等，2019. 中耳腺瘤的临床病理特征及研究进展. 中华病理学杂志，48（9）：749-752.

何优雅，季彤，2020. SMO基因突变在成釉细胞瘤中的研究进展. 国际口腔医学杂志，47（1）：63-67.

洪良利，秦杰升，黄杰雄，等，2013. 腮腺硬化性多囊性腺病临床病理观察. 诊断病理学杂志，20（10）：611-614.

黄海建，张秋颖，陈小岩，2020. 鼻腔鼻窦小圆细胞肿瘤病理诊断及新进展. 中华病理学杂志，49（1）：97-102.

江小玲，2013. 1例涎腺导管癌临床病理、免疫组化染色特点及鉴别诊断. 齐齐哈尔医学院学报，34（15）：2207-2209.

姜云惠，袁小星，柯昌庶，2012. NUT中线癌1例并文献复习. 临床与实验病理学杂志，28（11）：1280-1281.

金冬梅，夏琛，2020. 鼻咽部低级别乳头状腺癌临床病理观察. 诊断病理学杂志，27（5）：318-321.

康婷芳，赵京，叶小卫，2019. 鼻咽睾丸核蛋白癌1例并文献回顾. 临床与病理杂志，39（1）：227-230.

李丹，常筱颖，杨向红，等，2010. 涎腺多形性低度恶性腺癌3例临床病理分析. 临床与实验病理学杂志，26（4）：491-492.

李江，2007. 涎腺肿瘤的病理诊断思路. 中华口腔医学杂志，42（3）：152-154.

李明阳，马春霞，吴翰欣，等，2018. EB病毒再激活后鼻咽癌细胞系中基因表达差异分析. 生物技术通讯，29（4）：471-476.

李荣，王冬梅，雷先华，等，2013. 免疫组化联合染色在颈部转移癌原发癌灶判断中的价值. 江西医药，48（8）：733-736.

李兆丽，王辉，谢军，2016. 食管腺样囊性癌的临床病理学特征. 诊断病理学杂志，23（12）：953-955.

梁琳，武春燕，张莉萍，等，2022. 支气管涎腺乳头状瘤4例临床病理及基因特征分析. 中华病理学杂志，51（3）：212-217.

梁政，董恺悌，周慧芳，等，2020. EphA2在鼻咽癌致病过程中的作用及治疗靶点展望. 中国肿瘤临床，47（14）：741-746.

林隆，汤宏峰，孙越峰，等，2009. 先天性唾液腺原基瘤一例. 中华病理学杂志，38（10）：711-712.

刘红刚，2014. 鼻腔鼻窦小圆细胞恶性肿瘤的病理诊断及鉴别诊断. 诊断病理学杂志，21（7）：405-409.

刘铁军，王占红，陈砚凝，2009. 伴有明显淋巴细胞浸润的几种涎腺肿瘤. 临床与实验病理学杂志，25（3）：334-336.

刘尧，刘月平，2018. WHO（2017）涎腺肿瘤分类解读. 临床与实验病理学杂志，34（1）：1-3.

刘有，张晓欢，宋志刚，2018. 鼻腔鼻窦低度恶性非肠型腺癌1例. 诊断病理学杂志，25（8）：600.

刘宇飞，黄鑫，淡汉进，等，2019. 鼻咽部低级别甲状腺样乳头状腺癌2例并文献复习. 临床与实验病理学杂志，35（2）：216-218.

罗东兰，严金海，葛岩，等，2019. 肺原发黏液表皮样癌中MAML2基因易位及其诊断、预后意义. 中华病理学杂志，48（1）：26-30.

马红梅，吉新华，黎柯露，等，2019. 涎腺导管癌4例临床病理分析. 临床与实验病理学杂志，35（6）：699-701.

马洪军，李磊，张仁亚，2018. 鼻腔鼻窦球血管外皮细胞瘤的诊断与鉴别诊断. 临床与实验病理学杂志，34（3）：313-316.

穆红，盖俊芳，吕翔，2013. 涎腺成涎细胞瘤的临床病理学特点及鉴别诊断. 诊断病理学杂志，20（8）：504-505，507.

穆红，吕翔，2013. 涎腺基底细胞腺瘤与腺样囊性癌的病理诊断及鉴别诊断. 现代医学，41（2）：144-147.

穆丽，郑珂，张声，2021. 鼻腔鼻窦乳头状瘤的研究进展. 临床与实验病理学杂志，37（12）：1465-1468.

倪海春，谢永辉，李莉，等，2022. 鼻腔鼻窦血管外皮瘤样肿瘤5例临床病理分析. 临床与实验病理学杂志，38（3）：365-367.

倪皓，王小桐，夏秋媛，等，2016. 涎腺玻璃样变透明细胞癌临床病理学观察. 中华病理学杂志，45（8）：577-578.

潘敏鸿，石群立，金行藻，等，2007. 中耳侵袭性乳头状肿瘤1例报道及文献复习. 临床与实验病理学杂志，23（5）：597-600.

石麒麟，夏慧，张晓岚，等，2015. 涎腺玻璃样变透明细胞癌临床病理分析. 中华病理学杂志，44（1）：53-54.

宋长城，张婷，吕颖钺，2019. 双侧乳腺孤立性粒细胞肉瘤1例报告并文献复习. 现代肿瘤医学，27（9）：1558-1562.

苏屹坤，王婧，张桐菲，2019. 4181例牙源性肿瘤及囊肿临床病理分析. 中华口腔医学杂志，58（8）：546-552.

孙宏晨，欧阳喈，汤晓飞，2001. 涎腺肿瘤的组织发生学研究. 北京：全国涎腺疾病学术会议论文汇编：20-22.

孙平丽，高洪文，2021. 喉癌前病变和鳞状细胞癌的病理诊断及进展. 中华病理学杂志，50（11）：1311-1315.

孙晓淇，丁宜，张铭，等，2019. Brachyury在脊索瘤诊断中的应用. 诊断病理学杂志，26（5）：269-273.

孙雅静，王志兴，姜忠敏，2021. 腮腺导管内瘤一例. 中华耳鼻咽喉头颈外科杂志，56（10）：1106-1108.

汤申隽，翟长文，袁存存，等，2020. SMARCB1（INI1）缺失的鼻腔鼻窦癌六例临床病理学特征. 中华病理学杂志，49（1）：47-51.

汤显斌，郝颖华，姚莉，等，2020. 浸润性微乳头状涎腺导管癌的临床病理学特征. 中华病理学杂志，49（5）：479-481.

田亮，周玮玮，张晓玲，等，2017. 颌骨促结缔组织增生性纤维瘤2例临床病理分析. 临床与实验病理学杂志，33（11）：1254-1256.

王东轶，商玮，赵智明，等，2019. IgG4相关性疾病1例并文献复习. 安徽医药，23（10）：2010-2013，2125.

王红群，李杰，石怀银，内淋巴囊低度恶性腺癌21例临床病理特征. 诊断病理学杂志，2018，25（2）：94-98.

王久阳，白玉萍，邢莉，等，2021. SMARCB1（INI1）缺失型鼻腔鼻窦癌的临床病理特征. 中华病理学杂志，50（11）：1240-1245.

王军梅，刘朝霞，徐作霖，2017，等. β链蛋白和BRAF V600E在颅咽管瘤中的表达及意义. 中华神经外科杂志，33（6）：600-604.

王思惠，王红勇，张俊，等，2018. 鼻腔鼻窦小圆细胞未分化恶性肿瘤一例并文献复习. 肿瘤研究与临床，30（12）：868-870.

王婷，余英豪，Skálová A，等，2022. 伴EWSR1重排的涎腺透明细胞肌上皮癌分子图谱显示PLAG1基因高频融合，但无EWSR1融合转录. 临床与实验病理学杂志，38（2）：207.

王正花，吕翔，王康，2015. 婴幼儿黑色素性神经外胚瘤临床病理特点及鉴别诊断. 诊断病理学杂志，22（11）：717-719，736.

魏建国，王诚，滕晓东，2021. 涎腺硬化性多囊性腺病的临床病理和分子遗传学研究进展. 中华病理学杂志，50（11）：1307-1310.

魏建国，王诚，滕晓东，2022. 涎腺导管内癌的病理诊断及新进展. 中华病理学杂志，51（2）：172-176.

魏建国，王强，刘勇，等，2018. 2017版WHO涎腺肿瘤分类解读. 中华病理学杂志，47（4）：306-310.

魏建国，张雷，张仁亚，等，2018. 涎腺分泌性癌临床病理特征. 中华病理学杂志，47（2）：143-145.

吴娟，何惠华，吴昊，等，2018. 腮腺皮脂腺癌2例并文献复习. 临床与实验病理学杂志，34（11）：1258-1260.

吴敏，钟旖，谢家翔，等，2019. 单囊型成釉细胞瘤20例临床病理分析. 诊断病理学杂志，26（1）：11-14，43.

吴楠，李楠，倪皓，等. SOX10及GATA3在涎腺恶性上皮性肿瘤中的表达及意义. 医学研究生学报，2016，29（12）：1300-1303.

吴楠，王璇，程凯，等，2020. 双表型鼻腔鼻窦肉瘤的临床病理及分子病理学分析. 中华病理学杂志，49（12）：1261-1266.

吴倩文，吕新全，2019. 牙源性透明细胞癌的临床病理学特点及鉴别诊断. 中华病理学杂志，48（4）：341-344.

徐丽，刘朝霞，方静宜，等，2017. 颅咽管瘤恶变的临床病理学特征. 中华神经外科杂志，33（6）：619-622.

许伟青，高峰，2019. 具有基底细胞样特征的气管实体型腺样囊性癌一例. 中华病理学杂志，48（6）：477-479.

严颖彬，2016. 颌骨中央性巨细胞病变发病机制的研究进展. 医学综述，22（16）：3136-3140.

杨欣，郭会芹，2022. 人乳头瘤病毒相关的口咽鳞状细胞癌分子病理诊断新进展. 癌变·畸变·突变，34（2）：154-157.

杨旭丹，傅静，唐白杰，等，2018. 原发性鼻腔鼻窦非肠型腺癌及其肾细胞癌样腺癌亚型临床病理分析. 临床与实验病理学杂志，34（9）：1042-1044.

杨宣琴，李静，步鹏，等，2014. 腮腺低度恶性筛状囊腺癌3例临床病理分析. 临床与实验病理学杂志，30（12）：1421-1423.

岳常丽，朴颖实，白玉萍，等，2015. CK7、CK20、SOX10和CDX2在鼻腔鼻窦原发腺癌中的表达及诊断价值. 中华医学杂志，95（30）：2447-2450.

翟长文，聂洪婷，王纾宜，等，2021. 内淋巴囊肿瘤7例临床病理分析. 临床与实验病理学杂志，37（6）：734-736.

詹娜，汤永飞，2013. 眼睑皮脂腺癌20例临床病理分析. 诊断病理学杂志，20（8）：474-477，482.

张春芳，王永芳，张洪兰，等，2019. 鼻腔低级别非肠型腺癌临床病理分析. 诊断病理学杂志，26（4）：247-250.

张东东，林昶，2016. 不同病理类型鼻乳头状瘤的临床特点相关分析. 国际耳鼻咽喉头颈外科杂志，40（3）：178-181.

张冬梅，魏建国，2017. 肺转移性多形性腺瘤一例. 中华病理学杂志，46（1）：59-60.

张冬梅，魏建国，方三高，等，2019. TFE3和SOX10在颗粒细胞瘤中的表达及其临床意义. 诊断病理学杂志，26（1）：30-33.

张雷，魏建国，许梅，等，2018. 涎腺分泌性癌4例临床病理特征. 临床与实验病理学杂志，34（2）：187-190.

张立英，田玉旺，许春伟，等，2018. 鞍区恶性颅咽管瘤1例并文献复习. 临床与实验病理学杂志，34（8）：921-924.

927.

张明辉，刘艳辉，2018. INI1-缺失性鼻腔鼻窦癌1例并文献复习. 临床与实验病理学杂志，34（12）：1386-1388.

张胜男，姜彦，于龙刚，等，2019. 鼻腔呼吸道上皮腺瘤样错构瘤临床特征分析. 中华耳鼻咽喉头颈外科杂志，54（5）：373-376.

张晓岚，石麒麟，平金良，等，2016. IgG4相关硬化性涎腺炎4例临床病理分析. 浙江医学，38（6）：423-425.

赵晨，张奇伟，卫聪慧，等，2019. 原发性肺多形性腺瘤一例. 中国肿瘤外科杂志，11（1）：73-76.

赵芳，宋琛，卫拴昱，等，2020. 涎腺导管癌AR、HER-2和Ki-67蛋白的表达及分子分型. 山西医科大学学报，51（1）：26-32.

赵萌，刘俊英，王琨，等，2018. WHO（2017）颈部/淋巴结肿瘤和肿瘤样病变分类解读. 临床与实验病理学杂志，34（6）：654-657.

赵艺哗，刘红刚，2016. 鼻腔鼻窦非角化性鳞状细胞癌的临床病理学特征. 中华病理学杂志，45（9）：636-641.

赵越，郑苏月，洪涛，2019. 颅咽管瘤发生的分子生物学机制研究进展. 中华神经外科杂志，35（11）：1178-1180.

郑娇，李长新，马英腾，等，2022. 颌下腺肌上皮癌1例并文献复习. 现代肿瘤医学，30（2）：220-223.

郑凯娟，任美思，乔春燕，等，2022. 2022年WHO唾液腺肿瘤分类（第5版）解读. 中华口腔医学杂志，57（11）：1102-1112.

周传香，石钿印，俞光岩，等，2011. 涎腺嗜酸细胞腺瘤和嗜酸细胞腺癌的临床病理分析. 北京大学学报（医学版），43（1）：52-57.

周全，刘红刚，2011. 腺样囊性癌的研究进展. 中华病理学杂志，40（11）：783-787.

周晓军，陈旭东，2005. 免疫组化在来源不明转移性腺癌鉴别诊断中应用. 临床与实验病理学杂志，21（5）：515-519.

庄莹，吴建农，郑芳，等，2019. 双表型鼻腔鼻窦肉瘤1例. 临床与实验病理学杂志，35（6）：747-748.

宗永生，吴秋良，梁小曼，2000. 鼻咽原发性癌的组织学类型——30年经验总结. 临床与实验病理学杂志，16（3）：238-243.

邹沪煌，于红，陈宇清，等，2017. 原发性肺黏液表皮样癌1例报告并文献复习. 国际呼吸杂志，37（18）：1390-1393.

Anderson GG, Weiss LM, 2010. Determining tissue of origin for metastatic cancers: Meta-analysis and literature review of immunohistochemistry performance. Appl Immunohistochem Mol Morphol, 18（1）：3-8.

Badoual C, 2022. Update from the 5th edition of the World Health Organization Classification of Head and Neck Tumors: Oropharynx and Nasopharynx. Head Neck Pathol, 16（1）：19-30.

Barnes L, Everson JW, Reichart P, et al, 2005. Pathology and genetics of heed and neck tumors. Lyon: IARC Press.

Dennis JL, Hvidsten TR, Wit EC, et al, 2005. Markers of adenocarcinoma characteristic of the site of origin: Development of a diagnostic algorithm. Clin Cancer Res, 11（10）：3766-3772.

El-Naggar AK, Chan JK, Grandis JR, et al, 2017. WHO classification of tumors of head and neck tumours. 4th ed. Lyon: IARC Press.

French CA, 2013. The importance of diagnosing NUT midline carcinoma. Head Neck Pathol, 7（1）：11-16.

Lajer CB, von Buchwald C, 2010. The role of human papillomavirus in head and neck cancer. APMIS, 118（6-7）：510-519.

Mills SE, 2017. 病理医师实用组织学. 4版. 薛德彬，陈健，王炜，译. 北京：北京科学技术出版社.

National Comprehensive Cancer Network, 2013. NCCN Clinical Practice Guidelines in oncology: occult primary (cancer of unknown primary [CUP]). [2022-07-28]. https://lib.chospital.cn/d/file/p/2022/07-29/5fb25470e049e c3f00941a2f39cf3694.pdf.

Parkin DM, Stiller CA, Draper GJ, et al, 2010. The international incidence of childhood cancer. Int J Cancer, 2010, 42（4）：511-520.

Persson F, Andren Y, Winnes M, et al, 2009. High-resolution genomic profiling of adenomas and carcinomas of the salivary glands reveals amplification, rearrangement, and fusion of HMGA2. Genes Chromosomes Cancer, 48（1）：69-82.

Skálová A, Hyrcza MD, Leivo I, 2022. Update from the 5th edition of the World Health Organization Classification of Head and Neck Tumors: Salivary Glands. Head Neck Pathol, 16（1）：40-53.

Skálová A, Stenman G, Simpson RHW, et al, 2018. The role of molecular testing in the differential diagnosis of salivary gland carcinomas. Am J Surg Path, 42（2）：e11-e27.

Stelow EB, Bishop JA, 2017. Update from the 4th edition of the World Health Organization Classification of Head and Neck Tumours: tumors of the nasal cavity, paranasal sinuses and skull base. Head and Neck Pathol, 11（1）：78-87.

Thompson LD, 2008. 头颈部病理学. 刘红刚，译. 北京：北京大学医学出版社.

Torske KR, Thompson LDR, 2002. Adenoma versus carcinoid tumor of the middle ear: a study of 48 cases and review of the literature. Mod Pathol, 15（5）：543-555.

Weindorf SC, Brown NA, Mchugh JB, et al, 2019. Sinonasal papillomas and carcinomas: a contemporary update with review of an emerging molecular classification. Arch Pathol Lab Med, 143 (11): 1304-1316.

Williams MD, 2017. Update from the 4th edition of the World Health Organization Classification of head and neck tumours: mucosal melanomas. Head Neck Pathol, 2017, 11 (1): 1-8.

Wright JM, Vered M, 2017. Update from the 4th edition of the World Health Organization classification of head and neck tumours: odontogenie and maxilla of acial bone tumors. Head Neck Pathol, 11 (1): 68-77.

第四章

肺、胸膜及纵隔

第一节 肺肿瘤标志物

一、正常肺组织的免疫组化表型

了解正常肺及胸膜组织的免疫组化特性对于肿瘤的病理诊断非常有帮助。正常情况下，支气管和细支气管黏膜上皮可表达CK7、CK-L和EMA，以及TTF-1、NapsinA（-/＋）；杯状细胞表达CK、CK7、EMA和MUC5；基底细胞表达CK5/6、p63、p40和EGFR。肺泡上皮细胞表达TTF-1、NapsinA和CK7（图4-1～图4-10）；一般情况下，其相关肿瘤也可有相似的免疫表型。

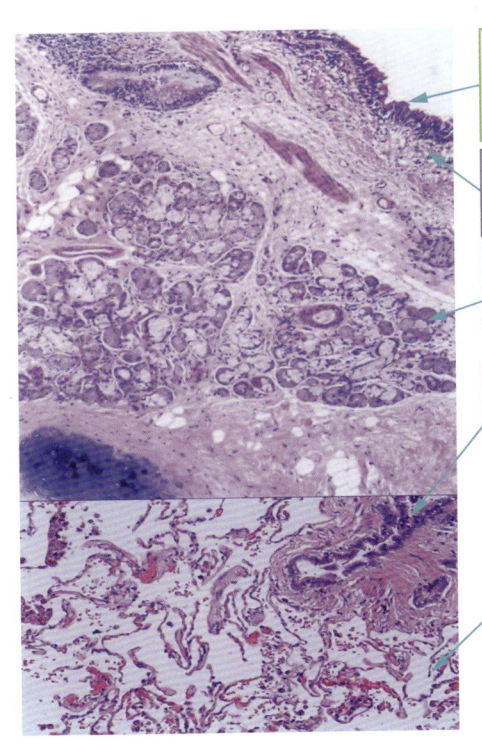

支气管型良性肿瘤：鳞状细胞乳头状瘤、腺型乳头状瘤和混合细胞型乳头状瘤；鳞癌、非终末呼吸单元型腺癌等

支气管黏膜：表面为假复层纤毛柱状上皮，由纤毛细胞、杯状细胞、基底细胞、刷细胞和弥散的神经内分泌细胞等组成
纤毛细胞：CK7+；TTF-1、NapsinA（-/+）
杯状细胞：CK、CK7、EMA和MUC5
基底细胞：CK5/6、p63和p40
神经内分泌细胞：CD56、CgA、Syn

肺神经内分泌肿瘤：主要发生于黏膜下层神经内分泌细胞，表达CD56、CgA、Syn

黏膜下小涎腺（唾液腺型肿瘤）：多形性腺瘤、黏液性腺瘤、黏液性囊腺瘤；黏液表皮样癌、腺样囊性癌和上皮肌上皮癌

小涎腺：免疫表型与涎腺组织相似，表达CK、CL-L、EMA和CEA等；TTF-1和NapsinA阴性
浆液性细胞：细胞质内含酶原颗粒（PASD染色）和淀粉酶阳性
黏液性细胞：黏液染色+

细支气管型肿瘤：细支气管腺瘤（近端型）、肺纤毛性黏液结节性乳头状肿瘤（CMPT）、纤毛腺型乳头状瘤、鳞-腺混合性乳头状瘤、非终末呼吸单元型腺癌

细支气管黏膜：组织结构、细胞构成及免疫表型与支气管黏膜相似

肺呼吸部肿瘤：良性肿瘤有肺泡性腺瘤、乳头状腺瘤、硬化性肺泡细胞瘤和细支气管腺瘤（远端型）；非典型腺瘤样增生、原位腺癌；终末呼吸单元型腺癌

肺呼吸部：单层柱状上皮，有纤毛细胞和分泌细胞（Clara细胞）、纤毛细胞和杯状细胞减少
Clara细胞：CD10、耐淀粉酶消化PASD阳性
Ⅰ肺泡上皮细胞：小窝蛋白和水通道蛋白
Ⅱ肺泡上皮细胞：表面活性蛋白（SPA～SPD）
肺泡巨噬细胞：表达CD68、NapsinA、CD31

胸膜肿瘤：腺瘤样瘤、恶性间皮瘤、肉瘤及血管外皮细胞瘤等

间皮细胞：calretinin、CK5/6、D2-40、WT1、MC、Glut1、IMP3阳性；CEA、BerEP4、MOC-31、PAX8、TTF-1、NapsinA、ER、CD15阴性

图4-1 肺肿瘤的组织发生与相关的免疫组化特性

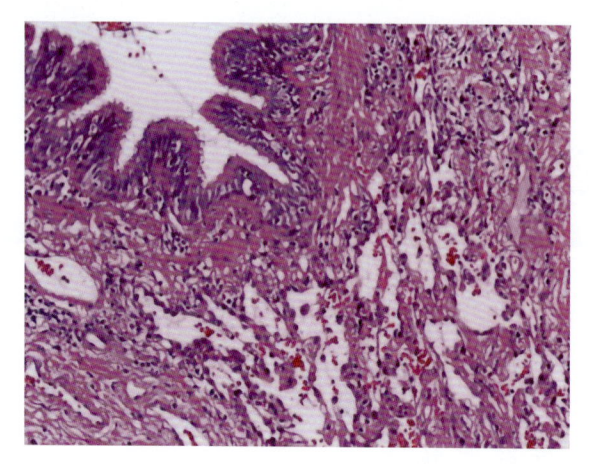

图4-2　正常肺组织，HE

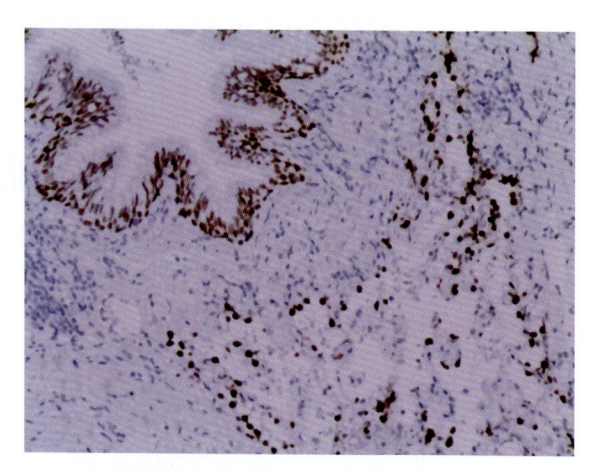

图4-3　正常肺，TTF-1，细支气管柱状上皮、基底细胞及肺泡上皮均阳性

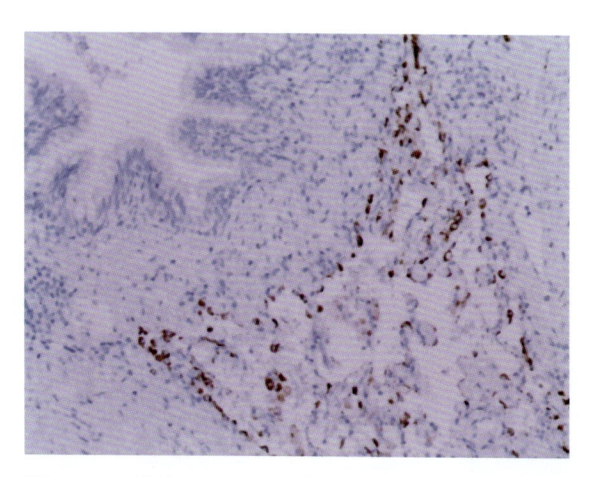

图4-4　正常肺，NapsinA，肺泡上皮阳性；细支气管柱状上皮、基底细胞阴性

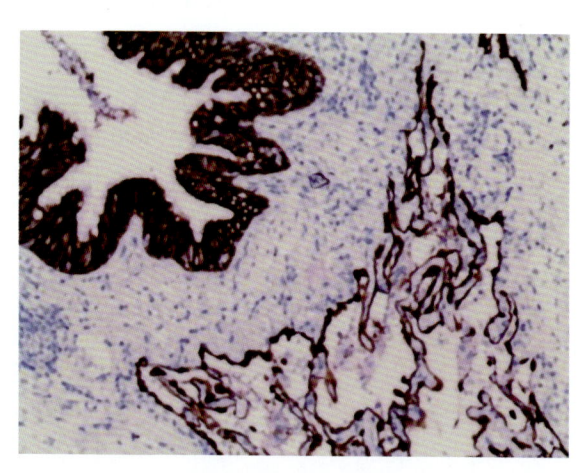

图4-5　正常肺，CK7，细支气管柱状上皮、基底细胞及肺泡上皮均阳性

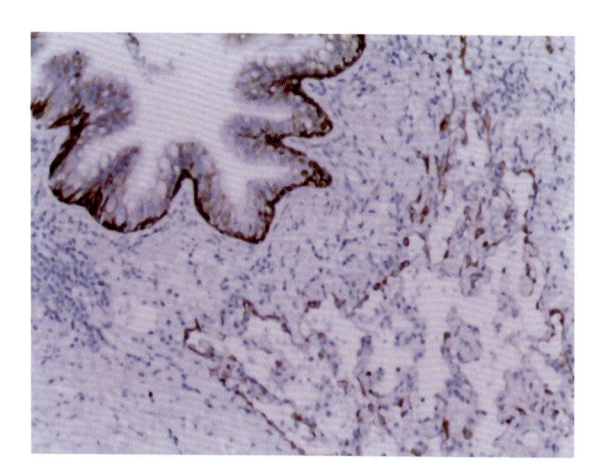

图4-6　正常肺，EGFR，基底细胞及肺泡上皮均阳性；细支气管柱状上皮阴性

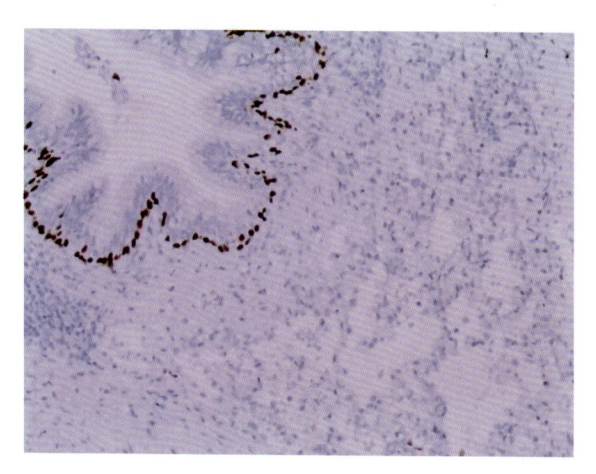

图4-7　正常肺，p40，基底细胞阳性，细支气管柱状上皮及肺泡上皮均阴性

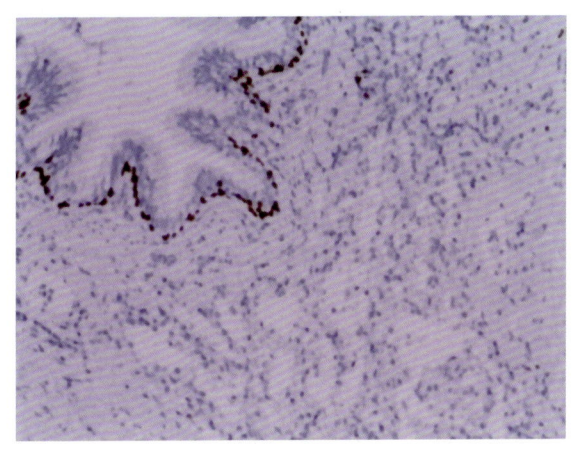

图 4-8　正常肺，p63，基底细胞阳性，细支气管柱状上皮及肺泡上皮均阴性

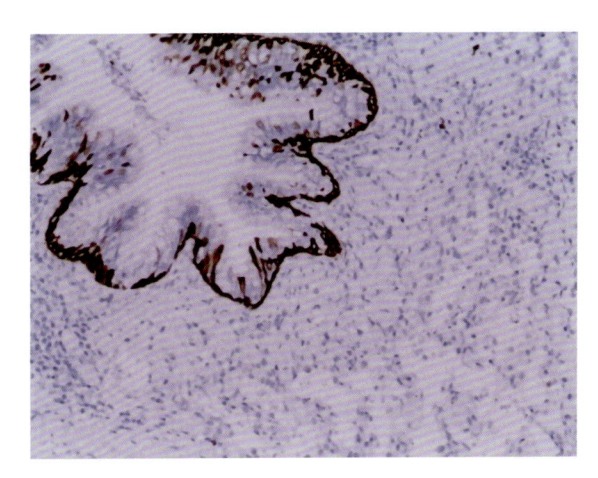

图 4-9　正常肺，CK5/6，基底细胞阳性，细支气管柱状上皮及肺泡上皮均阴性

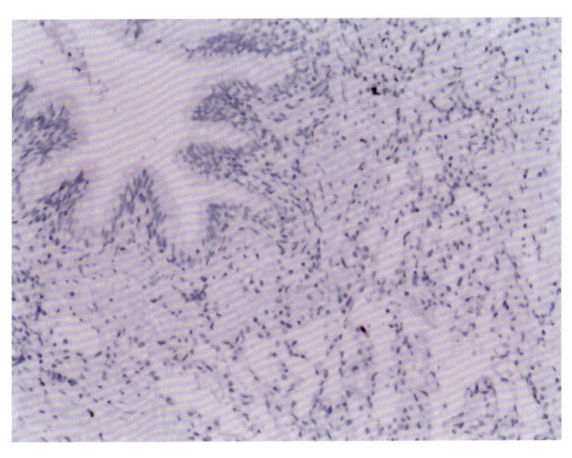

图 4-10　正常肺，CEA，细支气管柱状上皮、基底细胞及肺泡上皮均阴性

二、肺肿瘤相关免疫组化标志物

推荐使用的免疫组化标志物如下。腺癌：TTF-1、NapsinA 和 CK7；鳞癌：p40、p63 和 CK5/6；神经内分泌肿瘤：Syn、CgA、胰岛素瘤相关蛋白 1（INSM1）、CD56、TTF-1、Ki-67。CgA、Syn 和 CD5/6 是最常用的神经内分泌标志物组合，其中 CgA 的特异性最强，CD56 是最为敏感但缺乏特异性的神经内分泌标志物。最近研究认为，INSM1 表达于细胞核，其敏感性和特异性优于现有的神经内分泌标志物，因此，有可能作为新的神经内分泌标志物单独应用于临床病理检测（表 4-1）。

表 4-1　肺肿瘤相关免疫组化标志物

标志物	定位	注释
腺癌标志物：推荐使用 TTF-1、NapsinA 和 CK7		
TTF-1	细胞核	TTF-1 表达于甲状腺腺上皮和肺上皮细胞。在 70%～100% 的非黏液腺癌亚型中表达，肺小细胞癌、小部分未分化大细胞肺癌和非典型类癌、少数典型类癌表达 TTF-1，而肺鳞癌、胸膜间皮瘤不表达，在肺的转移性腺癌中，TTF-1 几乎均阴性，与甲状腺肿瘤鉴别：TG 阴性。最近，发现 TTF-1 在少数卵巢（3%～39%）、子宫内膜（2%～23%）和宫颈腺癌（4%）中表达
NapsinA	细胞质	在正常肺泡 Ⅱ 型上皮细胞和近端与远端肾小管中表达，80% 以上的肺腺癌中表达，其敏感度和特异度均优于 TTF-1；约 3% 的肺鳞癌阳性，肺神经内分泌肿瘤阴性；部分甲状腺癌、肾细胞癌、子宫及卵巢腺癌表达 NapsinA。肺腺癌中高特异性表达，可用于区分原发性肺腺癌和转移性腺癌
CK7	细胞质	几乎 100% 的肺腺癌均表达 CK7，但 CK7 的特异性较低，30%～60% 的肺鳞癌阳性。CK7 也广泛表达于乳腺、胃、卵巢、子宫等的腺癌，需与 TTF-1、NapsinA 联合应用
SP-A/B	细胞质	肺泡表面糖蛋白（SP-A、SP-B）：SP-A、SP-B 仅表达于约 50% 的分化较好的肺腺癌。肺鳞癌、大细胞肺癌和非肺腺癌都不表达
鳞癌标志物：推荐使用 p40、p63 和 CK5/6		
p63	细胞核	＞90% 的肺鳞癌 p63 核强阳性，但 10%～33% 的肺腺癌 p63 呈局灶性低水平表达。另有 15% 神经内分泌癌、22% 小细胞肺癌表达 p63

续表

标志物	定位	注释
p40	细胞核	是p63蛋白的亚型之一，阳性定位在细胞核。被认为是特异性和敏感性最高的鳞癌标志物。与p63相比，p40在肺鳞癌中的敏感性与p63相当，而在肺腺癌和淋巴瘤中几乎不表达，故而特异性也很高，因而p40有可能在研究肺鳞癌时取代p63
CK5/6	细胞质	CK5/6在正常主要表达于鳞状上皮细胞、导管上皮基底细胞、肌上皮细胞和间皮细胞。75%～100%的肺鳞癌阳性，肺大细胞癌及上皮样间皮肿瘤等阳性表达，2%～33%的肺腺癌局灶阳性
34βE12	细胞质	主要表达于正常的鳞状上皮、导管上皮和其他复层上皮。在肺鳞癌、乳腺癌、胰腺癌、胆管癌及膀胱移行细胞癌等肿瘤中表达，在高达89%的肺腺癌中同样表达
DSG3	细胞膜	桥粒黏蛋白（DSG3），85%～90%的肺鳞癌表达DSG3，肺腺癌几乎不表达（＜2%）。DSG3阳性、NapsinA可鉴别85%以上的肺腺癌和鳞癌
与靶向药治疗相关的免疫组化标志物		
EGFR	细胞质/膜	30%～40%非小细胞肺癌（NSCLC）患者存在EGFR基因扩增，检测EGFR基因突变对于指导NSCLC患者临床用药具有重要的参考价值。一般认为评分为3分的可直接使用EGFR-TKI治疗，而当评分为0～2分时，需进一步应用分子学方法检测EGFR基因突变
ALK（D5F3）	细胞质	2%～7%的NSCLC患者会出现ALK基因重排，专家推荐所有含有腺癌成分的NSCLC均需检测ALK。VENTANAALKIHC检测阳性（任何百分比的肿瘤细胞出现很强的颗粒状胞质染色）的病例可直接采用酪氨酸激酶抑制剂（克唑替尼）治疗
PD-1	细胞膜	2016年NCCN指南中明确提出对于无明确驱动基因突变的初诊的晚期NSCLC患者可以进行PD-L1检测，如果PD-L1表达≥50%，初始治疗可以选择PD-1单抗派姆单抗（Keytruda）用药

三、肺癌相关的分子病理诊断

研究表明，非小细胞肺癌（NSCLC）的驱动基因主要有 AKT1、ALK、BRAF、EGFR、HER2、KRAS、MEK1、MET、NRAS、PIK3CA、RET和ROS1。较为常见的肺鳞状细胞癌驱动基因为FGFR1、SOX2及PIK3CA。小细胞肺癌（SCLC）的驱动主要包括抑癌基因 TP53、RB-1、PTEN、NOTCH等的缺失或失活，PIK3CA、EGFR、C-MET、c-KIT、EZH2、PARP-1过表达及FGFR1、SOX2、MYC家族的扩增等。肺大细胞神经内分泌癌（LCNEC）以P53、RB1、KEAP和STK11最为常见，其他突变还包括PIK3CA、RAS通路等。其他肺癌的驱动基因可能与NRAS、BRAF、NGAL、NGAL、HER2、DDR2、ROS1、RET等相关。

（一）分子病理学检测原则

驱动基因突变是非小细胞肺癌的主要致病因素之一，靶向治疗正是针对驱动基因突变，不同的突变类型对靶向药物的敏感性不同，因此根据基因的变异情况选择靶向药物至关重要。当前可用于指导非小细胞肺癌靶向治疗的目标基因越来越多，可用于检测相关基因的方法与试剂也越来越多，临床上需要精准选择合适的检测靶点与方法。中华医学会肺癌临床诊疗指南（2019版）对分子病理学检测的基本原则作了较详细的描述，主要内容如下。

（1）晚期NSCLC组织学诊断后需保留足够组织进行分子生物学检测，根据分子分型指导治疗（1B类推荐证据）。

（2）所有含腺癌成分的NSCLC，无论其临床特征（如吸烟史、性别、种族或其他等），常规进行表皮生长因子受体（EGFR）、间变性淋巴瘤激酶（ALK）、ROS1分子生物学检测（1B类推荐证据）。检测方法为应选择经国家官方批准的试剂及平台设备，具体包括：EGFR突变应用实时聚合酶链反应/扩增阻滞突变系统（RT-PCR/ARMS）检测；ALK融合应用Ventana免疫组织化学法或FISH及PCR方法检测；ROS1融合基因应用RT-PCR/ARMS方法检测（1B类推荐证据）；上述3个基因也可使用获官方批准的NGS检测试剂平台。组织有限和（或）不足以进行分子生物学检测时，可利用血浆游离DNA ARMS法检测EGFR突变（1B类推荐证据）。

（3）NSCLC检测推荐必检基因EGFR、ALK、ROS1和扩展基因BRAF、MET、HER2、KRAS、RET等（2A

类推荐证据）。采用二代测序（NGS）同时检测全部必检基因和扩展基因时需注意选用经过验证质量可靠的平台或试剂产品，也可在常规检测 *EGFR*、*ALK*、*ROS1* 基因阴性之后，再应用NGS检测扩展基因。

（4）对于EGFR-酪氨酸激酶抑制剂（TKI）耐药患者，建议二次活组织检查进行继发耐药 *EGFR* T790M检测；对于无法获取组织的患者，可用血浆循环肿瘤DNA（ctDNA）行 *EGFR* T790M检测（1类推荐证据），常用技术包括Super-ARMS、数字PCR和NGS等。当血液检测阴性时，仍应建议患者行组织检测，明确 *EGFR* T790M突变状态，以指导三代EGFR-TKI治疗的应用选择。

2021版WHO胸部肿瘤分类，除旧版WHO中的 *EGFR*、*ALK*、*KRAS* 基因外，还增加了 *ROS1/RET* 重排、*MET14* 跳跃突变、*BRAF* V600E基因、程序性死亡配体-1（PD-L1）表达及肿瘤突变负荷等治疗反应相关检测项目。

（二）*ALK*基因检测

1. 中国非小细胞肺癌ALK检测临床实践专家共识（2019年）要点　伴有间变性淋巴瘤激酶（*ALK*）基因融合的肺癌是非小细胞肺癌一个重要的临床亚型。ALK抑制剂对伴有 *ALK* 基因融合的晚期非小细胞肺癌患者显示出显著的临床获益。选择准确、快速、恰当的ALK检测方法，筛选出适用ALK抑制剂的目标人群具有重要临床意义。目前已有三代ALK抑制剂，包括已于国内外获批的克唑替尼、色瑞替尼、艾乐替尼、布加替尼，以及尚处于临床试验阶段的恩沙替尼及劳拉替尼等。针对不同检测人群、检测标本，选择恰当的检测方法，并制定、优化及遵守规范化检测流程才能获得准确的检测结果，使患者得到最大程度的获益。现将上述"专家共识"要点摘要如下（表4-2）。

表4-2　中国非小细胞肺癌ALK检测临床实践专家共识要点*

1）ALK检测的临床意义	①伴有 *ALK* 基因融合的不可手术晚期非小细胞肺癌患者接受 *ALK* 抑制剂治疗，客观缓解率和无进展生存时间显著优于含铂化疗，并改善患者的生活质量。反之，*ALK* 基因融合阴性患者并不能从 *ALK* 抑制剂治疗中获益；②伴有 *ALK* 基因融合的非小细胞肺癌手术患者与预后差相关，无复发生存时间较短
2）ALK检测的适用人群	①所有经病理学诊断为肺浸润性腺癌（包括含腺癌成分）患者均需进行 *ALK* 基因融合检测；②经活检组织病理学证实为非腺癌的晚期非小细胞肺癌患者推荐进行 *ALK* 基因融合检测
3）ALK检测基因异常类型[#]	初治患者进行 *ALK* 基因异常检测时，必须检测是否存在基因易位/融合/表达，可进行 *ALK* 融合变体亚型检测及易位丰度检测等
4）ALK检测方法及判读标准	①Ventana-D5F3 IHC、FISH、RT-PCR、NGS均可用于 *ALK* 基因融合检测，判读标准参照规范的试剂盒说明书；②非Ventana-D5F3抗体进行免疫组织化学检测仅用于初筛
5）ALK检测的标本类型	①检测标本优先使用肿瘤组织标本；②肿瘤组织标本不满足要求时，推荐使用细胞学标本；③对于少数客观上不能获得组织或细胞学标本的晚期肺癌患者，可尝试血液/脑脊液检测
6）ALK检测策略优化	①优先应用Ventana-D5F3 IHC进行ALK检测；②当和其他基因（如 *EGFR*、*ROS1* 等）一起检测时，可以联合FISH和RT-PCR，或进行RT-PCR或NGS多基因检测；③当怀疑检测标本有质量问题时，优先应用FISH检测；④临床病理特征可用于优先检测项目及方法的选择
7）ALK检测临床实践中存在的问题及解决策略	①所有病例包括本单位检测或外送检测的肿瘤组织或细胞学标本应由病理医师进行肿瘤细胞含量的评估；②当存在IHC、FISH、RT-PCR、NGS检测结果不一致时，临床医师应与检测医师或相关人员沟通，确保检测结果均无异议时，可进行ALK抑制剂的治疗；③临床医师应对外送检测的独立实验室进行质量评价；④临床医师与组织病理医师及分子检测人员应及时就 *ALK* 基因检测进行必要的沟通，包括 *ALK* 基因检测前、*ALK* 基因检测后及服用ALK抑制剂耐药后再次检测时
8）ALK检测的室内外质控	①检测实验室应在临床应用前建立及优化ALK检测规范化操作流程，并进行必要的性能验证；②检测实验室应定期参加ALK检测室间质评活动，每年至少2次；③检测实验室均应设置阴、阳性对照；④检测实验室应指定专人负责 *ALK* 基因检测的质量控制，定期组织人员比对、培训及数据总结和分析
9）ALK抑制剂耐药机制检测	①对于ALK抑制剂耐药的患者，基因检测内容应由临床医师和分子病理检测医师共同讨论决定；②耐药患者进行基因检测时，建议优先应用NGS检测，检测内容包括获得性突变和融合突变类型等

*摘自：中国非小细胞肺癌ALK检测临床实践专家共识（2019年）。# ALK检测基因异常类型：*ALK* 除最常见与 *EML4* 融合外，也可以与 *TFG*、*KLC1*、*SOCS5*、*H1P1*、*TPR*、*BIRC6* 等基因融合。目前至少发现了20多种 *EML4-ALK* 融合变体亚型。

2. ALK检测方法比较　Ventana-D5F3 IHC、FISH、RT-PCR、NGS均已获国家药品监督管理局（NMPA）批准用于 *ALK* 重排的临床检测；上述多种技术都可以选择，各有优缺点，存在一定的互补性。ALK

Ventana IHC因为操作简便、价格低廉、适于普及等优点被广泛使用，非Ventana-D5F3抗体进行免疫组织化学检测仅用于初筛，其中FISH为临床检测的金标准（表4-3）。

表4-3 ALK检测方法比较

鉴别点	Ventana-D5F3	FISH	RT-PCR	NGS
融合基因	所有融合型，但不能区分	所有融合型，但不能区分	已知的融合型	已知或未知的融合型
优势	目前最快速、经济的方法，操作方法成熟且结果判读标准简单	特异性高，被认为是目前检测ALK融合基因的金标准	灵敏度和特异度均较高，优势在于其客观性，不依赖于主观分析	除ALK融合基因外，还可同时检测多个基因突变
缺点	判断有一定的主观性。无法直接检测融合基因	操作烦琐，价格高，技术操作普及困难，须有50个以上的肺癌细胞进行阳性判读	对于检测环境和标本质量都有比较高的要求，无法检测未知的融合型，对RNA质量要求较高	成本较高，检测流程复杂，影响因素繁多
检测结果	具有较高的灵敏度及特异度（95%～100%）	单独采用FISH或IHC检测时会被漏检	只能检测已知ALK融合基因类型，存在假阴性可能	检测范围仅局限于特定的常见位点，罕见融合可能漏检

3. Ventana-D5F3 IHC检测结果判断 判读标准参照试剂盒说明书。排除一些已知的染色（如色素等）后，肿瘤病例中存在很强的颗粒状胞质染色（任何百分比的阳性肿瘤细胞）即为ALK阳性（图4-11～图4-16）。

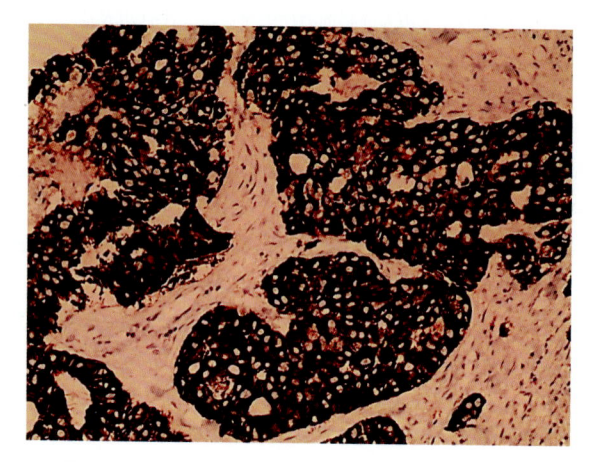

图4-11 肺腺癌ALK阳性，细胞质均一强阳性

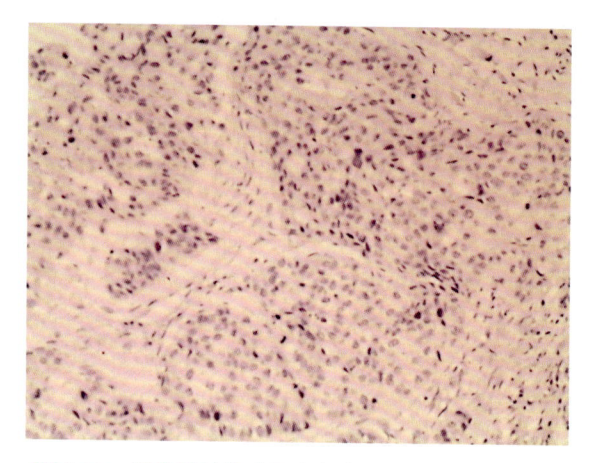

图4-12 阴性质控片（同左例），无色素等背景染色

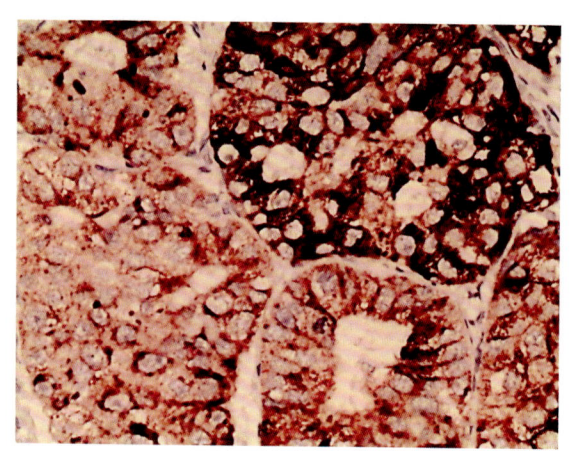

图4-13 肺腺癌ALK阳性，有异质性表达

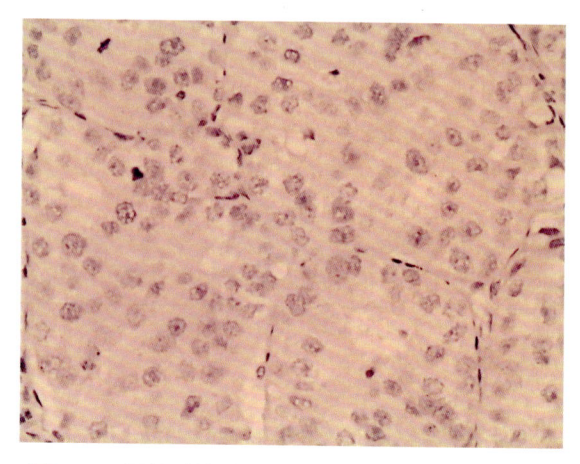

图4-14 阴性质控片（同左例），无色素等背景染色

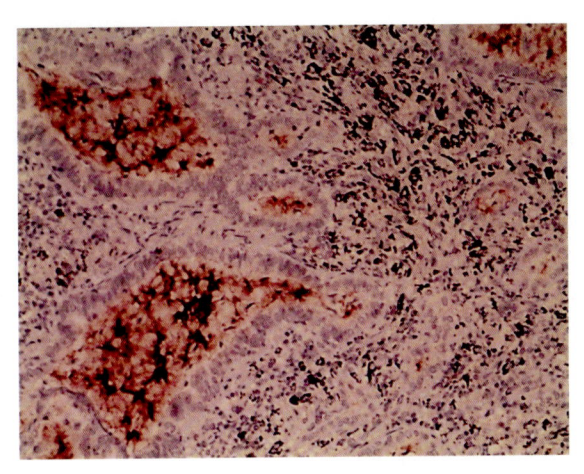

图4-15 肺腺癌，ALK阴性，背景黏蛋白和色素着色

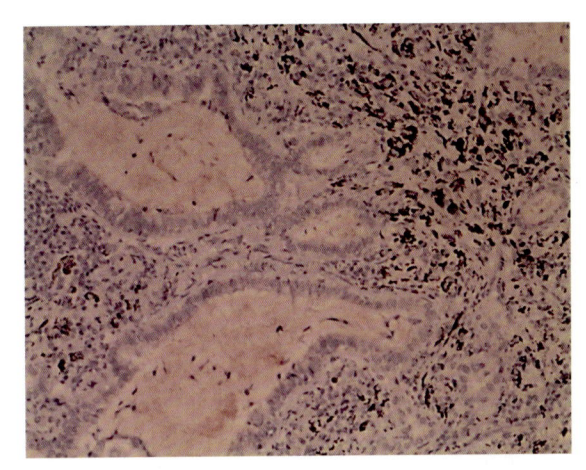

图4-16 阴性质控片（同左例），背景黏蛋白和色素着色

（三）EGFR基因突变检测

1. *EGFR*基因突变检测的临床意义 表皮生长因子受体（EGFR）基因突变是东亚人群中非小细胞肺癌（NSCLC）最常见的驱动基因突变，发生率为30%～40%。近年来，表皮生长因子受体酪氨酸激酶抑制剂（EGFR-TKI）等靶向药物已经成为晚期NSCLC重要的治疗方式之一，一系列国内外临床研究已证实EGFR靶向治疗能显著降低在*EGFR-TKI*基因突变的晚期NSCLC患者疾病进展或死亡风险，改善患者生活质量。

目前临床常用的EGFR-TKI主要有吉非替尼（Gefitinib，易瑞沙）、厄洛替尼（Erlotinib，特罗凯）、埃克替尼（Icotinib，凯美钠）、二代TKI（阿法替尼）及针对耐药后的三代TKI（AZD9291、CO1686等）。

2. 目标人群 推荐所有病理诊断为肺腺癌、含有腺癌成分和具有腺癌分化的NSCLC患者进行*EGFR*基因突变检测，建议对于小活检标本诊断的或不吸烟的鳞癌患者也进行检测。

3. *EGFR*突变类型 *EGFR*突变主要包括4种类型：外显子19缺失突变（19del）、外显子21点突变（L858R，L861）、外显子18点突变（G719X，G719）和外显子20插入突变。肺腺癌患者*EGFR*基因敏感突变阳性率在高加索人群约为10%，在亚裔人群和我国均为50%左右。

4. *EGFR*基因突变检测方法 中国非小细胞肺癌患者表皮生长因子受体基因突变检测专家共识（2016版）列出可用于*EGFR*基因突变检测的方法，包括直接测序法、基于即时PCR基础上的方法［如突变扩增阻滞系统（ARMS）］、片段长度分析、变性高效液相色谱技术等。这些方法各有优势和劣势，不管使用何种检测方法，均应包括以下敏感及耐药突变。

免疫组化法检测*EGFR*突变也有较高的灵敏度和特异性，但免疫组化抗体种类参差不齐，且受样本差异性的限制，导致其尚未被用作高效快速的*EGFR*检测手段。免疫组化方法可用于检测*EGFR*外显子19的框内缺失突变（delE746-A750）和外显子21的点突变（L858R）。其中：检测delE746-A750的抗体有两种克隆号，分别为6B6（CST公司）和SP111（Ventana公司）；检测L858R的抗体也有两种克隆号，分别为43B2（CST公司）和SP125（Ventana公司）。

5. 免疫组化染色评分标准 通常按照细胞质和（或）细胞膜染色强度及阳性细胞数量进行：≤10%的肿瘤细胞无或仅呈微弱着色为0分；＞10%的肿瘤细胞呈弱着色为1分；肿瘤细胞呈中度着色为2分；肿瘤细胞呈强着色为3分。结果判断标准：0分为阴性，1～3分为阳性。

6. 免疫组化染色评分与EGFR-TKI疗效 一般认为评分为3分的可直接使用EGFR-TKI治疗，而评分为0～2分需进一步应用分子学方法检测*EGFR*基因突变。

第二节 肺 肿 瘤

一、肺肿瘤的免疫组化表型

原发性肺癌临床上一般分为小细胞肺癌（SCLC）和非小细胞肺癌（NSCLC），后者包括鳞状细胞癌、腺癌和大细胞肺癌。有神经内分泌成分的大细胞肺癌和SCLC归为神经内分泌肺癌，其他类型归为非神经内分泌肺癌（表4-4）。

表4-4 肺肿瘤的免疫组化表型及组织诊断原则

肿瘤	免疫表型特点及注释
非小细胞癌（NSCC）	应该尽可能细分类型，如腺癌、鳞状细胞癌；强调使用免疫组化（IHC）确定组织分型（推荐使用CK5/6、CK7、TTF-1、NapsinA、p40和p63区分腺癌和鳞状细胞癌）。驱动基因主要有 *AKT1*、*ALK*、*BRAF*、*EGFR*、*HER2*、*KRAS*、*MEK1*、*MET*、*NRAS*、*PIK3CA*、*RET*和*ROS1*等
非特指型NSCLC	应当是除外性诊断，必须在形态学无鳞状细胞癌或腺癌特点和（或）特殊染色及免疫组织化学检测无法提供帮助或不明确时才建议使用
非黏液型腺癌	肿瘤可为附壁生长型、腺泡型、乳头型和微乳头型癌，表达CK7、TTF-1、NapsinA、SP、EMA，不表达CK20、CDX2、Vimentin、CK5/6。EGFR、ALK在肺腺癌中均表现出较高的突变率
浸润性黏液型腺癌（IMA）	肿瘤细胞富有黏液的杯状细胞和柱状细胞，表达CK7、HNF4α、CDX2、CK20、Villin阴性或仅部分呈弱阳性。约90%的病例*KPAS*突变，常不表达TTF-1、NapsinA。EGFR和ALK阳性率较其他腺癌亚型阳性稍低
胶样腺癌	黏液含量一般要求＞50%，而IMA的黏液含量通常＜50%。肿瘤细胞表达CK20、MUC2、CDX2和Villin，可弱表达或局灶表达TTF-1、CK7和NapsinA。常缺乏*EGFR*突变及*ALK*重排，部分病例有*KRAS*突变
胎儿型腺癌	瘤细胞表达TTF-1、CgA、突触素（90%），也可表达CgA/Syn（50%）、AFP、Glypican3和SALL4（高级别）。存在*CTNNB1*基因突变。与子宫内膜癌（TTF-1阴性/PAX8、ER、PR阳性）鉴别
肠型腺癌	有≥50%的肠型腺癌成分才能诊断肠型腺癌，形态学上类似于肠道腺癌，免疫组化上表达至少一种结直肠癌标志物，如CK20、CDX2、Villin阳性；有时与结肠腺癌无法完全区别（有少数转移性结肠癌TTF-1阳性）
微乳头型腺癌（MPA）	定义为微乳头成分≥肿瘤5%的比例。表达TTF-1、NapsinA、CK7、EMA、E-Cadherin、β-catenin阳性；CK20阴性。*EGFR*突变率较高。MPA的细胞特征是极向翻转，即微乳头的间质侧EMA阳性
实体型腺癌	实体型腺癌黏液染色显示含有细胞内黏液的肿瘤细胞≥5个/2HPF。注意与鳞癌和大细胞癌鉴别
鳞状细胞癌	目前国际分类分为角化型、非角化型、基底样鳞状细胞癌（基底细胞比例＞50%）3种浸润癌亚型。诊断肺鳞状细胞癌时需注意与转移性鳞癌鉴别。表达p40、p63、CK5/6、CEA、34βE12；较少表达TTF-1或CK7。常见的一些突变基因包括*TP53*、*TP63*、*SOX15*、*PIK3CA*、*FGF19*扩增等，缺乏*ALK*、*EGFR*等突变
腺鳞癌（ASC）	诊断基于手术完整切除的标本，指含有腺癌及鳞状细胞癌两种成分，每种成分至少占肿瘤的10%。通过TTF-1和p63的免疫组化染色，ASC又可以进一步分为4个亚组，即TTF-/＋和p63-/＋，要求不同的细胞群分别表达鳞或腺的标志物，ASC患者中*EGFR*突变和PI3K信号通路上的分子突变事件发生率明显增高，分别为30%和25%，而*KRAS*突变比例明显偏低
肺大细胞癌（PLCC）	是未分化型NSCLC，缺乏小细胞癌、腺癌及鳞状细胞癌的细胞形态、组织结构和免疫组织化学特点。需要手术标本经充分取材后作出诊断，非手术切除标本或细胞学标本不能诊断。可有CK阳性，TTF-1、NapsinA、p40、p636、CK5/6等局灶阳性或表达不满意；诊断大细胞癌的先决条件是肺腺癌标志物（TTF-1、NapsinA）和鳞癌标志物（p40、p63、CK5/6）及黏液染色均为阴性；注意与鳞癌实体亚型、非角化型鳞癌和腺鳞癌鉴别
肺神经内分泌肿瘤（NET）	只有在具有神经内分泌形态学特征基础上，至少有一种神经内分泌标志物明确阳性，阳性细胞数＞10%肿瘤细胞数时才可诊断神经内分泌肿瘤。当出现神经内分泌形态（细颗粒状染色质、铸型核、周边栅栏状）时，用一组分子标志物证实神经内分泌分化，如CD56、CgA、Syn、TTF-1、CK、Ki-67等。10%～20%的肺鳞癌、腺癌、大细胞癌在光镜下无神经内分泌形态，但有神经内分泌免疫表型和（或）电镜下的神经内分泌颗粒，建议诊断为非小细胞癌伴神经内分泌分化。表达CgA、Syn、CD56，也可表达CK、CD117；Ki-67增殖指数具有诊断和分级双重意义，能从类癌中分出高等级的小细胞癌和LCNEC（Ki-67阳性细胞常＞50%）

续表

肿瘤	免疫表型特点及注释
小细胞肺癌（SCLC）	形态特点为肿瘤细胞小（<3个静止的淋巴细胞），细胞质稀少，核质比高，细颗粒状染色质，无核仁或细小核仁，免疫组化表达CgA、Syn、CD56。也可表达CK，细胞核分裂数高（Ki-67阳性细胞常>50%）
复合型SCLC	是指小细胞癌合并NSCLC的任何一种组织学类型，如腺癌、鳞状细胞癌、大细胞癌、肉瘤样癌或大细胞神经内分泌癌（LCNEC）；前4种非神经内分泌癌成分无比例要求，合并LCNEC时至少含10% LCNEC成分
大细胞神经内分泌癌（LCNEC）	组织学具有神经内分泌形态特点（菊形团或外周栅栏状）、细胞体积偏大（淋巴细胞的3倍以上）、细胞质丰富，核仁明显且染色质粗糙。免疫组织化学染色表达CgA、Syn、CD56，也可表达CK、CD117；41%～75%的LCNEC表达TTF-1，约60%的LCNEC表达CK7。LCNEC具有高突变负荷（8.5～10.5个突变/Mb），其中以 *TP53*、*RB1*、*KEAP* 和 *STK11* 最为常见，其他突变还包括 *PIK3CA*、*RAS* 等
复合型LCNEC	指LCNEC伴有非神经内分泌癌成分，没有含量比例要求
淋巴上皮瘤样癌	表达CKpan、CK5/6、p40、p63，提示鳞状细胞来源。同时CD3和CD20阳性的淋巴细胞浸润。EB病毒阳性
NUT癌	>50%的NUT癌的肿瘤细胞显示NUT抗体斑点状核阳性；多数CKpan阳性，其他EMA、BerEP4、CEA的结果报道不一。大部分病例有p63/p40核表达，提示鳞状细胞来源。CD34、CgA、CgA和TTF-1偶阳性。诊断NUT癌需要免疫组织化学证明NUT蛋白表达或有NUT重排
硬化性肺泡细胞瘤	90%～100%两型细胞均表达TTF-1，但与表面细胞比较，圆细胞的染色强度稍弱。表面细胞弥漫一致性表达NapsinA、CKpan、CK7和SP，大部分表达CAM5.2；而圆细胞不表达CKpan和SP，不表达或仅呈局灶性弱表达NapsinA，仅31%的病例表达CK7，17%的病例表达CAM5.2。除此之外，圆细胞通常一致性表达Vimentin
血管周围上皮样肿瘤	可表达HMB45、MelanA、S-100、CD117、ER、PR；透明细胞肿瘤也可能S-100阳性。LAM：SMA阳性同时S-100阴性；透明细胞瘤常PSA强阳性

二、常见的肺部良性肿瘤

1.抗体选择　腺癌标志物（CK、CEA、CK7、TTF-1、NapsinA）、鳞癌标志物（p40、p63、CK5/6）加Ki-67。

2.注释

（1）从组织发生学角度分类：可起自支气管和细支气管黏膜上皮、肺泡上皮和支气管黏膜下小涎腺。支气管型良性肿瘤：鳞状细胞乳头状瘤、腺型乳头状瘤和混合细胞型乳头状瘤。细支气管型肿瘤：细支气管腺瘤（BA）、肺纤毛性黏液结节性乳头状肿瘤（CMPT）、肺孤立性周围性纤毛腺型乳头状瘤（SPCGP）等（表4-5）。

（2）支气管型和细支气管型良性肿瘤的最大特点为存在由基底细胞层和腔面细胞层构成的双层细胞结构及缺乏核异型性，免疫组化基底细胞层连续表达p63、p40、CK5/6；腔面细胞层常保存纤毛细胞和化生的黏液上皮并表达相关的免疫组化标志物，这些特性对鉴别其相对应的恶性肿瘤，包括原位腺癌和腺癌非常重要，后者瘤细胞有异型性，基底细胞和纤毛细胞常消失。在常规HE切片上，基底层细胞有时难以辨认，特别是冰冻时常难以辨认，建议在此类病变的诊断过程中加做免疫组化基底细胞标志物，如CK5/6、p40或p63，可清楚地勾画出基底细胞层。

（3）BA分为近端型和远端型，CMPT归属于近端型中的一个亚型。近端型和远端型形态学特征可有重叠过渡。远端型腔内细胞可表达TTF-1，而近端型则为阴性或弱阳性。基底细胞p40和（或）CK5/6可呈阳性。存在连续的基底细胞层、纤毛细胞和缺乏核异型性是BA与肺腺癌（包括原位腺癌）的鉴别要点（图4-17～图4-20）。

（4）肺呼吸部的良性肿瘤，如肺泡性腺瘤、乳头状腺瘤和细支气管腺瘤（远端型）等。腔面细胞中缺乏黏液和纤毛细胞，甚至仅为Clara或肺泡上皮细胞，免疫组化表达CK7、EMA、TTF-1、NapsinA及表面活性蛋白（SPA～SPD）；基底细胞免疫组化标志物阴性。

（4）鉴别诊断

1）肺乳头型腺癌：比较乳头状结构或实性区细胞的形态异型性有助于鉴别。

乳头型腺癌是真性乳头即间质内含增生的纤维血管轴心，表面衬覆异型性较大的肺泡上皮，常常伴有微乳头结构。而PSP是间质内含圆形间质细胞散在或实性分布，表面衬覆轻度异型的立方上皮，构成乳头性结构，可伴间质硬化，可称为细胞性乳头结构，伴组织细胞、泡沫细胞聚集及钙化等。

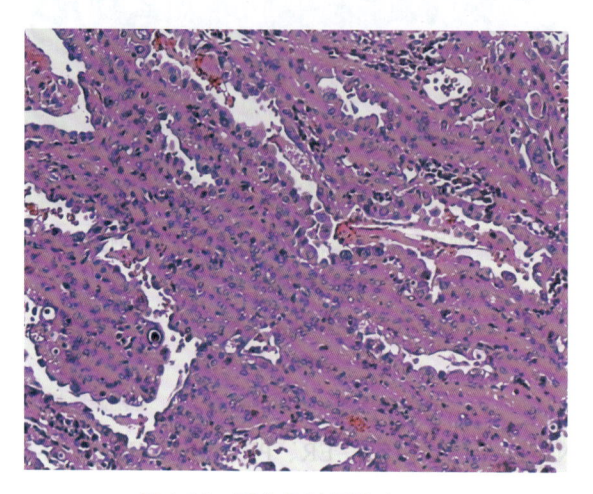

图4-21 硬化性肺细胞瘤，HE

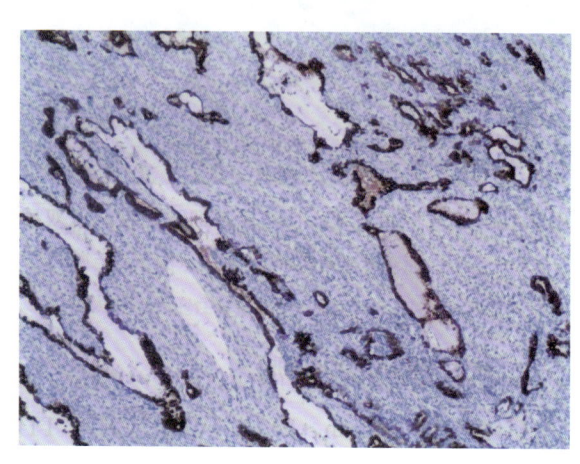

图4-22 硬化性肺细胞瘤，CK，表面细胞阳性，基质细胞阴性

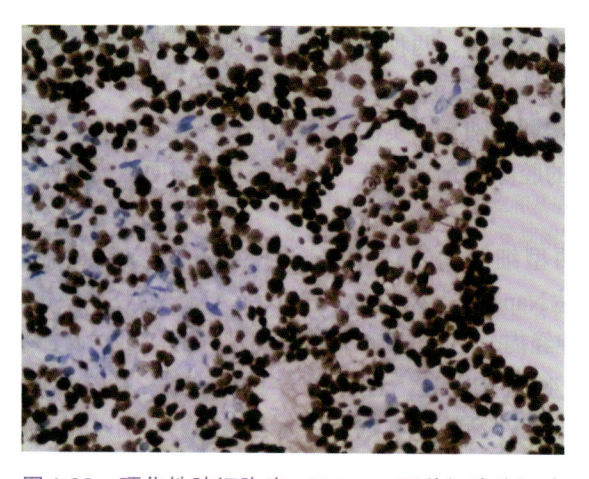

图4-23 硬化性肺细胞瘤，TTF-1，两种细胞均细胞核阳性

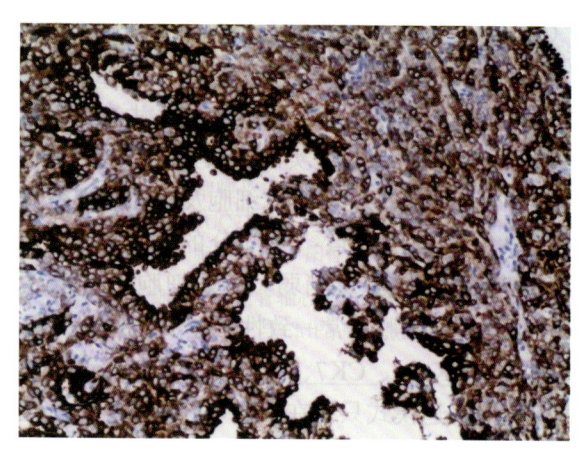

图4-24 硬化性肺细胞瘤，EMA，基质细胞染色较弱

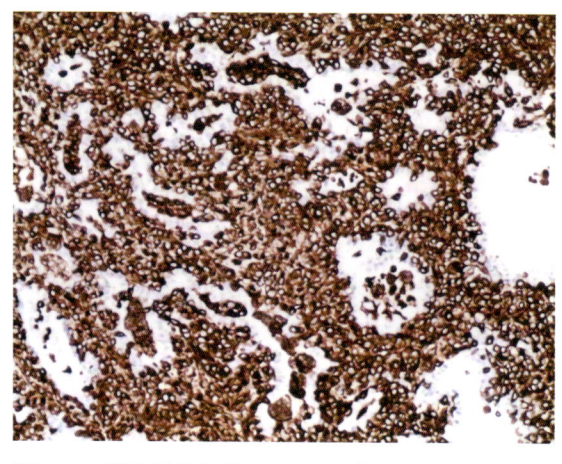

图4-25 硬化性肺细胞瘤，Vim，基质圆形细胞强阳性

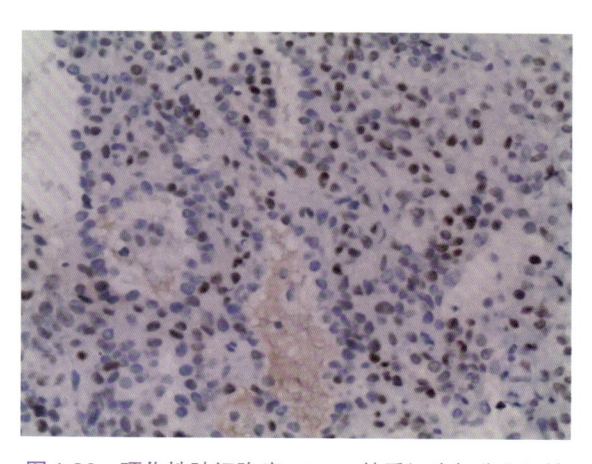

图4-26 硬化性肺细胞瘤，ER，基质细胞部分弱阳性

2）实性肺腺癌：其镜下的实性区域表现为实性的片状细胞组成，伴有促间质反应及具有侵袭性，而PSP则由圆形间质细胞密集组成，伴间质硬化、表面立方细胞轻度增生，或出现其他四种结构时即可排除。最后，免疫组化中PSP两种细胞均表达TTF-1、EMA及NapsinA，圆形间质细胞表达Vimentin，而肺腺癌中异型的肺泡上皮阳性但纤维血管间质是阴性的。与肺腺癌比，PSP增殖指数Ki-67明显较低。

3）肺类癌：实性区为主时，PSP易与其混淆。区别在于PSP的瘤细胞弥漫分布于肺间质内，细胞形态大小一致，无异型性且核分裂少见。免疫组化PSP的两种细胞EMA、TTF-1及圆形间质细胞Vimentin阳性，而神经内分泌指标Syn、CgA、CD56多为阴性；肺类癌不表达EMA和TTF-1，神经内分泌标记为Syn、CgA、CD56阳性。

4）海绵状血管瘤：需要与以出血区为主的PSP鉴别，前者形态单一，而PSP往往可见实性区、乳头状结构及硬化区，TTF-1、EMA阳性可鉴别。

四、前驱腺体病变与微浸润性腺癌

1.抗体选择　CEA、CD15、β-tubulin-Ⅲ、CD10、CyclinD1、p53、CD34、Ⅳ型胶原、Ki-67。

2.注释

（1）腺体前驱病变包括不典型腺瘤样增生（AAH）和原位腺癌（AIS）。由于AAH与AIS的鉴别存在一定困难，强调AIS通常更大（＞0.5cm），肿瘤细胞更加丰富、拥挤且AIS的细胞异型性更大，而且肿瘤性肺泡形态与周围正常肺泡转换更加突然，而在AAH两者可见渐进改变的过程（图4-27～图4-34）。

（2）微浸润性腺癌（MIA）指一类小的（≤3cm）、局限性腺癌，癌细胞以贴壁生长方式为主，任一视野下间质浸润的最大径≤0.5cm。如果存在多处间质浸润，只需测量最大浸润面积的最大直径，而不能将多处浸润灶相加计算。

（3）MIA浸润成分的判断指标：①出现贴壁生长以外的类型，如腺泡状、乳头状、微乳头状或实性类型；②癌细胞浸润肌成纤维细胞间质（SMA）。

（4）免疫组化在诊断与鉴别诊断中可能有一定的作用。建议选择CEA、CyclinD1和CD15、CD34、Ⅳ型胶原、p53和Ki-67等（表4-7）。

1）CEA：CEA在肺非肿瘤性细胞中不表达，在肿瘤性细胞中表达，但在AAH与Clara细胞腺癌之间表达无差异，从而限制了CEA在BAC和AAH鉴别诊断中的应用。CEA在低级别AAH中的表达明显低于早期BAC和晚期BAC，高级别AAH中CEA的表达也低于晚期BAC，但高级别AAH与早期BAC之间无明显差异。Chandan等研究显示BAC至少表达CEA、B72.3和CD15三项标记中的两项，而AAH则均呈阴性。

2）CyclinD1：表明CyclinD1过表达是肺腺癌发生中的一个早期事件，有可能成为肺腺癌与AAH鉴别诊断的指标。此外，STAT3和BCL2在非小细胞肺癌组织中的表达水平明显高于正常肺组织，提示CyclinD1、STAT3、BCL2可能在肺癌的发生发展中发挥重要作用，由此可望寻找到新的非小细胞肺癌的诊断方法和治疗靶点。

3）p53：Kitamura等研究发现p53在BAC中的表达高于AAH，而Kerr等的研究结果则显示p53在AAH和腺癌之间没有差异。

4）CD10：有研究CD10在肺癌中的表达（＜33%）明显低于肺良性肿瘤（88%）及正常肺组织（95%），有助于鉴别诊断。

5）国内杨清海等研究显示，Ⅲ型β-微管蛋白（β-tubulin-Ⅲ，TUBB3）、CD34、Ⅳ型胶原（coagenⅣ）和Laminin抗体组合，有助于AAH、AIS、MIA和浸润性肺腺癌（IA）的鉴别：①TUBB3在IA（包括腺泡型腺癌、乳头状腺癌、微乳头状腺癌及实性腺癌）中均强阳性，在AAH、AIS及MIA的原位瘤成分中均阴性，在原位及浸润性黏液腺癌中均阴性；②AAH、AIS及MIA中的原位癌成分的基膜和间质细胞中CD34均呈阳性、原位黏液腺癌及各类IA中无CD34阳性的间质细胞和基膜。AAH、AIS及MIA的原位癌成分有CoagenⅣ-Laminin阳性的基膜围绕，后两者基底膜明显增厚，各类IA成分无基膜围绕。认为TUBB3可作为非黏被型肺腺癌早期浸润灶的标志物。

6）微小浸润性腺癌与附壁为主型腺癌的鉴别：微小浸润性腺癌是通常≤3cm的孤立性病变，癌细胞主要呈附壁型生长，浸润区域的最大径≤0.5cm，浸润成分可以是附壁型生长方式以外的任何方式，如腺泡、乳头、微乳头、实体、胶样、胎儿型或浸润性黏液腺癌，一旦出现淋巴管、血管、气道或胸膜浸润，或出现肿瘤坏死和肿瘤细胞（包括微乳头状癌细胞团、实性癌细胞团或单个癌细胞）播散到肿瘤周边的肺泡腔及小气道，就不能诊断微小浸润性腺癌（图4-35～图4-38）。

根据笔者的经验，建议选择CEA、CyclinD1和CD15，CD34、Ⅳ型胶原、p53和Ki-67不易判读，特别是CEA在多种良性和恶性肿瘤的判断中（如宫颈腺癌、胃肠腺癌）都起着重要的作用。

（5）分子特征：肺腺癌发生发展的AAH-AIS-MIA-贴壁型生长的浸润性腺癌连续体拥有一系列相应分子特征，有助于肺腺癌发生的精确诊断。研究发现AAH的基因组呈克隆性，染色体的杂合度丢失，包括多种驱动基因如*EGFR*、*BRAF*、*KRAS*的突变，其中*BRAF*突变最为常见，其次是*KRAS*突变。多种基因参与AIS向MIA的进展：*EGFR*扩增在有*EGFR*突变的肺腺癌中的AIS到MIA发展过程中常常发生，*TP53*突变频率增加，*TGFBR2*的抑制也与侵袭相关。

表4-7　肺浸润前病变和微浸润性腺癌鉴别诊断表

鉴别点	不典型腺瘤样增生（AAH）	原位腺癌（AIS）	微浸润性腺癌（MIA）
肿瘤大小	病变≤0.5cm，肺泡Ⅱ型细胞沿肺泡壁上局部增生，保留原有肺泡壁结构	是指小的局灶性结节（肿瘤直径≤3cm）、单纯贴壁生长模式的腺癌。特征是细胞按有序的条索状排列，呈小而平的单层排列	是指小的（肿瘤直径≤3cm）孤立性腺癌，以贴壁型成分为主，且浸润成分最大径≤5mm
组织结构	增生细胞在肺泡壁上不连续排列生长	瘤细胞沿着原有的肺泡壁连续排列生长，保留原有肺泡结构，或靴钉样突起	在原位腺癌基础上伴有间质浸润，后者可为任何一种组织学亚型
过渡现象	增生与正常肺泡逐渐过渡	与周围正常肺泡转换更加突然	突然过渡
细胞排列	单层细胞排列，相邻细胞间有裂隙，呈不连续排列	瘤细胞大多单层、密度适中，沿肺泡壁无细胞间隔地生长	肿瘤细胞排列拥挤、重叠并成簇或成堆地向腔内生长
细胞形态	立方状肺泡上皮数量增加，细胞无明显异型性	肿瘤细胞轻至中度异型，部分细胞可增大、深染，但未见核仁及核分裂象	肿瘤细胞核相对较大，因染色质淡染致使核呈空泡状，并可见核仁等
肺泡壁	肺泡壁不增厚	肺泡间隔可增宽伴硬化，仍保留原有肺泡结构框架，无间质、脉管或胸膜浸润	肺泡壁增厚，局灶间质促纤维增生，伴局灶浸润
亚型	非黏液性	多为非黏液性，黏液性AIS极少见	通常为非黏液性，黏液性罕见
CEA	阴性或低表达	高表达	高表达
CD15	阴性	阳性	阳性
CD10	多为阳性	多为阴性	多为阴性
CyclinD1	高表达	低表达或阴性	低表达或阴性
p53	阴性或低表达	高表达	高表达
CD34	基膜和间质细胞阳性	（非黏液型）基膜和间质细胞阳性	间质细胞和基膜呈CD34阴性
Ⅳ型胶原	基底膜明显增厚	基底膜明显增厚	无基膜围绕
Ki-67	增殖指数较低	增殖指数较高	增殖指数较高

图 4-27 不典型腺瘤样增生（AAH），伴炎症细胞浸润，HE

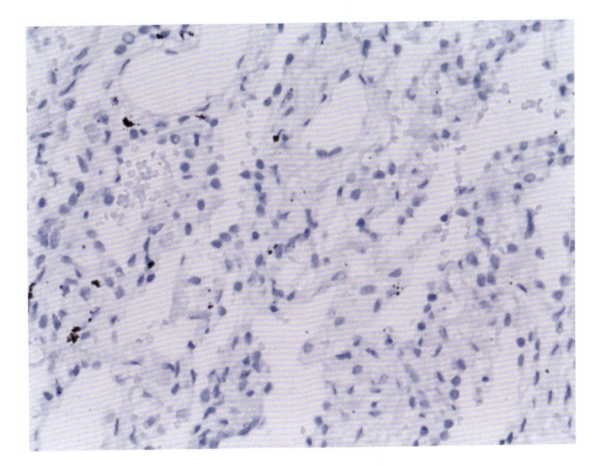

图 4-28 不典型腺瘤样增生，CEA，阴性

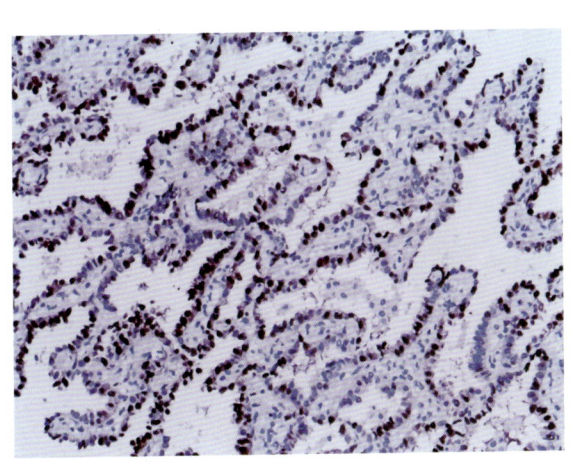

图 4-29 不典型腺瘤样增生，CyclinD1，肺泡上皮高表达

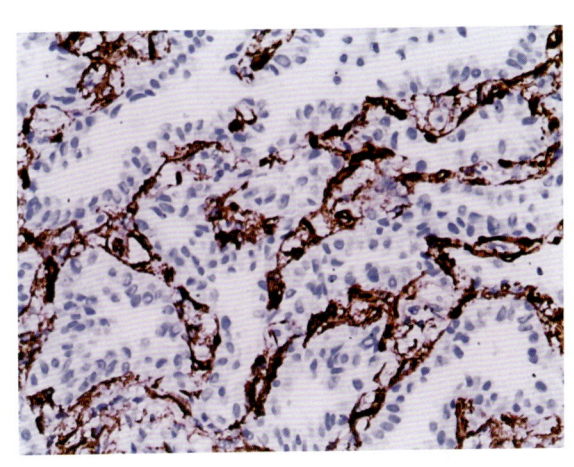

图 4-30 不典型腺瘤样增生，CD34，间质细胞和基膜完整阳性

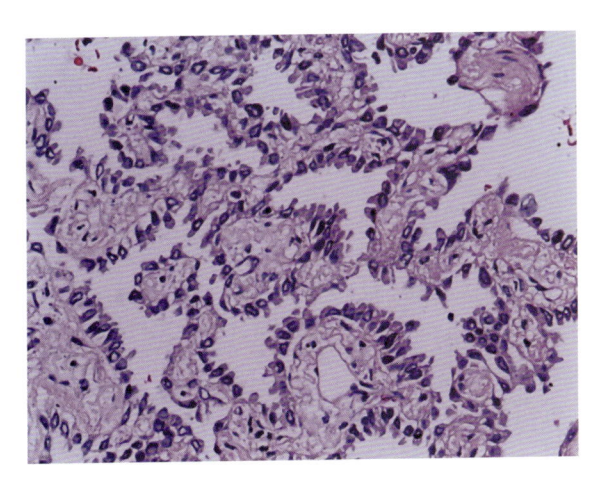

图 4-31 原位腺癌（AIS），HE

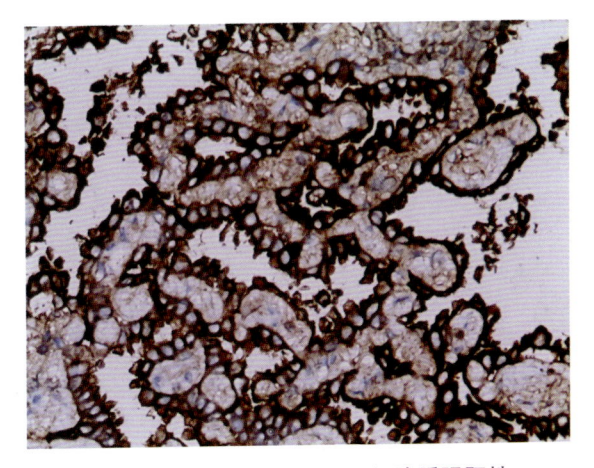

图 4-32 原位腺癌，CEA，细胞质强阳性

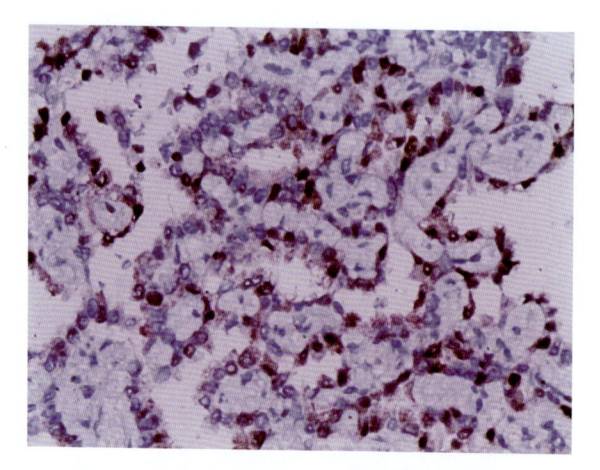

图4-33 原位腺癌，CyclinD1，散在弱阳性

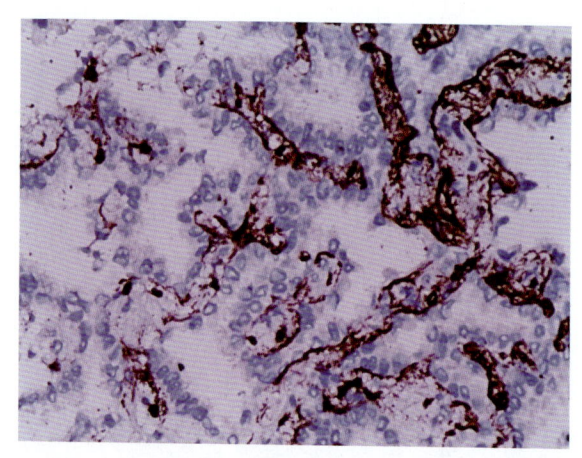

图4-34 原位腺癌，部分存在CD34阳性的间质细胞和基膜

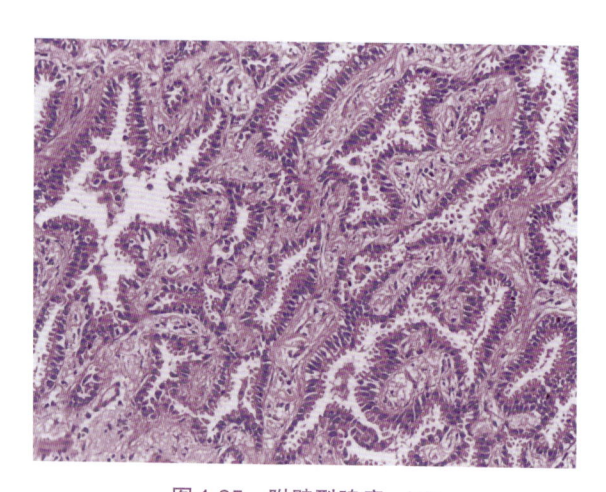

图4-35 附壁型腺癌，HE

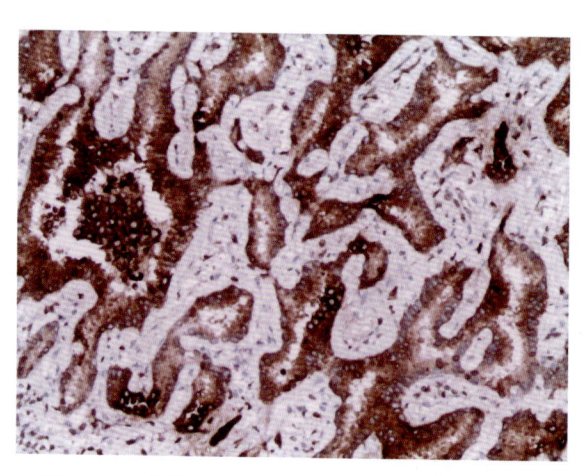

图4-36 附壁型腺癌，CEA，癌细胞胞质强阳性

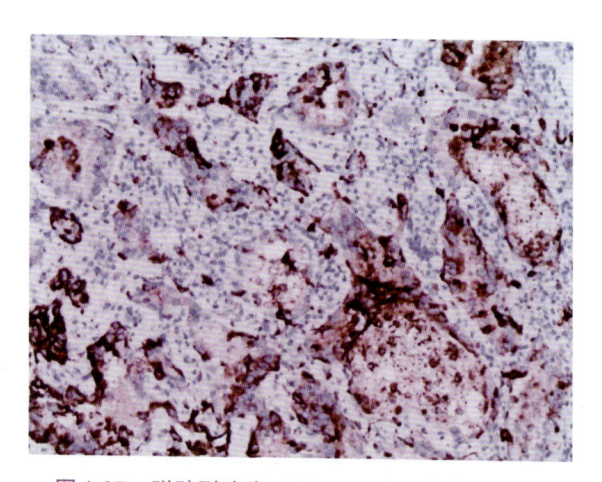

图4-37 附壁型腺癌，CD15，瘤细胞膜/质阳性

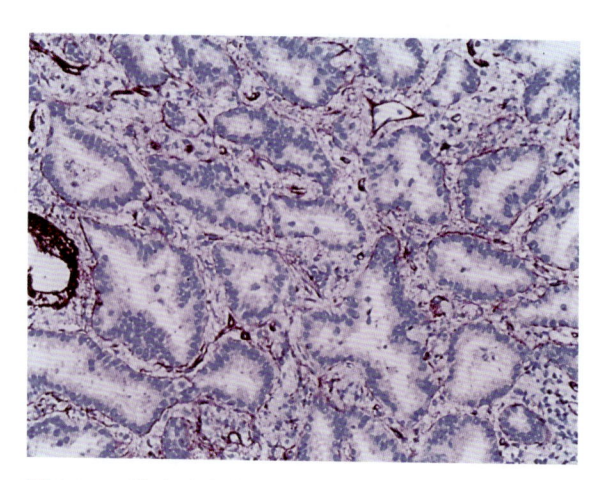

图4-38 附壁型腺癌，缺乏CD34阳性的基膜和间质细胞

五、肺癌分类及免疫组化应用原则

（一）肺癌的分类

肺癌主要分为非小细胞肺癌（NSCLC，约85%）和小细胞肺癌（SCLC，约15%）。其中，NSCLC又分为腺癌、鳞癌和大细胞癌。

（二）免疫组织化学检测原则

中华医学会肺癌临床诊疗指南（2019版）是2A类推荐证据。对于小活检标本，需审慎使用免疫组织化学染色，以便保留组织用于分子检测。对于细胞学标本，尽可能同时制作细胞蜡块以备诊断及分子检测。细胞学标本准确分型需结合免疫细胞化学染色，建议细胞学标本病理分型不宜过于细化，仅作腺癌、鳞状细胞癌、神经内分泌癌或非小细胞癌-非特指型（NSCLC-NOS）等诊断，目前无须在此基础上进一步分型及进行分化判断。尽可能少使用NSCLC-NOS的诊断。

（三）抗体选择

（1）形态学不明确的肺癌：活检标本使用1个腺癌标志TTF-1和1个鳞状细胞癌标志p40可以解决绝大部分NSCLC的分型问题。

（2）对于手术标本：①使用一组抗体鉴别腺癌、鳞状细胞癌。用于鉴别的标志物包括TTF-1、NapsinA、p40、CK5/6。②当出现神经内分泌形态（细颗粒状染色质、铸型核、周边栅栏状）时，用一组分子标志物证实神经内分泌分化，如CD56、CgA、Syn、TTF-1、CK、Ki-67；超过10%的肿瘤细胞有一种或一种以上标志物明确阳性时，即可诊断。③对于低分化癌，当缺少腺样分化时或有特定病因（非吸烟患者或年轻患者）时，要检测睾丸核蛋白（NUT）表达情况，以确定是否为肺NUT癌。④对于具有明显淋巴细胞浸润且有鳞状分化的低分化癌或女性非角化型鳞癌进行*EBER*原位杂交，以辅助诊断EBV相关性肺癌或淋巴上皮瘤样癌。

（3）肉瘤样癌与恶性间皮瘤鉴别：选择间皮阳性标志物（如WT1、Calretinin、D2-40、CK5/6或HBME-1等）；间皮阴性标志物（如CEA、TTF-1、Claudin4等）或一些"器官特异性"的标志物（如PAX8、PSA、GATA3等）排除转移性癌。

（4）肺转移性肿瘤：①转移性腺癌：CK7、CK20、Villin加相关器官特异性标志物（如TTF-1、GATA3、CDX2等）。②转移性鳞状细胞癌：p16、EBER、CK5/6、p63/p40，考虑胸腺来源时加CD5、CD117可阳性。考虑宫颈癌，头颈癌头颈部（尤其口咽）、肛门、外阴/阴道等鳞癌转移时，加p16或HPV原位杂交。研究表明，几乎所有（99.7%）的宫颈癌都是HPV感染所引起，HPV感染不仅仅导致宫颈癌，90%的肛门癌、40%的外阴/阴道癌和12%的头颈癌均与HPV感染密切相关。

（四）免疫组化病理诊断思路

1. 推荐使用的免疫组化标志物。腺癌：TTF-1、NapsinA和CK7；鳞癌：p40、p63和CK5/6；神经内分泌：Syn、CgA、CD56、INSM1、TTF-1、Ki-67。

（1）肺腺癌常用免疫标志物：推荐选择TTF-1、NapsinA和CK7。有研究显示，CK7、NapsinA和TTF-1在腺癌中的阳性率分别是94%、71%和87%，特异性分别是77%、100%和100%。对于肺腺癌，NapsinA和TTF-1的特异性相同，但TTF-1的敏感性更高，尤其对于低分化腺癌，TTF-1是更好的免疫组化标志物。鉴于没有任何一种标志物的敏感性和特异性均达到100%，故联合应用能够提高敏感性和特异性。

（2）肺鳞癌常用免疫标志物：鳞癌选择p40、CK5/6、p63等。p63的灵敏度高，然而特异度较低；CK5/6的灵敏度可达100%，而特异度偏低；p40的灵敏度和特异度均较高。三者联合检测时，可将诊断准确率提高至95%，高于单独使用任一指标。

（3）腺鳞癌的鉴别：根据WHO关于肺癌分型的规定，被定义为腺癌和鳞癌成分各占10%以上的肿瘤。由于腺癌和鳞癌治疗方案不同，对于肿瘤形态学分化不明显的所有活检小标本进行免疫组化检测是必要的。

（4）神经内分泌肿瘤：只有当出现神经内分泌形态（如细颗粒状染色质、铸型核、器官样巢团、花环状结构、栅栏状结构等）时，用一组分子标志物证实神经内分泌分化，如CD56、CgA、Syn、TTF-1、CK、Ki-67等。其中，CgA的特异性最强，CD56最为敏感但缺乏特异性。此外，CgA一般与肿瘤负荷相关，可用于监测肿瘤复发或治疗效果。使用Ki-67增殖指数区分高级别肺NET（>40%）和类癌（<20%）。

10%～20%的肺鳞癌、腺癌、大细胞癌在光镜下无神经内分泌形态，但有神经内分泌免疫表型和（或）电镜下的神经内分泌颗粒，建议诊断为非小细胞癌伴神经内分泌分化。

2.对于小活检标本，CD56、TTF-1、CK7和p40/p63的组合套餐已基本上能满足肺癌组织学分型的需要，并与肺小细胞癌鉴别。TTF-1（＋）/CK7（＋）支持肺腺癌诊断；TTF-1（＋）/CD56（＋）支持肺小细胞癌诊断；p40/p63阳性支持肺鳞癌诊断（图4-39）。

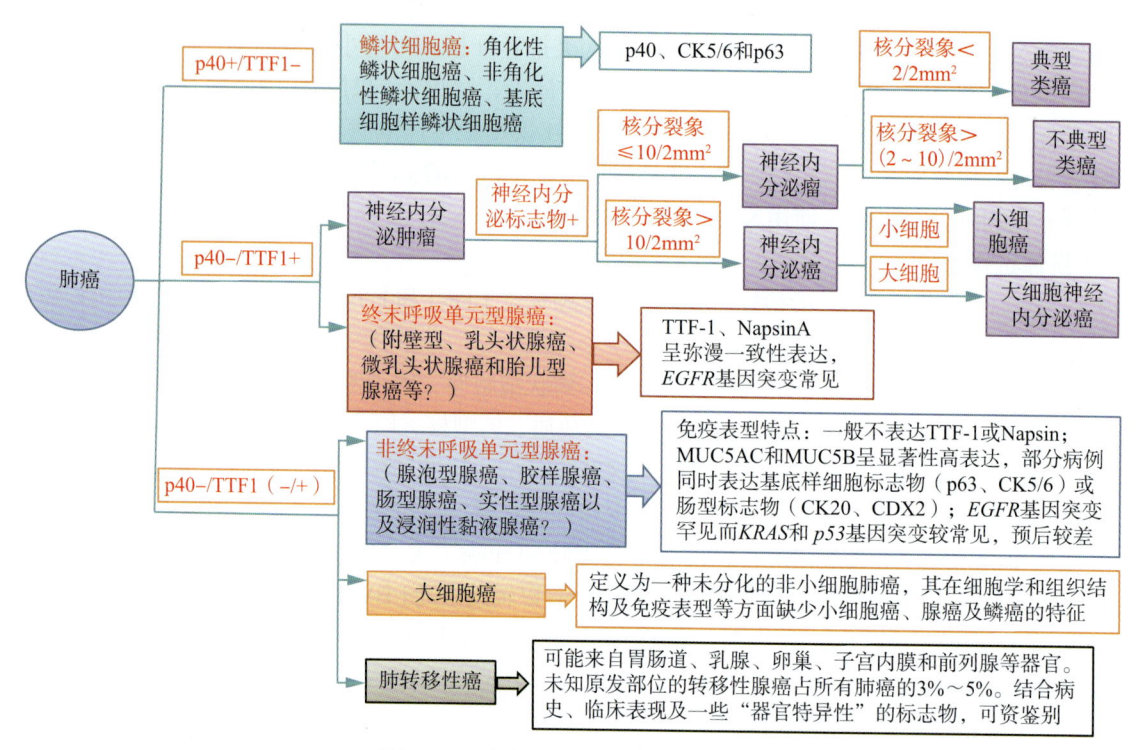

图4-39 肺癌免疫组化辅助诊断思路

3.对于形态学不明确的肺癌活检标本，使用1个腺癌标志TTF-1和1个鳞状细胞癌标志p40可以解决绝大部分NSCLC的分型问题。国内力超等证明，若同时满足TTF-1阳性和p40阴性的腺癌病例，则联合检测p40、TTF-1诊断腺癌的灵敏度为84.9%，特异度为98.1%。若同时满足TTF-1阴性和p40阳性的鳞状细胞癌病例，则联合检测p40、TTF-1诊断鳞状细胞癌的灵敏度为88.8%，特异度为100%（表4-8）。联合检测TTF-1、p40对腺癌及鳞状细胞癌的特异度均高于单一抗体检测（98.1% vs 93.5%、100% vs 97.5%）。

表4-8 对于形态学不明确的肺癌活检标本TTF-1和p40联合应用

TTF-1和p40组合	解释结果
TTF-1/p40双阳性	诊断为NSCLC，倾向于诊断腺癌。这种共同表达在EGFR、ALK基因阳性的腺癌中更常见。虽然肺腺癌有时p63/p40阳性，但是鳞状细胞癌TTF-1阴性，因此，TTF-1阳性的肿瘤同时p40阳性（同一细胞群双表达）时应支持腺癌的诊断。当然需要排除鳞癌的情况，需要对照形态和免疫组化染色的区域，非同一细胞群分别表达TTF-1/p40时，诊断为腺鳞癌
TTF-1/p40双阴性	诊断为NSCLC，NOS，部分可能为非终末呼吸单元型腺癌。特别注意，如TTF-1灶性阳性，应诊断为腺癌；而p40局灶的弱阳性，不能诊断为鳞癌。对所有怀疑NSCLC的病例，应加CK来进行诊断。如果CK仍未确诊，需要继续进行其他抗原的检测（如S-100、CD45或CD31）来排除其他上皮细胞来源的恶性肿瘤，如黑色素瘤、淋巴瘤、恶性间皮瘤或上皮样血管内皮瘤等
TTF-1阳性/p40阴性	诊断为NSCLC，倾向于诊断腺癌。75%～85%的肺腺癌表达TTF-1，且常呈弥漫一致性的强阳性。p40在肺腺癌中几乎阴性（＜3%阳性）
TTF-1阴性/p40阳性	诊断为NSCLC，倾向于诊断鳞癌。p40在肺鳞状细胞癌组织中的表达率和特异度分别为95%和100%；TTF-1在鳞癌中几乎阴性表达

4.各种标志物的表达分布情况。总结常用免疫组化标志物在各类肺癌中的表达情况见表4-9。

表4-9 肺肿瘤分类相关抗体的表达

肿瘤类型	TTF-1	NapsinA	CK7	p40	p63	CK5/6	CgA	CD56	Syn
鳞癌	约3%+	>3%+	<60%+	>95%+	>90%+	>75%+	-	-	-
腺癌	>75%+	>75%+	100%+	<3%+	约10%+	<20%+	-	-	-
小细胞癌	100%+	-	43%+	-/+	22%+	-	+	+	+
大细胞癌	55%灶+	-	55%灶+	3.6%灶+	15%灶+	-/+	-/+	-/+	-/+
间皮瘤	-	-	+	-	-	+	-	-	-

注：+，阳性；-，阴性。

（五）免疫组化结果的分析及判断

1.一般的阳性判定标准　对整张切片进行综合分析，包括着色强度及阳性细胞数量：当着色较淡，且阳性细胞的数量<10%时，判定为阴性；当清晰可见棕黄色颗粒、阳性细胞的数量≥10%时，判定为阳性。

2. TTF-1　阳性定位于细胞核，一般说来，TTF-1对于肺腺癌、甲状腺滤泡上皮来源的癌、高级别神经内分泌癌具有高度特异性，不过其他肿瘤也偶有阳性表达，加之TTF-1具有不同克隆，使得该指标在肺部肿瘤鉴别中的情况变得复杂起来。最近Vidarsdottir等研究显示，按照1%肿瘤细胞阳性作为判断阈值，不同克隆TTF-1（8G7G3/1、SPT24、SP141）在肺腺癌中的阳性比例分别为89%、93%、93%；在肺鳞癌中的阳性比例分别为0、6%、8%。鳞癌阳性病例中，半数为阳性肿瘤细胞在10%以下，因而，8G7G3/1克隆相比SPT24及SP141克隆而言可能更加特异，但敏感性稍差。此外，大肠癌中有很大一部分会有TTF-1的阳性表达，尤其SPT24及SP141克隆，这在鉴别肺部原发癌及转移癌时必须保持警惕。就肺的非鳞癌与鳞癌及转移癌的鉴别来说，8G7G3/1及SPT24克隆中1%阳性是最佳阈值；SP141的最佳阈值则为10%。就肺腺癌与非腺癌及转移癌的鉴别来说，SPT24及SP141的最佳阳性阈值分别为10%、50%，而8G7G3/1的最佳阈值则为1%。

3. CK7　几乎100%的肺腺癌均表达CK7，敏感度极高，CK7可以帮助识别TTF-1染色阴性的肺腺癌。但CK7的特异性较低，30%~60%的肺鳞癌表达CK7，不推荐使用CK7作为非小细胞肺癌（NSCLC）的分型。如只有CK7阳性，而其他标志物如TTF-1和p40均为阴性或表达不确切，可诊断为非小细胞肺癌-非特指型（NSCLC-NOS），倾向于腺癌。

4. p40　p40具有较高的敏感性和特异性，p40诊断肺鳞癌的敏感性及特异性均优于p63。p40在肺鳞状细胞癌组织中的表达率和特异度分别为95%和100%，且98%的病例阳性细胞>50%，其在肺腺癌中的阳性率仅为2.5%，且均呈散在阳性（仅有1%~5%的肿瘤细胞表达），故有人建议阳性阈值为>50%，局灶的弱阳性，不能诊断为鳞癌。

5. CK5/6　CK5/6是肺鳞癌最常用的免疫标志物之一，75%~100%的肺鳞癌表达CK5/6，20%的低分化鳞癌不表达或仅低表达。2%~33%的肺腺癌可表达CK5/6，但常呈局灶性低水平表达。但75%~100%的胸膜上皮样恶性间皮瘤也表达CK5/6。因此，只有CK7阳性，而其他标志物如TTF-1和p40均为阴性或表达不确切，可诊断为非小细胞肺癌-非特指型（NSCLC-NOS）。

六、肺腺癌的诊断与鉴别

1.抗体选择　腺癌标志物（TTF-1、NapsinA）、鳞癌标志物（p40、p63、CK5/6）及神经内分泌标志物（CgA、Syn、CD56），加黏液染色（AB-PAS）。

2.注释

（1）肺腺癌占肺癌全部组织学类型的50%，是目前最常见的一类肺癌。2021版WHO浸润性腺癌中浸润的定义：①除贴壁成分以外的亚型（包括常见的腺泡型腺癌、乳头状腺癌、微乳头状腺癌、实体型腺癌及少见的浸润性黏液腺癌、胶样癌、胎儿型腺癌、肠型腺癌）；②伴有成纤维细胞灶；③血管、胸膜侵犯；④气腔播散。

（2）组织学亚型：新版WHO将腺癌分为五类，即微浸润腺癌（非黏液性微浸润性腺癌和黏液性微浸润性腺癌）、浸润性非黏液性腺癌（附壁型腺癌、腺泡型腺癌、乳头状腺癌、微乳头状腺癌和实性型腺癌）、浸润性黏液腺癌（混合性浸润性黏液性和非黏液性腺癌、肺胶样腺癌和肺胎儿型腺癌），以及肠型肺腺癌和腺癌（NOS），浸润性非黏液性腺癌以5%为标尺记录不同亚型，从高至低依次标出一个具体的肿瘤中各亚型的组织学成分。不再要求归类为某亚型为主的腺癌。

（3）浸润性非黏液性肺腺癌分级系统：国际肺癌研究学会（IASLC）新分级系统中根据主要亚型及高于20%的高级别成分［包括实性、微乳头、筛状或复杂腺体成分（融合腺体及促结缔组织增生性间质内浸润的单个细胞）］将腺癌分为3组。①高分化：附壁亚型为主且高级别成分＜20%。②中分化：腺泡或乳头亚型为主且高级别成分＜20%。③低分化：任何亚型且高级别成分≥20%。但IASLC新分级系统不适用于浸润性黏液腺癌。

（4）免疫表型特点：上皮标志物的表达（AE1/AE3、CAM5.2、EMA和CEA）是其典型特征表现。CK7表达比CK20更常见。TF-1和NapsinA是肺腺癌最常用的免疫标志物，75%～85%的肺腺癌表达TTF-1，且常呈弥漫一致性的强阳性，约20%的肺腺癌不表达TTF-1，一般而言，肿瘤分化程度越差，TTF-1越可能表达缺失；70%～90%的肺腺癌表达NapsinA，其敏感度和特异度均优于TTF-1，TTF-1和NapsinA是目前诊断肺腺癌最优秀的抗体组合之一，还能排除鳞癌的诊断。免疫表型特征与其组织学亚型和分化程度有关（图4-40～图4-43）。

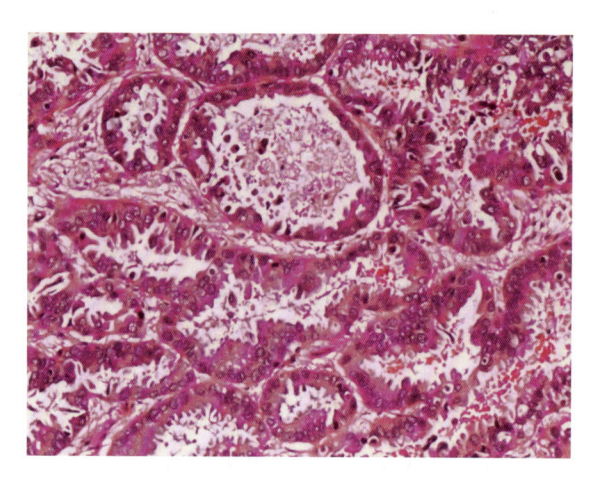

图4-40　腺泡型腺癌，HE

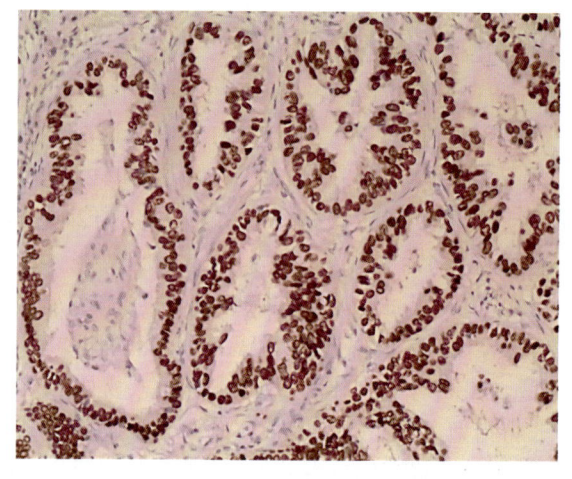

图4-41　腺泡型腺癌，TTF-1，细胞核强阳性

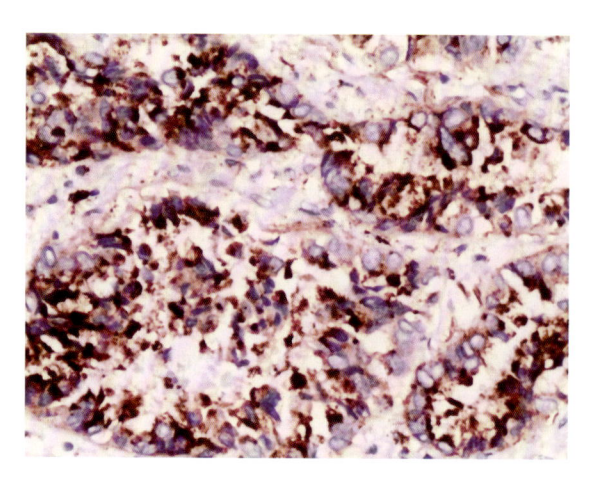

图4-42　腺泡型腺癌，NapsinA，细胞质颗粒状阳性

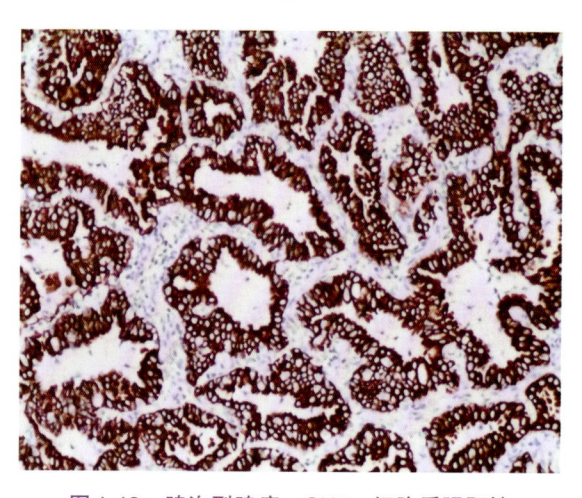

图4-43　腺泡型腺癌，CK7，细胞质强阳性

（5）分子病理诊断：随着近年来分子检测及治疗药物的进展，除旧版WHO中的 *EGFR*、*ALK*、*KRAS* 基因外，新版增加了 *ROS1/RET* 重排、*MET14* 跳跃突变、*BRAF* V600E基因、程序性死亡配体-1（PD-L1）表达及肿瘤突变负荷等治疗反应相关检测项目。

（6）鉴别诊断：肺腺癌的鉴别诊断有四方面，包括组织学亚型的区别、多处肺原发性肺内转移、与其他类型的肺癌鉴别、肺原发腺癌与肺外转移到肺的腺癌鉴别等。

1）组织学亚型的区别：组织学特征是区别各亚型的主要依据，免疫组化检查对临床诊断有辅助作用（表4-10）。

表4-10　浸润性肺腺癌组织学亚型及免疫表型特点

组织学亚型	病变特点	免疫表型特点	鉴别诊断或注释
附壁型腺癌	细胞形态与原位腺癌类似，呈高柱状，细胞核位于基部，细胞质中含有丰富的黏液，沿肺泡壁表面生长，伴有淋巴管、血管等组织浸润	表达TTF-1、NapsinA、CK7、SP-A/B；一般不表达CK20、CDX2、MUC2	与原位腺癌及微浸润性腺癌鉴别。至少一处浸润灶最大径>5mm即可诊断
腺泡型腺癌	主要由腺泡、腺状或筛孔样结构构成，呈柱状或立方形，腺腔及细胞质内含黏液	CK7、TTF-1、NapsinA、CKpan阳性；TG、CK20阴性	与浸润性黏液腺癌不同点：后者以富含细胞内黏液为特征
乳头状腺癌	诊断标准是带有纤维轴芯的乳头状结构，无须间质浸润便可诊断，乳头分级，细胞有异型	表达TTF-1、NapsinA、CK7；PAX8、CK20阴性	与甲状腺乳头状癌鉴别：TTF-1阳性，但TG阴性
实体型腺癌	以实巢状或片状排列为主，实体型腺癌黏液染色显示含有细胞内黏液的肿瘤细胞≥5个/2HPF	表达TTF-1、NapsinA、CK7；p40和CK5/6阴性	注意鳞癌和大细胞癌可有少量肿瘤细胞含有细胞内黏液
微乳头型腺癌	定义为微乳头成分≥肿瘤5%的比例。瘤细胞较小，立方形，呈簇状乳头生长，乳头缺乏纤维血管轴心，悬浮于肺泡腔内	表达TTF-1、NapsinA、CK7、EMA、E-Cadherin、β-catenin阳性；CK20阴性	微乳头状腺癌预后差。微乳头状癌的细胞特征是极向翻转，即微乳头的间质侧EMA阳性
浸润性黏液腺癌	肿瘤细胞形态为杯状细胞及柱状上皮，以富含细胞内黏液为特征，可见任何生长方式（实性型除外），但以附壁型最常见	表达CK7、CK20、HNF4α，常不表达TTF-1、NapsinA。*KRAS*突变可达90%	如非黏液腺癌成分≥10%时，则诊断为混合性浸润性黏液型和非黏液型腺癌
胶样腺癌	黏液含量一般要求>50%，肿瘤细胞形成细胞巢漂浮在丰富的细胞外黏液池中，细胞常无明显异型，可附壁样生长，也可漂浮在黏液池中	瘤细胞表达CK20、MUC2和CDX2；TTF-1、NapsinA和CK7弱表达或局灶表达	需与浸润性黏液腺癌（黏液含量<50%）和其他部位富于黏液的癌转移相鉴别
胎儿型腺癌	由胚胎性腺体及桑葚胚样小体构成，间质不具有恶性成分，肿瘤细胞表现为子宫内膜样的腺体，细胞丰富，含有糖原，PAS染色阳性	可表达TTF-1、CK7、NapsinA、β-catenin、Syn和CgA；ER、PR和CK20	存在*CTNNB1*基因突变。子宫内膜样腺癌：ER、PR、Vim等弥漫阳性，而TTF-1阴性
肠型腺癌	由具有结直肠腺癌某些形态学和免疫表型特点的成分所组成，且肠分化成分占肿瘤的50%以上，常伴有其他组织亚型	表达CK20、CDX2、Villin、MUC2；半数病例可表达肺腺癌标志物CK7和TTF-1	结直肠腺癌：肠型形态较单一，无其他组织亚型，SATB2阳性，不表达CK7和TTF-1

2）多处肺原发性肺内转移的鉴别：多处原发或肺内转移性腺癌可根据是否含有附壁型成分加以鉴别。

3）与其他类型的肺癌鉴别

A.乳头状腺癌的鉴别诊断：包括易与癌混淆的良性肿瘤，如细支气管腺瘤、肺乳头状腺瘤、硬化性肺泡细胞瘤、肺纤毛性黏液结节性乳头状肿瘤（CMPT）、肺孤立性周围性纤毛腺型乳头状瘤（SPCGP）；原发性或转移性的腺癌，如甲状腺乳头状癌、胸膜乳头状间皮瘤、卵巢浆液乳头状癌转移和消化道转移乳头状腺癌等（表4-11，图4-44～图4-47）。

表4-11 肺乳头状腺癌的鉴别诊断

肿瘤类型	病变特点	免疫表型
乳头状腺癌	带有纤维轴芯的乳头状结构，无须间质浸润便可诊断，乳头分级，细胞有异型	表达TTF-1、NapsinA、CK7、EMA和SP-A；p63及p40阴性；常有EGFR、ALK和RAS基因突变
肺微乳头状腺癌	瘤细胞较小，立方形，呈簇状乳头生长，乳头缺乏纤维血管轴心，悬浮于肺泡样腔内，可伴黏液	表达TTF-1、NapsinA、CK7、EMA、E-Cadherin、β-catenin阳性；特征极向翻转（微乳头间质侧EMA阳性）
肺乳头状瘤	一级乳头状生长，表面被覆立方状或柱状上皮，偶尔可见纤毛细胞	与乳头状腺癌相似，但Ki-67指数几乎均在2%左右；常无EGFR、ALK和RAS基因突变
甲状腺乳头状癌	有特征性的核改变，如磨玻璃样核、核沟核内假包涵体等，常见砂砾体	TTF、TG、PAX8、CD15、CK19阳性；存在BRAF V600E基因突变
硬化性肺泡细胞瘤	由表面细胞和圆形细胞构成，有四种结构（乳头状结构、硬化性结构、实性结构及出血区）	表面细胞表达CK7、TTF-1、NapsinA和SPA；圆形细胞表达Vim、TTF-1和EMA
细支气管腺瘤	乳头状结构，其间伴黏液池。特点为由基底细胞层和腔面细胞层构成的双层细胞结构。腔面有黏液细胞、纤毛细胞、Clara细胞及肺泡细胞	两层细胞均可表达TTF-1；基底细胞连续p63、p40、细胞角蛋白（CK）5/6阳性；存在较高比例的BRAF V600E、KRAS和EGFR基因突变
肺纤毛性黏液结节性乳头状肿瘤	类似于近端型细支气管腺瘤：形成乳头状结构、肺泡腔内有大量的细胞外黏液，乳头表面为含有纤毛细胞和黏液细胞层，其下为基底细胞层	纤毛细胞、杯状细胞及基底细胞均CK7强阳性，TTF-1弱阳性，CK20和MUC2阴性；基底细胞p40、p63和CK5/6强阳性；纤毛细胞MUC5AC阳性
肺孤立性周围性纤毛腺型乳头状瘤	肿瘤细胞往往形成具有纤细的纤维血管轴心的乳头状结构，混合纤毛细胞、杯状细胞和基底细胞，无细胞和结构的异型性	本瘤形成纤细的纤维血管轴心是与CMPT鉴别的关键点；也有学者认为，SPCGP与CMPT是同种肿瘤
胸膜乳头状间皮瘤	瘤细胞形态多样性，双向分化，上皮样细胞和梭形瘤细胞之间有过渡	表达间皮标志物（如CK5/6、WT1、CR、MC等）；TTF-1、NapsinA和SP-A阴性
卵巢浆液乳头状癌转移	一般为低级别的结构，腺样/乳头状结构。乳头小而复杂，伴出芽、上皮簇，腺腔不规则或裂隙样	p53、p16异常表达，PAX8、CK7、WT1、CEA、IMP3阳性，Ki-67高表达；一般不表达TTF-1、NapsinA
消化道转移乳头状腺癌	组织学上消化道的腺癌以黏液腺癌为主，乳头样结构少见，组织学较单一，无其他组织学亚型	CK7、CK8、CK20、CDX2和CDH17阳性表达；一般不表达CK7、TTF-1、NapsinA

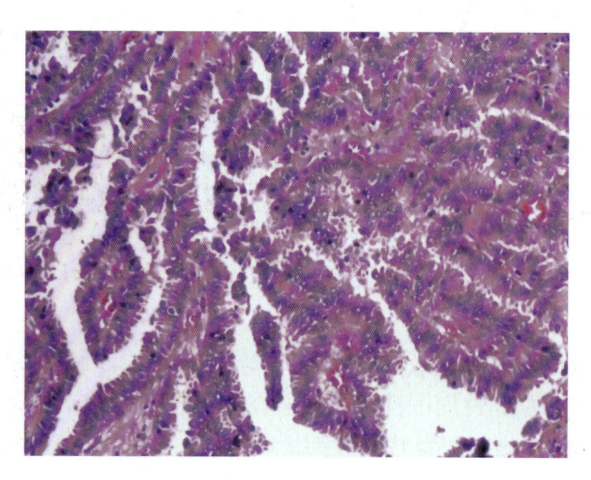

图4-44 乳头状腺癌，HE

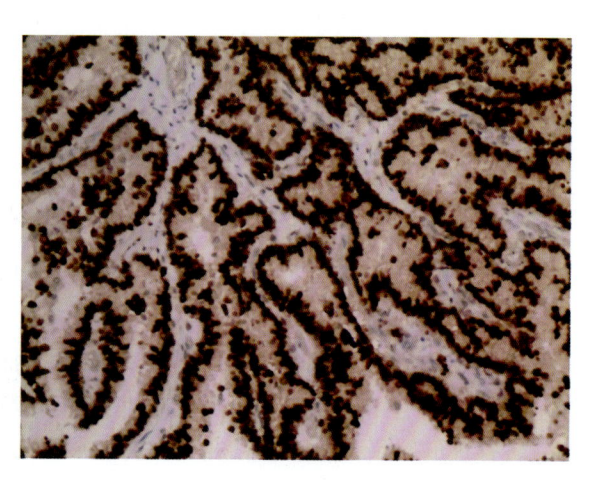

图4-45 乳头状腺癌，TTF-1，强阳性

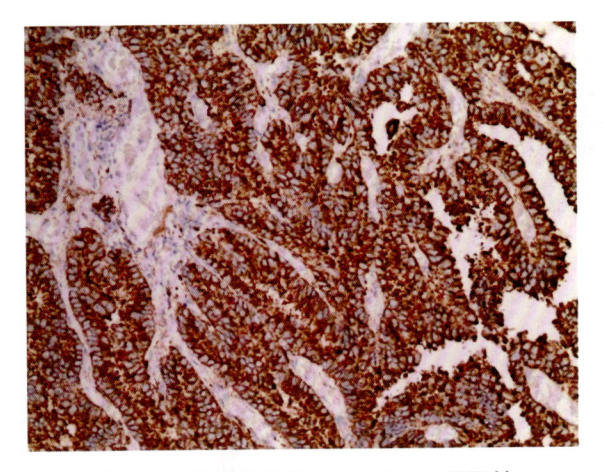

图4-46 乳头状腺癌，NapsinA，强阳性

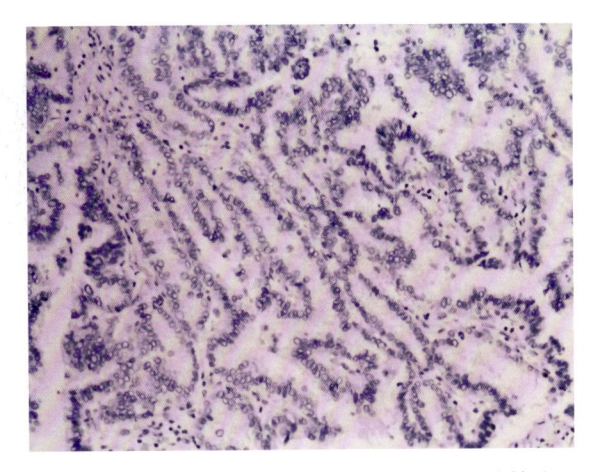

图4-47 乳头状腺癌，TG阴性，除外甲状腺转移

B.微乳头状腺癌的鉴别诊断：肺微乳头状腺癌的病变特点是瘤细胞较小，立方形，呈簇状乳头生长，乳头缺乏纤维血管轴心，但中心可见腺腔样结构，漂浮在肺泡腔或纤维间隙中。特征性的组织改变是肿瘤细胞的极向倒置，即肿瘤细胞朝向间质的一侧具有顶端分泌的特性。EMA/MUC1表达于组成微乳头细胞的外侧细胞膜，而E-Cadherin则表达于细胞巢内连接面，呈所谓的"内外倒置"结构排列，这两种抗体的特殊表达方式是微乳头型癌所特有的，与乳腺的微乳头型癌相似。此种微乳头结构可见于乳腺浸润性导管癌、膀胱癌、胃肠癌、卵巢癌和涎腺癌等。

*EGFR*突变是微乳头型腺癌最常见的驱动基因改变，其他还包括*KRAS*和*BRAF*等基因突变以及*ALK*融合基因。

与细支气管腺瘤（BA）鉴别：真正微乳头型腺癌是不容易与BA相混淆的，因为除了有微乳头结构存在之外，还表现出明显的细胞异型性。

还应注意与转移性微乳头型腺癌的鉴别：乳腺的微乳头型腺癌通常表达GATA3、ER和PR等，不表达TTF-1；结直肠的微乳头型腺癌表达CK20、CDX2和SATB2，不表达CK7或TTF-1，联合应用上述免疫组化标记可以有效进行鉴别诊断。

C.实体型腺癌的鉴别诊断

主要与肺鳞癌鉴别：后者表达p40、p63、CK5/6、CEA、CK34βE12；较少表达TTF-1或CK7。与大细胞神经内分泌癌鉴别：若为实性的肿瘤免疫组化表明TTF-1或p40阳性就重新分为实性腺癌或非角化型鳞癌（图4-48～图4-51）。

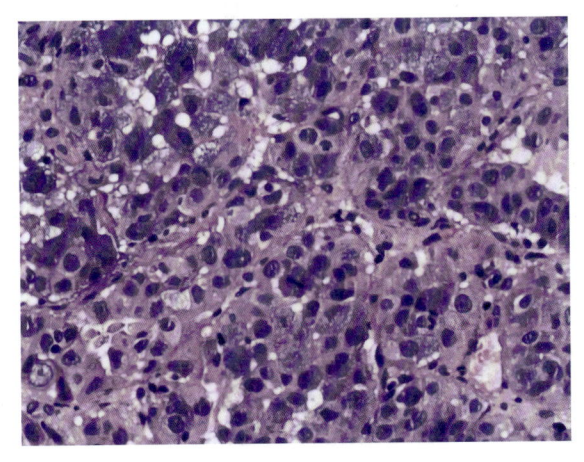

图4-48 实体型腺癌，HE

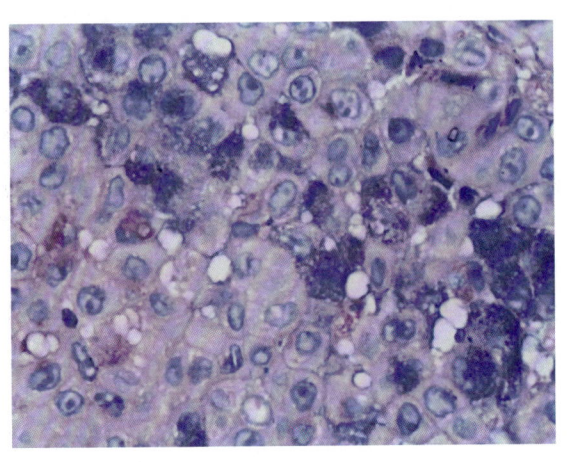

图4-49 实体型腺癌，AB-PAS染色，黏液细胞＞5个/HPF

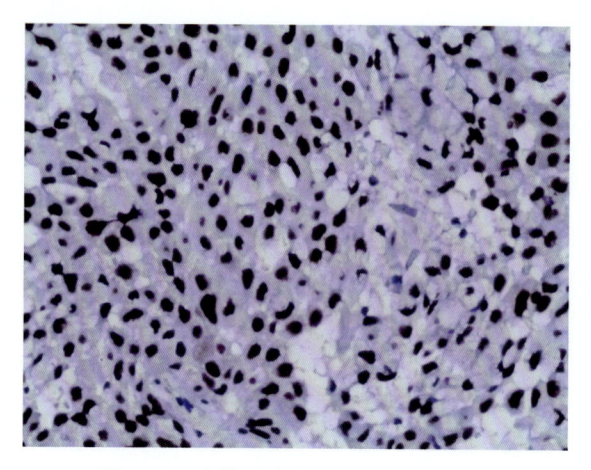

图4-50 实体型腺癌，TTF-1，强阳性 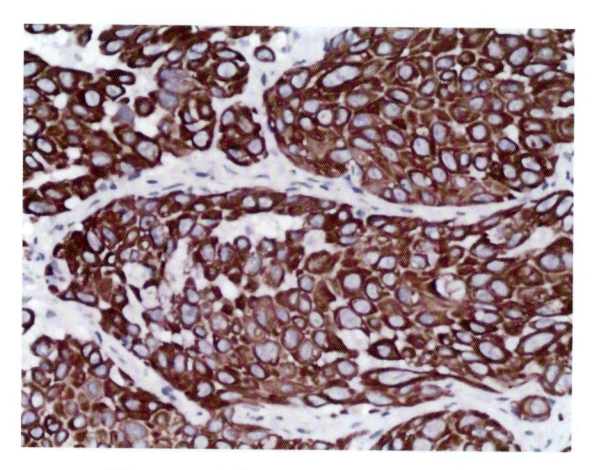　　　　　　　　图4-51 实体型腺癌，CK7，强阳性

D.胎儿型腺癌的鉴别诊断

与肺母细胞瘤鉴别：两者主要区别在于有无幼稚间叶成分的存在，CD117可用于检测有无幼稚间叶成分分化，若存在幼稚间叶细胞成分，需考虑肺母细胞瘤。还应注意与普通腺癌、类癌和转移性子宫内膜样腺癌等相鉴别（表4-12）。

表4-12　胎儿型腺癌的鉴别诊断

肿瘤类型	病变特点	免疫表型特点或注释
胎儿型腺癌	由胚胎性腺体及桑葚胚样小体构成（类似子宫内膜样的腺体），间质不具有恶性成分	可表达TTF-1、CK7、NapsinA、β-catenin、Syn和CgA；一般不表达ER/PR、p63和CK20；存在*CTNNB1*基因突变
普通腺癌	肿瘤细胞异型性显著，可呈腺泡状、乳头状排列，缺乏胚胎性腺上皮及桑葚体结构	可表达TTF-1、CK7、NapsinA、CEA等，不表达神经标志物，一般无*CTNNB1*/β-catenin基因突变
类癌	类癌肿瘤细胞较一致，无桑葚样结构	神经内分泌标志物阳性；NapsinA、β-catenin阴性
转移性子宫内膜样腺癌	呈腺泡状、乳头状或部分实性生长，癌细胞呈高柱状有极性，常伴鳞化或分泌性改变	TTF-1为阴性，表达PAX8、ER、PR、Vim阳性，存在微卫星不稳定性、*TP53*、*PTEN*、*KRAS*和*CTNNB1*/β-catenin基因突变
双相型肺母细胞瘤	由2种成分构成，1种为原始上皮成分，与胎儿型肺腺癌相似，另1种为原始间叶成分（肉瘤）	上皮成分表达CK、EMA阳性；间叶成分CD117、SMA、Vim、Desmin阳性

E.肠型腺癌的鉴别诊断

2015版WHO消化系统肿瘤分类提出必须有≥50%的肠型腺癌成分才能诊断肠型腺癌。主要与肺转移性结直肠腺癌（MCRC）鉴别：既往有结直肠癌病史，联合检测CK7、CK20、CDX2、β-catenin、CDH17和SATB2等有助于与转移性结直肠腺癌鉴别。有研究报道，肺肠型腺癌（PEAC）中，CK7、CK20、CDX2、β-catenin（核）、CDH17和SATB2的阳性率分别为88%、88%、63%、0、36.4%和13%，而在肺转移性结直肠腺癌中CK7、CK20、CDX2、β-catenin（核）、CDH17和SATB2的阳性率分别为10%、95%、95%、55%、96.5%和100%（图4-52～图4-55）。总之，PEAC除了表达肺腺癌常见的免疫表型（如CK7、TTF-1、NapsinA等）外，一般还至少表达1种肠型分化标记（如CDX2、CK20、MUC2、Villin、SATB2等）。分子遗传学的应用有助于PEAC的诊断，研究发现肺肠型腺癌与普通型肺腺癌表现出相似的突变谱（如*KRAS*、*ERBB2*、*EGFR*、*ALK*和*BRAF*突变等），显示出不同于MCRC的独特特征。

F.浸润性黏液腺癌的鉴别诊断

肺浸润性黏液腺癌：以富含细胞内黏液为特征，瘤细胞表达CK7、CK20、HNF4α，常不表达TTF-1、NapsinA、CDX2和β-catenin（核）（图4-56～图4-61）。*KRAS*突变可达90%，还有*NRG1*融合基因。而转移性胃肠道腺癌高表达CK20和CDX2，而阴性表达CK7和TTF-1。

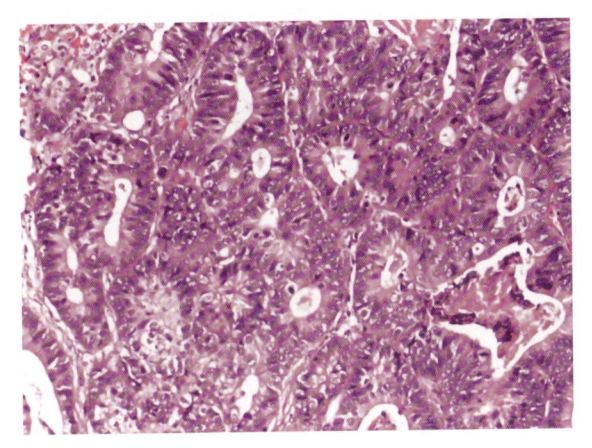

图4-52 肠型腺癌,HE

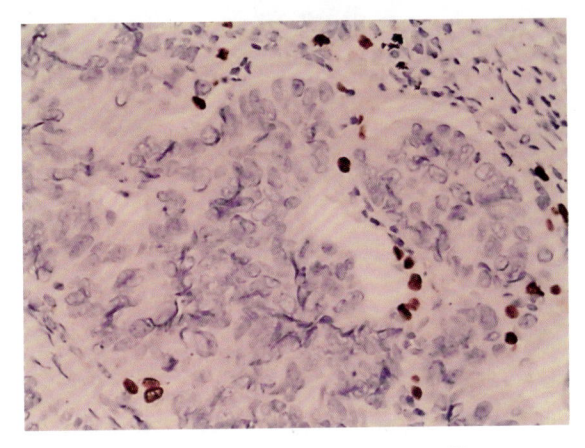

图4-53 肠型腺癌,TTF-1,阴性

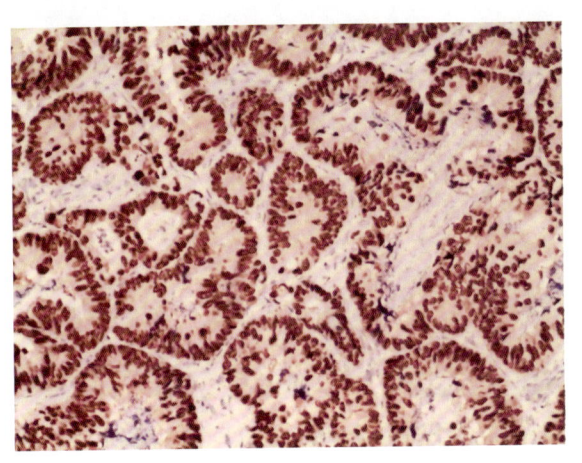

图4-54 肠型腺癌,CDX2,细胞核阳性

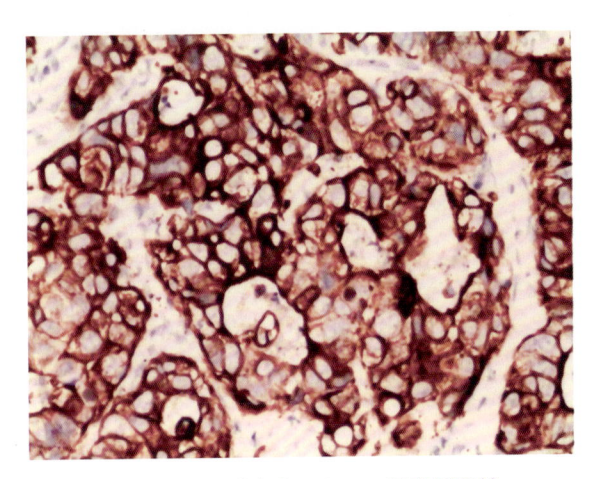

图4-55 肠型腺癌,CK7,细胞质阳性

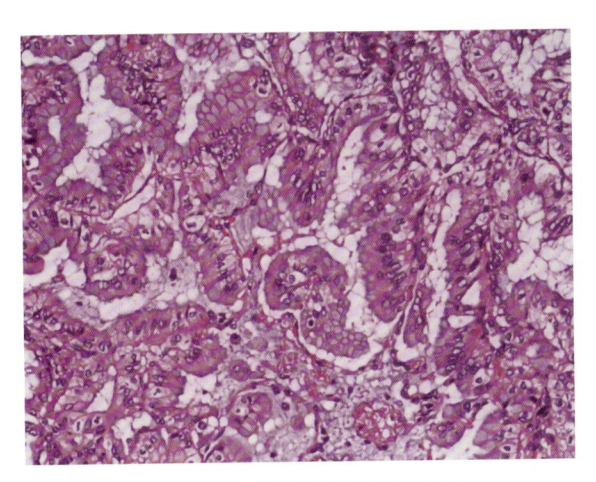

图4-56 浸润性黏液腺癌,HE

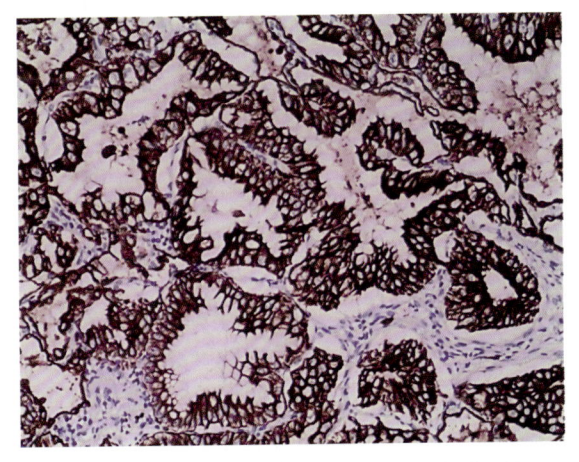

图4-57 浸润性黏液腺癌,CK7,细胞质阳性

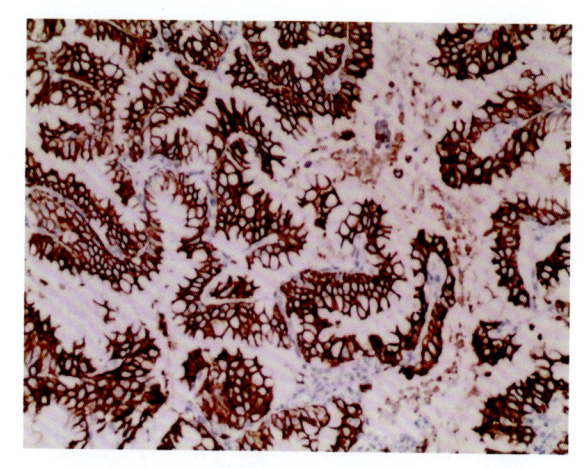

图 4-58　浸润性黏液腺癌，CK20，细胞质阳性

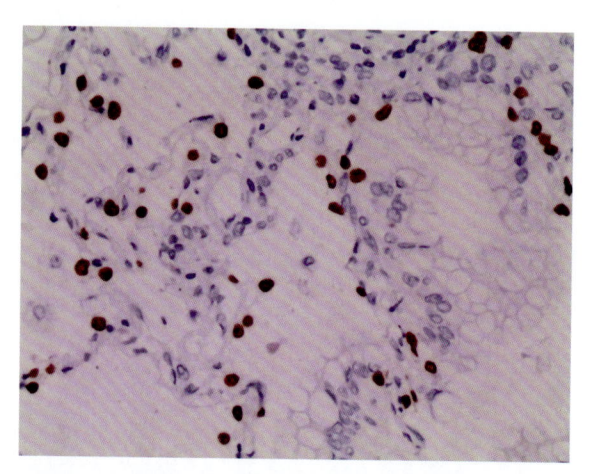

图 4-59　浸润性黏液腺癌，TTF-1，散在（细胞核）阳性

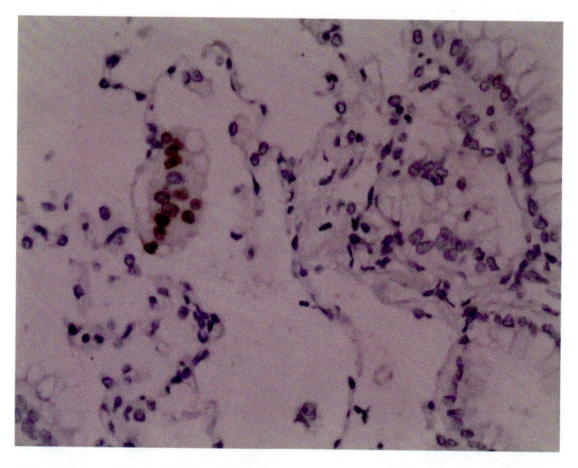

图 4-60　浸润性黏液腺癌，CDX2，个别瘤细胞核阳性

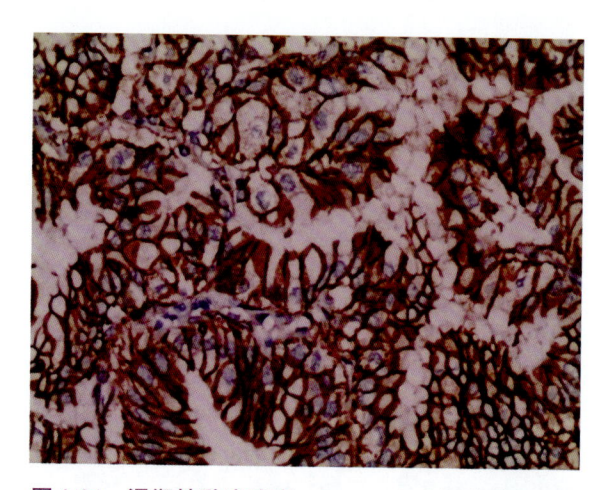

图 4-61　浸润性黏液腺癌，β-catenin（细胞膜）阳性

鉴别诊断包括与肺产生黏液的上皮源性肿瘤及转移性黏液腺癌等相鉴别。肺产生黏液的上皮源性肿瘤是大的概念，包括一切产生细胞内及细胞外黏液的上皮源性肿瘤，除黏液性上皮源性肿瘤外，还包括实性伴黏液分泌型腺癌、具有印戒细胞特征腺癌和其他存在细胞外黏液的恶性肿瘤等，也包括存在杯状细胞的腺样乳头状瘤（中央型及外周型）、混合性鳞状上皮腺乳头状瘤和涎腺来源的部分肿瘤（黏液表皮样癌、腺样囊性癌和多形性腺瘤等）（表4-13）。

表4-13　肺产生黏液的上皮源性肿瘤及转移性黏液腺癌等的鉴别

肿瘤类型	病变特点	免疫表型特点或注释
浸润性黏液腺癌	以富含细胞内黏液为特征，由柱状细胞和细胞质内含有大量黏液的杯状细胞组成，看不到纤毛状上皮及双层结构	表达CK7、CEA、HNF4α，可表达TTF-1、NapsinA；常不表达CDX2、CK20、Villin
细支气管腺瘤	沿肺泡壁生长模式，大量细胞外黏液和黏液细胞，最为关键的鉴别点是要识别是否存在连续的基底细胞层和纤毛细胞	可表达CEA、CK7、TTF-1；基底细胞连续p63、p40、CK5/6阳性
黏液腺腺瘤	肿瘤界限清楚，囊壁主要被覆单层低柱状或柱状黏液上皮。腺腔及囊腔内可见黏液，细胞无异型	表达小涎腺和导管标志物CK阳性、TTF-1阴性；与CMPT鉴别点：后者被覆典型3种细胞
黏液性囊腺瘤	病变呈囊性，腔内充满黏液，囊壁主要被覆单层低柱状或柱状黏液上皮，局灶覆假复层上皮	免疫表型与黏液腺腺瘤相似，表达CK阳性、TTF-1阴性；Ki-67指数＜1%

续表

肿瘤类型	病变特点	免疫表型特点或注释
肺纤毛性黏液结节性乳头状肿瘤	由假复层纤毛柱状细胞、杯状细胞和基底细胞增生组成的乳头状肿瘤，伴有大量细胞外黏液	CK7＋/CK20-；3种细胞TTF-1弱阳性或阴性，基底细胞p63、p40阳性
腺泡型腺癌	以腺腔内黏液、贴壁生长方式为主，瘤细胞内可有黏液	CK7、TTF-1、NapsinA阳性
胶样腺癌	黏液含量一般要求＞50%，以瘤细胞形成细胞巢漂浮在丰富的细胞外黏液池中为特征。肿瘤由杯状细胞和柱状细胞组成	表达CK20、MUC2和CDX2；TTF-1、NapsinA和CK7弱阳或局灶阳性，SATB2阴性
黏液表皮样癌	与涎腺组肿瘤相似，由黏液细胞、表皮样细胞、中间型细胞构成，诊断时应首先除外唾液腺原发肿瘤转移至肺	表达CK7、p63、p40均阳性；CK20及TTF-1均阴性，存在MAML2基因易位
转移性黏液腺癌	可能来自胃肠、乳腺、卵巢、子宫内膜和前列腺等器官。未知原发部位的转移性腺癌占所有肺癌的3%～5%	一些"器官特异性"的标志物，可以进行鉴别诊断，CK7、CK20、Villin套餐有助于鉴别来源

肺原发性良性黏液上皮性病变，如细支气管腺瘤、肺纤毛性黏液结节性乳头状肿瘤（CMPT）、纤毛腺型乳头状瘤、鳞-腺混合性乳头状瘤等，这些病变有着共同的特征：肿瘤边界清楚或有包膜，都含有纤毛状上皮、化生的黏液上皮及拥有基底细胞的双层结构；细胞无异型性等。但部分良性黏液上皮性病变的黏液上皮分布广泛、弥漫，纤毛柱状上皮不明显，同时基底层细胞难以辨认，特别是冰冻时常难以辨认，建议对此类病变的诊断过程中加作免疫组化基底细胞标志物，如CK5/6、p40或p63，可清楚地勾画出基底细胞层。

推荐使用抗体组合，包括CK7、CK20、TTF-1、NapsinA、HNF4a、MUC2、MUC5AC、CDX2、STAB2、PAX8和ER等（表4-14）。

表4-14 肺原发性与转移性黏液腺癌免疫组化染色鉴别诊断

肿瘤类型	CK7	CK20	TTF-1	NapsinA	HNF4a	MUC2	MUC5AC	CDX2	PAX8	ER
肺黏液腺癌	＋	-/＋	＋/-	＋/-	＋	-	＋	-/＋	-	-
肺胶样腺癌	＋	＋	-/＋	-/＋	不定	＋	不定	＋	-	-
黏液表皮样癌	＋	-	-	-	不定	-	-	-	-	-
胃转移性黏液腺癌	＋	-	-	-	＋	＋	＋	＋	-	-
肠转移性黏液腺癌	-	＋	-	-	＋	＋	-	＋	-	-
胰腺导管腺癌	＋	-	-	-	不定	-	＋	-	-	-
卵巢黏液腺癌	＋	＋	-	-	＋	-/＋	＋	-	＋/-	-/＋
子宫内膜黏液腺癌	＋	-	-	-	＋	不定	不定	＋	＋	＋
乳腺黏液腺癌	＋	-	-	-	不定	＋	-/＋	-	-	＋

注：-/＋，小于50%阳性；＋/-，大于50%阳性。

七、肺鳞状细胞癌的诊断与鉴别

1.抗体选择 腺癌标志物（TTF-1、NapsinA）、鳞癌标志物（p40、p63、CK5/6）及神经内分泌标志物（CgA、Syn、CD56），低分化鳞癌加EBER原位杂交。

2. 注释

（1）2021版WHO将肺鳞状细胞癌（鳞癌）分为4类：角化型鳞状细胞癌、非角化型鳞状细胞癌、基底样型鳞状细胞癌（基底细胞比例＞50%）和淋巴上皮瘤样癌。

（2）病变特点：鳞癌显示角化、角珠形成和（或）细胞间桥。这些特征依分化程度而不同，在分化好的肿瘤中明显而在分化差的肿瘤中呈局灶性。依据是否出现角化、角化珠形成和（或）细胞间桥可分为角化型和非角化型鳞癌。

（3）免疫组化表型：表达CK、CK-H（如CK5/6、CK14、34βE12等）、p40和p63，一些表达CK-L、CEA，极少表达TTF-1和CK7。推荐行p40、CK5/6和p63联合检测，在组织较小、所能进行免疫组化染色指标有限时，首选p40单项检测。p63的灵敏度高，然而特异度较低；CK5/6的灵敏度可达100%，而特异度偏低；p40的灵敏度和特异度均较高。鉴于p63在10%～33%的肺腺癌中呈局灶性低表达，因此在判断p63染色结果时，仅弥漫性强表达于细胞核时才能判读为阳性。同样对于CK5/6，只有弥漫强表达时才能判断为阳性（弥漫性表达定义为＞50%的肿瘤细胞表达）。淋巴上皮瘤样癌表达CKpan、CK5/6、p40、p63，提示鳞状细胞来源。同时CD3⁺和CD20⁺的淋巴细胞浸润。EBER原位杂交阳性（图4-62～图4-69）。

（4）分子遗传学改变：常见的肺鳞状细胞癌驱动基因有 *FGFR1*、*SOX2* 及 *PIK3CA*。发现鳞状细胞癌也有 *EGFR* 基因突变及 *ALK* 基因融合的可能性。

（5）鉴别诊断：肺鳞状细胞癌需要与腺鳞癌、小细胞癌、肺原发性涎腺肿瘤（如黏液表皮样癌、腺样囊性癌等）、SMARCA4缺失的未分化肿瘤、NUT癌、转移性尿路上皮癌及胸腺癌等肿瘤鉴别（表4-15）。

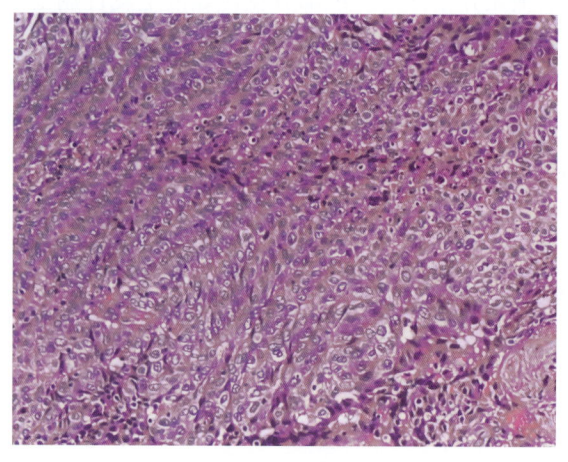

图4-62　肺鳞癌，HE

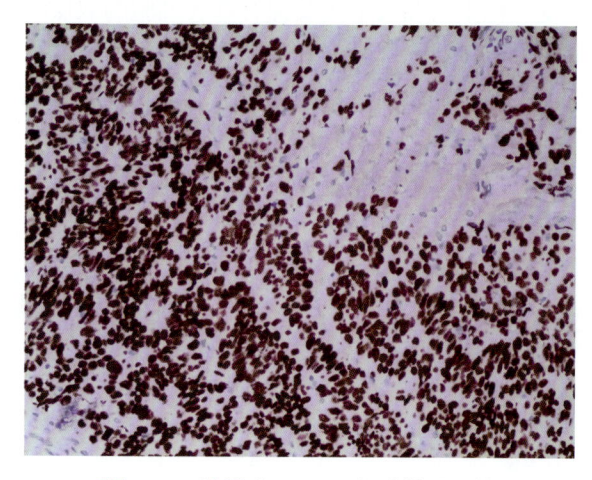

图4-63　肺鳞癌，p40，细胞核强阳性

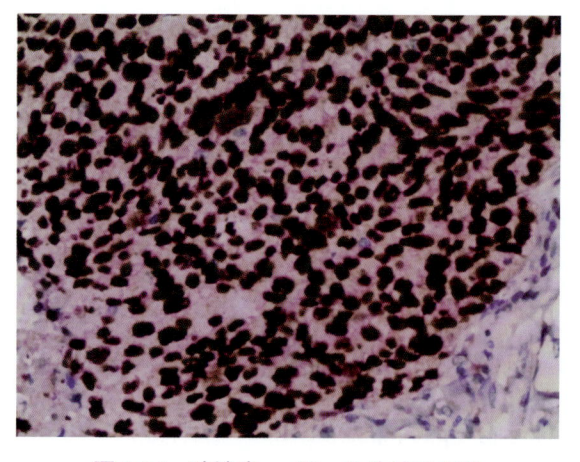

图4-64　肺鳞癌，p63，细胞核强阳性

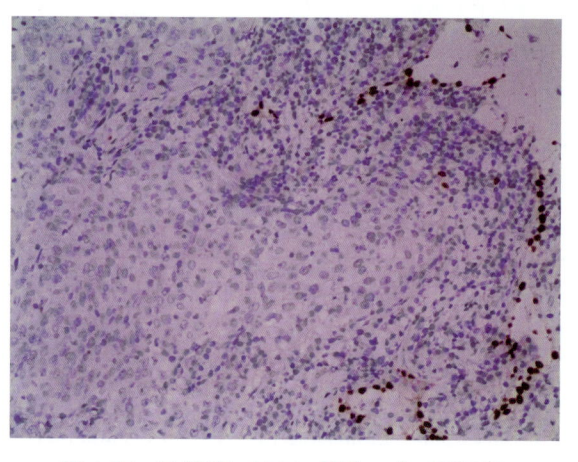

图4-65　肺鳞癌，TTF-1阴性，内对照阳性

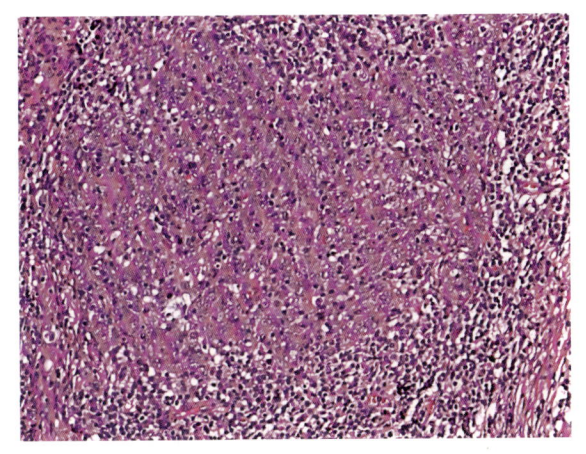

图 4-66　淋巴上皮瘤样癌，HE

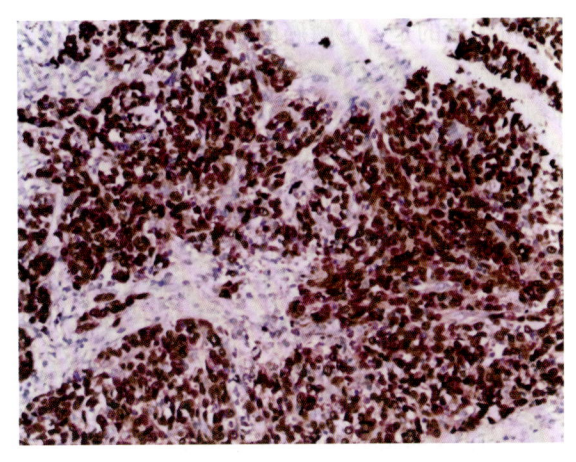

图 4-67　淋巴上皮瘤样癌，EBER，原位杂交阳性

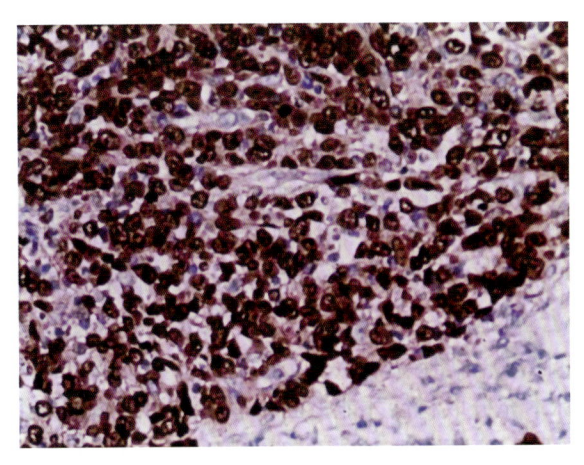

图 4-68　淋巴上皮瘤样癌，p40，细胞核阳性

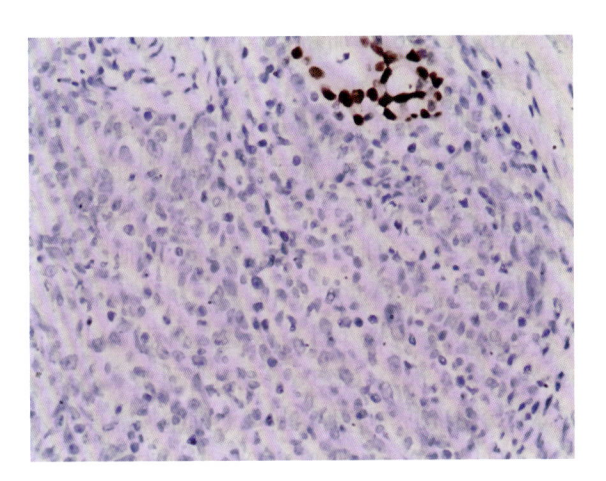

图 4-69　淋巴上皮瘤样癌，TTF-1，阴性

表 4-15　肺鳞状细胞癌的诊断与鉴别

肿瘤类型	病变特点	免疫表型特点或注释
肺鳞状细胞癌	依据是否出现角化、角化珠形成和（或）细胞间桥可分为角化型和非角化型鳞癌，在分化差的肿瘤中角化现象为局灶性	表达 CK、p40、CK5/6、CK14、34βE12 和 p63，一些表达 CK-L，极少表达 TTF-1 和 CK7
基底细胞样鳞癌	由分化差的基底细胞样小细胞构成，周围呈栅栏状排列。可分为单纯基底细胞样和伴有鳞状分化两种形式	特征性表达 p40、CK-H 和 p63，一般不表达 CK7、TTF-1、PAX5 和神经内分泌标志物
淋巴上皮瘤样癌	瘤细胞常呈合体状，细胞边界不清，细胞核常为空泡状，可见居中的明显的大核仁，伴有淋巴细胞浸润	可表达 CK5/6、p40 和 p63 阳性，提示鳞状细胞来源，＞90% EBER 原位杂交呈阳性
小细胞癌	与单纯基底细胞样鳞癌鉴别尤为困难。但瘤细胞小，染色质粉尘状、铸形核排列，核仁不明显、密集拥挤、极易受挤压	特征性表达神经内分泌标志物 CgA、Syn、CD56、PAX5 和 TTF-1
腺鳞癌	指含有腺癌及鳞状细胞癌两种成分，每种成分至少占肿瘤的 10%。诊断基于手术完整切除的标本	要求不同的细胞群分别表达鳞或腺的标志物。腺样成分表达 TTF-1/Napsin A 支持腺鳞癌
黏液表皮样癌	由不同比例的黏液细胞、中间型细胞及表皮样细胞组成，高级别肿瘤主要由异型性明显的表皮样细胞及中间型细胞组成	中间型细胞及鳞状细胞同时表达 p40/p63，腺上皮 CK7、CK-L 阳性，存在 MAML2 重排
腺样囊性癌	由腺上皮和肌上皮细胞构成，呈小梁状、实性条索样、腺管样或筛状排列。主要与肺部基底细胞样鳞癌鉴别	表达腺上皮和肌上皮细胞标志物。还表达 CD117、SOX10、MYB 等，存在 MYB 融合
SMARCA4 缺失的未分化肿瘤	肿瘤细胞呈上皮样，形态较为一致，弥漫片状、巢状、索状分布，可见假腺样结构。灶状区域见核偏位的横纹肌样细胞	表达 CK，不表达腺或鳞癌标志物、TTF-1 和 NUT。SMARCA4（BRG1）失表达，INI1 阳性
NUT 癌	肿瘤由片状排列的低分化或未分化细胞构成。瘤细胞较大，核质比较高，细胞核大小相对较一致，坏死明显，突然角化	CK、CK7、CK5/6、p40 和 p63 阳性；存在 NUT 基因重排。NUT 蛋白呈核旁点状模式表达
转移性尿路上皮癌	可有尿路上皮癌的病史，可起源于尿路上皮的肾盂癌、输尿管癌、膀胱癌及尿道癌，是最常见的泌尿系统肿瘤	表达 CK7、CK20、p40、p63 阳性，还表达尿路上皮标记（GATA3、S-100P 等）

A. 低分化神经内分泌肿瘤有时不易与一些非上皮性恶性肿瘤鉴别，CKpan、CK7和CK20有助于证实神经内分泌肿瘤的上皮性质。神经内分泌肿瘤可表达CKpan、低分子量CK，呈特征性的细胞质点彩状表达，而在其他上皮性肿瘤中常呈细胞质均质性表达。原发部位不明的转移性神经内分泌肿瘤还可用CK7和CK20区分肿瘤可能起自前肠（CK7＋/CK20-）或起自中肠和后肠（CK7-/CK20＋）。此外，转移性结直肠神经内分泌肿瘤常表达CDX2。对于怀疑有脉管侵犯的神经内分泌肿瘤，可以用CD34和D2-40等内皮标志物予以证实。

B. CDX2和TTF-1分别作为胃肠胰肿瘤和肺肿瘤的标志物，可以用于转移性NEN寻找原发灶的辅助诊断。CDX2主要在胃肠道（尤为空肠和阑尾）的NET中表达，在肺NET中的表达少见，它有助于排除肺原发性NET。TTF-1特异性强，TTF-1阳性基本上证实了肺和甲状腺起源，在胃胰腺及其他原发部位的NET中多为阴性，但TTF-1在食管、膀胱、前列腺和胃肠道的NEC中常呈阳性。

C. 不同的原发部位会表现出不同的免疫组化特点：PAX8主要标记肾、甲状腺、Müllerian管和Wolffian导管及这些器官发生的肿瘤，研究证明PAX8也标记胰岛和胰腺NET，而胃肠道肿瘤中基本呈阴性。SATB2：96%的直肠NET和79%的阑尾NET中SATB2为强阳性，而在胰腺NET中SATB2几乎不表达。免疫组化提示原发性肿瘤特异性标志物：GATA3、乳球蛋白、GCDFP-15阳性，CK7阳性，CK20阴性便可认为该肿瘤为原发性乳腺NEC，乳腺NEC还可表达ER、PR、HER2。

D. 组合使用PDX-1、NKX6-1、CDX2、TTF-1和ISL1鉴别不同组织来源的WDNET具有较好的敏感性和高度特异性。胰十二指肠同源基因1（*PDX-1*）在胃、十二指肠和胰腺高分化神经内分泌瘤（WDNET）以及超过一半的阑尾类癌中表达。胰岛素增强子结合蛋白-1（ISL1）和胰十二指肠同源盒1（PDX-1）为胰NEN特有的标志物，在其他神经内分泌瘤中不可见。NKX6-1胰腺和十二指肠原发性WDNET均表达，并且几乎不表达于肺、胃和阑尾的WDNET中。

E. S-100蛋白不属于神经内分泌抗原，可以标记肿瘤细胞巢周围的支持细胞成分，辅助诊断副神经节瘤，但神经内分泌细胞为阴性。

表4-16 神经内分泌肿瘤的免疫组化表达情况

类型	Syn	CgA	CD56	TTF-1	CK	CK7	p40	p63	Ki-67指数
类癌	91%＋	93%＋	76%＋	35%＋	＋	＋	-	-	≤5%
不典型类癌	＋	＋	＋	-/＋	＋	＋	-	-	5%～20%
小细胞癌	54%＋	37%＋	97%＋	80%＋	核旁点状＋	＋	-	-/＋	70%～90%
大细胞神经内分泌癌	87%＋	69%＋	92%＋	50%＋	＋	＋	-	-/＋	50%～100%

（3）分子遗传学改变：对于肺NET，其高频突变主要涉及染色质重塑基因和包括*MEN1*、*PSIP1*、*EIF1AX*、*ARID1A*等在内的SWI/SNF复合物基因；同时缺乏*TP53*、*RB1*、*KRAS*、*STK11/KEAP1*等NEC常见突变。大多数学者认同肺部NET和NEC具有不同的发病机制。类癌常见的突变基因是*MEN1*、*PSIP1*、*ARID1A*、*OTP*、*EIF1AX*等。小细胞癌致癌主要分子改变是抑癌基因*TP53/RB1*共突变或缺失，其他较少见的分子改变包括*MYCL*、*PTEN*、*STK11*等基因突变以及*EGFR*、*KRAS*和*BRAF*等非小细胞肺癌的驱动基因改变。LCNEC可分为小细胞肺癌样型LCNEC和与非小细胞肺癌样型LCNEC：前者主要为*RB1/TP53*基因共突变或缺失，后者主要为*STK11*、*KEAP1*和*KRAS*等基因突变。

（4）病理诊断：病理诊断思路，注重"形态学＋免疫组化＋核分裂象、坏死等"几方面的观察和分析。有关肺神经内分泌肿瘤诊断流程见图4-74。

1）神经内分泌肿瘤形态特征：组织病理学形态是诊断NEN的基础，判断组织学分化程度是NEN诊断的重要步骤。

2）IHC标志物套餐使用：没有一种标志物可以单独有效地判断神经内分泌分化，应采用一组抗体综合进行结果评价。推荐抗体组合为CKpan、Syn、CgA、CD56、INSM1、POU2F3、TTF-1和Ki-67。INSM1

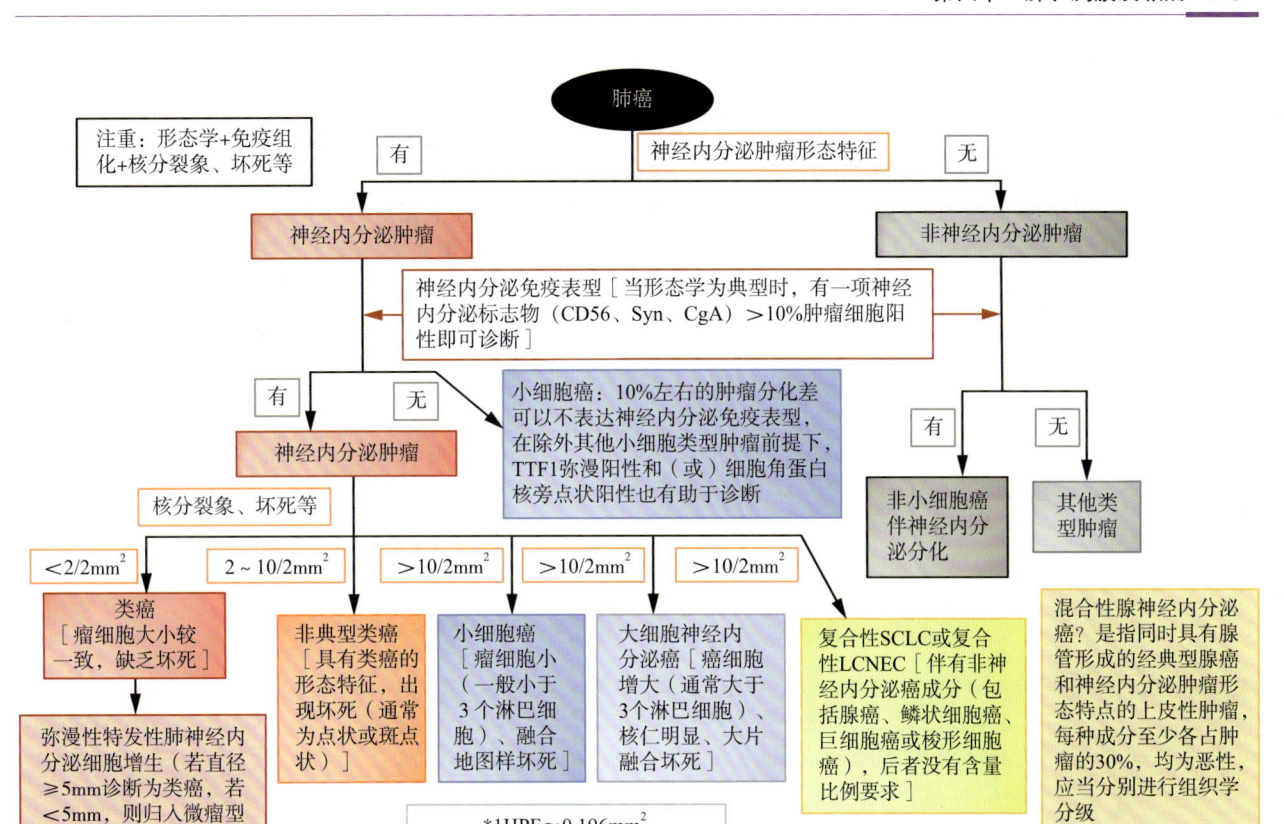

图 4-74 肺神经内分泌肿瘤病理诊断流程示意图

对肺 NEN 具有较高的灵敏度和特异度；转录因子 POU2F3 常用于神经内分泌标记缺失或低表达的小细胞肺癌。对于低中级别类癌，可以加做 SSTR-2 和 MGMT 免疫组化来协助指导临床治疗。对于高级别神经内分泌癌，可加做 p53 和 RB1 协助临床治疗。对于无神经内分泌分化形态学特征的非小细胞肺癌，不推荐进行神经内分泌标志物免疫组织化学染色，即使染色后有相关阳性表达，并不影响非小细胞肺癌的诊断，可诊断为腺癌或鳞状细胞癌等，伴有神经内分泌分化。

3）一旦确定肿瘤的神经内分泌性质后，需要按肿瘤增殖活性进一步分类和分级，可通过计数 2mm² 范围的核分裂象和（或）Ki-67 阳性指数来确定。手术切除标本应选择热点区进行 Ki-67 计数，范围是 3 个 2mm²（相当于 10 个高倍镜视野，1HPF≈0.196mm²）热点区，活检标本则要计数全部肿瘤细胞。Ki-67 阳性指数对区分 TC、AC 与 SCLC 有重要参考价值；SCLC 的细胞增殖核抗原 Ki-67 阳性指数一般＞50%，通常为 80% 以上；LCNEC 的 Ki-67 阳性指数一般＞40%；而 AC 的 Ki-67 阳性指数一般＜20%；TC 则更低，一般低于 5%。肺及胸腺类癌的分类系统不同于胃肠胰 NEN，无须参考 Ki-67 增殖指数，但要结合肿瘤坏死情况进行分类。

4）病理分类和特点（表 4-17）：2021 年 WHO 肺和胸腺 NEN 的病理分类，共分为 4 类，即典型类癌（TC）、非典型类癌（AC）、小细胞癌（SCLC）和大细胞神经内分泌癌（LCNEC）。①诊断和分类标准是在具有神经内分泌肿瘤形态前提下，经过免疫组织化学相关神经内分泌标志物染色证实，并结合肿瘤坏死及核分裂指数两项指标进行分类。②所谓的"肺 NET G3"：肺 NET 和 NEC 之间存在诊断灰区，即组织学形态类似于不典型类癌，但核分裂象数＞10/2mm² 和（或）Ki-67 阳性指数＞30%。分子遗传学特征也更接近于类癌（具有 MEN1 突变），而缺乏 TP53 和 RB1 突变。③当形态学为典型小细胞癌或 LCNEC 时，有一项神经内分泌标志物（CD56、Syn、CgA）10% 肿瘤细胞阳性即可诊断。④10% 左右的小细胞癌由于肿瘤分化差可以不表达神经内分泌免疫表型，在除外其他小细胞类型肿瘤前提下，TTF-1 弥漫阳性和（或）CK 核旁点状阳性也有助于诊断。弥漫性特发性肺神经内分泌细胞增生（DIPNECH）：局限于基膜内，一般直径小于 2mm，单个或簇状的肺神经内分泌细胞增生，可局部浸润，形成直径 2～5mm 的"小瘤"，也可发展为类癌，诊断类癌需直径≥5mm，若肿瘤小于 5mm，则归入微瘤型类癌。⑤由于肺外器官来源的高级别神经内分泌癌也会表达 TTF-1，故不能依据肺腺癌诊断原则，将 TTF-1 阳性的小细胞癌一概判断为肺来源,但在胸腺NEN常阴性。⑥10%～20%的肺鳞癌、腺癌、大细胞癌在光镜下无神经内分泌形态,但有神经内分泌免疫表型和(或)电镜下的神经内分泌颗粒,建议诊断为非小细胞癌伴神经内分泌分化。⑦复合型NEC:定义为小细胞癌或LCNEC中混合以其他类型的非小细胞肺癌成分,诊断需要注明每种混合成分的比例。有时小细胞癌也会存在一些LCNEC成分,只有当后者含量超过10%时,方可诊断复合型小细胞癌(LCNEC),而小细胞癌与其他非小细胞肺癌混合时,无比例要求。

表4-17 神经内分泌肿瘤的病理分类及特点

类型	病变特点	核分裂指数	坏死
典型类癌(TC)	肿物直径≥0.5cm,瘤细胞大小较一致,呈中等大小,核形态温和,染色质粗颗粒状;呈巢状器官样结构排列,间质富于窦状隙的血管网	$<2/2mm^2$	缺乏坏死
不典型类癌(AC)	肿瘤具有类癌的形态特征,出现坏死(通常为点状或斑点状)	$(2\sim10)/2mm^2$	点状坏死
小细胞癌(SCLC)	瘤细胞小,一般小于3个静止期淋巴细胞,细胞质少,核质比例高,染色质纤细的粉尘状、铸形核排列,核仁不明显,密集拥挤成巢片状、极易受挤压	$>10/2mm^2$	融合地图样坏死
复合性SCLC	是指小细胞癌合并NSCLC的任何一种组织学类型,如腺癌、鳞状细胞癌、大细胞癌、肉瘤样或大细胞神经内分泌癌(LCNEC)(前4种非神经内分泌癌成分无比例要求,合并LCNEC时至少含10% LCNEC成分)	同SCLC	同SCLC
大细胞神经内分泌癌(LCNEC)	癌细胞增大(通常大于3个成熟淋巴细胞的直径),核染色质空泡状伴有明显的核仁,核分裂比率高;呈嵌套、栅栏、花环或小梁状排列	$>10/2mm^2$	大片融合坏死
复合性LCNEC	指LCNEC伴有非神经内分泌癌成分,亦没有含量比例要求	同LCNEC	同LCNEC
微小类癌	≤0.5cm,界限不清,可见不规则浸润性边界,纤维性基质明显	$<2/2mm^2$	缺乏坏死

(5)鉴别诊断(表4-18):肺神经内分泌肿瘤的鉴别诊断主要包括三方面,即病理分类的区别、与其他类型的肺癌鉴别、肺原发腺癌与肺外转移到肺的NEN鉴别。

表4-18 肺神经内分泌肿瘤的鉴别诊断

鉴别类型	形态学特点	免疫表型或注释
典型类癌与不典型类癌	核分裂象的多少和是否存在坏死是区分两者的两个最主要标准,两个标准中满足任何一个即可诊断为不典型类癌	在典型类癌的组织学背景下核分裂象$2\sim10/2mm^2$,或出现点状坏死则诊断为不典型类癌
类癌与神经内分泌癌(NEC)	类癌(TC和AC)与NEC(SCLC和LCNEC)。Ki-67增殖指数是最有用的标志物之一,还有坏死	Ki-67阳性指数:SCLC一般>50%,LCNEC一般>40%;而AC一般<20%;TC一般低于5%
神经内分泌肿瘤与非小细胞肺癌	10%～20%的肺鳞癌、腺癌、大细胞癌在光镜下无神经内分泌形态,但有神经内分泌免疫表型和(或)电镜下的神经内分泌颗粒,建议诊断为非小细胞癌伴神经内分泌分化	即使染色后有相关阳性表达,并不影响非小细胞肺癌的诊断,对于无神经内分泌分化形态学特征的非小细胞肺癌,不推荐进行神经内分泌标志物检测
SCLC和LCNEC	SCLC癌细胞核的特征为纤细的粉尘状染色质,铸形核排列,核仁不明显密集拥挤成巢片状、极易受挤压;而LCNEC癌细胞增大,核染色质空泡状伴有明显的核仁	SCLC常具有特征性的核旁逗点状CK染色模式,可用于与其他非小细胞肺癌的鉴别诊断。SCLC神经内分泌标志物表达率>90%,CKpan小细胞癌呈点彩状

1)类癌:诊断典型类癌需要病变直径大于0.5cm,核分裂象小于$2/2mm^2$(相当于10个高倍镜视野)且无肿瘤性坏死(图4-75～图4-78)。而不典型类癌的诊断标准则为在典型类癌的组织学背景下核分裂象$2\sim10/2mm^2$,或出现点状坏死,偶尔出现局灶片状坏死。

具有假腺样结构和筛状结构的类癌需与普通型腺癌以及支气管黏膜下小唾液腺来源的肿瘤如腺样囊性癌等区分;梭形细胞类癌需要与胸膜孤立性纤维性肿瘤、滑膜肉瘤及肺内A型胸腺瘤等鉴别;巢状结构为主的类癌需要与转移性前列腺癌、乳腺癌或肺原发性副神经节瘤等区分；以透明细胞为主的类癌需要与转移性透明细胞癌和原发性透明细胞"糖瘤"相鉴别。仔细的形态学观察再辅以适当的免疫组织化学染色通常可将类癌与上述肿瘤区分开来。器官部位特异的标志物可用于区分肺原发与转移的低级别NEN，如TTF-1（肺类癌和甲状腺髓样癌组织表达）、CDX2（胃肠道NEN组织表达）、PDX-1（胰腺NET组织表达）。

2）小细胞肺癌：①主要依靠HE染色观察瘤细胞高度特征性的核及染色质特点予以诊断，因此准确地诊断小细胞肺癌往往需要制作精良的组织学切片。②小细胞肺癌常常具有特征性的核旁逗点状角蛋白染色模式，可用于与其他非小细胞肺癌的鉴别诊断。③少部分（＜10%）SCLC可以无任何神经内分泌标志物表达，依据细胞形态及TTF-1强表达或CK点灶状阳性标记，仍可诊断。④70%～90%的小细胞肺癌表达TTF-1，但是44%～80%肺外原发的小细胞癌也可表达TTF-1，因此TTF-1区别原发性小细胞癌与转移性小细胞癌的作用有限。⑤在TTF-1及所有神经内分泌标志物均不表达的情况下，需要更多的免疫染色以排除其他小圆蓝细胞性恶性肿瘤如基底样鳞状细胞癌（p40、CK5/6阳性）、原始神经外胚叶肿瘤（CD99、FLI-1阳性）、恶性黑色素瘤（S-100、HMB45阳性）、Merkel细胞癌（CK20核旁逗点状阳性）、淋巴瘤（LCA、CD20或CD3阳性）等。

3）SCLC和LCNEC鉴别：区别SCLC和LCNEC的最有价值的特点是小细胞癌细胞核的特征为纤细的粉尘状染色质，不同于类癌的粗颗粒状染色质及LCNEC的空泡状染色质，无明显的核仁，常见铸形核排列（即瘤细胞核质比高，胞质稀少使得细胞核呈镶嵌状排列）及梭形核改变（称为燕麦细胞癌）。SCLC神经内分泌标志表达率＞90%，CKpan小细胞癌呈点彩状（图4-79～图4-82）。LCNEC肿瘤细胞一般较大（约3个或以上淋巴细胞大）、胞质丰富，胞质中等或量多，核仁显著，这三点可以作为与SCLC的鉴别点，免疫组化表达与SCLC相似（图4-83～图4-86）。

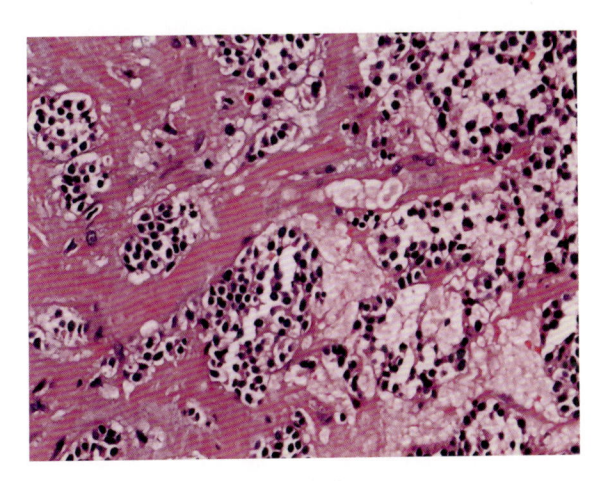

图 4-75　类癌，HE

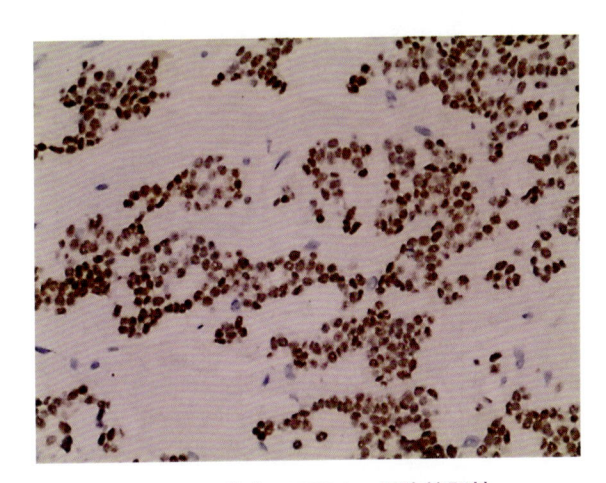

图 4-76　类癌，TTF-1，细胞核阳性

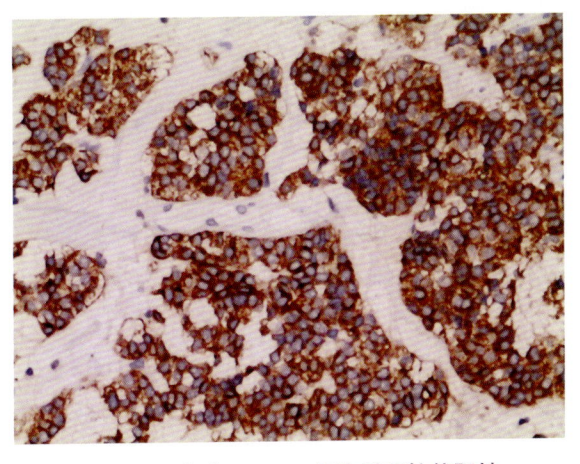

图 4-77　类癌，Syn，细胞质颗粒状阳性

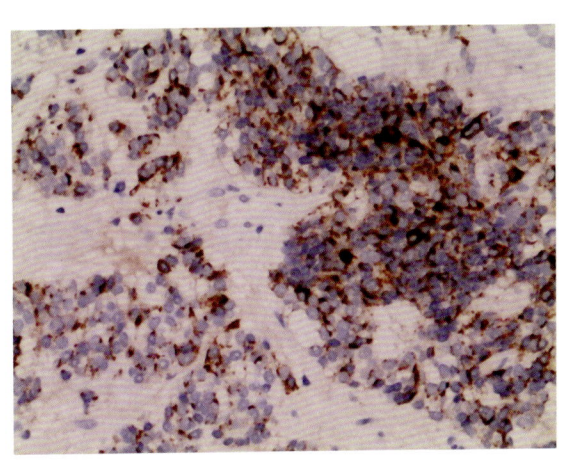

图 4-78　类癌，CgA，细胞质颗粒状阳性

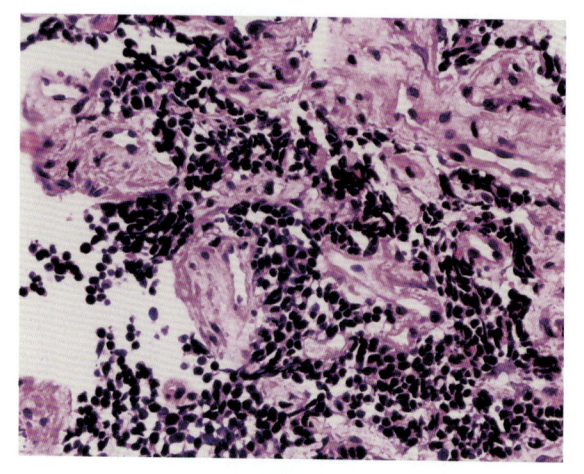

图 4-79　小细胞肺癌 SCLC，HE

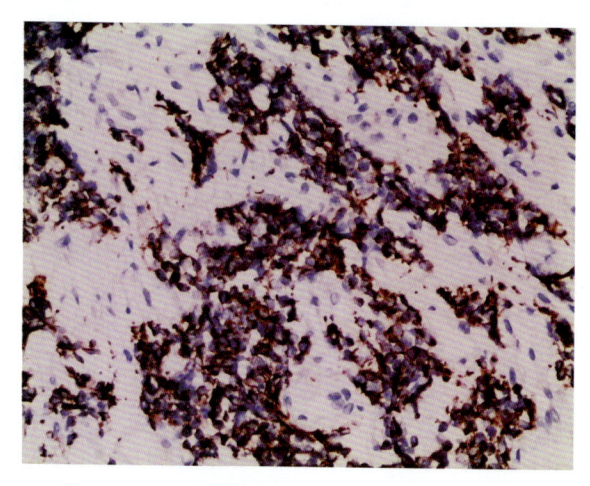

图 4-80　小细胞肺癌，CK，细胞质点彩状阳性

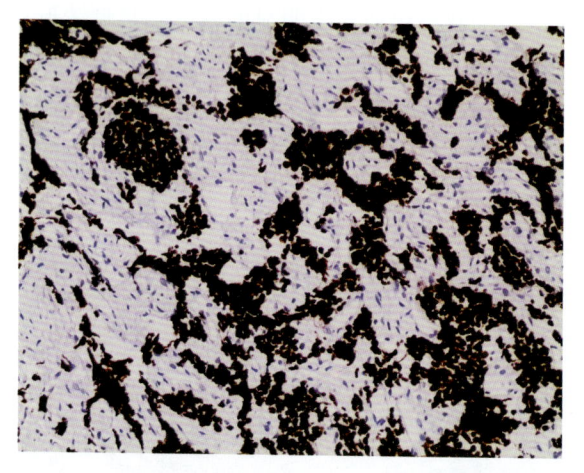

图 4-81　小细胞肺癌，TTF-1，细胞核强阳性

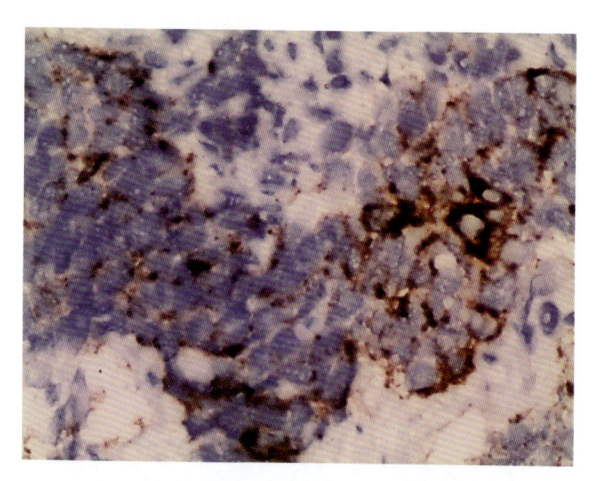

图 4-82　小细胞肺癌，Syn，细胞质阳性

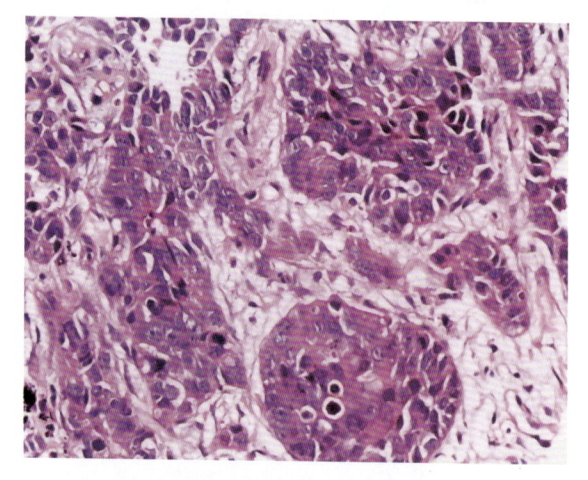

图 4-83　大细胞神经内分泌癌（LCNEC），HE

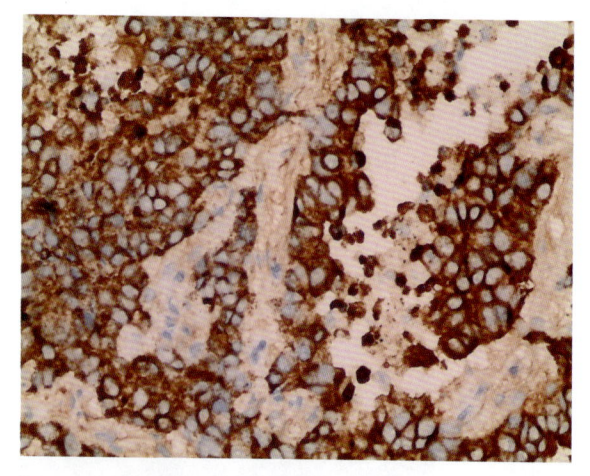

图 4-84　大细胞神经内分泌癌，CgA，细胞质颗粒状强阳性

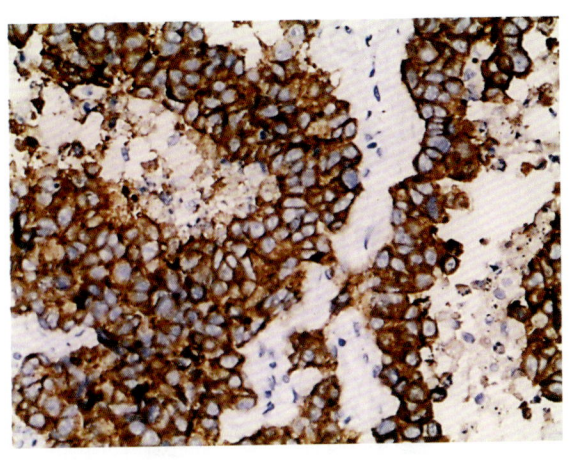

图4-85 大细胞神经内分泌癌，Syn，细胞质颗粒状阳性

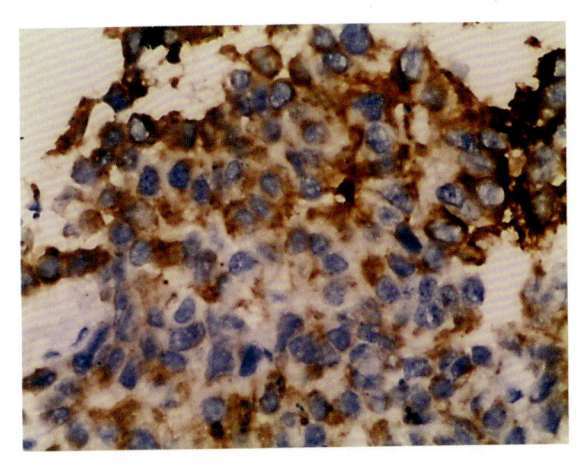

图4-86 大细胞神经内分泌癌，CK7，细胞质颗粒状阳性

十、肺肉瘤样癌的诊断与鉴别

1. 抗体选择 分类套餐加CKpan、EMA、S-100、间叶源性标志物（Vimentin、SMA、Desmin、Myogenin、MyoD1）。

2. 注释

（1）肺肉瘤样癌（PSC）是一类罕见的具有高侵袭性的非小细胞肺癌（NSCLC）。2021版WHO将PSC分为3个亚型，包括多形性癌（梭形细胞癌、巨细胞癌）、癌肉瘤和肺母细胞瘤。而多形性癌、巨细胞癌及梭形细胞癌归属为多形性癌下的3个亚型。

（2）病变特点：①多形性癌是最多见的肉瘤样癌类型，由非小细胞癌（鳞状细胞癌、腺癌或大细胞癌）与肿瘤性梭形细胞或（和）巨细胞成分混合组成，其中梭形细胞和（或）巨细胞成分至少应占肿瘤的10%。②癌肉瘤是一种伴有癌和分化的肉瘤成分（如恶性软骨、骨或横纹肌）的混合性恶性肿瘤。最常见癌的成分为鳞癌，其次为腺癌和大细胞癌。分化差的梭形细胞肉瘤成分为最常见的肉瘤成分，其次是横纹肌肉瘤、骨肉瘤或软骨肉瘤成分。通常能见到不止一种分化的肉瘤成分癌肉瘤中既有腺癌和鳞癌等成分，又有肉瘤的成分，如骨肉瘤、软骨肉瘤、横纹肌肉瘤等。③肺母细胞瘤是具有双向分化特点的肺恶性肿瘤，主要由酷似分化好的胎儿性腺癌的原始恶性腺上皮成分及幼稚的胚胎性肉瘤基质成分构成一种双相型肿瘤，偶见真性肉瘤样分化灶。

（3）免疫表型：免疫组织化学可以很好地标记各类型的成分。腺癌成分表达CK7、EMA、TTF-1和Vimentin（Vim），鳞状细胞癌成分表达p40、p63；肉瘤成分表达相应的标志物（如恶性软骨、骨或横纹肌等）（图4-87～图4-92）。

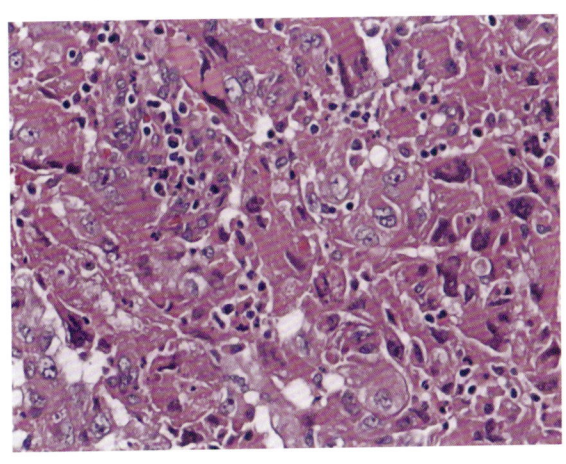

图4-87 肺多形细胞癌，HE

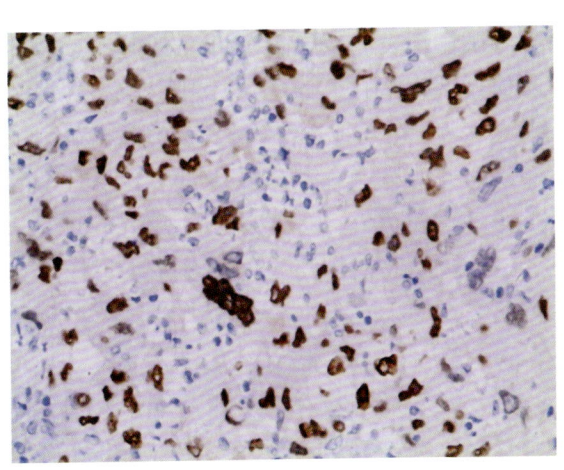

图4-88 肺多形细胞癌，TTF-1，瘤细胞细胞核阳性

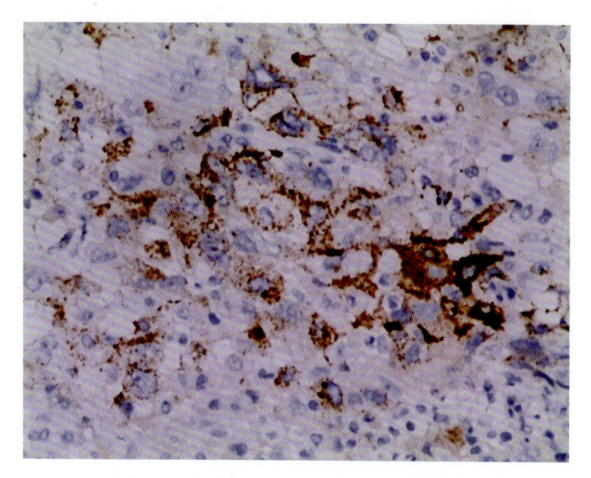

图 4-89　肺多形细胞癌，NapsinA，瘤细胞质颗粒状阳性

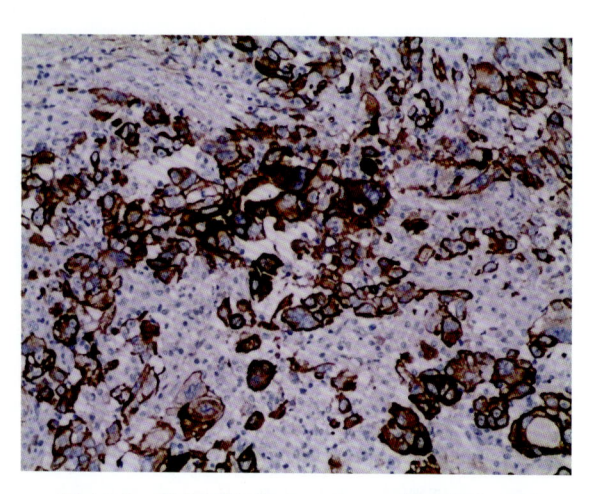

图 4-90　肺多形细胞癌，CK7，瘤细胞质阳性

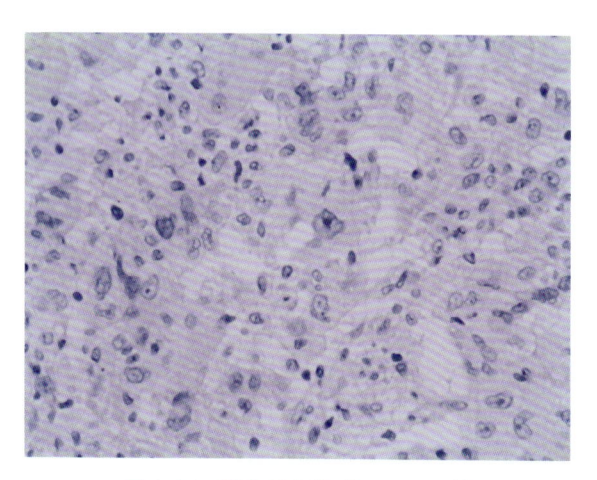

图 4-91　肺多形细胞癌，p40 阴性

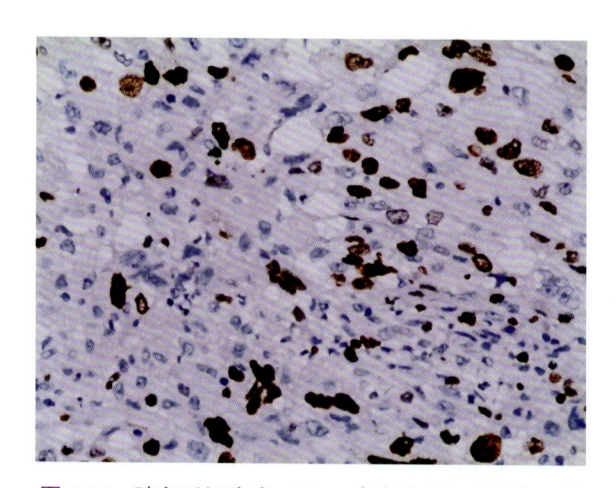

图 4-92　肺多形细胞癌，Ki-67 高表达（细胞核）阳性

（4）分子病理诊断：研究发现 PSC 中存在多种基因突变，包括 *TP53*、*EGFR*、*KRAS*、*MET* 和 *ALK* 等，以及高 PD-L1 阳性率。其中，梭形细胞癌和多形性癌常发生 *TP53*、*EGFR*、*KRAS*、*MET* 的突变；癌肉瘤中最常见的是 *TP53* 突变，很少出现 *EGFR* 和 *KRAS* 突变。

（5）鉴别诊断：①PSC 各种亚型，组织学特征是进行各亚型区别的主要依据，免疫组化检查对临床诊断有辅助作用。②PSC 主要与肺原发或转移的肉瘤与差分化癌鉴别。因 PSC 具有上皮及间叶双向分化，故一般选择上皮源性标记如 CK、CK7、EMA、CAM5.2、TTF-1、p40、p63 以及间叶源性标记 Vimentin、Desmin 等。GATA3：用于鉴别肉瘤样间皮瘤、促结缔组织增生性间皮瘤和肉瘤样肺癌，在肉瘤样间皮瘤中弥漫性强阳性表达，肺癌中片状弱表达。MUC4：可用于上皮样型间皮瘤和肺癌的鉴别诊断，上皮样型间皮瘤阴性，肺癌阳性。③其他鉴别诊断：伴促纤维增生的癌，在癌组织的周围，常形成促纤维增生的梭形细胞，作为一种反应性增生，不见移形过渡，细胞异型性不明显，无病理性核分裂和坏死。转移性恶性黑色素瘤，瘤细胞明显多形性和异型性，可有色素沉着，免疫组化表达 HMB45、S-100、MelanA（表 4-19）。

表 4-19　肺肉瘤样癌的诊断与鉴别

肿瘤	病变特点	免疫表型特点	分子改变或注释
多形性癌	肿瘤由低分化的非小细胞癌和伴有至少 10% 比例的梭形细胞和（或）巨细胞癌组成	梭形细胞或巨细胞癌等成分可不同程度地表达上皮标志物 CK、EMA 和 Vim	存在 *EGFR*、*KRAS*、*p53*、*c-KIT* 基因突变
癌肉瘤	癌肉瘤中既有腺癌和鳞癌等成分，又有肉瘤的成分，如骨肉瘤、软骨肉瘤、横纹肌肉瘤等	上皮标志物（CK、CEA、EMA）阳性；肉瘤成分表达相应的标志物	最常见的是 *TP53* 突变，很少 *EGFR* 和 *KRAS* 突变

续表

肿瘤	病变特点	免疫表型特点	分子改变或注释
肺母细胞瘤	一种双相型肿瘤，由胎儿型肺腺癌和原始间叶性间质组成，偶见真性肉瘤样分化灶	上皮成分表达TTF-1、CK7、β-catenin（核）；间叶成分可多种分化	存在EGFR、CTNNB1、p53等基因突变
滑膜肉瘤	形态均一的梭形细胞紧密排列，不同程度地显示上皮分化区，背景几乎没有胶原间质	CK、CK7、CK19、EMA、Vim、BCL2、CD99阳性；TTF-1、神经内分泌阴性	大于95%存在SS18-SSX融合基因
肉瘤样间皮瘤	极易与PSC混淆，恶性间皮瘤多发于胸膜，可侵犯肺实质，组织学上具有双向分化特点	除了表达CK之外，至少表达1个间皮标志物，GATA3弥漫阳性，BAP1缺失	存在p16/CDKN2A基因的纯合性缺失
肺原发软组织肉瘤	肺原发软组织肉瘤极少见，肺的肉瘤样癌在形态和免疫表型等方面和原发软组织肉瘤极其相似，所以在肺原发软组织肉瘤的病理诊断时要首先排除肉瘤样癌和转移性肉瘤。应详细询问患者有无肿瘤病史等。对于具有梭形细胞形态或高度异型的巨细胞性恶性肿瘤，若CK或EMA阴性，应结合临床检查及病史以排除转移性肿瘤的可能		

十一、肺母细胞瘤的诊断与鉴别

1. 抗体选择 腺癌标志物（TTF-1、NapsinA、CK7）、β-catenin、CKpan、EMA、S-100、SMA、Desmin和Ki-67。

2. 注释

（1）肺母细胞瘤（PB）是肺部极为少见的一种恶性肿瘤，由不同比例不成熟的间质和上皮成分组成，在病理形态上类似于10~16周的胚胎肺（也称"肺胚瘤"），早期病理类型为经典双向型肺母细胞瘤（CBPB）、上皮型肺母细胞瘤[又称分化好的胎儿型腺癌（WDFA）]和胸膜肺母细胞瘤（PPB）。根据发病年龄不同，肺母细胞瘤分为成人型和儿童型两类。成人型包括CBPB和WDFA，儿童型肺母细胞瘤即PPB，也是一种单向性肿瘤，含有原始间叶成分而腺管分化良好。目前肿瘤分类中PB特指CBPB，是一种同时含有恶性上皮及间质成分的恶性肿瘤，属于肺肿瘤中肉瘤样癌的一种亚型。

（2）病变特点：是一种同时含有恶性上皮及间质成分的恶性肿瘤（与肾Wilms瘤相近）。上皮成分为胎儿型肺腺癌，类似子宫内膜样腺体，腺体细胞常显示核下和核上细胞质空泡，常见含有丰富嗜酸性细胞质的实性细胞团（桑葚体）；间质成分由未分化的小卵圆形或梭形细胞构成，可显示骨骼肌、软骨和骨分化，某些病例也见肠分化，一些肿瘤有卵黄囊分化，甚至见到恶性黑色素瘤成分。

（3）免疫表型：原始上皮成分TTF-1、CK、CK7、CEA、EMA和β-catenin（核）可以阳性，原始间叶成分Vimentin、Desmin、SMA可以阳性；少数病例上皮细胞有神经内分泌的特点，免疫组化NSE、CgA、Syn等可以阳性（图4-93~图4-96）。

（4）分子改变：存在EGFR、CTNNB1（β-catenin）、p53等基因突变。CTNNB1基因突变，致β-catenin核表达；MDM2在双向型PB中也有高表达。

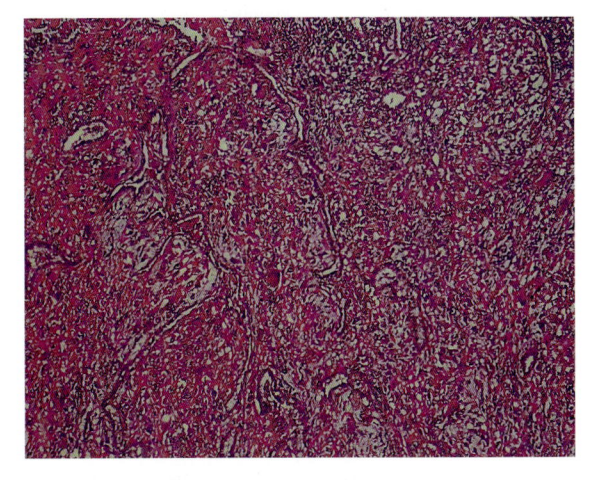

图4-93 肺母细胞瘤，HE

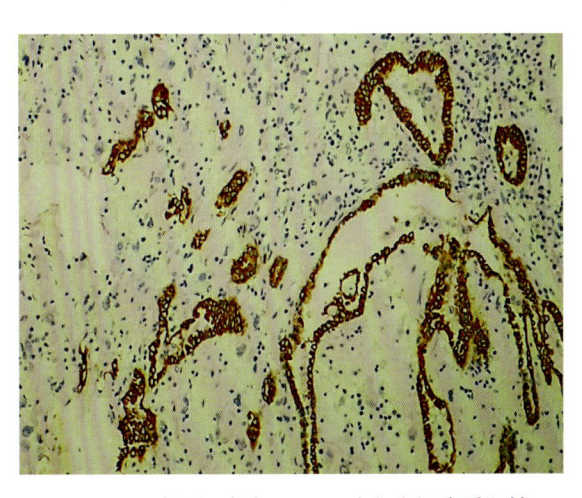

图4-94 肺母细胞瘤，CK，腺上皮细胞质阳性

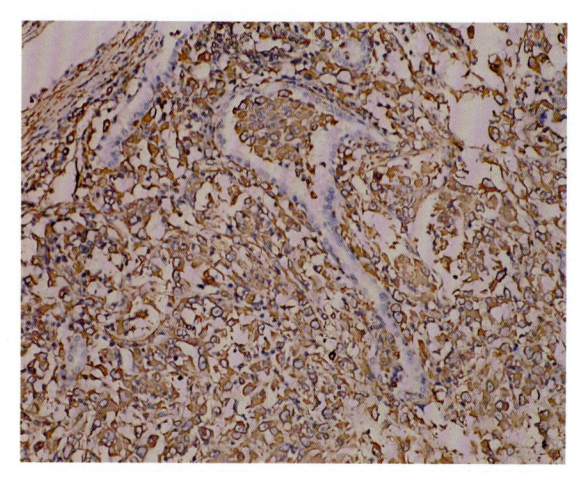

图 4-95 肺母细胞瘤，Vimentin，间质细胞质阳性 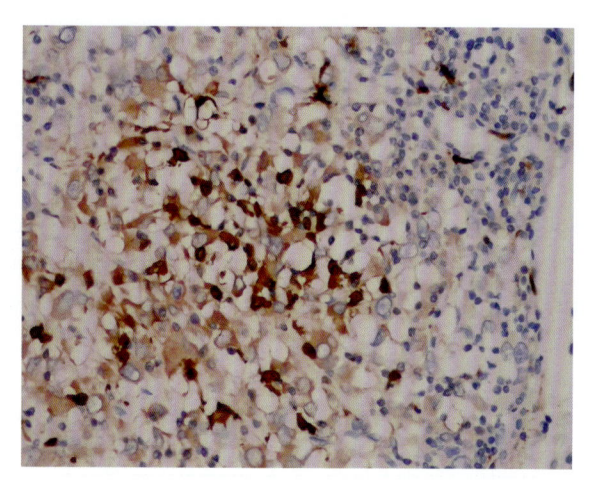　　　图 4-96 肺母细胞瘤，Desmin，灶性细胞质阳性

（5）鉴别诊断：主要与具有双向分化的肿瘤鉴别（请参考第十一章第十一节"具有双向分化型肿瘤"），与肺肉瘤样癌的鉴别详见上一节（表4-20）。

表4-20 肺母细胞瘤的诊断与鉴别

肿瘤	病变特点	免疫表型特点	分子改变或注释
肺母细胞瘤	由胎儿型肺腺癌和原始间叶性间质组成，偶见真性肉瘤样分化灶	上皮成分表达TTF-1、CK7、β-catenin；间叶成分可多种分化	存在 EGFR、CTNNB1、p53 等基因突变，MDM2高表达
胸膜肺母细胞瘤	主要由恶性胚胎性间叶组织构成，可能伴有陷入的良性上皮（如支气管黏膜或肺泡上皮），或不伴有上皮成分	上皮成分表达TTF-1、CK、CK7和EMA；不表达β-catenin；间叶成分表达相应的标志物	本质上是一种胚胎性肉瘤而非双向性肿瘤。可能与DICER1的基因突变有关。应注意与腺癌、癌肉瘤、间皮瘤等鉴别
癌肉瘤	表现双向性，由明确的非小细胞癌和含有分化成分的真正肉瘤混合组成	上皮标志物（CK、CEA、EMA）阳性；间叶成分表达相应的标志物	是一种伴有癌和肉瘤成分的混合性恶性肿瘤。存在 P53、EGFR、KRAS 等突变
肺梭形细胞肉瘤	主要包括平滑肌肉瘤、纤维肉瘤、恶性纤维组织细胞瘤及骨或软骨肉瘤等。肿瘤细胞分化多较成熟，细胞异型性明显	表达间叶肉瘤相应的标志物，如Vimentin、SMA、Desmin、Myogenin、MyoD1等	原发性肺肉瘤少见，有各自相对应的分子遗传学改变。形态学有助于两者鉴别
肺转移性子宫内膜样腺癌	肺母细胞瘤腺体形成的桑葚体结构与子宫内膜样腺癌鳞化形成的结构极为相似，但还有原始间叶性间质组成	TTF-1为阴性，ER、PR、Vimentin表达为阳性	女性患者要注意与该病的鉴别。此时应仔细询问病史，必要时需要依靠免疫组化进行鉴别

十二、SMARCA4基因缺陷型未分化肿瘤

1.抗体选择　SMARCA4（BRG1）、SMARCA2（BRM）、SMARCB1（INI1）、CD34、SOX2、p53、CK、CK7、Claudin4、p40、TTF-1和Ki-67，必要时分子检测。

2.注释

（1）SMARCA4基因缺陷型未分化肿瘤（SMARCA4-UT）是一类罕见原发于胸腔的恶性肿瘤，好发于年轻或中年男性吸烟者。组织学上具有横纹肌样形态特征，并具有特征性免疫表型和分子型。该类肿瘤具有高度侵袭性生物学行为，预后差。

（2）病理特点：该类肿瘤由弥漫片状分布、失黏附性、大而圆的上皮细胞组成，肿瘤细胞的细胞质丰富，空泡状核，核仁明显。细胞核相对一致，偶有轻-中度异型性，肿瘤中可局灶性出现横纹肌样细胞，

同时较易出现核分裂象及坏死。罕见表现包括梭形、黏液变、硬化、肺泡样、透明细胞变。大部分患者无明确上皮样分化特征（如腺体、乳头、角化），但约5%的患者可出现普通的非小细胞肺癌（NSCLC）组织学特征。

（3）免疫组化表型：常表现为SMARCA4（BRG1）、SMARCA2（BRM）共缺失表达，SMARCB1（INI1）染色未缺失。许多病例可伴有CD34、SOX2、SALL4和Syn阳性，p53常高表达，肿瘤细胞CK、CK7和神经内分泌标志物（CgA、Syn、INSM1、CD56）常常呈现出局灶弱阳性的表达模式，通常不会弥漫性表达NUT、S-100、Claudin4、鳞癌标志物（CK5/6、p63、p40）、HepPar1、TTF-1和WT1。

（4）分子病理诊断：经常发生SMARCA4和KRAS、TP53、KEAP1、STK11共突变的情况，但ALK、EGFR、ROS1等常见突变几乎均为阴性。

SMARCA4基因位于第19号染色体的短臂，编码BRG1蛋白。BRG1蛋白是SWI/SNF染色质重塑复合体的催化异二聚体的一个亚单位。SWI/SNF染色质重塑复合体中常见亚基有：①具有ATP酶催化活性同源亚基SMARCA4（BRG1）和SMARCA2（BRM）；②极度保守的核心亚基SMARCB1（SNF5，INI1）；③同源亚基ARID1A和ARID1B。SWI/SNF复合体亚基的缺失目前已在许多类别的肿瘤中被发现，并与肿瘤发生之间存在一定的关系，因此可作为肿瘤诊断或预后的生物标志物（详见第二章第五节表2-36）。SMARCA4的缺失与许多类别肿瘤的发生具有一定的关系，如恶性横纹肌样瘤、卵巢高血钙型小细胞癌、SMARCA4-UT等。

（5）鉴别诊断：主要与SWI/SNF复合体亚基的缺失相关的肿瘤鉴别。在非小细胞肺癌患者中约有5%的患者可出现SMARCA4缺失，可通过其典型的上皮样结构（如腺体形成）及免疫组化表达情况加以鉴别。另外，胸外其他脏器亦可发生SMARCA4缺失的肿瘤，需注意与其他部位的转移肿瘤相鉴别（表4-21）。

表4-21 SMARCA4缺失的原发性胸部肉瘤的诊断与鉴别

肿瘤	病变特点	免疫表型或注释
SMARCA4缺失的原发性胸部肉瘤	实性片状或岛状，具有上皮样细胞、横纹肌样形态学特征形态，伴较易出现核分裂象及大片坏死	SMARCA4和SMARCA2共缺失表达，INI1阳性；可伴有CD34、SOX2、SALL4和Syn阳性，p53常高表达
恶性横纹肌样瘤	瘤细胞呈实性片巢状，可存在横纹肌样细胞，形态学上与本病相似。但好发于婴幼儿，原发部位多为中枢神经系统或颅外（肾、肝及软组织）	表达CK、EMA、SMA及GFAP、NF、Desmin、Syn及CK。几乎均具有SMARCB1（INI1）缺失表达及SOX2阴性。罕见病例可存在SMARCA4缺失表达
INI1缺失性癌	该肿瘤同样缺乏腺性和鳞状分化特征，易见坏死及核分裂象，但瘤细胞胞质丰富，核大而圆、偏位，核仁明显，常呈横纹肌样或浆细胞样外观	不同程度表达CK7、CK5/6、p40、p63、Syn、CD56，SMARCB1/INI1表达缺失，但SMARCA4阳性表达有助于与SMARCA4缺失性癌鉴别
近端型上皮样肉瘤	由多边形上皮样细胞和多少不等的梭形细胞组成。但多累及年轻成年人，较少发生于胸腔内，原发部位多为生殖器/腹股沟区、四肢末端等	具有间叶和上皮双向分化的表达：CK、EMA、CD34、ERG和SMA，INI表达缺失；95%以上的病例可见SMARCB1基因异常，而并无SMARCA4缺失，且SOX2多为阴性
NUT癌	常发生于中线部位；特征性形态为小细胞背景中出现"突然角化"，可有多量中性粒细胞浸润	CK、CK7、Claudin4、CK5/6、p40和p63阳性；SOX2阴性，存在NUT基因重排。NUT呈核旁点状模式表达
胸膜恶性间皮瘤	可能与本病具有上皮样细胞，但可出现灶状区梭形细胞成分，较多见于中老年人	间皮特异性标志物阳性；p16/CDKN2A缺失，不存在SMARCA4和SMARCA2共缺失表达
恶性黑色素瘤	瘤细胞常常失黏附，弥漫片状，形态多样，核仁明显，核偏位似横纹肌样，胞质内黑色素沉着	表达黑色素标记S-100、SOX10、HMB45、MelanA、MiTF等，有助于与SMARCA4缺失性癌鉴别
卵巢高血钙型小细胞癌	可有横纹肌样形态学特征，典型的临床表现为原发于腹腔（卵巢）的巨大肿块，可出现高钙血症	常表达p53、EMA、CK和WT1，BRG1阴性，SMARCA4和SMARCA2共缺失表达，但SOX2多为阴性
上皮样血管肉瘤	分化差者呈实性片状，坏死出血常见。多为老年人，多发生于上、下肢深部软组织	CK，CD34也可表达；血管内皮标志物（ERG、FLI-1、CD31）阳性，不存在SMARCB1及SMARCA4缺失突变
横纹肌肉瘤	具有典型性横纹肌样形态学特征	Desmin、Myogenin、MyoD1多为阳性

十三、肺玻璃样变透明细胞癌的诊断与鉴别

1.抗体选择 CK、EMA、CK5/6、CK19、p63、S-100、SMA和Ki-67。必要时加PAS染色和FISH检测。

2.注释

（1）肺原发涎腺型透明细胞癌（clear cell carcinoma，CCC），又称为玻璃样变透明细胞癌，是一种极为少见的涎腺型恶性肿瘤。该肿瘤与涎腺发生的玻璃样变透明细胞癌的组织病理学形态及分子遗传学改变相似。

（2）病理特点：肿瘤由嗜酸性细胞及透明细胞构成，呈小梁状、带状、巢状分布。瘤细胞形态相对一致，瘤细胞边界清楚，无明显异形，核分裂象罕见，一般无腺管样结构。肿瘤间质富含胶原纤维，且常出现程度不等的玻璃样变，形成环绕癌巢或分隔癌巢的嗜伊红均质带。极少数肿瘤还可见鳞化、囊性变或坏死。

（3）免疫表型：表达CK、p63、CK14，支持鳞状细胞分化；不同程度表达EMA、CK7、CK19、CAM5.2和SOX10；一般不表达肌上皮标志物（如S-100、SMA、Calponin、GFAP等），亦不表达TTF-1和NapsinA。

（4）分子改变：证实了 *EWSR1-ATF1* 融合基因在涎腺HCCC的高度特异性，也为其鉴别诊断提供了帮助。除了 *EWSR1-ATF1* 基因融合，少部分为 *EWSR1-CREM* 基因融合。

（5）鉴别诊断：主要与实性片状的透明肿瘤鉴别，如透明细胞型鳞状细胞癌、黏液表皮样癌、透明细胞型肌上皮瘤、肌上皮瘤和上皮-肌上皮癌等以及其他转移性透明细胞癌。总之，鉴别诊断需要以临床病史、组织形态学及免疫组织化学为基础，结合特异的 *EWSR1* 融合基因是正确诊断和鉴别诊断的关键（表4-22）。

表4-22 肺玻璃样变透明细胞癌的诊断与鉴别

肿瘤	病变特点	免疫表型或注释
肺玻璃样变透明细胞癌	主要由排列呈小梁状、带状、巢状的嗜酸性细胞及透明细胞组成，间质中常有玻璃样变物包绕	表达CK、p63、CK14，也表达CK-L、CK19、EMA等；而肌上皮标志物阴性。PAS染色阳性，存在 *EWSR1* 融合基因
透明细胞型鳞状细胞癌	通常鳞状细胞癌的异型性更加明显，核分裂象较多，侵袭性生长更明显，核分裂象多见，常有角化	表达CK、p63、CK14。CK-L阴性；肌上皮标志物阴性。可有 *FGFR1*、*DDR2* 及 *PIK3CA* 突变。无 *EWSR1* 融合基因
上皮-肌上皮癌	呈双向分化，内层是单层立方低柱状细胞的导管样结构，外层为肌上皮细胞	形态学及免疫表型上呈双向分化是其特征导管样细胞及透明样肌上皮细胞双相表达
肌上皮瘤	瘤细胞常呈透明、梭形、浆细胞样、上皮样等多种形态巢片状生长，间质玻璃样变	肌上皮标志物阳性。也存在 *EWSR1* 基因易位，但融合形式不同，常见 *EWSR1-PBX1*、*EWSR1-ZNF444* 及 *FUS-KLF17* 等
黏液表皮样癌	存在黏液样细胞、中间细胞（透明细胞样）、表皮样细胞为特征，瘤细胞异型更明显，核分裂象易见	CK5/6、CK19及p63阳性；PAS染色显示黏液细胞质阳性。存在 *CRTC1-MAML2* 基因融合，有助于与肺CCC鉴别
腺泡细胞癌	瘤细胞呈腺泡状排列，细胞大而呈多角形，细胞核圆形，偏心核细胞质可见嗜碱性颗粒	DOG1及SOX10在腺泡细胞及闰管细胞呈阳性表达，S-100、溶菌酶、AACT、AAT、淀粉酶阳性
转移性透明细胞癌	肾脏、肝脏、前列腺和甲状腺等透明细胞癌可转移至颌面部，均可出现实性片状透明细胞	RCC、CA9、HepPar1、PSA、TTF-1、TG等帮助判断原发部位。无 *EWSR1-ATF1* 融合基因

十四、肺原发间叶性肿瘤

（1）肺原发间叶性肿瘤或原发性肺的肉瘤罕见，2021版WHO胸部肿瘤分类中介绍的有肺错构瘤、软骨瘤、炎性肌成纤维细胞瘤（IMT）、弥漫性淋巴管瘤病、胸膜肺母细胞瘤、内膜肉瘤、先天性支气管周肌成纤维细胞性肿瘤和具 *EWSR1-CREB1* 基因融合的肺黏液样肉瘤等。

（2）肺错构瘤：是肺内最常见的良性肿瘤，由多种分化成熟的组织混合而成，最多见为软骨、脂肪、纤维结缔组织或平滑肌组织，常伴呼吸性上皮内陷。免疫表型：免疫组化染色可以明确平滑肌（SMA、Desmin等）、纤维组织（Vimentin、CD34）、软骨组织（S-100）和呼吸性上皮成分（TTF-1、CK7阳性）。

（3）炎性肌成纤维细胞瘤（IMT）是一种临床上少见的间叶源性肿瘤，以低度恶性或交界性肿瘤样表现为主。炎性肌成纤维细胞瘤全身各组织器官均可发生，好发部位多位于肺部、肝脏、腹膜后及骨组织等（ICD-O编码：8825/1）。①病变特点：酷似炎症性病变，增生的肌成纤维细胞，并伴有不同程度的炎症细胞浸润。肌成纤维细胞呈梭形，可见核仁，核分裂数量较少，无不典型核分裂，胞质染色呈嗜酸性，组织细胞有不同程度的异型性，呈束状或旋涡状，间质伴浆细胞、淋巴细胞和嗜酸性粒细胞浸润。根据病理类型又可以分为淋巴组织细胞型、机化性肺炎型和纤维组织细胞型3种类型。②免疫组化：Vimentin、SMA及ALK均阳性，CK、CD68、Desmin可局灶阳性；β-catenin、CD117、CD34、DOG1、Calponin、h-caldesmon、S-100等均为阴性。IMT中主要的ALK相关融合基因有*TPM3/4*、*CLTC*和*RANBP2*，ALK阳性有3种不同的遗传学表现：光滑的细胞质阳性、细胞质颗粒状阳性和核膜阳性（图4-97～图4-100）。③分子遗传学改变：最主要的发现是IMT的成纤维细胞中存在*ALK*的重排。50%～75%的IMT在2p23上存在*ALK*与*TPM3*、*TPM4*基因的融合，导致ALK蛋白的过表达。其他融合基因包括*CLTC*、*CARS*、*RANBP2*、*ATIC*、*EML4*、*SEC31L1*和*RANBP2*等。FISH显示ALK（2p23）染色体易位；无c-*KIT*基因、*PDGFRA*基因和*CTNNB1*基因突变。

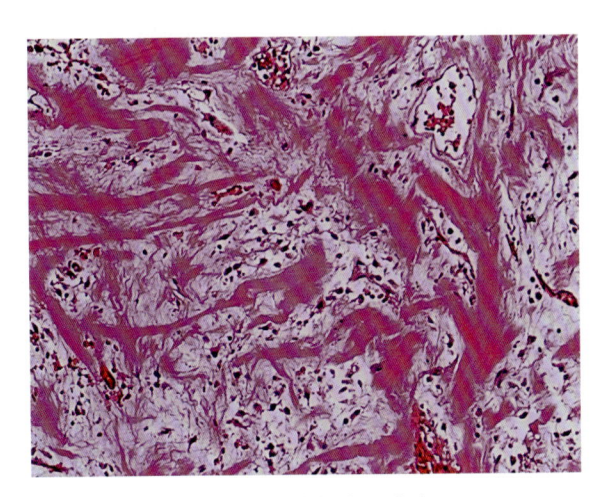

图4-97 炎性肌成纤维细胞瘤，HE

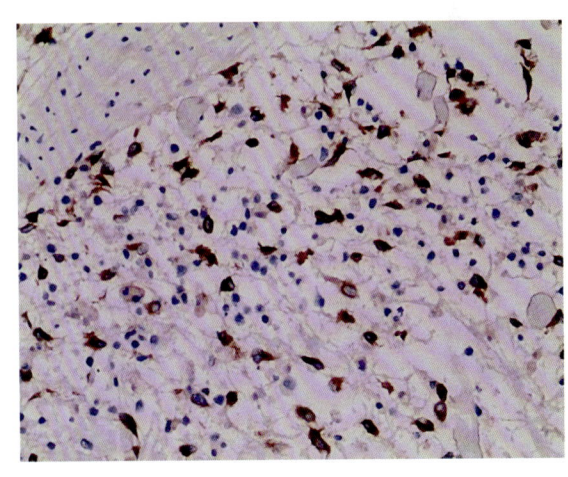

图4-98 炎性肌成纤维细胞瘤，ALK，细胞质/核阳性

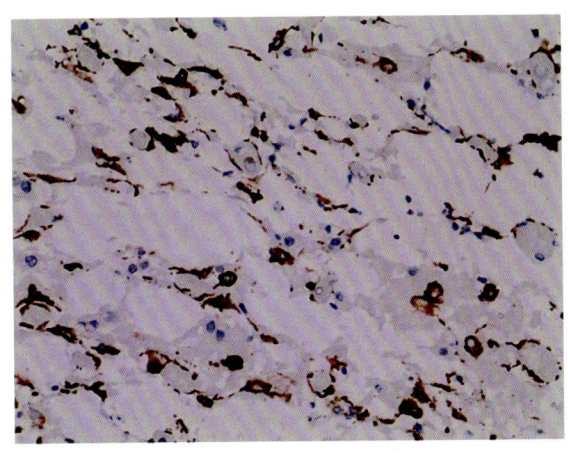

图4-99 炎性肌成纤维细胞瘤，SMA，细胞质阳性

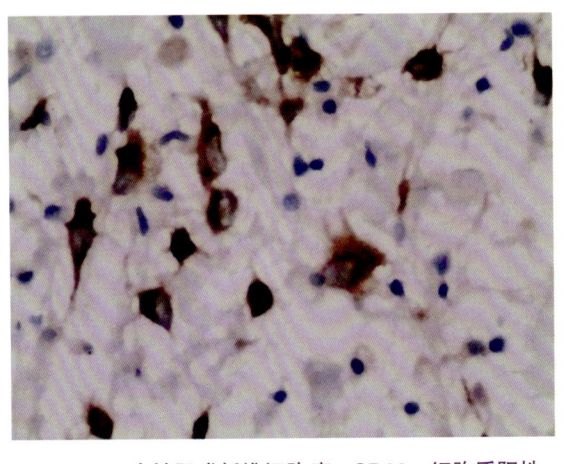

图4-100 炎性肌成纤维细胞瘤，CD68，细胞质阳性

（4）肺动脉内膜肉瘤（PAIS）是一种发生于肺循环系统的恶性肿瘤，具有肌成纤维细胞部分特点、可向多种方向分化的一组恶性间叶性肿瘤。①病变特点：肿瘤位于肺动脉腔内，由未分化梭形细胞及少量上皮样细胞构成，细胞疏密相间排列，异型性显著，可见黏液样背景和大量胶原纤维间质。可完全为内膜起源的未分化多形性肉瘤，也可显示骨肉瘤、软骨肉瘤等异源性成分。②免疫表型：瘤细胞Vimentin弥漫阳性，少数情况下SMA和Desmin可局灶阳性，多数肿瘤缺乏血管、神经、平滑肌和上皮标志物，当肿瘤有明确分化方向时，可表达相应免疫标志物。③分子改变：位于染色体4q12的 *PDGFRA* 和 *MDM2* 基因，其扩增分别见于81%和65%的PAIS；PAIS中存在 *KIT* 和 *EGFR* 基因的扩增。

（5）先天性支气管周肌成纤维细胞性肿瘤（CPMT）是一种良性肿瘤，镜下可见大量的梭形细胞排成人字形或旋涡状，其间可见欠成熟的软骨组织，梭形细胞核呈多形性、核膜不规则、泡状细胞质、胞质嗜酸性。免疫组织化学方面，Vimentin常强阳性，SMA、CD34、MSA、Desmin、S-100部分阳性，CK、EMA、ALK链蛋白和Caldesmon阴性。

（6）伴 *EWSR1-CREB1* 基因易位的肺黏液样肉瘤（PPMS）是一种罕见的软组织肿瘤，该肿瘤常发生在支气管内呈多结节样生长。①病变特点：镜下瘤细胞主要由梭形细胞或多边形细胞组成，排列呈条索状、梁状或网状结构，背景常出现多少不等的黏液样基质。②免疫表型：PPMS缺乏特异性的分子标志物，但肿瘤细胞表达Vimentin，可不同程度表达EMA。肿瘤细胞不表达AE1/AE3、S-100、CD99、Desmin、SMA、CD34和Syn。③分子改变：几乎所有的病例存在 *EWSR1-CREB1* 基因融合。

（7）鉴别诊断：肺原发软组织肉瘤极少见，是我们日常病理诊断中的挑战之一，原发性肺癌和转移性肉瘤远较其多见，特别是肺的肉瘤样癌在形态和免疫表型等方面和原发软组织肉瘤极其相似，所以在肺原发软组织肉瘤的病理诊断时要首先排除肉瘤样癌和转移性肉瘤（表4-23）。

表4-23 肺原发间叶性肿瘤的诊断与鉴别

肿瘤	病变特点	免疫表型特点	分子改变或注释
炎性肌成纤维细胞瘤	酷似炎症性病变，梭形细胞排列呈束状或旋涡状	表达Vim、SMA及ALK均阳性，CK、CD68、Desmin可局灶阳性	ALK蛋白过表达及基因重排有助于炎性肌成纤维细胞瘤的诊断
孤立性纤维性肿瘤	有细胞丰富区和疏区，鹿角样血管和间质绳索胶原纤维	表达CD34、Vim、BCL2及STAT6；Desmin、CD117、DOG1等阴性	存在特异性NAB2-STAT6融合基因，少数出现 *MDM2* 和 *CDK4* 基因扩增
平滑肌肉瘤	瘤细胞长梭形或胖梭形，细胞核雪茄状，胞质嗜酸性	SMA、h-caldesmon及Desmin阳性，CD117、DOG1和CD34阴性	可存在 *TP53*、*p16*、*RB1*、*PTEN*、*ATRX* 和 *MED12* 基因突变。无 *KIT* 或 *PDGFRA* 突变
恶性神经鞘瘤	瘤细胞呈梭形或短梭形，核扭曲，间质疏松、黏液变	表达S-100、SOX10、CD56、PGP9.5等，H3K27me3表达缺失	存在 *NF1*、*TP53*、*CDKN2A*、*EED* 及 *SUZ12* 等突变，*MDM2*、*CDK4* 及 *CCND2* 扩增
滑膜肉瘤	形态均一的梭形细胞紧密排列，边界不清，核重叠	表达上皮和间叶双重标记阳性，如EMA、CK、BCL2、CD99、TLE1等阳性	有特征性的 *SS18* 基因重排，t（X；18）(p11.2；q11.2)易位，*SS18-SSX* 融合基因
血管肉瘤	不规则相互吻合的血管腔，被覆异型梭形或上皮样细胞	CD34、CD31、FLI-1、ERG和CAMTA1和FVⅢ阳性	大部分存在 *WWTR1-CAMTA1*，少数 *YAP1-TIF3* 融合基因
肺原发性黏液样肉瘤	主要由梭形细胞或多边形细胞组成，排列呈条索状、梁状或网状结构，黏液样基质	缺乏特异性的分子标志物，可表达Vimentin和EMA；不表达AE1/AE3、S-100、SMA、CD34等	存在 *EWSR1-CREB1* 基因融合。主要与血管瘤样纤维组织细胞瘤（AFH）、肌上皮肿瘤和炎性肌成纤维细胞瘤（IMT）鉴别
恶性黑色素瘤（MM）	梭形细胞型MM，瘤细胞呈束状、席纹状或漩涡状排列	表达S-100、SOX10及黑色素标志物；可异常表达CK、CD117、CD99等	可存在 *KIT*、*BRAF* V600E和 *NRAS* 基因突变
肉瘤样癌	瘤细胞异型性大，核深染，核分裂象多见，可见原位癌	CK、EMA等上皮性标志物阳性，S-100、HMB-45及MelanA均阴性	肉瘤样癌是指肉瘤成分具有间叶和上皮双重分化表型的肿瘤，本质则是一种特殊类型的癌

十五、血管周上皮样细胞肿瘤（PEComa）

1. 抗体选择　选择2～3个黑色素细胞标志物（HMB45、MelanA、MiTF、TFE3等）及肌细胞标志物（如SMA、Desmin等），加CK、S-100和Ki-67。必要时加分子检测。

2.注释

（1）血管周上皮样细胞肿瘤（PEComa）定义为免疫表型和病理组织学上以血管周上皮样细胞（PEC）为特征的间叶性肿瘤。2020版WHO软组织肿瘤分类取消PEComa中"家族肿瘤"名称，PEComa仅包括非特殊类型PEComa（PEComa-NOS）、血管平滑肌脂肪瘤（AML）和淋巴管平滑肌瘤病（LAM）。PEComa-NOS分布广泛，可发生于胰腺、肺、胃肠道、女性生殖系统、腹腔、盆腔和腹膜后、泌尿道及皮肤等部位，其他少见部位包括鼻腔、骨、口咽、网膜等处。

（2）肺血管周上皮样细胞肿瘤（PEComa瘤样肿瘤）：2021版WHO胸部肿瘤分类将血管周上皮样细胞肿瘤（PEComa瘤样肿瘤）分为淋巴管平滑肌瘤病、具有血管周围上皮样细胞分化的良性肿瘤（透明细胞肿瘤）和具有血管周围上皮样细胞分化的恶性肿瘤。

（2）病变特点：肿瘤呈巢状、梁状、片状或器官样结构，大多存在于薄壁血管周围，围绕血管腔呈放射状排列。主要由上皮样细胞和类平滑肌细胞的梭形细胞组成，上皮样细胞表现为细胞质透明、淡嗜酸性、核圆形或卵圆形，可见小核仁，呈巢状或片状排列。梭形细胞的胞体及胞核均呈梭形，胞质丰富透亮、弱嗜酸性。肿瘤间质内有丰富的血管，血管多为薄壁，偶见厚壁血管。血管壁或肿瘤间质可发生玻璃样变性。

（3）PEComa的良、恶性诊断标准：目前尚无统一诊断标准，2005年Folpe等将该肿瘤分为良性、恶性潜能未定和恶性3种，具体的恶性指征包括：大小＞5cm、浸润性边缘、高级别核并细胞丰富、核分裂象≥1个/50HPF、肿瘤性坏死和血管侵犯。当具有≥2个指征时考虑为恶性；当肿瘤直径＞5cm或肿瘤细胞具有多形性核形态/多核巨细胞时，则诊断为恶性潜能未定；良性肿瘤为无上述恶性指征者。2018年，Bennett等去掉良性/不确定恶性潜能未定肿瘤类别中的"良性"及≥3个上述指征时考虑恶性，这样似乎能将PEComa（NOS）的性质进行更好的归类。2020版WHO软组织肿瘤分类中PEComa的ICD-O编码为0（良性）和3（恶性）。

（4）免疫表型特点：特异性表达黑色素细胞标志物（如：HMB45、MelanA/MART-1、Tyrosinase和MiTF）和肌细胞标志物（如：SMA、Desmin、Calponin和h-Caldesmon）。部分可表达ER和PR，一般不表达CK、S-100蛋白，但仍有约30%可表达Desmin或S-100蛋白。形态不同的PEComa，其免疫表型也略有差异性，若肿瘤以上皮样细胞为主，则主要表达黑色素标志物，而以梭形细胞为主，则多表达肌源性标志物。需要强调的是，黑色素标志物的表达通常并非弥漫，多为局灶性或斑驳状阳性，另外，HMB45、MelanA、Cathepsin K、PNL2在PEComa中具有很高的灵敏度。PEComa中细胞核弥漫强表达TFE3常提示TFE3基因易位。

（5）分子遗传学改变：大多数学者认为其发病机制与结节性硬化症（TSC1）(9q34)或TSC2（16p13.3）的基因突变（缺失）有关。部分伴有TFE3基因重排。有研究显示TFE3重排和TSC1/2基因突变是互斥的，TFE3重排PEComa缺乏TSC1/2基因突变。转录因子E3（TFE3）是小眼畸形转录因子家族成员之一，位于Xp11.2上，其编码的TFE3蛋白在人体正常细胞不表达或弱表达，当TFE3基因发生易位并形成融合基因时，促使TFE3蛋白过表达，干扰细胞转录调控，导致肿瘤形成，这类肿瘤称为TFE3相关性肿瘤，这类肿瘤有TFE3基因重排性PEComa、Xp11/TFE3易位性肾细胞癌、YAP1-TFE3融合的上皮样血管内皮瘤、腺泡状软组织肉瘤（ASPS）、骨化性纤维黏液样肿瘤等。

（6）鉴别诊断：PEComa的诊断依赖病理组织学及免疫表型，必要时辅以电镜及分子病理检测。LAM的主要鉴别诊断：肺内LAM要与转移性平滑肌源性肿瘤、肺纤维化和肺原发性平滑肌源性肿瘤等鉴别，LAM肿瘤细胞表达色素标记可以和上述病变鉴别；由于血管周上皮样细胞瘤可高表达HMB45，应排除恶性黑色素瘤和透明细胞肉瘤。恶性黑色素瘤和透明细胞肉瘤S-100蛋白阳性率较高，但缺乏肌源性标志物的表达，因此，联合运用黑色素和肌源性免疫标志物可鉴别（表4-24）。

表 4-24　血管周上皮样细胞肿瘤的诊断与鉴别

肿瘤类型	病变特征	免疫表型或注释
淋巴管平滑肌瘤病（LAM）	吻合状复杂增生的衬覆扁平内皮细胞的淋巴管裂隙	常表达肌源性和黑色素细胞源性标志物，常表达ER、PR和β-catenin；淋巴管内皮细胞表达D2-40和CD31
肺透明细胞肿瘤	由大小较一致的由胞质丰富、透明或略嗜酸的细胞弥漫分布组成，细胞被纤细的薄壁血管和血窦分隔	与AML免疫表型相似，CK、S-100、Syn、NSE、CD34和CD56均阴性，瘤细胞质含糖原PAS阳性
恶性PEComa	应具备以下两个或两个以上的恶性特征：肿瘤直径＞5cm、浸润性生长方式、高度核异型、富于细胞、核分裂≥1个/50HPF、有坏死和脉管浸润	有相似免疫表型，常表达肌源性和黑色素细胞源性标志物。恶性PEComa常伴发 *TSC* 基因突变。恶性PEComa倾向表现为侵袭性的临床病程
转移性血管平滑肌脂肪瘤（AML1）	AML好发生于肾脏，其次为肝脏，由成熟脂肪组织、玻璃样变的厚壁血管和平滑肌样梭形细胞组成	与LAM相似，表达肌源性和黑色素细胞源性标志物，主要与 *TSC*、*p53*、*TFE3*、*EGFR* 等基因突变有关
肉瘤样癌	肉瘤样癌中癌成分多为鳞癌或腺癌，肉瘤样成分比例必须在50%以上，多为纤维肉瘤成分	癌成分不同程度表达CK、腺或鳞标志物，间叶成分主要表达Vim阳性，存在 *EGFR*、*TP53*、*KRAS* 等突变
转移性透明性肾细胞癌	有典型临床病史。透明瘤细胞呈腺泡状、泡巢状或实性片状结构，被由薄壁血管构成的网状间隔分割	表达CK、Vim、CA9、RCC、CD10和PAX8阳性，CK7、CK-H多为阴性，存在3p丢失和VHL突变
Xp11/TFE3易位性肾细胞癌	结构一致，肿瘤细胞质透明至嗜酸性，呈腺泡状及巢状排列。临床病史对鉴别诊断很重要	除表达TFE3外，还表达肾细胞癌标记，PAX8阳性，蛋白酶K阴性，存在 *ASPL-TFE3* 融合基因
转移性平滑肌肿瘤	无特征性的PEComa肿瘤细胞围绕血管放射状分布，可见向典型平滑肌的过渡现象和典型的临床病史	平滑肌源性标志物阳性表达，可表达ER和PR，不表达黑色素细胞源性标志物，HMB45表达为阴性
恶性黑色素瘤	瘤细胞常常失黏附，弥漫片状，形态多样，核仁明显，核偏位似横纹肌样，胞质内黑色素沉着	表达黑色素标记S-100、SOX10、HMB45、MelanA、MiTF等，不表达肌源性标志物，SMA、Desmin阴性
透明细胞肉瘤	好发于躯干及四肢软组织，肿瘤细胞大多为短梭形，不构成明显巢状或索状，血管不丰富	免疫组化特点与恶性黑色素瘤相似，SMA、Desmin表达为阴性，存在 *EWSR-ATF1* 融合基因
腺泡状软组织肉瘤	瘤细胞大小一致，多角形到圆形，边界清楚，胞质丰富，嗜酸性或含嗜酸性颗粒，排列成腺泡状或器官样结构，巢间被富含血窦的纤维结缔组织分隔	表达TFE3、Cathepsin K和肌源性标志物。一般不表达CK、SMA、S-100、HMB45、MelanA等。存在 *ASPL-TFE3* 融合基因。PAS可见特征性的杆状或棒状结晶物

十六、肺转移性肿瘤

1.抗体选择　推荐套餐　①转移性腺癌：CK7、CK20、Villin加相关器官特异性标志物（如TTF-1、GATA3、CDX2等）；②转移性鳞状细胞癌：p16、EBER、CK5/6、p63/p40，考虑胸腺来源加CD5、CD117可阳性。口咽、宫颈和外生殖器等的鳞癌加p16和HPV原位杂交。

2.注释

（1）肺是其他器官肿瘤最常见的转移部位之一，文献报道25%～30%的恶性肿瘤患者最终会发生肺转移。肺转移性肿瘤与某些肺原发肿瘤在组织学形态上具有一定的相似性，而治疗及预后却有很大的不同，因此鉴别肺转移性肿瘤病理类型及来源显得尤为重要。

（2）肺转移性肿瘤的病理类型：全身许多部位肿瘤都可出现肺转移，主要为血行转移和淋巴转移。其中以转移性结直肠癌、转移性乳腺癌、转移性甲状腺癌和转移性透明细胞肾细胞癌等为多见，其他一些良性肿瘤也可转移至肺如良性转移性平滑肌瘤和肺转移性多形性腺瘤等。

（3）肺转移性肿瘤的组织学和免疫表型特点：肺的转移性肿瘤，在上述的肺腺癌（如黏液腺癌、微乳头状腺癌、胚胎型腺癌等）、肺鳞状细胞癌、神经内分泌肿瘤等中均有叙述，此处仅列出一些常见的且具有代表性意义的转移性肿瘤（表4-25）。

（4）免疫组化标志物选择

肺腺癌推荐使用：TTF-1、NapsinA和CK7；几乎100%的肺腺癌均表达CK7，但CK7的特异性较低，

30%～60%的肺鳞癌阳性；CK20一般为阴性。CK7也广泛表达于乳腺、胃、卵巢、子宫等的腺癌，需与TTF-1、NapsinA联合应用。器官特异的免疫标志物在诊断转移性肿瘤中特别有用，详见第二章第一节"二、组织器官相对特异性标志物（表2-2）"。

表4-25 肺转移性肿瘤的组织学和免疫表型特点

转移性腺癌	病变特点	免疫表型特点
转移性结直肠癌	癌细胞组织呈乳头状、腺管状或筛状排列，细胞呈柱状拥挤，内有杆状细胞核，腺腔污秽性坏死	CDH17、CK20、CDX2、β-catenin、SATB2阳性；CK7、TTF-1阴性
转移性乳腺癌	癌细胞呈腺管状、条索状或巢样排列，细胞质嗜酸性	GATA3、乳球蛋白、ER、PR阳性，TTF-1阴性
转移性甲状腺乳头状癌	具备乳头、浸润或PTC细胞核特点（包括：细胞核增大，核膜不规则，磨玻璃样核或淡染核，核沟，核内假包涵体）	TG、TTF-1、CK19阳性，NapsinA阴性，最常见*BRAF*基因突变，表达*BRAF* V600E阳性
转移性透明性肾细胞癌	透明瘤细胞呈腺泡状、泡巢状或实性片状结构，被由薄壁血管构成的网状间隔分割	CK、Vim、CA9、RCC、CD10和PAX8阳性，CK7、CK-H多为阴性，存在3p丢失和*VHL*突变
转移性卵巢透明细胞癌	有典型临床病史，由透明、嗜酸性和靴钉样细胞组成，由管囊状、乳头状和实性结构组合而成	NapsinA阳性；一般表达PAX8、HNF1β、ER、PR、WT1；TTF-1阴性
卵巢浆液乳头状癌转移	一般为低级别的结构，腺样/乳头状结构。乳头小而复杂，伴出芽、上皮簇，腺腔不规则或裂隙样	p53、p16异常表达，PAX8、CK7、WT1、CEA、IMP3阳性，一般不表达TTF-1、NapsinA
转移性子宫内膜样腺癌	呈腺泡状、乳头状或部分实性生长，癌细胞呈高柱状细胞、拥挤，常伴鳞状分化、分泌性改变	TTF-1为阴性，ER、PR、Vimentin表达为阳性
转移性前列腺癌	以"具有大核仁的浸润性小腺体"为特点，结构异常是出现大量小腺泡，有前列腺癌病史，临床PSA升高	PSA、PAP、P501S和NKX3.1阳性；TTF-1、NapsinA阴性
转移性骨肉瘤	一般会有骨样基质及肿瘤性成骨、成软骨区域	SATB2、Vim弥漫阳性
转移性胸腺瘤	以圆形或多边形为主，伴多少不等的淋巴细胞浸润	CK19、CK5/6、p63、CD117；TdT、CD5阳性
转移性肉瘤	主要包括平滑肌肉瘤、纤维肉瘤、恶性纤维组织细胞瘤及骨或软骨肉瘤等，临床病史有助于鉴别诊断	表达间叶肉瘤相应的标志物如Vimentin、SMA、Desmin、Myogenin、MyoD1等
转移性胸膜间皮瘤	瘤细胞形态多样性，双相型既有上皮样成分又有肉瘤样成分，上皮样细胞和梭形瘤细胞之间有过渡	表达间皮标志物（如CK5/6、WT1、CR、MC等）；TTF-1、NapsinA阴性，BAP1和p16表达缺失
转移性鳞癌	目前尚无有效的标志物（组合）将肺原发性鳞癌与转移性鳞癌鉴别开来；头颈部、宫颈等处鳞癌检测p53、p16、HPV；胸腺鳞癌可表达CD5、CD117	
良性转移性平滑肌瘤	常发生于育龄期有子宫平滑肌瘤手术史的女性患者，与子宫原发肿瘤的组织形态相似	免疫组化除显示平滑肌分化外，转移至肺部的肿瘤组织ER及PR表达阳性
转移性多形性腺瘤	与原发肿瘤的组织学特点基本一致，均无组织学恶性的证据，并且二者在免疫表型方面基本相似	免疫表型与涎腺肿瘤相似，除腺泡细胞癌之外，TTF-1均为阴性

第三节 胸 腺 瘤

一、正常胸腺组织的免疫组化表型

　　正常胸腺分左右两叶，每个小叶分为皮质和髓质两部分。皮质内胸腺细胞密集，故着色较深；髓质含较多的上皮细胞，故着色较浅，皮质以上皮细胞为支架，间隙内含有大量胸腺细胞、哺育细胞和少量巨噬细胞等。髓质内含大量胸腺上皮细胞和一些成熟胸腺细胞、B淋巴细胞［被认为是黏膜相关淋巴组织（MALT）］，并指状树突状细胞、朗格汉斯细胞、巨噬细胞、肥大细胞、神经内分泌细胞和生殖细胞。总结正常胸腺组织的免疫组化特点见图4-101。

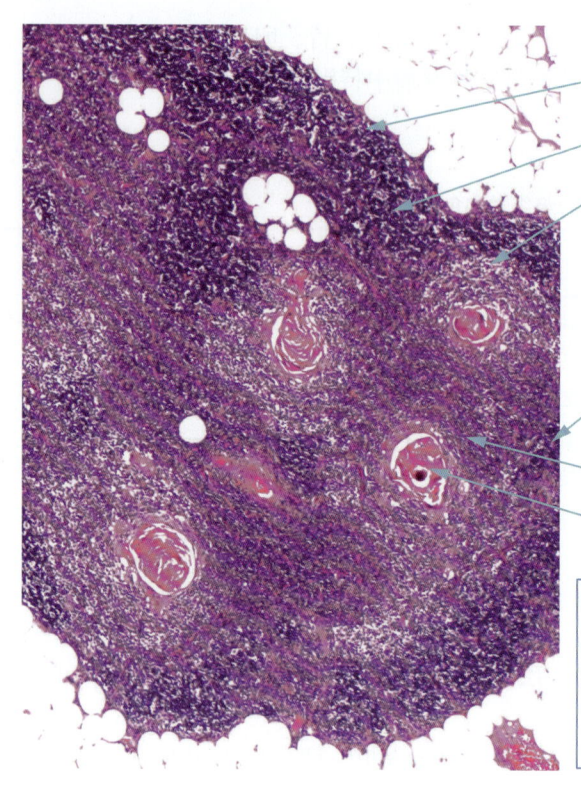

图4-101 正常胸腺组织的免疫组化特点

胸腺细胞
① 被膜下胸腺母细胞：表达CD2、CD5、CD7、CD10、TdT阳性，CD1α、CD34+/−，但CD3阴性
② 皮质胸腺细胞：表达CD1α、CD2、CD7、CD45、TdT和CD3阳性；出现CD4和CD8双阳性细胞
③ 髓质胸腺细胞：表达CD3、CD2、CD5和CD7阳性，CD1α、TdT和CD10阴性
上述标志物中，CD1α、CD4、CD8和TdT可特异性地区分皮质胸腺细胞和髓质胸腺细胞

胸腺上皮细胞
① 广谱标志物：CK、CK19、CK8/18、CAM5.2、CK5/6、p63、EMA、MUC1、BCL2等
② 皮质上皮细胞：特异性标志物：β5T（胸腺的蛋白酶体亚单位）、丝氨酸蛋白酶16（PRSS16）和Cathepsin V（组织蛋白酶V，CTS V）
③ 髓质上皮细胞：特异性表达CD20、CD40、Claudin4、AIRE（自身免疫调节因子）
④ 胸腺小体上皮细胞：表达高分子量CK（CK-H）、CK10、囊包蛋白（Involucrin, IVL）

其他细胞
① 巨噬细胞：表达CD68、Lys、CD163
② 并指状树突状细胞：表达Vim、S-100、HLA-DR
③ 朗格汉斯细胞：CD1a、S-100、CD68及Lys
④ 肥大细胞：表达CD25、CD117、CD23
⑤ 生殖细胞：表达生殖细胞标志物，如SALL4、OCT4、D2-40、PLAP、CD117等

二、胸腺瘤标志物

1. **胸腺上皮细胞的广谱标志物** CK、CK19、CK8/18、CAM5.2、CK5/6、p63、EMA、MUC1、BCL2等。
2. **胸腺皮质上皮细胞的特异性抗体** β5t、PRSS16和Cathepsin V。
3. **胸腺髓质上皮细胞的特异性抗体** CD20、CD40、Claudin4和AIRE。
4. **胸腺淋巴细胞有明显的异质性** 请参考上节"正常胸腺组织的免疫组化特点"选择相应的抗体，借助CD1α、CD14、CD38和TdT可特异性地区分皮质胸腺细胞和髓质胸腺细胞。常用的胸腺瘤标志物见表4-26。

表4-26 胸腺瘤标志物

标志物	阳性定位	注释
上皮性标志物		A型和B型胸腺瘤共同的标志物：除CK20外的细胞角蛋白、CK19、CK5/6、p63、CD117
细胞角蛋白（CK）	细胞质	除CK20外的细胞角蛋白均可表达于正常胸腺、胸腺瘤、胸腺癌；神经内分泌肿瘤、部分生殖细胞肿瘤、少见的肉瘤及纵隔肿瘤阳性；胸腺增生和淋巴瘤呈阴性
CK10	细胞质	表达于终末分化成熟性胸腺髓质上皮细胞、胸腺小体及鳞状上皮细胞；B型胸腺瘤及胸腺鳞状细胞癌中呈局灶阳性；A型胸腺瘤和AB型胸腺瘤中（个别除外）呈阴性
CK19	细胞质	表达于正常胸腺、胸腺瘤和胸腺癌上皮细胞
CK20	细胞质	正常胸腺和胸腺瘤中阴性；罕见的胸腺腺癌、畸胎瘤或转移性肿瘤中阳性
CK5/6	细胞质	正常或肿瘤性胸腺上皮细胞、鳞状上皮细胞（畸胎瘤、转移）阳性
p63/p40	细胞核	正常或肿瘤性胸腺上皮细胞、鳞状上皮细胞（畸胎瘤、转移癌）、原发纵隔大B细胞淋巴瘤的核内表达
EMA	细胞质	A型胸腺瘤可表达
淋巴细胞标志物		成熟T细胞：表达CD3、CD5；未成熟T细胞：表达TdT、CD1α、CD4、CD5、CD8、CD99
TdT	细胞核	表达于正常胸腺的未成熟T细胞；大于90%的胸腺瘤和T淋母细胞性淋巴瘤的肿瘤性T细胞

续表

标志物	阳性定位	注释
CD1α	细胞膜/质	主要表达于树突状细胞、胸腺皮质细胞及肿瘤（B型），胸腺早期细胞或成熟期细胞常不表达
CD5	细胞膜	胸腺未成熟和成熟T细胞及90%的胸腺瘤（B型）；部分T淋母细胞性淋巴瘤的肿瘤性T细胞；70%的胸腺癌上皮细胞
CD20	细胞膜	正常和肿瘤性B细胞；50%的A型和AB型胸腺瘤的上皮细胞中表达，在B型胸腺瘤和化生性胸腺瘤的上皮细胞均为阴性
CD3	细胞膜	早期T和成熟T表达

区别特异性目标抗体

标志物	阳性定位	注释
β5t	细胞核/质	是一种仅存于胸腺的蛋白酶体亚单位，表达于胸腺上皮细胞伴皮质分化（胸腺及胸腺瘤），在髓质区阴性；在其他器官癌、淋巴瘤、纵隔生殖细胞肿瘤和肉瘤中均不表达
PRSS16	细胞质	丝氨酸蛋白酶16（PRSS16），表达于胸腺上皮细胞伴皮质分化（胸腺及胸腺瘤）
CTS V	细胞质	Cathepsin V（组织蛋白酶V，CTS V），作为半胱氨酸组织蛋白酶家族的一员，在胸腺、睾丸、乳腺、结肠中特异性高表达。胸腺上皮细胞伴皮质分化（胸腺及胸腺瘤）阳性
CD40	细胞膜	胸腺上皮细胞伴髓质分化亚型（胸腺及胸腺瘤）阳性
Claudin4	细胞膜	Claudin4（紧密连接蛋白4），被认为与多种恶性肿瘤的侵袭途径有关。在胸腺上皮细胞伴髓质分化亚型（胸腺及胸腺瘤）中阳性表达
AIRE	细胞核/质	自身免疫调节因子（AIRE），约有95%的胸腺瘤中AIRE基因表达缺失，AIRE主要在胸腺髓质上皮细胞中表达，在单核树突状细胞体系中也有表达
IVL	细胞膜	囊包蛋白（Involucrin，IVL），同CK10，但在AB型胸腺瘤中呈局灶阳性

其他标志物

标志物	阳性定位	注释
CD117	细胞质/膜	80%胸腺癌的上皮细胞表达CD117，A型和B型胸腺瘤均可表达。肥大细胞、胃肠间质瘤和睾丸生殖细胞肿瘤可阳性
PAX8	细胞核	PAX8是米勒管上皮来源肿瘤的特异性标志物。在胸腺瘤及大部分胸腺癌中呈阳性表达
FoxN1	细胞核	叉头框基因家族蛋白N1（FoxN1）是胸腺上皮细胞特异性转录因子，在胸腺瘤中高表达
DSG3	细胞质/膜	桥粒芯蛋白3（DSG3）是桥粒中的重要成分，DSG3在肺鳞癌中有过量表达，与之相比胸腺瘤中仅13%为阳性，因此DSG3可用于鉴别胸腺瘤与胸腺癌
Ⅵ型胶原	基底膜	Ⅵ型胶原是基底膜的主要成分。正常组织存在于间质和上皮的基底膜，A型胸腺瘤可阳性
Desmin	细胞质	在胸腺髓质肌样细胞、B1型胸腺瘤、罕见的B2和B3型胸腺瘤及胸腺癌中表达

三、胸腺瘤的诊断与鉴别

1.抗体选择　CK、CK19、CK5/6、p63/p40、EMA、CD117、p53、Ki-67等，加淋巴细胞标志物（CD5、CD20、CD3、CD99、CD1α、TdT）。

2.注释

（1）胸腺瘤是来源于胸腺上皮细胞的前纵隔常见肿瘤。第5版WHO胸部肿瘤组织学分类将其分为A型胸腺瘤、AB型胸腺瘤、B1型胸腺瘤、B2型胸腺瘤、B3型胸腺瘤、伴有淋巴间质的小结节性胸腺瘤、化生性胸腺瘤和脂肪纤维腺瘤。删除了旧版分类中的微小胸腺瘤和硬化性胸腺瘤。

（2）胸腺瘤的病理诊断思路（图4-102，表4-27）

1）在进行鉴别诊断之前，应该先了解各型胸腺瘤经常出现的一些组织结构及其特点。

尽管组织学表现多种多样，但从细胞学角度来看，胸腺瘤可分为两大类：由小的卵圆形或梭形细胞组成的髓质上皮分化的胸腺瘤和由较大的圆形上皮样细胞组成的皮质上皮分化的胸腺瘤。

A.髓质上皮分化的胸腺瘤：包括A型胸腺瘤和AB型胸腺瘤，病变特点为瘤细胞圆形/卵圆形及梭形，细胞质稀少，细胞拥挤；细胞核梭形/卵圆形、染色质均匀，偏嗜酸性；具有CD20阳性的特点，能有效区

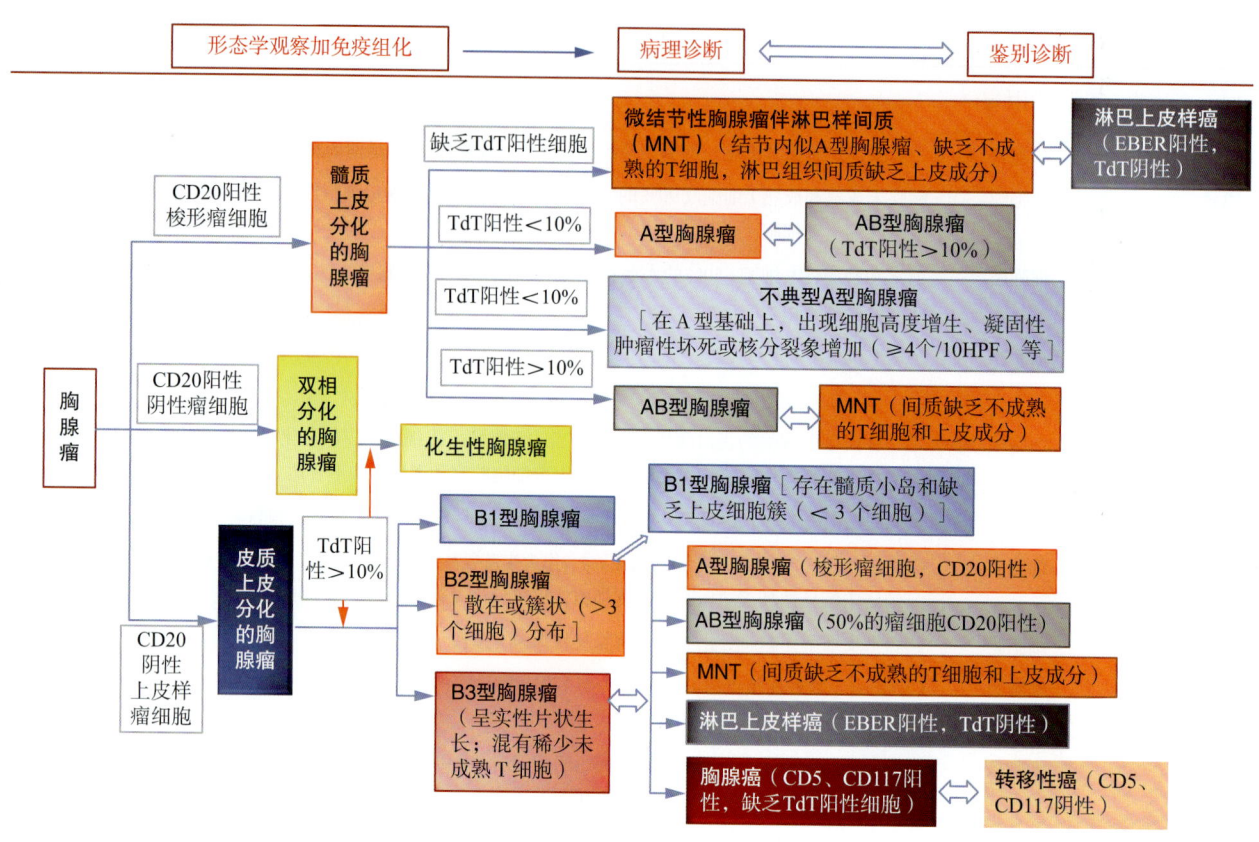

图 4-102 胸腺瘤的免疫组化病理诊断思路

别皮质上皮来源的胸腺瘤。

B.皮质上皮分化的胸腺瘤：包括B1型、B2型、B3型胸腺瘤，病变特点为肿瘤细胞圆形/卵圆形，细胞质较丰富、透明，与周围细胞不重叠；胞核圆形/卵圆形，呈空泡状，染色质粗糙、嗜碱性，具有明显的嗜酸性的居中的核仁。在B型胸腺瘤中，T淋巴细胞是不成熟的，可以通过TdT、CD1α与CD99阳性证实。

C.髓质分化（苍白结节）：是一种具有类似正常胸腺组织中的髓质分化结构，主要发生在TdT阳性未成熟T细胞丰富的胸腺瘤中，类似淋巴组织中出现空淡的生发中心，中央区缺乏胸腺上皮细胞。此种结构只可能出现在淋巴细胞丰富的AB型胸腺瘤中的B样区域、B1型胸腺瘤和B2型胸腺瘤；而TdT阳性未成熟T细胞稀少的A型胸腺瘤和B3型胸腺瘤基本不可能出现。

D.胸腺小体（Hassall小体）：由胸腺上皮细胞呈同心圆状排列包绕而成；HE形态下，小体中央细胞退化，通常形成角化珠结构。此种结构可见于AB型胸腺瘤、B1型胸腺瘤和B3型胸腺瘤；而在A型和B2型胸腺瘤中均未能见到胸腺小体。

E.淋巴组织背景：通常主要由TdT阳性的胸腺细胞组成，可CD1α、CD3、CD5等T细胞标记阳性，肿瘤细胞湮没其中，使观察困难。这种结构存在于部分胸腺瘤中，包括AB型的B样区，B1型、B2型及混合型B3型。

F.细胞异型性：B3型胸腺瘤与胸腺癌、胸腺继发性肿瘤与胸腺癌的区别，最重要的是生长方式和异型性。B3型胸腺瘤的细胞巢边界圆形、椭圆形，缺乏成角的浸润性生长方式；细胞排列规则，异型性较小，染色质均匀。免疫组化Ki-67、CD5、CD117具有一定的辅助诊断意义。

2）通过对上述组织结构、淋巴细胞种类及数量、细胞的异型性的观察，再辅以免疫组化，典型的胸腺瘤诊断常较容易。

A.CD20：在胸腺组织髓质区域的上皮细胞及髓质上皮来源的A型、AB型胸腺瘤中，CD20呈弥漫强阳性，而胸腺组织皮质区的上皮细胞及皮质上皮来源的B1型、B2型、B3型胸腺瘤中则阴性，对两者的鉴别具有十分重要的鉴别诊断价值。

B.淋巴细胞和数量分析：TdT阳性的胸腺瘤，包括AB型的B样区，B1型、B2型及混合型B3型，可用

TdT、CD3、CD5等T细胞标记阳性证实。其中大量TdT＋未成熟T细胞主要见于AB型胸腺瘤和B1型胸腺瘤，其次为B2型胸腺瘤，B3型胸腺瘤更少；在A型胸腺瘤中TdT阳性细胞通常小于10%；如果超过肿瘤的10%，提示AB型胸腺瘤诊断。微结节性胸腺瘤伴淋巴样间质缺乏TdT阳性的淋巴细胞。

C.标志物选择：皮质上皮细胞的特异性抗体（β5t、PRSS16和cathepsin V）、髓质上皮细胞的特异性抗体（CD20、CD40、Claudin4和AIRE）、淋巴细胞标志物（CD5、CD20、CD3、CD99、CD1α、TdT），加Ki-67。

D.胸腺癌与胸腺继发性肿瘤鉴别：胸腺癌表达CD5、CD117、GLUT1和MUC1，间质缺乏未成熟的T细胞，具有一定的辅助诊断意义。

表4-27 胸腺瘤的病变特点和分型

类型	关键形态学特征	免疫表型特点	注释
A型胸腺瘤	瘤细胞呈梭形或纺锤形，形态温和，核仁不明显，核分裂象少见，呈片状、条束状或血管外皮瘤样	表达A区上皮细胞（髓质型上皮）及淋巴细胞标志物；Ki-67指数较低，TdT阳性细胞通常小于10%（否则诊断AB型）	存在中等量的TdT阳性的未成熟T细胞时，如果超过肿瘤的10%，提示AB型胸腺瘤诊断
不典型A型胸腺瘤	在符合A型胸腺瘤形态特征的基础上，出现细胞高度增生、凝固性肿瘤性坏死或核分裂象增加（≥4个/10HPF）等	CK、波形蛋白、p63弥漫性，EMA可灶状阳性；CD20阴性；间质为成熟T淋巴细胞（CD3和CD5阳性，CD1α、TdT阴性）	肿瘤侵袭肺，GTF21基因存在错义突变；与AB型胸腺瘤鉴别：后者TdT阳性的未成熟T细胞超过肿瘤的10%
AB型胸腺瘤	淋巴细胞稀少的A样区域及富于淋巴细胞的B样区域交错排列，大量TdT阳性T淋巴细胞区域	表达A＋B1（常见）或A＋B2（罕见），大量TdT＋未成熟T细胞；50%的上皮细胞CD20阳性可与B3型胸腺瘤区别	与A型鉴别：主要区别在于未成熟T细胞的多少（图4-103～图4-108）
B1型胸腺瘤	大量未成熟T细胞背景上单个、散在肿瘤上皮细胞。形似正常胸腺；存在髓质分化区和Hassall小体	表达B区上皮标志物（皮质型上皮），大量TdT阳性未成熟T细胞（皮质内），髓质内CD3、CD5阳性	B1胸腺瘤的胸腺样结构和细胞学是必备诊断标准，包括存在髓质小岛和缺乏上皮细胞簇
B2型胸腺瘤	肿瘤性上皮细胞增多，形态呈多角形，散在或簇状（＞3个细胞）分布在丰富的未成熟淋巴细胞中	表达B区上皮标志物，淋巴细胞与上皮对半，皮质内未成熟T，髓内成熟T；Ki-67高表达；CD5、CD117阴性	与B1型区别：B1胸腺瘤存在髓质小岛和缺乏上皮细胞簇（＜3个细胞）
B3型胸腺瘤	多角形上皮细胞为主，呈实性片状生长；混有稀少未成熟T细胞	表达B区上皮标志物，夹杂少量TdT＋未成熟T细胞（图4-109～图4-112）	与胸腺鳞癌区别很困难。B3型一般含有少量的TdT阳性淋巴细胞
微结节性胸腺瘤伴淋巴样间质	结节由梭形或卵圆形小细胞组成（似A型胸腺瘤），由丰富的淋巴组织间质分隔，间质缺乏未成熟的T细胞和上皮成分	瘤细胞表达CD5、CD117、p63、CK5/6、CK19；间质淋巴细胞表达CD20、CD3、CD5；但缺乏未成熟T细胞（CD1α、CD99、TdT阴性）	与AB型胸腺瘤鉴别：MNT局部有淋巴样间质，但淋巴细胞丰富区无上皮细胞存在及无TdT阳性的T细胞（图4-113～图4-116）
化生性胸腺瘤	上皮样细胞与梭形细胞双向分化的特点，二者交错分布，形态温和，两种成分均未见核分裂象，间质见少量淋巴细胞浸润	上皮样细胞可表达CK、p63和EMA，一般Vim阴性；梭形细胞Vim呈弥漫阳性，CK、p63、EMA和SMA局灶阳性或阴性，两种成分均不表达CD20、CD5和CD117	存在YAP1-MAML2融合基因，与双相型滑膜肉瘤鉴别：后者可表达CK、EMA、CD99、BCL2、TLE1。具有特征性SS18-SSX融合基因
脂肪纤维腺瘤	主要由脂肪细胞、胸腺上皮细胞和纤维性间质所构成，散在淋巴细胞	上皮细胞表达CK、CK19、EMA、Vimentin，淋巴细胞TdT阴性	鉴别诊断主要包括纤维腺瘤和胸腺脂肪瘤
微小胸腺瘤（MT）	具有胸腺瘤形态特征的胸腺上皮的异常增生灶，常呈多灶性分布，直径通常＜0.1cm	大部分表现为A型胸腺瘤，胸腺上皮巢CK、CK19阳性，EMA偶尔可阳性，TdT、CD5可阳性	胸腺结节状增生，大体上缺乏明显的肿块，以脂肪组织为主，镜下可见到明显的正常胸腺分叶结构
硬化性胸腺瘤	有经典胸腺瘤的特征，但广泛的透明样变和硬化纤维胶原	经典胸腺瘤的免疫表型	与硬化性纵隔炎、孤立性纤维性肿瘤、结节硬化型淋巴瘤等鉴别

（3）分子改变：各胸腺瘤之间的鉴别诊断仍缺乏有效的分子检测手段。①GTF21与BCOR在胸腺瘤中突变率较高，约50%的胸腺瘤病例存在GTF21突变，主要集中在A型及AB型，预后良好；HRAS基因突

变也常见于A型及AB型胸腺瘤，*NRAS*和*TP53*突变则更常见于B2、B3型胸腺瘤及胸腺癌。②FOXC1肿瘤抑制基因的6p25.2—p25.3基因缺失则可发生于所有亚型的胸腺瘤及胸腺癌。③在B3型胸腺瘤中*TP53*、*BCOR*突变率较高。34%的胸腺瘤存在*FOXC1*基因缺失（拷贝数减少）。④部分胸腺瘤中存在*MGMT*基因过甲基化。⑤化生性胸腺瘤存在*YAP1-MAML2*融合基因。⑥分子药物靶点包括EGFR、IGF-1R、c-KIT、VEGFR、组蛋白脱乙酰酶（DHAC）等。

（4）鉴别诊断

1）以梭形细胞为主的胸腺瘤的鉴别诊断

A. A型胸腺瘤与纤维组织细胞瘤、血管外皮瘤鉴别

抗体选择：CK、Vimentin、TdT、CD5、CD20。

A型胸腺瘤CK、Vimentin阳性，肿瘤组织内有淋巴细胞表达TdT、CD5；而纤维组织细胞瘤CK、Vimentin阴性，肿瘤组织内无未成熟T细胞。另外，血管外皮瘤CK阴性、CD34阳性，而A型胸腺瘤CD34阴性。

B. A型和AB型胸腺瘤的鉴别主要区分在于未成熟T细胞的多少。肿瘤中有淋巴细胞密集区或是＞10%肿瘤区域有未成熟T细胞中等程度浸润，这些是AB型胸腺瘤的特点。在淋巴细胞丰富的胸腺瘤，致密的上皮细胞网络是典型AB型和B2型胸腺瘤表现，而纤细网络则是B1型特征。

C. AB型胸腺瘤与伴有淋巴样间质的微结节型胸腺瘤（MNT）的比较：A型和AB型胸腺瘤经常出现含有淋巴基质的少量MNT。需要在上皮细胞背景下确认未成熟TdT＋T细胞和游离淋巴基质上皮细胞的缺失来区分AB型胸腺瘤和MNT。

2）上皮样细胞为主型胸腺瘤的鉴别

抗体选择：CD1α、CD5、TdT、CD20。

A. B3型胸腺瘤与非角化型鳞状细胞癌鉴别：CK5/6、p63、CK14两者均可阳性，对鉴别无意义。B3型胸腺瘤的肿瘤细胞可表达CD1α、CD5，肿瘤内淋巴细胞表达CD1α、CD5及TdT。

B. B3型胸腺瘤与胸腺癌鉴别：胸腺癌包括一类肿瘤如鳞状细胞癌、淋巴上皮癌、基底细胞样癌、黏液表皮样癌、神经内分泌癌等。通常无论何种类型的胸腺癌，都存在典型癌组织的异质性，表达CD5、CD117、GLUT1和MUC1，缺乏TdT（＋）未成熟T淋巴细胞（极少数病例除外）。而B3型胸腺瘤存在TdT（＋）未成熟T细胞和瘤性上皮细胞缺乏CD5、CD117、GLUT1和MUC1的表达。

3）AB型胸腺瘤与混合型B3型胸腺瘤：低倍镜下，二者结构极其相似，存在具有丰富的淋巴细胞背景和缺乏丰富的淋巴细胞背景的肿瘤区域，并呈不同比例混合，较容易混淆。两者的细胞学特点有较明显的不同，且可采用CD20检测进行鉴别。

4）A型胸腺瘤与B3型胸腺瘤：两者均缺乏丰富的淋巴细胞背景。前者为梭形瘤细胞，免疫组化CD20常阳性，而后者为上皮样瘤细胞，CD20阴性。

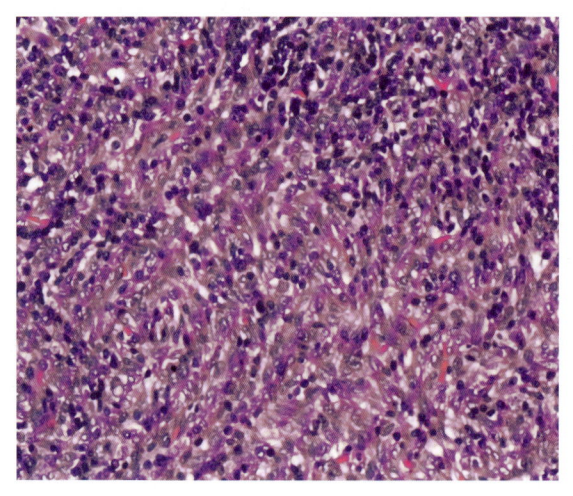

图4-103　AB型胸腺瘤，HE

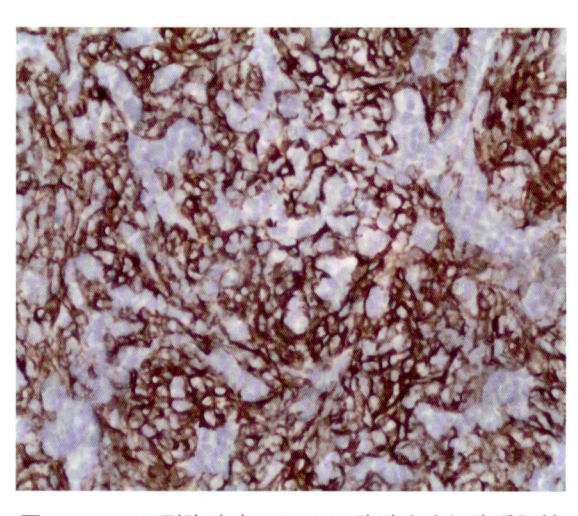

图4-104　AB型胸腺瘤，CK19，胸腺上皮细胞质阳性

图 4-105　AB 型胸腺瘤，p63，胸腺上皮细胞细胞核阳性

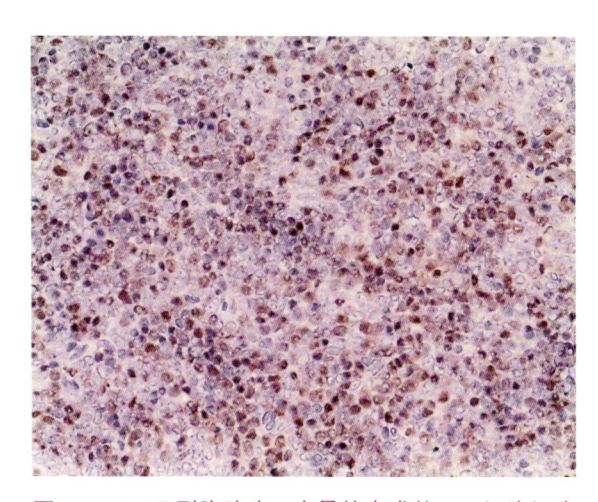

图 4-106　AB 型胸腺瘤，大量的未成熟 TdT 细胞细胞核阳性

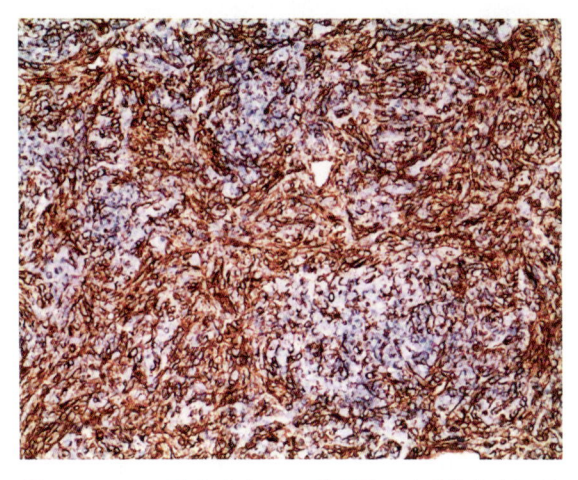

图 4-107　AB 型胸腺瘤，Ⅳ型胶原，髓质样上皮阳性

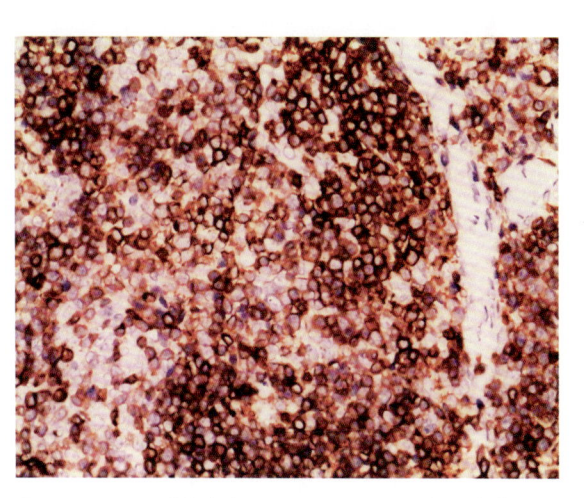

图 4-108　AB 型胸腺瘤，CD5，上皮样细胞细胞膜阳性

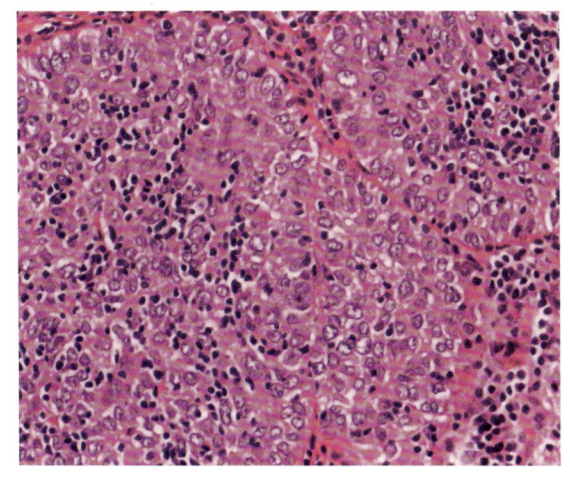

图 4-109　B3 型胸腺瘤，HE

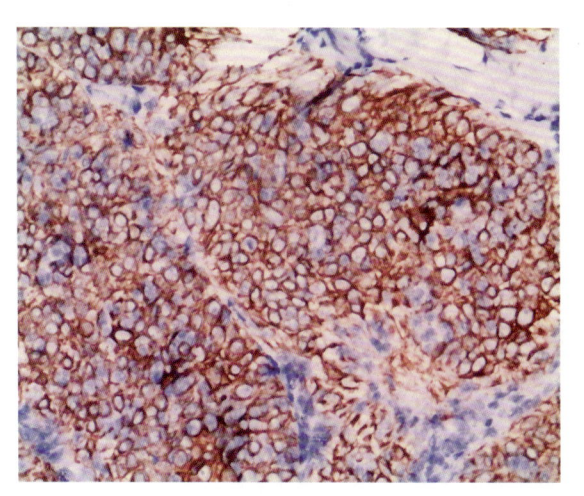

图 4-110　B3 型胸腺瘤，CK19，瘤细胞质阳性

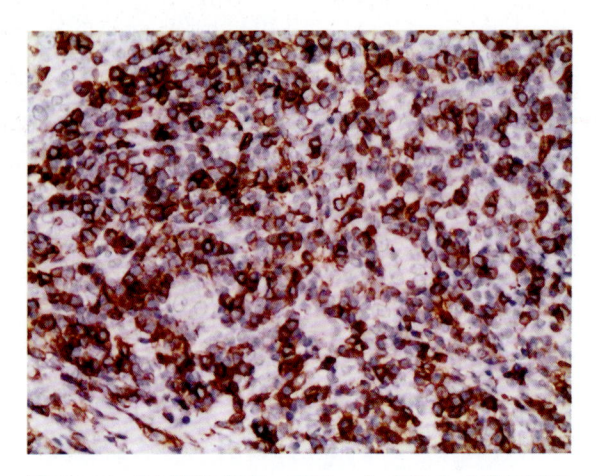

图 4-111　B3型胸腺瘤，CD5，上皮及未成熟T细胞均阳性

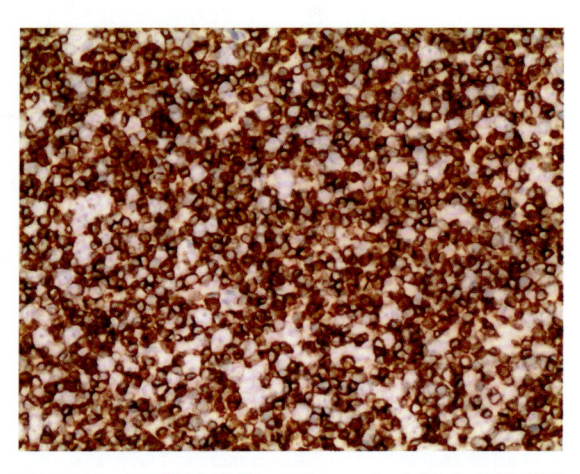

图 4-112　B3型胸腺瘤，CD1α，上皮及未成熟T细胞均阳性

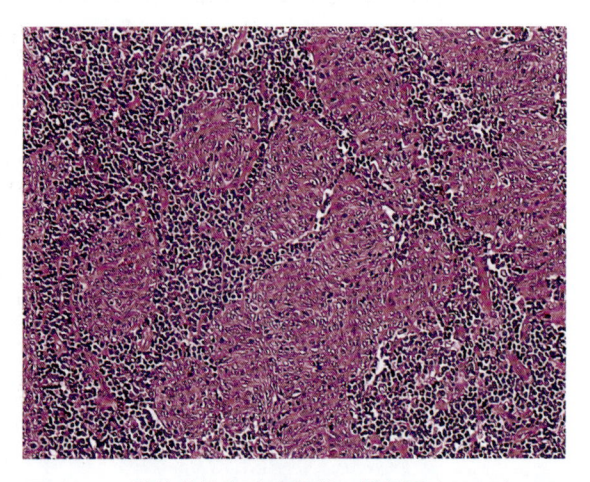

图 4-113　微结节性胸腺瘤伴淋巴样间质（MNT），HE

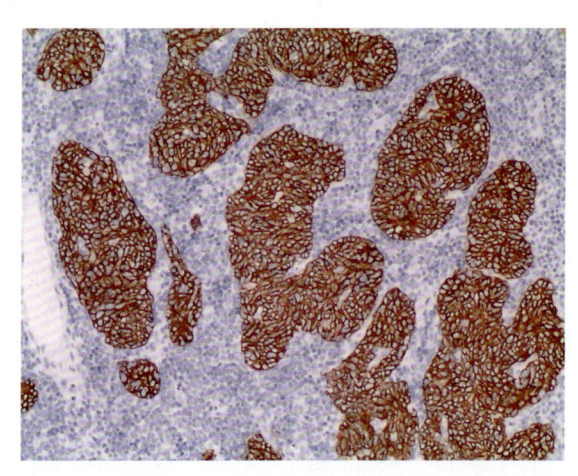

图 4-114　MNT，CK19，上皮细胞阳性，淋巴基质缺乏上皮

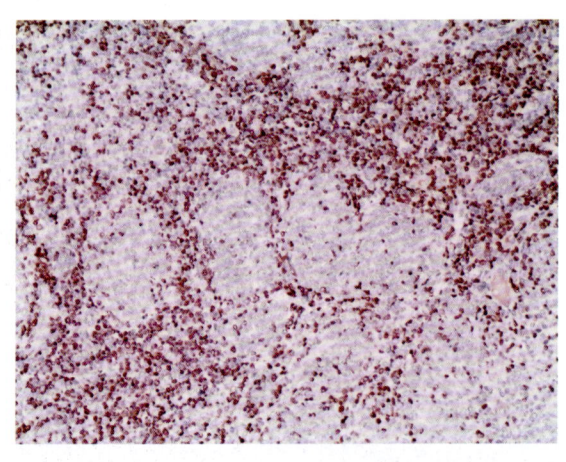

图 4-115　MNT，TdT，示上皮巢外有未成熟的T细胞

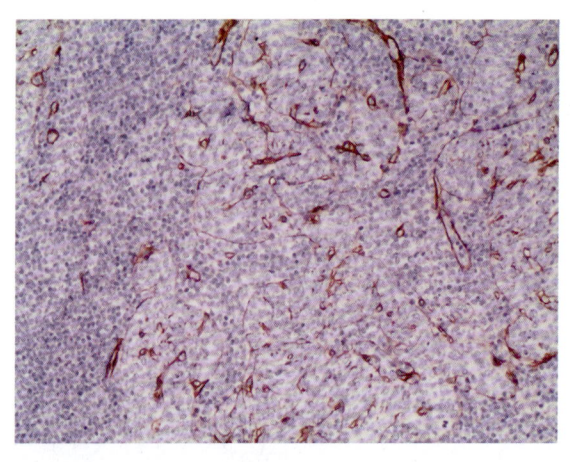

图 4-116　MNT，Ⅳ型胶原，部分上皮细胞表达阳性

5）淋巴上皮样癌：此肿瘤细胞异型性较大，肿瘤细胞呈泡状核，细胞核分裂象易见，多数淋巴样细胞TdT阴性，EBER原位杂交阳性支持后者的诊断。

6）胸腺增生：大体上缺乏明显的肿块，以脂肪组织为主，镜下可见到明显的正常胸腺分叶结构。免疫组化IGF-1R、EGFR、p53和Ki-67蛋白在胸腺上皮瘤组织中可明显高表达。

四、胸腺癌的诊断与鉴别

1.抗体选择　CK、CK19、CK5/6、p40/p63、EMA、CD5、TdT、PAX8、CD117、GLUT1、FOXN1、CD205和Ki-67。

2.注释

（1）胸腺癌是少见的胸腺上皮性恶性肿瘤，包括以下几种类型：鳞状细胞癌、淋巴上皮瘤样癌、基底细胞样癌、腺鳞癌、NUT癌、腺鳞癌和未分化癌等，其中鳞状细胞癌和上皮瘤样癌最多见。

（2）病变特点及免疫表型特点（表4-28）：免疫组化具有重要诊断价值，通常CD5、CD117、CK、CK19、GLUT1和MUC1在胸腺癌中阳性（图4-117～图4-120），而在其他胸腺瘤中很少阳性，因此在胸腺癌和胸腺瘤尤其是B3型胸腺瘤之间具有鉴别诊断价值。

胸腺癌除了常用的角蛋白外，大部分p63、EMA和PAX8阳性。FOXN1和CD205在几乎所有胸腺癌中阳性，68%～76%及10%～59%的胸腺瘤也可分别表达FOXN1或CD205，因为这些抗体几乎在非胸腺起源的鳞状细胞癌中均为阴性，所以对鉴别胸腺起源的肿瘤有诊断价值。

表4-28　胸腺癌的诊断与鉴别

肿瘤	病变特点	免疫表型特点	注释
鳞状细胞癌	大多角形细胞呈巢状浸润性生长，伴有促结缔组织增生性，细胞异型性明显，伴坏死	CD117、CD5、p63、p40、CK5/6、GLUT1和MUC1阳性，FOXN1和CD205是鳞癌的新标志	B3型胸腺瘤：EZH2和CD205高表达，CD117和CD5低表达。间质T淋巴细胞表达TdT
基底细胞样癌	呈小梁状，汇合成索状、岛状和巢状，特征性地显示栅栏状结构	CD117、p63/p40、CD5、CK5/6、EMA	大细胞神经内分泌癌：神经内分泌标志物阳性；腺样囊性癌：基底细胞阴性
淋巴上皮瘤样癌	与鼻咽部大细胞未分化癌相似，合体样大核仁空泡状，间质多量淋巴细胞反应	CK、CK5/6、CK7、CK8/18阳性，EBER原位杂交阳性	需与生殖细胞肿瘤及淋巴瘤鉴别：OCT4、SALL4、淋巴造血细胞标志物有助于鉴别
黏液表皮癌	以表皮样细胞、产黏液细胞和中间型细胞为特征	CK5/6、CK19和EMA均为阳性；CD5和CD117阴性	B3型胸腺瘤：存在TdT阳性未成熟T淋巴细胞，无黏液细胞，黏液染色阴性
梭形细胞鳞癌	梭形细胞呈团巢状结构，细胞有异型性，间质无淋巴细胞的浸润	CD117、p63/p40、CD5、CK5/6、EMA	易被误诊为A型胸腺瘤。仔细异型性核分裂象，是诊断的重要指标
透明细胞癌	瘤细胞质淡染、透明状，呈巢实性排列，可有轻度异型性	CK和PAS阳性，部分CD99阳性，CD5、TdT、CDC10、S-100阴性	免疫组化及特染可用于鉴别胸腺瘤
肉瘤样癌	梭形或多形瘤细胞巢状浸润生长	肉瘤样癌部分癌细胞CD5阳性	做出病理诊断前首先需排除肺癌
混合性胸腺癌	肿瘤中含有至少一种胸腺癌的成分，伴有任何其他胸腺上皮性肿瘤的类型（如胸腺瘤和胸腺癌）	最常见的是鳞状细胞癌和B3型胸腺瘤的混合，其次是乳头状腺癌或肉瘤样癌混合A型胸腺瘤	含有小细胞或大细胞神经内分泌癌成分的肿瘤除外（它们分别称为混合性小细胞癌和混合性大细胞癌）
NUT癌	由片状排列的低分化或未分化细胞构成，坏死明显，突然角化	CKpan、p40和p63阳性，NUT蛋白呈核旁点状模式表达	存在BRD4-NUT融合基因

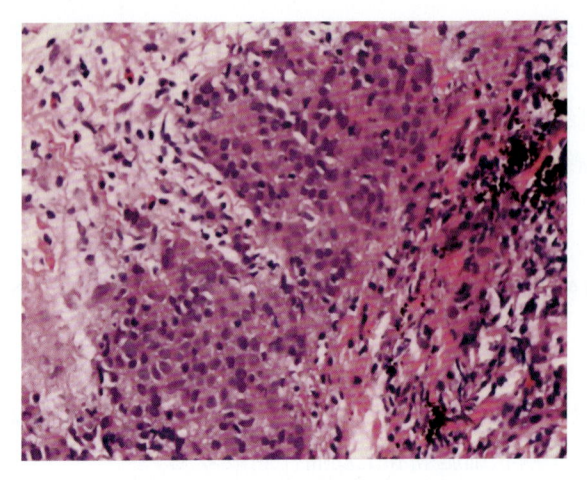

图 4-117　胸腺鳞状细胞癌，HE

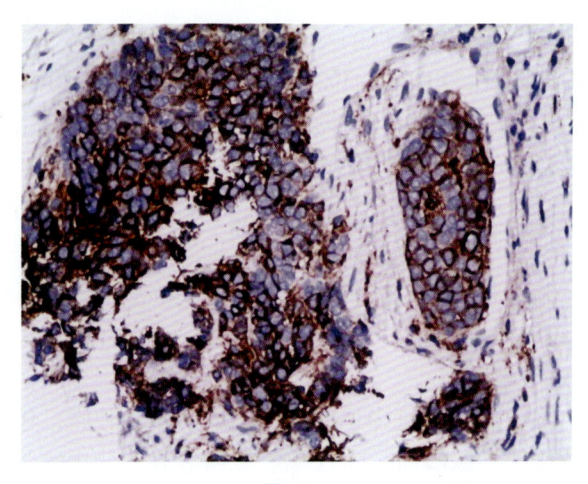

图 4-118　胸腺鳞状细胞癌，CD5，细胞膜/质阳性

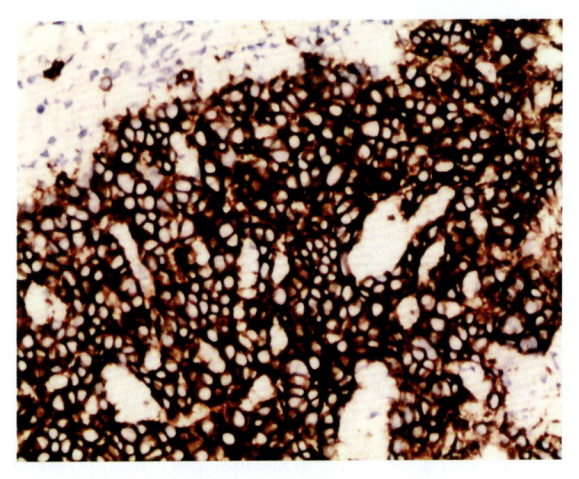

图 4-119　胸腺鳞状细胞癌，CD117，细胞质/膜阳性

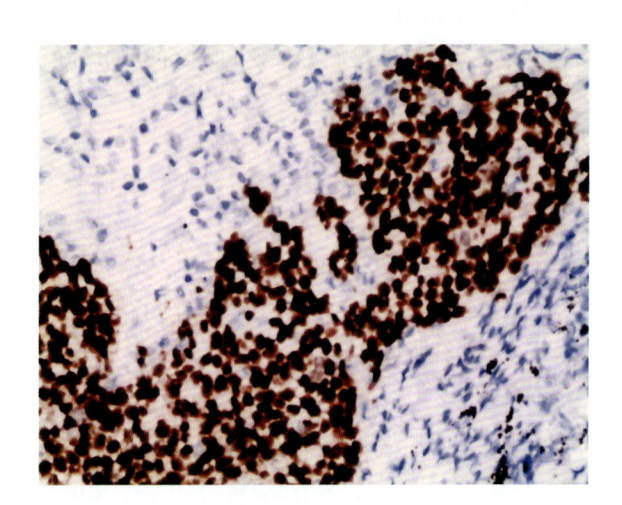

图 4-120　胸腺鳞状细胞癌，p40，细胞核阳性

五、胸腺腺癌的诊断与鉴别

1. 抗体选择　CK、CK19、CK5/6、p63、EMA、CD5、TdT、CD117、GLUT1、Ki-67。

2. 注释

（1）在2021年第5版WHO新分类中，胸腺腺癌主要分为4种：腺癌（NOS）、低级别乳头状腺癌、伴有腺样囊性癌特征的胸腺癌、肠型腺癌。

（2）病变特点和免疫表型特点

1）伴有腺样囊性癌特征的胸腺癌主要是由巢状排列的基底细胞组成，并且含有数量不一的假腺腔样结构，腺腔周围为均一的嗜碱性的基底细胞。通常上皮标志物34βE12及p63弥漫阳性，而CD5一般散在阳性，CD117阴性。

2）胸腺管状腺癌由单纯的管状结构组成，肿瘤细胞由柱状细胞排列形成，大多管腔内含有坏死。免疫组化一般为广谱CK阳性，CD5阳性，部分甚至表达胃肠道腺癌标志物（CK20、CDX2、Villin和MUC2），癌胚抗原和CA19-9也可以阳性。

3）胸腺黏液腺癌：呈乳头状、腺泡样以及筛状结构，肿瘤细胞漂浮于大量黏液样的背景中。免疫组化阳性的指标有CK20、CD117、CDX2、CAM5.2、CK、CK19、MUC2和CEA；阴性的指标有TTF-1、Syn、CgA、CR、CK7、MC、TdT、Vim、p63、S-100、CK5/6、CD1α及CD5。

4）肝样腺癌：是一种原发于肝外的具有肝细胞癌形态特征及免疫表型的腺癌，具有肝细胞癌形态特点但AFP不升高的腺癌。其特征性表现包括肿瘤细胞大，多边形，细胞质丰富，有丰富的粗面内质网和线粒体，呈嗜酸性或透明染色，含嗜伊红小体；癌细胞排列类似于肝细胞癌，呈髓样或梁索样，间质为血窦及富含毛细血管的结缔组织，部分区域血窦丰富。免疫组化AFP、Heptocyte及Arginase-1均阳性，表达AE1/AE3、CEA、CK18和CK19阳性，但TTF-1、NapsinA均阴性。

（3）鉴别诊断：重要的鉴别诊断是区别原发性胸腺腺癌还是转移性腺癌。免疫组织化学在鉴别原发和转移性癌中也有重要价值，CD5和CD117是用来鉴定胸腺源性的标志物。

66%～70%的胸腺黏液表皮样癌存在 *MECT1-MAML2* 融合基因，根据 *MAML2* 基因是否易位将其进一步区分为腺鳞癌和腺癌。

第四节 胸膜肿瘤

一、间皮肿瘤标志物

1.正常间皮、反应性增生间皮和肿瘤性间皮细胞在免疫组化表达上略有差异，在临床病理诊断过程中，我们可利用这些差异性作为鉴别诊断的依据（图4-121）。

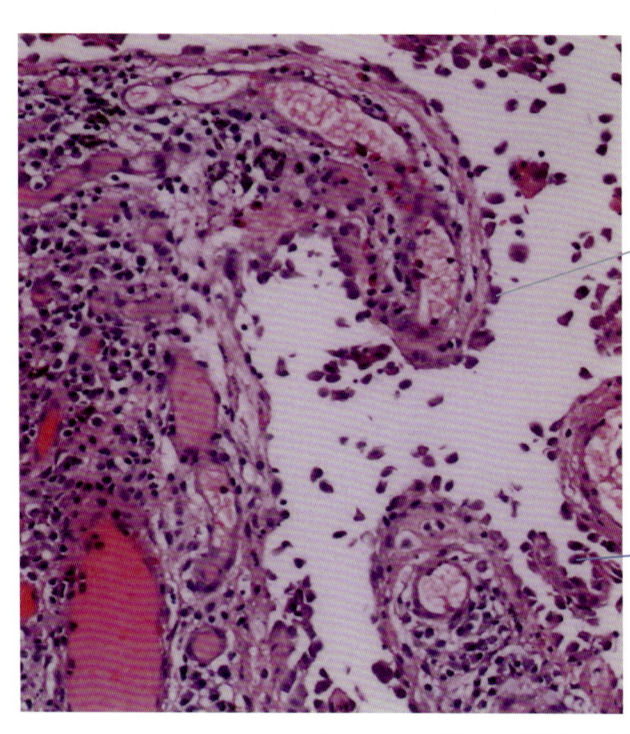

良性间皮：阳性标志物：Calretinin（CR）、D2-40、HBME-1（MC）、血栓调节蛋白（CD141）和WT-1；多种角蛋白（如CKpan、CK-L、CK-H和CK7；不表达CK20）。阴性标志物：CEA、TTF-1、CA125、BerEP4、B72.3、MOC31、PAX8、ER/PR（毗邻子宫内膜异位处可阳性）、p63/p40、LeuM1（CD15）、Claudin-4等
反应性间皮：还表达Vimentin、SMA和Desmin

肿瘤性间皮细胞：表达增强：HEG同源物1（HEG1）、葡萄糖转运蛋白1（GLUT1）、胰岛素样生长因子Ⅱ mRNA结合蛋白3（IMP3）、X连锁凋亡抑制蛋白(XIAP)、CD146、EMA、p53和Ki-67等。表达缺失：BRCA1蛋白相关1（BAP-1）、甲基硫腺苷磷酸化酶（MTAP）和p16

图4-121 正常及肿瘤性间皮的免疫组化表型

2.常用的阳性标志物　优先选择钙网膜蛋白（Calretinin，CR）、D2-40、人骨髓内皮细胞标志物1（HBME-1，MC）、肾母细胞瘤基因（WT1）、血栓调节蛋白（CD141）、CK5/6、葡萄糖转运蛋白1（GLUT1）、黑色素瘤细胞黏附分子（CD146）、胰岛素样生长因子Ⅱ mRNA结合蛋白3（IMP3）、BAP-1、CKpan、CK8/18、EMA和Vimentin等；HEG同源物1（HEG1）是恶性间皮瘤的高度特异性标志物，它诊断MPM的特异度和灵敏度分别可达到99%和92%。

3.常用的阴性标志物　CEA、CA125、上皮特异性抗原（BerEP4）、抗肿瘤相关糖蛋白72（B72.3，TAG-72）、上皮细胞表面糖蛋白31（MOC31）、配对盒基因8（PAX8）、甲状腺转录因子1（TTF-1）、p63/p40、ER、PR、LeuM1（CD15）、基质金属蛋白酶-7（MMP-7）、Claudin4等。

4.诊断和鉴别诊断　通常选择2～3个间皮阳性及阴性标志物。目前，尚无单一抗体对恶性间皮瘤（MM）的诊断有高特异性与灵敏性。依据各抗体阳性表达率、特异性及灵敏性，以下抗体组合套餐（如CR、CK5/6、D2-40、WT1等）可作为诊断恶性间皮瘤（MM）首要选择阳性标志物。TTF-1和CEA于恶性间皮瘤中几乎不表达，可作为诊断恶性间皮瘤的阴性对照的首选抗体。

5.详细的间皮标志物　请参照第二章第三节"五、间皮标志物"。

二、良性和间皮瘤前驱病变

1.抗体选择　间皮标志物（如Calrelinin、MC、D2-40、CK5/6、WT1等）、CK、Vimentin（Vim）、BAP1、MTAP、p53、p16、Desmin、EMA、Cyclin D1、GLUT1、IMP3、Ki-67。必要时加FISH检测（CDKN2A纯合子缺失及NF2基因缺失），或检测TRAF7和CDC42基因突变。

2.注释

（1）良性和间皮瘤前驱病变：包括腺瘤样瘤、高分化乳头状间皮瘤和原位间皮瘤。

（2）腺瘤样瘤是一种起源于间皮细胞的少见良性肿瘤（ICD-O编码分别为9054/0）。最常发生于生殖系统，其他部位如胸膜、腹膜、胰腺、网膜、心脏、纵隔等亦可发生。与生殖系统的腺瘤样瘤组织学形态和免疫组化表型相似。①病变特点：通常表现为浸润性生长，可呈腺管样、管囊状、血管瘤样、小梁状、实性片状及乳头状排列，腔隙内衬形态温和的扁平或立方上皮，低核质比，缺乏核分裂象，腔内空虚或含少许分泌物，可见纤维血管间质。个别病例中出现不典型的细胞形态，如上皮样、印戒细胞样细胞或鞋钉样排列，核质比增大，泡状核，核仁明显。②免疫表型：表达间皮标志物（如Calrelinin、MC、D2-40、CK5/6）；可表达CKpan、Vimentin、CK-L、CD10；一般不表达CEA、ER、PR、CD31和CD34（图4-122～图4-125）。有研究发现，BRCA1相关蛋白1（BAP1）基因突变和p16INK4a（CDKN2A）的缺失是胸膜恶性间皮瘤最为常见的基因改变。BAP1基因突变可用BAP1的IHC法检测，而p16INK4a（CDKN2A）的缺失可用p16的荧光原位杂交（FISH）方法检测，两者在胸膜恶性间皮瘤中的发生率分别为20%～70%和60%～80%，在间皮细胞的良恶性鉴别中特异性为100%。甲硫腺苷磷酸化酶（MTAP）编码人类染色体9p21区域，MTAP基因常与CDKN2A基因共缺失，通过IHC法检测MTAP可推测CDKN2A的缺失。③分子遗传学改变：可存在肿瘤坏死因子受体相关因子7（TRAF7）基因突变，TRAF7基因突变导致核因子κB（NF-κB）的磷酸化和L1细胞黏附分子（L1CAM）的表达。④鉴别诊断：主要排除具有腺样、乳头状生长方式的腺癌、恶性间皮瘤等。

（3）高分化乳头状间皮瘤（WDPM）是一种较罕见的低度恶性潜能的肿瘤（ICD-O编码9052/1）。主要发生于腹膜部位，其他少见部位包括胸膜、心包膜、睾丸鞘膜及腹股沟疝囊等。①病变特点：直径常小于2cm，肿瘤排列成具有宽的纤维血管轴心的乳头状结构，一般无分级或管状结构，被覆单层立方上皮，形态温和，细胞大小一致，无异型性，无间质浸润。②免疫表型特点：与腺瘤样瘤的免疫组化表型相似，明确表达间皮标志物（如Calrelinin、MC、D2-40、CK5/6、WT1等），还可表达CK、Vimentin、CK-L、PR、PAX8和完好表达BAP1；而Desmin常阴性，Ki-67一般＜10%（图4-126～图4-129）。③分子遗传学改变：具有TRAF7基因和细胞分裂周期蛋白42（CDC42）基因的错义突变，并激活NF-κB通路，从而上调下游靶基因L1CAM的表达。④鉴别诊断：主要排除具有乳头状生长方式的腺癌、恶性间皮瘤、反应性间皮增生及转移性浆液性肿瘤等。

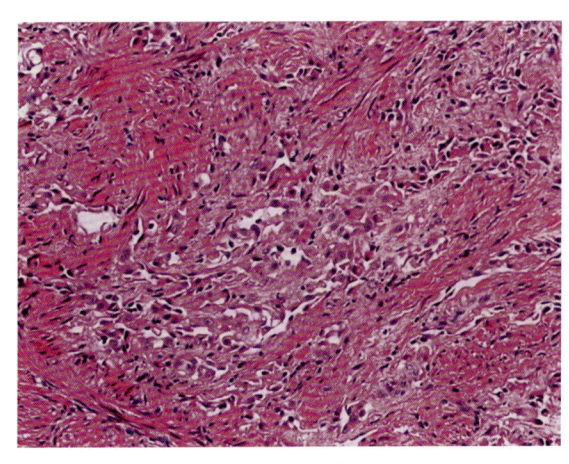

图4-122　腺瘤样瘤，HE

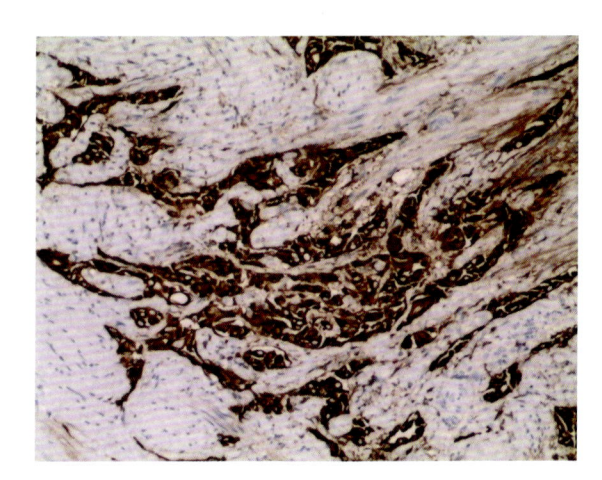

图4-123　腺瘤样瘤，CK，细胞膜/质阳性

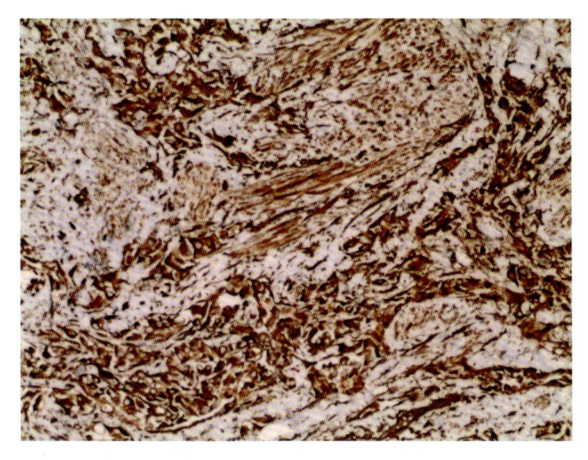

图 4-124　腺瘤样瘤，Vimentin，细胞膜/质阳性

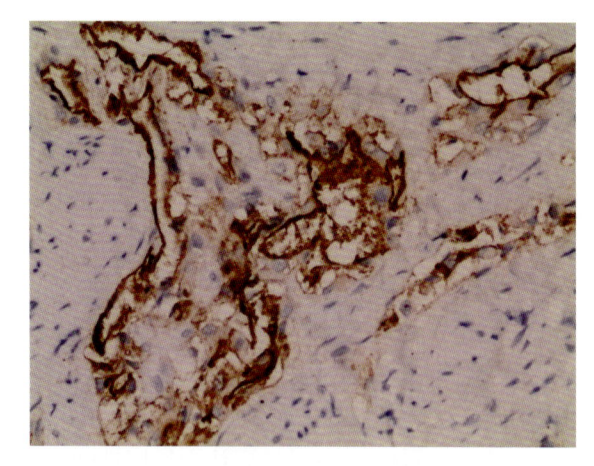

图 4-125　腺瘤样瘤，MC，细胞膜/质阳性

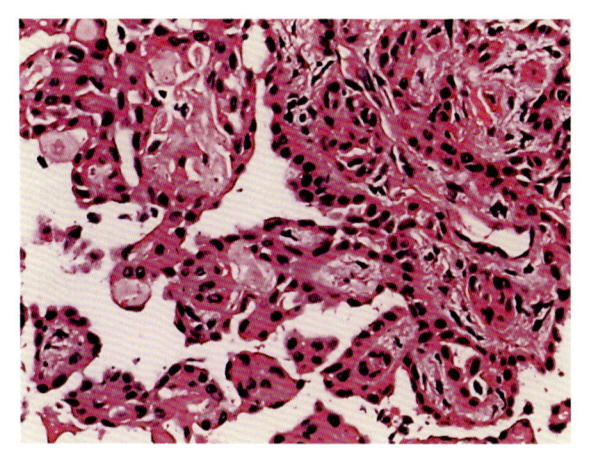

图 4-126　高分化乳头状间皮瘤，HE

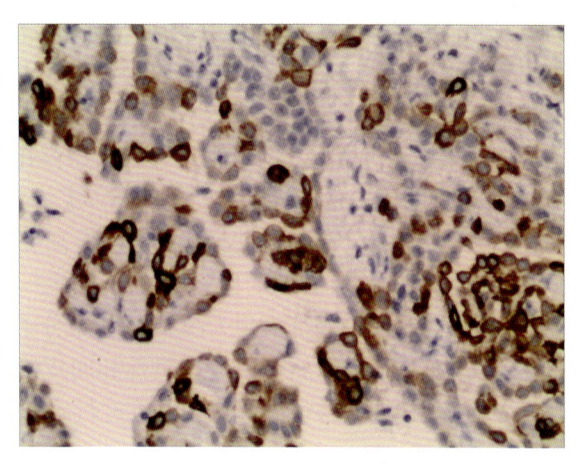

图 4-127　高分化乳头状间皮瘤，CK5/6，细胞膜/质阳性

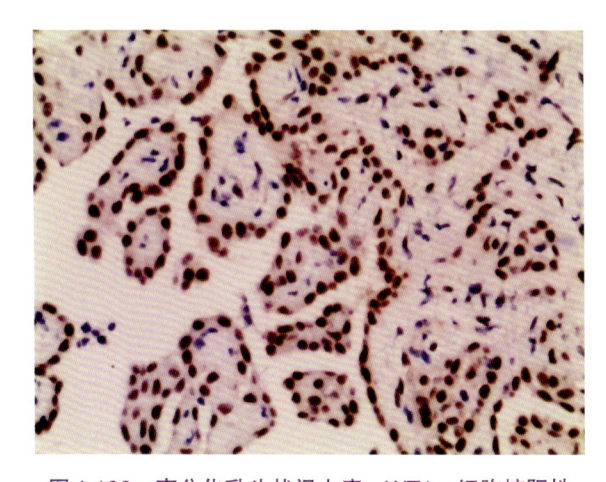

图 4-128　高分化乳头状间皮瘤，WT1，细胞核阳性

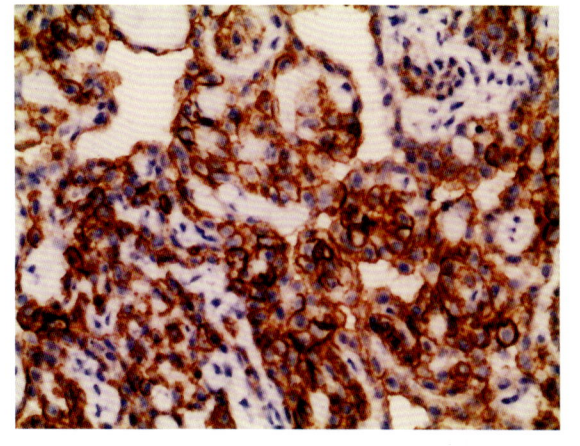

图 4-129　高分化乳头状间皮瘤，D2-40，细胞膜/质阳性

（4）原位间皮瘤：2021版WHO分类中定义为侵袭前胸膜表面增生的单层肿瘤性间皮细胞。①病变特点：表现为单层扁平或立方细胞的间皮细胞，可无异型性或仅有轻度异型，亦可为中-重度异型的乳头状单层间皮细胞增生，通常无核分裂象，无浸润性生长。②免疫组化检测BAP1表达缺失和（或）*MTAP*基因表达缺失，以及FISH检测*CDKN2A*纯合子缺失，则有助于原位间皮瘤的诊断。③鉴别诊断：小活检和细胞学标本不适宜用来诊断，最好取多个部位的较大活检组织（100～200mm^2），并结合临床影像学特征。原位间皮瘤在形态学上无法与弥漫性间皮瘤伴有沿着胸膜表面生长的非浸润性播散相鉴别。

（5）反应性间皮增生：肉眼可见的病变，罕见，若有，为微小结节。①镜下密集细胞位于胸腹膜的表面，细胞呈簇状、小片状或简单的乳头，一般无分支。乳头的中心纤维间质成熟，多出现纤维化或玻璃样变。在胸腔积液中反应性增生的间皮细胞多单个散在或松散平铺，核圆，居中或偏位，胞质丰富，并见空泡。②免疫组化表型：表达一般间皮细胞标志物，如CR、WT1、D2-40、CK5/6、MC及Desmin等。一般不表达EMA、p53、GLUT1和IMP3，而恶性间皮瘤常为阳性，以及p53、CyclinD1和CDK4的过表达，由于存在 *CDKN2A*（p16INK4a）缺失导致p16表达缺失。恶性间皮瘤中p16蛋白缺失表达率为48%～74%。③反应性间皮增生和恶性间皮瘤（MM）鉴别：免疫组化对鉴别诊断有较大帮助。推荐选择：p16、Desmin、EMA、p53、GLUT1、IMP3、BAP1、Ki-67。反应性间皮增生一般不表达EMA、p53、GLUT1和IMP3，而恶性间皮瘤常为阳性。其中，以EMA、p53、BAP1、GLUT1联合Desmin检测是鉴别反应性和恶性间皮细胞增生的有效标志物，且无论是活组织检查还是细胞学检查，EMA、GLUT1、p53优先表达于肿瘤性间皮细胞，而Desmin优先表达于反应性间皮细胞。BAP1丢失似乎都可以诊断间皮瘤。④分子遗传学改变：*BAP1*和*CDKN2A*（p16）基因突变对于恶性间皮瘤诊断特异度并非100%，但有助于恶性间皮瘤与良性胸膜病变的鉴别诊断。*BAP1*是恶性间皮瘤中最常见的突变基因，*BAP1*为一种抑癌基因，47%～67%的间皮瘤患者可发生*BAP1*突变。BAP1核染色丢失可以鉴别恶性间皮瘤、良性反应性间皮增生和非小细胞肺癌，前者通常是阴性的，后两者BAP1为阳性。最近研究证实，位于9p21的p16/*CDKN2A*基因的缺失与恶性间皮瘤的发生密切相关，约80%恶性间皮瘤存在着p16/*CDKN2A*纯合性缺失，而良性间皮细胞仅有点突变和DNA甲基化，缺乏*BAP1*突变和*CDKN2A*（p16）纯合子缺失。FISH检测p16基因缺失鉴别恶性间皮瘤与反应性间皮增生、高分化乳头状间皮瘤有高度的特异性，但其灵敏度偏低。因此，BAP1/MTAP（IHC法）和CDKN2A（FISH法）的检测结果只适用于良恶性间皮细胞的鉴别。但对于鉴别恶性间皮瘤和腺癌没有帮助，因为许多肿瘤都表现为高频度的9p分子遗传学改变。

（6）鉴别诊断：在日常工作中，良性和间皮瘤前驱病变主要与相对常见的腹膜间皮反应性增生、腹膜恶性弥漫性间皮瘤及转移性浆液性肿瘤等进行鉴别（表4-29）。

表4-29 良性和间皮瘤前驱病变的诊断与鉴别

肿瘤类型	病变特征	免疫表型或注释
腺瘤样瘤	肿瘤呈大小不等、形态不一的血管样、腔隙样和囊性结构，腔隙内衬扁平或立方上皮，陷入纤维血管间质	表达CK、Vim、间皮标志物（CR、CK5/6、D2-40、WT1等）。不表达TTF-1和CEA等。*TRAF7*基因突变，L1CAM高表达。一般不存在p16缺失
高分化乳头状间皮瘤	乳头纤细，未见明显分支，有宽的纤维血管轴心，被覆单层扁平至立方的间皮细胞，细胞大小一致，无异型性	表达间皮标志物，EMA、p53、GLUT1、IMP3常阳性。Ki-67<10%。Desmin常阴性，与反应性间皮增生区别
原位间皮瘤	单层扁平或立方细胞，或乳头状单层间皮细胞增生，细胞可有异型性，通常无核分裂象，无浸润性生长	表达间皮标志物，BAP1表达缺失和（或）MTAP表达缺失，以及FISH检测*CDKN2A*纯合子缺失，则有助于诊断
反应性间皮增生	密集细胞位于胸腹的表面，细胞呈簇状、小片状或简单的乳头，细胞形态温和且无浸润性生长	Desmin常阳性，EMA、p53、GLUT1、IMP3常阴性；缺乏特异而明确的间皮肿瘤分子遗传学改变
恶性间皮瘤	大量乳头，体积大并弥漫性浸润，瘤细胞异型性大，呈上皮样、肉瘤样和双向性有复杂的乳头、实性片状	表达间皮标志物，有特征性的遗传学异常，包括BAP1表达缺失、*CDKN2A*基因缺失和*NF2*基因缺失
转移性乳头状腺癌	组织结构复杂，浸润性生长，坏死细胞异型性明显，积极查找原发灶，临床病史有助于鉴别诊断	器官相关特异性标志物阳性，常表达CEA，不表达Vim、CR等间皮标志物，缺乏特异性间皮肿瘤分子遗传学改变

三、恶性间皮瘤的诊断与鉴别

1. 抗体选择　选择2～3个间皮阳性及阴性标志物。阳性标志物优先选择CR、HEG1、D2-40、HBME-1、WT1、GLUT1等；阴性标志物选择TTF-1、CEA、BerEP4、MOC31、PAX8、p63/p40、Claudin4等。视鉴别诊断需要排除其他系统转移性癌时加相应器官的特异性标志物，必要时加分子检测（P16、BAP1缺失、CDKN2A纯合子缺失和MTAP缺失）。

2. 注释

（1）间皮瘤包含局限性间皮瘤及弥漫性间皮瘤。局限性间皮瘤与弥漫性间皮瘤有上皮样间皮瘤、肉瘤样间皮瘤（促结缔组织增生型间皮瘤）及双相型间皮瘤3个亚型。所有间皮瘤均为恶性肿瘤，故新版分类中将旧版分类中"恶性"一词去除。

（2）间皮瘤是一种罕见但高度恶性的肿瘤。其中，恶性胸膜间皮瘤是最常见的类型，除胸膜外，间皮瘤也可以发生在其他部位，如腹膜（9%）、心包膜和睾丸鞘膜。

（3）病变特点：组织学分型分为上皮样型、肉瘤样型、双相型。其中：上皮样型最多见，可呈腺管状、管状乳头状、微乳头状、条索状、筛状、实性片状、巢状等组织形态，肿瘤细胞可为立方形、多角形、蜕膜样、小细胞样、透明细胞样，间质可有黏液样变性；肉瘤样型肿瘤细胞多呈梭形，束状排列；双相型既有上皮样成分又有肉瘤样成分，每种成分至少应达到10%，但小活检中只要出现肉瘤样及上皮样间皮瘤两种成分，无论含量多少，均应被诊断为双相型间皮瘤。

（4）免疫表型：恶性间皮瘤确诊需借助免疫组化检查，目前尚无高度敏感性和特异性的间皮瘤抗体，联合并对比阴性标志物可提高准确率。常见间皮细胞阳性标志物，包括Calretinin（CR）、WT1、D2-40、CK5/6、MC等，间皮瘤也表达EMA、GLUT1和IMP3，以及存在p53、CyclinD1和CDK4的过表达；CR在腺癌中极少表达，是诊断间皮瘤的最佳指标；CK5/6在大部分间皮瘤及鳞癌、卵巢浆液性癌、子宫内膜癌中表达，但在肺腺癌和乳腺癌中大多阴性；WT1可鉴别间皮瘤与肺腺癌，但不适用于鉴别乳腺癌或浆液性腺癌；D2-40可用于鉴别肺腺癌。广谱角蛋白（CKpan）在胸膜恶性间皮瘤与间叶源性肿瘤的鉴别中有很重要的参考价值，CKpan阴性普遍认为可排除胸膜恶性间皮瘤。然而需要注意的是，CKpan在绝大部分肉瘤样间皮瘤中常呈局灶表达，甚至少部分病例可完全不表达；恶性间皮瘤中p16蛋白缺失表达率为48%～74%。（图4-130～图4-135）。

最近研究发现HEG同源物1（HEG1）有可能成为MPM诊断中一种新的免疫标志物，它诊断恶性间皮瘤的特异度和灵敏度分别可达到99%和92%，另外，HEG1的基因沉默显著抑制了间皮瘤细胞的存活和增殖，由此认为唾液酸化的HEG1可以作为MPM的诊断和治疗靶点。p16（CDKN2A）基因存在于所有正常细胞，对正常细胞周期的控制是必需的，在大多数恶性间皮瘤中缺失，它可能是一个区分反应性间皮细胞和恶性间皮瘤细胞有效的标志物。

（5）分子遗传学改变：间皮瘤较常见的基因突变包括乳腺癌基因1相关蛋白基因（BAP1）基因突变、神经纤维瘤蛋白2（NF2）基因突变及TP53基因突变等，甲硫腺苷磷酸化酶（MTAP）基因常与细胞周期蛋白依赖性激酶抑制剂2A（CDKN2A）基因共缺失，可能对PRMT抑制剂敏感。2%～4%的恶性间皮瘤也可以携带TRAF7突变，因此如果检测出TRAF7基因突变并不能完全排除弥漫性恶性间皮瘤。目前还没有弥漫性恶性间皮瘤携带CDC42基因突变的报道。BAP1缺失、CDKN2A纯合子缺失和MTAP缺失是间皮病变中恶性肿瘤的高度特异性标记。BAP1缺失在上皮样间皮瘤中较为常见，MTAP缺失和CDKN2A纯合子缺失在肉瘤样间皮瘤中更为常见。CDKN2A纯合子缺失在肉瘤样亚型中接近100%，而在上皮样间皮瘤和双相型间皮瘤中为67%和83%。

位于9p21的p16/CDKN2A基因的纯合性缺失（可经FISH检测）在恶性间皮瘤中高达80%，致p16表达缺失，可用于诊断恶性间皮瘤。CDKN2A（p16INK4a）纯合缺失可导致p16表达丧失，是恶性间皮瘤的高度特异性标志物。因此，通过FISH检测p16/CDKN2A纯合缺失作为恶性间皮瘤诊断的有效辅助手段，比通过p16免疫组织化学染色评估的蛋白质表达缺失更为灵敏和特异，可用于区分反应性间皮增生和恶性间皮瘤。然而，p16/CDKN2A遗传异常不能用作评估恶性间皮瘤的可靠诊断工具，因为多种其他肿瘤（如骨肉

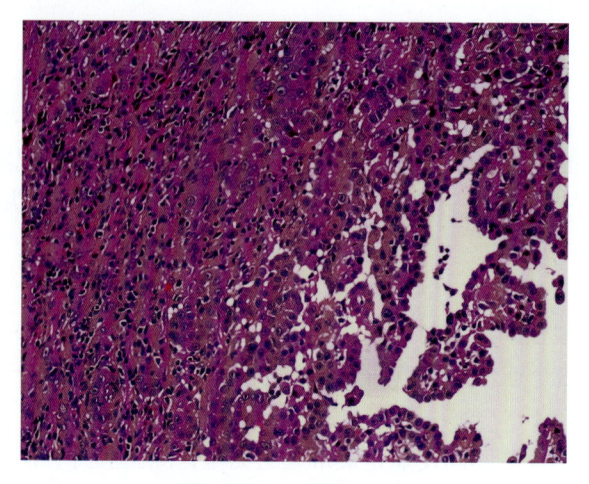

图4-130　间皮瘤，HE

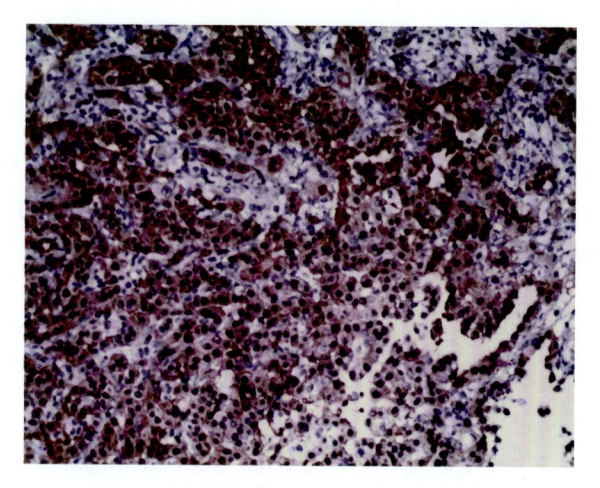

图4-131　间皮瘤，CR，细胞质/核阳性

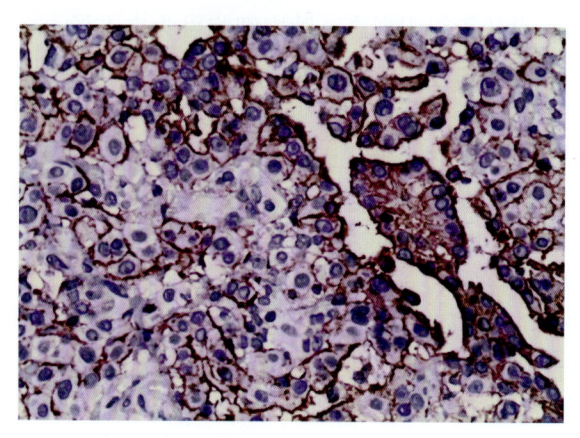

图4-132　间皮瘤，MC，细胞膜阳性

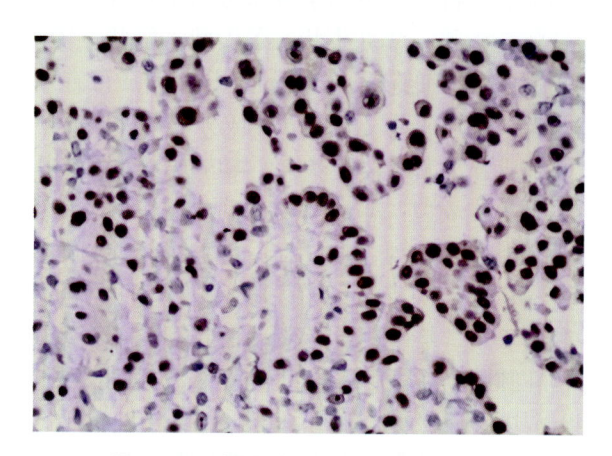

图4-133　间皮瘤，WT1，细胞核阳性

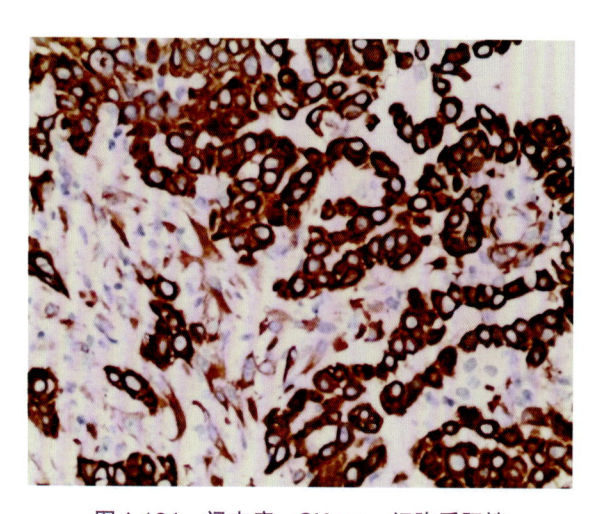

图4-134　间皮瘤，CKpan，细胞质阳性

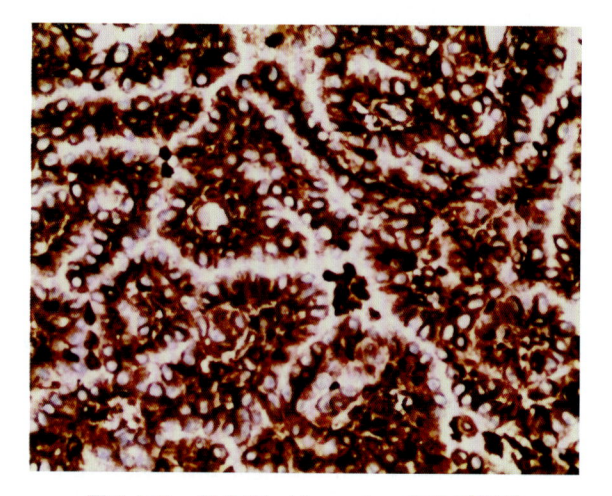

图4-135　间皮瘤，Vimentin，细胞质阳性

瘤、滑膜肉瘤、胸腺癌、肺和胸膜肉瘤样肿瘤）也携带p16/*CDKN2A*纯合性缺失。

*MTAP*编码基因在正常组织中普遍表达。然而，由于*MTAP*与*CDKN2A*（最常缺失的抑癌基因之一）邻近，因此*MTAP*纯合缺失在癌症中经常发生。MTAP免疫组织化学胞质表达缺失可见于近90%的具有*CDKN2A*纯合性缺失的肿瘤内。因此，实践中可用MTAP免疫组化染色作为反映*CDKN2A*缺失的替代性手段。荧光原位杂交（FISH）方法可检测*CDKN2A*纯合子缺失及*NF2*基因缺失，而*TRAF7*和*CDC42*基因突

变，主要通过测序方法检测。

（6）鉴别诊断：间皮瘤的诊断主要依赖病理组织形态学和免疫组化，甚至分子基因学的改变。形态不同，考虑的鉴别诊断范围不一。①上皮样型间皮瘤主要与反应性间皮增生和腺癌鉴别，透明细胞型上皮样间皮瘤还需与上、下消化道癌/胰腺癌、肾上腺皮质癌、肾透明细胞癌、尿路上皮癌、肌上皮癌、透明细胞肉瘤等鉴别；小细胞间皮瘤主要与小细胞肺癌、尤因肉瘤/PNET、促结缔组织增生性小圆细胞肿瘤（DSRCT）、恶性孤立性纤维性肿瘤和滑膜肉瘤等鉴别。②肉瘤样恶性间皮瘤主要与纤维肉瘤、单相型滑膜肉瘤、上皮样肉瘤、肉瘤样癌、梭形细胞黑色素瘤、平滑肌肉瘤、血管肉瘤和其他不常见类型的肉瘤进行鉴别。③双相型间皮瘤主要与滑膜肉瘤、恶性黑色素瘤、上皮样肉瘤（ES）、肉瘤样癌和癌肉瘤等鉴别。免疫组化的协助诊断是间皮瘤病理诊断中不容忽视的方法，尤其是在形态学上具有挑战性的病例以及活检和细胞学标本中，肿瘤结构难以或不可能评估。有关专家推荐恶性间皮瘤的诊断需联合检测至少2种间皮瘤阳性标志物和2种具有阴性诊断价值的标志物（Claudin4、CEA、CD15、CD117等），合理适当地选择"组织器官相关的特异性标志物"非常重要。根据抗体的敏感度和特异度，恶性间皮瘤最好的标志物为Calretinin、CK5/6、WT1和D2-40。鳞癌标志物选择（p63、p40）；腺癌标志物首选器官相关性特异性标志物如肺的TTF-1、NapsinA等（表4-28）。GATA3用于鉴别肉瘤样间皮瘤、促结缔组织增生性间皮瘤和肉瘤样肺癌，在肉瘤样间皮瘤中弥漫性强阳性表达，肺癌中片状弱表达；MUC4可用于上皮样型间皮瘤和肺癌的鉴别诊断，上皮样型间皮瘤阴性，肺癌阳性（表4-30）。

表4-30 恶性间皮瘤的鉴别诊断及抗体选择

肿瘤	病变特点	免疫组化表型或注释
恶性间皮瘤	大量乳头，体积大，瘤细胞异型性大，呈上皮样、肉瘤样和双向性，有复杂的乳头、实性片状，可有坏死，常见间质浸润	表达间皮标志物，有特征性的BAP1、p16表达缺失、CDKN2A基因缺失和NF2基因缺失
反应性间皮增生	密集细胞位于胸腹的表面，细胞呈簇状、小片状或简单的乳头，细胞形态温和且无浸润性生长，有明显炎症	Desmin常阳性，EMA、p53、GLUT1、IMP3常阴性；缺乏间皮肿瘤特征性分子遗传学改变
肺腺癌	与上皮样型间皮瘤呈腺泡状或乳头状时与肺腺癌很难区分	TF-1、NapsinA阳性，间皮标志物阴性
多形性癌	肿瘤由低分化的非小细胞癌（鳞状细胞癌、腺癌或大细胞癌）和伴有至少10%比例的梭形细胞和（或）巨细胞癌组成	梭形细胞或巨细胞癌等成分可不同程度表达上皮标志物CK、EMA和Vim
癌肉瘤	癌肉瘤中既有腺癌和鳞癌等成分，又有肉瘤的成分，如骨肉瘤、软骨肉瘤、横纹肌肉瘤等	上皮标志物（CK、CEA、EMA）阳性；肉瘤成分表达相应的标志物
转移性腺癌	呈腺泡状或乳头状时与肺腺癌很难区分，常需借助免疫组化标记。常见胃肠道、乳腺等，常有原发灶	形态学鉴别较难，但结合一些部位特异性免疫组化学标志物，大多可作出明确诊断
小细胞肺癌	染色质呈典型的"椒盐状"外观，铸形核排列，核仁不明显，密集拥挤成巢片状、极易受挤压、地图状坏死	神经内分泌标志物阳性，CK为核旁点状阳性，TTF-1多数阳性，间皮瘤均为阴性
转移性鳞癌	鳞癌可能来自食管、头颈部、皮肤等部位，其他还包括膀胱等泌尿系统的尿路上皮癌，不同程度地显示上皮分化区	CK5/6和D2-40可阳性，头颈部、宫颈等处p53、p16、HPV阳性，胸腺常CD5和CD117阳性，
滑膜肉瘤	原发性或转移性，其间叶性梭形细胞肿瘤，不同程度地显示上皮分化区，背景几乎没有胶原间质	CK、CK7、CK19、EMA、Vim、BCl2、CD99阳性；TTF-1、神经内分泌阴性
上皮样肉瘤	主要发生在四肢。组织学上形成假肉芽肿样结构，中央坏死被多边形细胞包围，具有嗜酸性细胞质和外周梭形细胞	具有间叶和上皮双向分化的表达，如CK、EMA、CD34、ERG和SMA，INI1表达缺失
SMARCA4缺失的未分化肿瘤	肿瘤细胞呈上皮样，形态较为一致，弥漫片状、巢状、索状分布，可见假腺样结构。灶状区域见核偏位的横纹肌样细胞	表达CK，不表达腺或鳞癌标志物，TTF-1和NUT。SMARCA4（BRG1）失表达，INI1阳性
转移性尿路上皮癌	可有尿路上皮癌的病史，可起源于尿路上皮的肾盂癌、输尿管癌、膀胱癌以及尿道癌，是最常见的泌尿系统肿瘤	表达CK7、CK20、p40、p63，还表达表达尿路上皮标志物（GATA3、S-100P等）
恶性黑色素瘤	瘤细胞常常失黏附，弥漫片状，形态多样，核仁明显，核偏位似横纹肌样，胞质内黑色素沉着	表达黑色素标志物S-100、SOX10、HMB45、MelanA、MiTF等，不表达间皮标志物

四、原发性渗出性淋巴瘤

（1）原发性渗出性淋巴瘤是一种罕见的非霍奇金淋巴瘤类型。几乎所有病例都与疱疹病毒8（HHV-8）/Kaposi疱疹病毒（KSHV）感染有关，在HIV相关的非霍奇金淋巴瘤中占4%。好发于体腔，如胸腔、心包腔和腹腔，临床表现为浆膜腔大量渗出液而无瘤块生长。

（2）病变特点：该肿瘤在组织形态上介于弥漫性大B细胞淋巴瘤（免疫母细胞变异型）和间变性大细胞淋巴瘤之间。胸腔积液细胞学和胸膜穿刺组织学特征均显示肿瘤细胞从大免疫母细胞或浆母细胞到明显间变的细胞形态变化。

（3）免疫表型：CD45、CD38、CD138、EMA、WT1、Vimentin均为阳性；CR、TTF-1、CD3、CD20、EBV均为阴性。B细胞标志物CD19、CD20、CD79α通常阴性（图4-136～图4-139）。细胞表面和细胞质的免疫球蛋白表达常为阴性；HHV-8/KSHV相关蛋白的免疫组化染色显示肿瘤细胞的核为阳性。免疫球蛋白基因重排并突变。

（4）鉴别诊断：主要与脓胸相关性淋巴瘤、骨外浆细胞瘤、B免疫母细胞淋巴瘤、恶性间皮瘤、低分化癌和恶性黑色素瘤等相鉴别（表4-31）。

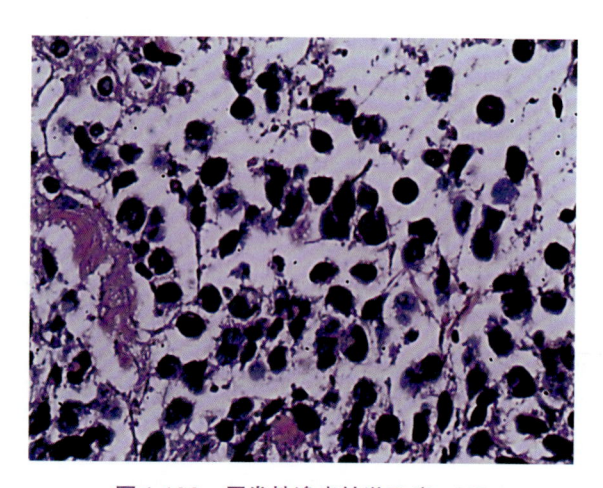

图4-136 原发性渗出性淋巴瘤，HE

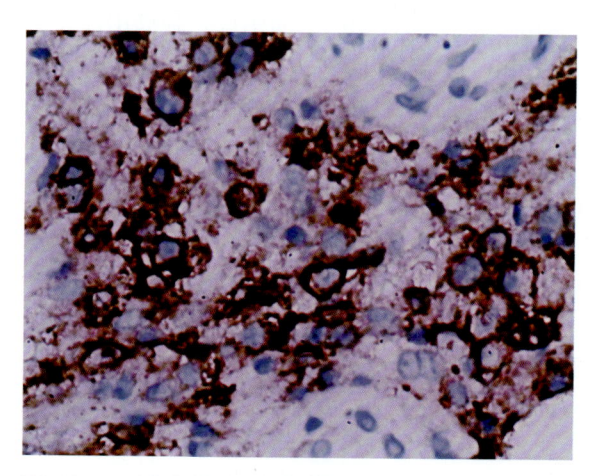

图4-137 原发性渗出性淋巴瘤，CD38，细胞膜/质阳性

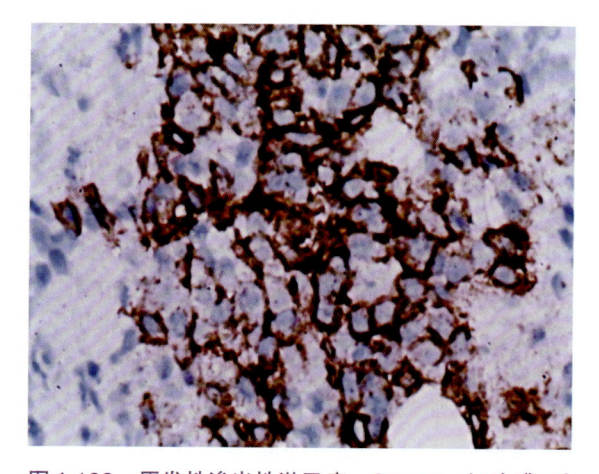

图4-138 原发性渗出性淋巴瘤，CD138，细胞膜/质阳性

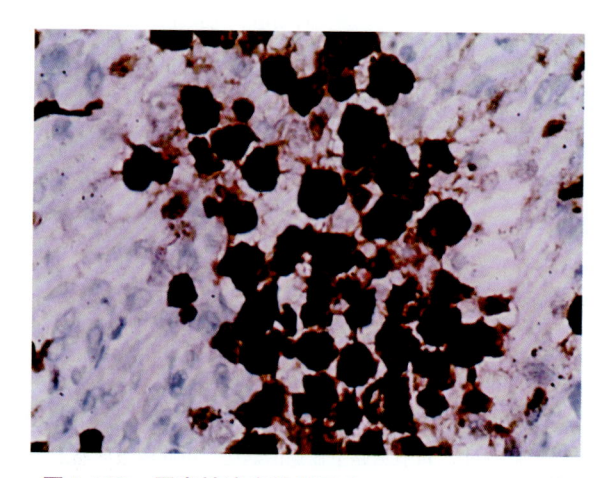

图4-139 原发性渗出性淋巴瘤，Ki-67＞90%阳性

表4-31　原发性渗出性淋巴瘤的诊断与鉴别

肿瘤	病变特点	免疫表型特点
原发性渗出性淋巴瘤	瘤细胞形态类似浆母细胞样和浆细胞样的异型淋巴细胞	CD45、CD38、CD138、EMA、WT1均为阳性；CR、TTF-1、CD3、CD20、EBV均为阴性；HHV-8/KSHV阳性
脓胸相关性淋巴瘤	是DLBCL的一个亚型，免疫母细胞及浆细胞样特征，腔内见中性粒细胞	常有胸膜长期慢性炎症病史；CD79α和EBV阳性，而HHV8/KSHV阴性
骨外浆细胞瘤	浆细胞样细胞，但淋巴结肿大	两者都表达CD38和CD138；表达轻链蛋白
B免疫母细胞淋巴瘤	伴浆细胞样和浆母细胞分化但发生在淋巴结内或结外	表达全B细胞标志物，CD38和CD138阴性
恶性间皮瘤	上皮样间皮瘤细胞	不表达CD45，表达间皮细胞相关抗原
低分化癌	细胞较大并有少量细胞质	表达CK、TTF-1等上皮标志物阳性，CD45阴性
恶性黑色素瘤	瘤细胞形态多样，细胞质内可见黑色素颗粒	S-100、HMB45、MelanA阳性，而CD45阴性

五、免疫组化在浆膜腔积液脱落细胞学中的应用

1.抗体选择　肺腺癌标志物（TTF-1、NapsinA、CK7、CK20、Villin等）、鳞癌标志物（p40、p63、CK5/6）、间皮标志物（Calretinin、WT1、CK5/6、MC、D2-40等）。

2.注释

（1）浆膜腔积液脱落细胞学检查是临床上一种常用的检测方法，该方法具有简便、准确性高等特点，是临床上诊断良恶性胸腹水的一种常用方法。近几年，随着检测技术的不断发展，液基细胞学检测技术以及沉渣石蜡包埋法已经广泛应用于胸腹水细胞的涂片中，其中，采用沉渣石蜡包埋法制作切片，不仅可以提升切片的制作数量，保存细胞的完整性，提升临床检出率，同时还能够对其进行免疫组化染色，在此基础上还可以联合使用抗体检测，从而能够对肿瘤细胞进行有效分类。

常规胸腹水脱落细胞学涂片检查阳性率较低，一些病例难以确定其组织来源。对于典型的细胞能较准确地诊断，诊断较为困难的是对间皮细胞与癌细胞的区分，特别是当间皮细胞退化后，由于不具有典型性，更易被误诊。针对较难确诊的患者，可以进一步采用免疫组化联合抗体法进行检查。

恶性浆膜腔积液常由癌细胞刺激、癌栓阻塞淋巴管和血管致组织液回流障碍等引起，人体任何系统的恶性肿瘤均可发生浆膜腔转移，其中以肺癌、胃肠道癌、乳腺癌、卵巢癌、恶性淋巴瘤、间皮瘤最为常见，准确诊断癌细胞种类及来源对临床治疗具有重大意义。在胸腹水中，常需要进行良性间皮细胞、间皮瘤和转移癌的鉴别，胸腔积液中转移癌以乳腺癌和肺癌最多见，而在腹水中则以卵巢癌和消化道癌较多见（表4-32，图4-140～图4-147）。

（2）免疫组化标志物选择

1）肺腺癌标志物（TTF-1、NapsinA、CK7、CK20、Villin、CEA）：TTF-1主要存在于原发性肺腺癌中，且对其具有较高的敏感性与特异性，因此，该物质可以作为原发性肺腺癌与转移性肺腺癌之间鉴别的标志物，同时该物质对于肺原发性低分化腺癌与鳞癌也具有一定的鉴别价值。

CK7、CK20和Villin联合表达模式有助于判断部分腺癌的器官来源，缩小转移癌原发灶的搜寻范围。

CEA主要存在于人体各种腺皮上皮源性肿瘤中，特别是在各种腺癌细胞中广泛存在，其中，该物质在人体的胃肠道腺癌中具有较高的阳性率，而在人体的体腔间皮细胞中则不存在，且在间皮瘤与增生性间皮细胞中呈现为不表达或者是低表达，因此，该物质是腺癌与间皮瘤之间鉴别的重要标志。

2）鳞癌标志物可选择p40、p63、CK5/6，后者在间皮中有表达。

3）间皮标志物选择Calretinin、WT1、CK5/6、MC、D2-40等。p16基因缺失与BAP1蛋白表达缺失有助于恶性间皮瘤的诊断，BAP1还可用于与非小细胞肺癌的鉴别。

表 4-32 免疫组化在胸腹水脱落细胞学中的应用

病变类型	CEA	EMA	TTF-1	p40/p63	CK5/6	CR/MC	ER	其他
反应性间皮细胞	-	细胞质弱+	-	-/+	+	++	-	p16、Desmin 阳性
间皮瘤	-	细胞膜强+	-	上皮型-	+	++	-	Ki-67 高表达
肺腺癌	+	+	++	-	-/+	-	-	NapsinA 阳性
肺鳞癌	-/+	-	-	++	++	-	-	p40 和 p63 阳性
乳腺癌	+/-	+	-	-	-/+	-	++	乳球蛋白、GATA3 阳性
胃肠道腺癌	++	+	-	-	-	-	-/+	CDH17、CDX2 阳性
浆液性癌	-/+	+	-	-	-	-	++	CA125、ER 阳性

注：+，阳性；-，阴性。

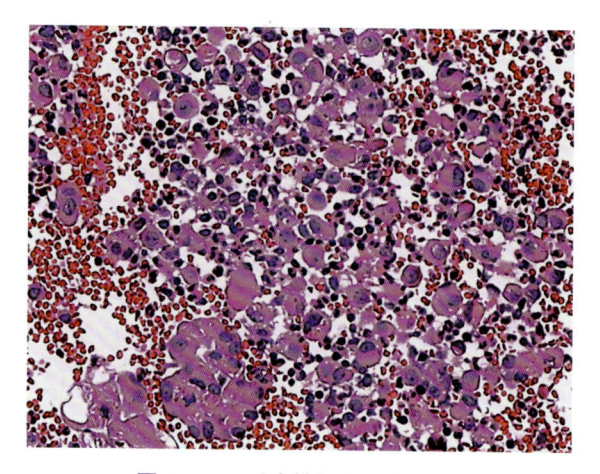

图 4-140 反应性间皮细胞，HE

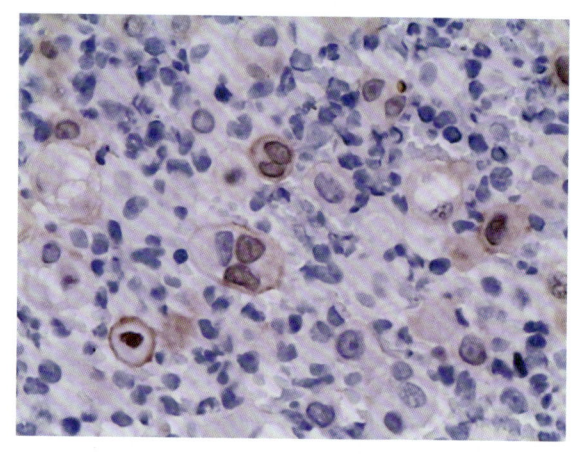

图 4-141 反应性间皮细胞，CR，细胞核/质阳性

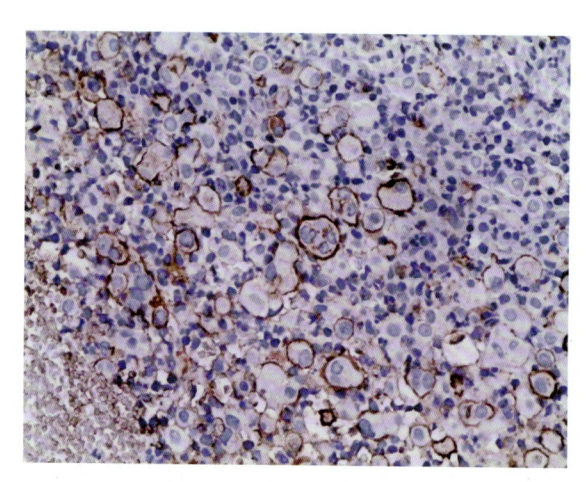

图 4-142 反应性间皮细胞，MC，细胞膜/质阳性

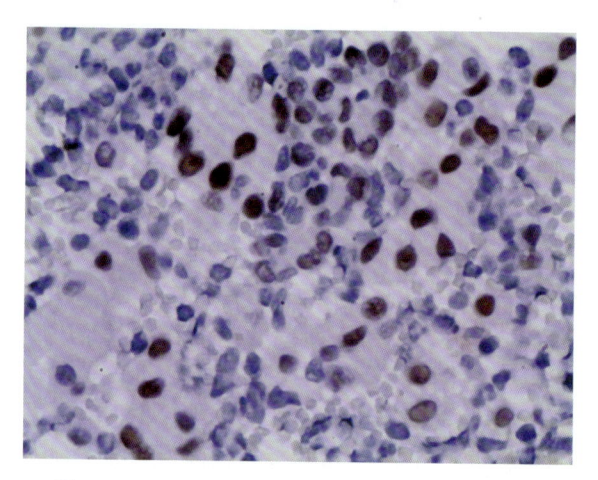

图 4-143 反应性间皮细胞，WT1，细胞核阳性

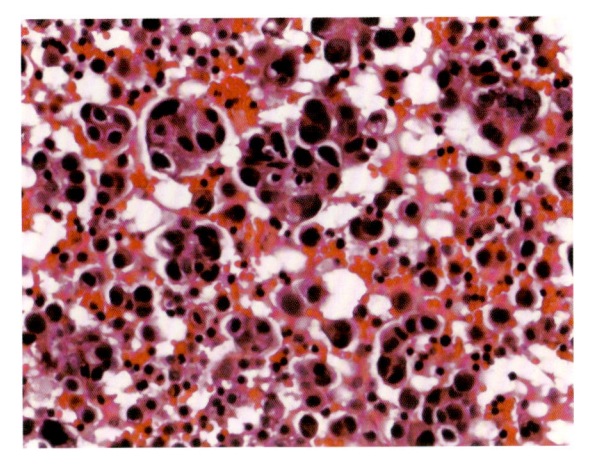

图4-144　肺腺癌，HE

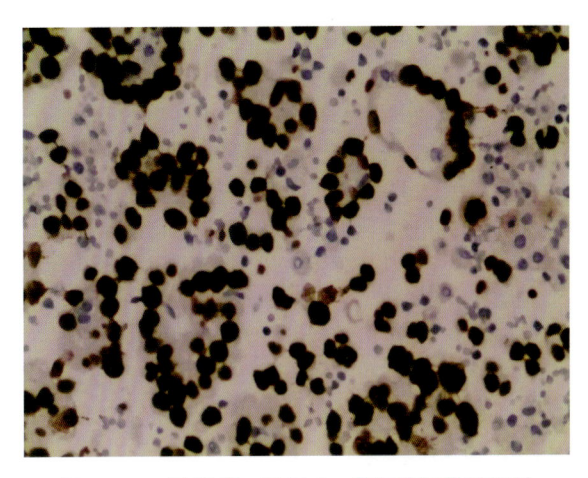

图4-145　肺腺癌，TTF-1，癌细胞细胞核阳性

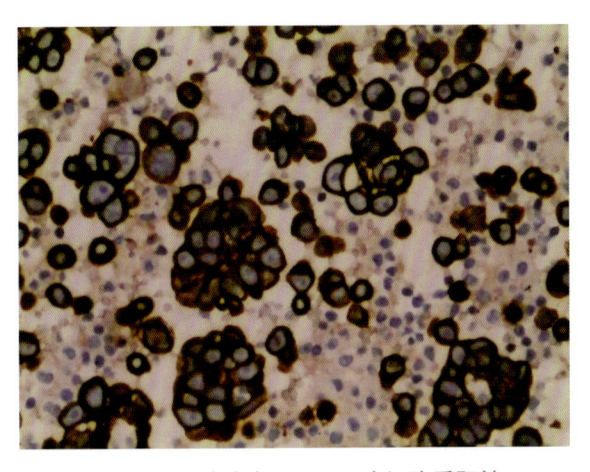

图4-146　肺腺癌，CK7，癌细胞质阳性

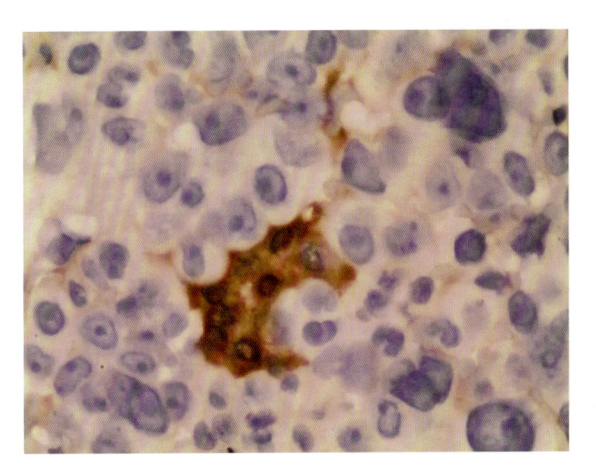

图4-147　肺腺癌，CR，癌细胞阴性

参 考 文 献

陈金平，周新成，殷宪刚，2019. 肺原发性良性黏液上皮性病变冷冻切片误诊为黏液腺癌12例分析. 临床与实验病理学杂志，35（6）：705-706，710.
范夷平，杜名，于夫尧，等，2020. 肺癌驱动基因、检测方法及靶向治疗研究进展. 现代肿瘤医学，28（2）：330-334.
方三高，李晟磊，陈岗，2015. 2015年WHO肺、胸膜、胸腺及心脏肿瘤分类（胸腺）解读. 重庆医学，（36）：5041-5053.
肺神经内分泌肿瘤病理诊断共识专家组，2017. 肺神经内分泌肿瘤病理诊断共识. 中华病理学杂志，46（1）：9-13.
郭振英，孙文勇，Michele Carbone，等，2017. BRCA相关蛋白1在恶性间皮瘤中的表达缺失及其在鉴别诊断中的应用价值. 中华病理学杂志，46（10）：699-703.
何雪，沈勤，王璇，等，2018. 伴淋巴样间质微结节型胸腺瘤6例临床病理分析. 临床与实验病理学杂志，34（5）：531-534.
黄金长，张功亮，郭广秀，等，2013. 细胞块石蜡包埋及免疫细胞化学染色技术在胸腹水细胞病理学诊断中的应用价值. 实验与检验医学，31（5）：489-490.
黄清洁，陈天东，陈海瑞，等，2018. 肺母细胞瘤与胸膜肺母细胞瘤的诊断及鉴别诊断. 河南医学研究，27（20）：3660-3664.
蒋乐，刘凌超，杜娟，等，2022. 腹膜高分化乳头状间皮瘤1例. 中华病理学杂志，51（4）：377-379.
蒋依娜，张冠军，杨喆，2017. 肺动脉内膜肉瘤临床病理观察. 诊断病理学杂志，24（3）：194-197.
金燕，沈旭霞，沈磊，等，2017. 罕见的伴EWSR1易位的6例肺原发性黏液样肉瘤的临床病理分析. 中国癌症杂志，27（5）：334-339.
李莉，贺亚敏，王洁，等，2019. 肺纤毛性黏液结节性乳头状肿瘤2例临床病理观察. 诊断病理学杂志，26（6）：345-348.

李雪，李峻岭，2018. 肺神经内分泌肿瘤的诊疗进展. 癌症进展，16（1）：13-16，21.
李媛，谢惠康，武春燕，2021. WHO胸部肿瘤分类（第5版）中肺肿瘤部分解读. 中国癌症杂志，31（7）：574-580.
林雯娟，刘树洪，陈翠娇，等，2020. 恶性胸膜间皮瘤分子标志物研究进展. 临床医学研究与实践，5（4）：191-193.
刘标，吴楠，沈勤，等，2018. 肺非终末呼吸单元型腺癌的临床病理学观察. 中华病理学杂志，47（8）：603-608.
刘标，周晓军，2014. 恶性间皮瘤的病理诊断. 诊断病理学杂志，21（1）：1-3.
刘标，周晓军，2015. 非小细胞肺癌免疫组化标志物专家共识（2014）. 临床与实验病理学杂志，31（5）：481-487.
刘丽丽，燕丽，李新功，2016. WHO（2015）胸膜肿瘤组织学分类介绍. 诊断病理学杂志，23（10）：800-801.
刘禄，杨娜，刘智，等，2020. 新版WHO分类胸腺瘤37例临床病理特征的探讨. 现代临床医学，46（4）：275-277.
刘文婷，郭凌川，干文娟，等，2018. 硬化性肺泡细胞瘤50例临床病理分析. 中国血液流变学杂志，28（1）：79-82.
刘运荣，叶俭，聂峰，等，2020. 胸腺瘤240例临床病理特征及诊断. 诊断病理学杂志，27（1）：5-10.
骆新兰，刘雪峰，何娇，等，2016. 间变性淋巴瘤激酶免疫组织化学染色条件与染色结果的相关性探讨. 中华病理学杂志，45（5）：337-340.
马丽莉，杨守京，2022. 肺内间变性淋巴瘤激酶阳性的局限性双相型恶性间皮瘤1例. 中华病理学杂志，51（3）：259-261.
马思源，陈诗蕊，刘雪，等，2022. 活检穿刺胸膜小细胞间皮瘤一例. 中国临床案例成果数据库，4（1）：1-8
孟凡青，聂岭，2015. 解读2014年ITMIG胸腺上皮性肿瘤分类共识. 临床与实验病理学杂志，31（2）：121-123.
裴筱涵，沈勤，汪小霞，等，2019. 肺纤维平滑肌瘤性错构瘤5例临床病理分析. 临床与实验病理学杂志，35（4）：449-451.
盛娜，王彤，2009. 肺癌前病变的形态学和免疫组织化学标记物研究进展. 国际呼吸杂志，29（18）：1105-1108.
苏家俊，陈玉，徐方平，等，2015. 胸腺瘤临床病理学与分子病理学研究进展. 中华病理学杂志，（9）：683-685.
苏运超，底锦熙，笪冀平，2017. 不典型A型胸腺瘤临床病理分析. 中华病理学杂志，46（5）：314-317.
滕晓东，赵明，来茂德，2016. 肺神经内分泌肿瘤病理诊断进展. 浙江大学学报（医学版），45（1）：36-44.
王彩霞，徐艳，刘标，等，2013. 肺原发性肠型腺癌的临床病理特征及鉴别诊断. 临床与实验病理学杂志，29（10）：1101-1104.
王恩华，2019. 细支气管腺瘤：易与癌混淆的良性肿瘤. 中华病理学杂志，48（6）：425-432.
王恩华，朱明华，步宏，等，2016. 非小细胞肺癌靶向药物治疗相关基因检测的规范建议. 中华病理学杂志，45（2）：73-77.
王丽丽，张静，梁小龙，等，2017. 肺肉瘤样癌的临床病理特征及分子特点研究进展. 中华肺部疾病杂志（电子版），10（1）：83-86.
王小燕，翁亚菌，孙续鹏，等，2021. 具有间皮瘤样生长方式的肺腺癌三例临床病理学特征. 中华病理学杂志，50（11）：1263-1265.
王亚波，潘铁成，魏翔，等，2008. 硬化性胸腺瘤1例报告并文献复习. 中国误诊学杂志，8（35）：8579-8581.
王征，王恩华，刘东戈，2017. 肺原发性黏液性上皮源性肿瘤的病理诊断与鉴别诊断. 中华肿瘤杂志，39（1）：1-6.
魏建国，王强，张仁亚，等，2017. 新近认识具有黏液样特征的少见肺部肿瘤的临床病理学特征. 中华病理学杂志，46（5）：352-356.
乌云嘎，徐晓艳，2019. 化生性胸腺瘤2例临床病理观察. 诊断病理学杂志，26（10）：675-678.
吴剑平，2001. 胸腺瘤的研究进展. 诊断病理学杂志，8（5）：300-302.
吴宇琪，毕楠，2020. 肺大细胞神经内分泌癌的分子分型及临床治疗进展. 中国肿瘤临床，47（2）：99-104.
武春燕，谢惠康，李媛，2021. WHO胸部肿瘤分类（第5版）中胸膜、心包及胸腺肿瘤部分解读. 中国癌症杂志，31（9）：769-774.
夏波，俞钢，洪淳，等，2015. 先天性支气管周围肌纤维母细胞瘤一例. 中华儿科杂志，53（11）：864-865.
徐滨，胡营营，王慧，等，2018. 伴淋巴样间质的微结节型胸腺瘤2例临床病理分析. 临床与实验病理学杂志，34（4）：456-458.
徐玫芳，郑巧灵，冯昌银，等，2018. 肺肠型腺癌15例临床病理分析. 中国卫生标准管理，9（24）：112-115.
徐艳，周晓军，黄文斌，2008. 肺不典型腺瘤样增生和细支气管肺泡癌的鉴别诊断. 临床与实验病理学杂志，24（3）：362-365.
徐振宇，王阳，2017. 肺肉瘤样癌5例临床病理特征. 浙江实用医学，22（3）：181-184.
宣兰兰，魏建国，刘红刚，2021. 血管周上皮样细胞肿瘤的病理诊断及新进展. 中华病理学杂志，50（3）：282-287.
薛倩倩，黄焰，左淑英，等，2021. 肺原发涎腺型透明细胞癌临床病理学及分子遗传学特征. 中华病理学杂志，50（7）：728-733.
杨清海，陈惠玲，曾德华，等，2016. 非黏液型肺腺癌中β-Tubulin-Ⅲ作为早期浸润灶标志物的应用. 临床与实验病理学杂志，32（7）：753-756.
游治杰，黄海建，吴义娟，等，2020. 化生型胸腺瘤五例病理组织学及分子特征. 中华病理学杂志，49（11）：1126-1130.
余英豪，陈瑚，2015. 胸膜活检的诊断思路. 临床与实验病理学杂志，31（4）：361-362，367.
余英豪，刘伟，2014. 恶性间皮瘤的免疫组化诊断. 诊断病理学杂志，21（5）：257-259.
张爱丽，孙宇，徐少艳，等，2016. 免疫组化在肺小活检中对鳞状细胞癌和腺癌的鉴别诊断意义. 诊断病理学杂志，23（1）：70-73.
张杰，邵晋晨，韩昱晨，等，2020. 细支气管腺瘤病理诊断若干问题. 中华病理学杂志，49（6）：529-533.
张杰，邵晋晨，朱蕾，2015. 2015版WHO肺肿瘤分类解读. 中华病理学杂志，44（9）：619-624.
张杰，朱蕾，2015. "国际胸腺恶性肿瘤兴趣组织关于WHO胸腺瘤和胸腺癌组织学分类应用共识"的解读. 中华病理学杂志，44（3）：153-157.
张静，梁智勇，罗玉凤，等，2009. 伴微乳头结构肺腺癌的临床病理和免疫表型特点分析. 中华病理学杂志，38（10）：651-656.
张莉萍，侯立坤，谢惠康，等，2015. p63、p40、CK5/6在小细胞肺癌中的表达及其意义. 中华病理学杂志（9）：644-647.
张睿娟，雷弋，2021. 早期肺腺癌临床病理特征及分子特征研究进展. 现代肿瘤医学，29（23）：4246-4250.
张文书，杨庆春，2016. 盆腔腹膜高分化乳头状间皮瘤1例. 临床与实验病理学杂志，32（8）：952-953.
张绪超，陆舜，张力，等，2013. 中国间变性淋巴瘤激酶（ALK）阳性非小细胞肺癌诊断专家共识（2013版）. 中华病理学杂志，42（6）：402-406.
张益，谷永红，2018. 腹膜弥漫性高分化乳头状间皮瘤1例报道. 诊断病理学杂志，25（6）：457-459.
张颖，蒋莉莉，2022. 不典型类癌形态伴高核分裂计数的肺神经内分泌肿瘤临床病理学研究进展. 中华病理学杂志，51（3）：281-286.
张玉萍，张云香，孙怡，2017. 胸腺瘤临床病理学特点和分子病理学研究现状. 诊断病理学杂志，24（12）：949-952.
郑茗嘉，郑强，王悦，等，2019. SMARCA4缺失的原发性胸部肉瘤的临床病理特征. 中华病理学杂志，48（7）：537-542.
中国抗癌协会肿瘤病理专业委员会肺癌病理学组，肺癌小活检标本病理诊断规范共识专家组，2023. 肺癌小活检标本病理诊断规范专家共识. 中华病理学杂志，52（4）：333-340.
中华医学会，中华医学会肿瘤学分会，中华医学会杂志社，2020. 中华医学会肺癌临床诊疗指南（2019版）. 中华肿瘤杂志，42（4）：257-287.
周萍，蒋宇阳，朱正龙，2019. 分化好的胎儿型肺腺癌一例. 临床外科杂志，27（2）：180.
周晓军，王艳芬，刘标，2014. 免疫组化检测特异性分子靶点在非小细胞肺癌个体化治疗中的应用价值. 诊断病理学杂志，21（6）：331-335.
朱薇，张新华，余波，等，2012. 肺多形性癌的临床病理和免疫组化研究. 医学研究生学报，25（8）：831-835.
Ao MH, Zhang H, Sakowski L, et al, 2014. The utility of a novel triple marker (combination of TTF1, napsin A, and p40) in the subclassification of non–small cell lung cancer. Hum Pathol, 45（5）：926-934.
Ettinger DS, Akerley W, Borghaei H, et al, 2012. NCCN clinical practice guidelines in oncology: nonsmall cell lung cancer, V. 2. 2010. Journal of the National Comprehensive Cancer Network: JNCCN, 10（10）：1236-1271.
Hamanaka W, Motoi N, Ishikawa S, et al, 2014. A subset of small cell lung cancer with low neuroendocrine expression and good prognosis: a comparison study of surgical and inoperable cases with biopsy. Hum Pathol, 45（5）：1045-1056.
Husain AN, Colby T, Ordonez N, et al, 2012. Guidelines for pathologic diagnosis of malignant mesothelioma: update of the consensus statement from the international mesotheliomain terest group. Arch Pathol Lab Med, 137（5）：647-667.
Kirchner T, Marino M, Muller-Hermelink HK, 1989. New approaches to the diagnosis of thymic epithelial tumors. Prog Surg Pathol, 10：167-189.
Mairinger FD, Walter RF, Werner R, et al, 2014. Activation of angiogenesis differs strongly between pulmonary carcinoids and neuroendocrine carinomas and is crucial for carcinoid tumourgenesis. J Cancer, 5（6）：465-471.
Marino M, Müller-Hermelink HK, 1985. Thymoma and thymic carcinoma. Relation of thymoma epithelial cells to the cortical and medullary differentiation of thymus. Virchows Arch A Pathol Anat Histopathol, 407（2）：119-149.
Marx A, Ströbel P, Badve SS, et al, 2014. ITMIG consensus statement on the use of the WHO histological classification of thymoma and thymic carcinoma: refined definitions, histological criteria, and reporting. J Thorac Oncol, 9（5）：596-611.
Nakatani Y, Masudo K, Miyagi Y, et al, 2002. Aberrant nuclear localization and gene mutation of beta-catenin in low-grade adenocarcinoma of fetal lung type: up-regulation of the Wnt signaling pathway may be a common denominator for the development of tumors that form morules. Mod Pathol, 15（6）：21-23.

Siegel R, Naishadham D, Jemal A, 2013. Cancer Statistics, 2013. CA Cancer J Clin, 63（1）: 11-30.

Tatsumori T, Tsuta K, Masai K, et al, 2014. p40 is the best marker for diagnosing pulmonary squamous cell carcinoma: comparison with p63, cytokeratin 5/6, desmocollin-3, and sox2. Appl Immunohistochem Mol Morphol, 22（5）: 377-382.

Travis WD, Brambilla E, Burke AP, et al, 2015. WHO classification of tumours of lung, pleura, thymus and heart. 4th ed. Lyon: IARC Press.

Tsao MS, Nicholson AG, Maleszewski JJ, et al, 2022. Introduction to 2021 WHO classification of thoracic tumors. J Thorac Oncol, 17（1）: e1-e4.

Tseng IC, Yeh MM, Yang CY, et al, 2015. NKX6-1 is a novel immunohistochemical marker for pancreatic and duodenal neuroendocrine tumors. Am J Surg Pathol, 39（6）: 850-857.

Turner BM, Cagle PT, Sainz IM, et al, 2012. Napsin A, a new marker for lung adenocarcinoma, is complementary and more sensitive and specific than thyroid transcription factor 1 in the differential diagnosis of primary pulmonary carcinoma: evaluation of 1674 cases by tissue microarray. Arch Pathol Lab Med, 136（2）: 163-171.

Vidarsdottir H, Tran L, Nodin B, et al, 2018. Comparison of three different TTF-1 clones in resected primary lung cancer and epithelial pulmonary metastases. Am J Clin Pathol, 150（6）: 533-544.

WHO Classification of Tumours Editorial Board, 2021. WHO classification of tumours. Thoracic Tumours. 5th ed. Lyon: IARC Press.

Yatabe Y, Mitsudomi T, Takahashi T, 2002. TTF-1 expression in pulmonary adenocarcinomas. Am J Surg Pathol, 26（6）: 767-773.

第五章

消化系统

第一节 常用的消化道免疫组化标志物

常用的胃肠道免疫组化标志物有AT富集序列特异性结合蛋白2（SATB2）、肠道特异性转录因子2（CDX2）、钙黏着蛋白17（CDH17）等，其中CDH17是一种钙依赖性细胞黏附分子，可作为肠肽转运蛋白。在人类中，CDH17通常存在于小肠和大肠上皮衬里，因此常用于肠道标志物。在识别消化系统腺癌，特别是结直肠原发癌方面，CDH17被认为比CDX2更敏感和特异。CDX2，对肠黏膜上皮的发育及保持其形态起着重要作用，正常情况下其产物特异地表达于小肠和结肠上皮，但CDX2在其他器官组织如食管、肺、胃、肾、膀胱、乳腺、肝、前列腺和胆总管上皮中没有表达，CDX2基因的异常表达与胃黏膜肠上皮化生和肠型胃癌的发生密切相关。SATB2是一种核基质相关的转录因子，主要负责成骨细胞分化过程中的表观遗传调控，SATB2在成人下消化道（如阑尾、结肠、直肠）上皮细胞和大脑皮质一部分神经细胞中呈强阳性，在一部分淋巴细胞、输精管道细胞和附睾脂肪垫等组织中呈弱到中等阳性。在其余组织（细胞）如小肠、胃、食管、涎腺、乳腺、肺、甲状腺、子宫内膜、尿路细胞、肝细胞、胆管细胞、肾小管细胞、骨骼肌和平滑肌细胞中SATB2均为阴性。

胃肠道恶性肿瘤主要为腺癌和鳞状细胞癌。细胞角蛋白（CK7、CK20、CK-L）、黏蛋白、CA19-9、CDH17、CDX2、SATB2、β-catenin、p16等有助于定位肿瘤的原发部位；一般来说，CK7/CK20表型与一个或多个相关器官组织的特异性标志物结合，足以定位原发部位。还有一些为胃肠道间质瘤、神经内分泌标志物和错配修复（MMR）蛋白等标志物也较常用（表5-1）。

表5-1 消化道肿瘤常用免疫组化标志物

标志物	阳性定位	注释
上皮组织标志物		
角蛋白	细胞质	食管和肛门的鳞癌以CK-H为主，而胃、小肠、结直肠腺癌、肝细胞癌、神经内分泌癌则以CK-L为主
CK7	细胞质	主要表达于胰胆管导管上皮、肾集合管上皮和近端胃肠道黏膜细胞及其腺癌。非角化黏膜的鳞癌也可阳性
CK20	细胞质	主要表达于胃肠道上皮及Merkel细胞
Villin	细胞质/膜	表达于有刷状缘的细胞，如胃肠道上皮细胞、胰腺和胆管上皮细胞以及肾实质的上皮细胞中（特别是近曲小管）。在胃肠道癌、胰腺癌、胆囊癌和胆管细胞癌中高表达
CEA	细胞膜/质	CEA是一种胚胎性癌抗原，正常存在于胎儿消化道上皮组织、胰腺和肝脏中，主要用于标记腺上皮来源的腺癌。CEA只与癌前病变和癌组织呈阳性反应，与正常腺上皮细胞不呈阳性反应，有较高的组织特异性
EMA	细胞质/膜	广泛分布于各种上皮细胞及其来源的肿瘤中，分布范围与CK相似，但对内脏上皮的表达优于CK。EMA阳性表达的肿瘤包括大多数的癌、间皮瘤、滑膜肉瘤和上皮样肉瘤等，恶性淋巴瘤和软组织肿瘤阴性表达
CDX2	细胞核	是一种肠特异的转录因子，高表达于十二指肠、结肠及直肠，特异性强，可作为肠上皮的特异性标志物。部分胰胆管腺癌也可阳性，在其他器官组织如食管、肺和胆总管上皮中没有表达

续表

标志物	阳性定位	注释
Mucin	细胞质	黏蛋白MUC1在正常的肠上皮细胞和肠道杯状细胞中表达；MUC2正常由肠道杯状细胞分泌；MUC5AC由胃小凹黏液细胞和肿瘤的杯状细胞表达；MUC6由胃窦细胞和胃底腺细胞分泌
CDH17	细胞膜	CDH17是中肠（远端十二指肠、小肠、阑尾和右半结肠）腺癌及高分化神经内分泌肿瘤的敏感标志物，在大部分食管腺癌、胃腺癌、胰腺癌和肝胆管癌中表现为局灶或散在阳性，是胃肠上皮，尤其是肠型上皮（肠上皮化生）的高度特异性的标志物。除膀胱癌阳性外，极少的非消化道肿瘤阳性表达
SATB2	细胞核	在正常组织中，包括阑尾、结肠和直肠腺上皮细胞及大脑皮层和海马的少数神经元呈强阳性表达，其余正常组织不表达SATB2。SATB2表达于大多数结肠、直肠及阑尾的癌和神经内分泌肿瘤，胰胆管腺癌和胃食管腺癌的阳性率约为20%，因此可辅助鉴别上述肿瘤的起源。还表达于含骨母细胞分化的良恶性骨肿瘤
β-catenin	细胞核/膜/质	β-catenin基因在一部分肿瘤中发生突变，如结直肠腺癌、未分化甲状腺癌、筛状-桑葚状亚型甲状腺乳头状癌、胰腺实性假乳头状瘤、肝细胞腺瘤和韧带样纤维瘤。β-catenin的正常表达定位于细胞膜，然而β-catenin基因或者其Wnt信号通路基因（如APC基因）的突变可导致β-catenin在细胞核异常聚集
IMP3	细胞质/核	IMP3是胰岛素样因子RNA结合蛋白家族中的一员，IMP3在许多恶性肿瘤（如肺癌、胰腺癌、卵巢癌、结肠癌、膀胱癌、胃癌、乳腺癌等）中呈高度表达，且其表达与肿瘤的恶性程度及预后不良相关，IMP3在正常食管上皮组织中大多呈阴性表达；IMP3在胰腺癌中高表达，而在胰腺良性肿瘤、胰腺炎性病变或正常胰腺组织中不表达，故被推荐用于胰腺导管腺癌的鉴别
p16	细胞核	p16可用于肛门鳞状上皮内病变分级，p16在82%的HSIL中呈阳性，而在LSIL中仅为7%

神经内分泌标志物：如INSM1、CgA、Syn、NSE、CD56、CD57、CD99。CDX2和TTF-1有助于定位原发部位

间叶组织标志物：Vimentin（Vim）、SMA、Desmin、MSA（HHF35）、Myogenin等

其他标志物

CD117	细胞膜/质	c-KIT原癌基因编码的是具有酪氨酸激酶活性的跨膜蛋白，在多种正常及肿瘤组织中均有表达。平滑肌瘤和神经性肿瘤阴性。目前c-KIT主要用于标记胃肠道间质瘤
CD34	细胞膜	主要用于良/恶性血管源性肿瘤的鉴别。和CD117联合应用于诊断胃肠道间质瘤（GIST）
DOG1	细胞膜/质	DOG1选择性地表达于GIST，并优于CD117，在36%的CD117阴性患者中呈阳性表达，是一种比CD117更为敏感的GIST免疫组化标志物
PDGFRα	细胞质/膜	在28%~67%无KIT突变的GIST中检出PDGFRA的突变，且与KIT突变是相互独立的
Nestin	细胞质	此抗体能特异性标记神经上皮干细胞，在绝大多数的GIST中弥漫表达
CDK4	细胞核/质	CDK4为细胞周期调节蛋白，在许多肿瘤中过表达，如口腔鳞癌、消化道癌、肺癌等，而正常上皮呈现较低水平的表达，CDK4的阳性强度与细胞的分化程度成反比

MMR蛋白：错配修复（MMR）基因（MLH1、MSH2、MSH6、PMS2和EPCAM/TACSTD1）突变相关DNA微卫星不稳定性导致肿瘤的发生，后者常常通过免疫组织化学检测到MMR蛋白（包括MLH1、MSH2、MSH6及PMS2）表达缺失

第二节 食管上皮性肿瘤

一、Barrett食管

1.抗体选择 CK7、CK20、Villin、CDX2、MUC2、MUC6、MUC5AC、IMP3、p53和Ki-67。加幽门螺杆菌（HP）和黏液染色。

2.注释

（1）定义：Barrett食管（BE）是指食管下段的复层鳞状上皮被化生的单层柱状上皮所替代的一种病理现象，可伴有肠化或不伴有肠化。其中，伴有肠上皮化生者属于食管腺癌的癌前病变。

（2）Barrett食管病理诊断

1）化生上皮的组织学类型：Barrett食管化生上皮有如下三种组织学类型。①胃底型：与胃底上皮相似，可见主细胞和壁细胞。②贲门型：与贲门腺相似，有胃小凹和黏液腺，无主细胞和壁细胞。③肠化

型：为化生肠型黏膜，表面有微绒毛和隐窝，杯状细胞是特征性细胞。

2）从组织学类型上Barrett食管异型增生可以分为腺瘤样异型增生和小凹型异型增生两种主要类型。腺瘤样异型增生的形态学特点与结直肠腺瘤的异型增生一致，增生细胞形成腺管或绒毛状结构，可见杯状细胞和潘氏细胞，免疫组化具有肠型上皮的特点，MUC2、CDX2和Villin阳性表达。而小凹型异型增生的细胞呈立方或柱状，无杯状细胞和潘氏细胞。免疫组织化学MUC2、CDX2和Villin均为阴性表达，而MUC5AC多为阳性表达。

3）从病变程度上Barrett食管异型增生可分为低级别异型增生和高级别异型增生，其分级方法按胃肠道黏膜异型增生的分级进行。

（3）诊断标准：根据我国2017年《中国巴雷特食管及其早期腺癌筛查与诊治共识》，Barrett食管在内镜下可见食管鳞状上皮与胃柱状上皮的交界线（SCJ）相对胃食管连接处（EGJ）上移≥1cm，且病理证实食管下段复层鳞状上皮被化生柱状上皮所取代，其中伴有肠化生的Barrett食管恶变风险更高。

（4）免疫组化运用：推荐使用CK7、CK20、Villin、CDX2、MUC2、MUC6、IMP3、p53和Ki-67，加幽门螺杆菌（HP）和黏液染色（表5-2）。

1）CK7/CK20免疫组化是可以区分近端胃肠化和Barrett食管肠化的有效指标之一。即在Barrett食管中CK7肠化黏膜表面和深部均呈阳性，而CK20则仅在肠化区表面黏膜显阳性，而且这种表达现象不会出现在胃黏膜伴肠化组织中。

2）Barrett食管肠化生的标志为出现杯状细胞，CDX2和MUC2是肠化生的特异性标志物之一。在活检组织中见到含有真杯状细胞的化生柱状上皮，为诊断金标准。必要时加HID/AB（高铁二胺/阿尔辛蓝）黏液染色。研究发现，CDX2在正常食管黏膜中无表达，在Barrett食管中阳性率和表达强度明显增高，在食管腺癌中，阳性率和表达强度均显著低于Barrett食管，在反流性食管炎中CDX2也呈阳性表达，但与Barrett食管和食管腺癌CDX2主要表达于细胞核有所不同，CDX2在鳞状上皮和黏膜下腺体的核周或胞质表达，呈微颗粒状。MUC2在正常食管上皮黏膜和反流性食管炎中无表达，而在Barrett食管和食管腺癌组织中CDX2与MUC2明显高表达。

CDX2和MUC2检测联合应用可提高反流性食管炎、Barrett食管的诊断率。对有些活检部位与齿状线（EGJ）的关系不明确时可联合应用CDX2和MUC2的免疫组化检测，可以协助排除并不属于Barrett食管的肠化生，减少Barrett食管诊断的假阳性，使Barrett食管的诊断更精确。

3）胃型黏液表达EMA（MUC1）、MUC5AC和MUC6阳性，而肠型黏液表达SATB2、MUC2、CDX2和Villin阳性。

4）利用p53、IMP3和Ki-67抗体进行免疫组化检测有时有助于区分非异型增生上皮和异型增生上皮。IMP3在正常食管上皮组织中大多均呈现阴性表达。

5）p53免疫组化检查可提高诊断的准确性，可作为临床诊断的常规项目，$p53$突变和杂合子的缺失是Barrett食管癌变的早期事件，食管腺癌的发生率为75%～80%，高度不典型增生为79%，低度不典型增生是42%。

6）Barrett食管目前最可靠的诊断手段是胃镜结合病理组织学检查。首先必须先确定被覆柱状上皮的近端胃食管连接部（EGL）部位活检组织是食管远端柱状上皮化生黏膜，还是近端胃黏膜；确定所取组织是否有幽门螺杆菌（HP）感染，HP感染可作为近端胃黏膜的形态学标志。

表5-2 免疫组化在Barrett食管（BE）病理诊断中的应用

	CK7	CK20	CDX2	MUC2
正常食管黏膜	46.67%+	0	0	0
正常贲门	100%+	6.67%+	0	无数据
食管炎	16%+	0	25%+	0
贲门型BE	95%+	50%+	15%+	90%+
胃底型BE	86.36%+	81.81	59.09%+	
肠化生型BE	100%+	100%+	100%+	

两者特征性地表达胃蛋白酶原1（PG1）和MUC6、CK7，壁细胞还可表达H⁺/K⁺ATP酶。③胃幽门腺为黏液分泌腺体，具有独特的MUC6和MUC5AC免疫组化表达模式，MUC6在整个病变中均呈弥漫、强阳性表达，而小凹特征标记MUC5AC仅为表面上皮的低表达或阴性（图5-13）。

表面上皮
CK20、CEA、HER2、Villin阳性，CK7灶性弱阳性，CDX2、CDH17阴性；小凹黏液为中性黏液，PAS阳性，特征性表达MUC5AC

泌酸腺体
主要由胃酶（主）细胞和壁细胞组成。免疫组化：表达胃蛋白酶原1和MUC6、CK7，壁细胞还可表达H⁺/K⁺ATP酶。CK20、CEA、HER2、CDX2、CDH17阴性

内分泌细胞
在泌酸黏膜中，大部分内分泌细胞是肠嗜铬样细胞（分泌组胺），少量为肠嗜铬细胞（分泌5-羟色胺）

表面上皮
整个胃黏膜区的表面与胃小凹所衬覆的上皮相似。免疫表型与泌酸黏膜的表面上皮相似

胃幽门腺
贲门腺和幽门腺都是黏液分泌腺体。具有独特的MUC6和MUC5AC免疫组化表达模式，MUC6在整个病变中均呈弥漫、强阳性表达，而MUC5AC仅为表面上皮的低表达或阴性。在这些部位常可见到孤立的壁细胞

内分泌细胞
在胃窦部，整个内分泌细胞群中约50%为G细胞（分泌胃泌素），30%为肠嗜铬（EC）细胞（分泌5-羟色胺），15%为D细胞（分泌生长抑素）。免疫组化：CD56、Syn、CgA等神经内分泌标志物阳性

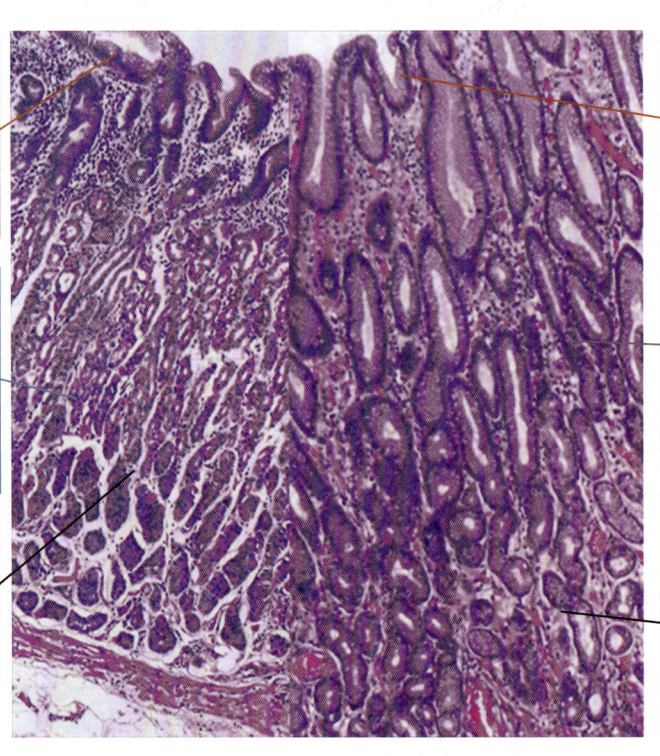

图5-13 正常胃黏膜组织的免疫组化特点

二、慢性胃炎和化生

1.抗体选择 CDH17、CDX2、黏液蛋白（MUC1、MUC2、MUC6、MUC5AC等）、p53、Ki-67等。必要时加幽门螺杆菌（HP）和黏液染色。

2.注释

（1）2019年版消化系统WHO分类中将"胃炎和化生：胃肿瘤的前驱病变"列为独立一节，强调了胃炎的感染因素及与胃癌的关系，化生性萎缩的分类及与胃癌的关系，并对胃炎及胃化生进行了分级。

（2）胃炎分类：临床发病迅速，以中性粒细胞浸润为主，伴充血、糜烂等表现时称为急性胃炎，以淋巴细胞、浆细胞浸润为主时称为慢性胃炎。当胃黏膜在淋巴细胞、浆细胞浸润的同时见到中性粒细胞浸润时，称为慢性"活动性"胃炎或慢性胃炎伴活动。慢性胃炎根据固有腺体有无减少，分为非萎缩性胃炎和萎缩性胃炎两类。

（3）萎缩性胃炎：胃萎缩的定义包含正常腺体的消失和化生改变（肠化或假幽门腺化生），黏膜萎缩导致功能改变影响胃酸的产生和胃蛋白酶及胃泌素的分泌。萎缩指胃固有腺减少，分为两种类型：①化生性萎缩：胃黏膜腺体有肠化生者称为化生性萎缩，即肠化生。②非化生性萎缩：胃固有腺被纤维或纤维肌性组织替代，或炎症细胞浸润引起固有腺数量减少。萎缩性胃炎的诊断标准：只要慢性胃炎的病理活检显示固有腺体萎缩即可诊断为慢性萎缩性胃炎，而不需考虑活检标本出现萎缩的标本块数和萎缩程度。

（4）胃黏膜肠上皮化生（IM）：IM是指胃黏膜上皮细胞被肠型上皮细胞所代替的一种病理形态学改变，其特征是杯状细胞的出现。IM的分子特征为尾型同源盒转录因子（CDX）1和CDX2的表达。IM通常分为完全型及不完全型，或Ⅰ型、Ⅱ型及Ⅲ型。一种分型方法是根据HE染色形态学特征区分为完全型和不完全型。另外一种是根据组织化学黏液染色方法分型，按黏液性质将肠上皮化生分为3种类型（Ⅰ～Ⅲ型）。先以阿尔辛蓝-过碘酸希夫（AB-PAS）染色区分中性黏液和酸性黏液，再以高铁二胺-AB(HID-AB)

染色将酸性黏液进一步区分为唾液酸黏液和硫酸黏液（表5-4）。

表5-4 胃上皮异型增生的诊断与鉴别

类型	病变特点	黏液性质	免疫表型或注释
Ⅰ型IM	特征是小肠型上皮，呈现吸收上皮（柱状细胞）具有完整刷状缘和杯状细胞，偶见潘氏细胞	杯状细胞仅产生唾液酸黏液（中性黏液），AB-PAS染色呈红色	表达黏蛋白MUC2、CDX2
Ⅱ型IM	结构上表现为多个大小和形态不一的胞质内黏液液滴，且无刷状缘。Ⅱ型IM特征是具有唾液黏蛋白的结肠型上皮细胞，可见潘氏细胞；而Ⅲ型IM为结肠型上皮细胞，缺乏潘氏细胞	胃型黏蛋白和肠型唾液酸黏蛋白混合物，AB-PAS染色呈蓝色，HID-AB染色呈蓝色	表达MUC1、MUC5AC和MUC6，也表达CDX2
Ⅲ型IM		产生硫黏蛋白：AB-PAS染色显示为蓝色，HID-AB染色呈棕色	表达MUC2和CD10、CDX2
假幽门腺化生	可见于胃及消化道其他部位，结构类似于胃幽门型腺体或Brunner腺体的黏液腺化生	仅分泌中性黏液，PAS染色阳性（红色），AB阴性	TFF、MUC6和MUC5AC阳性，并特异性表达HE4
胃小凹上皮化生	形态学上与胃小凹上皮相似，HE染色可见细胞核上明显的细胞质空泡，细胞没有刷状缘	中性黏液AB-PAS黏液染色呈红色，GNAS和KRAS突变发生率较高	表达MUC5AC，不表达MUC2及CDX2
胰腺腺泡化生	镜下腺泡细胞核上可见嗜酸性粗颗粒，另有黏液细胞散在其间，与胰腺腺泡形态相同	产生胰腺分泌蛋白，包括胰蛋白酶原2。表达胰腺标志物[胰蛋白酶原（trypsinogen）和脂肪酶（lipase）]	无导管和胰腺间质成分，与异位胰腺鉴别
潘氏细胞化生	在食管、结直肠内出现的潘氏细胞（呈柱状，细胞质内密集地堆积大量嗜酸性分泌颗粒）	潘氏细胞是小肠腺的特征性细胞，分泌抗菌α防御素肽、溶菌酶和磷脂酶A2等	是炎性肠病重要的形态学表现和病理诊断参考指标

（5）黏液性质的鉴定有助于肠上皮化生的分型：正常胃黏膜中MUC1、MUC5AC、MUC6黏蛋白呈强阳性表达。MUC6局限在胃体颈黏液细胞和胃窦的深层腺体上表达；MUC1在胃窦部表层黏膜上皮呈广泛阳性表达，而在胃窦部幽门腺和胃体腺中则呈灶状阳性表达；MUC5AC在胃体和胃窦的胃小凹上皮高度表达。MUC2类似于CD10，在正常胃底腺中不表达，主要在十二指肠和结肠的杯状细胞核周及核上表达。总体来看，MUC1、MUC5AC和MUC6在正常胃黏膜向肠上皮化生、胃癌演进过程中，表达率呈下调趋势。胃小凹上皮化生时高表达MUC5AC，MUC5AC还可以作为鉴别胃窦部胃癌的一种分化标记；在正常胃黏膜不表达的MUC2，在胃黏膜出现肠上皮化生或恶变时表达。有研究表明，MUC2可作为胃黏膜肠上皮化生的标志。

完全性IM类似于小肠上皮，又称为小肠型肠上皮化生，表达黏蛋白MUC2。不完全性IM中杯状细胞大小不一，吸收细胞无刷状缘，类似于胃小凹或结肠细胞，通常同时表达胃型黏蛋白MUC1（EMA）和肠型黏蛋白MUC2。实际工作中通常结合形态学和黏液性质两种分型方法进行肠上皮化生的分型。

（6）鉴别诊断：胃肠道黏膜化生种类很多，包括肠上皮化生、幽门腺化生、胃小凹上皮化生、胰腺腺泡细胞化生、鳞状上皮化生、潘氏细胞化生等，在实际工作中应注意鉴别诊断。

（7）慢性胃炎的组织学分级标准：2017年《慢性胃炎及上皮性肿瘤胃黏膜活检病理诊断共识》对胃镜活检提出具体要求，病理诊断应包括部位分布特征和组织学变化程度，参照新悉尼系统的视觉模拟评分法，包括5项组织学变化和4个分级。组织学变化包括幽门螺杆菌（H. pylori，HP）感染、慢性炎症反应（单个核细胞浸润）、活动性（中性粒细胞浸润）、萎缩和肠化生；严重程度分为无、轻、中、重4级（0、+、++、+++）。

对于慢性萎缩性胃炎严重程度，新版分类推荐了临床（手术）相关的胃炎评价（OLGA）分期系统，通过评价不同部位胃黏膜萎缩程度对胃炎程度进行分期（0～Ⅳ期），胃肠化生分级系统（OLGIM）重点在肠化的评分。

（8）慢性胃炎病理诊断：慢性胃炎病理诊断应包括部位分布特征和组织学变化程度。注意辅助染色的应用，在有炎性改变的标本中，应适当进行针对HP的免疫组织化学标记或特殊染色。需要识别肠上皮化生时，可进行AB-PAS染色、HID-AB染色，或免疫组织化学黏蛋白（MUC1、MUC2、MUC5AC和MUC6等）染色表达等。

HP检测：HP是一种螺旋状或弯曲的革兰氏阴性螺旋杆菌，长度为2～4μm。高倍镜下可观察到胃黏膜表面黏液中的HP。HP不能在糜烂或溃疡的表面看到，但可以在糜烂或溃疡的周围黏膜看到。肠上皮化生和萎缩性胃炎也很难观察到。常用的HP染色方法有Warthin-Stary银染色、吉姆萨（Giemsa）染色、甲苯胺蓝染色、免疫组化染色、HE染色。其中，Warthin-Stary银染色效果最好，但对技术要求较高；甲苯胺蓝染色与吉姆萨染色效果类似，但费用较高。目前欧洲共识推荐的HP染色方法为免疫组化方法。与传统的组织化学染色相比，IHC对HP的检测具有更高的灵敏度。

三、胃异型增生/上皮内瘤变

1.抗体选择　CEA、CA242、AMACR、CDX2、E-Cadherin、CDK4、p53、Ki-67等。必要时加黏蛋白（MUC1、MUC2、MUC6、MUC5AC等）或加幽门螺杆菌（HP）和黏液染色。

2.注释

（1）WHO分类第5版中删去了作为标题的"癌前病变"一词，不再将低级别及高级别异型增生/上皮内瘤变称为癌前病变，而是和胃炎、肠上皮化生一样都归入前驱病变。

（2）异型增生：又称为上皮内瘤变，2019年WHO的新版分类沿用2级法（低级别和高级别）。从形态上，胃异型增生可分为锯齿型、肠型、小凹型（胃型）和胃隐窝型，其中肠型和小凹型（胃型）最常见，部分病例可表现为混合性，异型增生可以是原发，也可以是继发于胃底腺息肉和增生性息肉（表5-5）。

表5-5　胃异型增生的分类和鉴别诊断

类型	病变特点	免疫表型或注释
锯齿型异型增生	具有明显的部位特征，位于小凹区，特点是其独特的锯齿状结构，常伴微乳头特征并延伸至黏膜表面	表达MUC5AC。亦被报道为锯齿状腺瘤，常与腺癌合并存在
肠型异型增生	组织学表现与结肠腺瘤相似，其特点为拥挤的腺管，细胞呈柱状，黏液分泌减少。细胞核重叠，复层或假复层，胞质不同程度嗜酸。成熟杯状细胞及潘氏细胞常见，甚至潘氏细胞	肠型异型增生免疫组化MUC2、CD10、CDX2阳性表达。AB/PAS染色可见散在杯状细胞。多与完全肠化相关，大体上多为息肉样或扁平型
小凹型异型增生	特点为小凹区腺体增生，腺体扩张或不规则分支，从小凹颈部至表面上皮呈一致性改变，没有分化成熟的特征；腺体内衬立方状或柱状上皮，核圆或椭圆，杯状细胞少见，缺乏潘氏细胞	特征性表达MUC5AC、MUC6，低表达CDX2，不表达CD10和MUC2。AB/PAS染色细胞顶部存在中性黏液。多与不完全肠化相关
胃隐窝型异型增生	异型增生位于胃小凹的基底部，腺体表面上皮细胞的成熟现象存在，由具有透明黏液性细胞质的柱状细胞组成	表达MUC5AC。49%～72%的病例中位于普通肿瘤性病变的边缘
低级别上皮内瘤变	表现为轻度的结构紊乱，轻至中度细胞不典型性，细胞核变长、保持原有极性，但核不超过细胞大小的1/2，可见核分裂象	重要的是细胞核位于腺管的近基底部，细胞核的极向仍保持。如病变呈息肉状，又称低级别腺瘤
高级别上皮内瘤变	表现出更大程度的细胞异型，通常伴随结构异常。腺体结构复杂，显示明显变形，腺体背靠背，细胞核浓染并超过细胞大小的1/2，核多形性明显，核轮廓不规则，极性明显缺失	重要的是细胞核上升至管腔侧且极性消失。细胞学上轻度异型但是结构复杂（如腺体大小和形态异型）的情况应归为高级别型。p53和Ki-67高表达
黏膜内癌	指肿瘤浸润黏膜固有层或黏膜肌层，表现为腺体拥挤、腺体复杂分支和出芽，可伴或不伴促结缔组织增生性间质	如腺体显著拥挤、出芽以及筛状结构要考虑黏膜内癌的可能。早期癌出现黏膜下层浸润但未侵及固有肌层

(3) 辅助病理诊断技术的应用

1) 免疫组化技术：目前尚缺乏特异性的免疫组化标志物。可使用：CEA、CA242、CDX2、AMACR、E-Cadherin、CDK4、p53、Ki-67等。

CEA是一类具有人体胚胎抗原特异度的酸性糖蛋白类物质，在正常胃黏膜组织中一般不表达或弱表达。CA242为酸化的黏蛋白，主要存在于胚胎组织，正常人群和良性组织病变中表达量低，但恶性消化道肿瘤病变部位含量明显增加，因此可作为恶性肿瘤诊断的指标之一。正常胃黏膜上皮中CDX2不表达，而胃黏膜上皮发生肠上皮化生时，CDX2高表达，是胃黏膜癌变的早期事件。细胞周期蛋白依赖性激酶4（CDK4）在慢性非萎缩性胃炎患者胃黏膜中均未检出，在胃癌前情况及胃癌中其阳性表达率逐渐升高，可能有助于胃癌的早期发现。有研究显示AMACR在胃黏膜非肿瘤性上皮中呈弱表达，在异型增生和肠型胃癌中的表达明显升高。Ki-67：异型增生局限的瘤变区域的Ki-67表达明显高于正常组织，胃黏膜肿瘤性病变的级别越高，相对热点区域的表达越强（图5-14～图5-17）。*CDH1*基因（E-Cadherin编码基因）的突变与弥漫型胃癌相关；由于肿瘤的抑制作用，*p53*基因是研究最深入的人类基因，超过75%的胃癌显示p53过表达。

2) 黏液性质的鉴定：胃型黏液表达EMA（MUC1）、MUC5AC和MUC6，而肠型黏液表达SATB2、MUC2、CDX2和CD10。

3) 黏液染色：阿尔辛蓝-希夫试剂法（AB-PAS）染色和高铁二胺-阿尔辛蓝法（HID-AB）染色。AB-PAS阳性结果：酸性黏液（肠型）蓝染；中性黏液（胃型）红染。以高铁二胺-阿尔辛蓝（HID-AB）黏液组织化学染色显示是否分泌硫酸化黏液而分为大肠型肠上皮化生和小肠型肠上皮化生；大肠型肠上皮化生含硫酸黏液呈黑色或黑、蓝相间，而小肠型肠上皮化生含唾液酸黏液呈蓝色，细胞核酸性黏液呈红色。

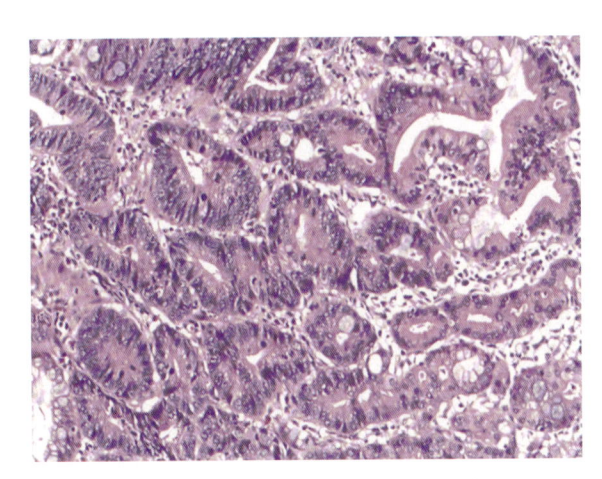

图5-14 胃高级别上皮内病变（HGD），HE

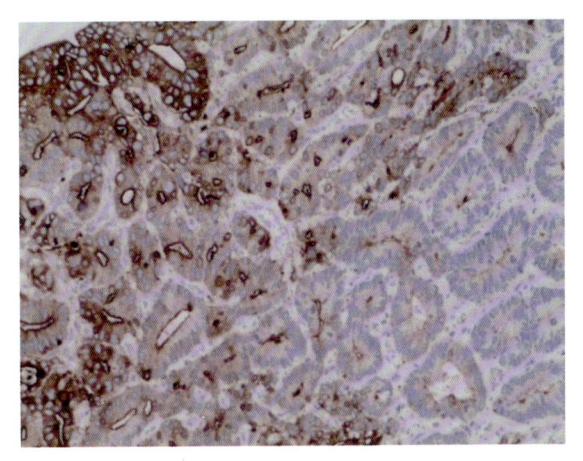

图5-15 胃HGD，CEA，病变区细胞质阳性

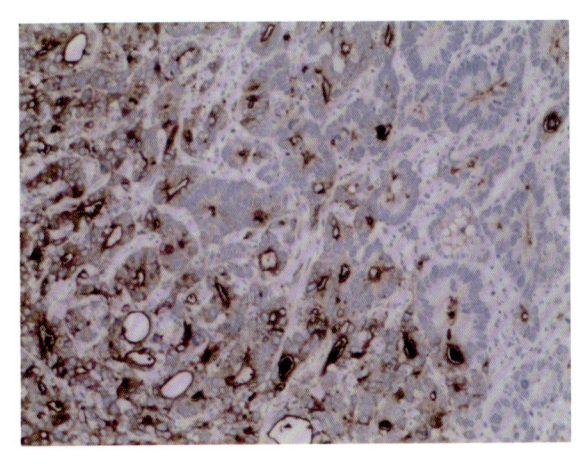

图5-16 胃HGD，AMACR，病变区细胞质阳性

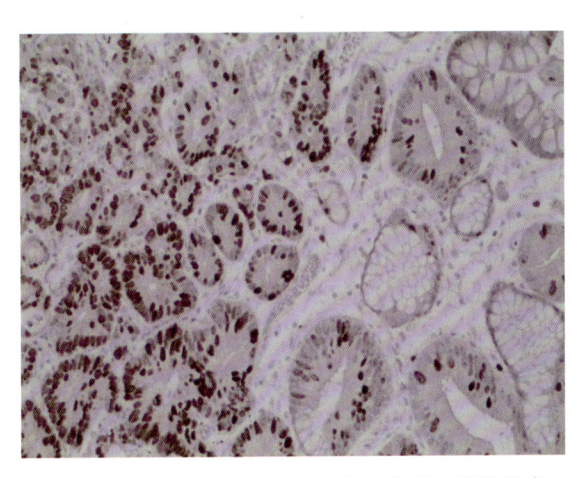

图5-17 胃HGD，Ki-67，病变细胞增殖指数增高

四、胃腺瘤和良性上皮性息肉

1. **抗体选择** CEA、CA242、EMA（MUC1）、MUC2、MUC5AC、MUC6、CD10、CDX2、SATB2、p53、Ki-67，加黏液染色。

2. **注释**

（1）胃腺瘤和良性上皮性息肉的分类：胃息肉是较为常见的胃病变。根据病理类型通常将胃息肉分为肿瘤性息肉和非肿瘤性息肉（表5-6）。

（2）胃腺瘤：胃腺瘤是由肿瘤性胃上皮构成的良性息肉状病变，又称腺瘤性息肉，其性质属于胃黏膜异型增生/上皮内瘤变，是胃癌的前驱病变。按其病理形态特征分为：肠型腺瘤、小凹型腺瘤、胃幽门腺腺瘤、嗜酸腺腺瘤。其异型增生/上皮内瘤变被分为两级分类：高级别（HGD）和低级别（LGD）；胃腺瘤形成大体可见的息肉状病变是诊断胃腺瘤的重要依据，也是与胃黏膜异型增生鉴别的要点。若扁平黏膜的表现与之相同，则被称为异型增生/上皮内瘤变。胃腺瘤按照异型程度分为低级别和高级别，胃腺瘤出现高级别异型增生时必须在诊断报告中予以表述。

（3）非肿瘤性息肉：非肿瘤性息肉是一组发生于胃肠道的非肿瘤性的瘤样病变，病变内组织和细胞结构正常，但构成数量和分布异常。根据组织形态学特征可分为不同组织学类型，包括胃底腺息肉（HGP）、增生性息肉和错构性息肉［包括散发或综合征相关的幼年性息肉、Peutz-Jeghers综合征（PJS）息肉、Cowden综合征和Cronkhite-Canada综合征（CCS）相关息肉等］。

（4）辅助病理诊断技术的应用：推荐使用抗体组合胃型黏液标志物（EMA/MUC1、MUC5AC和MUC6）、肠型黏液标志物（SATB2、MUC2、CDX2和CD10）和黏液染色（AB-PAS和HID-AB）识别黏液性质。

表5-6 胃腺瘤和良性上皮性息肉的诊断与鉴别

类型	病变特点	免疫表型特点或注释
肠型腺瘤	与结直肠腺瘤形态特征相同并形成息肉，由高柱状细胞形成管状结构，可见杯状细胞或潘氏细胞，瘤细胞呈低级别或高级别异型增生	瘤细胞MUC2、CD10和CDX2阳性表达；AB-PAS染色示杯状细胞内蓝色黏液
小凹型腺瘤	由异型增生的胃小凹上皮构成，瘤细胞呈柱状，细胞顶端有特征性的黏液帽（与幽门腺腺瘤鉴别要点），大多为低级别异型增生	MUC5AC阳性，不表达MUC2及CDX2。AB-PAS染色示顶部红色的黏液帽
幽门腺腺瘤	由肿瘤性的幽门腺组成，腺体被覆立方或柱状黏液分泌细胞，细胞质淡染或嗜酸性（呈磨玻璃状），该腺瘤的癌变风险比较高	表达MUC6和MUC5AC，缺乏MUC2和CDX2表达。AB-PAS染色示中性黏液
嗜酸腺腺瘤	肿瘤由成团或不规则、相互吻合的腺体组成，腺上皮成分类似胃体腺，可见主细胞、壁细胞及颈黏液细胞，局灶核复层化	表达胃蛋白酶原1和MUC6，可表达Syn和CD56，不表达CgA（鉴别神经内分泌肿瘤）
胃底腺息肉	呈微囊性扩张的泌酸腺体，内衬受压变平的壁细胞、主细胞和颈黏液细胞，息肉内无核分裂象、无炎性病变，间质稀少	大多数散发性胃底腺息肉病变存在β-catenin基因突变，家族性病变则与FAP相关
增生性息肉	以胃小凹拉长扭曲、腺体囊性扩张和炎性病变共存为特征	又称为炎性息肉、再生性息肉等
幼年性息肉（JP）	好发生于儿童，形态学特点与增生性息肉相似，息肉通常密集多发（常>50个），再生性改变类似于锯齿状息肉或腺瘤	为常染色体显性遗传性疾病，存在SMAD4或者BMPR1A基因突变
PJS息肉	典型特征是其中心由平滑肌构成，呈树枝状，肌束一直延伸至息肉的顶部，越接近息肉的表面肌束越细	PJS是一种常染色体显性遗传性癌综合征。存在抑癌基因STK11/LKB1种系突变
Cowden综合征（息肉）	形态学特征与幼年性息肉病（JP）相类似，其内隐窝上皮围成不规则囊腔，囊腔内充满黏液，被覆细胞无多形性和异型增生	与PTEN胚系突变相关。与JP临床表现和基因学特征各自具有特征性，可以帮助鉴别
CCS相关息肉	病理特征包括胃和结直肠出现错构瘤性息肉，可以类似于幼年性息肉病，息肉之间的肠黏膜也显示囊性变	主要表现为外胚层异常和弥漫的息肉病。需要结合患者的临床信息才能给予明确诊断

五、胃癌的诊断与鉴别

1.抗体选择　CK7、CK20、CEA、E-Cadherin（E-Cad）、肠上皮标志物（SATB2、MUC2、CDX2和CD10）、胃小凹上皮标志物（MUC1、MUC5AC和MUC6）、HER2、p53、Ki-67。必要时加分子分型标志物［EBER、MSI（MLH1、MSH2、MSH6及PMS2）及p53］或加分子检测等。

2.注释

（1）组织学分型：国际通行的胃癌分型方法主要有两类。一类是Lauren分型，包括：弥漫型、肠型、混合性以及未能分类型。基本原则是将有明显腺体形成的胃癌归入肠型范畴；而对于孤立或小条索状癌细胞在胃壁内散在浸润的胃癌归入弥漫型范畴。但基于形态学的分型难以全面体现胃癌的异质性和指导临床治疗。另一类是WHO分型，2019版WHO分类将胃腺癌分为12种亚型。

（2）病变特点：凡腺上皮来源的恶性肿瘤统称为腺癌。依照组织的分化程度可分为高、中、低分化腺癌或未分化癌，此外，还包括一些特殊形态的肿瘤如微乳头型腺癌、肝样腺癌（表5-7）。

（3）免疫表型特点：一些标志物如细胞角蛋白、黏蛋白等有助于定位肿瘤的原发部位。①胃腺癌一般表达CKpan、CK7、CK19、CDX2，部分表达CK20、CEA、Villin和HER2（图5-18～图5-21）。②胃型黏液表达EMA（MUC1）、MUC5AC和MUC6，而肠型黏液表达SATB2、MUC2、CDX2和CD10。③小凹皮细胞：黏液为中性黏液（PAS阳性），特征性地表达MUC5AC。④胃体、胃底部的泌酸腺体主要由胃酶（主）细胞和壁细胞组成，两者特征性地表达胃蛋白酶原1（PG1）和MUC6、CK7阳性，壁细胞还可表达H^+/K^+ATP酶。⑤胃幽门腺为黏液分泌腺体，具有独特的MUC6和MUC5AC免疫组化表达模式，MUC6在整个病变中均呈弥漫、强阳性表达，而小凹特征标志物MUC5AC仅为表面上皮的低表达或阴性。⑥MUC2标记杯状细胞，CD10标记刷状缘细胞。⑦低黏附性癌（包括印戒细胞癌）E-Cadherin表达降低。⑧肝样腺癌既可表达肝细胞肝癌（HCC）的标志物（如AFP、HePar1、GPC3、AAT、AACT等），又可表达消化道腺癌的标志物（如CEA、CDX2和SALL4等）（图5-22～图5-25）。

特殊染色AB-PAS染色显示胞质内AB阳性蓝染的肠型黏液（酸性糖蛋白）或紫色胃型黏液（中性糖蛋白）。HID-AB黏液染色显示大肠型肠上皮化生含硫酸黏液呈黑色或黑、蓝相间，而小肠型肠上皮化生含唾液酸黏液呈蓝色，细胞核酸性黏液呈红色。

表5-7　胃腺癌组织学亚型及免疫表型特点

组织学亚型	病变特点	免疫表型特点	鉴别诊断或注释
普通型腺癌	瘤细胞多呈管状、乳头状、筛状或实性结构，间质纤维组织增生明显	表达CDH17、CK-L、CDX2、CEA、Villin、HER2等	CK7、CK20、Villin在与转移性腺癌等鉴别中有帮助
管状腺癌	肿瘤细胞构成大小不等、分支状或者裂隙状管腔结构。瘤细胞柱状或立方状	与普通型腺癌相似，大多数同时表达CK7、CK20、Villin阳性	可进一步分成高分化、中分化与低分化腺癌
乳头状腺癌	可见柱状或立方形上皮覆盖乳头状、指状突起，突起中心有纤维血管性轴心	免疫表型与普通型腺癌相似，一般ER、PR阴性	真乳头，EMA或MUC1腔缘阳性，与微乳头癌不同
黏液腺癌	肿瘤的构成成分占50%以上。由链状或簇状排列的瘤细胞漂浮于黏液湖内或者分泌黏液的柱状上皮排列成腺样结构	该癌以肠型腺癌为主，表达SATB2、MUC2、CDX2和CD10	与印戒细胞癌区别：所分泌的黏液位于细胞外，而后者在细胞内，以胃型腺癌为主
胃印戒细胞癌	构成肿瘤成分的50%以上，包括印戒细胞样、组织细胞样、小圆形嗜酸性细胞质样印戒细胞癌，呈梁状或实性片状排列	以胃表型（MUC6、MUC1、MUC5AC）为主，也可为肠型（MUC2、CDX2）	存在*PTEN*、*CDH1*基因突变，ER、PR可高表达。肠型及混合型恶性度高，预后差
微乳头型腺癌	特征性的形态为不伴有纤维血管轴心的小簇肿瘤细胞或小腺管状，常呈锯齿状边缘，与周围间质分离形成空隙样结构	EMA表达于癌细胞巢团外缘，这与腺腔结构正好相反，被称为极向翻转性生长模式	胃肠道中E-Cad表达降低，有助于诊断该亚型。患者常伴有淋巴结转移，预后差

续表

组织学亚型	病变特点	免疫表型特点	鉴别诊断或注释
胃底腺型腺癌	肿瘤性腺体主要由两型细胞组成,大部分为主细胞,少量壁细胞,排列紊乱腺体均分化良好,轻度异型增生,浸润性生长	表达PG1、MUC6和H^+/K^+-ATP酶;可表达Syn和CD56,但不表达CgA(鉴别神经内分泌肿瘤)	存在 GNAS、CTNNB1、AXIN、APC基因突变,β-catenin蛋白细胞核内聚集
肝样腺癌(HAS)	由腺癌灶和肝样细胞分化区组成,这些腺癌灶和肝样区相互交织在一起,只要呈现肝细胞样分化而无论血清AFP是否升高	可表达HCC(AFP、GPC3、AACT和SALL4)和胃癌标志物(CK19、CEA、CDX2),HePar1阳性	转移性肝细胞癌:AFP、HePar1呈阳性,CEA、SALL4多为阴性
伴肠母细胞分化胃腺癌	呈管状、乳头状或腺样形态生长,胞质透明(含有丰富糖原颗粒),类似胎儿原肠上皮	同时表达胚胎性分化(SALL4、GPC3、AFP)和肠型分化(CD10、CDX2和MUC6)两种标志物	分子分型为染色体不稳定型。是HAS相关的一种肿瘤实体
AFP阳性胃癌	与胃肝样腺癌的概念相互交叉但也存在区别,AFP阳性胃癌可分为两种亚型,包括AFP阳性非肝样腺癌和肝样腺癌	除AFP外,常同时表达胎儿消化系统的标志物,如SALL4、Claudin6和GPC3	为伴有血清AFP升高的胃癌,多发生于胃窦部,恶性程度高、易发生远处转移、预后差
胃腺鳞癌	由腺癌和鳞状细胞癌两种成分共同组成,且鳞癌成分占整个肿物的25%以上	p53的过表达可能是胃腺鳞癌预后不良的一个指标	与典型的胃腺癌相比,胃原发性腺鳞癌常侵入肌层
胃鳞癌	肿瘤必须只有鳞状细胞癌,没有腺癌	CK5/6、p63阳性,CK-L+/-	不能于贲门部或延伸到食管
胃淋巴上皮瘤样癌	散在未分化肿瘤细胞间质弥漫淋巴细胞浸润。超过80%与EB病毒有关	CKpan、CK-L阳性,间质淋巴细胞表达CD3或CD20	分子分型分为EB病毒相关型和微卫星不稳定型
EB病毒相关性胃癌	与胃淋巴上皮瘤样癌的概念相互交叉也存在区别,少部分为缺乏淋巴间质的癌	EBER原位杂交阳性,还表达CK、CEA、E-Cad和MUC5等	具有高水平的GPG岛甲基化 PIK3CA 和 ARID1A 突变
伴横纹肌肉瘤样型的大细胞癌	呈高度间变性的大中细胞,横纹肌样特征细胞不等,常有多形性瘤巨细胞	SMARCB1(INI1)、SMARCA4或ARID1A表达缺失	SWI/SNF体系表达缺失可能会继发引起错配修复功能缺陷
胃肉瘤样癌	部分瘤细胞呈腺样排列,而另一部分为梭形或不规则形细胞,浸润性生长	上皮标志物CK、EMA、CEA,而SMA、Desmin显示肉瘤成分	肿瘤中癌性和肉瘤组分共存的识别对于诊断是不可缺少的
胃未分化型癌	未分化型胃癌是指分化程度极低无法明确辨认其组织类型的胃癌组织类型	表达上皮性标志物 如CK、EMA、CAM5.2和Vimentin	主要表现为癌灶浸润范围广泛,且通常胃壁僵硬
混合性腺神经内分泌癌	肿瘤均由神经内分泌癌和腺癌两种不同成分构成,且每种成分至少占病变的30%	腺癌成分表达细胞角蛋白,神经内分泌癌CD56、Syn阳性	当神经内分泌细胞<30%时,为癌伴神经内分泌分化
胃母细胞瘤	呈双向分化,由形态一致不同比例的梭形细胞和上皮样细胞组成,细胞轻度异型性,核分裂象罕见,局灶呈浸润性生长	上皮成分可表达上皮标志物,局灶表达CD56和CD10;梭形细胞成分表达CD56和CD10阳性	存在 MALAT1-GLI1 融合基因,缺乏 SS18 融合基因,可与滑膜肉瘤鉴别

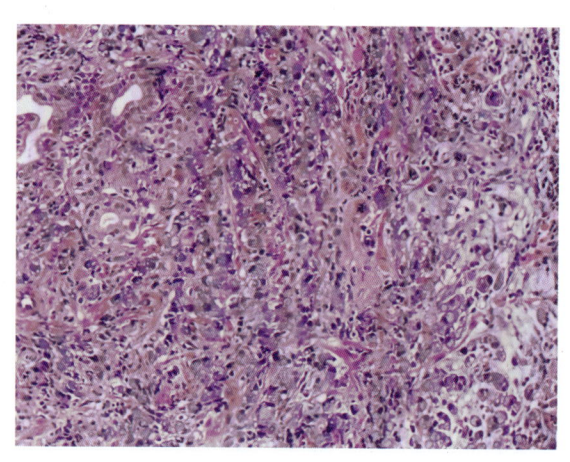

图5-18 胃腺癌,HE

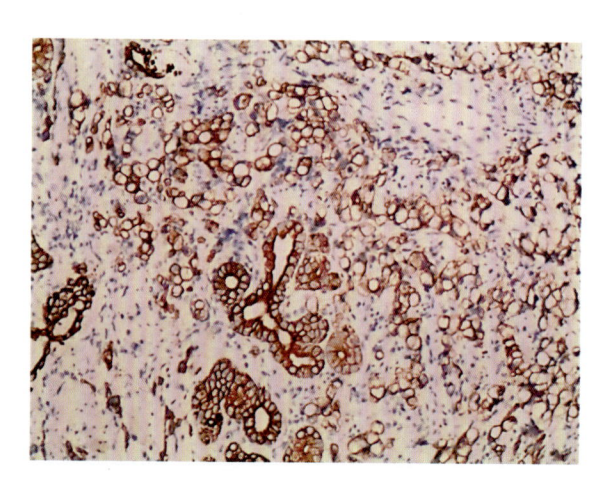

图5-19 胃腺癌,CK7,细胞质阳性

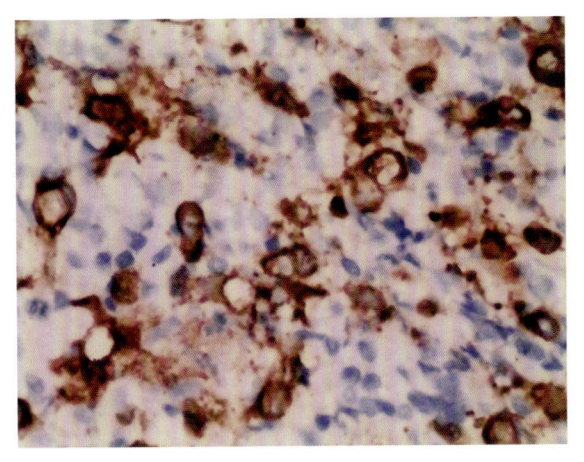

图5-20 胃腺癌，CEA，细胞质阳性

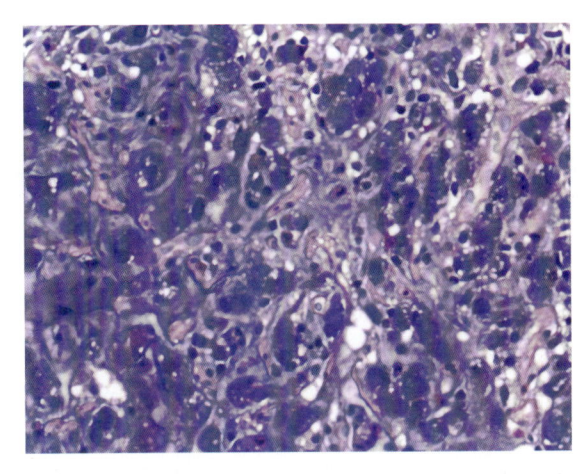

图5-21 胃腺癌，AB/PAS染色，细胞内含酸性及中性黏液

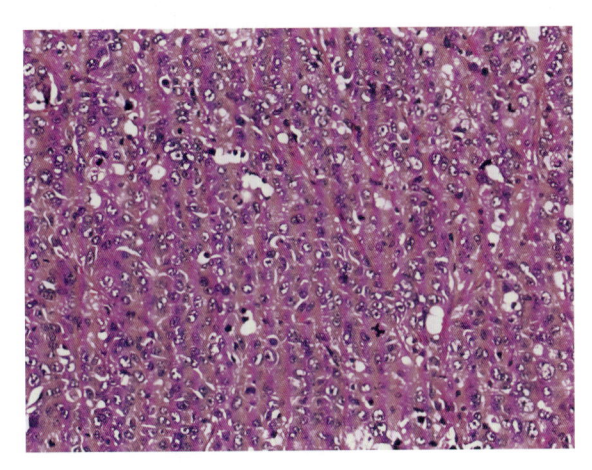

图5-22 胃肝样腺癌，HE

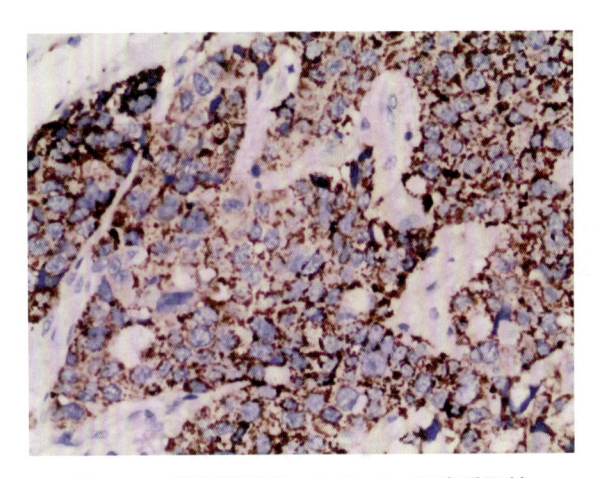

图5-23 胃肝样腺癌，HePar1，细胞质阳性

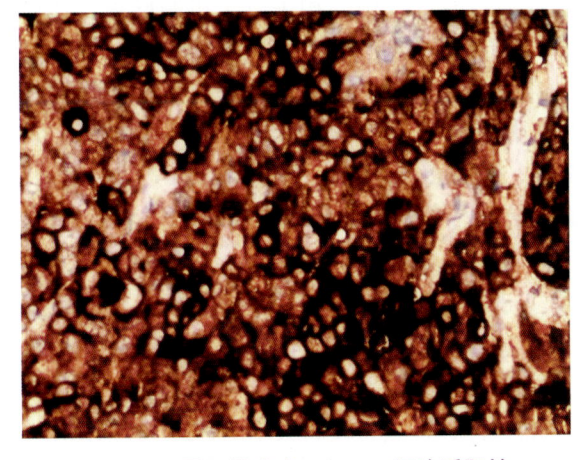

图5-24 胃肝样腺癌，CEA，细胞质阳性

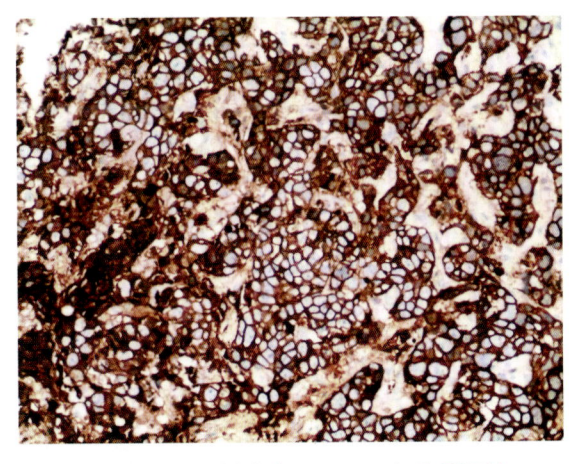

图5-25 胃肝样腺癌，CK19，细胞质阳性

(4) 鉴别诊断及免疫组化标志物选择（表5-8）。

表5-8 胃腺癌的鉴别诊断及免疫组化标志物选择

鉴别类型	免疫表型或注释	抗体推荐
确定胃组织来源	表达CDH17、CEA、CDX2；大多数同时表达CK7、CK20、Villin，在与乳腺癌、胰胆管癌、肺癌等鉴别中有帮助	目前缺乏特异性的免疫标志物，CDH17、Villin、CK7、CK20
胃腺癌分化方向的确定	胃型黏液表达MUC6、MUC1、MUC5AC，而肠型黏液表达SATB2、MUC2、CDX2、CK20和CD10	EMA/MUC1、MUC5AC、MUC6、SATB2、MUC2、CDX2和CD10
腺癌与鳞状细胞癌	鳞状细胞癌CK5/6、p63阳性，CK-L+/−，p63是鳞状细胞分化的一个更敏感的标志物，而p40则更为特异	联合运用p63、CK5/6和p40
胃印戒细胞癌与乳腺小叶癌	胃印戒细胞癌CDH17、CDX2、mCEA、CK20阳性；而乳腺小叶癌Mammaglobin、GATA3、ER和E-Cad等阴性	Mammaglobin、GATA3、ER、CK20、CDX2、单克隆CEA（mCEA）、E-Cad
肠型胃腺癌与乳腺导管癌	肠型胃腺癌CK20、CDX2、pCEA、Villin阳性；乳腺导管癌Mammaglobin、GATA3、ER、HER2阳性	Mammaglobin、GATA3、ER、CK20、CDX2、pCEA、Villin
胃微乳头癌与乳腺微乳头癌	E-Cad异常表达和（或）定位，主要表达于微乳头的中央管腔面与细胞之间而胃肠道中E-Cad的表达降低	CDH17、CK7、CK20、Villin、GATA3、Mammaglobin、ER、EMA、E-Cad等
肠型胃腺癌与胰胆管腺癌	胰胆管型黏液表达MUC1、MUC4和MUC5AC，MUC2阴性；可通过SMAD4/DPC4的免疫组化及检测KRAS基因突变来鉴别原发于异位胰腺的腺癌和伴有异位胰腺的腺癌	IMP3、S-100P、CK7、CK20、Villin、DPC4、MUC4、MUC5AC和MUC2
肝样腺癌与转移性肝细胞癌	肝样腺癌既可表达HCC的标志物，又可表达消化道腺癌的标志物；后者消化道腺癌的标志物CEA、CK19、CDX2和SALL4阴性	AFP、CEA、GPC3、AAT、CK19、CDX2和SALL4等
胃母细胞瘤与胃肉瘤样癌	不同程度表达波形蛋白、CD10、CD56和细胞角蛋白，Ki-67染色显示阳性指数低，存在MALAT1-GLI1融合基因	Vimentin、CD10、CD56、CK和Ki-67
胃肉瘤样癌与胃肠道间质瘤	胃肉瘤样癌CK、EMA呈阳性反应，对Vimentin也有强阳性反应，但CD117、DOG1和CD34阴性	CK、EMA、Vimentin、CD117、DOG1和CD34

(5) 胃癌的分子病理诊断：近年来，从胃肠化生进展到肠型胃腺癌的相关分子机制已被广泛研究。经研究分析发现从肠化生进展到胃癌，其过程与MYC、GOLPH3、HER2、TP53、FBXW7、ARID1A、hTERT、端粒、DNA甲基化、CD24、AQP3、LGR5、Ki-67、SOX2、CDX2等分子因素密切相关。

癌症基因组图谱（TCGA）项目研究表明，早期胃癌中最多见的突变基因为TP53、MUC6、APC及SYNE1，复发突变基因包括TP53、PIK3CA、CDH1、KRAS、RHOA、ERBB2、ERBB4，高突变胃癌中发现存在TP53、PIK3CA及KRAS的意义突变，CDH1及SMAD4突变与胃癌患者生存期短相关，弥漫型胃癌样本中存在RHOA突变。

1) 分子分型：2014年，TCGA联合课题组基于DNA、mRNA等阵列分析所测得的数据，将胃癌分为4个亚型，即EBV感染型、微卫星不稳定性（MSI）型、基因组稳定（GS）型及染色体不稳定（CIN）型。新发现的胃癌分子分型有助于胃癌个体化治疗靶向药物的筛选和检测。

A.EBV感染型：占比8.8%，男性多见，主要见于胃底和胃体，特点为较高频率的PIK3CA、ARID1A和BCOR基因突变，DNA极度超甲基化［极度EBV-CpG岛甲基化表型（CIMP）、CDKN2A启动子超甲基化］，JAK2、CD274和PDCD1LG2基因扩增，致PD-L1和PD-L2免疫抑制蛋白过表达。

B.MSI型：占比21.7%，初诊年龄偏高（中位年龄72岁），多见于女性，好发于胃窦或幽门，特点为重复DNA序列突变增加，包括编码靶向致癌信号蛋白的基因突变；有胃型CIMP、MHL1超甲基化。

C.基因组稳定（GS）型：约占20%，好发于胃窦或幽门部，其组织学变异多属Lauren分型中的弥漫型，特点为CDH1、ARID1A、RHOA基因突变或RHO家族GTP酶活化蛋白基因融合现象（CLDN18-ARHGAP

融合）多见。

D. 染色体不稳定（CIN）型：最多见，约占49%，食管胃结合部或贲门多见，多为Lauren肠型，特点为*TP53*基因突变多见，显著异倍体性，表皮生长因子受体（*EGFR*）基因扩增致EGFR（PY1068）磷酸化水平升高，受体酪氨酸激酶（*RTK*）基因局部扩增。

2）胃癌的免疫组化分型：虽然分子生物学方法具有灵敏、准确且可检测已知和未知突变等特点，但成本高、检测时间长、判读困难，可利用简单经济的方法对胃癌患者分组以判断预后、指导治疗。Boger和Ahn等应用免疫组织化学及原位杂交技术研究胃癌患者组织中EBV状态、MSI、E-Cadherin表达缺失及*TP53*状态，将胃癌患者分为5组：EB病毒（EBV）阳性型、MSI-H型、E-Cadherin异常表达型、*TP53*突变型和*TP53*野生型。显示中等水平的预后。

EBV阳性胃癌占胃癌病例的5%，此类患者具有更好的预后及PD-L表达；MSI-H型胃癌预后较好，淋巴结转移率低，与MUC2表达及MLH1、PMS2表达缺失相关；E-Cadherin异常表达型与Lauren弥漫型等相关；*TP53*突变型显著存在于肠型胃癌，与淋巴结分期及人表皮生长因子受体2（HER2）表达相关；*TP53*野生型表达具有腺样表型，与MUC表达升高相关。

3）胃癌分子检测：美国国家综合癌症网络（NCCN）胃癌临床实践指南（2020年第1版）提出以下建议。

A. 胃癌HER2过表达或扩增的评估：对无法手术的局部晚期、复发或转移性胃腺癌患者，如考虑接受曲妥珠单抗治疗，则推荐采用免疫组化（IHC）和荧光原位杂交（FISH）或其他原位杂交方法进行肿瘤HER2过表达的评估；二代测序（NGS）提供了同时评估许多突变和其他分子学事件（如扩增、缺失、肿瘤突变负荷和微卫星不稳定性状态）的机会。当之前用于诊断的组织现存（剩余）用于检测有限并且患者无法进行其他手术时，可以考虑使用NGS代替序贯检测单个生物标志物。但是，应注意到NGS有一些固有的局限性，因此，应尽可能采用金标准检测方法（IHC/ISH）。

B. MSI或MMR检测：对于适合接受PD-1抑制剂治疗的局部晚期、复发或存在远处转移的胃癌患者，应考虑通过PCR法检测MSI或通过IHC法检测MMR。

C. PD-L1检测：对于适合接受PD-1抑制剂治疗的局部晚期、复发或存在远处转移的胃癌患者，可考虑进行PD-L1检测。运用FDA批准的伴随诊断检测方法对福尔马林固定、石蜡包埋（FFPE）的组织进行检测，可用于鉴定胃癌和胃食管交界处腺癌患者是否适合接受PD-1抑制剂治疗。PD-L1检测只能在美国临床实验室改进法案修正案（CLIA）认证的实验室进行。

（6）胃癌HER2免疫组化检测

1）目标人群：胃癌HER2检测指南（2016版）建议所有经病理诊断证实为胃癌的病例均有必要进行HER2检测；对于新辅助治疗后的病灶以及复发或转移病灶，如能获得足够标本，建议重新进行HER2检测。

2）检测标本：胃镜活检标本和手术标本均适用于HER2检测，手术切除标本应选择含Lauren分型肠型胃癌成分较多的组织块进行HER2检测，由于胃癌HER2表达有较高的异质性，蜡块选择不当可能造成检测结果的假阴性，可选择多块组织进行。

3）检测流程：IHC方法仍为检测胃癌HER2的首选方法。IHC3＋的病例直接判定为HER2阳性，IHC1＋和IHC0的病例直接判定为HER2阴性。IHC2＋的病例为"不确定"病例，需进一步行原位杂交检测最终明确HER2状态，如有扩增判定为HER2阳性，如无扩增则判定为HER2阴性。

4）结果判读和评分：胃癌HER2 IHC结果判读和评分标准仍沿用2011版指南（图5-26～图5-29）。对于着色强度相当于IHC3＋水平但阳性细胞比例不足10%的手术标本，建议更换一个肠型成分较多的蜡块再次进行检测。如果再次检测后仍达不到IHC3＋评分标准，则仍按指南推荐的评分标准进行相应评分，但需在报告中备注说明该病例的特殊性（如：不足10%的肿瘤细胞呈HER2阳性且强度相当于IHC3＋），并建议在胃癌多学科诊疗小组进行讨论，必要时进行FISH检测（表5-9）。

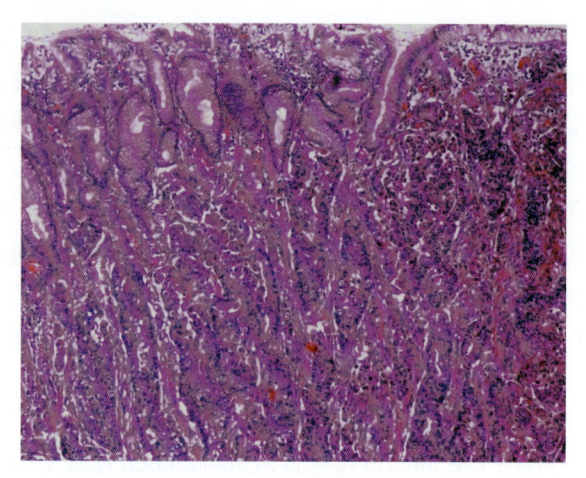

图5-26　胃腺癌，HE

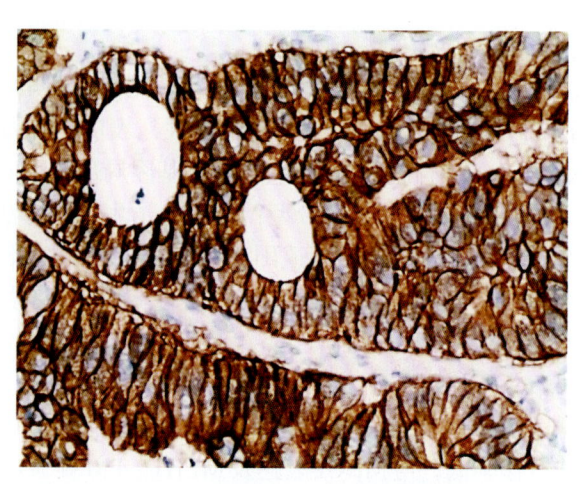

图5-27　胃腺癌，HER2（3+），瘤细胞完整膜强阳性

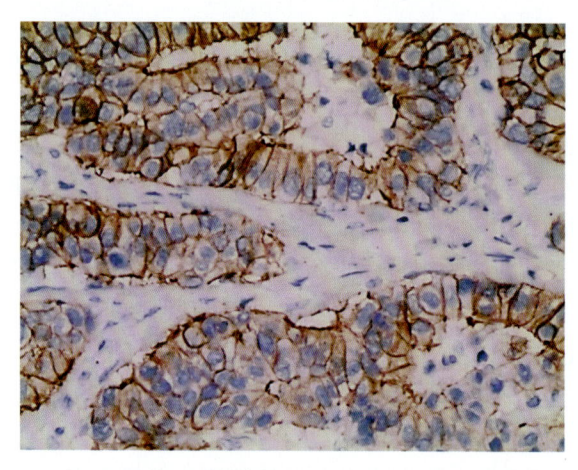

图5-28　胃腺癌，HER2（2+），中度的基底侧膜、侧膜阳性

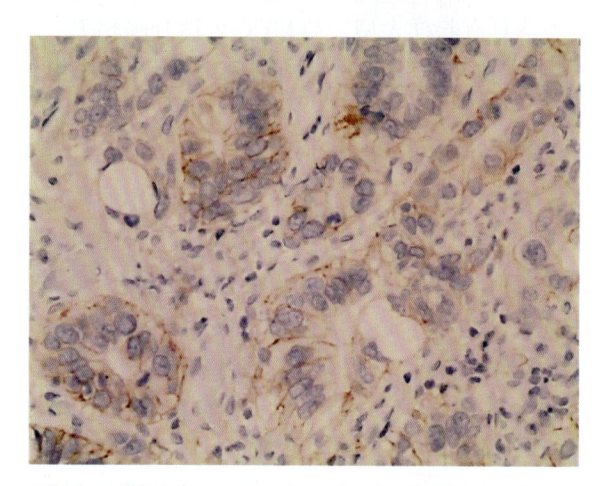

图5-29　胃腺癌，HER2（1+），部分隐约可见膜阳性

表5-9　胃癌HER2免疫组化结果判读和评分标准

手术标本	活检标本	评分	HER2过表达评估
无反应或＜10%肿瘤细胞细胞膜染色	任何肿瘤细胞无膜染色	0	阴性
≥10%肿瘤细胞微弱或隐约可见膜染色；仅有部分细胞膜染色	肿瘤细胞团微弱或隐约可见膜染色（不管着色的肿瘤细胞占整个组织的百分比）	1+	阴性
≥10%肿瘤细胞有弱到中度的基底侧膜、侧膜或完全性膜染色	肿瘤细胞团有弱到中度的基底侧膜、侧膜或完全性膜染色（不管着色的肿瘤细胞占整个组织的百分比，但至少有5个成簇的肿瘤细胞着色）	2+	不确定
≥10%肿瘤细胞基底侧膜、侧膜或完全性膜强染色	肿瘤细胞团的基底侧膜、侧膜或完全性膜强染色（不管着色的肿瘤细胞占整个组织的百分比，但至少有5个成簇的肿瘤细胞着色）	3+	阳性

第四节　肠　肿　瘤

一、正常结肠黏膜组织的免疫组化表型

在组织学上，结肠由完全不同的部分组成：黏膜层、黏膜下层、肌层和浆膜层。在齿状线以上的直肠黏膜结构与结肠相似。在齿状线处，单层柱状上皮骤变为未角化的复层扁平上皮，大肠腺与黏膜肌消失。黏膜

下层和肌层中可见到神经节和神经丛。正常黏膜上皮及腺上皮细胞表达CK、CK-L、EMA、CEA、CK7、CK20、Villin、CDH17、CDX2、SATB2（主要在结肠和阑尾）、β-catenin（正常腺上皮为细胞膜表达，而癌细胞为细胞核阳性），肠型黏液上皮主要表达SATB2、MUC2、CDX2和CD10，而胃型黏液标志物（EMA/MUC1、MUC5AC和MUC6）为阴性或灶性弱阳性，可用黏液染色（AB-PAS和HID-AB）识别黏液性质（图5-30～图5-39）。

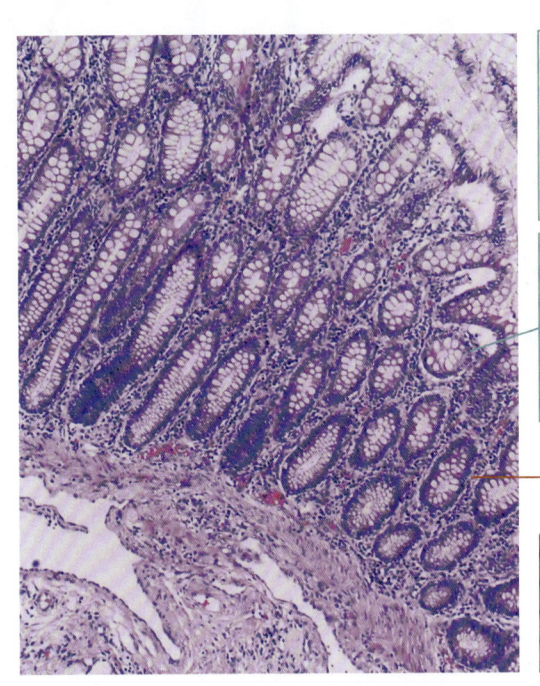

结肠黏膜层
黏膜上皮为单层柱状细胞和杯状细胞组成，后者数量明显多于小肠。固有层内有大量由上皮下陷而成的大肠腺（亦称肠隐窝），呈长单管状，除含柱状细胞、杯状细胞外，尚有少量未分化细胞和内分泌细胞，右半结肠常有潘氏细胞。固有层内有散在孤立淋巴小结

黏膜上皮和腺上皮
黏膜上皮是单层柱状，由柱状细胞和杯状细胞组成。免疫表型：吸收上皮CK20、CEA、Villin、CDX2和SATB2阳性，MUC1、MUC2呈弱阳性表达，而MUC5AC、CK7呈阴性；杯状细胞MUC1、MUC2、MUC4、MUC5B、MUC11、MUC12阳性，MUC5AC阴性

内分泌细胞
免疫组化：CK、CD56、Syn、CgA和特殊肽类等阳性

黏膜下层
在疏松结缔组织内有较大的血管和淋巴管，有成群的脂肪细胞。黏膜下层向黏膜层突出，形成大体上可见的皱襞黏膜下层，肌层中可见到神经节和神经丛

图5-30　正常结肠黏膜组织的免疫组化特点

图5-31　正常结肠黏膜（NCM），HE

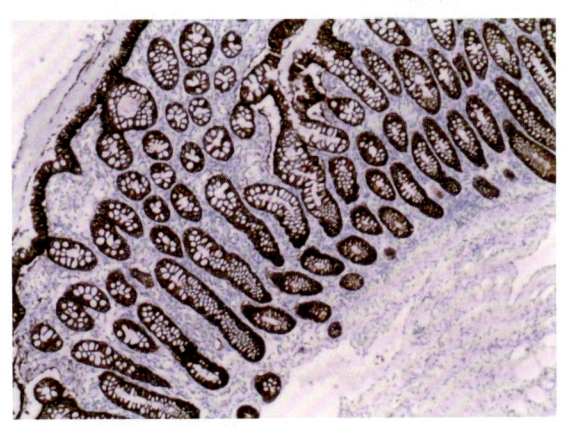

图5-32　正常结肠黏膜，CDH17，细胞质阳性

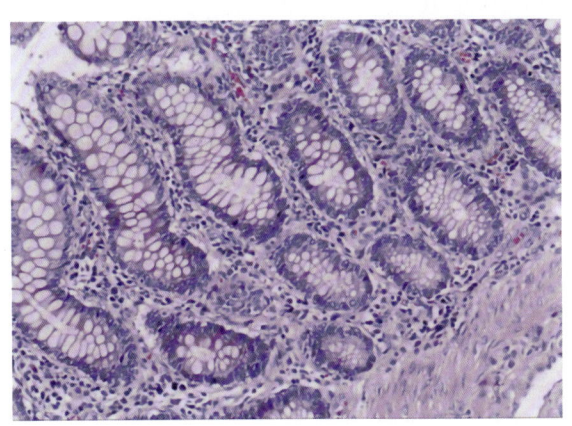

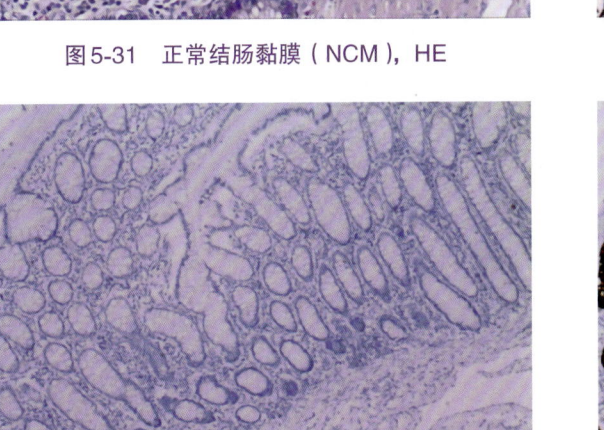

图5-33　正常结肠黏膜，CK7阴性

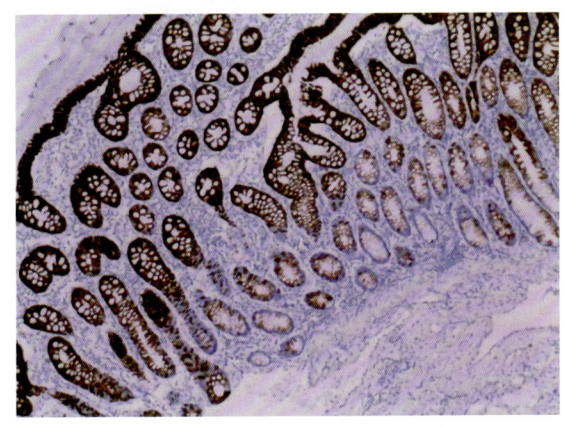

图5-34　正常结肠黏膜，CK20，细胞质阳性

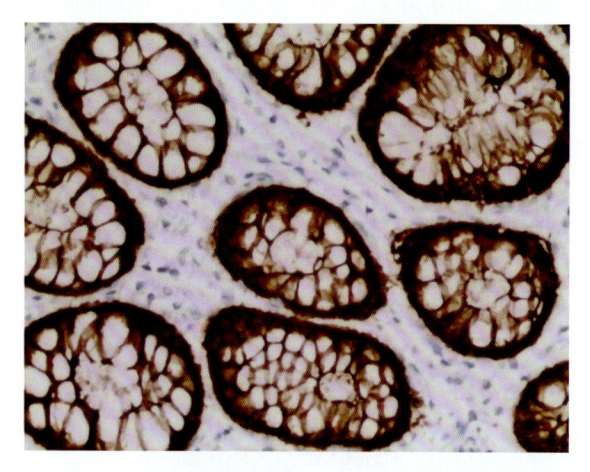

图 5-35　正常结肠黏膜，Villin，细胞质阳性

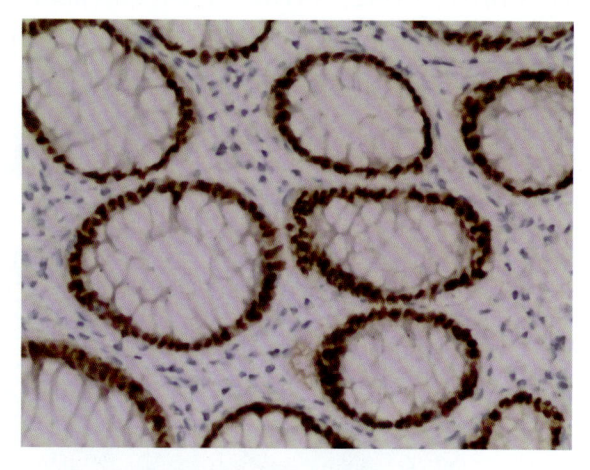

图 5-36　正常结肠黏膜，CDX2，细胞核阳性

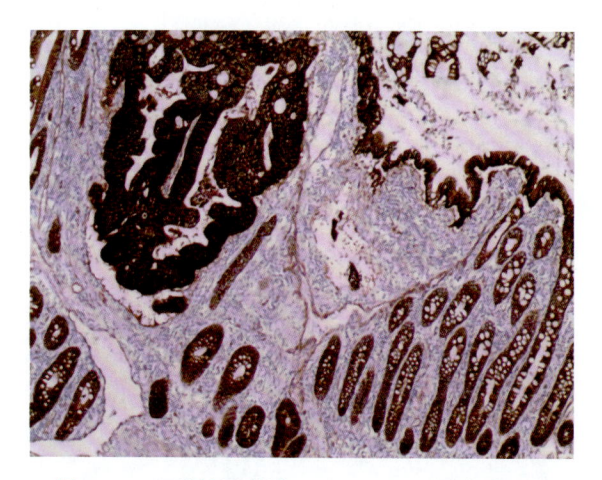

图 5-37　正常结肠黏膜，β-catenin，细胞膜阳性

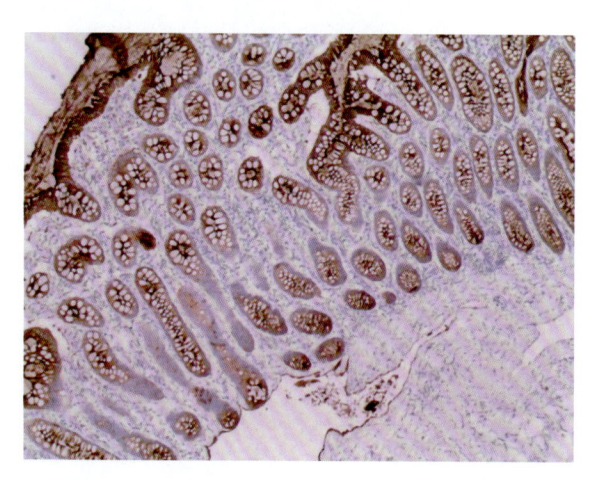

图 5-38　正常结肠黏膜，CEA，细胞质阳性

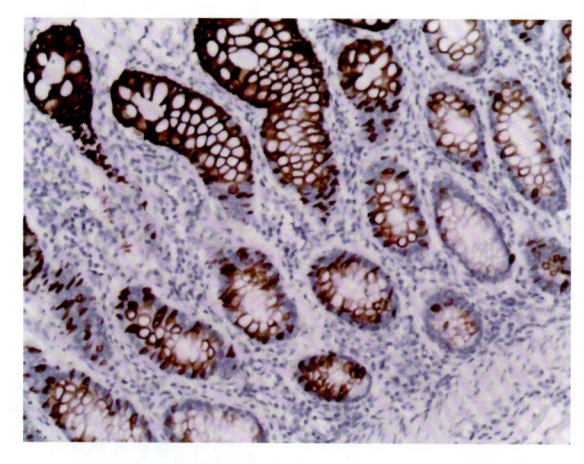

图 5-39　正常结肠黏膜，EMA，细胞质阳性

二、壶腹部癌和小肠癌

1.抗体选择 推荐使用CDH17、CK7、CK20、CDX2、MUC1、MUC2和MUC5AC。

2.注释

（1）由于肝胰壶腹（Vater壶腹）由十二指肠、胆总管下端和胰管构成，其肿瘤类型大都是腺癌。壶腹部腺癌分为肠型、胆胰型/胃型及混合型。但在实际工作中，这两型腺癌的HE形态往往有重叠，这就需要进行免疫组化检查辅助诊断。

（2）免疫表型特点：MUC1、MUC5AC、MUC6、CK7阳性提示为胆胰型/胃型，MUC2、CDX2、CK20阳性提示为肠型。混合型肿瘤可见上述各类肿瘤标志物的混合表达，且无明显规律。CDX2常表达于肠上皮及相应肿瘤，而Villin一般只表达于具有纹状缘的细胞，尤其胃肠道；联合标记CDX2与Villin，若两者均阴性，可排除肿瘤的肠道起源（表5-10）。

（3）鉴别诊断：临床上很难区分小肠腺癌、Vater壶腹腺癌、胃腺癌、结肠腺癌和胰管腺癌，它们的免疫组化表型也很相似。使用CDH17、CK7、CK20、CDX2、MUC1、MUC2、MUC6和MUC5AC有助于确定组织学类型。①借助CK7、CDX2和MUC2可鉴别壶腹部的胆胰型肿瘤和壶腹部的肠型肿瘤，也可鉴别壶腹部的肠型肿瘤与胰腺导管腺癌或肝外胆管腺癌；但难以鉴别壶腹部的胆胰型肿瘤和胰腺导管腺癌，两者鉴别肿瘤的发生部位十分重要。②CK7/CK20的表达模式，有助于肠型壶腹部腺癌与结肠腺癌相鉴别，也有助于远端小肠腺癌与结肠腺癌扩散转移鉴别。远端小肠腺癌的免疫组化表型与结肠腺癌类似，与结肠肿瘤相比，大多数小肠腺癌具有较高比例的微卫星不稳定性。③CDH17可作为其壶腹部癌肿瘤组织学分型标志物之一。CDH17是中肠（远端十二指肠、小肠、阑尾和右半结肠）腺癌的敏感标志物，在胃腺癌、胰腺癌和肝胆管腺癌中表现为局灶或散在阳性。

表5-10 壶腹部癌和小肠癌的鉴别诊断

组织亚型	病变特点	免疫表型或注释
肠型壶腹部腺癌	形似结肠腺癌，高柱状上皮呈腺管状假复层排列，可见杯状细胞和潘氏细胞	CDH17、CK20、CK19、CEA、CDX2、MUC2阳性/CK7、MUC1、MUC5AC阴性。借助CK7、CDX2和MUC2等可与胆胰型腺癌鉴别
胆胰型壶腹部腺癌	形似肝外胆管腺癌，腺细胞较小，缺乏假复层，纤维增生性间质分开，细胞核多形性明显	CK7、MUC1、CK19、CEA、MUC5AC阳性/CDH17、CK20、CDX2、MUC2阴性。胆胰型发病率高于肠型，并且预后较肠型更差
十二指肠腺癌	与消化道其他部位的腺癌形态相似，如存在腺瘤或异型增生可确认	免疫表型与胃胰胆管癌相似，表达CDH17、CK7、MUC1、MUC5AC、MUC6。与远端小肠腺癌的免疫表型不同，有助于鉴别
远端小肠腺癌	形似结肠腺癌，呈不规则腺管状排列，部分融合呈筛状，来源于腺瘤或异型增生支持原发	与结肠腺癌类似，但显示不同的CK7/CK20表达模式，约50%表达CK7，40%表达CK20，CK7/CK20的表达模式可与结肠腺癌扩散转移鉴别
结肠腺癌	形似小肠腺癌，呈腺样排列伴明显坏死	CK20、Villin、CEA、CDX2、MUC2阳性，CK7、MUC5AC阴性
胰腺导管腺癌	呈管状或腺样结构，伴有丰富的纤维间质，上皮呈假复层，可为高分化、中分化和低分化	表达CEA、CK7、CK19、MUC1和MUC5AC。DPC4/SMAD4表达缺失。与胆胰型壶腹部腺癌难以鉴别，肿瘤的发生部位很重要
肝外胆管腺癌	浸润性病变的组织学类型多为乳头状腺癌、管状腺癌及黏液腺癌，间质纤维组织增生	CK7、CK19、CEA阳性，MUC1和MUC6阳性。CK20、MUC2和CDX2阴性，DPC4表达缺失是肝外胆管来源肿瘤的相对特异指标

三、结直肠非浸润性上皮性病变

1. 抗体选择　CK7、CK20、p53、β-catenin、黏蛋白（MUC1、MUC2、MUC5AC、MUC6）、BRAF（V600）、MLH1、Ki-67。必要时加分子检测（包括MMR或MSI检测、RAS和BRAF基因突变检测）。

2. 注释

（1）结直肠非浸润性上皮性病变的分类：可分为普通型腺瘤、锯齿状病变/息肉、炎性病变相关性息肉、错构瘤性息肉（类型与胃相同）、IBD相关性良性病变和息肉病六大类。

（2）结直肠腺瘤：腺瘤是一种由异型增生上皮组成的良性、癌前性的癌前病变。

1）大体所见：肿瘤大小不一，有蒂或无蒂，或轻微隆起或扁平甚至凹陷外观，如早期腺瘤（微腺瘤）、扁平腺瘤和凹陷型腺瘤。一般认为只要出现了异型增生/上皮内瘤变均诊断为腺瘤。

2）组织学类型：按腺瘤的结构特点可将其分为管状腺瘤、绒毛状腺瘤和管状绒毛状腺瘤。管状腺瘤中绒毛结构成分小于25%，绒毛状成分在25%～75%的为管状绒毛状腺瘤，当腺瘤内绒毛状成分＞75%时，称为绒毛状腺瘤。

3）异型增生的分级：结肠腺瘤均具有异型增生。2019版WHO消化系统肿瘤分类将腺瘤分为低级别和高级别两类。异型增生分为低级别和高级别两级，分级的依据：一是组织结构的改变，二是细胞核的异型性。①低级别异型增生：以有极性的细胞为特征，组织结构呈管状或绒毛状，细胞排列假复层化，细胞核卵圆形或雪茄状，细胞核上移不超过整个上皮层高度的3/4。②高级别异型增生：重要的是细胞核上升至管腔侧且极性消失；腺体结构紊乱，出现共壁及筛状结构，细胞失去柱状形态，细胞变圆，排列紊乱，细胞核具有明显异型性，极性丧失，细胞核出现在整个上皮层；核分裂象多见。③腺瘤癌变：如果具有高级别异型增生特点的细胞侵犯黏膜固有层，但未穿透黏膜肌，称作黏膜内癌。有专家认为腺瘤癌变可以理解为仅指具有筛状结构的高级别异型增生腺瘤。

4）进展性腺瘤：2019版WHO把直径＞10mm的所有腺瘤、管状绒毛状腺瘤、绒毛状腺瘤和（或）伴有高级别异型增生、黏膜内癌归类为进展性腺瘤。

5）免疫表型：与结肠腺癌的免疫表型和发病机制相似，CK20、Villin、CEA、CDX2、MUC2和SATB2阳性，CK7、MUC5AC阴性。伴黏液细胞或杯状细胞分化[可为肠型（MUC2＋）或胃肠混合型（MUC2＋/MUC5AC＋）]；伴潘氏细胞化生，伴神经内分泌细胞增生（可表达神经内分泌标志物如CgA、Syn和CD56）等，驱动基因主要是APC、KRAS、SMAD4和TP53等，一部分腺瘤存在DNA错配修复基因缺陷。

6）家族性息肉病：又称家族性腺瘤性息肉病（FAP），是一种少见的常染色体显性遗传疾病。由APC抑癌基因突变所致，发展为结直肠癌的风险几乎为100%。其典型的临床特征为结直肠出现100个以上的腺瘤性息肉，FAP可依据病理类型的不同，分为腺瘤性息肉病综合征和错构瘤息肉病综合征两类。

（3）结直肠锯齿状病变：锯齿状病变是指具有特征性隐窝形态即上皮腔隙具有锯齿状形态结构的一组异质性病变。

1）分类：2019年第5版WHO消化系统肿瘤分类将结直肠锯齿状病变分为五类，包括增生性息肉（HP）、无蒂锯齿状病变（SSL）、无蒂锯齿状病变伴异型增生（SSLD）、传统锯齿状腺瘤（TSA）和锯齿状腺瘤-未分类，并将无蒂锯齿状腺瘤/息肉（SSA/P）改称为无蒂锯齿状病变（SSL），但这一命名在临床上尚未得到广泛接受。SSL一旦伴有异型增生则诊断为SSLD，SSL、SSLD、TSA等锯齿状息肉是结直肠癌的癌前病变（表5-11）。

2）锯齿状息肉病综合征（SPS）：SPS的诊断标准为①在近端结肠中发现至少有5个锯齿状病变，并且＞2个锯齿状息肉直径＞10mm；②患者有SPS家族史，且发现1个结直肠锯齿状息肉；③在整个结直肠肠腔中发现＞20个锯齿状息肉。

3）免疫组化在结直肠非浸润性上皮性病变中的应用：推荐合用抗体组合如CK7、CK20、p53、β-catenin、黏蛋白（MUC1、MUC2、MUC5AC、MUC6）、BRAF（V600）、MLH1、Ki-67等。

Ki-67：观察Ki-67的表达部位异常及表达数量增高有助于鉴别各种结直肠锯齿状病变。正常结直肠黏膜中Ki-67阳性细胞位于基底（隐窝下1/3），间隔分布，阳性指数<10%。HP的增殖部位与正常肠黏膜一样，主要位于隐窝下1/3；而SSL中Ki-67阳性细胞多位于隐窝下1/3且呈不规则非对称模式分布。与SSL相比，SSLD阳性细胞范围更广、更不对称和更接近表面；而TSA、结肠腺瘤或结肠腺癌，Ki-67阳性细胞多呈弥散分布。

CK7/CK20：有研究显示，CK7在结直肠锯齿状病变中的表达比腺瘤高，尤其是HP和SSL中阳性率较高，因此当SSL和TSA组织学不典型时，CK7阳性有助于SSL的诊断。正常结直肠黏膜中CK20阳性的成熟区位于表面，结直肠锯齿状病变中CK20阳性区向基底扩大延伸。锯齿状病变有独特的IHC表达模式，即终末分化标志物如CK20、碳酸酐酶Ⅰ（CAⅠ）主要表达于突入管腔的高柱状细胞，而祖细胞源性/增殖性标志物如CD44、Ki-67及β-catenin则主要表达于凹面的矮柱状细胞。β-catenin在结直肠锯齿状病变中异位表达，提示其与锯齿状病变有关。

黏蛋白（MUC）：MUC是由上皮细胞分泌的糖蛋白，也是胃肠道黏液的主要成分，在正常结肠黏膜中，MUC1、MUC5AC、MUC6均未表达，而检测到MUC2阳性表达。在肿瘤组织中MUC多呈异常表达。胃型黏液表达EMA（MUC1）、MUC5AC和MUC6阳性，而肠型黏液表达SATB2、MUC2、CDX2和CD10阳性。

p53：p53阳性表达率在正常肠黏膜、HP、SSA/P、TSA、结肠腺癌（CRC）中逐渐升高。在SSA/P、TSA及CRC中明显升高。

近年来颇受关注的锯齿状病变中存在KRAS和BRAF基因突变，BRAF的突变可经BRAF V600E免疫组织化学证实。MLH1表达缺失有助于SSLD的诊断。MLH1阴性、BRAF蛋白阳性的锯齿状病变可能具有较高的癌变风险。

4）分子遗传学改变：结直肠锯齿状病变与传统腺瘤在免疫表型及基因突变等方面存在着一定的差异，有着各自不同的癌变途径，锯齿状病变中最常见的分子改变是BRAF原癌基因的突变和肿瘤抑制基因启动子（如错配修复基因MLH1）区域的CpG岛高甲基化，从而引起这些基因的沉默，导致散发性MSI的肿瘤发生，因此锯齿状途径常被称为CIMP途径或MSI途径。研究证实，源于锯齿状病变的锯齿状腺癌（SAC）同样存在KRAS和BRAF基因突变，对KRAS和BRAF基因突变进行检测，可能辅助锯齿状病变及锯齿状腺癌的早期诊断，以及鉴别SSA和TSA。除上述几类外还存在诸如DNA错配修复基因、β-catenin等许多已筛选或待筛选的分子。

表5-11 结直肠非浸润性上皮性病变的鉴别

类型	病变特点	免疫表型或注释
普通型腺瘤	按腺瘤的结构特点可将其分为管状腺瘤、绒毛状腺瘤和管状绒毛状腺瘤，结肠腺瘤均伴有低级别或高级别异型增生	CK20、CEA、CDX2、MUC2阳性，CK7阴性，主要驱动基因是APC、KRAS、SMAD4和TP53等
增生性息肉（HP）	隐窝结构完整，中上部可见锯齿样结构，基底部较窄、无扩张，无细胞异型性，细胞核位于细胞中下部。HP分为微泡状型（MVHP）和杯状细胞型（GCHP）	MVHP表达胃肠混合型（MUC2＋/MUC5AC＋/MUC6部分阳性）伴BRAF突变；GCHP表达肠型（MUC2＋/MUC5AC－）伴KRAS突变
无蒂锯齿状病变（SSL）	隐窝基底部扩张、水平状伸展或分支，隐窝基底部沿黏膜肌层呈L形或倒T形水平生长，细胞位于基底部，无明显异型性。只要有一个典型的特征隐窝即可诊断SSL（即SSA/P）	与MVHP基本相似：MUC2＋/MUC5AC＋/MUC6部分阳性；但Ki-67阳性增殖区呈不对称增生，大于90%有BRAF基因突变，无KRAS突变
无蒂锯齿状病变伴异型增生（SSLD）	SSL一旦伴有异型增生则诊断为SSLD。异型增生可分为腺瘤样异型增生和锯齿状异型增生两种。表现为复杂的结构异常，细胞核增大、空泡化，胞质通常嗜酸性	具有BRAF突变、高甲基化和MLH1基因的表观沉默和微卫星不稳定性。MLH1表达缺失有助于鉴别诊断。Ki-67阳性范围更广、更不对称和更接近表面
传统锯齿状腺瘤（TSA）	表现为裂隙状锯齿、异位隐窝（隐窝基底部远离黏膜肌层）和具有明显嗜酸性胞质的柱状细胞。可以有异型性，可见散在的杯状细胞	以KRAS突变为主，引起DNA修复基因MGMT和CpG岛广泛甲基化等。多具MSI-L或MSS特征，Ki-67阳性细胞多呈弥散分布
炎性息肉	主要为大量炎症细胞浸润的固有膜间质成分、溃疡边缘或炎性肉芽组织形成，扩张变形的结肠腺体隐窝炎症细胞浸润	炎性假息肉癌变概率低，在许多情况下难以与幼年性息肉鉴别

四、结直肠腺癌的诊断与鉴别

1. 抗体选择　CK7、CK20、Villin、MUC5AC、CDX2、CDH17、β-catenin、SATB2、CDH17。必要时MMR或MSI检测、*RAS*和*BRAF*基因突变检测。

2. 注释

（1）结直肠腺癌（CSC）：定义为肿瘤侵过黏膜肌层进入黏膜下层。2019版WHO消化系统肿瘤分类将结直肠癌分为：腺癌（NOS）、锯齿状腺癌、腺瘤样腺癌、微乳头状腺癌、黏液腺癌、低黏附性癌、髓样腺癌、腺鳞癌、未分化癌［未分化癌（NOS）、伴肉瘤样成分的癌(癌伴肉瘤样成分)］等。所谓低黏附性癌指的是癌细胞呈散在或簇状分布的高度侵袭性的恶性上皮肿瘤。可能与印戒细胞癌或黏液腺癌相关。

（2）病变特点和组织学分级：大部分形成腺样结构，腺样结构的大小和形态存在差异。在高分化和中分化的腺癌，异型显著的柱状上皮细胞常较大且高，腺腔常包含细胞碎屑，核分裂象多见，可见促纤维间质反应和坏死，并可见多少不等的炎症反应。以腺体形成比例为基础，传统上将结直肠腺癌分为高、中、低分化及未分化：大于95%腺管形成，为高分化；50%～95%腺管形成，为中分化；0～49%，为低分化。其他组织学亚型包括锯齿状腺癌、微乳头状癌、黏液腺癌、印戒细胞癌、髓样腺癌、腺鳞癌和未分化癌等（表5-12）。

表5-12　结直肠腺癌的组织学亚型及免疫表型特点

组织学亚型	病变特点	分子免疫表型特点或注释
普通型腺癌	具有腺癌形态学特点，呈管状、乳头状、筛状或实性结构，腺腔常包含细胞碎屑，核分裂象多见，间质明显纤维组织增生和炎症反应	多数CD20、CDX2、MUC2、β-catenin（核）阳性；CK7、MUC5A阴性
锯齿状腺癌	呈锯齿状形态，细胞质呈嗜酸性或嗜中性，具有空泡样核，核质比例低等。可分为锯齿状、黏蛋白状、小梁状三种生长模式	可为MSI-H或MSI-L、*BRAF*突变和CpG岛高甲基化
黏液腺癌	肿瘤>50%成分为细胞外黏液。黏液内漂浮恶性上皮细胞，形成腺泡状、链状或单个散在，包括印戒细胞等	MUC2和MUC5AC过表达。多为MSI-H，低级别，预后好
印戒细胞癌	癌细胞>50%存在明显细胞质内黏液。黏液腺癌细胞中细胞核偏移，呈印戒样改变，呈弥漫性浸润性生长，可少量细胞外黏液	伴MSI-H的癌属于低级别，缺乏者为高级别。与普通型腺癌相比，预后较差
微乳头状腺癌	显示肿瘤细胞呈小簇状分布，与周围间质之间出现腔隙，类似乳腺的微乳头状癌，此型诊断中应有≥5%的肿瘤	与其他部位的微乳头状腺癌相似，特征性的EMA/MUC1微乳头的间质侧（倒置）阳性
腺瘤样腺癌	大于50%的浸润癌具有绒毛状结构的腺样形态，推挤性生长	*KRAS*突变率高，活检时难以确定浸润
髓样腺癌	肿瘤细胞呈实体条索状、巢片状排列；癌细胞较大，细胞边界不清，具有泡状细胞核，核仁明显及丰富的红染细胞质，肿瘤间质内大量淋巴细胞浸润	与其他类型的癌不同，CK20和CDX2常表达缺失，几乎总存在MSI-H且预后较好
腺鳞癌	既有鳞状细胞癌的特点，又有腺癌的特点；两者分开，或是混合	兼具鳞状细胞癌和腺癌的特点及表型
伴肉瘤样成分的癌	部分瘤细胞呈腺样排列，而另一部分为梭形或不规则形细胞	肿瘤至少局灶性表达角蛋白
未分化癌	为排除性诊断，为无腺体形成、黏液产生或神经内分泌、鳞状及肉瘤样分化的生物学证据	少数为MSI-H，除上皮特点外，缺乏形态学、免疫表型、分子生物学证据的分化

（3）免疫表型特点：典型结直肠癌表达CD20、Villin、CDX2、STAB2和CDH17阳性，β-catenin（核）阳性（图5-40～图5-45）；其中SATB2具有较好的结直肠组织来源特异性。大多数结直肠癌表达MUC2，一部分表达MUC1，但是MUC5AC罕见表达，部分病例AMACR、ER、HER2阳性。除直肠癌外，大多数病例CK7阴性，CK7、CK20、Villin在与胰腺癌、子宫内膜样癌、肺癌和卵巢黏液腺癌等鉴别诊断中有帮助。部分肿瘤错配修复蛋白（MLH1、MSH2、MSH6和PMS2）细胞核表达缺失。

（4）结直肠癌（CRC）的癌变途径：传统的腺瘤-癌序列学说是大肠癌发生的主要途径，CRC被认为是由腺瘤通过多种遗传改变的积累而产生的，包括*APC*、*KRAS*和*TP53*基因突变。最近的研究表明，15%～30%的散发性结直肠癌是通过锯齿状前体病变发生的，锯齿状病变中最常见的分子改变是*BRAF*原

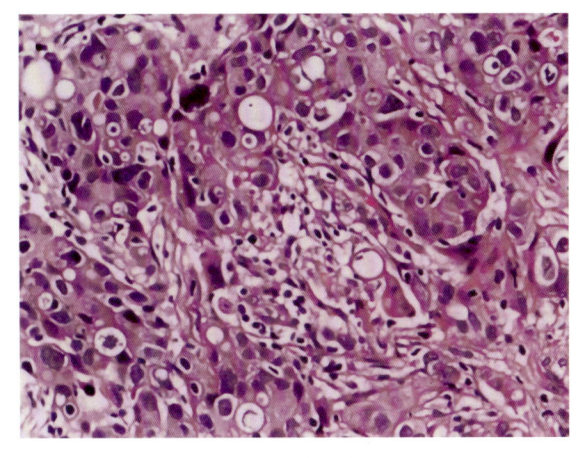

图5-40　结直肠癌，HE

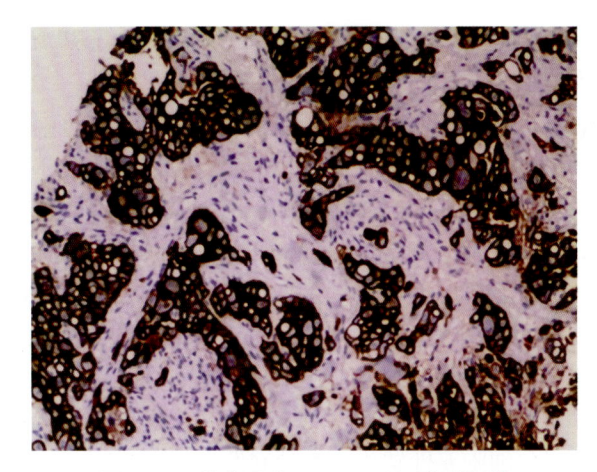

图5-41　结直肠癌，CK20，细胞质阳性

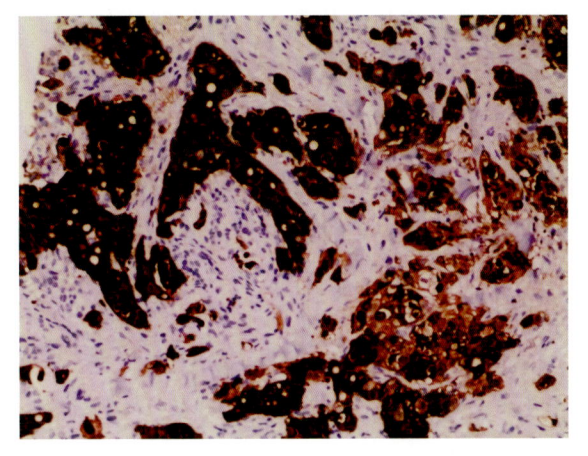

图5-42　结直肠癌，Villin，细胞质阳性

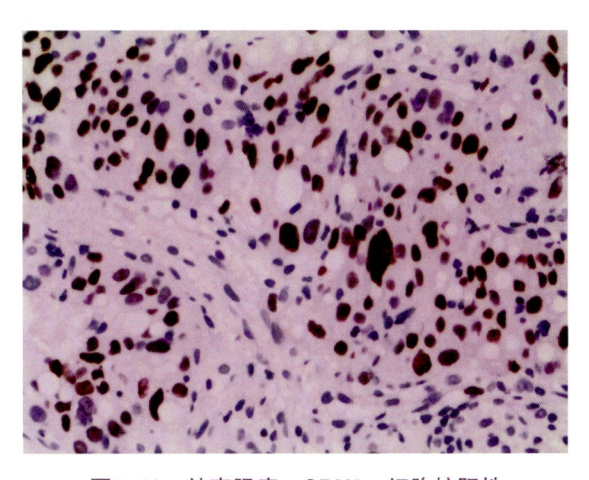

图5-43　结直肠癌，CDX2，细胞核阳性

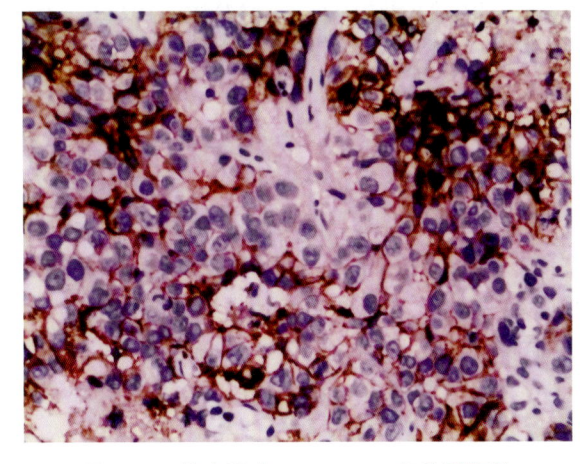

图5-44　结直肠癌，CDH17，细胞膜阳性

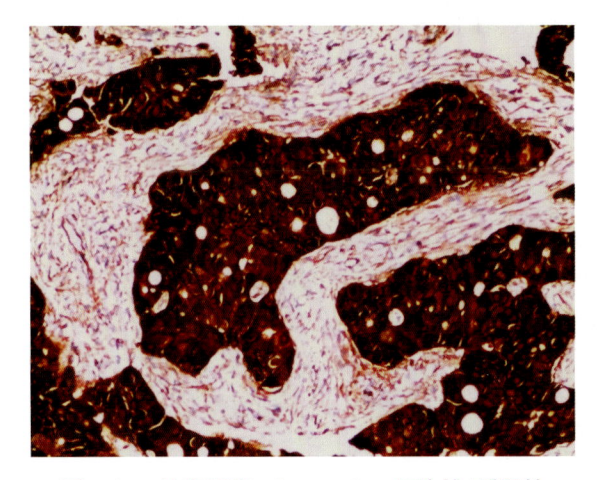

图5-45　结直肠癌，β-catenin，细胞核/质阳性

癌基因突变和肿瘤抑制基因启动子（如错配修复基因 *MLH1*）区域的CpG岛高甲基化，从而引起这些基因的沉默，导致散发性MSI的肿瘤发生。因此，锯齿状途径常被称为CIMP途径或MSI途径，前者被认为是驱动锯齿状途径走向结直肠癌的主要机制。

目前认为，主要导致CRC基因组不稳定的通路至少有3条：①染色体不稳定通路（CIN）：据估计80%～85%的CRC由CIN引起，包括家族性腺瘤性息肉病（FAP）（*APC*基因胚系突变）和散发性CRC（*APC*、*p53*、*DCC*、*KRAS*等基因突变）。其特点是多染色体（多倍体）或者结构性染色体异常，细胞的核型不一致。通常出现抑癌基因位点杂合性丢失（LOH）或者染色体重排。另外，CIN肿瘤有突出的特异性癌基因突变累积，如 *APC*、*KRAS*、*PIK3CA*、*BRAF*、*SMAD4* 和 *TP53* 等，从而激活结直肠癌癌变的关键通路。②微卫星不稳定性（MSI）通路：另15%～20%的CRC则主要是由MSI引起，这种表型多见于右半结肠、黏液腺癌和伴有大量淋巴细胞浸润。除了作为Lynch综合征的特征外，MSI还可在15%的散发性结直肠癌中见到，源于表观遗传学改变，通常是MMR基因（多是 *MLH1*）启动子区域的高甲基化导致的沉默。③DNA中CpG岛广泛甲基化，也称为CpG岛甲基化通路（CIMP）。很多散发性MSI结肠癌同时也是CIMP阳性，肿瘤通常位于右半结肠（40%），*BRAF* 突变几乎只在MSI和CIMP阳性的结直肠癌中发生。

与结直肠癌密切相关的原癌基因（如 *HER2*、*BRAF*、*C-MYC*、*PIK3CA*、*KRAS* 等）一旦突变活化，可使其参与的信号通路发生异常，使细胞发生恶性增殖转移，从而促进肿瘤的发生发展。另一方面，存在于正常组织中可抑制细胞生长的抑癌基因（如 *SLC5A8*、*APC*、*DCC*、*p53*、*PTEN*、*RUNX3*、*p16*、*DPC4*、*KLF6* 等），通常情况下与原癌基因一起维持细胞代谢的相对稳定，当这些抑癌基因发生缺失等突变时，则也可引起细胞恶性转化而致肿瘤发生。

（5）结直肠癌的分子分型：结直肠癌为一种高度异质性的肿瘤，随着个体化精准医学的发展，对结直肠癌精准分子分型的需求也日益迫切。根据2019版WHO消化系统肿瘤分类，结直肠癌的分子分型有TCGA基础上的基因学（DNA）分类和共识分子亚型（CMS）分型两种不同的方式。

1）基因学分类：TCGA基础上的基因学分类，结直肠癌按照突变率分为高突变组和非高突变组两大类，对应了MSI和染色体不稳定通路。

2）共识分子亚型分型：为了规范CRC的基因分子分型，2015年，国际结直肠癌分型协作组综合了六套CRC分型数据，开发了一套基于网络生物学的整合性分型算法，建立了CRC分子特征CMS分型法，将CRC分为具有不同肿瘤生物学的5种亚型，包括CMS1（错配修复缺陷/免疫型，表现为高MSI和CIMP，低CIN和强免疫原性）、CMS2（经典型，表现为高CIN、低CIMP和MSI特征）、CMS3（代谢型，表现为中等程度的CIN和CIMP）、CMS4（间质型，表现为高CIN、低MSI和CIMP，它与CMS2型的主要区别是癌旁组织中有大量的基质细胞）和混合型（属不能分类，可能是处于一种转化状态）。目前认为CMS分型是最具说服力的结直肠癌分型法。

3）Sinicrope等根据MSI、KRAS、BRAF的状态和MLH1甲基化状态将结直肠癌分为5种类型：①pMMR、KRAS和BRAF野生型；②pMMR、KRAS突变型，BRAF野生型；③pMMR，BRAF突变型，KRAS野生型；④散发型：dMMR、BRAF突变型，MLH1超甲基化；⑤遗传型：dMMR、BRAF野生型，无MLH1超甲基化。

（6）结直肠癌的分子检测：根据2020年发布的最新NCCN（National Comprehensive Cancer Network）治疗指南，结直肠癌病理报告需要提供一些分子病理信息，如结直肠癌有转移时的 *KRAS*、*NRAS* 和 *BRAF* 突变情况，所有结直肠癌MSI或MMR检测结果、HER2表达以及NTRK融合结果等，以便指导治疗。2018年国内《结直肠癌分子生物标志物检测专家共识》提出了明确的检测原则：①推荐对临床确诊为复发或转移性结直肠癌患者进行 *KRAS*、*NRAS* 和 *BRAF* 基因突变检测。②可考虑对所有结直肠癌患者进行MMR或MSI检测，用于Lynch综合征筛查、预后分层及指导免疫治疗。*MLH1* 缺失的MMR缺陷型肿瘤应进行 *BRAF* V600E突变分析，以评估发生Lynch综合征的风险（存在 *BRAF* V600E突变强烈提示散发性肿瘤，不存在 *BRAF* V600E突变时无法排除发生Lynch综合征的风险）。

（7）鉴别诊断及免疫组化标志物选择（表5-13）。

表5-13 结直肠癌的鉴别诊断及免疫组化标志物选择

鉴别类型	免疫表型比较或注释	抗体推荐
小肠癌与结直肠癌	小肠癌CK7、CK20阳性；而结直肠癌则CK7阴性，CK20、SATB2和β-catenin常阳性，少量CK20阴性的病例则趋向MSI-H型。并且AMACR在结直肠癌中常阳性	CK7、CK20、Villin、β-catenin、SATB2、MUC5AC、CDX2
黏液腺癌与阑尾黏液腺癌	几乎所有的结肠腺癌β-catenin核阳性，罕见MUC5AC阳性；阑尾腺癌特征性表达MUC5AC阳性/β-catenin阴性	CK7、CK20、Villin、β-catenin、SATB2、MUC5AC、CDX2

续表

鉴别类型	免疫表型比较或注释	抗体推荐
黏液腺癌与卵巢黏液腺癌	在卵巢黏液腺癌呈CK7、PAX2及PAX8阳性，β-catenin、CDX2和SATB阴性；而结肠腺癌表达相反	CK7、CK20、Villin、β-catenin、SATB2、MUC5AC、CDX2及PAX8
微乳头癌与乳腺微乳头癌	E-Cad异常表达和（或）定位，主要表达于微乳头的中央管腔面与细胞之间而胃肠道中E-Cad表达降低	CDH17、CK7、CK20、Villin、乳球蛋白、GATA3、ER、EMA及E-Cad
结直肠腺癌与子宫内膜样腺癌	子宫内膜样腺癌CK7、PAX8、ER和PR阳性，而结直肠腺癌CK20、CDX2和SATB2阳性，ER、PR和PAX8阴性	CK7、CK20、Villin、CEA、CDX2、SATB2、CA125、ER和PR
结直肠腺癌与膀胱腺癌	膀胱腺癌可表达CK20、Villin、CDX2，还可表达GATA3、CK7、34βE12。β-catenin在两者鉴别中有重要参考价值	CK7、CK20、Villin、GATA3、34βE12、β-catenin、CDX2、SATB2和CDH17
结直肠腺癌与前列腺癌	结直肠腺癌PSA、CK7和P504S阴性，CDH17、CK20、CEA、SATB2和CDX2阳性，而前列腺癌的表达相反	CK7、CK20、Villin、PSA、PSAP、AMACR、CDH17、CEA、SATB2和CDX2
结直肠腺癌与神经内分泌癌	神经内分泌癌表达Syn、CgA和CD56。CK显示细胞质特殊的细颗粒状表达	CK、CK20、CEA、SATB2、CDX2、Syn、CgA和CD56

五、阑尾黏液性肿瘤和腹膜假黏液瘤

1.抗体选择 CK7、CK20、Villin、CDX2、SATB2、β-catenin、ER、PR及PAX8。

2.注释

（1）消化系统肿瘤新版WHO分类（2019）将阑尾黏液性肿瘤分为低级别和高级别两类。将腹膜假黏液瘤（PMP）分为低级别和高级别两种级别，也可以称为腹膜低级别和高级别黏液腺癌。通常低级别腹膜假黏液瘤与阑尾低级别黏液性肿瘤相关，而高级别病变与黏液腺癌有关，但有时也有例外。阑尾低级别黏液性肿瘤和高级别黏液性癌均可导致腹膜假黏液瘤，但前者导致的假黏液瘤常局限于腹膜表面；而后者导致的腹膜假黏液瘤常侵犯周围器官和出现脉管转移（表5-14）。

（2）杯状细胞腺癌是好发于阑尾的一种罕见肿瘤，其形态学介于类癌和腺癌之间，具有腺癌和类癌的双重特征。以往被称为杯状细胞类癌，WHO消化系统肿瘤分类（2010）将其归入混合性腺神经内分泌肿瘤。WHO消化系统肿瘤分类（2019）将其命名为杯状细胞腺癌。肿瘤由杯状黏液细胞、内分泌细胞和具有嗜酸性颗粒状细胞质的Paneth样细胞组成，通常排列成腺管状。一些肿瘤细胞簇缺乏腔，看起来像一巢黏液杯状细胞簇。免疫组化杯状黏液细胞表达CEA、CK20、CDX2和MUC2，部分表达CK7，β-catenin和错配修复蛋白（MLH1、MSH2、MSH6和PMS2）细胞核阳性；神经内分泌细胞表达Syn、CD56、CgA，但这些染色对诊断不是必需的（图5-46～图5-49）。

（3）多来源于阑尾黏液性肿瘤，少部分来源于结直肠、卵巢、脐尿管等腹盆腔脏器。免疫组织化学CK7、CK20、Villin、CDX2、SATB2、ER、PR及PAX8的组合可辅助判断PMP来源。下消化道肿瘤中CK20、Villin、CDX2、MUC2、SATB2和CDH17强阳性，而CK7、ER、PR及PAX8常为阴性；卵巢源性肿瘤表达相反。卵巢、宫颈来源的肿瘤细胞表达ER、PR和CK7阳性，宫颈来源者还额外表达p16，均不表达CK20、Villin、CDX2和SATB2。

表5-14 阑尾黏液性肿瘤和腹膜假黏液瘤的鉴别诊断

组织学亚型	病变特点	分子免疫表型特点或注释
阑尾低级别黏液性肿瘤	其为阑尾黏膜的腺瘤性改变，呈低级别的细胞伴推挤式边界，黏液突破阑尾黏膜肌层直达阑尾表面或阑尾壁，但黏液内无细胞	表达CDX2、CK20、MUC5AC和DPC4，CK7阴性；多存在 *KRAS* 突变和 *GNAS* 突变
阑尾高级别黏液性肿瘤	低倍镜下的特征和免疫组化表型类似低级别黏液性肿瘤，区别是肿瘤性上皮具有明确的高级别细胞学特征，但缺乏侵袭性浸润	*APC*、*TP53*、*SMAD4* 突变较多见。如伴阑尾破裂及阑尾壁外播散时应诊断为黏液腺癌
阑尾黏液腺癌	至少局灶性破坏或浸润性侵袭，其特征为黏液池中漂浮着成簇或条索上皮细胞，筛状腺体，或伴有纤维间质反应的浸润性腺体	免疫表型与阑尾低级别黏液性肿瘤相似，Ki-67阳性指数较高，30%～75%

续表

组织学亚型	病变特点	分子免疫表型特点或注释
杯状细胞腺癌	是双向分化的肿瘤，由杯状黏液细胞和数量不等的内分泌细胞及潘氏细胞组成，通常排列成管状，类似肠腺管	同时具有神经内分泌及腺上皮的分化。诊断至少需部分经典的低级别杯状细胞腺癌成分
印戒细胞癌	显示印戒细胞松散无序生长伴高级别细胞学特征。癌细胞＞50%存在明显细胞质内黏液，癌细胞中细胞核偏移，呈印戒样改变	与高级别杯状细胞腺癌的区别在于前者缺乏低级别杯状细胞腺癌的成分
腹膜低级别假黏液瘤	腹膜病变组织学结构和细胞学特征与阑尾相同，低级别细胞学特征，细胞可非常稀少或缺乏，常局限于腹膜表面	阑尾黏液性肿瘤往往伴有腹膜黏液瘤，阑尾黏液肿瘤不管是否破裂均可发生
腹膜高级别假黏液瘤	上皮细胞量多，广泛浸润，至少可见局灶性高度异型增生或者癌细胞簇漂浮在黏液池中，常侵犯周围器官和出现脉管转移	抗体组合CK7、CK20、Villin、CDX2、SATB2、ER及PAX8等辅助判断来源

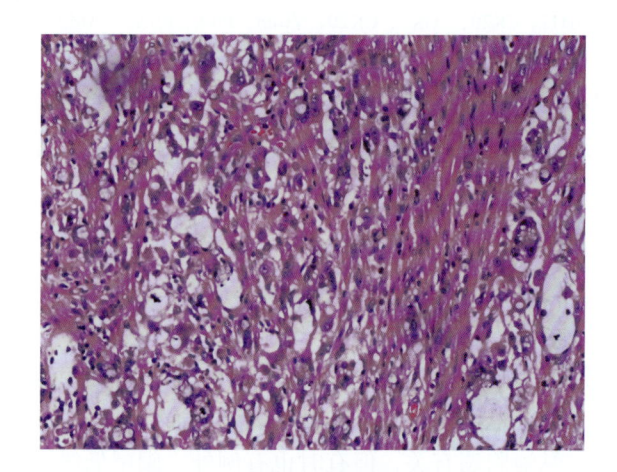

图5-46　阑尾杯状细胞腺癌，HE

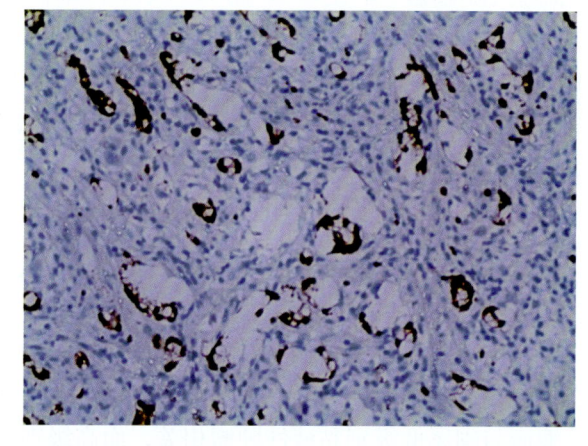

图5-47　阑尾杯状细胞腺癌，CDX2，细胞核阳性

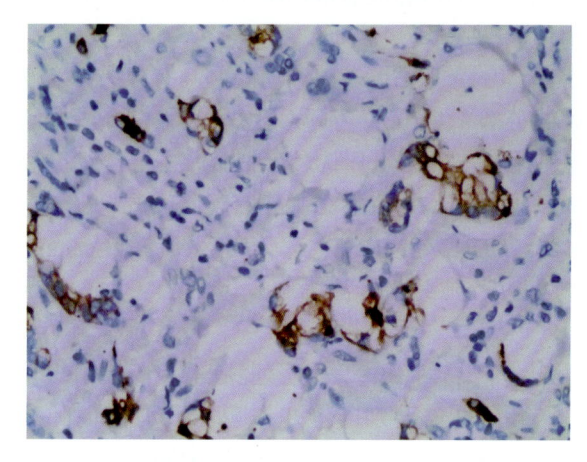

图5-48　阑尾杯状细胞腺癌，CgA，细胞质阳性

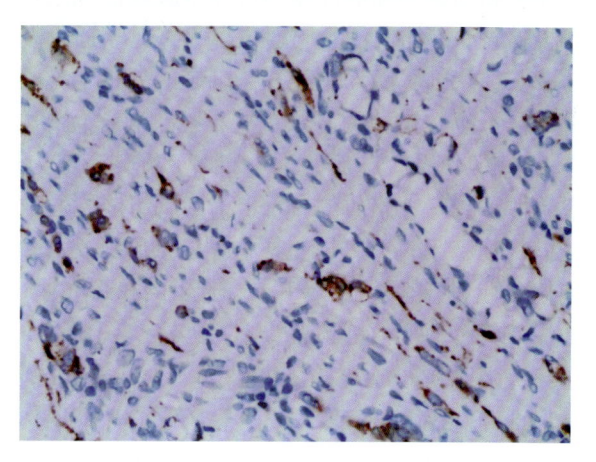

图5-49　阑尾杯状细胞腺癌，Syn，细胞质颗粒状阳性

第五节　肝胆肿瘤

一、正常肝组织的免疫组化表型

正常肝脏的实质、间质、血管和胆管呈节段性排列。肝脏的功能单位是肝小叶，肝小叶含有一条中央输出静脉，肝细胞索呈放射状延伸至周边的数个汇管区。正常肝细胞表达Arg-1、HepPar1、CK8、CK18、CK-L、CAM5.2；不表达EMA、CK19、CK7、CK20、HSP70、GPC3、AQP-1、AFP。谷氨酰胺合成酶（GS）：在正常肝脏中，表达于终末肝静脉周围的肝细胞，恶性变则弥漫阳性。胆管上皮表达CK7、CK18、CK19、CAM5.2、CK-L、34βE12、AQP-1、mCEA、MUC1、CA19-9；不表达CK20、pCEA、AFP、S-100P。CD34：正常肝血窦内皮细胞不表达CD34，网状纤维染色显示肝板规则排列，而肝细胞癌则表达减弱或缺失（图5-50～图5-59）。

正常肝细胞
表达Arg-1、HepPar-1、CK8、CK18、CK-L、CAM5.2；不表达EMA、CK19、CK7、CK20、HSP70、GPC3、AQP-1、AFP；GS：在正常肝脏中，只表达于小叶中心的肝细胞，恶性变则弥漫阳性

小胆管
表达CK7、CK19，用pCEA、CD10、AQP-1可显示特征性的小管染色阳性

肝窦内皮细胞
正常内皮细胞不表达CD34、CD31，但异常"毛细血管化"时呈弥漫阳性；沿窦呈放射状分布的网状纤维

库普弗细胞
属于单核巨噬系统（CD68阳性）

中间型胆管上皮
中间型胆管上皮（祖细胞/干细胞）兼具肝细胞和胆管双表型，也可表达CK19、CD117、CD133

肝内大胆管上皮
表达CK7、CK18、CK19、CAM5.2、CK-L、34βE12、AQP-1、mCEA、MUC1、CA19-9；不表达CK20、pCEA、AFP、S-100P等

图5-50 正常肝脏组织学结构及免疫表型

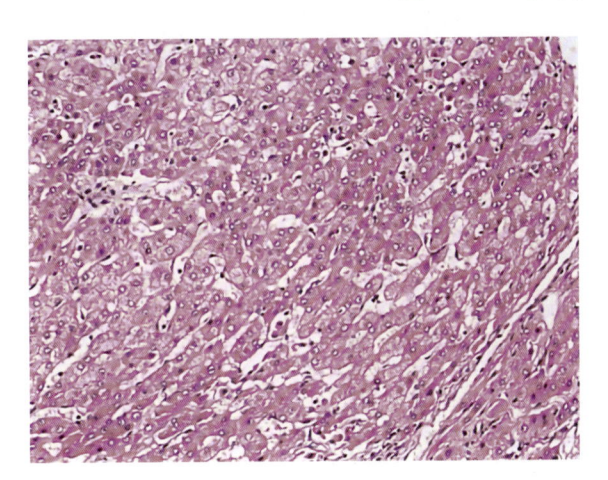

图5-51 正常肝组织，HE

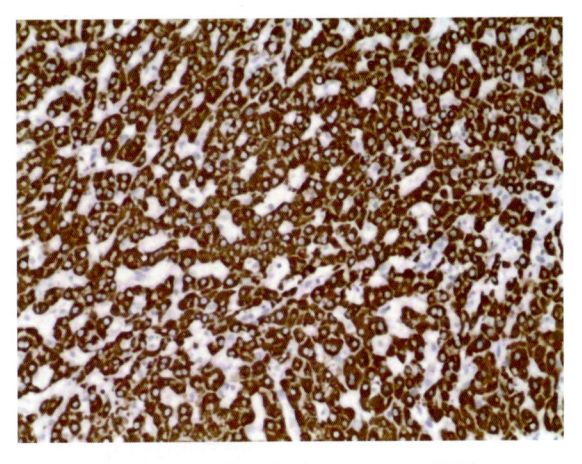

图5-52 正常肝细胞，HepPar1阳性

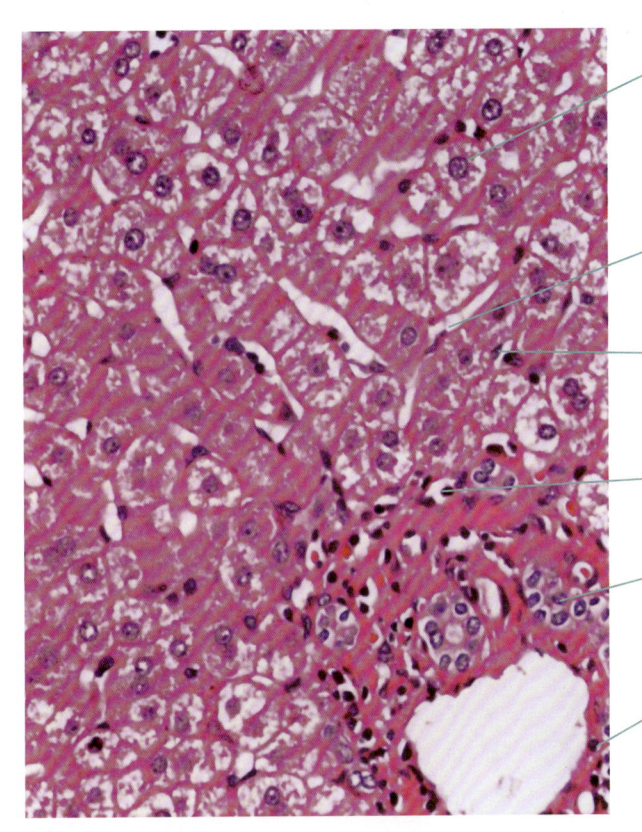

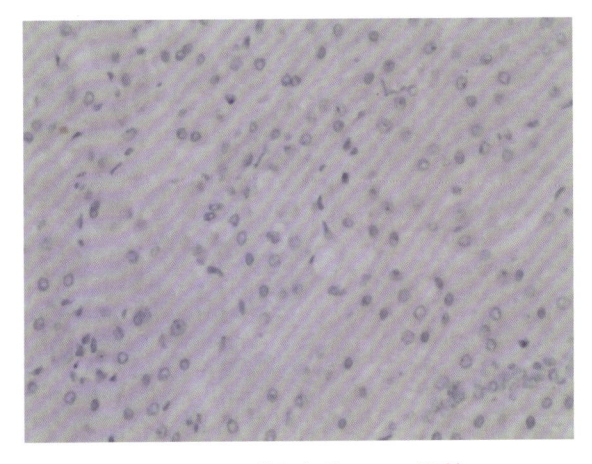

图5-53 正常肝细胞，AFP阴性

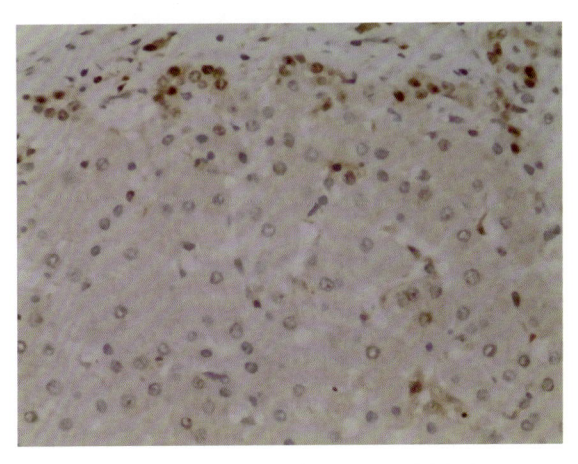

图5-54 正常肝细胞，HSP70低表达

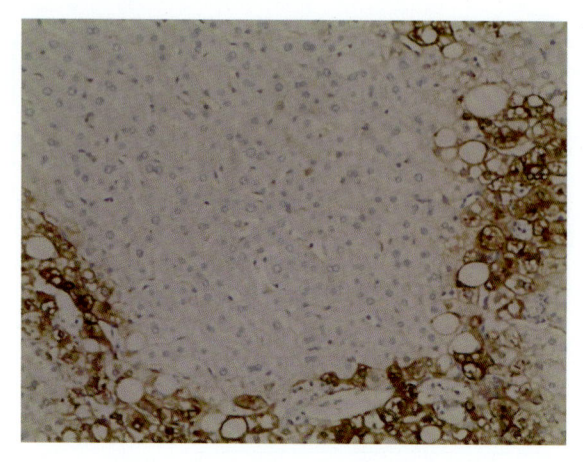

图5-55　正常肝小叶周边，GS阳性

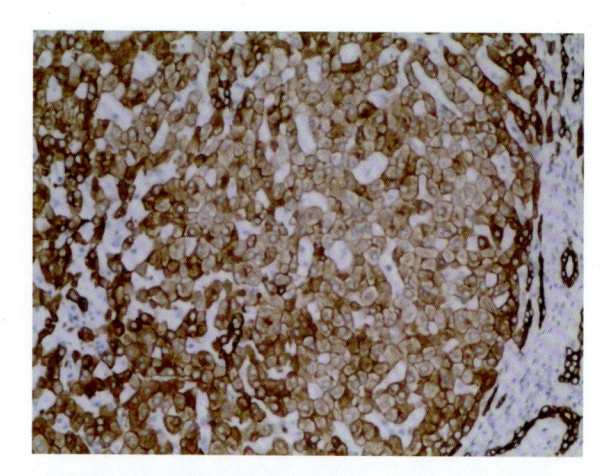

图5-56　正常肝细胞及胆管上皮，CK18阳性

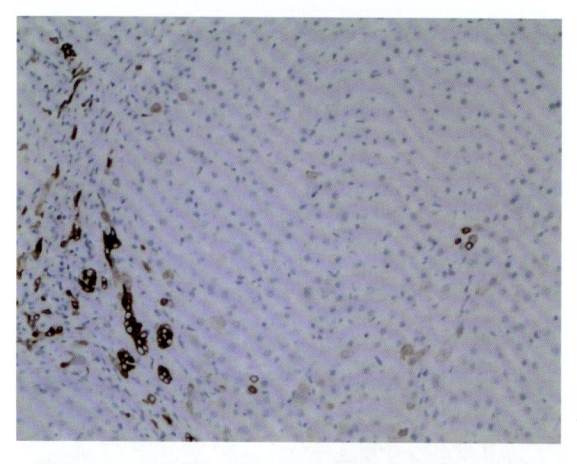

图5-57　正常肝细胞，CK19阴性，胆管上皮阳性

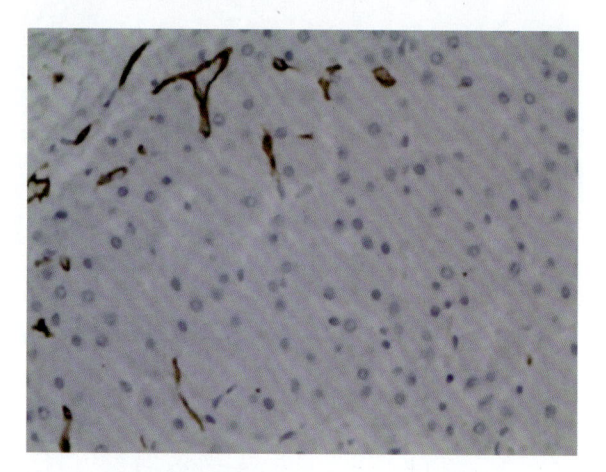

图5-58　正常肝小叶内，CD34阴性

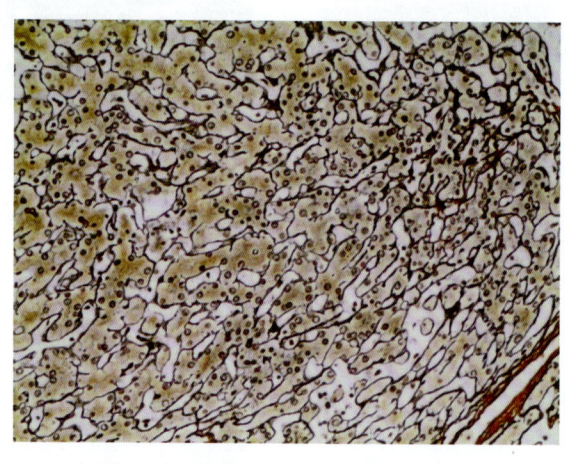

图5-59　正常肝组织，网状纤维染色

二、肝肿瘤常用免疫组化标志物

2020年《肝胆肿瘤分子诊断临床应用专家共识》推荐肝细胞肝癌（HCC）的免疫组化标志物主要包括肝细胞抗原-1（HepPar-1）、磷脂酰肌醇聚糖C（GPC3）、精氨酸酶-1（Arg-1）、AFP、CK8和CK18，其中HepPar-1、Arg-1、GPC3和AFP特异性较好，而CK7、CK19是正常小叶间胆管的标志物，因此可作为胆管细胞癌（CCA）的标志物。在HCC的早期诊断方面，联合应用GPC3、热休克蛋白70（HSP70）和谷氨酰胺合成酶（GS）具有重要诊断价值，这3个免疫标志物中2项阳性则考虑为HCC。胆管分化或CCA的主要免疫组化标志物包括CK7、CK19、MOC31、单克隆CEA、MUC1（表5-15）。

表5-15 肝肿瘤常用免疫组化标志物

标志物	阳性定位	注释
CK18/CK8	细胞质	CK18/CK8常被称为肝细胞型细胞角蛋白。肝细胞、胆管以及肝细胞肝癌（HCC）、肝内胆管癌（ICC）和转移性癌中几乎100%表达
CK19/CK7	细胞质	CK19/CK7常被称为胆管型细胞角蛋白。表达于ICC，而在HCC中不表达，可用于HCC与ICC的鉴别，转移腺癌中也有表达
Villin	细胞膜/质	正常组织中，绒毛蛋白（Villin）通常只表达于有刷状缘的细胞，如胃肠道上皮细胞、胰腺和胆管上皮细胞以及肾实质的上皮细胞（特别是近曲小管），一般阳性定位于细胞质或细胞膜；现绒毛蛋白表达于大约50%的肝细胞癌，可以显示出毛细胆管结构
HepPar1	细胞质	氨甲酰磷酸合成酶1（HepPar1）存在于正常人肝细胞和大多数的肝细胞癌中，绝大多数的肝细胞癌为阳性表达，与其他肿瘤包括消化道肿瘤细胞没有交叉反应
AFP	细胞质	在正常肝组织及肝脏良性病变中不表达，在肝脏转移癌中几乎不表达，所以是HCC诊断中最特异的标志物，但表达率仅为25%～50%，阳性反应与肿瘤级别呈负相关
Arg-1	细胞质/核	精氨酸酶-1（arginase-1, Arg-1）是一个非常敏感的肝细胞标志物，在肝细胞癌中的阳性率大于90%，在肝脏转移癌中的阳性率为5%左右。其敏感性高于AFP及HepPar1。在非肝脏肿瘤中，Arg-1表达于个别胰胆管癌、乳腺癌、结肠腺癌、子宫内膜腺癌、前列腺腺癌，大部分呈局灶弱阳性。而肺、甲状腺、食管、胃、肾和卵巢的腺癌，肺鳞状细胞癌、神经内分泌癌都是阴性
BSEP	细胞质/毛细胆管着色	胆盐输出泵（BSEP），正常组织中只有肝细胞表达，其表达模式为毛细胆管着色。BSEP诊断肝细胞癌的特异度几乎为100%，高于Arg-1、GPC3和HepPar1。在肝内胆管癌和各种肝转移癌中完全不表达，尤其是在肝样腺癌中几乎不表达，BSEP有助于鉴别肝细胞癌、肝样腺癌及肝内胆管癌
Glypican3（GPC3）	细胞质	磷脂酰胺醇蛋白聚糖3（GPC3），在正常肝脏组织未见GPC3表达，在肝细胞癌中70%～80%过表达，是肝细胞癌的敏感及特异的标志物，其表达与分化有关，分化越差，阳性表达越高
GS	细胞质	正常肝脏中，谷氨酰胺合成酶（GS）表达于中央静脉周围的1～2层肝细胞。在异型增生结节→早期肝细胞癌→晚期肝细胞癌过程中，GS表达水平逐步上升，并可增强癌细胞转移能力，同时也是肝细胞癌复发的独立预后指标，也可用于辅助鉴别诊断肝腺瘤和局灶结节状增生
HSP70	细胞核/质	在肝细胞癌早期，HSP70（人热休克蛋白70）表达水平上调，表达含量与癌前病变、非癌组织差异有显著性，是诊断早期肝细胞癌较为敏感的指标之一
SALL4	细胞核	是原始生殖细胞肿瘤敏感和特异的标志物，同时也是浸润性肝细胞癌类祖亚型的标志物，可作为肝细胞癌靶向治疗的潜在靶点。在HCC病例中呈阳性表达，而在良性肝病变中则为阴性或弱阳性
CD34	细胞膜	正常肝血窦内皮细胞常CD34阴性，但HCC中CD34会沿窦内皮细胞呈弥漫膜阳性
多克隆CEA	细胞膜/质	多克隆CEA抗体（pCEA）在肝的良、恶性肿瘤中都表现出特征性的小管染色阳性，也可以在胃、结肠、肺、胰或其他腺癌中阳性，但阳性染色在细胞膜或细胞质而不在小管
单克隆CEA	细胞质	单克隆CEA（mCEA）在ICC、胃肠道管状腺癌以及肝转移性腺癌中的阳性率为60%～75%，而在HCC只有<11%有阳性率，呈细胞质阳性
CD10	细胞膜	CD10在HCC中表达率为46.7%～86%，CD10在HCC中呈小管染色阳性，染色特征为小管状、分支状或逗点状，在其他肿瘤中无此特征性的染色模式
pVHL	细胞膜/质	辅助肝内胆管细胞癌的诊断（71%阳性，胆囊及肝外胆管腺癌<10%阳性，胰腺癌阴性）；胰腺浆液性囊腺瘤阳性
IMP3	细胞质/核	IMP3是胰岛素样因子RNA结合蛋白家族中的一员，IMP3在许多恶性肿瘤（如肺癌、胰腺癌、卵巢癌、结肠癌、膀胱癌、胃癌、乳腺癌等）中呈高度表达，且其表达与肿瘤的恶性程度及预后不良相关，IMP3在正常食管上皮组织中大多均呈现阴性表达；IMP3蛋白在胰腺癌中高表达，而在胰腺良性肿瘤、胰腺炎性病变或正常胰腺组织中不表达，故被推荐于胰腺导管腺癌的鉴别
S-100P	细胞核	S-100P在胆管上皮癌和胰导管癌中表达，但在正常胆管（胰管）上皮以及反应性增生胆管（胰管）上皮组织中不表达，这有助于判断胆管（胰管）活检时组织的良恶性
CA19-9	细胞质	主要用于结肠癌、直肠癌、胃癌、肝内胆管癌等胃肠道肿瘤的研究，肝细胞癌阴性
Mucin	细胞质	MUC1在ICC中的表达率为73.8%，在HCC中仅为7.8%阳性
HBsAg	细胞质/膜	在感染组织的细胞质中呈现弥漫性着色，主要用于乙肝病毒感染的肝脏组织，也可用于乙肝病毒感染与肝硬化、肝癌相关性等方面的研究
HBcAg	细胞核/质	主要用于标记乙肝病毒感染的肝脏组织，也可用于乙肝病毒感染与肝硬化、肝癌的相关性等方面的研究

三、肝良性病变与恶性病变（结节）的鉴别

1. 抗体选择 AFP、GPC3、CD34、GS、HSP70、SALL4、CK18、CK19、β-catenin、p53、Ki-67、网状纤维染色。

2. 注释

（1）肝良性病变有肝局灶结节性增生（FNH）、肝结节性再生性增生和肝细胞腺瘤（HCA）；恶性前病变包括局灶异型增生和异型增生结节（DN）；在临床病理诊断工作中，高分化肝细胞肝癌（HCC）与HCA、早期HCC和DN的鉴别诊断极具挑战性，尤其是活检标本，必须应用HCC组织学标准及免疫组化（表5-16，表5-17）。

表5-16 肝良性病变与恶性病变（结节）的特点

组织学亚型	病变特点	免疫表型特点或注释
肝局灶性结节性增生（FNH）	为孤立的、中央有特征性的星形或带状瘢痕将肝细胞分隔成大小不等结节，肝细胞形态正常，呈1～2层厚的细胞板，结节内缺乏中央静脉和汇管区，纤维瘢痕中可见厚壁血管及增生的小胆管	GS染色显示特征性的地图样染色模式，CD34呈围绕纤维瘢痕两侧分布；AFP、GPC3阴性，网状纤维染色显示完整的支架
肝结节性再生性增生	病变呈弥漫性累及整个肝脏，结节以汇管区为中心，以小的增生结节和无纤维化为特征，缺少纤维性间隔，结节周边的肝细胞萎缩	CD34染色稀少；AFP、GS、GPC3阴性；网状纤维示肝板走行紊乱但无破坏
肝细胞腺瘤（HCA）	单发性结节有包膜，由分化好、形态较一致的肝细胞组成，胞质丰富嗜酸性，常富含糖原而呈透明状，但无胆小管和门脉系	CD34局灶斑片状阳性；AFP、GS、HSP70、GPC3阴性，部分β-catenin核表达
局灶异型增生	局灶异型增生是显微镜下病变。直径<1mm，一般为肝组织学检查偶然发现，常有明显纤维化。局灶异型增生肝细胞可进一步分为大细胞改变、小细胞改变及局灶无铁灶	小细胞病变细胞增殖活性高，染色体获得与缺失，端粒缩短，p21点失活都有助于确定病变性质；大细胞改变是一个异质性病变
异型增生结节（DN）	一般直径5～15mm，根据细胞异型和结构异型程度，可分为低级别DN和高级别DN。汇管区通常保留，细胞有异型性及假腺样但间质无浸润。出现不成对动脉或细胞异型性更倾向诊断DN	肝细胞伴有CK7/CK19胆管反应是排除HCC的有力证据。GS、HSP70、GPC3的表达模式有助于病变确诊
高分化肝细胞肝癌	多见于直径小于2cm的小肝癌。单发性结节，肝细胞异型性明显，肝板厚度两层以上，呈梁状或假腺样排列	AFP、GPC3阳性；GS弥漫阳性，CD34弥漫均匀的微血管分布，Ki-67指数较高

表5-17 肝良性病变或异型增生结节的鉴别

病变类型	CD34	GPC3	GS	HSP70	CK18	CK19	其他
肝细胞腺瘤	局灶+	-	-	-	+	-	60% β-catenin核阳性
局灶性结节性增生	-	-	-	-	+	+	有放射状纤维瘢痕
结节性再生性增生	-	-	-	-	-	-	结节间无纤维间隔
异型增生结节	+/-	+	+	+	+	-	可出现HCC型CD34阳性
高分化肝细胞肝癌	+	+	+	+	+	-	CD34、p53、Ki-67弥漫阳性

注：+，阳性；-，阴性。

（2）免疫组化对于鉴别诊断很有帮助，推荐使用抗体：SALL4、GPC3、CD34、GS、HSP70、β-catenin、p53、Ki-67等。

在HCC的早期诊断方面，尤其是异常增生性结节与早期HCC的鉴别，联合应用免疫标志物GPC3、HSP70和GS具有重要价值，3个免疫标志物中2项阳性则诊断为HCC。若三者阴性，72.2%为异型增生，仅3.1%为HCC（图5-60～图5-65）。

◆ GPC3在90%的HCC中呈阳性，且特异性高达100%，但在转移性肝癌和局灶结节性增生等肝脏良性肿瘤结节中呈阴性。因此，GPC3不仅可以用于鉴别肿瘤的良、恶性，还可以鉴别HCC与转移性肝癌。若在异型增生结节中呈阳性，特别是高度异型增生结节，提示该结节已处于肝细胞癌癌前病变晚期阶段，

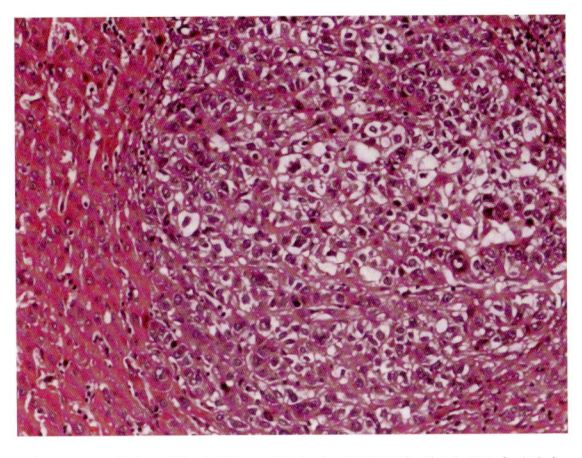

图 5-60　肝良性（图左侧）与肝细胞癌（图右侧），HE

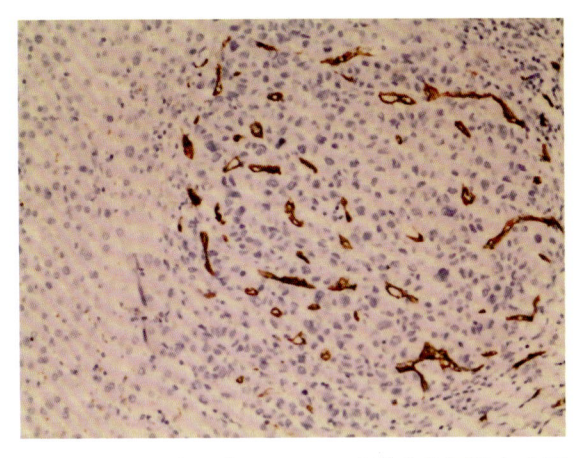

图 5-61　肝细胞肝癌，CD34 示癌微血管网增多（图右侧）

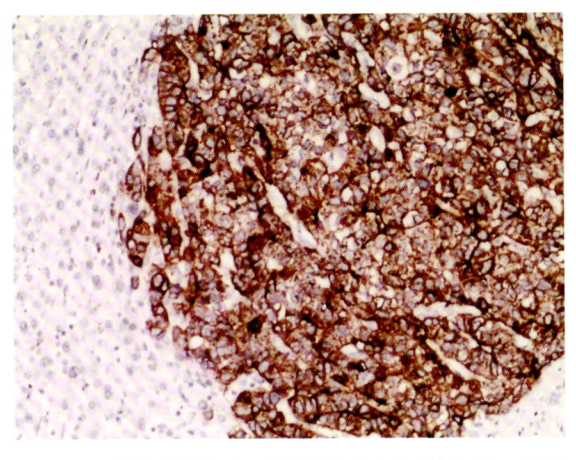

图 5-62　肝细胞肝癌，GPC3 阳性（图右侧），良性阴性

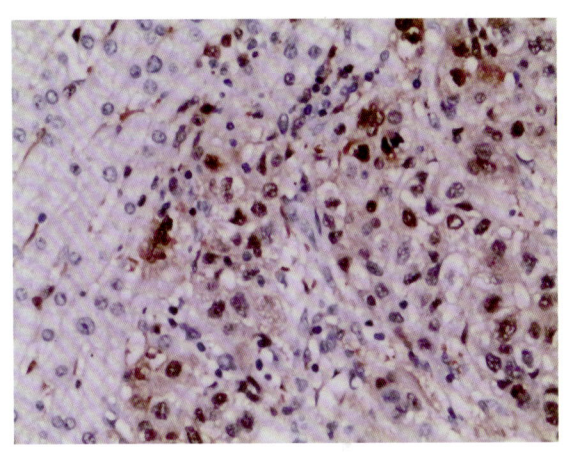

图 5-63　肝细胞肝癌，HSP70 阳性（图右侧），良性阴性

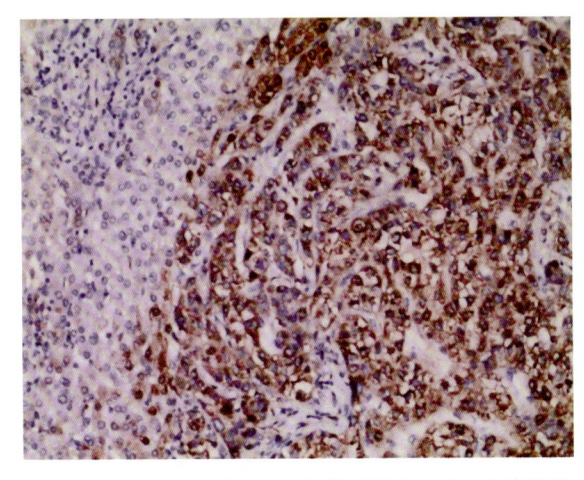

图 5-64　肝细胞肝癌，GS 阳性（图右侧），良性阴性

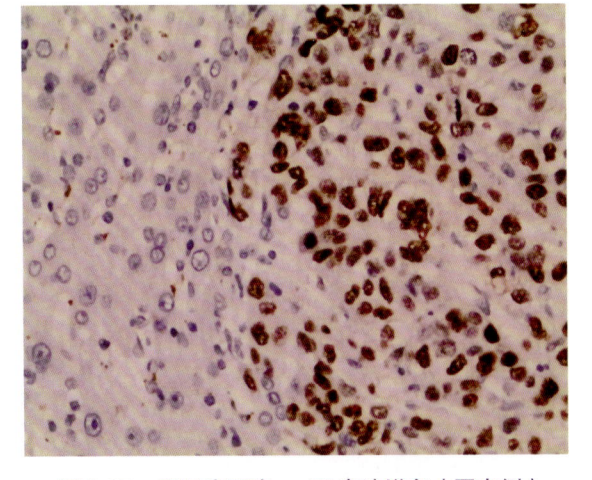

图 5-65　肝细胞肝癌，p53 表达增多（图右侧）

具有向肝细胞癌转变的高风险倾向。

◆ 婆罗双树样基因-4（SALL4）是一个锌指转录因子，在HCC病例中呈阳性表达，而在良性肝脏病变中则为阴性或弱阳性。SALL4也可在生殖细胞肿瘤及向干细胞分化的癌中表达。

◆ CD34：正常肝血窦内皮细胞不表达CD34，而HCC的异常"毛细血管化"使CD34呈弥漫阳性（呈特殊的长条状或分支状，又称为HCC型CD34染色），在良性肝病（如腺瘤、慢性肝病或肝硬化等）中染色呈灶状分布。CD34对鉴别肝细胞良、恶性病变具有意义。

◆ 目前，临床常借助网状纤维染色来鉴别HCC与肝的良性病变。良性病变网状支架完整，但在HCC中，网状纤维染色通常表达减弱或缺失。

◆ 谷氨酰胺合成酶（GS）：在正常肝脏中，表达于终末肝静脉周围的肝细胞。85%的中/低分化的肝细胞癌、59%的高分化肝细胞癌、14%的高级别不典型增生结节中呈现弥漫性染色；从阳性细胞数量看，在高级别不典型增生结节中GS的过表达仅局限于11.5%~50%的肝细胞，而在肝细胞癌中绝大多数呈现超过50%肝细胞的GS弥漫性着色。

◆ HSP70：在肝细胞癌早期，HSP70表达水平上调，表达含量与癌前病变、非癌组织差异有显著性，是诊断早期肝细胞癌较为敏感的指标之一。

◆ HCA有四种亚型，各亚型具有独自组织学、免疫表型、分子遗传特征，病变发展预后有所不同。约60%在肝细胞腺瘤中β-catenin核阳性，部分有肝细胞核因子1α突变。正常的肝组织β-catenin表达于细胞膜，在细胞质内弱表达，核内无表达，而HCC组织存在多种机制导致β-catenin核内的异常积聚，造成β-catenin在胞质积聚和（或）核转位。

◆ 有胆管分化时可表达CK7、CK19。

四、肝细胞腺瘤的诊断与鉴别

1. 抗体选择 推荐使用AFP、HSP70、GPC3、GS、CK18、CK19、CD34、LFABP、SAA、CRP、β-catenin、Ki-67。必要时加分子检测。

2. 注释

（1）肝细胞腺瘤（HCA）是一种少见的肝脏良性肿瘤，现认为本病与口服避孕药有关，也可发生于应用雌性类固醇激素治疗、长期使用抗惊厥药卡马西平、糖原贮积症、性激素紊乱患者。

（2）病变特点：肿瘤边界清楚，可有假包膜或完整包膜。镜下无正常肝小叶结构，由分化好形态较一致的肝细胞组成，细胞胞质丰富嗜酸性，异型性不明显，一般由1~2层瘤细胞呈梁索状排列，不具有汇管区结构。

（3）免疫组化表型：表达Arg-1、HepPar1、CK18，AFP、HSP70、GPC3阴性，网状纤维染色显示完整的支架。肝脂肪酸结合蛋白（LFABP）、血清淀粉样蛋白A（SAA）、C反应蛋白（CRP）、谷氨酰胺合成酶（GLUL）和低密度脂蛋白5（LGR5）等表达情况与HCA的分子分型相关（图5-66~图5-69）。

（4）HCA的分子分型：根据基因型与表型特点分为四型，包括肝细胞核因子1a（HNF1A）失活型、β-catenin激活型、炎症型和未分类型。β-catenin激活型发病的主要机制为*CTNNB1*基因外显子3的点突变、小片段的插入和丢失导致细胞质中β-catenin蓄积，该型肝细胞腺瘤具有较高的癌变风险，因此对于无β-catenin靶基因过表达和无*HNF1A*突变的HCA应当采用分子病理技术筛查β-catenin的突变状态（表5-18）。

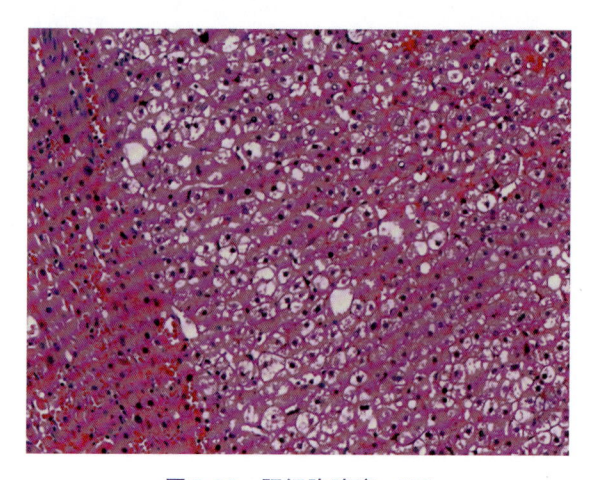

图5-66　肝细胞腺瘤，HE

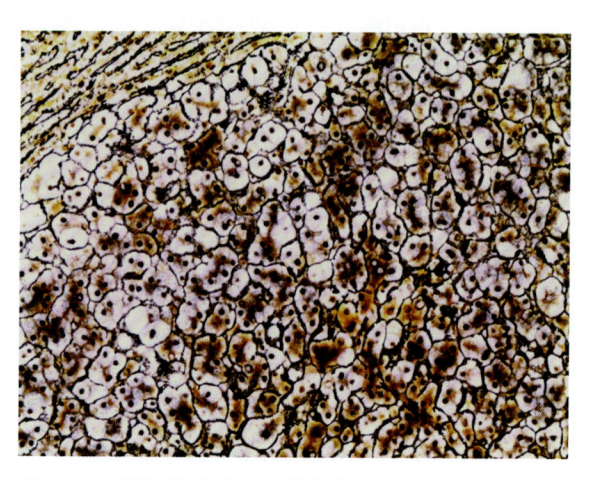

图5-67　肝细胞腺瘤，网状纤维染色，示完整的支架

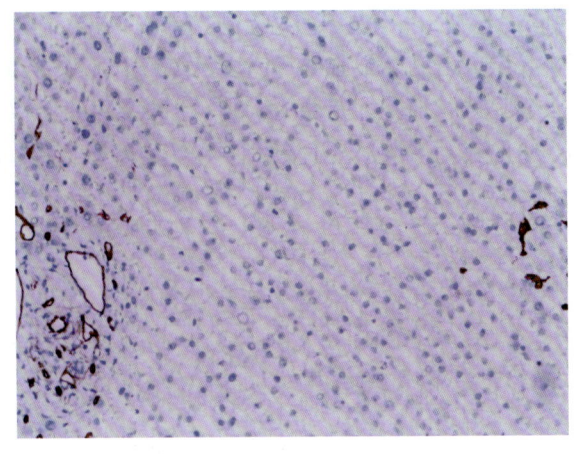

图 5-68　肝细胞腺瘤，CD34，示无内皮细胞血管化 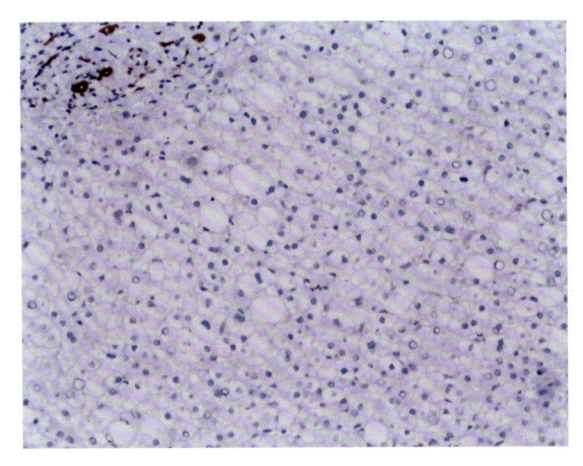　　　图 5-69　肝细胞腺瘤，HSP70，瘤细胞阴性

表 5-18　肝细胞腺瘤（HCA）的分子分型及病变特点

分型	病变特点	免疫表型	分子改变或注释
HNF1A 突变型腺瘤（H-HCA）	占35%～40%，大部分为有口服避孕药物史的年轻女性，一般无炎症细胞浸润，肝细胞有明显的脂肪变，细胞无异型性	肝脂肪酸结合蛋白（LFABP）阴性，而正常肝细胞为阳性。LFABP是诊断H-HCA的标志物。不表达GS、SAA和CRP等	肝细胞核因子1等位基因突变，导致HNF1A失活，该基因的失活突变造成下游LFABP表达缺失
炎症型腺瘤（I-HCA）	占40%～50%，90%的患者有口服避孕药史，与肥胖、饮酒和肝脂肪变性密切相关。炎症、肝萎缩、肝窦扩张或呈紫癜样	急性期炎症因子，如SAA和（或）CRP过表达。LFABP正常肝细胞表达（阳性）；GS表达阴性或呈局灶阳性，部分伴β-catenin（核）阳性	存在3种不同致癌基因的突变，即IL6ST（编码gp130）、STAT3和GNAS，部分伴β-catenin突变
β-catenin 激活型腺瘤（β-HCA）	占10%～18%，有高恶变潜能。常无脂肪变性和炎症细胞浸润，瘤细胞异型性明显	β-catenin（核）和GS阳性（对于诊断β-HCA十分重要），高表达GLUL和LGR5	β-catenin基因突变，β-catenin的靶点编码CS和LGR5等表达增加
未分类腺瘤（U-HCA）	少于10%，没有前面3种类型HCA的组织学特征	LFABP染色与正常肝细胞相同，不表达SAA、CRP、β-catenin及GS	没有前面3种类型HCA的基因变异

（5）鉴别诊断：肝细胞腺瘤（HCA）需要与高分化HCC（类似成熟肝细胞伴有微小到轻度细胞非典型性）和异形增生结节鉴别。①两种肿瘤的流行病学不同，HCA患者一般为口服避孕药的育龄女性，而HCC患者通常有慢性肝病史、肝硬化的存在，基本可排除HCA的可能。②病理组织学上下列依据有利于确诊HCC：发育良好的索状细胞板超过3层；肿瘤细胞呈浸润性生长伴假腺样结构。③CD34肝细胞显示致密窦毛细血管化，高分化HCC：免疫组化HSP70、GPC3、GS三者中至少两个抗体阳性强烈提示HCC；CD34可显示肝窦内皮细胞血管化。④一般缺乏CK7/CK19阳性胆管亦提示HCC，相比较而言有CK7/CK19阳性胆管反应提示良性结节，但HCC及HCA均无汇管区，因此无鉴别意义。⑤两者均可有轻度细胞异型性，鉴别意义不大。

五、原发性肝癌的诊断与鉴别

1. **抗体选择**　推荐使用BSEP、Arg-1、HepPar1、AFP、HSP70、GPC3、CK18、CK19、pCEA、CD34、S-100P、Ki-67。加网状纤维染色。

2. **注释**　原发性肝癌统指起源于肝细胞和肝内胆管上皮细胞的恶性肿瘤，其中以肝细胞癌和肝内胆管癌最为常见。原发性肝癌主要包括肝细胞肝癌（HCC）、肝内胆管癌（ICC）和混合型肝细胞癌-胆管癌（cHCC-CCA）3种病理学类型，三者在发病机制、生物学行为、组织病理学、治疗方法及预后等方面差异

较大。2019版消化系统肿瘤WHO分类将肝细胞癌分类为肝细胞癌（NOS）、纤维板层型肝细胞癌、硬化型肝细胞癌、透明细胞型肝细胞癌、硬化性肝炎型肝细胞癌、粗小梁型肝细胞癌、脂肪肝型肝细胞癌、嫌色细胞型肝细胞癌、富于中性粒细胞型肝细胞癌和富于淋巴细胞型肝细胞癌。肝内胆管癌分为大胆管型（类似于肝外胆管癌）和小胆管型两大类（表5-19）。

表5-19 原发性肝癌的诊断与鉴别

组织学亚型	病变特点	分子免疫表型或注释
经典型肝细胞肝癌（HCC）	癌细胞呈多边形，胞质丰富嗜酸性，呈梁索状或假腺管状排列，间质少，梁索间覆盖血窦状血管，这与正常肝组织结构相似	HepPar1、GPC3、Arg-1、AFP、CK18、HSP70和GS阳性，EMA、CK19阴性
纤维板层型肝细胞癌	以肿瘤出现板层状纤维间质为特征，多角形癌细胞体积较大，细胞质呈强嗜酸性颗粒状细胞质，还可出现苍白小体和胆色素颗粒	HepPar1、CK18、AAT阳性。通过*DNAJB1-PRKACA*融合基因激活PKA
硬化型肝细胞癌	肿瘤细胞弥漫浸润性生长，肿瘤小梁萎缩，肿瘤间质显著纤维化，将肿瘤分割包绕成大小不一的细胞结节	HepPar1、GPC3、Arg-1、AFP和CK18阳性，*TSC1/2*突变，TGF-β信号激活
淋巴样间质型	肿瘤大部分区域的癌巢之间以及癌周肝组织交界处有大量淋巴细胞浸润，癌组织常排列呈梁索状或实性巢团状，异型性明显	大多数淋巴细胞为CD8阳性T细胞，少数为B细胞，癌细胞表达经典HCC表型
透明细胞型肝细胞癌	癌细胞体积增大，排列成假腺样或巢团状，伴有纤维血管间隔。大部分为透明细胞，细胞质丰富透亮，核居中，有明显异型性	透明细胞成分>50%，细胞质PAS、HepPar1阳性，EMA阴性
肉瘤样细胞型	肿瘤由肝癌细胞及肉瘤细胞构成。肝细胞癌呈梁状、巢状、实性、腺样或者假腺样排列；肉瘤细胞梭形，呈席纹状排列，胞质嗜酸性	梭形细胞可同时呈GPC3、AFP、CK18、CK19、EMA和Vimentin阳性
小细胞型	癌细胞小，细胞质少，弥漫性排列，可被误诊为淋巴瘤	需应用免疫组织化学染色予以鉴别
脂肪肝型肝细胞癌	癌细胞发生弥漫性脂肪变性，细胞质内出现大小不一的脂肪性空泡，核小偏位，呈圆形或椭圆形，似印戒样细胞	癌细胞GPC3、AFP、CK18和HepPar1阳性。IL-6/JAK/STAT信号激活
小肝癌	癌细胞排列成2层以上的细胞厚度的梁索状，可有假腺管结构	多指直径小于2cm的肝细胞癌
小胆管型肝内胆管癌	典型的形态类似于终末胆管或反应性增生的小胆管。肿瘤由小腺体构成，管腔微小，呈狭缝状或管腔消失，腺体可相互连接，形成绳索样或鹿角样形态，肿瘤腺体周围富含纤维间质	表达EMA、CK7、CK19；特异性标志物CD56、N-Cadherin和CRP等，以*IDH1/2*突变、*FGFR2*易位多见
大胆管型肝内胆管癌	类似肝门周围型胆管癌，瘤细胞多呈小至中等大小，立方或柱状，呈大小不一的管状、微乳头状、腺泡状或条索状结构，特征性不同程度伴纤维间质，可伴胆管上皮内瘤变或导管内乳头状瘤	表达MUC5AC、MUC6、S-100P、TFF1、AGR2、MMP7阳性；存在*KRAS*突变、*HER2*扩增。黏液染色为阳性
复合型HCC和ICC	形态学表现为典型的肝细胞癌，可同时显著表达肝细胞癌和胆管癌的标志物，因有双重表型特征而更具有侵袭性	亚型诊断依靠免疫组化检测。两者必须是共存于同一肝脏内的同一病灶内
肝母细胞瘤	由多种上皮和间叶细胞按不同比例混合构成，包括胎儿型肝上皮、胚胎型肝上皮、未分化小细胞和间叶成分等	表达AFP、β-catenin、HepPar1、GPC3、CK、CK8/18、CK19和CK7

（1）肝细胞肝癌（HCC）：HCC肿瘤细胞形态和免疫组化显示肝细胞分化。肿瘤失去正常肝结构，如正常汇管区缺失，正常网状纤维减少或缺失。HCC主要有四种生长类型：梁状、实性、假腺样、粗梁状（多数梁>10个细胞厚度）。HCC分化的分级依赖于与成熟肝细胞比较的HE形态学改变，分为高、中、低分化三级分级系统。肝的原发性未分化癌必须是没有肝细胞及胆管分化的证据，不在HCC的分级中。HCC的免疫表型特点：表达Arg-1、HepPar1、AFP、HSP70、GPC3、GS、CK8/18等（图5-70～图5-73）。胆盐输出泵（BSEP）、Arg-1、HepPar1、AFP阳性有助于提示肝细胞来源的肿瘤。与HepPar1、GPC3、BSEP相比，Arg-1对各种分化的肝细胞癌都是最敏感的标志物。联合使用Arg-1和GPC3对分化差的HCC能达到100%

的灵敏度；BSEP诊断肝细胞癌的特异度几乎为100%，高于Arg-1、GPC3和HepPar1。联合应用GPC3、HSP70、CD34和GS等标志物有助于肝脏良恶性肿瘤的鉴别，在HCC的早期诊断方面，尤其是异常增生性结节与早期HCC的鉴别，联合应用免疫标志物GPC3、HSP70和GS具有重要价值，3个免疫标志物中2项阳性则诊断为HCC。

MOC31、CK7、CK19和MUC1/EMA等标志物阳性虽然可提示胆管上皮起源的肿瘤，但在非肿瘤性的胆管上皮也可阳性表达，需注意鉴别。一般认为，CK7、CK19、CK20及MOC31是否定HCC的较好指标，CK19的阳性表达率则小于10%，一般可作为HCC的排除诊断免疫标志物。在少数HCC中，CK19和CK7也可表达，而表达时则提示患者预后不良。少数HCC还可异常表达SATB2、CDX2、CDH17、CK20和CK19等肠道分化的标志物。

（2）肝内胆管癌（ICC）：第5版WHO消化系统肿瘤分类根据肿瘤细胞形态、组织结构和免疫表型等特点，将ICC分为大胆管型和小胆管型。①大胆管型ICC：肿瘤靠近肝门，由产生丰富黏蛋白的柱状肿瘤细胞构成，排列成大腺管或乳头状结构，伴有明显的促结缔组织增生性间质，常出现神经或淋巴管浸润。免疫组化染色除EMA、CK7、CK19阳性，具有分型意义的标志物包括MUC5AC、MUC6、S-100P、TFF1、MMP7阳性（图5-74～图5-77），而黏液卡红或阿尔辛蓝染色常可显示胞质内黏液。常见基因变异有*KRAS*突变，*HER2*扩增。②小胆管型ICC：统指起源于肝内小胆管群衬覆上皮的恶性肿瘤。肿瘤多数发生于肝外周，表现为小管状或筛状结构，肿瘤细胞呈立方状，具有少量嗜酸性或嗜双色性细胞质，不产生黏蛋白，肿瘤中央多为胶原化、瘢痕样间质。免疫组织化学染色除EMA、CK7、CK19阳性，还包括CD56（NCAM）、C反应蛋白（CRP）、N-cadherin阳性，而MUC5AC、MUC6、S-100P、TFF1多数情况下为阴性。黏液染色为阴性。常见基因变异有*IDH1/2*突变、*FGFR2*易位。

（3）混合型肝细胞癌-胆管癌（cHCC-CCA）：指在同一个肿瘤结节内同时出现HCC和ICC两种组织成分，不包括碰撞癌。有学者建议将两种肿瘤成分占比分别≥30%作为cHCC-CCA的病理学诊断标准。诊断时建议注明各成分比例。HCC和ICC两种成分分别表达上述各自肿瘤的标志物。CD56、CD117和上皮细胞黏附分子（EpCAM）等标志物阳性表达则可能提示肿瘤伴有干细胞分化特征，侵袭性更强。

（4）分子遗传学改变

肝细胞癌的分子病理学遗传学和表观遗传学改变包括TP53、ARID1A、CDKN2A/2B及β-catenin/AXIN等。*TERT*启动子区突变是HCC最为常见的异常性改变，可发生在约60%的HCC患者中。其他的基因突变包括*TP53*突变（影响细胞周期）、*CTNNB1*和*AXIN1*突变（影响WNT信号通路）以及*ARID1A*和*ARID2*突变（影响染色体重塑）。在所有实体肿瘤中，HCC的体细胞突变最少，并且这些突变均未成为HCC的治疗靶点。

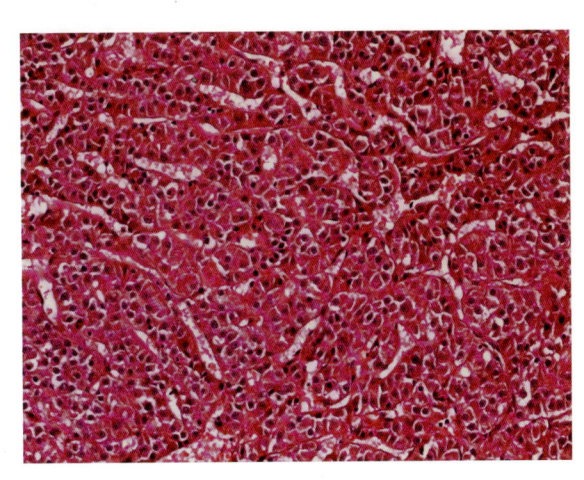

图5-70 肝细胞肝癌，HE

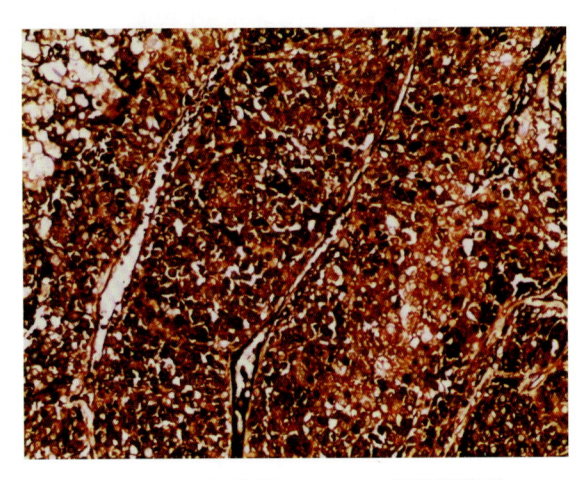

图5-71 肝细胞肝癌，AFP，细胞质阳性

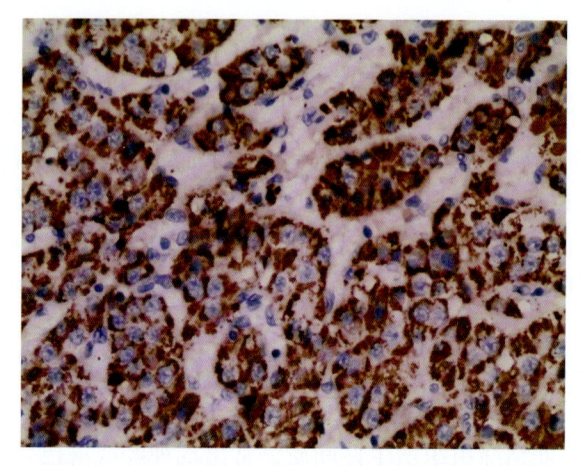

图 5-72　肝细胞肝癌，HepPar1，细胞质颗粒状阳性

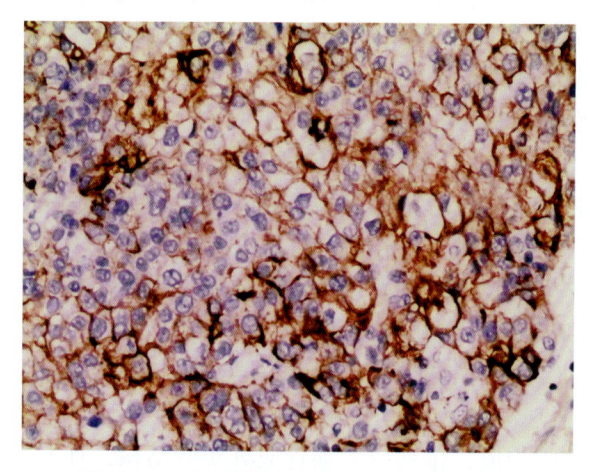

图 5-73　肝细胞肝癌，CK18，细胞质阳性

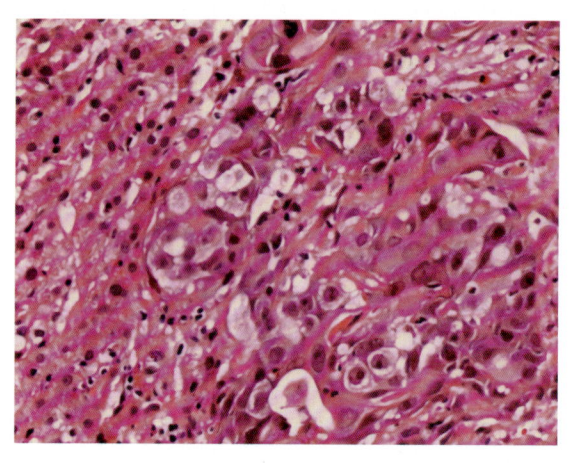

图 5-74　肝内胆管癌，HE

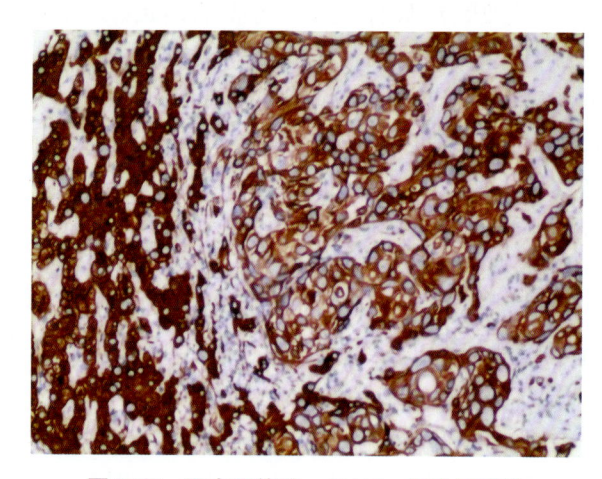

图 5-75　肝内胆管癌，CK18，细胞质阳性

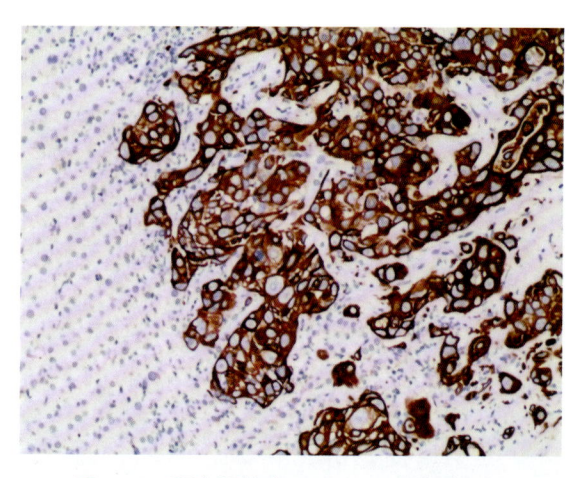

图 5-76　肝内胆管癌，CK19，细胞质阳性

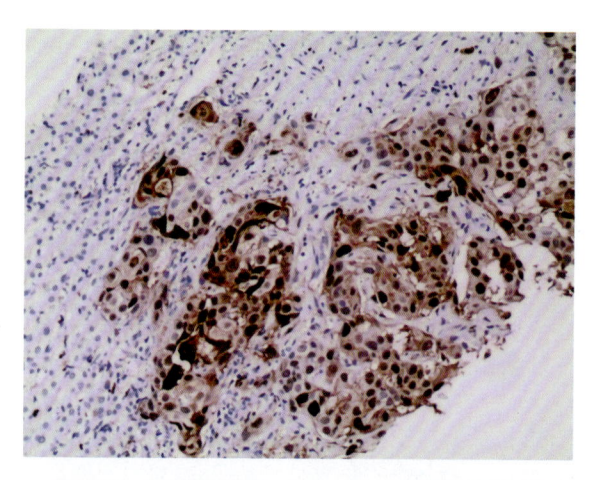

图 5-77　肝内胆管癌，S-100P，细胞核/质阳性

肝细胞癌的分子分型：HCC的分子亚型大致可以分为两类，即增生型和非增生型。增生型最常见于HBV感染患者，这一类型的分子和组织学特征包括：血清中AFP水平较高、癌细胞分化程度低、恶性程度更高，患者预后更差。染色体不稳定、*TP53*突变和癌症信号通路的激活（如RAS-MAPK通路、AKT-mTOR通路）。此外，增生型HCC含有大量与不良预后相关的基因标签。非增生型一般是HCV感染或酒精性肝病所致，患者预后相对较好，HCC含有更多的*CTNNB1*突变，其基因表达模式与正常肝细胞类似。高达25%的该类型患者WNT信号转导通路被激活，包括上调目的基因（如*GLUL*或*LGR5*），并且具有较好的免疫应答。

肝内胆管癌（ICC）的分子分型：ICC可发生*KRAS*、*TP53*、*CDKN2A*、*AMAD4*和编码PI3K信号通路的*IDH1/2*突变等，其中*IDH1/2*、*KRAS*、*TP53*、*PTEN*、*ARID1A*、*EPPK1*、*ECE2*和*FYN*是ICC最常见的突变基因。依据基因表达谱及信号转导通路差异可将ICC分为增殖型和炎症型两类。增殖型主要以RAS/MAPK、MET、EGFR、ERBB2、NOTCH等细胞增殖相关信号转导通路过度激活为特征，肿瘤侵袭性更强；炎症型则以IL、趋化因子等信号分子的富集和STAT3持续表达为特征，预后较增殖型好。成纤维细胞生长因子受体2（FGFR2）、异柠檬酸脱氢酶（IDH）1/2等异常亦可能与ICC预后相关。

（5）鉴别诊断（表5-20）

1）肝细胞异型增生：在HCC的早期诊断方面，尤其是异常增生性结节与早期HCC的鉴别，联合应用免疫标志物GPC3、HSP70和GS具有重要价值，3个免疫标志物中2项阳性则诊断为HCC。若三者阴性，72.2%为异型增生，仅3.1%为HCC。

2）肝细胞癌与肝内胆管癌的鉴别：免疫组化对两者的鉴别有帮助，推荐选择AFP、Arg-1、HepPar1、BSEP、MOC31、EMA（MUC1）、CK7、CK19等。一般认为，CK7、CK19、CK20及MOC31是否定HCC的较好指标，CK19的阳性表达率小于10%，一般可作为HCC的排除诊断免疫标志物。在少数HCC中，CK19和CK7也可表达，而表达时则提示患者预后不良。

3）与转移性腺癌的鉴别：确定肝细胞来源的标志物包括Arg-1、HepPar1、AFP、HSP70、GPC3、CD10等阳性支持HCC诊断，对排除ICC和转移性腺癌非常有意义。目前有少量报道HCC可异常表达SATB2、CDX2、CDH17、CK20和CK19等肠道分化的标志物，在低分化肝细胞癌和非肝细胞肿瘤，尤其是胃肠道转移性癌的鉴别时，应注意采用广泛的肝细胞标志物（如HepPar1、Arg-1和GPC3），对于准确诊断至关重要。

表5-20 肝上皮性肿瘤的诊断与鉴别

	AFP	HSP70	GPC3	GS	CD34	CEA	CK18	CK19	其他
肝细胞癌	+/-	+	+	+	+	小管+	96%+	-/+	Arg-1、HSP70等阳性
肝内胆管癌	-	-	-	-	-	细胞质+	97%+	+	CEA+，CK18和CK19双表达
肝细胞腺瘤	-	-	-	-	-	-	+	-	CD34、GPC3等阴性
肝母细胞瘤	+	+	+	+	+	+	+	+	多方向分化
神经内分泌癌	-	-	-	-	-	-	-	-	CgA、Syn阳性
转移性腺癌	-	-	-	-	-	细胞质+	+	+	器官特异性标志物阳性

注：+，阳性；-，阴性。

六、胆道系统肿瘤的诊断与鉴别

1.抗体选择　CK7、CK19、CK20、CEA、MUC1、MUC2、MUC6、S-100P、IMP3、MDM2、DPC4、p53、Ki-67。

2.注释

（1）胆道系统肿瘤（BTC）主要包括胆囊癌（GBC）和胆管癌（CC），约占所有消化系肿瘤的3%，绝大多数为腺癌，侵袭性强，预后极差。

（2）胆囊癌是指发生于胆囊（包括胆囊底部、体部、颈部及胆囊管）的恶性肿瘤。胆囊癌的临床特点是易侵犯肝脏、较早发生淋巴结转移和神经浸润。

1）根据2019版WHO分类胆囊癌最常见的病理学类型为腺癌（包括腺癌-NOS、肠型、胰胆管型），其他还包括透明细胞癌、浸润性癌伴黏液性囊性肿瘤、黏液腺癌、低黏附性癌、浸润性癌伴囊内乳头状肿瘤、鳞状细胞癌、未分化癌、腺鳞癌等（表5-21）。

2）免疫组化表型：胆囊腺癌表达CK7、CK19、CA125、CA19-9及CEA，MUC1和MUC6阳性。CK20、CDX2及PAX8阴性，DPC4表达缺失是肝外胆管来源肿瘤的相对特异指标。

3）分子遗传学改变：主要涉及 *TP53*、*KRAS* 突变和 *p16* 基因失活，微卫星不稳定性，以及ErbB家族基因（*HER2*、*ERBB3*、*ERBB4*）、PI3KCA/AKT、CTNNB1、MET、PTEN、NOTCH、SMAD4/DPC4等。

4）胆囊癌需要与胆囊息肉、胆囊腺瘤、胆囊腺肌瘤、肝癌侵犯胆囊、肝门胆管癌与萎缩性胆囊炎等疾病相鉴别。在胰胆管非肿瘤上皮中一般不表达p21、CyclinD1、S-100P和p53，而上述标志物以及糖蛋白（CEA、B72.3、Villin、CA125、CA19-9）随着细胞异型增生程度而增高，有助于良性与恶性病变的鉴别。

（3）胆管癌：是指因胆管细胞发生变异的胆管上皮恶性肿瘤。依照解剖位置不同将其分为肝内、肝门、远端，其中发生在肝门及远端的胆管细胞癌又被称为肝外胆管细胞癌（ECC），而发生于左右肝管汇合部以上胆管的恶性肿瘤称为肝内胆管细胞癌（ICC）。

1）与胆囊癌不同，ECC通常较早出现阻塞性黄疸，形态学上最常见的也为胰胆管型腺癌，也可发生其他类似于胆囊癌的其他类型的癌。前驱病变有胆管上皮内瘤变或导管内乳头状瘤。

2）免疫组化表型：CK7和CK19表达以及CK20阴性可能提示肿瘤的起源，也是病理组织学鉴别诊断和免疫组化检测中应用较多的指标。近年研究发现MUC4、KL6黏蛋白、SMAD4和游离脂肪酸受体4（FFAR4/GPR120）在胆管癌组织中有高表达，可作为区分肝内胆管癌组织和肝细胞癌组织的有效诊断指标。

3）分子病理：胆道肿瘤中有较多的基因突变。目前研究较多的相关分子突变包括 *TP53*、*KRAS*、*ERBB*家族、*PIK3CA/AKT*、*MET*、*FGFR2*、*PTEN*、*STAT3*、*NOTCH*、*SMAD4*、*ROBO2*、*PEG3*、*CDKN2A* 和 *RAT* 等。ICC和ECC可有一些共同的基因改变如 *TP53*、*KRAS*、*SMAD4/DPC4*、*ARID1A* 和 *GNAS* 等，但ECC可有一些特征性的改变，包括 *PRKACA/B* 融合基因、*ELE3* 突变、*ARID1B* 突变、*MDM2* 扩增等。

表5-21 胆道系统恶性肿瘤的诊断与鉴别

组织学亚型	病变特点	分子免疫表型或注释
胆囊癌	最常见的类型为胰胆管型腺癌，形态学上类似于胰腺导管腺癌，呈管状结构浸润至固有层以下，嵌入纤维化结缔组织中；而肠型腺癌类似于结肠腺癌，见多数杯状细胞，细长的假复层腺核	CK7、CK19、CEA、MUC1和MUC6阳性，CK20、CDX2阴性，存在 *TP53*、*KRAS* 突变和微卫星不稳定性
肝外胆管细胞癌（ECC）	大多数胰胆管型腺癌类似于胰腺导管腺癌，也可发生其他类似于胆囊癌的癌。可伴胆管上皮内瘤变或导管内乳头状瘤	表达CK7、CK19、S-100P、p53、CEA，*SMAD4/DPC4* 突变，DPC4表达缺失

七、肝母细胞瘤的诊断与鉴别

1.抗体选择　推荐使用Arg-1、HepPar1、AFP、HSP70、GPC3、β-catenin、CK18、CK19、CD34、Vimentin、p53、Ki-67。疑有小细胞未分化型时还需标记波形蛋白和INI1，其他免疫组织化学标志物根据鉴别诊断需要选用。

2.注释

（1）肝母细胞瘤（HB）是儿童最常见的肝脏恶性肿瘤，占儿童肝脏原发性恶性肿瘤的近80%。对5岁以下儿童，如发现腹部包块伴AFP水平显著升高，结合腹部影像学检查，应高度怀疑HB。

（2）HB的分类及病变特点：HB属于胚胎型肿瘤，可由包括胎儿型肝上皮、胚胎型肝上皮、未分化小细胞和间叶成分等在内的多种不同的组织学形态的成分构成。HB可分为完全上皮型和混合性上皮间叶型两大类。完全上皮型（6型）：胎儿型［分化良好的胎儿型（胎儿型伴低核分裂象，诊断标准中的"核分裂象数≤2个/10HPF"）、核分裂活跃的胎儿型（胎儿型伴高核分裂象）］、多形性、胚胎型、巨小梁型、小细胞未分化型（INI阴性、INI阳性）和胆管母细胞型。混合性上皮间叶型（2型）：分为不伴有畸胎瘤样特征和伴有畸胎瘤样特征两类。

HB上皮细胞的分化是一个连续的过程。在这一过程的两端分别是单纯胎儿型及小细胞未分化型，胚胎型介于二者之间。分化最好的单纯胎儿型肝母细胞与正常肝细胞相比，除了体积较小外极为相似，含有多量糖原和脂质，细胞较为透亮，称为"明细胞"，罕见核分裂；分化稍差者则糖原和脂质减少，即所谓的"暗细胞"，可见较少量核分裂。临床上，很少有完全由上述细胞构成的HB，往往这些细胞与胎儿型肝母细胞混合出现。因此，当胎儿型HB中部分细胞出现胚胎型细胞特点时，应诊断为胚胎型HB。胆管母细胞型：该亚型的组织学特征是部分肿瘤细胞呈现胆管分化。这些细胞呈立方状，核圆形伴有较粗的染色质，肿瘤细胞排列成管腔样结构。

混合性上皮间叶型是指除胚胎性肝脏来源的上皮外，还包括其他来源的上皮和间叶来源的肿瘤成分，进一步又分为不伴有畸胎瘤特征（即经典的混合性上皮间叶型。这种类型的HB中除了可见上皮性HB区域外，还可见各种成熟或不成熟的间叶成分，最常见的间叶成分是骨样组织、软骨组织和横纹肌）和伴有畸胎瘤特征（指HB中出现在经典的混合型中看不到的非肝来源的上皮成分，如原始内胚层、神经管样结构、黑色素、鳞状上皮和腺上皮等异源性成分等）。

（3）免疫组化特点：HB不同程度表达AFP、Hepatocyte、GPC3、AE1/AE3、CK8/18、CK19、CK7、Vimentin、β-catenin。上皮型肝母细胞瘤中EMA阳性；小细胞表达CK8/18和Vimentin，不表达AFP和GPC3。INI1可以阴性或阳性。胆管母细胞型：表达胆管上皮标志物（如CK7、CK19等），往往不表达GPC3，β-catenin核阳性，据此可以与胚胎型肝母（GPC3阳性）和增生的良性胆管（β-catenin膜阳性）鉴别。混合型肝母细胞瘤中Vimentin阳性。

（4）分子遗传学改变：已发现HB患者存在第2、8及20号染色体三体和1q转位等染色体表型与结构异常。Wnt信号通路在HB的发生过程中起最重要的作用，大多数HB中有*APC*基因、*CTNNB1*（β-catenin）基因突变，β-catenin细胞核阳性表达。

（5）鉴别诊断（表5-22）：主要与肝细胞癌、胆管细胞癌、其他儿童"小圆蓝细胞"肿瘤等鉴别。小细胞未分化型HB需与其他儿童"小圆蓝细胞"肿瘤包括神经母细胞瘤、淋巴瘤、尤因肉瘤、横纹肌肉瘤和结缔组织增生性小圆蓝细胞瘤相鉴别。免疫组化有助于鉴别诊断，如神经母细胞瘤表达Syn、CgA，淋巴瘤表达CD45，尤因肉瘤表达CD99、Syn、CGA，横纹肌肉瘤表达Desmin，促结缔组织增生型小圆细胞肿瘤可表达CK、EMA、Vimentin、Desmin、NSE等。也可参考"第十一章第十节 具有双向分化型肿瘤"。

表5-22 肝母细胞瘤的诊断与鉴别

肿瘤	病变特点	分子免疫表型特点或注释
肝母细胞瘤（HB）	好发于<5岁儿童。由胎儿型肝上皮、胚胎型肝上皮、未分化小细胞和间叶等多种成分构成。一般而言，HB中可见明暗相间结构，细胞大小形态较一致，细胞间可见髓外造血	不同程度表达AFP、Hepatocyte、GPC3、AE1/AE3、CK8/18、CK19、CK7、Vimentin。存在第2、8及20号染色体三体和1q转位等染色体表型与结构异常。*CTNNB1*/β-catenin基因突变
肝细胞癌	发病年龄较大，常有病毒性肝炎病史。癌细胞之间差别比较大，无明暗相间结构和髓外造血	血窦血管化表达CD34，不表达CK7、CK19。伴*TP53*、*ARID1A*、*CDKN2A/RB*及β-catenin/*AXIN*等突变
胆管母细胞型HB	与胆管细胞癌鉴别。后者往往表现为典型的腺癌结构，促纤维增生明显，易与HB鉴别	胆管细胞癌：表达胆管上皮标志物（如CK7、CK19、CEA等），不表达GPC3、HepPar1、AFP、β-catenin（核）
"小圆蓝细胞"肿瘤	结合肿瘤发生部位、仔细寻找肝细胞分化痕迹、髓外造血有助于HB的诊断	根据鉴别诊断需要选用相对应的标志物免疫组化有助于鉴别诊断，如CK、LCA、S-100、Desmin等
肝脏畸胎瘤	包含至少2个或以上胚层组织或结构的肿瘤	畸胎瘤一般没有胎儿型或胚胎型HB区域

续表

肿瘤	病变特点	分子免疫表型特点或注释
肝间叶性错构瘤（MHL）	由胆管细胞、肝细胞、簇状小管、丰富的黏液基质以及散在的星形细胞构成，细胞无异型性	其间的胆管样结构CK7及CK19阳性，肝细胞岛呈CK8/18及HerPar1阳性，AFP阴性。Ki-67阳性指数<1%
肝胚胎性横纹肌肉瘤	5岁以下儿童多见，主要由不同阶段的横纹肌母细胞及原始间叶细胞构成	表达Desmin、MyoD1、Myogenin等，存在染色体11p15.5等位基因的缺失
肝未分化胚胎性肉瘤	黏液基质中散布未分化的不规则梭形或星形细胞，散在大的多形性或瘤巨细胞，异型性明显	表达Vimentin和AAT，少数Desmin、MSA和CK表达，而AFP、HerPar1阴性，可存在 TP53 基因突变

八、肝转移性肿瘤

1.肝脏是许多恶性肿瘤最易转移的靶器官之一，与肝内原发肿瘤相比，转移性肿瘤所占比例较高。肝转移瘤通常表现为多灶性病变，但也可表现为单个病灶、融合性病灶或全肝弥漫性病灶。

2.肝转移性肿瘤与某些肝原发肿瘤在组织学形态上具有一定的相似性，而治疗及预后却有很大的不同，因此鉴别肝转移性肿瘤病理类型及来源显得尤为重要。在肝硬化背景下发现的孤立性病变首先被认为是肝癌，而在肝外恶性肿瘤患者中发现的非肝硬化背景下的多个病灶为肝转移瘤的可能性更大。肝转移性肿瘤的明确诊断在基于形态学特点的同时必须结合患者的临床病史、影像学等资料，并且辅助以必要的免疫组化标志物，部分病例可加分子检测得以确诊。

3.病理类型：几乎所有实体性肿瘤特别是胃肠道肿瘤、乳腺癌、肺癌、泌尿生殖道癌、黑色素瘤、肉瘤等均可转移至肝，尤以消化道和盆腔恶性肿瘤多见。其中，女性主要考虑结肠、乳腺和肺；男性主要考虑结肠、肺和前列腺。

4.免疫组化标志物选择（表5-23）

（1）确定肝细胞来源的标志物：包括Arg-1、HepPar1、GPC3和AFP等阳性支持HCC诊断。

（2）胆管细胞癌标志物：CEA、CK7、CK19、CK20、S-100P阳性，DPC4表达缺失。

（3）转移性腺癌：CK7、CK20、Villin加相关器官特异性标志物（详见第二章第一节"二、组织器官相对特异性标志物，表2-2"）。怀疑消化道来源肿瘤则可以加做CDH17、CEA、CDX2、β-catenin和SATB2等；怀疑乳腺来源的肿瘤，可以加做GATA3、乳球蛋白、ER、PR（阳性）；怀疑肺组织来源者建议加做TTF-1、NapsinA等；怀疑前列腺癌肝转移的病例可增加PSA、PAP、P501S和NKX3.1等免疫组化标记辅助鉴别。

（4）转移性鳞状细胞癌：p16、EBER、CK5/6、p63/p40，考虑胸腺来源加CD5、CD117可阳性。口咽、宫颈和外生殖器等部位的鳞癌多与高危HPV相关，加p16和HPV原位杂交。

（5）肝转移性神经内分泌肿瘤：肝原发性神经内分泌肿瘤发病率极低，临床无特异性的表现，确诊十分困难，必须要排除胃肠道、胰腺等常见原发器官后，依据病理学检查才能最终诊断。免疫组化表型与其他器官发生的神经内分泌肿瘤一致，表达CK、CD56、Syn和CgA等，故目前病理和免疫组化检测常无法区分原发性和转移性肝脏内分泌肿瘤，均建议排除转移瘤后才能作出诊断。

特殊部位肿瘤相关特异性标志物（详见第十四章第一节"神经内分泌肿瘤的标志物，表14-1"）对确定转移性神经内分泌肿瘤的来源可能有一定的作用。CK7和CK20有助于探索原发部位不明的转移性神经内分泌肿瘤的来源；TTF-1阳性提示来源于肺、甲状腺；CDX2阳性提示来源于肠或胰腺；PAX8阳性提示来源于胰腺或直肠。

（6）转移性胃肠道间质瘤（GIST）：肝脏是GIST常见转移部位，肝转移性GIST病理组织学特点、免疫组化表型和原发灶相似，诊断主要依据CD34、CD117和DOG1弥漫阳性表达，必要时加分子检测（如 KIT、PDCFRA、SDH 基因等）。

（7）肝内胆管癌和转移性胰腺导管腺癌的鉴别诊断（表5-24）：胰腺导管腺癌与胆总管、胆囊腺癌的免疫表型基本相似。有研究选用一组抗体S-100P、MUC5AC、Maspin、CK17、IMP3和pVHL，可有效区分肝内胆管癌（ICC）和转移性胰腺导管腺癌（PDA）：当pVHL阳性/S-100P、MUC5AC、CK17阴性时提示ICC；当S-100P、MUC5AC、CK17阳性/pVHL阴性和S-100P、CK17阳性/pVHL、MUC5AC阴性时提示PDA；IMP3阳性也支持PDA诊断。IMP3在ICC、PDA患者中均有90%表达阳性。

表5-23 肝癌与转移性腺癌的鉴别

	肝细胞癌	胆管细胞癌	胰腺导管腺癌	结肠腺癌	乳腺癌	肺腺癌	前列腺癌	卵巢腺癌
HepPer1	+	-	-	-	-	-	-	-
AFP	+	-	-	-	-	-	-	-
CK18	+	+	+	+	+	+	+	+
CK19	-	+	+	+	+	+	+	+
pCEA	毛细胆管+	+	+	+	+/-	+	-	+/-
CD10	毛细胆管+	-	-	-	-	-	-	-
CDX2	-	-/+	-	+	-	-	-	-/+
TTF-1	-	-	-	-	-	+	-	-
PSA	-	-	-	-	+/-	-	+	-
PAP	-	-	-	-	-	-	+	-
GATA3	-	-	-	-	+	-	-	-
CK7	-	+	+	-	+	+	-	+
CK20	-	+	+	+	-	-	-	-

表5-24 肝内胆管癌和转移性胰腺导管腺癌的鉴别诊断

肿瘤类型	CK7	CK20	S-100P	MUC5AC	CK17	CDH17	SATB2	pVHL	Maspin
肝内胆管癌	++	-/+	27%+	12%+	12%+	-	-	71%+	100%+
胰腺导管腺癌	-/+	++	95%+	67%+	60%+	-/+	-	5%+	73%+
转移性胃肠腺癌	+	+	/	+	+	+	-	/	/
转移性结肠腺癌	-	+	/	-/+	+/-	++	++	/	/

注：pVHL，辅助肝内胆管细胞癌的诊断（71%阳性，胆囊及肝外胆管腺癌<10%阳性，胰腺癌阴性），胰腺浆液性囊腺瘤阳性。
+，阳性；-，阴性；/，未知。

第六节 胰腺肿瘤

一、正常胰腺组织及其肿瘤的免疫组化表型

胰腺实质由外分泌部和内分泌部两部分组成。外分泌部为浆液性复管泡状腺，分泌胰液，内分泌部是散在于外分泌部之间的细胞团，称胰岛。人胰岛主要由A、B、D、PP四种细胞组成。小叶间结缔组织中有导管、血管、淋巴管和神经。胰腺肿瘤相关的标志物，按其肿瘤细胞分化方向可分为三大类：导管、腺泡和神经内分泌。根据组织分化不同可用不同的标志物进行标记（图5-78，表5-25）。

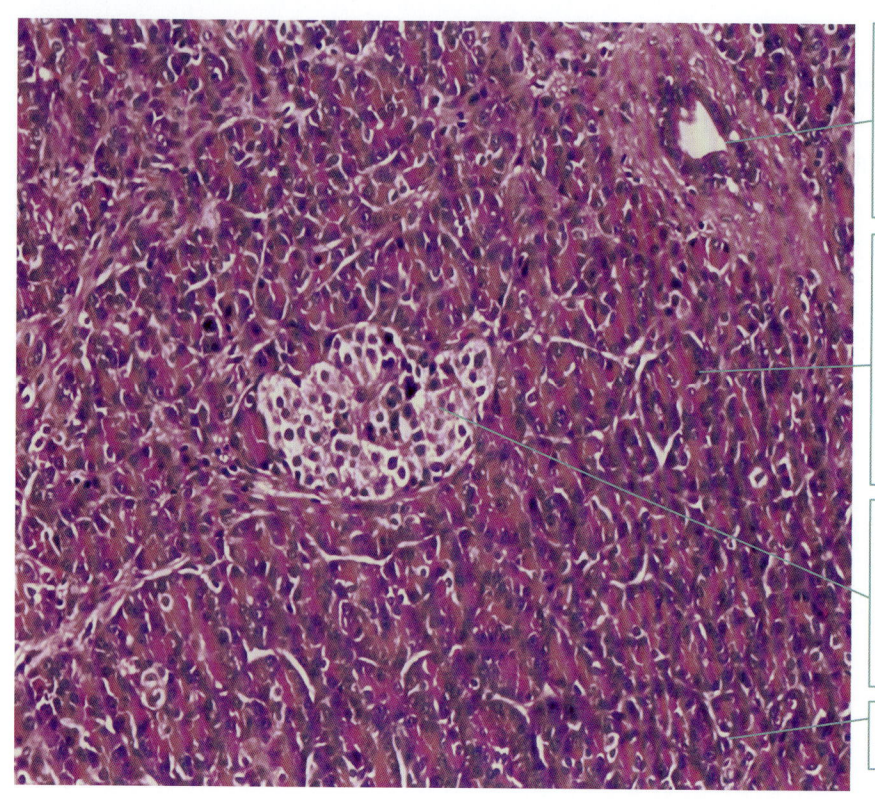

图 5-78　正常胰腺组织学结构及免疫表型

图中标注：

导管细胞
表达CK7、CK8、CK18、CK19、CAM5.2、CKpan、CK-H、EMA，产生黏液，不同程度表达MUC1、MUC6、CA19-9、CDH17；CEA、CK20、酶及神经内分泌标志物、MUC2、MUC5AC阴性

腺泡细胞
表达CK8、CK18、CAM5.2、Inhibin、EMA、胰酶标志物（AAT、AACT及弹性蛋白酶）/胞质内含酶原颗粒（PAS/PASD+）、P16+；不表达CDH17、AE1、CK7、CK19、CK20、CEA、糖蛋白MUC家族标记（DUPAN-2、CEA、CA19-9和MUC）及神经内分泌标志物/胰腺癌DPC4、P16缺失或失活

胰岛细胞
α（胰高血糖素+）、β（胰岛素+）、δ（生长抑素+）、PP细胞（胰多肽+）、神经内分泌标志物、PDX、ISL1、CD99、PR阳性；一般不表达CK，少数CAM5.2阳性/各种酶阴性

散在神经内分泌细胞
神经内分泌标志物阳性

表 5-25　胰腺肿瘤相关标志物免疫组化指标

标志物	阳性定位	注释
与导管分化（腺样分化）相关的标志物		
细胞角蛋白	细胞质	正常胰腺导管细胞及肿瘤表达CK7、CK8、CK18、CK19，还可表达34βE12、CK20、CK17；其中CK7、CK17、CK20共同表达是胰腺导管腺癌和胆管细胞癌比较特异的表达方式。腺泡细胞和胰岛细胞一般只表达CK8和CK18，CK7阴性
EMA/CEA 等	细胞质	胰腺导管腺癌也表达EMA、CEA、CA19-9、CA125等
Mucin	细胞质	免疫表型："MUC1+/MUC2-/MUC5AC+"独特地出现在胰腺导管癌和胆管上皮癌中，而在多数乳腺癌、肺癌、肾细胞癌、膀胱癌、卵巢癌和子宫内膜癌中表现为"MUC1+/MUC2-/MUC5AC-"
IMP3	细胞质/核	IMP3是胰岛素样因子RNA结合蛋白家族中的一员，IMP3在许多恶性肿瘤（如肺癌、胰腺癌、卵巢癌、结肠癌、膀胱癌、胃癌、乳腺癌等）中呈高度表达，且其表达与肿瘤的恶性程度及预后不良相关，IMP3在正常食管上皮组织中大多均呈阴性表达；IMP3蛋白在胰腺癌中高表达，而在胰腺良性肿瘤、胰腺炎性病变或正常胰腺组织中不表达，故被推荐于胰腺导管腺癌的鉴别
S-100P	细胞核	在胰腺导管癌中肿瘤细胞几乎100%阳性表达，反之良性导管和腺体不表达。S-100P抗体对于胰腺穿刺活检判断是导管癌还是良性导管病变非常有帮助
与腺泡分化相关的标志物		
胰酶	细胞质	腺泡细胞分化的特异性标记，包括抗胰蛋白酶（AAT）、抗胰糜蛋白酶（AACT）等
与神经内分泌有关的标志物：INSM1、CgA、Syn、CD56等，CD56在胰腺SPT中的表达较稳定，而在ACC中少有表达		
与肿瘤特异性相关的标志物		
CD99	核旁逗点状	CD99在实性假乳头状肿瘤（SPT）中呈特异性的核旁逗点状表达，这与以往CD99常见表达部位显著不同。在绝大多数胰腺其他肿瘤及正常胰腺组织中，CD99仅表达于细胞膜，少数病例可呈细胞膜和细胞质同时表达

续表

标志物	阳性定位	注释
E-Cadherin（E-Cad）	细胞膜/质	在正常胰腺组织中，E-Cad主要定位于正常导管上皮和腺泡细胞膜上，E-Cad在胰腺SPT细胞膜上的表达缺失，而在胰腺导管腺癌、神经内分泌肿瘤（NET）和腺泡细胞癌（ACC）中，E-Cad几乎总是不同程度的细胞膜阳性表达，故在胰腺肿瘤的鉴别诊断中有一定的应用价值
β-catenin	细胞核/质	在胰腺SPT中可出现细胞质和核内的积聚，并发现其与外显子3中一个碱基发生了突变有关
CD10	细胞质	在所有SPT瘤细胞质中呈强阳性表达，而在NET和ACC中罕有表达
EGFR、HER2	细胞膜	对于指导应用酪氨酸酶抑制剂治疗胰腺癌具有一定的意义
DPC4	细胞质/核	约50%的胰腺癌存在胰腺癌缺失基因（*DPC4*）缺失或失活，对胰腺肿瘤良恶性鉴别有意义

二、胰胆管上皮内瘤变的诊断与鉴别

1.抗体选择　CEA、CK20、Villin、黏蛋白（MUC1、MUC2、MUC4）、p16、p53、DPC4、S-100P、CyclinD1、IMP3和Ki-67。必要时加分子检测。

2.注释

（1）胆道、胰腺解剖毗邻，共享胚胎起源。胆、胰肿瘤及其瘤前病变具有相似的组织学、免疫组化特征，以及与胆管癌（CCA）及胰腺导管腺癌（PDAC）多步骤致癌相关的类似分子改变。胰腺上皮内瘤变（PanIN）目前分为低级别（包括先前分类中的PanIN-1/-2）与高级别（即先前分类中的PanIN-3），与胆管上皮内瘤变（BilIN）的内涵基本相似（表5-26）。

（2）在胰胆管非肿瘤上皮中一般不表达p21、CyclinD1、S-100P和p53，而上述标志物，以及糖蛋白（CEA、B72.3、Villin、CA125、CA19-9）和Ki-67随着细胞异型增生程度而增高，有助于良性与恶性病变的鉴别。胰腺上皮内瘤变（PanIN）的免疫组化表型与胰腺浸润性导管癌相似，多表达EMA/MUC1、MUC4和MUC5AC，不表达MUC2。

（3）分子检测也有助于鉴别。常见的突变癌基因的激活（包括*KRAS*），肿瘤抑制基因的失活（*CDKN2A/INK4A*，*TP53*和*SMAD4*）。研究结果表明：PanIN-1中可检测到*KRAS*基因突变，PanIN-2中开始检测到*CDKN2A*基因突变，*CDKN2A*的失活导致细胞p16蛋白的丢失；而*TP53*和*SMAD4*这两种基因的突变失活则只在PanIN-3和侵袭性胰腺癌中检测到。这对于胰腺癌早期诊断和及时治疗可能具有一定的指导意义。

表5-26　胰胆管上皮内瘤变的诊断与鉴别

肿瘤	病变特点	分子免疫表型或注释
胆管上皮内瘤变（BilIN）	低级别上皮内瘤变：细胞轻度至中度异型，极性相对存在，局灶假复层排列，细胞核稍大深染但核膜不规则，并可见各种上皮化生改变。高级别上皮内瘤变：细胞异型性明显，细胞极性相对存在，可轻度或灶性紊乱，细胞可多形，核增大，核膜不规则，但没有足够证据表明为恶性	表达CEA、S-100A4、CA19-9和p53。Villin、CEA、p53、S-100P、p21、CyclinD1、MUC1和Ki-67增殖指数，随着细胞增生程度而增高，而SMAD4表达下调，在胆管非肿瘤上皮中不表达p21、CyclinD1、S-100P和p53。MUC5AC表达水平在BilIN中均较高。另外，BilIN偶有肠上皮化生、MUC2呈局灶表达却未见于PanIN。约30%的BilIN发生*K-RAS*突变
胰腺上皮内瘤变（PanIN）	低级别上皮内瘤变：呈扁平或乳头状，导管上皮细胞黏液化生伴轻度至中度异型，上皮细胞高柱状，局灶假复层排列。高级别上皮内瘤变：病变多为乳头状或微乳头状，扁平病变少见，上皮重度异型性，管腔内上皮出芽或呈筛状排列，可见坏死及异常核分裂	反应性增生的腺体和低级别PanIN一般不表达肿瘤相关糖蛋白（CEA、B72.3、CA125）、MUC4、CyclinD1、IMP3、p21、Galectin3、p53、MC、Claudin4和S-100A4等。以上标志物可表达于高级别PanIN和腺癌，同时SMAD4表达丧失。黏蛋白除不表达MUC2外，与BilIN相似。最常见的突变基因为*K-RAS*（>90%），晚期有*p53*、*DPC4/SMAD4*和*BRCA2*基因突变

三、原发性胰腺肿瘤的分类和病理诊断思路

1. 抗体选择　导管分化标志物（CK19、CA125、CEA、MUC1、SMAD4/DPC4、p16）、腺泡分化标志物（胰蛋白酶、AAT、AACT、BCL10）、内分泌分化标志物（INSM1、CgA、Syn、CD56）及其他（β-catenin、CD99、CD10、E-Cad）加Ki-67。

2. 注释

（1）胰腺肿瘤分类及病变特点：2019版消化系统肿瘤WHO分类中，胰腺肿瘤包括外分泌肿瘤和内分泌肿瘤两部分。胰腺肿瘤外分泌肿瘤大致可分为：胰腺导管腺癌[包括导管腺癌（NOS）、胶样癌、低黏附性癌、印戒细胞癌、髓样癌、腺鳞癌、肝样腺癌、大细胞癌伴横纹肌样表型、未分化癌（NOS）和未分化癌伴破骨样巨细胞]、胰腺导管内肿瘤[包括导管内乳头状黏液性瘤（IPMN）、导管内管状乳头状肿瘤（ITPN）和导管内嗜酸性乳头状肿瘤（IOPN）三类]、腺泡细胞肿瘤（包括腺泡细胞囊腺癌）、胰腺浆液性肿瘤（包括浆液性囊腺瘤、浆液性囊腺癌）、黏液性囊性肿瘤、胰腺实性-假乳头状肿瘤等（表5-27）。

（2）大部分的胰腺肿瘤是浸润性导管腺癌，而其他较常见的肿瘤类别每一类仅占1%～5%，包括部分可治疗的胰腺肿瘤，因此正确识别非常重要。胰腺导管内肿瘤和胰腺囊性肿瘤详见后述。

表5-27　原发性胰腺肿瘤的组织学分型和病变特点

组织学亚型	病变特点	分子免疫表型特点或注释
胰腺导管腺癌	呈管状或腺样结构，伴有丰富的纤维间质，上皮呈假复层，癌细胞核极向消失。可分为高分化、中分化和低分化（图5-79～图5-82）	表达CA19-9、CEA、CK7、CK8/18和CK19，过表达EGFR、HER2。MUC1、MUC3、MUCA和MUC5AC阳性。存在*CTNNB1*、*KRAS*、*PT53*、*p16*、*SMAD4*、*BRCA*等基因突变，DPC4/SMAD4表达缺失
腺泡细胞肿瘤	瘤细胞质量中等，有时胞质丰富，尖端为嗜酸性颗粒状，呈实性片状和腺泡状形式排列，间质反应轻微，几乎无间质	瘤细胞表达胰蛋白酶、AAT、AACT、胰脂肪酶一般为阳性，CK7和CK19阳性；PASD阳性。有较高频率的CpG岛异常甲基化、APC/β-catenin基因突变和染色体11p等位基因丢失。PAS染色能显示酶原颗粒
胰母细胞瘤	形态学特征类似于胚胎期胰腺。以腺泡分化为主，可有不同程度的内分泌和导管分化，有鳞状小体形成	免疫组化可显示腺泡、导管及内分泌分化的迹象。CK8/18、CK19、CEA和胰蛋白酶阳性，而CK7阴性。因APC或β-catenin基因突变可出现特征性的β-catenin细胞核表达
胰腺实性-假乳头状肿瘤	由实性区、囊性假乳头状结构及假乳头结构混合组成。瘤细胞黏附性差，大小较一致，常有纵沟，胞质嗜酸性或透明状	特征性β-catenin核阳性，CD99呈特异性的核旁逗点状表达，CD10呈细胞质强阳性；也可表达腺泡（胰酶）和导管分化标志物（CK7、CK8）及NSE、Syn等；但CgA阴性，E-Cad表达缺失
胰腺神经内分泌肿瘤	依据肿瘤的分泌状态和患者的临床表现，分为胰腺功能性神经内分泌肿瘤和胰腺非功能性神经内分泌肿瘤	与消化道其他部位的肿瘤相似，表达神经内分泌标志物（CgA、Syn、CD56强表达）、上皮标志物（CKpan、EMA、CEA）和相应的激素（如胰岛素、生长抑素、胰高血糖素等）

（3）胰腺肿瘤分类的免疫组化辅助诊断思路

1）抗体选择（分类套餐）：导管分化标志物（CK19、CA125、CEA、MUC1）、腺泡分化标志物（AAT、AACT）、内分泌分化标志物（CgA、Syn、CD56）及其他（β-catenin、CD99、CD10、E-Cad）加Ki-67。

2）根据大体可分为实性、导管内和囊性三大类：①实性肿瘤：主要包括导管腺癌、腺泡细胞癌、胰母细胞瘤、胰腺神经内分泌肿瘤等。②胰腺导管内肿瘤：包括导管内乳头状黏液性瘤、导管内管状乳头状肿瘤和导管内嗜酸性乳头状肿瘤三类。③囊性肿瘤：主要为浆液性囊腺肿瘤、黏液性囊性腺肿瘤，而胰腺实性-假乳头状肿瘤常为退变的假囊肿。

3）肿瘤细胞分化方向（导管、腺泡或神经内分泌）：有些病例胰腺肿瘤的分化在组织学表现上不明显，免疫组化等其他检查是必不可少的。胰腺肿瘤中最常见的分化方向是导管分化。导管分化的肿瘤可有腺体或小管形成，并有黏液产生。黏液可由组织化学方法经AB-PAS染色显示，被认为是导管分化的标志物。导管分化需要黏液染色、CEA、MUC1、CK19阳性，腺泡分化需要检测到胰腺外分泌酶（AAT、AACT、脂肪酶等），神经内分泌分化需要CgA、Syn及胰腺激素阳性，详见表5-28。

表5-28　细胞分化与胰腺肿瘤类型的关系

细胞分化	功能特征	免疫组化标志物	常见肿瘤
导管分化	产生黏液	表达CK19、CK17、CEA、MUC1；多表达EMA/MUC1、MUC4和MUC5AC，不表达MUC2	导管腺癌、浆液性肿瘤、黏液性肿瘤、导管内肿瘤
腺泡分化	产生酶	表达AAT、AACT和脂肪酶；CEA阴性	腺泡细胞癌
神经内分泌分化	产生多肽类激素	INSM1、CgA、Syn、CD56及胰腺激素阳性	胰腺神经内分泌肿瘤
分化方向未定	不定	表达β-catenin、CD99、CD10、AMACR；也可表达腺泡、导管分化标志物或内分泌标志物等；但CgA阴性，E-Cad表达缺失	胰腺实性假乳头状肿瘤（SPT）
多方向分化	不定	可同时表现为腺泡分化、导管分化或内分泌分化的特征，但以腺泡分化为主	胰母细胞瘤

四、胰腺导管内肿瘤的诊断与鉴别

1.抗体选择　CEA、IMP3、DPC4、黏液标志物（MUC1、MUC2、MUC6、MUC5AC）、CK20和CDX2、p16、p53、Ki-67，加黏液染色。

2.注释

（1）2019版WHO将胰腺导管内肿瘤分为导管内乳头状黏液性肿瘤（IPMN）和导管内管状乳头状肿瘤（ITPN）和导管内嗜酸性乳头状肿瘤（IOPN）三类，进一步把IPMN分为三类，即伴有轻度或中度异型增生的IPMN、伴有高度异型增生的IPMN、伴有浸润性癌的IPMN。第5版WHO分类将IOPN和ITPN这两种病变直接界定为高级别病变。胰腺导管内肿瘤的分类及病变特点详见表5-29。

（2）鉴别诊断：ITPN和IPMN作为胰腺导管内肿瘤的亚型，有相同的临床特点及影像学表现。显微镜下都可以有管状和乳头状生长方式，二者的主要鉴别点：IPMN细胞外黏液更加丰富，呈各种简单或复杂乳头状及指状结构为主，坏死不明显，MUC5AC通常阳性，而ITPN大部分为阴性。部分胰胆管型IPMN与ITPN难以分开。如黏液相对较多，上皮有低级别形态，MUC5AC表达等倾向于IPMN。

表5-29　胰腺导管内肿瘤的分类及病变特点

组织学亚型	病变特点	分子免疫表型特点或注释
导管内乳头状黏液性肿瘤（IPMN）	肿瘤位于胰腺大导管内，囊壁有乳头状突起，被覆增生的黏液上皮细胞（分低级别、高级别），常有大量的黏液聚集	表达CK7、CK-L、CEA和CA19-9，黏液表型：胃型（MUC6、MUC1、MUC5AC）、肠型（MUC2、CK20和CDX2）和胰胆管型（MUC1）。常见*KRAS*、*GNAS*和*RNF43*基因突变
导管内嗜酸性乳头状肿瘤（IOPN）	表现为复杂的囊乳头状结构，肿瘤细胞具有丰富的嗜酸性颗粒状胞质而不表现明显的黏液分化	表达抗线粒体抗体，MUC5AC阳性；MUC1、HepPar1、AFP灶阳性。腺酶（AAT、AACT等）和神经内分泌标志物阴性。存在*ARHGAP26*、*ASXL1*、*EPHA8*和*ERBB4*等基因突变。PTAH特殊染色阳性
导管内管状乳头状肿瘤（ITPN）	呈乳头状及腺管状生长，小管状腺体或小的腺泡样腺体背靠背密集排列，常常重度异型，形成复杂的乳头状或筛状结构	表达导管上皮分化标志物如CK7、CK19和CEA，MUC1和MUC6阳性，一般不表达腺泡标志物和神经内分泌标志物（CgA、Syn、CD56）以及MUC2、MUC5AC。*KRAS*基因突变较少见

五、胰腺囊性肿瘤的诊断与鉴别

1.定义　胰腺囊性肿瘤（PCN）是以囊性肿瘤性病变为形态学特征的一类胰腺疾病。病变性质包括良性、癌前病变和癌，种类繁多，包括浆液性囊腺瘤（SCN）、黏液性囊腺瘤（MCN）、导管内乳头状黏液性肿瘤（IPMN）、实性假乳头状肿瘤（SPN）、囊性神经内分泌肿瘤、导管腺癌囊性变和腺泡细胞囊腺瘤（腺泡囊性转化）等。在PCN中，又以IPMN发病率最高，其中MCN和IPMN均被视为癌前病变。

2.分子病理诊断　SCN多为良性肿瘤，大部分能够检测到VHL（von Hippel-Lindau）基因突变；IPMN

中能够检测到 *GNAS*、*RNF43*、*KRAS*、*TP53* 和 *SMAD4* 突变；MCN 中能够检测到 *RNF43*、*KRAS*、*TP53* 和 *SMAD4* 突变；大部分 SPN 中能够检测到 *CTNNB1* 基因突变。

3.鉴别诊断　准确区分胰腺囊性肿瘤的病理类型以及确定良性与潜在恶性甚至恶性病变对于治疗策略的选择及预后至关重要。免疫组化和分子病理检测对鉴别诊断有一定的参考价值（表5-30）。

表5-30　胰腺囊性肿瘤的诊断与鉴别

组织学亚型	病变特点	分子免疫表型或注释
导管内乳头状黏液性肿瘤（IPMN）	肿瘤位于胰腺大导管内，囊壁有乳头状突起，被覆增生的黏液上皮细胞（分低级别、高级别），常有大量的黏液聚集	表达CK7、CK-L和CEA。免疫表型可分胃型、肠型、胰胆管型和嗜酸瘤细胞型
浆液性囊腺瘤	由富含糖原的立方状上皮排列并由中央瘢痕呈放射状纤维隔分开，细胞胞质透明、富含糖原，囊内可见乳头、出血	CK-L、EMA、抑制素和MART-1阳性，HMB45阴性。存在VHL基因突变
黏液性囊腺瘤	囊衬复高柱状黏液上皮，腔缘有丰富的胞质，上皮下常有卵巢样间质，上皮细胞伴不同程度异型增生	CEA、CA19-9、MUC5AC阳性，间质细胞常有ER、PR或抑制素阳性
实性假乳头状肿瘤	由形态一致的上皮样细胞构成，瘤细胞黏附性差。以不同比例的实性、假乳头状结构，伴出血坏死及囊性变为特征	具有多向分化的表型。β-catenin（核）、CD10、Vim阳性，CgA阴性
囊性神经内分泌肿瘤	低级别神经内分泌肿瘤可发生囊性变	神经内分泌标志物至少2项阳性表达
腺泡囊性转化	是腺泡上皮和导管上皮的囊性扩张形成的非肿瘤性病变，囊壁被覆的上皮既有腺泡细胞分化又有导管上皮的分化	诊断建立在能够识别出2种上皮成分以及相应免疫组织化学证实的基础上
胰腺假性囊肿	其囊壁无上皮细胞覆盖，可区别于真性囊肿和囊性肿瘤	通常形成于胰腺炎病程中或之后

六、胰腺导管腺癌

1.抗体选择　导管分化标志物（CK19、CA125、CEA、MUC1）、MAD4/DPC4、p16、p53、Ki-67。必要时加腺泡分化标志物（胰蛋白酶、AAT、AACT、BCL10）、神经内分泌分化标志物（CgA、Syn、CD56）或分子检测等。

2.注释

（1）定义：胰腺导管腺癌（PDAC）是一种具有导管分化的浸润性胰腺上皮性肿瘤，是恶性程度最高的肿瘤之一，约占所有胰腺恶性肿瘤的85%。根据其发生在胰腺的部位分为胰头癌、胰体癌、胰尾癌和全胰癌。

（2）病变特点：胰腺导管腺癌分为高分化、中分化和低分化。肿瘤主要由异型细胞形成不规则的，有时是不完整的管状或腺样结构，伴有丰富的纤维间质（图5-79～图5-82）。肿瘤浸润性生长，90%的胰腺导管腺癌可见神经周围浸润，还可浸润周围脂肪、血管和导管等。20%～30%的病例，在癌周胰腺中可见有不同程度的胰腺导管上皮内肿瘤（PanIN）。组织学亚型包括：胶样癌、低黏附性癌、印戒细胞癌、髓样癌（NOS）、腺鳞癌、肝样癌、大细胞癌伴横纹肌样表型、未分化癌和未分化癌伴破骨样巨细胞（伴破骨样巨细胞的未分化癌）等（表5-31）。

（3）免疫组化表型：目前尚无胰腺导管腺癌高度特异的标志物。通常表达CK7、CK8/18、CK19，约25% CK20阳性，大多数表达CA19-9、CEA和B72.3。可表达黏蛋白MUC1、MUC3、MUC4和MUC5AC。这点与黏液癌、壶腹癌、结直肠癌不同，这些癌常表达MUC2。胰腺导管腺癌通常不表达Vimentin、腺泡标志物（胰蛋白酶、BCL10）和神经内分泌标志物（CgA、Syn）。SMAD4/DPC4和p16的核表达缺失率分别为55%和75%，大部分存在 *p53* 突变表达。

（4）分子病理诊断：大多数胰腺癌起源于胰腺上皮内瘤变（PanIN），而后逐步获得基因突变而发展成为胰腺癌，较常见的基因突变包括 *KRAS*、*TP53*、*p16/CDKN2A* 和 *SMAD4* 突变。其中，*KRAS* 基因突变率高达90%以上，是胰腺癌已知的最早且最常见的遗传事件。其他的易感基因包括：*ATM*、*BRCA1*、*BRCA2*、DNA错配修复（MMR）基因、*EPCAM*、*PALB2*、*STK11* 等致病或可能致病的胚系突变。但目前胰腺癌的分子分型还没有一个统一的标准。

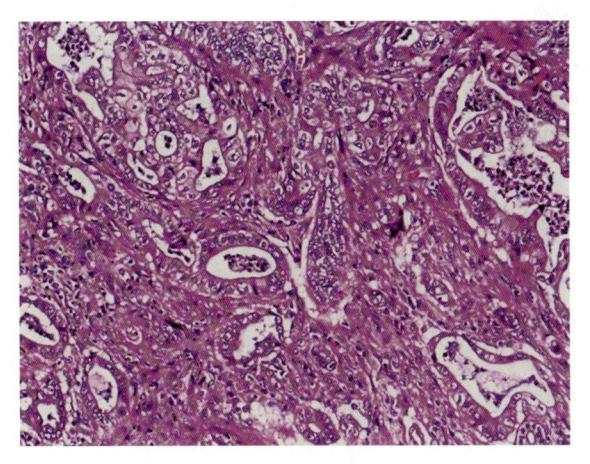

图 5-79　胰腺导管腺癌，HE

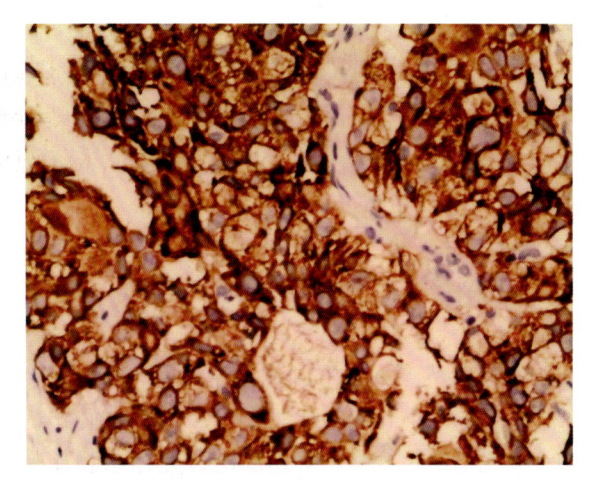

图 5-80　胰腺导管腺癌，IMP3，细胞质阳性

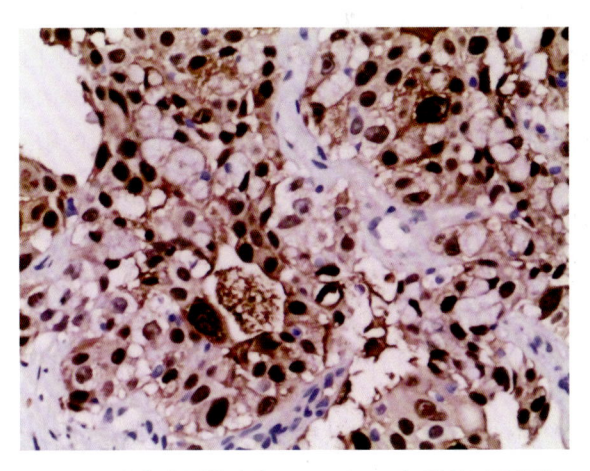

图 5-81　胰腺导管腺癌，S-100P，细胞核/质阳性

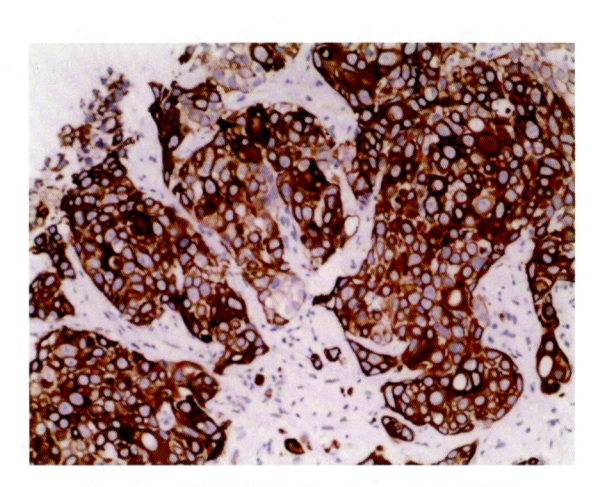

图 5-82　胰腺导管腺癌，CK7，细胞质阳性

表 5-31　胰腺导管腺癌的诊断与鉴别

组织学亚型	病变特点	分子免疫表型或注释
胰腺导管腺癌	主要由异型细胞形成不规则的管状或腺样结构，伴有丰富的纤维间质。常有神经周浸润，可为高分化、中分化和低分化	表达 CA19-9、CEA、CK7、CK8/18 和 CK19，MUC1、MUC3、MUCA 和 MUC5AC 阳性。SMAD4/DPC4 和 p16 的核表达缺失，存在 *CTNNB1*、*KRAS*、*TP53*、*p16*、*SMAD4*、*BRCA* 等基因突变
黏液腺癌	大量黏液产生为特点。间质中可产生黏液池，其中可见散在的恶性上皮细胞	与通常的导管腺癌不同，多为肠型表达，如 CK20、MUC2 和 CDX2 阳性，而 CA125、MUC1 阴性
印戒细胞癌	黏液将细胞核挤向一侧周边，使整个细胞呈印戒状，具有分化差、弥漫浸润	CK7、CK20、MUC2、CDX2 均为阳性，CA19-9、CEA 阳性。诊断之前，应排除转移性病变如胃或乳腺的可能
肝样癌	肿瘤由丰富嗜酸性细胞质的大多边形细胞组成，排列成梁索或腺泡状，血窦分隔	HepPar1、AFP、pCEA 和 CD10 阳性；但 AFP 也可在没有肝样分化特征的胰母细胞瘤、腺泡癌和导管腺癌等中表达
髓样癌（NOS）	很少形成腺管、分化差，具有推挤式边界，合体性生长方式为特征，伴淋巴细胞浸润	存在 CD3 阳性的淋巴细胞浸润。大多数髓样癌具有微卫星不稳定（MSI）及 *BRAF* 基因突变，而无 *KRAS* 基因突变
大细胞癌伴横纹肌样表型	形态类似横纹肌母细胞、黏附性差，有丰富强嗜酸性细胞质，核泡状、偏位，核仁突出	不具备横纹肌母细胞超微结构和免疫表型特征。SMARC（INI1）核表达缺失为其特征，表达 Vimentin 和 CAM5.2
未分化癌	一般无明确的腺管分化，多为实性巢片状浸润生长，梭形、多形、瘤巨细胞混合	CK 染色也提示其上皮性质，网织染色显示有上皮巢状结构，未分化癌中 *KRAS* 突变率与导管腺癌相似
伴破骨样巨细胞的未分化癌	肿瘤细胞为未分化的恶性上皮细胞，其间散在不同大小的破骨细胞样巨细胞	破骨样多核巨细胞表达 CD68、Vim、LCA；单核异型细胞表达 Vim、p16、p53，Ki-67 阳性指数高
混合性癌	混合型腺-神经内分泌癌为腺癌和神经内分泌癌混合构成	混合性癌的诊断标准是各成分至少占病变的 25%～30%。对导管腺癌和（或）腺泡细胞癌和神经内分泌癌的成分均要进行相应的分级

七、胰腺腺泡细胞癌

1.抗体选择　腺泡分化标志物（Trypsin、AAT、AACT和BCL10）、CKpan、Ki-67。必要时加导管分化标志物（CK7、CK19、CEA、MUC1、MAD4/DPC4、p16）、神经内分泌分化标志物（CgA、Syn、CD56）或分子检测等。

2.注释

（1）定义：胰腺腺泡细胞癌（PACC）是具有实性和腺泡结构的恶性上皮性肿瘤，其肿瘤细胞具有产生酶的特点。

（2）病变特点：镜下肿瘤细胞排列成实性、梁索状、筛状。胞质内有嗜酸性细颗粒；核常位于基底部，核仁明显，小叶间纤维性间质少，间质血窦丰富，可有出血、坏死。

（3）免疫组化表型：表达腺泡分化标志物如胰蛋白酶（Trypsin）、AAT、AACT和BCL10等。CKpan、CAM5.2、CA19-9、CK7、CK8/18、CK19、CEA阳性表达；NSE、Syn和CgA呈灶性或散在阳性表达。PAS染色显示胞质中含酶原颗粒。

PACC肿瘤细胞具有分泌的胰酶组织学特征，免疫组织化学可确诊。PACC中，胰蛋白酶，糜蛋白酶、胰脂肪酶一般为阳性，几乎100%的PACC胰蛋白酶阳性，而在导管腺癌或神经内分泌肿瘤均不表达或仅局限于散在的单个细胞。有研究证明，BCL10抗体可作为腺泡细胞及其肿瘤的标志物，具有相当的敏感性和特异性，尤其在穿刺组织中诊断腺泡细胞癌具有非常重要的价值。

（4）分子遗传学改变：PACC是一类异质性较大的疾病，可发生多种基因异常，包括 *BRAF*、*GNAS*、*JAK1*、*BRCA2* 及 Wnt/β-catenin 信号通路中的关键分子。半数PACC存在11p染色体杂合性缺失，25%有APC/β-catenin通路异常，尤其是 *CTNNB1* 激活突变或 *APC* 基因错配突变。全基因组测序显示，PACC主要呈现 *BRCA2* 和 *FAT* 基因突变。PACC通常没有导管腺癌相关的基因异常，包括 *KRAS*、*TP53*、*p16/CDKN2A* 和 *SMAD4* 突变。

（5）鉴别诊断：胰腺腺泡细胞癌诊断主要依据形态学和免疫组化检测结果，常需要与胰腺导管腺癌、胰腺内分泌肿瘤、实性假乳头状瘤、腺泡-内分泌混合型肿瘤及胰母细胞瘤（PBL）等鉴别。确诊依靠病理诊断，其形态学有时与导管腺癌、神经内分泌肿瘤等难以鉴别（详见表5-27）。

因此，借助免疫组织化学套餐十分必要，Trypsin、BCL10、CK7、CK19可联合应用于诊断及鉴别诊断。值得注意的是，约40%的腺泡细胞癌中可见散在的内分泌细胞腺泡细胞癌，特征是阳性细胞为散在分布而不是成片，少量的神经内分泌表达不能否定腺泡细胞癌的诊断。神经内分泌肿瘤弥漫表达突触素、CD56、CgA，而Trypsin染色不表达或仅局限于散在的单个细胞，且不表现胞质的颗粒状强阳性。

八、胰腺实性假乳头状瘤的诊断与鉴别

1.抗体选择　CK、Vimentin、EMA、AAT、AACT、Trypsin、β-catenin、E-Cadherin、ER、PR、CD10、CD99、CD56、CgA、Syn、Ki-67。

2.注释

（1）定义：胰腺实性假乳头状瘤（SPT）是一种少见的低度恶性的胰腺外分泌肿瘤，由低黏附性的上皮细胞构成实性和假乳头状结构，缺乏胰腺上皮分化的特异方向。

（2）病变特点：肿瘤具有独特的组织学改变，由形态一致的上皮样细胞构成，瘤细胞黏附性差。以不同比例的实性、假乳头状结构伴出血坏死及囊性变为特征。其间可见薄壁小血管，靠近血管的瘤细胞实性排列，远离者细胞退变、脱落、形成假乳头结构，没有明确腺管结构形成，间质有不同程度透明、黏液变。瘤细胞胞质透明空泡状或嗜酸，胞质内、外可见淀粉酶消化后PAS染色阳性的嗜酸性小球。

（3）免疫表型：具有多向分化的免疫组化表型。阳性表达CK、Vimentin、AAT、AACT、AR、PR、CD10、CD56、β-catenin、CD117、CyclinD1和CD99等。神经内分泌标志物突触素（Syn）和NSE可呈局灶阳性，而CgA一般为阴性。一般不表达ER、EMA、CEA、AFP、CA19-9、Trypsin等（图5-83～图5-88）。

WHO推荐将β-catenin、CD10、Vimentin、CgA作为SPT的确诊依据。SOX11、TFE3在SPT中呈现高表达，

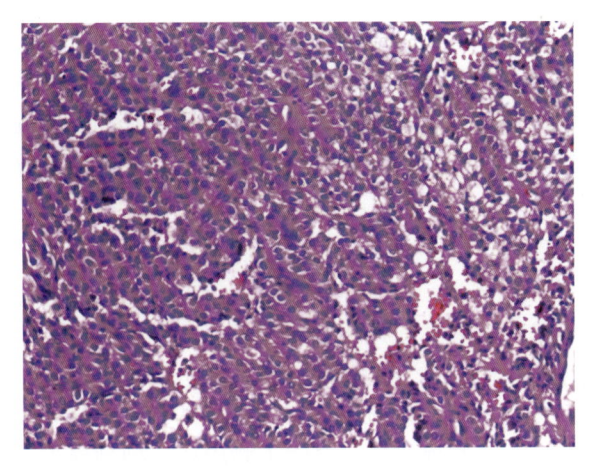

图 5-83　胰腺实性假乳头状瘤（SPT），HE

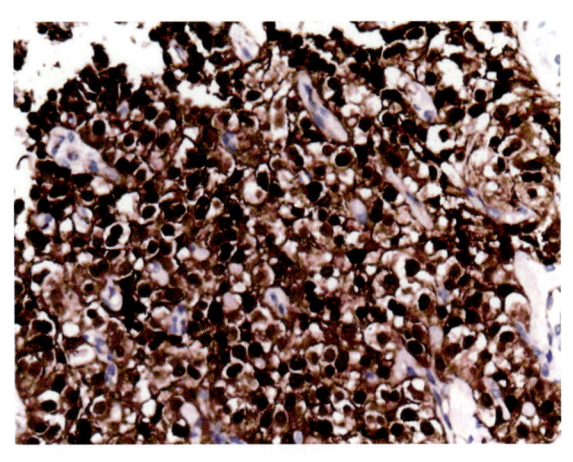

图 5-84　胰腺实性假乳头状瘤，β-catenin，细胞核/质阳性

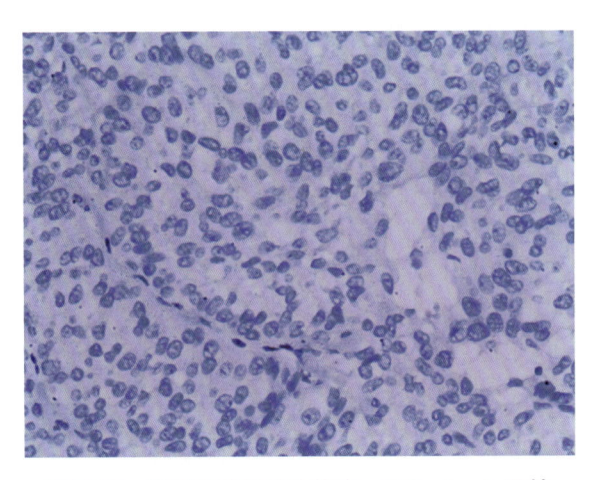

图 5-85　胰腺实性假乳头状瘤，E-Cadherin 阴性

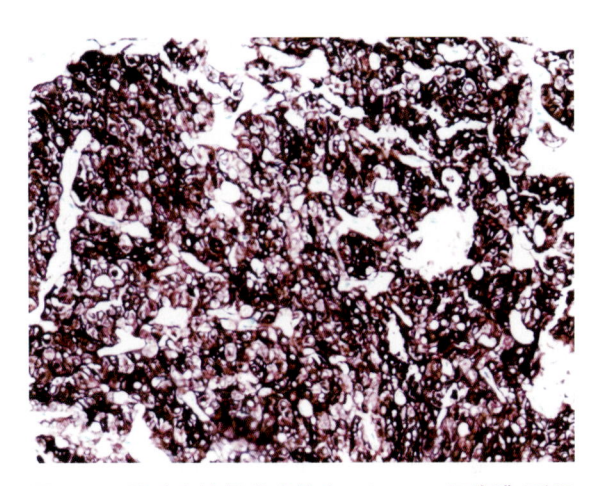

图 5-86　胰腺实性假乳头状瘤，CD10，细胞膜/质阳性

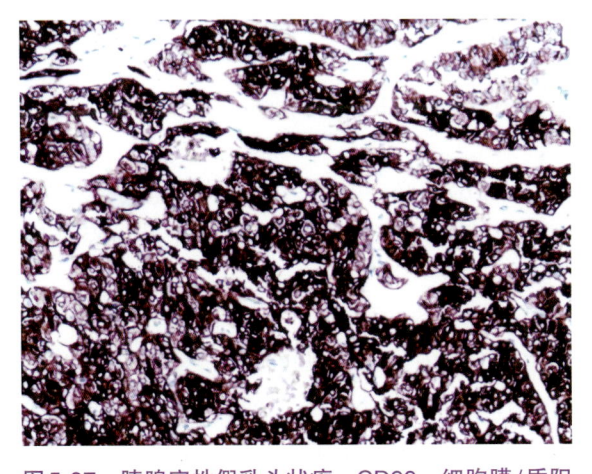

图 5-87　胰腺实性假乳头状瘤，CD99，细胞膜/质阳性

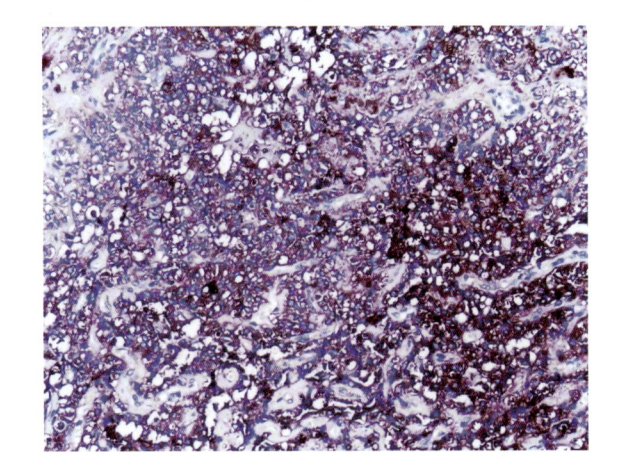

图 5-88　胰腺实性假乳头状瘤，AACT，细胞质颗粒状阳性

β-catenin 与 E-Cadherin 对于诊断 SPN 具有很高的特异性。

（4）分子病理诊断：95%的 SPT 患者有 *CTNNB1* 基因 3 号外显子的体细胞突变，Wnt-β-catenin 信号通路被激活，导致 β-catenin 蛋白在核内异常积聚。基本所有诊断为 SPT 的患者，均呈现 β-catenin 的核质染色阳性。β-catenin 的表达模式与 E-Cadherin 的表达密切相关。E-Cadherin 是介导上皮细胞间相互聚集的黏附分子，SPT 瘤细胞 E-Cadherin 组织化学标志物完全阴性，即不表达，表现为瘤细胞间黏附性差，致使相对应的 β-catenin

片段松解在胞内，呈现异常核质表达。所以，β-catenin与E-Cadherin对于诊断SPT具有很高的特异性。

（5）鉴别诊断：胰腺实性假乳头状瘤是一种好发于年轻女性的低度恶性肿瘤，具有多种组织学结构及多向分化的免疫组化表型，结合临床及病理特征，联合应用免疫组化标记可以对其做出明确诊断。首先需要与胰腺实性假乳头状瘤鉴别的是神经内分泌肿瘤（NET）。其次为与腺泡细胞癌（ACC）、胰母细胞瘤和转移性肿瘤如肾上腺肿瘤、胃肿瘤鉴别（表5-32）。

E-Cadherin与β-catenin及CD10联合应用，是鉴别胰腺实性假乳头状瘤（SPT）、NET和ACC的最佳方法。SPT特征性β-catenin核阳性，CD99呈特异性的核旁逗点状表达，CD10呈细胞质强阳性。有研究报道，AMACR（P504S）表达于全部43例SPT，而所有41例NET均不表达。以上研究结果表明，P504S可以作为鉴别SPT和NET肿瘤有价值的免疫标记，推测P504S可能参与了SPT肿瘤的发生、发展。

与转移性肿瘤如肾上腺肿瘤、胃肿瘤鉴别，通过病史及免疫组化染色常不难做出判断。除了胰腺实性假乳头状瘤，β-catenin胞核表达还可见于其他肿瘤如结直肠癌、肝细胞癌、子宫内膜样癌、韧带样纤维瘤病等，但上述肿瘤与胰腺实性假乳头状瘤在形态上差别明显，一般不存在鉴别诊断问题。

表5-32 胰腺实性假乳头状瘤的诊断与鉴别

肿瘤	病变特点	免疫表型或注释
胰腺实性假乳头状瘤（SPT）	由形态一致的上皮样细胞构成，瘤细胞黏附性差。以不同比例的实性、假乳头状结构伴出血坏死及囊性变为特征	表达CK、Vim、AAT、AACT、PR、CD10、CD56、β-catenin、CD117、CyclinD1、AMACR和CD99等。可表达Syn、NSE，而一般不表达CgA、E-Cadherin、EMA、CEA、外分泌胰酶
神经内分泌肿瘤	二者同样都是细胞较为一致、呈巢片状排列，血窦也比较丰富，但神经内分泌肿瘤瘤体较小，主要为实性成分，缺乏典型的假乳头结构	神经内分泌肿瘤的CgA一般呈阳性，表达相应的激素（如胰岛素、生长抑素、胰高血糖素等），且没有SPT典型的β-catenin胞核表达和E-Cadherin阴性表达，AMACR阴性
腺泡细胞癌	瘤细胞胞质量中等，有时胞质丰富，尖端为嗜酸性颗粒状，呈实性片状和腺泡状形式排列，间质反应轻微，几乎无间质	瘤细胞表达胰蛋白酶、糜蛋白酶、胰脂肪酶一般为阳性，CK7和CK19阳性；PASD阳性。BCL10和Tryspin阳性，而β-catenin胞核阳性比例仅为10%
胰母细胞瘤	主要发生于10岁以下的儿童，形态学特征类似于胚胎期胰腺。以腺泡分化为主，可有不同程度的内分泌和导管分化，有鳞状小体形成	免疫组化可显示腺泡、导管及内分泌分化的迹象。CK8/18、CK19、CEA和胰蛋白酶阳性，而CK7阴性。β-catenin细胞核阳性仅在鳞状小体可见

第七节 胃肠胰神经内分泌肿瘤

1.抗体选择　CK、CD56、Syn、CgA、INSM1、SCGN、Ki-67。必要时加一些有助于鉴别诊断的标志物（CK7、CK、PDX-1、NKX6-1、CDX2、SATB2、PAX8、TTF1、SSTR2和ISL1）及分子标志物检测。p53及Rb对鉴别高级别神经内分泌瘤与神经内分泌癌有诊断意义。

2.注释

（1）定义：神经内分泌肿瘤（NEN）是一类肽能神经元及神经内分泌细胞起源的、具有神经内分泌标志物、能够产生生物活性胺和（或）多肽激素类物质的异质性肿瘤。NEN好发于胰腺、直肠、胃、小肠、肺和支气管等部位，其中胃肠胰神经内分泌肿瘤（GEP-NEN）约占所有NEN的60%。

（2）病变特点：①神经内分泌瘤（NET）是高分化神经内分泌肿瘤，典型的NET瘤细胞排列成实性巢状、缎带状、小梁状或腺管样。肿瘤细胞形态均匀一致，细胞质中等量或丰富，核圆形或卵圆形，大小形态规则，染色质呈略粗的颗粒状，核仁一般不明显。在瘤细胞巢周围有丰富的小血管和不等量的纤维间质围绕。NET依据增殖活性，进一步分级为G1、G2和G3。NETG1级即为既往的类癌。②神经内分泌癌（NEC）：是低分化高度恶性肿瘤，由小细胞或大细胞组成，形态表现与发生在肺的相应病变类似，核分裂象易见，常伴坏死。小细胞癌的瘤细胞小，似淋巴细胞，细胞质稀少，呈弥漫分布或巢团状排列；大细胞癌的瘤细胞大，往往是小细胞的3倍，染色质颗粒状，呈器官样、菊形团状排列或弥漫分布。③混合性腺神经内分泌癌：

重新命名为"混合性神经内分泌/非神经内分泌肿瘤（MiNEN）"，这类混合性肿瘤既可能是两种癌的混合，也可能是分级高的"癌"与分级低的"瘤"的混合。在2017版WHO分类中认为，无论是何种混合方式，每一组成成分应该大于等于30%的比例，病理报告里需要分别按照两种不同肿瘤成分各自进行分级诊断。

（3）分类和分级标准：NET应当按组织分化程度和细胞增殖活性进行分级。增殖活性分级推荐采用核分裂象数和（或）Ki-67标记率两项指标。目前的NET的2019版消化系统肿瘤WHO分类包括三个等级（G1、G2和G3）。NEC均为分化差、高级别肿瘤，不再分级（表5-33）。

表5-33 胃肠道和肝胰胆管神经内分泌肿瘤（NEN）的分类和分级标准

术语	分化程度	分级	核分裂象[a]（数值/2mm^2）	Ki-67增殖指数[b]
神经内分泌瘤（NET），G1	高分化	低级别	<2	<3%
神经内分泌瘤（NET），G2		中级别	2～20	3%～20%
神经内分泌瘤（NET），G3		高级别	>20	>20%
神经内分泌癌，小细胞型（SCNEC）	低分化	高级别[c]	>20	>20%
神经内分泌癌，大细胞型（LCNEC）		高级别	>20	>20%
混合型神经内分泌-非神经内分泌肿瘤	高分化或低分化	不一	不一	不一

a.核分裂象表示为核分裂数/2mm^2（相当于40倍放大或者直径为0.5mm视野的10个高倍视野），通过在50个0.2mm^2（即总面积为10mm^2）的视野中计数来确定；b. Ki-67增殖指数值通过在最高标记区域（热点区域）中计数至少500个细胞来确定，这个区域在扫描放大时被识别；c.最终分级是根据两个指标中的任何一个将肿瘤置于更高级别的类别来进行分类。

（4）免疫组化标志物的选择：首先应当采用HE染色观察，应当按组织分化程度和细胞增殖活性进行分级，免疫组化除常规检测嗜铬粒素A（CgA）、突触素（Syn）外，不同部位可根据诊断及鉴别诊断需要增加相应的指标。

1）通用标志物：目前，INSM1、CgA、Syn和NSE是诊断神经内分泌肿瘤必不可少的免疫组织化学标志物；Ki-67是判断肿瘤良恶性及预后的重要指标。近年研究发现，胰岛素瘤相关蛋白1（INSM1）、促泌素（SCGN）和生长抑素Ⅱ型受体（SSTR2）等新型标志物与经典神经内分泌标志物CgA、Syn、NSE等有很好的一致性，但其总体敏感性和特异性更高。其他神经内分泌标志物如CD56、PGP9.5、NSE等，因标志物本身或检测用抗体的特异性不高，不能作为NEN独立的诊断依据（图5-89～图5-98）。

2）原发肿瘤特异性激素检测：一些神经内分泌肿瘤能够产生多肽类、激素类产物，从而引起临床症状，因而将此类肿瘤命名为功能性神经内分泌肿瘤。可依据激素的种类来确诊疾病的类型及发病部位。前肠NEN（包括胰腺、胸腺、气道、肺脏）可分泌少量5-羟色胺（5-HT），还可分泌5-羟色氨酸（5-HTP）、组胺（histamine）和一些多肽激素。中肠NEN（从十二指肠中段至横结肠右2/3部的肠管）可大量分泌5-HT、细胞分

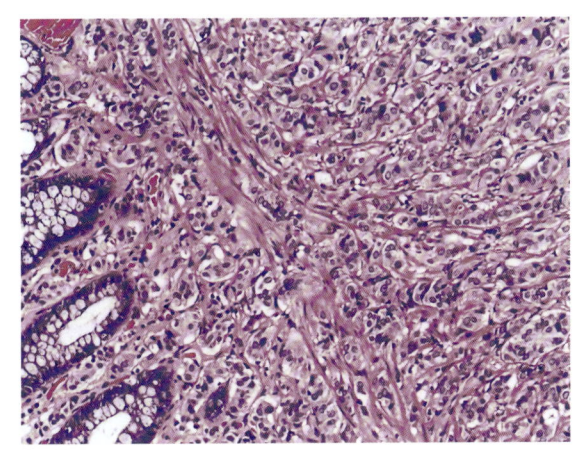

图5-89 神经内分泌瘤（NET）（G1），HE

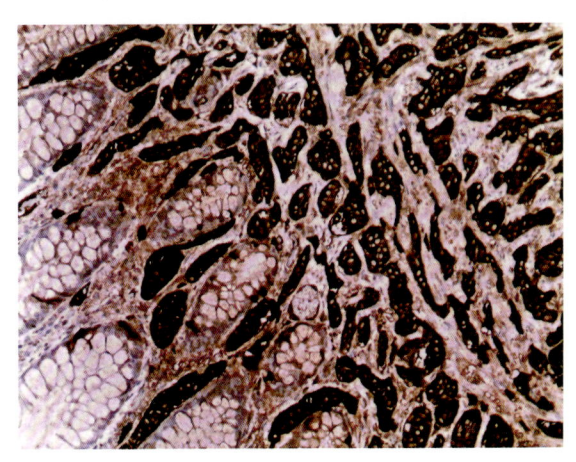

图5-90 NET（G1），CgA，细胞质阳性

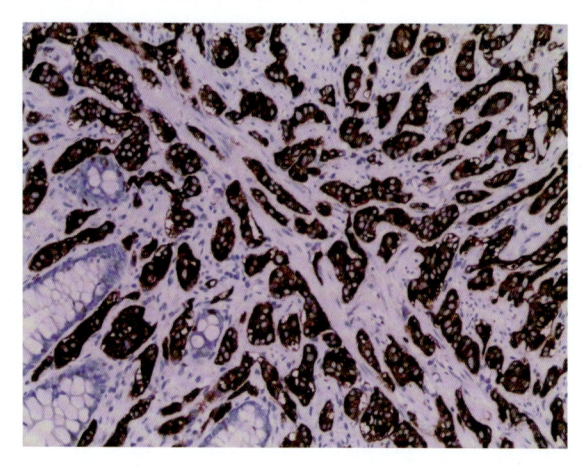

图 5-91 NET（G1），Syn，细胞质阳性

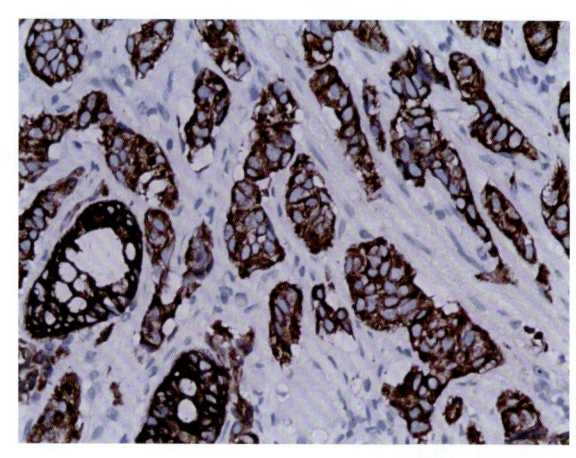

图 5-92 NET（G1），CKpan，细胞质颗粒状阳性

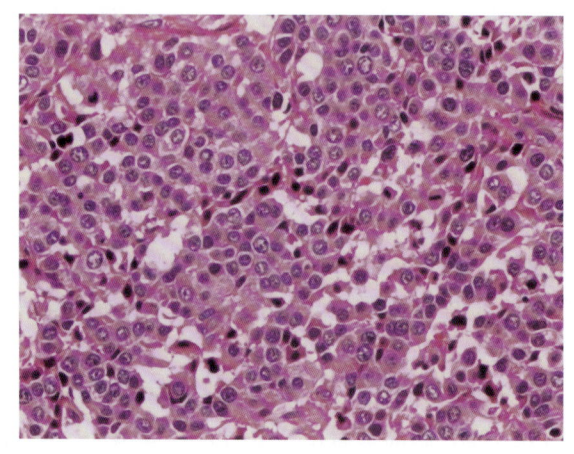

图 5-93 NET（G3），HE

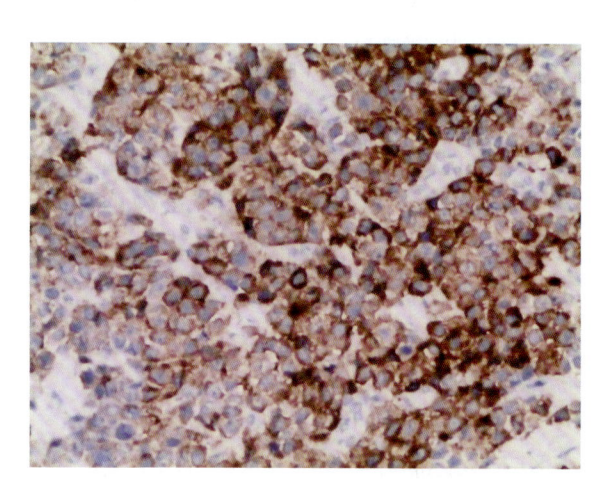

图 5-94 NET（G3），Syn，细胞质阳性

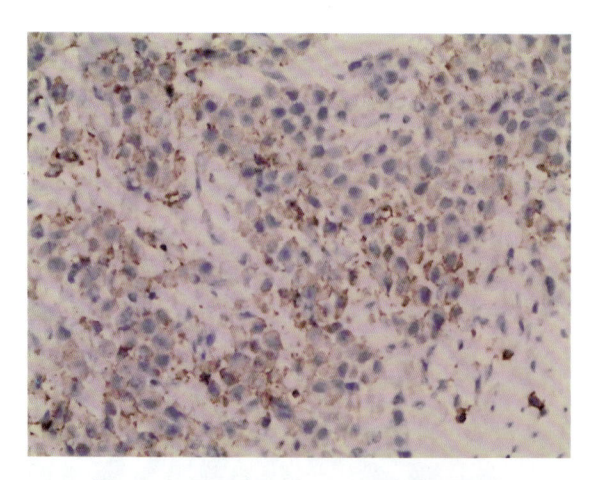

图 5-95 NET（G3），CgA，细胞质阳性

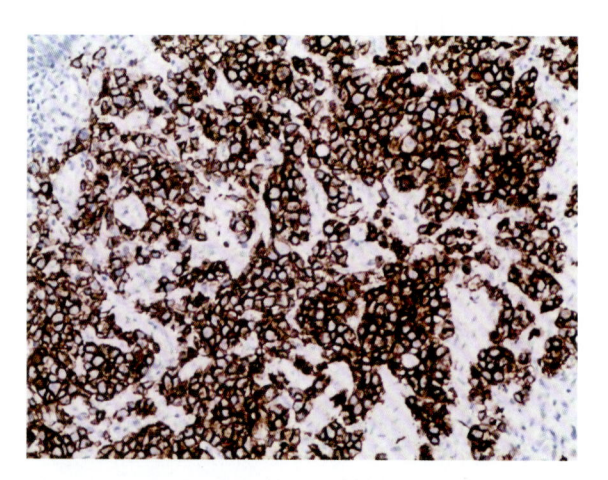

图 5-96 NET（G3），CD56，细胞膜阳性

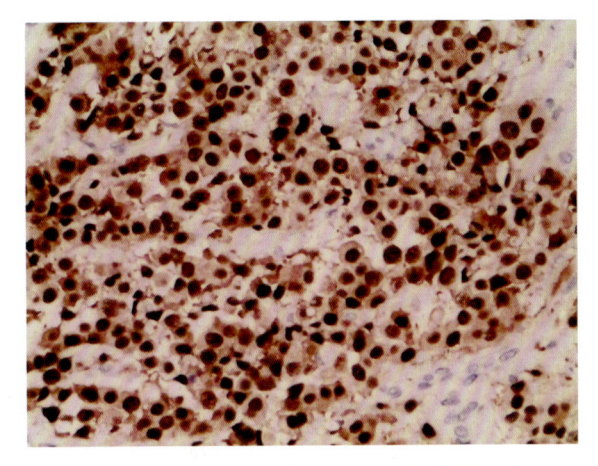

图5-97 NET（G3），CDX2，细胞核阳性 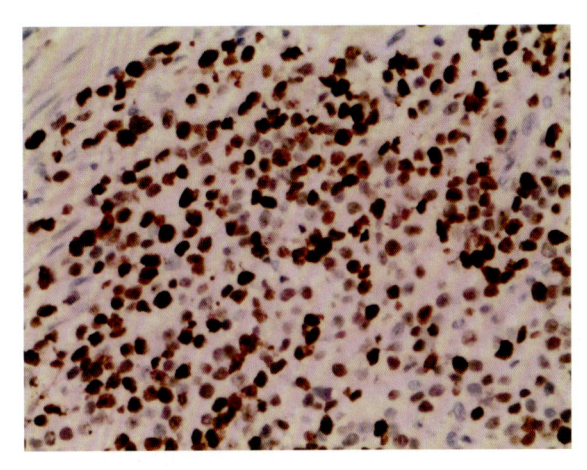　　　图5-98 NET（G3），Ki-67＞70%阳性

裂素（cytokinin）、前列腺素、P物质等多种血管活性肽，有些还可分泌促肾上腺皮质激素（ACTH），骨转移少见。后肠NEN（从横结肠左1/3部至肛管上段的肠管）很少分泌5-HT、5-HTP或其他血管活性肽，可有骨转移。

如5-羟吲哚乙酸（5-HLAA）诊断空回肠神经内分泌肿瘤的灵敏度为70%～75%，特异度为100%；胃泌素可有助于胃的神经内分泌肿瘤的分型；功能性胰腺NEN又可以根据所产生的激素种类分为胰岛素瘤、胰高血糖素瘤、胃泌素瘤、生长抑素瘤、血管活性肠肽瘤、胰多肽瘤和促肾上腺皮质激素瘤。

3）有助于鉴别诊断的标志物：主要有CK7、CK20、CDX2、TTF1、SATB2、PAX8和S-100等，详见第四章第二节"肺神经内分泌肿瘤的诊断与鉴别"。

组合使用PDX-1、NKX6-1、CDX2、TTF1和ISL1鉴别不同组织来源的WDNET具有较好的敏感性和高度特异性。胰十二指肠同源基因1（PDX-1）在胃、十二指肠和胰腺高分化神经内分泌瘤（WDNET）以及超过一半的阑尾类癌中表达。胰岛素增强子结合蛋白-1（ISL1）和胰十二指肠同源盒1（PDX-1）为胰NEN特有的标志物，在其他神经内分泌瘤中不可见。NKX6-1胰腺和十二指肠原发性WDNET均表达，并且几乎不表达于肺、胃和阑尾的WDNET中。

PAX8主要标记肾脏、甲状腺、Müllerian和Wolffian导管及这些器官发生的肿瘤，研究证明PAX8也可标记胰岛和胰腺NET，而胃肠道肿瘤中基本呈阴性。SATB2：96%的直肠NET和79%的阑尾NET中SATB2为强阳性，而在胰腺NET中SATB2几乎不表达。

（5）胃肠胰G3级神经内分泌瘤（NETG3）和NEC的鉴别诊断：NETG3的病理诊断与鉴别诊断直接影响临床治疗方案选择和预后评估。免疫组织化学染色可协助NETG3与NEC的鉴别。推荐使用抗体组合：p53、Rb、ATRX、DAXX、SSTR2A、CXCR4和Ki-67等。

p53和Rb是鉴别诊断NETG3和NEC的最佳标志物，GEP-NETG3中极少出现Rb蛋白丢失及*TP53*突变，而NEC中则常出现。因此，通过检测p53和Rb诊断NEC的价值极高。DAXX/ATRX、SSTR2A、CXCR4和簇蛋白等可作为p53和Rb的有效补充。DAXX/ATRX在NETG3中的缺失率约为43%，在NEC中则几乎不会发生缺失。SSTR2A在NETG3中的阳性率高于NEC。Clusterin在NET中强表达，CXCR4在NEC中阳性率高。Ki-67阳性指数区别NETG3和NEC的作用有限，但Ki-67指数在NEC（中位数约为80%）中一般高于NETG3（中位数为50%）。

其中*TP53*野生型，Rb完整表达，ATRX、DAXX、Clusterin和SSTR2/5阳性，Ki-67＜50%，支持诊断NET-G3；而*TP53*突变型、Rb缺失、SSTR2/5表达缺失、Ki-67＞80%，则支持NEC诊断。

（6）分子病理诊断：NET和NEC有不同的基因突变谱。胰腺NET常发生*MEN1*、*ATRX*和*DAXX*基因突变，DNA修复基因*MUTYH*、*CHEK2*和*BRCA2*的突变与散发性胰腺NET相关；而NEC则常具有*TP53*和*RB*基因突变。临床可应用这些基因表型区分胰腺NET和NEC。非胰腺的消化系统NEC也常有*TP53*和*RB*基因突变，但是非胰腺的消化系统NET却缺乏常见的基因突变，因此基因检测分析的鉴别诊断作用有限。胃肠道NET中基因突变较少，8%的小肠NET中存在突变，最常见的突变基因为*CDNK1B*。胃肠道中G3NET较胰腺中少见。混合性腺神经内分泌癌（MANEC）的基因组改变与腺癌或NEC相似，而不是

NET，可能反映了肿瘤内的克隆性进化，这是一个快速增长的研究领域。

第八节　胃肠道间叶性肿瘤

一、好发于消化道的软组织肿瘤

1.抗体选择　CK、Vimentin（Vim）、S-100、CD34、CD117、DOG1、SMA、Desmin、ALK1、SDHB（琥珀酸脱氢酶复合体B亚基）、Ki-67。必要时加分子检测 *KIT*、*PDGFRA*、*ALK* 基因。

2.注释　好发于消化道的软组织肿瘤主要有胃肠道间质瘤（GIST）、平滑肌瘤、神经鞘瘤、炎性纤维样息肉、炎性肌成纤维细胞瘤、胃丛状纤维黏液瘤（又称为丛状血管黏液样肌成纤维细胞肿瘤）、纤维瘤病、孤立性纤维瘤和胃肠道透明细胞肉瘤样肿瘤等。HE形态、免疫组织化学及分子病理检测对于鉴别诊断有帮助（表5-34）。

表5-34　好发于消化道的软组织肿瘤的鉴别诊断

肿瘤类型	病变特点	免疫表型特点	分子改变或注释
炎性纤维性息肉（IFP）	由梭形细胞围绕小血管及黏膜腺体形成经典的"洋葱皮样"结构为特征，间质疏松、呈黏液水肿样，伴较多的嗜酸性粒细胞等炎症细胞浸润	Vim、CD34、SMA和PDGFRA阳性；CD117、DOG1、CK、Desmin、S-100等阴性	存在*PDGFRA*基因外显子激活突变，但无KIT蛋白表达及基因突变（图5-99～图5-102）
炎性肌成纤维细胞瘤（IMT）	酷似炎症性病变，梭形细胞呈束状或旋涡状排列，间质内大量炎症细胞浸润	Vim、SMA及ALK均阳性，CK、CD68可局灶阳性	存在*ALK*的重排，为交界性或恶性潜能未确定的肿瘤
低级别肌成纤维细胞肉瘤（LGMS）	为具有局部侵袭性生长特点、细胞密度高、核呈轻到中度异型的IMT	与IMT相似，但CD34和β-catenin可阳性，ALK阴性	与IMT在组织学上相重叠，生物学行为也相似
上皮样炎性肌成纤维细胞肉瘤（EIMS）	瘤细胞呈现明显的上皮样特征时需考虑为EIMS，常伴大量淋巴浆细胞浸润瘤	Vim、SMA及Desmin阳性，大多ALK为核膜阳性表达	EIMT的融合基因几乎均为*RANBP2-ALK*
黏液样炎性成纤维细胞肉瘤（MIFS）	黏液样基质中见数量不等的炎症细胞浸润，散在或灶性分布梭形、奇异形和多空泡状脂肪母细胞样的瘤细胞	Vim弥漫阳性，CD68和CD34灶性阳性；ALK阴性	最常见的发病部位是四肢末端的手和足。存在*TGFBR3*和*MGEA5*基因重排
胃丛状纤维黏液瘤	特征性的丛状、结节状在肌层中生长，瘤细胞常为短梭形或卵圆形，无明显异型，富含薄壁血管的纤维黏液样基质	表达SMA、Vim、CD10和PR；CD117、CD34、S-100、ALK等为阴性	存在*GLI1*基因易位；无c-*KIT*和*PDGFRA*基因突变
胃肠道间质瘤（GIST）	瘤细胞可为梭形、上皮样或混合型，可有多种排列方式，其中黏液样型GIST可能与IFP相似，但无炎症细胞及淋巴细胞套	CD117、DOG1、CD34和PKCθ阳性，SMA、Desmin、S-100等阴性	大约85%的GIST具有*KIT*或*PDGFRA*基因突变，仅小部分*KIT*基因阴性
神经鞘瘤	瘤细胞呈现为长梭形，束状区与网状区交替分布，常见栅栏状排列	表达S-100、CD56、Nestin、PGP9.5等，CD34、CD117阴性，SDHB无缺失	肿瘤周存在淋巴细胞反应带（套）（图5-103～图5-106）
平滑肌瘤	瘤细胞与正常平滑肌相似，细胞质呈嗜伊红色，核呈长杆状，两端钝圆	表达平滑肌标志物如SMA、Desmin等，不表达CD34	肿瘤周存在淋巴细胞反应带（图5-107～图5-110）
反应性结节状纤维性假瘤（RNFPT）	增生的梭形细胞和广泛胶原变性的间质。其内散在慢性炎症细胞浸润	常表达Vim和SMA，不表达CD34、ALK、S-100	可能与术后的纤维炎性反应有关
滤泡树突状细胞肿瘤	瘤细胞梭形或卵圆形呈交织的条束状排列，散在分布于炎症细胞背景中	表达CD21、CD23和CD35；S-100、EMA和CD68＋/-	高达92.1%EBER阳性，还存在*CHEK2*、*TP53*等基因突变
侵袭性纤维瘤病	梭形细胞束状杂乱排列浸润周围组织	表达Vim、SMA和MSA	β-catenin核阳性
孤立性纤维瘤	由梭形细胞和丰富血管组成，伴玻璃样变的胶原增生，形成交替分布的细胞丰富区和稀疏区，血管外皮瘤样	表达CD34、Vim、BCL2及STAT6；Desmin、CD117、DOG1等阴性	存在特异性*NAB2-STAT6*融合基因
胃肠道透明细胞肉瘤样肿瘤	瘤细胞多为上皮样、卵圆形或短梭形。胞质中等量，淡嗜酸性至透明，胞质内无黑色素。呈片状或不规则的巢状结构	特征性表达S-100及SOX10，不表达黑色素标志物，SMA、CD34、DOG1和CD117	*EWSR1*出现基因重排及可能伴随*EWSR1*基因扩增（图5-111，图5-112）

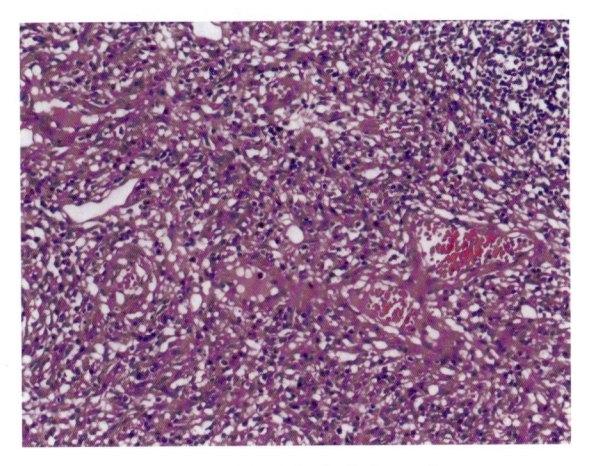

图5-99 炎性纤维性息肉（IFP），HE

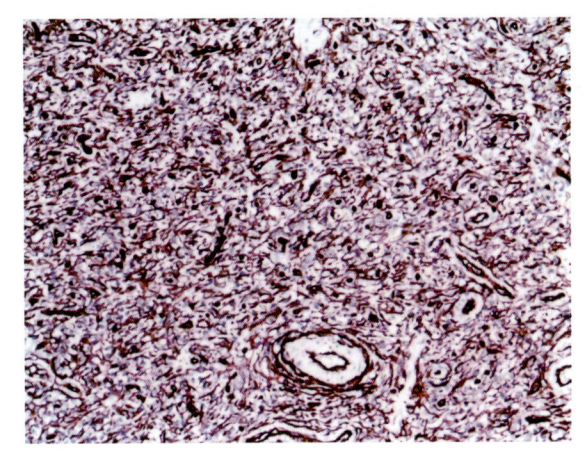

图5-100 IFP，CD34阳性

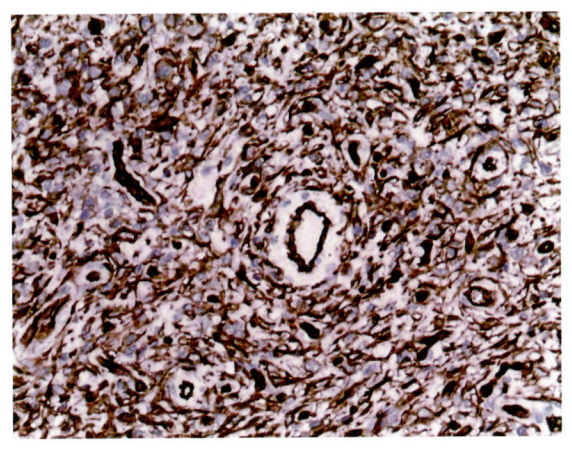

图5-101 IFP，PDGFRA阳性

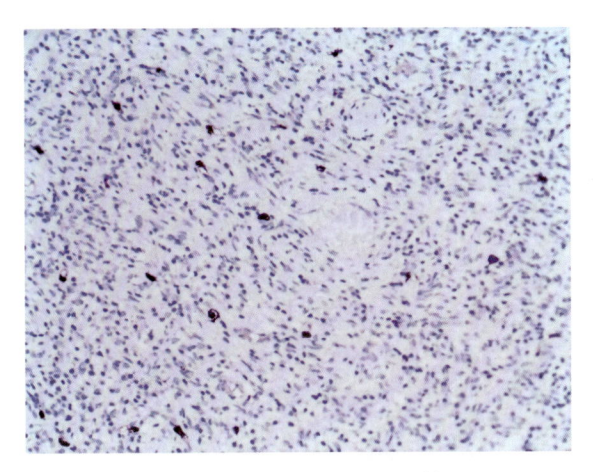

图5-102 IFP，CD117阴性

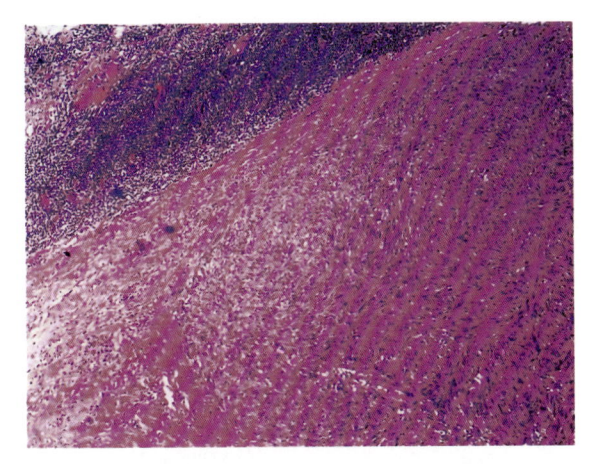

图5-103 胃神经鞘瘤，图右上角示淋巴细胞套，HE

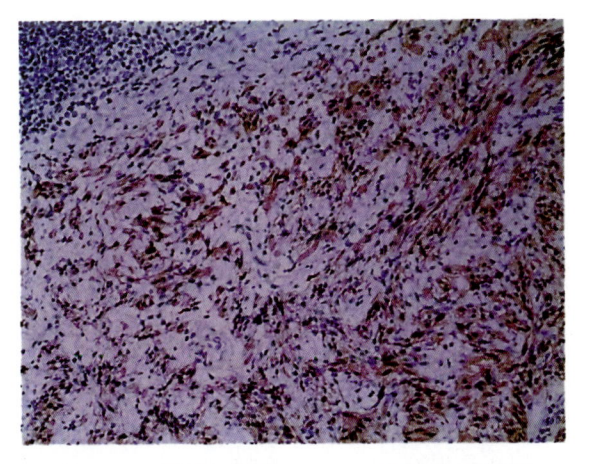

图5-104 胃神经鞘瘤，S-100，细胞核/质阳性

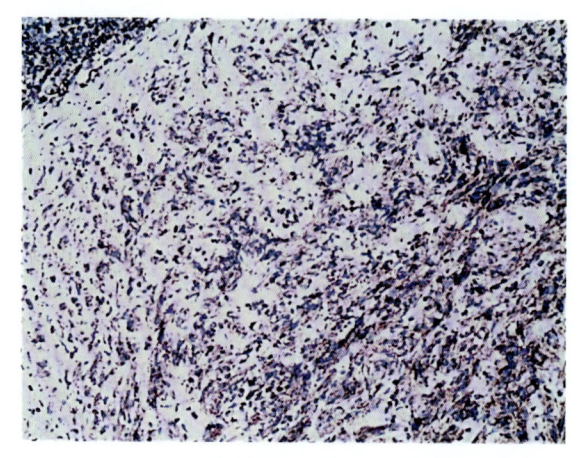

图 5-105　胃神经鞘瘤，SDHB，细胞质阳性

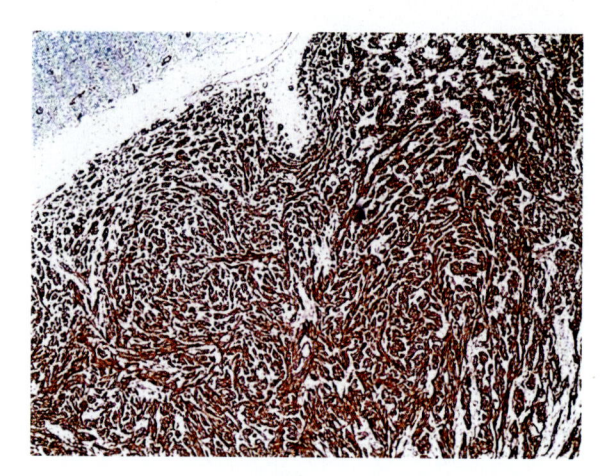

图 5-106　胃神经鞘瘤，Nestin，细胞质阳性

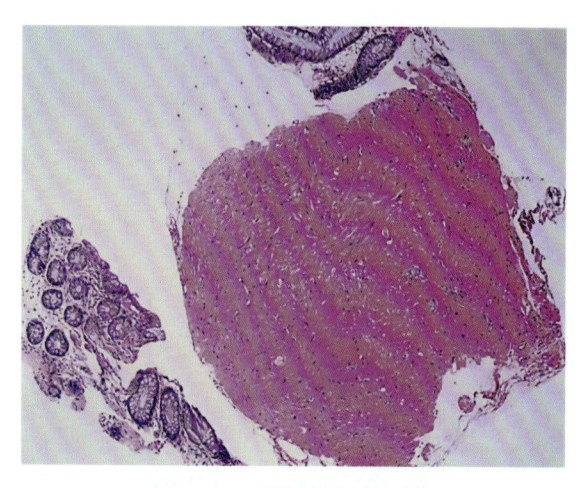

图 5-107　胃平滑肌瘤，HE

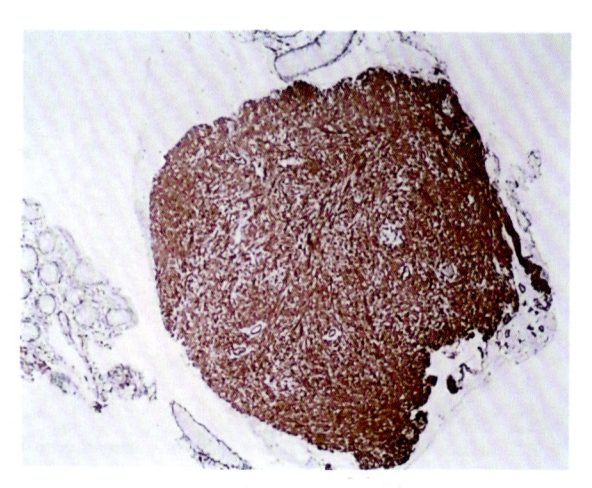

图 5-108　胃平滑肌瘤，SMA，细胞质阳性

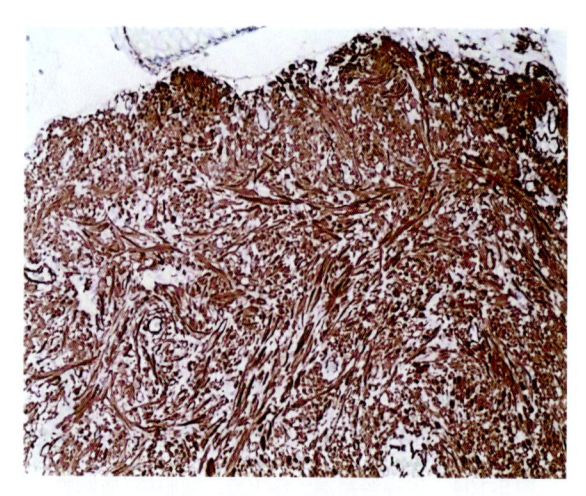

图 5-109　胃平滑肌瘤，Desmin，细胞质阳性

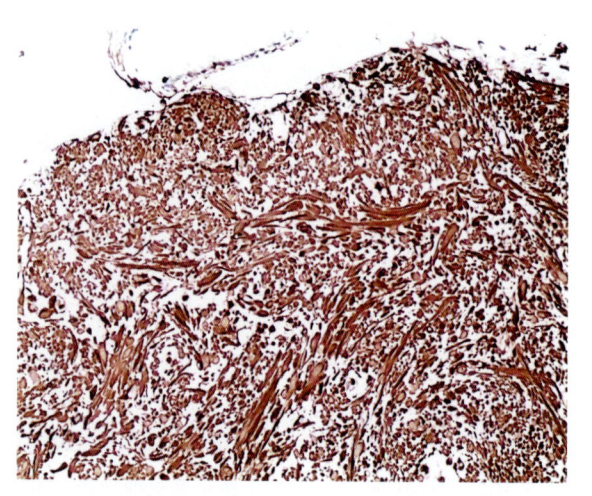

图 5-110　胃平滑肌瘤，Caldesmon，细胞质阳性

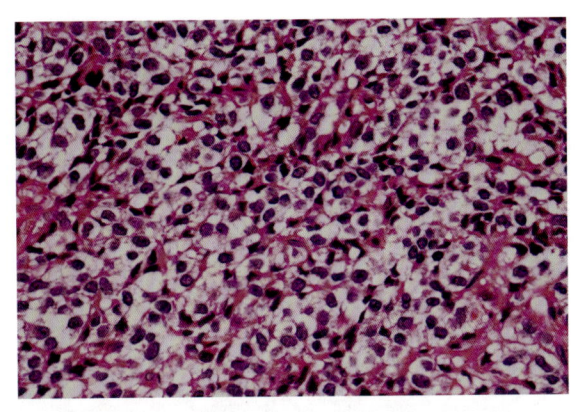

图5-111　胃肠道透明细胞肉瘤样肿瘤，HE

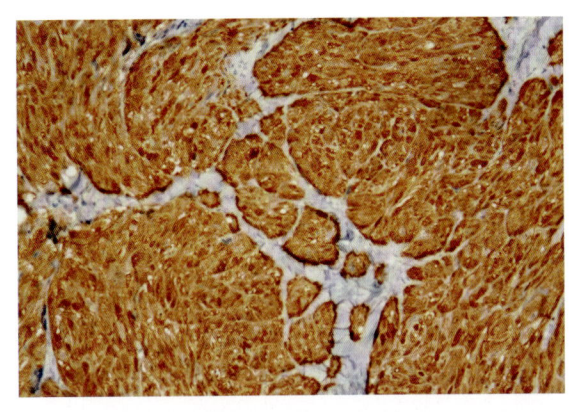

图5-112　胃肠道透明细胞肉瘤样肿瘤，S-100阳性

二、胃肠道间质瘤的诊断与鉴别

1.抗体选择　CD117、DOG1、CD34、PDGFRA、SMA、S-100、SDHB、SDHA、IGF-1R。进一步分子分型需要加分子检测（如*KIT*、*PDCFRA*、*SDH*、*NF1*、*BRAF*、*RAS*基因等）。

2.注释

（1）定义：胃肠道间质瘤（GIST）是起源于胃肠道间质干细胞Cajal细胞的一种间叶源性肿瘤。2013年中国专家共识将≤1cm的GIST定义为"微小间质瘤"。GIST可发生于消化道任何部位，但以胃和小肠最为多见，除胃肠道外，也可发生于腹腔、盆腔、腹膜后，称为胃肠道外间质瘤。

（2）组织病理学特征：GIST可分为三种类型，即梭形细胞型（70%）、上皮样细胞型（20%）及混合型（10%）。梭形细胞为纺锤体形，呈嗜碱性，核密度高，排列成交错的束状、栅栏状或旋涡状，核周空泡形成；上皮样细胞由多边形的细胞组成，胞质丰富，细胞核呈圆形，排列成巢、片状，局灶性的细胞核多形性比较常见。GIST细胞丰富，间质较易出现多种继发性改变，如出血、坏死、囊性变和微囊变、广泛的黏液变性和显著胶原化等。

（3）免疫组化表型：大多数GIST免疫组化染色显示CD117、DOG1、CD34和ETS变异体1（ETV1）阳性，这是诊断GIST的重要分子标志物。但在小肠，肿瘤细胞CD34阳性率明显降低，CD117也可不出现弥漫一致强阳性表达。GIST也可有肌源性或神经源性标志物的表达，如SMA、Desmin、S-100等，但阳性率低，且多为局灶阳性（图5-113～图5-116）。

CD117（阳性率95%）、DOG1（阳性率98%）、CD34（阳性率60%～70%），DOG1在GIST中有很高的表达率，敏感性甚至高于CD117，常与CD117联合运用。最近研究表明，DOG1和蛋白激酶Cθ（PKCθ）在绝大多数（>95%）GIST中阳性。这些蛋白表达在KIT阳性和KIT阴性的GIST中都可检测到，表明它们可能是GIST的高度敏感标志物，且与KIT表达无关。免疫组化SDHB、SDHA和IGF-1R的检测可用于野生型GIST的鉴别诊断。

*SDH*缺陷型GIST的共同免疫表型特征是SDHB的缺失表达及IGF-1R过表达。大多同时阳性表达CD117、DOG1、CD34。SDHB阴性/SDHA阴性：见于*SDHA*基因突变型GIST。需强调的是，采用免疫组化法检测SDHA和SDHB时应根据阳性对照结果谨慎诊断，阳性结果表现为细胞质内细小染色颗粒，缺陷细胞表现为染色颗粒的缺失。*SDH*基因突变还见于副神经节瘤、嗜铬细胞瘤、肾细胞癌及垂体腺瘤等肿瘤。

IGF-1R免疫组化阳性有助于*SDH*缺陷型GIST的诊断，约88.75%的*SDH*缺陷型GIST表现为IGF-1R阳性，在SDHB阳性的患者中仅为1%。说明IGF-1R可作为一种诊断标志物，帮助识别*SDH*缺陷型GIST。在野生型GIST中的表达明显高于突变型GIST，所有突变型GIST阴性或弱阳性表达。

（4）病理诊断思路：GIST的病理诊断主要依靠光学显微镜下组织形态学观察结合特定免疫组化标志物检测。对于少数诊断不明确或有困难的病例，分子病理检测有助于明确诊断（图5-117）。

1）GIST的组织学诊断：组织学上，根据肿瘤细胞形态可将GIST分为三大类，即梭形细胞型、上皮样

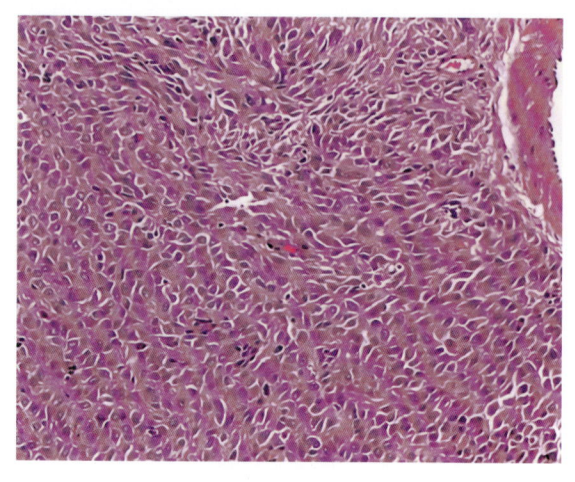

图5-113 胃肠道间质瘤（GIST），HE

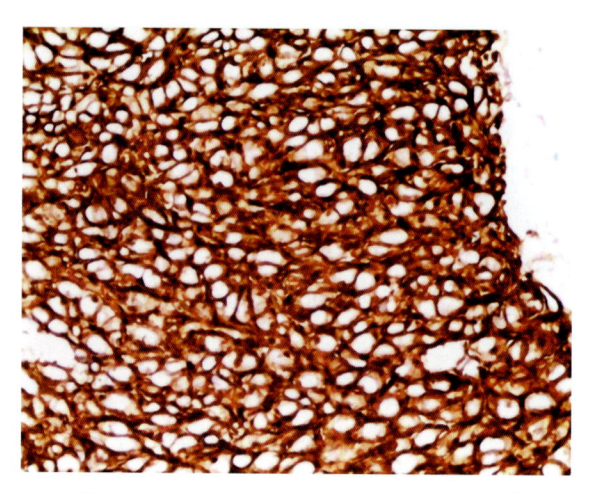

图5-114 GIST，CD117，细胞膜/质阳性

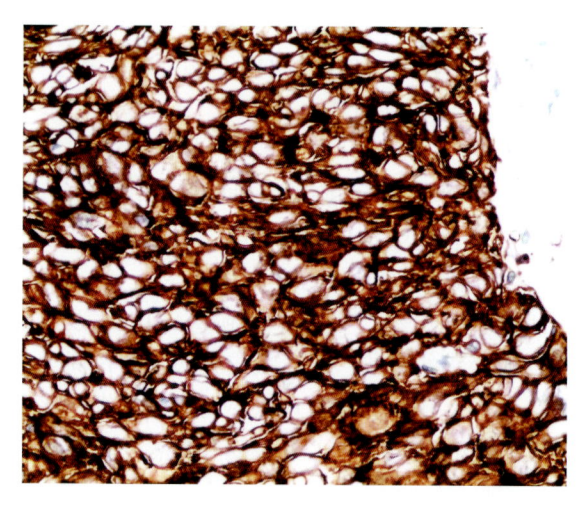

图5-115 GIST，DOG1，细胞膜/质阳性

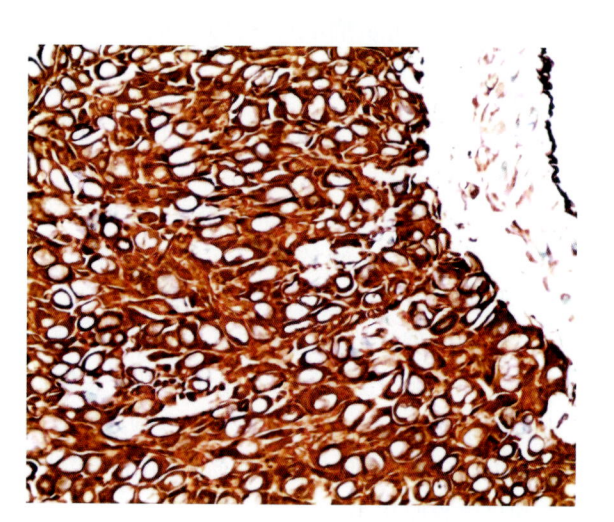

图5-116 GIST，CD34，细胞膜/质阳性

细胞型和梭形细胞-上皮样细胞混合型。经靶向治疗后，GIST的组织形态学可发生明显改变，往往出现坏死和（或）囊性变，瘤细胞成分稀疏，间质伴有广泛胶原化。

2）免疫组化标志物检测对于确立GIST的病理诊断至关重要，推荐联合检测CD117、DOG1、CD34、SDHB和Ki-67 5个标志物，可酌情增加SDHA标记。

免疫组化检测强调联合使用CD117和DOG1标记：①对于组织学形态符合GIST且CD117和DOG1弥漫（+）的病例，可以作出GIST的诊断；②形态上呈上皮样但CD117（-）、DOG1（+）或CD117弱（+）、DOG1（+）的病例，需要加做分子检测，以确定是否存在*PDGFRA*基因突变（特别是D842V突变）；③CD117（+）、DOG1（-）的病例首先需要排除其他CD117（+）的肿瘤，必要时加行分子检测帮助鉴别诊断；④组织学形态和免疫组化标记均符合GIST，但分子检测显示无c-*KIT*或*PDGFRA*基因突变的病例，需考虑是否有野生型GIST的可能性，应加行SDHB标记，表达缺失者应考虑*SDHB*缺陷型GIST，表达无缺失者应考虑其他野生型GIST的可能性，有条件者加行相应分子检测；⑤CD117（-）、DOG1（-）的病例大多为非GIST，在排除其他类型肿瘤后仍考虑为GIST时，需加行分子检测。

3）野生型GIST的诊断：大约10%的GIST无*KIT*和*PDGFRA*突变。这些被称为野生型GIST。当GIST无*KIT*和*PDGFRA*突变时，建议对SDHB IHC检测，近半数存在SDHB蛋白表达缺失，部分野生型GIST可能存在*HRAS*、*NRAS*、*BRAF*、*NF1*等突变。

（5）GIST的鉴别诊断：主要与胃肠道平滑肌瘤、神经鞘瘤、炎性纤维性息肉等鉴别（表5-35）。

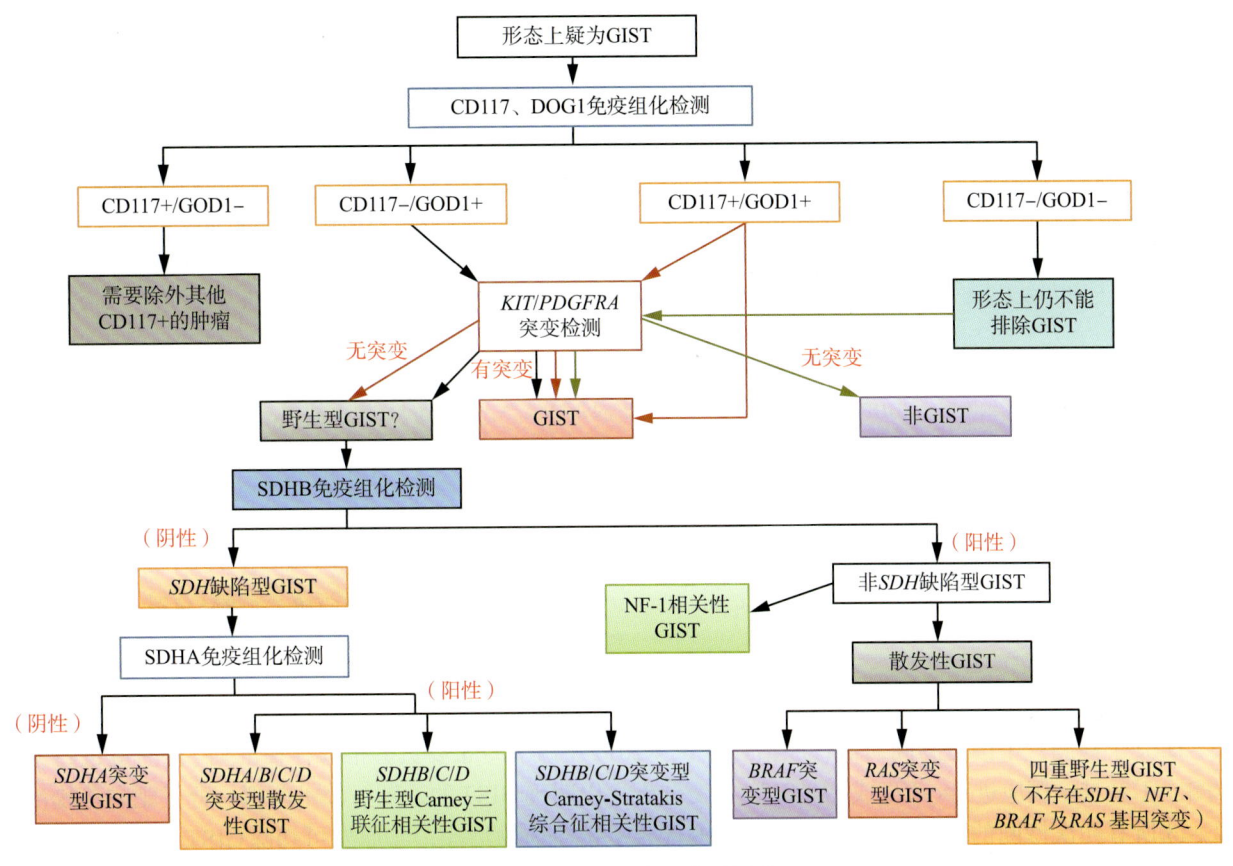

图 5-117　GIST 病理诊断思路

参照《中国胃肠间质瘤诊断治疗共识（2017年版）》改编。GIST：胃肠质瘤；SDH：琥珀酸脱氢酶

表 5-35　胃肠道间质瘤（GIST）的病理诊断与鉴别

诊断	c-KIT	DOG1	CD34	PDGFRA	Desmin	S-100
*KIT*突变GIST	强+	强+	强+	+	-/弱+	-/弱+
*PDGFRA*突变GIST	-/弱+	强+	强+	强+	-/弱+	-/弱+
平滑肌肿瘤	-	-	-	-	强+	-
神经鞘瘤	-	-	-	-	-	强+
纤维瘤病	-	-	+/-	-	-	-

注：+，阳性；-，阴性。

（6）GIST的分子遗传学：大多数病例具有 c-KIT 或 PDGFRA 活化突变；约85%的儿童GIST和10%～15%的成人GIST分子检测无 c-KIT/PDGFRA 基因突变者（称为野生型GIST），野生型GIST以女性较多见，好发于胃部。根据是否有SDHB表达缺失，野生型GIST大致可分为两大类：①*SDH*缺陷型GIST，包括 *SDHA* 突变型（免疫组化显示SDHB阴性/SDHA阴性，约30%的 *SDH* 缺陷型GIST）。②非 *SDH* 缺陷型GIST，包括 *BRAF* 突变型、Ⅰ型神经纤维瘤病（NF1）相关型、*K/N-RAS* 突变型及四阴性野生型等（表5-36）。

（7）GIST分子病理诊断：此处仅介绍基于免疫组化的分子病理诊断，包括CD117伴随诊断及琥珀酸脱氢酶B（SDHB）检测。

1）胃肠道间质瘤 c-KIT/CD117 检测

A.免疫组化结果判定：阳性表现为肿瘤组织细胞膜或细胞质呈黄色至黄棕色颗粒；阳性分级判断标准：计数10个高倍视野（×400）下阳性细胞数并取其平均值，阳性细胞数占肿瘤细胞的比例＜10为阴性，反之为阳性。

表5-36　胃肠道间质瘤（GIST）的分子分型及其病理特征

鉴别点	组织类型	免疫表型特点	分子改变	注释
KIT突变型	主要为梭形细胞型	表达CD117、DOG1、CD34等阳性	存在c-KIT胚系突变，最常见的突变热点发生在外显子9、11、13、17	KIT突变检测：支持诊断和预测格列卫治疗反应
PDGFRA突变型	上皮细胞型和混合细胞型	PDGFRA阳性，PDGFRA和KIT蛋白可共存表达	PDGFRA基因突变则多发生于12、14、18号外显子	与c-KIT基因突变相比，侵袭性较弱，预后较好
SDH缺陷型GIST	上皮样或混合型	表达CD117、CD34或DOG1，但SDHB表达缺失，常过表达IGF1R	SDH不同亚基（A、B、C、D）基因的体系突变或失活；SDHA阴性见于SDHA突变型	年轻人；常伴Carney三联征或Carney-Stratakis综合征
NF1相关型GIST	主要为梭形细胞型	SDHB阳性；表达CD117、CD34和S-100阳性	抑癌基因NF-1发生突变导致，无IGF-1R过表达	染色体显性遗传性疾病。与SDH缺陷型GIST不同
BRAF突变型GIST	主要为梭形细胞型	BRAF、CD117、DOG1阳性；SDHB阳性	BRAF基因15号外显子（p.V600E）突变	BRAF抑制剂达拉菲尼治疗有效
四阴性野生型GIST	作为一个排除性的诊断	表达CD117、CD34或DOG1；CALCRL和COL22A1过表达	含多种复杂的基因水平异常，如ARID1A、MAX、MEN1、BCOR、PT53、MEN1、BCOR、APC等突变	缺乏KIT、PDGFRA、SDH、RAS信号通路突变的GIST

B.分子检测：中国胃肠间质瘤诊断治疗共识（2017年版）专家委员会推荐存在下列7种时应进行分子检测：①疑难病例应进行c-KIT或PDGFRA突变分析，以明确GIST的诊断；②术前拟行分子靶向药物治疗者；③所有初次诊断的复发和转移性GIST，拟行分子靶向药物治疗；④原发可切除GIST手术后，中－高度复发风险，拟行分子靶向药物治疗；⑤鉴别野生型GIST；⑥鉴别同时性和异时性多原发GIST；⑦继发性耐药需要重新检测。

2）琥珀酸脱氢酶B（SDHB）检测

A.琥珀酸脱氢酶（SDH）也称为线粒体复合物Ⅱ，位于线粒体内膜，是三羧酸循环的重要组成部分。SDH复合物（SDHx）由4个亚基组成，其中SDHA亚基与SDHB亚基共同构成催化中心，SDHC亚基与SDHD亚基则将复合体锚定于线粒体内膜上，4个亚基共同组成电子传递通路。如果SDH复合物的任何成分丢失，SDHB免疫组化染色均为阴性。

B.检测方法：基因检测是判定SDHx突变的金标准，但该方法成本相对较高，对所有患者推广基因检测在国内条件尚不成熟。鉴于肿瘤组织中SDH蛋白表达与SDHx突变存在对应关系，近年来，以SDH免疫组化筛查SDHx突变的方法开始受到重视。

在SDHB免疫组化无法判读的情况下，通过质谱法来测定代谢物琥珀酸与延胡索酸盐的比率是一种经济有效且可靠的替代方法。

C.免疫组化染色结果的判断

a.SDHA、SDHB、SDHC及SDHD阳性定位均为细胞质呈棕黄色颗粒状着色（线粒体显色）；当细胞质呈弥漫性均匀性淡棕色时，特别是与阳性内对照中的真正线粒体显色（细胞质颗粒状强阳性）形成了明显反差时，应判读为阴性，提示SDH缺陷。

b.若内对照（血管内皮细胞、平滑肌细胞及胃肠黏膜上皮细胞等）着色良好而肿瘤细胞未着色则判定为缺陷（阴性）。

c.若内对照未着色，则免疫组织化学结果被认为是无效的，需重复实验。

d.应注意的是：SDHD突变肿瘤多呈弥漫性非特异性细胞质弱阳性染色，特别容易误判为SDHB免疫组化染色阳性；与VHL基因突变相关的肿瘤并非SDH缺陷性肿瘤。这些肿瘤通常显示SDHB表达显著减弱，可能会误以为SDHB染色阴性。对于细胞质透明的肿瘤，SDHB染色的判读必须特别小心，如果细胞质完全透明，则任何细胞质标志物恒定阴性，判读细胞质透明肿瘤中SDHB免疫组化染色结果的最实用方法是观察具有嗜酸性细胞质的区域，即使是局灶的也有帮助。也可以与另一种线粒体标志物，即延胡索酸水化酶一起来判读SDHB免疫组化染色结果。如果延胡索酸水化酶和SDHB均呈阴性，SDHB即使明显表达缺失也不太可能代表真正的SDH缺陷。

D. SDH表达与SDHx突变相关性：研究表明，SDHA、SDHB、SDHC、SDHD任一基因突变，都可引起催化亚基SDHB及锚定亚基SDHC失去在线粒体上的正常表达。国内石穿等的研究提示，SDHC表达缺失同样可以作为判断肿瘤患者存在SDHx突变的指标，且其特异性显著高于SDHB染色。值得注意的VHL基因突变的病例SDHB染色可为阴性，故降低了该方法识别SDHx突变的特异性。已有大量研究证实SDHB及SDHA免疫组织化学染色均阴性时提示SDHA基因突变，SDHA基因突变病例其SDHB免疫组织化学染色一定为阴性，但有部分SDHA基因突变病例显示SDHA免疫组织化学染色阳性。根据有限的文献，总结SDH表达与SDHx突变相关性如表5-37所示。

表5-37 SDH表达与SDHx突变相关性

基因突变	SDH免疫组化表达
SDHx任一基因突变	大多数SDHB或SDHC阴性；SDHD可为阳性*
SDHB、SDHC及SDHD突变	SDHB阴性；SDHA阳性
SDHA突变	SDHB及SDHA均阴性；SDHC和SDHD可阳性
SDHB突变	大多数SDHB阴性；SDHA、SDHC和SDHD可阳性
SDHC突变	SDHB阴性；SDHC可阴性或阳性
SDHD突变	SDHB阴性；SDHC可阳性或阴性
SDHC基因的启动子甲基化	SDHB、SDHC阴性；SDHA阳性
非SDHx突变型	SDHB或SDHC阳性

*SDHD免疫染色阳性可以作为SDHB免疫染色阴性或弱阳性背景时的一个有用的预测SDHx基因突变的工具。

参 考 文 献

白瑞珍，何玉洁，徐莉，等，2017. 肝脏局灶性结节性增生的临床病理分析. 中国当代医药，24（36）：13-15, 23.
常晓燕，陈杰，2016. 胰腺导管内肿瘤的病理学诊断. 中华病理学杂志，45（3）：201-204.
常晓燕，李霁，姜英，等，2011. 胰腺导管上皮内瘤变. 协和医学杂志，2（2）：167-171.
陈光勇，黄受方，2020. WHO消化系统肿瘤分类第5版关于胃癌的解读：着重对早期胃癌的理解和认识. 中华病理学杂志，49（9）：882-885.
陈建武，王佩飞，郑佩赞，2009. 脆性组氨酸三联体在结直肠良恶性病变中的表达及其与p53的关系. 实用医学杂志，25（5）：726-728.
陈杰，2013. 胰腺肿瘤的病理诊断和鉴别诊断. 临床肝胆病杂志，29（1）：45-49.
陈曦，钟国超，龚建平，2020. 肝细胞肝癌的发病机制与治疗进展. 国际外科学杂志，47（3）：202-206.
陈亚男，姜懿凌，罗阳，2008. 胃癌组织MUC黏蛋白表达及其与胃癌分型关系的研究进展. 中华肿瘤防治杂志，15（13）：1032-1035.
党运芝，高静，李健，等，2013. 胃肠间质瘤临床病理特征与基因分型（附660例分析）. 中国实用外科杂志，（1）：61-65.
邓艳红，2015. 结直肠癌的分子分型对临床个体化治疗至关重要. 中华胃肠外科杂志（10）：994-997.
丁效惠，王湛博，邱晓媚，2018. 胰腺腺泡细胞癌14例临床病理学特征. 中华病理学杂志，47（4）：274-278.
董元焕，杨静，罗彦英，2015. 胃肠道间质瘤相关分子标记物的研究进展. 中国中西医结合外科杂志，21（4）：429-431.
樊祥山，周晓军，2009. 结直肠锯齿状病变. 诊断病理学杂志，19（1）：1-6.
方三高，肖华亮，2013. Vater壶腹癌及壶腹部癌的诊治进展. 临床与实验病理学杂志，29（9）：1001-1003.
方园，王鲁平，张玉萍，2013. 结直肠锯齿状息肉的临床病理及7种抗体表达. 诊断病理学杂志，20（4）：212-217.
冯龙海，丛文铭，2015. 肝细胞癌免疫组化诊断谱组合策略研究进展. 临床与实验病理学杂志，31（2）：186-189.
冯永恒，郑泽群，刘霜月，等，2020. Vater壶腹部腺癌的病理分型及临床特征分析. 临床肝胆病杂志，36（5）：1104-1108.

高珊，焦宇飞，2016．结直肠锯齿状病变病理诊断及鉴别诊断．现代肿瘤医学，24（5）：825-827．

耿德临，石素胜，2016．胃肠胰神经内分泌肿瘤分子生物学研究进展．癌症进展，14（12）：1207-1209，1229．

贡其星，张炜明，李红霞，等，2015．琥珀酸脱氢酶缺陷型胃肠道间质瘤临床病理观察．中华病理学杂志（10）：709-713．

关露露，赵青芳，陈小兵，2017．胃肝样腺癌研究进展．肿瘤基础与临床，30（2）：173-175．

国家"863"重大项目"胃癌分子分型与个体化诊疗"课题组，2010．胃癌病理分型和诊断标准的建议．中华病理学杂志，39（4）：266-269．

侯洁心，郭萍，2019．免疫组化标志物HER2和肿瘤标志物在胃癌诊断中的价值分析．陕西医学杂志，48（1）：121-124．

《结直肠癌分子生物标志物检测专家共识》编写组，2018．结直肠癌分子生物标志物检测专家共识．中华病理学杂志，47(4)：237-240．

李惠，赵苏苏，陈思敏，等，2021．结直肠锯齿状息肉的新分类及临床病理特征分析．诊断病理学杂志，28（12）：1003-1007．

李洁，孙宇，吴佳铎，2018．胰腺和胃肠道来源神经内分泌肿瘤分类——2018 IARC/WHO分类框架共识解读．肿瘤综合治疗电子杂志，4（4）：16-20．

李景南，徐天铭，2019．胃肠胰神经内分泌肿瘤诊断进展．中华消化杂志，39（8）：505-507．

李琳，樊祥山，2017．胃肠道错构瘤性息肉．中华病理学杂志，46（11）：801-805．

李媛，常晓燕，陈杰，2010．胃上皮内瘤变分类及形态学探讨．中华病理学杂志，39（7）：492-496．

李中魁，2019．阑尾低级别黏液性肿瘤的病理特征分析．中国医药指南，17（25）：30．

刘春涛，姜大磊，张政，等，2017．叉头蛋白M1在食管鳞状上皮异型增生至癌变过程中的表达及其与临床病理的相关性．临床和实验医学杂志，16（17）：1668-1672．

刘海平，丛文铭，2013．肝细胞腺瘤：分子病理学新认识与临床诊疗新模式．临床肝胆病杂志，29（11）：801-804．

刘露，郭忠英，2019．胃丛状纤维黏液瘤1例并文献复习．胃肠病学，24（2）：127-128．

刘天艺，焦宇飞，2014．胃黏膜活检标本中上皮内瘤变及早期癌的病理诊断．中华病理学杂志（9）：644-646．

刘卫梅，刘建民，封琳，2009．Bcl-2和Ki-67蛋白在结肠癌及癌前病变中的表达及临床意义．中国实用医药，4（2）：52-53．

刘毅强，徐丹，黄小征，等，2015．胃炎性肌纤维母细胞肿瘤的临床病理观察．临床与实验病理学杂志，31（2）：164-168．

龙卫国，庄莹，李梅，等，2020．胃母细胞瘤一例．中华病理学杂志，49（7）：761-763．

马靖，张忠德，沈萍，等，2015．小儿肝母细胞瘤58例临床病理分析．临床与实验病理学杂志，31（2）：169-173．

马明，冯瑶，肖虹，2018．琥珀酸脱氢酶缺陷型胃肠道间质瘤临床病理分析．中国医学创新，15（22）：37-41．

马偲程，武丽萍，赵华文，等，2019．结直肠癌相关的原癌基因和抑癌基因研究现状及进展．河北医药，41（14）：2210-2215．

马钰，刘屹，普彦淞，等，2020．P504S、Ki-67对老年胃癌的早期诊断价值及与幽门螺旋杆菌的相关性研究．现代肿瘤医学，28（19）：3382-3386．

苗成龙，李春民，周丁华，2014．肝细胞癌免疫组化标志物研究新进展．肝胆外科杂志，22（1）：65-68．

欧美同学会医师协会肝胆分会，中国研究型医院分子诊断医学专业委员会，中国临床肿瘤学会肝癌专家委员会，等，2020．肝胆肿瘤分子诊断临床应用专家共识．临床肝胆病杂志，36（7）：1482-1488．

潘伟瑜，姚俊霞，侯英勇，2019．结直肠癌分子分型及分子标志物的研究进展．中国临床医学，26（1）：111-116．

彭磊，魏舒纯，张伟锋，等，2019．幽门螺杆菌的诊断方法及其评价．胃肠病学，24（5）：307-310．

彭宁福，钟鉴宏，朱少亮，等，2020．胆管癌、胰腺癌及其癌前病变共同特征的研究现状．岭南现代临床外科，20（2）：261-266．

邵汇琳，于双妮，班新超，等，2018．消化系统上皮性肿瘤的免疫组织化学标志物研究进展．中华病理学杂志，47（7）：559-561．

石雪迎，郑杰，2015．系统筛查微卫星不稳定性结直肠癌的意义和策略．中华病理学杂志，44（1）：9-14．

石颖鹏，王敏娟，李程亮，2019．肠化生相关分子与胃癌的发生和进展研究概况．陕西医学杂志，48（7）：958-961．

时姗姗，饶秋，周晓军，2015．野生型胃肠道间质瘤的研究进展．中华病理学杂志，44（1）：69-72．

孙晨，蒋慧，郑建明，2019．胰腺癌分子分型的研究进展．中华胰腺病杂志，19（4）：301-304．

孙丽梅，邱雪杉，王恩华，2012．消化系统神经内分泌肿瘤临床病理学特征和免疫组织化学观察．中华病理学杂志，41(10)：696-697．

孙杨承，郑松，陆一丹，2019．家族性胃肠道间质瘤的研究进展．中华消化杂志，39（3）：207-209．

滕晓东，来茂德，2012．胃肿瘤病理新进展——2010年消化系统肿瘤WHO分类解读．临床与实验病理学杂志，28（2）：

121-123.

田卫华, 刘杰文, 张娟, 等, 2019. CK20和ki-67在结直肠锯齿状病变中的表达及临床应用. 当代医学, 25 (8): 84-86.

王斌, 王鲁平, 李琳, 2010. CK7/CK20、MUC6、RARα在各类结直肠锯齿状病变中的表达及意义. 诊断病理学杂志, 17 (3): 212-215, 219.

王炳智, 薛丽燕, 2020. 胰腺实性假乳头状瘤的临床病理特征及研究进展. 中国医刊, 55 (2): 123-126.

王瀚, 丛文铭, 2017. 双表型肝细胞癌新亚型的临床病理学研究进展. 中国肿瘤临床, 44 (12): 616-619.

王琳, 王鲁平, 2010. Barrett食管黏膜活检病理诊断的进展. 中华病理学杂志, 39 (7): 497-500.

王鲁平, 2019. 胃炎、化生、萎缩与胃异型增生胃癌的关系——2019年第5th WHO消化系统肿瘤分类胃癌前病变某些更新和进展. 诊断病理学杂志, 26 (11): 713-715, 793.

王鲁平, 2020. 良性肝细胞病变的病理诊断及鉴别诊断2019年第五版WHO消化系统肿瘤关于良性肝细胞病变的更新及进展. 诊断病理学杂志, 27 (10): 749-753, 763.

王鲁平, 武丽真, 2020. 分化好的肝细胞癌及癌前病变的诊断及鉴别诊断——2019年第五版WHO消化系统肿瘤肝细胞癌的更新及进展. 诊断病理学杂志, 27 (7): 495-498.

王佩飞, 陈建武, 郑佩赞, 等, 2008. Survivin、fhit在结直肠良恶性病变中的表达及意义. 医学研究杂志, 37 (1): 37-40.

王鹏雁, 邵汇琳, 班新超, 等, 2019. 基于免疫组化的肝细胞腺瘤分型及临床病理学分析. 中华肝胆外科杂志, 25 (7): 509-512.

王艳芬, 周晓军, 2015. 新近认识的胃肠道间叶性肿瘤. 临床与实验病理学杂志, 31 (8): 841-845.

《胃癌HER2检测指南(2016版)》专家组, 2016. 胃癌HER2检测指南(2016版). 中华病理学杂志, 45 (8): 528-532.

魏建国, 刘勇, 张仁亚, 2016. 新近认识和少见胃部疾病的临床病理特征. 中华病理学杂志, 45 (3): 197-200.

吴艳, 常晓燕, 陈杰, 2019. 胰腺导管内嗜酸性乳头状肿瘤的临床和病理特征. 中华病理学杂志, 48 (10): 829-832.

向仁伸, 王春涛, 付涛, 2019. 人类结直肠锯齿状腺瘤的研究现状. 腹部外科, 32 (3): 225-229.

谢伟, 王阁, 2018. 胃肠间质瘤的基因分型及相关研究进展. 现代肿瘤医学, 26 (19): 3154-3158.

谢之豪, 李俊, 夏勇, 等, 2020. 肝内胆管癌靶向治疗研究现状. 中华外科杂志, 58 (4): 289-294.

熊丹婷, 孙利兵, 缪俊俊, 等, 2019. 胃肠道透明细胞肉瘤样肿瘤一例. 中华病理学杂志, 48 (6): 485-487.

徐菁, 张翠明, 乔爱秀, 等, 2016. 混合型肝癌伴干细胞特征(细胆管癌型)26例临床病理学观察. 中华病理学杂志, 45 (3): 175-179.

徐昕, 王邦茂, 俞清翔, 2010. 家族性胃肠道间质瘤研究进展. 中华医学杂志, 90 (34): 2442-2444.

徐仲航, 金殷植, 房学东, 2018. 胃印戒细胞癌的研究进展. 中华胃肠外科杂志, 21 (10): 1196-1200.

薛卫成, 樊祥山, 孟刚, 2014. 胃癌相关标志物免疫组化指标选择专家共识(2014). 临床与实验病理学杂志, 30 (9): 951-953.

杨吉勇, 叶圳, 梅丹, 等, 2020. 胰腺癌生物学诊断治疗进展. 现代中西医结合杂志, 29 (3): 339-342.

杨明磊, 姚定康, 2018. 野生型胃肠道间质瘤的诊疗进展. 胃肠病学, 23 (8): 494-497.

杨晓梅, 刘晓霞, 王再兴, 等, 2012. CK7、CK20及CDX2在不同病理类型Barrett食管中的表达及意义. 宁夏医学杂志, 34 (4): 292-294.

杨旭丹, 王雷, 王晓卿, 等, 2016. 原发性阑尾黏液性肿瘤46例临床病理分析. 中华病理学杂志, 45 (7): 478-479.

杨亚俊, 胡卫敏, 史英, 2020. 临床病理学因子及生物标记物对早期胃癌淋巴结转移的临床评估价值分析. 现代消化及介入诊疗, 25 (3): 345-349.

殷舞, 钟晓刚, 黄顺荣, 等, 2013. PI3K/Akt/mTOR信号通路在大肠腺瘤恶性转化中的表达及意义. 广东医学, 34 (2): 238-240.

张继明, 张亚娟, 成元华, 2018. 琥珀酸脱氢酶缺陷型肿瘤的研究进展. 医药前沿, 8 (34): 5-6.

张楠楠, 邓靖宇, 2018. 临床非常见型胃癌的研究进展. 中华胃肠外科杂志, 21 (2): 228-235.

张全武, 和莹莹, 刘俊玲, 等, 2016. 胃丛状纤维黏液瘤的临床病理特征. 中国实用医药, 11 (4): 16-18.

张石玉, 仇学明, 樊荣, 2012. 结直肠高级别上皮内瘤变的研究进展. 医学综述, 18 (22): 3378-3380.

张祥宏, 崔晋峰, 吴文新, 等, 2021. 胃肠道黏膜化生病变的病理诊断及临床病理意义. 中华病理学杂志, 50 (10): 1103-1109.

张亚娟, 成元华, 郭立新, 等, 2018. 琥珀酸脱氢酶缺陷型胃肠道间质瘤中琥珀酸脱氢酶各亚单位蛋白的表达情况. 中华病理学杂志, 47 (4): 252-257.

张艳, 张彦宁, 陈书媛, 等, 2019. 胰腺实性-假乳头状肿瘤临床病理特征分析并文献复习. 首都医科大学学报, 40 (5): 786-790.

张益,谷永红,2018. 腹膜弥漫性高分化乳头状间皮瘤1例报道. 诊断病理学杂志,25(6):457-459.

张玉萍,王鲁平,2012. 免疫组化标记物在肝细胞肝癌病理诊断中的作用及进展. 诊断病理学杂志,19(2):148-151.

赵倩,杨晓燕,甘润良,2016. 胃癌的分子分型研究进展. 中华病理学杂志,45(10):737-741.

赵巍,李琳,张肖洁,等,2019. RUNX3和p53在结直肠锯齿状病变及结直肠癌组织中的表达及意义. 中国当代医药,26(20):40-42.

赵燕青,丛文铭,2019. 肝细胞癌癌前病变病理诊断特征的研究进展. 中华肝脏病杂志,27(7):491-493.

郑永芳,方向明,何小谷,2019. eIF4E、CDK4在胃癌及胃癌前情况中的表达及意义. 胃肠病学和肝病学杂志,28(10):1122-1127.

中国抗癌协会肝癌专业委员会,2022. 原发性肝癌诊疗指南之肝内胆管癌诊疗中国专家共识(2022版). 中华消化外科杂志,21(10):1269-1301.

中国临床肿瘤学会胃肠间质瘤专家委员会,2018. 中国胃肠间质瘤诊断治疗共识(2017年版). 肿瘤综合治疗电子杂志,4(1):31-43.

中国胃肠道间质瘤病理共识意见专家组,2018. 中国胃肠道间质瘤诊断治疗专家共识(2017年版)病理解读. 中华病理学杂志,47(1):2-6.

中国胃肠胰神经内分泌肿瘤病理诊断共识专家组,2013. 中国胃肠胰神经内分泌肿瘤病理诊断共识(2013版). 中华病理学杂志,42(10):691-694.

中华人民共和国国家卫生健康委员会医政医管局,2022. 原发性肝癌诊疗指南(2022年版). 中华消化外科杂志,21(2):143-168.

中华医学会病理分会消化病理学组筹备组,2017. 慢性胃炎及上皮性肿瘤胃黏膜活检病理诊断共识. 中华病理学杂志,46(5):289-293.

中华医学会病理学分会儿科病理学组,福棠儿童医学发展研究中心病理专业委员会,2019. 肝母细胞瘤病理诊断专家共识. 中华病理学杂志,48(3):176-181.

中华医学会病理学分会消化疾病学组,2020. 胃肠道腺瘤和良性上皮性息肉的病理诊断共识. 中华病理学杂志,49(1):3-11.

中华医学会病理学分会消化疾病学组,2020年中国胃肠胰神经内分泌肿瘤病理诊断共识专家组,2021. 中国胃肠胰神经内分泌肿瘤病理诊断共识(2020版). 中华病理学杂志,50(1):14-20.

中华医学会病理学分会消化疾病学组筹备组,2017. 胃食管反流病、Barrett食管和食管胃交界腺癌病理诊断共识. 中华病理学杂志,46(2):79-83.

周晓军,樊祥山,2011. 解读2010年消化系统肿瘤WHO分类(Ⅱ). 临床与实验病理学杂志,27(7):683-688.

周晓军,樊祥山,2011. 解读2010年消化系统肿瘤WHO分类(Ⅲ). 临床与实验病理学杂志,27(11):1153-1160.

周晓军,樊祥山,2011. 解读2010年消化系统肿瘤WHO分类(Ⅰ). 临床与实验病理学杂志,27(4):341-346.

邹珏,张黎,杨叶琳,等,2019. 胃底腺型腺癌3例并文献复习. 诊断病理学杂志,26(9):604-606.

Ahn JY, Jung HY, Choi KD, et al, 2011. Endoscopic and oncologic outcomes after endoscopic resection for early gastric cancer: 1370 cases of absolute and extended indications. Gastrointest Endosc, 74(3):485-493.

Bang YJ, Van Cutsem E, Feyereislova A, et al, 2010. Trastuzumab in combination with chemotherapy versus chemotherapy alone for treatment of HER2-Positive Advanced Gastric or Gastro-Oesophageal Junction Cancer (ToGA): A Phase 3, Open-Label, Randomised Controlled Trial. Lancet, 376, 687-697.

Böger C, Behrens HM, Mathiak M, et al, 2016. PD-L1 is an independent prognostic predictor in gastric cancer of Western patients. Oncotarget, 7(17):24269-24283.

Bosman FT, Carneiro F, Hruban RH, et al, 2010. Who classification of the tumours of the digestive system. Lyon: IARC Press, 160-165.

Cancer Genome Atlas Research Network, 2014. Comprehensive molecular characterization of gastric adenocarcinoma. Nature, 513(7517):202-209.

Chi P, Chen R, Zhang R, et al, 2010. ETV1 is a lineage survival factor that cooperates with KIT in gastrointestinal stromal tumours. Nature, 2010, 467(7317):849-853.

Chu PG, Ishizawa S, Wu E, et al, 2002. Hepatocyte antigen as a marker of hepatocellular carcinoma: an immunohistochemical comparison to carcinoembryonic antigen, CD10, and alpha-fetoprotein. Am J Surg Pathol, 2002, 26(8):978-988.

Correa P, Piazuelo MB, Wilson KT, 2010. Pathology of gastric intestinal metaplasia: clinical implications. Am J Gastroenterol, 105(3):493-498.

Dabbs DJ, 2009. 诊断免疫组织化学. 2版. 周庚寅,翟启辉,张庆慧,译. 北京:北京大学医学出版社.

Doyle LA, Homiek JL, 2014. Gastrointestinal stromal tumours: from KIT to succinate dehydrogenase. Histopathology, 64 (1): 53-67.

Klimstra DS, Modlin I R, Coppola D, et al, 2010. The pathologic classification of neuroendocrine tumors: a review of nomenclature, grading, and staging systems. Pancreas, 39 (6): 707-712.

Lau SK, Weiss LM, Chu PG, 2004. Differential expression of MUC1, MUC2, and MUC5AC in carcinomas of various sites: an immunohistochemical study. Am J Clin Pathol, 122 (1): 61-69.

Li Y, Chang X, Zhou W, et al, 2013. Gastric intestinal metaplasia with basal gland atypia: a morphological and biologic evaluation in a large Chinese cohort. Hum Pathol, 44 (4): 578-590.

Lin F, Shi J, Zhu S, et al, 2014. Cadherin-17 and SATB2 are sensitive and specific immunomarkers for medullary carcinoma of the large intestine. Arch Pathol Lab Med, 138 (8): 1015-1026.

Miettinen M, Makhlouf HR, Sobin LH, et al, 2009. Plexiform fibromyxoma: a distinctive benign gastric antral neoplasm not to be confused with a myxoid GIST. Am J Surg Pathol, 33 (11): 1624-1632.

Miettinen M, Wang ZF, Sarlomo-Rikala M, et al, 2011. Succinate dehydrogenase deficient gists – a clinicopathologic, immunohistochemical, and molecular genetic study of 66 gastric gists with predilection to young age. Am J Surg Pathol, 35 (11): 1712-1721.

Nagtegaal ID, Odze RD, Klimstra D, et al, 2020. The 2019 WHO classification of tumours of the digestive system. Histopathology, 76 (2): 182-188.

Nannini M, Urbini M, Astolfi A, et al, 2017. The progressive fragmentation of the KIT/PDGFRA wild-type (WT) gastrointestinal stromal tumors (GIST). J Transl Med, 15 (1): 113-125.

Okazaki M, Makino I, Kitagawa H, et al, 2014. A case report of anaplastic carcinoma of the pancreas with remarkable intraductal tumor growth into the main pancreatic duct. World J Gastroenterol, 20 (3): 852-856.

Schildhaus HU, Cavlar T, Binot E, et al, 2008. Inflammatory fibroid polyps harbour mutations in the platelet-derived growth receptor alpha (PDGFRA) gene. J Pathol, 216 (2): 176-182.

Troxell ML, 2014. Reversed MUC1/EMA polarity in both mucinous and micropapillary breast carcinoma. Human Pathology, 45(2): 432-434.

Wang HL, Anatelli F, Zhai QJ, et al, 2008. Glypican-3 as a useful diagnostic marker that distinguishes hepatocellular carcinoma from benign hepatocellular mass lesions. Arch Pathol Lab Med, 132 (11): 1723-1728.

WHO Classification of Tumours Editorial Board, 2019. WHO classification of tumours of digestive system. Lyon: IARC Press.

Yakirevich E, Magi-Galluzzi C, Grada Z, et al, 2015. Cadherin 17 is a sensitive and specific marker for metanephric adenoma. Am J Surg Pathol, 39 (4): 479-486.

第六章

泌尿系统

第一节 肾脏肿瘤

一、正常肾脏组织的免疫组化特征

正常肾实质由大量肾单位和集合管组成，其间有少量结缔组织、血管和神经等构成肾间质。每个肾小体和一条与它相连的肾小管是尿液形成的结构和功能单位，称肾单位。肾小管分为近端小管、细段和远端小管三部分。在临床病理实践工作中，有几个常用的标志物，广谱标志物PAX2、PAX8、CKpan、CK-L和E-Cadherin（E-Cad）等几乎在整个泌尿小管中表达，RCC、CD10主要在近曲小管中表达；CK7在远曲小管和集合管中的表达强于近曲小管；CD117、Ksp-Cadherin（Ksp-Cad）主要在远曲小管中表达；CK-H（34βE12）、p63等可表达于集合管和尿路上皮（图6-1～图6-9）。

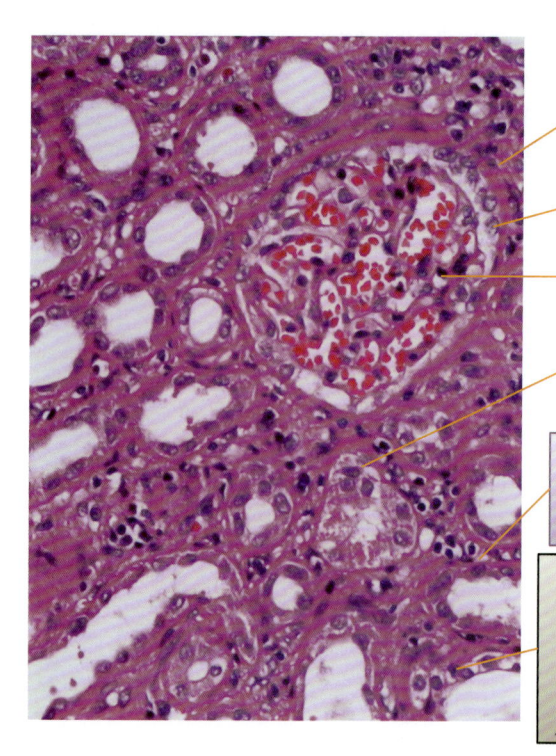

球旁细胞
肾素、SMA、Vim、CD34阳性
球旁细胞瘤

肾小球壁层上皮
CK、CK8、PAX2阳性

肾小球内皮细胞
CD31、CD34、ERG、FLI-1等；足细胞表达WT1、CD10

近曲小管
表达LTL凝集素、CD10、CD15、Cadherin6、CK7、CK8/18和CK19；不表达CK7、34βE12
肾透明细胞癌

远曲小管
表达Ksp-Cad、CD117、Parvalbumin、Claudin7/8、S-100A1、CK/18、CK19
乳头状肾细胞癌

集合管（主要包括主细胞和闰细胞）
双花扁豆凝集素、花生凝集素、整个集合管强表达GATA3、CK8、CK18、CK19、p63、CK-H、CK8/18、UEA1；Ksp-Cad弱表达；闰细胞表达CD117和AE1，CK7和CK19阴性；主细胞表达AQP-2
闰细胞起源——肾嫌色细胞癌、肾嗜酸细胞瘤；主细胞起源——集合管癌、髓质癌、乳头状肾细胞癌（？）

广谱标志物：PAX2、PAX8、AE1/AE3、CK7、CK8、CK18和E-Cadherin等；**肾来源标志物**：PAX8、PAX2，是判断转移性肾细胞癌相对特异的标志物

尿路上皮
GATA3、CK7、CK20、P63、CK-H、S100P、UroplakinⅡ/Ⅲ
尿路上皮肿瘤

● 组织结构
● 免疫组化标志物
● 相关肿瘤

图6-1 正常肾脏组织学、免疫组化标志物和相关肿瘤来源

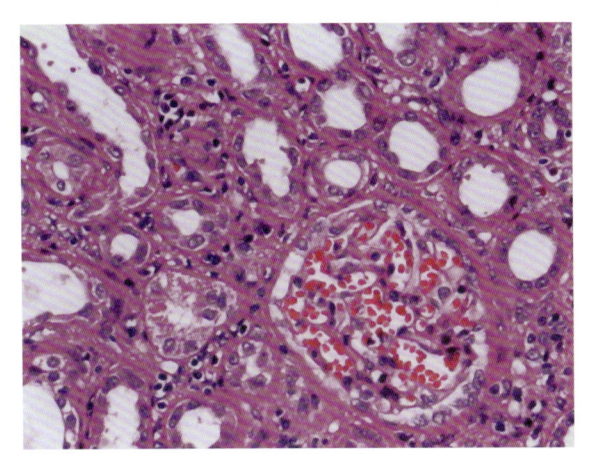

图6-2 正常肾单位，HE染色

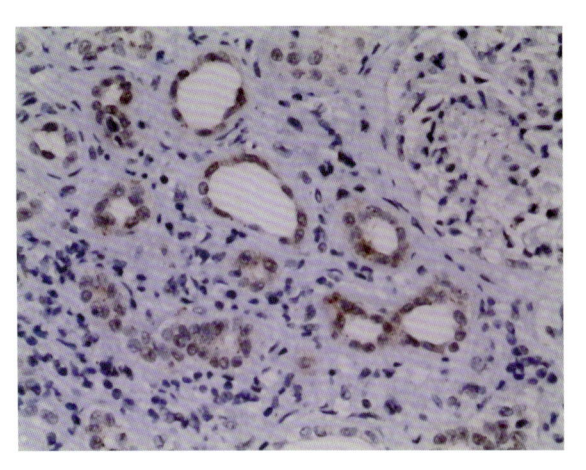

图6-3 正常肾，CA9，主要在近曲小管上皮中阳性表达

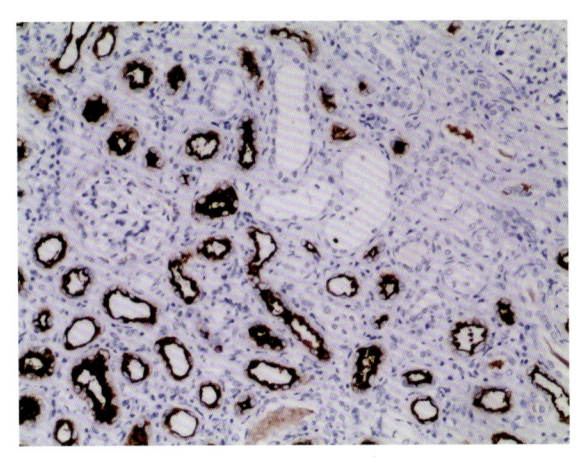

图6-4 正常肾，RCC，主要在近曲小管上皮中表达

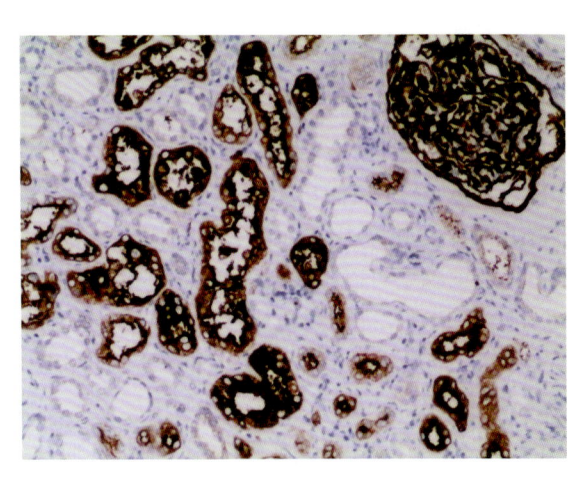

图6-5 正常肾，CD10，在近曲小管表达强于远端小管

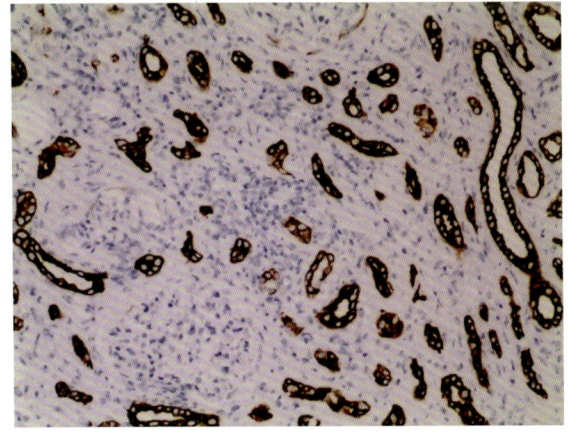

图6-6 正常肾，CK7，在整个泌尿小管中阳性表达

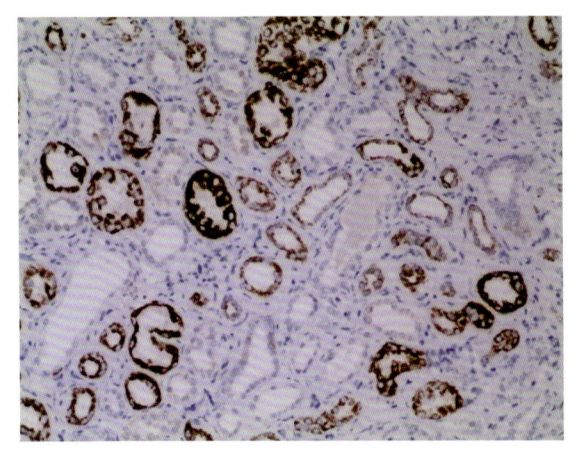

图6-7 正常肾，CD117，在远曲小管表达强于近曲小管

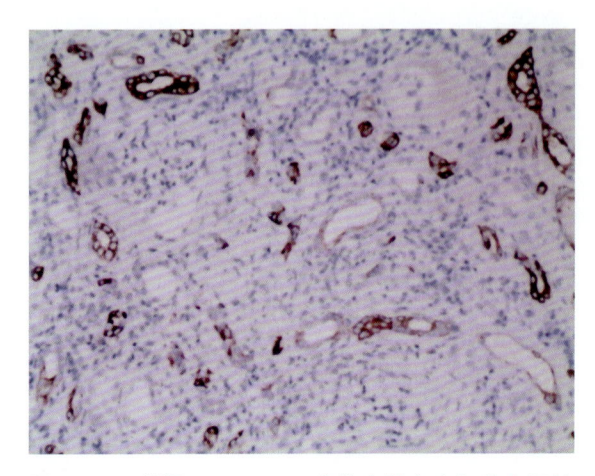

图6-8　正常肾，34βE12，在集合管上皮细胞中阳性表达

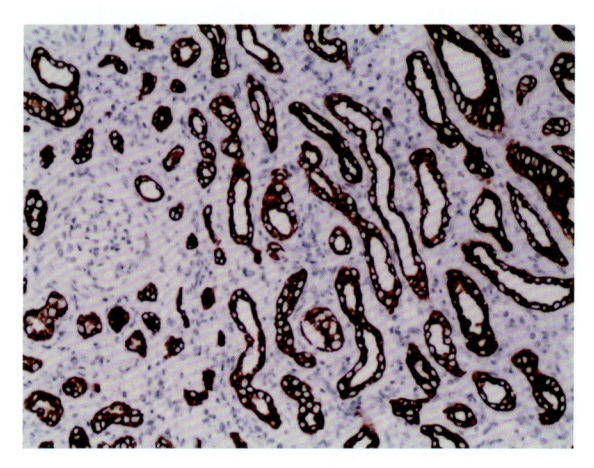

图6-9　正常肾，CK8/18，在整个泌尿小管中均有表达

二、肾上皮性肿瘤的标志物

免疫组化在肾脏肿瘤中的应用主要体现在确定肿瘤的肾细胞起源及辅助肾脏肿瘤的分类。

1）广谱标志物：PAX8、PAX2、VHL、CD10、RCC、Ksp-Cad、CK、CK7、CK8/18、E-Cad。RCC、CD10和AMACR这3种抗体均呈现从近端小管、远端小管到集合管和尿路上皮肿瘤阳性率逐渐降低的特点，RCC在Ⅰ类肿瘤中均可阳性，其中以MiT家族易位性肾细胞癌和管状囊性肾细胞癌阳性率最高；Ⅱ类肿瘤中嫌色细胞癌可以阳性，而嗜酸性腺瘤阴性。

2）PAX8/PAX2被认定是证实肾肿瘤起源最有效的标志物，其他标志物包括VHL、CD10、RCC、Ksp-Cad支持转移性病变。PAX2几乎在所有肾上皮性肿瘤中均呈高表达，但是Ⅲ类肿瘤中尿路上皮癌阴性。PAX8与PAX2表达相似，但Ⅲ类肿瘤中尿路上皮癌可以阳性。

3）除约20%的透明细胞癌及嗜酸细胞腺瘤与后肾腺瘤阴性之外，其他肿瘤均表达CK7。

4）几乎所有的肾肿瘤均高表达CK18；与CK8一样，CK18在嗜酸细胞腺瘤中表现为核旁及膜周的球状着色方式。

5）大部分的尿路上皮癌和集合管癌均表达CK-H，只有少数乳头状肾细胞癌（约33%）、嫌色细胞癌（约13%）表达CK-H；CK20在嗜酸性实性囊性肾细胞癌中弥漫表达，而在肾脏肿瘤各亚型中的表达率很低或不表达，因此CK20阳性有助于嗜酸性实性囊性肾细胞癌（ESC-RCC）的诊断；作为一种广谱的间叶性标志物，Vimentin（Vim）可在许多肾细胞癌中表达，在嫌色细胞癌与嗜酸细胞腺瘤中极少表达（表6-1）。

表6-1　肾源性肿瘤标志物

标志物	阳性定位	注释
PAX8/PAX2	细胞核	PAX2几乎在所有肾上皮性肿瘤中均呈高表达，但是尿路上皮癌阴性。PAX8与PAX2表达相似，但尿路上皮癌可以阳性。与PAX2相比，PAX8的敏感性更高。但PAX8还可表达于女性生殖系统肿瘤、尿路上皮癌（约8%阳性）等
VHL	细胞膜/质	von Hippel-Lindau（VLH）是一种抑制基因，VHL基因突变与血管母细胞瘤、肾透明细胞癌、嗜铬细胞瘤、血管母细胞瘤和神经内分泌肿瘤等相关。大于90%各种类型良恶性肾上皮细胞肿瘤阳性，因此是一个非常好的判断转移性肾细胞癌的标志物
RCC CD10	细胞膜/质 细胞膜	肾细胞癌标志物（RCC）和CD10均属于近端小管标志物，几乎所有肾细胞癌亚型阳性。RCC在集合管癌和嗜酸细胞癌中一般不表达，但CD10仍可有部分表达

续表

标志物	阳性定位	注释
CA Ⅸ（CA9）	细胞膜	碳酸酐酶Ⅸ（CAⅨ，CA9）主要用于透明细胞癌的诊断，是透明细胞肾细胞癌和透明细胞乳头状肾细胞癌相对特异的标志物，两者不同的CAⅨ表达模式可用于鉴别诊断：前者表现为弥漫的膜表达，后者表现为细胞质底部和两侧表达而腔面不表达的"杯口状"着色；部分乳头状癌和集合管癌可阳性，嫌色细胞癌和嗜酸细胞瘤为阴性，任何缺氧或局部缺血的肿瘤中可阳性
CD117	细胞膜/质	为远端肾单位的标志物。大多数嫌色细胞癌与嗜酸细胞瘤表达CD117，而透明细胞癌与乳头状癌几乎总是不表达，一部分的血管平滑肌脂肪瘤可表达CD117
Ksp-Cad	细胞膜/质	肾特异性黏附蛋白（Ksp-Cad）为远端肾单位的标志物。Ksp-Cad在嗜酸细胞瘤中主要表现为细胞质着色，而在肾嫌色细胞癌中则表现为细胞膜和细胞质的双重着色；少部分透明细胞癌和乳头状癌可阳性，集合管癌阴性
AMACR	细胞质	α-甲酰基辅酶A-消旋酶（AMACR，P504S）在正常肾脏中表达于近端肾小管，表现为颗粒状的细胞质染色，AMACR主要用于乳头状癌（80%～100%阳性）的诊断，Xp11.2易位的肾细胞癌（80%～100%阳性）、透明细胞肾细胞癌、肾嫌色细胞癌和嗜酸细胞瘤也可有一部分表达
Parvalbumin（PVALB）	细胞膜	小清蛋白（parvalbumin，PVALB），是细胞内一种钙结合蛋白。在所有原发性嫌色细胞癌中高表达，透明细胞癌和乳头状癌阳性率较低，乳头状癌略高于透明细胞癌
Claudin7/8（CLDN7/8）	细胞膜	密封蛋白7（claudin7，CLDN7）以远端小管肿瘤（Ⅱ类）类阳性为主，在嫌色细胞癌中阳性率略高，而CLDN8在嗜酸性腺瘤中阴性率略高；乳头状癌CLDN7可以阳性，而透明细胞癌阴性
S-100A1	细胞核/质	S-100A1是一种钙结合蛋白，为S-100家族成员之一。S-100A1主要表达于嗜酸性腺瘤，而嫌色细胞癌阳性率较低。在卵巢浆液性囊腺癌和乳腺癌中也有表达
UEA1	细胞膜	荆豆凝集素1（UEA1）特异性表达于集合管癌，而尿路上皮癌阴性；UEA1在内皮细胞阳性
Uroplakin Ⅱ/Ⅲ（UP Ⅱ/Ⅲ）	细胞质/膜	尿血小板溶素Ⅱ/Ⅲ（uroplakin Ⅱ，UP Ⅱ/Ⅲ）主要表达于尿路移行上皮。UP Ⅱ在敏感性上要高于UP Ⅲ，是判定尿道上皮起源的特异性标志物。值得注意的是，这组抗体虽具有一定特异性表达，但也可以在部分近端小管肿瘤（Ⅰ类）中呈阳性
p63	细胞核	p63和CK-H主要用于标记集合管癌，p63均不表达于透明细胞癌、乳头状癌和嫌色细胞癌；p63还可表达于乳腺和涎腺肌上皮细胞、前列腺基底细胞及皮肤基底细胞中，是基底细胞癌、鳞癌、尿路移行细胞癌的标志物
TFE3	细胞核	融合基因转录因子TFE3特征性表达Xp11.2易位的肾细胞癌，对于鉴别诊断Xp11.2基因易位的肾细胞癌具有较高的特异性和敏感性。TFE3蛋白在血管周上皮样细胞肿瘤、恶性黑色素瘤、透明细胞肉瘤等其他类型MiTF家族肿瘤中普遍存在，只不过染色强度较低
TFEB	细胞核	TFEB是一种融合基因转录因子，明显过表达于伴有t（6；11）（p21；q21）易位的肾细胞癌；TFE3/TFEB染色有一定的假阳性及假阴性，所以对于易位性肾细胞癌的诊断，原则上应进一步行TFE3或TFEB的FISH检测以确诊
Cathepsin K	细胞质	是MiTF因子控制路径下游的一个靶点，因此Cathepsin K明显过表达于TFEB易位和TFE3易位的肿瘤中，免疫组化染色检测Cathepsin K有助于MiTF/TFE3易位的肾细胞癌与其他肾细胞癌鉴别
FH	细胞核	延胡索酸水合酶（FH）缺失表达与遗传性平滑肌瘤病及肾细胞癌综合征（HLRCC）和子宫平滑肌肿瘤有关。但免疫组化中FH缺失并不能鉴别是体细胞性突变还是种系突变，因此仍需遗传学检测
2SC	细胞核/质	2-琥珀酸半胱氨酸（2SC）是延胡索酸水合酶（FH）基因突变致延胡索酸异常富集而形成的产物。其过表达可提示HLRCC相关性肾癌的诊断。所有经证实的HLRCC肿瘤显示2SC核和细胞质弥漫强阳性，而透明细胞、多数高级别未分类的癌和大多数域型乳头状肾细胞癌显示无2SC免疫反应
SDHx	细胞质	琥珀酸脱氢酶（SDH）含4个亚基，分别为SDHA～SDHD，其缺陷与多种疾病有关，SDHx表达缺失，与SDH缺陷型肾细胞癌、嗜铬细胞瘤、副神经节瘤、SDH缺陷型胃肠道间质瘤等相关。在RCC中检测到SDHB的表达缺失与患者体内存在SDH亚单位基因的胚系突变存在高度一致性
INI1	细胞核	INI1（也称为SMARCB1、BAF47、SNF5）位于染色体22q11.23，编码SWI/SNF复合物中重要的核心亚基，INI1基因缺失与肾及肾外恶性横纹肌样瘤、非典型畸胎样/横纹肌样肿瘤、上皮样肉瘤、上皮样恶性神经鞘瘤和肾髓质样癌等相关，并成为其特征性的诊断指标

三、肾上皮性肿瘤的分类和病理诊断思路

1. 抗体选择　分类套餐包括CK、CK7、CK20、Vim、PAX8、CA9、RCC、CD10、CD117、AMACR、TFE3、TFEB、Cathepsin K、ALK（5A4）、FH、SDHB、2SC、p63和CK5/6等。

2. 肾上皮性肿瘤分类的病理诊断思路　肾脏肿瘤具有不同的组织起源，不同的亚型，其治疗和预后更是不同，因此作出正确的诊断及病理分型非常重要。2022版WHO肾肿瘤分类中肾细胞癌的组织学亚型已达19个类型，其分类标准仍主要依据组织形态学特征，必要时应用分子检测技术辅助肾细胞癌的进一步分类。其中，最常见组织学类型透明细胞肾细胞癌、乳头状肾细胞癌（不再推荐1型和2型亚分类）和肾嫌色细胞癌占约90%，少见类型的肾细胞癌仅占肾细胞癌总数的5%；在命名方面，第5版分类首次将肾脏上皮性肿瘤通过形态学和分子驱动分类。由分子定义的肾细胞癌包括*TFE3*重排肾细胞癌、*ALK*重排肾细胞癌、*TFEB*重排和*TFEB*扩增肾细胞癌、*FH*缺陷肾细胞癌、*SDH*缺陷肾细胞癌、*ELOC*（原*TCEB1*）突变肾细胞癌、*SMARCB1*（*INI1*）缺陷肾细胞癌。

（1）第一步，阅片前查看临床病史。

许多肾肿瘤具有一些独特的临床特点，病理医师在阅片形态学检查之前应注意查看临床病史，手术记录及影像学所见会有很大帮助。了解和掌握各种肿瘤的发病年龄、性别、肿瘤大小、部位、影像学特点等特征，有助于肾肿瘤的诊断与鉴别诊断。

例如，在儿童肾肿瘤中，最常见的是肾脏胚胎性肿瘤（包括肾源性残余、肾母细胞瘤、囊性部分分化性肾母细胞瘤和儿童囊性肾瘤），后肾肿瘤（包括后肾腺瘤、后肾腺纤维瘤和后肾间质瘤），肾细胞癌（组织学亚型包括透明细胞肾细胞癌、乳头状肾细胞癌、肾嫌色细胞癌、低度恶性潜能多房囊性肾肿瘤、肾小管状囊性肾癌、肾髓质癌、MiT家族易位肾细胞癌、琥珀酸脱氢酶缺陷相关的肾细胞癌和家族遗传性肾癌综合征等）；主要发生于儿童的间叶性肿瘤（包括透明细胞肉瘤、横纹肌样瘤、先天性中胚层肾瘤和婴幼儿骨化性肾肿瘤）。

在成人肾肿瘤中，以肾细胞癌多见，其中透明细胞肾细胞癌（CCRCC）是最常见的肾细胞癌亚型，占成人肾脏恶性肿瘤的70%以上。其次为乳头状肾细胞癌、肾嫌色细胞癌及嗜酸细胞腺瘤等，主要发生于成人的间叶肿瘤为平滑肌肉瘤、血管肉瘤、横纹肌肉瘤、骨肉瘤、滑膜肉瘤、尤因肉瘤（EWS）/外周神经外胚叶肿瘤（PNET）、血管平滑肌脂肪瘤、上皮样血管平滑肌脂肪瘤、血管母细胞瘤、球旁细胞瘤、肾髓质间质细胞瘤、神经鞘瘤和孤立性纤维性肿瘤等。

（2）第二步，根据肾肿瘤的组织构型和细胞形态等对肾脏肿瘤进一步分类。

现阶段肾细胞癌的分类标准仍为形态分子结合的分型，无论分子病理学如何发展，组织学形态仍是病理学诊断的基石。肾细胞癌是一种高度异质性肿瘤，这种异质性包括肿瘤组织学类型的异质性和肿瘤组织内分子改变的异质性。前者是指结构上具有不同的形态特征，除了透明细胞、嗜酸细胞和乳头状结构外，还有间质血管、平滑肌改变、淋巴细胞的构成差异等。后者是指各种类型的肾细胞癌，不同个体同一类型的肾细胞癌其分子结构有很大差异（图6-10）。

1）具有透明细胞特征的肾肿瘤：最常见的是透明细胞肾细胞癌。具有透明细胞的肾肿瘤主要有肾透明细胞癌、低度恶性潜能多房性囊性肾肿瘤（MCRNLMP）、MiT家族易位性肾细胞癌、透明细胞乳头状肾细胞肿瘤（CCPRCT）、肾嫌色细胞癌、上皮样血管平滑肌脂肪瘤（AML）、转移性透明细胞癌等。详细的"伴透明性细胞质的肾肿瘤的诊断与鉴别"，请参照肾透明细胞癌。

免疫组化推荐应用一组标志物：CA9、CK7、AMACR、CD117、TFE3/TFEB和HMB45及MelanA进行鉴别诊断（表6-2）。

第六章 泌尿系统

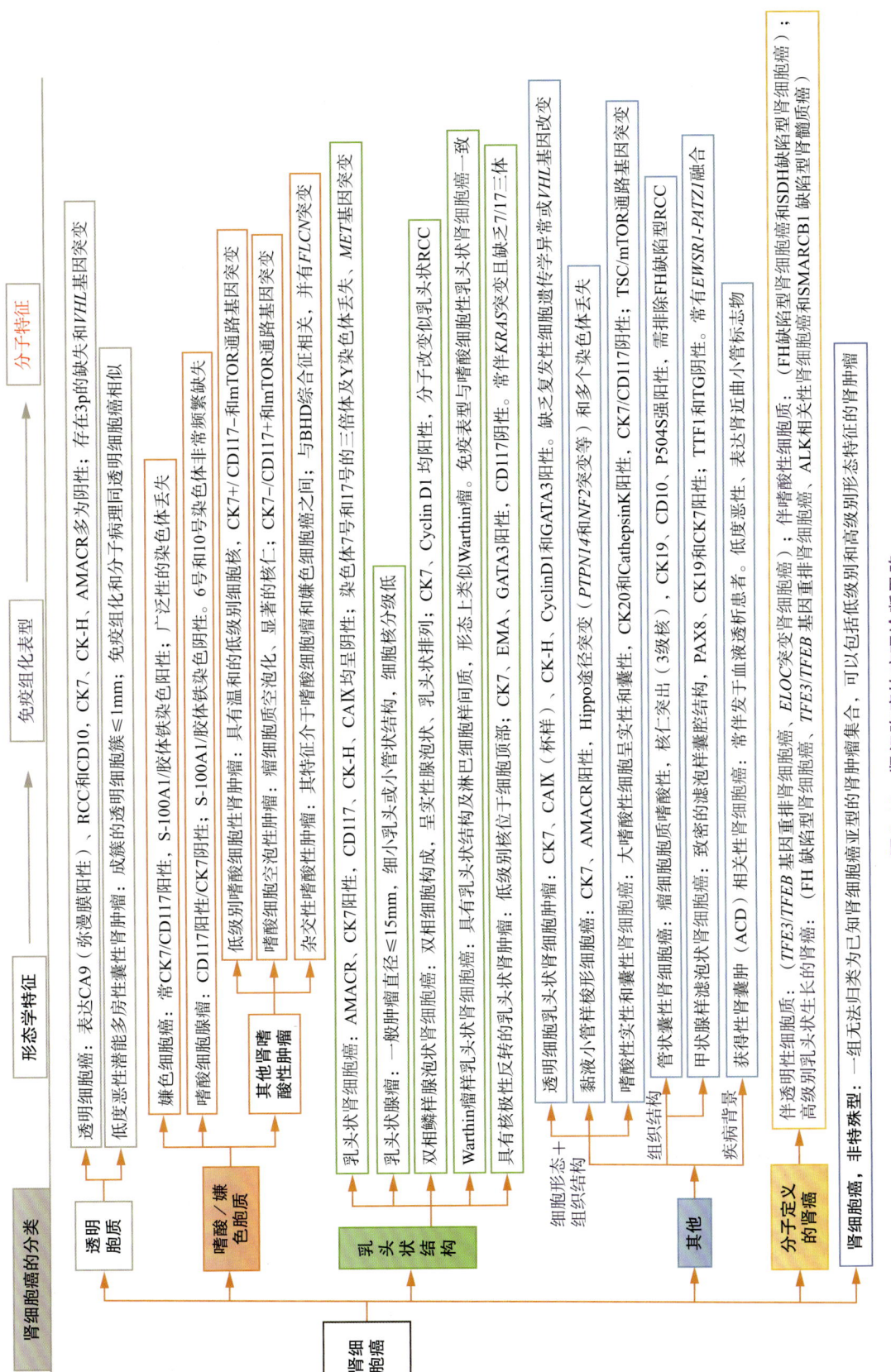

图6-10 肾细胞癌的病理诊断思路

表6-2 以透明细胞为主的肾肿瘤的免疫组化鉴别

肿瘤类型	CK7	AMACR	CA9	RCC	TFE3/TFEB	Ksp-Cad	CD117	HMB45	其他
透明细胞肾细胞癌	-/+	-/+	弥漫+	+	-	-/+	-	-	Vim+/CK7-
低度恶性潜能多房囊性肾肿瘤	+	-	弥漫+	+	-	-	-	-	CK7常阳性
MiT家族易位性肾细胞癌	-	+	-/+	+	++	-	-	+/-	MelanA+/PAX8+
透明细胞乳头状肾细胞肿瘤	++	-	杯状+	-	-	-	-	-	CyclinD1、GATA3+
肾嫌色细胞癌	++	-/+	-	+	-	++	++	-	CK7、CD117+/Vim-
乳头状肾细胞癌	++	++	+/-	+	-	-	-/+	-	AMACR和CK7+
上皮样血管平滑肌脂肪瘤	-	-	-	-	-/+	-	-	++	MelanA+/PAX8-
转移性癌	+/-	-/+	-	-	-	-	-	-	CK、EMA+/PAX8-

注：+，阳性；-，阴性。

2）伴嗜酸性或颗粒状细胞质的肾肿瘤：以嫌色细胞癌和嗜酸细胞腺瘤为代表，属于Ⅱ类肿瘤（远曲小管肿瘤），免疫组化表达Ksp-Cad、CD117等。主要与其他嗜酸细胞肿瘤，如嗜酸细胞腺瘤、透明细胞肾细胞癌（颗粒状亚型）、乳头状肾细胞癌（嗜酸性亚型）、甲状腺样滤泡状肾细胞癌、XP11易位的肾细胞癌、琥珀酸脱氢酶（SDH）缺陷型肾细胞癌、延胡索酸水合酶（FH）缺陷型肾细胞癌和嗜酸型血管平滑肌脂肪瘤（AML）等。

免疫组化推荐使用PAX8、CD117、Ksp-Cad、E-Cad、S-100A1、CK7、CK20、CA9、RCC、CD10、AMACR、TFE3、TFEB、HMB45/Cathepsin K、ALK（5A4）、FH、2SC和SDHB等套餐（表6-3）。

表6-3 以嗜酸细胞为主的肾肿瘤的免疫组化鉴别

肿瘤类型	RCC	CD10	CA Ⅸ	CK7	AMACR	CD117	SDHB	其他
透明细胞肾细胞癌	+	+	+	-	局灶+	-	+	CA Ⅸ弥漫细胞膜+
MiT家族易位性肾细胞癌	+	+	+	-	-	-	+	TFE3、黑色素标志物+
肾嫌色细胞腺癌	-/+	-/+	-	+	膜+	+	+	CK7弥漫强+
嗜酸细胞腺瘤	-	+/-	-	-	膜+	+	+	S-100A1+/RCC、CK7-
乳头状肾细胞癌	-	+/-	-	+	+	-	+	Villin+
甲状腺样滤泡状肾细胞癌	-/+	-	-/+	+	-	-	+	TTF-1、TG-
SDH缺陷型肾细胞癌	-	-	-	+/-	-	-	-	SDHB-
FH缺陷型肾细胞癌	-	-	-	-	+	-	+	FH-、2SC+
嗜酸性实性囊性肾细胞癌	+	-	-	-	+/-	-	+	*TSC1*或*TSC2*基因缺失
获得性囊性肾疾病相关性肾癌	+	+	-/+	-/+	+	-	+	N-Cadherin+/E-Cad-
嗜酸型AML	-	-	-	-	-	-	-	黑色素标志物+/PAX8-

注：+，阳性；-，阴性。

3）具有乳头状结构的肾细胞癌：以乳头状肾细胞癌（PRCC）和透明细胞乳头状肾细胞肿瘤（CCPRCC）为代表。AMACR高表达，归为ⅠB类肿瘤。其他包括透明细胞乳头状肾细胞肿瘤、肾乳头状腺瘤、伴有极向反转的乳头状肾肿瘤、黏液样小管状和梭形细胞癌、MiT家族易位性肾细胞癌、集合管癌（CDC）、获得性囊性肾病相关性肾细胞癌、遗传性平滑肌瘤病和肾细胞癌综合征相关性肾细胞癌、集合管癌及后肾腺瘤或转移癌等（请参照乳头状肾细胞癌项下）。免疫组化推荐使用RCC、CD10、CA Ⅸ、AMACR、CD117、Ksp-Cad、CK7、CK-H、TFE3、FH、GATA3、E-Cad等（表6-4）。

表6-4 伴明显乳头状结构的肾肿瘤的免疫组化鉴别

肿瘤	RCC	CD10	CA Ⅸ	Ksp-Cad	TFE3	AMACR	CK7	FH	其他
乳头状肾细胞癌	-/+	+/-	-	-	-	+	+/2型可-	+	CK-H、CA Ⅸ阴性
透明细胞肾细胞癌	+	+	弥漫+	-	-	-	+	+	CA Ⅸ弥漫细胞膜+
透明细胞乳头状肾细胞肿瘤	+	-	杯状+	-	-	-	+	+	CA Ⅸ杯状+
MiT家族易位性肾细胞癌	+	+	+/-	+/-	+	-/+	-	+	TFE3、黑色素标志物+
获得性囊性肾疾病相关性肾细胞癌	+	+	-	-	-	+	-	+	N-Cadherin+，E-Cad-
FH缺陷型肾细胞癌	-	-	-	-	-	-	-	-	FH-、2SC++
集合管癌	-	-	-	-	-	-	+	+	CD117、CK-H+
肾髓质癌	-	-	-	-	-	-	+	+	INI1、OCT3/4+

注：+，阳性；-，阴性。

4）囊性或以囊性为主的肿瘤：较为重要的是低度恶性潜能多房性囊性肾肿瘤（MCRNLMP），在临床病理诊断中尤其是冷冻切片检查时，容易与其他各种良性或恶性囊性肾疾病混淆，需要鉴别。包括良性囊性病变（如先天性多囊肾、单纯性皮质囊肿、囊性肾瘤、混合性上皮-间叶肿瘤、伴有上皮样囊肿的血管平滑肌脂肪瘤及淋巴管瘤等）和恶性囊性病变（包括肾透明细胞癌囊性变、透明细胞乳头状肾细胞肿瘤、管状囊性癌等）相鉴别。免疫组化推荐使用CA Ⅸ、CK7、AMACR、CD117、TFE3/TFEB、HMB45、MelanA等。必要时加分子检测（详见本章节"五、低度恶性潜能多房性囊性肾肿瘤"）。

5）伴梭形细胞的肾肿瘤：包括肉瘤样肾细胞癌、肾脏原发的肉瘤（如透明细胞肉瘤、原始神经外胚叶肿瘤、平滑肌肉瘤、血管肉瘤、脂肪成分较少的血管平滑肌脂肪瘤、骨肉瘤、脂肪肉瘤、滑膜肉瘤及多形性未分化肉瘤等）。通过组织形态学寻找明确的上皮成分，免疫组化上皮标记弥漫阳性支持肉瘤样肾细胞癌的诊断。免疫组化CKpan、Vim、PAX8、CD10、RCC、CD117、SMA、HMB45等有助于鉴别。

6）高级别侵袭性肾肿瘤：核的级别是另一个重要的诊断要点，高核级相当于WHO分级G3和G4，细胞核大、核仁明显；而低核级相当于WHO分级G1和G2，细胞核小、核仁不明显。高核级肿瘤，主要有集合管癌（CDC）、肾髓质癌、肉瘤样肾细胞癌、未分类肾细胞癌、遗传性平滑肌瘤病和肾细胞癌综合征相关性肾细胞癌、获得性囊性肾病相关性肾细胞癌、部分成人MiT家族易位性肾细胞癌（*TFE3*基因融合相关性肾细胞癌）和Ⅱ型PRCC。低核级的肿瘤主要包括透明细胞癌（CCRCC）、低度恶性潜能多房性囊性肾肿瘤、Ⅰ型PRCC、CCPRCT、黏液样小管状和梭形细胞癌、部分成人MiT家族易位性肾癌（*TFEB*基因融合相关性肾癌）和大部分SDH缺陷型RCC等。

7）肾脏小圆细胞肿瘤：发生于儿童肾脏的小圆细胞肿瘤包括胚芽为主型肾母细胞瘤、肾尤因肉瘤/原始神经外胚叶肿瘤、外周肾内神经母细胞瘤、原发性肾横纹肌肉瘤、原发性滑膜肉瘤、肾透明细胞肉瘤、肾恶性横纹肌样肿瘤、肾髓质癌等。

8）其他细胞的形态学特征：细胞的形态学特征也有一定的鉴别诊断价值。如获得性囊性肾病相关性肾细胞癌有嗜酸性颗粒样胞质。"鞋钉样"肿瘤细胞是集合管癌细胞的特征。遗传性平滑肌瘤病和肾细胞癌综合征相关性肾细胞癌可见显著的大核仁伴核周空晕，类似巨细胞病毒包涵体结构。

9）部分肾细胞癌具有特征性的间质改变：如CDC有显著的促纤维间质增生反应及慢性炎症细胞浸润。但肾髓质癌多见有镰刀细胞性血液病的年轻患者，最具特征的是间质内有大量中性粒细胞浸润，甚至可形成微脓肿，有别于肾CDC的浆细胞和淋巴细胞浸润。获得性囊性肾病相关性肾细胞癌间质内可见大量草酸盐结晶。PRCC间质内可见大量泡沫细胞聚集，也可见含铁血黄素沉积等。黏液样物多见于乳头状肾细胞癌、黏液样小管状和梭形细胞癌；砂砾体样钙化可见于Ⅰ型乳头状肾细胞癌、嫌色细胞癌、MiT家族易位性肾细胞癌、后肾腺瘤。

（3）第三步，免疫组化在肾肿瘤诊断与鉴别诊断中的应用。

1）免疫组化套餐的选择：一般在形态学上具有各自明显的特点，常规染色后大部分都可以得到诊断，但是有些肿瘤类型的形态学并不十分典型，因此免疫组化仍然具有重要意义。和其他系统的病理诊断一样，免疫组化的应用及指标选择应建立在仔细形态学评估的基础上。

推荐使用的分类套餐抗体：CK、CK7、CK20、Vim、PAX8、CA9、RCC、CD10、CD117、AMACR、TFE3、TFEB、Cathepsin K、ALK（5A4）、FH、SDHB、2SC、p63和CK5/6等（表6-5）。常见肾上皮性肿瘤的分子免疫表型见表6-6。

表6-5 免疫组化在原发性肾肿瘤分类中的应用

肿瘤类型	CK7	Vim	AMACR	CA IX	PAX8	RCC	CD10	Ksp-Cad	CD117	p63
透明细胞肾细胞癌	-	++	+/-	弥漫+	+	+	+	-/+	-	-
MiT家族易位性肾细胞癌	-	-/+	++	+	+	+	+	-	-	-
透明细胞乳头状肾细胞肿瘤	+	+	-	杯状+	+	+	+	-	-	-
肾嫌色细胞癌	++	-/+	-	-	+	+	+	++	++	-
嗜酸细胞腺瘤	-	-	-	-/+	-	-	-/+	++	++	-
乳头状肾细胞癌	++	++	++	+/-	+	+	+	-/+	-	-
集合管癌	+	++	-	+/-	+	-	-/+	-	-	-/+
尿路上皮癌	+	-	-	-	-/+	-	-	-	-	++
上皮样血管平滑肌脂肪瘤	-	+	-	-	-	-	-	-	-	-

注：+，阳性；-，阴性。

表6-6 常见肾上皮性肿瘤的分子免疫表型

肿瘤类型	免疫表型	分子改变或注释
透明细胞肾细胞癌（CCRCC）	表达CK、Vim、CA9、RCC、CD10和PAX8，CK7、CK-H、AMACR和Ksp-Cad多为阴性。其中CA9特征性弥漫膜表达	存在3p的缺失、5q的增加和14q的缺失。与定位于3p25的抑癌基因VHL突变密切相关，常见有VHL、PBRM1、SETD2、KDM5C、PTEN、BAP1、mTOR和TP53基因突变
低度恶性潜能多房囊性肾肿瘤	与CCRCC相似，不同程度表达CK、CK7、EMA、Vim、CD10、CA9、PAX2/PAX8	为CCRCC的特殊亚型。大部分肿瘤存在VHL突变和3p缺失
肾嫌色细胞癌（ChRCC）	CK7、CD117、Ksp-Cad、RCC、Claudin7、CD82阳性；不表达S-100、CA9、AMACR、Vim、CK-H等	该瘤和RO可与BHD综合征相关。大部分存在1、2、6、10、13和17号染色体缺失，基因突变主要有TP53和PTEN、mTOR、NRAS、CDKN1A、RB1、ATM和TSC2等
嗜酸细胞腺瘤（RO）	CD117、CK、EMA阳性，低表达或阴性的有CD10、Vim、CK7、Claudin7、AMACR	6号和10号染色体的缺失非常频繁。CK7、Claudin7阴性支持RO诊断，相反则支持ChRCC
透明细胞乳头状肾细胞肿瘤（CCPRCT）	特征性表达CK7和CA9；GATA3和CyclinD1阳性；RCC、CD10、AMACR、TFE3阴性	未发现3p染色体缺失、VHL基因突变及基因启动子甲基化。CA9染色呈特征性杯状表达模式，具有诊断意义
MiT家族易位性肾细胞癌	特征性表达TFE3/TFEB和黑色素标志物（如HMB45和CathespinK等）；常表达RCC、CD10、PAX8和AMACR，一般不表达CK7、CD117、CA9，低表达上皮标志物	TFE3相关肾细胞癌：主要涉及t(X；1)(p11.2；q21)，多种融合基因伴侣；TFEB相关肾细胞癌：主要涉及t(6；11)(p21；q12)，导致MALAT1和TFEB基因融合；MiTF RCC分别为PRCC-MiTF和CLTC-MiTF基因易位形式

续表

肿瘤类型	免疫表型	分子改变或注释
乳头状肾细胞癌（PRCC）	可表达PAX8、AMACR、CK、CK8、CK7、EMA、CD10、Vim、E-Cad阳性，CD117、CK-H、CAⅨ和GATA3均呈阴性	第7和17号三倍体和Y染色体的缺失，可与MET基因突变有关，还有KDM6A、SMARCB1和NFE2L2等突变
遗传性平滑肌瘤病及肾细胞癌综合征（HLRCC）	主要表现为Ⅱ型PRCC。一般表达PAX8、CK19、Vim、AMACR，不表达CK7、CK20和CK-H，FN阴性，2SC（核/质）过表达	与染色体1q42 FH基因的胚系突变有关，FH阴性/2SC阳性的免疫表型模式与基因检测肿瘤组织中FH基因胚系或体细胞突变的结果具有很高的一致性
琥珀酸脱氢酶缺陷型肾细胞癌	PAX8、HNF1β及Ksp-Cad常弥漫阳性；大部分表达CD117、RCC、CA9及Vim，而SDHB、CK7、AMACR常为阴性	本病由SDH的亚单位缺陷导致，任一SDH亚型缺陷肾细胞癌，免疫组化均呈特征性的SDHB抗体表达缺失，当出现SDHA基因双打击缺陷时，SDHA免疫组化也会缺失表达
黏液样小管状和梭形细胞癌（MTSCC）	表达CK、CK7、Vim、EMA、AMACR、RCC；而不表达CD10、CK-H、CD117、Villin、HMB45、MelanA、CA9等。免疫表型与PRCC等其他类型肾癌存在交叉	抑癌基因PTPN14和NF2突变最为常见，还涉及多个染色体改变，包括1、4、6、8、9、13、14、15、22号和X染色体的丢失或部分丢失。遗传学检查无特征性的7、17染色体异常，可与乳头状肾细胞癌鉴别
管状囊性肾细胞癌（TRCC）	CK、CD10、Vim、AMACR、CK19和EMA均呈弥漫强阳性，CD117和CK7阴性	与PRCC一样也出现7和17号染色体的获得及Y染色体的缺失，因此推测两者关系密切或者说可能是PRCC的变异型
获得性囊性疾病相关性肾细胞癌	表达RCC、CD10、AMACR和Vim，大部分不表达CK7、CA9、CD117、CK-H和TFE3	涉及多个染色体改变，包括3、6、7、16、17号染色体和Y染色体等，特征性的草酸盐结晶可帮助识别此类肿瘤
嗜酸性实性囊性肾细胞癌	表达PAX8、CD10、AMACR和Vim，而CK7、CA9、CD117、TFE3、HMB45和Melan阴性。CK20特征性点灶状阳性	存在TSC1或TSC2等位基因的缺失。具有共同的分子核型改变：16号、7号、13q和19p染色体的拷贝数获得，Xp11.21和22q11.23的拷贝数缺失，同时杂合性缺失
集合管癌（CDC）	表达CK-H、CK7、PAX8、EMA、Vim、PNA和UEA1。不表达OCT3/4、RCC、CD10、GATA3、p63、S-100P	最常见的是NF2、SETD2、CDKN2A基因突变。少数集合管癌的发生与SMARCB1基因突变有关
肾髓质癌	特征性INI1表达缺失，表达OCT3/4、CK-L、EMA、Vim；部分表达CK7、UEA-1；不表达CK-H、CD10、CD117等	见有镰刀细胞性血液病的年轻患者，存在SMARCB1/INI1基因失活，导致INI1蛋白表达缺失
后肾性腺瘤	VE1、CDH17、WT1、p16、PAX2、CK、CD57、Vim多呈阳性；一般不表达EMA、AMACR、CK7、CD10、NSE、CD56等	与PRCC相同，存在7号和17号染色体呈三倍体，且伴有Y染色体的缺失。约90%病例存在BRAF基因V600E突变
未分类肾细胞癌（URCC）	可表达CK、PAX8、PAX2、RCC、CD10和CK8/18等，不表达CD117、CA9等	指病理学上不能将其归类为任何已知病理类型的肾细胞癌。常发生体细胞突变的基因包括NF、SETD和BAP1
混合性上皮-间叶肿瘤	上皮成分CK、EMA阳性；间质成分Vim、ER、PR、SMA、Desmin、CD10阳性	存在1号和19号染色体易位。需与乏脂肪血管平滑肌脂肪瘤、肉瘤样癌和多房囊性肾细胞癌等鉴别

2）排除转移性肾细胞癌：PAX8/PAX2是确定转移性肾细胞癌诊断最有用的标志物，CD10、RCC、Ksp-Cad可以支持转移性肾细胞癌的诊断；再辅以某些转移部位器官特异性的标志物或者各种需要与转移性肾细胞癌鉴别的非肾脏肿瘤的较特异的标志物，如ER、CDX2、PSA、TTF-1、GATA3及p63来帮助排除其他的癌，包括那些PAX8着色的癌。

（4）第四步，结合分子病理学检测，可对各类肾肿瘤作出精准的诊断。

近年来，肾肿瘤的分子病理学发展十分迅速。目前在大多数的肾细胞癌中存在分子遗传学异常，表现为染色体数目、结构异常或相关基因突变、扩增及因染色体易位产生融合基因等。这些分子遗传学异常的发现，不仅可以协助肾细胞癌确诊、分型，还在预后判断及分子靶向治疗方面有着重要的参考价值（表

6-6)。分子诊断的主要检测技术包括免疫组化（IHC）、荧光原位杂交（FISH）和二代测序（NGS）。

3.肾肿瘤分级　肾细胞癌应用最广泛的是1982年发布的Fuhrman分级系统。2016版WHO肾脏肿瘤分类中，该系统被新的分级标准所取代，称为WHO/ISUP分级系统。新的分级系统依据瘤细胞的形态及在不同倍数视野下的核仁大小和明显程度将肿瘤分为4级。该分级系统已经证实为透明细胞肾细胞癌和乳头状肾细胞癌很好的预后指标，但嫌色细胞癌等肿瘤不适用于该系统。

1级：400倍下瘤细胞无核仁或核仁不明显。

2级：400倍下瘤细胞可见清晰的核仁，但在100倍下核仁不明显或不清晰。

3级：100倍下可见清晰的核仁。

4级：瘤细胞显示肉瘤样或横纹肌样分化，或者含有瘤巨细胞，或者显示明显多形性的核伴有粗大的染色质。

首先，透明细胞癌和乳头状肾细胞癌必须使用WHO/ISUP分级，嫌色细胞癌则可应用嫌色肿瘤分级系统分级；其次，集合管癌、SMARCB1缺陷型肾细胞癌因呈高度恶性临床经过，无须分级；再次，TFE3易位性肾细胞癌其病理分级与预后无关，而管状囊性癌、获得性肾囊肿相关性肾细胞癌、嗜酸性实性囊性肾细胞癌及嗜酸性空泡状肿瘤因呈现高核级与惰性临床经过不匹配的特征，均不应用分级系统；最后，乳头状腺瘤、低度恶性潜能多房囊性肾肿瘤及透明细胞乳头状肾肿瘤则以低核级为确诊的必要条件。因此，在进行肾细胞癌病理分级时，要充分重视各分级的应用范围，避免造成过度诊断或诊断不足。

四、透明细胞肾细胞癌的诊断与鉴别

1.抗体选择　推荐使用CA9、CK7、AMACR、CD117、TFE3/TFEB、HMB45、MelanA等。必要时加分子检测。

2.注释　透明细胞肾细胞癌（CCRCC）是目前肾癌中最常见的病理类型，是一种来源于肾小管近曲小管上皮细胞的、异质性形态的恶性肿瘤。

（1）病变特点：瘤细胞大小一致，细胞胞质透亮或淡嗜酸性，常呈实性巢片状、索状或管状分布，间质血窦丰富，肿瘤中由小的薄壁血管构成的网状间隔有助于诊断。高核级CCRCC的胞质常呈嗜酸性颗粒状，间质血管可不明显，可出现肉瘤样和横纹肌样细胞形态。

（2）免疫表型：CK、Vim、CA9、RCC、CD10、PAX2和PAX8阳性，CK7、CK-H、AMACR和Ksp-Cad多为阴性，其中CA9弥漫膜表达是较特异性的辅助诊断指标（图6-11～图6-14）。CA9免疫组化标记在大多数情况下可以用作CCRCC分子病理检测的替代；但需注意，在非肾肿瘤、其他肾细胞癌伴有组织缺氧和坏死灶的周围及透明细胞乳头状肾细胞癌中也可以观察到CA9阳性着色。

（3）分子遗传学改变：存在3p的缺失、5q的增加和14q的缺失。与定位于3p25的抑癌基因*VHL*突变密切相关，常见*VHL*、*PBRM1*、*SETD2*、*KDM5C*、*PTEN*、*BAP1*、*mTOR*和*TP53*基因突变，其中*VHL*和*PBRM1*作为CCRCC最主要的两个肿瘤相关基因。分子病理检测可用于辅助CCRCC的诊断，如染色体3p缺失（FISH、细胞遗传学或拷贝数分析）或*VHL*基因突变分析。但需注意3p缺失在CCRCC中并不是绝对特异的，在VHL综合征相关的其他肿瘤中都可以存在缺失，如肾囊肿及中枢神经系统血管母细胞瘤、胰腺囊肿和神经内分泌肿瘤、内耳淋巴囊瘤等，其中一些肾外肿瘤亦表现为透明细胞肿瘤，不能依据3p缺失就认为是CCRCC转移。

（4）鉴别诊断：CCRCC主要与伴透明性细胞质的肾肿瘤鉴别，如低度恶性潜能多房性囊性肾肿瘤（MCRNLMP）、MiT家族易位性肾细胞癌、透明细胞乳头状肾细胞肿瘤（CCPRCT）、肾嫌色细胞癌、上皮样血管平滑肌脂肪瘤（AML）、转移性透明细胞癌等（表6-7）。

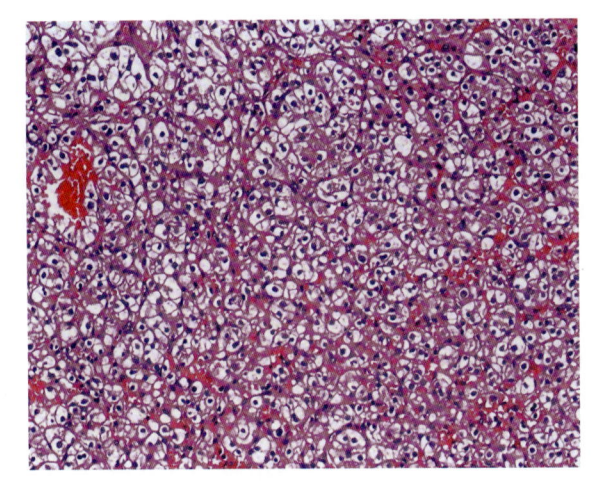

图6-11 透明细胞肾细胞癌，HE染色

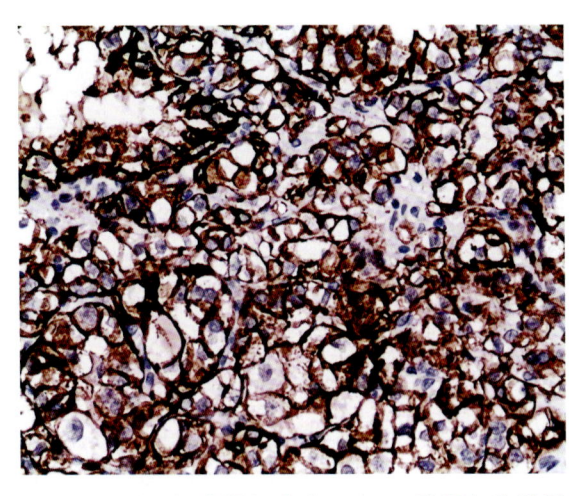

图6-12 透明细胞肾细胞癌，CA9，弥漫细胞膜强阳性

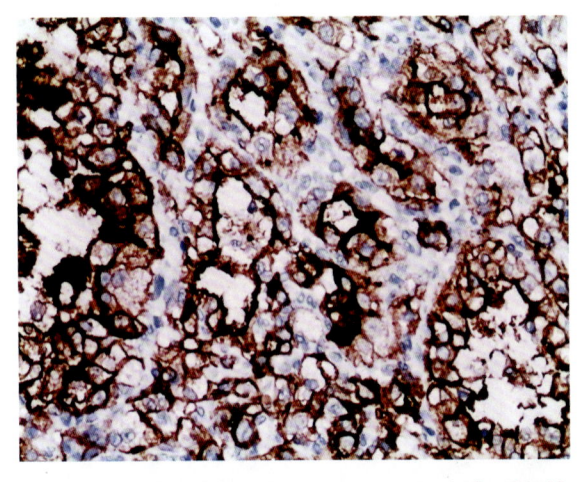

图6-13 透明细胞肾细胞癌，CD10，细胞膜/质阳性

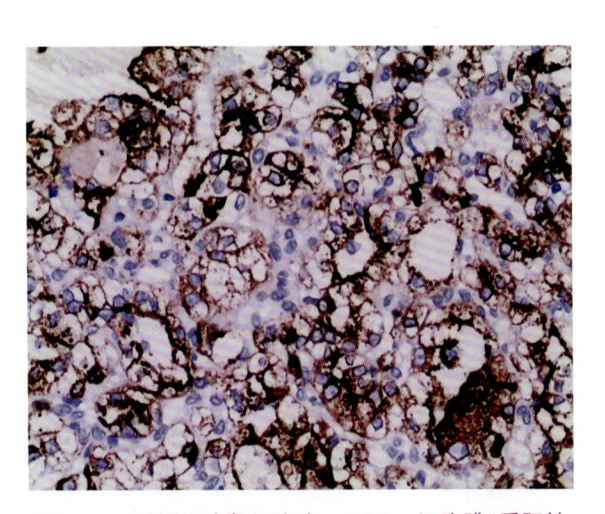

图6-14 透明细胞肾细胞癌，RCC，细胞膜/质阳性

表6-7 伴透明性细胞质的肾肿瘤的诊断与鉴别

肿瘤类型	病变特点	免疫表型	分子改变或注释
透明细胞肾细胞癌（CCRCC）	瘤细胞大小一致，细胞质透亮或嗜酸，常呈实性巢片状、索状或管状分布，间质血窦丰富	表达CK、Vim、CA9、RCC、CD10和PAX8，CK7、CK-H、AMACR和Ksp-Cad多为阴性	存在3p的缺失和VHL基因突变等基因突变。其中CA9弥漫膜表达是较特异性的辅助诊断指标
低度恶性潜能多房性囊性肾肿瘤（MCRNLMP）	完全由低级别富含透明胞质的瘤细胞组成的多房囊性病变，囊壁内衬单层或复层	免疫组织化学和分子病理同CCRCC相似，重要免疫表型为PAX8、CA9、CK7阳性，RCC、CD10阴性表达	以低核级为确诊的必要条件，大部分肿瘤存在VHL突变和3p缺失。主要与其他肾脏的囊性病变相鉴别
透明细胞乳头状肾细胞肿瘤（CCPRCT）	由管状、乳头状结构构成，乳头状衬覆立方或柱状细胞，具有透明胞质及低级别核	特征是CK7、CA9弥漫强阳性，且CA9表达于肿瘤细胞的基底部及侧缘呈"杯状"着色模式，表达CyclinD1和GATA3	无特异性的分子改变，无3p缺失，无VHL基因突变，与CCRCC不同的CA9表达模式可用于两者的鉴别
Xp11.2易位/TFE3基因融合相关性肾细胞癌	瘤细胞呈腺泡状、巢状、乳头状结构排列。肿瘤细胞核级为高级别，可见砂砾体和透明小体	特征性表达TFE3/TFEB，还表达黑色素标志物；常表达RCC、CD10和AMACR，不表达CK7、CD117、CA9	存在TFE3或TFEB整合基因。TFE3或TFEB呈核强阳性表达，不表达CK7

续表

肿瘤类型	病变特点	免疫表型	分子改变或注释
肾嫌色细胞癌	特征是核周空晕和葡萄干样的皱缩核，呈团巢状、腺泡状或实体片状生长	表达CD117、Ksp-Cad、CK7、Parvalbumin、CD82、Claudin7、CK-H；CA9、RCC、CD10和AMACR阴性	以出现广泛性的染色体丢失为特征，主要包括1、2、6、10、13、17和21号染色体
上皮样血管平滑肌脂肪瘤（AML）	瘤细胞呈多角形，具有颗粒性、致密的嗜酸性或透明胞质，罕有脂肪成分。有时也会与透明细胞肾细胞癌相混淆	表达黑色素标志物［如HMB45、MelanA和MiTF和平滑肌标志物（SMA和Calponin）］；不表达上皮标志物、S-100、肾细胞分化标志物和PAX8	主要与 *TSC*、*p53*、*TFE3*、*EGFR*、*BCL2* 等基因突变有关。与易位性肾细胞癌鉴别：绝大多数AML的TFE3和TFEB完全阴性
转移性透明细胞癌	结合病史和形态学特点的不同相鉴别，查找原发灶	转移性癌CK、EMA、CEA阳性，RCC、CD10和PAX8阴性	联合应用RCC、CD10、PAX8和器官相关特异性标志物非常有必要
黄色肉芽肿性肾盂肾炎（XGPN）	由泡沫样巨噬细胞、组织细胞、多核巨细胞和炎症细胞等构成	CD68阳性，CK、EMA、RCC和CD10阴性（图6-15～图6-18）	由于其临床及影像学特点与肾肿瘤相似，尤其局限者易误诊为肾肿瘤

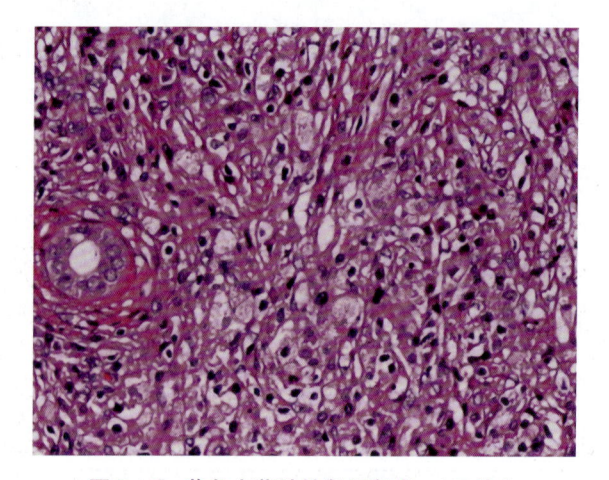

图6-15 黄色肉芽肿性肾盂肾炎，HE染色

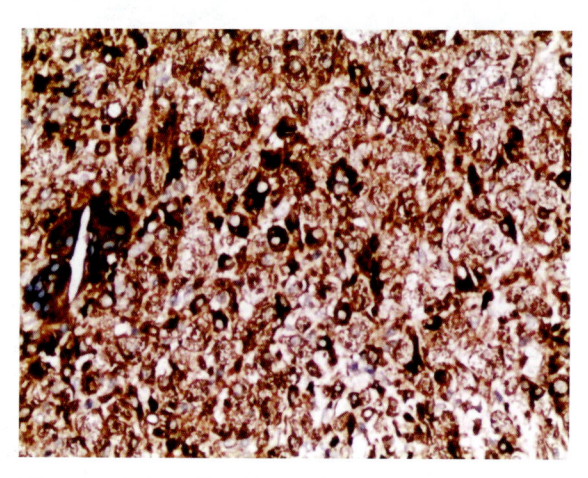

图6-16 黄色肉芽肿性肾盂肾炎，CD68，细胞质颗粒状阳性

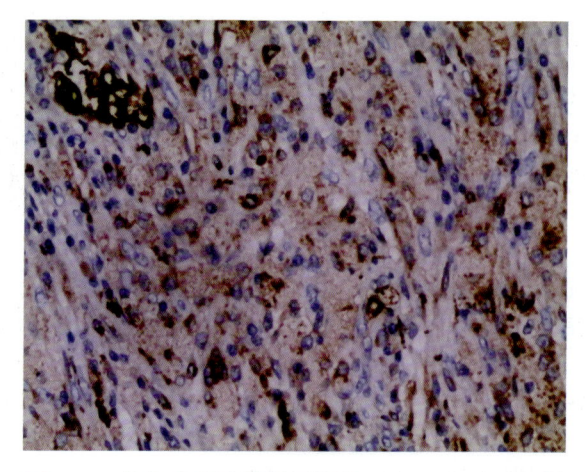

图6-17 黄色肉芽肿性肾盂肾炎，Lys，细胞质颗粒状阳性

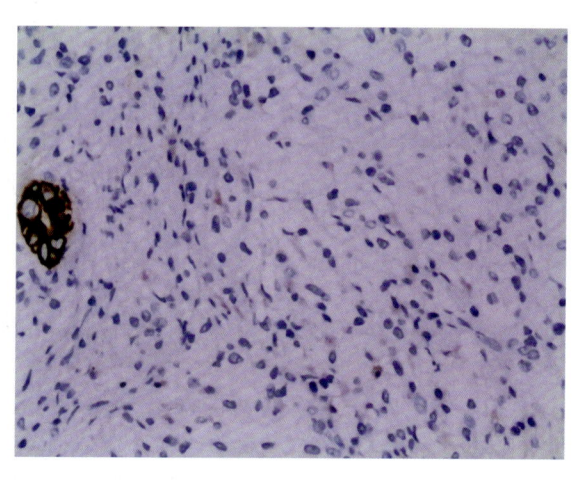

图6-18 黄色肉芽肿性肾盂肾炎，CK，阴性

五、低度恶性潜能多房性囊性肾肿瘤

1.抗体选择 推荐使用CA IX、CK7、AMACR、CD117、TFE3/TFEB、HMB45、MelanA等。必要时加分子检测。

2.注释

（1）低度恶性潜能多房性囊性肾肿瘤（MCRNLMP）：是一种少见的低度恶性肿瘤，多见于成年人。2012年国际泌尿病理协会将其视为肾透明细胞癌的一个亚型。

（2）病变特点：大体检查示肿瘤直径1.5～4.2cm，界限清楚。切面呈多房囊性或蜂窝状，囊内含清亮浆液性或凝胶状液体。镜下，肿瘤由大小不等的囊腔构成，囊内衬覆单层或多层低级别富含透明细胞质的瘤细胞，偶见囊内小乳头；囊壁间可见呈簇或小巢状分布的肿瘤细胞，细胞形态与囊内衬覆细胞一致。要求肿瘤完全为多房囊性结构、缺乏实性或膨胀性生长区域，但在纤维间隔内允许有成簇的透明细胞簇（范围界定，即不应超过1mm，并且强调穿刺活检标本局限，不能诊断为MCRNLMP）。

（3）免疫表型和分子改变：免疫组化和分子病理与肾透明细胞癌（CCRCC）有一定的相似性，如二者都表达CA IX和PAX8，不同程度表达CK、EMA、RCC和Vim，大部分肿瘤存在*VHL*突变和3p缺失，提示其与CCRCC在分子病理水平的相关性。但二者也存在差异，如前者囊内衬上皮多表达CK7，而CD10少表达或仅呈散在阳性，而肾透明细胞癌CD10高表达而CK7很少阳性（图6-19～图6-22）。

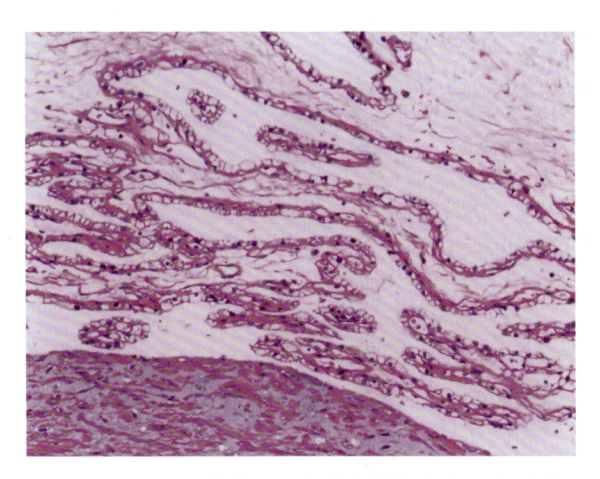

图6-19 低度恶性潜能多房性囊性肾肿瘤，HE染色

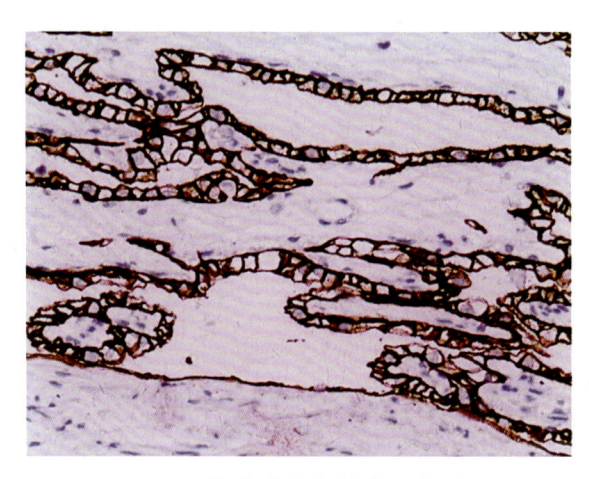

图6-20 低度恶性潜能多房性囊性肾肿瘤，CA9，弥漫细胞膜强阳性

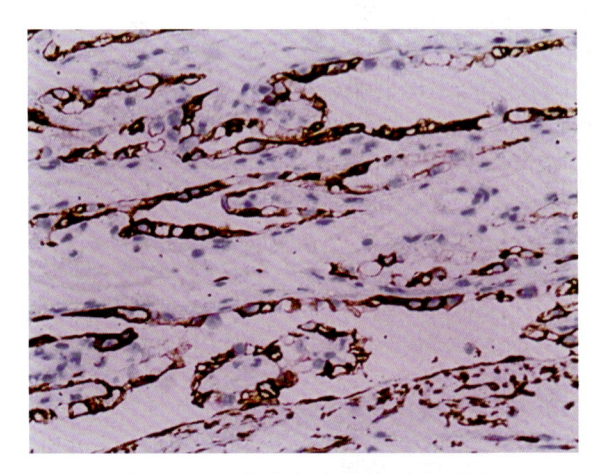

图6-21 低度恶性潜能多房性囊性肾肿瘤，CK7，细胞质阳性

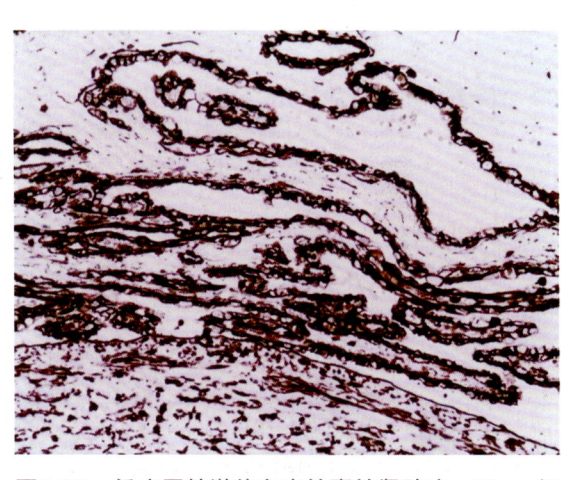

图6-22 低度恶性潜能多房性囊性肾肿瘤，Vim，细胞质阳性

（4）鉴别诊断：MCRNLMP完全由大小不一的囊腔组成，衬覆常为胞质透亮的单层细胞且无明显异型性，在临床病理诊断中尤其是冷冻切片检查时，容易与其他各种良性或恶性囊性肾疾病混淆，需要鉴别（表6-8）。

CA9在MCRNLMP、透明细胞癌广泛囊性变、透明细胞乳头状肾细胞肿瘤、管状囊性癌4种恶性囊性病变中均高表达，而在3种良性囊性病变（单纯性皮质囊肿、多房囊性肾瘤、多囊肾）中却无1例表达，提示CA9有助于肾脏各种良恶性囊性病变的鉴别诊断。此外，透明细胞癌囊性变和管状囊性癌多表达CA9、CD10和RCC，而CK7较少表达，相反，其他4种囊性病变高表达CK7，而CA9、CD10和RCC很少表达；除透明细胞癌外，34βE12在其他肾囊性病变均有不同程度表达。

表6-8 肾囊性病变或肿瘤的诊断与鉴别

肿瘤类型	病变特点	免疫表型	分子改变或注释
低度恶性潜能多房性囊性肾肿瘤（MCRNLMP）	大小不等的囊腔，囊壁厚薄不一，内壁衬覆单层透明细胞，细胞核常为低级别	表型与肾透明细胞癌相似，PAX8、CA9、CK7、RCC、CD10和CK-H多阴性表达	存在VHL突变和3p缺失。CD10常阴性，CK7常呈阳性，与CCRCC区别；有透明细胞簇（范围≤1mm）
肾透明细胞癌囊性变	有时会出现囊性区域，但总是能发现实性透明细胞区域，有时核异型性较大	CD10高表达，而CK7阴性，还表达CK、Vim、CA9、RCC、CD10和PAX8，CK7、MACR多为阴性	存在3p丢失和VHL突变。还常有VHL、PBRM1、SETD2、KDM5C、PTEN、BAP1和TP53基因突变
单纯性囊肿	多为单房，囊壁无内衬上皮	不表达CK7、PAX8、RCC、CD10等	囊壁中一般不见萎缩的肾小管
多囊肾	镜下各段肾小管不同程度扩张，囊壁被覆立方或扁平上皮	表达正常肾小管免疫表型	多为常染色体显性遗传型，常有家族史，累及双侧肾
多房囊性肾瘤	大小不一的囊腔，囊壁内衬扁平细胞。纤维间隔内见类似卵巢间质或簇状成熟的肾小管	上皮成分表达CK7、34βE12局灶，CA9、CD10和RCC阴性。间质细胞雌激素受体（ER）常阳性	多见于成年女性，2016版WHO分类将成人囊性肾瘤纳入混合性上皮-间叶肿瘤家族的范畴
管状囊性肾细胞癌（TRCC）	由大小不等的囊状和小管结构组成，瘤细胞常呈鞋钉样突向腔内，细胞核高分级	表达PAX8、CK-H、CK19、EMA、AMACR、Ksp-Cad和CD10，CK7表达不一；CA9、CD117常阴性	存在7、8、12、17号染色体的获得，9、15、18号染色体及Y染色体的缺失，并有6号染色体杂合性缺失
透明细胞乳头状肾细胞肿瘤（CCPRCT）	瘤细胞质丰富、透明状，呈管状乳头状、管状腺泡状和囊性结构，特征性细胞核远离基底膜位于腔面，呈线性排列	CA9表达于肿瘤细胞的基底部及侧缘，呈"杯状"着色模式，还表达CK7、CK8、Vim、PAX8和34βE12，不表达CD117、AMACR、TFE3和CD10	该肿瘤没有肾透明细胞癌所特有的3p缺失、VHL基因的突变。与透明细胞肾细胞癌不同的CA9表达模式可用于两者的鉴别诊断
嗜酸性实性囊性肾细胞癌	经典结构为囊性及实性混合生长结构，瘤细胞质丰富，显著嗜酸性，呈不均匀的絮状	表达PAX8、CD10、AMACR和Vim，而CK7、CA9、CD117、TFE3阴性。CK20特征性点灶状阳性	常见为第16、7、13、9号染色体和X染色体的获得或缺失。存在TSC1或TSC2等位基因的缺失
肾混合性上皮-间叶肿瘤	肿瘤由大小不一的囊性和实性区域构成，部分肿瘤可见广泛囊性变，间质和上皮成分混合组成，间质为梭形细胞	上皮成分广谱CK、EMA阳性；间质成分Vim、ER、PR、SMA、Desmin、Caldesmon、CD10阳性，而HMB45、S-100均阴性	又称肾盂囊性错构瘤，均见于成年人，存在1号和19号染色体易位。需与乏脂肪血管平滑肌脂肪瘤、肉瘤样癌和多房囊性肾细胞癌等鉴别

续表

肿瘤类型	病变特点	免疫表型	分子改变或注释
获得性囊性肾疾病相关性肾癌（ACKD-RCC）	有筛状或微囊状乳头状结构、细胞质嗜酸性、核仁明显的癌细胞及草酸盐结晶的沉积	表达CD10、RCC、AMACR、CAM5.2、CD57；CK7阴性或灶状阳性；不表达CA9、CD117、34βE12和TFE3	草酸盐结晶沉积，对诊断具有重要提示作用。常见第3、16、7和17号染色体的获得及性染色体的异常
伴有上皮样囊肿的血管平滑肌脂肪瘤	瘤细胞呈多角形、圆形，有异型性，胞质丰富、嗜酸性	具有黑色素细胞和平滑肌细胞的双重表达，如HMB45、MelanA和SMA	主要与*TSC*、*p53*、*TFE3*、*EGFR*、*BCL2*等基因突变有关
转移性腺样囊性癌	呈小梁状、实性条索样排列，腺管样或筛状结构	腺上皮细胞CD117阳性，肌上皮细胞Actin、p63、34βE12阳性	存在*MYB-NFIB*融合基因，结合临床病史，查找原发灶有助于鉴别

六、乳头状肾细胞癌的诊断与鉴别

1.**抗体选择** 推荐使用RCC、CD10、CA9、AMACR、CD117、Ksp-Cad、CK7、CK-H、TFE3、FH、GATA3、E-Cad等。必要时加FISH检测。

2.**注释** 乳头状肾细胞癌（PRCC）是肾细胞癌的第二常见病理分型，约占成人肾细胞癌的15%。在第5版分类中PRCC范围缩小，仅指Ⅰ型PRCC，取消了第4版中嗜酸性PRCC亚型，Ⅱ型PRCC不再被视为独立病理类型，强调WHO/ISUP分级及肿瘤结构特征对提示预后的重要性。直径＜1.5cm者称为乳头状腺瘤，属良性肿瘤。

（1）病变特点：肿瘤组织呈乳头状或管状乳头状排列，乳头多由纤细的纤维血管轴心构成，肿瘤细胞温和，核低级别，核仁不明显。细胞质可呈淡染、透明或空泡化，有时表现为丰富嗜酸性。其中可有泡沫状巨噬细胞浸润或胆固醇结晶，间质内常见砂砾体，常伴有坏死和囊性变。多数PRCC以乳头状结构为主，部分呈实性、管状或囊状结构等，出现泡沫状组织细胞是PRCC诊断的重要组织学线索。WHO/ISUP分级标准同CCRCC。

一些具有乳头状结构特征的"新兴实体"，如双相鳞样腺泡状肾细胞癌、Warthin瘤样PRCC、具有核极性反转的乳头状肾肿瘤，与PRCC存在一定程度的形态和分子上的重叠，被认为是PRCC谱系的一部分。

（2）免疫表型：瘤细胞可表达PAX8、AMACR、CK、CK8、CK7、EMA、CD10、Vim、E-Cad阳性，CD117、CK-H、CA9和GATA3均呈阴性。CK7和AMACR是PRCC的一个敏感标志物，在其他肾肿瘤中表达相对少且弱，可辅助诊断（图6-23～图6-26）。

（3）分子遗传学改变：PRCC的分子改变具有异质性，通常有7号染色体和17号染色体的获得，Y染色体缺失。*MET*基因改变在低级别肿瘤中更为常见，高级别PRCC常与CDKN2A、MYC通路和NRF2/ARE通路基因改变有关。

（4）PRCC少见的组织形态学亚型

1）Warthin瘤样PRCC：肿瘤均具有乳头状结构及淋巴细胞样间质，形态上类似Warthin瘤。免疫表型与OPRCC一致，多数P504S、CD10和Vim均阳性，CD117、CK20及CA9等均阴性。肿瘤间质浸润的淋巴细胞主要由B细胞和T细胞组成。鉴别诊断：Warthin瘤样PRCC需与嗜酸细胞瘤、嫌色细胞癌、管状囊性肾细胞癌及SDH缺陷型肾细胞癌进行鉴别。

2）双相鳞样腺泡状PRCC：又称为双相分化型PRCC。肿瘤组织由大、小两个细胞群组成，小细胞群单层立方，细胞质少，核仁不清，环绕在较大的细胞群周围；体积较大的细胞群呈鳞状细胞样，胞质丰富嗜酸，胞核大，核仁明显，排列成腺泡状结构，吞噬中性粒细胞现象明显。免疫组化标记CK7、EMA、Vimentin和Cyclin D1均阳性，分子遗传学特征似传统Ⅰ型，存在7、17号染色体的获得和*MET*基因突变。

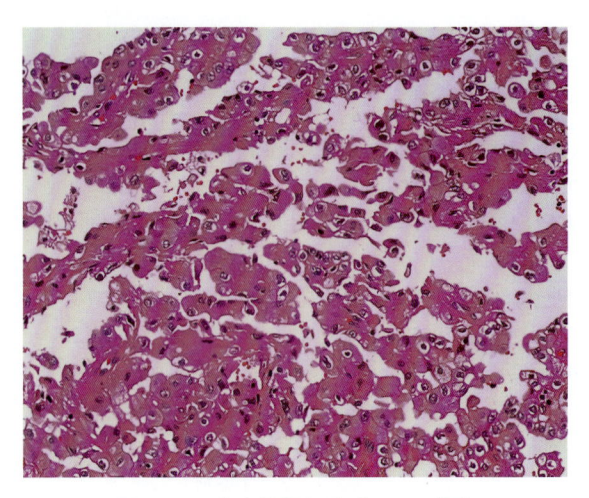

图6-23 乳头状肾细胞癌，HE染色

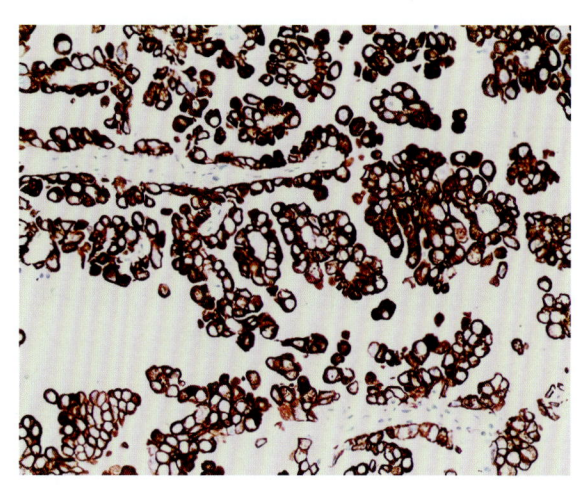

图6-24 乳头状肾细胞癌，CK7，细胞质、细胞膜弥漫强阳性

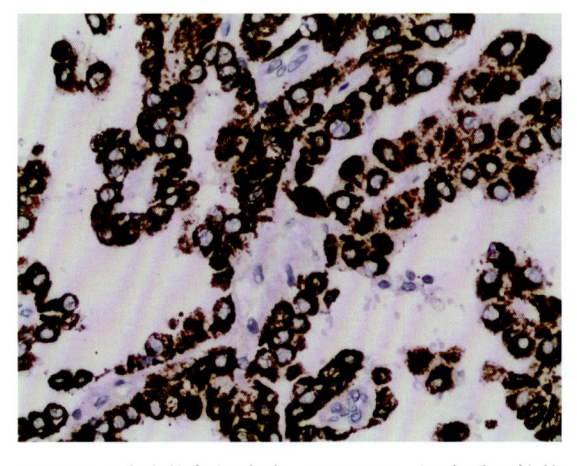

图6-25 乳头状肾细胞癌，AMACR，细胞质颗粒状强阳性

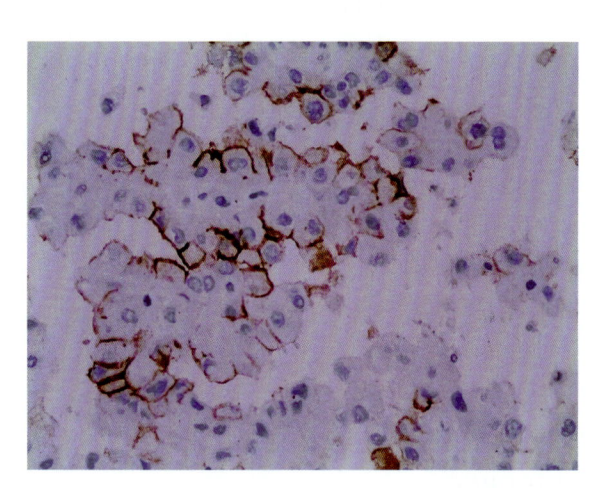

图6-26 乳头状肾细胞癌，CD10，细胞膜局灶阳性

3）具有核极向反转的乳头状肾肿瘤（PRNRP）：肿瘤边界清楚、具有乳头或管状结构，乳头轴心局部或弥漫性增厚伴玻璃样变性，可见泡沫样组织细胞。乳头表面被覆立方状或柱状肿瘤细胞，细胞均匀一致，胞质嗜酸性，形态温和，细胞核远离基膜位于细胞质顶端，即出现特征性极向反转的形态学特点。容易混淆的低级别肾肿瘤（透明细胞乳头状肾肿瘤、后肾腺瘤和黏液样小管状和梭形细胞癌）。免疫组化均常表达CK7、PAX8和GATA3弥漫强阳性，CA9、CD10、CD117、AMACR、Vim表达较弱或不表达。分子遗传学改变，除7、17号染色体获得和Y染色体缺失外，大多数病例还出现了*KRAS*突变。

4）双相型透明砂砾体肾细胞癌：主要表现为实性和可变的乳头状结构。由一个双相肿瘤群体组成，较大的细胞形成小管、乳头和腺泡，较小的细胞聚集在玻璃样基底膜周围，呈肾小球样或巢状，硬化的间质，有丰富的砂砾体。免疫组化表达PAX8、CK7、HNF1β和EMA阳性；所有病例GATA3、Cathepsin K、MelanA、inhibin、SF-1和WT1均为阴性。FISH检测*TFE3*和*TFEB*重排均为阴性。一个潜在的分子特征是所有病例都有神经纤维蛋白2（*NF2*）基因的体细胞突变。

（5）鉴别诊断：在作出PRCC的诊断之前，必须仔细排除其他可能具有乳头状结构的肾肿瘤类型，包括高级别乳头状生长的肾癌（FH缺陷型肾细胞癌、*TFE3/TFEB*基因重排肾细胞癌、管状囊性肾细胞癌、集合管癌及SMARCB1缺陷型肾髓质癌）及容易混淆的低级别肾肿瘤（透明细胞乳头状肾细胞肿瘤、后肾腺瘤和黏液样小管状梭形细胞肾细胞癌）等（表6-9）。

表6-9 伴明显乳头结构的肾肿瘤的诊断与鉴别

肿瘤类型	病变特点	免疫表型特点	分子改变或注释
乳头状肾细胞癌（PRCC）	主要由多少不等的乳头状和管状结构构成，乳头或间质内可见泡沫样巨噬细胞	表达CK7、AMACR、CK-L、Vim、RCC、CD10；Ⅰ型CK7、MUC1阳性、E-Cad阴性；Ⅱ型CD10、CK20、E-Cad阳性	主要为MET基因突变及7号染色体倍增水平增加，同时伴有Y染色体缺失
肾乳头状腺瘤	形态与PRCC相似，但细胞分化好，直径<1.5cm	表达AMACR、CK7和EMA，但Vim和CA9阴性	存在7号及17号染色体的扩增和Y染色体的缺失，与PRCC相同
伴有核极向反转的乳头状肾肿瘤	由乳头状或管状乳头状结构组成，细胞质嗜酸性颗粒状，核特征性地位于胞质顶部	表达GATA3、CKpan、CK7、MUC1、AMACR、PAX8及E-Cad，且Vim、RCC、CD117及CK20阴性	除7、17号染色体获得和Y染色体缺失外，大多数病例还出现了KRAS突变
伴有乳头状成分的肾透明细胞癌	肿瘤由胞质透明或嗜酸性的肿瘤细胞构成，局灶区域可有乳头状结构，但较局限	建议选用CA9、CK7和AMACR。肾透明细胞癌RCC、CD10、CA9阳性，CK7、E-Cad阴性	存在3p丢失和VHL突变。其中CA9弥漫膜表达是较特异性的辅助诊断指标
透明细胞乳头状肾细胞肿瘤	呈管状乳头状、管状腺泡状和囊性结构，特征性线状分布的细胞核（核位于近顶部）	表达CA9、Vim、PAX8和34βE12，不表达CD117、AMACR、TFE3和CD10。CA9显示特征性的"杯状"分布有助诊断	CCPRCC无3p的缺失、VHL基因的突变或第7和17号染色体三体
MiT家族易位性肾细胞癌	肿瘤细胞呈腺泡状、巢状、乳头状结构排列。最独特的组织学特征是出现被覆透明细胞的乳头状结构	特征性表达TFE3/TFEB，还可表达黑色素标志物及RCC、CD10和AMACR，一般不表达CK7、CD117、CA9和上皮标志物	此类肾细胞癌主要包括TFE3重排RCC和TFEB重排RCC，二者具有相似的临床特点、组织形态、免疫组化和分子遗传学特征，但显著不同于其他肾细胞癌
获得性囊性肾疾病相关性肾癌（ACKD-RCC）	有筛状或微囊状乳头状结构、细胞质嗜酸性、核仁明显的癌细胞及草酸盐结晶沉积	表达CD10、RCC、AMACR、CAM5.2、CD57；CK7阴性或灶状阳性；不表达CA9、CD117、34βE12和TFE3	草酸盐结晶沉积，对诊断具有重要提示作用。常见第3、16、7和17号染色体的获得及性染色体异常
FH缺陷型肾细胞癌	乳头状、管囊状、实性片状等排列，癌细胞嗜酸或双嗜性，可见核仁周空晕包绕的病毒包涵体样嗜酸性大核仁	特征性表达FH阴性、2SC阳性；PAX8、Vim和AMACR，以及CK7、CD10、CD117、RCC、34βE12、HMB45、MelanA、CK20、TFE3均阴性	免疫组化FH染色和FH基因突变检测有助于明确诊断。与FH基因突变及遗传性平滑肌瘤病及肾细胞癌综合征（HLRCC）相关
肾集合管癌	呈腺管状或乳头状，高级别细胞学特征，间质内大量纤维组织增生和炎症细胞浸润	表达34βE12、CK7、PAX8、EMA、CAM5.2、Vim和UEA1。RCC、CD10、CA9、CD117、GATA3、p63阴性	可有多条染色体臂上均发生异常，如1q、3p、6p、8p、9p、13q、20p、20q及21q

七、嗜酸性和嫌色性肾肿瘤的诊断与鉴别

1.抗体选择　PAX8、CD117、Ksp-Cad、E-Cad、S-100A1、CK7、CK20、CA9、RCC、CD10、AMACR、TFE3、TFEB、HMB45/Cathepsin K、ALK（5A4）、FH、2SC和SDHB等。必要时加分子检测。

2.注释　这组肿瘤主要有肾嫌色细胞癌（ChRCC）、肾嗜酸细胞瘤（RO）和其他嗜酸性肾肿瘤。RO和ChRCC是该类别下最为常见的两个经典代表。

（1）ChRCC是一种低度恶性的肿瘤，属于Ⅱ类肿瘤（远曲小管肿瘤），免疫组化表达Ksp-Cad、CD117等。

1）病变特点：肿瘤由嫌色细胞和嗜酸细胞构成，呈实性片状、梁状和腺泡状分布，被纤细的血管纤维不完全分隔。嫌色细胞体积较大、多角形，胞膜清晰，胞质半透明细网状，胞核皱缩（葡萄干样外观）、核周有空晕、核仁不明显，类似于植物细胞；而嗜酸亚型嫌色细胞癌以相对较小的嗜酸细胞组成为主，细胞质嗜酸性呈细颗粒状，可见明显的核周空晕。肉瘤变的区域以平滑肌肉瘤样变为主。

2）免疫表型：表达CK、Vim、EMA、CK7、CD117、Ksp-Cad、RCC、CD10、AMACR、E-Cad、Parvalbumin、PAX8和PAX2等，缺乏S-100A1的表达是诊断肾嫌色细胞癌亚型的敏感和特异性标记，且可用于与嫌色细胞癌较难区分的嗜酸性细胞瘤的鉴别（图6-27～图6-30）。

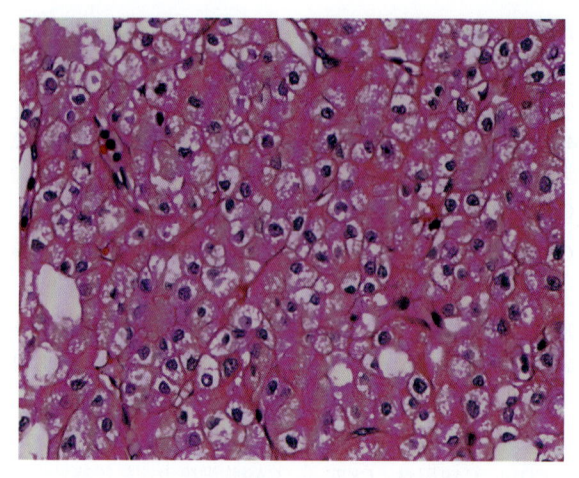

图 6-27 肾嫌色细胞癌，HE 染色

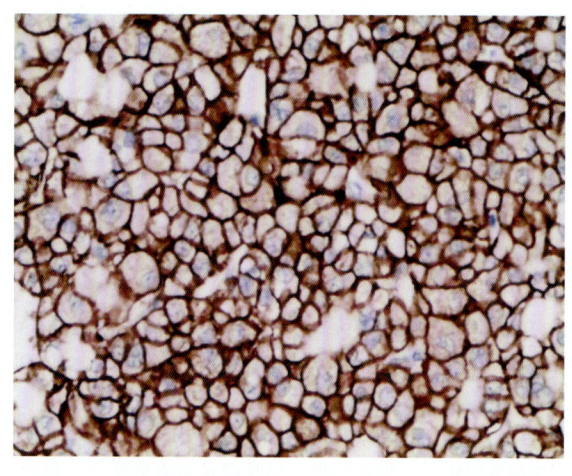

图 6-28 肾嫌色细胞癌，CD117，细胞质/膜强阳性

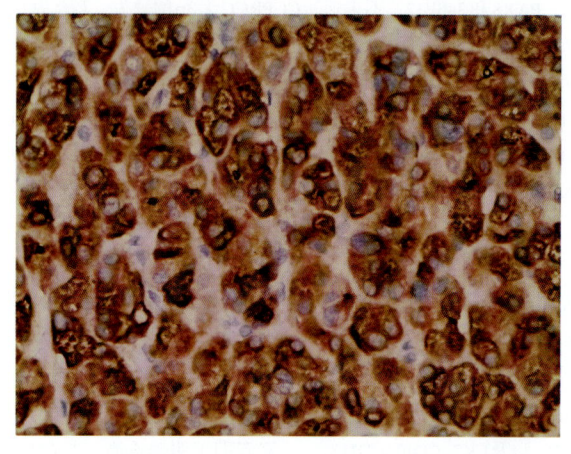

图 6-29 肾嫌色细胞癌，Ksp-Cad，细胞质/膜阳性

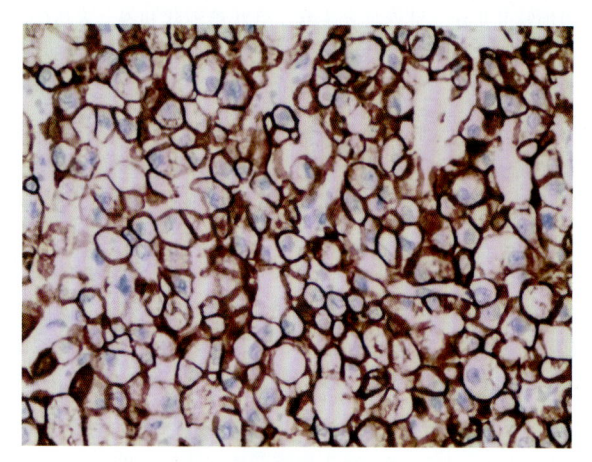

图 6-30 肾嫌色细胞癌，CK7，细胞质阳性

3）分子遗传学改变：该瘤和肾嗜酸细胞腺瘤可能与Birt-Hogg-Dubé（BHD）综合征相关。大部分存在1、2、6、10、13和17号染色体缺失，基因突变主要有 *TP53* 和 *PTEN*、*mTOR*、*NRAS*、*CDKN1A*、*RB1*、*ATM* 和 *TSC2* 等。1号和Y染色体丢失被认为是ChRCC所特有的。频繁的2、6和10号染色体的缺失是ChRCC的一个特征，而嗜酸性细胞瘤显示6号和10号染色体非常频繁的缺失，并且没有2号染色体的缺失。当怀疑与BHD综合征相关的杂交瘤时，可检测 *FLCN* 基因突变辅助诊断。

（2）RO是一种罕见的肿瘤，尽管一些文献描述其具有侵袭性的病理组织学特征，但WHO分类仍将其归于良性肾肿瘤。

1）病变特点：肿瘤细胞呈巢索状或腺泡状、小管状排列，瘤细胞形态一致，无明显异型，细胞圆形或多角形，胞质内含丰富嗜酸颗粒（内富含线粒体，嗜伊红染色呈阳性），核小圆形，可见双核和奇异核，无核仁和病理性核分裂象，间质水肿及玻璃样变。

2）免疫表型：表达CD117、CK、EMA、E-Cad和S-100A1阳性，Parvalbumin阳性；低表达或阴性的有CD10、Vim、CK7、Claudin7、RCC、AMACR。特殊染色Hale胶样铁染色局灶弱阳性。

3）分子遗传学改变：遗传学上具有异质性，存在1号和（或）X和（或）14号染色体的杂合性丧失，还有一些具有11号染色体的易位。嗜酸性细胞瘤显示6号和10号染色体非常频繁的缺失，并且没有2号染色体的缺失。

（3）鉴别诊断：主要与其他嗜酸性肾肿瘤［包括嗜酸性空泡状肿瘤（EVT）、低级别嗜酸性肿瘤（LOT）、杂交性嗜酸性肿瘤（HOCT）和低度恶性潜能的嗜酸性肾肿瘤（NOS）］和其他伴嗜酸性细胞学特征的肾肿瘤鉴别，后者包括MiT家族易位性肾细胞癌、SDH缺陷型肾细胞癌、FH缺陷型肾细胞癌、甲状腺样滤泡状肾细胞癌和上皮样血管平滑肌脂肪瘤（AML），以及黄色肉芽肿性肾盂肾炎等（表6-7）。

免疫组化推荐使用PAX8、CD117、Ksp-Cad、E-Cad、S-100A1、CK7、CK20、CA9、RCC、CD10、AMACR、TFE3、TFEB、HMB45/Cathepsin K、ALK（5A4）、FH、2SC和SDHB等套餐纳入嗜酸性肾肿瘤的常规诊断中。大多数情况下，根据各自的形态学和免疫表型特点就可以支持诊断。RO与ChRCC共同起源于集合管的闰细胞，二者关系密切，免疫表达上有重叠不易鉴别。联合CK7和S-100A1，胶体铁染色和分子检测有助于鉴别诊断（表6-10）。

CD117和CK7免疫组化组合有助于其他嗜酸性肾肿瘤的鉴别：ChRCC常为CD117/CK7均阳性；肾嗜酸细胞瘤（RO）和EVT为CD117阳性/CK7阴性；LOT为CD117阴性/CK7阳性；ESC-RCC为CK7/CD117均阴性。

伴有*TSC/MTOR*基因突变肾脏上皮性肿瘤：新近认识的一些新的肾脏肿瘤实体包括ESC-RCC、伴有纤维肌瘤间质的肾细胞癌、LOT和EVT，都常见*TSC/mTOR*基因突变，mTOR通路的激活，可以导致mTOR蛋白、下游的S6蛋白和Cathepsin K表达上调，应用免疫组化方法可验证。

表6-10　嗜酸性和嫌色性肾肿瘤的诊断与鉴别

肿瘤类型	病变特点	免疫表型	分子改变或注释
肾嫌色细胞癌（ChRCC）	由特征性的植物样细胞和较小的嗜酸细胞构成，呈团巢状、腺泡状或实体片状生长	表达CD117、Ksp-Cad、CK7、CD82、Claudin7、CK-H、S-100A1、CA9、RCC、CD10、Vim和AMACR阴性	存在Y及第1、2、6、10、13、17和21号等多个染色体的丢失。Hale胶样铁染色弥漫阳性
肾嗜酸细胞瘤（RO）	瘤细胞呈嗜酸性，形态一致，缺乏核周空晕，呈"群岛样"，间质水肿、玻璃样变	CD117、CK、EMA阳性，低表达或阴性的S-100A1、CD10、CK7、Claudin7、RCC和AMACR	6号和10号染色体非常频繁的缺失，且无2号染色体的缺失；Hale胶样铁染色局灶弱阳性
嗜酸性空泡状肿瘤（EVT）	嗜酸性肿瘤细胞呈实性生长，细胞核不皱缩、核仁明显（高核级），胞质空泡化	表达PAX8、CD117、CD10、AMACR和SDHB，但CK7、HMB45阴性，mTOR、S6和CathepsinK均阳性	与*TSC2*基因失活性突变或*mTOR*基因的激活突变高度相关，导致mTOR、S6和Cathepsin K表达
低级别嗜酸细胞性肾肿瘤（LOT）	低核级、细胞质嗜酸性、核"葡萄干样"皱缩，核周明显空晕	弥漫表达CK7、mTOR、S6和Cathepsin K，不表达CD117、CK20	具有*TSC/mTOR*突变，胶体铁染色呈阴性或者顶端/管腔阳性
杂交性嗜酸性肿瘤（HOCT）	形态介于肾嗜酸细胞瘤与嫌色细胞癌之间，两种成分可过渡	兼具ChRCC和RO的免疫表型特点，CD117常阳性，CK7阳性或阴性	常见于肾嗜酸细胞瘤病、BHD综合征，部分病例有*FLCN*突变
嗜酸性实性囊性肾细胞癌（ESC-RCC）	经典结构为囊性及实性混合生长结构，瘤细胞胞质丰富，显著嗜酸性，呈不均匀的絮状	PAX8、CD10、AMACR和Vim阳性，CK20特征性点灶状阳性，CK7、CA9、CD117阴性	存在*TSC1*或*TSC2*等位基因的缺失。CK20是诊断的关键，特别是CK20阳性/CK7阴性具有诊断价值
透明细胞肾细胞癌（颗粒状亚型）	癌细胞呈巢状、器官样排列，常可找到经典透明细胞癌区域	CA9、RCC、CD10阳性，通常CK7、CD117和Ksp-Cad阴性	存在*VHL*突变和3p缺失。CK7、CD117和CA9对确诊有帮助
MiT家族易位性肾细胞癌	透明或嗜酸性大细胞呈乳头状、实性巢状或管状结构	特征性表达TFE3、TFEB和色素性标志物，CD117和AMACR阴性	特征性TFE3和TFEB有助于与其他类型肾细胞癌相鉴别
SDH缺陷型肾细胞癌	瘤细胞胞质丰富，轻度嗜酸而不均匀，呈空泡状或絮状/羽毛状，呈实性、巢状或小管状	可表达PAX8、EMA、CK7和Ksp-Cad，大部分病例CD117、RCC、CA9及Vim均阴性	特征性的SDHB抗体缺失；当为罕见的SDHA缺陷型肾细胞癌时，SDHA和SDHB免疫组化均为阴性
延胡索酸水合酶（FH）缺陷型肾细胞癌	乳头状、管囊状、实性片状等排列，癌细胞胞质丰富，嗜酸或双嗜性，可见大而明显的嗜酸性核仁（含空晕）	特征性表达FH阴性、2SC阳性；PAX8、Vim和AMACR；CK7、CD10、CD117、RCC、34βE12、HMB45、CK20、TFE3均阴性	免疫组化FH染色和*FH*基因突变检测有助于明确诊断。与*FH*基因突变及遗传性平滑肌瘤病及肾细胞癌综合征（HLRCC）相关
甲状腺样滤泡状肾细胞癌	肿瘤呈大小不等甲状腺滤泡样结构，腔内含大量嗜酸性胶质样物质，局部乳头状生长	CK7阳性，通常不表达CD117、CD10、AMACR和Ksp-Cad；TTF-1与TG均为阴性	几乎所有病例中肿瘤细胞TTF-1与TG为阴性，后者排除甲状腺癌转移可能
获得性囊性肾疾病相关性肾癌（ACKD-RCC）	以筛状或微囊状结构、细胞质嗜酸性、核仁明显的癌细胞及草酸盐结晶的沉积为特征	表达CD10、RCC、AMACR、CAM52、CD57；不表达CK7、CA9、CD117、34βE12和TFE3	草酸盐结晶沉积，对诊断具有提示作用。常见第3、16、7和17号染色体的获得及性染色体的异常
嗜酸型上皮样血管平滑肌脂肪瘤	瘤细胞呈多角形，具有颗粒性、致密的嗜酸性或透明胞质	特征性表达HMB35、MelanA及Cathepsin K，而不表达PAX8等	主要与*TSC*基因、*p53*、*TFE3*、*EGFR*、*BCL2*等基因突变有关

2.注释

（1）管状囊性肾细胞癌（TRCC）是一种罕见的低度恶性肿瘤，是2016版WHO肾脏肿瘤分类中的新增肾细胞癌亚型。肿瘤细胞常表现出异常的管状分化，同时具有近曲、远曲小管的相关特征。

（2）病变特点：由大小不等的囊状和小管结构组成，其间有纤细的间隔或纤维性间质分隔，部分囊腔塌陷或囊性扩张，囊腔内含嗜伊红蛋白，被覆单层扁平、立方/柱状和靴钉状上皮细胞，瘤细胞呈高核分级，表现为Fuhrman核3级细胞核特征，但核分裂罕见或缺如，细胞质呈嗜酸性或嗜酸细胞瘤样外观。最常与肾管状囊性癌合并发生的肾肿瘤是乳头状肾细胞癌，其次是透明细胞。少数情况下，肾管状囊性癌也可与嫌色细胞癌、嗜酸细胞瘤、杂交瘤等合并发生。

（3）病变特点：肿瘤细胞大部分免疫组化表达AMACR、CD10（近曲小管）和CK19、EMA和Parvalbumin（远曲小管）；CA9、CD117、CK5/6常阴性。

（4）分子改变：可以出现7、8、12、17号染色体的获得，9、15、18号及Y染色体的缺失，并有6号染色体杂合性缺失。形态学不伴透明细胞和乳头状结构的TRCC未发现有7和17号染色体的获得及Y染色体缺失。

（5）鉴别诊断：TRCC需要与发生于肾脏的其他囊状肿瘤进行鉴别（详见"低度恶性潜能多房性囊性肾肿瘤"项下）。

（四）获得性囊性肾病相关性肾细胞癌

1.抗体选择　PAX8、RCC、CD10、CA9、CK7、EMA、CD117、AMACR、CK5/6等。加分子检测。

2.注释

（1）获得性囊性肾病相关性肾细胞癌（acquired cystic kidney disease-associated renal cell carcinoma, ACKD-RCC）是终末期肾病（ESRD）和获得性囊性肾病（ACKD）中最常见的肾细胞癌亚型。大多数患者有血液透析的病史。组织起源于肾近曲小管，其生物学行为大多属低度恶性，但有肉瘤样分化时往往预后较差。

（2）病变特点：大体检查为终末期肾病的特征，可见肾萎缩、肾皮质内弥漫性的小囊肿。瘤组织排列方式多样，可呈筛状、微囊、乳头、腺泡或实性片状等多种结构，其中筛状结构是其最典型的组织特征，瘤细胞较大，胞质丰富、嗜酸性，可见大小不等的空泡，细胞核分级高，WHO/ISUP核分级多为3级，可见明显核仁；部分病例瘤细胞胞质透明或泡沫样，个别病例可出现肉瘤样分化或横纹肌样特征。肿瘤内见丰富嗜酸性草酸盐结晶（在偏光显微镜下呈多彩）沉积是ACKD-RCC独特的形态学特征，大多数（54%～79%）病例可见多少不一的草酸盐结晶沉积，而其他类型的肾肿瘤一般见不到。一般无砂砾体形成。

伴有ACKD的肾细胞癌，其病理类型与上皮增生密切相关，普通人群肾细胞癌病理类型中肾透明细胞癌为主，其次为乳头状肾细胞癌及肾嫌色细胞癌。但ACKD-RCC病理类型有所不同，以PRCC癌为主，其次为透明细胞乳头状肾细胞肿瘤（CCPRCT），而肾透明细胞癌（CCRCC）仅占10%。

背景中肾组织常见许多大小不等的单房或多房性囊肿形成，囊肿被覆上皮具有与主瘤体ACKD-RCC相似的组织学、细胞学特征及免疫表型或分子遗传学特点，这些所谓的"非典型囊肿"推测可能是前驱病变。

（3）免疫表型：表达PAX8、RCC、CD10、AMACR、CK和CAM5.2，不同程度表达EMA和Vim，CK7和CA9阴性或灶状阳性，而CD117、TFE3和CK-H均为阴性。N-Cadherin膜强阳性、E-Cad阴性，而PRCC表达相反，有助于两者鉴别。

（4）分子遗传学检测：ACKD-RCC常见第3、16、7和17号染色体的获得及Y染色体的异常，而第3号和16号染色体的异常可能与肿瘤的发生密切相关。第9、14号染色体的缺失可能与肿瘤出现侵袭性更高的肉瘤样特征有关。

（5）鉴别诊断：ACKD-RCC的诊断主要依靠患者有慢性肾衰竭和（或）长期血液透析的病史，以及其特有的病理学特点，肿瘤内见丰富嗜酸性草酸盐结晶沉积是ACKD-RCC独特的形态学特征，需要鉴别的肿瘤有CCRCC、PRCC和RO等（表6-11）。

表6-11 获得性囊性肾病相关性肾细胞癌的诊断与鉴别

肿瘤类型	病变特点	免疫表型	分子改变或注释
获得性囊性肾疾病相关性肾癌（ACKD-RCC）	以筛状或微囊状乳头状结构、细胞质嗜酸性、核仁明显的癌细胞及草酸盐结晶的沉积	表达CD10、RCC、AMACR、CAM5.2、CD57；CA9、CK7阴性或灶状阳性；不表达CD117、34βE12和TFE3	草酸盐结晶沉积，对诊断具有重要提示作用。常见第3、16、7和17号染色体的获得以及性染色体的异常
透明细胞乳头状肾细胞肿瘤（CCPRCT）	瘤细胞质丰富透明状，呈管状乳头状、管状腺泡状和囊性结构，特征性细胞核远离基底膜	CA9呈"杯状"着色模式，还表达CK7、CK8、Vim、PAX8和34βE12，不表达CD117、AMACR、TFE3和CD10	存在体系突变，如MET、PTEN、ERBB4、STK11等可以在CCPRCC中发现
透明细胞肾细胞癌（CCRCC）	有时会出现囊性区域，但总是能发现实性透明细胞区域，有时核异型较大	CA9弥漫膜表达，CK、Vim、CA9、RCC、CD10和PAX8阳性，CK7、CK-H、AMACR和Ksp-Cad多为阴性	存在3p丢失和VHL突变。很少见到筛状或微囊状的排列方式，间质常缺乏草酸盐结晶沉积
乳头状肾细胞癌（PRCC）	主要由多少不等的乳头状和管状结构构成，乳头或间质内可见泡沫样巨噬细胞	表达CK7、AMACR、CK-L、Vim、RCC、CD10；Ⅰ型CK7、MUC1阳性、E-Cad阴性；Ⅱ型CD10、CK20、E-Cad阳性	主要为MET基因突变及7号染色体倍增水平增加，同时伴有Y染色体缺失
嗜酸细胞瘤（RO）	瘤细胞形态一致，无明显异型，无核仁，存在水肿的间质	CD117、CK、EMA、E-Cad和S-100A1阳性，AMACR阴性	很少见到筛状或微囊状的排列方式，间质常缺乏草酸盐结晶沉积

（五）嗜酸性实性囊性肾细胞癌

1.抗体选择 RCC、CD10、CD117、Ksp-Cad、E-Cad、S-100A1、CK7、CK20、CAⅨ、AMACR、HMB45、SDHB和FH等。必要时加分子检测。

2.注释

（1）嗜酸性实性囊性肾细胞癌（ESC-RCC）是新近认识的具有特殊形态学特征、免疫表型及分子改变的少见类型肾细胞癌。

（2）病变特点：肿瘤由实性区与大小不等的巨囊和微囊混合组成，主要由嗜酸性肿瘤细胞组成，细胞胞质丰富、嗜酸性，其内可见明显的细或粗颗粒，部分胞质内可见嗜酸性小球，部分区域可见胞质内空泡。实性区呈弥漫片状、密集的腺泡状或巢状排列，局灶呈岛状、管状，混有少量的组织细胞和淋巴细胞。囊性结构呈大小不等的微囊或巨囊，囊腔内衬细胞呈鞋钉样，突出于囊腔，囊腔内可见粉染液及少量泡沫样组织细胞。

（3）免疫表型：CKpan、Vim、CK20、CK8/18、CD10、PAX8、SDHB阳性，AMACR局灶阳性，不表达CK7、CD117和TFE3。胶体铁染色阴性。CK20阳性/CK7阴性是CK20在肾脏肿瘤各亚型中的表达率很低，因此CK20阳性有助于ESC-RCC的诊断。

（4）分子改变：存在TSC1或TSC2等位基因的缺失。具有共同的分子核型改变：16号、7号、13q和19p染色体的拷贝数获得，Xp11.21和22q11.23的拷贝数缺失，同时杂合性缺失。

（5）鉴别诊断：ESC-RCC肿瘤细胞胞质嗜酸性，需要与其他嗜酸性肾肿瘤相鉴别。如嗜酸型嫌色细胞癌、嗜酸细胞瘤、含嗜酸细胞的透明细胞肾细胞癌、肾嫌色细胞癌、SDH缺陷型肾细胞癌、MiT基因家族易位性肾细胞癌和上皮样血管平滑肌脂肪瘤（AML）等相鉴别（请参照本节"肾嫌色细胞癌"项下）。

九、分子定义的肾癌

1.抗体选择 PAX8、CK、EMA、RCC、CD10、CK7、CAⅨ、AMACR、34βE12、Ki-67。加特定基因标志物（TFE3、TFEB、SDHB、SDGA、FH或ALK）或FISH检测。

2.注释 该组肿瘤主要有7类：TFE3重排肾细胞癌（原Xp11.2易位相关性肾细胞癌）、TFEB重排肾细胞癌[原t（6,11）染色体易位的肾细胞癌]、SDH缺陷型肾癌、FH缺陷型肾细胞癌、*ALK*重排肾细胞癌、*SMARCB1*缺陷型肾髓样癌和*ELOC*（*TCEB1*）突变肾细胞癌。这组异质性肿瘤通常与其他肾脏肿瘤有明显的形态学重叠。明确诊断需要分子检测（表6-12）。

（1）*TFE3*重排肾细胞癌：是一种Xp11.2染色体易位导致*TFE3*与其他基因相融合的罕见肾癌，与t（6;11）易位/*TFEB*基因融合相关肾癌共同组成MiT家族易位性肾细胞癌。以X染色体短臂同其他染色体易位并产生*TFE3*基因融合为特征，与*TFE3*基因融合的伙伴基因中以*PRCC*、*ASPSCR1*和*SFPQ*最为常见。在形态学上与肾透明细胞癌、乳头状肾细胞癌等有交叉，具有透明或颗粒状的嗜酸性细胞质，呈巢状、乳头状结构或腺管状结构，偶见砂砾体。免疫组化TFE3核阳性是诊断本病的重要特点，也是*TFE3*重排肾细胞癌与其他肾恶性肿瘤相鉴别的重要指标，其敏感度和特异度均>90%，但由于TFE3阳性并非在Xp11.2易位性肾癌组织中特异表达且TFE3蛋白的免疫组化结果可能存在假阳性的情况，仅依靠TFE3阳性作为诊断*TFE3*重排肾细胞癌唯一指标存在一定局限性。此外，部分病例可表达黑色素细胞分化标志物如HMB45、MART1、MelanA、Cathepsin K，常表达PAX8、RCC、CD10和AMACR，一般不表达CK7、CD117、CA9和上皮标志物（图6-35～图6-40），但不能作为与其他肾癌相鉴别的依据。因此，TFE3免疫组化染色检查是*TFE3*重排肾细胞癌筛查的重要手段，TFE3分离探针检测是诊断的金标准，可行基因检测获得分型诊断。二代测序和蛋白组学等技术的临床应用，不仅解决了上述检测方法可能导致的误诊和漏诊，还能发现越来越多的*TFE3*基因融合分型。

（2）*TFEB*重排肾细胞癌：是一种较罕见的肾细胞癌。*TFEB*基因位于第6号染色体p21位点，编码TFEB，*TFEB*可与多种基因发生融合，最常见的融合基因为*MALAT1*、*ACTB*、*KHDRBS2*、*COL21A1*、*CADM2*、*CLTC*、*EWSR1*、*PPP1R10*、*NEAT1*、*DDX5*等。形态学上常表现为高级别、低分化的肾细胞癌形态，多具有嗜酸性胞质及乳头状结构，特征性"假菊形团"双相结构，亦可表现为上皮样血管平滑肌脂肪瘤样或肾透明细胞癌样形态。免疫组化特征性表达TFEB为弥漫一致的核强阳性表达，也可表达CKpan和黑色素细胞分化标志物。TFEB免疫组化染色检查是TFEB筛查的重要手段，TFEB分离探针检测是诊断的金标准，如条件允许可行基因检测获得TFEB的分型诊断。

（3）FH缺陷型肾细胞癌（FH-RCC）：是一种罕见且具有高侵袭性和转移性的肾细胞癌。FH体系突变也可导致肾细胞癌，且与遗传性平滑肌瘤病及肾细胞癌综合征（HLRCC）有相似的生物学行为，因此，2022版WHO肾肿瘤分类将FH胚系和体系突变导致的肾细胞癌统称为FH-RCC。该肿瘤组织形态学谱系广泛，可呈现出与乳头状肾细胞癌、管状囊性癌、集合管癌、髓质癌等相似的形态特点，容易误诊；肿瘤细胞形态异质性明显，具有丰富的嗜酸性胞质，大多数肿瘤具有高级别的细胞核，常表现为高分期和侵袭性，相对特异的核特征为病毒包涵体样嗜酸性大核仁伴周围空晕，伴随其他生长方式的乳头状结构和核特征是FH-RCC在鉴别诊断时的重要形态学依据。免疫组化特征为FH阴性表达和2-琥珀酸半胱氨酸（2SC）弥漫性细胞核和细胞质强阳性表达，一些非FH-RCC也可能表达2SC，但呈弱阳性；CK7和AMACR阴性，CA9灶性阳性的免疫表型是诊断FH-RCC的重要线索。

有报道，FH抗体的诊断特异度高达100%，敏感度为87.5%，2SC的诊断特异度和敏感度均为91.7%。需要注意的是，体细胞突变的FH-RCC的肿瘤细胞FH为阴性，而体内其他正常细胞的FH为阳性，有少数患者FH表达阳性，但基因检测结果显示存在*FH*基因突变，这可能是由于FH蛋白的表达虽然存在，但其功能有缺陷。有研究显示，所有经证实的HLRCC肿瘤显示2SC核和细胞质弥漫强阳性，而所有的透明细胞、多数高级别未分类的癌和大多数嗜酸型乳头状肾细胞癌显示无2SC免疫反应。

（4）*ALK*基因重排相关性肾细胞癌：由2p23上的间变性淋巴瘤激酶基因（*ALK*）融合导致ALK蛋白过表达而发生。*ALK*易位性肾细胞癌较为罕见，目前发现*ALK*常见的5个伙伴基因，包括*VCL*、*TPM3*、*EML4*、*STRN*和*HOOK*，此外还有几个新发现的伙伴基因，包括*PLEKHA7*、*CLIP1*、*KIF5B*和*KIAA1217*等。形态学多样，由多边形的具有丰富嗜酸性胞质的肿瘤细胞组成，肿瘤细胞胞质内具有明显的空泡化，呈乳头状、实性、筛状、小梁状、管状或多种结构同时存在，背景中常有丰富的黏液和胞质内黏液。形态上可类似于肾集合管癌或髓质癌、Xp11.2易位性肾细胞癌或乳头状肾细胞癌，或弥漫性肉瘤样呈未分类肾细胞癌的形态。免疫组化表型以ALK蛋白在肿瘤细胞胞质中弥散性表达为特征，同时保留SDHB和FH表达。

免疫组化表型而 ALK 重排类型对于免疫表型有一定影响，不同的融合基因可能表达不同的免疫表型。也可 CK7、E-Cad、Vim、PAX8 和 CD10 呈现不同程度的表达，TFE3 常呈阳性，但无 TFE3 基因重排，黑色素细胞标志物 HMB45 和 MelanA 均为阴性。其余标志物均为阴性。最具有诊断意义的是 ALK 蛋白的表达，可以达到与 FISH 检测结果 94%～100% 的一致率，目前认为该抗体对于 ALK 易位性肾细胞癌的辅助诊断是一个非常有用的标志物。但目前在肾髓质癌、肾未分类癌和乳头状肾细胞癌中也发现了 ALK 基因重排形成的融合基因，使得 ALK 有望成为肾癌新的治疗靶点。分子特征是 ALK 基因与伙伴基因融合，为必要诊断条件，注重病史和形态改变，免疫组化检测 ALK 可用于初筛。

（5）SDH 缺陷型肾细胞癌：琥珀酸脱氢酶（SDH）是由 4 种亚基组成的线粒体酶复合物，包括 SDHA、SDHB、SDHC 和 SDHD。SDH 亚单位编码的基因缺陷与多种疾病有关，如嗜铬细胞瘤、副神经节瘤、胃肠道间质瘤、SDH 缺陷型肾细胞癌。迄今为止报道的病例大多数只涉及一种 SDH 基因缺陷，通常为 SDHB 突变，其次是 SDHC 突变，而 SDHA 和 SDHD 极其罕见。形态学上以实性片状排列为主，局部可见小管状、小梁状或腺泡状结构，肿瘤细胞胞质丰富、絮状浅嗜酸性，具有特征性的胞质内半透明絮状包涵体，造成肿瘤空泡状形态。SDH 基因缺陷患者几乎均有 SDH 胚系突变，其中任何一种基因突变，SDHB 免疫组化均为缺失表达，这也是诊断 SDH 缺陷型肾癌的必要条件。而当出现罕见的 SDHA 基因缺陷时，SDHA 和 SDHB 免疫组化同时阴性。在判读免疫组化阴性结果时，无论是 SDHB 还是 SDHA 抗体，都一定需要肿瘤内部存在阳性内对照（如内陷肾小管或血管内皮细胞阳性）。如果肿瘤细胞呈现弥漫微弱染色，而内对照为强阳性染色，也应将 SDH 判读为阴性结果，必要时可借助基因检测确诊。

（6）ELOC（TCEB1）突变肾细胞癌：一些透明细胞样肿瘤具有 ELOC（旧称为 TCEB1）突变，以 TCEB1 Y79C/S/F/N 或 A100P 热点突变为特征，且无 VHL 基因突变和 3p 缺失，也无 PBRM1、SETD2 或 BAP1 功能的改变，这一点明显不同于透明细胞。TCEB1 突变肿瘤镜下以分支管状及乳头状结构、丰富的透明胞质、清晰的细胞边界及间质纤维肌束为特征。因此，在缺乏免疫组化及分子检测条件下，此类肿瘤易诊断为透明细胞癌伴有突出的纤维肌性分隔。免疫组化多显示 CA9（弥漫膜阳性）、CK7 和 CD10 阳性，少数可表达 CK-H，证实 ELOC 突变是诊断该类肿瘤的必要条件。因为 TCEB1 突变的肿瘤形态学上同样表现为透明细胞，免疫表型表达 CA9，仅 CK7 阳性这一表型与经典 CCRCC 稍有区别。

（7）SMARCB1 缺陷型肾髓质癌：由肾髓质癌更名而来。肾髓质癌是一种起源于肾髓质区域的高级别腺癌，主要发生于有镰状红细胞贫血的患者，形态学上以不规则腺管状、筛状、乳头状结构生长为主，伴有促纤维增生的炎性间质，以及明显的核分裂。其分子特征是位于第 22 号染色体上的 SMARCB1（INI1）基因失活。免疫染色 SMARCB1（INI1、SNF5、BAF47）蛋白失表达反映了染色体易位或缺失导致 22q11.23 上 SMARCB1 失活。集合管癌同样起源于肾髓质区域，形态上与髓质癌极为相似，但无镰状红细胞贫血，并且目前的研究认为集合管癌保留 SMARCB1 的表达。

表 6-12　与特定基因突变相关的肾肿瘤的诊断与鉴别

肿瘤类型	病变特点	免疫表型	分子改变或注释
TFE3 重排肾细胞癌	具有透明或颗粒状的嗜酸性细胞质，呈巢状、乳头状结构或腺管状结构，偶见砂砾体	特征性表达为 TFE3 弥漫一致的核强阳性表达，也可表达 PAX8、RCC、CD10 和黑色素细胞分化标志物（如 HMB45 等）	在形态学上与肾透明细胞癌、乳头状肾细胞癌等有交叉，FISH 检测 TFE3 基因易位可确诊
TFEB 重排肾细胞癌	表现为高级别肾细胞癌形态，最常见为嗜酸性胞质和管状乳头状生长方式	特征性表达为 TFEB 弥漫一致的核强阳性表达，可表达黑色素细胞分化标志物 CK、PAX8、CK7、CD117、CA9 阴性	FISH 检测 TFEB 基因易位确诊。TFEB 可与多种基因发生融合，最常见的融合基因为 MALAT1
琥珀酸脱氢酶（SDH）缺陷型肾细胞癌	瘤细胞胞质丰富，轻度嗜酸而不均匀，呈空泡状或絮状/羽毛状，呈实性、巢状或小管状排列	可表达 PAX8、EMA、CK7 和 Ksp-Cad。大部分病例 CD117、RCC、CA9 及 Vim 均阴性	特征性的 SDHB 抗体缺失；当为罕见的 SDHA 缺陷型肾细胞癌时，SDHA 和 SDHB 免疫组化均为阴性

续表

肿瘤类型	病变特点	免疫表型	分子改变或注释
FH缺陷型肾细胞癌	呈乳头状、管囊状、实性片状等排列，癌细胞胞质丰富，嗜酸或双嗜性，可见核仁周空晕包绕的病毒包涵体样嗜酸性大核仁	特征性FH表达缺失和2SC过表达；PAX8、Vim和AMACR阳性；CK7、CD10、CD117、RCC、34βE12、HMB45、MelanA、CK20、TFE3均阴性	免疫组化FH染色和FH基因突变检测有助于明确诊断。与FH基因突变及遗传性平滑肌瘤病及肾细胞癌综合征（HLRCC）相关
ALK基因重排相关性肾细胞癌	呈弥漫实体性或局灶性网状生长结构和纤细的血管背景。肿瘤细胞呈上皮样，胞质嗜酸性	ALK（细胞质/膜）阳性；CK7、34βE12、AMACR和Vim阳性。可表达INI1和TFE3蛋白阳性，但TFE3基因重排阴性	ALK基因重排，部分患者伴镰刀细胞特征，与成人肾髓质癌相似的组织学特点，但INI1阳性
TCEB1突变肾细胞癌	与透明细胞乳头状肾细胞肿瘤（CCPRCT）和CCRCC有重叠	CA9弥漫核膜阳性，可表达CK7、CD10，CK-H少数阳性	具有ELOC（TCEB1）基因突变，缺乏广泛的CA9表达的杯状模式
SMARCB1缺陷型肾髓样癌	以不规则腺管状、筛状、乳头状结构生长为主，伴有促纤维增生的炎性间质，伴有明显的核分裂	特征性INI1表达缺失，表达CK-L、EMA、Vim；部分表达CK7、CEA、UEA-1；不表达CK-H、CD10、CD117等	见有镰状红细胞贫血的年轻患者，存在SMARCB1/INI1基因失活，导致INI1蛋白表达缺失

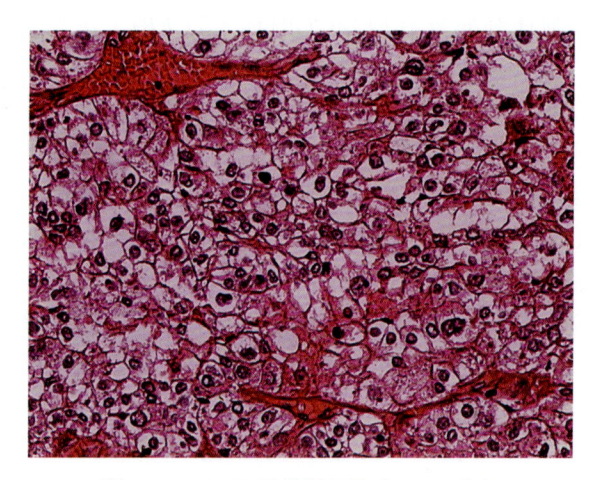

图6-35 TFE3重排肾细胞癌，HE染色

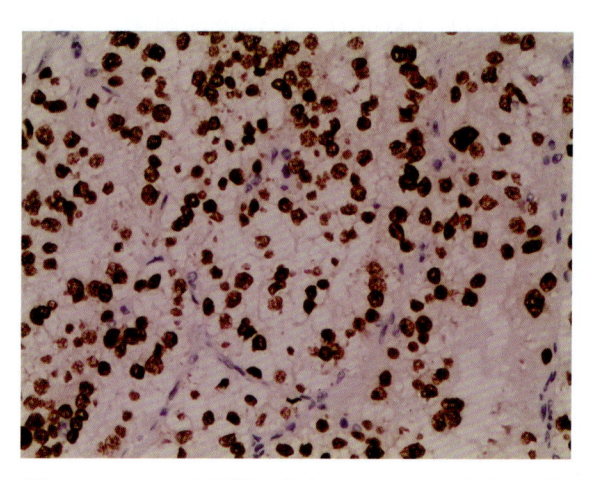

图6-36 TFE3重排肾细胞癌，TFE3，细胞核强阳性

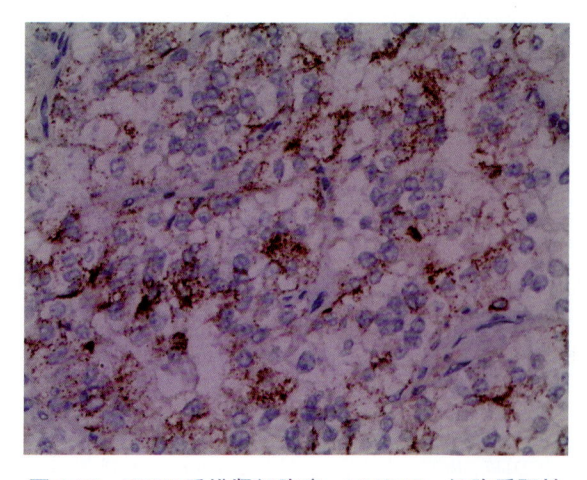

图6-37 TFE3重排肾细胞癌，HMB45，细胞质阳性

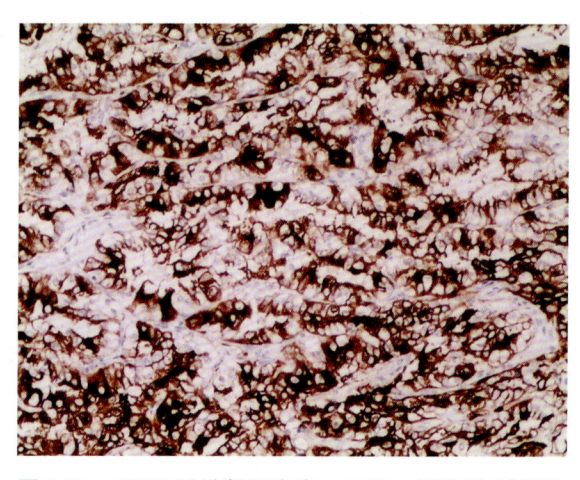

图6-38 TFE3重排肾细胞癌，RCC，细胞质/膜阳性

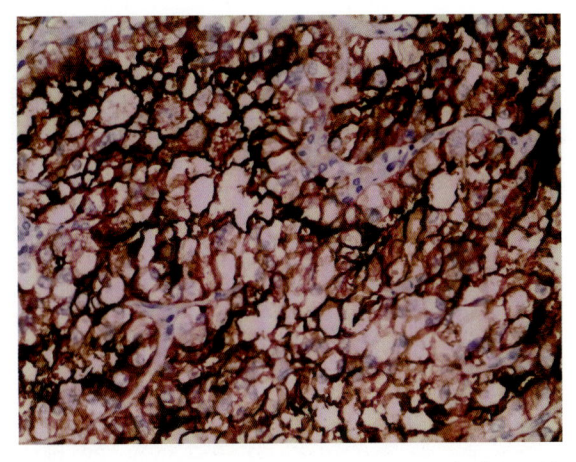

图6-39 *TFE3*重排肾细胞癌，CD10，细胞膜强阳性

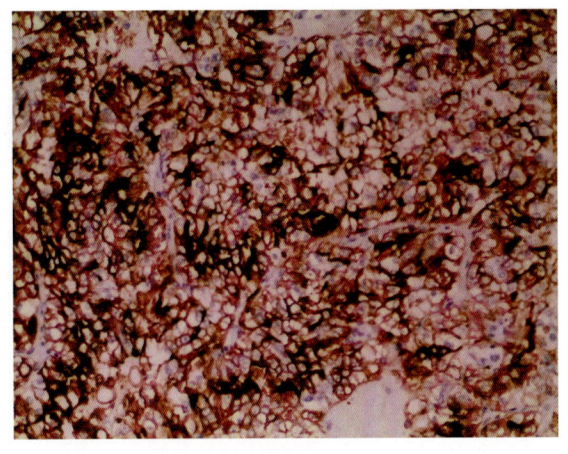

图6-40 *TFE3*重排肾细胞癌，AMACR，细胞质阳性

十、集合管癌

1. 抗体选择 PAX8、RCC、CD10、CA Ⅸ、CK7、CD117、AMACR、CK5/6、p63、GATA3、S-100P、CD34、SMA、Desmin、INI1、FH、2SC、OCT3/4等。加分子检测。

2. 注释

（1）肾集合管癌（CDC）又称Bellini管癌，起源于肾髓质的集合管的恶性肿瘤，侵袭性高，易较早发生转移，预后极差。

（2）病变特点：肿瘤形态多样，多排列成腺管样、乳头状、实性条索状或管状囊性结构，部分细胞呈鞋钉样，此特征性较明显，分化差的组织可呈肉瘤样形态。细胞呈嗜碱性或透明状，界限不清，核分裂象易见，核异型性明显，核大，间质纤维组织反应性增生并伴有淋巴浆细胞浸润。肿块位于髓质、周围集合管上皮异型增生，无肾盂尿路上皮异型增生及原位癌存在可与乳头状肾细胞癌、尿路上皮癌鉴别。

2016版WHO肾肿瘤分类中描述了集合管癌的6条诊断标准：①肿瘤位于肾髓质；②管状结构为主要组织学形态；③间质结缔纤维组织增生；④高核级；⑤浸润性生长方式；⑥排除其他类型肾细胞癌或尿路上皮癌。

（3）免疫表型：可同时表达肾上皮细胞标志物PAX8、PAX2和Vim，高分子量角蛋白和CK7常呈阳性。可表达CK、Vim、INI1、CK19、花生凝集素（PNA）、荆豆素（UEA1）和黏着斑蛋白（vinculin）和OCT3/4等，一般不表达CK20、p63、AMACR、CD10、CD117、RCC、CA9、p63、GATA3、S-100P（图6-41～图6-44）。

（4）分子学特征：存在多条染色体的异常，如1q、3p、6p、8p、9p、13q、20p和20q及21q染色体异常或缺失。最常见的是*NF2*、*SETD2*、*CDKN2A*基因突变。少数集合管癌的发生与*SMARCB1*基因突变有关，表现为免疫组化检测中INI表型的改变。部分可检测到*HER2*扩增。

（5）鉴别诊断：集合管癌的诊断通常需排除高级别乳头状肾细胞癌、伴有腺样结构的移行细胞癌广泛肾实质侵犯、转移性腺癌（胃肠道、肺等）及肾髓质癌（表6-13）。

肾髓质癌（RMC）在形态学上与CDC和FH缺陷型肾细胞癌有重叠，在不同的重叠形态中，裂隙样/筛状和网状/卵黄囊瘤样结构倾向诊断RMC，而囊内乳头状和管囊状形态则倾向诊断FH缺陷型肾细胞癌。管状乳头状形态更加倾向诊断CDC和FH缺陷型肾细胞癌。RMC多见于有镰状红细胞贫血的年轻患者，最具特征的是间质内有多量中性粒细胞浸润，甚至可形成微脓肿，有别于肾CDC的浆细胞和淋巴细胞浸润，INI1缺失最便捷的检测手段是免疫组化标记，但仅凭INI1蛋白缺失不能诊断肾髓质癌，部分高级别肾细胞癌/集合管癌亦存在INI1蛋白缺失，而FH和2SC免疫组化检测有助于FH缺陷型肾癌的诊断。

肿块位于髓质、周围集合管上皮异型增生，无肾盂尿路上皮异型增生及原位癌存在可与乳头状肾细胞癌、尿路上皮癌鉴别。

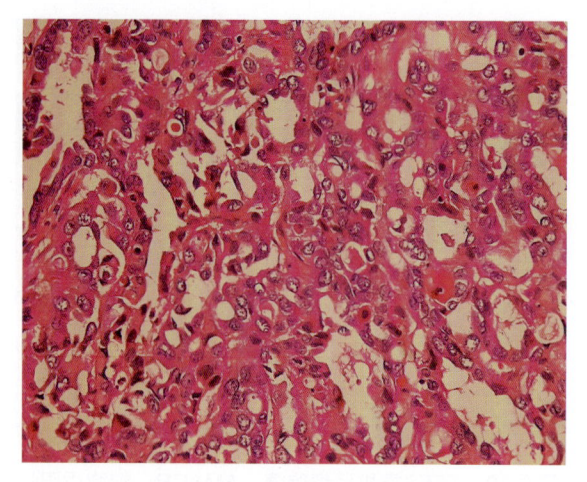

图6-41　集合管癌，HE染色

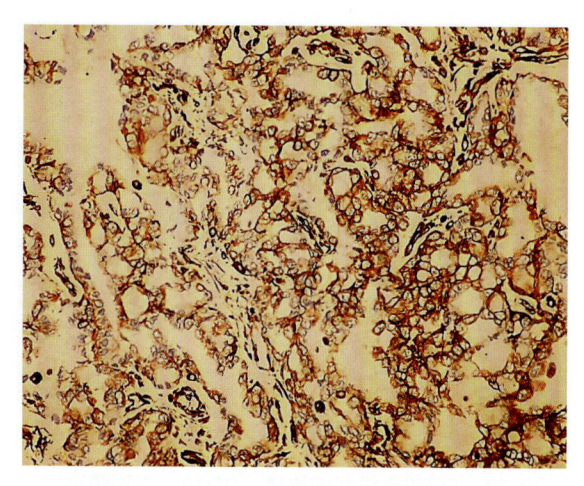

图6-42　集合管癌，34βE12，细胞质阳性

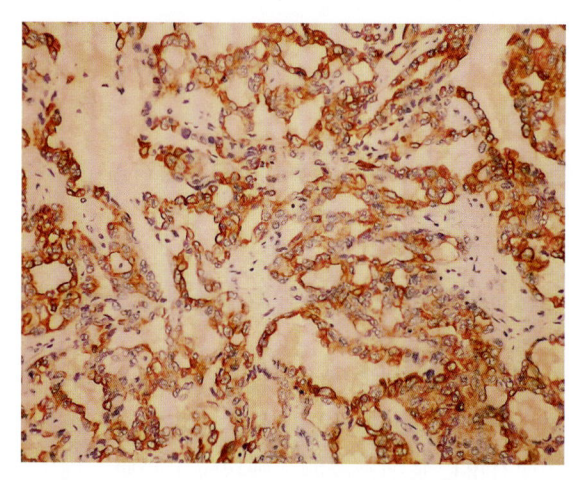

图6-43　集合管癌，CK7，细胞质阳性

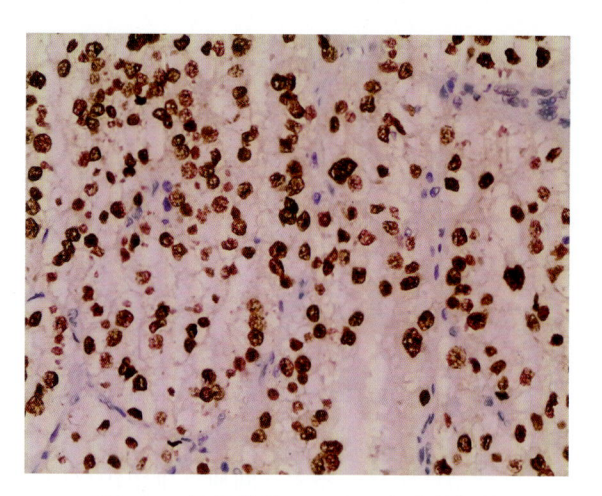

图6-44　集合管癌，PAX8，细胞核阳性

表6-13　集合管癌的诊断与鉴别

肿瘤类型	病变特点	免疫表型	分子改变或注释
集合管癌（CDC）	以腺管状或乳头状为主，高核级，附于管腔内面的鞋钉状细胞，间质纤维化伴有淋巴浆细胞浸润	表达CK-H、CK7、PAX8、EMA、Vim、PNA和UEA1。不表达OCT3/4、RCC、CD10、GATA3、p63、S-100P	最为常见的是NF2、SETD2、CDKN2A基因突变。少数集合管癌的发生与SMARCB1基因突变有关
肾髓质癌（RMC）	低分化癌细胞呈网状、卵黄囊样、片状排列，间质明显的纤维化伴多量中性粒细胞浸润	特征性INI1表达缺失，表达OCT3/4、CK-L、EMA、Vim；部分表达CK7、UEA-1；不表达CK-H、CD10、CD117等	见有镰刀细胞性血液病的年轻患者，存在SMARCB1/INI1基因失活，导致INI1蛋白表达缺失
FH缺陷型肾细胞癌	呈乳头状、管囊状、实性片状等排列，细胞质丰富嗜酸，可见核仁周空晕包绕的病毒包涵体样嗜酸性大核仁	特征性FH表达缺失和2SC过表达；PAX8、Vim和AMACR阳性；CK7、CD10、CD117、RCC、34βE12、HMB45、MelanA、CK20、TFE3均阴性	免疫组化FH/2SC染色和FH基因突变检测有助于明确诊断。与FH基因突变及HLRCC相关
ALK基因重排相关性肾细胞癌	呈弥漫实体性或局灶性网状生长结构和纤细的血管背景。肿瘤细胞呈上皮样，胞质嗜酸性	ALK（细胞质/膜）阳性；CK7、34βE12、AMACR和Vim阳性。可表达INI1和TFE3蛋白阳性，但TFE3基因重排阴性	ALK基因重排，部分患者伴镰刀细胞特征，与成人肾髓质癌相似的组织学特点，但INI1阳性
黏液小管状和梭形细胞癌	肿瘤由小管状结构、梭形细胞和黏液样间质以不同比例混合。肿瘤细胞核级别低	与PRCC相似，CKpan、EMA、Vim、CK7、CK18、CK19、AMACR和34βE12均为阳性；UEA和植物凝集素阳性	虽然免疫表型与PRCC的重叠，但它们的细胞遗传学表达谱不同（不存在7号和17号染色体的获得和Y染色体的丢失）

续表

肿瘤类型	病变特点	免疫表型	分子改变或注释
肉瘤样肾细胞癌	由高度多形性的梭形细胞和（或）类似于肉瘤的多核巨细胞构成，伴随有典型肾细胞癌	可同时表达CK、EMA和肾细胞癌标志物（如PAX8、CA9、CD10、RCC、CD117等）（图6-45～图6-48）	来源于近端肾小管单位，细胞遗传学和分子改变较为复杂，不同病理类型存在不同的基因变化
浸润性尿路上皮癌	注意肾盂内的乳头状肿物和多灶性病变，有上皮尿路上皮的不典型增生和肿瘤的移形状态	表达尿路上皮标志物（GATA3、S-100P、UroplakinⅡ/Ⅲ）、鳞癌标志物（如CK-H、CK5/6和p63等）、CK7和CK20阳性	联合应用PAX8和p63、GATA3、S-100P可有效鉴别CDC和高级别尿路上皮癌
转移性腺癌	具有原发部位典型腺癌的形态学表现，伴间质纤维结缔组织反应，常多灶性分布	表达器官特异性标志物（如胃肠道CDX2、CK20、Villin，肺源性CK7、TTF1等）阳性，PAX8阳性可提示肾脏起源	多种器官组织肿瘤均可转移到肾，常为多发性、双侧，多位于皮质，临床病史有参考，一般均可找到原发病灶

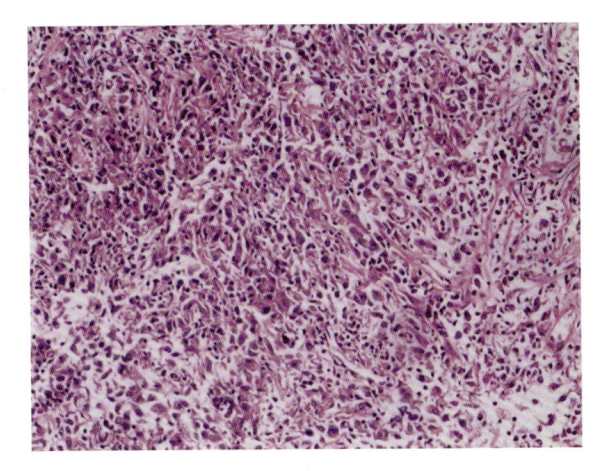

图6-45 肉瘤样肾细胞癌，HE染色

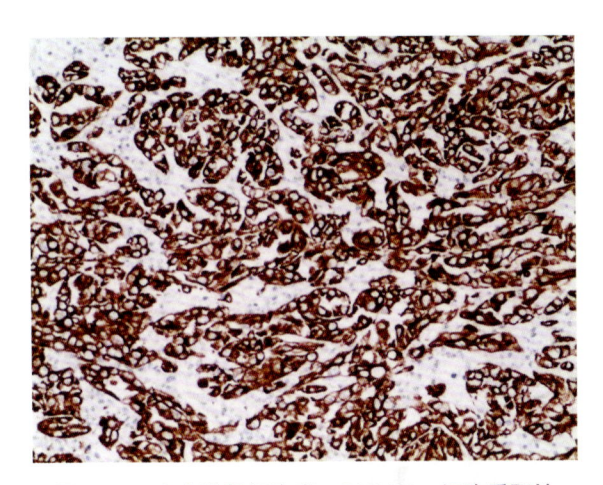

图6-46 肉瘤样肾细胞癌，CK8/18，细胞质阳性

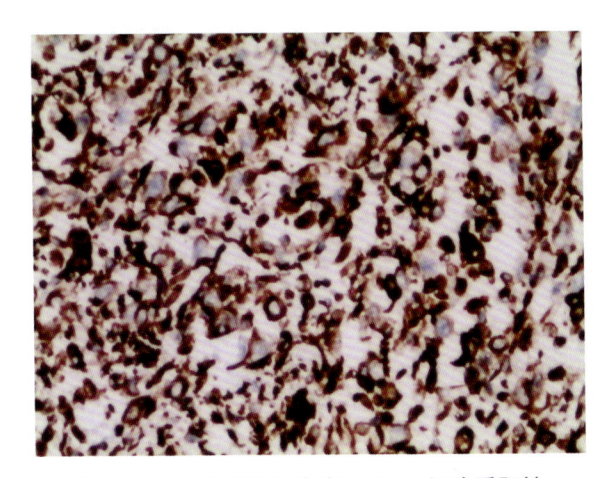

图6-47 肉瘤样肾细胞癌，Vim，细胞质阳性

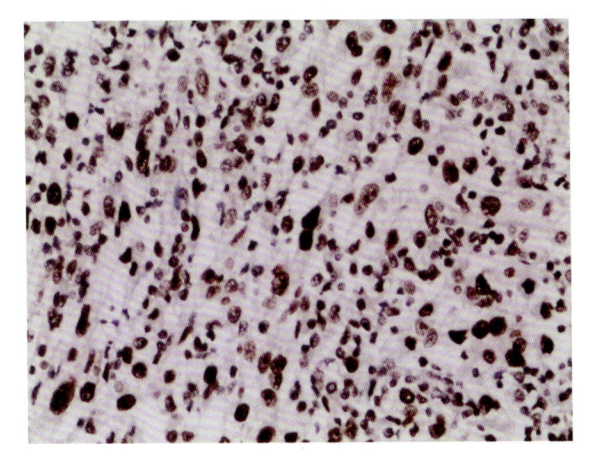

图6-48 肉瘤样肾细胞癌，INI1无表达缺失

十一、未分类肾细胞癌

未分类肾细胞癌（URCC）是指病理学上不能归类为任何一种已知病理类型的肾细胞癌。具有高级别的细胞核和实性的生长方式而无法辨认的肾细胞癌或纯粹肉瘤样癌而不能识别其中的上皮样成分时，需诊断为未分类肾细胞癌。低级别嗜酸细胞肾细胞癌及形态学类似嗜酸细胞腺瘤的肿瘤，但具有高级别的细胞核和实性的生长方式也诊断为未分类肾癌。不包括各种已知类型肾细胞癌伴有肉瘤样成分者，其病理形

态学及遗传学具有多样性。在诊断未分类肾细胞癌之前，还需排除浸润性尿路上皮癌或转移性癌。免疫组化标记PAX8、PAX2、RCC和CD10等有助于判断肿瘤的肾源性。其中突变率最高的3个基因分别为*NF*、*SETD*和*BAP1*。

十二、后肾肿瘤

1.抗体选择 PAX8、RCC、CD10、CA Ⅸ、CK7、CD117、AMACR、CK5/6、p63、GATA3、S-100P、CD34、SMA、Desmin、INI1、OCT3/4等。加分子检测。

2.注释

（1）后肾肿瘤包括后肾腺瘤、后肾腺纤维瘤（MAF）和后肾间质瘤（MST）。ICD-O编码分别为3、0和1。这组肿瘤被认为来源于后肾胚芽成分。其中后肾腺瘤完全由上皮样细胞组成；MST完全由梭形细胞组成；两种成分都有则称为后肾腺纤维瘤。

（2）后肾腺瘤主要需与上皮为主型的肾母细胞瘤、实性为主型的乳头状肾细胞癌等鉴别。推荐联合应用WT1、CK7、CD57、AMACR 4种抗体鉴别上述三者。后肾腺瘤WT1、CD57阳性，CK7、AMACR阴性；乳头状肾细胞癌WT1、CD57阴性，CK7、AMACR阳性；肾母细胞瘤WT1阳性，CD57、CK7、AMACR阴性。检测*BRAF* V600E突变或应用*BRAF* V600E特异性免疫组化也可用于鉴别诊断，因为*BRAF* V600E突变在MA患者中独有，而乳头状肾细胞癌和肾母细胞瘤中基本上不存在这种突变，且不被特异性*BRAF* V600E抗体（VE1）着色。在肿瘤中检测CDH17对鉴别诊断也有很大帮助（表6-14）。

表6-14 伴密集小管状结构的肾肿瘤的诊断与鉴别

肿瘤类型	病变特点	免疫表型	分子改变或注释
后肾腺瘤	瘤细胞小而一致、排列紧密，呈腺泡状、小管状、实性巢状或乳头状结构，无明显异型性	VE1、CDH17、WT1、p16、PAX2、CK、CD57、Vim多呈阳性；一般不表达EMA、AMACR、CK7、CD10等	与PRCC相同，7号和17号染色体呈三倍体，且伴有Y染色体的缺失。约90%病例存在BRAF突变
后肾腺纤维瘤	双相良性肿瘤，由不同比例的上皮和间质成分组成。其中上皮成分中肿瘤细胞丰富，形态一致	上皮成分通常CK和WT1阳性，而基质成分往往Vim和CD34阳性，SMA和Desmin阴性	易误诊为肾母细胞瘤，主要区别取决于肾母细胞瘤中存在明显升高的活跃有丝分裂，而本瘤中则没有
后肾间质瘤	瘤细胞呈梭形或芒状，包绕陷入的肾小管和血管，形成洋葱皮样结构	瘤细胞表达CD34、Vim；不表达SMA、Desmin、CK和S-100	MST是一种梭形细胞肿瘤，肿瘤中除了内陷的肾小管，均为梭形细胞
肾母细胞瘤	瘤细胞异型性明显，具有特征性未分化的胚芽组织、间叶组织、上皮样细胞三种成分	表达WT1、Vim、NSE、Desmin、CK；p53无义突变，Ki-67增殖指数高	多发生于儿童。存在*WT1*、*CTNNB1*、*WTX*、*IGF2*等基因突变；染色体16q与1p杂合性缺失
乳头状肾细胞癌	主要由多少不等的乳头状和管状结构构成，乳头或间质内可见泡沫样巨噬细胞	表达CK7、AMACR、CK-L、Vim、RCC、CD10；Ⅰ型CK7、MUC1阳性，E-Cad阴性；Ⅱ型CK20、E-Cad阳性	主要为*MET*基因突变及第7号、第17号染色体三倍体异常，同时伴有Y染色体缺失
黏液样小管状和梭形细胞癌	以具有管状结构、梭形细胞区和黏液样间质为特征，肿瘤细胞核级别低，细胞异型性小	表达RCC、CK7、AMACR、CK-H和PAX8；不表达CD10、CK20、Villin、WT1、p63、CD117、SMA和S-100等	存在1、4、6、8、13、14号染色体的缺失和7、11、16、17号染色体的获得
集合管癌	呈腺管状或乳头状，高级别细胞学特征，瘤细胞异型性常较明显，附于管腔内面的鞋钉状细胞	表达34βE12、CK7、PAX8、EMA、CAM5.2、Vim和UEA1；RCC、CD10、CA9、CD117、GATA3、p63阴性	可有多条染色体臂上均发生异常，如1q、3p、6p、8p、9p、13q、20p和20q及21q
混合性上皮-间叶肿瘤	可见大小不等的管状及囊腔结构，可见上皮和间质成分，间质梭形细胞疏密不等	上皮成分广谱CK、EMA阳性；间质成分Vim、ER、PR、SMA、Desmin、Caldesmon、CD10阳性	存在1号和19号染色体易位。需与乏脂肪血管平滑肌脂肪瘤、肉瘤样癌和多房囊性肾细胞癌等鉴别

十三、混合性上皮-间叶肾肿瘤

1.混合性上皮-间叶肾肿瘤包括囊性肾瘤（CN）和肾混合性上皮-间叶肿瘤（MEST）。越来越多的证据表明混合性间质上皮肿瘤和成人囊性肾瘤属于同一肿瘤的不同形态学谱系，因此，在新版分类中将两者列入同一主题下并称为混合性上皮-间叶家族肿瘤。儿童囊性肾瘤则具有明显不同的临床病理和遗传学特征，包括存在 *DICER1* 基因突变。现在认识到其为一种完全分化形式的儿童肾母细胞瘤，因此归入肾母细胞相关肿瘤范畴内。

2. MEST：好发于围绝经期女性，是一种罕见的具有上皮和间质双向分化的良性肾脏肿瘤，曾被称为肾盂囊性错构瘤、成人中胚层细胞肾瘤、平滑肌瘤样肾错构瘤、伴卵巢样间质的多房囊性肾瘤等。形态学上，肿瘤由上皮和间质成分混合构成，常以间质成分为主，上皮排列成小管、微囊、大囊、乳头等结构，间质由梭形细胞组成，疏密不一，可见卵巢样间质、间质水肿及慢性炎症细胞浸润，上皮及间质细胞均未见明显异型性。免疫组化显示上皮细胞表达CKpan、CK7、PAX8和AMACR，间质细胞大多表达Desmin、SMA、ER、PT和CD10。卵巢样间质（尤其是黄体化的间质）可能表达inhibin及Calretinin，不表达HMB45、MelanA。遗传学上，存在染色体 t (1; 19)(p22; p13.1)。

3.鉴别诊断：①CN和MEST因两者有相似的年龄和性别分布及相似的组织学特征、免疫组化表达和遗传学特征，主要区别在于上皮和间质比例不同，CN完全由囊腔和薄壁纤维间隔（<0.5cm）组成，无实性区，纤维间隔无细胞或可见卵巢样间质。②儿童CN组织学上和成人型CN无法鉴别，大小不等的囊腔，囊腔衬覆扁平、立方或靴钉样上皮，也可无上皮。上皮细胞表达CK阳性，间质成分表达ER和（或）PR。大部分患者为<2岁男孩。但好发于<2岁男性婴儿或幼童，分子遗传学方面通常可见 *DICER1* 基因突变异常，因此被认为与MEST是两类疾病。③低度恶性潜能的多房囊性肾肿瘤：曾称为多房囊性肾细胞癌，肿瘤由囊腔和薄壁纤维间隔组成，囊腔内衬单层透明细胞，间隔内可见少量透明细胞小灶性聚集，未见明显间质细胞增生，透明细胞表达CA6、CD10、Vim等。④部分囊状分化的肾母细胞瘤：多房性肿瘤由上皮和间叶成分组成，好发于2岁以下婴幼儿，男孩多见，可见未分化或分化的间叶成分、胚芽和肾母细胞瘤的菊形团样上皮成分。

十四、小儿肾间叶肿瘤

1.抗体选择 PAX8、BCL2、CD99、WT1、INI1、FLI-1、TLE1、Vim、CyclinD1、上皮标志物（如CK、EMA）、肌源性标志物（如SMA、Desmin）、神经内分泌标志物（如NES、CD56、CgA、Syn等），必要时加分子检测。

2.注释

（1）主要发生于儿童的间叶性肿瘤，包括透明细胞肉瘤、横纹肌样瘤、先天性中胚层肾瘤和婴幼儿骨化性肾肿瘤（表6-15）。

（2）肾透明细胞肉瘤（CCSK）：是较为罕见的儿童期肾脏恶性肿瘤。镜下表现为疏松、局部致密的肿瘤间质，实质由圆形或卵圆形的透明细胞构成，呈条索状或巢团状分布，并被树突状纤维血管分隔。免疫组化瘤细胞中Vim、CyclinD1、SATB2、TLE1、CD10、BCL2均阳性，而肌源性、神经源性及上皮源性标志物均阴性；BCOR抗体对CCSK的诊断有较好的特异性和敏感性，Wilm瘤和先天性中胚层肾瘤均无阳性（图6-49～图6-52）；分子遗传学上存在 *BCOR-ITD*、*YWHAE-NUTM2B/E* 和 *BCOR-CCNB3* 基因融合。*BCOR* 基因异常涉及多种肉瘤如肾脏透明细胞肉瘤、婴儿原始黏液样间叶细胞肿瘤、小蓝圆细胞肉瘤、未分化/未分类肉瘤、子宫内膜间质肉瘤、骨化性纤维黏液样肿瘤等，以及中枢神经系统肿瘤、淋巴瘤等。

（3）横纹肌样瘤：恶性横纹肌样瘤（MRT）是一组好发于婴幼儿的高度恶性、高度侵袭性胚胎性肿瘤，依据其原发部位，儿童MRT分为中枢神经系统非典型畸胎样/横纹肌样肿瘤（AT/RT）、肾恶性横纹肌样瘤（MRTK）及肾外非中枢神经系统横纹肌样瘤（EERT）。典型形态学特征表现为形态较为一致的多角形肿瘤细胞弥漫分布，细胞中等大小，具有大核仁、丰富细胞质的横纹肌样细胞和经典嗜酸性细胞质的包涵体。免疫组化瘤细胞同时表达上皮、间叶和神经外胚层表型，表达Vim、灶性上皮标志物CK和EMA，不同程度地表达间充质及神经外胚层标志物如SMA、S-100、NSE、Syn、CD99、CD34、WT1等，不表达INI1、CyclinD1，缺乏骨骼肌发育相关蛋白Desmin、Myogenin等的表达（图6-53～图6-56）。MRTK应与肾母细胞瘤、透明细胞肉瘤、肾细胞癌等鉴别，其关键是MRTK有INI1的表达缺失。值得注意的是，抑癌基因*SMARCB1*遗传缺陷及其编码INI1蛋白缺失是儿童MRT的驱动性遗传缺陷和重要诊断依据，但INI1缺失也常见于儿童未分化肉瘤、滑膜肉瘤等，因而INI1缺失并非诊断儿童MRTK的特异性指标。

（4）先天性中胚层肾瘤（CMN）：是一种少见的发生于儿童肾脏的低度恶性肿瘤。形态学上分型，经典型CMN肿瘤细胞呈束状排列，梭形，核细长，胞质粉染，核分裂象少见。细胞型CMN形态学上类似于婴儿型纤维肉瘤，具有丰富的肿瘤细胞、明显异型性和较多核分裂象。肿瘤细胞梭形或卵圆形，成片或束状分布。混合型肿瘤形态学上同时具有经典型和细胞型的特点，有时伴有软骨及鳞状上皮分化。免疫组化表达成纤维细胞性标志物，如Vim和SMA，不表达上皮性标志物。分子遗传学特点：细胞型常在第8、11、17号染色体呈非整倍体，在t（12；15）（p13；q25）间发生的染色体异位导致*ETV6-NTRK3*基因融合，该融合基因同样出现在婴儿型纤维肉瘤中，提示细胞型CMN是一种肾内的婴儿型纤维肉瘤。而经典型为二倍体，可能存在*NTRK3-EML4*基因融合，因此无*ETV6-NTRK3*基因融合。

（5）婴幼儿骨化性肾肿瘤（ORTI）：具有独特的临床和病理特点，属良性肿瘤，预后良好，但易与肾母细胞瘤等相混淆。形态特点：肿瘤由骨样基质、成骨样细胞和梭形细胞组成。梭形细胞表达WT1、Vim、CD99及SMA，不表达PAX2、PAX8；骨母细胞样细胞不表达WT1，可表达CK、EMA、Vim、CD99、SMA及SATB2。近年有文献报道ORTI染色体核型发现有4号染色体三体，认为是该肿瘤的特征，并与其他婴幼儿肾肿瘤进行鉴别。

表6-15 主要发生于儿童的间叶性肿瘤的诊断与鉴别

类型	病变特点	免疫表型	分子改变或注释
透明细胞肉瘤	瘤细胞梭形、透明细胞，呈条索状或巢团状分布，间质纤维血管分隔	表达Vim、BCOR、CyclinD1、SATB2、TLE1、BCL2	具有*BCOR*基因的框内重复（ITD）和*YWHAE-NUTM2*基因融合
横纹肌样瘤	以横纹肌样细胞为特征，具有大核仁、丰富的细胞质和经典嗜酸性胞质包涵体（PAS阳性）的特点	同时表达上皮、间叶和神经外胚层表型，如CK、SMA、S-100、NSE、Syn、CD99、WT1等	是一种发生于婴幼儿和儿童的高度恶性肿瘤。存在2号染色体上的*INI1/SMARB1*基因丢失或突变，INI1特征性失表达
先天性中胚层肾瘤（CMN）	长梭形细胞呈束状交错排列，具有丰富的肿瘤细胞、明显异型性和较多核分裂象，但无骨样基质及骨母细胞样细胞成分	表达Vim和SMA，部分可表达Desmin、SMA、PAX8、p16和CyclinD1；常不表达WT1、S-100、CD34和上皮性标志物	多见于<6个月婴幼儿。有特异的*ETV6*基因易位，形成*ETV6-NTRK3*基因融合。婴儿纤维肉瘤中也存在该基因易位提示此两种肿瘤可能存在联系
婴幼儿骨化性肾肿瘤	肿瘤由骨样基质、成骨样细胞和梭形细胞组成	梭形细胞表达WT1、Vim，骨样细胞可表达CK、EMA及SATB2	染色体核型发现有4号染色体三体，并与其他婴幼儿肾肿瘤进行鉴别
儿童滑膜肉瘤（差分化）	由分化差的小圆形细胞、梭形细胞构成，呈束状鱼骨样或栅栏状排列	TLE1、EMA、CK、BCL2、CD99阳性；CD34阴性	超过95%存在*SS18-SSX*融合基因。INI1呈特殊表达模式（强弱不一或阴性）
婴儿型纤维肉瘤	由单一的梭形细胞构成，有特征性的鱼刺骨样或血管外皮瘤样结构	可表达Vim、SMA、CD34和WT1，Desmin、S-100、CK阴性	90%以上存在*ETV6-NTRK3*融合基因

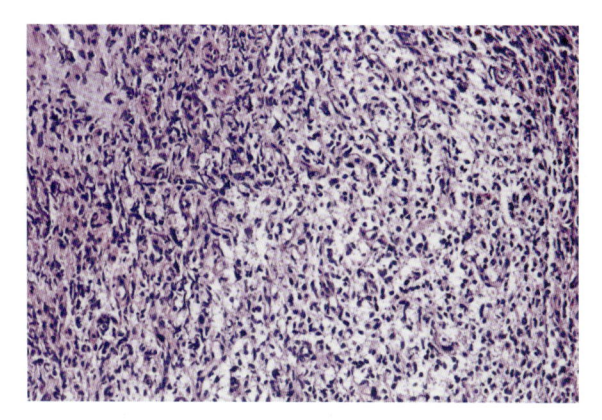

图6-49　肾透明细胞肉瘤，HE染色

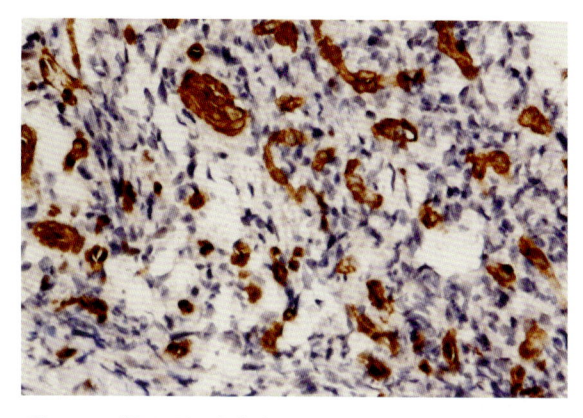

图6-50　肾透明细胞肉瘤，BCOR，瘤细胞散在核阳性

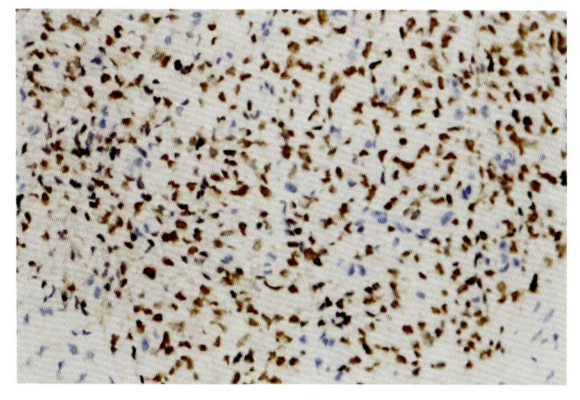

图6-51　肾透明细胞肉瘤，SATB2，细胞核阳性

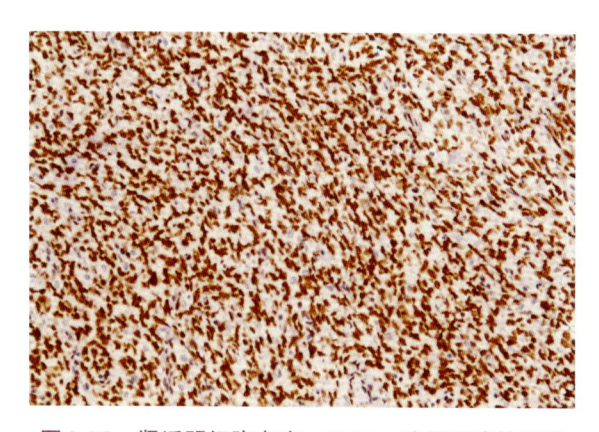

图6-52　肾透明细胞肉瘤，TLE1，弥漫细胞核阳性

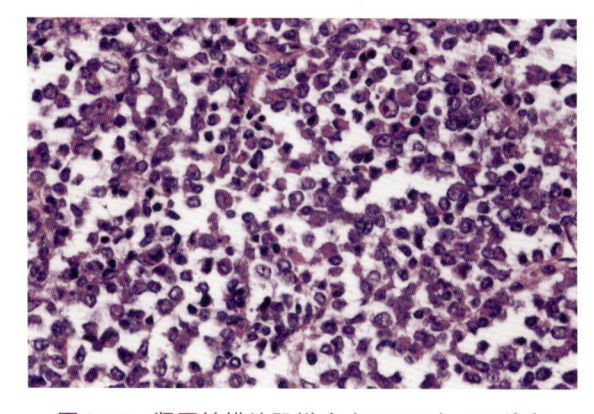

图6-53　肾恶性横纹肌样瘤（MRTK），HE染色

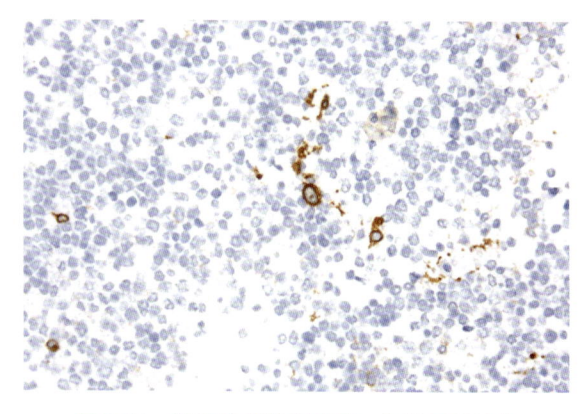

图6-54　肾恶性横纹肌样瘤，INI1表达缺失

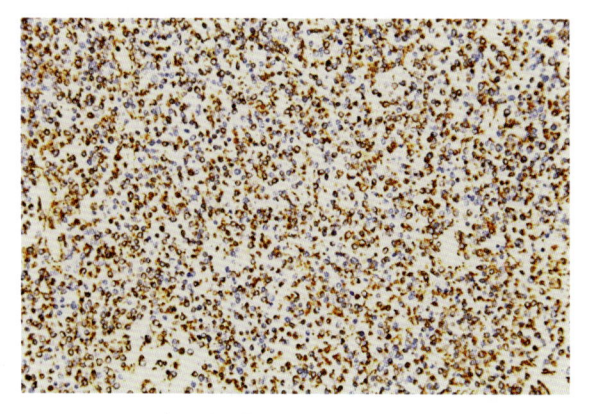

图6-55　肾恶性横纹肌样瘤，Vim，弥漫阳性

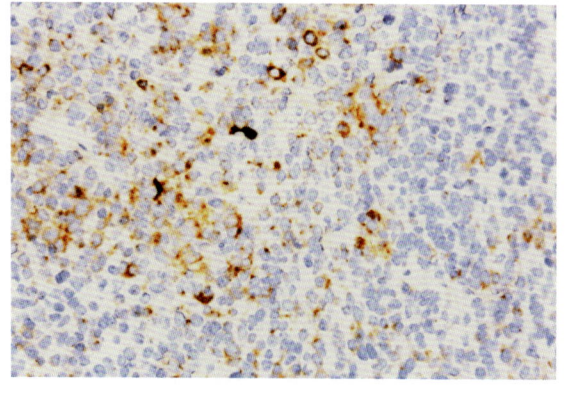

图6-56　肾恶性横纹肌样瘤，Syn，散在阳性

十五、成人肾间叶肿瘤

主要发生于成人的间叶肿瘤：平滑肌肉瘤、血管肉瘤、横纹肌肉瘤、骨肉瘤、滑膜肉瘤、尤因肉瘤（EWS）/外周神经外胚叶肿瘤（PNET）、血管平滑肌脂肪瘤、上皮样血管平滑肌脂肪瘤、平滑肌瘤、血管瘤、淋巴管瘤、血管母细胞瘤、球旁细胞瘤、肾髓质间质细胞肿瘤、神经鞘瘤和孤立性纤维性肿瘤。本部分介绍主要发生于成人的几种肾间叶肿瘤。

（一）肾血管平滑肌脂肪瘤

1. 抗体选择　上皮标志物（CK、PAX8、TFE3、RCC、CD10等）、黑色素标志物（如S-100、HMB45、MelanA和MiTF等）和平滑肌标志物（SMA、Calponin、Desmin等），Ki-67。

2. 注释

（1）肾血管平滑肌脂肪瘤（RAML）又称错构瘤（hamartoma），是肾脏较为常见的肿瘤。目前已将其归入血管周上皮肿瘤（PEComa）谱系中。目前认为这个谱系包括肺和肺外糖瘤、肝镰状韧带/圆韧带透明细胞肌黑色素性细胞肿瘤、肾及肾外血管平滑肌脂肪瘤（包括上皮样血管平滑肌脂肪瘤）、淋巴管平滑肌瘤或平滑肌瘤病这一组病变。

（2）病变特点：由成熟脂肪组织、厚壁的血管及平滑肌三者构成，但在不同的病例三者的比例不同；同一瘤体的不同区域三种成分的分布也可以有很大不同。血管多呈聚集灶状或簇状分布，大小不等，不规则弯曲，厚壁、不对称，部分管腔狭窄闭塞或血栓形成，部分管壁纤维素样变性或透明变性，血管破裂出血。平滑肌组织分化成熟，细胞呈梭形，排列成束状或编织状。局部区域可见散在或小灶性圆形、短梭形上皮样细胞及单核或多核巨细胞，其细胞核均有轻度异型性，未见核分裂。组织学上分经典型、肌瘤型、脂肪瘤样型及上皮样型。

经典型肾血管平滑肌脂肪瘤组成成分上包括不同比例的厚壁血管、脂肪组织和平滑肌组织。肾上皮样血管平滑肌脂肪瘤（REAML）主要由排列成片的大量增生性上皮样细胞组成，上皮样细胞占比＞80%，镜下可见特征性的上皮样细胞，呈巢片状或弥漫浸润性分布，细胞核有异型性，部分病例中可见核分裂象，罕有脂肪成分。

（3）免疫表型：表达黑色素标志物，如HMB45、MelanA和小眼畸形相关转录因子（MiTF）和平滑肌标志物（SMA和Calponin）；不表达上皮标志物、S-100、肾细胞分化标志物和PAX8（图6-57～图6-64）。

（4）分子遗传学改变：目前认为，主要与结节性硬化症基因（*TSC*）、*p53*基因、转移因子E3（*TFE3*）、表皮生长因子受体（*EGFR*）、*BCL2*等基因突变有关。

（5）病理诊断

1）经典型与上皮样型的区别：2016版WHO肿瘤分类首次将上皮样血管平滑肌脂肪瘤的上皮样细胞成分比例定义为至少含有80%。两者免疫组化表型基本相似。

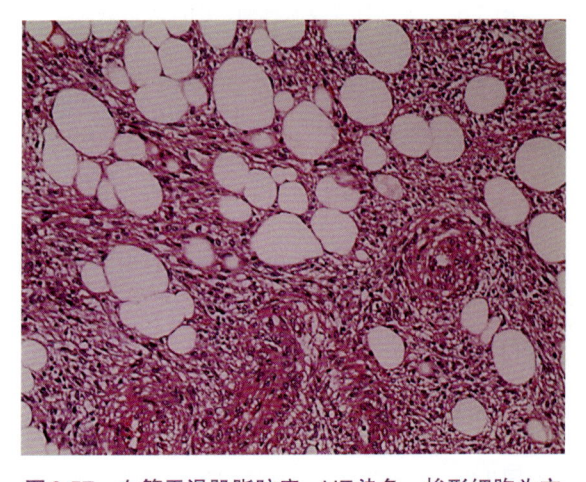

图6-57　血管平滑肌脂肪瘤，HE染色，梭形细胞为主

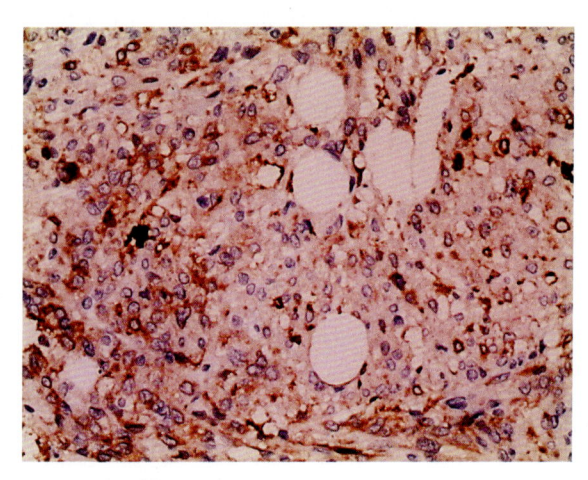

图6-58　血管平滑肌脂肪瘤，HMB45，细胞质阳性

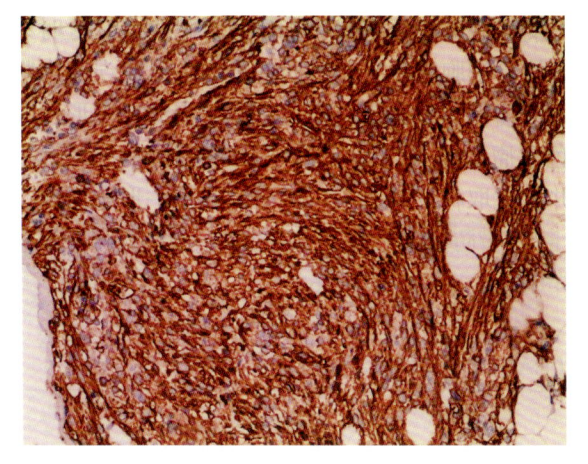

图6-59 血管平滑肌脂肪瘤，SMA，细胞质颗粒状阳性

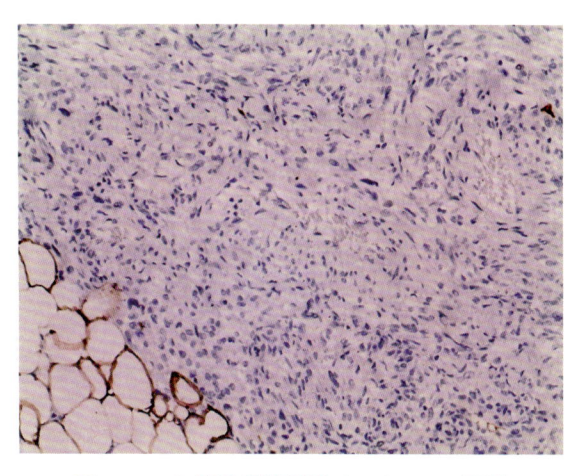

图6-60 血管平滑肌脂肪瘤，S-100，阴性

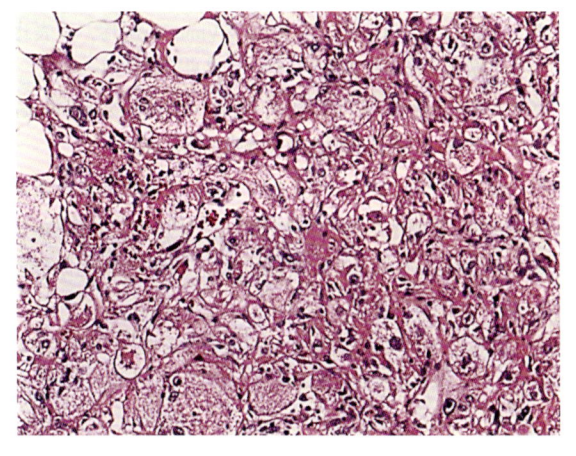

图6-61 肾上皮样血管平滑肌脂肪瘤，HE染色，上皮样细胞为主

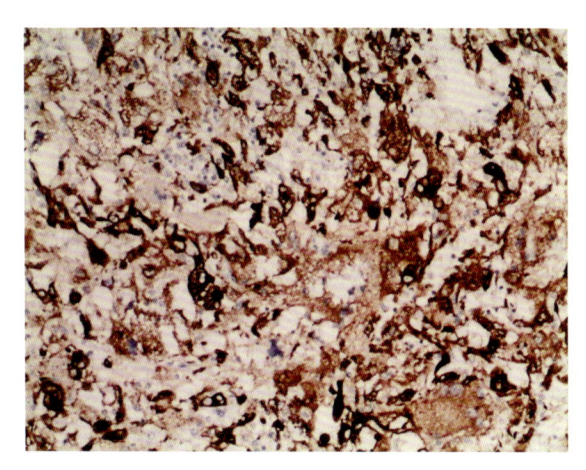

图6-62 肾上皮样血管平滑肌脂肪瘤，HMB45，弥漫阳性

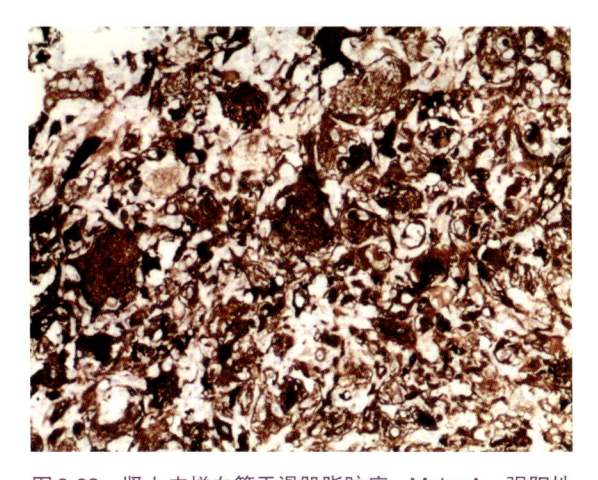

图6-63 肾上皮样血管平滑肌脂肪瘤，MelanA，强阳性

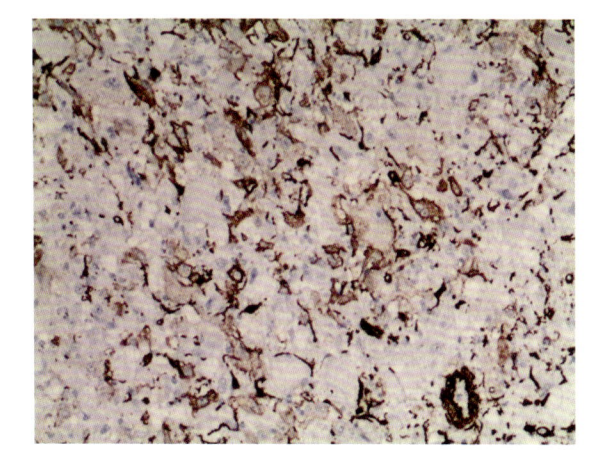

图6-64 肾上皮样血管平滑肌脂肪瘤，SMA，弱阳性

2）良、恶性鉴别：Folpe等依据组织形态将PEComa分为"良性"、"不确定恶性潜能"和"恶性"3个等级，其判断依据主要包括：①肿块大小（＞5cm）；②生长方式（浸润性生长）；③核异型性和细胞密度（高级别核型，细胞密度大）；④核分裂（核分裂象≥1个/50HPF）；⑤有无坏死；⑥血管侵犯等。恶性PEComa需具备2个及以上特征。如肿瘤仅仅存在直径＞5cm或者细胞核异型性高（多核巨细胞），考虑为恶性潜能未定PEComa。

（6）鉴别诊断：在常规病理工作中，经典型RAML因其独特的组织形态学及免疫表型，经仔细检查标

(三)球旁细胞瘤

1. 抗体选择　Renin、CK、Vim、CD34、SMA、Desmin及神经内分泌标志物(如CD56、CgA、Syn)。
2. 注释

(1)肾球旁细胞瘤(JGCT)是一种罕见的肾良性内分泌肿瘤,又称肾素瘤。具有神经内分泌肿瘤的组织学特征及免疫表型。典型临床表现为"三高一低",即严重的高血压、高肾素(renin)、高醛固酮及低血钾症候群,也有无功能的。

(2)病变特点:肿瘤由实片状紧密排列的圆形及多角形细胞构成,细胞核呈圆形或椭圆形,染色质细腻,细胞质淡染或嗜酸性,细胞边界不清。有时可见微囊结构。中间可见残存肾小管;间质富含小的薄壁血管,部分血管壁玻璃样变性,亦可形成血管外皮瘤样结构。可见有核红细胞和肥大细胞散在分布,另间质内可有多少不等的淋巴细胞浸润。

(3)免疫表型:瘤细胞特异性表达Renin,同时Vim和CD34弥漫阳性,CD117、SMA、h-Caldesmon局灶阳性。小部分病例神经内分泌标志物可呈阳性。不表达其余标志物包括上皮标志物、肾源性标志物、黑色素标志物、激素受体、STAT6、S-100、inhibin、Calretinin、CD99、ERG及β-catenin等。

分泌肾素的肿瘤包括肾母细胞瘤、肾细胞癌、肾嗜酸细胞瘤等肾脏肿瘤、肺小细胞癌和胰腺腺癌等,但这些肿瘤中Renin为局灶和弱阳性,球旁细胞瘤中为弥漫且强阳性。

(4)分子遗传学改变:球旁细胞瘤有4号和10号染色体获得和9号染色体丢失。9和11号染色体异常的反复出现提示球旁细胞瘤并不完全是良性肿瘤。

(5)鉴别诊断:球旁细胞瘤需与血管球瘤、上皮样血管平滑肌脂肪瘤、胃肠道间质瘤、孤立性纤维性肿瘤、后肾腺瘤、肾母细胞癌和肾母细胞瘤等相鉴别。详情请参考软组织肿瘤"血管球瘤"项下。

(四)肾髓质间质细胞肿瘤

1. 抗体选择　CK、Vim、CD34、Desmin、SMA、S-100和Ki-67。
2. 注释

(1)肾髓质间质细胞肿瘤(RMICT)是一种肾脏髓质间质细胞来源的良性肿瘤,以前称为肾髓质纤维瘤。

(2)病变特点:肿瘤由短梭形细胞构成,瘤细胞形态温和,无明显异型性,瘤细胞弥漫分布于疏松的黏液样基质中,呈束状或编织状排列,部分伴有硬化性胶原纤维部分,肾集合管陷入肿瘤边缘。

(3)免疫表型:肿瘤细胞Vim和CD34阳性;Desmin、SMA、S-100、CD117、ER和PR均为阴性。

(4)鉴别诊断:肾髓质间质细胞肿瘤主要与先天性中胚叶肾瘤、平滑肌瘤、血管平滑肌脂肪瘤、肾内神经鞘瘤、后肾间质瘤相鉴别(表6-18)。

表6-18　肾髓质间质细胞肿瘤的鉴别诊断

肿瘤	病变特点	免疫表型特点
肾髓质间质细胞肿瘤	病变位于肾髓质,瘤细胞弥漫分布于疏松的黏液样基质中,呈束状或编织状排列,可伴肾集合管陷入	瘤细胞Vim和CD34阳性;Desmin、SMA、S-100、CD117、ER和PR均为阴性
先天性中胚叶肾瘤	多见于<6个月婴幼儿。由一致性的成纤维细胞肌成纤维细胞组成,浸润性生长	大多数病例表达Vim外无其他特异性标记;存在ETV6-NTRK3基因融合和11号染色体三倍体
平滑肌瘤	有其他部位平滑肌瘤同样的细胞学特征	免疫组化表达SMA等肌源性标志物
血管平滑肌脂肪瘤	肿瘤内有多少不等的脂肪组织、梭形和上皮样平滑肌细胞及异常的厚壁血管	既表达黑色素标志物(如HMB45),又表达平滑肌标记(SMA和Calponin)
肾内神经鞘瘤	有完整包膜,梭形瘤细胞排列成密集区和疏松区,部分呈栅栏状排列,无上皮成分	S-100、SOX10、CD56阳性;少数瘤细胞CD34为阳性;不表达SMA、Desmin等
后肾间质瘤	瘤细胞呈梭形或芒状,包绕陷入的肾小管和血管,形成洋葱皮样同心圆结构或睫状体样结构	瘤细胞CD34阳性;Desmin、CK、S-100阴性

十六、肾脏胚胎性肿瘤

1.抗体选择 PAX8、BCL2、CD99、WT1、INI1、FLI-1、TLE1、Vim、CyclinD1、上皮标志物（如CK、EMA）、肌源性标志物（如SMA、Desmin）、神经内分泌标志物（如NES、CD56、CgA、Syn等），必要时加分子检测。

2.注释

（1）肾脏胚胎性肿瘤包括肾源性残余、肾母细胞瘤、囊性部分分化性肾母细胞瘤和儿童囊性肾瘤（表6-19）。

（2）肾外肾源性残余（ENR）是一种先天性发育畸形的良性病变，又称为异位不成熟肾组织。由后肾基质伴肾小管、肾小球样结构及周围成熟的纤维性间质构成。肾源性残余主要与肾母细胞瘤相鉴别，一般情况下，两者容易鉴别，肾源性残余不形成肿块，在显微镜下可见呈单灶或多灶分布，缺乏核分裂象，肾基质周围间质成熟；而肾母细胞瘤是恶性肿瘤，常伴有假包膜形成，肾基质周围间质细胞较幼稚，呈淡蓝色，黏液样背景。

（3）肾母细胞瘤：又称Wilms瘤，是儿童最常见的恶性实体瘤之一。肿瘤主要发生在出生后最初5年内。Wilms瘤起源于未分化的后肾胚基，可形成肾的各种成分。①病变特点：原始肾胚芽、上皮和间质3种成分，也可见其中两种或一种成分的Wilms瘤，但原始肾胚芽是病理确诊肾母细胞瘤的最主要依据。根据肿瘤最大切面组织切片中上述三种成分的比例多少（要求每种成分＞65%）进行组织学分型，可分为胚芽为主型、间叶为主型、混合型、消退型、间变型及特殊类型（畸胎瘤样、囊性部分分化型和胎儿横纹肌瘤型Wilms瘤）。②免疫组化表型特点：上皮样成分呈CKpan和PAX8阳性；原始胚芽组织呈WT1、CD56阳性；间叶成分呈Vim阳性；Ki-67阳性指数在胚芽中约为60%，上皮及间叶中约为15%。其余NSE、α-inhibin、LCA、OCT3/4、RCC、S-100、SALL4均为阴性。横纹肌分化区域表达Desmin、Myogenin和MyoD1（图6-69～图6-72）。③Wilms瘤属于异质性肿瘤，与多种癌基因和抑癌基因的异常相关，涉及*WT1*、*PAX6*、*IGF2*、*P57*、*CDKN1C*、*KCNQ1*、*TNNB1*和*WTX*等基因突变，*MYCN*基因、*TP53*基因与*SIX1*基因可能与预后相关。

（4）囊性部分分化性肾母细胞瘤（CPDN）：是肾母细胞瘤的一种少见的特殊亚型，是一种发生于儿童的低度恶性或有恶性倾向的肿瘤。病变特点：多房性肿瘤，其组织成分复杂多样，表现为囊内衬单层扁平、立方、鞋钉样细胞，纤细的囊壁间隔内见小灶状肾胚芽组织、幼稚的间叶细胞及原始或幼稚的上皮成分，最后一点是诊断的关键，也是与囊性肾瘤区别的要点。

表6-19 肾脏胚胎性肿瘤的诊断与鉴别

类型	病变特点	免疫表型	分子改变或注释
肾源性残余	由短梭形细胞、小腺管和肾小球样结构组成，细胞小且较一致	WT1、PAX8阳性，AFP及SALL4阴性，Ki-67增殖指数低	大多数为婴幼儿，一般不形成肿块，90%双侧Wilms瘤存在肾源性剩余
儿童囊性肾瘤	大小不等的囊腔，囊腔衬覆扁平、立方或靴钉样上皮，也可无上皮	上皮细胞表达CK，间质成分表达ER和（或）PR	大部分患者小于2岁男孩。大部分幼年性囊性肾瘤具有*DICER1*基因突变
肾母细胞瘤	由未分化胚芽组织、多少不等的上皮成分和间叶成分组成，瘤细胞异型性明显，＞50%的异源性成分	表达WT1、Vim、NSE、Desmin、CK；p53无义突变，Ki-67增殖指数高	存在11号染色体上的*WT1*基因突变，也有*TP53*、*WTX*、*MYCN*等基因突变。染色体1q的扩增，1p和16q的杂合性缺失
囊性部分分化性肾母细胞瘤	多房囊性结构，囊壁内衬单层立方及鞋钉样上皮细胞，上皮下有胚芽及其他不成熟的肾母细胞瘤成分	间叶成分表达Vim、SMA和CD34，胚芽组织CK、WT1部分阳性，SMA和Desmin灶性阳性	好发于2岁以下婴幼儿，男孩多见。与肾母细胞瘤的鉴别点在于肿瘤是否发生囊性变，后者囊壁内仍为典型的肾母细胞瘤成分

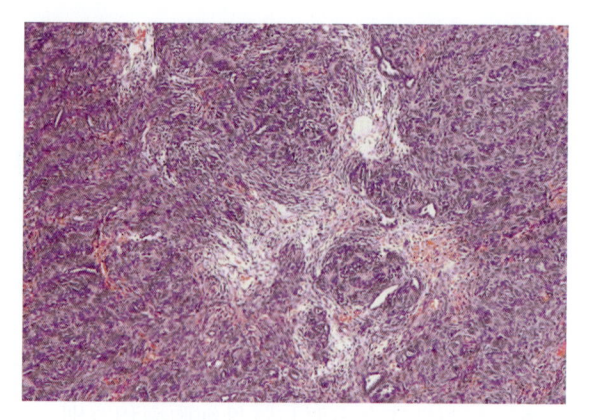

图6-69　肾母细胞瘤，HE染色

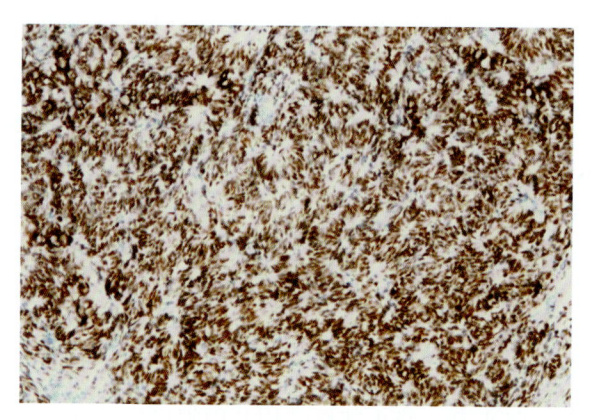

图6-70　肾母细胞瘤，WT1，细胞核弥漫阳性

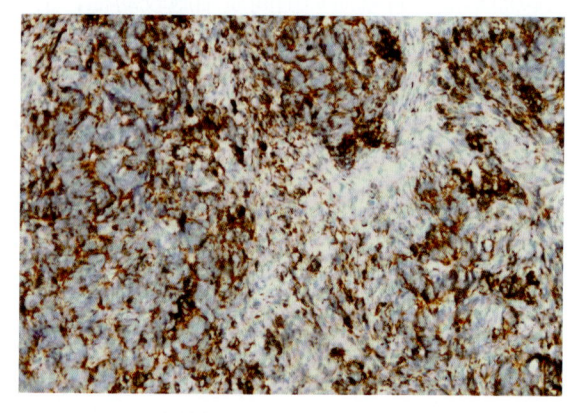

图6-71　肾母细胞瘤，CK，细胞质阳性

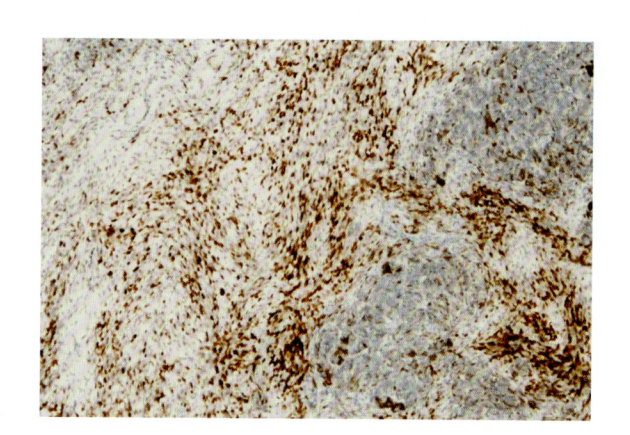

图6-72　肾母细胞瘤，CR，部分阳性

十七、转移性肾肿瘤

1.抗体选择　PAX8/PAX2、CD10、CD117、RCC、Ksp-Cad、GATA3等，辅以CK7、CK20、Villin和某些转移部位器官特异性的标志物。

2.注释

（1）肾脏是继肺、肝、骨及肾上腺之外的第5位恶性肿瘤转移好发部位。肾脏转移瘤多来源于肺、消化道及乳腺肿瘤等。

（2）将近30%的肾细胞癌在就诊时存在区域淋巴结或远处转移。而同时肾脏也是许多身体其他部位发生的恶性肿瘤容易转移的部位。联合应用一系列的免疫组化标志物对于鉴别诊断转移性癌具有重要的作用。

（3）PAX8/PAX2是确定转移性肾细胞癌诊断最有用的标志物，CD10、RCC、Ksp-Cad可以支持转移性肾细胞癌的诊断；再辅以某些转移部位器官特异性的标志物或者各种需要与转移性肾细胞癌鉴别的非肾脏肿瘤的较特异的标志物，如ER、CDX2、PSA、TTF-1、GATA3及p63来帮助排除其他的癌，包括那些PAX8着色的癌。

需要注意的是，其他可表达PAX2、PAX8的非肾脏来源肿瘤包括甲状旁腺腺瘤/癌、卵巢米勒上皮起源的癌、Merkel细胞癌、肾源性腺瘤和淋巴瘤等。与PAX2或PAX8相比，CD10与RCC诊断转移性肾细胞癌的敏感性和特异性明显降低，大多数的研究表明CD10只对于鉴别转移性透明细胞肾细胞癌有用，然而许多非肾脏来源的肿瘤都可表达CD10，如皮肤附属器肿瘤，子宫内膜间质肿瘤等。

（4）尿路上皮癌表达CK7、p63、CK5/6、CK20、UpⅢ、高分子量角蛋白（CK-H）与thrombomodulin（血栓调节蛋白）。上述标志物除了CK7与CK-H之外，几乎均不表达于肾细胞癌，而尿路上皮癌典型地不表达RCC、CD10、PAX-2、PAX8等肾细胞癌标志物。

（5）器官特异的免疫标志物（详见表2-2）在诊断转移性肿瘤中特别有用。但目前还没有哪一种免疫标志物对鉴别诊断转移性肾细胞癌绝对可靠。联合应用一系列的免疫组化标志物，再辅以某些转移部位器官特异性的标志物或者各种需要与转移性肾细胞癌鉴别的非肾脏肿瘤的较特异的标志物对于鉴别诊断转移性肾细胞癌具有重要的作用。然而需要牢记的是，任何免疫组化染色结果的评估始终需要结合形态学特征和临床病理学背景，任何不加分析地单纯依赖免疫组化染色所做出的诊断最终都可能造成严重的不良后果（表6-20）。

表6-20 肾细胞癌与转移性腺癌的鉴别

肿瘤	RCC	CD10	pCEA	Hepatocyte	inhibin	MelanA	CK7	CK20	其他
肾透明细胞癌	+	+	−	−	−	−	−	−	CA9弥漫阳性
肝透明细胞癌	−	+	+	+	−	−	−	−	AFP阳性
肾上腺皮质癌	−	−	−	−	+	+	−	−	黑色素标记
尿路上皮癌	−	−	+/−	−	−	−	+	−	p63阳性
卵巢透明细胞癌	−	−	+/−	−	−	−	+	−	CA125、ER

第二节 尿路系统肿瘤

一、正常膀胱组织的免疫组化特点

正常膀胱壁分为4层：黏膜、固有层、肌层和外膜层。黏膜形成许多皱襞，膀胱充盈时，皱襞减少或消失。上皮为移行上皮，并区分表面、中间和基底三个细胞层面。各层的免疫组化表型特点不同，一些标志物在正常情况下或癌变的情况下表达有所不同，如正常情况下，CK20限于伞细胞，CD44限于基底细胞，p53阴性，而在尿路上皮原位癌或癌通常弥漫性全层表达CD20和p53，CD44表达缺失。熟悉尿路上皮的免疫组化特性，对于膀胱肿瘤的病理诊断非常重要（图6-73～图6-82）。

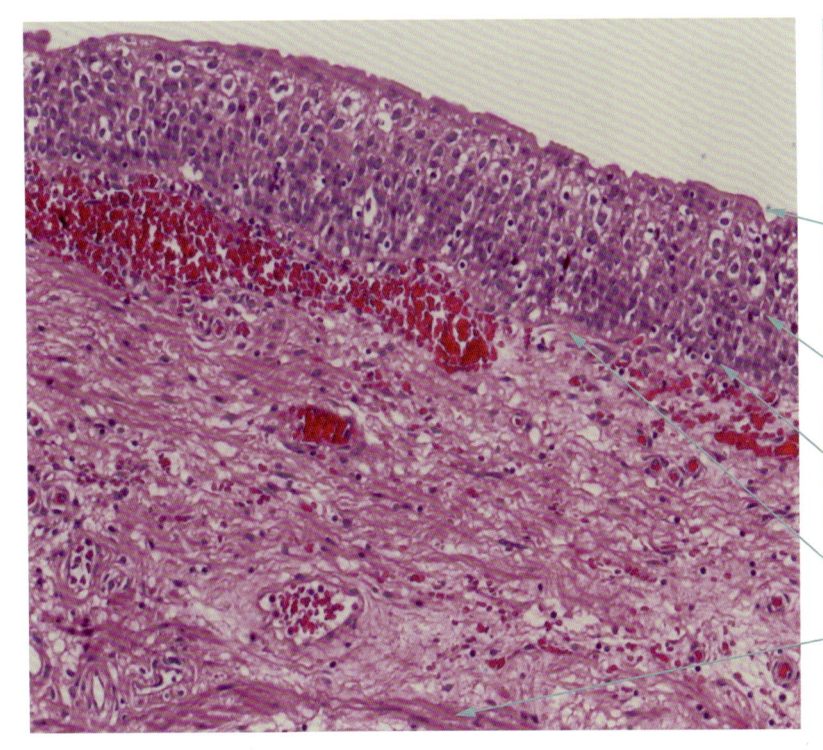

正常膀胱壁
分为4层：黏膜、固有层、肌层和外膜层。黏膜上皮为移行上皮，并区分表面、中间和基底三个细胞层面。证实尿路上皮分化的标志物：GATA3、p63、S-100P、CK-H、UroplakinⅡ/Ⅲ阳性；PAX8、CEA阴性

伞细胞
CK20、CK7、CK、CK19阳性；
p40、p63、CK5/6、CEA和Ki-67阴性

中间和基底层细胞
CK7、CK、CK19、p40、p63、CK5/6和FLI-1阳性；CK20、CEA阴性

基底细胞
Ki-67、CD44阳性；p53、CK20阴性

平滑肌细胞
表达肌动蛋白(SMA、MSA)、h-Caldesmon、calponin、Desmin等。
◆固有膜平滑肌细胞：Smoothelin阴性；
◆固有层平滑肌细胞：Smoothelin阳性

外膜
多为疏松结缔组织，仅膀胱顶部为浆膜

图6-73 正常膀胱组织的免疫组化特点

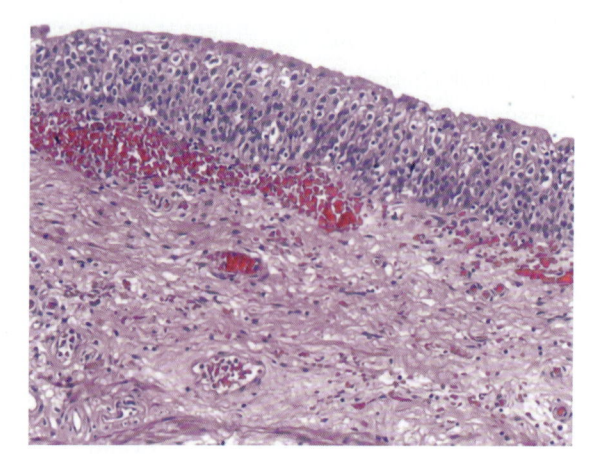

图6-74　正常膀胱组织，HE染色

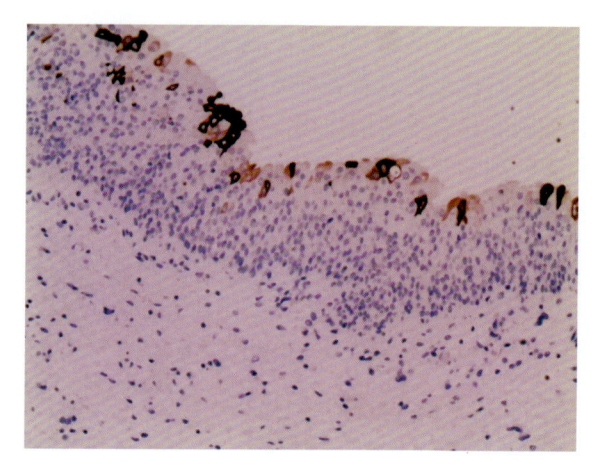

图6-75　伞细胞，CK20，阳性

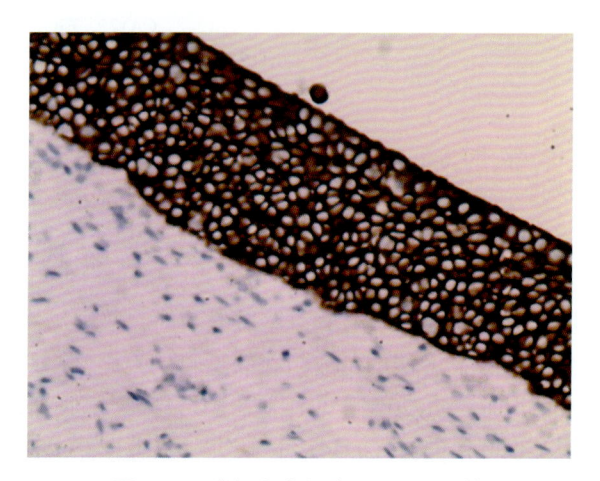

图6-76　移行上皮细胞，CK7，阳性

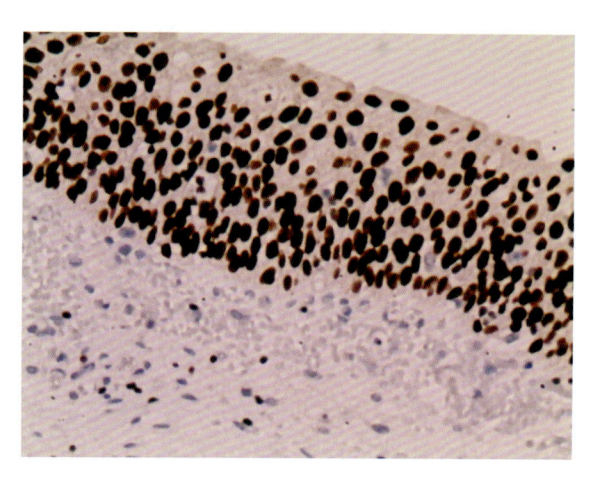

图6-77　移行上皮细胞，GATA3，阳性

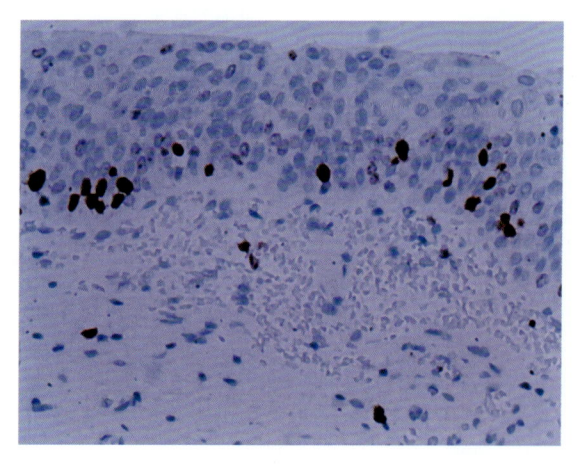

图6-78　基底细胞，Ki-67，阳性

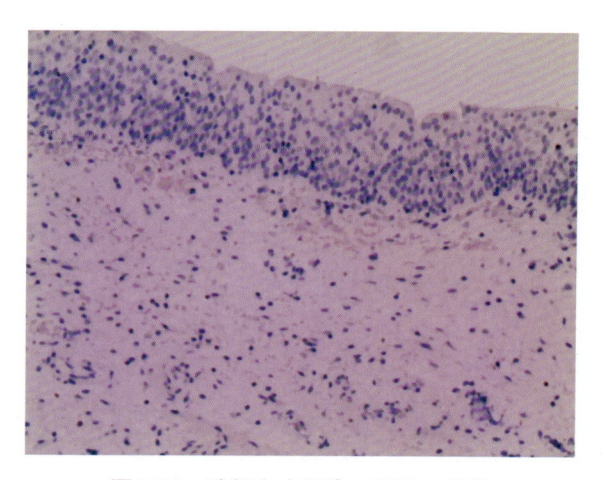

图6-79　移行上皮细胞，CEA，阴性

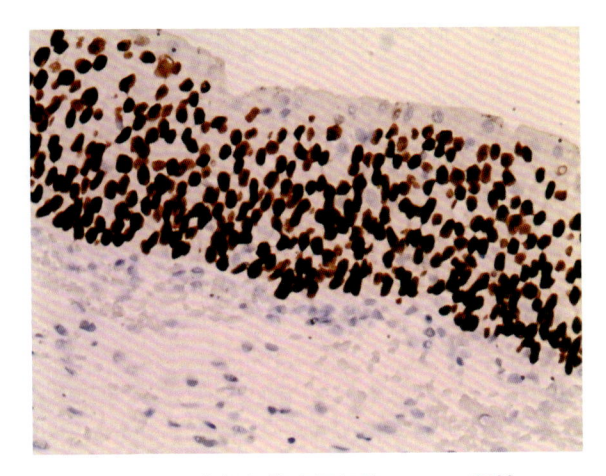

图6-80 中间和基底层细胞，p40，阳性

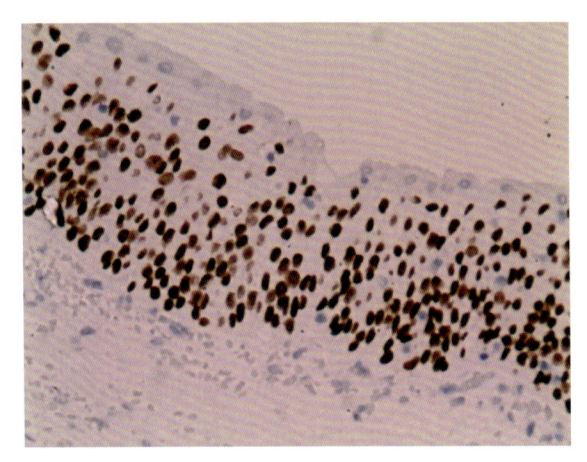

图6-81 中间和基底层细胞，p63，阳性

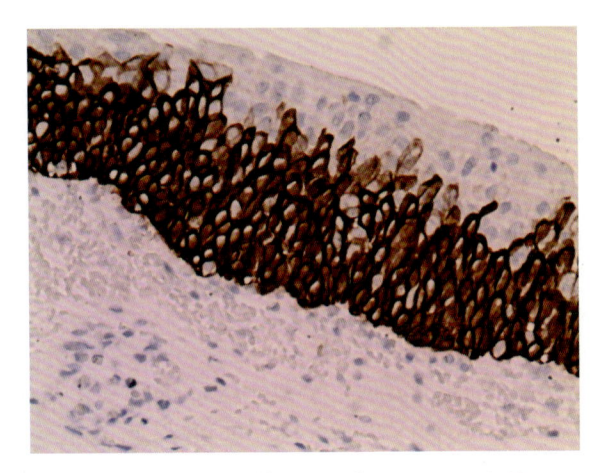

图6-82 中间和基底层细胞，CK5/6，阳性

二、尿路上皮肿瘤免疫组化标志物

1.证实尿路上皮分化的免疫组化标志物：推荐GATA3、S-100P、Uroplakin Ⅲ（UP Ⅲ）、p63、34βE12或CK5/6。GATA3、p63和S-100P是尿路上皮癌（UC）鉴别诊断的高敏感和特异性的标志物，用于尿路移行细胞起源的肿瘤及未知来源肿瘤的鉴别诊断。尿路上皮属于复层上皮，类似于鳞状细胞癌，两者的免疫表型有很多重叠之处。其中一个特征是表达高分子量CK（34βE12）和其他鳞状上皮标志物CK5/6和p63。Uroplakin Ⅲ作为二线标志物；一半以上的尿路上皮癌可显示CK7和CK20的共表达（表6-21）。

核转录因子GATA3是新近认识并被国际泌尿病理协会（ISUP）推荐用于证实肿瘤尿路上皮分化的一线标志物之一，在尿路上皮癌中具有较高的敏感性，表达率为67%～90%。但值得注意的是，GATA3在尿路上皮癌中的表达特异性相对偏低，它也可在其他肿瘤中表达，如乳腺的导管癌（67%～91%）和小叶癌（近100%）。此外，皮肤基底细胞癌、滋养细胞肿瘤、卵黄囊瘤、鳞状细胞癌、间皮瘤、副神经节瘤等也可不同程度地表达GATA3。

S-100P和Uroplakin Ⅱ是新近涌现的尿路上皮相关的特异性标志物。S-100P可表达于近78%的尿路上皮癌，与GATA3相似，S-100P敏感性虽较强，但特异性相对较差，可表达于消化道特别是胰胆管上皮来源的肿瘤。因此，在应用GATA3和S-100P证实肿瘤的尿路上皮分化时，需结合形态学和临床资料综合判断，特别是在活检标本中应注意此潜在的诊断陷阱。

2.鉴别膀胱腺样病变的免疫组化标志物：需要注意结直肠/阑尾起源的标志物CK20、CEA、CDX2、Villin、STAB2和CDH17都可以在两者中表达，无鉴别意义。β-catenin的着色定位有一定的价值。

3.膀胱原发性透明细胞腺癌和肾源性腺瘤/化生通常表达PAX8和AMACR，不表达GATA3，可作为与透明细胞型尿路上皮癌和微囊型尿路上皮癌的鉴别诊断标志物。但需要注意的是，在多达20%的上尿路上皮癌中PAX8可以阳性。

表6-21 常用尿路上皮标志物

标志物	阳性定位	注释
CK	细胞质	尿路上皮广谱（CKAE1/AE3）阳性，用于证实上皮源性肿瘤。CK7抗体主要用于识别非胃肠道来源的腺癌。而CK20则主要表达于胃肠道腺癌、膀胱上皮伞细胞和皮肤Merkel细胞。一半以上的尿路上皮癌可显示CK7和CK20的共表达。CK20正常情况下，仅表达于伞细胞，尿路上皮原位癌时通常弥漫性全层表达，大多数尿路上皮癌阳性表达
MUC1	细胞质	MUC1（又称EMA、DF3抗原）表达于细胞顶部、细胞质内或细胞间，而在浸润性微乳头变异型尿路上皮癌中，MUC1的表达局限于肿瘤细胞的基底面，即细胞朝向间质的一侧，在微乳头的外缘形成明显的条带，从而清晰勾勒出微乳头的轮廓
DSG3	细胞质/膜	桥粒核心糖蛋白3（DSG3）主要分布在复层上皮的基底层和棘层细胞。DSG3表达与膀胱尿路上皮癌中的鳞状分化具有相关性，在鳞状分化区域表达特异度为87%，敏感度为72%，而正常的尿路上皮和尿路上皮癌区域几乎不表达DSG3。因此，DSG3是鳞状上皮成分比较敏感、特异的标志物
GATA3	细胞核	GATA3是证实肿瘤尿路上皮分化的一线标志物之一，在上皮性肿瘤中，90%以上的原发和转移性乳腺导管癌及乳腺小叶癌、尿路上皮癌、皮肤基底细胞癌、滋养层细胞肿瘤、膀胱副神经节瘤和内胚窦瘤GATA3阳性表达，在绝大多数肾细胞癌中为阴性，有报道肾嫌色细胞癌和嗜酸细胞瘤偶尔可阳性
p63	细胞核	p63表达于乳腺和涎腺肌上皮细胞、前列腺基底细胞及皮肤基底细胞，是基底细胞癌、鳞癌、尿路移行细胞癌的标志物
p40	细胞核	在膀胱尿路上皮癌伴鳞状分化和鳞状细胞癌的鳞状成分中有较高的阳性率，在传统的尿路上皮癌中也有不同程度的表达，但在正常的尿路上皮成分中几乎不表达
S-100P	细胞核/质	S-100P是钙结合蛋白S-100家族成员之一，在普通UC及各类UC变异型中均有着较高阳性率，其总体阳性率比GATA3更高。S-100P除可在尿路上皮中表达外，在前列腺癌、非小细胞肺癌、结肠癌、乳腺癌、胆管癌、胰腺导管腺癌及胎盘等组织中也存在表达
Uroplakin Ⅱ/Ⅲ	细胞质	Uroplakin（UP）是膀胱上皮细胞分化的跨膜蛋白家族中的一员，根据分子量的不同分别命名为UPⅠa、UPⅠb、UPⅡ和UPⅢ。研究表明，这四种糖蛋白仅存在于尿路移行上皮，而在其他组织中几乎不表达。膀胱移行细胞癌UP表达与膀胱的分化程度具有相关性，分化越好表达比例越高。其中Uroplakin Ⅱ在敏感性上要高于Uroplakin Ⅲ，可用于尿道上皮起源肿瘤的研究
β-catenin	细胞膜	正常情况下发现β-连接素（β-catenin）位于膜下的细胞质中，与E-Cad的功能有联系。当该蛋白基因突变时，可导致该蛋白在细胞核中积累。在乳房和腹部的纤维瘤病变、结肠直肠癌、大肠癌中β-catenin可出现在病变细胞的细胞核中，有助于区别发生在这些位置上其他梭形细胞病变
Smoothelin	细胞核/质	几乎特异性地表达于终末分化（收缩的）的平滑肌细胞，很少表达于增殖的（缺少分化的）平滑肌细胞。在经尿道切除标本中，若查见肿瘤组织浸润平滑肌，应区别被浸润的平滑肌是黏膜内肥大的平滑肌束还是固有肌层的平滑肌，前者不表达或弱表达，后者则强表达
CD44	细胞膜	正常膀胱上皮表达CD44，但表达最多的是早期没有侵袭性的乳头状癌，随着癌的侵袭性增加，CD44进行性丢失。膀胱小细胞癌CD44阴性可与分化差的膀胱上皮癌（常为阳性）相鉴别
CyclinD1	细胞核	细胞周期蛋白D1（CyclinD1）良性和发育不良的膀胱上皮，包括内翻性乳头状瘤均不表达CyclinD1，在膀胱上皮癌中CyclinD1表达的免疫组化结果不一
RB	细胞核	视网膜母细胞瘤基因是一种肿瘤抑制基因，良性膀胱上皮黏膜和没有侵袭的膀胱上皮癌的大部分细胞具有RB表达。30%的高度恶性的乳头状和非乳头状膀胱上皮癌中会出现RB功能的丢失。RB是一种有用的癌进展标志物
p53	细胞核	正常尿路上皮基底可呈弱阳性（野生型），尿路上皮原位癌和尿路上皮癌可强阳性表达（突变型）
BCL2	细胞膜/质	在良性和发育不良的膀胱上皮及大约半数的膀胱上皮癌内有BCL2表达，但在原位癌中却呈阴性，在分级和分期较高的癌中表达下降
E-Cad	细胞膜	钙黏着蛋白（E-Cadherin，E-Cad）在人类正常膀胱上皮内的表达呈均质性，在21%的低分级癌和76%的侵袭性癌中呈异常染色
Ki-67	细胞核	Ki-67用于评价增殖活性，正常情况下仅基底层细胞可有弱阳性表达；尿路上皮非典型增生及原位癌表达增加；尿路上皮癌表达活性增加

三、膀胱肿瘤的分子免疫表型

膀胱肿瘤可分为良性和恶性两大类，良性肿瘤中最常见的是内翻性乳头状瘤，恶性肿瘤中95%以上为尿路上皮癌（UC），膀胱非尿路上皮癌（NUC）相对罕见，约占膀胱癌的5%。最常见的NUC类型包括鳞状细胞癌、腺癌和神经内分泌癌（NEC）。

在日常诊断工作中，UC和NUC，以及与其他膀胱肿瘤的鉴别诊断，不仅取决于组织病理形态学特征，还取决于对既往病理诊断和临床病史的了解。免疫组化可能有一定的辅助作用。从分子遗传学角度探讨尿路上皮肿瘤的病变，为我们进一步理解和认识尿路上皮的病理发生机制提供了更多的理论和实践依据。最近研究发现了多个与肿瘤遗传学变化相关的分子标志物，并在肿瘤诊断、分类及预测疗效、预后等方面显示出了较好的临床相关性（表6-22）。

表6-22 膀胱肿瘤的分子免疫表型

肿瘤	免疫表型特点	分子遗传学改变注释
尿路上皮癌（UC）	特异性表达GATA3、S-100P和UroplakinⅢ，还可表达CK7、CK20、CK-H、p16、p63和CK5/6。一半以上的UC可显示CK7和CK20的共表达。多达14%的高级别UC不表达CK7或CK20	存在3、7、17号染色体的非整倍性及9q21（p16）位点的缺失；TP53、FGFR3、PIK3CA、RB1和HRAS基因突变。其中TP53和FGFR3突变最常见，同时还伴随着TERT的启动子突变
鳞状细胞癌（SCC）	表达CK5/6、CK7、p63和p40；还可表达GATA3、p16；低表达或不表达UroplakinⅢ、S-100P和GATA3。膀胱SCC与其他部位的SCC具有相似的免疫表型，免疫组化标志物在鉴别SCC和UC中的价值不大	存在5p、6p、7p、8q、11q、17q和20q染色体的获得，3p、4q、5q、8p、13q、17p和18p染色体的缺失；常见9p和CDKN2肿瘤抑制基因缺失或TP53突变
膀胱腺癌	通常CK20和CDX2阳性。不同程度表达CEA、CK7、CDX2、Villin、CDH17，GATA3罕见阳性	主要与胃肠道、前列腺和女性生殖道等部位的腺癌继发累犯膀胱为鉴别，免疫组化有助于鉴别
脐尿管腺癌	与结直肠道腺癌类似，表达CK20、CEA、CDX2、Villin、STAB2，6%的病例呈β-catenin核着色。CK7阳性/阴性，p63、GATA3阴性	40%存在微卫星不稳定性或KRAS基因突变，KRAS突变在黏液型腺癌和年轻患者中更常见
米勒管型肿瘤	透明细胞癌通常表达CAM5.2、EMA、CK7、PAX8、CA125、NapsinA、AMACR、HNF1β和p53；不表达p63、GATA3、ER、PR；子宫内膜样腺癌通常表达ER、PR、PAX8和β-catenin，p16、p53野生型。部分PTEN和ARID1A表达缺失	形态学特征和免疫组化特征类似于女性生殖道米勒起源的透明细胞癌和子宫内膜样癌。透明细胞癌具有第3、7和17号染色体的获得；部分子宫内膜样癌存在PTEN和ARID1A表达缺失
肝样腺癌（HAC）	同时具有腺癌和肝细胞癌样分化特征，表达CK18、CK19、AFP、Hepar1、GPC3、CEA、ACT、CDX2和SALL4阳性。但肝细胞癌CK19、CEA、CDX2、SALL4等阴性，可用于鉴别	发生HAC的器官大部分来源于胚胎发育过程中的前肠及衍生器官。在诊断膀胱原发性HAC之前必须首先要排除肝细胞癌或其他部位肝样腺癌转移
肾源性腺癌（NA）	通常表达PAX8/PAX2、CK7和AMACR，不表达PSA、CK20、CEA、GATA3、p63和CK-H。不表达尿路上皮抗原p63、GATA3、S-100P等，也不表达前列腺标志物	免疫表型与米勒型透明细胞癌相似，但NapsinA和HNF1β在米勒型透明细胞癌中表达；PAX2/PAX8NA特异性表达，可与前列腺癌鉴别
神经内分泌肿瘤	表达Syn、CgA、CD56，亦可表达CKpan、CAM5.2和CK-H。约50%的病例表达TTF1，不要误认为是转移性肺NEC。不表达p63，然而少数可表达GATA3	膀胱小细胞癌最常见的变化包括10q、4q、5q和13q的缺失，8q、5p、6p和20q的获得，p16的免疫组化阳性表达率高达97%
膀胱副神经节瘤（PUB）	表达神经内分泌标志物，支持细胞表达S-100蛋白，一般不表达CKpan。可表达OCT3/4、GATA3	与多个基因突变相关，如RET、VHL及SDH基因等。发生于腹膜后及PUB，以SDHB突变多见
继发性腺癌	直肠/阑尾起源的标志物CDX2、Villin、STAB2、CDH17都可以在两者中表达，无鉴别意义。β-catenin的着色定位有一定的价值：81%的结肠腺癌累及膀胱可以出现β-catenin的核染色，而膀胱原发性腺癌为胞膜和胞质阳性	可以来源于结直肠、前列腺、子宫颈和少见情况下的乳腺、胃、肺等。但此种情况下诊断主要依靠临床病史和影像学发现，免疫组化标记只有辅助意义

四、非浸润性扁平尿路上皮病变

1.抗体选择　CK20、p53、CD44、BCL2、CyclinD1、Ki-67。必要时加分子（FISH）检测。

2.注释

（1）非浸润性扁平尿路上皮病变包括尿路上皮反应性不典型增生、恶性潜能未定的尿路上皮增生（平坦型尿路上皮增生）、尿路上皮异型增生和尿路上皮原位癌，其中尿路上皮反应性不典型增生属非肿瘤性病变，恶性潜能未定的尿路上皮增生目前被认为是癌前病变，尿路上皮异型增生和尿路上皮原位癌为肿瘤性病变。尿路上皮异型增生时细胞异型但不足以诊断为原位癌，又称为尿路上皮低级别上皮内瘤变，其异型性类似于低级别乳头状尿路上皮癌。

（2）鉴别诊断：主要依靠组织形态学，必要时可行免疫组化标记辅以诊断。

1）按照定义，平坦型尿路上皮增生的细胞层次一般为10层或以上，而正常膀胱黏膜的被覆上皮一般不超过7层；与平坦型增生无或仅有轻度的核不典型性不同，异型增生和原位癌可见不同程度的核异型改变，包括核大小不等、核浓染、存在核分裂象等。

2）国际泌尿病理协会（ISUP）推荐使用CD20、p53、CD44联合检测。

平坦型尿路上皮增生免疫组化染色，CK20限于伞细胞，CD44限于基底细胞，p53阴性，尿路上皮反应性不典型增生类似；但尿路上皮原位癌通常弥漫性全层表达CD20和p53，CD44表达缺失（表6-23，图6-83～图6-90）。

尿路上皮原位癌中Ki-67的表达明显高于正常尿路上皮，但尿路上皮反应性不典型增生时Ki-67表达可能较高，故Ki-67在鉴别尿路上皮反应性不典型增生和尿路上皮原位癌时价值有限。

（3）分子遗传学改变：分子遗传学证据提示平坦型增生可能是尿路上皮癌发生的前驱病变。研究显示，在低级别乳头状尿路上皮癌背景中的平坦型尿路上皮增生将近71%存在与肿瘤相同的第9号染色体缺失；除了第9号染色体缺失之外，在低级别乳头状肿瘤及与之相关的尿路上皮增生性病变中还存在成纤维细胞生长因子受体3（*FGFR3*）基因的突变。

表6-23　平坦型尿路上皮增生的诊断与鉴别

鉴别点	平坦型尿路上皮增生	尿路上皮反应性不典型增生	尿路上皮异型增生	尿路上皮原位癌
病变特点	黏膜被覆上皮明显增厚，细胞层次增加，通常为10层或以上，但保持分层的成熟极向	尿路上皮的细胞层次数量可明显增加，但有炎性背景特征，如水肿、出血及急慢性炎症细胞浸润等	被累及的尿路上皮可增厚，细胞排列轻度紊乱，核大小差异不大，核仁不明显	被累及的尿路上皮可增厚或变薄，细胞明显拥挤，极性消失，高级别核异型，核增大、多形、深染
伞细胞	伞细胞层完整	伞细胞存在	伞细胞可见或消失	伞细胞可见或消失
细胞异型性	无或仅轻度异型性	核分裂象可增多	低级别核异型，核分裂象罕见	高级别核异型，核分裂象可见
CK20	限于伞细胞	限于伞细胞	阳性	阳性
p53	阴性	阴性	阳性或阴性	阳性
CD44	限于基底细胞	全层阳性细胞增加	阴性	阴性
Ki-67	阴性	<10%阳性	增殖指数增高	>10%阳性
BCL2	阳性	阳性	阴性	阴性
CyclinD1	阴性	阴性	可阳性	阳性
分子改变	存在第9号染色体缺失	无一致性发现	存在染色体异常和基因突变	染色体异常和基因突变

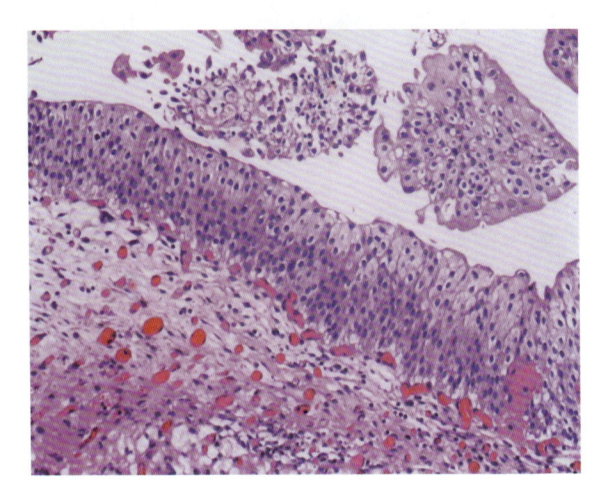

图6-83　上皮异型增生，HE染色

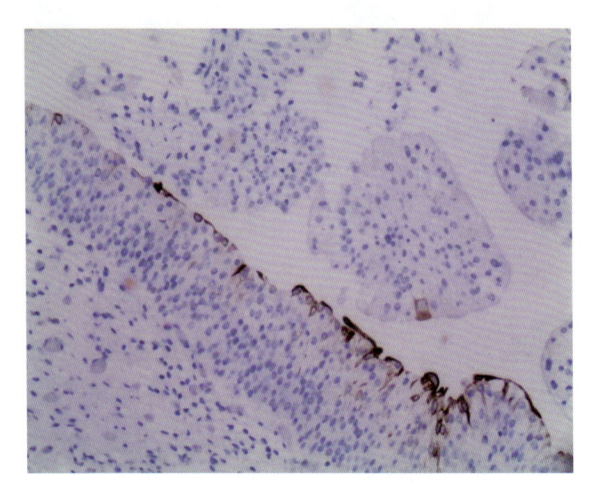

图6-84　上皮异型增生，CK20阳性细胞下移

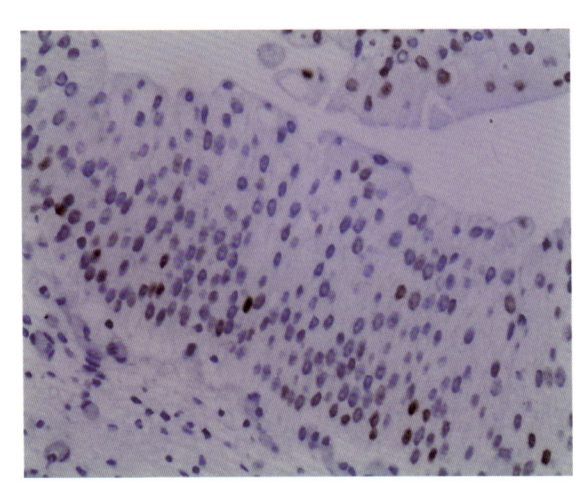

图6-85　上皮异型增生，p53表达上调

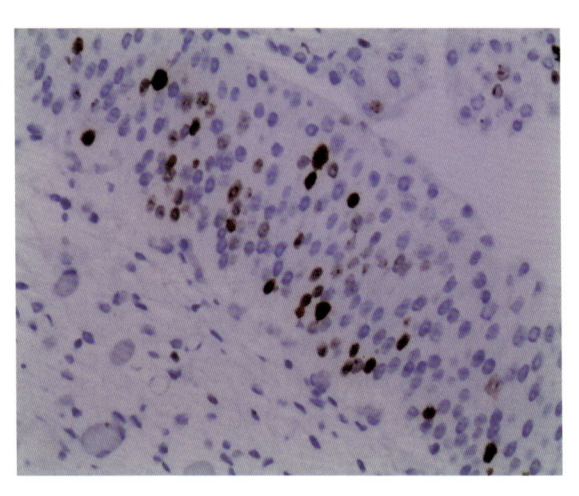

图6-86　上皮异型增生，Ki-67表达上调

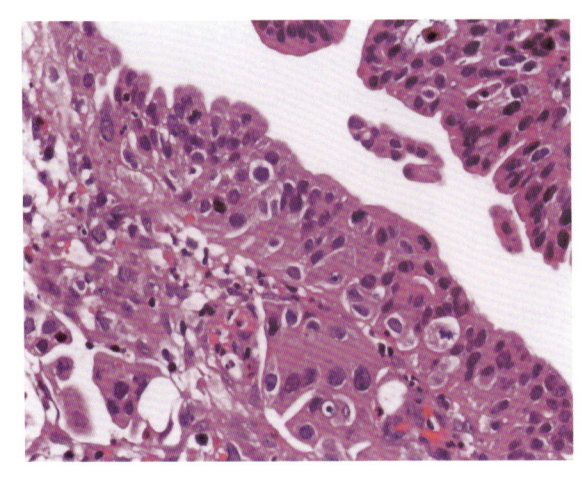

图6-87　尿路上皮原位癌伴局部浸润，HE染色

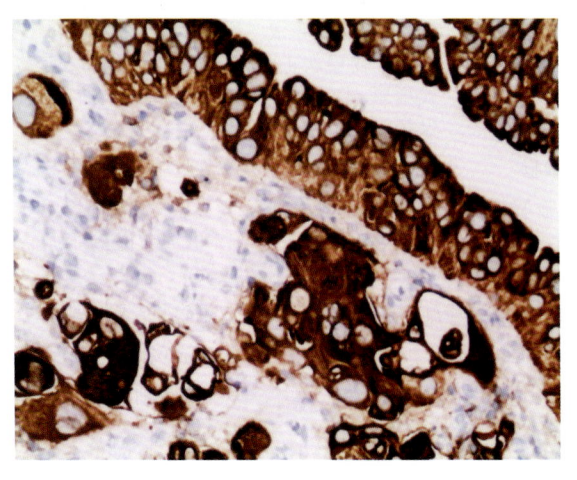

图6-88　尿路上皮原位癌伴局部浸润，CK20异常表达

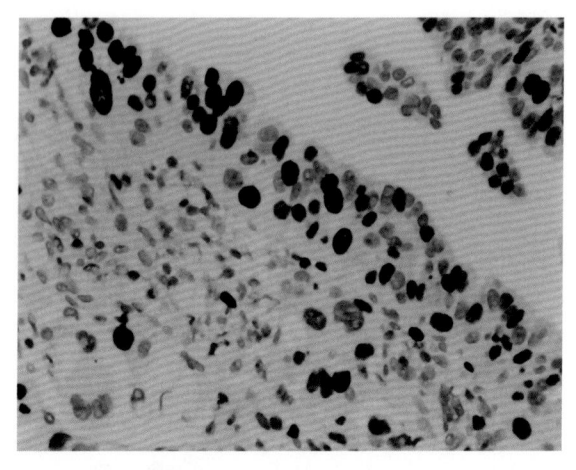

图6-89 尿路上皮原位癌伴局部浸润，p53高表达

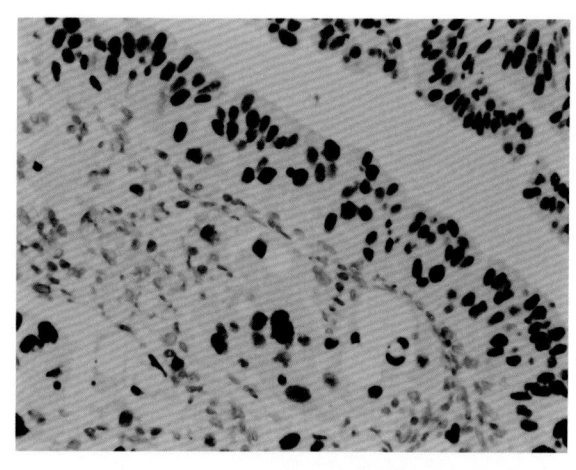

图6-90 尿路上皮原位癌伴局部浸润，Ki-67高表达

五、非浸润性外生性尿路上皮病变

1. 抗体选择　CK20、p53、CD44、BCL2、CyclinD1、Ki-67。必要时加分子（FISH）检测。

2. 注释

（1）非浸润性外生性尿路上皮病变，包括恶性潜能未定的尿路上皮增生（UPUMP）、尿路上皮乳头状瘤、低度恶性潜能的乳头状尿路上皮肿瘤（PUNLMP）、非浸润性低级别乳头状尿路上皮癌和非浸润性高级别乳头状尿路上皮癌（表6-24）。

（2）鉴别诊断

1）尿路上皮乳头状瘤与PUNLMP的鉴别：尿路上皮乳头状瘤患者发病年龄较小，预后相对较好，肿瘤细胞乳头分离且很少融合，偶有分支，被覆上皮细胞层数少，表层伞细胞完整，细胞无异型性，无或罕见核分裂象，可借此鉴别。

2）PUNLMP与低级别乳头状尿路上皮癌（LGPUC）的鉴别：LGPUC肿瘤细胞多为恶性，乳头有分支、融合，极向紊乱、拥挤、凝集，乳头之间上皮为恶性，上皮厚度不定，瘤细胞普遍增大，细胞核常呈长圆形，核质比例增大，核分裂可出现于任何层次，表层伞细胞大多不完整，可借此鉴别。

表6-24　非浸润性乳头状尿路上皮肿瘤的诊断与鉴别

鉴别点	UPUMP	乳头状瘤	PUNLMP	低级别乳头状癌	高级别乳头状癌
病变特点	乳头结构单一，无分支和游离乳头形成，被覆上皮层次正常或增厚，细胞极向保存	呈外生性乳头状生长，偶有分支但无融合，被覆形态学表现正常的尿路上皮	纤细乳头不融合，与正常相比，细胞密度和层次稍有增加，细胞温和，极性保留	组织结构和细胞异型性较PUNLMP明显，容易看到细胞核极向、大小、形态和染色质的变化	被覆上皮明显的排列紊乱和细胞异型性，乳头常见融合
伞细胞	伞细胞层完整	伞细胞常比较显著	伞细胞存在	伞细胞不易见到	伞细胞消失
细胞异型性	无或仅有轻度异型，核分裂象罕见	无异型，核分裂象缺如，或仅位于基底层	无或轻度异型，核分裂象少见且位于底层	轻度异型，分裂象少见，可出现在全层	中至重度异型，核分裂象多见
CK20	伞细胞阳性	仅表达于伞细胞层	伞细胞灶阳性	阳性	阳性
p53	阴性	罕见p53表达	阴性	阳性	弥漫阳性
CD44	阳性	限于基底细胞	阳性	大部分阴性	大部分阴性
BCL2	阳性	阳性	阳性	阴性	阴性
CyclinD1	阴性	阴性	阴性	阳性	阳性
分子改变	常见9号染色体缺失及FGFR3突变	存在FGFR3基因突变，无p53突变	一般为二倍体，极少发生基因突变	多数为非整倍体，FGFR3突变率约为88%	常有染色体异常及多种基因突变

注：UPUMP，恶性潜能未定的尿路上皮增生；PUNLMP，低度恶性潜能的乳头状尿路上皮肿瘤。

3）高级别乳头状尿路上皮癌（HGPUC）特征是乳头被覆上皮显示明显的排列紊乱和细胞异型性。

4）乳头状/息肉样膀胱炎的乳头状结构宽窄不等，可为长而纤细的指状突起或为宽基的球茎样棒状突起，乳头的中央常为水肿性的间质伴有不同程度的慢性炎症细胞浸润。

5）免疫组化及遗传学检测，有助于诊断和鉴别诊断。

研究显示，UPUMP和尿路上皮乳头状瘤免疫表型均无异常。CK20、p53、Ki-67与膀胱尿路上皮癌的分级呈正相关，CyclinD1与膀胱尿路上皮癌的分级呈负相关。

*FGFR3*基因在乳头状肿瘤、PUNLMP、低级别乳头状癌突变概率分别为75%、85%、88%，而在正常组织的DNA分子上未发现*FGFR3*的突变。据报道70%以上的尿路上皮癌存在*TERT*基因启动子的突变，而良性或非肿瘤性的尿路上皮病变无该基因的突变。*TERT*基因启动子的突变检测可用于尿路上皮癌与良性相似性病变的鉴别诊断。

六、非浸润性内翻性尿路上皮肿瘤

1. 抗体选择　CK20、p53、CD44、BCL2、CyclinD1、Ki-67。必要时加分子（FISH）检测。
2. 注释

（1）非浸润性内翻性乳头状肿瘤，包括内翻性乳头状瘤（IUP）、低度恶性潜能的内翻性乳头状尿路上皮肿瘤（内翻性PUNLMP）、低级别内翻性乳头状尿路上皮癌（低级别内翻性NPUC）、高级别内翻性乳头状尿路上皮癌（高级别内翻性NPUC）。应注意与旺炽型腺性/囊性膀胱炎和巢状变异型尿路上皮癌（LNUC）等鉴别。

（2）鉴别诊断：主要与PUNLMP、非浸润性内翻性尿路上皮癌和LNUC进行鉴别（表6-25）。

1）内翻性乳头状尿路上皮瘤与非浸润性内翻性尿路上皮癌的区别：主要是镜下形态的区别，内翻性乳头状尿路上皮瘤的上皮是正常的尿路上皮，非浸润性内翻性尿路上皮癌的上皮是非典型增生的上皮。

2）低度恶性潜能的内翻性尿路上皮肿瘤和低级别内翻性尿路上皮癌两种肿瘤瘤巢均可较大，巢内都可能出现纤维脉管束，鉴别时常常比较困难。当瘤细胞仅仅轻度异型、缺少核分裂象，或仅有个别位于瘤巢基底部的核分裂象，则诊断为低度恶性潜能的内翻性尿路上皮肿瘤；若细胞异型较明显，或者核分裂象较易查见，或者核分裂象很少，但位置较高（如位于瘤巢中央等），则诊断为低级别内翻性尿路上皮癌。高级别乳头状尿路上皮癌（HGPUC）的特征是上皮显示明显的排列紊乱和细胞异型性。免疫组化对上述

表6-25　非浸润性内翻性尿路上皮肿瘤的诊断与鉴别

鉴别点	内翻性乳头状瘤	内翻性PUNLMP	低级别内翻性乳头状尿路上皮癌	高级别内翻性乳头状尿路上皮癌
生长方式	内生性生长，无外生性生长，上皮巢内无纤维脉管束	内生性生长，上皮巢内无纤维脉管束	局灶可伴外生性成分，巢内都可能出现纤维脉管束	局灶可伴外生性成分，巢内都可能出现纤维脉管束
病变特点	被覆成熟的尿路上皮，形成相互吻合、形态较一致的上皮巢或索，可见囊腔样结构，瘤细胞无异型性，极向存在，无核分裂象	瘤细胞轻度异型，细胞密度稍有增加，上皮层次超过正常，未找见核分裂象	瘤细胞的异型明显，呈向下内翻性生长的梁索状结构相互复杂吻合，无浸润性病灶	瘤细胞异型性更为明显，向下内翻性生长的梁索状结构，局灶可伴外生性成分，但无浸润性病灶
细胞异型性	无异型或轻度不典型，核分裂象罕见，即使出现也位于基底部	仅轻度异型，缺少核分裂象，或少于巢基底	异型较明显，在基底层以外可见核分裂象	异型明显，并伴核分裂象和病理性核分裂象
p53	常常阴性	底部细胞可阳性	全层散在不同程度阳性	全层弥漫阳性
CK20	表达于伞细胞	表达于伞细胞或阴性	异常表达（阳性）	全层阳性
CD44	阳性	阳性	阴性	阴性
Ki-67	Ki-67低表达（巢周）	少量不同程度阳性	全层散在不同程度阳性	全层弥漫阳性
分子改变	无或仅有单个染色体异常，无*FGFR3*基因突变	一般为二倍体，可伴*FGFR3*基因突变	存在染色体异常及多种基因突变	存在染色体异常及多种基因突变
其他	p63呈巢周细胞而CK7和EMA呈腔缘阳性（图6-91～图6-94）	可有CK、EMA腔缘表达	无CK、EMA腔缘表达	无CK、EMA腔缘表达

注：内翻性PUNLMP，低度恶性潜能的内翻性乳头状尿路上皮肿瘤。

疾病的鉴别有一定的帮助。FISH检测染色体，第3、7或17号染色体的获得或者9p21的杂合性丢失，支持癌的诊断。还存在 *TP53*、*FGFR3*、*PIK3CA*、*RB1* 和 *HRAS* 等基因突变。

3）旺炽型腺性/囊性膀胱炎为尿路上皮或尿路上皮伴化生性腺上皮非肿瘤性过度增生性病变，尿路上皮巢常常较小，无吻合现象，上皮巢内无纤维脉管束，细胞无异型性，间质内常伴炎症细胞浸润。

4）一般认为，内翻性乳头状瘤不存在外生性生长，如一旦有外生性乳头存在，细胞层次超过正常，就应根据细胞层数和异型程度诊断为PUNLMP或尿路上皮癌。如果有内翻的结构，但细胞丰富且有异型和核分裂象，就应考虑非浸润性内翻性乳头状瘤。

5）LNUC：定义为表面尿路上皮下呈孤立或密集融合性无序生长的尿路上皮小巢，瘤细胞仅有局灶的异型性，无或仅有轻度的间质反应，在组织学上容易误诊为良性或非肿瘤性病变，如van Brunn巢、腺囊性膀胱炎、肾源性腺瘤及内翻性乳头状瘤等。尽管瘤细胞具有相对温和的细胞学特征，但LNUC表现为高级别侵袭性尿路上皮癌的生物学行为，常常伴有固有肌层浸润、膀胱外扩散及淋巴结转移等，据报道70%以上的尿路上皮癌存在 *TERT* 基因启动子的突变，而良性或非肿瘤性的尿路上皮病变无该基因的突变。*TERT* 基因启动子的突变检测可用于尿路上皮癌与良性相似性病变的鉴别诊断。

6）尿路上皮呈内翻性生长的非浸润性肿瘤，诊断时要与各种类型的浸润性尿路上皮癌进行鉴别，前者无浸润性病灶，向下内翻性生长的梁索状结构相互复杂吻合，后者缺乏这些特点，必要时辅以免疫组化法及其他手段进行鉴别。

七、浸润性尿路上皮癌

1. 抗体选择　GATA3、p63、34βE12、CK7、CK20、CD44、β-catenin、p53、Ki-67；伴腺样分化加

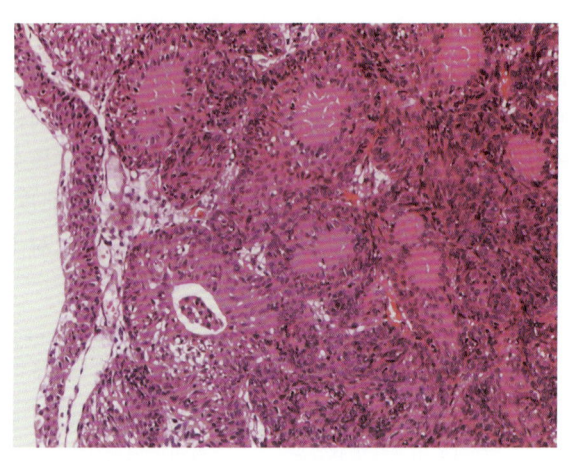

图6-91　内翻性乳头状瘤，HE染色

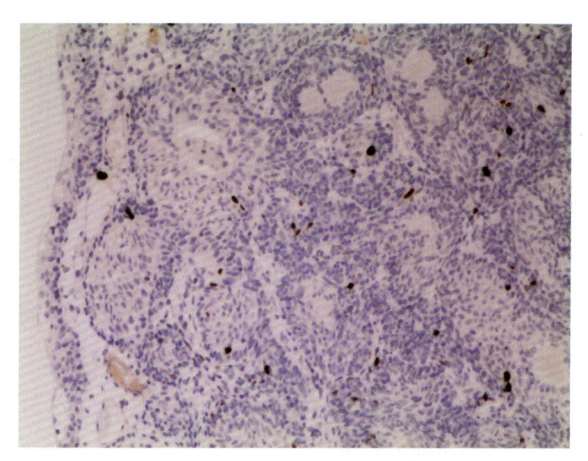

图6-92　内翻性乳头状瘤，Ki-67，极少阳性

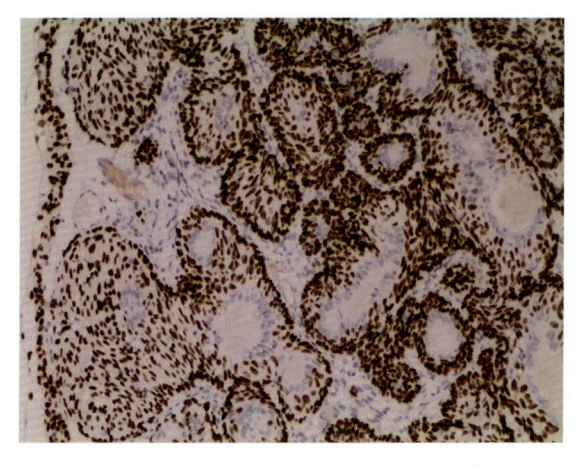

图6-93　内翻性乳头状瘤，p63，巢周细胞阳性

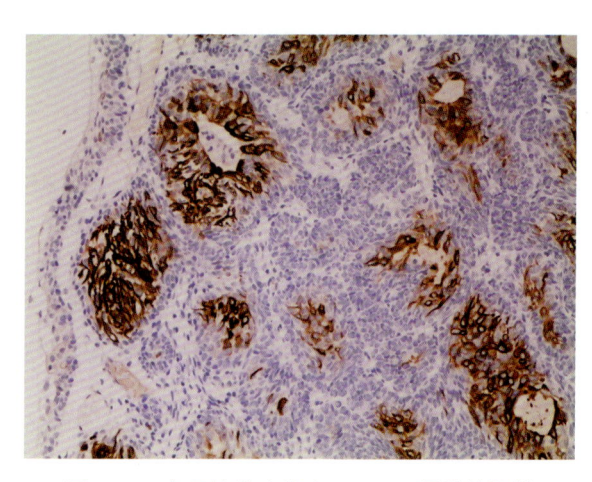

图6-94　内翻性乳头状瘤，CK7，呈腔缘阳性

CDX2，伴滋养层分化加HCG，伴浆细胞样分化加CD138，伴滋养层分化加HCG。与小细胞性肿瘤鉴别加神经内分泌标志物（CgA、Syn、CD56），与肾细胞癌鉴别加PAX2/PAX8，与前列腺癌鉴别加PSA、PSMA及NKX3.1等。加FISH（3、7、17号染色体多倍体及 *p16* 基因缺失）检测。

2.注释

（1）浸润性尿路上皮癌是泌尿系统常见的一种恶性肿瘤，绝大多数肾盂、输尿管和下尿道的恶性肿瘤也起源于尿路上皮。WHO（2022）泌尿系统和男性生殖系统肿瘤分类中尿路上皮肿瘤共有25个病理类型，其中浸润性尿路上皮癌共16个病理类型，包括：浸润性尿路上皮癌（侵袭性、普通型、伴鳞状分化、伴腺样分化、伴滋养层分化）、巢状尿路上皮癌（巢状、大巢状、管状及微囊型、微乳头状、淋巴上皮瘤样、浆细胞样、巨细胞型、富于脂质型、透明细胞型、肉瘤样）和低分化尿路上皮癌。

（2）病变特点：组织学无明确特征，表现为浸润性、有黏聚力的细胞巢，大多数病例表现为高级别，细胞质中等或丰富，嗜双色性，核大，核形多样，常成角、不规则，具单个或多个小核仁或具有大的嗜酸性核仁。在较大的瘤细胞巢团的边缘可看到栅栏状的细胞核。常缺乏明确的乳头状结构，生长方式多样，可表现大小不等的巢状、片状、梁状、索状及单个细胞浸润性生长，可以是多种结构并存；可见到具有奇异核或多形核的呈灶状分布的显著多形细胞。核分裂象常见，可出现数目不等的病理性核分裂象。评价尿路上皮癌的最重要的指标是了解肿瘤有/无浸润及浸润的范围，浸润的间质特点：促结缔组织反应、实质与间质分离、多量炎症细胞浸润、黏液样间质、假肉瘤样间质。周围的尿路上皮常出现上皮异型增生或原位癌。

（3）免疫表型：表达尿路上皮标志物（GATA3、S-100P、Uroplakin Ⅱ/Ⅲ等）、鳞状上皮的标志物（如CK-H、CK5/6和p63等），大部分病例CK7和CK20阳性。少数病例可表达p53、p16、HER2、AMACR、MUC1、CEA。Smoothelin免疫染色有助于区别黏膜肌层与固有肌层，黏膜肌层呈弱阳性或阴性，固有肌层强阳性（图6-95～图6-100）。

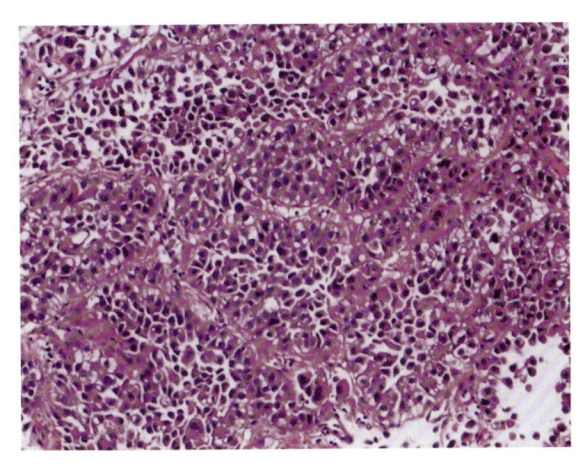

图6-95 普通型膀胱癌，HE染色

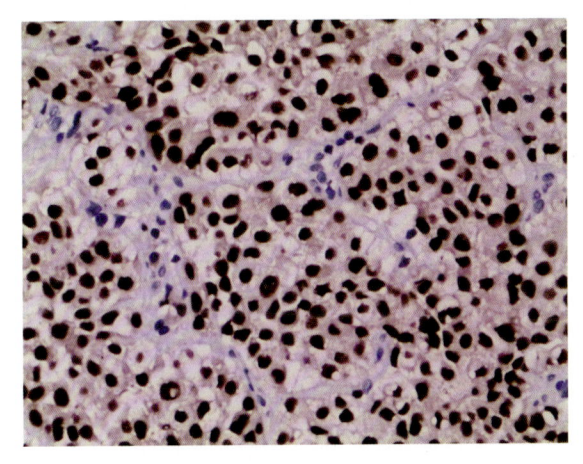

图6-96 普通型膀胱癌，GATA3，细胞核阳性

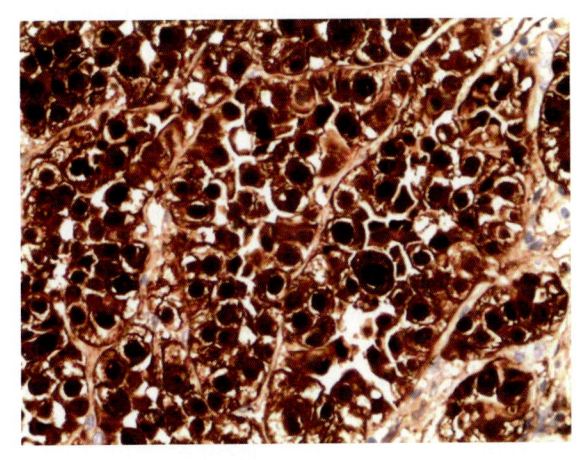

图6-97 普通型膀胱癌，S-100P，细胞核/质阳性

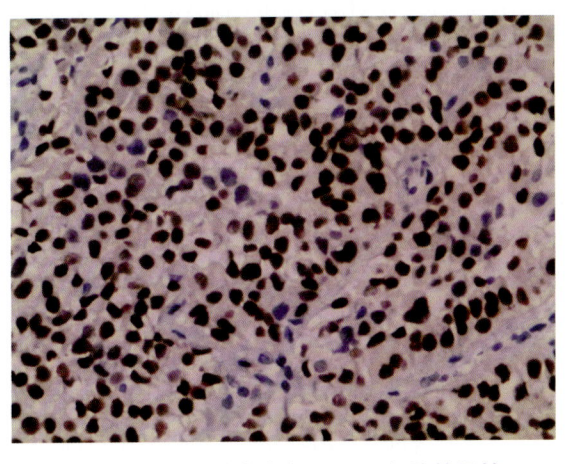

图6-98 普通型膀胱癌，p40，细胞核阳性

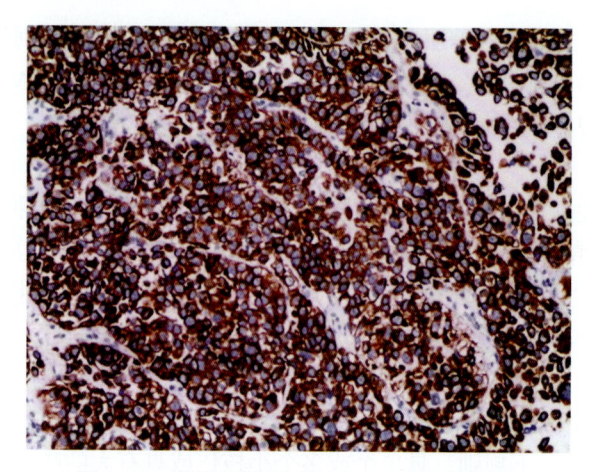

图6-99　普通型膀胱癌，CK7，细胞质阳性

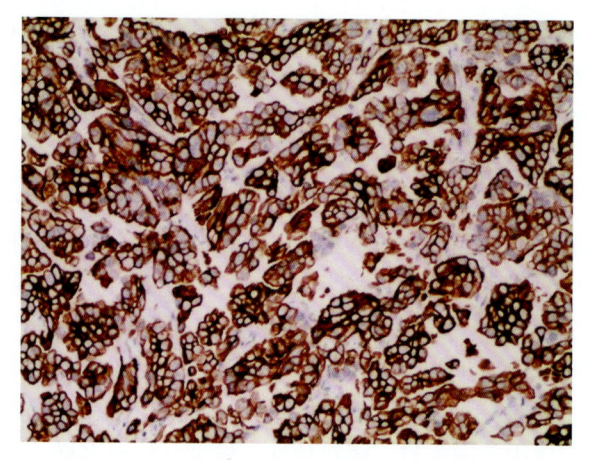

图6-100　普通型膀胱癌，CK20，细胞质阳性

GATA3、p63和S-100P是尿路移行细胞癌鉴别诊断的高敏感和特异性的标志物，用于尿路移行细胞起源的肿瘤及未知来源的肿瘤的鉴别诊断。

（4）分子遗传学改变：染色体异常（主要为3、7、17号染色体获得和9q21缺失）；*TP53*、*FGFR3*、*PIK3CA*、*RB1*和*HRAS*基因中发生了重复突变。其中*TP53*和*FGFR3*是最常见的基因突变，同时还伴随着*TERT*的启动子突变。

（5）组织学变异型（表6-26）：尿路上皮癌（UC）有很多不同的组织学变异型，巢状变异型、微囊型、微乳头型、淋巴上皮瘤样、浆细胞样/印戒细胞、肉瘤样、巨细胞变异型、富含脂质型、透明细胞型等亚型，其中最常见的是鳞状上皮分化型，其次为腺性分化和巢状变异型、微乳头型等诸多类型。充分认识尿路上皮癌各种变异型的病理特征有助于诊断与鉴别诊断、临床判断预后和指导治疗。

表6-26　尿路上皮癌（UC）的组织亚型及病变特点

变异型	病变特点	免疫表型特点	注释
普通型UC	大多数表现为高级别，细胞质中等或丰富，嗜双色性，核大，核形多样，呈大小不等的巢状、片状、梁状、索状及单个细胞浸润性生长	GATA3、S-100P、Uroplakin Ⅱ/Ⅲ、CK-H、CK5/6和p63等阳性，一半以上的UC可显示CK7和CK20的共表达（图6-95～图6-100）	GATA3、S-100P和Uroplakin Ⅲ为尿路上皮癌的特异性标志物。存在*TP53*、*FGFR3*、*PIK3CA*、*RB1*和*HRAS*基因突变
UC伴多向分化	包括伴鳞状分化、腺样分化和滋养层分化。腺样分化最常类似于普通性结肠腺癌，也可表现为伴或不伴印戒细胞特征的黏液腺癌	腺分化区域表达肠型标志物（CDX2和CK20），HCG可见于35%形态学不显示滋养层分化的尿路上皮癌	注意与膀胱鳞状细胞癌、腺癌、绒癌、小细胞癌等鉴别。一般只有在纯的腺癌或鳞癌时才诊断，否则诊断为尿路上皮癌伴腺/鳞样分化
巢状变异型UC	表现为具有温和细胞形态的尿路上皮呈大的巢状结构浸润性生长，其变异的特征有小管、微囊形成和大巢状结构	免疫表型与普通性UC相同，表达GATA3、p63、34βE12、CK7、CK20和PAX8。TERT启动子甲基化检测对于特别疑难病例可能有价值	应与von Brunn巢、腺性膀胱炎、囊性膀胱炎、内翻性乳头状瘤、肾源性化生、类癌、副神经节组织和副神经节瘤鉴别
微囊型UC	瘤细胞呈巢团状排列，巢状结构中央可见多量大小不等、圆形或卵圆形的囊腔，腔内空虚，囊壁被覆多层或单层尿路上皮	与普通型UC并无明显区别，CK7、34βE12和p53阳性更常见于普通型尿路上皮癌	膀胱腺癌或浸润性UC伴腺性分化：MUC5AC阳性；前列腺腺癌：PSA等阳性，34βE12阴性
微乳头型UC	肿瘤呈微乳头状，多数没有明确的间质轴心，乳头周围有似淋巴间隙的组织收缩	EMA、CK7、CK20、CEA、GATA3、p63、34βE12等阳性；CD31、D2-40示裂隙阴性（图6-101～图6-104）	常见ERBB2的过度表达。EMA/MUC1*间质面阳性是本型特有的免疫组化特点
内翻性乳头状瘤样型UC	肿瘤呈内翻性生长，细胞巢最外层细胞的排列似栅栏状，瘤细胞有不同程度的异型性	免疫表型与UC相似。一些标志物如Ki-67、p53、CK20被认为在评价尿路上皮肿瘤中有诊断价值	与内翻性乳头状瘤、旺炽型von Brunn细胞巢和非浸润性内翻性UC鉴别，免疫组化和分子检测有助于诊断

续表

变异型	病变特点	免疫表型特点	注释
淋巴上皮瘤样UC	形态类似鼻咽部非角化性癌。瘤细胞合体样外观，呈巢状、片状结构；伴淋巴细胞、浆细胞浸润	免疫表型类似于经典的高级别UC，但几乎不表达CK20，EBER阴性（无EB病毒感染的证据）	与间质富于淋巴细胞的低分化UC和低分化鳞状细胞癌鉴别。其次是与淋巴瘤鉴别
浆细胞样UC	肿瘤呈弥漫浸润性生长，瘤细胞呈显著的浆细胞样特征，呈圆形、卵圆形或多角形，细胞质丰富、嗜酸性、核深染、偏位	免疫表型类似于经典的高级别UC。大多数瘤细胞显示E-Cad膜失表达，不表达淋巴细胞标志物，但表达CD138（图6-105~图6-108）	可发生CDH1的截断突变和E-Cad的表达缺失。与淋巴瘤/浆细胞瘤鉴别：后者肿瘤无UC成分，CK阴性
透明细胞型UC	在低分化的UC中出现明显的透明细胞，呈多灶状或弥散性生长，细胞质内富含糖原	CKpan、CK7、34βE12、p63、GATA3等阳性；PAX8、CgA、Syn、PSA阴性	与副神经节瘤、原发性透明细胞腺癌、肾源性腺瘤和转移性透明细胞癌等鉴别
富含脂质型UC	癌细胞呈现脂肪母细胞样的特点，似印戒细胞，常与普通的高级别尿路上皮癌并存	免疫表型类似于经典的高级别UC，黏液染色阴性。脂质细胞的上皮标志物染色阳性有利于做出诊断	主要应与含脂肪肉瘤成分的癌肉瘤和印戒细胞癌鉴别
肉瘤样UC	显示向上皮及间叶分化的双相特征，上皮成分呈浸润性UC，间叶成分可为高级别、未分化的梭形细胞肉瘤，可伴异源性成分	上皮成分CK、EMA和p63阳性，而间质的成分仅表达波形蛋白或间叶分化特异标志物；肉瘤样UC p63阳性，而软组织肉瘤p63不表达	与手术后梭形细胞结节、炎性假瘤、假肉瘤样间质反应和平滑肌肉瘤相鉴别。膀胱原发的肉瘤很少见，成人恶性梭形细胞肿瘤应多考虑肉瘤样癌
巨细胞变异型UC	与肺巨细胞癌相似，细胞体积大，多形性明显，常见不典型核分裂、肌层浸润及坏死常见	可表达CK、CK7、CK20、p63、GATA3等，不表达CD68、β-HCG和神经内分泌标志物谱	需与含有巨细胞的肉瘤样癌、大细胞神经内分泌癌和转移性巨细胞癌相鉴别

* EMA/MUC1表达于组成微乳头细胞的外侧细胞膜，而E-Cad则表达于细胞巢内连接面，呈所谓的"内外倒置"结构排列，这两种抗体的特殊表达方式是微乳头型癌所特有的，与乳腺的微乳头型癌相似。

（6）鉴别诊断：最主要应与相邻解剖部位如肠道、女性生殖系统及前列腺等部位的肿瘤通过直接扩散或转移累及泌尿道相鉴别。

1）尿路上皮癌伴鳞样分化与鳞状细胞癌：在诊断女性患者高级别尿路上皮癌时，需鉴别宫颈低分化鳞状细胞癌的继发累及等。鉴别时病史非常重要，必要时免疫组化标记辅以诊断。目前尚无特异性的标志物用于区分尿路上皮癌和鳞癌，两者均表达p63、CK5/6等。DSG3特异性地与膀胱尿路上皮癌中的鳞状分化具有相关性，而正常的尿路上皮和尿路上皮癌区域几乎不表达，可能有一定作用。如肿瘤均由异型的鳞状细胞组成，则诊断为鳞状细胞癌。如果含有任何肯定的尿路上皮成分，则诊断为尿路上皮癌伴有鳞状分化，并注明鳞状分化成分的比例。

2）尿路上皮癌伴腺样分化与膀胱腺癌：只有在纯腺性成分的癌时才诊断，否则诊断为尿路上皮癌伴腺样分化。在尿路上皮癌伴腺样分化中，尿路上皮成分GATA3和p63等标志物阳性，腺性成分阴性。

β-catenin可用于尿路上皮癌伴腺样分化及原发性腺癌与结直肠腺癌的鉴别，前者细胞膜阳性，结直肠腺癌细胞核阳性。CDX2和Villin鉴别意义不大，原发性腺癌两者也可阳性。

3）尿路上皮癌与前列腺腺癌：推荐使用免疫组化套餐PSA、NKX3.1、p63、GATA3。ISUP专家推荐PSA及GATA3作为一线标志物，并分别用于鉴别前列腺癌和尿路上皮癌。如果GATA3无法鉴别，则可选用HMWCK和p63。如果肿瘤呈PSA强阳性，而HMWCK和p63呈阴性，则可诊断为前列腺癌。如果肿瘤表现为PSA可疑/弱阳性/阴性，则需要进行P501S、NKX3.1和GATA3的检测。AMACR在两者中均有表达，无鉴别意义。

4）尿路上皮癌与女性生殖系统肿瘤：可通过临床病史、组织学形态及特异性标志物（如GATA3、CA125、ER和PR）相鉴别。对于可能为宫颈鳞状细胞癌转移至泌尿道或直接累及泌尿道的情况，免疫组化指标如p16、GATA3、p63或p40等可能会出现重叠，应谨慎使用，特别是p16，必要时可以进行HPV原位杂交检测。

5）膀胱软斑病：患者多因肉眼血尿及尿路刺激征就诊，与尿路上皮肿瘤等表现类似，误诊率高，特别是易与透明细胞型或富于脂质型路上皮癌相混淆。病变特点为大量组织细胞、炎症细胞等形成的肉芽肿性炎症改变，在一些组织细胞胞质内可见直径为2～10μm的呈靶环或枭眼状的软斑小体（Miehaelio-Gutman，M-G小体），免疫组化CD68、Lys弥漫阳性，CK阴性。PAS和普鲁士蓝铁染色阳性，组织细胞胞质内可见M-G小体是本病较特异性的改变（图6-109～图6-112）。

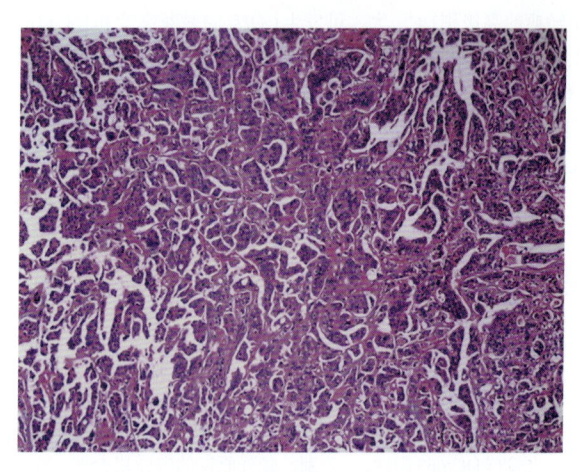

图6-101　微乳头型膀胱癌，HE染色

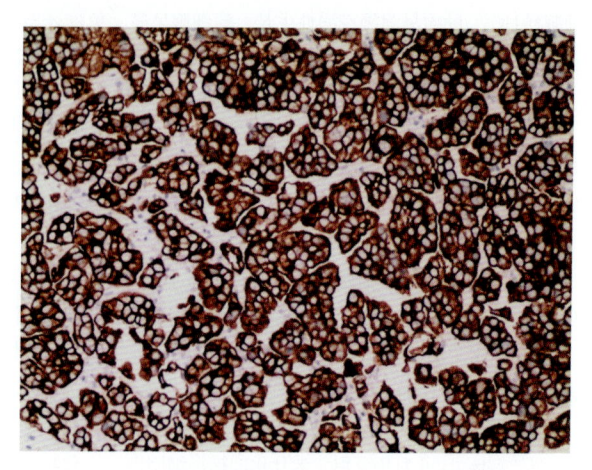

图6-102　微乳头型膀胱癌，CK7，细胞质阳性

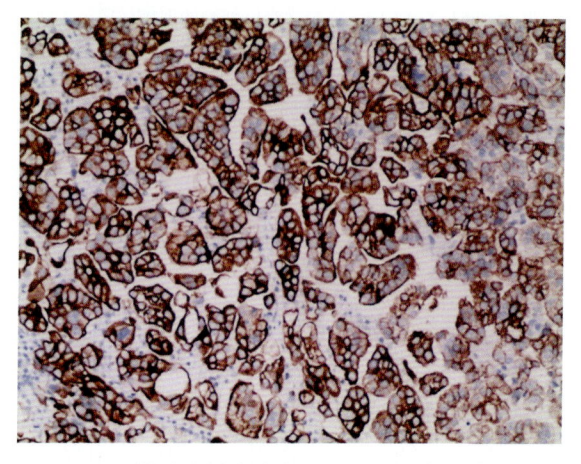

图6-103　微乳头型膀胱癌，EMA，细胞间质面阳性

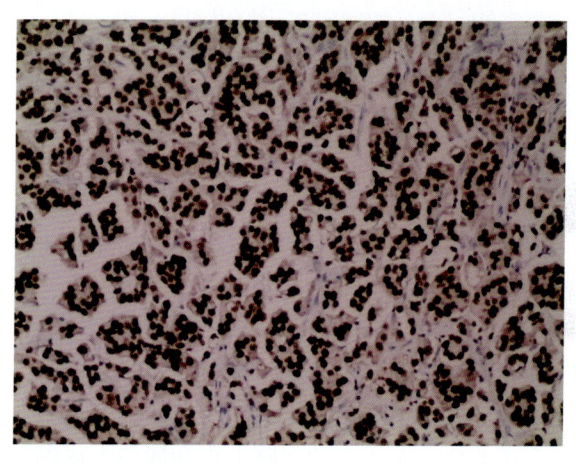

图6-104　微乳头型膀胱癌，GATA3，细胞核阳性

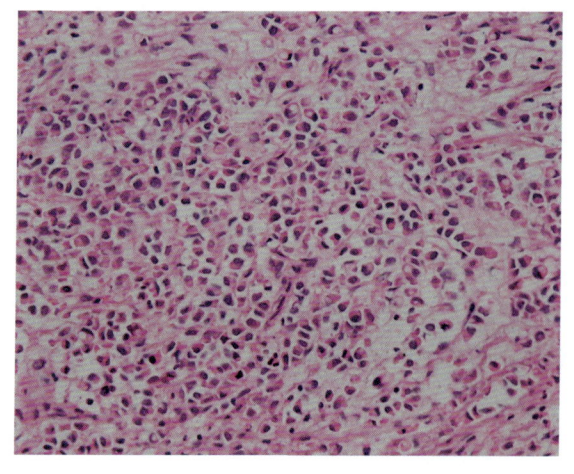

图6-105　浆细胞瘤样UC，HE染色（本病例由陆元志教授提供）

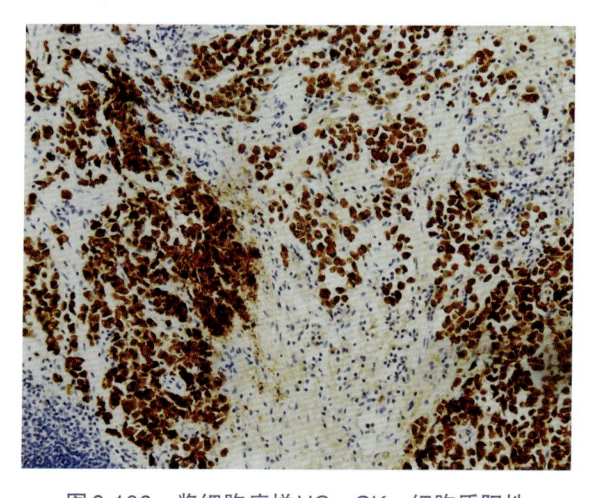

图6-106　浆细胞瘤样UC，CK，细胞质阳性

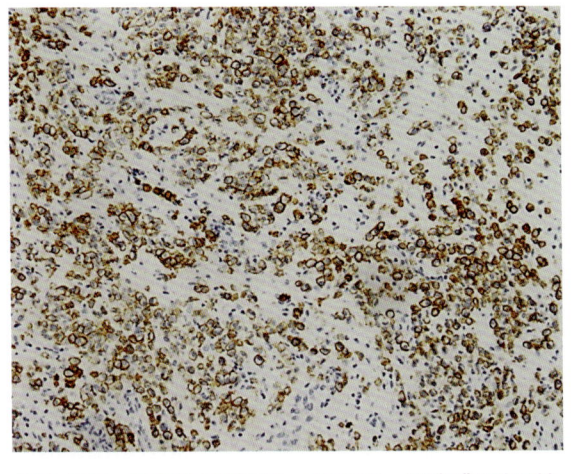

图6-107 浆细胞瘤样UC，CD138，细胞膜/质阳性

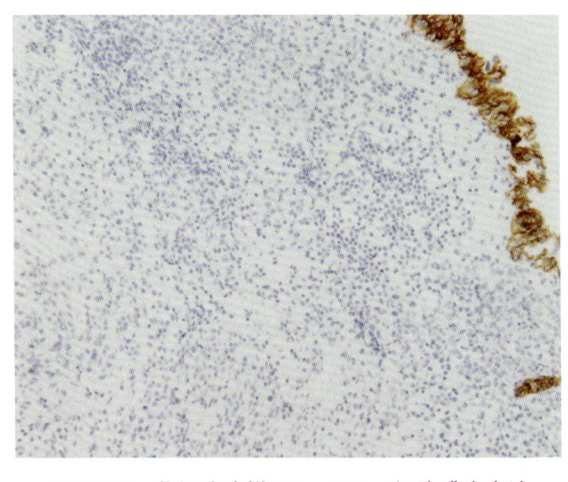

图6-108 浆细胞瘤样UC，E-Cad细胞膜失表达

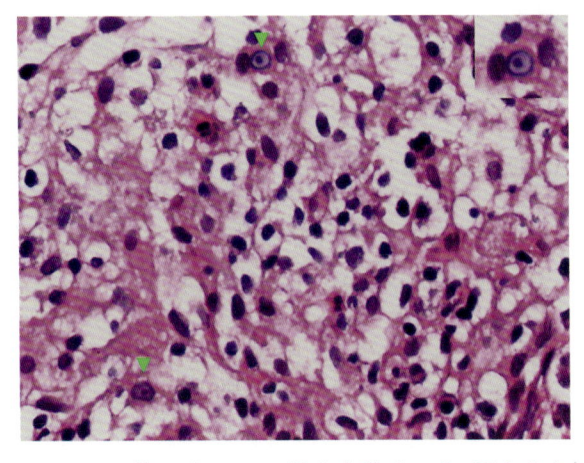

图6-109 软斑病，HE，软斑小体（▼），图右上角放大

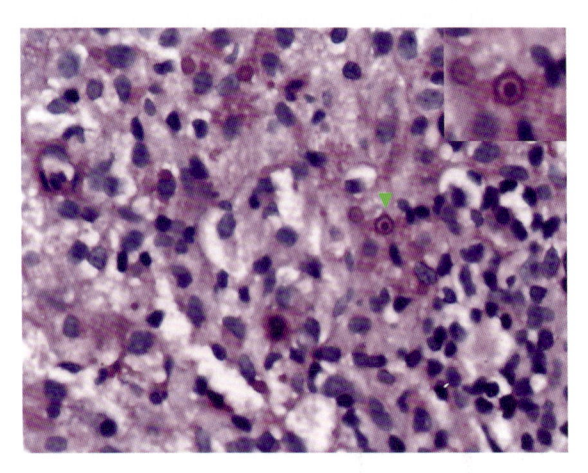

图6-110 软斑病，PAS染色，软斑小体（▼），图右上角放大

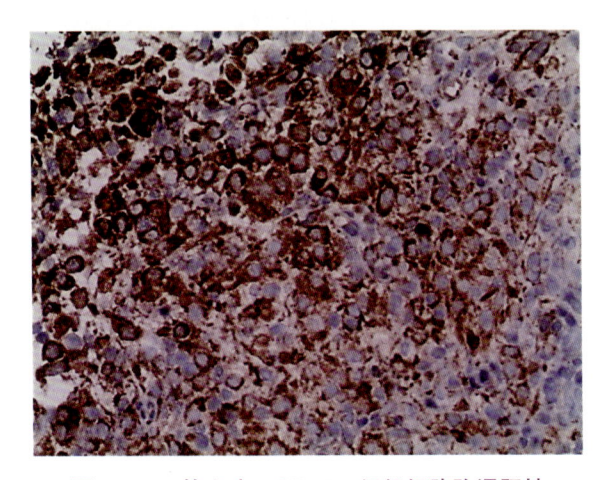

图6-111 软斑病，CD68，组织细胞弥漫阳性

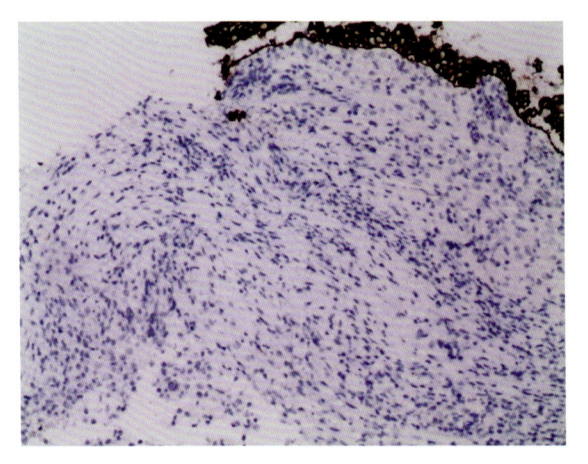

图6-112 软斑病，CK，阴性，表面黏膜上皮阳性

6）脐尿管癌：常发生于脐尿管的中下部与膀胱顶部的交界处。病理类型可分为黏液性腺癌、非黏液性腺癌、肉瘤、移行细胞癌、鳞状细胞癌及其他类型。Herr推荐了脐尿管癌的病理学诊断标准，认为只要病变起源于膀胱顶的脐尿管残基、肿瘤与正常尿路上皮有清晰分界、不伴有腺性或囊性膀胱炎，即可诊断脐尿管癌。脐尿管癌的鉴别诊断难度虽然很大，但仍应该区分脐尿管癌和原发性膀胱腺癌，因为这两种疾病的治疗方案不同。二者在免疫组化上也有差别，脐尿管腺癌几乎全部为癌胚抗原（CEA）阳性，而膀胱腺癌只有29%CEA阳性。

八、膀胱腺癌的诊断与鉴别

1.抗体选择 GATA3、p63、34βE12、CK7、CK20、CDX2、β-catenin、PAX2/PAX8、PSA、Ki-67。

2.注释

（1）膀胱腺癌根据其组织来源分为原发性膀胱腺癌、脐尿管腺癌及转移性腺癌。文献报道，原发性膀胱腺癌主要来源于膀胱黏膜移行上皮化生，与腺性膀胱炎有关。

（2）病理类型：原发性膀胱腺癌镜下表现多以不规则腺管样结构排列，细胞异型性比较明显，但常与消化道来源的继发性膀胱腺癌混淆。WHO（2022）泌尿系统和男性生殖系统肿瘤分类中，将原发性膀胱腺癌分为腺癌（非NOS）、肠型腺癌、黏液性腺癌、混合性腺癌和印戒细胞腺癌5种类型（表6-27）。

（3）免疫表型：可类似于结肠腺癌，可表达CK20、Villin、CDX2、CK7、CDH17或SATB2阳性，但低表达或阴性表达GATA3、CDX2、CEA、S-100P、34βE12等（图6-113～图6-118）。CK7和β-catenin在鉴别诊断结直肠腺癌累及膀胱和膀胱原发性腺癌时具有重要的参考价值，前者β-catenin常为弥漫细胞核表达/CK7阴性，而在后者β-catenin细胞膜表达/CK7常为阳性。

（4）鉴别诊断：主要与尿路上皮癌伴腺样分化、前列腺癌、脐尿管腺癌及转移性结直肠腺癌等鉴别（表6-28）。

表6-27 膀胱腺癌的诊断与鉴别

类型	病变特点	免疫表型或注释
膀胱腺癌（非特指型）	肿瘤完全由腺样成分构成，呈腺样、乳头状、筛状或管状排列，不能归入任何特殊类型	通常CK20和CDX2阳性。不同程度表达CEA、CK7、CDX2、Villin、CDH17；一般不表达GATA3、CEA、p63、CK5/6等
肠型腺癌	形态学类似于胃肠道腺癌，腺体衬覆假复层分泌黏液的上皮、有中央性坏死，伴不同程度多形性	伴腺性分化的尿路上皮癌、膀胱腺癌常出现肠源性形态及免疫组化表现，因此CDX2、Villin或SATB2阳性无助于判断
黏液性腺癌	肿瘤细胞形成细胞巢漂浮在丰富的细胞外黏液池中，有些病例黏液池内可见具有印戒细胞形态的单个肿瘤细胞	消化道来源的黏液腺癌PSA、CK7和P504S阴性，而CDH17、CK20、CEA和CDX2阳性；前列腺黏液腺癌PSA、PSMA及NKX3.1阳性，而CA125和CEA阴性
绒毛状腺瘤	形态学类似于结肠的绒毛状腺瘤。大多数绒毛状腺瘤中的腺上皮显示低级别异型增生，也可为高级别	表达CK20、Villin、CDX2和CEA，部分表达CK7和MUC1；偶尔可表达AMACR；但GATA3、PSA和PSAP阴性
肝样腺癌	由腺癌灶和肝细胞分化区组成，两者交织存在，瘤细胞可表现为多形性，细胞质嗜酸，类似肝细胞	同时具有腺癌和肝细胞癌样分化特征。但肝细胞癌CK19、CEA、CDX2、SALL4等阴性，可资鉴别
尿路上皮癌伴腺样分化	只有在纯的腺性成分的癌时才诊断，否则诊断为尿路上皮癌伴腺样分化	尿路上皮成分GATA3、S-100P和p63等标志物阳性，腺性成分阴性；PAX2、PAX8阴性
转移性结直肠腺癌	此种情况下诊断主要依靠临床病史和影像学发现，免疫组化标记只有辅助意义	CDX2、Villin、STAB2、CDH17都可以在两者中表达，无鉴别意义。β-catenin的核染色，支持结肠腺癌累及膀胱
转移性前列腺腺癌	如老年男性患者，出现突出的筛状结构，由大小较一致的肿瘤细胞组成，有显著的大核仁提示原发	不表达GATA3、p63和CK-H，表达PSA、P501S和NKX3.1有助于明确诊断。P504S（AMACR）对于区分鉴别无帮助
脐尿管腺癌	通常位于膀胱顶部和前壁，绝大部分为黏液腺癌及印戒细胞腺癌，鳞癌、移行细胞癌及未分化癌较少见	免疫表型与结直肠道腺癌类似，CEA常阳性。40%的脐尿管腺癌存在微卫星不稳定性或KRAS基因突变，且两者相互排斥
米勒管型肿瘤	包括透明细胞癌（CCA）和子宫内膜样腺癌（EA）等，形态学和免疫表型与卵巢和子宫的相对应的肿瘤相似。在诊断之前，需首先排除相邻盆腔器官肿瘤直接蔓延累犯膀胱的可能及肾源性腺瘤	透明细胞癌通常表达CAM5.2、EMA、CK7、PAX8、CA125、NapsinA、AMACR、HNF1β和p53；不表达p63、GATA3、ER、PR；子宫内膜样腺癌表达ER、PR、PAX8和β-catenin，p16、p53野生型。部分PTEN和ARID1A表达缺失
肾源性腺瘤（NA）	形态学上与透明细胞癌有重叠，但异型性不明显，无坏死、肌层浸润及癌性间质反应	PAX8及CK7，多数标志物与CCA有重叠，主要差异在于Ki-67增殖指数低于10%，p53阴性

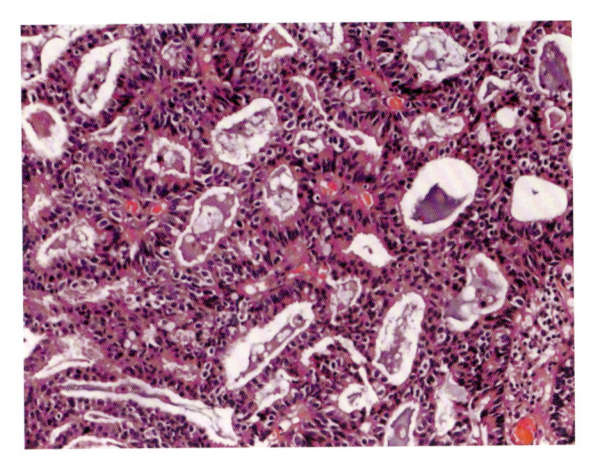

图6-113　膀胱腺癌，HE染色

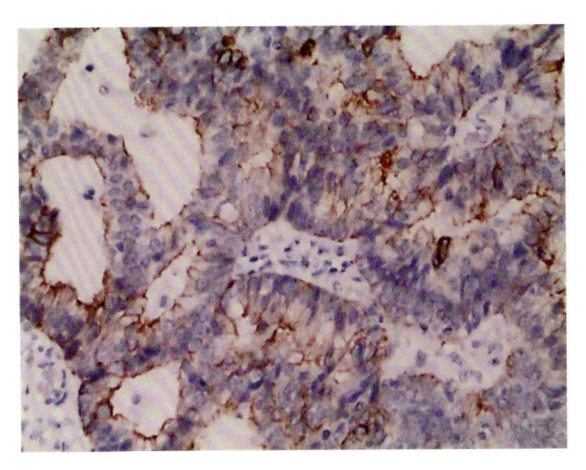

图6-114　膀胱腺癌，CK20，细胞质阳性

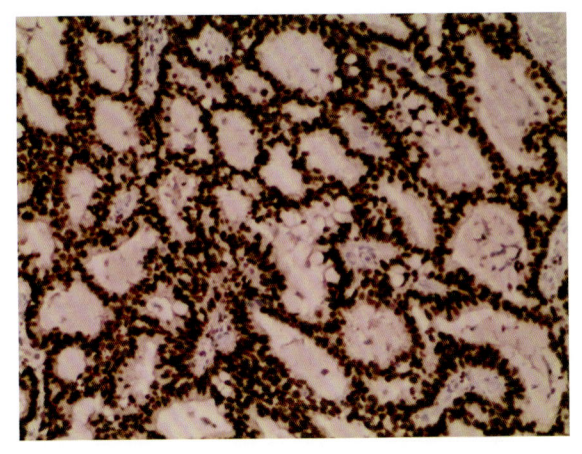

图6-115　膀胱腺癌，GATA3，细胞核阳性

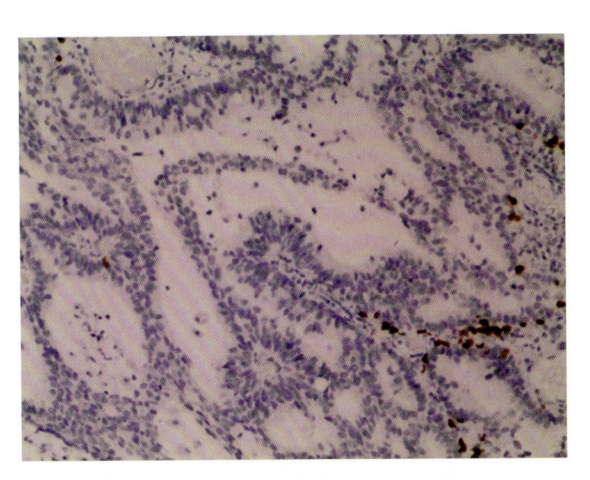

图6-116　膀胱腺癌，p63，阴性

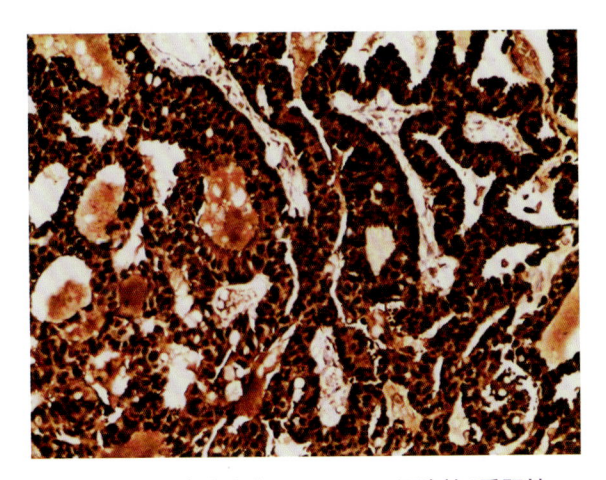

图6-117　膀胱腺癌，S-100P，细胞核/质阳性

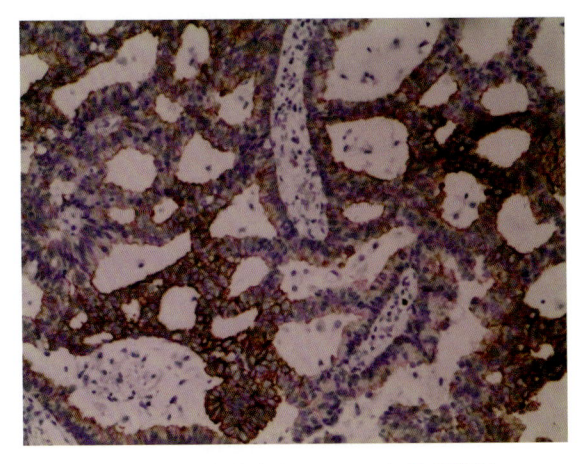

图6-118　膀胱腺癌，CK7，细胞质阳性

表 6-28　膀胱腺癌与继发性腺癌的鉴别

鉴别点	CK7	CK20	GATA3	β-catenin	CDX2	PSA	34βE12	其他
膀胱腺癌	+	+/-	+	细胞膜/质+	-/+（肠化）	-	+	GATA3+
脐尿管腺癌	+	+/-	-	6%细胞核+	-	-	+	CK-H+，血栓调节蛋白+
尿路上皮癌	+	-/+	+	细胞膜/质+	-	-	+	GATA3、S-100P、CK-H+
绒毛状腺瘤	+/-	+	-	细胞膜/质+	+/-	-	-	偶尔AMACR+
结直肠腺癌	-	+	-	细胞核+	+	-	-	β-catenin 细胞核+
前列腺癌	-	-	-	细胞膜/质+	-	+	-	PSA、PSAP、AMACR+
精囊腺癌	+	-	-	细胞膜/质+	-	-	+	PAX8、CA125+
透明细胞腺癌	+	-	-	细胞膜/质+	-	-	-	PAX8、HNF1β、AMACR+
子宫内膜样腺癌	+	-	-	可细胞核+	-	-	-	ER、PR、Vimentin+
卵巢癌	+	-/+	-	细胞膜/质+	-/+（肠化）	-	-	PAX8、CA125+/GATA3-

九、好发于泌尿生殖道的假肉瘤样或肉瘤样病变

1.抗体选择　S-100、CD34、Vim、ALK、CK、p63、SMA、Desmin、CDK4、MDM2和Ki-67。必要时FISH检测。

2.注释

（1）好发于泌尿生殖道的假肉瘤样病变有假肉瘤性肌成纤维细胞性增生、术后梭形细胞结节、纤维上皮间质息肉、炎性纤维性息肉等（表6-29）。

表 6-29　好发于泌尿生殖道的假肉瘤样病变的鉴别

肿瘤	病变特点	免疫表型特点	分子改变或注释
假肉瘤性肌成纤维细胞性增生（PMP）	由增生的长而肥胖的梭形细胞构成，疏松或密集，间质疏松、水肿、黏液样，并有多少不等急慢性炎症细胞浸润	SMA、Calponin阳性；ALK、CK阳性；一般CD34、β-catenin等阴性	50%~60%的病例检测出ALK基因重排
炎性肌成纤维细胞瘤（IMT）	酷似炎症性病变，增生的肌成纤维细胞，并伴有不同程度的炎症细胞浸润	Vim、SMA及ALK均阳性；CK、CD68可局灶阳性	存在ALK的重排，为交界性或恶性潜能的肿瘤
术后梭形细胞结节（PSCN）	梭形细胞大量增殖，局部浸润肌层，核分裂象多见，伴有炎症细胞浸润、红细胞外渗	Vim、SMA、MSA阳性；部分CK阳性	常被误诊为梭形细胞恶性肿瘤
炎性纤维性息肉	被覆良性移行上皮，其下疏松血管纤维基质、星芒状梭形细胞，伴有炎症细胞反应	Vim、CD34和CD68阳性	呈息肉状突起，易误诊为输尿管膀胱肿瘤
纤维上皮间质息肉（FSP）	呈息肉样外观，镜下有完整的鳞状上皮覆盖，梭形细胞散在分布，间质水肿或黏液样，其中散布梭形细胞	可不同程度表达Vim、CD34、ER、PR和SMA；一般不表达Desmin	为反应性病变而非真正肿瘤，其发生与激素影响有一定关系
孤立性纤维性肿瘤	由梭形细胞和丰富血管组成，伴玻璃样变的胶原增生，形成交替分布的细胞丰富区和稀疏区，常有血管外皮瘤样图像	表达CD34、Vim、BCL2及STAT6，Desmin、ER、PR等常阴性	存在特异性NAB2-STAT6融合基因
肉瘤样癌	细胞异型性更大，病理性核分裂象易见，常常可见肿瘤性坏死	一般α-SMA、Desmin等肌源性标志物阴性	PMP是假肉瘤样病变，易误诊为肉瘤样癌
平滑肌肉瘤	瘤细胞与正常平滑肌相似，细胞质呈嗜伊红染色，核呈长杆状，两端钝圆	表达平滑肌标志物如SMA、Desmin等	肌成纤维细胞不表达h-Cald、Smoothelin阴性

（2）假肉瘤性肌成纤维细胞性增生（PMP）：曾用名为膀胱低级别肌成纤维细胞性增生（LGMP）、炎性假瘤和器官相关肌成纤维细胞性增生。PMP是一种好发于膀胱、前列腺、尿道、输尿管和阴道等处的假肉瘤性病变，但易被误诊为黏液性平滑肌肉瘤、梭形细胞肉瘤、肉瘤样癌（梭形细胞癌）等各种恶性肿瘤。有研究表明，ALK-1在假肉瘤性肌成纤维细胞增生中高表达，是与其他膀胱恶性梭形细胞肿瘤鉴别的重要指标。

（3）炎性肌成纤维细胞瘤（IMT）：PMP与IMT在形态学、免疫表型上极为相似，α-SMA、Calponin、MSA和Desmin等肌源性标志物均阳性，但ALK在IMT的阳性率远远高于PMP。当IMT与PMP均ALK阳性时，可以通过FISH和细胞遗传学的方法来证实IMT中存在几种ALK融合子的变异型，如TMP3-ALK、TMP4-ALK和ALK-ATIC嵌合子。IMT存在2号染色体长臂与9号染色体短臂异位，是真性肿瘤，与PMP有本质区别。

（4）术后梭形细胞结节（PSCN）：与PMP镜下形态、临床表现、免疫表型与生物学行为均基本一致，是否应该被认为是同一种疾病现在还存在争议。与PMP最重要的区别在于前者患者近期有手术史。

参 考 文 献

白红松, 王栋, 寿建忠, 等, 2019. 肾脏黏液小管状和梭形细胞癌5例报告并文献复习. 癌症进展, 17（14）: 1716-1721.
包海龙, 陈鑫, 安云霞, 等, 2017. 单一机构414例肾血管平滑肌脂肪瘤临床病理特征. 中华病理学杂志, 46（6）: 378-382.
陈健, 纪志刚, 2016. 肾细胞癌相关遗传性综合征. 协和医学杂志, 7（2）: 136-140.
陈立平, 许传杰, 高洪文, 等, 2005. 肾髓质癌合并输尿管移行细胞癌1例并文献复习. 中国实验诊断学, 9（5）: 825-826.
陈铌, 周桥, 2016. 肾细胞癌的病理诊断与研究进展. 现代泌尿外科杂志, 21（3）: 164-169.
陈伟, 梁朝朝, 2021. 肾透明细胞肉瘤病例报道1例并文献复习. 世界最新医学信息文摘（连续型电子期刊）, 21（25）: 283-284.
程亮, 黄文斌, 2014. 对多房性囊性肾细胞癌的再认识. 中华病理学杂志, 43（11）: 721-722.
程亮, 徐嘉雯, 郑素琴, 等, 2008. 尿路上皮癌组织学变异型研究的新进展. 中华病理学杂志, 37（3）: 197-201.
程亮, 杨幼萍, 张绍渤, 等, 2008. 囊性肾瘤与肾混合性上皮和间质肿瘤的形态学特征及鉴别诊断. 中华病理学杂志, 37（10）: 707-710.
程亮, 赵明, 王丽莎, 2015. 免疫组织化学标志物在泌尿生殖系统肿瘤诊断中的应用和进展. 中华病理学杂志, 33（5）: 352-356.
出树强, 吴义娟, 吴春林, 等, 2019. 肾脏黏液样小管状和梭形细胞癌临床病理分析. 诊断病理学杂志, 26（7）: 436-439, 444.
戴锋, 王忠禹, 鞠文, 2019. 未分类肾癌1例报告. 现代泌尿外科杂志, 24（5）: 417-418.
狄世豪, 王小桐, 夏秋媛, 等, 2022. 间变性淋巴瘤激酶易位性肾细胞癌临床病理分析. 中华病理学杂志, 51（1）: 28-32.
丁祺, 常玉清, 袁晓琪, 等, 2018. 透明细胞乳头状肾细胞癌7例报告并文献复习. 中国癌症杂志, 28（11）: 847-851.
丁振山, 马潞林, 2019. 乳头状肾细胞癌不同分型间的差异及相关研究进展. 中华泌尿外科杂志, 40（1）: 69-72.
董丽儒, 高万峰, 李双, 等, 2016. 乳头状肾细胞癌17例临床病理观察. 临床与实验病理学杂志, 32（11）: 1284-1287.
杜乔丹, 唐秉航, 2019. 囊性肾瘤2例报告并文献复习. 中国CT和MRI杂志, 17（3）: 150-152.
杜薇, 姚丽青, 2017. 脑转移性管状囊性肾细胞癌1例并文献复习. 临床与实验病理学杂志, 33（3）: 330-332.
封扬, 余波, 王璇, 等, 2016. 膀胱尿路上皮癌伴鳞状分化中DSG3、MAC387及p40的表达及其临床意义. 临床与实验病理学杂志, 32（9）: 989-993.
高超, 蒋林君, 毛明焕, 等, 2021. 肾集合管癌1例报道. 现代肿瘤医学, 29（22）: 4026-4028.
高英茂, 2015. 组织学与胚胎学. 3版. 北京: 人民卫生出版社: 268-297.
龚静, 陈铌, 周桥, 2016. 膀胱尿路上皮癌的病理诊断进展. 现代泌尿外科杂志, 21（9）: 661-666.
何利丽, 武海燕, 唐英姿, 2018. 肾恶性横纹肌样瘤临床病理特征分析. 中华泌尿外科杂志, 39（12）: 945-946.
何利丽, 武海燕, 唐英姿, 2019. 婴儿骨化性肾肿瘤1例并文献复习. 临床与实验病理学杂志, 35（4）: 477-479.
何泽生, 张爱格, 田瑞华, 等, 2019. 肾外肾源性残余2例并文献复习. 福建医药杂志, 41（1）: 86-88.

贺慧颖，Delahunt B，Srigley J，等，2014. 国际泌尿病理协会——2012年肾肿瘤进展共识. 临床与实验病理学杂志，30（6）：591-594，598.

贺慧颖，饶秋，赵明，等，2018. 泌尿及男性生殖系统肿瘤病理诊断免疫组化标志物选择专家共识. 临床与实验病理学杂志，34（3）：237-243.

胡娜，郭雷，刘一雄，等，2022. 未分类嗜酸性肾细胞癌的重新分类. 临床与实验病理学杂志，38（10）：1164-1169.

黄慧，吴艳，樊金星，等，2018. WT1阳性先天性中胚层肾瘤一例. 中华病理学杂志，47（12）：969-970.

黄文斌，程亮，2016. 2016版WHO膀胱肿瘤新分类解读. 中华病理学杂志，45（7）：441-445.

黄文斌，程亮，2021. 膀胱浸润性尿路上皮癌组织学亚型及其分子病理学研究进展. 中华病理学杂志，50（2）：155-158.

姬文莉，岳娜，陈海霞，等，2016. 肾嗜酸细胞腺瘤侵袭性的病理特征分析. 临床与实验病理学杂志，32（6）：648-651.

吉荣浩，王小桐，李锐，等，2022. 伴有核极向倒置特征的乳头状肾肿瘤临床及分子病理学特征. 中华病理学杂志，51（1）：23-27.

姜敏，梁飞，朱敏，2018. 肾混合性上皮间质肿瘤临床病理观察及最新进展. 中国实用医刊，45（15）：23-26.

蒋春霞，段锡奎，邓瑜，2021. 管状囊性肾细胞癌1例临床病理观察. 诊断病理学杂志，28（8）：662-665，670.

晋龙，吴义娟，眭玉霞，等，2018. MiTF家族易位性肾细胞癌临床病理分析. 临床与实验病理学杂志，34（10）：1095-1099.

敬敏，张国平，王瑜，等，2019. 肾脏黏液样小管状和梭形细胞癌的临床病理分析. 成都医学院学报，14（3）：375-379.

类成勇，王蔚，张伟，等，2018. 原发性肾脏血管母细胞瘤的临床病理特征和分子遗传学改变. 诊断病理学杂志，25（6）：429-433.

李俊君，马琴，马纪周，等，2019. 尿路上皮呈内翻性乳头状生长的非浸润性肿瘤的病理分析. 宁夏医学杂志，41（12）：1102-1104.

李宁波，陈安敏，2019. 肾嗜酸细胞腺瘤8例临床病理分析. 中国卫生标准管理，10（6）：97-100.

李松梅，谈伟，王朝夫，2015. 球旁细胞瘤5例临床病理观察. 临床与实验病理学杂志，31（10）：1123-1126.

李毅，贾占奎，罗彬杰，等，2018. 127例肾嫌色细胞癌免疫组化分析. 河南外科学杂志，24（2）：22-26.

刘宁，甘卫东，郭宏骞，2016. 2016年WHO肾肿瘤分类的认识. 中华腔镜泌尿外科杂志（电子版），10（5）：290-295.

刘勇，杨海玉，2015. 免疫组织化学在泌尿与男性生殖系统疾病诊断中的应用. 中华病理学杂志，44（6）：422-426.

刘宇飞，贺慧颖，夏秋媛，等，2020. CD117阴性/CK7阳性低级别嗜酸细胞性肾肿瘤合并血管平滑肌脂肪瘤临床病理特征. 中华病理学杂志，49（12）：1305-1307.

刘泽平，陶群星，汤晓晖，等，2017. 伴髓外造血的甲状腺滤泡样肾细胞癌一例. 中华病理学杂志，46（9）：644-645.

罗继圣，匡幼林，苟欣，等，2018. 膀胱微乳头型尿路上皮癌的研究进展. 中华泌尿外科杂志，39（2）：154-156.

罗晓青，向自武，周晓红，等，2012. 肾髓质癌临床病理特征. 湖北医药学院学报，31（2）：153-156.

吕倩，黄悦，王劲松，等，2019. 膀胱肾源性腺瘤3例报道及文献复习. 诊断病理学杂志，26（7）：404-407.

欧阳琪，肖立，陈燕，等，2016. 泌尿道肾源性化生6例临床病理分析. 临床与实验病理学杂志，32（12）：1353-1356，1360.

齐广伟，郑佳，马阳阳，等，2019. 肾透明细胞肉瘤临床病理学特征分析. 中华病理学杂志，48（10）：799-801.

钱伟明，王海，程静，等，2007. 肾髓质间质细胞瘤临床病理观察. 诊断病理学杂志，14（6）：434-436.

秦桂萍，侯海娜，华玉兰，等，2019. 肾黏液样小管状和梭形细胞癌1例报道. 诊断病理学杂志，26（3）：176-178.

饶秋，夏秋媛，周晓军，2016. 2016版WHO肾脏肿瘤新分类解读. 中华病理学杂志，45（7）：435-441.

赛孜木·阿合孜木汗，2018. 后肾腺瘤的研究进展. 国际泌尿系统杂志，38（1）：154-157.

沈杉杉，郭晓皖，纪红，等，2018. 儿童型囊性肾瘤1例报告. 临床儿科杂志，36（12）：963-964.

沈无名，张忠德，马靖，等，2013. 小儿恶性横纹肌样瘤33例临床病理分析. 诊断病理学杂志，20（9）：531-534.

双卫兵，张宇航，仝煦楠，2018. 肉瘤样肾细胞癌研究进展. 转化医学电子杂志，5（2）：6-8.

苏世强，张骞，刘丽哲，等，2016. 25例囊性肾瘤临床诊治分析. 医学研究生学报，29（9）：954-957.

田海英，丛文铭，2013. 肝血管平滑肌脂肪瘤的临床病理学研究进展. 国际消化病杂志，33（2）：89-92.

童凤军，任国平，2006. 膀胱内翻性乳头状瘤60例临床病理分析. 临床与实验病理学杂志，22（3）：329-331.

汪红燕，宋文静，2018. 甲状腺滤泡样肾细胞癌一例报告. 天津医药，46（2）：202-205.

王聪，宋国新，李明娜，2014. 后肾腺瘤八例临床病理学特点. 中华病理学杂志，43（3）：154-157.

王功伟，沈丹华，2014. 免疫组化染色在肾上皮性肿瘤诊断中的应用. 诊断病理学杂志，21（2）：65-68.

王功伟，沈丹华，2016. 国际泌尿病理协会（ISUP）泌尿病理学免疫组化应用推荐简介. 诊断病理学杂志，23（10）：721-724.

王海霞，朱明华，2006. 肾髓质间质细胞瘤1例. 临床与实验病理学杂志，22（6）：750-751.

王杰, 席志军, 2018. 肾细胞癌的分子遗传学改变研究进展. 肿瘤防治研究, 45 (4): 258-262.

王婧华, 杨宝军, 张芳, 2018. 肾嫌色细胞癌13例临床病理分析及文献复习. 中国实用医刊, 45 (15): 27-30.

王梦珍, 傅斌, 2019. 肾血管平滑肌脂肪瘤起源及发病机制研究的进展. 现代泌尿外科杂志, 24 (6): 487-491.

王文军, 张帆, 徐国祥, 等, 2008. 先天性中胚层肾瘤临床病理观察. 诊断病理学杂志, 15 (4): 300-303.

王小桐, 王璇, 章如松, 等, 2022. 琥珀酸脱氢酶缺陷型肾细胞癌的临床病理学、超微结构及分子特征. 中华病理学杂志, 51 (1): 12-16.

王小桐, 夏秋媛, 饶秋, 2022. 肾脏上皮性肿瘤诊断进展及难点思考. 中华病理学杂志, 51 (10): 931-933.

王璇, 时姗姗, 杨万锐, 等, 2017. 后肾腺瘤的分子遗传学特征及鉴别诊断. 中华病理学杂志, 46 (1): 38-42.

王彦和, 许云峰, 2015. 儿童后肾间质瘤1例报告并文献复习. 现代泌尿生殖肿瘤杂志, 7 (3): 178-179.

王云帆, 王跃, 缪琦, 等, 2019. 膀胱透明细胞癌与肾源性腺瘤的临床病理分析. 临床与实验病理学杂志, 35 (1): 81-84.

卫惠杰, 任俊伟, 刘定荣, 等, 2016. 散发性肾血管母细胞瘤临床病理观察. 诊断病理学杂志, 23 (3): 169-171.

魏建国, 梁文清, 王诚, 等, 2018. 几种易误诊的膀胱病变的诊断与鉴别. 中华病理学杂志, 47 (8): 649-652.

魏建国, 王诚, 滕晓东, 2020. 膀胱非尿路上皮起源癌的诊断与鉴别诊断. 中华病理学杂志, 49 (4): 386-392.

吴琼, 高紫薇, 石怀银, 2018. 肾脏硬化性PEComa临床病理特征分析. 诊断病理学杂志, 25 (10): 680-684.

吴亚珊, 阮立文, 李巧新, 2021. MiT家族易位相关性肾细胞癌的研究进展. 中华泌尿外科杂志, 42 (12): 950-953.

肖芹, 陈静, 刘丹, 等, 2019. 琥珀酸脱氢酶缺陷型肾细胞癌的临床病理分析. 中华病理学杂志, 48 (10): 796-798.

肖芹, 刘丹, 朱长仁, 等, 2019. 嗜酸性实性囊性肾细胞癌临床病理分析. 中华病理学杂志, 48 (9): 715-717.

谢文华, 2017. 膀胱低度恶性潜能乳头状尿路上皮肿瘤诊治新进展. 国际泌尿系统杂志, 37 (6): 933-937.

熊鑫, 杨亚丽, 蓝洋, 等, 2023. 伴有新突变位点的延胡索酸水合酶缺陷型肾细胞癌1例. 中国临床案例成果数据库, 5 (1): E00971.

徐国蕊, 沈勤, 石群立, 等, 2013. 伴有腺管状结构未分类肾细胞癌4例及文献复习. 临床与实验病理学杂志, 29 (10): 1092-1095.

徐红艳, 黄慧, 张淑萍, 等, 2019. 先天性中胚层肾瘤8例临床病理分析. 临床与实验病理学杂志, 35 (11): 1344-1345.

徐亚威, 周靖程, 谢海标, 等, 2021. 透明细胞乳头状肾细胞癌的临床病理及预后特点. 中华医学杂志, 101 (46): 3784-3788.

闫凤彩, 石峰, 周全, 等, 2015. t (6;11)(p21;q12) 转录因子EB基因融合相关性肾细胞癌临床病理观察. 诊断病理学杂志, 22 (3): 166-169.

闫广宁, 陈晓东, 赖日权, 2018. WHO (2016) 肾肿瘤新分类的再学习. 诊断病理学杂志, 25 (5): 398-401.

杨博, 孙保存, 2019. Xp11易位相关性肾细胞癌的研究进展. 中国肿瘤临床, 46 (8): 421-423.

杨文萍, 武海燕, 张文, 等, 2017. 儿童肾母细胞瘤病理诊断共识. 中华病理学杂志, 46 (3): 149-154.

杨晓群, 甘华磊, 王朝夫, 2016. 尿路上皮病变的病理诊断. 中华病理学杂志, 45 (7): 490-492.

杨旭丹, 王雷, 傅静, 等, 2017. 肾混合性上皮和间质肿瘤6例报道. 诊断病理学杂志, 24 (2): 125-128.

杨亚蓝, 郑林茂, 尹晓雪, 等, 2023. TFEB重排肾细胞癌8例临床病理及分子生物学特征. 中华病理学杂志, 52 (3): 236-242.

姚东伟, 屈峰, 刘成, 等, 2016. 后肾腺纤维瘤一例. 中国综合临床, 32 (11): 1029-1031.

叶入裴, 廖烨晖, 夏天, 等, 2019. 1例肾上皮样血管平滑肌脂肪瘤的诊断. 山东医药, 59 (12): 69-71.

殷敏智, 张忠德, 周中和, 2006. 后肾间质肿瘤的病理观察. 中华病理学杂志, 35 (2): 97-100.

尹宏宇, 张继, 2022. 左肾巨大黏液样小管状和梭形细胞癌1例. 实用临床医药杂志, 26 (3): 113-116.

尹晓娜, 张琦, 何向蕾, 等, 2020. 膀胱大巢状变异型尿路上皮癌五例临床病理分析. 中华病理学杂志, 49 (4): 317-323.

余天平, 尹晓雪, 陈敏, 等, 2017. 先天性中胚层肾瘤临床病理和分子遗传学分析. 临床与实验病理学杂志, 33 (6): 645-648.

余英豪, 郭文焕, 2005. 膀胱肿瘤免疫组化诊断与鉴别诊断. 中国误诊学杂志, 5 (18): 3511-3513.

岳振营, 吴秀贞, 田昭俭, 等, 2017. 肾脏甲状腺滤泡样肾细胞癌2例并文献复习. 临床与实验病理学杂志, 33 (2): 202-204.

曾进, 宋晓东, 管维, 2019. 肉瘤样肾细胞癌分子生物学、诊断和治疗进展. 现代泌尿生殖肿瘤杂志, 11 (3): 129-131.

占新民, 黄文勇, 徐晓, 2018. 解读WHO (2016) 膀胱肿瘤分类尿路上皮增生病变的新概念. 临床与实验病理学杂志, 34 (5): 473-475.

张春梅, 裴志刚, 周仕娴, 等, 2022. 肾脏黏液样小管状和梭形细胞癌1例并文献复习. 肿瘤研究与临床, 34 (1): 63-65.

张冬梅，魏建国，2017. 琥珀酸脱氢酶缺陷型肾细胞癌的临床病理及研究进展. 临床与实验病理学杂志，33（6）：663-665.

张慧娟，郑闪，冯晓莉，2020. 成人乳头状结构的肾细胞癌的诊断及鉴别诊断. 诊断病理学杂志，27（12）：904-908，912.

张仁亚，2014. 遗传性平滑肌瘤病和肾细胞癌综合征相关性肾癌. 临床与实验病理学杂志，30（9）：966.

张伟，褚菁，邹玉玮，等，2019. 延胡索酸水合酶缺陷型肾细胞癌的临床病理学特征. 中华病理学杂志，48（2）：120-126.

张伟，韩芳，李玉军，等，2012. 肾管状囊性癌的临床病理观察. 临床与实验病理学杂志，28（1）：81-83.

张伟，李玉军，鲁青，等，2014. 多房性囊性肾细胞癌的临床病理特点. 中华病理学杂志（11）：723-727.

张伟，徐丽丽，于文娟，等，2018. 获得性囊性肾病相关性肾细胞癌临床病理学观察. 中华病理学杂志，47（5）：366-371.

张闻雯，奚政君，高英兰，等，2019. 腹腔伴有肾源性残余的未成熟性畸胎瘤一例. 中华病理学杂志，48（9）：737-739.

张有，巩丽，王姝妹，等，2016. 肾球旁细胞瘤1例及文献复习. 现代肿瘤医学，24（8）：1255-1257.

赵明，何向蕾，滕晓东，2016. 恶性潜能未定的尿路上皮增生. 中华病理学杂志，45（7）：493-495.

赵明，王宇彬，张琦，等，2018. 色素微囊性嫌色细胞肾细胞癌五例临床病理学特征. 中华病理学杂志，47（12）：926-930.

郑闪，叶雄俊，左杰，等，2023. 2022年版世界卫生组织肾肿瘤病理分类更新的解读及再认识. 肿瘤研究与临床，35（6）：401-407.

中国抗癌协会家族遗传性肿瘤专业委员会，2022. 中国家族遗传性肿瘤临床诊疗专家共识（2021年版）（6）—家族遗传性肾癌. 中国肿瘤临床，49（2）：55-58.

周晋星，何晓蓉，宋国新，等，2018. 肾集合管癌十例临床病理分析. 中华病理学杂志，47（2）：123-127.

周军，段玲，高燕，等，2021. 儿童肾恶性横纹肌样瘤的临床及病理分析. 检验医学与临床，18（10）：1404-1406，1409.

周丽，2019. 肾脏上皮样血管平滑肌脂肪瘤临床病理分析伴文献复习. 中国保健营养，29（12）：1615.

周露婷，杨晓群，李传应，等，2022. 乳头状肾细胞癌临床病理特征及分子遗传学研究进展. 临床与实验病理学杂志，38（9）：1098-1101.

周硕明，马文亮，董翔，等，2023. TFE3重排型肾细胞癌的临床特征和预后影响因素. 中华泌尿外科杂志，44（6）：427-433.

周誉，魏建国，2016. 免疫组化在肾肿瘤诊断与鉴别诊断中的应用. 诊断病理学杂志，23（4）：304-308.

庄雪瑜，徐艳娟，曾冰微，等，2021. 肾混合性上皮和间质肿瘤5例临床病理分析. 诊断病理学杂志，28（11）：934-937.

Akgul M, Williamson SR, 2022. Immunohistochemistry for the diagnosis of renal epithelial neoplasms. Semin Diagn Pathol, 39 (1): 1-16.

Alahmadie HA, Alden D, Fine SW, et al, 2011. Roleofimmunohistochemistry in the evaluation of needle core biopsies in adult renalcorticaltumors: anexvivostudy. Am J Surg PathoI, 35（7）：949-961.

Albadine R, Schultz L, Illei P, et al, 2010. PAX8（+）/p63（-）immunostaining pattern in renal collecting duct carcinoma（CDC）: a useful immunoprofile in the differential diagnosis of CDC versus urothelial carcinoma of upper urinary tract. Am J Surg Pathol, 34（7）：965-969.

Amin MB, Trpkov K, Lopez-Beltran A, et al, 2014. Best practices recommendations in the application of immunohistochemistry in the bladder lesions: report from the International Society of Urologic Pathology Consensus Conference. Am J Surg Pathol, 38（8）：e20-e34.

Argani P, Yonescu R, Morsberger L, et al, 2012. Molecular confirmation of t（6; 11）（p21; q12）renal cell carcinoma in archival paraffin-embedded material using a break-apart TFEB FISH assay expands its clinicopathologic spectrum. Am J Surg Pathol, 36（10）：1516-1526.

Bovio IM, Al-Quran SZ, Rosser CJ, et al, 2010. Smoothelin immunohistochemistry is a useful adjunct for assessing muscularis propria invasion in bladder carcinoma. Histopathology, 56（7）：951-956.

Brimo F, Robinson B, Guo C, et al, 2010. Renal epithelioid angiomyolipoma with atypia: a series of 40 cases with emphasis on clinicopathologic prognostic indicators of malignancy. Am J Surg Pathol, 34（5）：715-722.

Chen YB, Brannon AR, Toubaji A, et al, 2014. Hereditary leiomyomatosis and renal cell carcinoma syndrome–associated Renal Cancer. Am J Surg PathoI, 38（5）：627-637.

Folpe AL, Mentzel T, Lehr HA, et al, 2005. Perivascular epithelioid cell neoplasms of soft tissue and gynecologic origin: a clinicopathologic study of 26 cases and review of the literature. Am J Surg Pathol, 29（12）：1558-1575.

Humphrey PA, Moch H, Cubilla AL, et al, 2018. 2016年WHO泌尿系统和男性生殖器官肿瘤分类指南—第二部分：前列腺和膀胱肿瘤. 影像诊断与介入放射学, 27（2）: 139-146.

Klatte T, Streubel B, Wrba F, et al, 2012. Renal cell carcinoma associated with transcription factor e3 expression and xp11. 2 translocation: incidence, characteristics, and prognosis. Am J Clin Pathol, 137（5）: 761-768.

Mills SE, 2017. 病理医师实用组织学. 4版. 薛德彬, 陈健, 王炜, 译. 北京: 北京科学技术出版社.

Moch H, 2013. An overview of renal cell cancer: pathology and genetics. Semin Cancer Biol, 2013, 23（1）: 3-9.

Moch H, Humphrey P, Ulbright T, et al, 2016. WHO classification of tumours of the urinary system and male genital organ. Lyon: IARC Press.

Naoto K, Kenji Y, Makoto N, et al, 2016. Review of succinate dehydrogenase-deficient renal cell carcinoma with focus on clinical and pathobiological aspects. Pol J Pathol, 67（1）: 3-7.

Olgac S, Hutchinson B, Tickoo SK, et al. Alpha-methylacyl-CoA racemase as a marker in the differential diagnosis of metanephric adenoma. Mod Pathol, 2006, 19（2）: 218-224.

Peng YC, Chen YB, 2018. Recognizing hereditary renal cancers through the microscope: a pathology update. Surg Pathol Clin, 11（4）: 725-737.

Rao Q, Cheng L, Xia QY, et al, 2013. Cathepsin K expression in a wide spectrum of perivascular epithelioid cell neoplasms (PEComas): a clinicopathological study emphasizing extrarenal PEComas. Histopathology, 62（4）: 642-650.

Srigley JR, Delahunt B, Eble JN, et al, 2013. The International Society of Urological pathology (ISUP) vancouver classification of renalneoplasia. Am J Surg Pathol, 37（10）: 1469-1489.

Su T, Yan F, Zhu P, 2014. Metanephric adenosarcoma: a rare case with immunohistochemistry and molecular analysis. Diagn Pathol, 9（1）: 1-6.

Sun JJ, Wu Y, Lu YM, et al, 2015. Immunohistochemistry and fluorescence in situ hybridization can inform the differential diagnosis of low-grade noninvasive urothelial carcinoma with an inverted growth pattern and inverted urothelial papilloma. PLoS One, 10（7）: e0133530.

Trpkov K, Hes O, 2019. New and emerging renal entities: a perspective post—WHO 2016 classification. Histopathology, 74（1）: 31-59.

Williamson S R, Halat S, Eble JN, et al, 2012. Multilocular cystic renal cell carcinoma: similarities and differences in immunoprofile compared with clear cell renal cell carcinoma. Am J Surg Pathol, 36（10）: 1425-1433.

Yu W, Wang Y, Jiang Y, et al, 2017. Genetic analysis and clinicopathological features of ALK - rearranged renal cell carcinoma in a large series of resected Chinese renal cell carcinoma patients and literature review. Histopathology, 71（1）: 53-62.

Zhang BY, Thompson RH, Lohse CM, et al, 2013. Carbonic anhydrase Ⅸ (CA Ⅸ) is not an independent predictor of outcome in patients with clear cell renal cell carcinoma (ccRCC) after long-term follow-up. BJU Int, 111（7）: 1046-1053.

第七章

男性生殖系统

第一节 前列腺疾病

一、正常前列腺组织的免疫组化特征

前列腺组织的结构特点：同乳腺一样，整个前列腺的腺泡和导管的上皮包括分泌细胞和基底细胞，并通过基底膜与间质分隔。正常前列腺组织的免疫组化特点如图7-1所示。

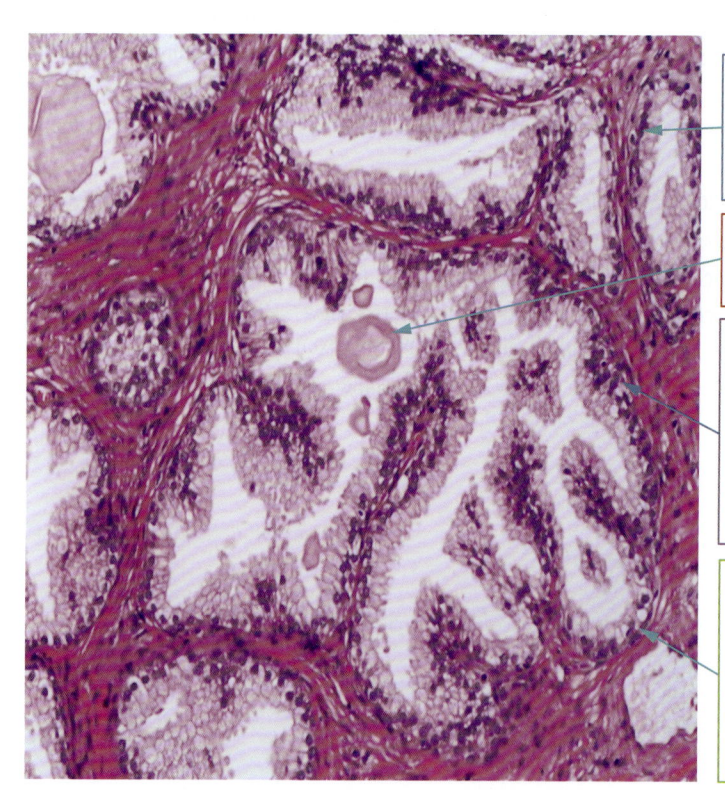

分泌细胞：前列腺导管和腺泡由形态一致的柱状分泌细胞构成。所有导管和腺泡细胞均表达前列腺特异性抗原（PSA）和前列腺酸性磷酸酶（PAP）

前列腺凝固体：腺腔很不规则，腔内可见分泌物浓缩形成的圆形嗜酸性板层状小体

内分泌-旁分泌细胞：前列腺所有区域的上皮内（基底细胞之上、分泌细胞之间）均散在随机分布有少量内分泌-旁分泌细胞，这些细胞富于5-羟色胺的颗粒和神经元特异性烯醇化酶（NSE）。这些细胞的亚群还含有多种肽类激素，如生长抑素、降钙素和铃蟾肽

基底细胞：典型的基底细胞为狭长的扁平细胞。平行于基底膜排列，核细长深染，细胞质少或不明显。免疫组化高分子量角蛋白（CK-H）和p63等可清楚地显示基底细胞。恶性浸润性腺体不含有基底细胞，因此，这些抗体标记阴性

图7-1 正常前列腺组织结构及相关免疫组化标志物

二、前列腺肿瘤标志物

前列腺肿瘤特异性标志物包括PSA、PSAP、PSMA、P501S、NKX3.1、AMACR、ERG等。高分化肿瘤首选PSA及PSAP；低分化肿瘤选择P501S、NKX3.1、PSMA或AR等；基底细胞标志物选择34βE12、p63/p40和CK5/6（表7-1）。

表 7-1 前列腺肿瘤标志物

标志物	阳性定位	注释
前列腺上皮标志物*		
PSA	细胞质	前列腺特异性抗原（PSA），表达于前列腺上皮细胞、增生和肿瘤性前列腺组织，是前列腺及其肿瘤的特异性标志物，但在高级别前列腺癌中阳性率较低
PSAP	细胞质	前列腺特异性酸性磷酸酶（PSAP），在正常和增生的前列腺组织的上皮细胞及腔内分泌物阳性表达；在原发性和转移性前列腺癌中有较强的阳性表达。主要用于标记原发及转移性的前列腺癌，与PSA一样在高级别前列腺癌中阳性率较低
PSMA	细胞膜/质	前列腺特异性膜抗原（PSMA），高表达于正常及恶性前列腺分泌性腺泡上皮，亦可表达于某些乳腺、十二指肠、肾脏组织的良性上皮细胞。目前认为PSMA是前列腺癌的特异标志物，对低分化前列腺癌的敏感性优于PSA
P501S	细胞质	P501S或前列腺癌相关蛋白2，表达于正常前列腺和前列腺癌，在其他正常和肿瘤性腺体组织中没有表达，其他部位仅在少量的尿道上皮癌（2/35）中有微弱的表达
AMACR	细胞质	α-甲基-辅酶A-消旋酶（P504S），在前列腺腺癌和前列腺高级别上皮内瘤变（HGPIN）中阳性表达。但在部分前列腺结节性增生、不典型腺瘤样增生中也可表达，因此，常与PSA/34βE12、p63等抗体联合使用。此外，尿路上皮癌、肾细胞癌及结肠癌中亦可阳性表达
NKX3.1	细胞核	NKX3.1是前列腺特异的同源框基因，是一种高度敏感和相对特异性的前列腺免疫组化标志物。在人体，除睾丸和乳腺中有低表达外，几乎只局限于前列腺（良恶性上皮细胞）特异性表达，特异性甚至超过PSA
ERG	细胞核	*ERG*基因正常情况下，ERG表达仅限于内皮细胞和软骨细胞等。前列腺癌的敏感度只有30%～50%，少部分高级别前列腺上皮内瘤变也可表达ERG，ERG还可表达于血管源性肿瘤、尤因肉瘤、白血病和脑膜瘤等
PTEN	细胞质	*PTEN*基因突变是前列腺癌中发现的最常见的基因改变之一。PTEN表达缺失可能与前列腺癌的进展和不良预后有关
基底细胞标志物		
34βE12	细胞质	基底细胞只表达高分子量角蛋白，免疫组化可清楚显示
p63/p40	细胞核	其敏感性和特异性与34βE12相当，常与34βE12同时使用
CK5/6	细胞质	其在前列腺穿刺活检标本中的整体敏感性、特异性和诊断的有效性类似或略优于34βE12。因此，CK5/6有逐步替代34βE12的趋势
其他标志物		仅出现于分泌细胞的角蛋白有CK7、CK8和CK18。在CK系列中，前列腺癌CK7、CK20很少阳性，而泌尿上皮癌CK7、CK20常阳性，有助于两者的鉴别

*偶尔非前列腺来源的正常组织可局灶表达PSA和AMACR，易与前列腺癌混淆，此时PAX8有助于两者的区分，精囊腺/射精管上皮通常弥漫核表达PAX8，而前列腺癌不表达。

三、免疫组化在前列腺良恶性病变中的应用

1.抗体选择　p63、34βE12、AMACR、ERG和PTEN等。

2.注释

（1）在临床病理诊断工作中，常遇到前列腺良性增生与前列腺癌的鉴别难题，特别是对于细针穿刺前列腺活检的病例，联合应用34βE12、p63、AMACR在前列腺良恶性病变鉴别诊断中有重要的意义。

（2）基底细胞标志物的应用：在正常和良性增生及上皮内瘤的前列腺腺体中，导管周围形成连续或断续的基底细胞，而前列腺癌的腺体的基底细胞层完全消失，可用34βE12和p63抗体很好地进行标识（图7-2～图7-9）。

（3）AMACR（P504S）：在前列腺癌中高表达，而在正常前列腺组织中则呈阴性或灶性弱阳性（表现为腔面线状的弱颗粒状着色）。有报道，前列腺癌中阳性率高达100%，AMACR是前列腺癌高度敏感性和

特异性的标志物。AMACR阳性，34βE12和p63阴性，能从正反两面支持前列腺癌的诊断，从而提高前列腺癌诊断的正确率。

需要注意的是，正常的前列腺腺体偶可局灶性表达AMACR，通常表现为腔面线状的弱颗粒状着色，而前列腺癌通常表现为细胞质强而弥漫的颗粒状着色。此外，某些非肿瘤性的良性病变如不典型腺瘤样增生（AAH）及肾源性腺瘤/化生可不同程度地表达AMACR，而在一些特殊类型的前列腺癌如泡沫样前列腺癌、增生性癌及萎缩性癌中，AMACR的表达可不同程度地减少甚至完全缺如，因此在实践应用中需要注意这些诊断误区，确诊还需结合HE、临床及影像学检查所见进行综合考虑。

（4）临床上并非所有的前列腺癌都是AMACR阳性、34βE12及p63阴性，也并非所有的前列腺良性病变都是AMACR阴性、34βE12及p63完整阳性。AMACR不仅在前列腺癌中有高表达，而且在前列腺上皮内瘤中也高表达，这表明AMACR不仅对前列腺癌敏感，还对前列腺上皮内瘤变非常敏感，故用AMACR只能区别前列腺良性增生，而不能把前列腺癌和PIN鉴别开来。

2016版WHO分类推荐使用34βE12和p63作为标记基底细胞的最佳抗体，同时也是活检标本中小灶性腺癌诊断的首选标志物，并提出p40也可作为基底细胞新的标志物应用于诊断中；在以上3个标志物基础上同时加入AMACR可以有效提高标记的可靠性。AMACR/p63或AMACR/p63/34βE12鸡尾酒双染或三联免疫组化检测方法可以帮助明确小灶前列腺不典型腺体的性质（表7-2）。

（5）前列腺上皮内瘤变（PIN）：是前列腺分泌上皮的不典型增生。按照前列腺分泌上皮细胞异形的程度将PIN分成低级别（LGPIN）和高级别（HGPIN）两类。低级别与高级别PIN的区别在于组织结构的复杂程度和细胞异常的程度不同。HGPIN的形态特点是前列腺导管和腺泡的分泌细胞细胞核一致性增大，核内染色质增多且分布不均匀，核仁明显、与前列腺癌细胞的核仁大小类似。核仁增大是诊断HGPIN最主要的形态学标志。HGPIN最常见的组织学模式包括簇状、微乳头状和扁平状；少见形态包括小细胞样、空泡状（印戒样）、泡沫样、黏液样、内翻（鞋钉）样及HGPIN伴鳞状分化。第5版WHO分类中筛状结构不再作为HGPIN的组织学模式。HGPIN的筛状模式现在是有争议的，不建议在穿刺活检中诊断。区分"导管内癌"和筛状型HGPIN的最显著的形态学特征是前者可见多数筛状腺体，其细胞具有显著的非典型性，并有粉刺样坏死。HGPIN有不连续的基底细胞层，而前列腺癌基底细胞层缺失。这一特点对HGPIN和癌的区别很重要，最好的鉴别方法是免疫组化染色标记前列腺的基底细胞。目前常用的标记前列腺基底细胞的抗体有34βE12和p63。多数HGPIN和前列腺癌都表达AMACR，阳性部位定位于胞质。HGPIN是前列腺癌的前驱病变。HGPIN与前列腺癌的分子遗传学相关性更密切，有20%～30%的HGPIN存在*TMPRSS2-ERG*基因融合，PTEN缺失率约23%。

HGPIN基本和理想的诊断标准：先前存在的正常大小或扩张的腺体中拥挤、复层的非典型分泌细胞；增大，深染，有时多形核；显著的核仁；基底层存在但通常不连续。

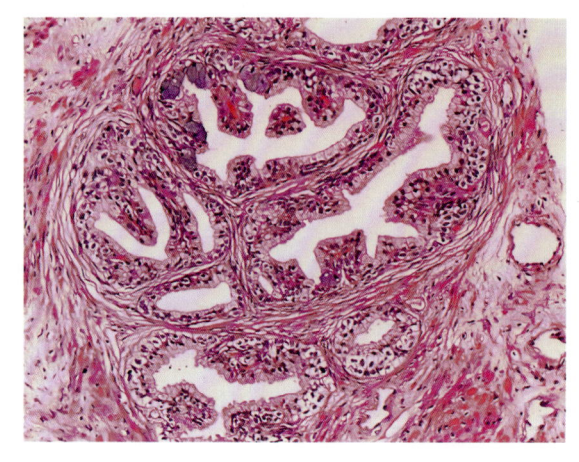

图7-2 良性前列腺增生，HE染色

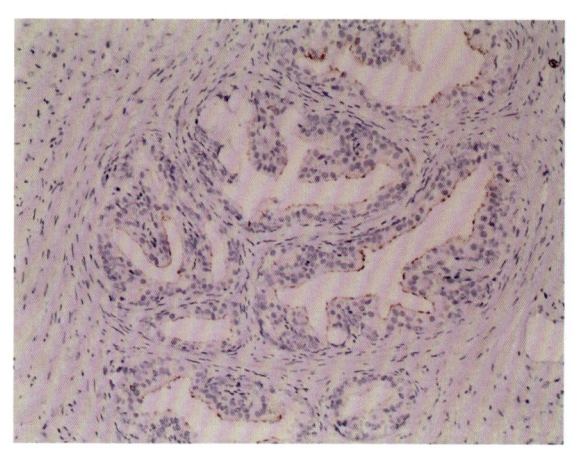

图7-3 良性前列腺增生，AMACR，腔面线状弱阳性

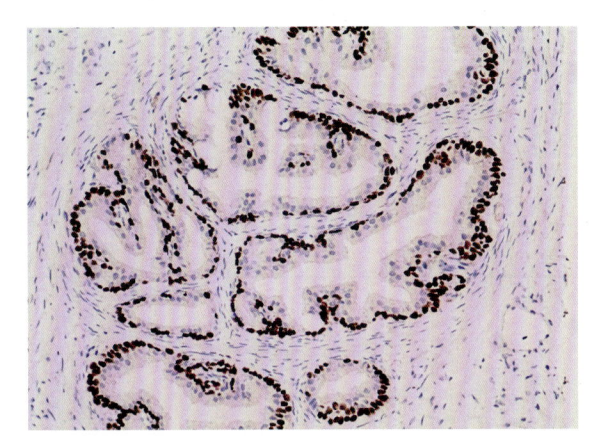

图7-4　良性前列腺增生，p63，基底细胞完整

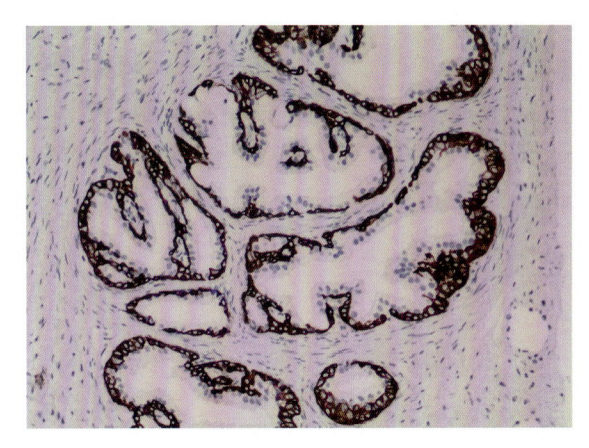

图7-5　良性前列腺增生，34βE12，基底细胞完整

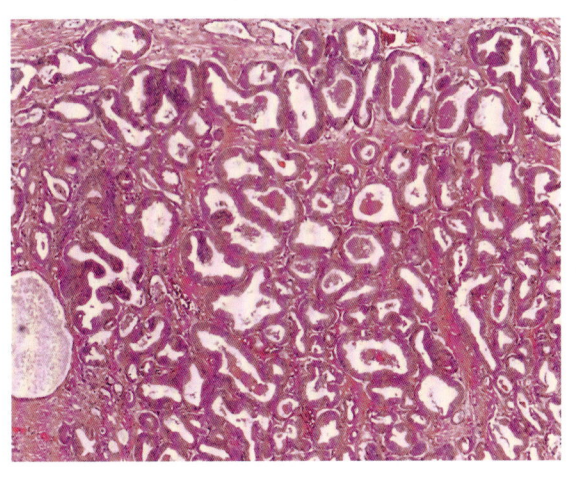

图7-6　前列腺癌，HE染色

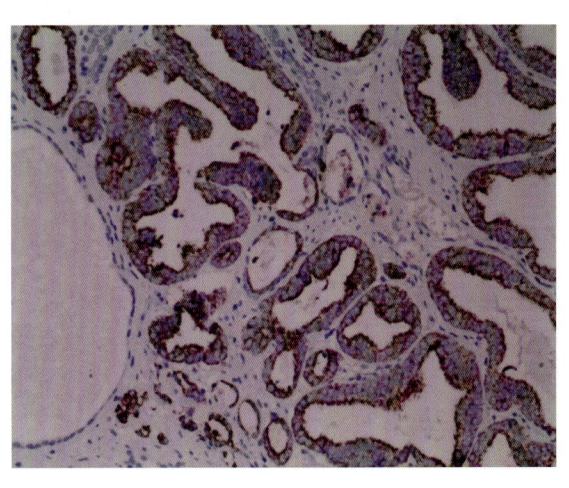

图7-7　前列腺癌，AMACR，癌细胞胞质颗粒状阳性

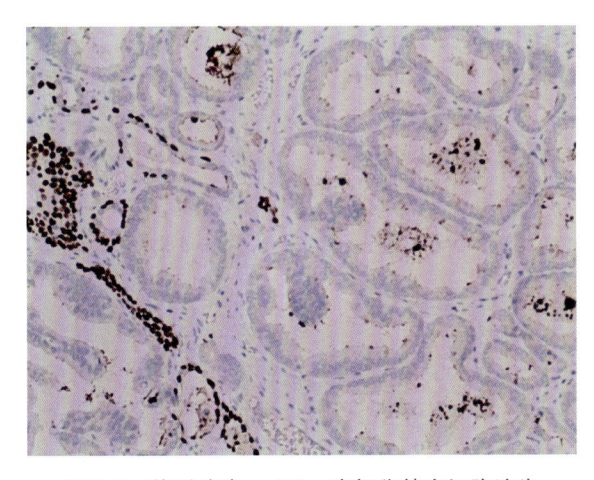

图7-8　前列腺癌，p63，癌部分基底细胞消失

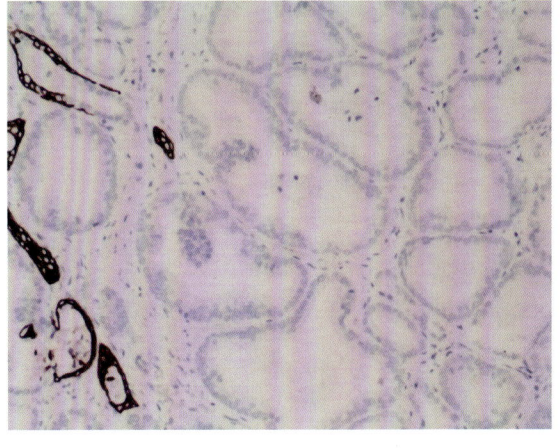

图7-9　前列腺癌，34βE12，癌部分基底细胞消失

表 7-2　免疫组化在前列腺良恶性病变中的应用

病变类型	p63	34βE12	AMACR
良性增生	腺泡周边基底细胞完整阳性	腺泡周边基底细胞完整阳性	阴性
前列腺低级别上皮内瘤变	腺泡周边基底细胞完整阳性	腺泡周边基底细胞完整阳性	弱阳性
前列腺高级别上皮内瘤变	腺泡周边基底细胞不完整阳性	腺泡周边基底细胞不完整阳性	强阳性
不典型腺瘤样增生	腺泡周边基底细胞散在阳性/阴性	腺泡周边基底细胞散在阳性/阴性	弱阳性
前列腺癌	阴性	阴性	强阳性
射精管和精囊腺	阳性	阳性	阳性

四、前列腺导管内癌的诊断与鉴别

1. 抗体选择　推荐 AMACR、p63、34βE12、ERG、PTEN、Ki-67。

2. 注释

（1）前列腺导管内癌的定义：2016版WHO的定义如下，前列腺导管内癌（IDC-P）是腺体内和（或）导管内上皮肿瘤性增生，具有高级别前列腺上皮内瘤变（HGPIN）的一些特征，但结构和（或）细胞学异型性更高，通常与高分级、高分期的前列腺癌有关。导管内癌不需进行Gleason分级。

（2）病变特点：IDC-P的组织学特征是恶性上皮细胞填充大的腺泡和腺管（前列腺腺体是正常腺体的2倍或2倍以上，腺体不规则，细胞核常呈明显的异型性，细胞核较大，一般是正常细胞核的6倍以上，细胞核常可见分裂象，并可见到粉刺状坏死），并且可以沿自然导管和腺泡进行播散，基底细胞可部分保留。IDC-P可分为4种组织学类型：实体型、致密筛状型、疏松筛状型和微乳头型。第5版WHO分类中IDC-P的诊断标准与第4版相比，保留实性或致密筛状结构IDC-P的诊断标准，致密筛状结构的定义是腺体细胞占比>腺腔面积（>50%）；粉刺状坏死强烈提示IDC-P。如为疏松筛状或微乳头结构，需有显著的细胞异型性，取消了"＞6倍周围良性腺体核"的诊断标准。

（3）免疫表型特点：瘤细胞表达AMACR、PSA等前列腺上皮标志物，AR弥漫强表达，基底细胞存在（表达p63、34βE12），50%～70% ERG基因重排（图7-10～图7-13）。有报道ERG免疫组化染色阳性与ERG基因融合状态具有较高吻合率，ERG基因融合状态可通过常规的ERG免疫组化进行，与之相反，HGPIN中几乎不能或仅少数病例可检出ERG基因重排；因此，ERG基因重排可帮助鉴别形态学诊断困难的IDC-P和HGPIN。另有报道84%（38/45）的IDC-P中存在PTEN表达缺失，与浸润性癌相似，而HGPIN未见PTEN表达缺失（0/39），提示ERG和PTEN可能有助于IDC-P和HGPIN的鉴别诊断。

（4）分子改变：雄激素调节基因TMPRSS2或其他一些基因与ETS家族成员（ERG、ETV1、ETV4、ETV5等）发生融合是前列腺癌中常见的遗传学改变，TMPRSS2-ERG是最常见的融合形式，50%～70% ERG基因重排；另有报道84%的IDC-P中存在PTEN表达缺失，与浸润性癌相似；60%的IDC-P和29% Gleason4级前列腺癌中要检出等位基因杂合性缺失（LOH），而在HGPIN Gleason3级前列腺癌中很少检出LOH；部分患者存在BRCA2基因突变。

（5）鉴别诊断：主要与HGPIN、浸润性筛状癌、前列腺导管腺癌、尿路上皮癌（导管内播散）等鉴别。IDC-P与GPIN的主要鉴别点在于IDC-P细胞多形性明显，结构异型性亦更加显著，部分病例可见粉刺状坏死且细胞核大小为正常腺体的6倍以上。除此之外，免疫组化中ERG表达和PTEN缺失在IDC-P病灶中十分常见，但在HGPIN病灶中少有表达，这一差异亦有助于二者的鉴别。筛孔型IDC-P和筛状前列腺腺泡腺癌的主要鉴别点在于后者无基底细胞成分。联合应用AMACR、p63、34βE12、ERG、PTEN、Ki-67等有助于鉴别（表7-3）。需要注意的是，常用于诊断前列腺癌的标志物AMACR在许多高级别尿路上皮癌中也可表达，因此应用这一免疫标志物进行鉴别诊断时需要谨慎。

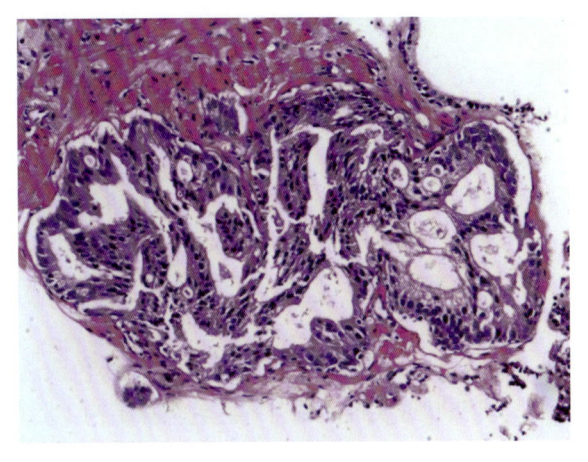

图 7-10　前列腺导管内癌，HE 染色

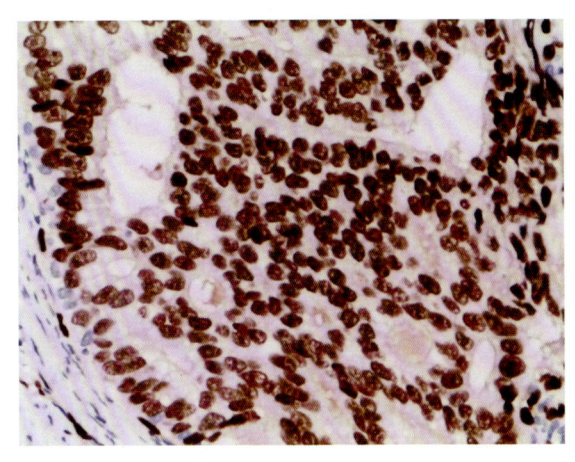

图 7-11　前列腺导管内癌，ERG，癌细胞胞核阳性

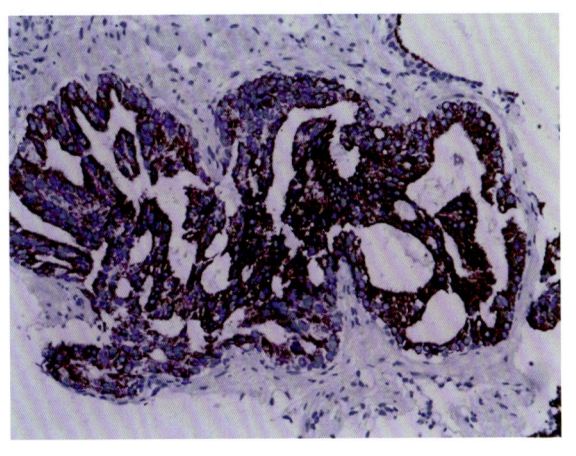

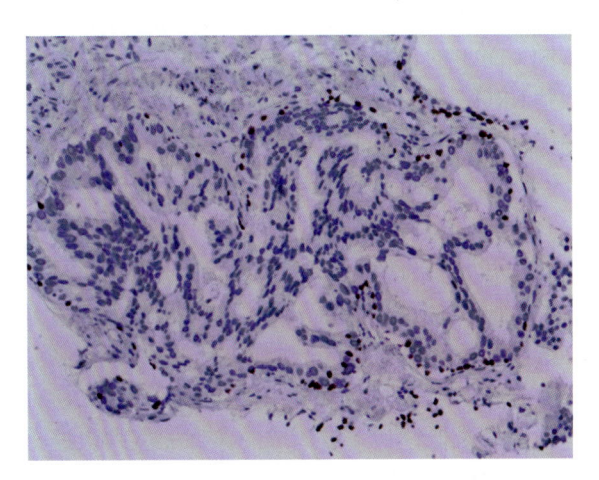

图 7-12　前列腺导管内癌，AMACR，癌细胞质阳性

图 7-13　前列腺导管内癌，p63，示导管基底细胞存在

表 7-3　前列腺导管内癌（IDC-P）的诊断与鉴别

肿瘤类型	病变特点	免疫表型或注释	分子改变
前列腺导管内癌（IDC-P）	恶性上皮细胞填充大腺泡及导管，呈实体结构/疏松筛状结构/致密筛状结构/微乳头结构，可见基底细胞	瘤细胞表达 AR、ERG、AMACR、PSA 等前列腺上皮标志物，基底细胞存在（p63、34βE12），PTEN 表达缺失	存在 ERG 基因重排、PTEN 缺失和等位基因杂合性缺失（LOH）和 BRCA2 基因突变
前列腺高级别上皮内瘤变（HGPIN）	也表现为导管和腺泡内的上皮不典型增生，但细胞和结构的异型性较小，无明显多形性/坏死	与 IDC-P 相似，表达 PSA、AMACR 和基底细胞标志物，一般无 PTEN 表达缺失和 ERG 表达	IDC-P 中缺乏 ERG 重排、PTEN 缺失和 LOH，有助于与 IDC-P 鉴别
筛状前列腺癌	与筛状 IDC-P 存在明显的组织学相似性，但癌周围无基底细胞围绕	导管或腺体的基底细胞缺失是区分前列腺癌和 IDC-P 最明显的依据	与 IDC-P 有相似的分子改变，如 ERG、PTEN 和 BRCA2
前列腺导管腺癌	瘤细胞形态类似子宫内膜样腺癌，坏死常见，常有真正的纤维血管轴心，导管腺癌周围缺乏基底细胞	表达 AR 和前列腺标志物，不表达 ERG、PAX8、GATA3 和基底细胞标志物。无 PTEN 表达缺失	常有真正的纤维血管轴心，当存在这一特征时可有助于与其他前列腺癌区分
尿路上皮癌（导管内播散）	肿瘤细胞的多形性更显著，胞质更致密而粉染，常伴鳞状细胞分化	不表达前列腺上皮标志物，多数表达 GATA3、CK7、CK20、CK-H 和 p63	在诊断困难的情况下，利用免疫组化染色可帮助鉴别诊断

五、前列腺导管腺癌的诊断与鉴别

1. 抗体选择　推荐AMACR、PSA、p63、34βE12、ERG、PTEN、Ki-67。

2. 注释

（1）前列腺导管腺癌（DAP）是一种侵袭性前列腺癌亚型，因其组织形态学类似于生殖系统的子宫内膜样腺癌，故曾被称为"前列腺子宫内膜样腺癌"。多见于中老年，常见于尿道前列腺部或尿道周围导管，可能来源于前列腺的大导管和次级导管。DAP起源于前列腺导管细胞，分泌PSA能力较差，早期DAP患者血清PSA水平多在正常范围，早期难以诊断。

（2）病变特点：肿瘤细胞呈高柱状，单层或假复层排列。细胞质丰富，通常嗜两性，也可呈淡色或透明。细胞核异型性明显，核仁突出，染色质团簇。肿瘤细胞呈筛状、乳头状或实性生长方式，乳头状结构（形态类似子宫内膜样腺癌）被认为是诊断DAP最有意义的特征，其次是由高级别核异型性、高柱状上皮和拉长的细胞核组成的细胞特征。常有真正的纤维血管轴心，当存在这一特征时可有助于与其他前列腺癌区分。

（3）免疫表型：与普通型前列腺癌相似，瘤细胞表达PSA、PSAP、NKX3.1、AMACR等；与腺泡腺癌不同，DAP的PSA和PSAP表达常为弱阳性和（或）局灶，DAP还有较高的AR、p16、p53和Ki-67标记。不表达ERG、PAX8、GATA3和基底细胞标志物（p63、CK-H）。无PTEN表达缺失。还可阳性表达丝氨酸蛋白酶抑制剂Kazal1型（SPINK1）和同源盒基因B13（HoxB13）。

（4）鉴别诊断：主要与HGPIN、前列腺导管内癌、普通型前列腺癌、精囊腺囊腺癌和转移性癌相鉴别。

1）HGPIN：可能类似于DAP，特别是当其为微乳头状时。但一般无真正的纤维血管轴心，HGPIN的腺体大小和分布与良性腺体相同，而DAP的腺体大且分布不均匀。

2）前列腺导管内癌：以致密或者疏松筛状、微乳头状及实性生长结构为主，罕见真性乳头形成，被覆为立方而非柱状上皮，一些肿瘤细胞的核大小至少是正常腺泡细胞的6倍，免疫组化染色示基底细胞保留。

3）普通型前列腺癌：DAP具备乳头状结构和核复层排列的特点，乳头状或筛状结构是最常见的类型，易与由立方或低柱状上皮构成的典型的前列腺癌相鉴别，含有纤维血管束的乳头状结构被认为是诊断DAP最有价值的线索，而在普通型前列腺癌中并不存在此种结构。

4）精囊腺囊腺癌：可与导管囊腺癌具有重叠的组织学特征，但两者免疫表型不同，精囊腺囊腺癌表达PAX8而不表达前列腺标志物如PSA等。

5）转移性结直肠癌：结直肠癌大多数表达CK20，不表达PSA。但要注意的是，约15%的DAP可表达CDX2。

六、前列腺癌的诊断与鉴别

1. 抗体选择　前列腺特异性标志物（高分化肿瘤：首选PSA、PSAP、P501S；低分化肿瘤：首选PSMA及NKX3.1）；基底细胞标志物（p63、34βE12），神经内分泌标志物（CgA、Syn、CD56、NSE）、ERG、PTEN、Ki-67。

2. 注释

（1）前列腺癌是老年男性泌尿生殖系统常见的恶性肿瘤之一。

（2）前列腺癌形态学诊断上的特点

1）结构异常：①以"具有大核仁的浸润性小腺体"为特点，最常见的结构异常是出现大量小腺泡、小而圆或形态不规则的非典型小腺体，腔缘平直，轮廓相对僵硬，聚集成腺瘤样，但缺乏正常分叶结构。②分化差时可形成筛状、实性团块、条索或单细胞结构或肾小球样结构（图7-14～图7-21）。

2）腺腔内黏液、类结晶体和胶原小结：正常前列腺腺泡内的分泌物常凝集成同心圆嗜酸性板层状小体，而癌性腺体分泌物的化学成分和物理性状均发生改变，形成无定形嗜酸性物、形态不一的类晶体（碎片或多边形等），可见蓝染的黏液样分泌物（极有帮助的诊断线索）（图7-21）。胶原小结是前列腺癌特有的一种黏液纤维性间质结节，常从间质突入腺腔。

3）细胞学异常：核仁增大的意义最大，其具体大小为1～3μm。两个或以上核仁，核仁居中或偏位，在结构异常区域,上皮细胞核仁直径≥2.5μm(即使只有几个细胞),基本上可以排除良性病变可能。

4)浸润性生长:所有前列腺癌都有不同程度浸润,尤以正常腺泡之间的间质浸润显著,免疫组化表现为基底细胞消失(图7-17,图7-20)、神经浸润、腺外脂肪和横纹肌浸润的诊断意义最大。

总之,普通型前列腺癌的前列腺高分化腺癌的诊断性特征包括神经侵犯(图7-14)、肾小球样结构(图7-20)、黏液性纤维增生(又称为胶原性小结,表现为无细胞的嗜酸性间质性细纤维团块),这些病变在良性腺体中是见不到的,其中显著核仁、腺腔内容物(尤其是蓝染的黏液样分泌物)等可作为恶性诊断的重要辅助线索。

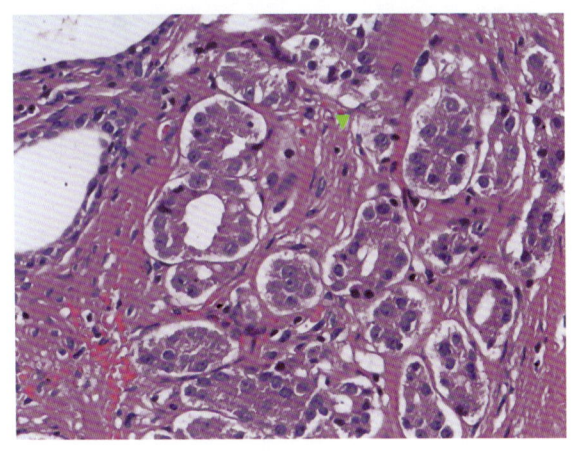

图7-14 前列腺癌,HE染色,含大核仁的腺泡和神经侵犯(▼)

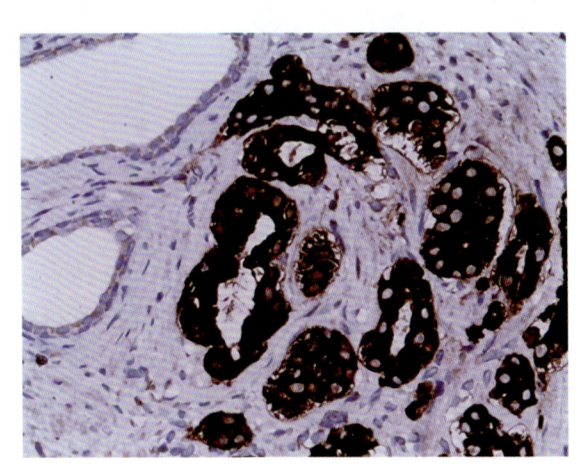

图7-15 前列腺癌,AMACR,癌细胞胞质阳性

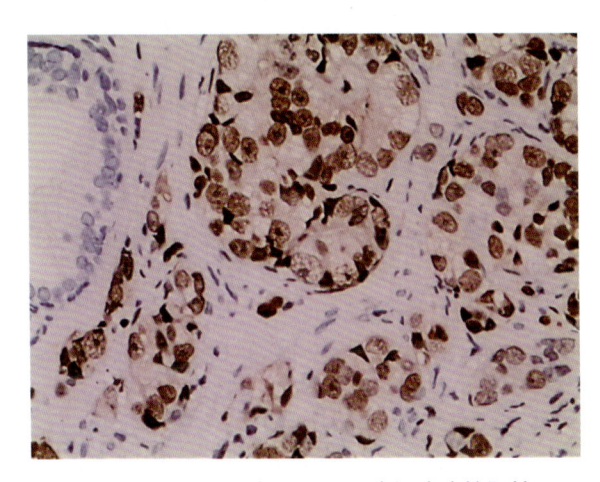

图7-16 前列腺癌,ERG,癌细胞胞核阳性

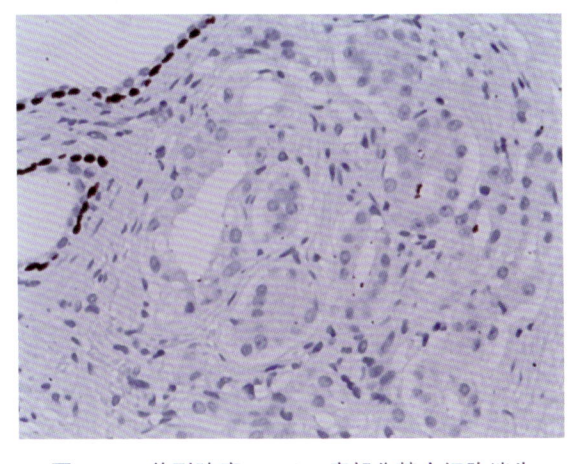

图7-17 前列腺癌,p40,癌部分基底细胞消失

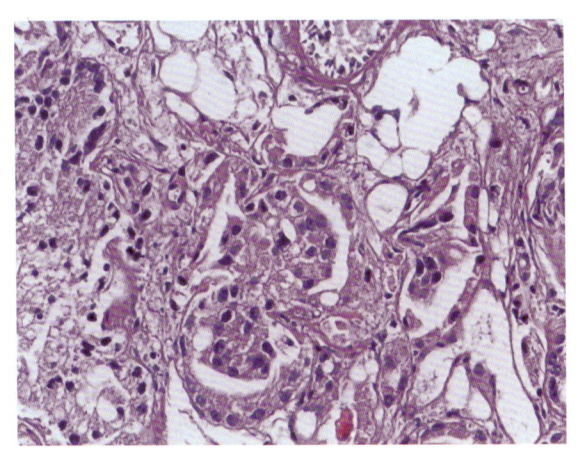

图7-18 前列腺癌,HE,含肾小球样结构(图中下)

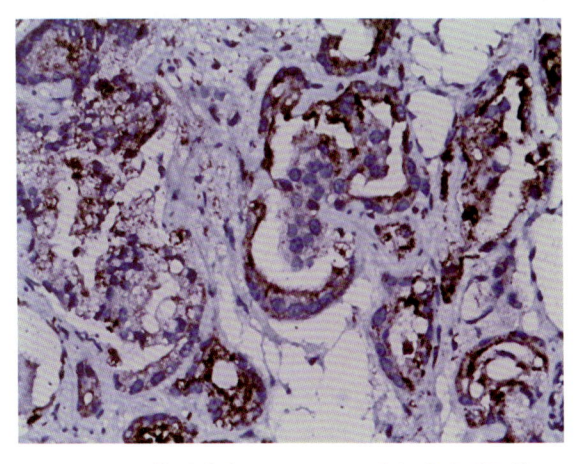

图7-19 前列腺癌,AMACR,癌细胞胞质阳性

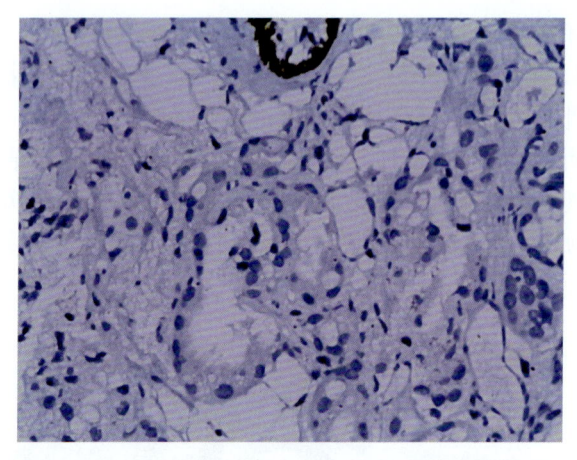

图 7-20 前列腺癌，34βE12，癌部分基底细胞消失

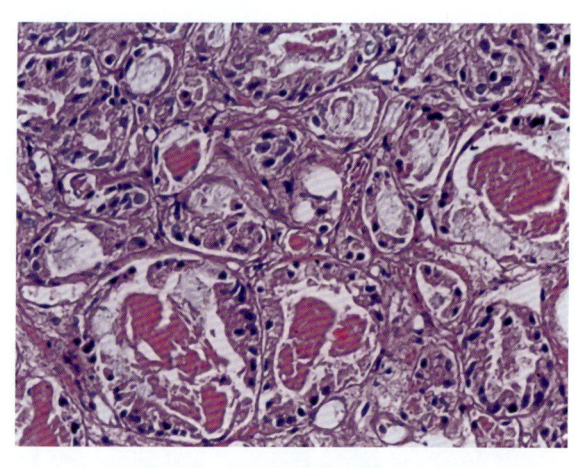

图 7-21 前列腺癌，腺腔内含黏液及红染类晶状体，HE 染色

（3）前列腺癌的组织学亚型：第 5 版 WHO 分类中腺泡腺癌保留了"萎缩型、假增生型、微囊型、泡沫样型、黏液（胶样）型、印戒样型、多形性巨细胞型、肉瘤样型"等名称（表 7-4）。前 5 种归入"少见的组织结构模式"；后 3 种列入"亚型"，增加了 PIN 样癌这一亚型。PIN 样癌形态类似 HGPIN，通常由大的、相互分离的扁平或簇状结构的腺体构成，被覆假复层上皮，核拉长，染色质丰富，形态类似导管腺癌。有一些 PIN 样癌的上皮呈立方状，可见明显核仁。PIN 样癌与 HGPIN 的主要区别是前者没有基底细胞。

表 7-4 前列腺癌的组织学亚型

组织学类型	病变特点	注释	Gleason 分级
腺泡型	以具有大核仁的浸润性小腺体为特点；细胞核、腺腔内容物及相关恶性特异性特征（黏液性纤维增生、肾小球样结构和神经周围侵犯）	基于免疫组化在基底细胞辨识中的作用，推荐使用 34βE12、p63/p40；前列腺来源的特异性标志物包括 PSA、PAP、P501S 和 NKX3.1	按 WHO 分级标准分级
萎缩型	小腺泡结构，上皮扁平，细胞质少，酷似良性萎缩腺体。但细胞学上表现为核的异型性（大而明显的核仁）、浸润性生长，基底细胞缺失	与良性萎缩腺体鉴别：良性萎缩腺体呈小叶状分布，常伴有增生性间质反应，核无异型性，有基底细胞存在	3 级
假增生型	此型癌为排列紧密的大腺泡，内覆灶性内折乳头状或外突的上皮细胞，细胞呈柱状，胞质丰富，好像结节状增生	与增生性病变最主要的不同是癌具核的非典型性，即大而明显的核仁，且缺乏基底细胞，以及 P504S 阴性	3 级
微囊型	易与良性腺体的囊变相混淆，这些扩张的恶性微囊变腺体体积可为普通腺癌腺体的 10 倍	AMACR 强阳性，同时基底细胞缺失	推荐为 3 级
泡沫样型	其特点为具有泡沫状丰富胞质的多角形或柱状瘤细胞，核质比小，核小，常无明显核仁；密集的腺体，腺泡腔中含有粉红色分泌物	免疫组化标记显示腺腔基底细胞消失，支持恶性诊断；瘤细胞表达 PSA、PAP 和 P504S，支持前列腺癌的诊断	3～4 级
黏液（胶样）型	细胞外黏液的含量≥25%，在黏液性区域，腺样、筛状或索状的瘤细胞漂浮于黏液湖中	表达 PSA、PSAP 和 P504S，不表达 CDX2、CEA 及 GATA3 等标志物	3～4 级
印戒样型	肿瘤中至少 25%，甚至 50% 以上由印戒细胞组成，瘤细胞内出现透明的空泡及偏位核	特殊染色未显示细胞内存在黏液成分，前列腺特异性标志物阳性	5 级
多形性巨细胞型	主要由大小不等的圆形、多边形细胞组成，以巨细胞、怪异细胞和间变细胞伴有多形性的核仁为显著特点，占肿瘤细胞的 5%～70%；缺乏梭形细胞成分（与肉瘤样癌相鉴别）	与低分化尿路上皮癌鉴别：前列腺特异性标志物阳性，GATA3、CK-H、p63 阴性，而尿路上皮癌正好相反	5 级
肉瘤样型	与癌肉瘤的临床病理特征相似，癌细胞出现多形性分化，包括梭形、多形和巨细胞	表达 CK、P504S、Vim；前列腺癌标志物 PSA 等阳性，支持诊断	5 级

（4）前列腺癌分级分组系统：2016版WHO分类沿用和采用了2014国际泌尿病理协会（ISUP）共识会议提出的一套以预后分组区别为基础的新的分级系统，称为前列腺癌分级分组系统（表7-5）。

表7-5　2014 ISUP前列腺癌分级分组系统及其形态学标准*

分级分组	组织学构型
分级分组1组（Gleason评分：≤6）	完全由单个的、相互分离的、腺结构完整的腺体构成
分级分组2组（Gleason评分：3+4=7）	以腺结构完整的腺体为主，伴有少部分融合的/筛状/腺腔结构不完整的腺体
分级分组3组（Gleason评分：4+3=7）	以融合的/筛状/腺腔结构不完整的腺体为主，伴有少部分腺腔结构完整的腺体△
分级分组4组（Gleason评分：8，包括Gleason4+4、Gleason3+5及Gleason5+3）	完全由融合的/筛状/腺腔结构不完整的腺体构成；或者以腺腔结构完整的腺体构成为主伴有少部分无腺体结构的成分▲；或者以无腺体结构的成分构成为主伴有少部分腺腔结构完整的腺体▲
分级分组5组（Gleason：9和10，包括Gleason4+5、Gleason5+4及Gleason5+5）	无腺体结构形成/坏死伴或不伴融合的/筛状/腺腔评分结构不完整的腺体△

*引自：赵明，等. WHO（2016）泌尿男性生殖系统肿瘤组织学分类解读. 临床与实验病理学杂志，2017, 33（2）：119-124。
△在根治切除或穿刺活检标本中，若95%以上为融合的/筛状/腺腔结构不完整的腺体或无腺体结构的成分，＜5%为腺腔结构完整的腺体成分，则后者不计算在分级分组系统之内。
▲融合的/筛状/腺腔结构不完整的腺体可为第三比例的构成部分。

（5）免疫表型特点：类似于分泌细胞，表达低分子量CK及前列腺特异性标志（如PSA、AMACR、PSAP、P501S、PSMA及NKX3.1等），绝大多数良性前列腺腺泡和导管周围都有基底细胞围绕，而基底细胞层消失是诊断前列腺癌的有力证据。推荐用于识别基底细胞的标志物有34βE12和p63/p40。50%的病例表达ERG（特异性好），少数病例可有PNET表达缺失（图7-22～图7-25）。有研究发现，PTEN表达缺失、ERG低表达及AR高表达的前列腺癌患者对辅助治疗反应差，且无病生存期明显缩短。故有学者推荐将PTEN、ERG及AR检测作为预测前列腺癌治疗效果及判断肿瘤预后的免疫指标。

（6）分子遗传学改变：目前已证实多个DNA损伤修复基因的胚系突变与前列腺癌遗传易感相关。以BRCA1和BRCA2为代表的DNA损伤修复基因是迄今为止认识最充分的前列腺癌易感基因，其他DNA损伤修复基因（如ATM、PALB2、CHEK2）及错配修复基因（MLH1、MSH2、MSH6和PMS2）也被认为与前列腺癌风险升高相关。其他与遗传性前列腺癌可能相关的基因还包括HOXB13等基因。

随着基因测序技术的不断发展，相继鉴定出ETS转录因子（ERG）融合基因、叉头转录因子A1（FOXA1）突变、E3泛素连接酶斑点型锌指结构蛋白（SPOP）等前列腺癌驱动基因。常见的基因改变有TMPRSS2-ERG整合基因、PTEN、SCHLAP1-UBE2E3融合基因、AR、FOXA1、SPOP和TP53等。TMPRSS2-

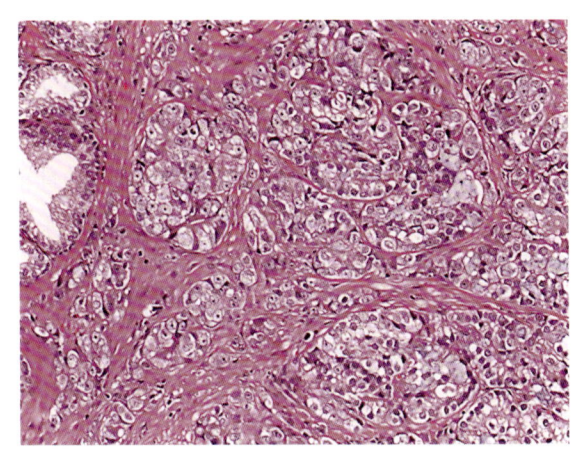

图7-22　前列腺癌，HE染色

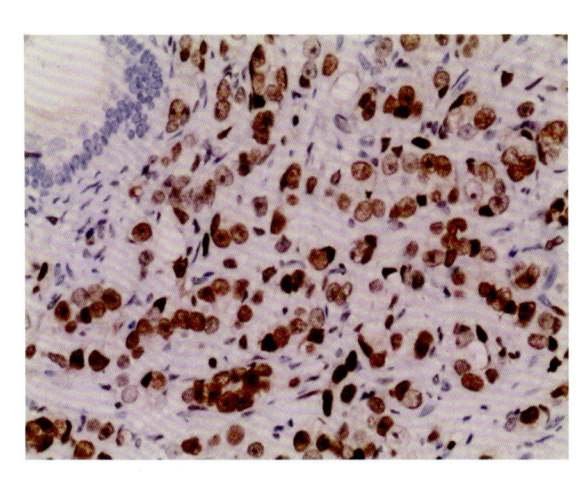

图7-23　前列腺癌，ERG，细胞核阳性

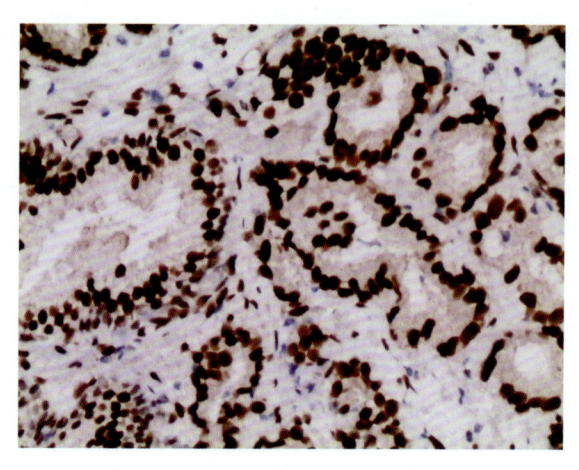

图7-24 前列腺癌，AR，细胞核阳性 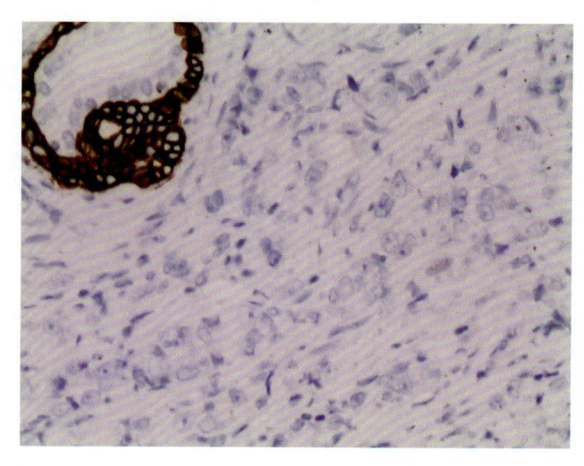　　　　　　　　图7-25 前列腺癌，34βE12，癌细胞阴性

ERG基因融合是前列腺癌中最常见的遗传改变类型，主要是由于染色体易位或基因间缺失导致ERG基因的过度表达，大多数TMPRSS2-ERG融合常伴有PTEN的缺失，且与前列腺癌的诊断之间存在关联。因此，检测TMPRSS2-ERG融合基因对于前列腺癌临床诊断具有重要意义，TMPRSS2-ERG融合在非前列腺癌组织中基本不表达。TMPRSS2-ERG融合可作为早期诊断前列腺癌的特异性生物标志物。磷酸酶和张力蛋白同源物[PTEN/磷脂酰肌醇3-激酶（PI3K）]是一种抑癌基因，约20%的原发性前列腺癌患者及约50%的去势抵抗性前列腺癌（CRPC）患者的前列腺肿瘤组织中都存在PTEN基因的缺失或突变。RB基因是最早发现的抑癌基因之一，也是人类恶性肿瘤中最常见的缺失或发生突变的基因之一。研究发现，RB基因表达缺失和突变是前列腺癌发病过程中的重要环节。约13.6%的患者可观察到RB1基因突变。在转移性CRPC患者中，超过50%的转移性CRPC出现AR的扩增或突变。

（7）鉴别诊断（表7-6）

1）腺泡腺癌和导管腺癌：目前仍未有免疫组化标志物可以有效区分腺泡腺癌和导管腺癌。

2）前列腺癌伴神经内分泌分化的鉴定：研究发现前列腺癌中也有神经内分泌细胞的存在，且这些细胞可能与去势-抵抗性疾病有关，并且神经内分泌细胞分化的程度与肿瘤的侵袭、疾病的进展和预后差密切相关。目前由于神经内分泌分化在典型前列腺腺癌中的临床意义仍然不明确，因此不推荐常规使用免疫组化染色对形态学典型的原发性前列腺癌进行任何神经内分泌分化方面的检测。详见后述。

3）低分化前列腺癌与高级别尿路上皮癌的鉴别：PSA、PSMA、NKX3.1强阳性，高分子量CK、p63阴性，诊断为低分化前列腺癌；如果肿瘤呈PSA阴性而GATA3、S-100P呈中等程度至强阳性，可诊断为尿路上皮癌；在PSA表达不明确的情况下，可加P501S、NKX3.1和GATA3。

需要注意的是，高级别尿路上皮癌常见AMACR表达，而低分化前列腺癌可能出现AMACR表达缺失，因此AMACR对于区分两者帮助不大。

4）前列腺肉瘤样癌与成人前列腺肉瘤的鉴别：前列腺肉瘤样癌（癌肉瘤）主要需与前列腺恶性梭形细胞肿瘤进行鉴别诊断，发生于成人前列腺最常见的肉瘤类型包括间质肉瘤和平滑肌肉瘤。免疫组化标志物如Desmin、CKpan、CK5/6、p63及CD34有助于鉴别诊断。

5）高级别前列腺癌与非特异性肉芽肿性前列腺炎（NSGP）/黄色瘤的鉴别：非特异性肉芽肿性前列腺炎/黄色瘤是易与高级别前列腺腺癌相混淆的主要病变之一。虽然大多数针吸活检的NSGP病例在形态学上并不类似于癌变。这些病例通常表现为由大片上皮样组织细胞构成，一些细胞伴有明显核仁和富含颗粒性细胞质。抗体选择CKpan、CAM5.2、EMA和CD68。NSGP：CD68阳性/CKpan、CAM5.2、EMA阴性。

6）低分化前列腺癌与其他部位转移或浸润至前列腺的低分化腺癌的鉴别：抗体选择，前列腺特异性标志物（高分化肿瘤首选PSA及PSAP；低分化肿瘤首选PSMA及NKX3.1）加其他相关器官特异性标志物，如与转移性结直肠癌鉴别时选择CDH17、CDX2、CK7、CK20、Villin和β-catenin等。

7）前列腺原发鳞状细胞癌（SCC）：罕见。鳞状细胞癌的诊断被限定为不含任何尿路上皮成分的单一性病变。免疫组化：可表达CKpan、CK8/18、CK5/6、p63和p40；不表达AMACR（P504S）、Uroplakin Ⅱ/Ⅲ、PSA和GATA3。前列腺原发SCC必须通过临床及影像资料与膀胱或尿道SCC累及前列腺的继发性SCC相鉴别。Uroplakin Ⅱ/Ⅲ和GATA3在尿路上皮癌中阳性表达，但在前列腺原发SCC中阴性表达。

表7-6 前列腺癌的诊断与鉴别

肿瘤	病变特点	免疫表型特点或注释
经典前列腺癌	以具有大核仁的浸润性小腺体为特点，浸润性生长；细胞核、腺腔内容物及相关恶性特异性特征	前列腺特异性标志物阳性/基底细胞缺失；存在 TMPRSS2-ERG、PTEN、MYC等突变
前列腺导管腺癌	瘤细胞形态类似子宫内膜样腺癌，坏死常见，导管腺癌周围缺乏基底细胞。常有真正的纤维血管轴心，当存在这一特征时可有助于与其他前列腺癌区分	无PTEN表达缺失和ERG表达。腺泡性腺癌一般不表达CK7和CK20，而上述两个标志物在前列腺导管腺癌中有高表达
前列腺印戒细胞癌	肿瘤中至少25%，甚至50%以上由印戒细胞组成，瘤细胞内出现透明的空泡及偏位核	特殊染色未显示细胞内存在黏液成分，前列腺特异性标志物阳性
前列腺癌伴神经内分泌分化	定义为仅有5%～10%的前列腺癌显示成簇的肿瘤性神经内分泌细胞，形态学上具有嗜酸性颗粒、胡椒粉样核染色质	可能与去势抵抗性疾病有关，表达特异性神经内分泌标志物
前列腺原发鳞状细胞癌（SCC）	大部分排列成不规则片块状，未见确切角化珠及细胞间桥。鳞状细胞癌的诊断被限定为不含任何尿路上皮成分的单一性病变	可表达CKpan、CK8/18、CK5/6、p63和p40；不表达AMACR、PSA和GATA3
高级别尿路上皮癌	肿瘤细胞呈巢状或条索状排列，细胞异型性明显，周围伴有间质的促纤维增生	PSA、P501S、NKX3.1阴性，而GATA3、S-100P、p63阳性
肉瘤样癌与肉瘤	癌细胞出现多形性分化，包括梭形、多形和巨细胞	前列腺癌标志物阳性，肉瘤相关标志物阴性
非特异性肉芽肿性前列腺炎	非特异性肉芽肿性前列腺炎、软斑症、黄色瘤易与高级别前列腺腺癌或泡沫样腺癌相混淆	抗体选择CKpan、CAM5.2，EMA和CD68，加特殊染色
转移或浸润至前列腺的低分化腺癌	扩散到前列腺的继发性肿瘤，大多数来自膀胱和直肠腺癌，后者可能与前列腺导管腺癌相混淆	前列腺癌标志物阳性，其他相关器官特异性标志物阴性
小细胞癌	典型的小细胞癌，可以单凭形态学做出诊断。但有时形态学不典型，难以在HE上与高级别的前列腺癌鉴别	神经内分泌标志物阳性，还可表达p63和CK-H，两者在前列腺癌中均为阴性

七、前列腺基底细胞癌的诊断与鉴别

1. 抗体选择　PSA、PSAP、P501S、p63、34βE12、GATA3、BCL2和Ki-67。
2. 注释

（1）前列腺基底细胞癌（BCC）属于罕见的恶性肿瘤。BCC由Frankel等于1974年首次报道，称为腺样囊性癌。2004版WHO泌尿系统和男生殖器官肿瘤分类中将类似基底细胞癌和腺样囊性癌的恶性基底细胞肿瘤统称为BCC。

（2）肿瘤细胞呈巢状、团状排列，可见大的基底细胞样细胞巢，周围呈栅栏状，亦可见中心粉刺样坏死；部分肿瘤细胞形成类似于腺样囊性癌结构，中心有许多圆形小窗孔，窗孔中可见嗜酸性物质。癌巢周围伴鳞状上皮化生，周围前列腺腺体基底细胞增生；亦可见神经周围侵犯。

（3）免疫表型：大部分瘤细胞表达p63、34βE12、BCL2，但位于最内层的腺腔样细胞可阴性，不表达前列腺腺癌标志物P504S、PSA及PAP等。腺腔最内侧的上皮细胞CK7阳性，CK20阴性。

（4）鉴别诊断：BCC主要与基底细胞增生、前列腺癌（筛状癌）、前列腺导管腺癌、尿路上皮癌累及前列腺等鉴别（表7-7）。

表7-7 前列腺基底细胞癌的诊断与鉴别

肿瘤或病变	病变特点	免疫表型特点及注释
基底细胞癌（BCC）	类似于涎腺的腺样囊性癌结构，瘤细胞呈巢团状排列，癌巢周围呈栅栏状，浸润性生长	表达基底细胞标志物，不表达前列腺癌标志物P504S、PSA及PAP等
基底细胞增生	形态上与BCC很难区分，但很少形成明确的肿块，无浸润性生长	与BCC鉴别：后者BCL2及Ki-67强阳性可用于鉴别
前列腺癌（筛状癌）	肿瘤细胞呈小腺样、筛状密集排列，瘤细胞核仁常较明显，无栅栏状排列	表达PAP、PSA及P504S，不表达基底细胞标志物，可与BCC鉴别
前列腺导管腺癌	瘤细胞常呈假复层高柱状，形成筛状或乳头状结构，类似子宫内膜腺癌，伴高级别的细胞核	表达前列腺上皮标志物，不表达基底细胞标志物，可与BCC鉴别
尿路上皮癌累及前列腺	仍保留尿路上皮的特点，常可见到乳头状结构，瘤细胞质较BCC丰富，可见鳞状上皮或腺上皮化生	瘤细胞表达GATA3、S-100P、CK7和CK20；而BCC阴性

八、前列腺神经内分泌肿瘤的诊断与鉴别

1.抗体选择　前列腺癌的分类抗体套餐［前列腺特异性标志物（PSA、PSAP、p501S、PSMA及NKX3.1）；基底细胞标志物（p63、34βE12）；神经内分泌标志物（INSM1、CgA、Syn、CD56）、ERG、PTEN、Ki-67］，加上AR、TTF-1、CyclinD1，必要时FISH方法检测 *TMPRSS2-ERG* 融合基因。

2.注释

（1）分类：2016版WHO分类将前列腺癌伴神经内分泌分化分为5种类型，即普通腺癌伴神经内分泌分化、腺癌伴帕内特细胞样神经内分泌分化、类癌、小细胞神经内分泌癌和大细胞神经内分泌癌。除完全由神经内分泌细胞组成的小细胞癌和类癌或类癌样肿瘤外，大部分情况下前列腺癌的神经内分泌分化（NED）是一般腺癌与神经内分泌癌混合夹杂存在（表7-8）。第5版WHO分类将第4版分类中前列腺高分化神经内分泌肿瘤、大细胞神经内分泌癌和小细胞神经内分泌癌归入单独的泌尿系统神经内分泌肿瘤章节。国际泌尿病理协会（ISUP）工作组对神经内分泌标志物免疫组化的使用提出了建议。临床局限性前列腺癌如无明显的神经内分泌分化形态特征，不需要进行神经内分泌标志物免疫组化检测。"神经内分泌分化"这一术语应仅限于有神经内分泌标志物表达的高级别癌；不应该用于一般的腺癌或高分化神经内分泌肿瘤。

表7-8 前列腺神经内分泌肿瘤的分类及特点

肿瘤类型	定义或病变特点	免疫表型特点	注释
高分化神经内分泌肿瘤（类癌）	发生于前列腺的类癌诊断标准非常严格，其组织形态上与其他部位的类癌相似，但是不能伴有典型的前列腺癌	其神经内分泌标志物阳性，但PSA必须为阴性	只要PSA染色阳性，就不能做出类癌的诊断。而应被归为前列腺癌伴神经内分泌分化
小细胞神经内分泌癌	与肺小细胞癌的形态学特点相似。表现为核质比高、核成形、缺乏显著的核仁，常见明显的人工挤压、凋亡、坏死及较多的核分裂象。在诊断本病之前必须首先排除转移性或膀胱小细胞癌局部蔓延至前列腺	表达神经内分泌标志物；绝大多数CyclinD1蛋白的缺失；约50%的病例表达ERG和TTF-1；部分AR、PSA、P501S、p63和34βE12灶状阳性	TTF-1在鉴别原发性前列腺小细胞癌和转移性肺小细胞癌中没有价值；*ERG* 融合基因有助于与其他部位的小细胞癌鉴别；与普通型前列腺癌鉴别：CyclinD1缺失
大细胞神经内分泌癌（LCNEC）	肿瘤细胞体积大，细胞质丰富，核染色质粗并有显著的大核仁。肿瘤细胞排列成大巢状、片状和条索样，周边呈栅栏样。常伴地图状坏死	表达神经内分泌标志物（如CD56、CD57、CgA、Syn）和P504S；Ki-67常>50%；PSA、PAP阴性或阳性	诊断LCNEC，必须要看到以上的这些特征，并且至少一项神经内分泌标志物阳性；TTF1对于鉴别是否为肺转移来源有重要意义
混合性神经内分泌癌-腺泡性腺癌	具有两种不同形态学癌的成分，一种是神经内分泌的成分（小细胞或大细胞神经内分泌癌），另一种是普通型腺泡性腺癌，两者之间突然过渡	可有经典前列腺癌的特异性标志物表达，也可表达神经内分泌标志物	与前列腺癌其他罕见亚型一样，不对神经内分泌癌进行Gleason评分，在未经治疗情况下仅对普通型腺癌进行评分

治疗相关神经内分泌癌指前列腺腺癌在雄激素剥夺治疗后出现完全或部分神经内分泌分化，占去势抵抗性前列腺癌的10%～15%。形态学表现为纯的神经内分泌癌（多为小细胞神经内分泌癌），或与分化差的腺癌混合存在，表达神经内分泌标志物突触素、嗜铬粒素A（CgA）等，通常不表达AR、NKX3.1和PSA等。

（2）前列腺癌伴神经内分泌转化的关键分子改变：目前，前列腺癌神经内分泌转化领域最受关注的3种主要分子改变分别为E26转录因子（ETS）家族基因融合、雄激素受体（AR）基因扩增、极光激酶A（AURKA）及N-myc原癌基因（MYCN）的扩增。约半数存在 TMPRSS2-ERG 基因融合，但通常不表达ERG。

第二节　睾丸肿瘤

一、正常男女生殖系统的组织学和免疫组化特点

人类生殖系统包括男性生殖系统和女性生殖系统，两者均由内生殖器（包括生殖腺、生殖管道和附属腺）和外生殖器构成。了解生殖系统的组织胚胎学及其免疫组化标志物的特性，对于生殖系统肿瘤的病理诊断和鉴别诊断非常重要（如图7-26所示）。

1.男性生殖管道包括附睾、输精管、射精管、男性尿道，均来源于中肾管（Wolffian管），免疫组化的共同特征为表达CK、CK7、Vimentin（Vim）；不同程度表达CD10、α-inhibin和Calretinin；EMA、ER和PR均为阴性。而女性生殖管道如输卵管、子宫、阴道均来源于中肾旁管（米勒管），免疫组化特征为表达米勒管标志物如PAX8、PAX2、WT1、ER、PR；Calretinin阴性。

2.男女生殖腺均来源于体腔上皮、间充质和原始生殖细胞。原始生殖细胞的免疫表型均相同，表达SALL4、OCT4、D2-40、SOX17、PLAP等。

3.男女之间性索间质有所不同，男性性索间质包括Sertoli细胞和Leydig细胞，而女性的性索间质包括颗粒细胞和卵泡膜细胞，男女之间的免疫组化表达有所不同。由男性性索间质的Sertoli细胞和Leydig细胞形成的肿瘤又称为男性母细胞瘤。性腺母细胞瘤由生殖细胞和性索细胞组成，而两性母细胞瘤则由颗粒细胞、卵泡膜细胞、支持细胞和间质细胞4种成分构成。比较总结男性、女性生殖系统的组织结构及免疫组化特征于表7-9。

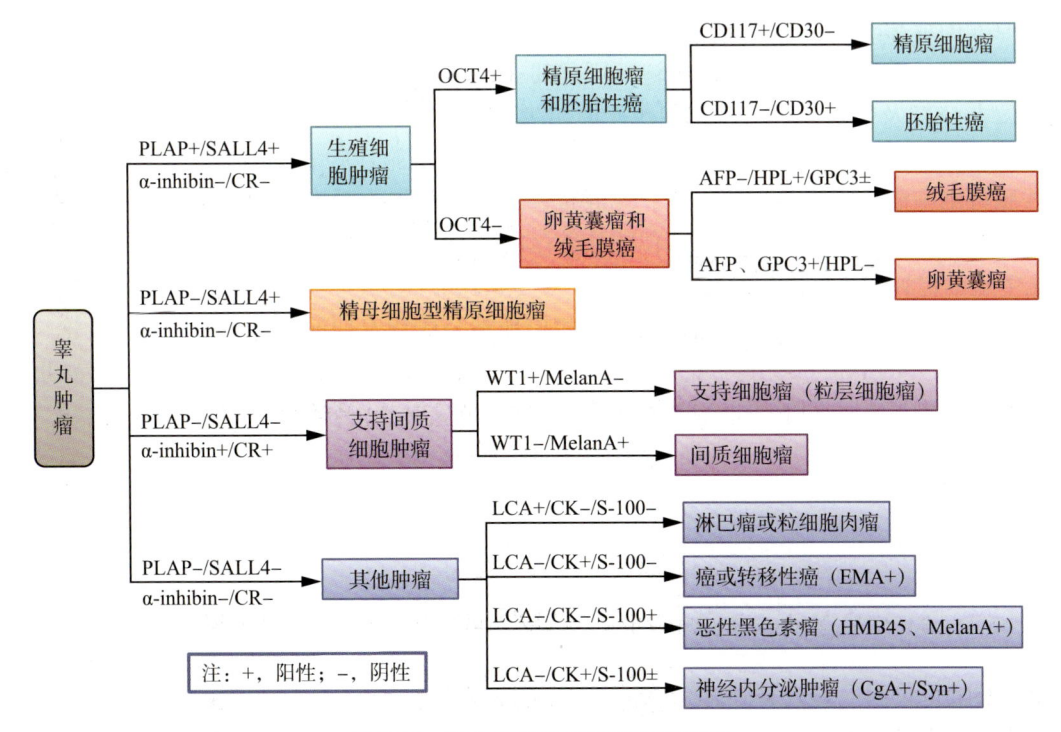

图7-26　睾丸肿瘤免疫组化诊断思路

表7-9 男性、女性生殖系统的组织学及免疫组化特征比较

组成	男性	女性
生殖腺	睾丸（来源于体腔上皮、间充质和原始生殖细胞） 生殖细胞：表达SALL4、OCT4、D2-40、SOX17、PLAP 男性特殊性索间质（Sertoli细胞和Leydig细胞） 支持细胞（Sertoli细胞）：性索间质标志物（α-inhibin、CR、CD99、SF-1、MelanA）、INSL3、CK、Vim、WT1、S-100、GFAP、Nestin及神经内分泌标志物阳性/EMA、CEA、CA125阴性 间质细胞（Leydig细胞瘤）：表达与支持细胞基本一致，但CR阴性 睾丸网（同卵巢网）：（可能来源于中肾，CK、Vim、CD10、CA125、α-inhibin和CR阳性，ER、PR偶尔阳性）	卵巢（来源于体腔上皮、间充质和原始生殖细胞） 生殖细胞：表达同男性 女性特殊性索间质（颗粒细胞和卵泡膜细胞） 颗粒细胞：性索间质标志物（inhibin、CR、CD99、SF-1、MelanA）及AMH、桥粒斑蛋白、FOXL2、WT1、CK、Vim阳性/EMA阴性；细胞间缺乏网状纤维 间质细胞：表达性索间质标志物，Vim阳性、CK阴性；网状纤维包绕每个细胞 卵巢网：类似于睾丸网的结构。由不规则的裂隙、小管、囊腔和腔内乳头共同构成的网状结构
生殖管道	附睾、输精管、射精管、男性尿道［来源于中肾管（Wolffian管）：CK、CK7、Vim阳性；不同程度表达CD10、α-inhibin和Calretinin；EMA、ER和PR均为阴性］	输卵管、子宫、阴道（来源于中肾旁管：PAX8/PAX2、WT1、ER、PR阳性，Calretinin阴性）
附属腺体	前列腺（内层为分泌细胞：PSA、AMAC阳性；外层为基底细胞：34βE12、p63阳性/S-100阴性）、精囊［黏膜上皮为单层或假复层柱状细胞（AMACR阳性），腺上皮下也有基底细胞］、尿道球腺（黏液腺，缺乏基底细胞）	斯基恩氏腺（Skene腺，相当于前列腺）、前庭大腺（Bartholin腺，相当于尿道球腺）、乳腺（腺上皮：Mammaglobin、GATA3、GCDFP-15、ER、PR阳性；肌上皮：p63、Calponin、CK5/6、34βE12、S-100阳性）
外生殖器	阴茎、阴囊	外阴（阴阜、大阴唇、小阴唇、阴道前庭、阴蒂、前庭球）

二、比较睾丸和卵巢肿瘤的异同

1.根据组织病理学特征，睾丸和卵巢癌主要分为上皮性卵巢癌、生殖细胞肿瘤及性索间质肿瘤三大类。睾丸的上皮性肿瘤分类基本参考女性卵巢肿瘤分类；睾丸性索间质肿瘤多为支持细胞、Leydig细胞构成的各类肿瘤，卵巢则以卵泡膜细胞、颗粒细胞构成的肿瘤多见。

2.生殖细胞肿瘤（GCT）：来源于原始生殖细胞在胚胎发育时期由卵黄囊沿肠系膜迁移到生殖腺的过程。根据发病部位，儿童GCT可分为颅内、性腺内、颅外性腺外三大类。其中性腺内GCT最常见于睾丸和卵巢，原发中枢神经系统GCT通常发生在脑中轴线附近，最常见于松果体区、鞍上区；颅外性腺外GCT多位于中线部位，常见原发部位依次包括骶尾部、纵隔、颈部、腹膜后等。目前认为，所有的GCT，包括卵巢和睾丸GCT及性腺外GCT，均起源于原始生殖细胞（PGC），组织学类型：①生殖细胞性肿瘤，包括精原细胞瘤（睾丸），无性细胞瘤（卵巢）等；②非生殖细胞性肿瘤，包括卵黄囊瘤、绒毛膜癌、胚胎性癌、性腺母细胞瘤、未成熟畸胎瘤等；③混合性恶性生殖细胞肿瘤（至少包含上述两种恶性组织成分）。但睾丸生殖细胞肿瘤的分类与上述部位的分类存在着较大的差异。

3.睾丸生殖细胞肿瘤（TGCT）：2016版WHO分类把TGCT分成原位生殖细胞肿瘤（GCNIS）起源和非GCNIS起源两大类。睾丸畸胎瘤和卵黄囊瘤也相应地被分成青春期前、青春期后两型，这与卵巢GCT不同。非GCNIS相关的TGCT又分为Ⅰ型TGCT和Ⅲ型TGCT，而GCNIS相关的TGCT则为Ⅱ型TGCT，其包括精原细胞瘤和非精原细胞瘤（与卵巢生殖细胞肿瘤分类基本一致）。青春期后型恶性GCT的遗传学标志是染色体12p的异常，包括第12号染色体短臂等臂染色体畸形（i12p）和12p的扩增（12p扩增/i12p）。总结两者肿瘤的差异见表7-10。

表7-10 比较睾丸和卵巢生殖细胞肿瘤的异同

	睾丸生殖细胞肿瘤		卵巢生殖细胞肿瘤
	GCNIS起源（Ⅱ型TGCT）	非GCNIS起源（Ⅰ型和Ⅲ型TGCT）	
细胞起源	原始生殖细胞	胚胎型干细胞或原始生殖细胞	原始生殖细胞

续表

	睾丸生殖细胞肿瘤		卵巢生殖细胞肿瘤
组织学类型	精原细胞瘤	精母细胞瘤	无性细胞瘤
	胚胎性癌		胚胎性癌
	卵黄囊瘤，青春期后型	卵黄囊瘤，青春期前型	卵黄囊瘤
	绒毛膜癌		绒毛膜癌
	滋养细胞肿瘤		滋养细胞肿瘤
	畸胎瘤，青春期后型	畸胎瘤，青春期前型	畸胎瘤
	畸胎瘤恶性转化（畸胎瘤恶变）		畸胎瘤恶性转化（畸胎瘤恶变）
	混合性生殖细胞肿瘤	青春期前型混合性畸胎瘤和卵黄囊瘤	混合性生殖细胞肿瘤
其他（独特类型）	消退性生殖细胞肿瘤	表皮样囊肿	卵巢甲状腺肿（良性、恶性）
		高分化神经内分泌肿瘤（单胚层畸胎瘤）	卵巢甲状腺肿性类癌
分子遗传学	+12p或i12p，*KIT*、*TP53*和*KRAS*等基因突变	+12p（Ⅰ型）；+9，*HRAS*和*FGFR3*基因突变（Ⅲ型）	与睾丸Ⅱ型TGCT相似

三、睾丸肿瘤的分子免疫表型

睾丸肿瘤属于生殖系统肿瘤，仅占男性肿瘤的1.0%～1.5%，好发于15～34岁的年轻男性，其中睾丸精原细胞瘤约占睾丸肿瘤的60%。小儿原发性睾丸肿瘤60%～75%来自生殖细胞，其他则来自非生殖细胞，包括间质细胞和支持细胞等。

睾丸肿瘤和肿瘤样病变与卵巢相应的肿瘤和肿瘤样病变相似，免疫组化标志物也基本相同。生殖细胞标志物为SALL4、PLAP、OCT4、D2-40、SOX17、CD117、CD30、GPC3、AFP、HCG；干细胞/原始生殖细胞标志物为OCT4、NANOG和SALL4；无性细胞瘤标志物为OOCT4、CD117和D2-40；卵黄囊瘤标志物为AFP和GPC3；胚胎性癌标志物为OCT4、SOX2和CD30；非妊娠性绒癌标志物为HCG；未成熟神经上皮标志物为SOX2和GPC3；性索间质标志物，推荐使用FOXL2、α-inhibin、Calretinin、SF-1、CD99等（表7-11）。

表7-11 部分睾丸肿瘤的分子免疫表型

肿瘤类型	免疫表型	分子改变或注释
原位生殖细胞瘤（GCNIS）	免疫表型与胚胎干细胞和精原细胞瘤一致，SALL4、OCT4、CD117、D2-40等	存在*KIT*和*KRAS*基因突变，以及X、2p、7、8和21号染色体获得，Y、1p、4、11、13和18号染色体缺失等
精母细胞肿瘤	精原细胞的标志物如SALL4、MAGED4、CD117、SYT、SAGE1、DMRT1多呈阳性表达；p53、PLAP、CD117偶尔阳性；一些癌症/睾丸抗原，如NUT、GAGE7和NY-ESO-1可阳性，OCT3/4阴性	可存在二倍体、多倍体或非整倍体DNA。常出现9号染色体获得，1号和20号染色体获得较少，22号染色体部分缺失。少数发现了*HRAS*基因的激活突变。WHO分类不再推荐使用"原精母细胞型精原细胞瘤"的术语，以避免与精原细胞瘤混淆
精原细胞瘤	表达OCT4、D2-40、CD117、NANOG、SALL4、SOX17、HCG、PLAP；不表达CD30、SOX2、AFP、GPC3、CK、EMA	12号染色体拷贝数扩增，出现等臂染色体（i12p），存在多种DNA拷贝数的改变，包括12p12q、21q及22q染色体的获得和13q的缺失。*KIT*基因突变发生频率更高
胚胎性癌	表达CD30、SOX2、SALL4、OCT4、CK、PLAP、AFP；不表达CD117、D2-40、GPC3、SOX17、EMA	可出现等臂染色体12p。表达OCT4、NANOG、CD30和SOX2，不表达D2-40、GPC3、EMA支持诊断胚胎性癌
卵黄囊瘤	表达AFP、GPC3、SALL4、PLAP、LIN28、AAT、CK、CD117；不表达OCT4、CD30、SOX2、NANOG、D2-40、EMA。可表达对应的组织器官分化标志物，如HepPar1、AFP、CDX2和TTF1	具有12号染色体异常，大部分为12p染色体等位基因。BMP1和TGFB2在卵黄囊瘤中特异性过表达。罕见肿瘤起源于性腺发育异常患者的性腺母细胞瘤。表达AFP、GPC3、CK，不表达EMA、OCT4、CD30、SOX2或NANOG，支持诊断卵黄囊瘤

续表

肿瘤类型	免疫表型	分子改变或注释
非妊娠性绒癌	表达HCG、GPC3、D2-40、CK、PLAP、EMA；不表达OCT4、CD117、AFP、CD30、SOX2	与妊娠性绒癌有重叠，可通过PCR方法测定遗传多态性现象，从肿瘤DNA多态性分析来鉴别妊娠性和非妊娠性绒癌
未成熟型畸胎瘤	表达SALL4、PLAP、AFP、GPC3、SOX2、HCG、CK、EMA；不表达OCT4、CD30、NANOG、CD117、D2-40	多为二倍体核型，且无12p结构异常（即青春期前型睾丸畸胎瘤）。肠和不成熟性神经成分呈SALL4阳性。神经上皮呈SOX2和GPC3阳性。不成熟性胃肠型腺体可表达AFP
混合性生殖细胞肿瘤	最常见的类型是无性细胞瘤、卵黄囊瘤和未成熟畸胎瘤，胚胎性癌和绒毛膜癌少见	常出现12号染色体拷贝数扩增，出现i12p。常需要SALL4、OCT4、CD117、GPC3、CD30免疫标志物的帮助才能识别
支持细胞瘤	表达CK、α-inhibin、CR、Vim、AR、SMA；还可表达β-catenin（核）和CyclinD1；不表达EMA、ER、CK7和生殖细胞标志物	可有X染色体获得，CCNB1/β-catenin突变，小管内大细胞透明样支持细胞瘤：与Peutz-Jeghers综合征、*STK11*基因突变有关；部分散发病例与Carney综合征（*PRKAR1A*突变）有关
间质细胞瘤	表达α-inhibin、CR、MelanA、AR、Vim、Syn、CD99；不表达CK、EMA和生殖细胞标志物	睾丸间质细胞瘤（Leydig细胞瘤）：可出现内分泌改变，如雄/雌激素的生成增加，男性乳腺发育较常见，儿童期可出现早熟
支持细胞-间质细胞瘤	又称为男性母细胞瘤；性索间质标志物阳性；EMA、生殖细胞标志物阴性	约60%存在*DICER1*基因突变，远高于其他类型的性索间质肿瘤。*DICER1*基因突变对该类病变的诊断和鉴别诊断意义重大
性母细胞瘤	表达原始生殖细胞标志物（PLAP、OCT4、CD117等）和性索间质标志物（α-inhibin、CR、WT1等）、p53。不表达AFP、HCG、HPL、CD30、CK、EMA	目前，已发现的致病基因有*SRY*、*WT1*、*TSPY*、*SOX9*、*FOXL2*等。常伴发Turner综合征、激素不敏感综合征、46，XY纯性腺发育不全、混合性性腺发育不全等疾病
两性母细胞瘤	表达性索间质标志物如FOXL2、α-inhibin、CD99、CR、SF-1等；不表达生殖细胞标志物	肿瘤由粒层细胞、卵泡膜细胞、支持细胞和间质细胞4种成分构成，且每种成分至少>10%，可存在*DICER1*基因突变
腺瘤样瘤	表达CK、Vim、EMA及间皮标志物；不表达B72.3、CEA、CD34、CD31	肿瘤坏死因子受体相关因子7（TRAF7）突变驱动了异常的NF-κB通路激活，L1细胞黏附分子（L1CAM）高表达
睾丸网腺癌	CK、CEA、EMA阳性，部分表达CD10和Vim；生殖细胞标志物及间皮标志物阴性	在鉴别诊断上，须与非精原细胞瘤性生殖细胞癌、支持细胞瘤、类癌、恶性间皮瘤和腺瘤样等鉴别，免疫组化可能有一定帮助

四、好发于睾丸的生殖细胞肿瘤

1.抗体选择　SALL4、OCT4、CD117、D2-40、SOX2、CD30、LCA，必要时加FISH检测。

2.注释

（1）好发于睾丸的生殖细胞肿瘤：2016版WHO泌尿系统和男性生殖器官肿瘤分类把睾丸生殖细胞肿瘤（TGCT）分成原位生殖细胞肿瘤（GCNIS）起源和非GCNIS起源两大类。睾丸畸胎瘤和卵黄囊瘤也相应地分成青春期前、青春期后两型。青春期后型肿瘤与卵巢GCT基本相同，而青春期前型卵黄囊瘤、青春期前型畸胎瘤、皮样囊肿、表皮样囊肿、精母细胞瘤与卵巢GCT不同（表7-12）。

起源于GCNIS的TGCT通常具有相似的遗传学改变，即12号染色体短臂的扩增，常表现为等臂染色体12p（i12p）。因此，利用FISH检测确定12p有无扩增，有助于确定源自畸胎瘤的体细胞恶性变或与GCNIS无关的睾丸青春期后型TGCT。

（2）鉴别诊断

1）管内生殖细胞肿瘤与管内生殖细胞增生的鉴别：抗体选择OCT4、PLAP。

原位生殖细胞肿瘤最重要的免疫组化标志物是PLAP，85%～98%的病例瘤细胞细胞膜阳性，正常生殖细胞和支持细胞均为阴性；其他OCT4是最佳标志物，因为OCT4在生精小管内生殖细胞瘤变中具有一

表7-12　与卵巢不同的睾丸生殖细胞肿瘤的病变特点

肿瘤类型	病变特点	免疫表型	分子改变或注释
原位生殖细胞肿瘤（GCNIS）	以曲细精管内散在肿瘤细胞（常位于管的底部）为特征，瘤细胞大，胞质丰富透明，核大不规则，染色质粗糙，被支持细胞分隔，缺乏生精现象	免疫表型与胚胎干细胞和精原细胞瘤一致，如SALL4、OCT4、CD117、D2-40和NANOG等阳性；CK、CD30阴性	存在KIT和KRAS基因突变，以及X、2p、7、8和21号染色体获得，Y、1p、4、11、13和18号染色体缺失等。起源于GCNIS的TGCT通常具有相似遗传学改变，即12号染色体短臂的扩增，常表现为等臂染色体12p（i12p）
曲细精管内精原细胞瘤	曲细精管内完全充填精原细胞瘤细胞，缺乏支持细胞等正常细胞成分	免疫表型同精原细胞瘤，表达SALL4、OCT4、CD117、D2-40等；CK、CD30阴性	目前认为多数曲细精管内精原细胞瘤、曲细精管内非精原细胞瘤是GCNIS进展为精原细胞瘤或非精原细胞瘤的中间状态，但少数病例也可能是浸润性精原细胞瘤或非精原细胞瘤的肿瘤
曲细精管内非精原细胞瘤	多为胚胎性癌，罕见为绒癌、卵黄囊瘤及畸胎瘤，管内缺乏支持细胞等正常细胞成分	表达OCT3/4、CD30，但不表达精原细胞瘤标志如OCT4、CD117、D2-40和NANOG等	
精原细胞瘤	形态单一的原始生殖细胞排列成小叶状、条索状或柱状，纤维性间质分隔，并伴有淋巴细胞浸润	表达OCT4、D2-40、CD117、NANOG、SALL4、SOX17、HCG、PLAP；不表达CD30、SOX2、MAGEA4、CK、EMA	12号染色体拷贝数扩增、出现等臂染色体（i12p），存在多种DNA拷贝数的改变：包括12p12q、21q及22q染色体的获得和13q的缺失。KIT基因突变发生频率更高
精母细胞瘤	由三类细胞构成，细胞核大小不一，似淋巴样细胞、精原细胞及初级精母细胞，偶可出现间变区域	SALL4、CD117阳性；胚胎干细胞OCT3/4、PLAP、AFP和CD30等阴性；MAGEA4阳性，p53、NUT偶尔阳性	无12p扩增/i12p。可存在二倍体、多倍体或非整倍体DNA。常出现9号染色体获得（DMRT1扩增），1号和20号染色体获得较少，22号染色体部分缺失。少数HRAS基因的激活突变
青春期后型畸胎瘤	包括成熟性畸胎瘤与未成熟性畸胎瘤，伴有体细胞恶性成分（如肉瘤、PNET等）者仅见于青春期后型	肠和不成熟性神经成分呈SALL4阳性。神经上皮呈SOX2和GPC3阳性。不成熟胃肠型腺体可表达AFP	与GNIS有关的青春期后型（年龄＞14岁），存在12p扩增/i12p，睾丸青春期后型畸胎瘤均为恶性，不必分级或计算未成熟成分。青春期后型与青春期前型畸胎瘤的鉴别点在于前者有GCNIS
混合性生殖细胞肿瘤	弥漫性胚胎瘤以大量的胚胎性癌和卵黄囊瘤成分规律性（"项圈样"）排列为特征，仅见于睾丸，为混合性生殖细胞肿瘤的一个亚型。多胚瘤是早期胚胎形成的重演，或称为最不成熟的畸胎瘤。由多个胚样小体构成，类似于18天前的体节前胚胎。只有胚样小体成分大于90%时才可诊断为"多胚瘤"		
消退性生殖细胞肿瘤	为部分或完全消退的生殖细胞肿瘤，睾丸残留GCNIS、瘢痕/纤维化结节状病灶和特征性的小管内粗大钙化，多伴有淋巴浆细胞浸润、含铁血黄素吞噬细胞和肉芽肿等，多为睾丸外肿瘤（尤为腹膜后）的首发症状		

致的高度敏感性。D2-40也是较好的可选择标志物，因其具有与OCT4相同的免疫反应性。

2）精原细胞瘤与精母细胞肿瘤鉴别：精原细胞瘤表达SALL4、OCT4、D2-40、CD117、PLAP、SOX17（插图可参考第八章第七节"无性细胞瘤"相关内容）；不表达EMA、CK、AFP、GPC3、CD30或SOX2。精母细胞肿瘤SALL4阳性，PLAP和OCT4阴性。精原细胞瘤与GCNIS有关，存在12号染色体短臂的扩增，常表现为等臂染色体12p。FISH检测确定12p有无扩增，有助于与精母细胞肿瘤鉴别。

3）生殖细胞肿瘤与淋巴瘤的鉴别：抗体选择SALL4、OCT4、GPC3、CKpan、CD20、CD3。

睾丸弥漫性大B细胞淋巴瘤表达OCT4蛋白；部分淋巴母细胞淋巴瘤、间变性大细胞淋巴瘤及髓样白血病偶可表达SALL4。应联合OCT4、SALL4和CD20等免疫组化标志物，避免误诊。

参 考 文 献

曹登峰，2014. 睾丸生殖细胞肿瘤的病理形态和免疫组织化学标志物. 中华病理学杂志，43（11）：776-781.

陈放知，赵晓昆，2017. 前列腺癌发生的分子基础. 中南大学学报（医学版），42（5）：581-587.
陈铌，周桥，2016. 前列腺导管内癌研究进展. 现代泌尿外科杂志，21（1）：4-8，19.
陈铌，周桥，2023. 第5版WHO前列腺肿瘤分类解读. 中华病理学杂志，52（4）：321-328.
陈燕坪，朱伟峰，陈丽芳，2017. 睾丸弥漫性大B细胞淋巴瘤中OCT4蛋白的表达及其临床病理特征. 中华病理学杂志，46（6）：383-387.
陈勇，冯艺，赵彩霞，等，2020. 子宫腺瘤样瘤67例临床病理分析. 安徽医药，24（10）：1992-1995，2122.
陈玉玲，樊翔，王国庆，等，2019. 前列腺导管内癌的病理特征及临床意义. 诊断病理学杂志，26（9）：595-599.
程亮，徐嘉雯，黄文斌，等，2016. 2016版WHO泌尿男性生殖系统肿瘤分类解读. 中华泌尿外科杂志，37（8）：566-571.
程亮，赵明，王丽莎，2015. 免疫组织化学标志物在泌尿生殖系统肿瘤诊断中的应用和进展. 中华病理学杂志，33（5）：352-356.
傅江河，陈丽阳，茅育蕾，2017. 前列腺导管腺癌免疫组化染色分析. 浙江实用医学，22（6）：431-433.
顾成元，叶定伟，2018. 基于基因组学的前列腺癌临床精准诊疗研究进展. 中国临床医学，25（2）：290-295.
郭锐，王耀众，官润云，等，2016. 原发性前列腺鳞状细胞癌1例报告并文献复习. 国际泌尿系统杂志，36（4）：597-598.
郝金燕，刘莉萍，潘慧，等，2017. 前列腺基底细胞癌1例. 临床与实验病理学杂志，33（2）：235-236.
贺慧颖，饶秋，赵明，等，2018. 泌尿及男性生殖系统肿瘤病理诊断免疫组化标志物选择专家共识. 临床与实验病理学杂志，34（3）：237-243.
化宏金，张智弘，2016. 基于前列腺癌Gleason评分系统的新分级系统. 中华病理学杂志，45（7）：495-497.
赖己创，曾宝辉，陈佳琳，等，2019. 超声引导下前列腺穿刺病理标本免疫学指标与前列腺癌相关性. 实用医学杂志，35（6）：898-902.
兰雨，何秀丽，2016. 经直肠超声引导下穿刺活检在前列腺癌诊断中的临床应用价值. 解放军医学杂志，41（5）：416-419.
黎辉，2017. 前列腺非典型腺瘤样增生的病理形态学特征与鉴别诊断. 临床合理用药杂志，10（11）：174-175.
李凯，付启忠，刘颖，2019. 前列腺导管腺癌2例报告. 现代泌尿生殖肿瘤杂志，11（3）：177-178.
刘勇，杨海玉，2015. 免疫组织化学在泌尿与男性生殖系统疾病诊断中的应用. 中华病理学杂志，44（6）：422-426.
吕炳建，程亮，2016. 2016版WHO睾丸和阴茎肿瘤新分类解读. 中华病理学杂志，45（8）：518-521.
吕炳建，程亮，2017. 睾丸生殖细胞肿瘤分类和诊断进展. 中华病理学杂志，46（6）：435-438.
吕炳建，程亮，2018. 睾丸性索-间质肿瘤的诊断与分类进展. 中华病理学杂志，47（2）：139-142.
苗长城，2018. 前列腺导管内癌病理学诊断进展. 齐齐哈尔医学院学报，39（3）：324-326.
彭炜，刘继红，2017. 前列腺癌基础研究现状及展望. 中华实验外科杂志，34（12）：2019-2022.
沈勤，饶秋，余波，等，2016. 免疫组化染色及FISH检测12号染色体短臂捕获对Ⅱ型睾丸生殖细胞肿瘤的诊断意义. 中华男科学杂志，22（8）：692-697.
滕梁红，张冬梅，卢德宏，等，2012. 少见前列腺癌类型45例临床病理学分析. 临床与实验病理学杂志，28（10）：1073-1077.
王海涛，2019. 去势抵抗性前列腺癌精准治疗的研究进展. 山东大学学报（医学版），57（1）：30-35.
王准，温思萌，朱识淼，等，2017. 去势抵抗性前列腺癌的病因学分型研究和临床精准医疗实践探索. 临床外科杂志，25（7）：551-555.
魏建国，王诚，滕晓东，2016. 对WHO前列腺癌伴神经内分泌分化诊断标准的解读. 中华病理学杂志，45（10）：727-730.
吴涛，赵劲歌，沈朋飞，等，2020. 导管腺癌在前列腺癌中的研究进展. 肿瘤综合治疗电子杂志，6（4）：12-16.
徐嘉雯，孙亮，程亮，2019. 前列腺神经内分泌癌研究新进展. 中华泌尿外科杂志，40（1）：73-75.
杨丽，王映梅，周汝，等，2016. 睾丸原位生殖细胞肿瘤. 实用肿瘤杂志，31（4）：310-314.
杨珊珊，王雪迪，赵敏，等，2020. 睾丸精母细胞肿瘤2例的临床病理分析及文献复习. 临床与病理杂志，40（6）：1612-1617.
杨绍荣，2008. 前列腺上皮内瘤临床病理及免疫组化分析. 诊断病理学杂志，15（3）：234-235.
余莉莉，董琬如，陈明会，等，2015. 性腺母细胞瘤的分子遗传机制研究进展. 遗传，37（11）：1105-1115.
余英豪，2006. 睾丸肿瘤的免疫组化诊断与鉴别诊断. 中国误诊学杂志，6（3）：543-546.
余英豪，李慧明，2014. 前列腺疾病的免疫组化诊断. 临床与实验病理学杂志，30（12）：1329-1332.
张吉鲤，王子威，张文辉，等，2021. 前列腺癌分子改变研究进展及中西方差异. 中华泌尿外科杂志，42（3）：233-236.
郑素琴，程亮，2008. 高级别前列腺上皮内瘤变及其他癌前病变的病理特点. 中华病理学杂志，37（5）：289-293.
中国抗癌协会家族遗传性肿瘤专业委员会，2022. 中国家族遗传性肿瘤临床诊疗专家共识（2021年版）（7）—家族遗传性前列腺癌. 中国肿瘤临床, 49（2）: 59-63.

中华医学会病理学分会泌尿男性生殖系统疾病病理专家组, 2016. 前列腺癌规范化标本取材及病理诊断共识. 中华病理学杂志, 45（10）: 676-680.

Beltran H, Yelensky R, Frampton GM, et al, 2013. Targetednext-generation sequencing of advanced prostate cancer identifies potential therapeutic targets and disease heterogeneity. Eur Urol, 63（5）: 920-926.

Cheng L, Lyu B, Roth LM, 2017. Perspectives on testicular germ cell neoplasms. Hum Pathol, 59（1）: 10-25.

Magi-Galluzzi C, 2018. Prostate cancer: diagnostic criteria and role of immunohistochemistry. Mod Pathol, 31（S1）: S12-S21.

Moch H, Humphrey P, Ulbright T, et al, 2016. WHO classification of tumours of the urinary system and male genital organ. Lyon: IARC Press.

Mott LJ, 1979. Squamous cell carcinoma of the prostate: report of 2 cases and review of the literature. J Urol, 121（6）: 833-835.

Nonaka D, 2009. Differential expression of SOX2 and SOX17 in testicular germ cell tumors. Am J Clin Pathol, 131（5）: 731-736.

Sheridan T, Herawi M, Epstein JI, et al, 2007. The role of P501S and PSA in the diagnosis of metastatic adenocarcinoma of the prostate. Am J Surg Pathol, 31（9）: 1351-1355.

第八章

女性生殖系统

第一节 女性生殖系统肿瘤相关标志物

一、正常女性生殖系统组织的免疫组化要点

女性生殖系统包括卵巢、输卵管、子宫、阴道和外生殖器。其中生殖管道，如输卵管、子宫、上段阴道均来源于中肾旁管（米勒管）。免疫组化特征为表达米勒管标志物，如PAX8、PAX2、ER、PR阳性；Calretinin阴性。下段阴道和外生殖器来源于泌尿生殖窦。而男性生殖管道来源于中肾管（Wolffian管），男性、女性生殖系统的组织结构及免疫组化特征有较大的差别（详见第七章第二节"一、正常男女生殖系统的组织学和免疫组化特点，表7-9"）。女性不同部位的生殖管道组织，其免疫组化标志物有所不同，见表8-1。

表8-1 正常女性生殖系统组织的免疫组化要点

组织类型	免疫组化特征
外阴、阴道和宫颈	
复层鳞状上皮	CKpan、CK-H、ER、PR、p63、p40阳性，CK-L、CEA阴性；但癌前病变（如上皮内瘤变）或癌变时可表达CK-L、EMA。Ki-67表达限于基底层并呈均匀一致的线状着色；p16和CK20阴性
宫颈腺上皮	CKpan、CK-L、CAM5.2、EMA、CA125阳性，宫颈上皮和间质均表达ER和PR；Ki-67、p16、Vim和CK20阴性。CEA在正常宫颈腺上皮为阴性，但恶性病变或腺癌时CEA常为阳性
子宫	
子宫内膜	PAX8、CA125、Vim阳性，CEA、p16阴性。CK7阳性/CK20阴性。ER、PR在正常子宫组织、良性肿瘤和恶性肿瘤中均可阳性，低分化癌中表达减弱，透明细胞癌中一般为阴性
子宫内膜间质	可阳性表达CD10、Vim、WT1、ER、PR、CD117、CyclinD1、BCOR、CK阳性/EMA阴性。平滑肌标志物：MSA、SMA局灶阳性，但Desmin、Caldesmon、HDAC8阴性
子宫平滑肌	SMA、Desmin、h-Caldesmon、组蛋白脱乙酰酶8（HDAC8）表达于平滑肌肿瘤，后两者更特异，可用于与子宫内膜间质肿瘤区分。CD10、CD34（偶尔阳性）；上皮标志物（CK局灶阳性/EMA阴性）
输卵管	
输卵管上皮	表达PAX8、CA125、WT1、ER、PR；微管蛋白（tubulin）阳性；正常上皮细胞p53阴性，癌变时突变型表达；CK7阳性/CK20阴性
中肾管（Wolffian管）残件	CD10通常特征性地显示腔缘阳性，Calretinin、GATA3和PAX8阳性表达。p16和p53在中肾管残件中表达为阴性/弱阳/斑驳阳性。也可表达CKpan、CAM5.2、CK7、CK19、Vim；CA125、CK20、EMA、WT1、CEA、ER、PR均为阴性
卵巢	
表面生发上皮	CK阳性、CK7阳性/CK20阴性；抗腺癌抗体（包括CD15、CEA、BerEP4、MOC31、B72.3等多数卵巢上皮性癌表现为膜阳性，而间皮瘤均为阴性或罕见阳性）

续表

组织类型	免疫组化特征
生发上皮向米勒管方向分化	米勒管标志物，如PAX8、ER、CA125、WT1阳性；CK7阳性/CK20阴性
生殖细胞	表达SALL4、OCT4、D2-40、SOX17、PLAP、CD117、CD30、GPC3、AFP、HCG
特殊性索间质	α-inhibin、Calretinin（CR）、SF-1、CD99、MelanA、FOXL2、CK阳性/EMA阴性。其他：颗粒细胞表达AMH、桥粒斑蛋白、FOXL2、CK、Vim阳性/EMA阴性；细胞间缺乏网状纤维；间质细胞Vim阳性、CK阴性，网状纤维包绕每个细胞
间皮细胞	Calretinin、CK5/6、D2-40、WT1、MC（HBME-1）、GLUT1、CA125阳性；CEA、BerEP4、MOC31、PAX8、ER、PR、CD15等阴性
滋养细胞	广谱标志物包括CKpan、CD10、CK18、HLD-G、GATA3、inhibin；p63、HPL和Ki-67是滋养细胞肿瘤鉴别的重要标志物；CD146和HPL、inhibin可确定子宫内妊娠的中间滋养细胞；合体滋养细胞HCG和HPL均为弥漫性染色，而PLAP为局灶性染色

二、女性生殖道肿瘤常用免疫组化标志物

卵巢肿瘤和肿瘤样病变与睾丸相应的肿瘤和肿瘤样病变相似，免疫组化标志物也基本相同。生殖细胞标志物：SALL4、OCT4、D2-40、SOX17、PLAP、CD117、CD30、Glypican3（GPC3）、AFP、HCG；性索间质标志物：推荐使用FOXL2、α-inhibin、Calretinin、SF-1、CD99等（详见第七章第二节"二、比较睾丸和卵巢肿瘤的异同，表7-10"）。

此处只介绍女性生殖道肿瘤常用免疫组化标志物（表8-2）。生殖管道如输卵管、子宫、阴道上段均来源于中肾旁管（米勒管），免疫组化特征为表达米勒管标志物，如PAX8、PAX2、ER、PR阳性；Calretinin阴性。而男性生殖管道来源于中肾管（Wolffian管），免疫组化的共同特征为表达CKpan、CK7、Vim；不同程度表达CD10、α-inhibin和Calretinin；EMA、ER和PR均为阴性。若不退化则可发生女性附件肿瘤与Wolffian管残件，其解剖学位置主要在卵巢门、输卵管系膜、子宫侧面、阴道外1/3处。中肾管附件残件肿瘤也可存在上述中肾管的免疫组化标志物表达。

表8-2 女性生殖道肿瘤常用免疫组化标志物

抗体	阳性定位	注释
CK	细胞质	正常复层扁平上皮表达CKpan、CK-H，不表达CK-L，但在上皮内瘤变时可出现CK-L表达。在宫颈、子宫内膜、输卵管及卵巢的腺上皮肿瘤中CK7阳性/CK20阴性，而结直肠肿瘤CK7阴性/CK20阳性有助于两者鉴别；滋养层细胞均表达CKpan
CEA	细胞质	CEA在内膜癌中的应用主要是子宫内膜癌与宫颈腺癌两者间的鉴别诊断。推荐采用单克隆CEA抗体。在女性生殖道、卵巢及宫颈的原发性黏液腺癌中，CEA通常呈阳性。正常宫颈（鳞状上皮、腺上皮）、子宫内膜（大部分子宫内膜样腺癌）及卵巢组织CEA均为阴性；而宫颈（鳞化、CIN、鳞癌、腺癌）、子宫内膜癌（常为鳞化区）、Brenner瘤CEA常为阳性；卵巢浆液腺癌和大多数良性肿瘤很少表达CEA
EMA	细胞质	EMA可用于性索间质细胞肿瘤（阴性）和上皮性肿瘤（阳性）的鉴别，而CKpan在上皮性肿瘤、性索间质肿瘤及其他生殖细胞肿瘤中也有表达
PAX8	细胞核	PAX8是近年发现的米勒管上皮来源肿瘤的特异性标志物。在甲状腺的滤泡细胞、肾脏和米勒管的器官发生过程中存在表达。在卵巢的浆液性细胞癌、内膜样细胞癌和透明细胞癌中表达，但在卵巢黏液性细胞癌中几乎阴性
CA125	细胞质/膜	CA125是与卵巢癌细胞相关的膜表面糖蛋白。卵巢、宫颈、子宫内膜、乳腺、胃肠道及甲状腺腺瘤均有表达。卵巢黏液性（肠型）肿瘤阳性率很低
ER/PR	细胞核	ER/PR存在于正常子宫的内膜（间质和腺体）、肌层细胞、正常乳腺的上皮细胞等。在Ⅰ型子宫内膜癌尤其是低级别内膜样腺癌ER及PR的表达往往呈阳性，而浆液性癌、透明细胞癌及高级别子宫内膜样癌中常不表达或灶性弱阳性表达

续表

抗体	阳性定位	注释
CDX2	细胞核	CDX2是一种肠道特异性转录因子,是肠上皮的特异性标志物。在卵巢肠型黏液性癌CDX2往往阳性,而在颈管内膜型黏液性癌中则常为阴性
HIK1083	细胞质	是一种胃黏液细胞黏蛋白,主要在正常胃黏膜细胞和十二指肠腺细胞中表达,正常的宫颈腺体阴性。90%以上宫颈微偏腺癌表达HIK1083,普通型宫颈腺癌仅少部分呈微弱表达,小叶状宫颈内膜腺体增生伴胃型上皮化生也呈阳性表达
MUC	细胞质	黏蛋白（MUC）由特殊的上皮细胞-杯状细胞分泌。MUC6主要表达于胃体、胃窦的基底部腺细胞;MUC2是主要由消化道黏膜上皮杯状细胞分泌的黏蛋白的主要成分之一,在正常宫颈腺上皮、宫颈原位腺癌与普通型宫颈腺癌和宫颈微偏腺癌中的表达呈上升趋势
p53	细胞核	p53弥漫强阳性通常意味着p53基因突变,是内膜浆液性癌（ESC）的重要特征,可应用于与其他类型子宫内膜癌的鉴别诊断。绝大多数（>80%）ESC中,p53呈弥漫强阳性（阳性肿瘤细胞为75%～80%）,然而也有一些病例由于p53的截短突变而呈完全阴性,因而ESC中p53呈现一种"全有/全无"的表达形式。p53局灶弱阳性表达多与非突变事件引起的野生型p53聚集有关,可见于一些低级别子宫内膜样癌和内膜透明细胞癌中
p16	细胞核	p16是一种抑癌基因,浆液性癌多为弥漫性强阳性表达,而在子宫内膜样癌中仅局灶表达,透明细胞癌中呈阴性。此外,p16可作为高危型HPV感染的间接检测手段;也可作为判断肿瘤是否为宫颈来源的重要辅助指标,用于内膜癌与宫颈癌两者间的鉴别诊断
WT1	细胞核	主要标记输卵管和卵巢表面上皮细胞,而子宫内膜和宫颈上皮为阴性。在非上皮细胞间皮细胞和女性生殖道的基质细胞、睾丸非生殖细胞为阳性。在卵巢浆液性癌中阳性率＞90%。在卵巢移行细胞癌中亦常阳性,而在绝大多数卵巢子宫内膜样癌、透明细胞癌和黏液腺癌中为阴性
IMP3	细胞质	胰岛素样生长因子Ⅱ mRNA结合蛋白3（IMP3）是一种癌胚蛋白,定位于细胞质。浆液性癌中IMP3通常呈弥漫强阳性,而非浆液性恶性肿瘤及正常内膜中的IMP3通常为局灶弱中等阳性。IMP3在部分癌肉瘤及未分化癌（尤其是呈浆液性分化的肿瘤细胞）中可呈强阳性。此外,绒癌、蜕膜间质及早期绒毛IMP3均可呈弥漫强阳性
HNF1β	细胞核	HNF1β是一种透明细胞癌较特异的标志物,在卵巢或子宫透明细胞中高表达,而其他类型上皮肿瘤（内膜样、浆液性、黏液性等）罕见表达。另外,HNF1β在与透明细胞癌相似的良性病变如Arias-Stella反应及透明细胞化生中亦呈不同程度的表达
NapsinA	细胞质	NapsinA在正常的卵巢上皮、输卵管上皮、鳞状上皮、宫颈内上皮和子宫内膜中均无表达。在卵巢透明细胞癌中的阳性率最高,其次为子宫内膜透明细胞,在（卵巢）子宫内膜样癌中的阳性率较低,在卵巢浆液性癌中不表达
TTF-1	细胞核	TTF-1是一种在肺和甲状腺实质中表达的谱系特异性标志物,主要作为肺癌和甲状腺癌的特异性免疫标志物。TTF-1在卵巢透明细胞癌中不表达,但可在（卵巢）子宫内膜样癌、卵巢浆液性癌、子宫内膜透明细胞癌中表达
Vim	细胞质	Vim表达于正常子宫内膜间质细胞、增生的子宫内膜上皮细胞及子宫内膜癌
β-catenin	细胞核	正常情况下发现该蛋白位于膜下的细胞质中,与E-Cadherin的功能有联系。β-catenin基因突变导致该蛋白在细胞核中积累和编码基因CTNNB1的突变,CTNNB1突变与鳞状分化、肿瘤级别和预后好存在相关性。β-catenin蛋白异常表达见于结直肠癌和子宫内膜样癌等
PTEN	细胞核	约50%的子宫内膜样癌及30%的透明细胞癌存在肿瘤抑制基因PTEN突变且蛋白缺失,而浆液性癌一般存在PTEN表达,因而PTEN可用作两者间的鉴别诊断
ARID1A	细胞核	AT丰富结合域1A基因（ARID1A）是一种肿瘤抑制因子,编码BRG1相关因子250a（BAF250a）,在多种肿瘤中（成为MSI相关的肿瘤）发生突变或缺失。其中在子宫内膜相癌和卵巢透明细胞癌中其突变检测率最高,在宫颈癌和子宫肉瘤中也有不同程度的ARID1A突变。突变通常移码或为无义突变,导致蛋白失表达
SMARCA4	细胞核	SMARCA4/BRG1是一种转录/DNA修复调节因子,在90%以上的卵巢高钙血症型小细胞癌病例中失表达,而在卵巢其他恶性肿瘤及腹膜高级别浆液性癌中仅有6.3%的失表达,其他部分肉瘤、肺腺癌等也可失表达
HMGA2	细胞核	高速泳动族蛋白A2（HMGA2）在胚胎发育和细胞分化增殖中发挥着重要作用,大多数恶性肿瘤组织（甚至是部分肿瘤患者的外周血）表达HMCA2,而正常组织不表达。研究表明,子宫内膜浆液性癌病例的阳性比例要高于Ⅲ级子宫内膜样癌,且浆液性癌中多为弥漫阳性,浆液性上皮内癌也可表达;但Ⅲ级子宫内膜样癌一般为局灶着色

第二节　下生殖道（外阴、阴道及宫颈）病变

一、正常宫颈组织的免疫组化特征

1. 子宫颈虽然是子宫的一部分，但其结构、功能及免疫组化特性均有特别之处。

2. 正常子宫颈的复层鳞状上皮表达CKpan、CK-H（CK4、CK5、CK6、CK13、CK14、CK17）、p40、p63和ER；不表达p16、CK-L（CK7、CK8、CK18、CK19）和CEA（表层角化物可弱阳性）；基底储备细胞CK-H和CK-L均可阳性。Ki-67表达限于基底层或副基底层散在着色。

3. 黏膜上皮及腺上皮呈单层柱状，由纤毛细胞和较多分泌细胞及储备细胞构成（纤毛细胞的出现提示为良性病变）。CKpan、CK-L、EMA阳性；CK20、Vim阴性。ER和PR阳性；CEA阴性或腔缘弱阳性/腺癌强阳性。

4. 宫颈间质：主要混有弹性纤维的结缔组织，少量为平滑肌束构成，而子宫内膜间质高度富于细胞，宫颈间质表达ER和PR，可用于判断肿瘤组织来源（图8-1～图8-16）。

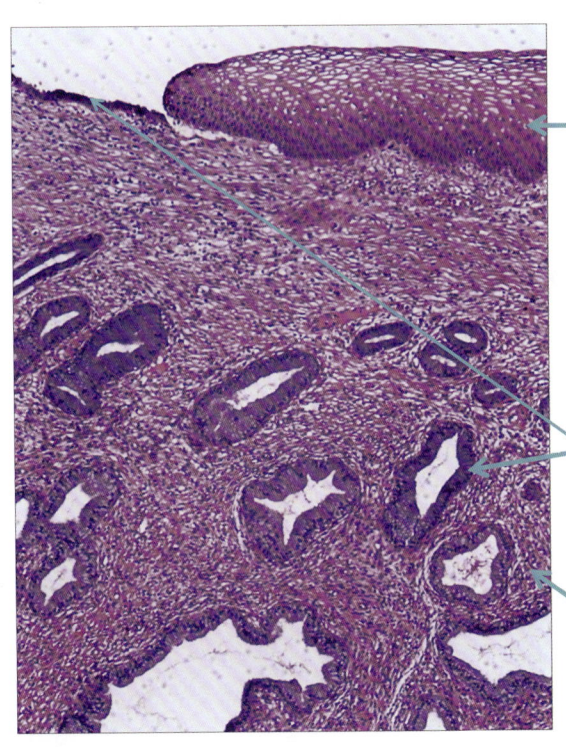

复层鳞状上皮
鳞状上皮：表达CKpan、CK-H、p40、p63和ER；不表达CK-L、p16、CEA（表层角化物可弱阳性）；
基底储备细胞：CK-H和CK-L均可阳性，还可表达p63、p40，Ki-67表达限于基底层或副基底层散在着色

鳞-柱交界处上皮
宫颈外口处，单层柱状上皮移行为复层扁平上皮，此处是宫颈癌好发部位

黏膜上皮及腺上皮
单层柱状：由纤毛细胞和较多分泌细胞及储备细胞构成（纤毛细胞的出现提示为良性病变）。CKpan、CK-L、EMA阳性；中肾旁管标志物（PAX8、CA125、ER、PR）可阳性；CK7阳性/CK20阴性；CEA腔缘弱阳性/腺癌强阳性

宫颈间质
表达ER和PR。主要混有弹性纤维的结缔组织，少量为平滑肌束构成，而子宫内膜间质高度富于细胞，可用于判断肿瘤组织来源

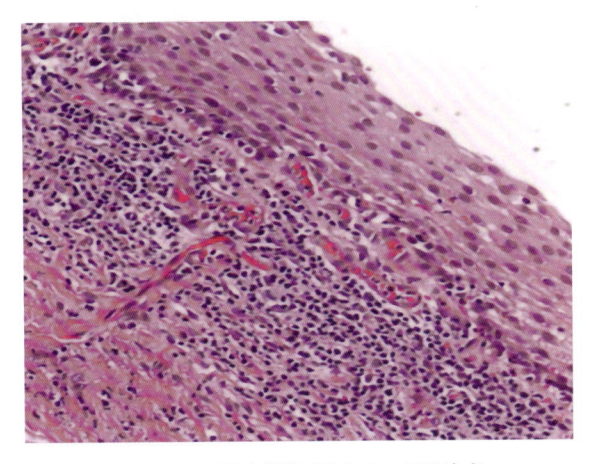

图8-1　正常子宫颈组织学及免疫组化特征

图8-2　正常宫颈复层上皮，HE染色

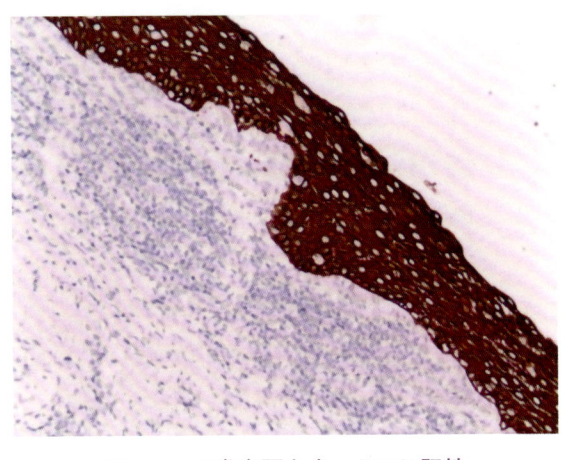

图8-3　正常宫颈上皮，CK5/6阳性

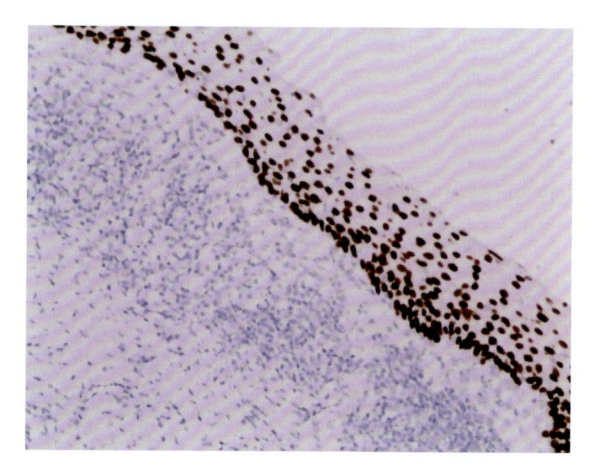

图 8-4　正常宫颈复层上皮，p40 阳性

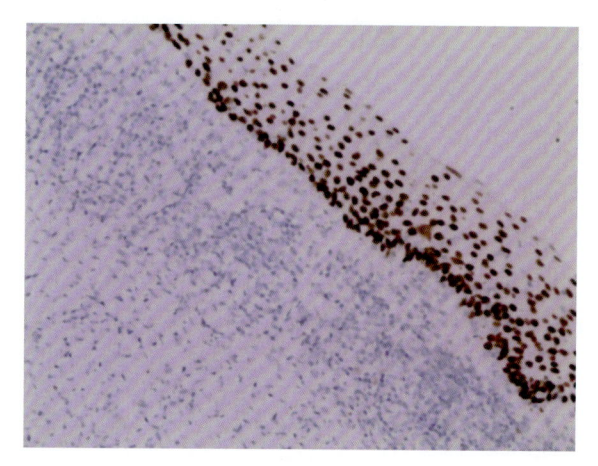

图 8-5　正常宫颈复层上皮，p63 阳性

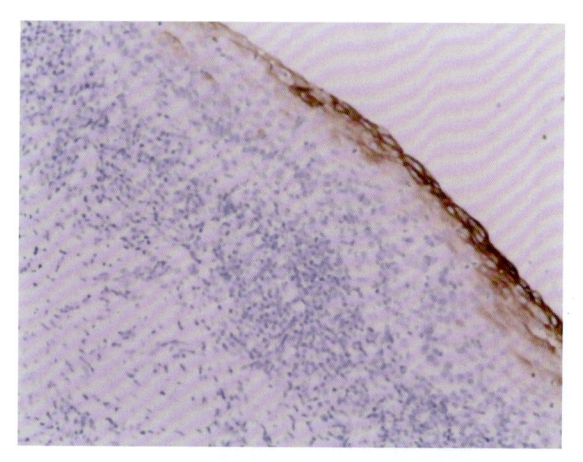

图 8-6　正常宫颈复层上皮，CEA 阴性

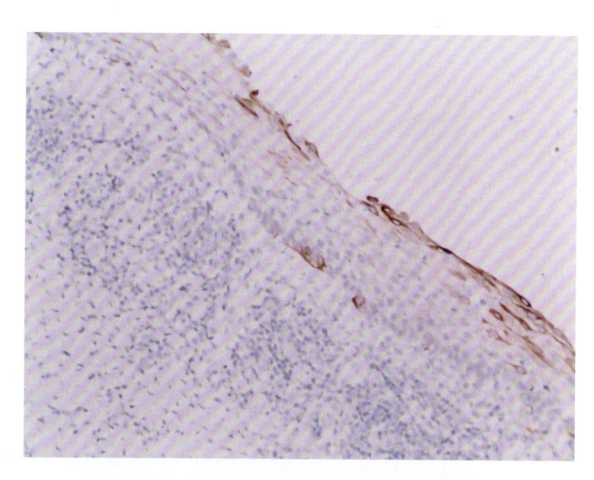

图 8-7　正常宫颈复层上皮，CK7 阴性

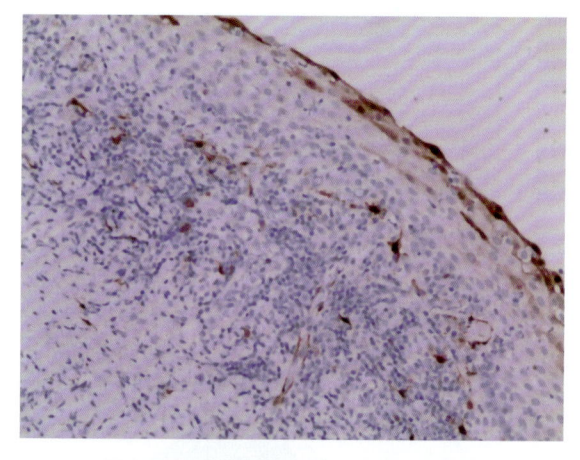

图 8-8　正常宫颈复层上皮，p16 阴性

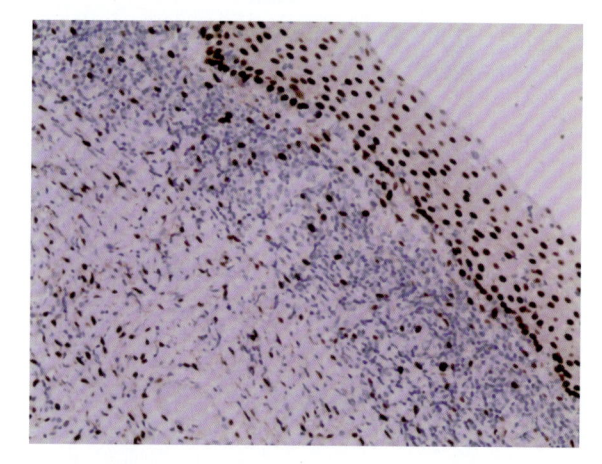

图 8-9　宫颈复层上皮及间质，ER 阳性

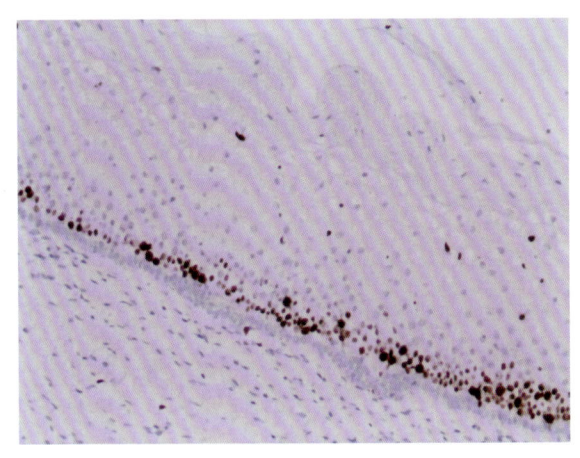

图 8-10　正常宫颈复层上皮，Ki-67 阳性

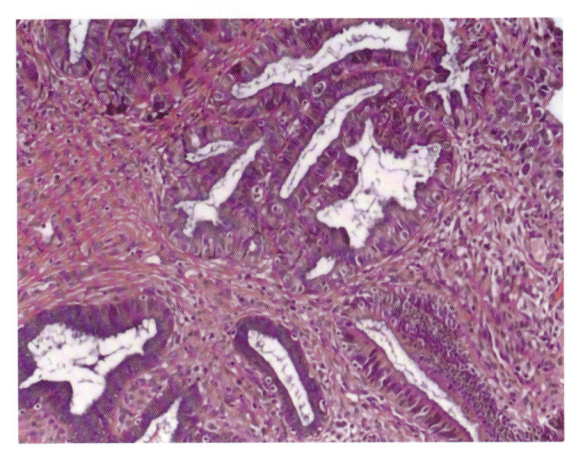

图 8-11　正常宫颈腺体（图左下），HE 染色

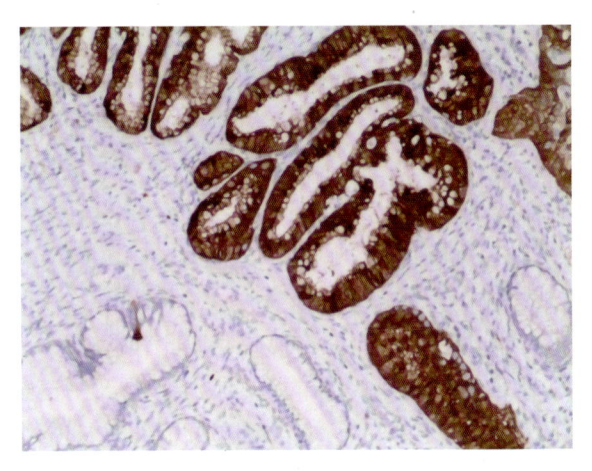

图 8-12　正常宫颈腺体（图左下），p16 阴性

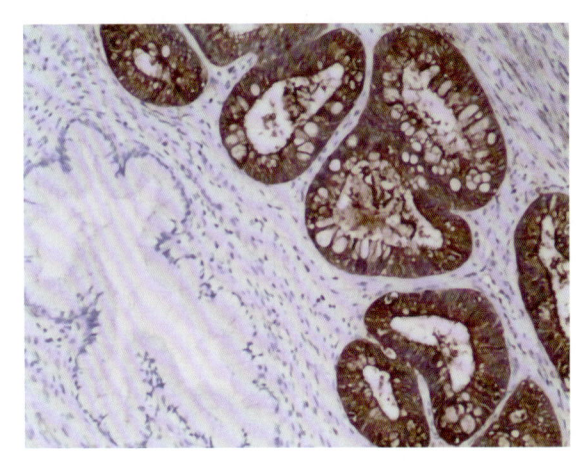

图 8-13　正常宫颈腺体（图左下），CEA 阴性

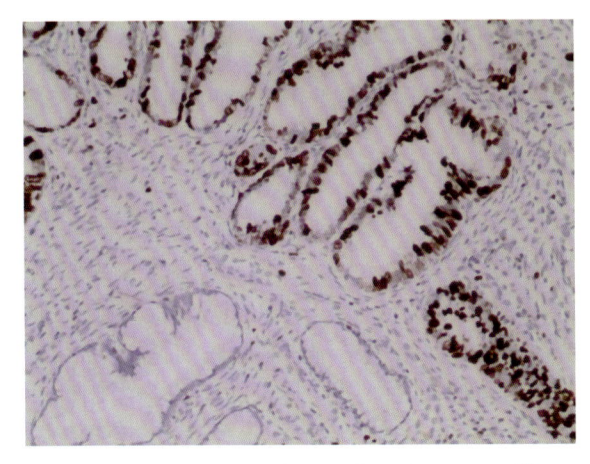

图 8-14　正常宫颈腺体（图左下），Ki-67 阴性

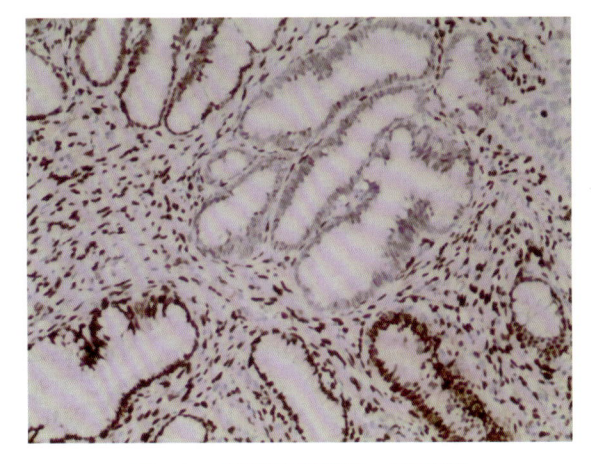

图 8-15　正常宫颈腺体，ER 阳性

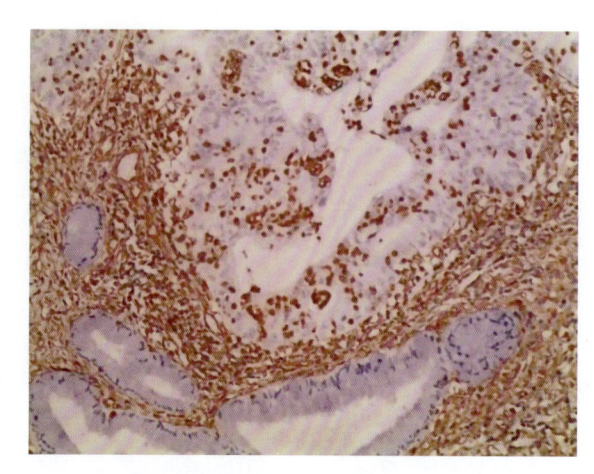

图8-16　正常宫颈腺体，Vim阴性

二、下生殖道鳞状上皮内病变的诊断与鉴别

1. 抗体选择　p16、p53、Ki-67；必要时加Stathmin、CK7和HR-HPV检测。

2. 注释

（1）上皮内瘤变（IN）：2003年的第3版WHO分类中，将鳞状上皮的前驱病变统一命名为上皮内瘤变（IN），再依据病变的发生部位细化命名，如宫颈为CIN，阴道为VaIN，外阴为VIN；且所有IN都采用三级分类法。在2014年的第4版WHO女性生殖系统肿瘤分类中，将发生在子宫颈、阴道及外阴由HPV感染所导致的鳞状上皮的癌前病变，不再区别部位，统一使用鳞状上皮内病变（SIL）来命名，并分为低度鳞状上皮内病变（LSIL）、高度鳞状上皮内病变（HSIL）。2020年的第5版WHO分类仍采用此分类模式。

（2）宫颈和阴道SIL的诊断：第5版WHO分类仍采用LSIL和HSIL两级分类法，在子宫颈及阴道鳞状上皮内病变中提出CIN Ⅰ和VaIN Ⅰ是LSIL的同义词，而HSIL的同义词则包括CIN Ⅱ和CIN Ⅲ及VaIN Ⅱ和VaIN Ⅲ。HSIL的同义名不仅包括CIN Ⅱ和CIN Ⅲ，还包括中度非典型增生、重度非典型增生及鳞状上皮原位癌等。此外，目前的研究尚未发现子宫颈及阴道有HPV感染不相关的鳞状上皮前驱病变，因此，在诊断时无须区分是否与HPV感染有关。

由于区分CIN Ⅱ和CIN Ⅲ具有临床意义，因而病理科医师仍需尽可能依据形态表现进行区分，对于诊断有困难的患者可借助免疫标志物检测协助诊断，目前常用的标志物是p16和细胞增殖相关核抗原（Ki-67）。

p16为高危型HPV感染的间接标志物，但是在使用p16时尚需注意p16免疫组化解读：①p16表达阳性部位是指细胞质、细胞核均表达。②阳性结果：所谓p16的弥漫性着色是指自基底层至副基底层细胞连续着色，也可达上皮全层或仅部分上皮着色；任何强度的弥漫性、特异性着色均应视为阳性；其阳性信号定位于细胞核和（或）细胞质。③阴性结果：宫颈鳞状上皮中p16斑点、斑片或不着色均为阴性。具体而言，局灶着色指单个细胞或小团细胞的着色，即不是连续的着色，尤其是基底细胞和副基底细胞之外的不连续着色。大部分高级别CIN病变中，p16均为弥漫阳性，但一般40%～60%的CIN Ⅰ也会有弥漫阳性。p16阳性不能作为判读HISL的绝对指征，而是应当结合病变的HE染色表现而诊断。④对于p16呈局灶阳性、结合形态学也无法准确进行分级的上皮内病变，可加做其他相关免疫组化标志物，如Ki-67、Stathmin和CK7等。

专家建议，下述情况考虑合理应用p16免疫组化证实：①病理诊断需鉴别是HSIL还是不成熟鳞化、萎缩、修复性上皮增生等类似肿瘤病变时。②病理组织学考虑CIN Ⅱ病变时（对有争议的CIN Ⅱ，p16阳性按HSIL处理，对p16阴性，按LSIL处理）。③细胞学或是HPV检测有高危病变的可能性，但组织学没有发现明显病变时。④HE染色已明确诊断为CIN Ⅰ或CIN Ⅲ时，不需p16染色。任何p16阳性的区域必须与HE形态标准相一致。⑤免疫组化结果无法明确时，也可进行HPV原位杂交甚至PCR检测。

Ki-67是细胞增殖标志物，Ki-67蛋白表达阳性细胞多少与CIN分级之间无显著相关性，其在宫颈鳞状上皮中的位置分布与CIN级别之间存在显著相关性。正常宫颈上皮Ki-67阳性细胞集中在副基底层，随着增生的不成熟鳞状上皮的增多，Ki-67阳性细胞数量也明显增多。因此，判定宫颈病变除了观察Ki-67表达强度、指数外，最重要的是观察其出现的部位。因腺上皮鳞化和反应性/修复性改变有时也可Ki-67阳性，所以Ki-67的诊断价值逊色于p16（表8-3，图8-17～图8-22）。

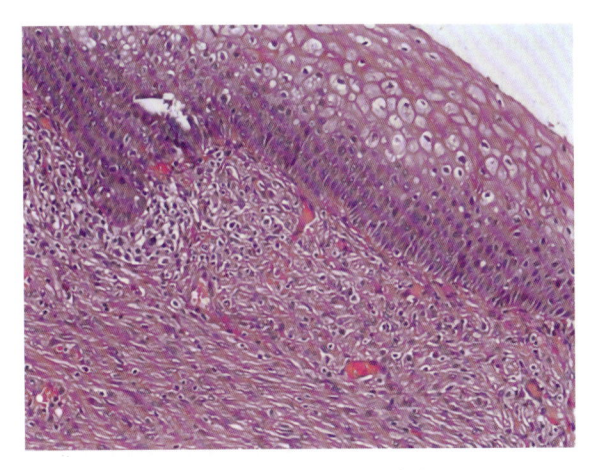

图8-17　CIN Ⅰ，HE染色

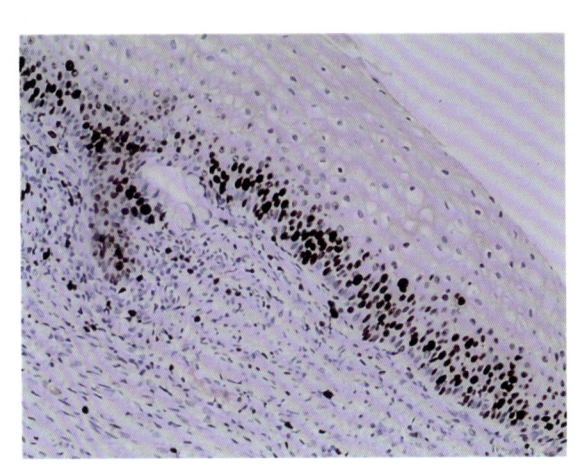

图8-18　CIN Ⅰ，Ki67上皮下1/3阳性

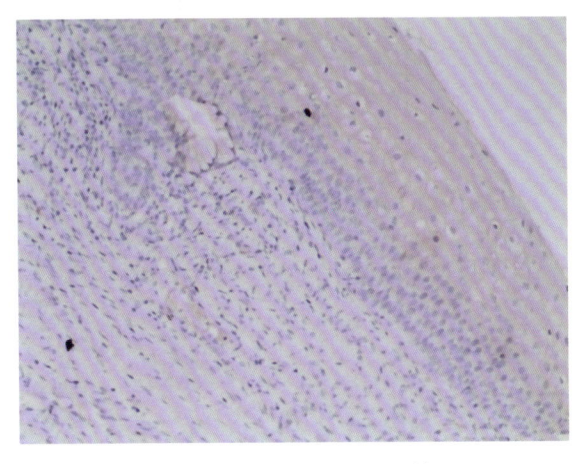

图8-19　CIN Ⅰ，p16阴性

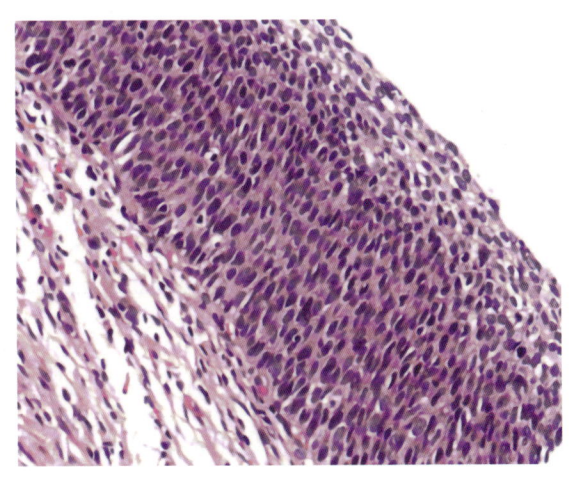

图8-20　CIN Ⅲ，HE染色

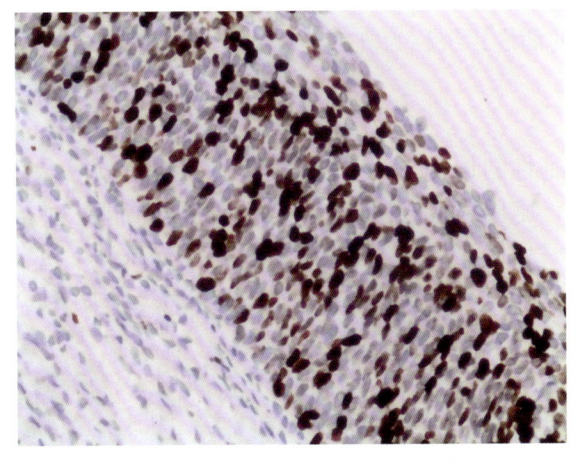

图8-21　CIN Ⅲ，Ki-67上皮全层阳性

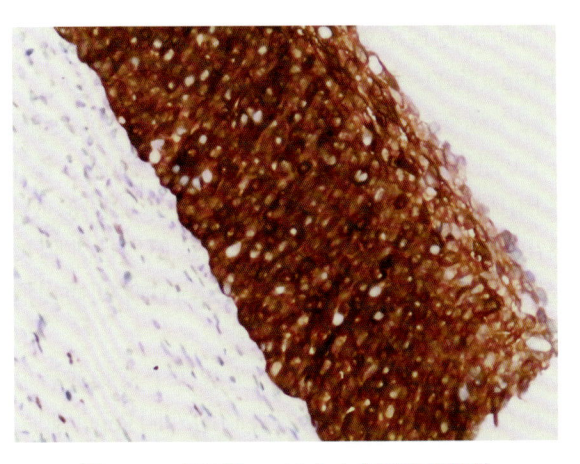

图8-22　CIN Ⅲ，p16上皮全层弥漫阳性

（3）外阴SIL的诊断：与子宫颈及阴道SIL不同，外阴SIL根据其发病机制不同分为两种类型，一种为HPV感染相关（SIL）；另一种为HPV感染不相关（DVIN）。HPV感染相关的外阴SIL的病理表现与子宫颈和阴道SIL相似，但其临床表现、病程进展及预后与子宫颈和阴道SIL又有所不同。外阴LSIL更多表现为由低危型HPV感染所致的尖锐湿疣。第5版WHO分类将HPV感染不相关的VIN分为2种病理亚型，即分化型外生性外阴上皮内病变和外阴角化棘皮瘤伴分化改变（具有分化改变的外阴角化棘皮瘤/分化型外阴角化棘皮瘤）。与HPV感染相关的VIN不同，DVIN较HPV感染相关的HSIL更易进展为鳞癌，且在诊断DVIN的同时常常伴有鳞癌。免疫组化染色显示p16阴性而p53呈现突变型表达：约2/3病变上皮的基底层细胞中表现为p53呈连续阳性表达，另有约1/3病变上皮呈现p53完全表达缺失，分子检测均可发现*p53*基因突变；外阴角化棘皮瘤伴分化改变可不伴有*p53*基因突变，而是具有*PIK3CA*和*ARID2*基因突变（表8-3）。

表8-3 外阴鳞状上皮内病变的鉴别诊断

鉴别点	低度鳞状上皮内病变（LSIL）	高度鳞状上皮内病变（HSIL）	分化型外阴上皮内瘤变（DVIN）
与HPV关系	各种低危型和高危型HPV	高危型HPV	无关
发病年龄	常见于育龄期妇女	绝经期前妇女发病率增加	多发生于老年妇女
病变特征	上皮下1/3，特征为基底层、副基底层细胞增殖，轻度异型	上皮下1/2至全层细胞异型增生，中重度异型	表皮增厚、过度角化、异常角化，基底细胞明显异型
预后	转化为恶性的风险很低	有进展为浸润性癌的风险	与癌密切相关，通常并发癌
ICD-O编码	8077/0	8077/2	8071/2
HR-HPV	阳性	阳性	阴性
p16	部分弥漫阳性	大部分弥漫阳性	阴性
p53	野生型表达	突变型表达	*TP53*突变，突变型表达
CK7	阴性或局灶阳性	阳性	可阳性
Ki-67	上皮下1/3	可扩展到上皮全层	基底层和副基底层着色明显

三、外阴佩吉特（Paget）病的诊断与鉴别

1.抗体选择 CK7、CK5/6、EMA、CEA、GCDFP-15、S-100、Ki-67。

2.注释

（1）外阴Paget病的定义：WHO将外阴Paget病定义为上皮源性大汗腺或小汗腺的腺样特征的上皮内肿瘤，以胞质丰富的大细胞即Paget细胞为外阴Paget病的典型特征。在外阴、腋窝、腹股沟区等汗腺分布丰富的部位亦发现了以典型Paget细胞为组织病理学特征的病变，统称为乳腺外Paget病。外阴Paget病是乳腺外Paget病的一种表现形式，好发于中老年人。

（2）病变特点：外阴Paget病分为原发性及继发性。

1）原发性外阴Paget病起源于表皮细胞，镜下以特征性的Paget细胞为典型表现，即细胞体积大，通常是周围角化细胞的数倍，细胞形态呈卵圆形或多边形，胞质丰富，苍白（透明空泡状），细胞核大，核仁突出，单个散在或呈小巢状分布。原发性外阴Paget病又依据浸润深度分为外阴表皮内Paget病（Paget细胞局限在上皮内）、外阴表皮内Paget病伴间质浸润（即Paget细胞穿破基底膜浸润到真皮及皮下脂肪）、外阴上皮内Paget病伴皮下腺癌。

2）继发性外阴Paget病分为起源于直肠或者肛门位置的腺癌、起源于泌尿生殖系统的腺癌及起源于其他部位的腺癌。继发于肛门直肠的外阴Paget细胞镜下表现与胃肠道腺体细胞（如复层柱状上皮细胞、印戒细胞、杯状细胞等）相似，继发于泌尿系统的外阴Paget细胞常与高级别尿路上皮癌的癌细胞相似，镜下具有核未分化、核形多变、粗糙不规则的染色质及罕见或不明显的核仁等特点。

（3）免疫表型

1）原发性Paget细胞表达情况：CK7、CK-L、EMA强阳性；CK、CEA、GCDFP-15表达不定；CK20常为阴性或灶性阳性（图8-23～图8-26）。

2）继发性Paget细胞表达情况：继发于肛门直肠的外阴Paget细胞CDH17、CK7、CK20、CEA、MUC2和CDX2阳性，而GCDFP-15阴性；继发于泌尿系统的外阴Paget细胞表达GATA3、S-100P和Uroplakin Ⅲ，还可表达CK7、CK20、CK-H、p16、p63和CK5/6等。Paget样外阴上皮内瘤变：表达CK-H、p40/p63，而CK-L、CEA、GCDFP-15阴性。

（4）鉴别诊断：原发性Paget病需与来自结直肠、膀胱恶性肿瘤的外阴继发性Paget病、Paget样外阴上皮内瘤变和表浅播散型黑色素瘤相鉴别（表8-4）。

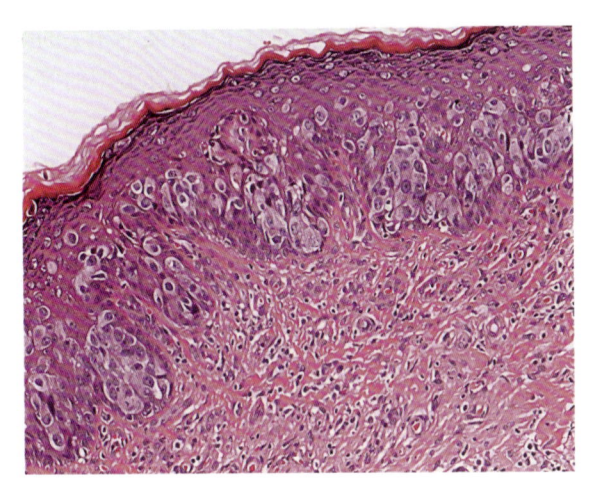

图8-23 外阴Paget病，HE染色

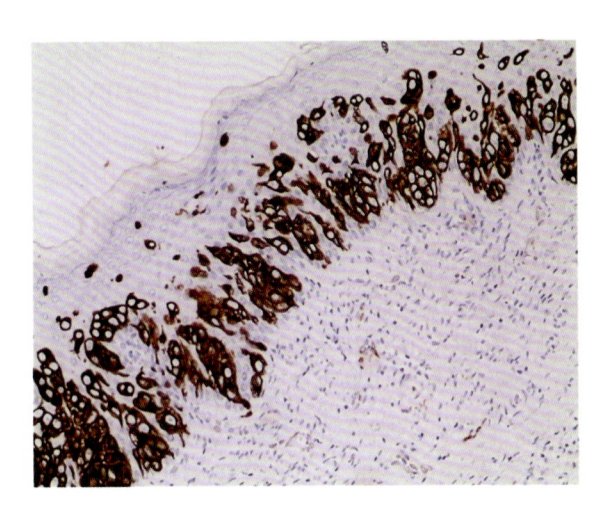

图8-24 外阴Paget病，CK7，Paget细胞质阳性

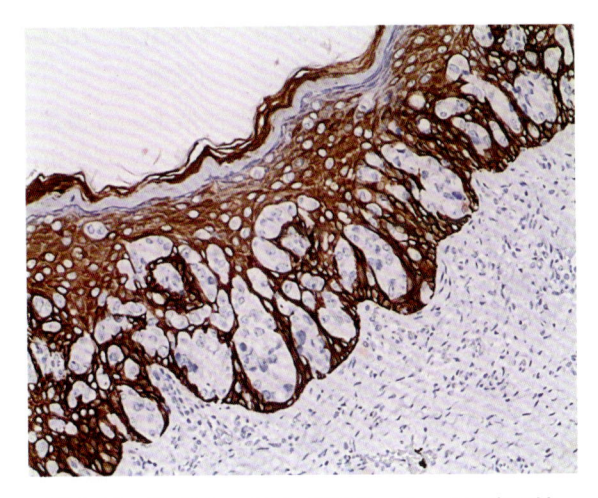

图8-25 外阴Paget病，CK5/6，Paget细胞阴性

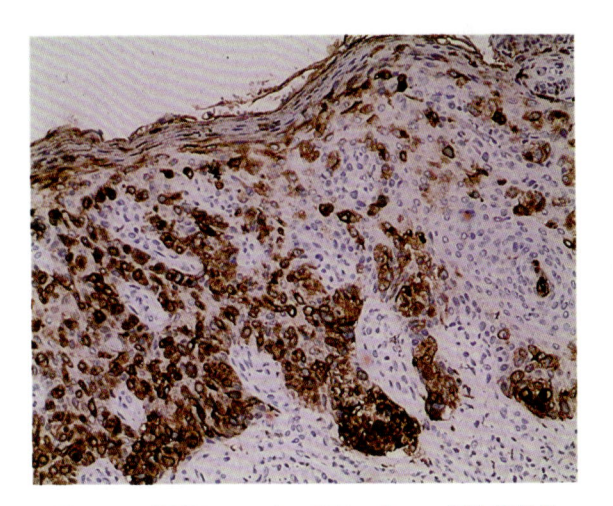

图8-26 外阴Paget病，CEA，Paget细胞质阳性

表8-4 原发性Paget病的鉴别

病变	CK-L	CK-H	CK7	CK20	CEA	GCDFP-15	S-100	其他
原发性Paget病	+	-	+	-/+	+/-	+/-	极少+	CK-L＋
继发性Paget病	-	+	+	+	+	-	-	CK20、CDX2＋
Paget样外阴上皮内瘤变	-	+	-	-	-	-	-	CK-H、p16＋
表浅播散型黑色素瘤	-	-	-	-	-	-	+	HMB45＋

注：＋，阳性；-，阴性。

四、宫颈鳞状细胞癌的诊断与鉴别

1. 抗体选择　p40/p63、CK5/6、p16、p53、Ki-67；必要时加HR-HPV检测。

2. 注释

（1）宫颈癌是最常见的女性生殖道恶性肿瘤，几乎所有（99.7%）的宫颈癌都是由HPV感染所引起的，HPV感染不仅仅会导致宫颈癌，90%的肛门癌、40%的外阴/阴道癌和12%的头颈癌也均与HPV感染密切相关。中国女性最常见、感染最严重的5种高危HPV型别分别是16、18、58、52和33型，93%的宫颈癌由这5种型别感染所致。

（2）WHO分型：2020版WHO分类将鳞状细胞癌（鳞癌）分为HPV相关性（HPV相关性鳞癌）、HPV无关性（HPV无关性鳞癌）和鳞癌（NOS），同时仍建议在病理报告中报告鳞癌的类型。在病理形态表现上，不同病因所导致的鳞癌略有差异，HPV感染相关的鳞癌更多的是非角化型，而HPV感染不相关的鳞癌更常见的是角化型，部分为疣状癌，但是HPV感染相关的鳞癌也可以出现角化型、疣状癌等类型的癌。因此，据HE染色片中的病理形态表现并不能判断鳞癌是否与HPV感染相关。

（3）组织学亚型：2014版WHO的分类中鳞癌有不同亚型，包括角化型、非角化型、基底细胞型、疣状癌、湿疣状鳞癌、乳头状、鳞状移行细胞癌和淋巴上皮瘤样癌等。然而，观察者的主观性影响了这些分型的准确性，而且每种亚型间的预后也没有显著差别，因此，宫颈鳞癌的亚型分型意义有限甚至可以说没有意义（表8-5）。

（4）免疫表型：普通型鳞癌表达p40、p63、CK5/6；不同程度表达CK7、CK8/18、CK19。免疫组化p16及p53染色可以协助判断HPV相关性，HPV感染相关的鳞癌常常呈现p16弥漫性阳性，HPV感染不相关的鳞癌则常常呈现p53的异常表达，而确诊需要经过高度敏感的HPV检测（DNA或mRNA）技术来确定（图8-27～图8-30）。值得注意的是，HPV导致的头颈部肿瘤与肛门生殖器癌症有所不同，肛门生殖器癌症的HPV阳性与*p53*突变之间呈负相关。

（5）分子检测：几乎100%与高危型HPV感染相关。HPV-DNA整合至宿主细胞染色体后，*MYC*和*HMGA2*等致癌基因过表达，*FHIT*和*LRP1B*等抑癌基因表达下调，*EP300*、*FBXW7*、*PIK3CA*、*HLA-B*和*p53*的基因突变与宫颈鳞癌发生有一定相关性，*HMGA2*基因检测可用于HPV转化感染的预测。

（6）鉴别诊断：①宫颈良性病变：如宫颈重度糜烂、宫颈结核、宫颈息肉伴微腺性增生、宫颈黏膜下肌瘤、宫颈腺上皮外翻和其他宫颈炎性溃疡等。p16和Ki-67联合运用有助于鉴别诊断。②外阴及阴道的鳞癌：与发生于子宫颈及阴道的鳞癌不同，发生于子宫颈及阴道的鳞癌，绝大部分为HPV感染相关的鳞癌，其前驱病变为HSIL，而HPV感染不相关的鳞癌较为少见。外阴的两种类型鳞癌中HPV感染不相关的外阴鳞癌约80%具有*p53*基因突变，此外还有少部分伴有*PIK3CA*、*HRAS*和*NOTCH1/2*基因突变。③高级别HSIL。④转移性宫颈癌：较多见的是原发子宫内膜癌转移至宫颈。宫颈活检及免疫组化等可明确诊断或辅助鉴别。

表8-5　宫颈鳞癌的组织学亚型及病变特点

类型	病变特点	免疫表型特点	鉴别诊断或注释
微小浸润性鳞癌	定义为最大浸润深度≤5mm	Ⅳ型胶原示基底膜不连续或缺失	HSIL累及腺体：Ⅳ型胶原基底膜完整
普通型鳞癌	可分为非角化型或角化型。只要出现1个角化珠就可诊断角化型。非角化型：可见单个细胞角化，细胞间桥不明显	p40、p63、CK5/6阳性；p16弥漫强阳性	普通型鳞癌可分为非角化型或角化型。但无明确区分标准。按分化程度可分为高、中、低分化三级
基底鳞状细胞癌	主要由巢状不成熟的密集的基底鳞状细胞（细胞较小，胞质稀少）组成，细胞巢周边细胞核呈栅栏状，可见明显的玻璃样变	p16、p53、CK-H、CAM5.2和EMA阳性；Vim、CEA、肌上皮标志物呈阴性	腺样囊性癌：肿瘤内无鳞癌或向鳞癌细胞分化的成分，有典型的导管上皮及肌上皮细胞表型

续表

类型	病变特点	免疫表型特点	鉴别诊断或注释
疣状癌	外生性生长，分化良好的肿瘤性鳞状细胞巢呈推挤性浸润表浅间质	与普通型鳞癌的免疫表型相似，可能与HPV无关	与尖锐湿疣鉴别：乳头无血管轴心和挖空细胞
湿疣状鳞癌	有显著的湿疣性改变，参差不齐的浸润性生长前沿，常伴深部内生性生长结构	与普通型鳞癌相似，低危型HPV为主，p16可阳性	与疣状癌鉴别：常在深部边缘见典型鳞癌，伴有显著湿疣性改变
乳头状鳞癌	有细或粗的乳头，伴有结缔组织间质，被覆HSIL特征的上皮	与普通型鳞癌的免疫表型相似	与湿疣状鳞癌不同，缺乏鲍恩病样形态
鳞状移行细胞癌	由纤维血管轴心的乳头状结构构成，乳头由多层异型鳞状及移行细胞样上皮覆盖	p16、CK19和CK5/6均强阳性，CK7阳性/CK20阴性	与对应的膀胱肿瘤难以鉴别，但HR-HPV阳性
淋巴上皮瘤样癌	酷似鼻咽癌，由未分化鳞状细胞的形成上皮岛，位于致密淋巴细胞背景中	CK、EMA、p63及CK5/6阳性；p16阳性	大多可能与HPV相关，可靠证据表明此癌与EBV无关
腺鳞癌	肿瘤内具有明确的浸润性腺样分化及浸润性鳞状分化，且每种成分至少占10%	各自表达鳞细胞或腺细胞的标志物	HPV相关腺癌伴良性鳞状分化，则不应诊断为腺鳞癌

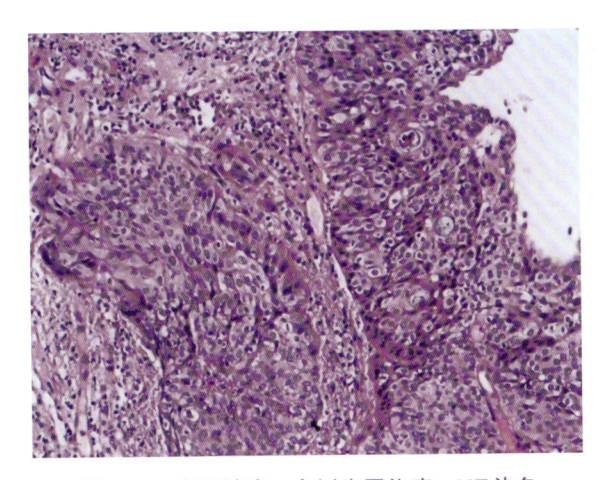

图8-27 宫颈鳞癌，右侧为原位癌，HE染色

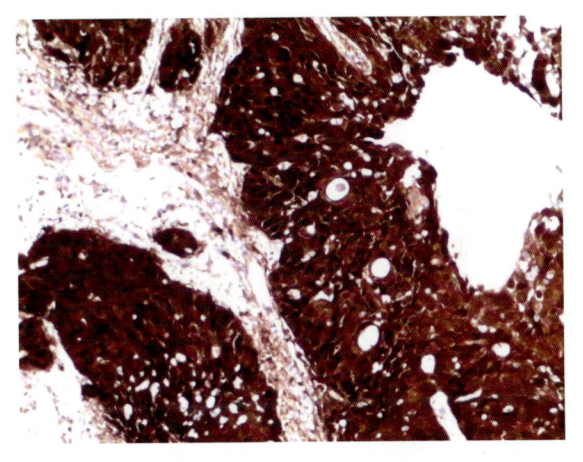

图8-28 宫颈鳞癌，p16，细胞核/质强阳性

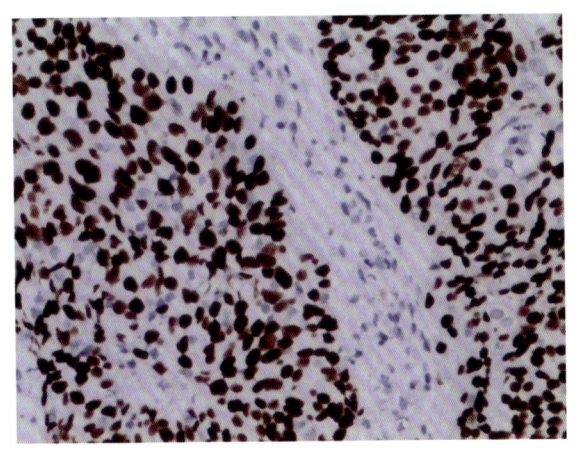

图8-29 宫颈鳞癌，p40，细胞核阳性

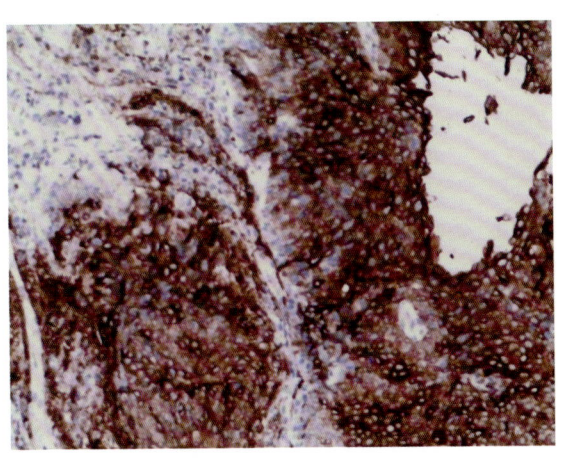

图8-30 宫颈鳞癌，CK5/6，细胞质阳性

五、宫颈原位腺癌的诊断与鉴别

1. 抗体选择 CEA、ER、PR、p16、Ki-67。

2. 注释

（1）宫颈原位腺癌（AIS）是浸润性腺癌的前期病变，是指部分或全部宫颈腺体被异型腺上皮替代，具有恶性细胞的特征，有进展为浸润性腺癌的风险。

（2）病变特点：单纯性AIS腺体仍保持原有的结构特征，但细胞异型性明显，细胞核拥挤、深染、重叠，核分裂象多见，可见凋亡小体。子宫颈产黏液的复层上皮内病变（SMILE）肿瘤细胞由复层上皮细胞构成，可见富含黏液细胞或具有产黏液趋势，呈巢团状排列。2020年女性生殖系统WHO肿瘤分类基于病原学将宫颈原位腺癌分为HPV相关型（HPV-AIS）和非HPV相关型（HPVi-AIS）。其中，HPV-AIS的病理亚型包括普通型、肠型、产生黏液的复层上皮内病变（SMILE）和非特指（NOS）型。HPVi-AIS的病理亚型包括胃型、非典型小叶状子宫颈腺体增生和NOS型。总结各型的病变特点如表8-6。

（3）免疫表型：较有意义的免疫组化标志物有CEA、ER、PR、p16和Ki-67。AIS或腺癌时p16弥漫性阳性表达，CEA、p53呈阳性表达，ER、PR常为阴性，HR-HPV原位杂交阳性（图8-31～图8-36）。

（4）分子检测：高达94%的宫颈腺癌及其前驱病变与高危HPV感染有关，其中，HPV16、HPV18及HPV45亚型是宫颈腺癌中检出率最高的3种。研究发现，高危HPV（HR-HPV）持续感染将导致病毒致癌基因*HPVE6/E7*表达，并与*p53、pRb*抑癌基因抑癌作用丧失，*MYC*和*HMGA2*等致癌基因过表达，*PIK3CA、ELF3、KRAS*和*CBFB*的基因突变及宫颈腺癌发生有一定相关性。

（5）鉴别诊断：①与良性腺上皮病变鉴别：原位腺癌需要与子宫内膜异位、纤毛上皮化生、宫颈修复及反应性病变相鉴别，鉴别困难的病例可以加做CEA、ER、PR、p16和Ki-67免疫组化检测，上述良性病变ER、PR阳性，CEA、p16和p53野生型表达，HR-HPV原位杂交阴性，与AIS表达不同可资鉴别。②与早期浸润性腺癌鉴别：与早期浸润性腺癌难鉴别。早期浸润性腺癌的诊断标准包括：A.位置异常。异常腺体在大血管周围或出现于正常腺体的范围之外，但厚度必须<0.5cm，否则应诊断为进展期宫颈腺癌。B.结构异常。明显的乳头、呈筛状及腺体融合型生长或实性。C.间质异常。周围出现间质水肿、慢性炎症或硬化性间质。D.细胞异常。出芽的宫颈腺上皮具有丰富的细胞质，呈鳞状上皮样。③复层产黏液上皮内病变（SMILE）与普通AIS和HSIL的鉴别诊断：SMILE不会形成腺腔结构和肿瘤细胞内具有明显的细胞内黏液，有别于AIS和HSIL。SMILE通常与HPV有关，推荐使用p16、CEA、CAM5.2、CK5/6、p63、IMP3、Ki-67等抗体组合加黏液AB染色辅助诊断。SMILE通常弥漫强阳性表达p16和CAM5.2，Ki-67增殖指数高，但p63和CK5/6染色为阴性或者仅局部弱阳性。

表8-6 宫颈原位腺癌（AIS）的病变特点及免疫表型

分型	病变特点	免疫表型
普通型AIS	类似良性颈管上皮，腺体内衬细胞密集，呈复层或假复层柱状，黏液多少不一，异型性显著，核分裂常见，常位于腺体的顶端，凋亡小体常位于基底部。可见与正常上皮突然移行	p16、IMP3、CEA阳性，ER阴性。HR-HPV原位杂交阳性
子宫内膜样型AIS	类似增生期子宫内膜，细胞核较大，呈假复层，细胞质较少，缺少黏液或仅限于腺腔缘，绒毛管状结构一般支持此型	常呈Vim和ER强阳性，CEA阴性，p16也很少阳性
肠型AIS	异型腺细胞中出现杯状细胞，常常没有显著的核密集和核深染。出现颈管腺体的肠型分化几乎总是提示癌前病变或恶性病变	CK7、CDX2、CK20、p16、CEA阳性，CK20阳性/阴性，p53阴性
胃型AIS	腺上皮被具有胃型（幽门腺）分化的腺上皮取代，细胞质丰富，嗜酸性，粉染或泡沫样，细胞边界较清楚，细胞异型程度不一，大多比较轻微	CK7、HIK1083、MUC6阳性；p53呈突变型表达模式，p16、ER、PR阴性
SMILE	由复层上皮组成，不形成腺腔结构，类似于HSIL，细胞内含黏液，全层散在分布。核异型、深染、核分裂和凋亡小体常见	p16、CAM2.5、CEA阳性，CK5/6和p63（阴性/阳性）。HR-HPV原位杂交阳性

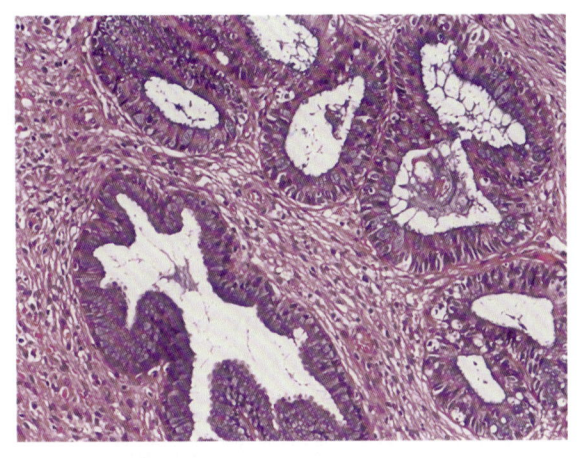

图8-31 宫颈原位腺癌，HE染色，左下为1个正常腺体

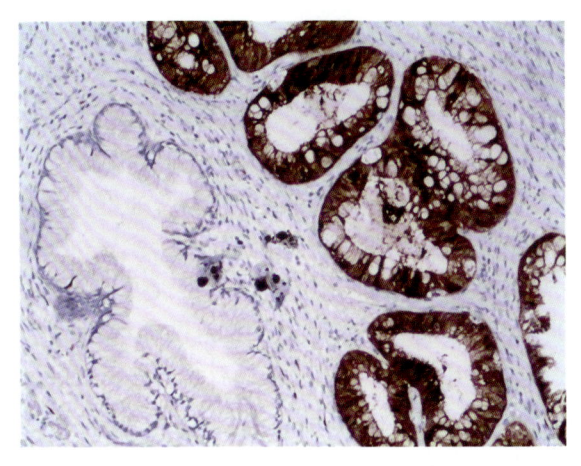

图8-32 宫颈原位腺癌，p16，细胞核/质弥漫强阳性

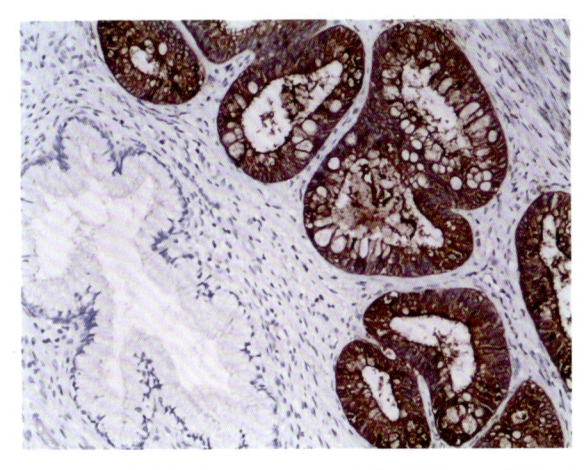

图8-33 宫颈原位腺癌，CEA，细胞质阳性（过表达）

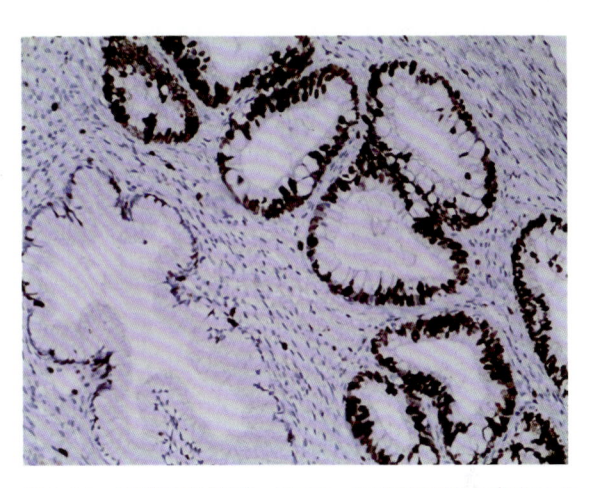

图8-34 宫颈原位腺癌，Ki-67，细胞核阳性（高表达）

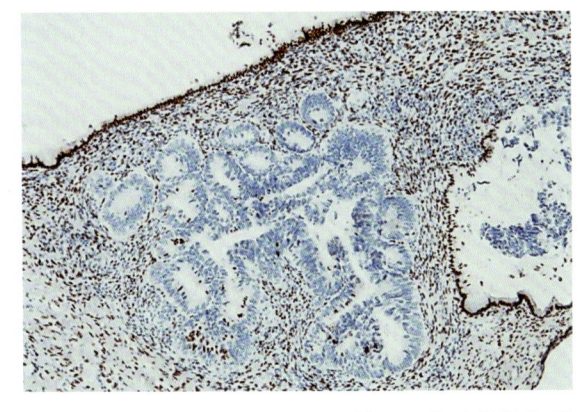

图8-35 宫颈原位腺癌，ER阴性；正常腺体及间质阳性

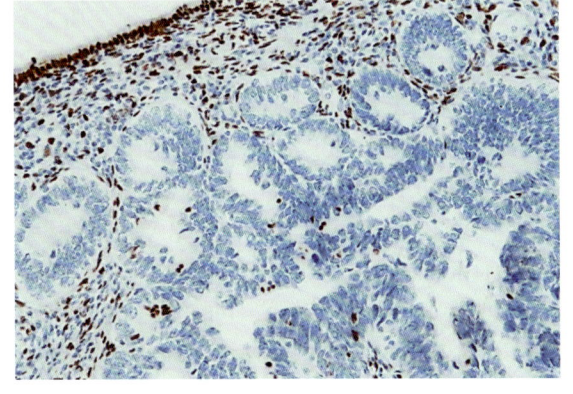

图8-36 宫颈原位腺癌，PR阴性；正常腺体及间质阳性

六、宫颈腺癌的诊断与鉴别

1.抗体选择　CK7、CK20、CEA、Vim、ER、PR、p16、p53、Ki-67。考虑：①胃型黏液腺癌时加MUC6、HIK1083；②透明细胞癌时加Napsin A、HNF1β、AMACR；③中肾管腺癌时加GATA3、PAX8、CD10、Calretinin。必要时加黏液染色（AB/PAS）和HPV-RNA原位杂交。

2.注释

（1）宫颈癌是最常见的妇科恶性肿瘤之一，其中，宫颈鳞癌占80%～85%，宫颈腺癌（EAC）占

10%～15%。HR-HPV持续感染，特别是HPV16、HPV18和HPV45，在宫颈癌病因学中的作用已经被证实，在宫颈鳞癌中，HPV阳性率几乎可达100%；但是在宫颈腺癌中，HPV阳性率仅为62%～100%。

（2）宫颈腺癌的分类：第5版WHO（2020）女性生殖系统肿瘤分类采纳了2018年国际子宫颈腺癌标准和分类（IECC），基于子宫颈腺癌病因学，将其分为HPV相关腺癌（HPVA）和非HPV相关腺癌（NHPVA）两大类型。HPVA包括：普通型腺癌、绒毛腺管型癌、黏液性癌（NOS）、黏液性癌（肠型）、黏液性癌（印戒细胞型）和浸润性复层产黏液的癌（ISMILE）。NHPVA包括：胃型腺癌、子宫内膜样腺癌、中肾管腺癌、透明细胞癌、浆液性癌和腺癌（NOS）等。子宫颈原发的子宫内膜样腺癌和浆液性癌是十分罕见的，第5版WHO分类把这两类均列入"其他腺癌"中。需要严格排除HPV相关性腺癌和其他类似腺癌（如子宫体子宫内膜癌或浆液性癌蔓延，附件子宫内膜样癌或浆液性癌转移）后才能作出诊断。

1）HPV相关（HPVA）：IECC关于HPVA的形态定义为在×200倍镜下易见到腔缘核分裂象和凋亡小体。根据形态特征又分为两大类，普通型宫颈腺癌（包括绒毛状腺癌）和黏液腺癌（包括4个亚型）。①普通型宫颈腺癌（UEA）：0～50%的细胞具有明显的胞质内黏液，组织结构以各种形状和大小的腺体为特征，也会形成乳头状、筛状和实心区域，肿瘤细胞核呈假复层排列，核增大、拉长、染色加深，细胞质呈嗜双色性至嗜酸性，胞质的顶端区域含有核分裂象及凋亡小体。②绒毛状腺癌：是一种分化良好的普通型EAC亚型，肿瘤细胞形成外生性纤细的乳头，被覆着轻度至中度异型的柱状上皮，通常缺乏或仅有表浅间质浸润。③黏液性癌（NOS，非特殊类型）：普通型腺癌的背景上，＞50%的细胞具有胞质内黏液。④黏液性癌（肠型）：普通型腺癌的背景上≥50%的细胞具有杯状形态。⑤黏液性癌（印戒细胞型）：普通型腺癌的背景上≥50%的细胞为印戒细胞。⑥浸润性复层产黏液癌（ISMILE）：复层柱状上皮形成的浸润性细胞巢，巢周细胞呈栅栏状排列，细胞内具有不同程度的黏液，形态类似原位产黏液癌（SMILE）。

2）HPV无关（HPVI）：IECC关于NHPVA的定义为在低倍镜下不容易见到腔缘核分裂象和凋亡小体，在×200倍镜下可见局灶性或含糊不清的HPVA特征。HPVI根据细胞质的形态特征分为胃型腺癌、透明细胞癌、中肾管腺癌及子宫内膜样癌。与HPVA各亚型不同，NHPVA各型腺癌具有明显不同的发病机制、形态特征和临床特点。①胃型腺癌：第5版WHO分类不推荐使用高分化胃型腺癌（又称微偏腺癌或恶性腺瘤）这一诊断术语，因为此类肿瘤尽管形态学分化极好，但其预后同经典型胃型腺癌。宫颈胃型腺癌由黏液性、分化良好的腺体组成，侵袭宫颈基质，常出现促炎性反应。其诊断基于组织病理学，宫颈细胞学检查及常规活检很难确诊，需要进行深部活检或锥形切除取材。在组织病理学上可见分化良好的黏液型上皮在间质浸润性生长，腺体分支状、囊状、鸡爪样，形态温和，与良性或正常腺体几乎无区别，但若增生腺体侵犯宫颈深度超过正常腺体所在范围（＞8 mm），或在深部血管、淋巴管或神经周围出现异常腺体成分则是诊断MDA的重要线索。因胃型腺癌腺腔主要含唾液酸黏液，嗜酸黏液减少、中性黏液增多，AB/PAS染色显示红色，而正常腺体上皮AB/PAS呈紫色，可辅助鉴别。在免疫组化上，胃幽门腺黏液标志物MUC6和HIK1083阳性，还可表达CK7、CEA、CA9，部分病例CDX2、CA19-9、PAX8、CA125和CK20阳性，p53突变型表达，而p16、ER、PR阴性，从而可以与良性的宫颈病变相鉴别。近期研究发现，三叶因子2（TFF2）、Claudin18对胃型腺癌的敏感度、特异度较HIK1083更高。宫颈小叶状腺体增生被认为是微偏腺癌的前驱病变，具有与之相似的胃幽门腺表型。在分子遗传学方面，胃型腺癌常见*TP53*、*STK11*基因突变（胚系突变者为Peutz-Jeghers综合征），部分患者还携带*ERBB3*、*ERBB2*及*BRAF*具有潜在靶向治疗的基因突变位点。②宫颈透明细胞型腺癌：形态学同子宫体和附件的同类型肿瘤。③中肾管腺癌：起源于中肾残余，常见类似中肾残余的小管状结构，免疫组化上PAX8、HNF1β、NapsinA、CK7、CAM5.2、Vim、p53及CA125阳性；CK20、ER、PR、CEA阴性，p53呈野生型表达。④原发性子宫内膜样癌：诊断标准即肿瘤必须为HPV相关检测阴性、具有典型的子宫内膜样形态伴或不伴有子宫内膜异位，且肿瘤不应累及子宫体、子宫下段或附件。宫颈浆液性癌多数来自卵巢或子宫，原发宫颈的浆液性癌极其罕见。根据相关文献，总结见表8-7。

（3）免疫组化表型特点：普通型腺癌常CEA、p16弥漫强阳性，CK7和PAX8/PAX2可部分阳性，大多数病例的p53野生型，而WT1、ER、PR、Vimentin（Vim）、CK20和SATB2均为阴性。CDX2可能阳性，尤其是在肠型肿瘤中（图8-37～图8-50）。

根据IECC分类显示大多数的宫颈腺癌与HR-HPV感染相关，p16可作为HR-HPV感染的间接标志物或替代指标成为必查项目（图8-55）。≥80%的细胞中可观察到细胞核与细胞质呈弥漫大块状着色，则认为p16"过表达或阳性"；<80%的肿瘤细胞灶性斑片状强弱不等或者完全不表达，则为"阴性"。但需指出的是，除HPV相关腺癌以外，在高级别的浆液性癌转移、高级别子宫内膜癌和内膜、宫颈透明细胞癌中p16也呈阳性。此外，等位基因丢失以及启动子高甲基化等可能引起部分HPVA病例p16蛋白表达丢失，而部分NHPVA（如浆液性癌）可弥漫表达p16。因此，不能单纯依赖p16免疫组化染色结果来评估宫颈腺癌的HPV感染状态，需要结合病理形态学以及HPV检测结果分析。HR-HPV mRNA原位杂交可识别18种类型的HR-HPV，其敏感性与p16大致相同，但更具特异性，但是，该检测尚未广泛使用。

（4）分子改变：高达94%的宫颈腺癌及前驱病变与HPV感染有关，只有少部分被证实与HPV感染无关。HR-HPV持续感染将导致病毒致癌基因*HPVE6/E7*表达与*p53*、*pRb*抑癌基因抑癌作用丧失，*MYC*和*HMGA2*等致癌基因过度表达，*PIK3CA*、*ELF3*、*KRAS*和*CBFB*的基因突变与宫颈腺癌发生有一定相关性。HPV16阴性的宫颈腺癌患者*TP53*突变率高于HPV16阳性患者。

表8-7 各型宫颈腺癌的病变特点和免疫组化表型

类型	病变特点	免疫表型	分子改变或注释
普通型腺癌	0～50%的细胞具有明显的胞质内黏液；大量位于基底的凋亡小体和通常位于顶端的核分裂象	常呈p16和CEA阳性，Vim、ER及PR阴性。CK7和PAX8/PAX2可部分阳性，p53野生型（图8-37～图8-40）	几乎总是与高危型HPV有关。与低分化鳞癌相鉴别，仔细寻找腺癌细胞特征如黏液和腺体形成趋势
绒毛状腺癌	有显著的外生性绒毛状结构，其中可见许多炎症细胞，被覆着轻度至中度异型的柱状上皮	与高危型HPV有关。p16、CEA、CK7和CA125阳性表达，ER、PR、p53和Vim均阴性表达（图8-41、图8-42）	与浆液性癌鉴别：乳头更加复杂，不规则，常见细胞簇状增生，细胞异型更明显，核分裂象多见
黏液性癌（NOS）	具普通型腺癌的特征，>50%的肿瘤细胞内含有黏液。不能归入宫颈腺癌的任何一种特殊亚型	与高危型HPV有关。CK7阳性，CEA、CK20及CDX2不同程度的阳性，ER及PR阴性（图8-43～图8-46）	与微腺体增生鉴别：腺体密集排列，细胞无异型；CEA阴性；p16阴性/阳性
肠型黏液性癌	在普通型腺癌的基础上，>50%的肿瘤细胞有杯状细胞特点	CK7、CK20及CDX2阳性，ER、PR及WT1阴性，p16野生型	与高危型HPV有关。与转移性结肠癌鉴别：常不累及黏膜表面
印戒细胞型黏液性癌	瘤细胞富含胞质黏液，核推挤到细胞的一侧，印戒细胞≥50%	CK7、CK20及CDX2阳性，p16、ER、PR及WT1阴性	与高危型HPV有关或无关。与转移性结肠癌鉴别：CDH17、SATB2阳性
浸润性复层产黏液癌	实性的复层柱状上皮巢，外周栅栏状和含数量不等的细胞质内黏液的复层柱状细胞	CK7、CEA、p16阳性；CK5/6、p40阴性或弱阳性，ER、Vim、CK20、PAX8阴性（图8-47～图8-50）	与高危型HPV有关。与鳞癌或鳞癌表皮样癌鉴别：后者可伴局灶黏液细胞，表达p40、p63
胃型腺癌	分化良好黏液型上皮在间质浸润性生长，腺体分支状、囊状、鸡爪样，与正常腺体几乎无区别	CK7、CEA、CA9、TFF2、MUC6和HIK1083阳性；p16、ER、PR阴性，p53突变型表达（图8-51～图8-54）	与高危型HPV无关。常有*TP53*、*STK11*基因突变。增生腺体侵犯宫颈深度>8 mm是诊断重要线索
透明细胞癌	高度非典型的透明细胞或靴钉样细胞，排列成实性、管状囊性和（或）乳头状结构	PAX8、HNF1β、NapsinA、CK7、CAM5.2、Vim、p53及CA125阳性；CK20、ER、PR、CEA阴性	大部分与p53基因突变有关，小部分与HPV感染有关。确定原发时，必须排除其他部位转移
子宫内膜样癌	形似子宫内膜腺体，腺体复层排列密集，腺上皮呈高柱状，异型性不超过中度，伴或不伴鳞化	p16弥漫阳性。CEA阳性，Vim、ER常阴性。而宫体内膜样癌：Vim和ER强阳性，CEA阴性，p16也很少阳性	大部分宫颈子宫内膜样腺癌与高危型HPV感染有关，少部分源于子宫内膜异位，与HPV感染无关
中肾管腺癌	混合型生长（导管、管状、乳头状、条索状和其他类型），含类似中肾管残留物的嗜酸性物	PAX8、GATA3、HNF1β、CR及CD10阳性，p16表达具有可变性，一般不表达ER、PR、CEA、WT1	与高危型HPV无关。分子学改变主要包括*KRAS*突变，少数为*NRAS*；*ARID1A/B*突变常见

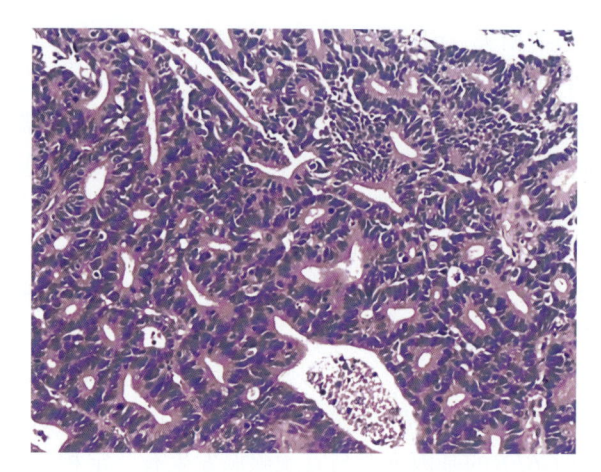

图 8-37 普通型腺癌，HE 染色

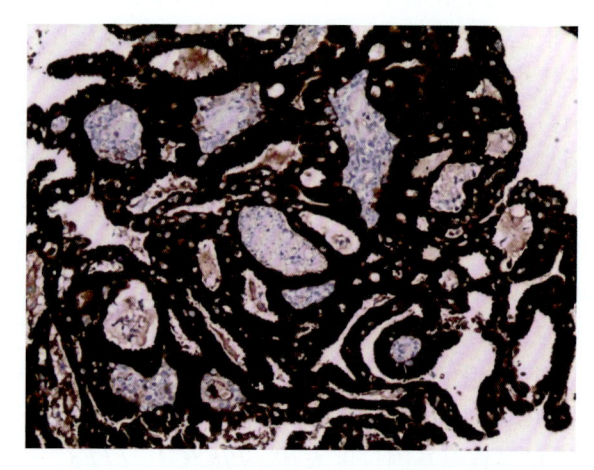

图 8-38 普通型腺癌，p16，细胞核/质阳性

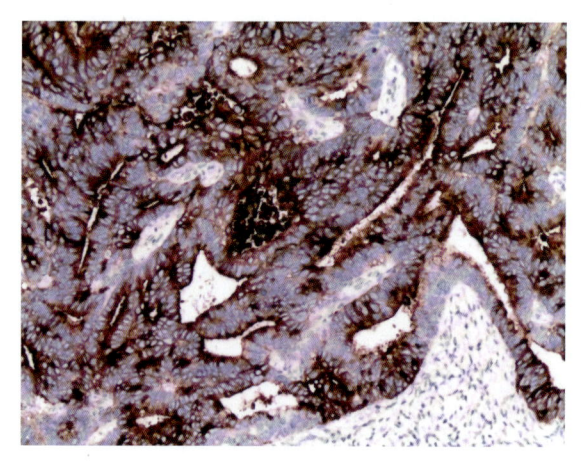

图 8-39 普通型腺癌，CEA，细胞质阳性

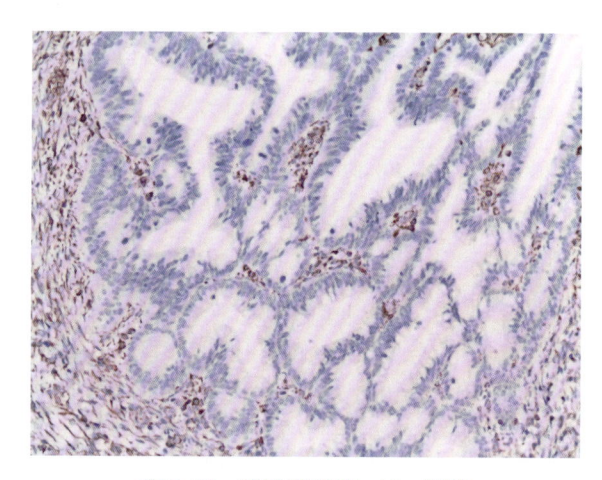

图 8-40 普通型腺癌，Vim 阴性

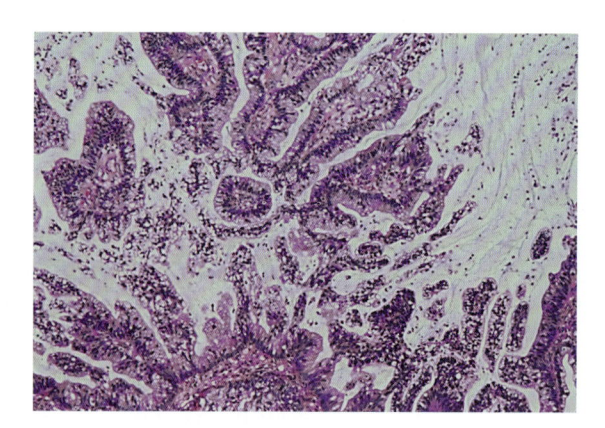

图 8-41 绒毛状腺癌，HE 染色

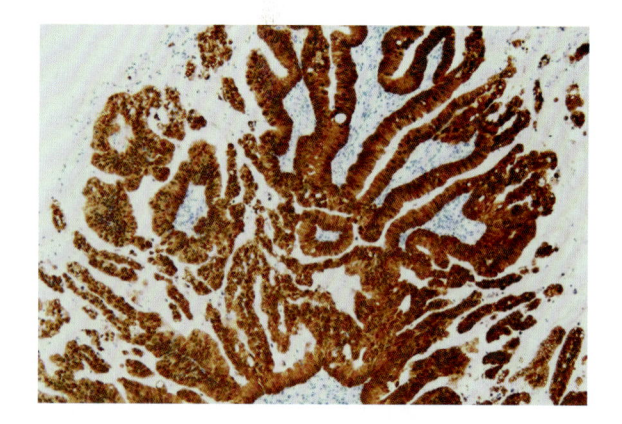

图 8-42 绒毛状腺癌，p16，细胞核/质阳性

图8-43 宫颈黏液性癌（NOS），HE染色

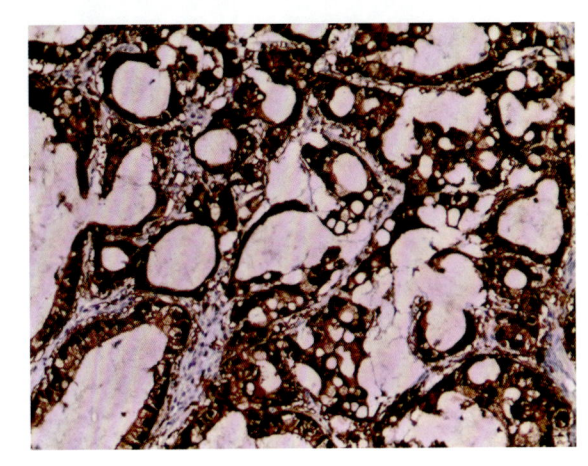

图8-44 宫颈黏液性癌（NOS），p16，细胞核/质阳性

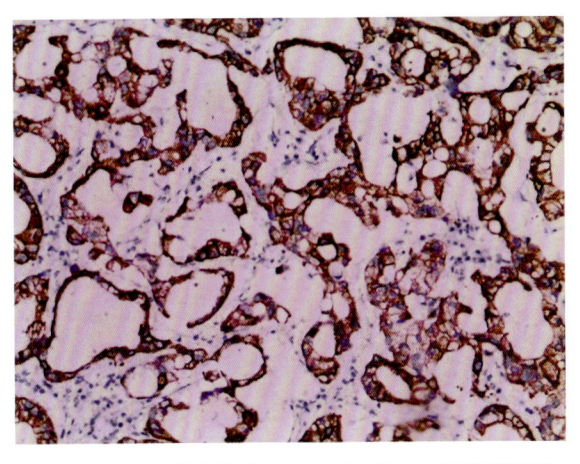

图8-45 宫颈黏液性癌（NOS），CK7，细胞质阳性

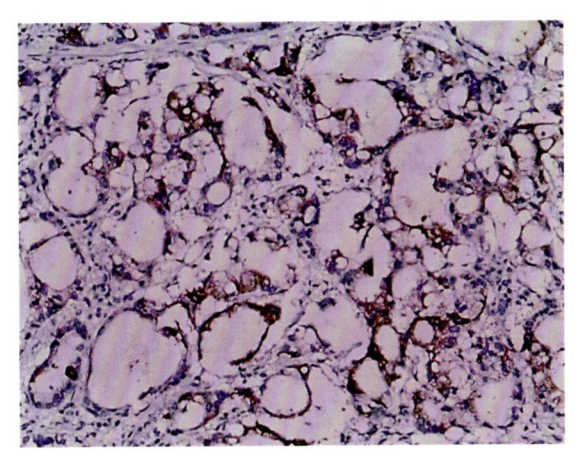

图8-46 宫颈黏液性癌（NOS），CEA，细胞质阳性

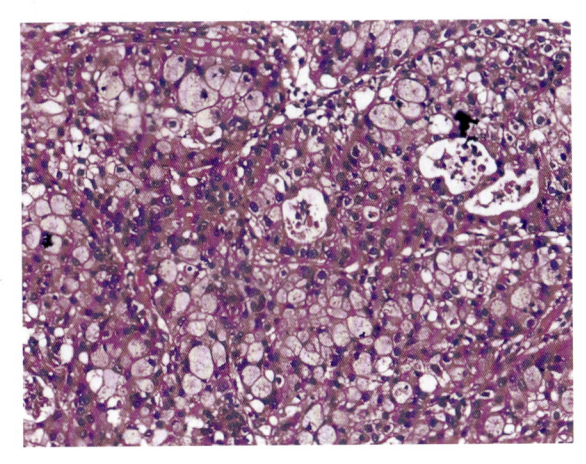

图8-47 浸润性复层产黏液癌，HE染色

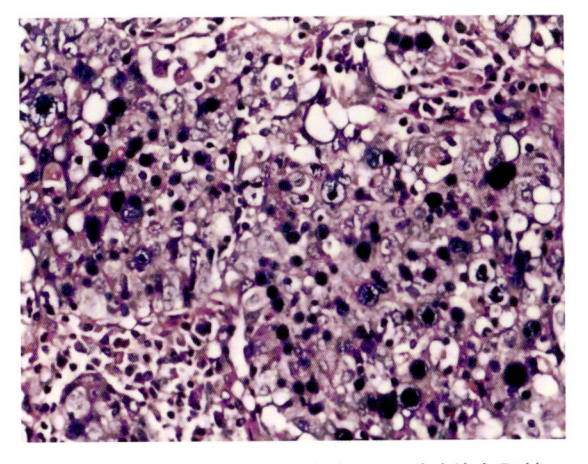

图8-48 浸润性复层产黏液癌，AB黏液染色阳性

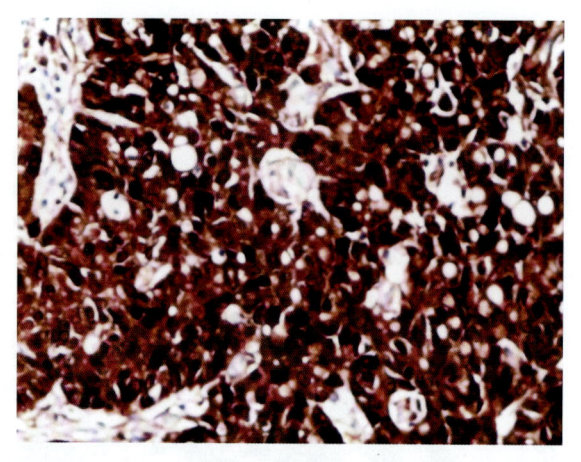

图8-49 浸润性复层产黏液癌，p16，细胞核/质强阳性

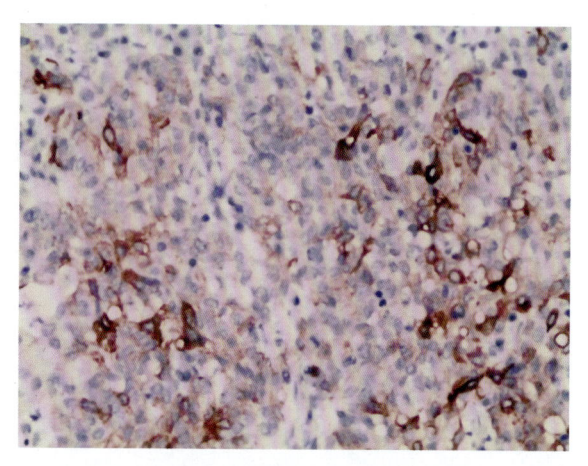

图8-50 浸润性复层产黏液癌，CK5/6，局灶阳性

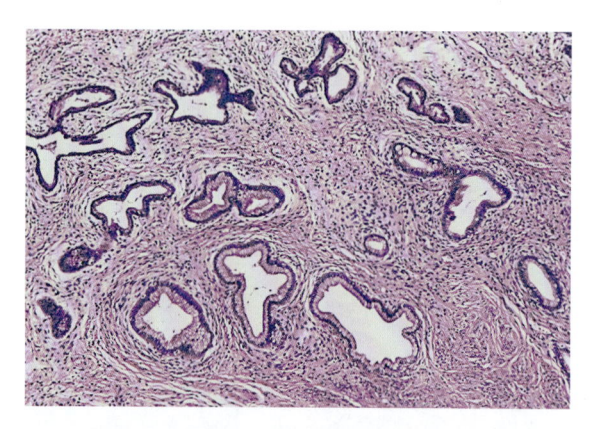

图8-51 胃型腺癌（微偏腺癌），HE染色

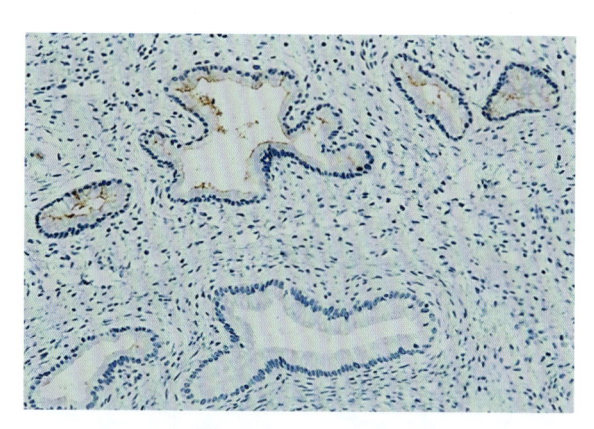

图8-52 胃型腺癌，CEA，部分腔缘阳性

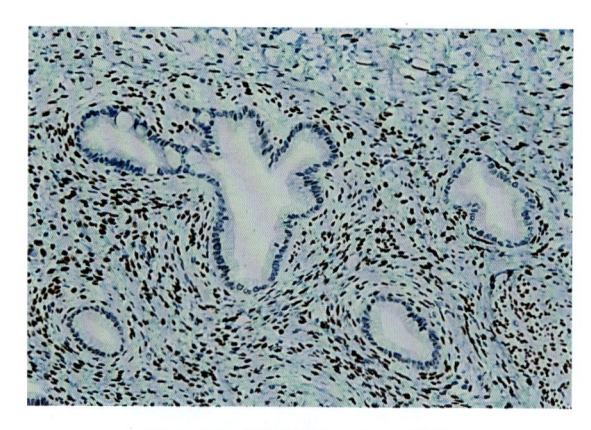

图8-53 胃型腺癌，ER，阴性

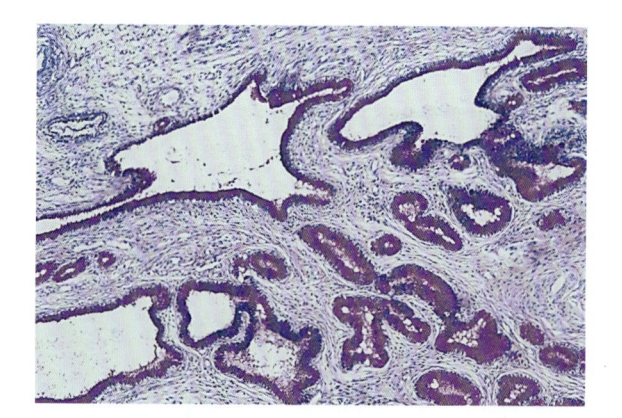

图8-54 胃型腺癌，AB/PAS染色呈红色（中性黏液）

（5）宫颈腺癌的鉴别诊断：参照IECC，首先通过观察核分裂象和凋亡小体、p16 IHC及HPV ISH区分人乳头瘤病毒相关腺癌（HPVA）和伴或不伴HPVA特征的非人乳头瘤病毒相关腺癌（NHPVA）。再结合腺癌的具体亚型、细胞质是否含黏液（或加AB特殊染色）进一步分亚类，免疫组化如CEA、Vim、ER、PR、p16、p53、Ki-67组合加黏液染色、HPV-RNA原位杂交对鉴别诊断有帮助（表8-8）。

（6）宫颈腺癌与子宫内膜癌的鉴别：抗体选择CEA、Vim、ER、PR、p16、p53、Ki-67组合。宫颈原发腺癌为CEA、p16弥漫强阳性，但Vim、ER和PR为阴性；而典型子宫内膜样腺癌为Vim、ER、PR阳性，p16弱阳性，而CEA阴性。值得注意的是，宫颈癌内p53强阳性不支持常见的宫颈癌，即鳞癌或普通型宫颈腺癌，在所有病例中，应考虑和排除继发性浆液性癌的诊断。然而，p53阳性见于一部分胃型宫颈腺癌

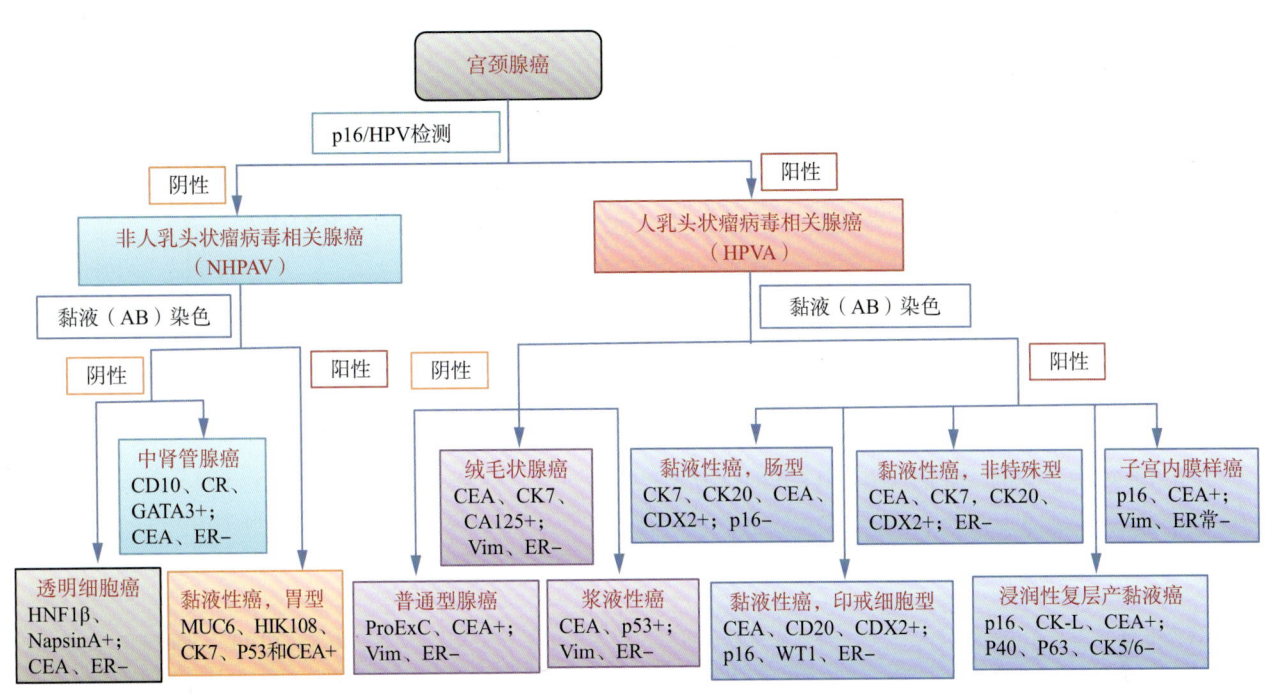

图 8-55 宫颈腺癌免疫组化诊断思路

```
宫颈腺癌
  │ p16/HPV检测
  ├── 阴性 → 非人乳头状瘤病毒相关腺癌（NHPAV）
  │         │ 黏液（AB）染色
  │         ├── 阴性
  │         │    ├── 中肾管腺癌：CD10、CR、GATA3+；CEA、ER-
  │         │    └── 透明细胞癌：HNF1β、NapsinA+；CEA、ER-
  │         └── 阳性
  │              └── 黏液性癌，胃型：MUC6、HIK108、CK7、P53和CEA+
  └── 阳性 → 人乳头状瘤病毒相关腺癌（HPVA）
            │ 黏液（AB）染色
            ├── 阴性
            │    ├── 绒毛状腺癌：CEA、CK7、CA125+；Vim、ER-
            │    └── 普通型腺癌：ProExC、CEA+；Vim、ER-
            ├── （中）
            │    ├── 浆液性癌：CEA、p53+；Vim、ER-
            │    └── 黏液性癌，肠型：CK7、CK20、CEA、CDX2+；p16-
            └── 阳性
                 ├── 黏液性癌，印戒细胞型：CEA、CD20、CDX2+；p16、WT1、ER-
                 ├── 黏液性癌，非特殊型：CEA、CK7、CK20、CDX2+；ER-
                 ├── 浸润性复层产黏液癌：p16、CK-L、CEA+；P40、P63、CK5/6-
                 └── 子宫内膜样癌：p16、CEA+；Vim、ER常-
```

参照国际宫颈腺癌分类标准（IECC）修改；+，阳性；-，阴性；Vim，Vimentin；AB，阿尔辛蓝染色；HPV，人乳头瘤病毒

或宫颈浆液性癌，尽管后者罕见。宫颈透明细胞癌与子宫内膜、卵巢等处的透明细胞癌，在形态学上和免疫组化表型上均有重叠相似，免疫组化无法确定原发部位（表8-9）。

表8-8　各型宫颈腺癌的免疫组化表型对比

肿瘤类型	Vim	ER、PR	p53	p16	HNF1β	CEA	其他
原位腺癌	-	-/+	-	+	-/+	+	HPV+
普通型腺癌	-	-/+	-	+	+/-	+	HPV+
胃型黏液癌	-	-	+/-	+/-	+	+	MUC6、HIK108+
肠型黏液癌	-	-	-	+	-	+/-	HPV+、CDX2+
子宫内膜样癌	-/+	-/+	-	-	未知	+	HPV+/-
浆液性癌	-	-/+	-/+	+	未知	+	HPV+
透明细胞癌	-	-/+	-/+	+/-	++	-	NapsinA+
中肾管腺癌	+/-	-/+	-	-/+	-/+	-	CD10、GATA3+

表8-9　宫颈腺癌与子宫内膜样腺癌的鉴别

鉴别类别	免疫表型比较	抗体选择或注释
宫颈腺癌与子宫内膜样腺癌	CEA、p16弥漫强阳性，但Vim、ER和PR为阴性，支持宫颈原发腺癌的诊断；反之考虑为典型子宫内膜样腺癌	CEA、Vim、ER、PR、p16
宫颈黏液腺癌与子宫内膜黏液腺癌	ER、PR及Vim阳性提示子宫内膜来源，而p16和CEA阳性提示宫颈内膜来源	CEA、Vim、ER、PR、p16。黏液腺癌的诊断并不困难，重要在于鉴别来源
普通型腺癌和上生殖道的浆液性癌、子宫内膜原发的高级别癌	除罕见的一部分胃型宫颈腺癌或宫颈浆液性癌p53可阳性外，p53强烈阳性不支持常见的宫颈癌；而卵巢或子宫内膜来源的肿瘤一般p53为过表达（或完全缺失）	p53，在切除标本中仔细检查肿瘤所在部位非常重要。p53突变型表达，首先应考虑和排除继发性浆液性癌的可能
宫颈透明细胞癌与女性生殖道其他部位透明细胞癌	在形态学上和免疫组化表型上均有重叠相似，均表达HNF1β、NapsinA等	免疫组化无助于原发部位的确定，在切除标本中仔细检查肿瘤所在部位非常重要

七、女性生殖道附属腺体肿瘤的诊断与鉴别

在女性的外阴前庭区，常有斯基恩氏腺（又称为Skene腺，相当于前列腺）、前庭大腺（Bartholin腺，相当于尿道球腺）、乳腺（腺上皮：Mammaglobin、GATA3、GCDFP-15、ER、PR阳性；肌上皮：p63、Calponin、CK5/6、34βE12、S-100阳性）组织残留，残留组织可能发生肿瘤（表8-10）。

表8-10 女性生殖道附属腺体肿瘤的诊断与鉴别

肿瘤类型	胚胎发育	形态特征	免疫表型特点
Bartholin腺发生的癌	前庭大腺	可为黏液腺癌、鳞癌、移行细胞癌或腺样囊性癌等	CK、CK7、CEA阳性，CK20阴性，S-100阳性
外阴乳腺样腺癌	阴肛型乳腺样腺体	具有乳腺癌特征或叶状肿瘤	Mammaglobin、GATA3、ER、PR、GCDFP-15、HER2阳性；肌上皮标志物阳性
起源于Skene腺的腺癌	相当于前列腺	类似于前列腺癌	表达PSA、P501S，外层为基底细胞：34βE12、p63阳性
中肾管腺癌	中肾管	排列成密集的腺管、腺上皮单层排列，腺腔内含有均匀的嗜酸性物质	表达GATA3、PAX8、CD10、α-inhibin和Calretinin；CEA、ER、PR、p16、p53阴性
汗腺型腺癌	汗腺	与其他部位的汗腺肿瘤相似	与其他部位的汗腺肿瘤相似

八、好发于外阴的软组织肿瘤

1. **抗体选择** CK、Vim、SMA、Desmin、CD31、CD34、S-100、ER、PR、RB、β-catenin、Ki-67。必要时加分子检测。

2. **注释**

（1）好发于外阴的软组织肿瘤主要有富于细胞性血管纤维瘤（CAF）、血管肌成纤维细胞瘤（AMF）、浅表性宫颈阴道肌成纤维细胞瘤（SCM）和纤维上皮性间质息肉（FSP）等，其他软组织肿瘤如浅表性血管黏液瘤、侵袭性血管黏液瘤和颗粒细胞瘤也多见于女性下生殖道，应注意鉴别诊断（表8-11）。

上述肿瘤通常发生于成年女性，患者或为育龄期妇女或为绝经期前后的中老年妇女，肿瘤的发生多与激素的刺激有一定的关系，极少发生于青春期前的女童和幼女。发生于女童或幼女下生殖道的间叶性肿瘤以葡萄簇样横纹肌肉瘤和生殖细胞肿瘤（如卵黄囊瘤）等恶性肿瘤多见，而发生于青春期前幼女外阴的良性或低度恶性间叶性肿瘤罕见。

（2）CAF、梭形细胞脂肪瘤、乳腺型肌成纤维细胞瘤（MTMF）之间的关联，表明这3种疾病实际属于同一谱系。它们均来源于间质细胞，只是向肌成纤维或脂肪方向分化造成的形态学和免疫组化不同。在细胞遗传学方面，均具有染色体13q的部分缺失（*FOXO1*/13q14单等位基因缺失），该基因可抑制RB蛋白的表达，在免疫表型上特征性地表现为抑癌基因RB蛋白的表达缺失。另有研究者认为，SCM与MTMF有一定的重叠，属于同一个瘤谱，或本质上就是MTMF。

表8-11 好发于外阴的软组织肿瘤的诊断与鉴别

肿瘤	病变特点	免疫表型特点	分子改变或注释
富于细胞性血管纤维瘤（CAF）	主要由形态一致的短梭形细胞和丰富的血管组成。瘤组织中可见散在成熟脂肪细胞、大量玻璃样变性的厚壁血管	Vim、CD34阳性；ER、PR阳性/阴性；SMA、Desmin均阴性；RB1表达缺失	存在*RB1*基因缺失和*FOXO1*缺失。CAF与梭形细胞脂肪瘤和乳腺型肌成纤维细胞瘤属于同一谱系
血管肌成纤维细胞瘤（AMF）	由交替分布的细胞丰富区和稀疏区组成，细胞密集区聚集在血管周围，大量薄壁血管的间质、瘤细胞卵圆形或梭形	Vim、Desmin、SMA、MSA、ER、PR阳性（有激素依赖），CD34阴性	好发于中年女性外阴部，无RB1表达缺失。与孤立性纤维性肿瘤鉴别：CD34、STAT6阳性

续表

肿瘤	病变特点	免疫表型特点	分子改变或注释
乳腺型肌成纤维细胞瘤（MTMF）	肿瘤由束状/交织状排列的梭形细胞间隔以数量不等的胶原组成，伴有不等量脂肪细胞及小至中等大小玻璃样变血管	表达Vim、Desmin、ER和PR，部分表达CD34，不同程度表达肌源性标志物	常沿"奶线"分布，主要发生于会阴部，多存在FOXO1/13q14单等位基因缺失，导致RB蛋白表达缺失
浅表性宫颈阴道肌成纤维细胞瘤（SCM）	由均一的梭形和星状细胞组成，周边区肿瘤细胞成分相对稀疏，中心区肿瘤细胞相对密集	表达Vim、Desmin、ER和PR，CD34局灶阳性；不表达肌源性标志物	好发于女性子宫颈和阴道黏膜下浅表基质的良性肿瘤。与MTMF鉴别：MTMF不同程度表达肌源性标志物
梭形细胞/多形性脂肪瘤（SCL/PL）	主要由增生的梭形细胞、成熟脂肪细胞和多少不等的绳索样胶原纤维组成，PL可见特征性的大花环状多核巨细胞	Vim、CD34和S-100阳性，偶见BCL2、AR、CD99阳性，Rb和STAT6阴性	存在RB1基因缺失，导致Rb蛋白失表达。无MDM2基因扩增与不典型性脂肪瘤样肿瘤/高分化脂肪肉瘤的鉴别诊断
浅表性血管黏液瘤（SA）	黏液性间质内有短梭形和星芒状细胞及较多的纤细薄壁毛细血管，瘤细胞多围绕血管排列	Vim阳性；CD34、S-100、Desmin、SMA均为阴性	SA位置表浅，累及皮肤和皮下组织，但缺乏厚壁血管和有中性粒细胞浸润
侵袭性血管黏液瘤（AAM）	多由弥漫分布的短梭形或星形细胞构成，瘤细胞稀少且分布均匀，间质胶原较少，具有特征性的较多厚壁小血管	不同程度表达Desmin、Vim、SMA、CD34、ER和PR，S-100呈阴性	主要发生在女性盆腔及会阴部深部软组织，存在t（5；8）（p15；q22）易位，等位基因HMGA2缺失
炎性纤维性息肉	被覆良性鳞状上皮，其下疏松血管纤维基质、星芒状梭形细胞，伴炎症细胞反应	Vim、CD34和CD68阳性	呈息肉状突起，易误诊为肿瘤
纤维上皮性间质息肉（FSP）	呈息肉样外观，镜下有完整的鳞状上皮覆盖，梭形细胞散在分布，间质水肿或黏液样，其中散布梭形细胞	可不同程度表达Vim、CD34、ER、PR和SMA；不表达Desmin	为反应性病变而非真正肿瘤，其发生与激素影响有一定关系
孤立性纤维性肿瘤（SFT）	常存在细胞交替和基质胶原蛋白交替出现的区域，常有血管外皮瘤样图像	表达CD34、CD99和BCL2及STAT6	存在特异性NAB2-STAT6融合基因

第三节 子宫体肿瘤

一、正常子宫内膜组织的免疫组化特征

正常子宫内膜和子宫颈管上皮的免疫组化特征有所不同。子宫内膜腺体表达低分子量角蛋白和Vimentin，偶可阳性表达CEA，而子宫颈管上皮表达CEA，不表达Vimentin和低分子量角蛋白。CD10在子宫内膜间质和中肾管残余组织中呈典型的强阳性表达，而在子宫内膜腺体和子宫颈管腺体中呈阴性。

正常平滑肌细胞偶可表达CD10，约40%的平滑肌瘤含有CD10阳性细胞，但一般为灶性表达。内膜间质细胞和平滑肌细胞均表达Vimentin、MSA、SMA和BCL2；平滑肌细胞特征性表达Desmin和钙调蛋白结合蛋白（caldesmon），而子宫内膜间质细胞不表达。Desmin或Caldesmon和CD10联合检测有助于鉴别平滑肌肿瘤和子宫内膜间质肿瘤。子宫内膜腺上皮细胞核阳性染色较强，子宫内膜间质细胞细胞核及子宫平滑肌细胞核阳性染色相对稍弱。

ER、PR的表达与雌激素水平相关，雌激素一方面可促进内膜细胞增生，另一方面诱导ER、PR的生成，进而改善雌孕激素的生物效应。有研究发现，ER、PR含量从正常子宫内膜到不同癌变程度的子宫内膜逐渐升高，在子宫内膜单纯性增生过长、非典型增生及内膜癌中阳性表达率明显高于正常内膜（增生期、分泌期）。正常子宫内膜免疫组化特征总结见图8-56～图8-62。

390 实用免疫组化病理诊断

表面上皮和腺上皮
单层柱状上皮（纤毛细胞+分泌细胞）
CKpan、CK-L、CAM5.2、EMA、PAX8、CA125、WT-1、ER/PR阳性（表达率与雌激素水平相关）；CEA阴性/偶尔腔缘阳性；CK7阳性/CK20阴性

子宫内膜间质细胞
CD10、ER、PR、Vimentin、WT-1、CD117、BCOR和BCL2阳性；上皮标志物CK局灶阳性/EMA阴性；平滑肌标志物MSA、SMA局灶阳性，但Desmin、Caldesmon、HDAC8阴性

子宫平滑肌细胞
表达平滑肌标志物（以Caldesmon、HDAC8较特异）、BCL2、Vimentin、阳性；CD10、CD34偶尔阳性；上皮标志物CK局灶阳性/EMA阴性

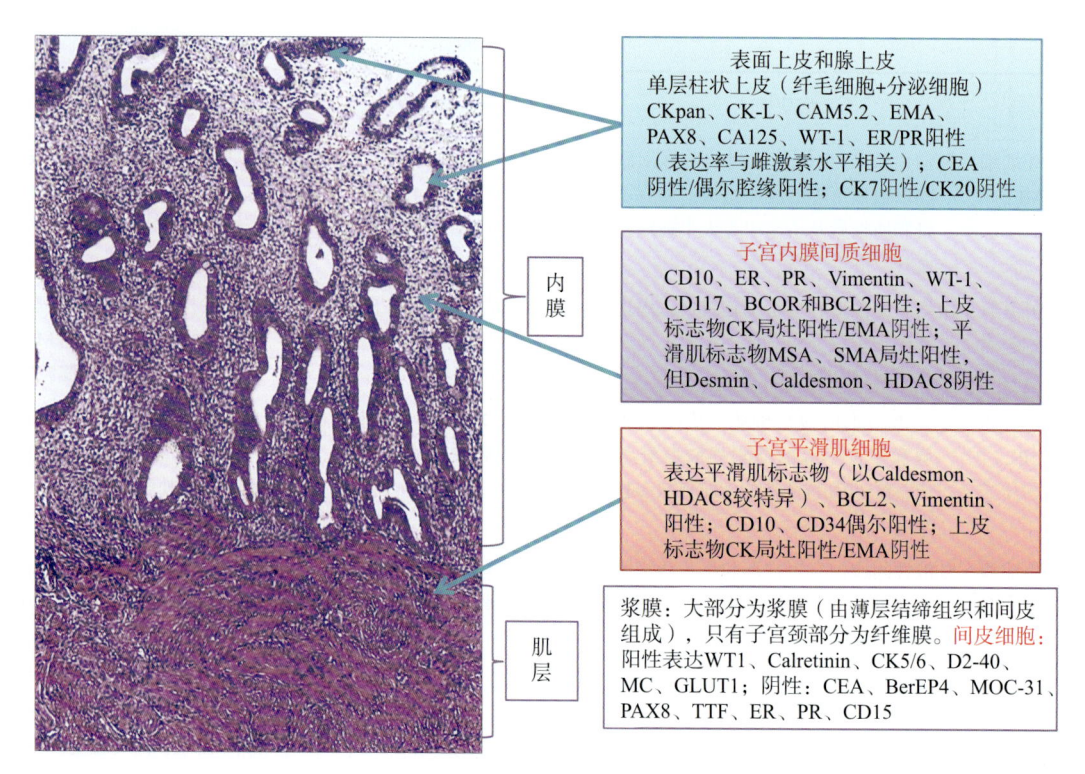

浆膜：大部分为浆膜（由薄层结缔组织和间皮组成），只有子宫颈部分为纤维膜。**间皮细胞**：阳性表达WT1、Calretinin、CK5/6、D2-40、MC、GLUT1；阴性：CEA、BerEP4、MOC-31、PAX8、TTF、ER、PR、CD15

内膜 / 肌层

图8-56 正常子宫组织学及免疫组化特征

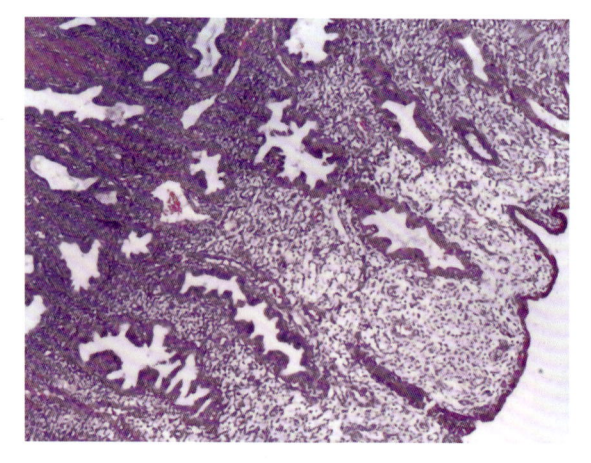

图8-57 正常子宫内膜组织，HE染色

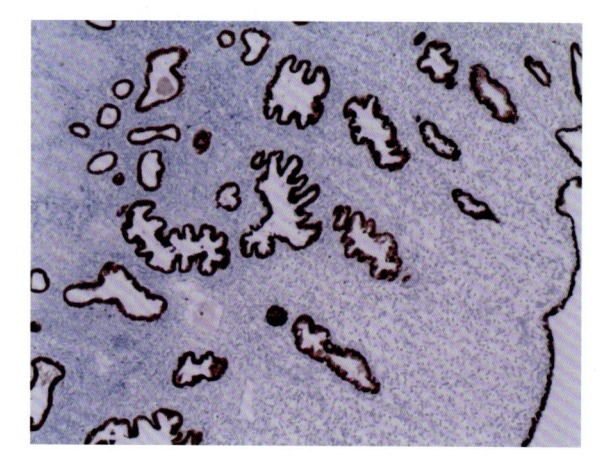

图8-58 子宫内膜，PAX8，腺上皮阳性

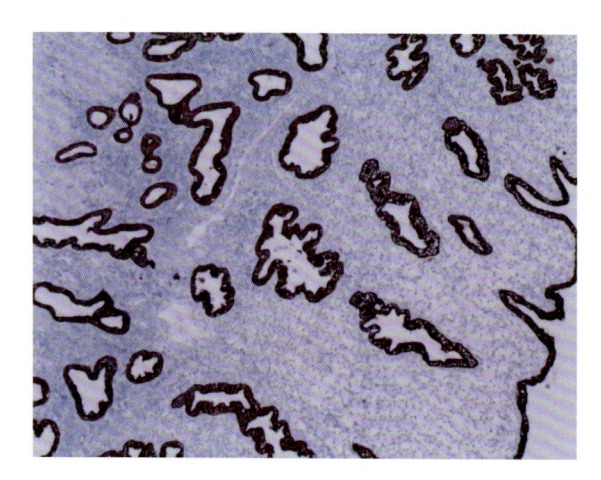

图8-59 子宫内膜，CK，腺上皮阳性

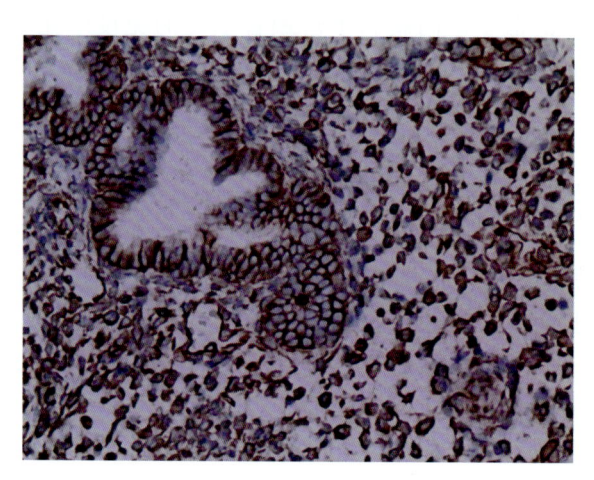

图8-60 子宫内膜，Vimentin，腺体间质阳性

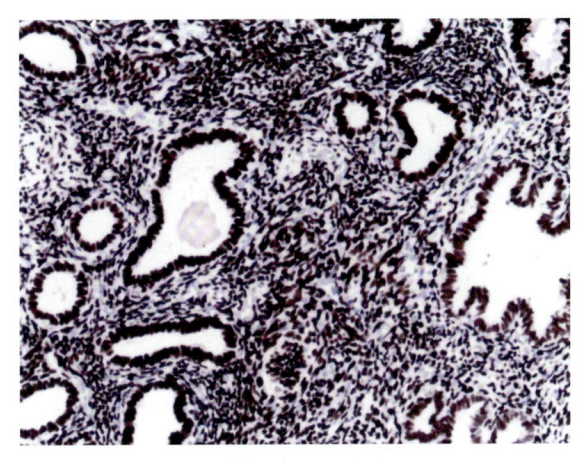

图8-61　子宫内膜，ER，腺体和间质阳性 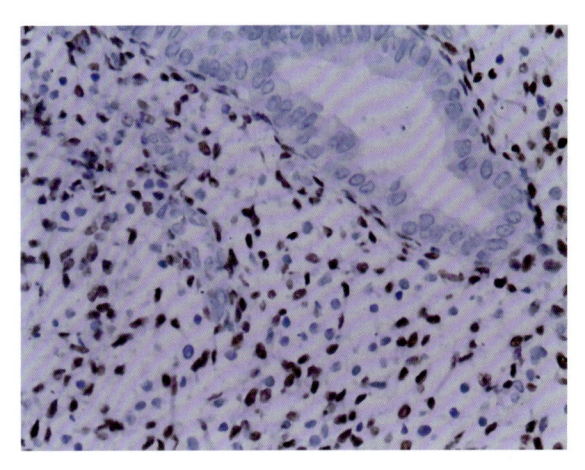　　　　　　　图8-62　子宫内膜，WT1，间质阳性

二、子宫肿瘤的免疫表型

子宫肿瘤的免疫表型见表8-12。

表8-12　子宫肿瘤的免疫表型

肿瘤	免疫表型特点	注释
子宫内膜样腺癌	ER、PR、CK7、CK-L、β-catenin、Vimentin阳性，CK-H阳性（特别在鳞化区域），CEA、p53阴性。存在高MSI	与宫颈腺癌鉴别：ER阳性/CEA阴性；与胃肠道腺癌鉴别：选择CK7阳性、CK5/6阳性、CK20阴性；免疫组化对发生于卵巢的子宫内膜样腺癌的鉴别无帮助
子宫浆液性癌	表达p53、p16、CEA、Ki-67；ER、PR、Vimentin阴性；90%有p53基因突变	与子宫内膜样腺癌鉴别：选择ER、PR、p53、p16、CEA、Ki-67、β-catenin、PTEN等
子宫透明细胞癌	HNF1β、NaspinA、AMMACR、CK7、p53阳性；瘤细胞含丰富糖原PAS阳性。免疫表型与卵巢透明细胞癌具体情况相似	与子宫内膜样癌的鉴别：选择NapsinA、HNF1β、ER、PR；与转移性透明细胞癌鉴别：CK7、HNF1β、NaspinA阳性
子宫内膜去分化癌	表达波形蛋白、CKpan、EMA、CK18，神经内分泌标志物局灶阳性；ER、PR阴性。常发生TP53基因突变和高MSI表达	与高级别子宫内膜样腺癌（CK、EMA弥漫阳性）鉴别；与未分化肉瘤鉴别：EMA局灶阳性；与神经内分泌癌鉴别：神经内分泌标志物阴性
平滑肌肿瘤	SMA、MSA、Desmen、h-Caldesmon弥漫强阳性，p16阳性；ER、PR、BCL2、p53、Ki-67与分化程度有关；CD10、CK为可局灶阳性	良性和恶性平滑肌肿瘤鉴别：以弥漫表达p16和p53伴或不伴有高Ki-67（常＞10%）增殖指数作为标准
子宫内膜间质肉瘤	表达CD10、ER、PR，平滑肌标志物阴性或局灶弱阳性	与富于细胞性平滑肌瘤鉴别：CD10阳性，而平滑肌标志物阴性或局灶弱阳性，p16阴性
恶性中胚叶混合瘤	含恶性的上皮和间叶成分，间质成分可为同源性间质肉瘤，也可有异源成分的骨、软骨、脂肪组织等	与腺肉瘤鉴别：良性上皮成分及恶性间叶成分的双向分化的恶性肿瘤；与分化差子宫内膜样腺癌鉴别：Vimentin、Myoglobin、S-100蛋白等阳性
子宫血管周上皮样细胞肿瘤（PEComa）	表达黑色素标志物如HMB45、MelanA，也表达CD10、CD1α，但CK和S-100阴性	与子宫内膜间质肿瘤鉴别：两者均可表达CD10，但后者HMB45、MelanA阴性
类似于卵巢性索间质肿瘤的子宫肿瘤	表达CKpan、CK7、CD99、平滑肌标志物、性索标志物（如α-inhibin、Calretinin）等	诊断前必须排除伴有性索分化的肿瘤；Calretinin阳性和α-inhibin、CD99及MelanA中至少1个阳性则高度提示该肿瘤的诊断

三、子宫内膜瘤样病变

1.抗体选择　PTEN、PAX2、HAND2、ARID1A、p53、ER、PR、p16、Ki-67。

2.注释

（1）子宫内膜瘤样病变：2020版WHO女性生殖细胞肿瘤分类中，包括子宫内膜息肉、Arias-Stella反应和子宫内膜化生。

（2）子宫内膜息肉：是一种良性的内膜腺体和间质的局限性过度生长，被覆上皮并突出于周围子宫内膜的增生性病变。①病变特点：由内膜腺体及间质组成，表面覆以一层立方形或低柱状上皮，大部分息肉对卵巢激素不敏感。A.间质通常为静止性，息肉的间质细胞密集，梭形形态，并常伴有纤维化。形态上类似于子宫内膜底层结构，这是子宫内膜息肉最为显著的特征；B.息肉中腺体和周围子宫内膜腺体反差明显，和周围规则性周期子宫内膜不同，息肉上腺体的排布通常是紊乱的，多为静止期腺体，可有腺体增生或各种类型的增生过长，甚至不典型或恶变，也可以萎缩；C.成簇厚壁血管，通常位于息肉蒂部和中间部分。②鉴别诊断：病理检查对明确送检组织是否是息肉、其组织类型及有无恶变等十分重要。A.子宫内膜增生与大部分子宫内膜息肉对卵巢激素不敏感不同，无簇状厚壁血管；B.宫腔和（或）颈管内的真性赘生物都可能被误诊为子宫内膜息肉，包括子宫黏膜下肌瘤、不典型息肉状腺肌瘤和子宫颈管息肉等良性病变和腺肉瘤、癌肉瘤、子宫内膜癌、子宫内膜间质肿瘤等；C.免疫组化应用：大多数情况下，经常规HE染色即可明确诊断。鉴别困难时，可考虑借助免疫组化及分子遗传学等手段辅助鉴别。抗体PTEN、PAX2、HAND2、ARID1A、GLUT1和Ki-67等组合有助于良性、恶性子宫内膜增生性病变的鉴别。

（3）Arias-Stella反应：与有妊娠史或孕激素治疗有关，腺体不规则扩张，内衬细胞的核有显著异型性，胞质丰富透明，形似透明细胞癌的管囊状结构，异型显著，但核分裂象罕见。免疫组化ER和PR阳性，AMACR、HNF1β和NapsinA阴性。

（4）子宫内膜化生：化生是指一种成熟组织被另一种组织所代替，在正常情况下该部位没有这种组织。其分类及其细胞形态特征见表8-13。

表8-13 子宫内膜化生的诊断与鉴别

类型	病变特点	免疫表型或注释
鳞状化生	具有完全一致的组织学特点，无细胞异型，在一个腺腔内可见腺上皮和鳞状上皮的移行。可分为：不成熟型鳞化，表现为桑葚状鳞状化生；成熟型鳞化，可见角化物	鳞状化生区域表达CK-H、p63、CEA、CDX2（核）、β-catenin（核）阳性；ER和PR阳性减弱，p53阴性，Ki-67指数低。存在β-catenin突变
胞质嗜酸性变	病变特点为嗜酸性胞质的腺上皮呈片状的合体细胞向上皮表面或腺腔内呈芽状突起，核固缩深染，胞质嗜酸性变常有乳头状结构，因此也称为合体性嗜酸性乳头状化生	p53野生型、Ki-67指数低。若p53、p16异常表达，CEA、IMP3弥漫强阳性，Ki-67高表达支持浆液性癌的诊断
透明细胞化生	非特异性透明细胞变：包括出现泡沫颗粒样或空亮的细胞质、核偏位，可能是脂质、黏蛋白、糖原或水肿等变化的积累。在宫内妊娠或宫外	前者在免疫表型和分子水平上与原基础病变相一致。Vimentin、ER、PR、CK7阳性，p53野生型，可表达HNF1β，而NapsinA和AMACR阴性
黏液上皮细胞化生	类似于宫颈内膜上皮细胞，还可以出现含有肠型黏液的杯状细胞。化生的黏液细胞核无异型性，无具体的瘤块	黏蛋白和黏液染色可判定黏液的性质。肠化生可表达CK20、Villin、CEA和CDX2
纤毛细胞化生	内膜上皮纤毛细胞明显增多，类似输卵管上皮，因此，有的称为输卵管化生	如同时出现输卵管上皮的分泌细胞和中间细胞则称为"输卵管化生"
鞋钉样细胞化生	腺上皮被覆单层的细胞，胞质不明显，核固缩深染，突出于腔内。如妊娠内膜常有特征性的Arias-Stella反应	ER和PR阳性，AMACR、HNF1β和NapsinA阴性。而透明细胞癌表达相反可用于鉴别

四、子宫内膜增生前驱病变

1.抗体选择　PTEN、PAX2、HAND2、ARID1A、p53、ER、PR、p16、Ki-67。

2.注释

（1）子宫内膜增生前驱病变：2020版WHO女性生殖细胞肿瘤分类中，将子宫内膜增生分为子宫内膜增生（不伴非典型性）和非典型子宫内膜增生（AH）两大类。子宫内膜样上皮内瘤变（EIN）是Ⅰ型子宫内膜癌而不是浆液性子宫内膜上皮内癌（SEIC）的前驱病变。SEIC是发生于子宫内膜的另一种不同类型的肿瘤，即浆液性腺癌（Ⅱ型子宫内膜癌）的早期阶段。WHO（2020）分类基本上保留上述分类原则。

（2）增生不伴非典型性（良性增生）：镜下特点主要为结构异型性，腺体和间质比超过1∶1，无论是单纯性增生还是复杂性增生，在不伴有非典型性增生时其细胞的形态基本一致，非常类似于增生期子宫内膜的腺体上皮，呈柱状，保持垂直于腺体基底膜的极向。一旦在上述增生病变的基础上出现上皮细胞的非典型性，则诊断为非典型增生，具体表现为腺上皮细胞排列失去极向，细胞核呈椭圆形而不是长柱状，甚至变成圆形，核膜不规则，核仁明显增大，染色质增粗沿核膜沉积，导致细胞核呈空泡状（这一点被认为是细胞非典型的重要特点），核分裂象多少不等。其表现不同的结构异常，最常见的是形成复杂腺体结构，背靠背，间质减少，腺腔内搭桥。进一步增生形成筛孔状结构或共壁（图8-63，图8-64）。

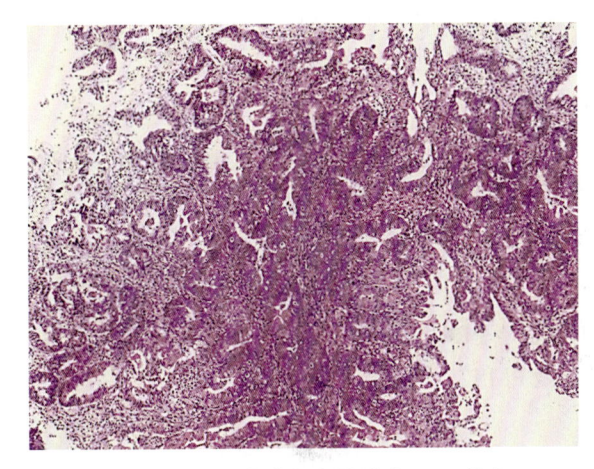

图8-63　子宫内膜复杂性增生，HE染色 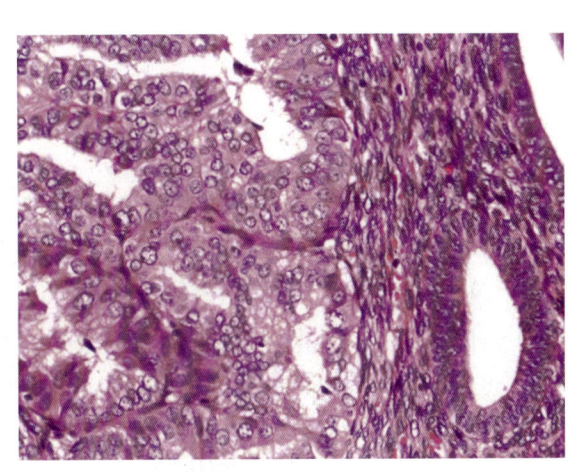　　　　图8-64　子宫内膜非典型性增生，右侧为良性增生

（3）EIN的组织学诊断标准有5条。①腺体聚集：腺体区域超过间质区域，即腺体与间质面积比＞1∶1；②细胞学非典型性：异常增生腺体的细胞与背景子宫内膜腺体的细胞不同，前者可表现为细胞核增大，染色质粗大颗粒状或染色质稀疏呈"泡状核"，核仁增大明显，核质比变大，细胞质可呈特殊性分化改变（可似桑葚、纤毛、黏液、微乳头状、鞋钉样、嗜酸性改变等特征）；③病变范围：EIN病变需＞0.1cm，通常至少由5～10个腺体组成；④除外类似的良性病变：如很小的不典型区、多发息肉、正常分泌期的子宫内膜、广泛桑葚状及鳞状细胞化生和炎症性子宫内膜等；⑤除外高分化子宫内膜样癌：如出现迷路样腺体、实性区域或显著的筛状结构等。间质浸润是区分低级别子宫内膜样癌与AH/EIN的关键。

（4）SEIC被称为浆液性腺癌的一种假定的前驱病变，并被定义为形态学上等同于浸润性浆液性腺癌的高度恶性肿瘤细胞取代良性的（最常见为萎缩的子宫内膜）表面上皮或腺体，并且没有肌层或间质侵犯。其临床特征与浸润性子宫内膜浆液性乳头状癌（UPSC）相似，形态学上虽然没有肌层侵犯但往往伴有子宫外扩散。其免疫表型和分子改变也与浸润性浆液性腺癌相似，p53、p16、WT1弥漫阳性，ER和PR阴性。92%有*TP53*突变，*BRCA*基因突变。

鉴别困难时，可考虑借助免疫组化及分子遗传学等手段辅助鉴别。目前研究认为，PTEN、PAX2、β-catenin和HAND2（心脏和神经嵴衍生物表达转录物2）等可能有一定的帮助，p53、ER、PR、Ki-67等可帮助排除SEIC或浆液性癌，具有重要意义（表8-14）。

PAX2和PTEN在正常增殖期子宫内膜、良性子宫内膜增生（不伴有非典型性）和子宫内膜非典型性增生组织中的表达率逐渐降低。

AH/EIN有许多见于子宫内膜样癌的遗传学改变，包括MSI、PAX2失活，以及PTEN、KRAS和CTNNB1（β-catenin）突变。而在子宫内膜样癌中，除上述基因改变外，还可发现*PI3KCA*、*PIK3R1*、*ARID1A*基因的突变。

表8-14　子宫内膜样上皮内瘤变的诊断与鉴别

鉴别点	良性增生	非典型增生/内膜样上皮内瘤变	低级别子宫内膜样腺癌	浆液性子宫内膜上皮内癌
形态特点	腺体:间质<1:1;细胞的形态基本一致,非常类似于增生腺体;腺体可大小不等,乳头状或出芽	腺体:间质>1:1;腺体增生伴细胞异型性,上皮细胞排列失去极向,核变圆,空泡状核的改变,核仁明显增大	腺体拥挤且无间质,呈显著筛状,腺体融合、迷宫样、乳头状或绒毛状,常伴黏液变、透明和鳞化等	高度恶性肿瘤细胞取代良性的表面上皮或腺体,并且没有肌层或间质侵犯
PTEN	4.8%～20%阳性	75%阳性	48%阳性	无缺失
PAX2	29%表达缺失	54.5%表达缺失	92%表达缺失	无缺失
HAND2	91%阳性	8%阳性	低表达	低表达
ARID1A	无缺失	8.33%缺失	41.51%缺失	无缺失
ER/PR	阳性	阳性	阳性	阴性
GLUT1	阴性	53.33%阳性	85.71%阳性	阴性
其他	目前不明确基因突变	PTEN、KRAS基因突变	比EIN基因突变增多	TP53、BRCA基因突变

五、子宫内膜癌的诊断与鉴别

1.抗体选择　CK、Vimentin（Vim）、PAX8、p53、p16、ER、PR、β-catenin（β-cat）、AMACR、NapsinA、HNF1β、WT1、Ki-67，加MMR（MLH1、MSH2、MSH6及PMS2）检测；有条件者可进行分子分型。

2.注释

（1）子宫内膜癌是女性生殖系统最常见的恶性肿瘤之一，其发病率位于中国女性生殖系统肿瘤第2位。

（2）子宫内膜癌的临床分型：传统的子宫内膜癌分型包括Bokhman分型和2014版WHO女性生殖器官肿瘤分类，目前仍广泛应用于临床。Bokhman最早于1983年依据子宫内膜癌与雌激素的关系、组织病理学、流行病学特征等因素，把子宫内膜癌分为Ⅰ型和Ⅱ型。Ⅰ型和Ⅱ型EC在发病高危因素、癌前病变、临床表现及组织病理学特征方面均有较大差异（表8-15）。

表8-15　子宫内膜癌的组织学亚型及病变特点

项目	Ⅰ型子宫内膜癌	Ⅱ型子宫内膜癌
与激素的关系	激素相关性	非激素相关性
临床表现	未绝经女性，疾病进展相对缓慢，预后良好	常见于绝经后妇女，其转移早，恶性度高，预后差
主要组织学类型	包括子宫内膜样癌、黏液性癌	包括浆液性癌、透明细胞癌、未分化癌和癌肉瘤等
癌前病变	子宫内膜非典型增生或子宫内膜上皮内瘤变	浆液性子宫内膜上皮内癌（SEIC）
免疫表型	ER/PR多为阳性，p53野生型	ER/PR多不表达，p53突变型
分子表型	主要的基因改变有PTEN失活、癌基因KRAS突变、β-catenin激活、MSI及PIK3CA、ARID1A基因突变等	p53突变和癌基因HER2过表达是其主要的基因变化，其次为BRCA1或BRCA2胚系突变、PIK3CA突变或扩增，以及FBXW7、PPP2R1A、p16、IMP3基因突变和CCNE1扩增等

（3）WHO分型：2020版WHO女性生殖器官肿瘤组织学分类将子宫内膜癌按照形态学特征分为10类：子宫内膜样癌、浆液性癌、黏液性癌、透明细胞腺癌、混合细胞腺癌、未分化癌、癌肉瘤、鳞状细胞癌、中肾腺癌和中肾样腺癌，并将子宫内膜发生的神经内分泌癌归入女性生殖系统神经内分泌肿瘤中。其中子宫内膜样癌又分为子宫内膜样腺癌（NOS）、POLE超突变型子宫内膜样癌、错配修复缺陷型子宫内膜样癌、p53突变型子宫内膜样癌和无特殊分子表型子宫内膜样癌。

（4）病变特点：①子宫内膜样腺癌组织学上类似正常内膜腺体，但正常子宫内膜间质消失。按分化程度分为高分化、中分化、低分化腺癌。常伴鳞状分化和分泌性改变。②浆液性癌（包括浆液性子宫内膜上皮内癌）均为高级别癌，最主要的特征是高级别的细胞特征，显著的细胞异型性，即卵圆形、圆形或多角形核伴明显核仁，核分裂活跃或异常分裂象，核深染伴高的核质比。肿瘤组织结构可以为复杂的乳头状生长方式也可以为单纯的腺样结构。③黏液性癌至少50%的癌组织由黏液性上皮成分构成，一般为低级别癌。④未分化癌指癌细胞分化极差，不具有上述任何类型上皮特征。⑤去分化癌则由未分化癌和低级别癌成分共同构成。⑥现认为癌肉瘤属于一种化生性癌，而非上皮-间叶混合性肿瘤。⑦混合性癌由2种或2种以上类型的癌构成且至少1种为Ⅱ型癌，但混合性癌不包括去分化癌或癌肉瘤。⑧另有罕见类型为子宫内膜中肾样腺癌，形态及分子表型与子宫内膜样癌和中肾腺癌均有交叉（表8-16）。

表8-16 子宫内膜癌的组织学亚型及病变特点

类型	病变特点	免疫表型特点	分子改变或注释
子宫内膜样腺癌	形似子宫内膜样，呈腺泡状、乳头状或部分实性生长，间质消失，癌细胞呈高柱状细胞、有极性，轻度至中度。常伴鳞状分化、分泌性改变	Vim、ER、PR和β-catenin阳性，p16和CEA阴性表达，p53野生型表达	最常见包括 PTEN、PIK3CA、PIK3R1、ARID1A、KRAS 和 TP53 突变。约35%存在MSI
浆液性癌	复杂的乳头和（或）腺性结构，腔面常呈扇贝样或破损、裂隙状腔体。细胞学呈高级别	p53突变、p16强表达、ER、PR表达减弱，Ki-67高表达	最常见的体细胞突变包括 TP53、PIK3CA、PP2R1A 和 FBXW7、HER2 过表达等
透明细胞腺癌	相关特征：包括管状囊性、实性、乳头状结构在内的多种生长方式，细胞呈特征性靴钉状，胞质透明至嗜酸性，细胞核高级别	HNF1β、NapsinA和AMACR阳性，ER、PR阴性，p53野生型	可发生 PTEN 和 TP53、PIK3CA 突变，少数可ARID1A表达缺失，但无 ARID1A 突变
黏液性癌	>50%的区域由黏液细胞构成，腺样或绒毛腺性结构，衬覆一致的黏液柱状上皮，复层排列轻微	Vim和ER强阳性，CEA阴性，p16也很少阳性	高频 KRAS 体细胞突变
中肾腺癌	以小腺体、小管为主，腔内常有嗜酸性胶质样物，混有实性、乳头状、腺管和网状，腺上皮单层排列的立方或矮柱状上皮，细胞中等的泡状核	表达GATA3、PAX8、CD10、Vim和Calretinin；CEA、ER、PR、p16阴性	往往在邻近组织中可见中肾管残余或中肾管增生，为其诊断提供线索。可能存在 KRAS/NRAS 基因突变
中肾样腺癌	形态学和免疫组化表型基本类似中肾管腺癌，p53野生型表达，但TTF-1阳性，这是与中肾管腺癌的主要区别点	表达GATA3、PAX8、CD10、Vim和Calretinin等，CEA、ER、PR、p16阴性，	
未分化癌	癌细胞分化极差，不具有上述任何类型上皮特征，核分裂活性较高，常见明显坏死	表达CK-L、EMA、CAM5.2；部分表达p16、CyclinD1	存在 CTNNB1、TP53 和 MMR 基因突变。BRG1、INI1、MMR 缺失
去分化癌	高分化子宫内膜样腺癌（G1或G2）中，同时出现高度异型的未分化癌（UEC）成分	未分化癌区域BRG1、INI1、MMR和E-Cad部分缺失	存在SWITCH/SNF染色质重塑复合体缺失、MMR表达缺失，p53突变
癌肉瘤	由高级别癌和多形性肉瘤成分构成的双向分化肿瘤，上皮成分通常为浆液性癌	可有癌和肉瘤双相标志物表达，且ER/PR表达相对减少	常为p53过表达，p16呈弥漫强阳性

（5）肿瘤组织学分级：①子宫内膜样腺癌和黏液性癌采用FIGO分级。根据腺体结构和实性区（除外鳞状化生）的比例及腺上皮细胞核的异型性分为三级：腺癌中实性结构≤5%为G1；实性结构占6%～50%为G2；实性结构>50%为G3。如果50%以上的肿瘤细胞核是高级别，则将其分级升高一个级别。国际妇科病理学会（ISGyP）建议将内膜样癌分为低级别（G1、G2）和高级别（G3）。②浆液性癌、透明细胞腺癌、未分化癌和去分化癌不分级。

（6）免疫表型：①ER/PR，子宫内膜样腺癌中常见ER、PR表达，但透明细胞腺癌中一般为阴性或仅局灶阳性。②p53、p16：大部分子宫内膜样腺癌、透明细胞腺癌、中肾腺癌和中肾样腺癌中p53为野生型、p16阴性，而浆液性癌中为突变型p53伴p16弥漫强阳性。需要注意的是，少部分高级别子宫内膜样腺癌、高达25%的透明细胞腺癌可能会有p53的突变。此时不要和宫颈处的腺癌混淆。③卵巢肿瘤表达NaspinA、

AMACR、HNF1β，可证实透明细胞腺癌的诊断。但需要注意的是，部分子宫内膜样腺癌中HNF1β阳性，但不表达NapsinA、AMACR。与HNF1β相比，NapsinA和AMACR对于透明细胞腺癌的诊断具有较高特异性。

1）当ER、PR、β-catenin（核阳性）、Vim阳性，PTEN表达缺失时，支持子宫内膜样腺癌诊断。ARID1A、PTEN或错配修复蛋白缺失，考虑高级别子宫内膜样腺癌（图8-65～图8-72）。子宫内膜腺体常伴鳞状上皮化生（桑葚样化生）；分级时必须注意鳞状/桑葚体成分不作为分级的依据。鳞状化生区域CK-H、p63、CEA、CDX2（核）、β-catenin（核）阳性；ER和PR阳性减弱，p53阴性，Ki-67指数低（图8-73～图8-76）。

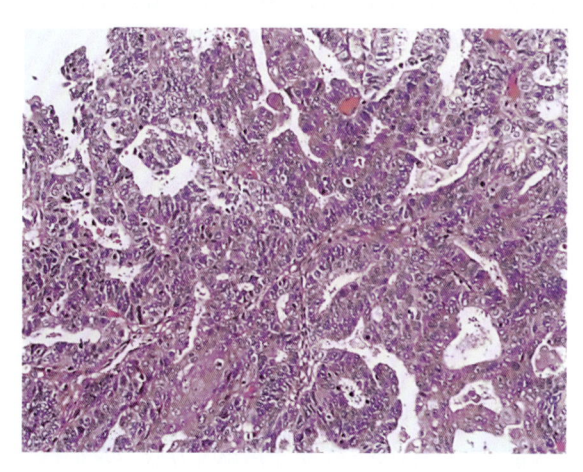

图8-65 子宫内膜样腺癌，伴鳞状上皮化生（左下角），HE染色

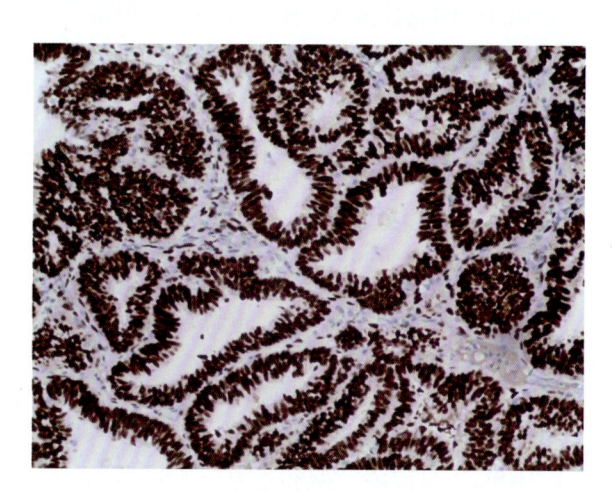

图8-66 子宫内膜样腺癌，ER，弥漫强阳性

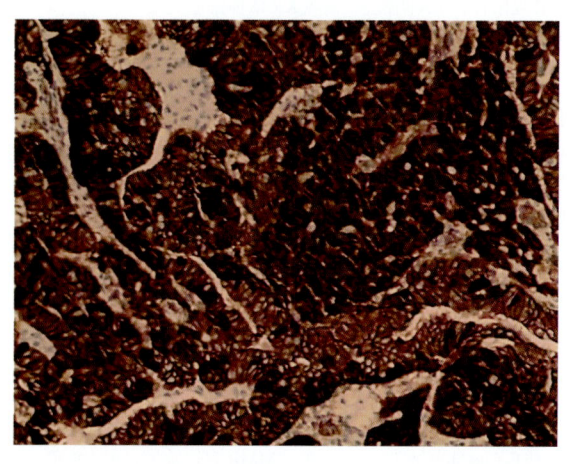

图8-67 子宫内膜样腺癌，β-catenin，细胞核/质阳性

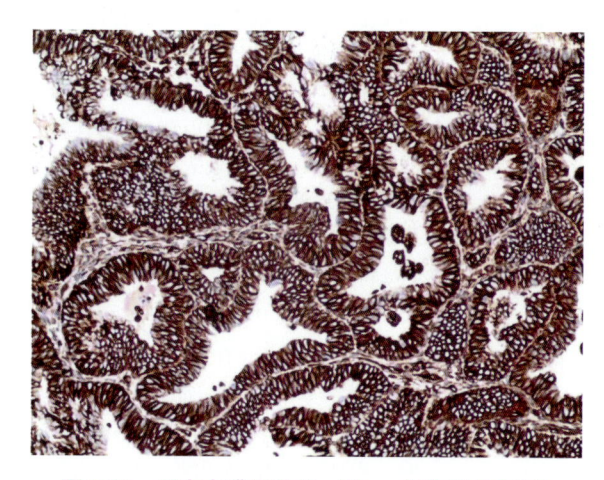

图8-68 子宫内膜样腺癌，Vim，细胞膜/质阳性

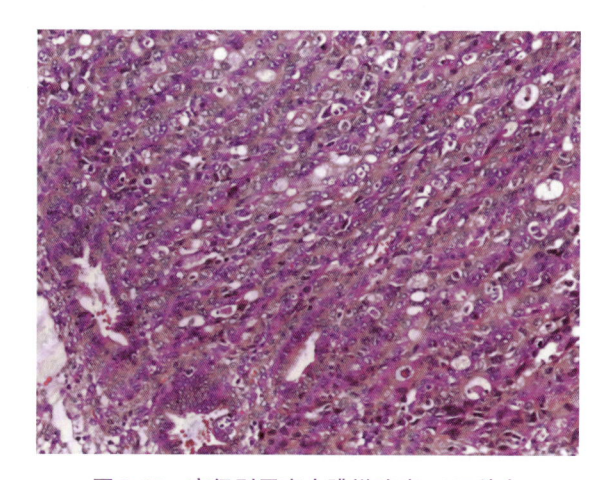

图8-69 高级别子宫内膜样腺癌，HE染色

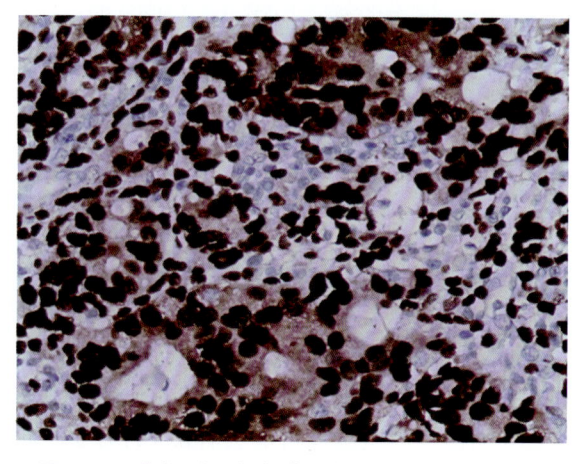

图8-70 高级别子宫内膜样腺癌，ER，表达减弱

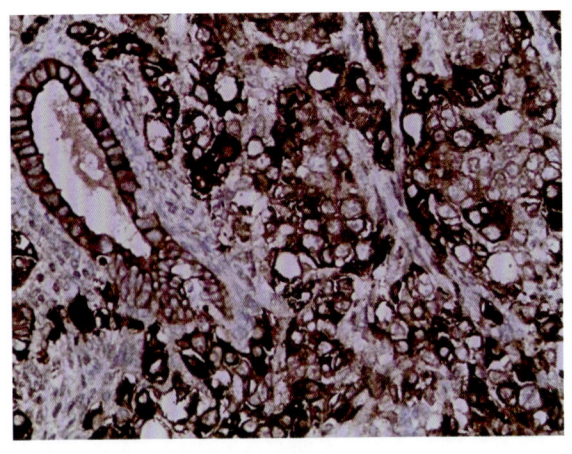

图8-71　高级别子宫内膜样腺癌，β-catenin，细胞核阳性

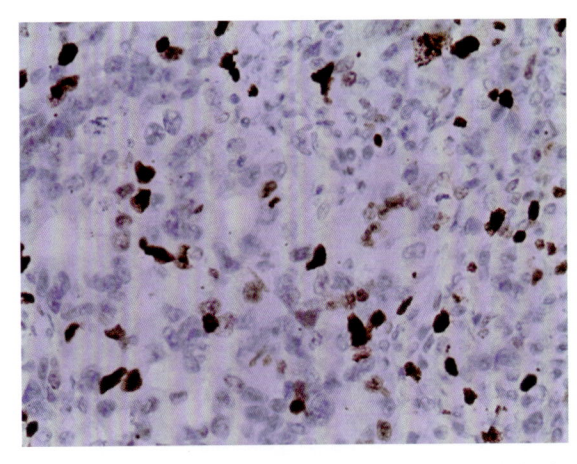

图8-72　高级别子宫内膜样腺癌，Ki-67增殖指数较高

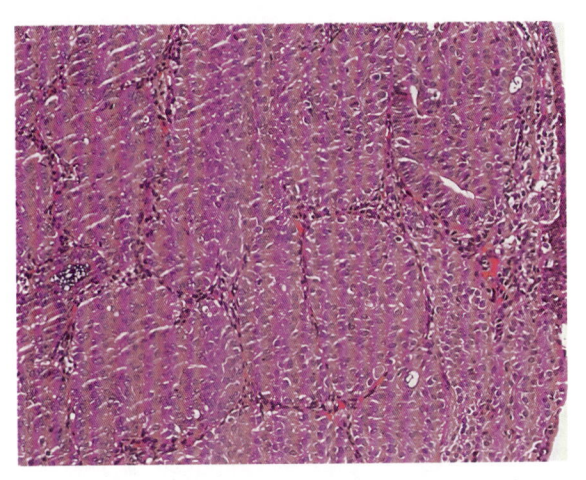

图8-73　子宫内膜样腺癌伴鳞化，HE染色

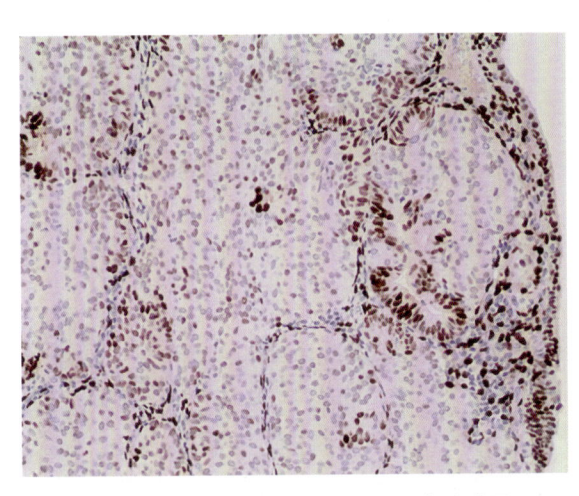

图8-74　子宫内膜样腺癌，ER，表达减弱

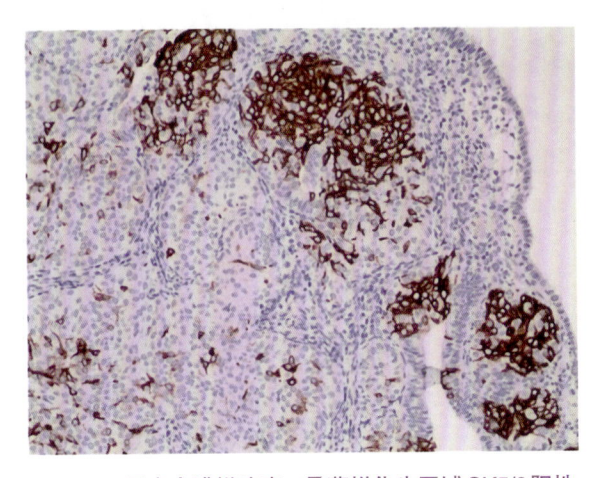

图8-75　子宫内膜样腺癌，桑葚样化生区域CK5/6阳性

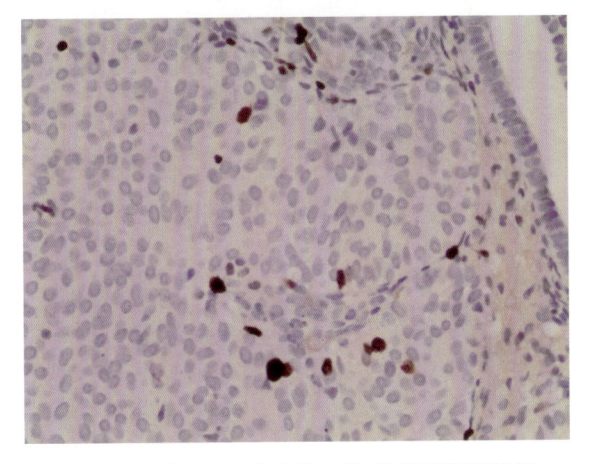

图8-76　子宫内膜样腺癌，Ki-67增殖指数较低

2）p53、p16、CEA、IMP3弥漫强阳性，WT1、ER和PR局灶阳性或阴性，Ki-67高表达，支持浆液性癌的诊断（图8-77～图8-80）。几乎所有的浆液性癌都有 *TP53* 突变，且p16为过表达。浆液性癌大部分为ER、PR阴性，WT1一般为局灶阳性或阴性，而子宫外浆液性癌WT1一般为弥漫阳性。有研究称，浆液性癌中90%具有IMP3的阳性，而其他子宫恶性肿瘤中这一指标为阴性或弱阳性着色，因此可用于子宫浆液性癌的诊断。

3）HNF1β、NapsinA、AMACR阳性，一般不表达ER、PR，罕见过表达p53，支持透明细胞腺癌的诊断（图8-81～图8-84）。

4）黏液性癌的诊断并不困难，重要的是与宫颈黏液性癌的区别：ER、PR及Vim阳性提示子宫内膜来源，而p16和CEA阳性提示宫颈内膜来源（图8-85～图8-88）。

5）去分化及未分化癌中PAX8、ER、INI1和BRG1常呈阴性，p53呈野生型（斑驳阳性）（图8-89～图8-92）。

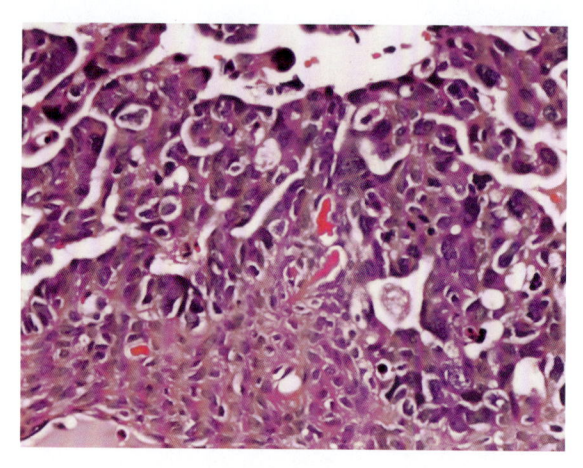

图8-77 子宫浆液性癌，HE染色

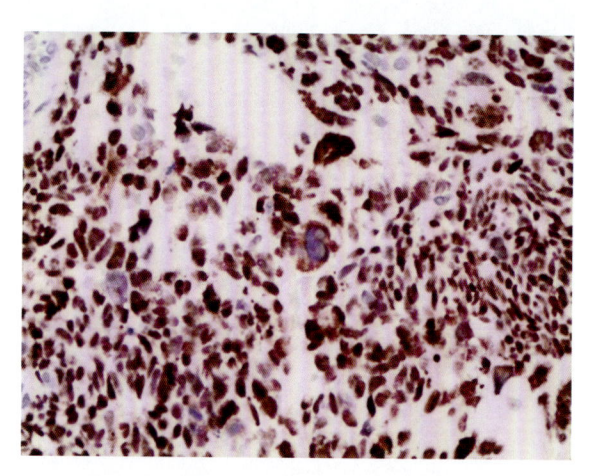

图8-78 子宫浆液性癌，p53，弥漫阳性

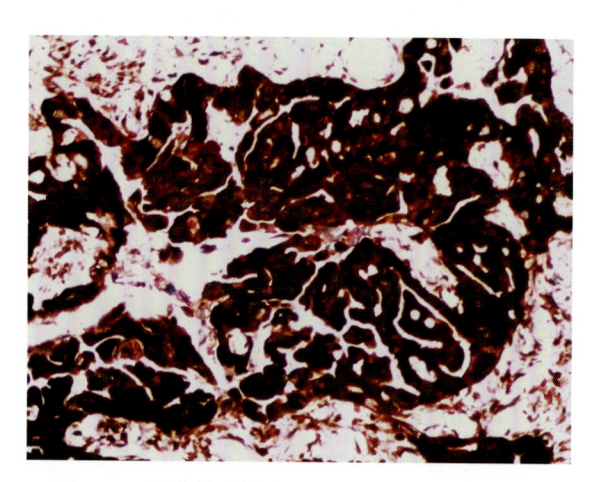

图8-79 子宫浆液性癌，p16，细胞核/质强阳性

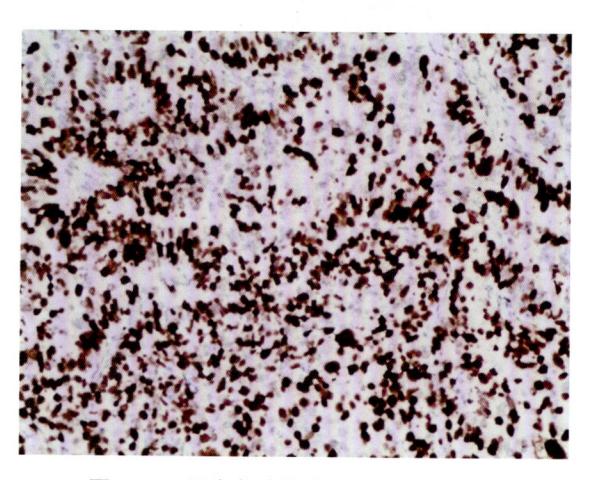

图8-80 子宫浆液性癌，Ki-67，高表达

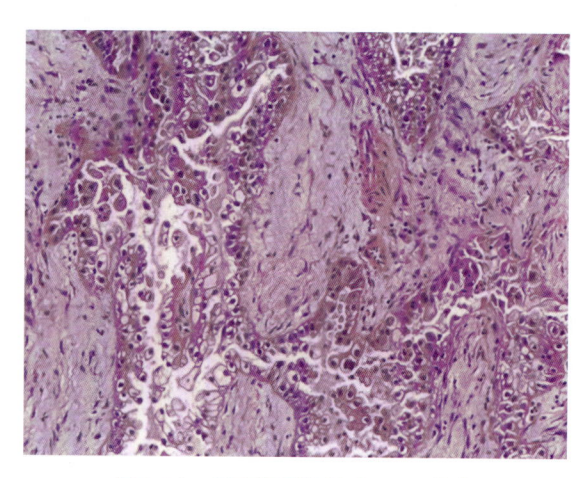

图8-81 子宫透明细胞癌，HE染色

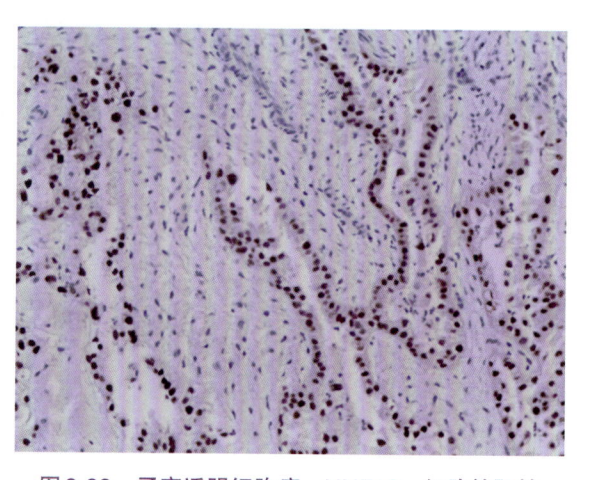

图8-82 子宫透明细胞癌，HNF1β，细胞核阳性

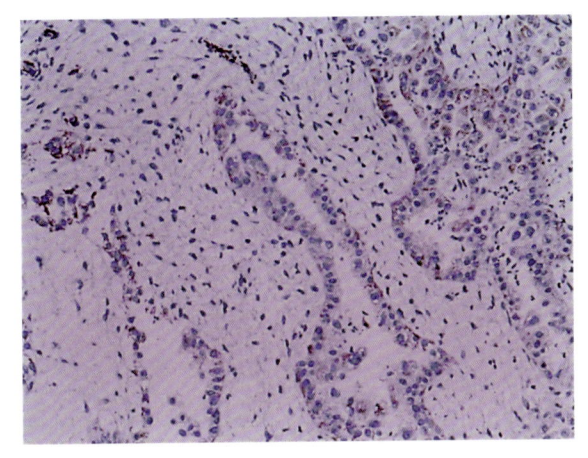

图8-83 子宫透明细胞癌，AMACR，细胞质弱阳性

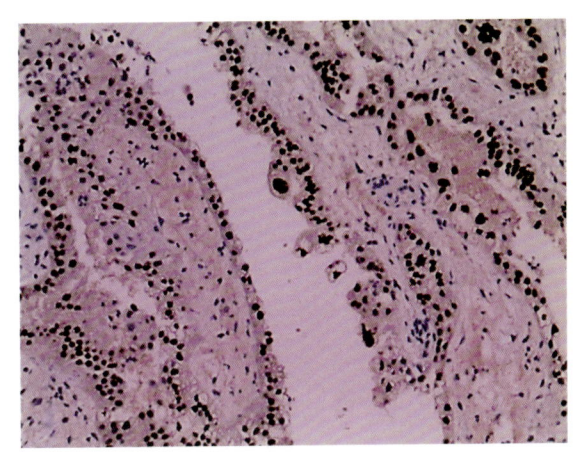

图8-84 子宫透明细胞癌，p53过表达

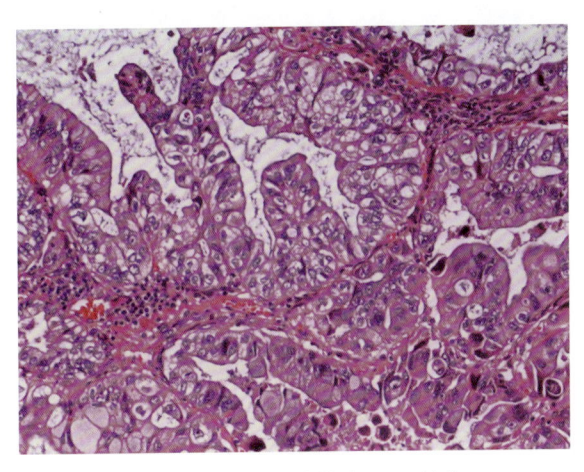

图8-85 子宫黏液性癌，HE染色

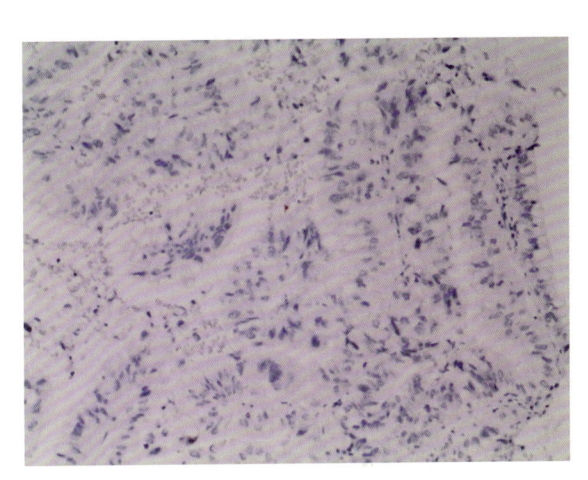

图8-86 子宫黏液性癌，ER，阴性

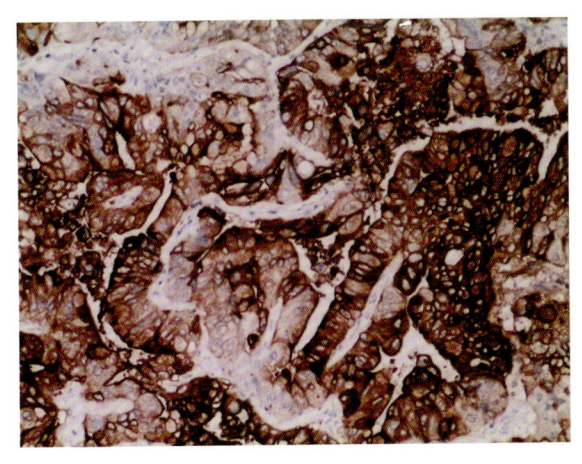

图8-87 子宫黏液性癌，CEA，弥漫阳性

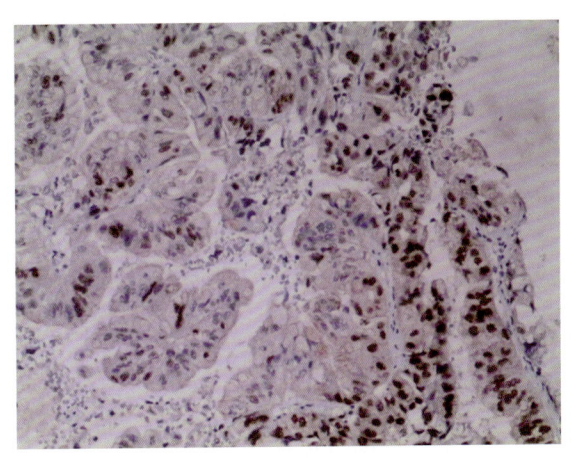

图8-88 子宫黏液性癌，CDX2阳性

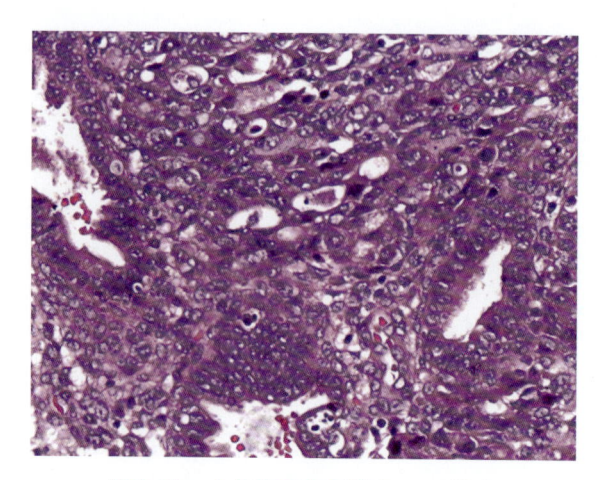

图8-89　去分化子宫内膜癌，HE染色

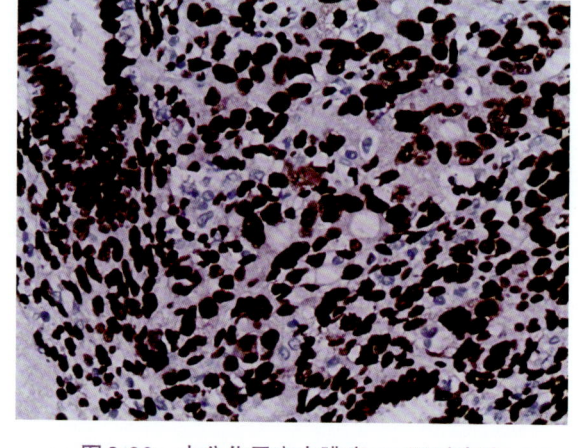

图8-90　去分化子宫内膜癌，p53过表达

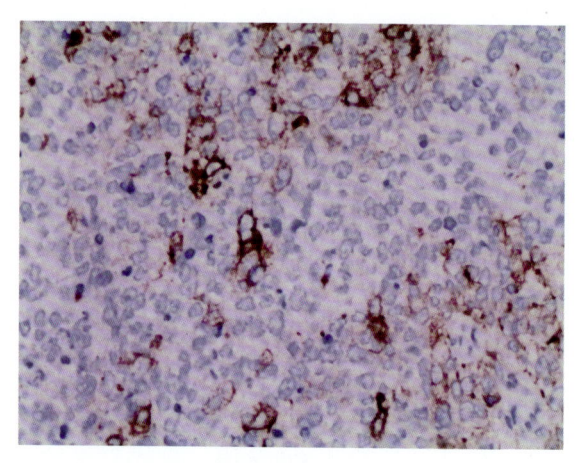

图8-91　去分化子宫内膜癌，CK，散在阳性

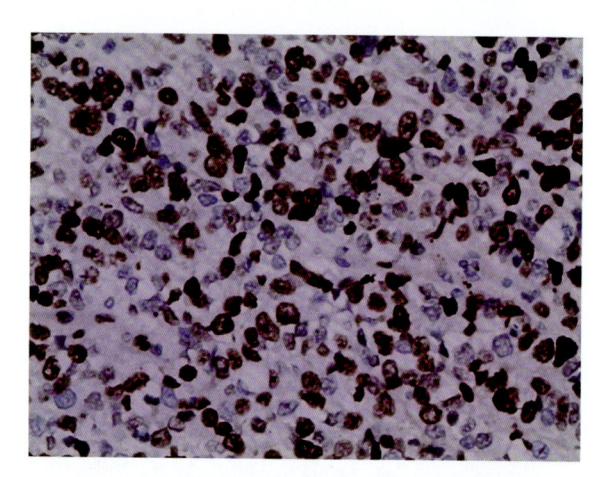

图8-92　去分化子宫内膜癌，Ki-67，高表达

（7）分子分型：近年来，分子分型在临床应用中逐渐被推广，对于预测预后和指导治疗均发挥了很重要的作用。第5版WHO女性生殖器官肿瘤分类中纳入了子宫内膜癌的分子分型。①TCGA分型：2013年基于分子水平的癌症基因组图谱（TCGA）分型提出了子宫内膜癌的分子分类计划，计划组运用多平台分析，整合基因组学、转录组学、蛋白质组学、基因拷贝数量和甲基化数据，研究并划分了4类不同的分子亚型（表8-17）。其中 POLE 突变型预后最好，CN-H型预后最差。②第5版WHO分子亚型：POLE 突变型子宫内膜样癌、错配修复缺陷型子宫内膜样癌、p53 基因突变型子宫内膜样癌和无特定分子谱系（NSMP）型子宫内膜样癌。③2015年Talhouk等通过错配修复（MMR）蛋白、p53蛋白和 POLE 基因检测进行ProMisE分型，将其分为4型：POLE 突变型、MMR-D型、p53野生型和p53突变型，此分型贴合临床实践，简单易操作。④免疫组化的应用：研究发现将p53免疫组化与 TP53 突变分析和荧光原位杂交进行拷贝数分析相比较，结果在鉴别CN-H/浆液样型方面是等效的。而MMR蛋白免疫组化检测替代MSI检测的敏感度亦可达到92.7%。因此，建议在日常的病理工作中，对于子宫内膜癌患者检测4种MMR基因的蛋白、ER、PR及p53等表达作为常规检测项目，对于有意义的患者可以推荐后续的分子检测。MMR和p53免疫组化检测可以较好地初步分型（MSI-H/MMR-D型和p53突变/CN-H型），为临床提供治疗指导和预后判断。而 POLE 突变由于检测程序复杂、费用较高，目前尚未在临床广泛应用。研究显示 CTNNB1（β-catenin）突变在CN-L型中较高，β-catenin免疫组化是否能够初步筛选CN-L型有待进一步研究。

表8-17 子宫内膜癌的分子分型

分子分型	基因突变谱和临床意义
POLE突变型	特征是POLE核酸外切酶区域突变（POLE-EDM）、高的体细胞突变率、微卫星稳定（MSS）。其特征性突变谱为PTEN、PIK3CA、PIK3R1、FBXW7、ARID1A、KRAS和ARID5B，最常见的5个突变为P286R、V411L、S297F、A456P和S459F。临床病理特征表现为患者年龄较小、分期较早，形态学具有异质性，多为高级别EEC及伴有显著的肿瘤内淋巴细胞。在透明细胞癌、未分化癌及癌肉瘤中也有报道。与其他亚组相比，该型患者预后最好。研究表明，POLE突变型和MSI突变型患者均具有较高的突变负荷，可能成为PD-1/PD-L1检查点抑制剂获益人群。POLE突变被认为是一项提示子宫内膜癌良好预后的指标
MSI型或错配修复缺陷型	这类肿瘤是碱基MMR基因失活、突变和（或）表观遗传沉默的结果。MLH1、MSH2、MSH6和PMS2是MMR家族中最主要的蛋白。推荐将BAT25、BAT26、D5S346、D2S123和D17S250这5个微卫星位点作为MSI诊断的标准。20%～30%的子宫内膜癌患者为MSI-H型。MSI-H型几乎全部由组织学分级G1～G3的子宫内膜样癌组成，多由MLH1启动子甲基化引起。MSI-H型中常见的突变包括ARID5B、PTEN、PI3K家族基因突变（包括PIK3CA和PIK3R1）。与POLE突变型相似，MSI突变型子宫内膜癌具有高突变负荷及免疫原性，可能是免疫抑制治疗的潜在对象
低拷贝数（CN-L）型或无特定分子谱系（NSMP）型	这类肿瘤具有低体细胞拷贝数改变、MSS，几乎没有TP53突变，但Wnt信号通路基因（CTNNB1、KRAS和SOX17）及PTEN、PIK3CA和ARID1A基因中均存在频繁突变。此外，CTNNB1突变的早期低级别子宫内膜癌更具侵袭性，因此具有CTNNB1突变的子宫内膜癌患者可能从更积极的治疗中获益。在TGCA研究中，60%的低级别EEC、8.7%的高级别EEC、25%的混合癌和2.3%的SC属于CN-L型
高拷贝数（CN-H）型/TP53突变型	特征是出现高频的p53、PIK3CA和PPP2R1A等基因突变，而PTEN和KRAS基因突变罕见。TCGA数据库显示高拷贝数型组形态上几乎包含所有浆液性腺癌（97.7%）、高级别EEC（19.6%）、低级别EEC（5%）和混合型子宫内膜癌（75.0%），与其他亚组相比，预后最差

注：EC，子宫内膜癌；EEC，子宫内膜样腺癌；SC，子宫浆液性癌；UCCC，子宫透明细胞癌；UMC，子宫黏液性癌。

（8）免疫组化在病理诊断和鉴别诊断中的应用

1）子宫内膜癌诊断中组织学类型的区分

抗体选择：ER、PR、Vim、p53、p16、PTEN、CEA、IMP3、β-cat、ARID1A、AMACR、HNF1β、NapsinA、Ki-67，必要时加MMR和分子检测。各种子宫内膜癌的免疫表型如表8-18所示。

表8-18 子宫内膜癌的分型及免疫表型

分型	Vim	ER/PR	ARID1A	β-cat	p53	AMACR	HNF1β	NapsinA	p16	其他
UEC	+	+	M＞wt	M＞wt	wt＞M	+/-	-	-	-/+	PTEN和MMR缺失
USC	+	-	wt	wt	M	-	-/+	-	+	CTNNB1突变
UCCC	+	-	wt	wt	wt＞M	-/+	+	+/-	-	MMR缺失
UMC	-	-	wt	M＞wt	M＞wt	NA	-	NA	-/+	E-Cadherin和MMR缺失
MMMT	+	-/+	wt	wt	M	NA	-	NA	+	可有癌和肉瘤双相表达

注：ARID1AM为IHC染色缺失，而ARID1Awt为核染色；p53M对应于≥60%细胞弥漫强阳性表达或完全阴性；p53wt为少数细胞弱阳性表达或＜60%细胞阳性表达。β-catM核阳性，β-catwt为细胞质、膜阳性或阴性；NA，未获得。UEC，子宫内膜样癌；USC，子宫浆液性癌；UCCC，子宫透明细胞癌；UMC，子宫黏液性癌；MMMT，恶性混合性米勒肿瘤。

2）低级别子宫内膜癌的鉴别诊断：低级别（FIGO分级1级、2级）子宫内膜样腺癌主要与子宫浆液性癌、透明细胞癌鉴别。仔细评估腺样、乳头状结构和细胞核异型性的形态特征，有助于三者的鉴别。低级别子宫内膜样癌一般是低级别的结构、低级别的核异型性，乳头长而宽、分支较少，还常伴鳞状、黏液样和（或）其他分化特点；浆液性癌中一般为低级别的结构、高级别的核异型性，乳头小而复杂，伴出芽；而透明细胞癌为扁平、立方形、多边形和（或）鞋钉样透明癌细胞呈管囊肿结构、乳头状结构及实性结构，至少可见灶性高级别的核。免疫组化标志物组合ER、PR、p53、p16、NapsinA、HNF1β、AMACR和Ki-67等抗体有助于鉴别诊断（表8-19）。

表8-19 低级别子宫内膜样癌与子宫浆液性癌、透明细胞癌的鉴别

鉴别点	子宫内膜样癌	浆液性癌	透明细胞癌
腺体特点	由类似正常子宫内膜的腺体组成，腺体呈圆形或卵圆形，细胞的顶缘光滑、平整	一般为低级别的结构。腺体不规则出芽，细胞顶部边缘不整齐，腔面常呈扇贝样、破损或裂隙状腺体，碎片化	典型的组织结构类型的组合（管囊肿结构、乳头状结构及实性结构），管囊状结构中常可见到鞋钉样细胞
乳头特点	长而宽，分支较少	小而复杂，伴出芽	乳头短而分支，轴心间质透明变
细胞形态	腺体衬覆复层柱状上皮，长轴与基底膜呈垂直排列的极向，瘤细胞质嗜酸性，颗粒状	高级别的核异型性。核增大，显著的异型性和多形性，高核质比，核分裂常见，以及明显的细胞凋亡	瘤细胞为扁平、立方形、多边形和（或）鞋钉样细胞，细胞质透亮或明显嗜酸性
核异型性	非典型性，常为轻度至中度	高级别的核	至少可见灶性高级别的核
ER、PR	常为阳性	一般为阴性	一般为阴性
p53	野生型	几乎均为突变型	罕见突变型
p16	"马赛克"模式	异常表达	50%的p16呈弥漫阳性
NapsinA	弱阳或阴性	阴性	常阳性
HNF1β	常可阳性	阴性	常阳性
AMACR	阴性	阴性	常阳性
Ki-67指数	较低	较高	25%～30%
其他	PTEN、ARID1A基因突变	几乎所有TP53基因突变	PTEN、TP53基因突变性

3）高级别子宫内膜癌的鉴别诊断：抗体选择ER、PR、PTEN、p16、p53、Vim、CKpan、EMA、PAX8、Ki-67，必要时加β-catenin、MMR。FIGO分级3级的子宫内膜样癌主要与伴实性结构或梭形细胞成分的子宫内膜癌鉴别。仔细评价肿瘤细胞的形态特点有助于鉴别诊断：高级别浆液性癌、未分化癌和癌肉瘤均为高级别核、核分裂象、非典型分裂多见；混合性腺癌和去分化子宫内膜癌为部分高级别核；高级别子宫内膜样癌细胞核通常具有中度异型性（核级2级）；而子宫类似卵巢性索肿瘤则细胞形态温和，异型性不明显，子宫内膜样癌的鳞状分化区域细胞无异型性，Ki-67增殖指数较低（表8-20）。

表8-20 伴实性结构的子宫内膜样癌的鉴别

肿瘤	病变特点	免疫表型特点	分子改变或注释
高级别子宫内膜样癌	以实性为主，呈巢梁状排列，但至少局部可见腺体形成，瘤细胞形态相似，呈高柱状复层，常为中度异型性，可伴黏液性或鳞状化生	多为ER、PR阳性；PTEN和ARID1A缺失；p16和WT1一般为阴性，β-catenin核阳性	大多为错配修复缺陷，其次为TP53突变、POLE突变，少数具有多种分子异常
子宫内膜样癌伴鳞状分化	常为低级别EEC，伴角化型化生或不成熟的桑葚样鳞状化生，可见腺上皮和鳞上皮的移行，无细胞异型	鳞化区CK-H、p63、CEA、CDX2、β-catenin阳性；ER和PR减弱，Ki-67指数低	分级时必须注意鳞状/桑葚体成分不作为分级的依据（图8-73～图8-76）
高级别浆液性癌	大多数至少局灶可见乳头状结构，高级别核，伴砂砾体、凋亡小体和核分裂象	p53、p16、WT1和IMP3阳性；PTEN和ARID1A无缺失	几乎所有的病例都伴有TP53基因的突变
透明细胞癌	由透明、嗜酸性和靴钉样瘤细胞形成管囊状、乳头状和实性结构，至少灶性高级别核异型	HNF1β、NapsinA、AMACR阳性，而ER、PR一般为阴性	1/3 p16免疫组化的异常表达，错配修复缺陷的比例不一
混合性腺癌	由两种或多种不同组织学类型子宫内膜癌构成的癌，其中至少包含一种Ⅱ型子宫内膜	联合检测PTEN、p53和p16有助于识别两种成分	第2种组织类型所占比例的下限被人为界定为5%
去分化子宫内膜癌	同时具有高分化子宫内膜样腺癌和未分化癌（形态单一的非黏附性细胞）两种成分	p53、p16、Fascin、CyclinD1阳性；PAX8、ER呈阴性/局灶阳性	常有TP53突变和高MSI；BRG1/INI1缺失

续表

肿瘤	病变特点	免疫表型特点	分子改变或注释
未分化癌	表现为弥漫片状的单一的肿瘤细胞，细胞失黏附排列，核分裂象易见，伴广泛坏死	免疫表型与去分化子宫内膜癌中的未分化区域相似	BRG1/INI1表达缺失
癌肉瘤	高级别癌，以浆液性癌多；间叶成分，可为同源性或异源性的肉瘤，均为高级别核	p53、p16突变型表达；WT1、CK、EMA或ER、PR（阴性/阳性）	高级别核，可伴异源性的肉瘤分化
子宫类似卵巢性索肿瘤	瘤细胞形态与发生于卵巢的性索肿瘤（颗粒细胞瘤或支持细胞瘤）相似，相互吻合的条索状、管样，但缺乏可识别子宫内膜间质成分	表达至少一种性索相关的标志物，如CR、CD99、α-inhibin、MelanA、WT1或CD10	若性索样成分＜50%，则为子宫内膜间质肿瘤伴性索样分化

六、混合性上皮-间叶肿瘤的诊断与鉴别

1.抗体选择　上皮性标志物（如PAX8、CKpan、EMA、CK8/18），间叶性标志物（如Vimentin、SMA、Desmin、CD10等），加WT1、ER、PR、p16、p53、Ki-67等。

2.注释

（1）WHO（2020）将混合性上皮-间叶肿瘤分为腺肌瘤、不典型息肉状腺肌瘤（APA）和腺肉瘤，其中前两者为良性。

（2）腺肌瘤：是由子宫内膜样腺体、特化子宫内膜样间质和形态良好的平滑肌束组成的良性肿瘤，常起源于子宫。表达子宫内膜腺体和平滑肌标志物、间质标志物。腺上皮CK、ER、PR、Vimentin阳性，平滑肌SMA、Desmin阳性，间质细胞表达ER、PR和CD10。

（3）不典型息肉状腺肌瘤（APA）：子宫内膜息肉样腺肌瘤在组织学上分为典型性子宫内膜息肉样腺肌瘤和子宫内膜非典型性息肉样腺肌瘤。①病变特点：肿瘤由平滑肌、纤维组织间质及密集的子宫内膜腺体组成。间质细胞未见异型性，核分裂象很少，无子宫内膜型间质。典型性子宫内膜息肉样腺肌瘤腺体结构无复杂性增生改变，细胞非典型性，APA部分腺体呈分支状、乳头状等，类似于复杂性子宫内膜增生的腺体结构，细胞呈不同程度的非典型性，＞90%的病例显示有鳞状化生。②免疫组化：腺体和间质ER和PR明显阳性；平滑肌SMA及Desmin弥漫性，间质细胞p16阳性/CD10阴性或局灶弱阳性，Ki-67低表达。③APA发病机制迄今尚未明确，多认为其发病主要与长期雌激素刺激及*CTNNB1*、*PTEN*基因突变有关。④鉴别诊断：A.子宫平滑肌瘤，主要由交错排列的平滑肌束组成，未见腺体成分。B.子宫内膜息肉，低倍镜下病变均由腺体和间质构成，但息肉间质为纤维性间质，并见厚壁或成束的血管。C.子宫内膜癌，病变较弥漫，癌细胞异型性更大，腺体可呈筛状结构，浸润性生长，可伴有大片坏死，周围间质常有结缔组织增生反应。癌巢周围常存在大量CD10阳性的间质细胞。而APA组织学上腺体的复杂性程度较轻，细胞异型性较小，腺体周围间质细胞以平滑肌细胞为主，间质细胞CD10阴性或局灶弱阳性。

（4）腺肉瘤：是一种少见的发生于子宫的混合性上皮-间叶肿瘤。①病变特点：肿瘤由良性腺上皮成分和肉瘤性间质成分组成。形态特征是异型性较明显的间质成分显著增加，呈"袖套样"密集于良性子宫内膜腺体周围，腺体被间质细胞挤压成裂隙状或形成息肉状突起。腺上皮为Müllerian上皮系列（子宫内膜型、宫颈型或输卵管型，可伴增生及各种化生性改变；间质成分一般为低级别同源性肉瘤，如子宫内膜间质肉瘤、成纤维细胞/肌成纤维细胞肉瘤，可伴平滑肌分化。部分伴异源性成分，以横纹肌肉瘤最常见。②免疫表型：表达子宫内膜腺体和间质标志物。上皮成分表达CK、ER、PR，间质成分表达CD10、ER、PR。高级别肉瘤样过度生长区域CD10表达明显减弱或消失，ER、PR也常阴性或弱表达，Ki-67增殖指数明显升高。多数病例可见Desmin、SMA呈现斑片状弱阳性，出现平滑肌或横纹肌分化区域Desmin呈胞质强表达（图8-93～图8-96）。③鉴别诊断：包括腺纤维瘤、非典型性息肉样腺肌瘤、低级别子宫内膜间质肉瘤、癌肉瘤、横纹肌肉瘤等。

（5）腺纤维瘤：腺肉瘤最重要的鉴别诊断是腺纤维瘤，后者由良性Müllerian上皮和良性子宫内膜间质成分组成，间质细胞无异型，腺体周围无间质细胞聚集，无核分裂象。免疫组化CD10及Ki-67的表达对两

者的鉴别具有一定的提示作用，CD10在良性腺纤维瘤通常不表达或仅有局灶弱表达，而腺肉瘤中CD10弥漫阳性、Ki-67在腺体周围间质带表达强于腺体之间的间质，腺纤维瘤则无此现象。

（6）恶性混合性米勒肿瘤（癌肉瘤）：是一个侵袭性的双相性肿瘤，由癌和肉瘤样细胞组成。通常形态学特征足以诊断这个疾病。上皮及间质成分异型更明显，常见多量核分裂象，细胞增殖指数高，可见异源性分化，且常见坏死，CK局灶阳性，常为p53过表达，p16呈弥漫强阳性，且ER/PR表达相对减少（图8-97～图8-102）。

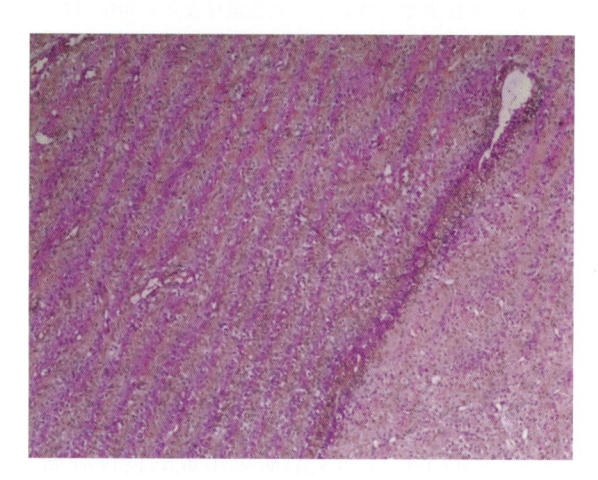

图 8-93　子宫腺肉瘤，HE染色

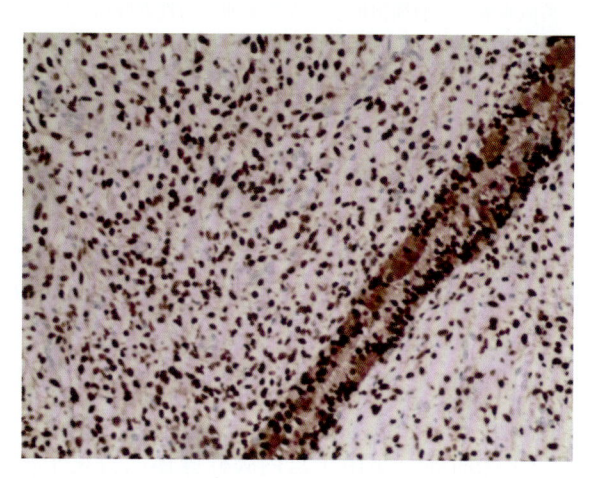

图 8-94　子宫腺肉瘤，ER，腺体和间质均弥漫阳性

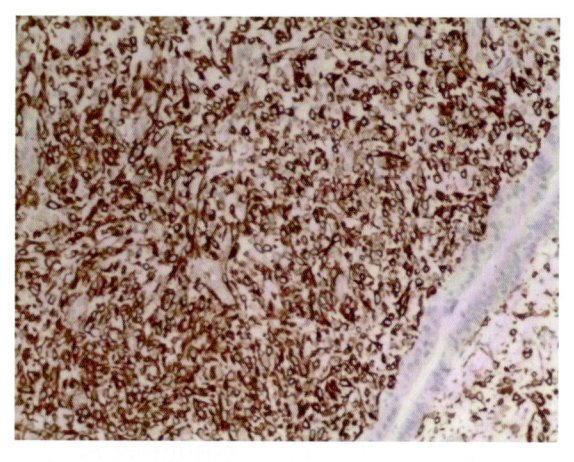

图 8-95　子宫腺肉瘤，Desmin，肉瘤成分阳性

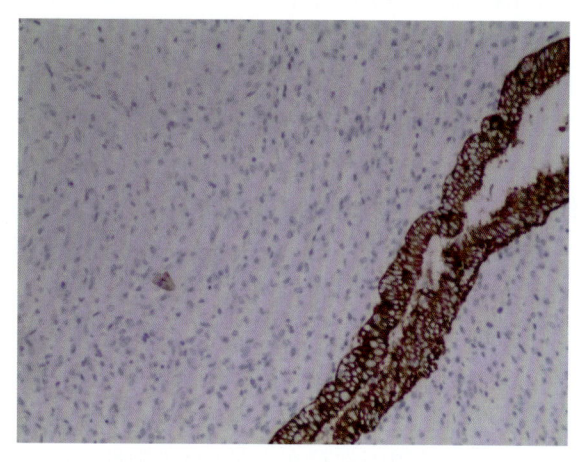

图 8-96　子宫腺肉瘤，CK，腺体阳性

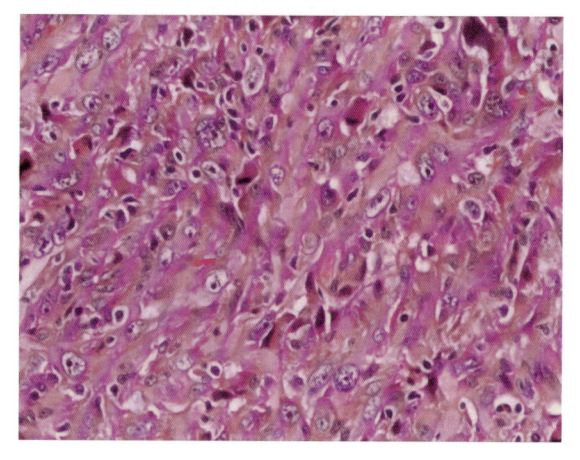

图 8-97　子宫癌肉瘤，HE染色

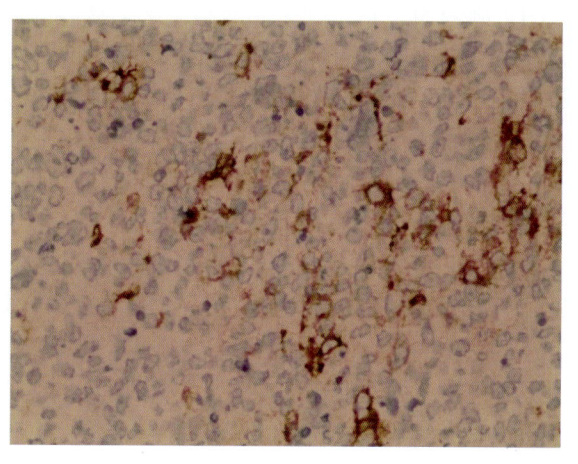

图 8-98　子宫癌肉瘤，CD10，局灶阳性

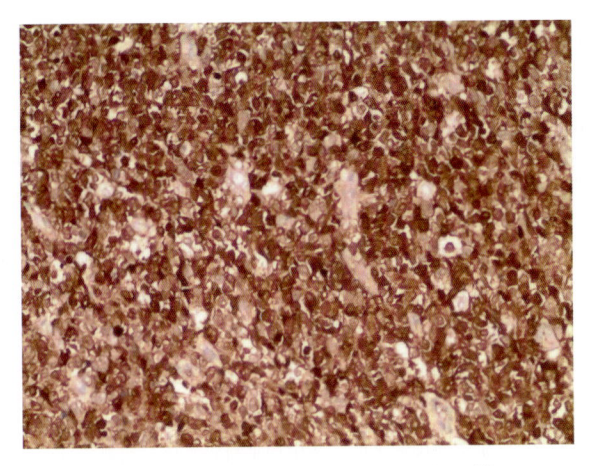

图 8-99　子宫癌肉瘤，p16，弥漫阳性

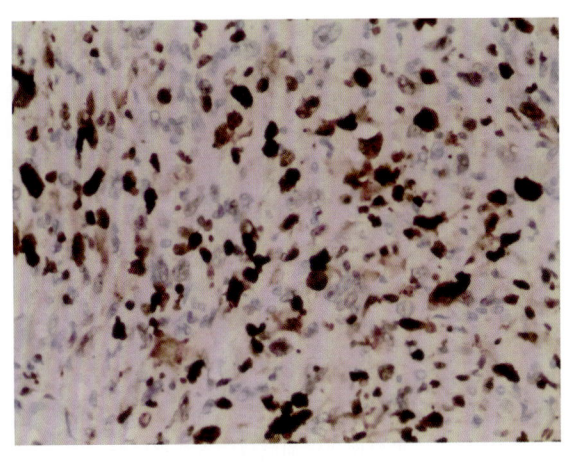

图 8-100　子宫癌肉瘤，p53 高表达

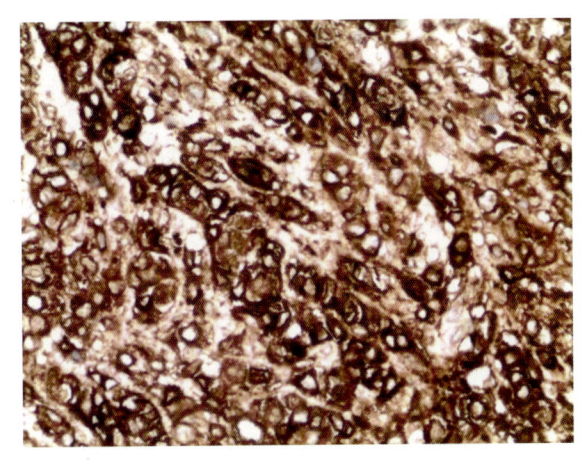

图 8-101　子宫癌肉瘤，Desmin，弥漫阳性

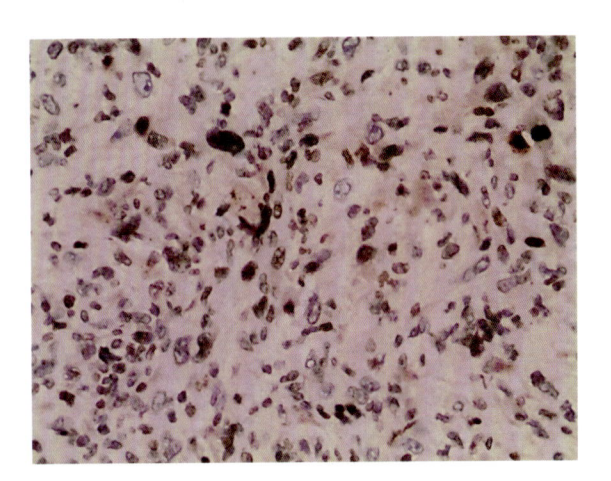

图 8-102　子宫癌肉瘤伴异源性分化，MyoD1 阳性

七、子宫平滑肌肿瘤的诊断与鉴别

1. **抗体选择**　选择 2～3 个平滑肌标志物（如 SMA、Desmin、Calponin、h-Caldesmon、HDAC8）、p16、p53、ER、PR、CD10、Ki-67。

2. **注释**

（1）子宫平滑肌瘤是育龄期妇女最为常见的生殖道肿瘤。根据恶性程度可大致分为良性、恶性潜能未定及恶性三种类型。典型的平滑肌瘤（LMA）和平滑肌肉瘤（LMS）都较容易诊断，但由于子宫平滑肌瘤特殊的组织学形态和生长方式较多，而且有些肿瘤细胞形态与生物学特性不相符合，因此只有熟练掌握子宫平滑肌肿瘤的病理诊断要点，结合免疫组化和分子遗传学改变，才能正确指导临床治疗。

（2）病变特点：①普通良性平滑肌肿瘤，大多为梭形细胞呈束状排列，细胞质丰富嗜酸性，细胞核两端圆钝状似"雪茄烟"，核分裂象少见且核的异型性无或轻度，肌瘤细胞常纵横交错，排列成编织的束状或旋涡状，失去正常肌层的层次结构。继发性改变如玻璃样变性、水肿变性、红色变性、囊性变、黏液样变性等。诊断子宫经典型平滑肌瘤并不困难。但在少数子宫平滑肌肿瘤中有特殊组织学改变，如具有上皮样分化及黏液样分化的平滑肌肿瘤，在诊断平滑肌肿瘤时有更加严格的诊断标准（表 8-21）。新版 WHO 分类规定，核分裂象统一按照每平方毫米计数有丝分裂来进行。②子宫交界性平滑肌瘤，包括弥漫性平滑肌瘤病（DUL）、静脉内平滑肌瘤病（IVL）、良性转移性平滑肌瘤病（BML）和恶性潜能未定型子宫平滑肌肿瘤（STUMP）。根据普遍应用的标准不能肯定地诊断为良性或恶性，诊断需慎重。

表8-21 子宫平滑肌瘤分型及病变特点

类型	病变特点	核分裂象（个/10HPF）	注释
平滑肌瘤（LMA）	瘤细胞和正常平滑肌细胞较为接近，细胞无或轻度异型性、无坏死	<5	具有19q和22q染色体末端缺失，12q14—q15重组致HMGA2基因失活，MED12基因突变
伴有奇异核的平滑肌瘤	又称非典型性平滑肌瘤。特征是出现多核或单核瘤巨细胞，细胞质丰富嗜酸，核形奇异、深染	<5	核分裂象<2个/10HPF，无病理核分裂，无肿瘤坏死，属良性；(2~5)个/10HPF为潜在恶性；>5个/10HPF为平滑肌肉瘤；常表达p53和p16，HMGA2基因失活
核分裂活跃平滑肌瘤	核分裂象较多，但缺乏细胞学非典型性和肿瘤性坏死	5~15	核分裂象超过20个/10HPF，目前归为恶性潜能未定平滑肌肿瘤。可存在KAT6B-KANSL1融合基因
卒中型平滑肌瘤	出血梗死带周围包绕富细胞区域，常伴出血、黏液变性、囊性变、红色变和炎症细胞，无明显异型性	<12	与平滑肌肉瘤不同，卒中型平滑肌瘤核分裂象数目可轻度增加，主要见于出血区周围类似肉芽组织的狭窄区域内。既非典型核分裂象，又没有显著的细胞异型性
上皮样平滑肌瘤	又称平滑肌母细胞瘤。肿瘤细胞丰富，>50%的细胞呈上皮样，可有轻度细胞异型，缺乏肿瘤性坏死	<2	若肌瘤直径>6cm，核分裂象(2~5)个/10HPF，细胞中重度异型，则为潜在恶性；若核分裂象>5个/10HPF，伴细胞中重度异型，则为上皮样平滑肌肉瘤
黏液样平滑肌瘤	肿瘤细胞呈梭形、星状或上皮样，并被大量黏液样物质分隔。缺乏细胞异型性	<2	如果肿瘤呈浸润性生长，不管核分裂象多少和细胞异型程度，均诊断为黏液样平滑肌肉瘤
弥漫性平滑肌瘤病	主要以子宫弥漫性、对称性增大，子宫肌层遍布大小不一、分界不清为特征	<4F	免疫组化发现PR含量明显高于周围正常肌层，而ER、Ki-67指数在两者之间无显著差异
静脉内平滑肌瘤病（IVL）	主要特征为肿瘤可向淋巴管或静脉管腔内生长而不浸润管壁，可通过下腔静脉转移至肺、心脏等部位	<2	如核分裂象(2~5)个/10HPF，则为潜在恶性；若核分裂象>5个/10HPF，则为平滑肌肉瘤侵入脉管内。存在HMGA2、PDGFB、CHEK2和CSF2RB基因突变
转移性平滑肌瘤病（BML）	常发生于育龄期，有子宫平滑肌瘤手术史的女性患者，与子宫原发肿瘤的组织形态相似	<5	具有19q和22q染色体末端缺失。瘤细胞ER、PR、Desmin、SMA及MSA表达阳性；支持子宫肌瘤（子宫外的原发平滑肌瘤绝大多数为阴性）
播散性腹膜平滑肌瘤病	具有良性生物学行为的肿瘤，但其有盆腹腔广泛种植的恶性生物学行为，多为育龄妇女	<5	X染色体及其他染色体异常，存在MED12基因突变。一般认为，核分裂象<5个/10HPF为良性；(5~9)个/10HPF为潜在恶性；>10个/10HPF为平滑肌肉瘤
FH缺陷型子宫平滑肌瘤	瘤细胞具有不典型性，可出现明显的嗜酸性大核仁、核周空晕、嗜酸性细胞质内小球及鹿角状血管	<2	FH基因胚系突变，瘤细胞FH表达缺失和2SC过表达。瘤细胞具有不典型性，易过诊断为恶性潜能未定平滑肌瘤或平滑肌肉瘤
恶性潜能未定型子宫平滑肌肿瘤（STUMP）	介于良性与恶性之间。指不能明确诊断为平滑肌肉瘤，但也不完全符合平滑肌瘤或其亚型的诊断标准	5~15	把握好三个主要诊断标准（核分裂象、细胞异型性、坏死），结合是否浸润、间质血管特点及p53、p16和Ki-67的表达等，有助于正确诊断
平滑肌肉瘤（LMS）	主要诊断标准：出现肿瘤性坏死、核分裂象≥10个/10HPF或中重度异型，3个指标满足2个即可诊断	≥10	多于一半的LMS存在TP53、RB1和ATRX基因突变。最近报道，部分黏液性LMS存在特异的PLAG1基因融合，上皮样LMS看部分存在PGR基因融合

（3）组织形态诊断标准：形态学上肿瘤细胞核分裂象计数、有无肿瘤细胞性坏死、细胞异型性、细胞丰富程度和肿瘤的生长方式等，都是病理诊断参考指标，其中前3项最为重要。①经典平滑肌瘤一般指肿瘤细胞核分裂象计数<(2~4)个/10HPF、细胞无异型性或具有轻度异型性、无肿瘤细胞性坏死。②具有以下特征的诊断为平滑肌肉瘤：A.弥漫性中重度细胞非典型性；B.核分裂象计数>10个/10HPF，其中上皮样及黏液样平滑肌肿瘤核分裂象计数分别为>4个/10HPF及>2个/10HPF；C.具有明确的肿瘤细胞地图样坏死，其中肿瘤细胞地图样坏死作为最重要的诊断指标，即使细胞无明显异型或核分裂象未达到>10个/

10HPF，也可诊断为平滑肌肉瘤。3个指标满足2个即可诊断。③STUMP指形态上介于典型平滑肌瘤和平滑肌肉瘤之间，不能明确归类者。诊断标准：①有可疑肿瘤细胞地图样坏死，任何核分裂象数，有或无细胞异型；②没有肿瘤细胞地图样坏死，细胞有弥漫或多灶中重度非典型性，但核分裂象＜10个/10HPF；③没有肿瘤细胞地图样坏死及细胞非典型性，但核分裂象≥15个/10HPF；④上皮样或黏液样平滑肌瘤具有细胞学非典型性，或核分裂象介于良恶性之间；⑤怀疑但不能确定肿瘤出现了上皮样或黏液样分化特征（图8-103）。

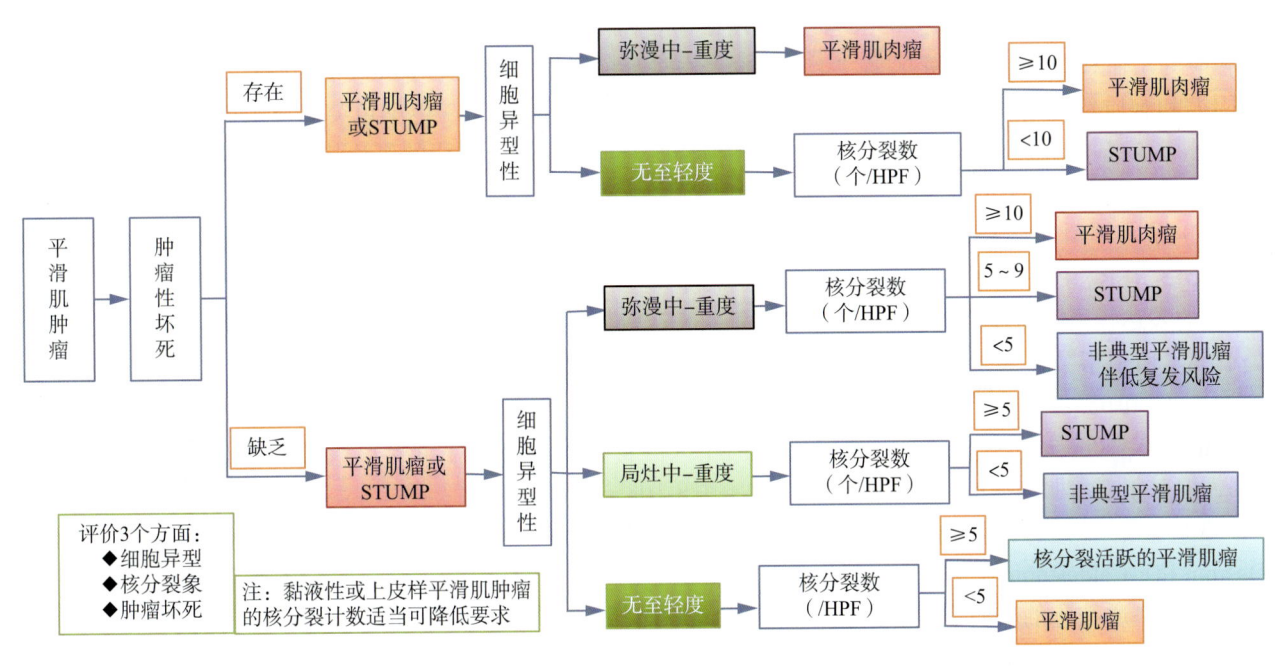

图8-103 恶性潜能未定型子宫平滑肌肿瘤（STUMP）病理诊断思路

（4）免疫表型：①平滑肌瘤共同的免疫表型特点为表达Calponin、h-Caldesmon、HDAC8（组蛋白脱乙酰酶8）、SMMHC（平滑肌肌球蛋白重链）、催产素受体、ER、PR和WT1。其中，SMMHC、h-Caldesmon和HDAC8对平滑肌标记较特异，常用于与肌成纤维细胞、子宫内膜间质细胞、肌上皮等来源的肿瘤鉴别。②CKpan和CAM5.2可以阳性，EMA阴性。多达40%的富于细胞性平滑肌瘤表达CD10。③p53、p16和BCL2：*p53*基因与子宫平滑肌肉瘤的发生发展有密切联系，LMA、STUMP和LMS中p53的表达依次升高，可用于区分LMS与其他子宫疾病。有证据显示，子宫肌瘤中p53基本不表达，17%的STUMP和47%的子宫平滑肌肉瘤患者呈现p53阳性。p16是继p53后的又一个抑癌基因，其编码人类周期蛋白依赖性激酶4（CDK4）的抑制因子，主要通过激活CDK抑制细胞周期。研究发现，12%的LMA组织中表达p16，STUMP患者中为21%，而LMS患者中*p16*基因表达率高达57%。与LMA和STUMP相比，LMS中p16表达明显升高。BCL2，即B淋巴细胞瘤基因，在LMA、STUMP和LMS中的表达有下降趋势，提示BCL2在鉴别子宫肿瘤中有意义。

（5）分子遗传学改变：研究发现，LMA具有种族遗传倾向，可能由多种染色体异常导致，包括X染色体杂合子缺失及7号、12号和14号常染色体异常等。*MED12*突变和*HMGA1*/*HMGA2*基因重排等是子宫平滑肌瘤常见而又相互排斥的分子事件。而LMS中存在*TP53*、*p16*、*RB1*、*PTEN*、*ATRX*和*MED12*突变。90%的LMS患者中存在RB1-CyclinD1途径相关蛋白（RB1、CDKN2A、CCND1和CCND3）的表达异常，且与不良预后相关。上皮样和黏液样平滑肌肉瘤分别存在*PGR*和*PLAG1*基因重排。*TP53*、*ATRX*、*MED12*等基因突变相对常见。一些少见的分子遗传学改变还与特定类型的子宫平滑肌肿瘤有关，包括延胡索酸水合酶缺陷型（FHD）平滑肌瘤、*PGR*重排的上皮样肉瘤、*PLAG1*重排的黏液样平滑肌肉瘤。在鉴别困难时可借助辅助应用。

（6）鉴别诊断：子宫平滑肌肿瘤的病理诊断中，细胞学分化程度、核分裂象计数、凝固性肿瘤细胞坏死是病理组织学分型的主要依据，而凝固性肿瘤细胞坏死是良、恶性鉴别的首要标准，肿瘤细胞凝固性坏死与周围存活组织有清晰界限，并且坏死周围没有炎症反应、出血及修复现象。

1）梗死性坏死与肿瘤性坏死的鉴别：①肿瘤性坏死：又称凝固性坏死，特点是坏死与肿瘤细胞之间界限非常清晰，其间缺乏胶原、肉芽组织及炎性纤维组织等，且坏死区内保留坏死肿瘤细胞的轮廓和细胞异型性。②玻璃样坏死：特征是肿瘤细胞到坏死区是逐渐过渡的，中间常见炎症细胞浸润、肉芽组织及胶原带形成。值得注意的是，平滑肌肿瘤出现急性梗死时，镜下区分坏死类型则较为困难。③梗死性坏死：子宫平滑肌有可能见到梗死性坏死，其特征是在存活和坏死的肿瘤组织之间出现肉芽组织条带，伴或不伴有相应的出血和纤维化。坏死区呈"干尸"样。在梗死的早期，仅见单个或群集的凋亡细胞，后者表现为核固缩和胞质致密嗜酸性。常伴有急性炎症细胞和出血。④Masson三色染色突出显示中央坏死区与外围存活肿瘤区之间的胶原带，有助于检测缺血性损伤所有愈合阶段所形成的斑片状病灶，但不能检测急性期缺血改变。⑤当坏死类型难以判断时，有学者推荐使用p16、p53等免疫染色来鉴别平滑肌肉瘤和平滑肌瘤。

2）子宫平滑肌瘤与子宫平滑肌肉瘤的鉴别：严格掌握子宫平滑肌肉瘤的诊断标准，免疫组化应用p16、p53、ER、PR、C-MYC、BCL2、CD117、Ki-67组合对鉴别诊断有帮助。子宫平滑肌肉瘤p53和Ki-67的表达较平滑肌瘤高，而ER/PR和BCL2的表达较低。以弥漫表达p16和p53伴或不伴有高Ki-67（常>10%）增殖指数作为子宫平滑肌肉瘤的诊断标准。当肿瘤细胞具有明显核异型，且>15%的肿瘤细胞表达Ki-67和p53时，应诊断为平滑肌肉瘤（图8-104～图8-107）。平滑肌良恶性肿瘤均表达SMA、MSA、Desmin及h-Caldesmon等，对于鉴别诊断价值不大。特别应注意，伴奇异形核的平滑肌瘤常表达p53和p16，但对于平滑肌肉瘤的鉴别诊断没有帮助（图8-108～图8-111）。

3）子宫平滑肌肉瘤与子宫内膜间质肉瘤的鉴别：子宫平滑肌肉瘤具有平滑肌免疫表型，包括SMA、Desmin和h-Caldesmon阳性，此外可检测到HDAC8及过表达的p53和p16。子宫内膜间质肉瘤：由类似子宫内膜基质细胞的非典型细胞组成，低级别区域CD10、WT1、ER和PR的表达常见，高级别区域表达CyclinD1、CD117和BCOR，但p16、Desmin和h-Caldesmon阴性可用于鉴别。

4）子宫黏液样平滑肌肉瘤的鉴别：鉴别子宫黏液样平滑肌肉瘤中黏液样基质及退变平滑肌瘤中水肿性改变非常重要，阿尔辛蓝染色可提供帮助。鉴别诊断主要包括黏液样平滑肌瘤、炎性肌成纤维细胞瘤，还需与少见的黏液样子宫内膜间质肉瘤、黏液样脂肪肉瘤、黏液样恶性纤维组织细胞瘤鉴别。形态学及免疫组化染色有助于正确诊断。

5）其他类型平滑肌瘤的鉴别：请参照本书第十一章第十节"形态学相似的软组织肿瘤"。

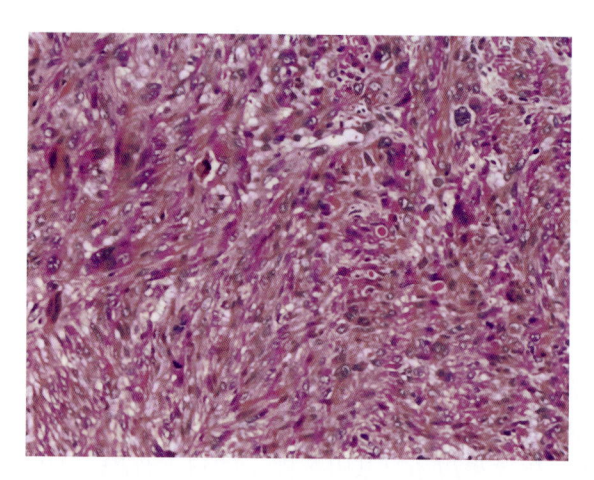

图8-104 子宫平滑肌肉瘤，HE染色

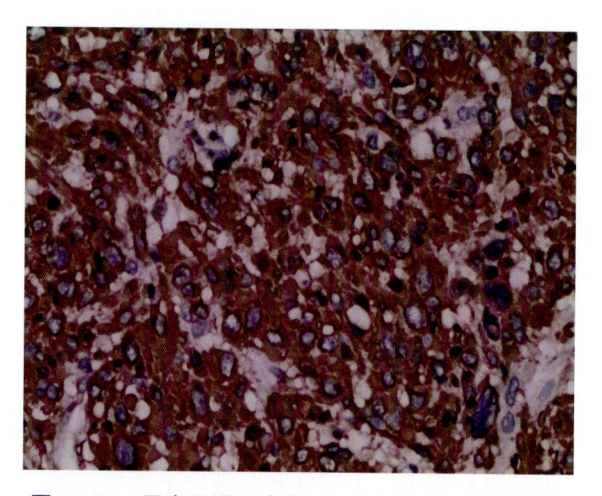

图8-105 子宫平滑肌肉瘤，h-Caldesmon弥漫阳性

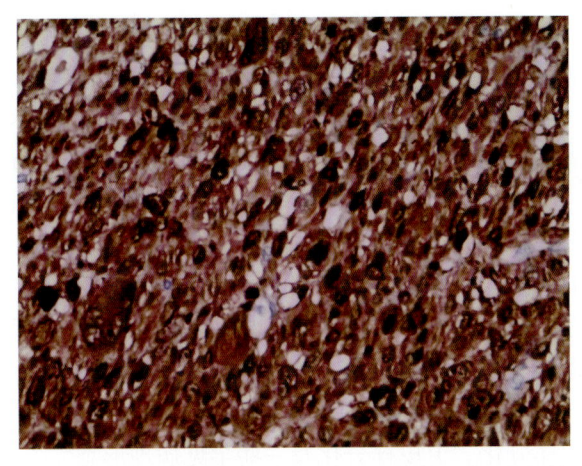

图8-106　子宫平滑肌肉瘤，p16，细胞核/质弥漫阳性

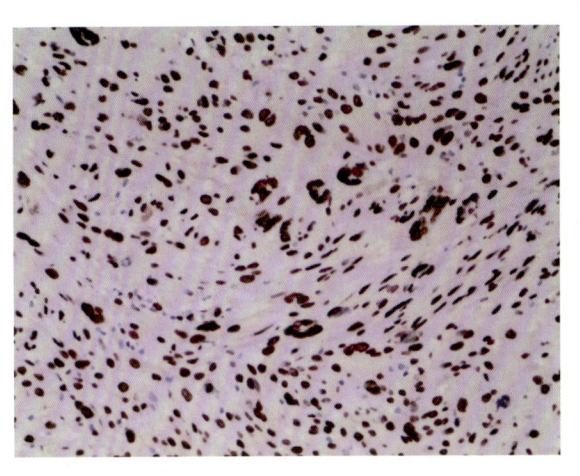

图8-107　子宫平滑肌肉瘤，p53，瘤细胞核弥漫阳性

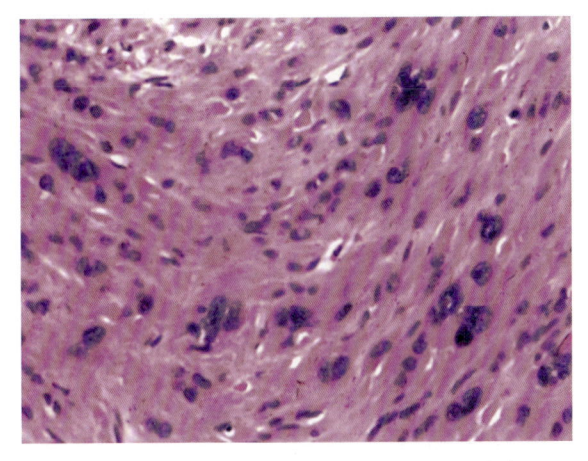

图8-108　伴奇异形核的平滑肌瘤，HE染色

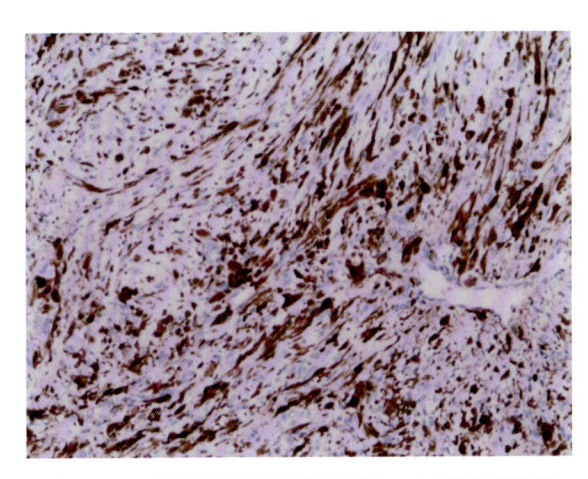

图8-109　伴奇异形核的平滑肌瘤，p53较弥漫阳性

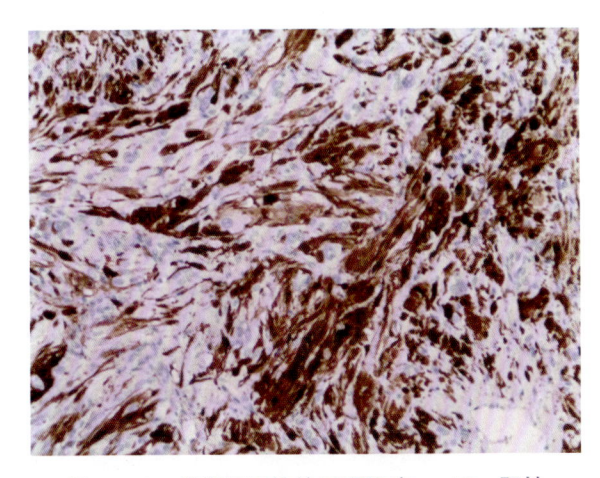

图8-110　伴奇异形核的平滑肌瘤，p16，阳性

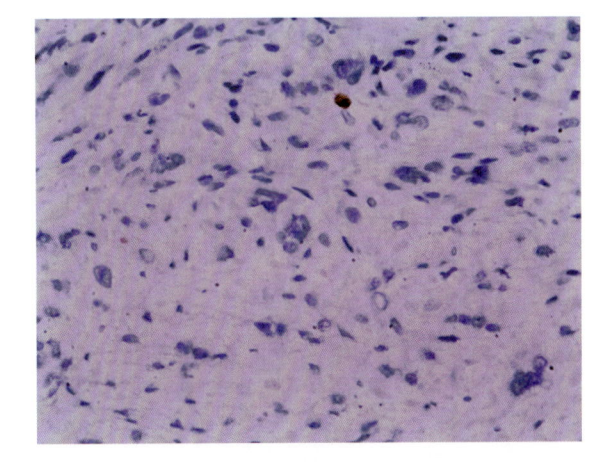

图8-111　伴奇异形核的平滑肌瘤，Ki-67，极少阳性细胞

八、子宫内膜间质肿瘤

1.抗体选择　CD10、WT1、CD99、CyclinD1、BCOR、ER、PR、SMA、Desmin、h-Caldesmon、p16、p53、Ki-67。必要时加FISH检测。

2.注释

（1）子宫内膜间质肿瘤（EST）分类：2020版WHO分类将EST分为子宫内膜间质结节（ESN）、低级别子宫内膜间质肉瘤（LGESS）、高级别子宫内膜间质肉瘤（HGESS）和未分化子宫肉瘤（UUS）四大类。其次，高级别子宫内膜间质肉瘤按照分子改变的不同进行划分，其亚型包括 *YWHAE-NUTM2A/B* 融合、*ZC3H7B-BCOR* 融合的间质肉瘤及BCOR内部串联复制（ITD）的间质肉瘤，不同亚型具有不同的临床特点及形态特征。应注意与类似卵巢性索肿瘤的子宫肿瘤、平滑肌肿瘤和血管周上皮样细胞肿瘤（PEComa）等鉴别。

（2）病变特点：ESN是由类似子宫内膜间质细胞构成的良性子宫内膜间质肿瘤，边界清楚，一般无子宫内膜腺体和性索样成分。低级别及高级别ESS均有向肌层浸润的表现，随着肿瘤恶性程度增高，出血、坏死程度增加，肿瘤细胞异型性更加明显，核分裂象增加。LGESS形态与ESN类似，但边界不清楚，呈舌状或岛状浸润肌层生长，肿瘤细胞可向间质细胞、平滑肌样、性索样和上皮样分化。UUS中肿瘤细胞弥漫或片状分布且无特殊分化的肿瘤，可见奇异形及多核瘤巨细胞，核分裂活跃，可见大量的病理性核分裂。ESS还存在一些亚型如平滑肌分化、纤维黏液样变、性索样分化、上皮样分化及一些罕见病理形态。

（3）免疫表型：①一般低级别子宫内膜间质肉瘤CD10呈阳性，肌源性标志物阴性，即ER、PR、CD10阳性，CyclinD1阴性或局灶阳性，而Desmin和h-Caldesmon阴性（图8-112～图8-115）。高级别圆形细胞区域则可表现为ER、PR、CD10和DOG1均阴性，CyclinD1、BCOR、CD117、CD56和CD99呈阳性。②CyclinD1：在大部分HGESS中表达，能够较好地表达于具有 *YWHAE* 基因重排的HGESS病例中，但在缺乏 *YWHAE* 基因重排的病例中可呈弱阳性甚至阴性，同时CyclinD1的阳性也见于少部分LGESS、USS和平滑肌瘤中，提示其敏感性与特异性并不十分理想。③研究显示BCOR在具有 *YWHAE-NUTM2*、*ZC3H7B-BCOR* 和 *BCOR-ZC3H7B* 融合基因的HGESS中均具有中等强阳性。BCOR可作为伴 *YWHAE* 和 *BCOR* 基因重排的HGESS较为特异的免疫组化标志物，与CyclinD1相比具有更好的敏感性与更高的特异性。*BCOR* 基因重排也陆续在尤因肉瘤、肾透明细胞肉瘤和软组织未分化小圆细胞肉瘤等肿瘤中被发现。④向平滑肌分化的可表达Desmin、h-Caldesmon。⑤向性索分化的可表达α-inhibin、Calretinin、WT1、CD99、MelanA、SF-1和FOXL2等。⑥向上皮样分化的可表达CK、EMA。

（4）分子遗传学改变：LGESS最常见的是 *JAZF1-SUZ12* 基因融合，其次是 *JAZF1-PHF1*、*EPC1-PHF1* 和 *MEAF6-PHF1*。HGESS存在多种基因突变，存在 *YWHAE-NUTM2A/B* 融合、*ZC3H7B-BCOR* 融合或 *BCOR* 内部串联重复。*EPC1*、*SUZ12*、*BCOR*、*BRD8*、*PHF1*、*ZC3H7B*、*TPR*、*NTRK1*、*LMNA*、*TPM3*、*RBPMS*、*NTRK3*、*EML4*、*COL1A1*、*PDGFB*、*STRN* 突变也有报道。

（5）鉴别诊断：包括富于细胞性平滑肌瘤、平滑肌肉瘤、孤立性纤维性肿瘤、血管周上皮样细胞肿瘤及类似卵巢性索肿瘤的子宫肿瘤等。免疫组化有助于鉴别，必要时加分子检测，如可以用FISH和反转录聚合酶链反应（RT-PCR）或基于NGS的RNA测序检测出来，对形态学诊断困难病例的确诊具有重要意义（表8-22）。

类似卵巢性索肿瘤的子宫肿瘤。肿瘤边界清楚，瘤细胞排列成索状、巢状、岛状、小梁或小管状，细胞质稀少或丰富，细胞核呈卵圆形，瘤细胞异型性不明显。瘤细胞表达CK、WT1、CD56、CD99。

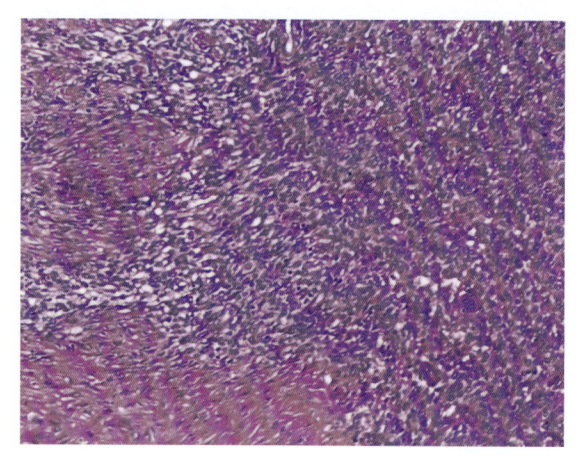

图8-112 子宫内膜间质肉瘤，侵犯肌层（左侧），HE染色

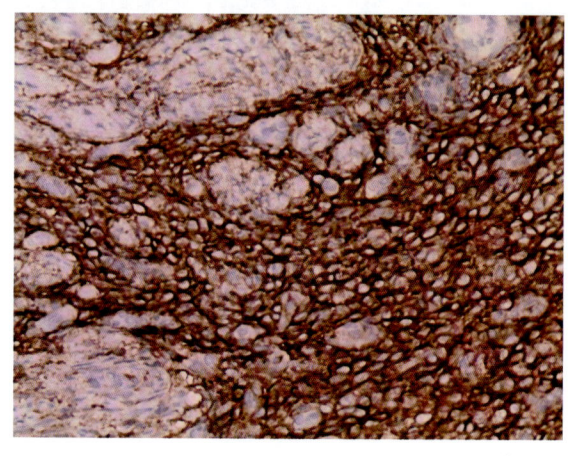

图8-113 子宫内膜间质肉瘤，CD10，细胞膜/质阳性

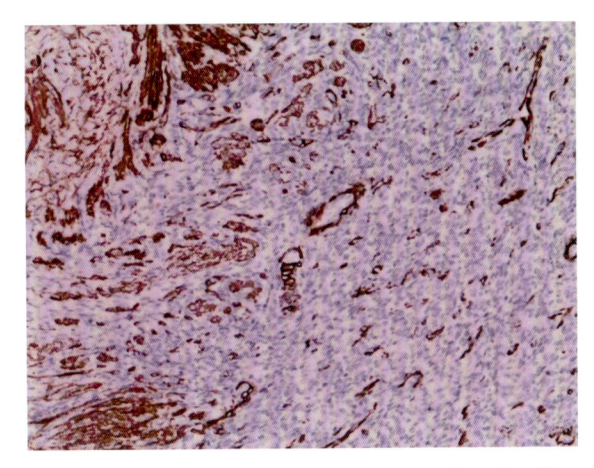

图8-114 子宫内膜间质肉瘤，SMA，瘤细胞阴性

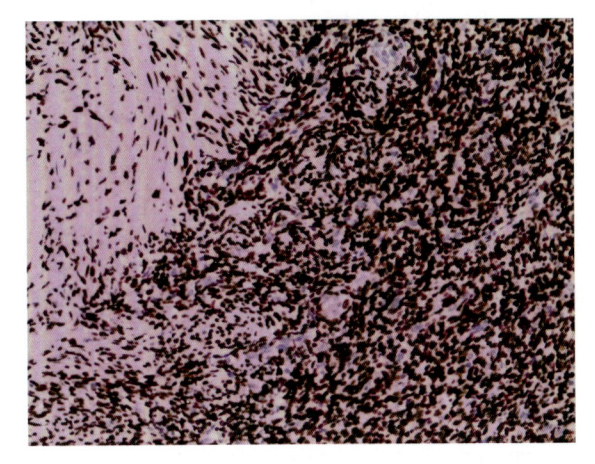

图8-115 子宫内膜间质肉瘤，ER，瘤细胞核阳性

表8-22 子宫内膜间质肿瘤的诊断与鉴别

肿瘤类型	病变特点	免疫表型特点	分子改变或注释
子宫内膜间质结节（ESN）	肿瘤边界清楚，由类似于增殖期子宫内膜间质的小而一致的卵圆形或梭形细胞构成，无异型性，肿瘤细胞围绕小血管旋涡状生长具有特征性	表达ER、PR、CD10、WT1和Vim，SMA局灶阳性；CK阴性，出现上皮或性索成分时阳性；EMA阴性；每个肿瘤细胞周围网状纤维阳性	JAZF1-SUZ12基因融合。可出现指状突起或紧密相邻的瘤细胞巢，但最远不能超过3mm，且最多不能超过3个灶，不能出现脉管侵犯
低级别子宫内膜间质肉瘤（LGESS）	类似增殖期子宫内膜间质细胞，瘤细胞大小较一致，核分裂象＜10个/10HPF，侵犯肌层和脉管	ER、PR、CD10、WT1阳性，SMA和CyclinD1阴性或局灶阳性，而p16、Desmin和h-Caldesmon阴性	JAZF1-SUZ12（JJAZ1）基因融合，还可见PHF1和YWHAE基因突变
高级别子宫内膜间质肉瘤（HGESS）	存在低级别向高级别转变成分，具有更强的侵袭性，常广泛出血坏死，核分裂象≥10个/10HPF	阳性表达CyclinD1、CD117（但DOG1阴性）、SATB2和BCOR；低级别区域CD10、ER和PR阳性	存在YWHAE-NUTM2A/B、ZC3H7B-BCOR基因融合
未分化子宫肉瘤（UUS）	呈实性片状或鱼骨状，瘤细胞具有明显的多形性和异型性，多核瘤巨细胞、出血及坏死易见	表达CyclinD1，不同程度表达CD10、ER、PR。一般不表达SMA、Desmin、EMA或CK	少数可有SMARCA4缺失。不存在HGESS的YWHAE、JAZF1、BCOR、NTRK重排
类似于卵巢性索肿瘤的子宫肿瘤	类似于卵巢性索肿瘤，瘤细胞排列成片状、束状、巢状、小梁状或小管状，不伴有可识别的子宫内膜间质成分	至少表达一种性索标志物，如CR、CD99、WT1、α-inhibin等，同时表达CD10、ER、PR、CK及平滑肌分化	存在ESR1-NCOA2/3、GREB1-NCOA1/2和GREB1-CTNNB1融合基因，缺乏FOXL2突变
富于细胞平滑肌瘤	可能找到成束分布和含嗜酸性细胞质的梭形平滑肌样细胞	SMA、Desmin、h-Caldesmon阳性，而CD10、WT1阴性	具有19q和22q染色体末端缺失，HMGA2基因失活
孤立性纤维性肿瘤	常出现细胞交替和基质胶原蛋白交替区域，常有血管外皮瘤样表现	常表达CD34、CD99和BCL2及STAT6，CD10、ER和PR阴性	存在特异性NAB2-STAT6融合基因
血管周上皮样细胞肿瘤	丰富壁薄血管，肿瘤细胞围绕血管周围，呈片状、巢状或放射状排列	通常表达TFE3、黑色素标志物和肌源性标志物，但一般不表达CK、S-100蛋白	与TSC1或TSC2的基因突变（缺失）有关。部分伴TFE3重排

九、子宫腺瘤样瘤

1. 抗体选择　Calrelinin、D2-40、CK5/6、p16、EMA、PAX8、CEA、CD31、CD34、Ki-67。

2. 注释

（1）腺瘤样瘤是一种起源于间皮细胞的少见良性肿瘤。最常发生于生殖系统，其他部位如胸膜、腹膜、胰腺、网膜、心脏、纵隔等亦可发生。

（2）病变特点：肿瘤形成大小不等、形态不一的血管样、腔隙样和囊性结构，腔隙内衬扁平或立方上皮，腔内空虚或含少许分泌物，可见纤维血管间质。

（3）免疫表型：瘤细胞表达间皮标志物（如Calrelinin、MC、D2-40、CK5/6、Vimentin）阳性；可表达CK、CK-L、CD10；一般不表达CEA、ER、PR、CD31和CD34（图8-116～图8-119）。

（4）分子遗传学改变：突变型肿瘤坏死因子受体相关因子7（TRAF7）的表达增加了NF-κB的磷酸化和L1细胞黏附分子（L1CAM）的表达。

（5）鉴别诊断

1）淋巴管瘤腺瘤样瘤：因囊状腔隙、内衬扁平细胞可误诊为淋巴管瘤。但除淋巴管样管腔外，还可见到条索状或腺管状结构，细胞扁平或立方状，免疫组化内皮标志物阴性，而间皮标志物阳性。

2）中肾管瘤腺瘤：有时呈腺管样结构，细胞立方形似中肾来源，但腺瘤样瘤同时有许多大小不等的腔隙，管腔中可见嗜酸性分泌物，较多的腔隙内衬扁平细胞或无衬里细胞，免疫表型PAX8及CK7，部分表达P504S，间皮标志物阳性。

3）腺癌：子宫腺瘤样瘤的腺腔样结构在增生的平滑肌组织间穿插似"侵袭性"生长，尤其是在冷冻

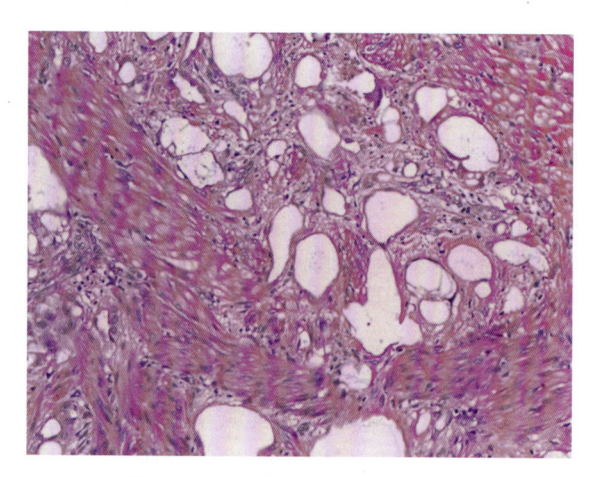

图8-116　子宫腺瘤样瘤，HE染色

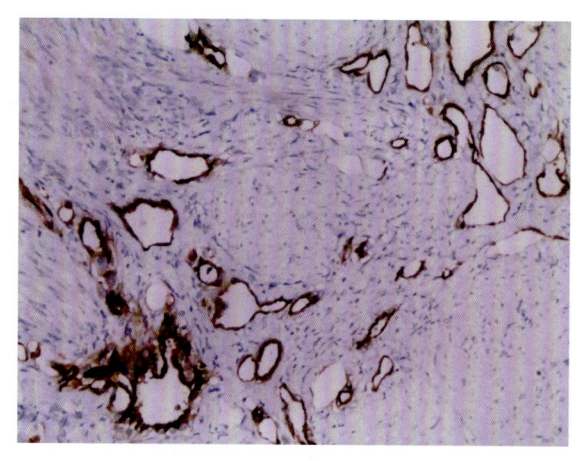

图8-117　子宫腺瘤样瘤，D2-40，细胞膜/质强阳性

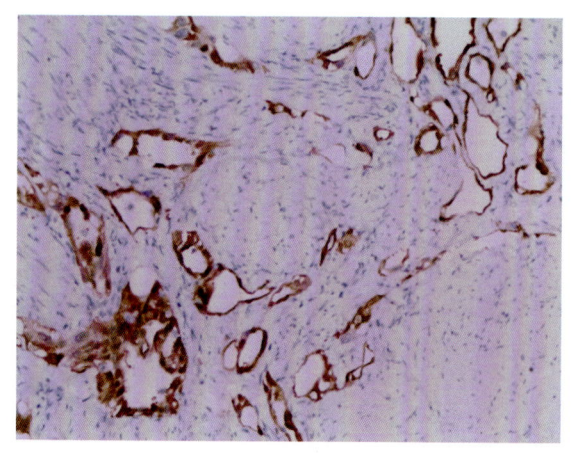

图8-118　子宫腺瘤样瘤，CR，细胞核/质阳性

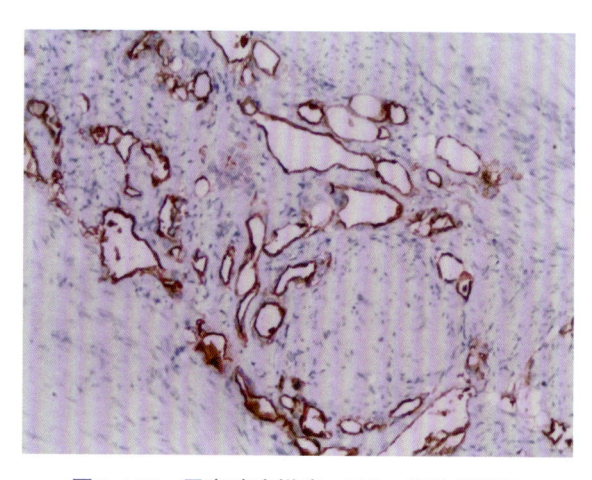

图8-119　子宫腺瘤样瘤，MC，细胞质阳性

病理阅片下，易误诊为腺癌。但腺癌细胞异型性和核分裂象多见，免疫组化检测CEA和EMA阳性。

4）子宫腺肌瘤：镜下子宫腺肌瘤平滑肌束间可见子宫内膜腺体和（或）间质，而子宫腺瘤样瘤只出现内衬扁平上皮的腔隙。

十、子宫继发性肿瘤

1.子宫体继发肿瘤可分为两大组：生殖道肿瘤和生殖道外肿瘤。邻近器官，如子宫颈、输卵管、卵巢、膀胱和直肠的肿瘤可通过淋巴管或血管转移至子宫体，但多数为直接浸润。子宫外原发瘤可通过血行转移或淋巴转移至子宫，但极为罕见。已有报道的原发瘤包括乳腺癌、胃癌、结肠癌、胰腺癌、胆囊癌、肺癌、膀胱癌、甲状腺癌和黑色素瘤。乳腺小叶癌、胃印戒细胞癌和结肠癌是最常见的子宫外原发瘤。

2.子宫内膜癌与来自子宫体、子宫颈甚至更远部位肿瘤的鉴别具有重要临床意义，具体如分期、治疗方案等均有显著差异。

（1）支持子宫颈来源的证据：①子宫颈存在宫颈原位腺癌或相关的鳞状上皮肿瘤；②二者具有不同的形态学特征；③p16、CEA阳性，ER、PR阴性，HR-HPV原位杂交阳性。

（2）结合临床病史，当出现如下一个或多个特征时，应考虑为子宫体转移癌：①多灶受累；②无明确的前驱病变；③不常见于原发性子宫内膜癌的组织学表现；④子宫内膜间质被广泛取代，并可见残存原有腺体；⑤不成比例地累及浆膜和外层肌壁。

免疫组化有助于肿瘤来源的确定，但仍需结合腺癌的具体亚型来选择一组标志物，且没有固定的"套餐"可用。具体说来，免疫组化标志物的选择需根据子宫内膜癌是子宫内膜样癌还是浆液性癌等而定。对个体来说，推荐将组织病理学分型与临床表现相结合来判断肿瘤来源。

子宫浆液性癌中p16常为弥漫阳性，此时不要和子宫颈处的腺癌混淆。与卵巢的浆液性癌相反，子宫浆液性癌大部分为WT1阴性，这对于子宫和中肾管上段部分均有浆液性癌的病例来说尤其有帮助。

3.非妇科的肿瘤转移至子宫内膜：女性生殖道的癌出现多灶性播散者相对常见。精确判定肿瘤原发部位有时不是那么简单，但对于临床分期、预后、治疗却很关键。应尽可能地结合临床信息、综合组织学表现、免疫表型、分子遗传学结果做出精确判断。子宫肿瘤出现不常见组织学特点时，应考虑到非妇科肿瘤来源的可能。形态学及初步免疫组化明确为癌后，可根据PAX8、CK7、CK20、Villin的免疫组化检测结果来大致判断原发灶部位；然后再根据具体情况，采用其他相对应的特异性抗体，为最终确定肿瘤的器官来源提供有价值的信息。

第四节 妊娠滋养细胞疾病

一、常用的免疫组化标志物

广谱标志物包括CKpan、CD10、CK18、HLA-G、inhibin；p63、HPL和Ki-67是滋养细胞肿瘤鉴别的重要标志物；CD146和HPL、inhibin可确定子宫内妊娠的中间滋养细胞；合体滋养细胞表达HCG和HPL均为弥漫性染色，而PLAP为局灶性染色（表8-23）。

表8-23 滋养细胞免疫组化标志物

标志物	阳性定位	注释
CKpan	细胞质	在滋养细胞病中，细胞滋养层细胞、合体滋养层细胞及中间型滋养层细胞均可阳性表达广谱细胞角蛋白（CKpan，AE1/AE3），不同胚胎来源的上皮细胞或肿瘤分别表达各种不同的角蛋白，在孕卵，种植部位中间滋养细胞常浸润蜕膜组织，除测定HPL外，AE1/AE3亦呈阳性表达，因此刮宫标本中即使未见绒毛，亦可确定为宫内妊娠

续表

标志物	阳性定位	注释
p57	细胞核	p57在细胞滋养细胞、绒毛间质细胞、蜕膜细胞、绒毛外滋养细胞中均呈阳性，而在合体滋养细胞中呈阴性。p57是表达于母体等位基因的父系印记基因，除极为罕见的情况外，在完全性水泡状胎块的细胞滋养层、间质细胞中均不表达，但在部分性水泡状胎块、非水泡状胎块的绒毛中仍有表达
HSD3B1	细胞质	3β类固醇脱氢酶1（HSD3B1）是催化肾上腺前体类固醇转化为睾酮、双氢睾酮和雌激素的关键酶。HSD3B1主要在外周组织中表达，如前列腺、胎盘、皮肤和乳腺。HSD3B1主要表达于合体滋养细胞
p63	细胞核	p63蛋白主要选择性地表达在各种上皮组织的基底和起源细胞，如表皮、发囊、汗腺、子宫颈、乳腺、前列腺和泌尿生殖器的上皮。而腺癌、内分泌肿瘤、黑色素瘤、肉瘤及生殖细胞肿瘤一般不表达。p63细胞滋养细胞和绒毛膜型中间型滋养细胞（IT）阳性，而种植部位IT阴性，可用于胎盘部位滋养细胞肿瘤（PSTT）与胎盘部位结节（PSN）和上皮样滋养细胞肿瘤（ETT）鉴别
CD146	细胞膜	Mel-CAM（CD146）属黑色素细胞黏附分子，特异性标记种植部分型IT，也为黑色素瘤等恶性肿瘤转移的重要预测指标之一。绒毛型IT可呈阳性；而绒毛膜型IT则呈弱阳性，细胞型及合体滋养层细胞均无阳性表达。CD146仅限于种植部位型IT分化的妊娠滋养细胞病变，故胎盘部位超常反应（EPS）和PSTT的种植部位型IT呈弥漫强阳性表达，而PSN和ETT的绒毛膜型IT仅呈局灶阳性表达，故CD146有助于滋养细胞疾病的诊断及鉴别诊断
CyclinE	细胞核/质	CyclinE在葡萄胎和滋养细胞肿瘤组织中的表达高于正常胎盘组织
GATA3	细胞核	转录因子GATA3是滋养细胞较为敏感及特异的标志物，所有胚胎发育中非肿瘤性滋养细胞及81%滋养细胞肿瘤表达GATA3。阳性细胞主要定位于细胞滋养细胞和中间滋养细胞，合体滋养细胞表达较少，不能区分不同类型的滋养细胞疾病，但可鉴别滋养细胞疾病及米勒管起源的恶性肿瘤
Glypican3	细胞质	Glypican3（GPC3）是一个癌胚蛋白，黏附于细胞膜上，在胚胎发育期调节细胞增殖和存活。研究表明，在肝细胞肝癌、卵黄囊瘤和80%的绒毛膜癌中表达，而罕见表达于（5%）胚胎性癌，在精原细胞瘤（包括精母细胞性精原细胞瘤）中不表达
α-inhibin	细胞质	妊娠3个月胎盘种植部位的合体滋养细胞中α-inhibin呈强阳性表达，随妊娠月份增加，表达率递减；反之，胎盘部位中间滋养细胞阳性表达率则递增。整个妊娠期胎盘绒毛的细胞滋养细胞中α-inhibin均呈阴性表达。PSN、PSTT、水泡状胎块及绒毛膜癌中的合体及中间滋养细胞全部呈阳性表达，而细胞滋养细胞则呈阴性；背景中的宫颈鳞癌、子宫内膜癌、子宫内膜间质肉瘤、平滑肌肉瘤全部阴性，故可借此与滋养细胞疾病鉴别
PLAP	细胞膜	胎盘碱性磷酸酶（PLAP）除表达于生殖细胞外，尚能表达于合体滋养细胞及部分种植型、绒毛膜型IT及其所衍化的滋养细胞疾病，PSTT、ETT、PSN及EPS均能呈强弱不等的阳性表达
HPL	细胞质	人胎盘泌乳激素（HPL）标记植入型中间型滋养层细胞和合体滋养细胞，可用于PSTT和绒毛膜癌（CC），以及标记宫内妊娠蜕膜内零星分布种植部位型IT细胞（无明显绒毛时），排除宫外妊娠
HCG	细胞质	绒毛膜促性腺激素（HCG），β-HCG在绒癌的合体滋养细胞中呈弥漫强阳性表达，一些中间滋养细胞及其肿瘤（如PSTT和ETT）中可中强度较弱地阳性表达
HLA-G	细胞质/膜	人白细胞抗原G（HLA-G）选择性高表达于侵入子宫蜕膜的绒毛膜外IT，生殖系统肿瘤包括宫颈癌、子宫内膜癌等也可高表达
Ki-67	细胞核	MIB-1（Ki-67）属细胞核增殖抗原标志物的一种，表达于细胞周期中非G_0期的增殖细胞。Ki-67增殖抗原主要表达于细胞型滋养层细胞，可用于CC和PSTT、ETT或EPS的鉴别，增殖指数<1%时，支持异常胎盘植入反应，而不是PSTT

二、滋养细胞疾病的起源与分类

1.抗体选择 HCG、HPL、CD146、α-inhibin、CK18、GATA3、p63、p57、Ki-67。

2.注释

（1）滋养细胞的分类：在孕卵2周绒毛形成后，滋养细胞分别为合体滋养细胞（ST）、中间滋养细胞（IT）及细胞滋养细胞（CT），其中CT为干细胞。IT因其部位不同又可分为绒毛型、种植部位型和绒毛膜型3个亚型，后两者为绒毛膜外IT。不同部位的滋养细胞有不同的免疫表型（表8-24）。

表8-24 不同部位滋养细胞的免疫组化标志物

类型	HCG	HPL	p63	CK18	CD146	GPC3	CyclinE	HSD3B	HLA-G	Ki-67
细胞滋养细胞	-	-	+++	+++	-	+	++	-	-	++
合体滋养细胞	+++	+++	-	+++	-	+++	-	+++	+	-
绒毛型IT	-	+	-	未知	++	未知	++	+/-	+++	++
种植部位型IT	-/+	+++	-	+++	+++	++	+++	+++	+++	-
绒毛膜型IT	-/+	+	+++	+++	+	++	+	+++	-	+

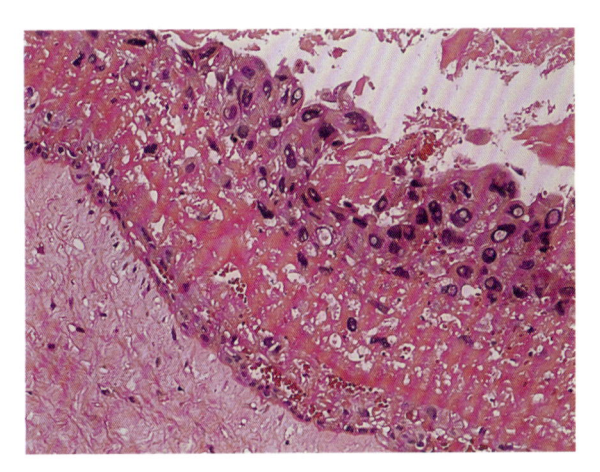

注：p63，细胞滋养细胞（CT）为阳性，而合体滋养细胞（ST）为阴性（图8-120，图8-121）；+，阳性；-，阴性。

图8-120 水泡状胎块，HE染色

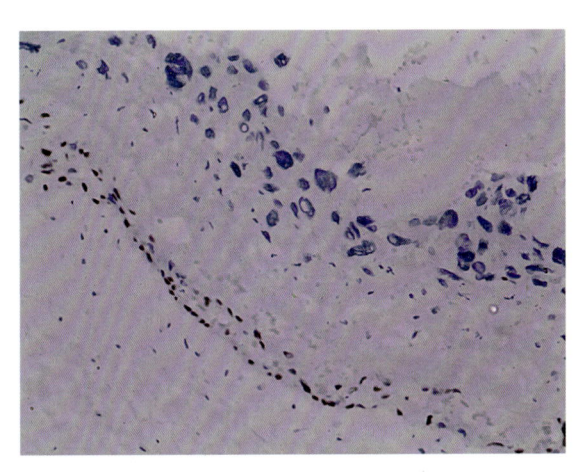

图8-121 水泡状胎块，p63，CT细胞核阳性，ST阴性

（2）滋养细胞肿瘤的细胞起源：葡萄胎和绒癌来源于绒毛的CT、ST和IT。种植部位IT可发生胎盘部位过度反应（EPS）和胎盘部位滋养细胞肿瘤（PSTT），绒毛膜型IT可发展成胎盘部位结节（PSN）和上皮样滋养细胞肿瘤（ETT），绒毛膜癌包含了三种滋养细胞（合体滋养细胞、细胞滋养细胞及少量中间滋养细胞）。各种类型的免疫组化特征对于妊娠滋养细胞疾病的诊断很有帮助（表8-25）。

表8-25 滋养细胞肿瘤的细胞起源及免疫表型

类型	细胞起源	阳性标志物	阴性标志物
胎盘部位过度反应（EPS）	种植部位型IT	CD146、HPL阳性，Ki-67＜1%	p63、HCG、PLAP
胎盘部位滋养细胞肿瘤（PSTT）		HPL、CD146、HSD3B1、HLA-G、α-inhibin、CK、CK18呈阳性，Ki-67＞10%	HCG、α-inhibin局灶阳性，p63阴性
胎盘部位结节（PSN）	绒毛膜型IT	p63阳性，Ki-67＜5%	HPL阴性
上皮样滋养细胞肿瘤（ETT）		p63弥漫强阳性，HSD3B1、HLA-G、CK、α-inhibin、Ki-67＞15%	HCG、HPL、CD146阴性/阳性
部分性水泡状胎块	CT、ST和绒毛型IT	PLAP弥漫阳性，CT和绒毛间质细胞p57阳性	
完全性水泡状胎块		HCG弥漫阳性，PLAP ST阳性	CT和绒毛间质细胞p57阴性
绒毛膜癌		HCG弥漫阳性，Ki-67＞60%	p63及HPL呈阴性

（3）妊娠滋养细胞疾病（GTD）的分类：2020版WHO女性生殖系统肿瘤分类，将妊娠滋养细胞疾病分为4类。①瘤样病变：包括EPS（胎盘部位过度反应）及PSN和斑块（胎盘部位结节及斑块）。②异常（非胞块）绒毛病变：包括水肿性流产、染色体异常、双雄性三倍体妊娠和胎盘间叶发育不良等，具有部

分性水泡状胎块（PHM）的一些特征如绒毛水肿，形态学和染色体核型分析时容易误诊为PHM，需要进行DNA基因型分型检查才能明确诊断。③胎块性妊娠（HM，水泡状胎块）：包括PHM（部分性葡萄胎）、完全性水泡状胎块（CHM，完全性葡萄胎）和侵袭性水泡状胎块（IHM，侵袭性葡萄胎）。④妊娠滋养细胞肿瘤：包括ETT、PSTT、绒毛膜癌（NOS）和绒毛膜癌伴其他生殖细胞成分。

（4）免疫组化在滋养细胞疾病分类中的作用：抗体选择HCG、PLAP、HPL、CD146、p63和Ki-67。CD146和HPL、inhibin可确定子宫内妊娠的中间滋养细胞；合体滋养细胞HCG和HPL均为弥漫性染色，而PLAP为局灶性染色；p63、HPL和Ki-67是滋养细胞肿瘤鉴别的重要标志物，p63是一种与p53相似的抑癌基因，PSTT和EPS的免疫组化结果为p63阴性、HPL阳性，而ETT和PSN则是p63阳性、HPL阴性。Ki-67指数作为细胞增殖指标，则可用于区别PSTT和EPS，在PSTT中Ki-67指数通常＞8%，而在EPS中则＜1%（表8-26）。

表8-26 滋养细胞疾病的分类及鉴别诊断表

类型	HCG	PLAP	HPL	CD146	p63	Ki-67
胎盘部位过度反应（EPS）	-	-	++	++	-	＜1%
胎盘部位结节（PSN）	-/+	++	-/+	-/+	+	＜5%
部分性水泡状胎块	-/+	++	不定	/	/（CT+）	/
完全性水泡状胎块	弥漫强+	-/+（ST+）	弥漫强+	/	/（CT+）	/
胎盘部位滋养细胞肿瘤（PSTT）	-	-	++	++	-	＞10%
上皮样滋养细胞肿瘤（ETT）	-/+	++	-/+	-/+	+	＞15%
绒毛膜癌	弥漫+	-/+	+/++	+/++	-	＞60%

三、水泡状胎块的诊断与鉴别

1.抗体选择 p57、Ki-67。分子检测包括流式细胞DNA倍体分析、染色体核型分析和STR多态性分析。

2.注释

（1）水泡状胎块是一组与妊娠相关的滋养细胞疾病，根据细胞遗传学特征和病理组织学形态，可分为完全性水泡状胎块（CHM）和部分性水泡状胎块（PHM）两种类型。水泡状胎块具有一定的恶变潜能，5%～20%的CHM和4%的PHM病例可进一步进展为持续性妊娠滋养细胞疾病，包括侵袭性水泡状胎块和绒毛膜癌。当子宫肌层和（或）子宫血管内或子宫外部位出现水泡状绒毛时，称为侵袭性水泡状胎块。

（2）水泡状胎块的免疫及分子辅助诊断标志：研究发现，印记基因p57为母源依赖性表达，当基因组中仅存在父源性成分时，p57蛋白不表达。因此，CHM绒毛的细胞滋养细胞和间质细胞中p57蛋白阴性，是较为可靠的诊断标志物。HE染色结合p57免疫组化染色，可对大部分CHM做出正确诊断。但对于PMH和非水泡状胎块绒毛，由于均存在母源性基因，p57均为阳性，无鉴别诊断价值。

p57蛋白在细胞滋养细胞、绒毛间质细胞、蜕膜细胞、绒毛外滋养细胞中均呈阳性表达，而在合体滋养细胞中呈阴性表达。应用p57诊断尤其诊断CHM标本时，需注意，＞10%弥漫强阳性才能判断为阳性，否则按阴性计，自身阳性内对照为蜕膜细胞和绒毛外滋养细胞，自身阴性内对照为合体滋养细胞。

（3）分子遗传学改变：水泡状胎块存在NLRP7、KHDC3L基因（母源效应基因）突变。短串联重复序列（STR）基因分型，从基因水平检测和揭示这些遗传特征，能够明确地将CHM、PHM和其他非水泡状胎块病变区分开来，从而在分子遗传学水平对水泡状胎块做出正确的诊断、分型（图8-122）。

（4）鉴别诊断：组织学上，CHM、PHM、水肿流产的绒毛、异常（非胎块）绒毛病变等不同性质的病变在组织学形态上存在一定重叠，需要进一步做鉴别（表8-27）。

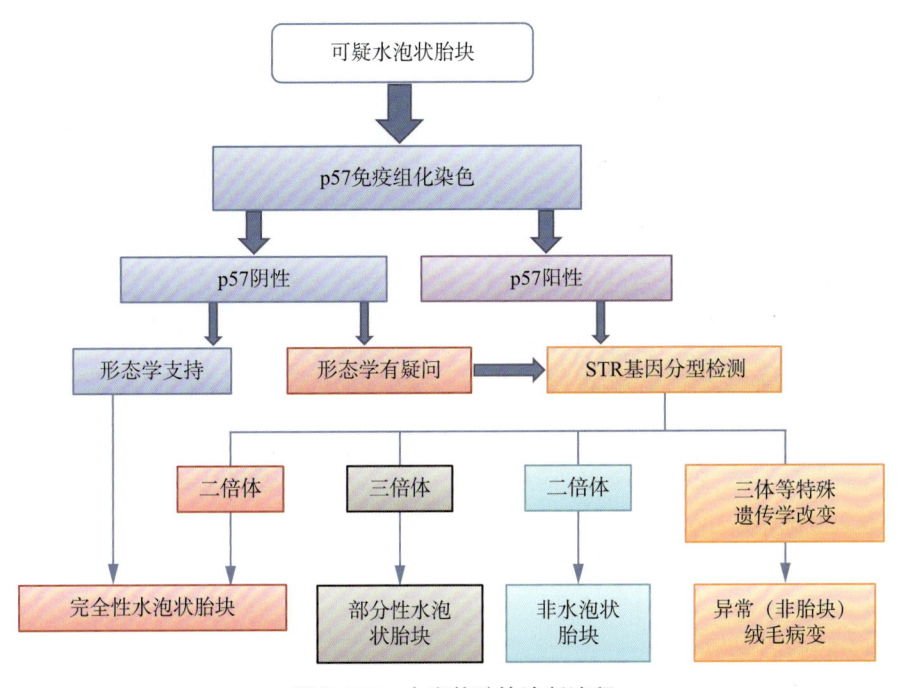

图 8-122 水泡状胎块诊断流程

引自：李学锋.临床与实验病理学杂志，2018，34（11）：1243-1246.

表 8-27 水泡状胎块的诊断与鉴别

类型	病变特点	免疫表型	STR基因分型或注释
部分性水泡状胎块	有两种绒毛，部分绒毛水肿变性，轴血管存在，扇贝状伴假包涵体或海湾样凹陷，伴局灶滋养细胞增生，胎儿及附属物存在	细胞滋养细胞和绒毛间质细胞均为p57免疫染色阳性，Ki-67＞50%	三倍体，2个等位基因为父源性，1个等位基因为母源性
完全性水泡状胎块	特征表现为弥漫性绒毛水肿，中央水池形成，滋养细胞轻中度增生，部分区域环绕绒毛呈环周型增生。未见胎儿及附属物	细胞滋养细胞和绒毛间质细胞均为p57阴性，Ki-67＞70%（图8-123～图8-126）	二倍体，等位基因均为父源性，少数核为正常妊娠绒毛核型
侵袭性水泡状胎块	肌壁深部存在浸润性水泡状胎块（完全性或部分性），滋养细胞有不同程度的增生异型	可为完全性或部分性水泡状胎块的表型及STR基因分型	绒癌：无绒毛，仅见滋养细胞增生。胎盘植入：侵入的绒毛无水肿、无异型
非水泡状胎块	绒毛绝大多数大小一致，水池不明显，滋养细胞增生不明显，无异型性	p57阳性、Ki-67低表达（＜25%）	二倍体，其中1个等位基因为母源性，1个等位基因为父源性
异常绒毛病变	绒毛大小不等，伴有轻度或灶性滋养细胞增生，形如部分性水泡状胎块组织学改变	p53阳性、Ki-67＞10%	双雌单雄（1个二倍体的异常卵子与1个精子受精，非水泡状胎块）

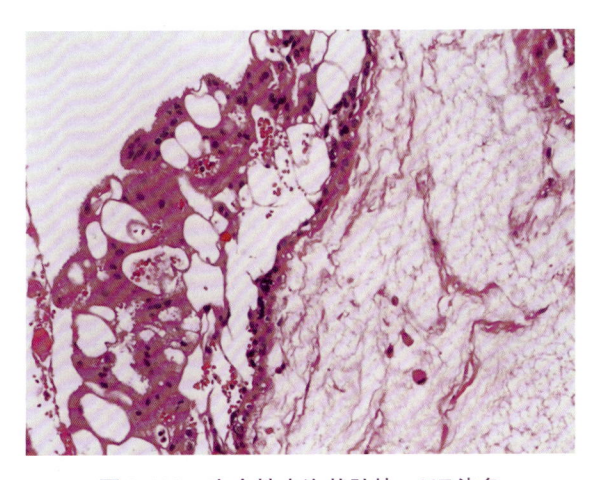

图 8-123 完全性水泡状胎块，HE染色

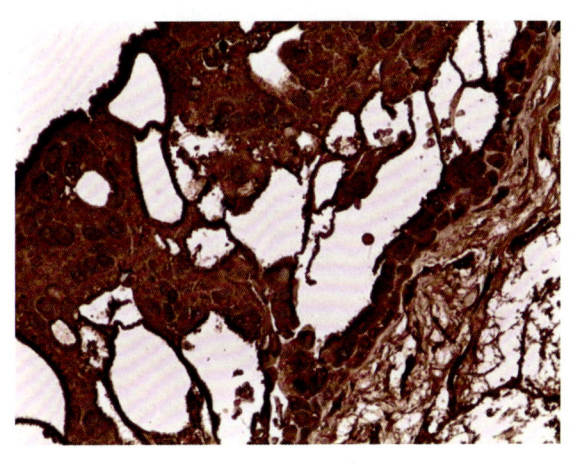

图 8-124 完全性水泡状胎块，HCG，细胞质弥漫强阳性

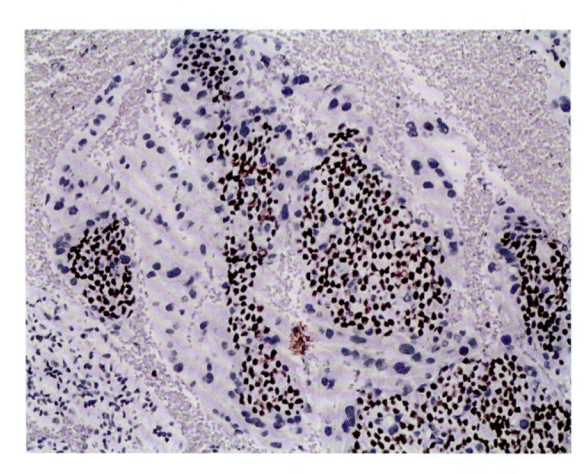

图 8-125　完全性水泡状胎块，p63，CT 细胞核阳性，ST 阴性

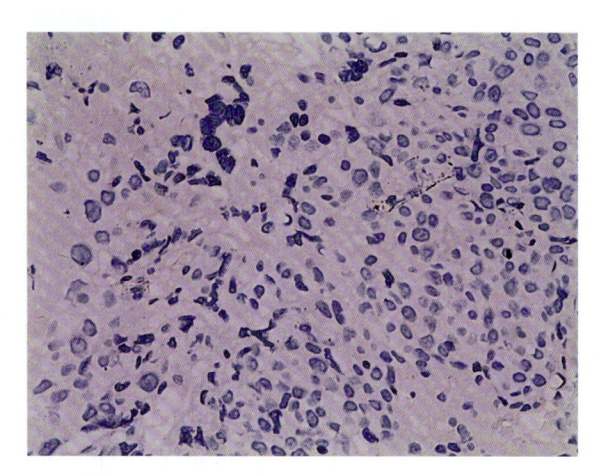

图 8-126　完全性水泡状胎块，p57 阴性

四、绒毛膜癌的诊断与鉴别

1. 抗体选择　CK、HCG、HPL、CD146、α-inhibin、GATA3、CK18、p63、p57、Ki-67。

2. 注释

（1）绒毛膜癌是一种分泌 β-HCG 的高度恶性滋养细胞肿瘤。一般可分为妊娠性和非妊娠性两种，大多数绒毛膜癌是妊娠性绒癌，常继发于葡萄胎、流产或足月分娩后。多发生于生育年龄。

（2）病变特点：镜下成片异型增生的滋养细胞浸润周围组织和血管，肿瘤细胞大多数呈双向分化，可见细胞滋养细胞和合体滋养细胞密切混合，并可见少许中间滋养细胞，呈丛状、假乳头状浸泡在血腔和血窦中，伴大片坏死、明显的异型性。同时，肿瘤内找不到绒毛组织。

（3）免疫表型：瘤细胞 HCG、HPL、HSD3B1、Mel-CAM（CD146）、HLA-G、MUC4、GPC3、CK、α-inhibin、GATA3 和 p63 阳性；SALL4 细胞滋养细胞可能阳性；CyclinE、AFP、CEA、CD30 阴性（图 8-127～图 8-130）。Ki-67 阳性指数＞70%。

（4）鉴别诊断：主要与非妊娠性绒癌、胎盘内绒毛膜癌、胎盘部位滋养细胞肿瘤、上皮样滋养细胞肿瘤和低分化癌等相鉴别（表 8-28）。

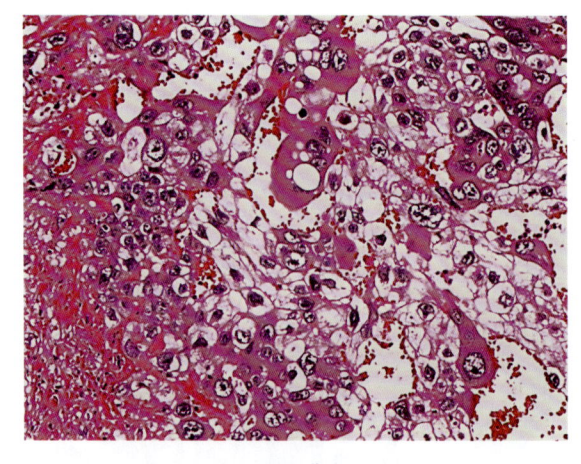

图 8-127　绒毛膜癌，HE 染色

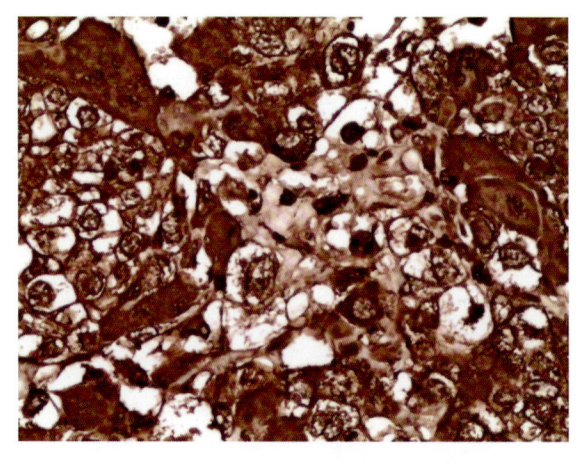

图 8-128　绒毛膜癌，HCG，细胞质阳性

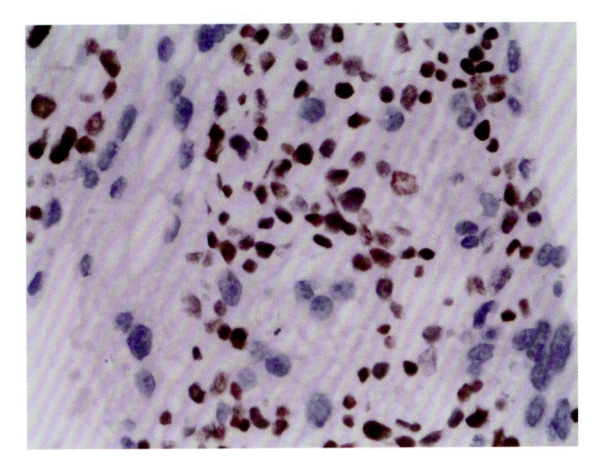

图8-129　绒毛膜癌，GATA3，细胞核阳性 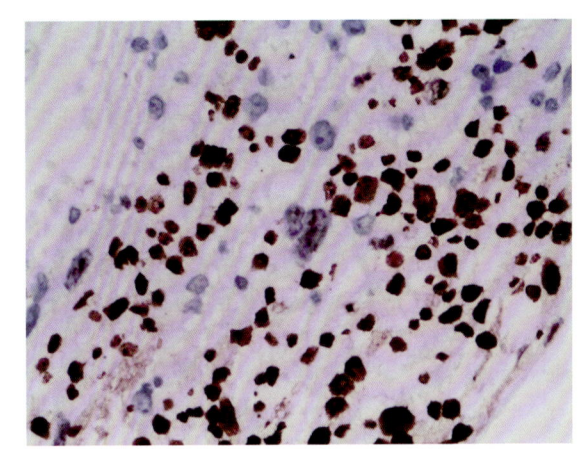　　　　　　图8-130　绒毛膜癌，Ki-67高表达

表8-28　绒毛膜癌的诊断与鉴别

肿瘤	病变特点	免疫表型特点或注释
妊娠性绒癌	由绒毛膜中间滋养细胞、合体滋养细胞和细胞滋养细胞组成，呈丛状、假乳头状浸泡在血腔和血窦中，伴大片坏死、明显的异型性	HCG、HPL、HSD3B1、CD146、CK、GPC3、GATA3、SALL4等阳性，Ki-67指数高
非妊娠性绒癌	与妊娠无关，组织学形态基本相同，对于已婚育龄期女性，区别妊娠性和非妊娠性绒癌则比较困难	免疫组化不能区别妊娠和非妊娠性，DNA多态性分析有助于鉴别
胎盘内绒毛膜癌	胎盘局部示正常绒毛间隙内细胞滋养细胞和合体滋养细胞明显异型增生。局部可见绒毛、良恶性细胞移行区域	免疫表型与妊娠性绒癌相似，不同于典型的绒毛膜癌（显微镜下可见绒毛结构）
胎盘部位滋养细胞肿瘤	表现为大的、圆形或多边形种植部位型中间滋养细胞，呈条索状、片状、巢状或单个散在穿插于子宫肌纤维或肌束之间，无绒毛结构	HPL、CD146、CyclinE和CK阳性，HCG和p63阴性，而绒毛膜癌HCG强阳性
上皮样滋养细胞肿瘤	由上皮样滋养细胞（绒毛膜型）组成，缺乏细胞滋养细胞和合体滋养细胞两种细胞成分	p63、α-inhibin阳性，CD146、HCG、HPL阴性或局灶阳性
低分化癌	呈实性、腺样或乳头状排列，虽然可有瘤巨细胞，但一般较小	CK7、EMA阳性，HCG、GPC3阴性

五、胎盘部位滋养细胞肿瘤的诊断与鉴别

1.抗体选择　CK、HSD3B1、HLA-G、HPL、CD146、CyclinE、α-inhibin、GATA3、HCG、p63和Ki-67。

2.注释

（1）胎盘部位滋养细胞肿瘤（PSTT）是来源于绒毛外种植部位型中间滋养细胞的肿瘤，常见于生育期妇女，多数发生于足月产、流产或葡萄胎后数月至数年内，偶尔合并活胎妊娠。血清β-HCG水平正常或轻中度升高。

（2）病变特点：镜下表现为由形态单一的中间滋养细胞组成，呈束状、团状或针状浸润至子宫肌壁间，无绒毛结构，缺乏典型的细胞滋养细胞和合体滋养细胞。

（3）免疫表型：瘤细胞弥漫性表达HPL、HSD3B1、HLA-G、CK、CK8和黑色素细胞黏附分子Mel-CAM（CD146），HCG和inhibin局灶阳性。一般Ki-67的阳性率为10%～30%。不表达PLAP、p63、p53、SMA、HMB45和PR。

（4）鉴别诊断：见表8-29。

表 8-29　胎盘部位滋养细胞肿瘤的诊断与鉴别

肿瘤	病变特点	免疫表型特点或注释
胎盘部位滋养细胞肿瘤（PSTT）	形态相对单一的种植部位型中间滋养细胞呈束状、团状浸润至子宫肌壁间，无绒毛结构，缺乏典型的细胞滋养细胞和合体滋养细胞	CD146、CK、CK8、HPL、HLA-G、α-inhibin、GATA3 阳性；HCG 局灶阳性
超常胎盘部位反应（EPS）	一般在妊娠分娩或剖宫产时发现。为绒毛附着的蜕膜区及其下浅肌层中单核多角形或梭形细胞浸润，细胞无异型性，细胞质丰富嗜酸，核大小不一，常可见残存的绒毛和蜕膜组织	为种植部位型中间滋养细胞增生性病变，病变范围局限，免疫表型与 PSTT 相似，但 Ki-67 增殖指数极低（<5%）
上皮样滋养细胞肿瘤（ETT）	由单一上皮样滋养细胞（绒毛膜型）组成，瘤细胞为中等大小的圆形单核细胞，呈巢片状分布，浸润不明显。伴地图样、岛屿状外观，有些细胞会有鳞状特征	与 PSTT 不同点：p63 弥漫强阳性，而 CD146、HCG、HPL 阴性或局灶阳性。Ki-67 增殖指数较活跃，约 20%
胎盘部位结节（PSN）	病变小而边界清楚。胎盘的微小结节或斑块植入子宫内膜或浅肌层。组织学可见广泛的间质透明样变和核增大深染的绒毛膜型中间滋养细胞，核分裂象罕见	与 ETT 鉴别：CyclinE 在 ETT 中阳性表达，而在 PSN 中阴性，Ki-67 阳性指数<8%
妊娠性绒癌	由高度异型性的、成片的滋养细胞构成，具有双向分化，无绒毛结构，伴大片坏死、明显的异型性，间质缺乏血管，核分裂象多见	HCG、HPL、HSD3B1、GPC3、CK、α-inhibin、GATA3 阳性，Ki-67 指数高

六、上皮样滋养细胞肿瘤的诊断与鉴别

1.抗体选择　CK、EMA、p63、HLA-G、GATA3、CD146、HCG、HPL、HCG、HSD3B1、GATA3 和 Ki-67。

2.注释

（1）上皮样滋养细胞肿瘤（ETT）为由类似平滑绒毛膜的中间滋养细胞组成的单相性肿瘤。有研究发现，ETT 组织中含有来自父源的新等位基因和 Y 染色体基因位点，提示 ETT 来源于妊娠而非自身。

（2）病变特点：瘤细胞由高度异型性的单个细胞组成，形态较一致，细胞边界清楚，细胞质嗜酸性或透明，部分瘤细胞较大，可有双核甚至多核，呈巢状、索条状和团块状伴有中央坏死，其内或周围可见红染的纤维性玻璃样物质及坏死碎屑，典型的病灶为滋养细胞岛被广泛坏死区及玻璃样基质围绕，呈地图样外观。有些细胞会有鳞状特征。

（3）免疫表型：表达上皮标志物，如 CK、EMA、E-Cadherin 及 EGFR。滋养细胞标志物 p63、HLA-G、GATA3 弥漫强阳性，而 CD146、HCG、HPL 阴性或局灶阳性。Ki-67 阳性指数 10%～25%。

（4）鉴别诊断：主要与胎盘部位结节、胎盘部位滋养细胞肿瘤、妊娠性绒癌和其他上皮性肿瘤等鉴别（表 8-30）。

表 8-30　上皮样滋养细胞肿瘤的诊断与鉴别

肿瘤	病变特点	免疫表型特点或注释
上皮样滋养细胞肿瘤（ETT）	形态相对单一的上皮样绒毛膜的中间滋养细胞呈巢状、索条和团块状排列，其内或周围可见红染的纤维性玻璃样物质及坏死碎屑，伴地图样坏死，有些细胞会有鳞状特征	p63、HLA-G、GATA3 弥漫强阳性，而 CD146、HCG、HPL 阴性或局灶阳性。Ki-67 增殖指数较活跃，约 20%
胎盘部位结节（PSN）	胎盘的微小结节或斑块植入子宫内膜或浅肌层。可见广泛的间质透明样变和核增大深染的绒毛膜型中间滋养细胞	与 ETT 鉴别：CyclinE 在 ETT 阳性表达，而在 PSN 中阴性，Ki-67 阳性指数<8%
胎盘部位滋养细胞肿瘤（PSTT）	形态相对单一的种植部位型中间滋养细胞多呈条索状浸润至子宫肌壁间，一般无核分裂象，细胞无或轻度异型	CD146、CK、HPL、HLA-G、α-inhibin、GATA3 阳性，但 p63 阴性
妊娠性绒癌	由高度异型性的、成片的滋养细胞构成，具有双向分化，无绒毛结构，伴大片坏死、明显的异型性	HCG、HSD3B1、GPC3、CK、α-inhibin、GATA3 阳性，HPL 常阴性
宫颈鳞状细胞癌	ETT 倾向于生长在子宫下段和宫颈并取代宫颈上皮，而且两者的瘤细胞巢形态相似，均可表达 CK 和 p63，易混淆	CK18、GATA3 和 α-inhibin 阴性且 Ki-67 指数高；而在 ETT 中表达相反
上皮样平滑肌肿瘤	肿瘤细胞丰富，呈上皮样，细胞可有轻度异型。一般除上皮样区域外，还有典型的平滑肌细胞组成的区域	平滑肌标志物阳性，p63、HLA-G、GATA3 阴性，可与 ETT 鉴别
蜕膜组织	刮宫标本中常出现蜕膜组织或伴蜕膜样变的子宫内膜组织，细胞质丰富、透明。仔细寻找周边可见 A-S 样的内膜腺体	蜕膜组织为间质细胞，不表达 CK、EMA 和 p63，可与 ETT 或 PSN 鉴别

第五节　卵巢上皮性肿瘤

一、卵巢肿瘤分类

1.抗体选择　上皮性肿瘤标志物（CK、EMA、PAX8、CK7、CK20等）、生殖细胞肿瘤标志物（SALL4、PLAP、OCT4等）、性索间质标志物（α-inhibin、Calretinin、SF-1等）、ER、PR等。

2.注释

（1）卵巢肿瘤的分类：卵巢肿瘤的种类繁多。原发性卵巢肿瘤的主要亚型有三种：上皮性肿瘤、生殖细胞肿瘤和性索间质肿瘤，其中上皮性肿瘤占原发性卵巢肿瘤的50%～70%，其恶性类型占恶性肿瘤的85%～90%；非卵巢特异性组织来源的肿瘤淋巴瘤、白血病、软组织肿瘤及转移性肿瘤相对较少见。

（2）推荐使用的卵巢肿瘤相关标志物：根据卵巢肿瘤组织病理类型的不同选择相关的标志物，推荐使用的卵巢肿瘤相关标志物如图8-131所示。

生殖细胞肿瘤
无性细胞瘤
胚胎性癌
卵黄囊瘤
畸胎瘤
绒毛膜癌
混合性生殖细胞肿瘤

选择SALL4、OCT4、D2-40、SOX17、PLAP、CD117、CD30、GPC3、AFP、HCG/CK+/EMA−

上皮性肿瘤
浆液性癌（低级别、高级别）
子宫内膜样癌
黏液性癌
透明细胞癌
浆液性黏液性癌
恶性Brenner瘤
小细胞癌
未分化癌

选择PAX8、WT-1、p53、CK、EMA、NapsinA、HNF1β、ER、PR、Vim、CK7、CK20

性索间质肿瘤
颗粒细胞瘤
卵泡膜细胞/纤维瘤
硬化性间质瘤
支持间质细胞瘤
两性母细胞瘤
类固醇细胞瘤

选择α-inhibin、Calretinin、SF-1、FOXL2、WT1、CD99/CK+/EMA−

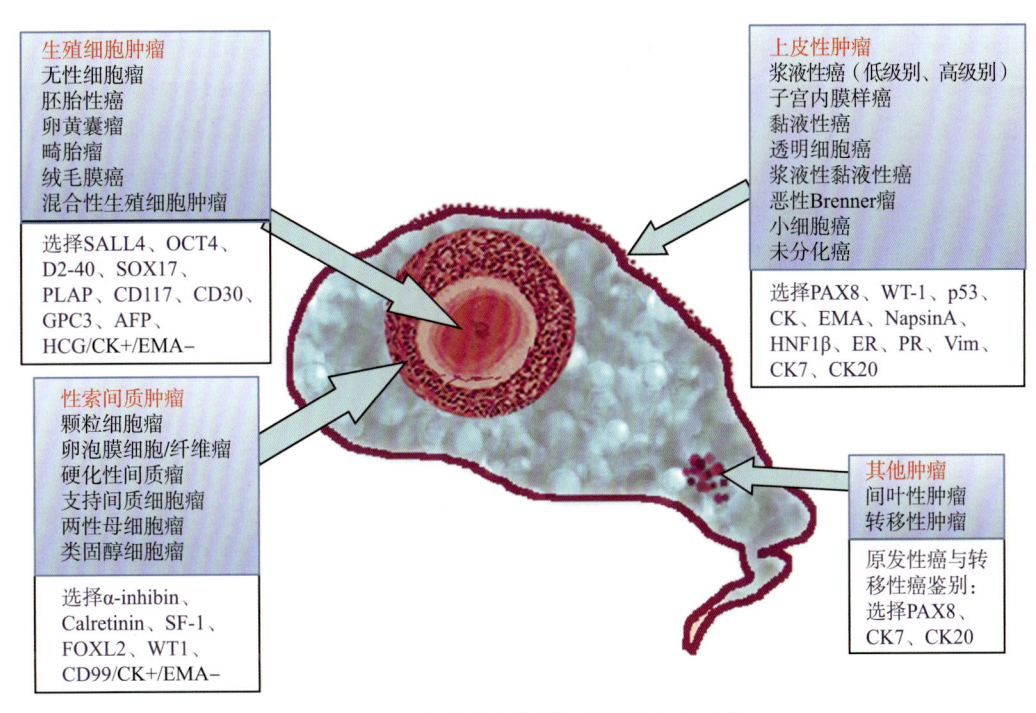

其他肿瘤
间叶性肿瘤
转移性肿瘤

原发性癌与转移性癌鉴别：选择PAX8、CK7、CK20

图8-131　卵巢肿瘤分类及推荐使用标志物

（3）卵巢肿瘤免疫组化辅助诊断思路：首先推荐使用一组抗体对卵巢肿瘤进行粗略分组，在确定肿瘤分化方向后使用相应的标志物进一步亚分类。当然，如果光镜下形态限定了鉴别诊断的范围，该套餐还可以再缩减，然后再根据鉴别诊断的需要选择抗体（图8-132）。

1）上皮性肿瘤标志物：推荐使用CK、EMA、PAX8/PAX2、CK7、CK20等来对原发性卵巢癌进行亚分类。CK、EMA：50%～70%的原发性卵巢肿瘤为上皮性肿瘤，广谱角蛋白（CKpan）和EMA有助于确定肿瘤的上皮源性，但CKpan在上皮性肿瘤、性索间质肿瘤及其他生殖细胞肿瘤中也有表达，而EMA有助于鉴别上皮性肿瘤（阳性）和性索间质细胞肿瘤（阴性）或生殖细胞肿瘤（阴性）。PAX8/PAX2：可明确肿瘤的卵巢原发性，在卵巢的浆液性细胞癌、内膜样细胞癌和透明细胞癌中表达，但在卵巢黏液性细胞癌中几乎无表达，转移性结直肠癌为阴性。PAX8也表达于来自宫颈内膜、肾和甲状腺的转移癌。CK7、CK20：卵巢和输卵管原发性上皮性肿瘤几乎100%表达CK7，因此CK7阴性提示可能为转移癌。除肠型黏液性癌CK20阳性之外，其余上皮性肿瘤通常为阴性，因此CK7阴性/CK20阳性表型提示为转移性癌。

2）生殖细胞肿瘤标志物：推荐使用SALL4、PLAP、OCT4等。SALL4：研究表明，SALL4可表达于

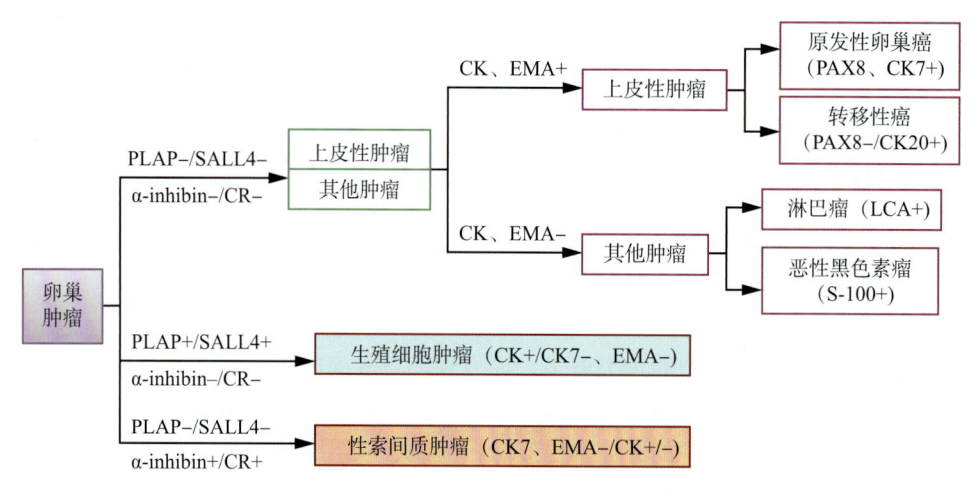

图 8-132 卵巢肿瘤分类的免疫组化诊断思路

无性细胞瘤、性腺母细胞瘤、胚胎性癌、卵黄囊瘤及未成熟畸胎瘤在内的生殖细胞肿瘤,性索间质肿瘤无表达。SALL4是一个非常好的诊断标志物,可与上皮标志物或性索间质分化标志物联合应用,进行生殖细胞肿瘤分型诊断或与其他恶性肿瘤进行鉴别。OCT4:是一种胚胎干细胞相关核转录因子,在无性细胞瘤、胚胎性癌和性腺母细胞瘤的生殖细胞成分的细胞核中呈阳性,而在大部分卵巢癌和性索间质肿瘤呈阴性。PLAP:存在于正常胎盘,在卵巢生殖细胞瘤、睾丸和性腺外生殖细胞瘤中也有表达,包括精原细胞瘤、性腺母细胞瘤、卵黄囊瘤和绒毛膜癌等。正常生殖细胞和支持细胞均为阴性。

3)性索间质标志物:推荐使用α-inhibin、Calretinin、SF-1等。α-inhibin是性索间质相对特异的指标,Calretinin更为敏感,但特异性不如α-inhibin。类固醇生成因子1(SF-1)用于诊断性索间质的敏感性和特异性更高,几乎所有的SCST均表达SF-1,而所有上皮性肿瘤SF-1为阴性。

二、常见卵巢上皮性癌的分子免疫表型

在上皮性卵巢癌中,高级别浆液性癌(HGSC)占70%,子宫内膜样癌占10%,透明细胞癌占10%,黏液性癌占3%,低级别浆液性癌(LGSC)<5%。基于2020版WHO分类分为七大类:浆液性癌、黏液性癌、子宫内膜样癌、透明细胞癌、浆黏液性癌、恶性Brenner瘤及其他癌(中肾样腺癌、未分化癌、去分化癌、癌肉瘤和混合细胞腺癌)(表8-31)。

表8-31 常见卵巢上皮性癌的病变特点及分子免疫表型特点

肿瘤类型	病变特点	分子免疫表型或注释
低级别浆液性癌(LGSC)	呈乳头和腺样结构,癌细胞大小一致,细胞核轻中度异型性,核分裂象≤12个/10HPF,乳头不规则分支状、出芽、上皮簇形成,砂砾体常见	ER、PR、WT1、EMA、CK7、CA125常阳性,p53、p16阴性或局灶阳性。存在BRAF和KRAS突变。依据细胞核的异型程度及核分裂象计数与HGSC鉴别
高级别浆液性癌(HGSC)	乳头状、腺样、裂隙样和实性结构,伴高级别核异型性,常见坏死和多核瘤巨细胞。核分裂象常>12个/10HPF	p53、p16突变型表达,WT1、BRCA1、IMP3、ER、PR+;TP53突变、BRCA1/2失活
低级别子宫内膜样癌	与子宫内膜异位症有关。绒毛腺样结构,腺体呈背靠背、融合或筛状排列,腺体被覆复层柱状上皮,呈低中级别核,腺体之间的间质消失,常伴鳞化、分泌性改变	CK7、ER、PR、Vim、β-catenin(核)阳性;WT1阴性、ARID1A、PTEN表达缺失。存在CTNNB1、PTEN、KRAS和ARID1A基因突变
高级别子宫内膜样癌	低分化子宫内膜样癌以实性为主,伴局灶微腺样区域。有明显的出血和(或)坏死	ER、PR弥漫强阳性;β-catenin核阳性,MMR、ARIDIA表达缺失;p53、p16、PTEN、WT1阴性
透明细胞癌	常与子宫内膜异位症相关,由透明、嗜酸性和靴钉样细胞组成,由管囊状、乳头状和实性结构组合而成	HNF1β、NapsinA阳性;一般表达ER、PR、WT1;p53、p16野生型。可有PTEN、ARID1A突变
恶性Brenner瘤	类似尿路上皮肿瘤的上皮,并间质浸润。必须存在良性Brenner瘤的区域,缺乏时应当考虑高级别浆液性癌或子宫内膜样癌伴移行细胞样分化	p63和GATA3通常阳性。WT1总是阴性。须排除来自泌尿道尿路上皮癌的转移

续表

肿瘤类型	病变特点	分子免疫表型或注释
黏液性癌（肠型）	多数病例可见良性黏液性囊腺瘤到交界性形态再到黏液腺癌的移行，黏液柱状上皮，低级别核，常具有杯状细胞	CK7、CEA、CDX2阳性，CK20可局灶阳性，ER、PR、CA125阴性。存在KRAS基因突变
黏液性癌（颈管内膜型）	排列成腺样或绒毛腺性结构，衬覆一致的黏液柱状上皮，轻至中度非典型性，膨胀性浸润和筛状两种浸润方式	CK7、ER、PR、CA125等阳性，CEA、CDX2、CK20均阴性
未分化癌	恶性上皮肿瘤，不显示任何特异性米勒上皮分化。细胞圆形、短梭形、形态单一、黏附性差，核分裂活性高	上皮标志物阳性；PAX8、ER、PR阴性/局灶阳性；SMARCA4、ARID1B、CTNNB1或TP53基因突变
癌肉瘤	具有恶性上皮成分和恶性间质性成分双向分化，上皮成分可为多种卵巢上皮癌组织类型，间质可伴异源性分化	可有癌和肉瘤双相标志物表达，其中上皮成分常表现为高级别浆液性癌表达，TP53突变、BRCA1/2失活

三、上皮性卵巢癌分类

1.抗体选择　　PAX8、WT1、p53、NapsinA（HNF1β/AMACR）、ER/PR、Vimentin（Vim）、CK7、CK20等。

2.注释

（1）卵巢上皮性癌根据其发病机制及临床行为的差异，分为Ⅰ型和Ⅱ型两大类。2014版WHO推荐使用二级分类系统，将上皮性卵巢癌分成两大类，称为Ⅰ型和Ⅱ型癌。这两大类肿瘤具有不同的肿瘤发生途径。分子遗传学方面，上皮性卵巢癌主要存在BRCA1/2、MLH1、MSH2、MSH6、PMS2、RAD51D、RAD51C、BRIPP1、PALB2等多种基因的胚系突变，还发现卵巢恶性肿瘤患者中ETV4、FOXM1、LSR、CD9、RAB11FIP4和FGFRL1等基因高表达。Ⅰ型和Ⅱ型癌中基因改变有所不同，Ⅰ型癌患者基因组相对稳定，Ⅱ型癌中常有TP53、BRCA1/2、MYC、KRAS和NF1等基因突变（表8-32）。

表8-32　上皮性卵巢癌分类

鉴别点	Ⅰ型	Ⅱ型
临床经过	经过良性、交界性、低度恶性的发展过程，临床上生长缓慢，多为早期，预后较好	无前驱病变，发病迅速，侵袭性强，发现时往往已有盆腹腔的广泛性播散、种植
类型	低级别浆液性癌、低级别子宫内膜样癌、透明细胞癌、黏液性癌、Brenner瘤	高级别浆液性癌、高级别子宫内膜样癌、未分化癌和癌肉瘤
起源	起源于子宫内膜和交界性浆液肿瘤	一般起源于输卵管
分子遗传改变	与KRAS、BRAF、PTEN、β-catenin及ERBB2等突变相关	常见的突变基因为TP53和BRCA1/2

（2）组织学分型：参照2020版WHO卵巢癌及交界性上皮性肿瘤的组织学分型。

（3）组织学分级：①浆液性癌，依据癌细胞的异型性、核分裂活性等分为高级别和低级别；②子宫内膜样癌，与子宫体内膜样癌相同，依据腺体的结构和实性区域比例，以及癌细胞核异型性，分为高分化（G1）、中分化（G2）和低分化（G3）；③黏液性癌，一般不分级，因该类肿瘤异质性大，可出现貌似良性、交界性成分；④其他上皮性肿瘤（包括透明细胞癌、浆黏液性癌、恶性Brenner瘤和未分化癌）不分级。

（4）免疫组化在上皮性卵巢癌分类中的作用

1）抗体选择：推荐使用一组抗体，包括PAX8、WT1、p53、NapsinA（HNF1β/AMACR）、ER/PR、Vimentin（Vim）、CK7、CK20等对原发性卵巢癌进行亚分类。上述几种免疫组化标志物在各类卵巢上皮性肿瘤的表达情况见表8-33。对于卵巢癌组织学分型，有学者提出了一项性价比较高的简单方案，即加做WT1、p53、NapsinA、PR，结果表明近90%的病例可以准确分类。不过，根据鉴别诊断需要，可能还应加做其他免疫组化指标，尤其是鉴别少见的肿瘤类型时，如中肾管腺癌，该肿瘤特征性表达GATA3、TTF1和CD10（管腔着色），不表达ER、PR，具体和子宫内膜及子宫颈的同类肿瘤相似。

2）WT1和CA125呈弥漫强阳性表达，提示卵巢癌肿瘤存在浆液性分化，p53、p16呈弥漫表达，Ki-67的增殖指数高，支持高级别浆液性癌；表达ER、PR、β-catenin、CK7、Vimentin支持子宫内膜样肿瘤诊断；

CK7、HNF1β、NaspinA、AMACR阳性支持透明细胞性肿瘤（图8-133）。

3）对于具有Lynch综合征家族史或卵巢癌/乳腺癌家族史的女性，推荐到肿瘤遗传咨询门诊就诊，可通过二代测序检测MMR基因和*BRAC1/2*等基因。对卵巢癌的预防和早期诊断有一定帮助。

表8-33 上皮性肿瘤的免疫组化鉴别表

肿瘤类型	PAX8	WT1	ER	p53	ARID1A	CR	CK7	CK20	CEA	其他
HGSC	+	+	+	M	wt	−	+	−	−	p53突变，p16弥漫阳性
LGSC	+	+	+	wt	wt	−/+	+	−	−	KRAS、BRAF突变，p16阴性/局灶阳性
EMC	+	−	+	wt＞M	M＞wt	−	+	−	−	PTEN、MMR缺失
CCC	+	−	−/+	wt	M＞wt	−	+	−	−	NapsinA、HNF1β、AMACR
MC，肠型	+/−	−	−	wt＞M	wt	−	+	−/+	−	CK7、CEA、CDX2阳性
MC，颈管型	+	−	+	wt	wt	−	+	−	−/+	ER、PR、CA125阳性
SMT	+	+	+	wt	M＞wt	−	+	−	−	WT1、CK20、CDX2阴性
MBT	+	−	−	wt	wt	−	+	−	−	p63、GATA3阳性
GCT/SCST	−/+	+	+/−	wt	wt	+	−	−	−	性索间质标志物阳性
SCC-HT	+	+	−	M	wt	+	−	−	−	SMARCA4（BRG1）缺失
mCRC	−	−	−	wt	wt	−	−	++	++	CDX2、STAT2阳性/β-catenin核阳性

注：①HGSC，高级别浆液性癌；LGSC，低级别浆液性癌；EMC，子宫内膜样癌；CCC，透明细胞性癌；MC，黏液性癌；SMT，浆黏液性肿瘤；MBT，恶性卵巢Brenner瘤；GCT/SCST，粒层细胞瘤和性索间质肿瘤；SCC-HT，高钙血症型小细胞癌；mCRC，转移性结直肠癌。②CR，钙结合蛋白；CK，细胞角蛋白；M，突变型；MMR，错配修复基因；wt，野生型。③p53M对应于≥60%的细胞呈弥漫强阳性表达或完全阴性；p53wt表现为少数细胞弱阳性表达或＜60%的细胞阳性表达。ARID1AM表型为免疫组化染色失表达，ARID1Awt为核染色。

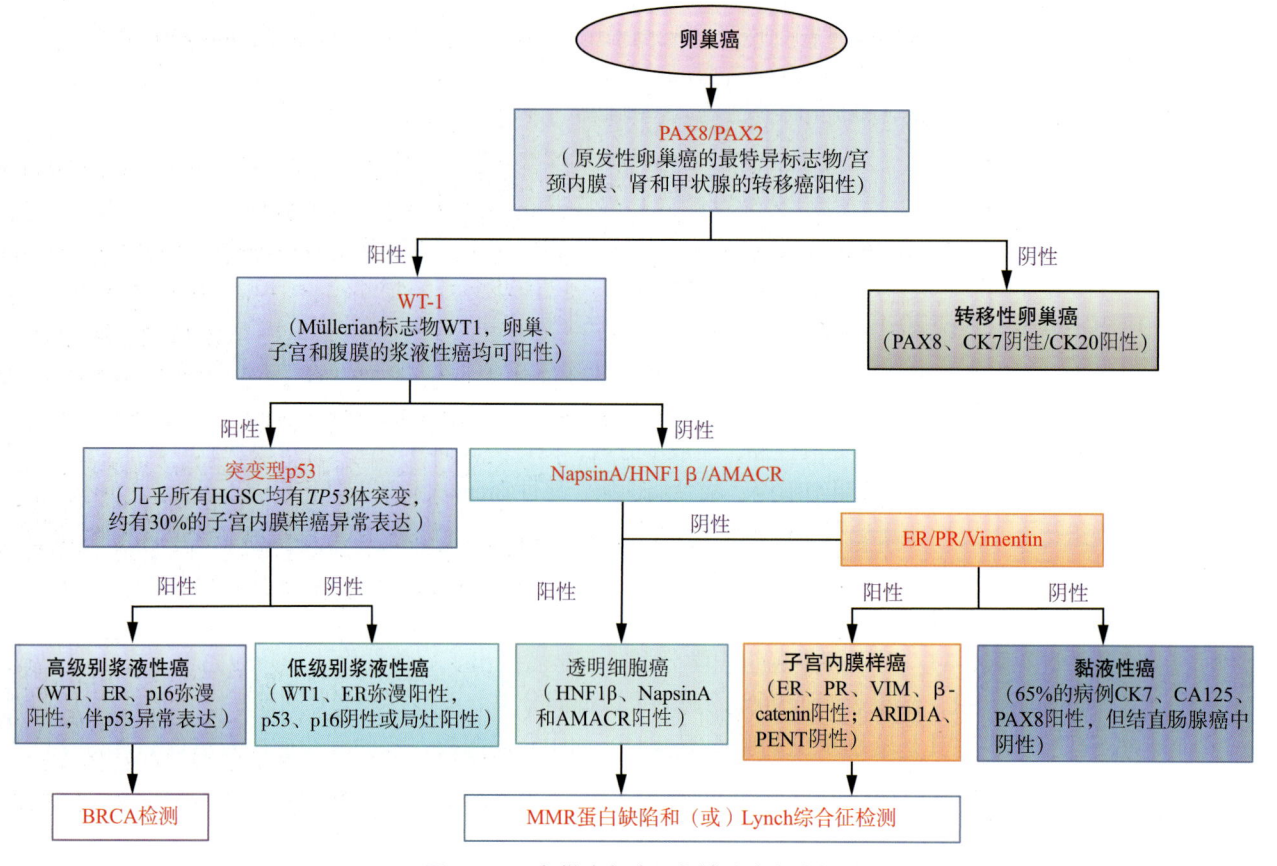

图8-133 卵巢癌免疫组化辅助诊断路径

四、卵巢浆液性肿瘤的诊断与鉴别

1. 抗体选择 PAX8、WT1、p53、NapsinA（HNF1β/AMACR）、ER、PR、Vimentin（Vim）、CK7、CK20、Ki-67等。低级别和高级别浆液性癌的鉴别选择IMP3、p53、p16、HE4和Ki-67。

2. 注释

（1）卵巢浆液性肿瘤：2020版WHO女性生殖系统肿瘤分类将浆液性肿瘤分为浆液性囊腺瘤（NOS、浆液性表面乳头状瘤、浆液性腺纤维瘤和浆液性囊腺纤维瘤）、浆液性交界性肿瘤（NOS）、原位癌（微乳头亚型浆液性交界性肿瘤、非浸润性低级别浆液性癌）、低级别浆液性癌（LGSC）和高级别浆液性癌（HGSC）。

（2）病变特点：肿瘤由类似输卵管上皮的细胞构成。LGSC的特征是低级别的恶性浆液性细胞呈小巢状、腺样、乳头状、微乳头状或内翻型微乳头状生长，细胞学具有非典型性（细胞核大小之间的差异＜3倍）。而高级别浆液性癌具有高级别核及显著多形性的细胞，呈复杂乳头、片状或条索状。

（3）免疫表型：低级别浆液性癌往往PAX8、EMA、CK7、CA125、ER、PR和WT1高表达，p53野生型表达，IMP3、HE4和p16等阴性或局灶阳性，Ki-67增殖指数较低（图8-134～图8-139）；而高级别浆液性癌p53常突变型表达，p16可弥漫阳性，IMP3、HE4和Ki-67高表达，ER/PR表达减弱（图8-140～图8-143）。

突变型p53可出现3种不同的表达模式，第一种为＞60%的肿瘤细胞核阳性（代表*TP53*错义突变），第二种为肿瘤细胞完全阴性表达（＜5%的肿瘤细胞核阳性，代表*TP53*发生插入或缺失突变），第三种*TP53*基因突变型表达模式为细胞质着色（表现为80%以上的肿瘤细胞主要呈胞质着色而细胞核无着色），主要原因为p53突变发生在细胞核定位区域，突变后p53丧失进入细胞核的功能。值得注意的是，约2%的HGSC携带的*TP53*基因突变导致延迟了终止密码子绕过无义突变介导的衰老，使C端截短（通常大于245个氨基酸）和产生无功能的p53蛋白，因此，p53染色正常的浆液性肿瘤仍然可以是HGSC。对于免疫组化染色表达不典型的肿瘤，仍需要结合形态学改变，并进行进一步的分子检测核实。

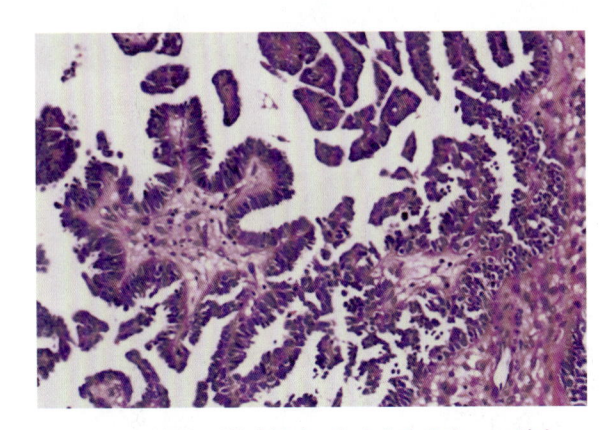

图8-134 低级别浆液性癌，复杂分支乳头，HE染色

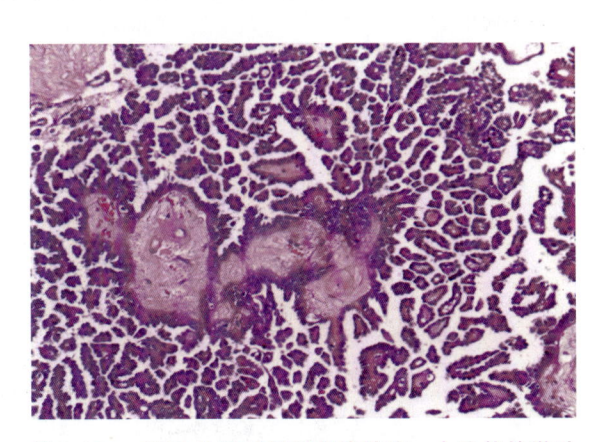

图8-135 微乳头型低级别浆液性癌，水母状的微乳头，HE染色

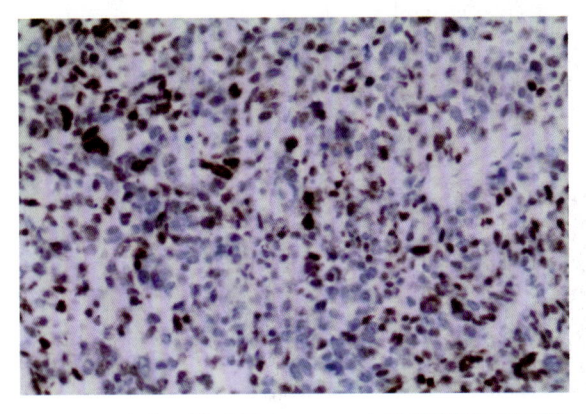

图8-136 低级别浆液性癌，p53，细胞核强弱不等阳性

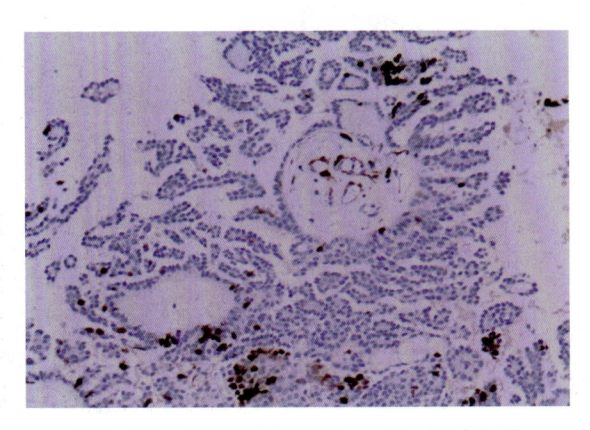

图8-137 低级别浆液性癌，p16，散在阳性

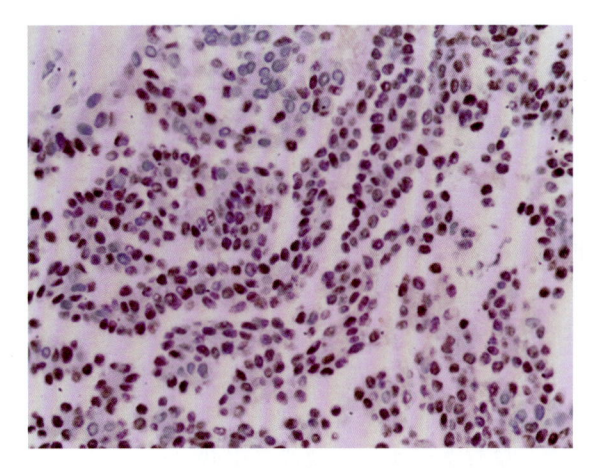

图 8-138　低级别浆液性癌，WT1，细胞核阳性

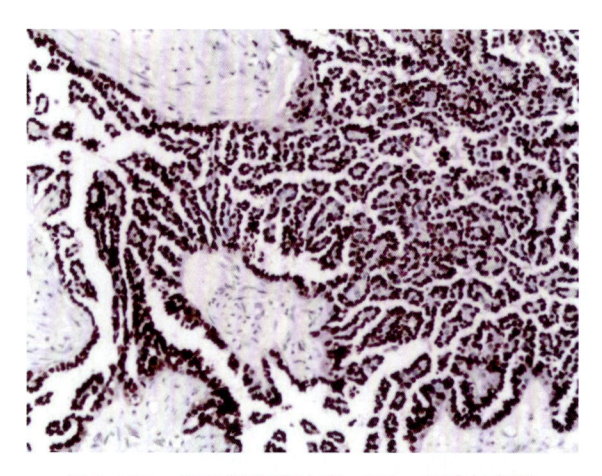

图 8-139　低级别浆液性癌，ER，细胞核阳性

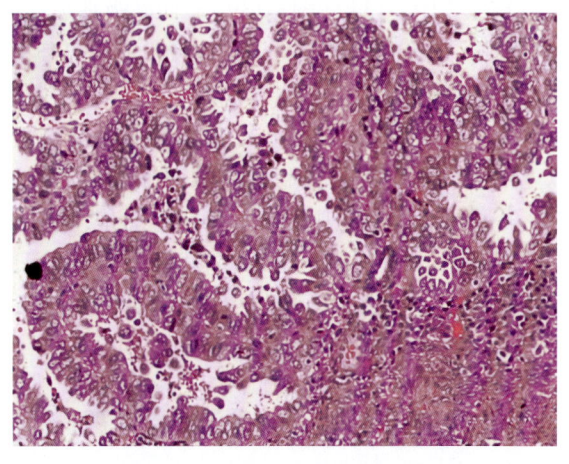

图 8-140　高级别浆液性癌，HE 染色

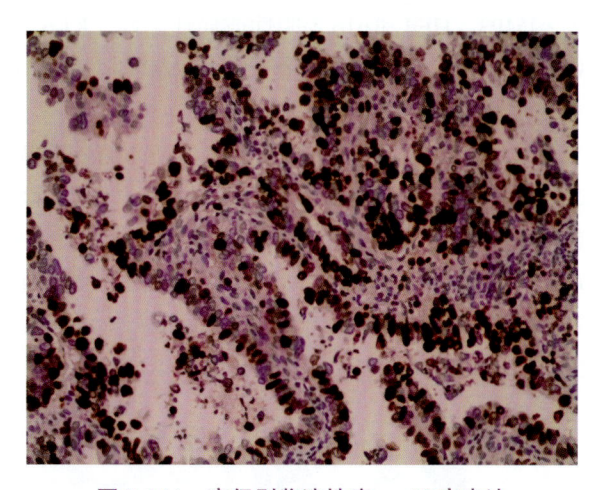

图 8-141　高级别浆液性癌，p53 高表达

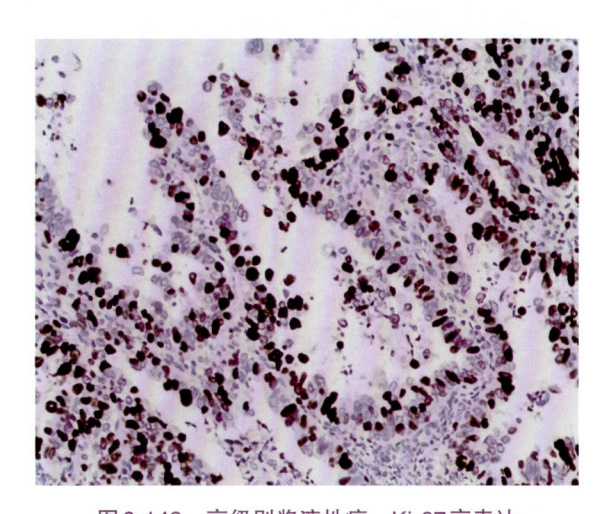

图 8-142　高级别浆液性癌，Ki-67 高表达

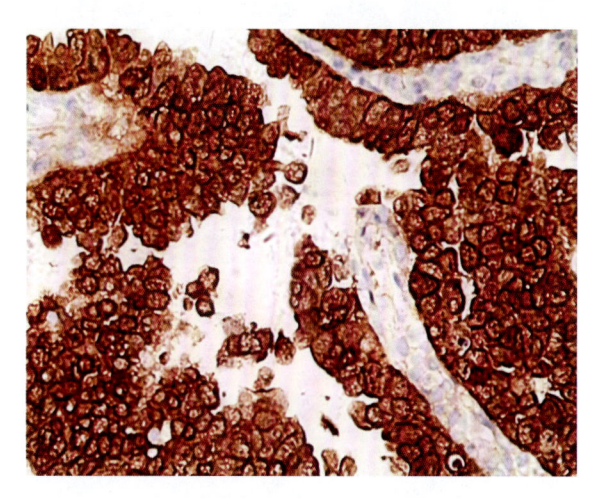

图 8-143　高级别浆液性癌，p16，弥漫细胞核/质强阳性

（4）分子遗传学改变：LGSC 的特征性基因改变为 *KRAS* 及 *BRAF* 基因突变（发生率为 40%～60%），而缺乏 *TP53* 或 *BRCA* 基因突变；卵巢 LGSC 的分子学改变与浆液性交界性肿瘤（SBT）有重叠，特征为具有 *BRAF* 及 *KRAS* 基因突变，还可发生 *ERBB2* 等基因突变。而 HGSC 常见 *p53* 突变，*BRCA1/2* 失活及 *CCNE1* 扩增，50% 的 HGSC 患者具有同源重组修复缺陷（HRD），*BRCA1/2* 基因突变也可导致肿瘤细胞发生 HRD，当 DNA 双链发生断裂时，肿瘤细胞无法通过同源重组修复通路来修复 DNA 缺陷。

（5）病理诊断思路：卵巢浆液性肿瘤的病理诊断思路见图 8-144，表 8-34。

第八章 女性生殖系统

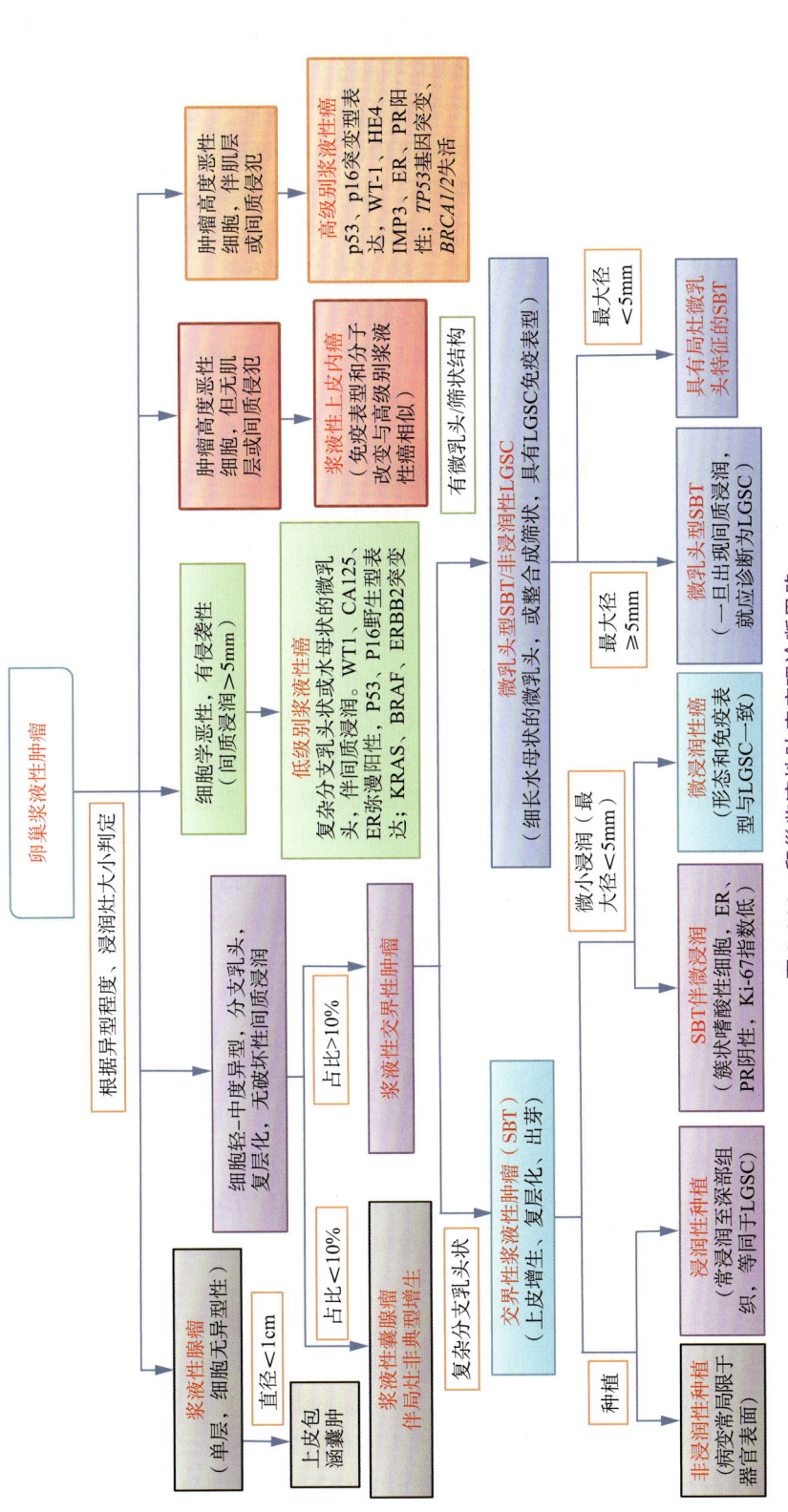

图 8-144 卵巢浆液性肿瘤病理诊断思路

1)首先根据肿瘤的异型程度是否为侵袭性病变,可将浆液性肿瘤分为囊腺瘤、普通型或微乳头型交界性肿瘤或原位癌;由良性肿瘤,肿瘤囊内类似于输卵管上皮构成的衬覆单层立方或榔头上皮,细胞无异型性称为浆液性囊腺瘤。如囊性肿物<1cm,则诊断为上皮包涵囊肿。

2)再根据肿瘤的生长方式是否为由粗到细的逐级分级乳头,或微乳头/筛状结构,以及病变的范围,将病变分为普通型或微乳头型交界性肿瘤;鉴别诊断时密切注意腺体和间质变化两个数值:10%、5mm界值。①浆液性囊腺瘤伴局灶上皮增生与SBT:如果乳头部分<10%肿瘤总面积(表面乳头状瘤除外)则诊断为浆液性囊腺瘤伴局灶非典型增生,否则就诊断为SBT。黏液性肿瘤中的相应区分界值与浆液性肿瘤一致。②卵巢交界性肿瘤伴微浸润与微浸润性癌:SBT的间质中出现具有丰富嗜酸性胞质的上皮细胞簇,病变直径<0.5cm,即微浸润。这些微浸润细胞类似于SBT乳头表面的嗜酸性细胞,ER和PR阴性、Ki-67指数低,可能是终末分化或者老化的表现,对SBT的预后没有影响。SBT的间质中也可以出现形态学上与LGSC一致的小灶浸润性成分,病变直径<0.5cm,有学者称之为微浸润性癌。黏液性及子宫内膜样交界性肿瘤伴微浸润的诊断界值与SBT一致。③所谓微乳头状结构是指长度至少为宽度五倍的无多级分支、纤细、拉长的乳头状结构,呈现出特殊的"水母头"状分布模式。微乳头状及筛状区域≥10%或≥5mm的肿瘤则归为微乳头型SBT。微乳头亚型SBT/非浸润性LGSC的诊断标准:微乳头融合性生长区域的最大径≥0.5cm(至少有一处),且细胞核的异型性超出普通型SBT的允许范围。未达到上述标准的肿瘤可以称为具有局灶微乳头特征的SBT。另外,微乳头型SBT中的核异型一般为轻中度,如果出现重度的核异型则要考虑高级别浆液性癌的可能。④检测到间质浸润范围最大直径>5mm或面积>10mm^{2}即可诊断为浸润性癌。

3)免疫组化在卵巢浆液性肿瘤分类中的应用:推荐IMP3、p53、p16、HE4和Ki-67抗体组合。IMP3是一种癌胚蛋白,在人类多种肿瘤的细胞质中表达,研究显示,恶性组IMP3、HE4、Ki-67阳性率高于交界性组和良性组,交界性组又高于良性组;p16、p53、Ki-67等在良性组中表达多为阴性,随着病情的进展,上述标志物的阳性表达逐渐增加,从良性肿瘤组散在的弱阳表达,至交界组和恶性组低级别的散在小区域强阳性表达,再到恶性组高级别组的弥漫强阳性表达。5种指标联合检测可提高卵巢浆液性肿瘤的鉴别诊断准确率。

(6)鉴别诊断:涉及卵巢浆液性肿瘤良性、交界性和恶性肿瘤的鉴别,还包括LGSC和HGSC的鉴别,以及LGSC与低级别子宫内膜样癌、透明细胞癌,HGSC与高级别子宫内膜样癌等的鉴别,此外,还应注意除外转移性癌等(表8-34)。

1)低级别和高级别浆液性癌的鉴别:高级别浆液性癌与低级别浆液性癌从形态学、分子发生、生物学行为和临床治疗方案等方面均不相同。LGSC通常继发于浆液性交界性肿瘤,而HGSC来源于输卵管上皮浆液性上皮内癌(STIC)。大多数情况可以依据形态进行鉴别,若肿瘤细胞高度恶性,同时伴肌层或间质侵犯,则直接诊断为高级别浆液性癌(HGSC)。Malpica等提出的二级系统的主要指标为核的异型性,次要指标为核分裂数目。轻到中度异型性,核分裂≤12个/10HPF,诊断为LGSC;具有明显核异型性,核分裂>12个/10HPF,诊断为HGSC。HGSC在病理形态上分为经典型和实性、子宫内膜样或移行细胞样癌(SET)两个亚型。SET亚型HGSC患者常发生*BRCA1*基因突变。分子免疫表型也存在明显的差异(详见上述),可资鉴别。

2)低级别浆液性癌主要与低级别子宫内膜样癌、透明细胞癌等相鉴别:仔细评估腺样、乳头状结构和细胞核异型性之间的一致性与否,以及周围的良性病变,可将大部分低级别子宫内膜样癌、浆液性癌和透明细胞癌鉴别开来。①当ER、PR、β-catenin(核阳性)、WT1阴性,Vimentin阳性,野生型p53阳性(即肿瘤细胞核散在p53阳性),周围常见子宫内膜异位症结构,支持子宫内膜样腺癌诊断。②若p53、p16异常表达,CEA、IMP3弥漫强阳性,Ki-67高表达支持浆液性癌诊断。③透明细胞癌一般AMACR、HNF1β、NapsinA阳性,WT1、ER、PR阴性,p53罕见过表达,周围常见子宫内膜异位症结构。

3)高级别子宫内膜样癌与高级别浆液性癌的鉴别:区分高级别子宫内膜样癌与高级别浆液性癌较困难,特别是当肿瘤主要以实性生长时。联合检测ER、PR、p16、p53、Vimentin、PTEN与IMP3用于鉴别诊断;如果条件有限,建议将WT1、ER、p16与p53作为一线抗体来检测;WT1、p53和p16等标志物通常在高级别浆液性癌中弥漫强阳性，而WT1染色在子宫内膜样癌中是阴性的，p16为斑块状染色阳性方式和p53的野生型染色。

如果肿瘤的组织形态不典型和（或）免疫组化结果不一致，建议增加免疫组化项目，包括DNA错配修复蛋白（MLH1、PMS2、MSH2、MSH6）、β-catenin、IMP3和HMGA2；免疫组化检测至少丢失1个DNA错配修复蛋白，常支持为子宫内膜样癌。

4）与间皮瘤鉴别：上皮样间皮瘤可非常类似于低级别和高级别浆液性癌。在区分这些肿瘤的有用的免疫标志物中，α-inhibin、Calretinin、CK5/6和D2-40在间皮瘤中阳性表达（图8-145～图8-148），PAX8、ER、MOC31和BerEP4在浆液性癌中表达。虽然有报道称PAX8在一定比例（6%～18%）的腹膜恶性间皮瘤中表达，但染色通常为局灶弱阳性。

表8-34 卵巢浆液性癌的鉴别诊断

肿瘤	病变特点	免疫表型特点或注释
低级别浆液性癌	一般为低级别结构、高级别核异型性，腺样/乳头状结构。砂砾体很常见	表达WT1、ER和PR；ER、PR常阴性。常见KRAS、BRAF、ERBB2突变，罕见p53突变
低级别子宫内膜样癌	一般是低级别结构和低级别核异型性，乳头长而宽，腺体圆形打孔样，腺上皮高柱状，常伴鳞化、分泌改变	ER、PR阳性，WT1阴性，p16和p53野生型，ARID1A、PTEN和MMR表达缺失
透明细胞癌	一般是低级别结构，至少可见灶性高级别核，由透明、嗜酸性和靴钉样肿瘤细胞形成管囊状、乳头状和实性结构	HNF1β、NapsinA阳性；一般表达ER、PR、WT1；p53、p16野生型。可有PTEN、ARID1A突变
高级别子宫内膜样癌	腺上皮高柱状，细胞核复层，细胞核异型程度更轻、多形性更加不明显，常伴鳞状化生、分泌改变	多为ER、PR阳性/WT1、IMP3阴性，p16和p53的野生型染色；ARID1A、PTEN和MMR表达缺失
子宫浆液性腺癌	大部分的卵巢高级别浆液性癌来源于输卵管，如存在前驱病变伴子宫广泛浸润和脉管侵犯倾向于子宫	卵巢的高级别浆液性癌大多表达p53和WT1，ER、PR常有弱表达。子宫内膜浆液性癌中则WT1表达阴性或偶尔灶性表达，ER和PR阴性
恶性间皮瘤	皮瘤呈双相性（上皮样和肉瘤样型），呈腺管状、乳头状或实性片状巢状排列，可伴有砂砾体	表达间皮标志物，如CR、WT1、MC、D2-40、IMP3和GLUT1等，但PAX8、ER、WT1等阴性

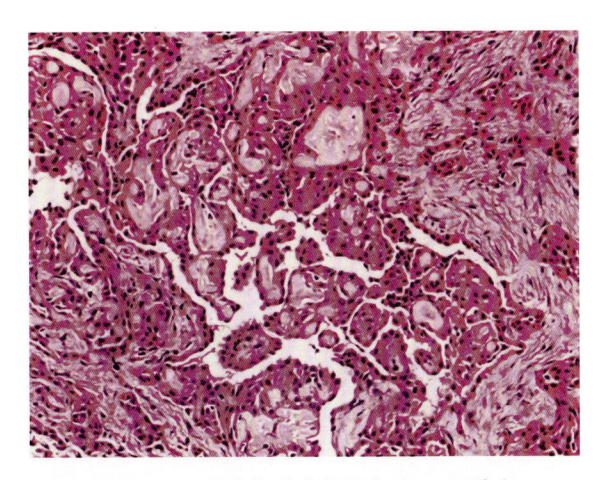

图8-145 高分化乳头状间皮瘤，HE染色

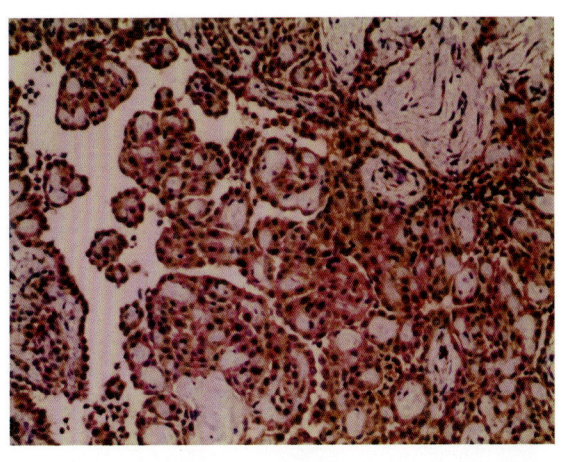

图8-146 高分化乳头状间皮瘤，α-inhibin，细胞质阳性

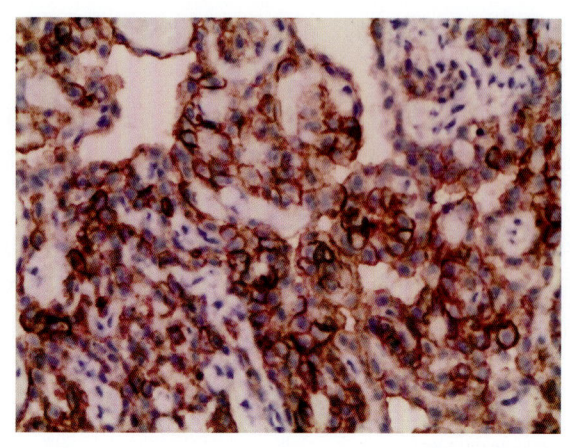

图8-147　高分化乳头状间皮瘤，CK5/6，细胞膜/质阳性

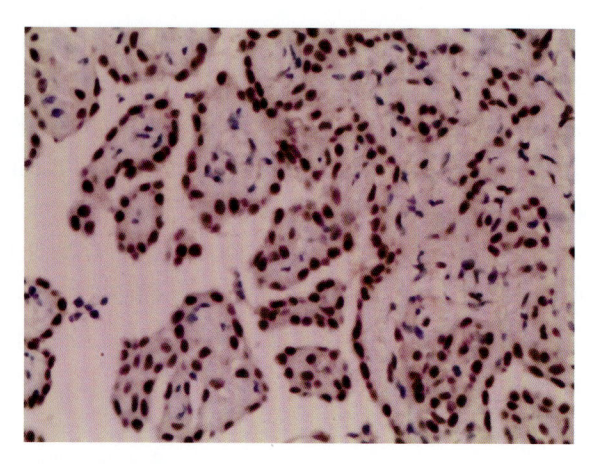

图8-148　高分化乳头状间皮瘤，WT1，细胞核阳性

五、卵巢黏液性肿瘤的诊断与鉴别

1. **抗体选择**　PAX8、WT1、p53、NapsinA、HNF1β、ER、PR、Vim、CK7、CK20、Villin、SATB2、MUC2、MUC5AC、β-catenin和黏液染色。

2. **注释**

（1）卵巢黏液性肿瘤是由胃肠道型或米勒型黏液上皮构成的肿瘤。2020版WHO分类将卵巢黏液性肿瘤分为黏液性囊腺瘤（NOS）、黏液性腺纤维瘤（NOS）、黏液性交界性肿瘤（MBT）和黏液腺癌（MOC）。

（2）病变特点：黏液性肿瘤常见肿瘤异质性，因此组织学上良性和交界性区域可能并存于同一肿瘤中。一般以腺体和乳头状结构为主，低级别结构，黏液成分表现不一，可见杯状细胞，细胞通常具有中至重度的异型性，甚至去分化表现。对MBT而言，现仅指衬覆胃肠型上皮者，新版WHO分类将宫颈内膜型MBT归入了浆黏液性交界性肿瘤中，而把浆黏液性癌归入了子宫内膜样肿瘤中。

（3）免疫表型：CK7、CEA、CDX2阳性，CK20可局灶阳性，PAX8、WT1、ER、PR、CA125阴性（图8-149～图8-152）。

（4）分子遗传学特征：目前认为，MOC的基因组特征性分子改变已成为研究热点，如*KRAS*突变、*TP53*突变、*HER2*扩增等。最一致的分子遗传学改变是体细胞*KRAS*突变，约占43.6%。*KRAS*突变在MOC癌灶、周围交界性和良性区域均可检测到，说明在恶性转化早期即可发生*KRAS*突变这一分子事件。另外，约有25%的MOC存在*TP53*突变，约有18.8%的MOC存在*HER2*扩增。此外，Zhang等首次报道应用加权基因共表达网络检测的MOC转录组图谱，得出10个hub基因（生物网络角度）（*LIPH*、*BCAS1*、*FUT3*、

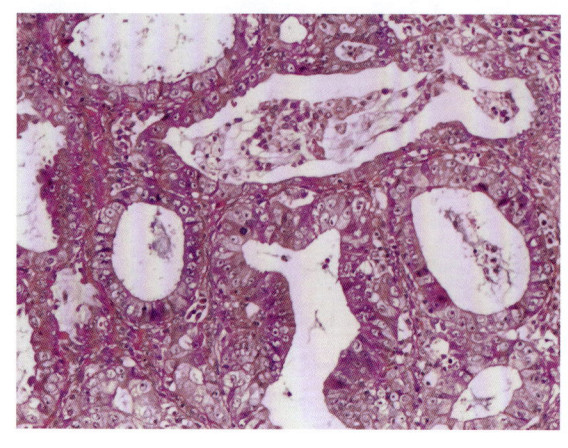

图8-149　卵巢黏液腺癌，HE染色

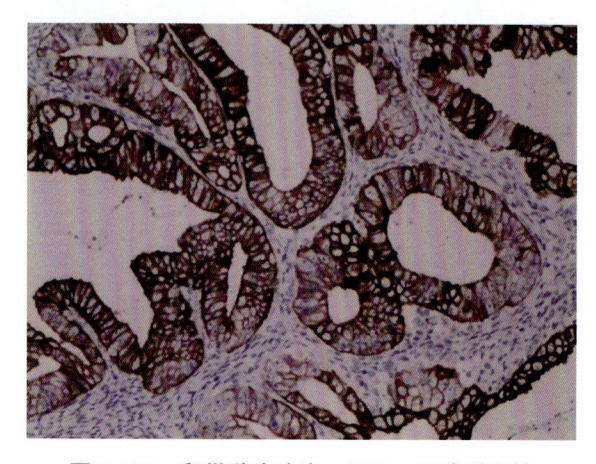

图8-150　卵巢黏液腺癌，CEA，细胞质阳性

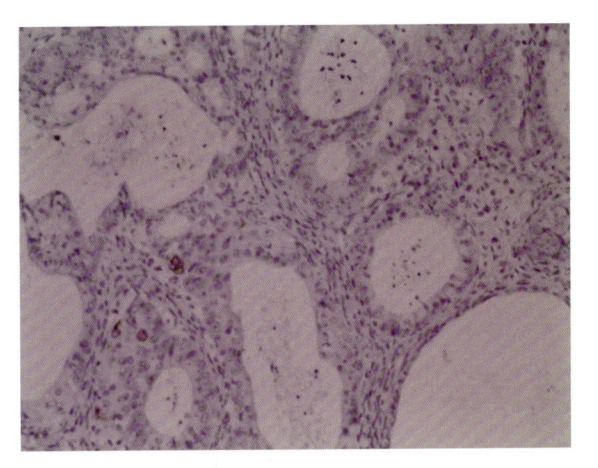

图8-151　卵巢黏液腺癌，CK20，个别阳性 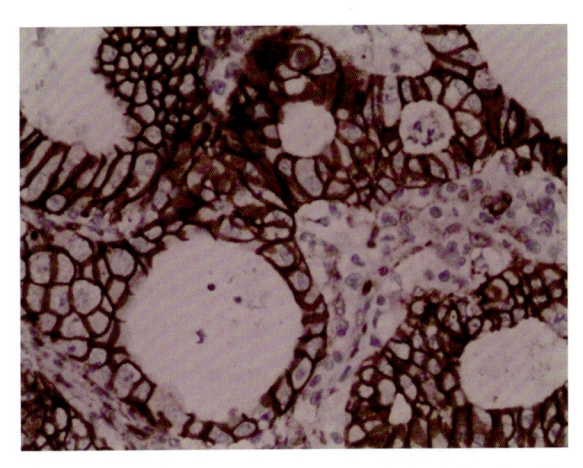　　　　图8-152　卵巢黏液腺癌，β-catenin 细胞膜/质阳性

ZG16B、*PTPRH*、*SLC4A4*、*MUC13*、*TFF1*、*HNF4G* 和 *TFF2*)在MOC中存在高表达，有望作为MOC潜在的特异性生物标志物，有助于MOC的早期诊断。

（5）病理诊断思路：黏液性肿瘤常见肿瘤异质性，因此组织学上良性和交界性区域可能并存于同一肿瘤中，通常出现于同一切片。目前推荐全面广泛取材评估。①与卵巢浆液性肿瘤的病理诊断分析过程基本一致（图8-153），首先根据肿瘤的异型程度是否为侵袭性病变，可将黏液性肿瘤分为黏液性囊腺瘤、黏液性交界性肿瘤（MBT）或为黏液腺癌（MOC）。②鉴别诊断时密切注意腺体和间质变化、两个数值（10%、5mm界值）。当MBT成分在整个肿瘤的上皮性成分中所占比例＜10%时，称为黏液性囊腺瘤伴局灶上皮增生，＞10%时称为MBT；MBT伴微浸润时微浸润灶最大径应＜0.5cm，其浸润细胞具有轻中度异型性。当浸润的细胞具有更加显著的细胞学异型性时，应该称为微浸润性癌。③MBT伴上皮内癌：上皮内癌是指MBT中有某些区域显示癌的细胞学特征，无间质浸润。但对其诊断的标准仍有些争议，有些研究者认为

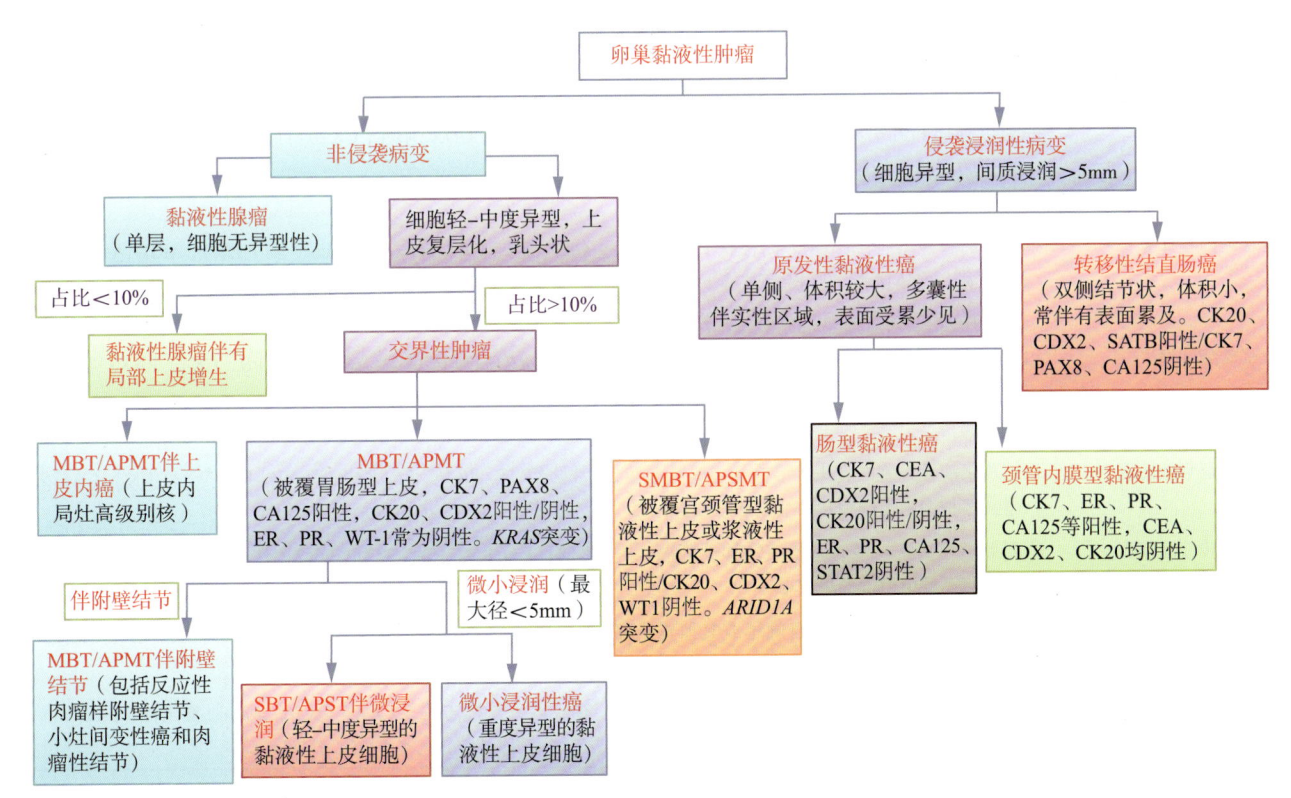

图8-153　卵巢黏液性肿瘤病理诊断思路

MBT/APMT，交界性黏液性肿瘤/非典型增生性黏液性肿瘤；SMBT/APSMT，浆液黏液性交界性肿瘤/非典型增生性浆液黏液性肿瘤

MBT显示以下某一种或多种特征就可诊断上皮内癌：中等到高度细胞异型上皮复层达到4层或更多层、腺腔内出现筛状或出现无间质的乳头状增生。目前一致认同的诊断上皮内癌的标准：细胞异型性应该达到重度（3级）。而对于具有过度的上皮分层和其他复杂的囊内生长结构，但细胞缺乏重度异型性者，仍应视为交界性肿瘤，而不应诊断为上皮内癌。④MOC有两种浸润方式：膨胀型（融合型）和浸润型。膨胀型无明显间质浸润，表现为背靠背或复杂的恶性腺体增生；浸润型的特征是间质被明显的小腺体、巢或单个细胞浸润，且常伴有促进间质结缔组织增生反应。检测到间质浸润范围最大直径＞5mm或面积＞10mm^{2}即可诊断为浸润性癌。明确两种病理类型的区别对MOC患者的手术分期具有非常重要的临床意义。

（6）鉴别诊断：黏液性肿瘤常见肿瘤异质性，因此组织学上良性和交界性区域可能并存于同一肿瘤中，通常出现于同一切片。诊断卵巢黏液腺癌时，也涉及上述系列病变的鉴别诊断，同时应排除来自阑尾或其他胃肠道等的继发性MOC（表8-35）。

1）原发性MOC患病率较低，临床常见的黏液性卵巢恶性肿瘤大约80%以上是转移性的，其原发肿瘤部位最常来源于胃肠道、胰腺、子宫颈、子宫内膜和乳腺等，尤其转移性低级别阑尾黏液癌，多见于50岁女性，如出现双侧卵巢受累、腹膜假黏液性瘤等应考虑。现认为大多数被诊断为伴腹膜假黏液瘤的卵巢肠型黏液性交界性肿瘤，实际上是阑尾假黏液瘤的转移。免疫组化常用来鉴别原发卵巢肿瘤与继发肿瘤，免疫组化SATB2、CDH17、CDX2、CK20、CK7、PAX8、CA125、ER和PR抗体组合有助于鉴别诊断：卵巢原发肿瘤一般CK7阳性、CK20阳性/阴性，PAX8、SATB和CDH17阴性，原发于胃肠道的转移肿瘤则为CK7和PAX8阴性/CK20、SATB和CDH17阳性，值得注意的是，CA125不是卵巢特异性的，甚至在乳腺癌、肺癌、胰腺癌、宫颈癌、子宫癌和间皮瘤中也可阳性。另外，ER和PR的价值有限，因为它们在肠型原发性和转移性癌中均为阴性（图8-154～图8-159）。

2）原发性MOC通常表现为单侧且体积较大，破坏性间质浸润少见，而转移瘤多数较小且为双侧。对可疑患者必须进行全面检查以排除其存在原发癌灶而形成卵巢转移瘤，区分原发性MOC与黏液性卵巢转移性肿瘤对于MOC的诊断和治疗至关重要，需引起重视。

表8-35 卵巢黏液腺癌的诊断与鉴别

肿瘤	病变特点	免疫表型特点或注释
黏液腺癌	一般以腺体和乳头状结构为主，低级别结构，由胃肠型黏液细胞组成，常具有中至重度的异型性	CK7、CEA、CDX2阳性，CK20可局灶阳性，ER、PR、CA125阴性
子宫内膜样癌	低级别的腺样/乳头状结构。高柱状上皮，乳头长而宽，腺体圆形，有核上或核下空泡，常伴鳞化	CK7、ER、PR、Vim、β-catenin（核）阳性；ARID1A、PTEN表达缺失；WT1、CEA阴性；肿瘤细胞黏液染色阴性
浆黏液性癌	以颈管内膜型黏液细胞和浆液性细胞为主，可混合有多种米勒上皮癌，且伴明显中性粒细胞浸润	存在ARID1A基因突变。表达ER、PR、CK7、PAX8等，不表达CK20、CDX2、WT1
低级别浆液性癌	以被覆浆液性细胞的乳头状结构为主时易混淆，常无多种细胞类型和几种细胞形态混合存在	常见KRAS、BRAF、ERBB2突变，ER、PR、WT1、CK7、CA125常阳性，p53、p16阴性或局灶阳性
卵巢转移性腺癌	有胃肠道癌病史。多为胃肠道转移性腺癌，肿瘤细胞类型组织学形态较单一	CDH17、CK20、SATB2和CDX2阳性；PAX8、CK7阴性。器官特异性标志物阳性
腹膜假黏液瘤与卵巢黏液癌	腹膜假黏液瘤几乎全部来自阑尾或其他胃肠部位的黏液性病变	常SATB、CDH17、CDX2、CK20阳性，PAX8、ER、CA125阴性
转移性阑尾杯状细胞腺癌	肿瘤由小而一致的杯状细胞巢构成，细胞轻中度不典型增生	神经内分泌标志物及CEA、CK20、MUC2常阳性，β-catenin细胞膜阳性

图8-154　转移性结肠黏液腺癌，腔内坏死碎片，HE染色

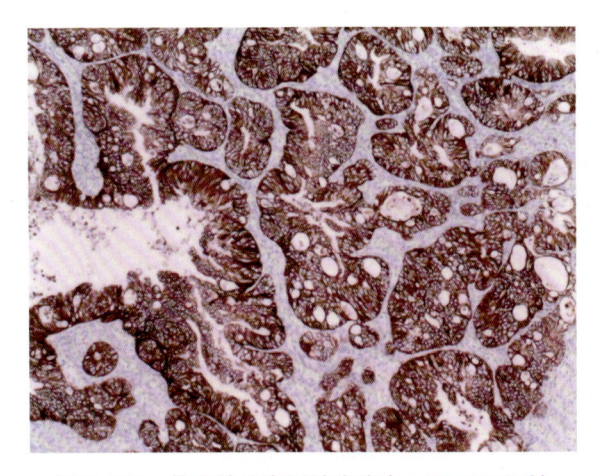

图8-155　转移性结直肠黏液腺癌，CDH17阳性

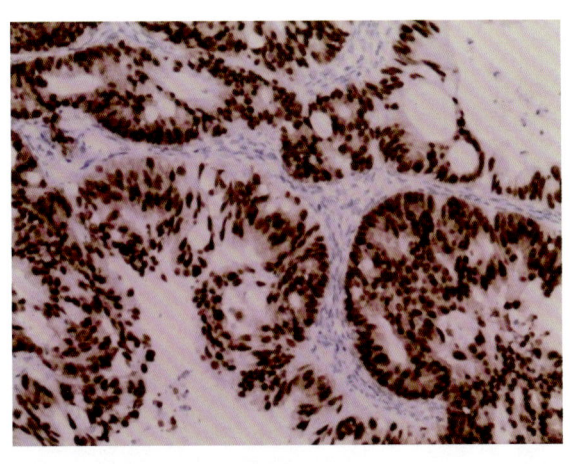

图8-156　转移性结直肠黏液腺癌，SATB2，细胞核阳性

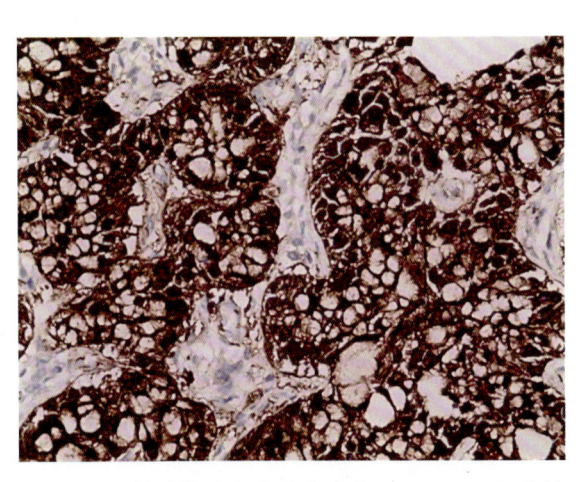

图8-157　转移性结直肠黏液腺癌，β-catenin细胞核阳性

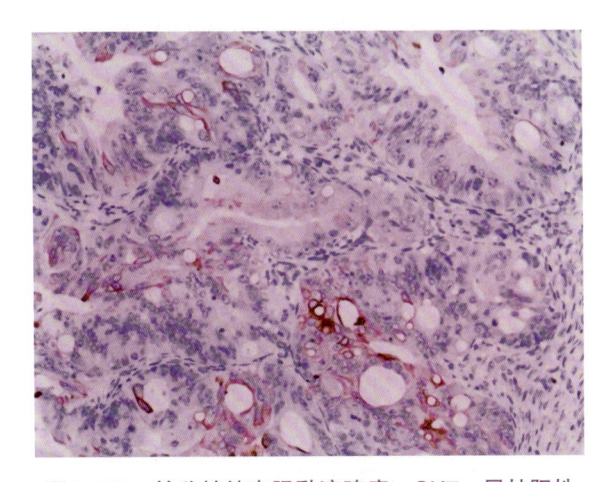

图8-158　转移性结直肠黏液腺癌，CK7，局灶阳性

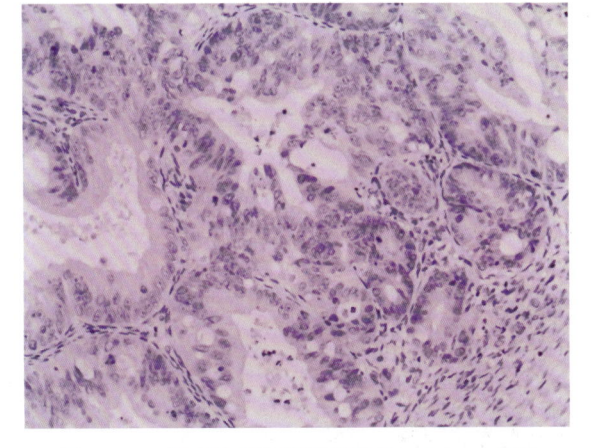

图8-159　转移性结直肠黏液腺癌，CA125阴性

六、卵巢子宫内膜样肿瘤的诊断与鉴别

1.抗体选择　PAX8、WT1、p53、NapsinA（HNF1β/AMACR）、ER/PR、Vim、CK7、CK20等。

2.注释

（1）卵巢子宫内膜样肿瘤：类似于子宫体的子宫内膜样肿瘤。常与子宫内膜异位症和（或）子宫内膜癌并存。有学者认为子宫内膜异位症可能是癌前病变。2020版WHO分类将卵巢子宫内膜样肿瘤分为子宫内膜

样囊腺瘤、子宫内膜样腺纤维瘤、子宫内膜样交界性肿瘤、子宫内膜样腺癌和浆黏液性癌等。

（2）病变特点：子宫内膜样囊腺瘤是由类似于增殖期子宫内膜样上皮衬覆的囊肿，腺上皮细胞不具有异型性，缺乏明显的子宫内膜间质。子宫内膜样交界性肿瘤（EBT）类似于子宫内膜非典型性增生，增生的腺体拥挤呈背靠背样融合，具有轻中度异型，鳞状（桑葚样）化生常见，肿瘤间质可以富于细胞或呈纤维性。当细胞出现重度异型时，诊断为上皮内癌。在腺体融合性生长区域（膨胀性浸润）＞0.5cm时，则诊断为子宫内膜样癌，而在腺体融合性生长区域＜0.5cm时，称之为微浸润。卵巢子宫内膜样癌可有不同的浸润方式，如膨胀性浸润、毁损性浸润。膨胀性浸润的特点为腺体呈融合性生长；毁损性浸润的特点为异型腺体及肿瘤细胞巢显著间质浸润、具有伴炎症细胞浸润的显著促纤维结缔组织增生性反应。常伴鳞化、梭形细胞化生、黏液分化，透明细胞变（富于糖原）和分泌性改变。

（3）免疫表型：PAX8、CK7、ER、PR、Vim、CA125、β-catenin（核）阳性；WT1阴性，p63、CK5/6在化生的鳞状细胞中阳性，ARID1A、PTEN和MMR表达缺失（图8-160～图8-163）。

（4）遗传学特征：可存在 *CTNNB1*、*PTEN*、*PIK3CA*、*ARID1A*、*KRAS* 和 *BRAF* 基因突变，13%～20%存在微卫星不稳定性，常伴有hMLH1或hMSH2的表达缺失。*CTNNB1* 突变与鳞状分化、肿瘤级别低和预后好存在相关性。

（5）病理诊断思路：参见图8-164。

（6）鉴别诊断：包括与交界性肿瘤的鉴别；与具有腺样或管状结构的肿瘤如黏液腺癌和来源于结直肠、转移性结直肠腺癌等的鉴别；与伴实性结构的鳞状上皮化生、梭形细胞化生、未分化癌/去分化癌、癌肉瘤、小细胞肿瘤等的鉴别；伴黏液分化时与黏液腺癌鉴别；类似性索间质肿瘤的子宫内膜样癌（ECSCS）与性索间质肿瘤的鉴别等（表8-36）；子宫内膜和卵巢同时发生子宫内膜样腺癌的鉴别（请参照子宫内膜癌部分）。

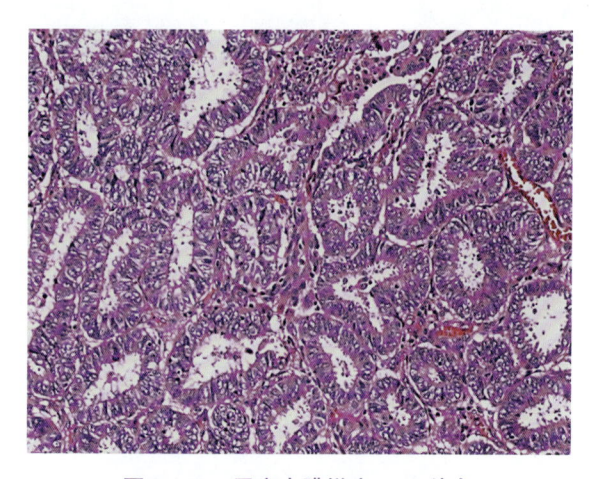

图8-160　子宫内膜样癌，HE染色

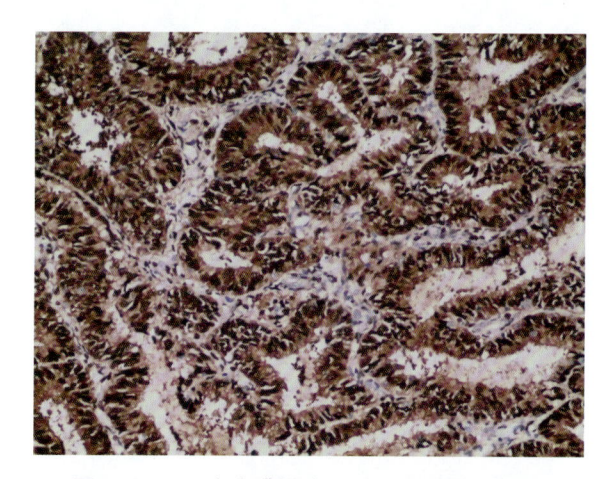

图8-161　子宫内膜样癌，ER，细胞核强阳性

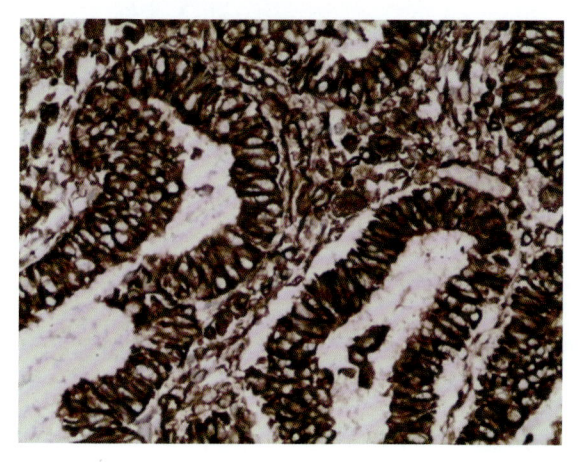

图8-162　子宫内膜样癌，Vim，细胞膜/质阳性

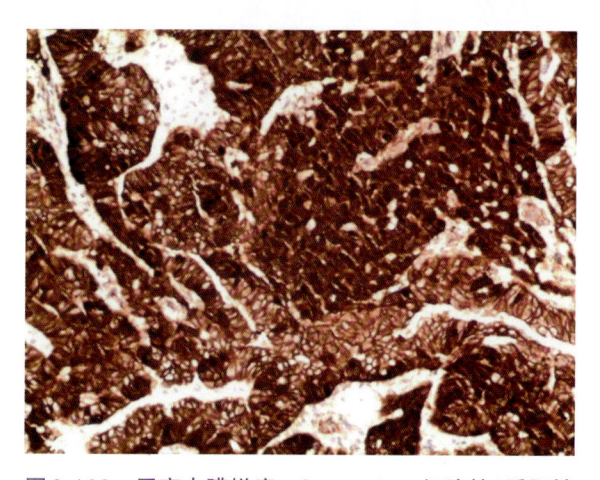

图8-163　子宫内膜样癌，β-catenin，细胞核/质阳性

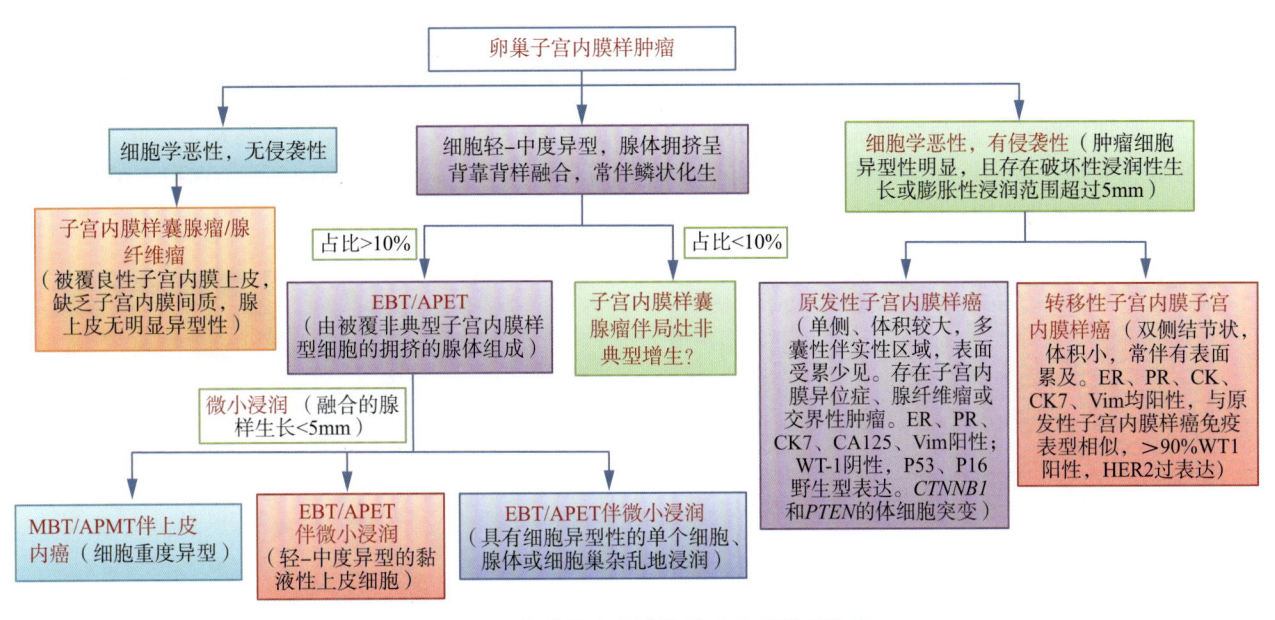

图 8-164 卵巢子宫内膜样肿瘤病理诊断思路
EBT/APET，交界性肿瘤/非典型增生性子宫内膜样肿瘤

表 8-36 卵巢子宫内膜样癌的诊断与鉴别

鉴别类型	形态特点	免疫表型比较
子宫内膜样癌与黏液腺癌	子宫内膜样癌可伴不同程度的黏液性化生，尤其是高分化者，可与子宫颈管型黏液性癌相混淆。黏液腺癌分化差时，可形成类似子宫内膜样癌，然而相比后者，黏液腺癌的核比较长且窄，常残存少量的胞质黏液	黏液腺癌 CEA 阳性和 Vim 阴性，黏液染色阳性；而子宫内膜样癌反之，且 ER、PR 阳性，ARID1A、PTEN 和 MMR 表达缺失
转移性结直肠腺癌	双侧性病变，腔内坏死碎片（肮脏坏死）是转移性结直肠癌的特征，几乎总是能够证实黏液生成，但一般局限于胞质尖端及腺腔，核的级别与核分裂象明显高	子宫内膜样癌 CK7、PAX8、ER 和 PR 阳性，ARID1A、PTEN 表达缺失。而结直肠癌：CK20、CDX2 和 SATB2 阳性；ER、PR 和 PAX8 阴性
类似性索间质肿瘤的子宫内膜样癌（ECSCS）与性索间质肿瘤	呈实性片状、小梁状及腺管状生长，当以小梁状或空心腺管样结构为主时非常类似卵巢性索间质肿瘤。但一般来说总能找到典型的子宫内膜样癌的区域或子宫内膜异位的证据，属于低级别子宫内膜样癌	ECSCS 表达 CK、C7、EMA 和 CA125，同时也表达激素类受体 ER 和 PR，而性索间质肿瘤的标志物 Calretinin、α-inhibin、CD99 阴性。性索间质肿瘤 EMA、ER 和 PR 阴性，DICER 基因突变

七、卵巢透明细胞肿瘤的诊断与鉴别

1. **抗体选择** NapsinA、HNF1β、WT1、ER、PR、p53、p16、PAX8、SALL4、Ki-67。
2. **注释**

（1）透明细胞肿瘤：2020 版 WHO 分类将卵巢透明细胞肿瘤分为透明细胞囊腺瘤、透明细胞腺纤维瘤、透明细胞交界性肿瘤（OCBT）和透明细胞腺癌（OCCC）。透明细胞癌常与子宫内膜异位症相关，类似子宫内膜样癌。

（2）病变特点：OCBT 囊肿和腺体被覆立方形、靴钉样或扁平形细胞，伴透明或嗜酸性细胞质。核有轻中度异型性，可出现细胞复层化。上述区域必须超过肿瘤的上皮总量的 10% 才能定性为 CBT；＜10% 良性透明细胞瘤伴有局部上皮增生。如细胞高度异型，即出现高级别核细胞，可诊断为上皮内癌。间质浸润＜5mm 为微浸润性癌，＞5mm 诊断为癌。OCCC 的典型病变特征：肿瘤由透明、嗜酸性和靴钉样肿瘤细胞形成管囊状、乳头状和实性结构。乳头通常较短，具有透明纤维血管轴心，被覆钉突样细胞，细胞质透明。透明细胞有糖原丰富的细胞质，PAS 阳性，淀粉酶敏感，但耐淀粉酶物质也可能出现并沿着顶端细胞膜分布。

（3）免疫表型：表达 PAX8、CK7、HNF1β、NapsinA 和 AMACR；一般不表达 CK20、ER、PR、p16 和 WT1；p53 野生型表达。研究发现，HNF1β 和 NapsinA 是目前卵巢透明细胞肿瘤最具诊断意义的免疫标志物，但在鉴别 OCCC 和子宫内膜样癌时，NapsinA 优于 HNF1β（图 8-165～图 8-168）。

（4）分子改变：最常见的基因突变为 PIK3CA、ARID1A 和 KRAS；拷贝数增加常见于 NTRK1、MYC 和 GNAS，拷贝数丢失常见于 TET2、TSC1 和 BRCA2。67%的 OCCC 病例具有错配修复缺陷。

（5）鉴别诊断：一是与交界性肿瘤的鉴别，二是与伴透明细胞改变的卵巢肿瘤鉴别，三是与转移性透明细胞癌鉴别。鉴别诊断应该使用一组标志物来提高准确性，NapsinA 和 HNF1β 联合 WT1、p53、p16、Vim 及 PAX8 等辅助鉴别诊断（表8-37）。

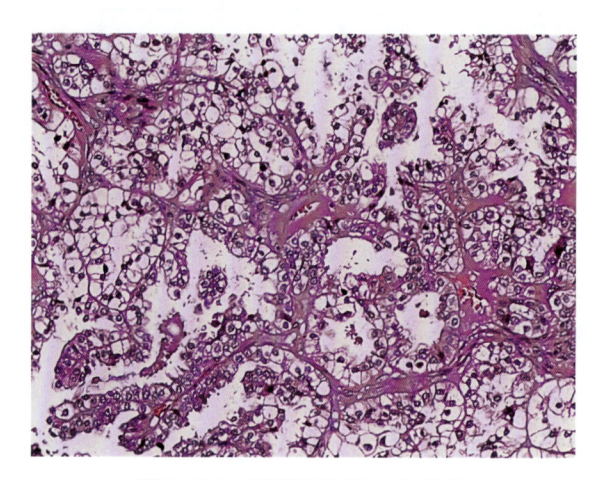

图8-165 透明细胞癌，HE染色

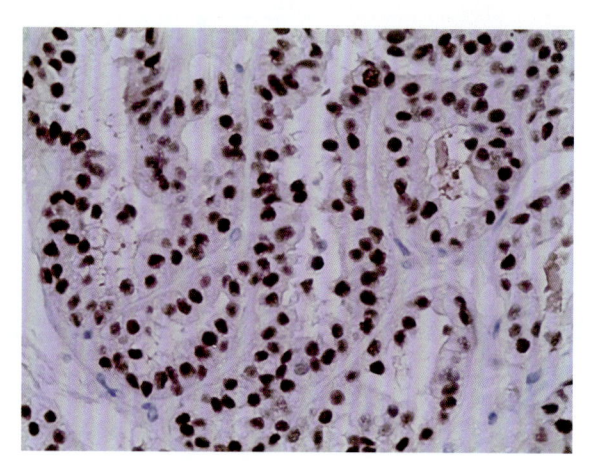

图8-166 透明细胞癌，HNF1β，细胞质核阳性

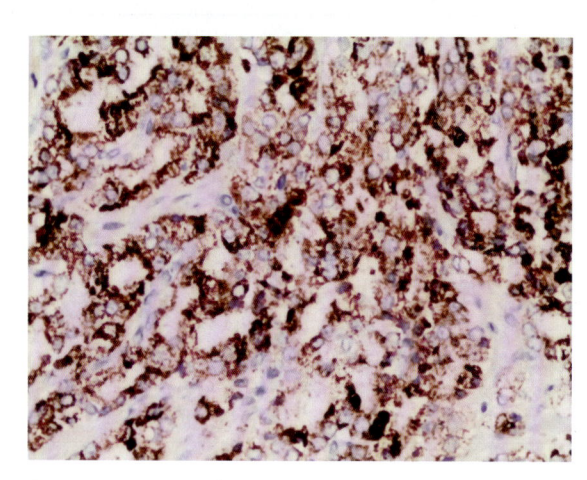

图8-167 透明细胞癌，AMACR，细胞质颗粒状阳性

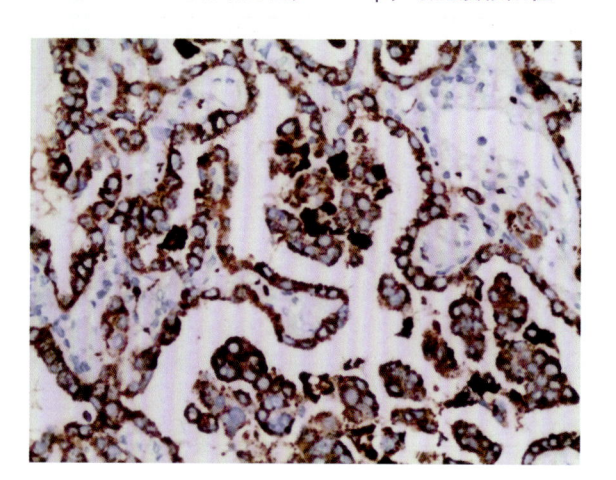

图8-168 透明细胞癌，NaspinA，细胞质阳性

表8-37 卵巢透明细胞癌的诊断与鉴别

鉴别类型	形态特点比较	免疫表型及分子改变
透明细胞癌	由透明、嗜酸性和靴钉样肿瘤细胞形成管囊状、乳头状和实性结构，至少灶性高级别核异型	表达 HNF1β、NapsinA 和 AMACR；一般不表达 ER、PR、WT1。常见 PIK3CA、ARID1A 和 KRAS 突变
子宫内膜样癌伴分泌性改变	类似正常子宫内膜的腺体组成，呈腺泡状、乳头状或实性生长。一般是低级别结构和低级别核	ER、PR 和 Vim 阳性，HNF1β、NapsinA 阴性。常见 CTNNB1、PTEN、KRAS 和 ARID1A 突变
浆液性癌伴透明细胞样变	乳头状、微乳头状或筛状排列，不规则分支状乳头、出芽、上皮簇形成，砂砾体常见，高级别核	p53、p16 异常表达，ER、PR、WT1、CEA、IMP3 阳性；常见 KRAS、BRAF、ERBB2 突变
无性细胞瘤	缺乏管囊状、乳头状结构，大而一致的肿瘤细胞，间质大量淋巴细胞浸润	OCT4、CD117、PLAP、D2-40、NANOG、SALL4 阳性；不表达 EMA、CK7、CK20
卵黄囊瘤	结构多样，可见腺管状、乳头状、微囊、网状等结构，见蛋白小体，常与其他类型的生殖细胞肿瘤混合	AFP、SALL4、PLAP 阳性；EMA、CK7、HNF1β、NapsinA 阴性
伴透明细胞特征的肺腺癌	具有透明细胞形态的肺腺癌、透明细胞性鳞状细胞癌和原发性肺透明细胞癌（肺大细胞癌亚型）	两者 TTF-1、NapsinA 均有表达，但肺癌不表达 PAX8、ER 和 PR
转移性肾透明细胞癌	透明瘤细胞呈腺泡状、泡巢状或实性片状结构，被由薄壁血管构成的网状间隔分割	表达 CA9、RCC、CD10 等，也可表达 PAX8、PAX2、AMACR、HNF1β 和 NapsinA

八、Brenner瘤的诊断与鉴别

1.抗体选择　CK7、CK20、PAX8、CA125、GATA3、S-100P、p63、CK5/6、p53、Ki-67。必要时加WT1、ER和PR。

2.注释

（1）Brenner瘤（BT）：2020版WHO分类将卵巢Brenner瘤分为良性Brenner瘤、交界性Brenner瘤和恶性Brenner瘤。大多数发生在40～70岁成人，目前普遍认为Brenner瘤可能来源于输卵管腹膜连接处的Walthard细胞巢。

（2）病变特点：良性Brenner瘤的镜下特征是移行细胞样细胞组成的实性或囊性细胞巢，位于致密纤维瘤样间质内，瘤细胞呈圆形或卵圆形，无明显异型性，常有纵行核沟，可有小核仁；交界性Brenner瘤类似低级别非浸润性乳头状移行细胞肿瘤，囊内或乳头衬覆多层移行样上皮，上皮细胞增生伴异型，无间质浸润，高级别细胞学特征的非浸润性Brenner瘤诊断为交界性Brenner瘤伴上皮内癌。细胞核轻度的不典型性提示肿瘤为交界性Brenner瘤。恶性Brenner瘤的肿瘤细胞有不同程度核异型，伴间质浸润和促结缔组织增生性间质反应。

（3）免疫表型：良性、交界性及恶性Brenner瘤的免疫表型类似，瘤细胞GATA3、CK5/6、CK7、p63、EMA均为阳性，ER、PR可呈阳性或者阴性，p53野生型，p16局灶阳性，PAX8、WT1和CK20阴性表达，WT1局灶阳性（图8-169～图8-172）。

（4）分子遗传学改变：可能存在*PIK3CA*、*CDKN2A*和*KRAS*突变和*MDM2*扩增。但缺乏*TERT*或*TP53*突变。

（5）鉴别诊断：①成年型粒层细胞瘤。当肿瘤细胞巢团状及梁索状排列，周围包绕纤维卵泡膜样间质时，应与交界性Brenner瘤鉴别，前者临床多伴有雌激素增高的临床表现，镜下有特征性的Call-Exner小

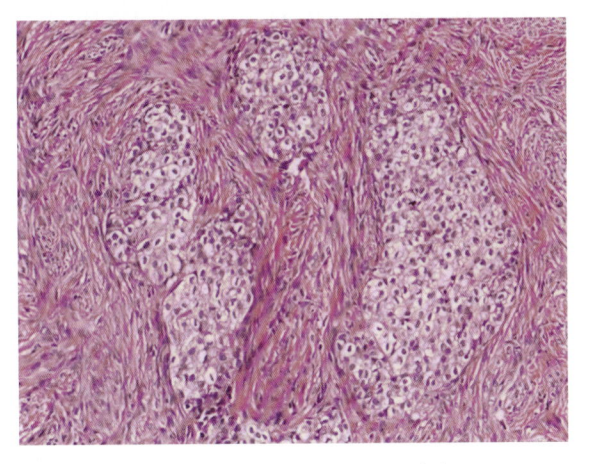

图8-169　Brenner瘤，HE染色

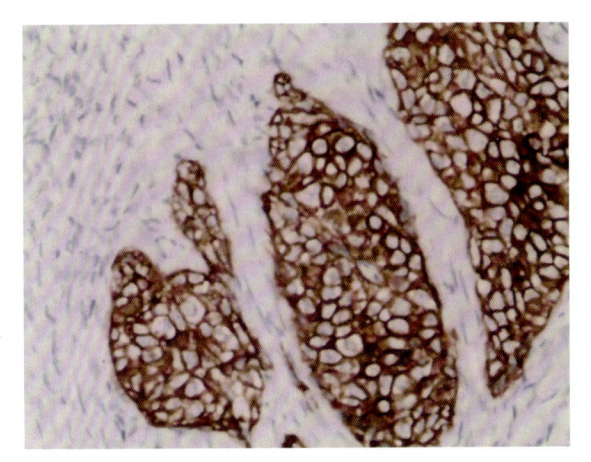

图8-170　Brenner瘤，CK7，细胞质/核阳性

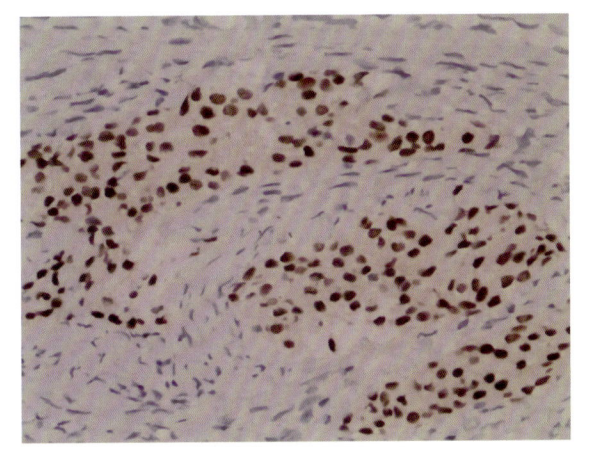

图8-171　Brenner瘤，GATA3，细胞质颗粒状阳性

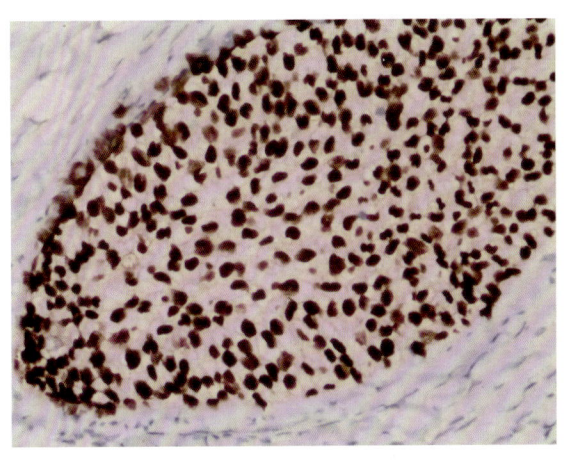

图8-172　Brenner瘤，p63，细胞核阳性

体,免疫组化α-inhibin、CD99、CR阳性表达及EMA阴性表达有助于鉴别。②转移性尿路上皮癌。临床病史对鉴别诊断也很有帮助,尿路上皮癌表达CK7、CK20、GATA3、p63和S-100P,存在 *TP53* 和 *FGFR3* 基因突变;而卵巢恶性Brenner瘤通常CK7阳性、CK20阴性。③高级别浆液性癌和子宫内膜样癌。若缺乏良性或交界性Brenner瘤成分,应考虑为高级别浆液性癌或子宫内膜样癌伴移行细胞样分化,免疫组化p63、CK5/6、Vim、p16和p53等有助于鉴别诊断。

九、卵巢高钙血症型小细胞癌的诊断与鉴别

1.抗体选择 CKpan、EMA、Calretinin(CR)、α-inhibin、Desmin、LCA、S-100、CD56、Syn、CgA、SMARCA4(BRG1)。

2.注释

(1)卵巢高钙血症型小细胞癌(SCCOHT)是一种罕见的卵巢恶性肿瘤,常发生于儿童和年轻女性,并伴有高钙血症。新近研究发现 *SMARCA4* 基因突变是SCCOHT的驱动突变,并认为SCCOHT属于恶性非典型畸胎样/横纹肌样肿瘤(AT/RT)家族成员。

(2)病变特点:主要由相对一致的小细胞组成,瘤细胞体积小,呈圆形或卵圆形,细胞质稀少,核深染,核分裂象常见。细胞黏附性较差;弥漫成片或呈岛状、梁状和条索状分布。80%的肿瘤可出现典型的特征:瘤细胞呈滤泡样腔隙,大小不等、形状不规则,腔内含嗜酸性胶样物质。约50%的病例可出现细胞质丰富、嗜酸性的大细胞,核呈空泡样,有明显的核仁,当肿瘤完全由大细胞组成时称为大细胞变异型高钙血症型小细胞癌。少见的变异型包括梭形细胞型、多核细胞型、透明细胞型。10%~15%的病例中可见多少不等的良性黏液腺上皮、非典型黏液上皮或印戒样细胞。

(3)免疫表型:常表达p53、p16、CK、WT1和CD99,CK、EMA(尤其大细胞)、SALL4、Claudin、CD10、神经内分泌标志物可不同程度阳性;Desmin、S-100、TTF-1均阴性;90%以上的病例存在细胞核BRG1表达缺失。不表达性索间质标志物(如α-inhibin、SF-1、Calretinin等)、神经内分泌标志物(CgA、NSE、CD56、Syn)及横纹肌标志物(Desmin、Myoglobulin)等。Ki-67增殖指数均>80%(图8-173~图8-176)。

(4)分子改变:*SMARCA4* 基因突变和编码蛋白BRG1失表达有很高的一致性。BRG1失表达见于90%以上的SCCOHT,部分 *SMARCA2* 基因突变,伴编码的INI1蛋白缺失。而且,除少数卵巢透明细胞癌外,卵巢其他恶性肿瘤均表达BRG1。BRG1失表达诊断SCCOHT敏感性、特异性高,可视为确诊SCCOHT的金标准。

(5)鉴别诊断:在诊断SCCOHT时应注意与以下肿瘤鉴别:卵巢肺型小细胞癌(SCCOPT)、幼年型粒层细胞瘤(JGCT)、无性细胞瘤、腹腔内结缔组织增生性小圆形细胞肿瘤(IADSRCT)、外周原始神经外胚叶肿瘤(pPNET)、淋巴瘤及转移性小圆细胞肿瘤等。SCCOHT的诊断需结合发病年龄、血钙指标、病理及免疫组化进行综合判断,需注意的是伴有高钙血症的卵巢肿瘤不一定都是SCCOHT,卵巢透明细胞癌、无性细胞瘤、浆液性乳头状囊腺癌亦可出现高钙血症。其中,其与卵巢肺型小细胞癌、幼年型粒层细胞瘤在组织病理学和免疫表型上多有重叠,鉴别非常困难(表8-38,表8-39)。

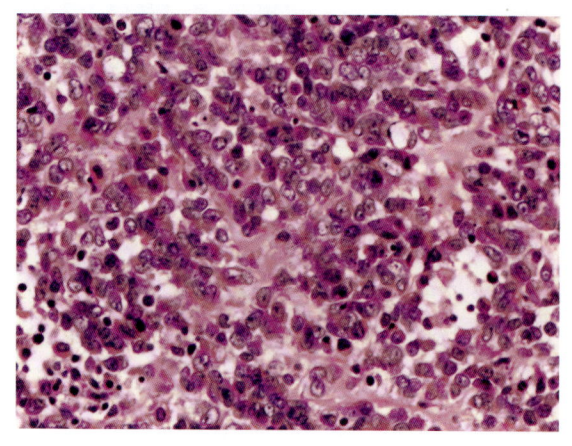

图8-173 高钙血症型小细胞癌,HE染色

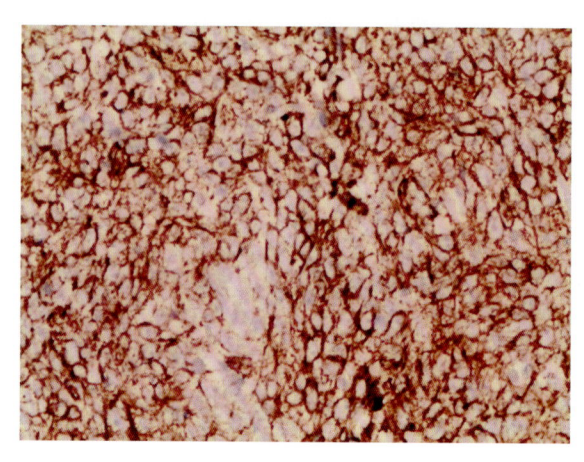

图8-174 高钙血症型小细胞癌,CK,细胞质/膜阳性

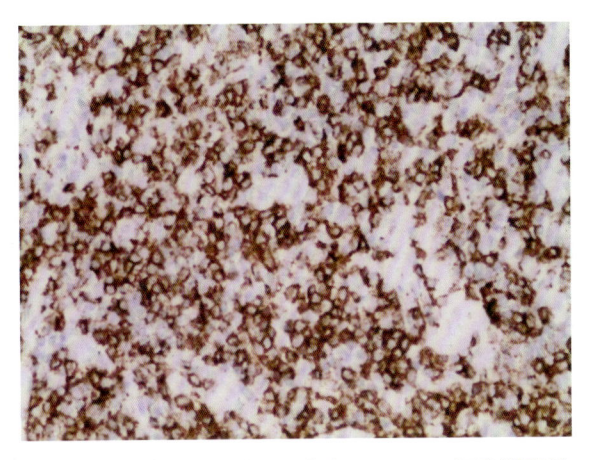

图 8-175　高钙血症型小细胞癌，CD99，细胞膜阳性

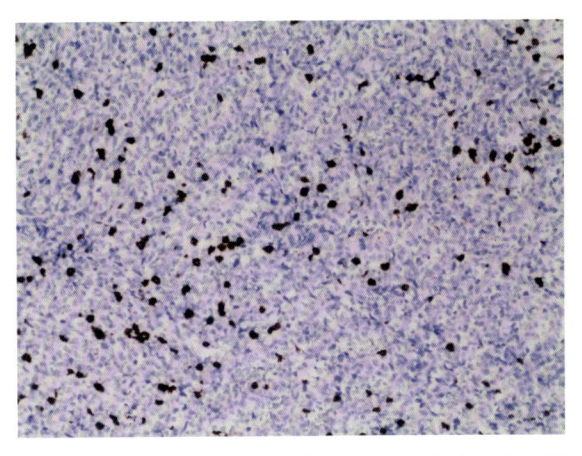

图 8-176　高钙血症型小细胞癌，BRG1 表达缺失（间质淋巴细胞阳性）

表 8-38　卵巢高钙血症型小细胞癌的诊断与鉴别

肿瘤	病变特点	免疫表型或注释
高钙血症型小细胞癌	临床上以高钙血症为主要表现。主要由相对一致的小细胞组成，弥漫成片或呈岛状、梁状和条索状分布，部分呈滤泡样腔隙，嗜酸性的横纹肌样大细胞	表达 EMA、CK 和 CD99，不表达性索间质标志物；存在 SMARCA4 基因突变、BRG1 失表达
卵巢肺型小细胞癌（SCCOPT）	其形态学表现类似于肺的小细胞癌，易混淆。但常伴有其他上皮-间叶肿瘤的成分，多发生于绝经后女性	TTF-1 阳性，神经内分泌标志物（CsA、NSE、CD56、Syn）阳性
成人型粒层细胞瘤（AGCT）	石榴籽样瘤细胞排列成滤泡型、小梁型、岛屿型和弥漫型，可见典型的淡染空泡状细胞核、核沟及 Call-Exner 小体	性索间质标志物阳性，EMA 阴性，无 BRG1 失表达。存在 FOXL2 基因突变
幼年型粒层细胞瘤（JGCT）	瘤细胞弥漫生长伴不规则滤泡样结构，不见 Call-Exner 小体，瘤细胞常显示明显核不典型性及核分裂象，并缺乏核沟	性索间质标志物阳性，EMA 阴性，无 BRG1 失表达。存在 12 三体
原始神经外胚叶肿瘤（PNET）	具有形态单一的小细胞，易与 SCCOHT 混淆。但 PNET 可有菊形团样结构，常合并畸胎瘤成分，且无典型腺腔样结构	表达 CD99、FLI-1 和神经内分泌标志物，存在 EWSR/FLI-1 融合基因
无性细胞瘤	形态单一的原始生殖细胞排列成巢团状，为纤维性间质所分隔，并有不同程度的淋巴细胞浸润	表达生殖细胞标志物（SALL4、OCT4），无 BRG1 失表达
未分化癌	肿瘤细胞异型性大，细胞核浓染，核沟罕见，核仁不明显	CK、EMA 阳性；无 BRG1 失表达
结缔组织增生性小圆细胞肿瘤	小圆形肿瘤细胞聚集、呈巢状或梁状排列，瘤细胞周边有丰富的硬化性纤维结缔组织包绕，可伴有玻璃样变性	可同时表达上皮细胞、神经和间叶标志物，存在 EWS-WT1 融合基因
横纹肌肉瘤	肿瘤细胞多呈短梭形、梭形，疏松区域呈星状	横纹肌标志物阳性，无 BRG1 失表达
恶性淋巴瘤	肿瘤大多弥漫均一生长；无明显呈巢状、梁索状	淋巴细胞标志物阳性，无 BRG1 失表达

表 8-39　卵巢小细胞性肿瘤的鉴别诊断

肿瘤类型	p53	WT1	EMA	CK	Vim	CD56	CgA	CD99	inhibin	CR	其他
SCCOHT	+	+	+	+	+	偶尔+	-	+	-	+	SMARCA4 缺失
SCCOPT	-	-	+	+	-	+	+	-	-	-	TTF-1-
JGCT	-	+	-	+/-	+	+	-	+	++	++	CK7、EMA-
类癌	-	-	+	+	-	+	+	+	-	-	CgA、Syn+
无性细胞瘤	-	-	-	局灶+	-	-	-	-	-	-	SALL4、OCT4+
IADSRCT	-	+	+	+	+	+	-	+/-	-	-	Desmin 核旁点状+
pPNET	+	-	-	-	+	+	-	+	-	-	FL1-1+
淋巴瘤	-	-	+/-	-	+	-/+	-	+/-	-	-/+	LCA+
转移性小细胞癌	-/+	-	+	++	+	-/+	-/+	-	-	-	多有其他部位肿瘤

注：+，阳性；-，阴性。SCCOHT，卵巢高钙血症型小细胞癌；SCCOPT，卵巢肺型小细胞癌；JGCT，幼年型粒层细胞瘤；IADSRCT，腹腔内结缔组织增生性小圆形细胞肿瘤；pPNET，外周原始神经外胚叶肿瘤。

十、卵巢转移性肿瘤的鉴别诊断

卵巢转移性肿瘤大概可分为两大类：来自女性生殖道的转移性肿瘤和非妇科的肿瘤转移至卵巢等。器官特异的免疫标志物在诊断转移性肿瘤中特别有用（详见表2-2）。由于卵巢转移性肿瘤与原发性肿瘤的临床管理及预后完全不同，精确判定肿瘤原发部位对于临床分期、预后、治疗非常重要。

1. 非生殖系统来源转移性卵巢恶性肿瘤 常见的生殖系统外的原发部位包括结直肠、胃、乳腺、阑尾、胰腺、甲状腺、肺等，其中以胃肠道转移最为常见。

（1）临床病理表现：转移性卵巢肿瘤往往表现为双侧性，不对称增大，累及卵巢表面，体积较小、大小不等的实性或囊实性结节，通常界限清楚；种植转移也常常伴随着腹盆腔内卵巢以外其他部位的转移，如大网膜、肠道表面、肠系膜、横膈表面等，并伴有腹水的发生。转移性卵巢肿瘤显微镜下肿瘤组织的病理形态与原发部位肿瘤相似，免疫组化染色有助于判断原发肿瘤的部位。PAX8是近年来发现的米勒管上皮来源肿瘤的特异性标志物，所以认为PAX8可能是鉴别卵巢黏液肿瘤原发与转移的良好标志物，其阳性表达可以明确排除肿瘤消化道转移，支持卵巢原发。

（2）卵巢消化系统来源转移性肿瘤：①胃癌卵巢转移以印戒细胞癌为主（又称为Krukenberg瘤），CK7阳性，CDX2和CK20部分阳性，而PAX8和SATB2阴性（图8-177～图8-180），胃型黏液表达EMA（MUC1）、MUC5AC和MUC6。②结直肠癌卵巢转移主要表现为异型性明显的腺体，破坏性间质浸润，腔内坏死碎片（肮脏坏死）；阑尾肿瘤卵巢转移多呈类似卵巢交界性肿瘤的低级别肿瘤细胞及丰富的细胞外黏液，同时并发腹膜假黏液瘤。结直肠癌卵巢转移和阑尾肿瘤卵巢转移患者CK7和PAX8为阴性，CK20、MUC2、CDX2、β-catenin（核）及SATB2为阳性。而原发性卵巢肿瘤的表达有许多不同之处：CK7和

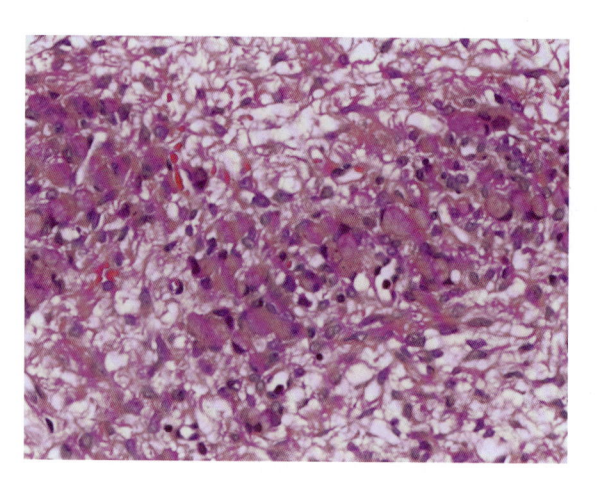

图8-177 Krukenberg瘤，HE染色

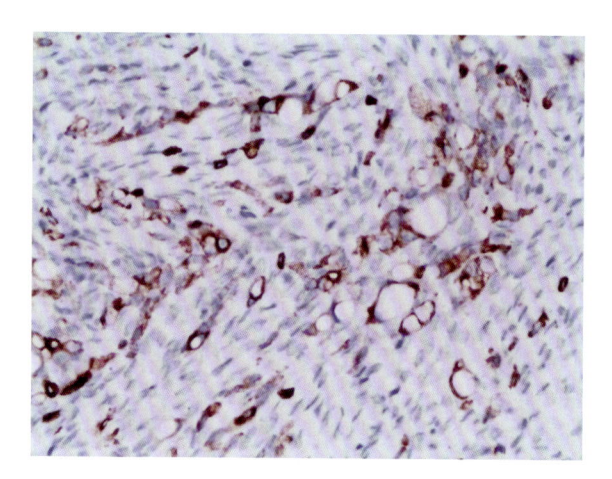

图8-178 Krukenberg瘤，CK20

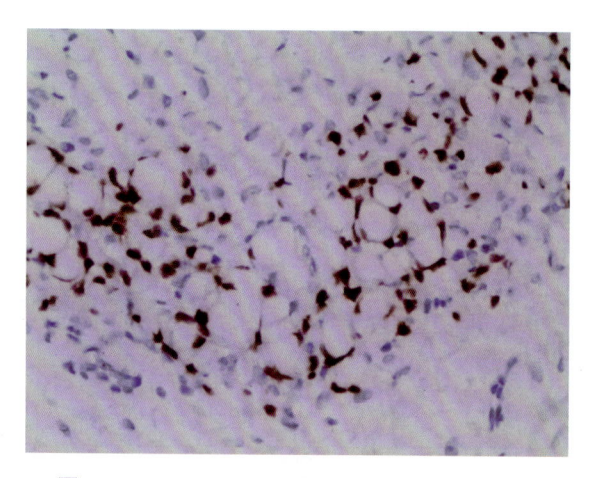

图8-179 Krukenberg瘤，CDX2，细胞核阳性

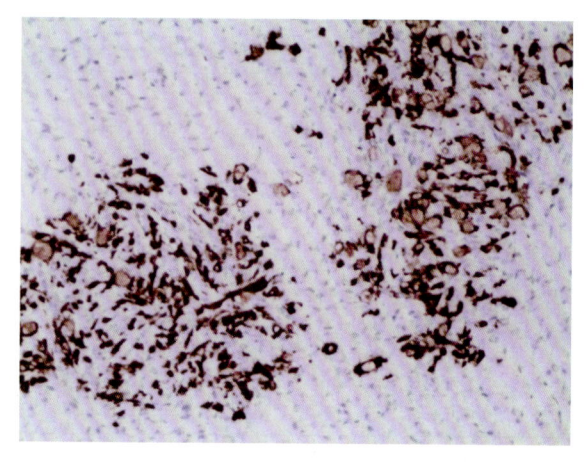

图8-180 Krukenberg瘤，Villin，细胞质阳性

PAX8阳性/CK20、CDX2和SATB2阴性，卵巢癌和子宫内膜癌中表现MUC1阳性/MUC2阴性/MUC5AC阴性免疫表型，可资鉴别。SATB2是正常结直肠上皮细胞及结直肠腺癌高度敏感的标志物。SATB2蛋白一般表达于成人下消化道，如阑尾、结肠、直肠上皮细胞和大脑皮质一部分神经细胞及一部分淋巴细胞等。任何表达SATB2的卵巢黏液性肿瘤或子宫内膜样癌均不可能为卵巢来源，除非卵巢中含有成熟畸胎瘤成分；相反，应该考虑为转移性结直肠或阑尾肿瘤。③胰胆道来源：SMAD4完全缺失高度特异提示胰胆道来源，IMP3、S-100P阳性，MUC1阳性/MUC2阴性/MUC5AC阳性独特地出现在胰腺导管癌和胆管上皮癌中。

（3）血行转移的癌：是甲状腺癌、乳腺癌、肺癌等转移的主要途径。甲状腺癌TG、TTF-1、CK19阳性，乳腺癌Mammaglobin、GATA3、GCDFP-15、ER、PR、HER2阳性，肺腺癌TTF-1、NapsinA、SP-B阳性，CK7阳性/CK20阴性。结合组织学形态及临床病史，基本可排除卵巢原发上皮性癌的可能。

2.来自女性生殖道的转移性肿瘤　在临床病理过程中，一般通过找到肿瘤前驱病变（如原位癌或上皮内癌成分）来确定肿瘤原发部位。

（1）子宫内膜与卵巢原发性双癌（SEOC）：通常局限于子宫与卵巢，且多为低级别肿瘤，因此，被认为是两个独立的原发性肿瘤，而不是转移性子宫内膜癌或转移性卵巢癌。Scully等制定了SEOC病理诊断的8项标准：①两个部位的癌灶无直接联系；②通常无或仅有子宫浅肌层浸润；③无淋巴脉管间隙浸润（LVSI）；④肿瘤主要局限于卵巢实质和子宫内膜，无卵巢表面浸润；⑤常伴子宫内膜非典型增生；⑥肿瘤常局限于原发部位，或仅伴微小转移；⑦可伴卵巢型子宫内膜异位症；⑧两处肿瘤的病理类型可相同，也可不同。大部分SEOC可据此明确诊断，但仍有小部分病例因病灶广泛或病理特征不典型而无法确诊，尤其当两处癌灶为相同病理类型时，诊断尤为困难。结合病理形态学观察、免疫组化和探索可靠的分子检测方法可使一些疑难病例得到进行精确诊断。

（2）在卵巢原发和子宫转移而来的子宫内膜样癌、透明细胞癌鉴别方面尚无很好的标志物，因此必须依靠相关临床信息及组织学表现，具体如子宫肿瘤有无深肌层侵犯、有无脉管侵犯，卵巢表面有无受累等。相反，卵巢浆液性癌不表达WT1应考虑到子宫原发的可能。大部分的卵巢高级别浆液性癌来源于输卵管，如存在前驱病变伴子宫广泛浸润和脉管侵犯则倾向来源于子宫。卵巢的高级别浆液性癌大多表达p53和WT1，而子宫内膜浆液性癌则WT1和p53表达较低，而HER2过表达。WT1在大多数子宫内膜浆液性癌中不表达。

（3）宫颈癌转移至卵巢：存在原位腺癌或前驱病变，转移性宫颈腺癌大部分与HPV相关，p16、CEA和HR-HPV阳性；而Vim、ER和PR阴性。PAX8、ER、p16在鉴别宫颈原发和卵巢原发方面也有一定作用。

第六节　性索间质肿瘤

卵巢性索间质肿瘤（SCST）是一组单一或混合性成分肿瘤，约占原发性卵巢肿瘤的8%。2020版WHO女性生殖器官肿瘤分类将SCST分为三大类：纯间质肿瘤、纯性索肿瘤、混合性SCST。

一、性索间质肿瘤的常用免疫组化标志物

卵巢SCST常用的免疫组化标志物有α-inhibin、Calretinin（CR）、SF-1、CD99、MelanA、FOXL2；CK阳性/EMA阴性。其中，FOXL2是一种诊断SCST相对敏感和高度特异性的标志物，其次为CR和α-inhibin，三者联用可提高SCST诊断的准确性（表8-40）。

表8-40　性索间质肿瘤的常用免疫组化标志物

抗体	阳性定位	关键性应用
CK、EMA	细胞质	在上皮性卵巢肿瘤呈阳性表达，大多数性索间质肿瘤（SCST）可表达CK，但EMA为阴性，所以EMA是区分SCST与原发或转移的上皮性肿瘤最有用的抗体之一
Calretinin	细胞核/质	钙结合蛋白（Calretinin，CR）正常情况下表达于间皮细胞、卵巢生发上皮、卵泡内膜细胞、门细胞和黄素化间质细胞、子宫内膜间质细胞，子宫颈及阴道的中肾残迹也有表达。60%～100%的粒层细胞瘤、支持细胞瘤和类固醇细胞瘤inhibin阳性，生殖细胞肿瘤阴性
α-inhibin	细胞质	α-inhibin特异性最强，由卵巢颗粒细胞和睾丸支持细胞产生，绝大部分粒层细胞瘤、支持-间质细胞瘤（SLCT）、间质细胞瘤、环状小管性索瘤、支持细胞瘤、两性母细胞瘤和类固醇肿瘤均可表达；而纤维瘤、纤维卵泡膜瘤、纤维肉瘤、硬化性间质瘤和分化差的SLCT可不表达。中肾肿瘤也可阳性
SF-1	细胞核/质	类固醇生成因子1（SF-1），用于诊断SCST的敏感性和特异性更高，几乎所有的SCST均表达SF-1，而所有子宫内膜样肿瘤、肾癌和Wolffian管起源的女性附件肿瘤均为阴性
FOXL2	细胞核	FOXL2是一种诊断SCST相对敏感和高度特异性的标志物。在80%的SCST中表达，包括成人型粒层细胞瘤、幼年型粒层细胞瘤、纤维瘤、硬化性间质瘤、纤维肉瘤、伴环状小管的SCST、SLCT、卵泡膜瘤和未分类性索肿瘤。而非SCST中，除了可能Wolffian管来源的女性附件肿瘤外，其余均不表达
WT1	细胞核	在SCST诊断中敏感性较高，而特异性较低。主要表达于卵巢表面上皮性肿瘤如浆液性癌和尿路上皮癌，也可表达于除类固醇细胞瘤和Leydig细胞成分外的其他绝大多数SCST，其他卵巢原发性肿瘤如高血钙型小细胞癌、间皮瘤和促纤维增生性小圆细胞肿瘤等也可表达
CD99	细胞膜	为尤因肉瘤/原始神经外胚叶肿瘤标志物，在大多数SCST中表达，其表达与是否有向卵巢颗粒细胞分化密切相关，颗粒细胞＞内卵泡膜细胞＞外卵泡膜细胞＞纤维组织，在SCST中亦有同样的规律性；尤因肉瘤、淋巴瘤、PNET、卵巢上皮性肿瘤、卵黄囊瘤可阳性
MelanA	细胞质	MelanA存在于皮肤黑色素细胞及有黑色素细胞分化的肿瘤中，Leydig细胞和类固醇细胞瘤MelanA阳性，个别报道部分粒层细胞瘤也可以MelanA阳性，而其他SCST阴性

二、性索间质肿瘤的免疫表型

SCST的免疫表型总结见表8-41。

表8-41　性索间质肿瘤的免疫表型

肿瘤	免疫表型特点	注释
粒层细胞瘤	表达α-inhibin、Calretinin、Vimentin、CD99、SMA、S-100；CK7及EMA阴性。网织染色示瘤细胞呈巢状排列。97%的病例有FOXL2基因突变	与生殖细胞肿瘤鉴别：选择SALL4、OCT4、α-inhibin、Calretinin。与卵巢癌鉴别：后者CK7、EMA阳性，性索间质标志物阴性
幼年型粒层细胞瘤	瘤细胞常显示明显核不典型性及核分裂象，免疫组化表型与AGCT有重叠	存在12三体，AKT1和GNAS的激活改变，但缺乏核沟、Call-Exner小体和FOXL2基因突变
卵泡膜瘤/纤维瘤	Vimentin、SMA；α-inhibin、Calretinin局灶阳性；网织染色示单个瘤细胞周围的网织纤维包绕	与粒层细胞瘤鉴别：网织染色会较免疫组化更有帮助
硬化性间质瘤	Vimentin、α-inhibin、Calretinin、CD34，大多肿瘤SMA和MSA阳性，但Desmin阴性	与卵泡膜瘤鉴别：后者均一，不形成明显的假小叶结构及硬化或水肿区，部分类似印戒细胞
支持细胞瘤	CK、Vimentin、α-inhibin、AMH阳性。50%的病例CD99和Calreinin阳性；EMA、CK7阴性	与梁状型类癌鉴别：CgA、Syn阴性；与卵巢上皮性癌鉴别：后者CK7、EMA、性索间质标志物阴性
支持-间质细胞瘤	α-inhibin、Calreinin、CD99、WT1、CD56阳性；EMA、CK7阴性	存在DICER1基因突变，少数FOXL2基因突变。与子宫内膜样癌鉴别：CK、EMA阴性
间质细胞瘤	α-inhibin、Calreinin、CD99、WT1阳性；CK、CK-L和AFP阴性	与转移性肝细胞癌鉴别：性索间质标志物阳性，CK、EMA、CK-L和AFP阴性

续表

肿瘤	免疫表型特点	注释
类固醇细胞瘤	表达α-inhibin、Calretinin、MelanA；CK、Vimentin阳性/阴性；EMA、OCT4阴性	与其他肿瘤的嗜酸性变型或恶性黑色素瘤鉴别
环状小管性索瘤	表达性索间质标志物（如α-inhibin、Calreinin等），Vimentin、CK阳性，EMA阴性	可伴有Petuz-Jeghers综合征，有研究认为系颗粒细胞或Sertoli细胞来源
性腺母细胞瘤	生殖细胞标志物和性索间质标志物阳性	存在TSPY1基因突变和SOX9基因突变
两性母细胞瘤	性索间质标志物阳性；生殖细胞标志物阴性，存在FOXL2基因突变	由粒层细胞、卵泡膜细胞、支持细胞和间质细胞4种成分构成，且每一种成分均不少于10%

* AMH，antimullerianhormone，抗米勒管激素被认为仅由睾丸支持细胞和卵巢颗粒细胞产生。

三、粒层细胞瘤的诊断与鉴别

1.抗体选择 CK、EMA、α-inhibin、Calretinin、CD99、FOXL2、SOX9、ER、PR、Ki-67。必要时加网状纤维染色、分子检测（如FOXL2、DICER1、AKT1等）。

2.注释

（1）卵巢粒层细胞瘤（GCT）：是一种性索间质来源的肿瘤，常伴有雌激素分泌的功能。可分为成人型粒层细胞瘤（AGCT）和幼年型粒层细胞瘤（JGCT），分别占比95%和5%。两者生物学行为存在差异，前者表现为低度恶性，而后者被认为是交界性肿瘤。两者主要依据组织形态学区分，分子表型也有不同。JGCT多发生在青春期，平均年龄为13岁，但年龄并不是分型的决定因素。

（2）病变特点：粒层细胞是构成GCT的主要成分，伴有数量不等的成纤维细胞和卵泡膜细胞，呈分叶状结构，部分肿瘤伴有异源性成分，混杂有Sertoli-Leydig细胞。瘤细胞大小一致，体积较小，呈椭圆形或多角形，细胞质少，细胞核通常可查见核沟，呈石榴籽样；排列成滤泡型、小梁型、岛屿型和弥漫型，可见典型的Call-Exner小体（瘤细胞环绕小圆形腔呈花冠样放射状排列，细胞呈离心性靠近周边，小腔中央为不规则丝网状伊红色物质，PAS染色阳性）。AGCT和JGCT的诊断主要依据组织形态学区分。前者有典型的Call-Exner小体和核沟，而JGCT不见Call-Exner小体，代之以形状不一、大小不等的滤泡结构，滤泡内含有嗜碱性分泌物，并且异形核瘤细胞更为常见，核分裂活跃性更显著，并缺乏核沟。

（3）免疫表型特点：AGCT表达性索间质标志物，如α-inhibin、Calretinin（CR）、SF-1、WT1、FOXL2阳性；CKpan、CK8/18、Vimentin、β-catenin（核）、SMA、Desmin、CD56、CD99、ER、PR和S-100可能阳性（图8-181～图8-184）。不表达CK7、EMA、SALL4、CgA和Syn。网织染色包绕瘤细胞巢，与卵泡膜细胞瘤鉴别。粒层细胞瘤发生过程中，FOXL2异常表达伴SOX9缺失，SOX9基因与FOXL2基因的表达相互抑制。由于FOXL2在AGCT和JGCT组织中均可高表达，无法鉴别AGCT与JGCT。

（4）分子改变：70%～95%的AGCT都存在FOXL2基因突变，研究发现FOXL2突变是AGCT的灵敏度和特异度较高的生物标志物。但是，在包括卵巢纤维瘤/卵泡膜纤维瘤、JGCT、Sertoli-Leydig细胞瘤（SLCT）及两性母细胞瘤等其他卵巢SCST中也会存在。JGCT存在12三体，AKT1和GNAS的激活改变，可以辅助诊断。近年来，SLCT最重要的分子遗传学发现是存在DICER1胚系和体细胞突变，其突变频率为15%～97%。而且在卵巢两性母细胞瘤或JGCT等其他卵巢SCST也会存在DICER1突变。

（5）鉴别诊断：GCT需与其他卵巢肿瘤鉴别，包括未分化癌、卵巢高钙血症型小细胞癌、卵泡膜细胞瘤、低分化支持细胞瘤等。免疫组化检测在GCT的辅助鉴别诊断中具有重要作用，对于病理组织形态疑似GCT的病例，推荐应用α-inhibin、Calretinin、CD99、EMA、CK、FOXL2、SOX9、ER、PR、Ki-67作为免疫标志物组合（表8-42）。

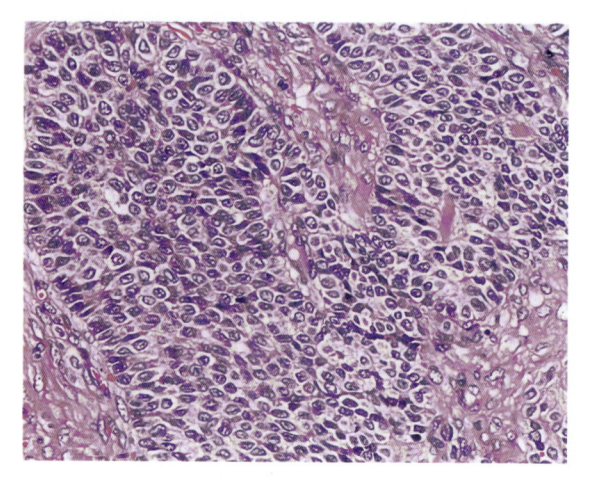

图 8-181 粒层细胞瘤，HE 染色

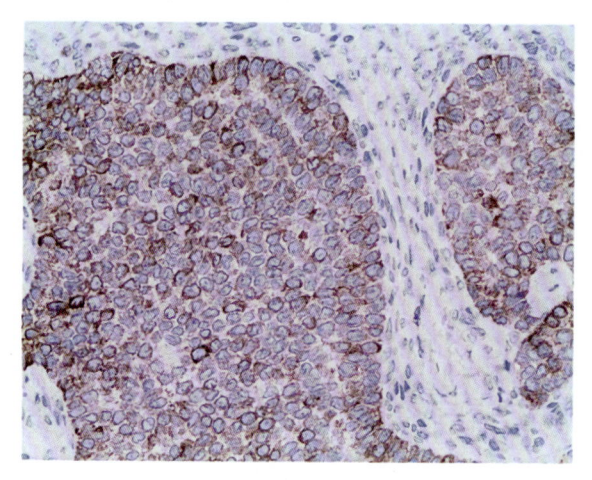

图 8-182 粒层细胞瘤，α-inhibin，细胞质阳性

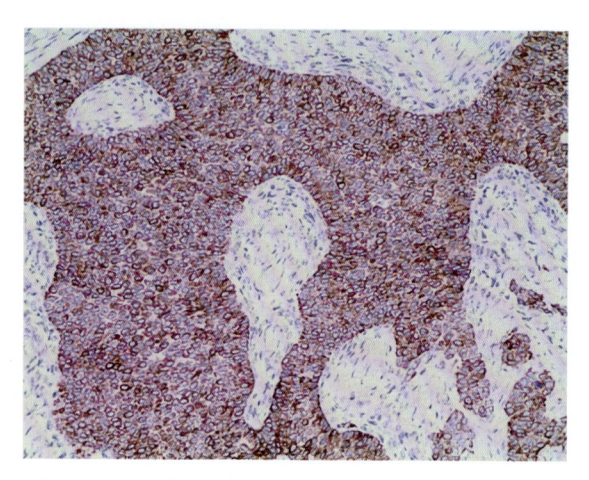

图 8-183 粒层细胞瘤，Calretinin，细胞质/核阳性

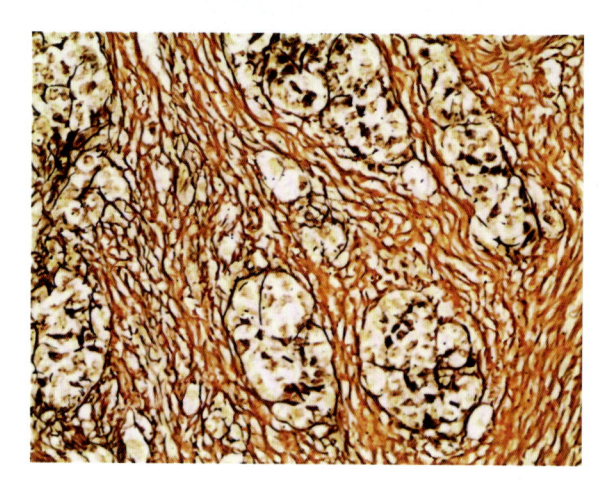

图 8-184 粒层细胞瘤，网织染色包绕瘤细胞巢

表 8-42 粒层细胞瘤的诊断与鉴别

肿瘤	病变特点	免疫表型或注释
成人型粒层细胞瘤（AGCT）	瘤细胞大小一致，可见核沟，呈石榴籽样，排列成滤泡型、小梁型、岛屿型和弥漫型，可见 Call-Exner 小体	网织染色包绕瘤细胞巢。性索间质标志物阳性。95% 的病例存在 FOXL2 基因突变
幼年型粒层细胞瘤（JGCT）	小而一致的细胞中伴不规则滤泡样结构和局灶性的不规则奇异核细胞，不见 Call-Exner 小体，缺乏核沟和核分裂象	免疫组化表型与 AGCT 有重叠，但缺乏 FOXL2 基因突变，存在 AKT1 和 GNAS 基因突变
卵泡膜细胞瘤	瘤细胞为肥胖短梭状，细胞温和，呈细网状，细胞束状排列，瘤细胞被纤维结缔组织分隔，典型的含脂质的卵泡膜细胞	性索间质标志物阳性，网织纤维包绕着每个瘤细胞
支持细胞瘤	以实性、中空小管和条索状结构排列为特征，间质中偶可见 Leydig 细胞；瘤细胞呈高柱状，细胞核呈"葵花籽"状	与粒层细胞瘤免疫表达谱重叠，但存在 CTNNB1 基因突变，β-catenin 和 CyclinD1 核表达
卵巢类癌	类癌的间质常呈纤维瘤样，肿瘤细胞可排列成巢状、腺泡样、筛网状，瘤细胞形态常较一致，核染色质匀细，呈椒盐样	神经内分泌标志物阳性，而性索相关标志物阴性，存在 3p 等位缺失
高钙血症型小细胞癌	临床上以高钙血症为主要表现。小细胞癌细胞核大小形状不一，异型性明显，易见大量核分裂象	表达 EMA、CK 和 CD99，性索间质标志物阴性；存在 SMARCA4 基因突变及 BRG1 失表达
未分化癌	肿瘤细胞异型性大，细胞核浓染，核沟罕见，核仁不明显	CK、EMA 阳性；性索间质标志物阴性
Brenner 瘤	特征是移行细胞组成的实性或囊性细胞巢，瘤细胞具有核沟	表达 CK7、p63 和 GATA3
甲状腺乳头状癌	瘤细胞也可出现核沟及滤泡状排列，但具有核内包涵体	TTF-1、TG 阳性表达

四、卵巢纤维-卵泡膜细胞组织肿瘤的诊断与鉴别

1. 抗体选择　　CK、EMA、α-inhibin、Calretinin、CD99、FOXL2、ER、PR、Ki-67。必要时加网状纤维染色。

2. 注释

（1）卵泡膜细胞瘤是指卵巢内卵泡膜细胞组成的肿瘤，该肿瘤可产生雌激素，故有女性化作用，少数病例伴有腹水或胸腔积液。本组肿瘤大多为良性，但富于细胞性纤维瘤和纤维肉瘤分别为交界性和恶性。

（2）病变特点：主要由束状或编织状排列的梭形成纤维细胞及纤维细胞构成。瘤细胞为肥胖短梭状，细胞温和，呈细网状，细胞束交叉排列，常伴不同程度的黄素化，瘤细胞被纤维结缔组织分隔，网织染色可见网状纤维包绕每一个瘤细胞，依此可与颗粒细胞瘤相鉴别。根据卵泡膜细胞和纤维组织两种成分所占的不同比例或结构形态不同，分为以下几种亚型：纤维瘤、富于细胞性纤维瘤、卵泡膜纤维瘤、黄素化卵泡膜细胞瘤、硬化性间质瘤、微囊性间质瘤和印戒细胞样间质瘤，也可有两种以上的性索间质组织成分并存情况，混合构成卵泡膜纤维瘤或粒层卵泡膜细胞瘤等。

（3）免疫表型：α-inhibin、Calretitin、Vimentin（Vim）阳性，不同程度表达ER、PR、CD99和SMA；不表达CK、EMA、Desmin、CD34、CD117、DOG1和S-100（图8-185～图8-188）。

（4）鉴别诊断：本病应与粒层细胞瘤、纤维瘤、富于细胞性纤维瘤、纤维肉瘤和Krukenberg瘤鉴别（表8-43）。

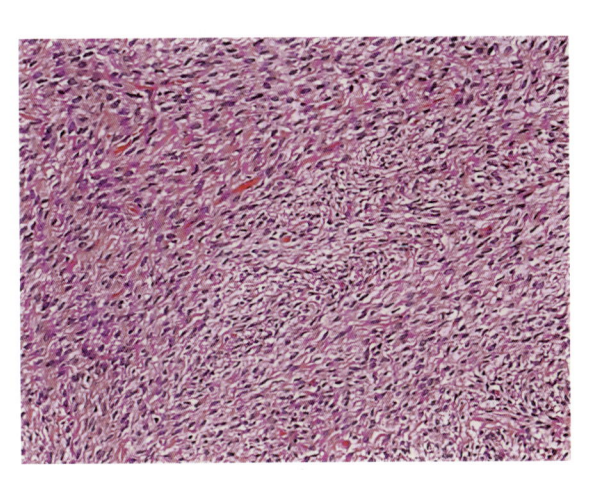

图8-185　卵泡膜细胞瘤，HE染色

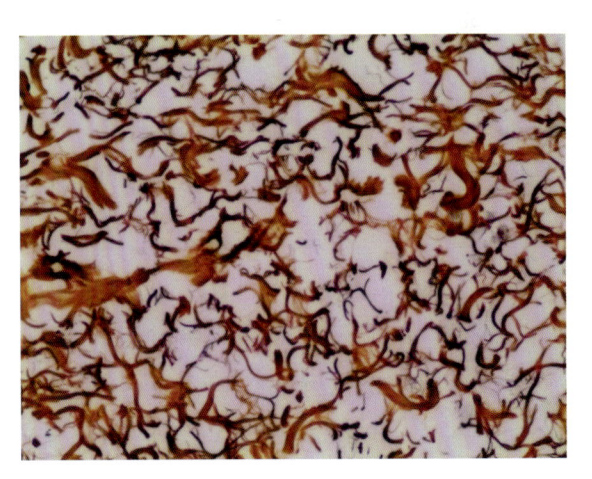

图8-186　卵泡膜细胞瘤，网织染色包绕单个瘤细胞

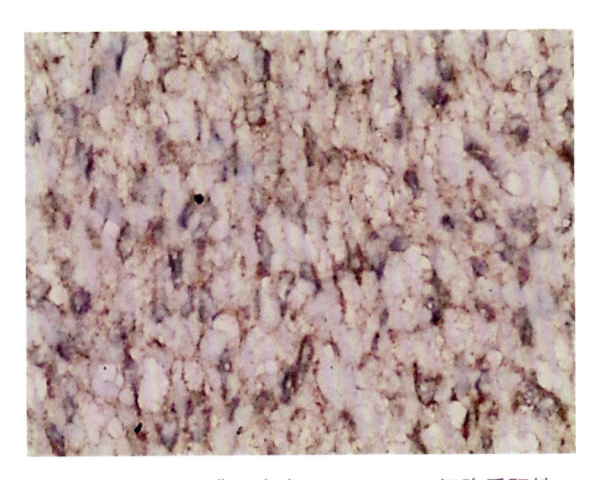

图8-187　卵泡膜细胞瘤，α-inhibin，细胞质阳性

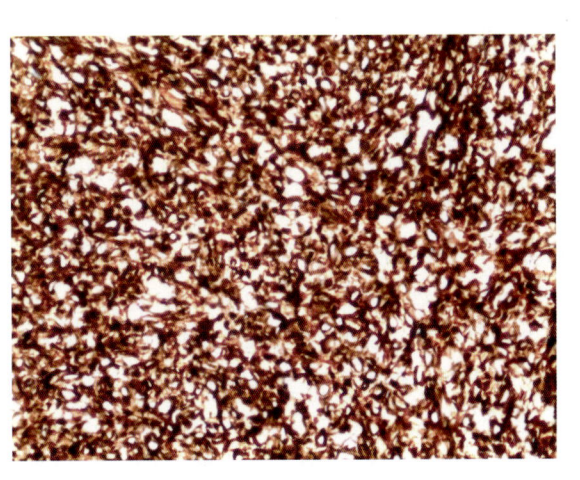

图8-188　卵泡膜细胞瘤，Calretinin，细胞质/核阳性

表8-43 纤维-卵泡膜细胞组织肿瘤的诊断与鉴别

肿瘤	病变特点	免疫表型或注释
卵泡膜细胞瘤	瘤细胞为肥胖短梭状，细胞温和，呈细网状、细胞束交叉排列，瘤细胞被纤维结缔组织分隔，典型的含脂质的卵泡膜细胞	性索间质标志物阳性，网织纤维包绕着每个瘤细胞。存在第12和4号染色体的三体综合征
纤维瘤	形态一致的梭形瘤细胞，呈束状或车辐状排列，与丰富胶原相混杂，核分裂象<3个/10HPF	性索间质标志物可阴性或局灶阳性
富于细胞性纤维瘤	其组织学特征为梭形肿瘤细胞密度高，但细胞呈无或轻度的非典型性，核分裂象>4个/10HPF	为交界性肿瘤。性索间质标志物阳性
纤维肉瘤	核分裂象≥4个/10HPF，瘤细胞显示中重度核非典型性	Vim阳性，性索间质标志物阴性
硬化性间质瘤	富细胞的假小叶和少细胞的硬化/水肿带相间，血管丰富。瘤细胞梭形或圆形的上皮样，部分类似印戒细胞（内含脂质）	Vim、α-inhibin、CR、TFE3、SMA阳性。存在 GLI2 重排，形成 FHL2-GLI2 融合基因
微囊性间质瘤	瘤细胞形态单一、无异型，呈分叶、巢状分布，细胞巢之间为玻璃样变的间质，巢内呈微囊、网状、腔隙样或实性结构	表达Vim、α-inhibin、CR阴性，存在 CTNNB1 突变，β-catenin 核表达
印戒细胞样间质瘤	由印戒样圆形细胞及梭形细胞混合组成，印戒样圆形胞核偏位，胞质内有大的空泡，似印戒细胞，细胞无异型性	表达性索间质标志物阳性，瘤细胞内不含黏液、脂质或糖原，黏蛋白和脂质染色均阴性
平滑肌瘤	瘤细胞有明确的嗜酸性细胞质和末端钝圆的细胞核	瘤细胞肌源性标志物阳性
子宫内膜间质肉瘤	细胞较小，类似于增殖期子宫内膜间质细胞，并可见多量特征性的螺旋动脉样小动脉	瘤细胞CD10阳性，而α-inhibin、Calretinin、CD56和WT1阴性
胃肠间质瘤	肿瘤转移至卵巢可与富于细胞性纤维瘤混淆	CD117、DOG1和CD34阳性
Krukenberg瘤	印戒细胞有异型，间质中纤维组织伴黏液样物质	免疫组化EMA和CEA阳性，细胞内黏液阳性

五、支持-间质细胞瘤的诊断与鉴别

1. 抗体选择　CK、CK7、EMA、SALL4、AFP和Ki-67，加2～3个性索间质标志物（如α-inhibin、Calretinin、WT1、SF-1、FOXL2、CD99等）。

2. 注释

（1）支持间质-细胞瘤（又称为Sertoli-Leydig细胞瘤，SLCT）是一组向男性性索间质分化的肿瘤（又称为睾丸母细胞瘤或男性母细胞瘤）。2020版WHO分类将SLCT进一步分类为高分化、中分化、低分化和网状型4类。

（2）病变特点及分型：肿瘤由不同比例及不同分化程度的Sertoli细胞及Leydig细胞组成，肿瘤间质有细胞性的、纤维性的或类似于卵巢皮质的。①Sertoli细胞呈条索状、腺管状或实性巢状排列，细胞核卵圆形或短梭形，胞质淡染、弱嗜酸性或透明，形如葵花籽。②Leydig细胞常单个或成簇分布于肿瘤纤维间质内，细胞多为多边形，核膜清楚，细胞核居中，核仁突出，胞质嗜酸性。③肿瘤分级主要是由Sertoli细胞腺管分化程度和原始性腺间质细胞数量决定的，肿瘤分化程度越低，腺管分化越不明显，而不成熟原始性腺间质细胞数量逐渐增多。高分化SLCT可见内衬Sertoli样细胞排列成中空小管或实性小管，Leydig细胞很少，呈带状、巢状排列Sertoli细胞巢之间。中分化SLCT被疏松的纤维性或黏液样间质分割成结节分叶状、条索状、岛状等富于细胞的结构。低分化SLCT主要由片状排列的细胞核级高、核分裂象多的梭形Sertoli细胞构成。网状型含有多少不等的类似睾丸网的结构，网状结构的形态学变化较大，可为被覆立方或柱状上皮的裂隙样腔隙、乳头状结构区域或被覆扁平形细胞的多囊性结构伴筛孔状腔隙。④异源性成分，低分化及中分化者还可伴异源性成分，这些异源性成分包括内胚层成分及间充质成分两种基本类型，内胚层成分中胃肠型上皮约占80%，多数为黏液性上皮；间充质成分以软骨岛、骨骼肌或神经母细胞瘤为代表。

（3）免疫表型：支持细胞的免疫表达谱与粒层细胞基本一致，通常表达FOXL2、α-inhibin、Calretinin、WT1、SF-1，还可表达CD10，CD99、SOX9、Vim、SMA等，CK、CAM5.2阳性但不表达EMA；间质细胞中Vim、α-inhibin、Calretinin、MelanA阳性，网状区表达CK、α-inhibin、CD99（图8-189~图8-192）。

（4）分子改变：SLCT最重要的分子遗传学特征是存在*DICER1*胚系和体细胞突变，少数*FOXL2*突变，*DICER1*或*FOXL2*突变在中/低分化SLCT中较常见。Karnezis等提出SLCT至少有3种具有明显不同临床病理特征的分子亚型：*DICER1*突变型（更年轻、更多雄激素性症状、中/低分化、网状或异源性成分），*FOXL2*突变型（绝经后、异常出血、中/低分化、无网状或异源性成分）及*DICER1/FOXL2*野生型（中年、无网状或异源性成分、高分化）。

（5）鉴别诊断：SLCT镜下组织学形态复杂多变，需与纯性索的Sertoli细胞（支持细胞）瘤和伴环状小管的性索肿瘤、纯间质的卵巢Leydig细胞（间质细胞）瘤和类固醇细胞瘤，以及与卵巢粒层细胞瘤、子宫内膜样癌、卵巢黏液性肿瘤、浆液性肿瘤、类癌、卵黄囊瘤及肉瘤等鉴别。免疫组化染色在诊断及鉴别诊断中具有重要意义（表8-44）。

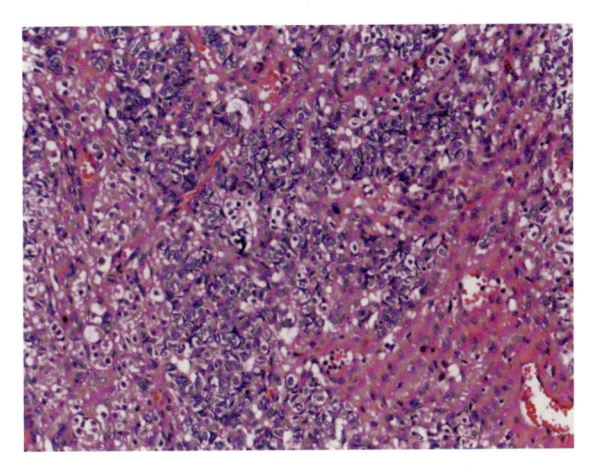

图8-189　支持-间质细胞瘤，HE染色

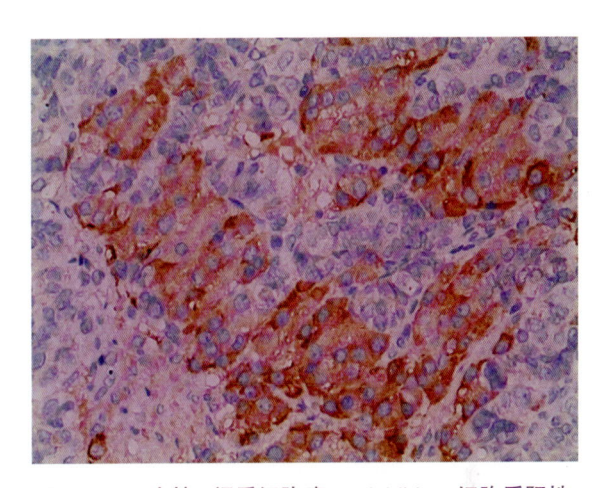

图8-190　支持-间质细胞瘤，α-inhibin，细胞质阳性

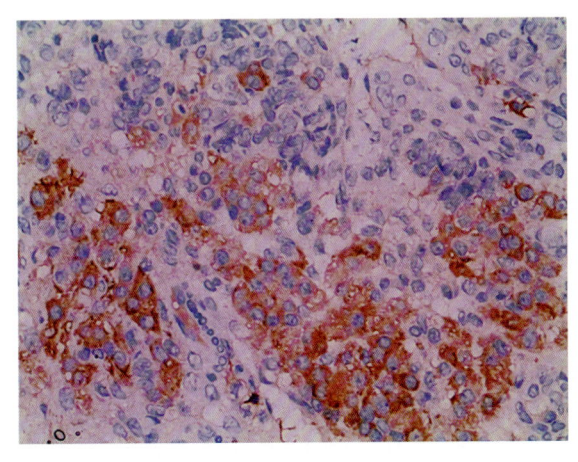

图8-191　支持-间质细胞瘤，CK，细胞质阳性

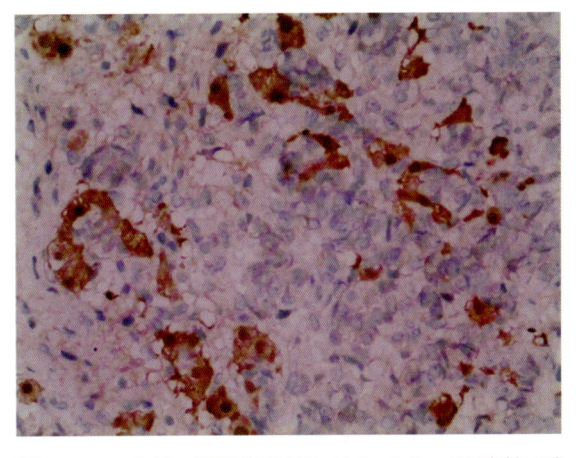

图8-192　支持-间质细胞瘤，Calretinin，细胞核/质阳性

表8-44　支持-间质细胞肿瘤的诊断与鉴别

肿瘤	病变特点	免疫表型特点或注释
支持-间质细胞瘤	支持细胞肿瘤中含有间质成分，根据分化程度分为高、中、低分化及网状型，低分化及中分化者还可伴异源性成分	CK、性索间质标志物阳性，而EMA阴性，存在 DICER1 基因突变，少数 FOXL2 突变
伴环状小管的性索肿瘤	界限清楚的圆形或卵圆形上皮岛，由细胞质淡染的瘤细胞围绕PAS阳性的玻璃样小体形成环状小管样结构	可伴有Petuz-Jeghers综合征，有认为系颗粒细胞或Sertoli细胞来源
Sertoli细胞瘤（支持细胞瘤）	典型的中空或实性小管状结构是形态学诊断的重要线索，瘤细胞呈高柱状，细胞质淡染或嗜酸性，核似葵花籽样	性索间质标志物阳性，CTNNB1 基因突变，β-catenin、CyclinD1和S-100核阳性
Leydig细胞瘤	肿瘤细胞弥漫性生长，瘤细胞多边形、有丰富的嗜酸性细胞质	部分有Reinke结晶和脂褐素
类固醇细胞瘤	体积最小，肿瘤细胞呈片状分布，细胞圆形或多角形，细胞质丰富，细胞异型性较小，核分裂少	分泌雌激素、雄激素和孕酮，查见Reinke结晶可与间质黄体瘤相鉴别
颗粒细胞瘤伴异源性成分	常含有卵泡膜细胞成分，瘤细胞常见核沟，间质纤维化较明显，可见Call-Exner小体，不见支持细胞和间质细胞成分	与支持-间质细胞瘤的免疫表达谱基本一致，97%病例存在 FOXL2 基因突变
性索间质型子宫内膜样癌	呈实性片状、小梁状及腺管状生长，可见典型的内膜样癌区域，当以小梁状或空心腺管样结构为主时易混淆	EMA、ER阳性；而性索间质标志物、CR、CD99阴性，缺乏 DICER 基因突变
中肾管腺癌	排列成密集的腺管、腺上皮单层排列，腺腔内含嗜酸性物质	GATA3、CD10、α-inhibin和CR阳性
卵黄囊瘤	结构多样，可见腺管状、乳头状、微囊、网状等结构	生殖肿瘤标志物阳性；性索间质标志物阴性
类癌	肿瘤细胞呈器官样结构、小腺泡、巢状岛状或小梁状排列	神经内分泌标志物阳性，性索间质标志物阴性
癌肉瘤	由癌和肉瘤成分组成，瘤细胞异型性常显著	上皮标志物阳性，性索间质标志物阴性
性腺母细胞瘤	由生殖细胞和性索成分构成，可见未成熟支持细胞和颗粒细胞样细胞围绕小腔隙排列	表达生殖细胞标志物和性索间质标志物。存在 TSPY1 基因突变和 SOX9 基因突变
两性母细胞瘤	由粒层细胞、卵泡膜细胞、支持细胞和间质细胞4种成分构成。分化好的支持细胞可形成典型的空心小管，管周有基膜	表达生殖细胞标志物，不表达性索间质标志物。存在 FOXL2 基因突变

1）Sertoli细胞瘤（支持细胞瘤，SCT）：主要由实性或中空小管状的Sertoli细胞组成，而Leydig细胞罕见。2016版WHO分类将其分为三类。①非特殊型SCT：最为常见，无遗传特征性，常见 CTNNB1 基因突变。②大细胞钙化性SCT（LCCSCT）：可为双侧多发病变，60%以上为散发病变，约1/3病例与Carney综合征有关；③小管内大细胞玻璃样变SCT：几乎见于Peutz-Jeghers综合征的男孩，常与 STK11 基因突变有关。免疫表型：瘤细胞表达性索间质标志物（如α-inhibin、Calretinin、WT1、SF-1、FOXL2、CD99等），部分表达CgA、Syn、SOX9等，CK表达不一，但EMA阴性。在非特殊性支持细胞瘤中β-catenin和CyclinD1核表达，S-100作为钙结合蛋白在LCCSCT中常常为阳性，可能与肿瘤的特征性钙化相关。而PLAP、CD117、OCT3/4、SALIA等生殖系统来源标志物及D2-40、CK5/6等间皮标志物为阴性。Ki-67增殖指数较低（图8-193～图8-197）。

2）伴环状小管的性索肿瘤：是由性索成分（支持细胞）排列成简单和复杂的环状小管组成的肿瘤，又称支持细胞瘤的环小管变异型，可伴有Petuz-Jeghers综合征。镜下可见界限清楚的圆形或卵圆形上皮岛，由胞质淡染的瘤细胞围绕PAS阳性的玻璃样小体形成环状小管样结构。免疫组化检测性索间质标志物（如α-inhibin、Calretinin、WT1、SF-1、FOXL2、CD99等）和CK阳性，EMA和ER呈阴性（图8-198），特殊染色：基底膜样物质过碘酸希夫（PAS）反应阳性。

3）卵巢Leydig细胞瘤：肿瘤细胞弥漫性生长，瘤细胞多边形、有丰富的嗜酸性细胞质，可见核沟及透明胞质，约40%的病例可见Reinke结晶，无β-catenin核表达，较少表达CKpan，而α-inhibin、Calretinin弥漫强阳性。

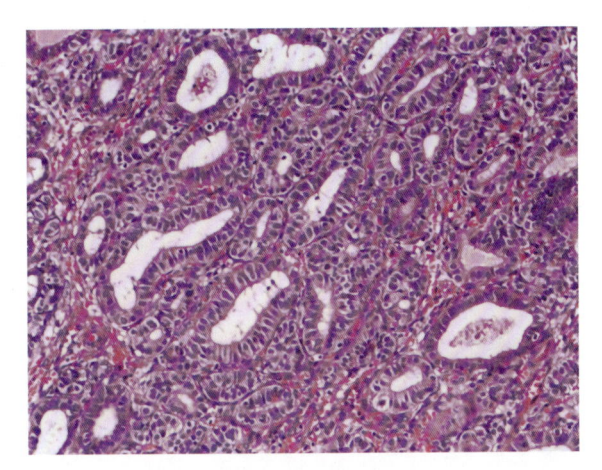

图 8-193 支持细胞瘤，HE 染色

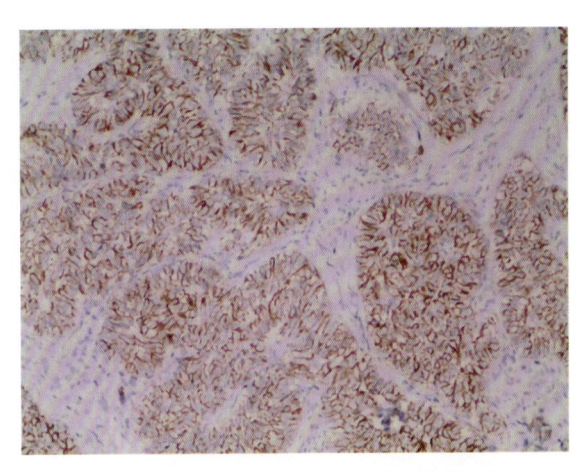

图 8-194 支持细胞瘤，CK，细胞质阳性

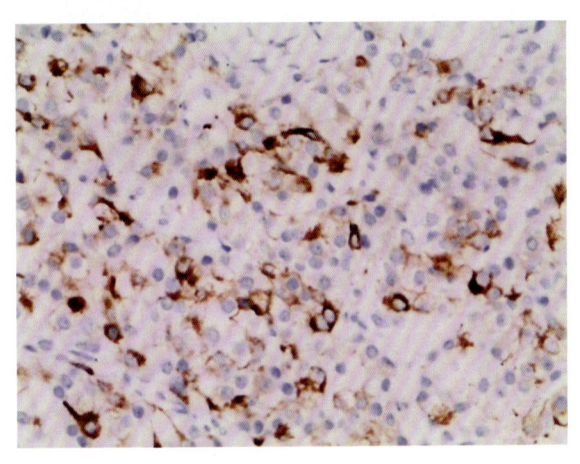

图 8-195 支持细胞瘤，CR，细胞核/质阳性

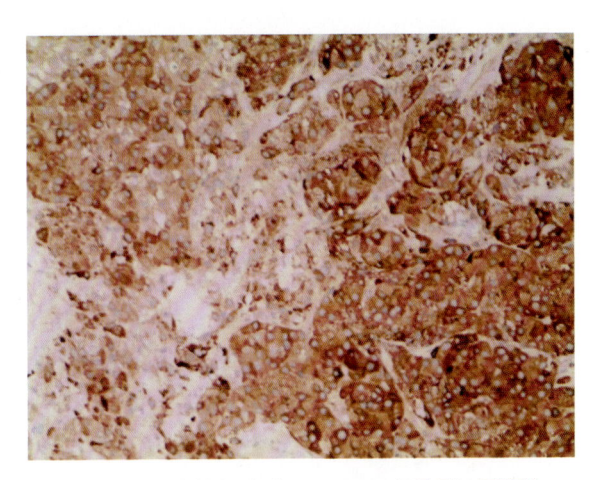

图 8-196 支持细胞瘤，CD99，细胞膜/质阳性

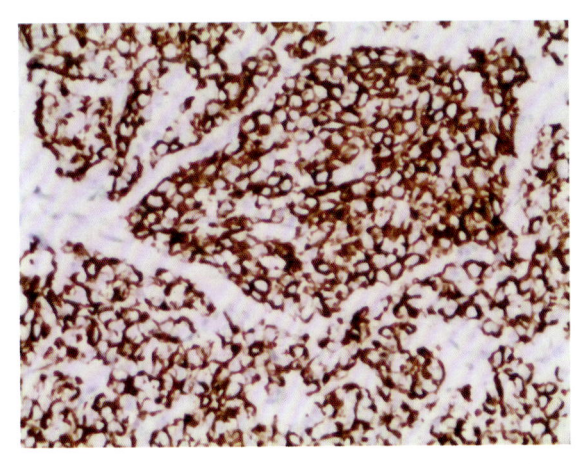

图 8-197 支持细胞瘤，α-inhibin，细胞质阳性

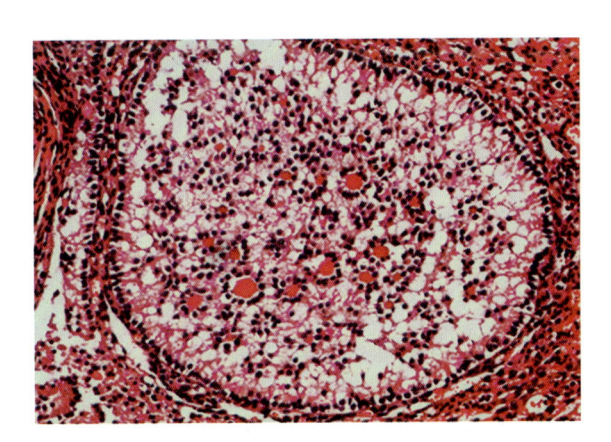

图 8-198 伴环状小管的性索肿瘤，HE 染色
引自：张莉等. 临床与实验病理学杂志，2018，34（11）：1290-1291.

4）类固醇细胞瘤：其发病率极低。起源于卵巢黄素化间质细胞或间质及门部的Leydig细胞，可分为3种类型：间质黄体瘤、Leydig细胞瘤（门细胞型和非门细胞型）及非特异性类固醇细胞瘤。①由弥漫分布的大圆形或多边形细胞构成的肿瘤，瘤细胞形态酷似黄体细胞、Leydig细胞或肾上腺皮质细胞，细胞间有丰富的血窦。②恶性类固醇细胞瘤有5条特征：肿瘤直径大于7cm、中重度核异型性、核分裂象大于（1～2）个/10HPF、出血、坏死。③免疫表型：SF-1、PR、α-inhibin、Calretinin阳性，此外CD99和MelanA也可阳性。CK局灶阳性。EMA、ER、CD68、CD10、SALL4、AFP、CD10阴性（图8-199～图8-202）。

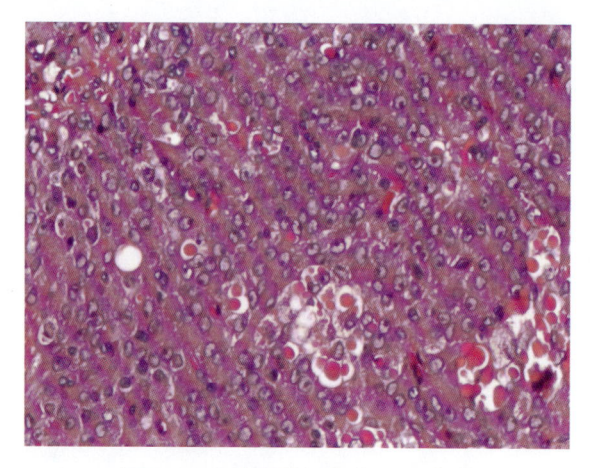

图8-199 类固醇细胞瘤，HE染色

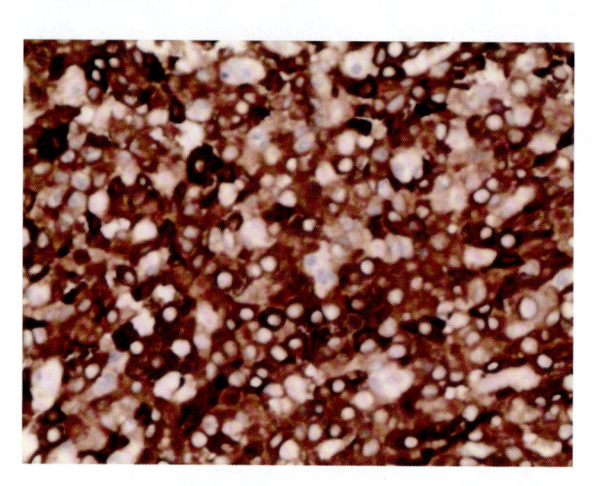

图8-200 类固醇细胞瘤，α-inhibin，细胞质阳性

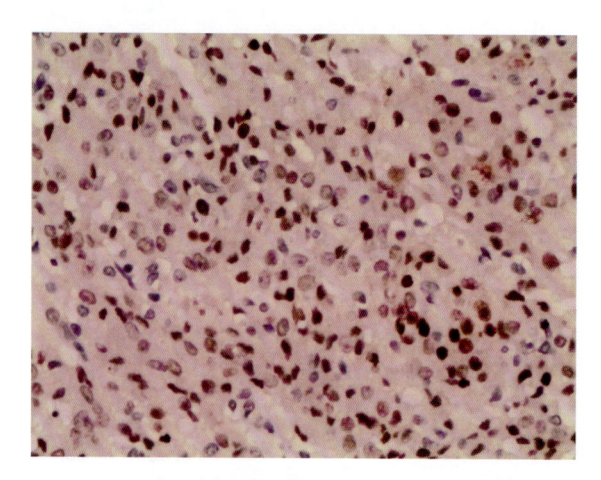

图8-201 类固醇细胞瘤，PR，细胞核阳性

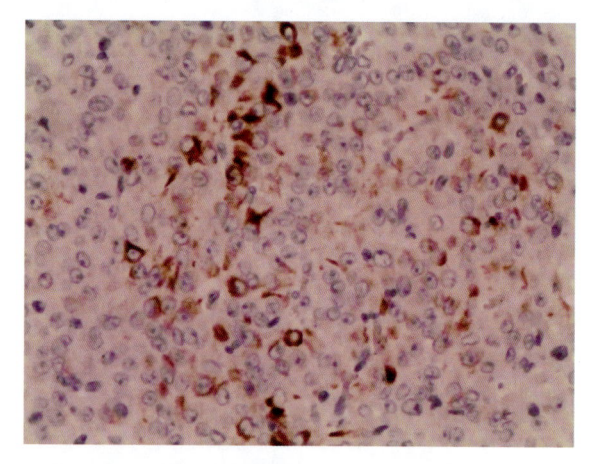

图8-202 类固醇细胞瘤，CK，细胞质局灶弱阳性

六、性腺母细胞瘤的诊断与鉴别

1. 抗体选择 分别选择2～3个生殖细胞标志物（如SALL4、OCT4、PLAP、CD117等）和性索间质标志物（如FOXL2、α-inhibin、Calretinin、SF-1和WT1等）。

2. 注释

（1）性腺母细胞瘤（GB）属于混合性生殖细胞-性索-间质肿瘤。2020版WHO分类将生殖细胞-性索-间质肿瘤分为性腺母细胞瘤（分割型性腺母细胞瘤和未分化性腺组织）和混合性生殖细胞-性索-间质肿瘤（NOS）。

（2）病变特点：肿瘤由被结缔组织围绕的细胞巢构成，细胞巢实性，由生殖细胞和未成熟的Sertoli细胞、粒层细胞密切混合而成，后两种细胞部分在细胞巢周围呈花冠样排列，部分围绕单个或成团生殖细胞排列，部分围绕小圆形腔隙排列，腔隙内含无定形透明变、嗜伊红且PAS阳性的物质，类似Call-Exner小体。常伴透明变性及钙化，间质内可见与Leydig细胞类似的细胞团。常伴退行性变，包括基底膜样物沉积、透明变性和钙化等。

（3）免疫表型：表达生殖细胞标志物（如SALL4、OCT4、PLAP、CD117、D2-40和NANOG、TSPY等）和性索间质标志物（如FOXL2、α-inhibin、Calretinin、SF-1和WT1等）。

（4）分子遗传学改变：几乎都见于性腺发育异常患者。致病基因主要有*SRY*、*WT1*、*TSPY*、*SOX9*和*FOX12*等，患者96%以上含有Y染色体，最常见的核型是46，XY。

（5）鉴别诊断：性腺母细胞瘤临床上比较容易与无性细胞瘤、环状小管性索瘤、男性母细胞瘤（支持-间质细胞瘤）、两性母细胞瘤和混合性生殖细胞-性索-间质肿瘤（NOS）混淆，免疫组化有助于鉴别。EMA、AE1/AE3的表达可有助于与卵巢上皮性癌鉴别，其鉴别诊断见表8-45。

表8-45 生殖细胞-性索-间质肿瘤的诊断与鉴别

类型	病变特点	免疫表型或注释
性腺母细胞瘤（GB）	由生殖细胞和性索细胞组成的巢团或岛状结构，可见未成熟支持细胞和颗粒细胞样细胞围绕小腔隙排列，常伴退行性变，混合型伴各种恶性生殖细胞肿瘤，以精原/无性细胞瘤多见	表达生殖细胞标志物和性索间质标志物；致病基因主要有*SRY*、*WT1*、*TSPY*、*SOX9*和*FOX12*等，患者96%以上含有Y染色体
分割型性腺母细胞瘤	具有两个特点：性索成分明显减少；生殖细胞肿瘤性增生明显，出现实性膨胀性、吻合性和条索样等生长方式	易被误认为精原/无性细胞瘤，鉴别要点在于仍有性索成分，免疫组化可证实
未分化性腺组织	仅见于性腺发育不良，是指在含生殖细胞的性腺组织中，生殖细胞位于不形成特定结构模式、富于细胞的性腺间质中或条索样性索成分中，而不是正常的曲细精管或卵泡内	与分割型性腺母细胞瘤不同，是非肿瘤性病变，缺乏生殖细胞的克隆性生长。约2/3的性腺母细胞瘤可见未分化性腺组织
混合性生殖细胞-性索-间质肿瘤（NOS）	排列成索状、梁状、小管状、团块状或不规则状，可见性索间质细胞与单个或少数生殖细胞密切混杂，生殖细胞与无性细胞瘤相似，缺乏巢团状结构，无钙化及透明变性	表达生殖细胞标志物和性索间质标志物；与性腺母细胞瘤不同的是，染色体表型正常，通常发生于正常性腺
环状小管性索瘤	界限清楚的圆形或卵圆形上皮岛，由细胞质淡染的瘤细胞围绕PAS阳性的玻璃样小体形成环状小管样结构	可伴有Petuz-Jeghers综合征，与GB最大区别是缺乏生殖细胞
无性细胞瘤	形态单一的原始生殖细胞排列成巢团状，为纤维性间质所分隔，并有间质淋巴细胞浸润，缺乏未成熟的Sertoli细胞、粒层细胞	表达生殖细胞标志物；性索间质标志物阴性
两性母细胞瘤	由粒层细胞、卵泡膜细胞、支持细胞和间质细胞4种成分构成。分化好的支持细胞可形成典型的空心小管，管周有基膜	性索间质标志物阳性；缺乏生殖细胞及钙化灶，存在*FOXL2*基因突变

第七节 生殖细胞肿瘤

一、生殖细胞肿瘤的免疫组化标志物

卵巢肿瘤和肿瘤样病变与睾丸相应的肿瘤和肿瘤样病变相似，免疫组化标志物也基本相同。生殖细胞标志物包括SALL4、OCT4、D2-40、SOX17、PLAP、CD117、CD30、Glypican3（GPC3）、AFP、HCG等。其中，SALL4和PLAP是恶性生殖细胞肿瘤的通用标志物，OCT4、NANOG和SALL4是干细胞/原始生殖细胞标志物；无性细胞瘤标志物为OCT4、CD117和D2-40；卵黄囊瘤标志物为AFP和GPC3；胚胎性癌标志物为OCT4、SOX2和CD30；非妊娠性绒癌标志物为HCG；未成熟神经上皮标志物为SOX2和GPC3（表8-46）。

表8-46 卵巢生殖细胞肿瘤的免疫组化标志物

标志物	阳性定位	注释
SALL4	细胞核	婆罗双树样基因4（SALL4）是胚胎干细胞发生和维护多潜能性所需的转录因子，在生殖细胞和胎儿肠道细胞中表达，在无性细胞瘤、卵黄囊瘤、胚胎性癌、未成熟畸胎瘤和性腺母细胞瘤等肿瘤中高表达，是生殖细胞肿瘤区别于性索间质肿瘤最重要的免疫组化标志物（后者阴性）。在卵巢成熟畸胎瘤、类癌和卵巢甲状腺肿中不表达。同时SLLA4也是浸润性肝细胞癌类祖亚型（肝样腺癌）的标志物
PLAP	细胞膜	胎盘碱性磷酸酶（PLAP）存在于正常胎盘，无性细胞瘤、卵黄囊瘤、胚胎性癌、绒毛膜癌中均有阳性表达，在浆液性癌中也可阳性。正常生殖细胞和支持细胞均为阴性
OCT4	细胞核	OCT4是POU转录因子家族中的一员，在无性细胞瘤和性腺母细胞瘤中呈弥漫强阳性表达。胚胎性癌中也表达OCT4，但在其他生殖细胞肿瘤类型，包括卵黄囊瘤、成熟畸胎瘤、类癌和卵巢甲状腺肿中则不表达OCT，大部分卵巢癌和性索间质肿瘤阴性。因此，OCT4特异性非常高
CD117	细胞膜/质	CD117是一种酪氨酸激酶受体蛋白，正常的卵母细胞、无性细胞瘤和约半数实性卵黄囊瘤中不同程度地表达CD117，几乎所有的胚胎性癌中均为阴性；胃肠间质瘤、恶性黑色素瘤等可表达
D2-40	细胞质/膜	主要表达于淋巴管内皮细胞、间皮细胞，也可表达于原始生殖细胞表面。在恶性肿瘤细胞中，几乎所有的无性细胞瘤或精原细胞瘤均为阳性，少数胚胎性癌中为阳性。在卵黄囊瘤、绒毛膜癌和畸胎瘤中为阴性
SOX17	细胞核	SOX17是SOX核转录因子家族成员之一，大约95%的精原细胞瘤中可呈阳性表达，而在胚胎性癌及许多癌（如乳腺癌、子宫内膜癌、宫颈癌等）的癌变组织中表达均有所下降
SOX2	细胞核	干细胞转录因子SOX2在几乎所有的胚胎性癌中阳性，而精原细胞瘤、卵黄囊瘤、绒毛膜癌中均为阴性，SOX2是区分精原细胞瘤和胚胎性癌的良好标志物。SOX2在其他如肺癌、胃肠癌等组织中表达
NANOG	细胞核	NANOG为原始生殖细胞及胚胎干细胞表达的转录因子。对于精原细胞瘤和胚胎性癌是敏感而特异的标志物，在滋养细胞肿瘤中也为阳性。在一些实体瘤中均有表达，如乳腺癌、脑胶质瘤、宫颈癌等
CD30	细胞膜	大多数卵巢胚胎性癌表达CD30，可用于精原细胞瘤和胚胎性癌的区分。但在其他类型的生殖细胞肿瘤（包括精原细胞瘤）中呈阴性表达或者仅存在少数阳性细胞
TSPY	细胞质/膜	研究证实TSPY基因是性腺母细胞瘤（GB）的原癌基因，它不仅在雄性生殖细胞繁殖与分化中起到重要作用，也在早期和晚期GB、睾丸癌中显著表达
GPC3	细胞质	GPC3在所有卵黄囊瘤和80%的绒毛膜癌中表达，而罕见表达（5%）于胚胎性癌，在精原细胞瘤（包括精母细胞性精原细胞瘤）中不表达
AFP	细胞质	AFP是肝细胞肝癌的特异性标志物，在卵黄囊瘤中阳性表达，其他生殖细胞肿瘤有时可灶性表达。但在透明细胞癌、肝样腺癌、转移性肝细胞癌等组织中可为阳性
HCG	细胞质	在绒毛膜癌中为阳性，但某些生殖细胞肿瘤，如无性细胞瘤、胚胎性癌、卵黄囊瘤中可含有合体滋养层细胞，也可灶性阳性
CK	细胞质	除精原（无性）细胞瘤外，生殖细胞肿瘤均可表达CK-L和CKpan，但一般不表达EMA和CK7（畸胎瘤可表达）。除粒层细胞瘤、Sertoli细胞瘤和类固醇细胞瘤外，CK在其他的SCST中为阴性；在卵巢上皮性肿瘤中呈阳性表达，但绝大多数SCST为阴性
EMA	细胞质	除滋养叶细胞以外其他生殖细胞和SCST几乎都为阴性，可与许多类型的癌鉴别

二、卵巢生殖细胞肿瘤的免疫表型

卵巢恶性生殖细胞肿瘤（MOGCT）约占卵巢恶性肿瘤的2.6%，恶性程度较高，好发于青少年女性。主要组织学类型包含无性细胞瘤、卵黄囊瘤、未成熟畸胎瘤等。其他不太常见的MOGCT包括绒毛膜癌、胚胎性癌和恶性卵巢甲状腺肿。

尽管通过发病年龄、典型表现、影像学特征及肿瘤标志物有助于建立合理的诊断，但是，准确的诊断主要基于病理组织学特征即形态学与免疫组化检查。生殖细胞标志物：SALL4、PLAP、OCT4、D2-40、SOX17、CD117、CD30、GPC3、AFP、HCG；干细胞/原始生殖细胞标志物：OCT4、NANOG和SALL4；无性细胞瘤标志物：OOCT4、CD117和D2-40；卵黄囊瘤标志物：AFP和GPC3；胚胎性癌标志物：OCT4、SOX2和CD30；绒癌标志物：HCG；未成神经上皮标志物：SOX2和GPC3。

最新重要的分子研究已经影响许多肿瘤的分类，如同在其他器官系统中一样，卵巢肿瘤由形态学分类发展为以形态-分子综合性的分类，这将对诊断和治疗产生巨大的影响。

目前认为，所有的生殖细胞肿瘤（GCT），包括卵巢和睾丸GCT及性腺外GCT，均起源于原始生殖细胞（PGC）。恶性GCT最常见的染色体结构异常为12号染色体短臂（12p）的扩增，其中最具特征的是出现12号短臂等臂染色体（i12p），即12号染色体短臂扩增的同时伴随长臂缺失。目前有关12p扩增的确切机制尚不明确，但提示12p上部分基因，如 KRAS、CCND2、NANOG 等表达异常可能在GCT发生发展中发挥作用。上述染色体异常主要发生在单纯无性细胞瘤、单纯卵黄囊瘤及混合性生殖细胞肿瘤中，而单纯未成熟畸胎瘤肿瘤细胞多为二倍体核型，且无12p结构异常（表8-47）。

表8-47 常见卵巢生殖细胞肿瘤的免疫表型

肿瘤类型	免疫表型	分子改变或注释
无性细胞瘤	表达OCT4、D2-40、CD117、NANOG、SALL4、SOX17、HCG、PLAP；不表达CD30、SOX2、AFP、GPC3、CK、EMA	12号染色体拷贝数扩增、出现等臂染色体（i12p），存在多种DNA拷贝数的改变：包括12p、12q、21q及22q染色体的获得和13q的缺失。KIT 基因突变发生频率更高
胚胎性癌	表达CD30、SOX2、SALL4、OCT4、CK、PLAP、AFP；不表达CD117、D2-40、GPC3、SOX17、EMA	可出现等臂染色体12p。表达OCT4、NANOG、CD30和SOX2，不表达D2-40、GPC3、EMA，支持诊断胚胎性癌
卵黄囊瘤	AFP、GPC3、SALL4、PLAP、LIN28、AAT、CK、CD117阳性；OCT4、CD30、SOX2、NANOG、D2-40、EMA阴性。可有内胚层腺样结构和胚胎性肝分化而表达对应的组织标志物，如HepPar1、AFP、CDX2和TTF1	具有12号染色体异常，大部分为12p染色体等位基因。BMP1和TGFB2在卵黄囊瘤中特异性过表达。罕见肿瘤起源于性腺发育异常患者的性腺母细胞瘤。表达AFP、GPC3、CK，不表达EMA、OCT4、CD30、SOX2或NANOG，支持诊断卵黄囊瘤
非妊娠性绒癌	表达HCG、GPC3、D2-40、CK、PLAP、EMA；不表达OCT4、CD117、AFP、CD30、SOX2	与妊娠性绒癌有重叠，可通过PCR方法测定遗传多态性现象，通过肿瘤DNA多态性分析来鉴别妊娠性和非妊娠性绒癌
未成熟畸胎瘤	表达SALL4、PLAP、AFP、GPC3、SOX2、HCG、CK、EMA；不表达OCT4、CD30、NANOG、CD117、D2-40	多为二倍体核型，且无12p结构异常。肠和不成熟性神经成分SALL4阳性，神经上皮呈SOX2和GPC3阳性，不成熟性胃肠型腺体可表达AFP
混合性生殖细胞肿瘤	表达相应的免疫标志物：最常见的类型是无性细胞瘤、卵黄囊瘤和未成熟畸胎瘤，胚胎性癌和绒毛膜癌少见	常需要SALL4、OCT4、CD117、GPC3、CD30免疫标志物的配合才能识别

三、卵巢生殖细胞肿瘤分类和病理诊断思路

1.抗体选择　SALL4、PLAP、OCT4、α-inhibin、Calretinin（CR）、CD117、CD30、GPC3、HPL和AFP等。必要时加CK、CK7、PAX8、EMA排除腺癌。

2.注释

（1）卵巢生殖细胞肿瘤（GCT）分类：任何部位的GCT按其病理类型均可分为精原细胞瘤/无性细胞瘤和非精原细胞瘤/无性细胞瘤两类。精原细胞瘤/无性细胞瘤被认为是最原始的GCT，丧失了进一步分化的能力。胚胎性癌被视为一类由多能干细胞构成的肿瘤，可以向体细胞分化成畸胎瘤，也可以向胚胎外组织分化成卵黄囊瘤和绒毛膜癌（图8-203）。非精原细胞瘤/无性细胞瘤按其成分不同分为胚胎癌、畸胎瘤（分为成熟性畸胎瘤和未成熟伴恶性分化畸胎瘤）、绒毛膜癌、卵黄囊瘤和混合性生殖细胞肿瘤。

（2）卵巢GCT标志物的临床应用：典型卵巢GCT病例常常依据HE切片即可做出诊断，但在少数情况下，诊断比较困难时，免疫组化染色对各类卵巢GCT的诊断与鉴别诊断很有价值。但是，任何卵巢GCT标志物均有一定局限性。因此，免疫组化染色的结果解释必须以病理组织学改变为前提。免疫组化抗体选择：推荐使用SALL4、PLAP、OCT4、CD117、D2-40、CD30、SOX2、NANOG、GPC3、HPL和AFP等抗体组合，为排除卵巢性索间质肿瘤（SCST）建议选择2~3个相关标志物如FOXL2、Calretinin（CR）、α-inhibin、SF-1、CD99、MelanA；必要时加CK、CK7、PAX8、EMA排除腺癌（表8-48）。

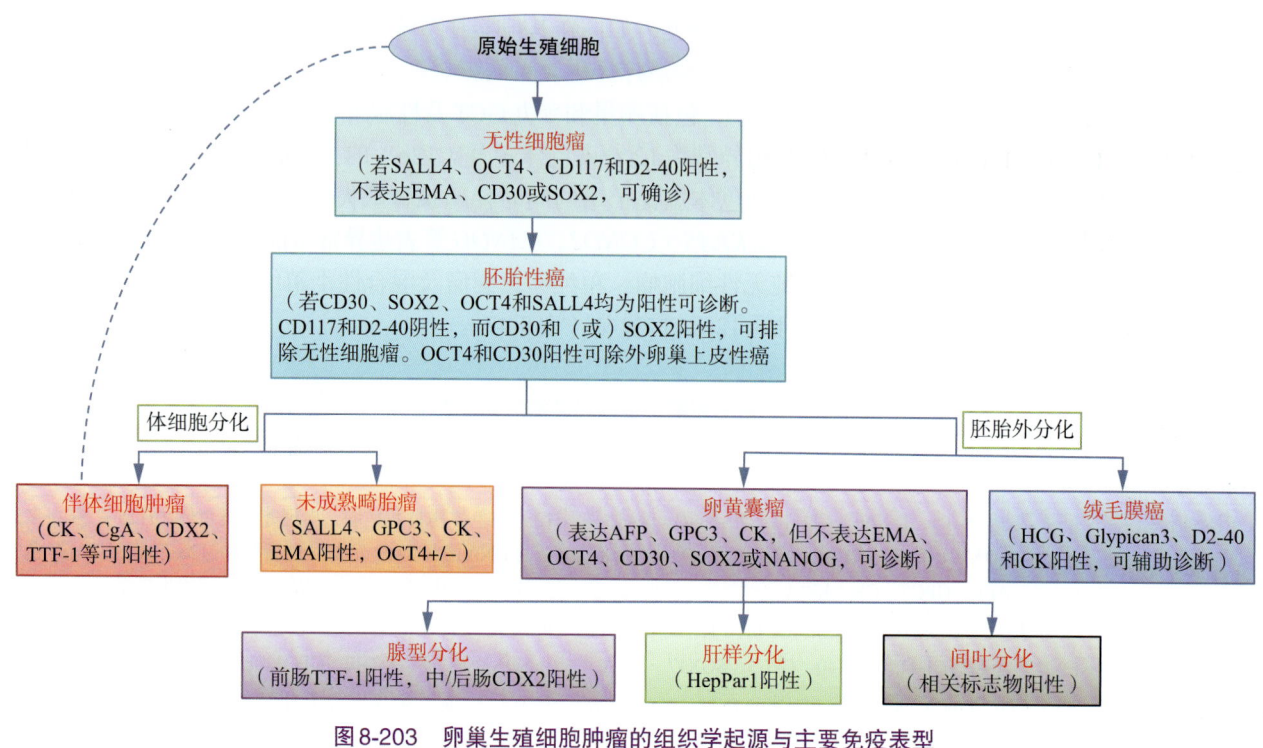

图8-203 卵巢生殖细胞肿瘤的组织学起源与主要免疫表型
改编自：吕炳建，程亮.中华病理学杂志，2015，44（12）：922-925.

表8-48 常用免疫组化标志物在卵巢生殖细胞肿瘤中的表达情况

肿瘤	SALL4	PLAP	OCT4	D2-40	CD117	AFP	CD30	GPC3	HCG	CKpan
无性细胞瘤	+++	+	+++	膜+++	膜+++	-	-	-	-	-
卵黄囊瘤	+++	+	-	-	+/-	++	-	+++	-	细胞质++
绒毛膜癌	+	++	-/+	-/+	-	-	-	+/-	+++	细胞质+++
胚胎性癌	+++	+	+++	-	-	-	++	-	-	细胞膜++
未成熟畸胎瘤	+	+	-/+	-	-	-/+	-	-/+	-	++
性腺母细胞瘤	+	+	+	+	+	-	-	-	-	-

1）SALL4、PLAP为广谱生殖细胞标志物，OCT4只在无性细胞瘤和胚胎性癌中表达，CD117为无性细胞瘤特异性的标志物，胚胎性癌表达CD30，卵黄囊瘤表达AFP。

2）联合应用SALL4和OCT4、CD117、D2-40辅助诊断无性细胞瘤。若肿瘤细胞SALL4、OCT4、CD117和D2-40均呈阳性表达，可确诊为无性细胞瘤。若CD117和D2-40阳性，但CD30和SOX2阴性，可除外胚胎性癌。若CD117、D2-40和OCT4阳性，但GPC3和AFP阴性，可排除卵黄囊瘤。

3）联合应用SALL4和AFP、GPC3辅助诊断卵黄囊瘤。若肿瘤细胞表达AFP、GPC3、CK，但不表达EMA、OCT4、CD30、SOX2或NANOG，可诊断卵黄囊瘤。此外，卵黄囊瘤可向多种胚层结构分化（图8-203）。

4）联合应用SALL4和OCT4、CD30、SOX2辅助诊断胚胎性癌。若肿瘤细胞同时阳性表达CD30、SOX2、OCT4和SALL4，则能诊断胚胎性癌。CD117和D2-40阴性，而CD30和（或）SOX2阳性，可排除无性细胞瘤。AFP、GPC3阴性，伴OCT4、CD30和（或）SOX2和（或）NANOG阳性，可排除卵黄囊瘤。OCT4和CD30阳性/CK、EMA阴性可除外卵巢上皮性癌。

5）联合应用SALL4和HCG辅助诊断非妊娠性绒癌。HCG、inhibin、GPC3、D2-40和CK阳性，可辅助诊断非妊娠性绒癌。

6）未成熟畸胎瘤：肠和不成熟性神经成分呈SALL4阳性，神经上皮呈SOX2和GPC3阳性，不成熟性胃肠型腺体可能表达AFP。

7）性腺母细胞瘤既表达生殖细胞肿瘤标志物如OCT4、PLAP、CD117、D2-40、NANOG等，又表达性索间质标志物（α-inhibin、Calretinin、WT1和FOXL2等）。

8）生殖细胞标志物在卵巢上皮性癌中的异源性表达及鉴别：如少数高级别卵巢浆液性癌可能局灶表达PALP、SALL4、CD117、D2-40；约10%的卵巢浆液性、子宫内膜样和透明细胞癌表达SOX2，个别卵巢透明细胞癌可局灶表达OCT4，卵巢的透明细胞癌和肝样癌还可表达AFP、GPC3等。但这些标志物在上皮性癌的表达强度均比生殖细胞肿瘤中表达低且局限，有些在上皮性癌中的阳性部位也与生殖细胞肿瘤中有所不同。应当结合特征性的组织学形态，并联合选用上皮性免疫标志物CK、EMA等进行鉴别，特别是EMA在卵巢上皮癌的特异性显著优于其他上皮性标志物。

四、无性细胞瘤的诊断与鉴别

1.抗体选择 SALL4、OCT4、CD117、D2-40、CD30、SOX2、CK、CK7、EMA、LCA，加2～3个性索间质标志物（如α-inhibin、Calretinin、WT1、SF-1、FOXL2、CD99等）。

2.注释

（1）无性细胞瘤是卵巢最常见的恶性原始生殖细胞肿瘤，其镜下的形态特点及免疫组化表型与睾丸精原细胞瘤相似，故又称为卵巢的精原细胞瘤。

（2）病变特点：病瘤细胞被窄的纤维组织分隔成巢状、岛屿状、条索状，纤维隔内有多少不等的淋巴细胞浸润，瘤细胞与核的大小外观呈明显一致性，细胞质丰富淡染，核大圆形，核仁明显，核分裂象易见。

（3）免疫表型：表达SALL4、PLAP、CD117、D2-40、OCT4、NANOG等；CK可能呈有限细胞质点状或环状染色，但EMA阴性。合体滋养细胞巨细胞表达HCG（图8-204～图8-209）。

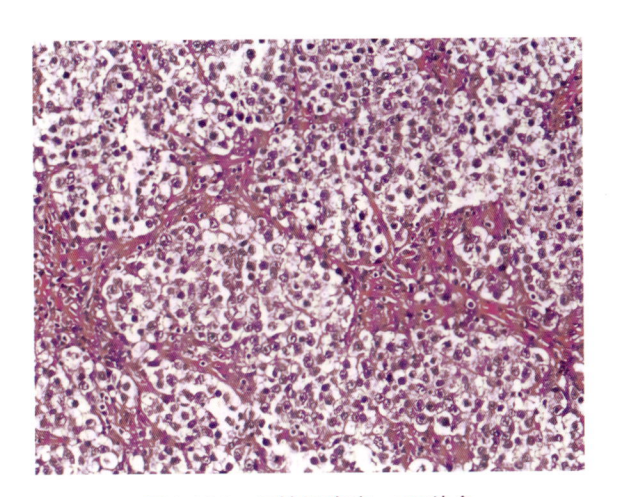

图8-204　无性细胞瘤，HE染色

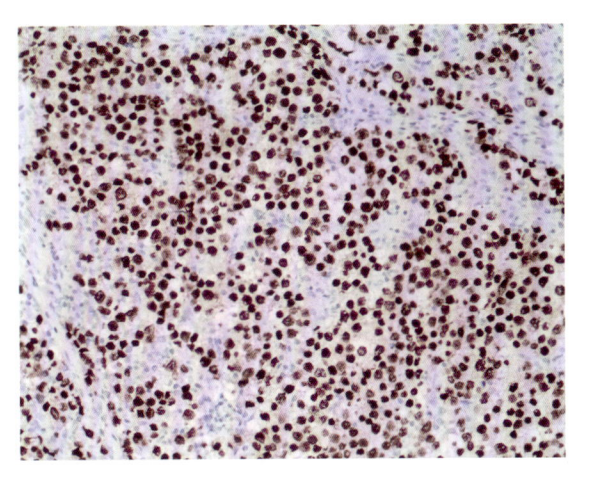

图8-205　无性细胞瘤，OCT4，细胞核阳性

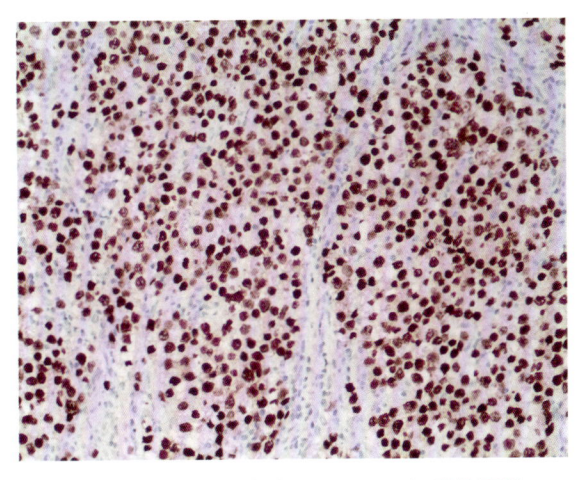

图8-206　无性细胞瘤，SALL4，细胞核阳性

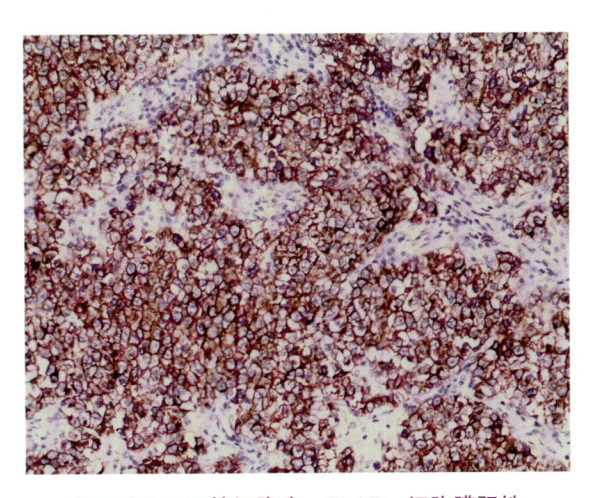

图8-207　无性细胞瘤，PLAP，细胞膜阳性

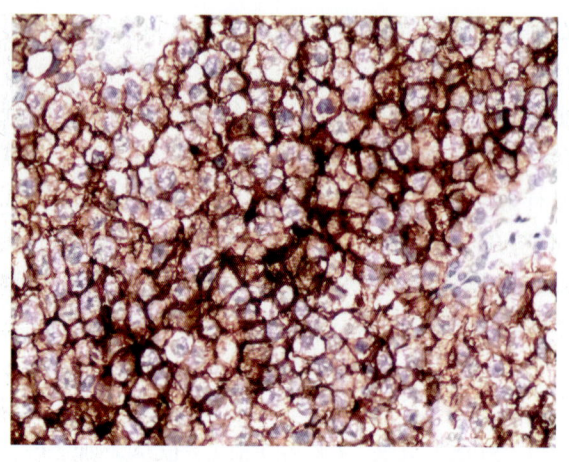

图8-208　无性细胞瘤，CD117，细胞膜/质阳性

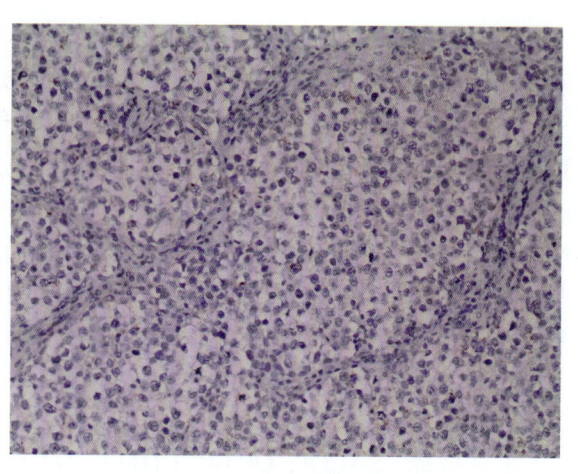

图8-209　无性细胞瘤，CD30阴性

（4）鉴别诊断：无性细胞瘤需与胚胎性癌、性腺母细胞瘤、高钙血症型卵巢小细胞癌、卵巢淋巴瘤等相鉴别（表8-49）。在无性细胞瘤中出现了任何明确的上皮性分化，包括腺体或乳头状结构，均提示合并胚胎性癌或卵黄囊瘤的可能。

生殖细胞肿瘤与淋巴瘤的鉴别：抗体选择SALL4、OCT4、GPC3、CKpan、CD20、CD3。睾丸弥漫性大B细胞淋巴瘤中存在OCT4蛋白的表达；部分淋巴母细胞淋巴瘤、间变性大细胞淋巴瘤及髓样白血病偶可表达SALL4。应联合OCT4、SALL4和CD20等免疫组化标志物，避免误诊（图8-210～图8-213）。

表8-49　常见卵巢生殖细胞肿瘤的鉴别诊断

肿瘤	病变特点	免疫表型特点
无性细胞瘤	形态单一的原始生殖细胞排列成巢团状，瘤细胞边界清楚，呈"荷包蛋"样特征，核仁明显，周围伴随淋巴细胞浸润	SALL4、OCT4、CD117、D2-40阳性；SOX2、CD30阴性，CK或EMA阴性
胚胎性癌	瘤细胞类似无性细胞瘤，但细胞体大，细胞异型显著，核分裂象和核仁突出，多呈片巢状或腺样排列	SALL4、CD30、SOX2、OCT4阳性，CD117、D2-40、GPC3阴性
性腺母细胞瘤	由生殖细胞和性索细胞组成的巢团状或岛状结构，常伴退行性变，混合型伴各种恶性生殖细胞肿瘤	既表达无性细胞瘤标志物，又表达性索间质标志物；存在*TSPY1*和*SOX9*基因突变
高钙血症型小细胞癌	临床上以高钙血症为主要表现。小细胞癌细胞核大小形状不一，异型性明显，易见大量核分裂象	表达EMA、CK，不表达生殖细胞标志物；存在*SMARCA4*突变、BRG1失表达
恶性淋巴瘤	由形态较单一、弥漫成片的淋巴瘤样细胞组成，瘤细胞大小形态较一致，核形不规则，缺乏纤维间隔	淋巴瘤标志物阳性及PLAP染色阴性，推荐联合LCA、CD20、CD3检测

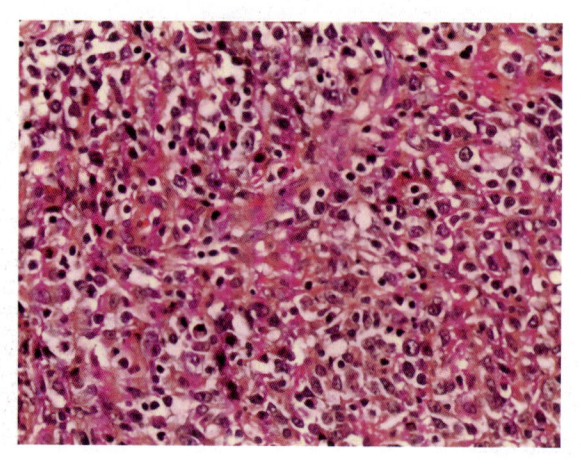

图8-210　弥漫性大B细胞淋巴瘤，HE染色

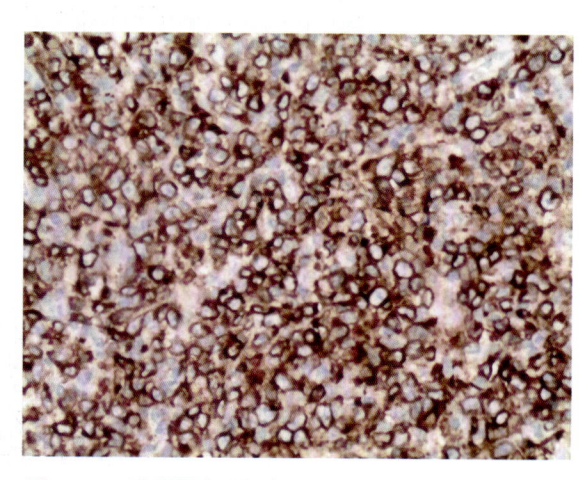

图8-211　弥漫性大B细胞淋巴瘤，CD20，细胞膜阳性

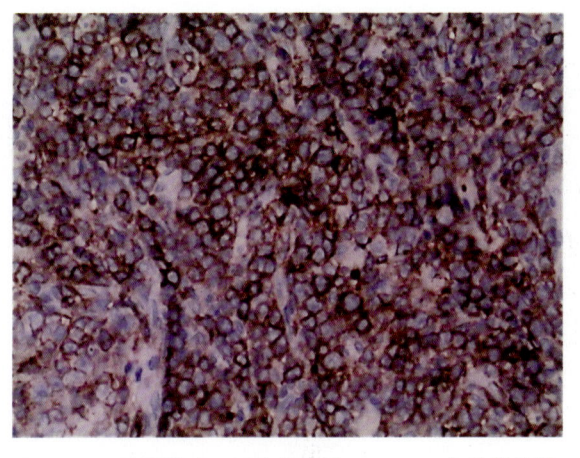

图 8-212　弥漫性大 B 细胞淋巴瘤，CD10，细胞膜阳性

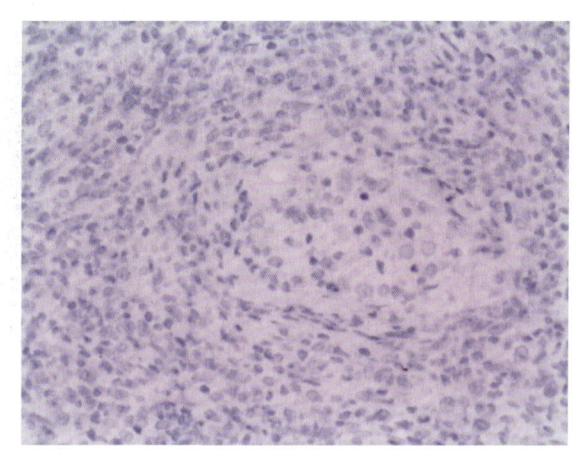

图 8-213　弥漫性大 B 细胞淋巴瘤，SALL4，阴性

五、胚胎性癌的诊断与鉴别

1. 抗体选择　SALL4、OCT4、CD30、SOX2、GPC3、HCG、CK、CK7、EMA。

2. 注释

（1）胚胎性癌是一种来源于生殖细胞的恶性肿瘤。具有向胚内和胚外组织分化的倾向，恶性程度高，预后差。其主要发生在女性的卵巢，成人睾丸发病率较低，在性腺外则多见于中枢神经系统等人体中线部位（纵隔、腹膜后也有报道）。

（2）病变特点：①镜下观类似于胚盘的上皮细胞形成的腺样、管状、乳头状或裂隙状结构。尽管有假腺样、裂隙状排列，但无真正的腺体形成。瘤细胞类似无性细胞瘤，但细胞体大，核异型性大，核仁明显，肿瘤坏死常很明显。②它既有向胚外也有向胚内分化的潜能，向胚胎组织分化时发展为畸胎瘤；向胚外组织分化时则形成卵黄囊瘤或绒毛膜癌，因此胚胎性癌与其他类型生殖细胞肿瘤起源关系密切，常常以混合形式存在。

（3）免疫表型：瘤细胞通常表达 CKpan（AE1/AE3）、CD30、OCT4、SALL4、AFP 和 GPC3，SOX2 不同程度阳性，EMA 阴性。若有合体滋养细胞性巨细胞，则呈 CK 和 HCG 阳性（图 8-214～图 8-217）。

（4）鉴别诊断：非妊娠性绒癌、未成熟畸胎瘤（包括旧称的多胚瘤）、无性细胞瘤及卵巢原发性或继发性腺癌鉴别（表 8-50）。

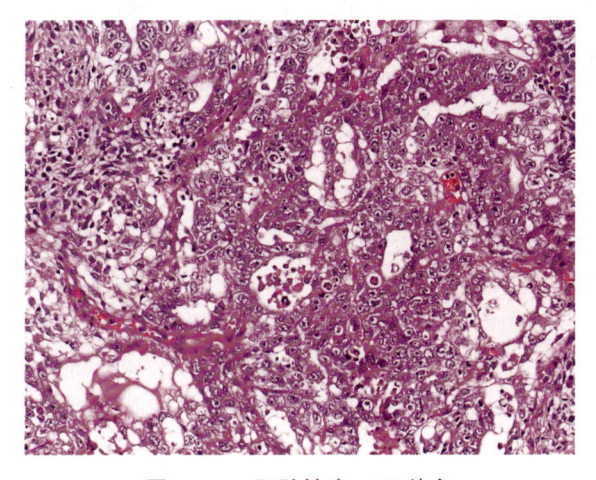

图 8-214　胚胎性癌，HE 染色

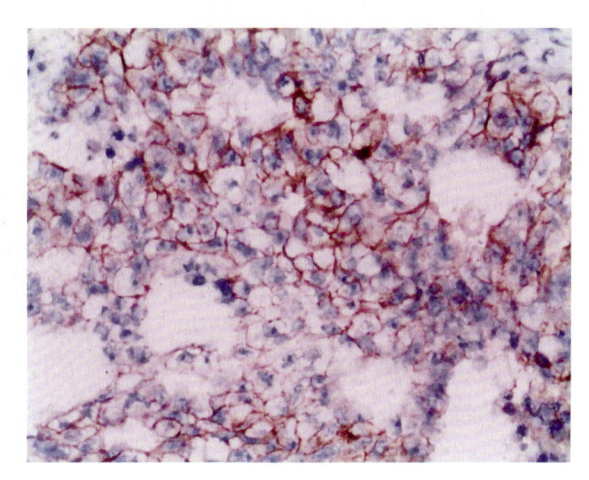

图 8-215　胚胎性癌，CD30，细胞膜阳性

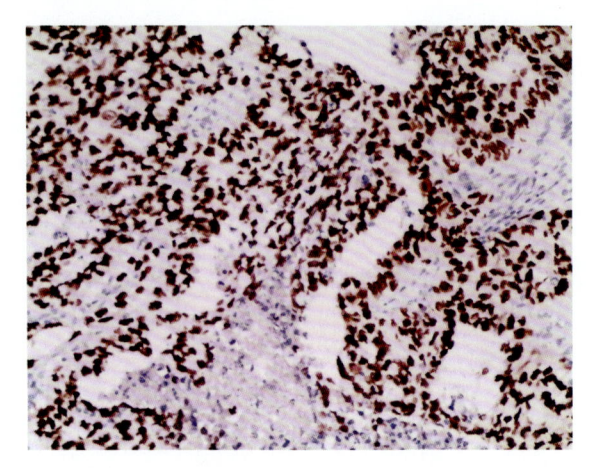

图8-216 胚胎性癌，SALL4，细胞核阳性 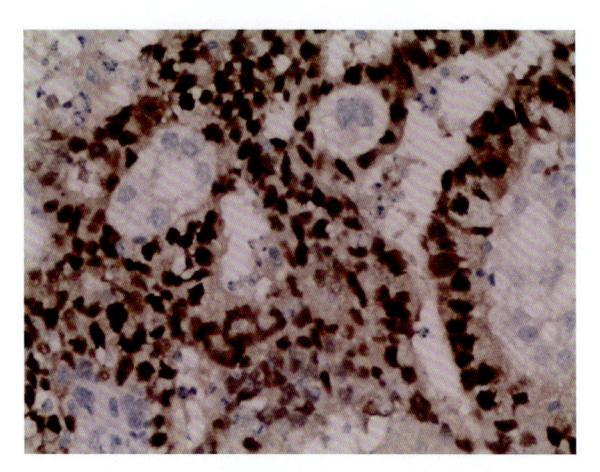　　　　图8-217 胚胎性癌，OCT4，细胞核阳性

表8-50　胚胎性癌的诊断与鉴别

肿瘤	病变特点	免疫表型特点
胚胎性癌	瘤细胞类似无性细胞瘤，但细胞体大，核异型性大，呈腺样、管状、乳头状或裂隙状结构，缺乏神经管和细胞滋养细胞分化	SALL4、CD30、SOX2、OCT4阳性，CD117、D2-40、GPC3阴性
无性细胞瘤	形态单一的原始生殖细胞排列成巢团状，为纤维性间质所分隔，并有不同程度的淋巴细胞浸润	SALL4、OCT4、CD117、D2-40阳性；SOX2、CD30阴性，支持精原细胞瘤诊断
卵黄囊瘤	瘤细胞变异明显，形态较多样，呈疏松网状、巨囊状结构、实性片状、腺管状、乳头状排列，见S-D小体	AFP、GPC3、CK阳性，OCT4、CD30、SOX2阴性，支持卵黄囊瘤诊断
非妊娠性绒癌	混有合体滋养层细胞和细胞滋养细胞，呈筛状、丛状、假乳头状浸泡在充满血细胞的腔隙和血窦中，常伴显著出血坏死	HCG、GPC3阳性，CD30、SOX2、OCT4阴性，支持非妊娠性绒癌
未成熟畸胎瘤	由三胚层衍化而来的成分组成，含有数量不等的不成熟性原始神经管样组织或胚胎样小体	神经上皮：GFAP、NSE、Syn、NGFR及S-100阳性；可表达SALL4、SOX2、AFP
卵巢上皮性癌	有真正的腺体形成，明显多形性、异型性的上皮样细胞，呈腺管状、条索状、乳头状或实性排列	腺癌CK和EMA均为阳性，相关腺癌标志物阳性，而生殖细胞标志物阴性

六、卵黄囊瘤的诊断与鉴别

1. 抗体选择　SALL4、OCT4、D2-40、CD117、AFP、CD30、SOX2、GPC3、HCG、CK、EMA、Ki-67。

2. 注释

（1）卵黄囊瘤是第二常见的卵巢恶性生殖细胞肿瘤，旧称内胚窦瘤，2014版WHO分类认为卵黄囊瘤与原始内胚层肿瘤同义，后者更准确地定义了这些肿瘤内发生的上皮和间叶性的特征。

（2）瘤细胞呈立方形、星芒状、靴钉样、柱形或不规则形；核膜染色较深，异型性明显，细胞核较大且呈空泡状，浆染色淡；组织结构多种多样，呈多泡卵黄囊结构、疏松网状结构、微囊、黏液瘤样结构、实性结构、乳头状结构、管泡样结构、肝样结构、腺样或原始内胚层（肠型）结构等。有透明小球或玻璃样小球、特殊血管周围内胚窦样或套状结构（S-D小体结构）、疏松的网状结构等多种形式。其中S-D小体是该肿瘤的特征性标志，这些乳头状纤维血管结构有中央血管，外围肿瘤细胞，并突入被覆肿瘤细胞的腔隙内形成肾小球样结构（内胚窦）。

（3）免疫表型：单纯性卵黄囊瘤中表达最多的是AFP、SALL4、GPC3、CK、GATA3，而伴有其他生殖细胞肿瘤时，不同区域免疫组化会有不同的其他生殖细胞肿瘤免疫表达特点。肝样，类似于肝细胞癌，HepPar1阳性；腺管状，可能类似于子宫内膜样腺癌，表达肠型（CDX2阳性）或肺型腺体（TTF-1阳性）为特征；向间叶分化（如向平滑肌、横纹肌及软骨分化），相关标志物阳性（图8-218～图8-223）。

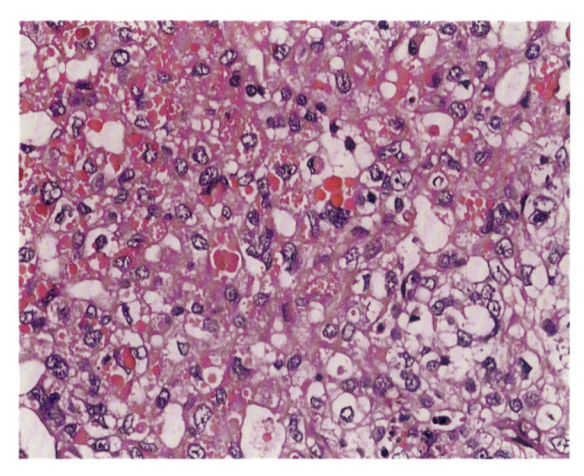

图8-218　卵黄囊瘤，HE染色，见许多红染的玻璃样小球

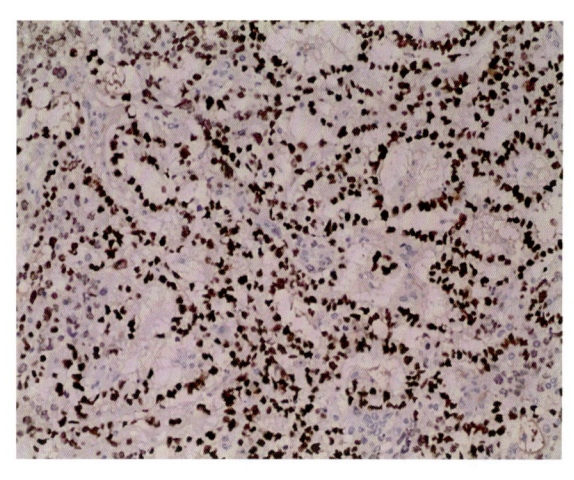

图8-219　卵黄囊瘤，SALL4，细胞核阳性

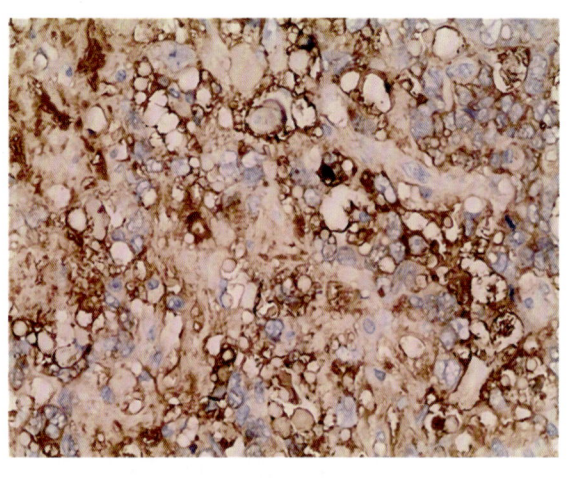

图8-220　卵黄囊瘤，AFP，细胞质阳性

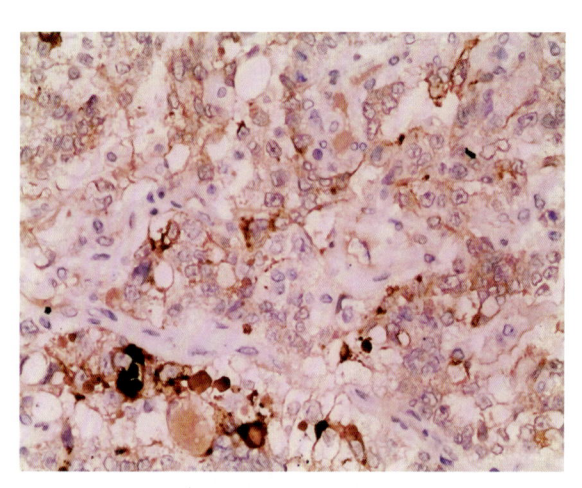

图8-221　卵黄囊瘤，PLAP，细胞质阳性

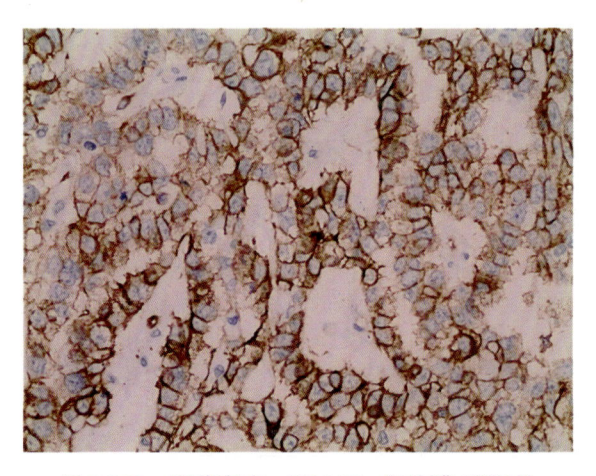

图8-222　卵黄囊瘤，CD117，细胞膜/质阳性

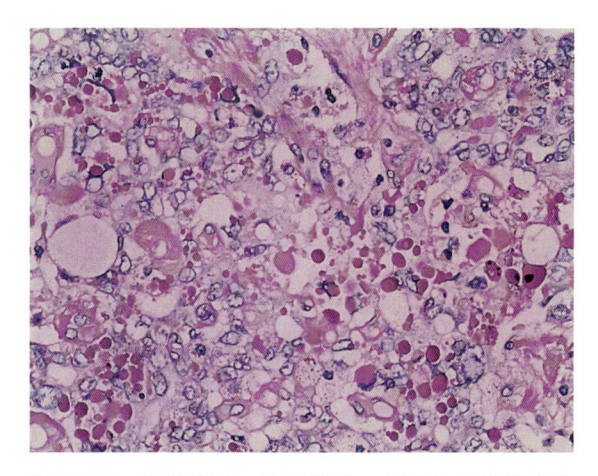

图8-223　卵黄囊瘤，PAS染色，示蛋白小体强嗜酸性阳性

（4）鉴别诊断：需要与卵巢透明细胞癌、肝样癌、无性细胞瘤、胚胎性癌、绒毛膜癌等鉴别，在诊断过程中，这些肿瘤均缺乏卵黄囊瘤特征性的S-D小体结构，若肿瘤细胞表达AFP、GPC3、CK，但不表达EMA、OCT4、CD30、SOX2或NANOG，则支持卵黄囊瘤的诊断（表8-51）。

表 8-51　卵黄囊瘤的诊断与鉴别

肿瘤	病变特点	免疫表型特点
卵黄囊瘤	瘤细胞变异、形态较多样,主要表现有透明小球或玻璃样小球、S-D小体结构、疏松的网状结构,掌握这些特征有助于鉴别	AFP、GPC3、CK、GATA3阳性,EMA、OCT4、CD30、SOX2阴性,支持卵黄囊瘤诊断
胚胎性癌	细胞具有大的空泡状核,核仁显著,类似无性细胞瘤,呈腺样、管状、乳头状或裂隙状结构,缺乏S-D小体和基膜样物质	SALL4、CD30、SOX2、OCT4阳性,CD117、D2-40、GPC3阴性,支持胚胎性癌诊断
实性无性细胞瘤	形态单一的原始生殖细胞排列成巢团状,为纤维性间质所分隔,并有不同程度的淋巴细胞浸润	SALL4、OCT4、CD117、D2-40阳性;SOX2、CD30阴性,支持精原细胞瘤诊断
非妊娠性绒癌	混有合体滋养细胞和细胞滋养细胞,呈筛状、丛状、假乳头状浸泡在充满血细胞的腔隙和血窦中,广泛出血坏死	HCG、GPC3阳性,CD30、SOX2、OCT4阴性,支持非妊娠性绒癌诊断
未成熟畸胎瘤	由三胚层衍化而来的成分组成,可见数量不等的不成熟胚胎性组织,主要为原始神经外胚层菊形团和小管	神经上皮:GFAP、NSE、Syn、NGFR及S-100阳性;可表达SALL4、SOX2、AFP
卵巢透明细胞癌	由透明、嗜酸性和靴钉样肿瘤细胞形成管囊状、乳头状和实性结构,至少灶性高级别核异型	表达HNF1β、NapsinA和AMACR;一般不表达ER、PR、WT1
卵巢肝样癌	由普通腺癌区和肝样分化区两种成分组成,其特征是由片状、巢状或小梁状排列的肝细胞癌样细胞组成,常无肝脏的基础病变	表达AFP、HepPar1、CK8/18、CK19、CEA和CA125;不表达生殖细胞或性索间质标志物
转移性肝细胞肝癌	患者缺乏原发性肝癌病灶或曾有肝癌病史,单纯测定AFP阳性,则与肝样癌难以鉴别	表达AFP、HepPar1、CK8/18;不表达CK19、CEA和CA125
卵巢腺癌	有特殊的腺癌形态特点,缺少特殊的疏网状结构、S-D小体等	一般CK7、EMA阳性/生殖细胞标志物阴性

七、非妊娠性绒癌的诊断与鉴别

1. 抗体选择　SALL4、HCG、GPC3、HSD3B1、CD146、HLA-G、p63、AFP、CK、EMA、Ki-67。

2. 注释

(1) 非妊娠性绒癌又称原发性绒癌,不同于妊娠性绒癌。前者与妊娠无关,起源于原始生殖细胞,男女均可发病,一般发生于性腺器官,也可发生于性腺外的中线部位(如脑-松果体、纵隔、腹膜后),甚至其他脏器(如胃、肺和胰腺等)。

(2) 病变特点:与妊娠性绒癌基本相同,主要由2种细胞组成:细胞滋养细胞,中等大小,圆形,细胞质淡染,细胞界限清楚,核小、圆、深染,位于中央;合体滋养细胞,细胞质常有空泡,核染色质粗,细胞界限不清,有时形成合体结节。也可见少量中间滋养细胞。肿瘤细胞可呈筛状、丛状、假乳头状浸泡在充满血细胞的腔隙或血湖中。肿瘤常合并无性细胞瘤、畸胎瘤、卵黄囊瘤等其他生殖细胞肿瘤成分,也可为单一成分的绒癌,但罕见。

(3) 免疫表型:HCG、GPC3、D2-40、CK、PLAP阳性;OCT4、NANOG、CD117、AFP、CD30和SOX2阴性。

(4) 鉴别诊断:主要与妊娠性绒癌、胚胎性癌、无性细胞瘤、胎盘部位滋养细胞肿瘤、上皮样滋养细胞肿瘤和低分化癌鉴别(表8-52)。

表 8-52　非妊娠性绒癌的诊断与鉴别

肿瘤类型	病变特点	免疫表型特点
非妊娠性绒癌	混有合体滋养细胞和细胞滋养细胞,呈筛状、丛状、假乳头状浸泡在充满血细胞的腔隙中,广泛出血坏死	HCG、GPC3阳性,CD30、OCT4、AFP、HPL阴性,支持非妊娠性绒癌诊断
妊娠性绒癌	组织学形态基本相同,对于已婚育龄期女性,区别妊娠性和非妊娠性绒癌则比较困难	免疫组化不能区别,DNA多态性分析有助于鉴别

续表

肿瘤类型	病变特点	免疫表型特点
胚胎性癌	虽有合体滋养细胞样巨细胞，但无绒癌成分的细胞滋养细胞，可找到典型胚胎性癌的病变	HCG、CD30和AFP阳性，而绒癌CD30、GPC3和AFP阴性
无性细胞瘤	形态单一的原始生殖细胞排列成巢团状，为纤维性间质所分隔，虽有合体滋养细胞样巨细胞，但无绒癌成分的细胞滋养细胞	SALL4、OCT4、CD117、D2-40阳性；而GPC3阴性，HCG阴性或灶性阳性
胎盘部位滋养细胞肿瘤	由相对单一的种植部位型中间滋养细胞组成，缺乏绒癌的细胞滋养细胞和合体滋养细胞2种细胞成分	HPL、CD146阳性，HCG阴性，而绒癌HCG强阳性
上皮样滋养细胞肿瘤	由上皮样滋养细胞（绒毛膜型）组成，缺乏细胞滋养细胞和合体滋养细胞2种细胞成分	p63、α-inhibin阳性，CD146、HCG、HPL阴性或局灶阳性
低分化癌	呈实性、腺样或乳头状排列，虽然可有瘤巨细胞，但一般较小	CK7、EMA阳性，HCG、GPC3阴性

八、未成熟畸胎瘤的诊断与鉴别

1. 抗体选择 GFAP、S-100、SALL4、SOX2、GPC3、AFP、CK、EMA、Ki-67。

2. 注释

（1）未成熟畸胎瘤是一种来源于生殖细胞的恶性肿瘤。由来自三个胚层的各种成熟或未成熟组织组成。最常见的不成熟成分为原始神经管和菊形团结构。不成熟的中胚层成分常见不成熟软骨、骨、肌肉及脂肪成分。

（2）病变特点：肿瘤内可见2~3个胚层衍化的组织，分化程度从未成熟、欠成熟到完全成熟阶段不等，生物学行为从良性、临界性到恶性，组织形态从癌到肉瘤，可谓包罗万象。各种成分密切掺杂，突变分布，缺乏移行阶段。其中不成熟性神经外胚层成分，多为小细胞的神经母细胞，神经上皮菊形团或原始神经管、富于细胞和核分裂活跃的幼稚神经胶质、胶质母细胞瘤等成分为诊断依据（图8-224~图8-227）。根据神经来源组织的分化成熟程度不同，WHO制定的卵巢肿瘤诊断标准（2003）中未成熟畸胎瘤分为3级：1级为肿瘤组织中罕见未成熟神经上皮组织，任何切片不超过1个低倍视野（×40）中见到；2级为未成熟神经上皮组织在任何切片内1~3个低倍视野（×40）中见到；3级为肿瘤中含大量的未成熟神经上皮组织，在任何切片中＞3个低倍视野（×40）中见到。

（3）免疫组化表型：不成熟神经上皮成分一般表达GFAP、S-100、NSE、NF、Syn、NGFR、SOX2、GPC3和SALL4。不成熟性胃肠型腺体可能表达SALL4和AFP。

（4）鉴别诊断：主要与成熟性畸胎瘤、原始神经外胚叶肿瘤（PNET）及卵巢中胚叶混合瘤鉴别（表8-53）。

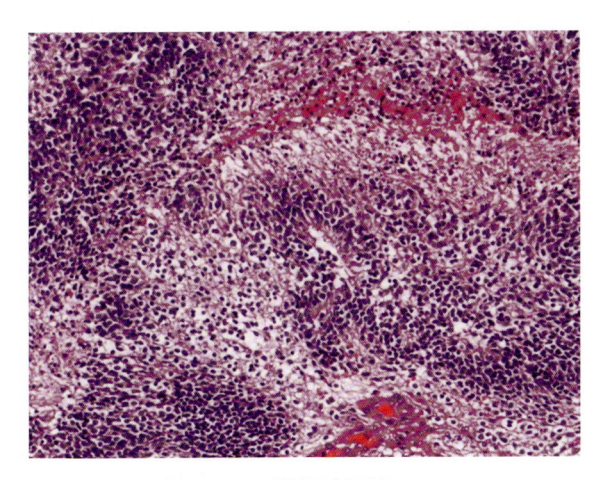

图8-224 原始神经管，HE

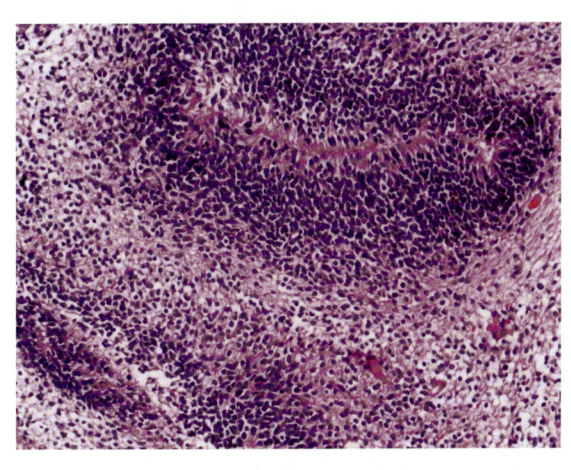

图8-225 原始神经管（神经上皮菊形团），HE染色

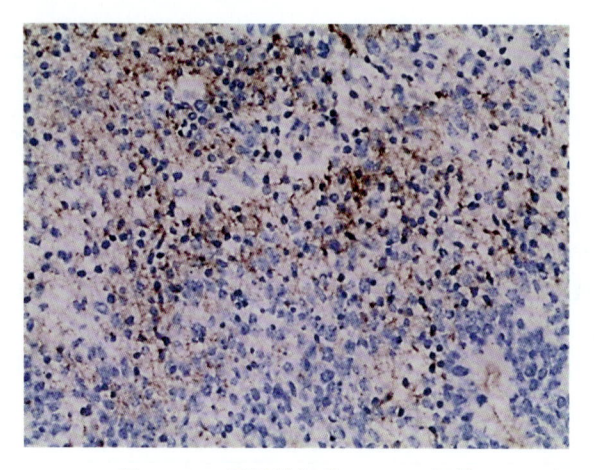

图8-226　原始神经管，Syn，阳性 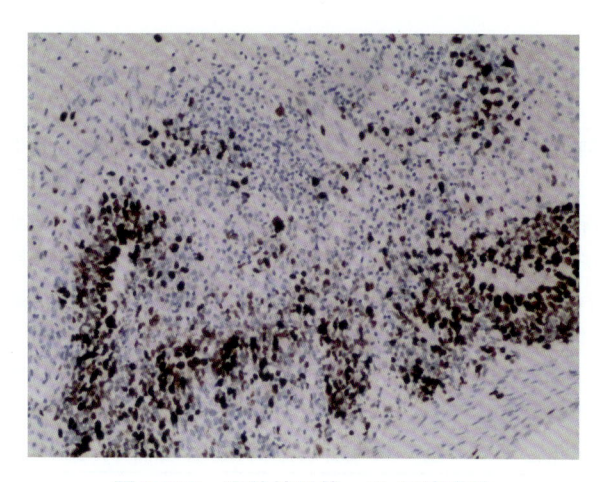　　　　　　　　　图8-227　原始神经管，Ki-67高表达

表8-53　未成熟畸胎瘤的鉴别诊断

肿瘤类型	病变特点	免疫表型
未成熟畸胎瘤	肿瘤内可见2～3个胚层不同衍化程度的组织，可见到原始的胚胎性神经外胚层组织	不成熟性神经成分表达SALL4、SOX2和GPC3。不成熟性胃肠型腺体可能表达AFP
成熟畸胎瘤	全部由成熟组织构成，3个胚层组织有序排列。缺乏原始神经外胚层组织成分，向脑皮质发育的成分应视为成熟组织	相应分化胚层组织或癌的标志物阳性，Ki-67指数较低
成熟畸胎瘤恶变	恶性成分可为癌、未分化癌等，缺乏原始神经外胚层组织。最常见类型为鳞癌、腺癌、肉瘤、类癌和恶性黑色素瘤等	相应分化胚层组织或癌的标志物阳性，免疫组化染色可用于识别各种恶变的成分
原始神经外胚叶肿瘤（PNET）	肿瘤具有多向分化的能力。镜下表现为形态大小一致的小圆形细胞，细胞核仁小、深染，呈分叶状、不规则状或片状排列，排列紧密，瘤细胞间及周围散布薄层毛细血管	表达CD99、FLI-1，部分表达Syn、NSE、CgA、CD56等神经源性标志物，个别表达CK和S-100。具有特征性*EWSR/FLI-1*融合基因
卵巢中胚叶混合瘤	肿瘤主要由不同比例的恶性上皮和间叶成分组成，肉瘤可为同源性，也可伴异源性肉瘤成分区域	恶性上皮成分表达CK、CK7、ER、PR；免疫组化有助于识别肉瘤成分

九、卵巢甲状腺肿的诊断与鉴别

1.抗体选择　TG、TTF-1、CK19、Galectin3、TPO、CD56，加*BRAF*、*RAS*基因突变检测。

2.注释

（1）卵巢甲状腺肿好发于20～56岁人群，该肿瘤起源于患者生殖细胞，属于单胚层高度成熟卵巢畸胎瘤，同时也是畸胎瘤中的特殊类别。

（2）良性卵巢甲状腺肿：肿瘤分为单纯型（几乎完全由甲状腺组织构成）和混合型（与畸胎瘤混合存在）两种类型。与卵巢甲状腺乳头状癌的鉴别：免疫组化有助于鉴别诊断。抗体选择：CK19、Galectin3、TPO、CD56。MC、34βE12、CK19、Galectin3在甲状腺乳头状癌（PTC）中的表达率明显高于在甲状腺良性病变中的表达；CD56在PTC中的表达率明显低于在甲状腺良性病变中的表达。

（3）卵巢甲状腺肿类癌：是含有类癌和卵巢甲状腺肿混合性成分的卵巢肿瘤，二者可界限清楚或混合存在。类癌区域多由小梁状和（或）岛状类癌成分组成。免疫组化显示甲状腺肿成分TG和TTF-1阳性，类癌区域神经内分泌标志物CD56、CgA及Syn阳性，TTF-1阴性（支气管源性类癌除外）。

参 考 文 献

毕蕊，杨文涛，2018. 部分妇科肿瘤中特征性的基因改变及其临床应用. 中华病理学杂志，47（3）：219-222.

常彬，卢立霞，涂小予，等，2016. 子宫内膜间质肉瘤的病理形态学观察及JAZF1-SUZ12和YWHAE-FAM22融合基因检测. 中华病理学杂志，45（5）：308-313.

陈瑚, 谢飞来, 曲利娟, 等, 2014. 卵巢高钙血症型小细胞癌临床病理观察. 诊断病理学杂志, 21 (12): 738-740.
陈乐真, 2001. 子宫内膜增生、化生与内膜癌的鉴别诊断. 中华病理学杂志, 30 (4): 299-302.
陈丽霞, 2013. 卵巢卵泡膜细胞瘤25例临床病理分析. 山西医药杂志, (23): 1443.
陈锐超, 江庆萍, 2021. 卵巢性索间质肿瘤的分子病理学进展. 现代实用医学, 33 (5): 561-565.
陈欣, 郎景和, 刘海元, 2019. 恶性卵巢甲状腺肿的诊治进展. 生殖医学杂志, 28 (2): 198-201.
陈燕坪, 卢建平, 陈宝珍, 等, 2016. 原发性腹膜透明细胞癌1例并文献复习. 临床与实验病理学杂志, 32 (8): 917-920.
成宇帆, 柏乾明, 毕蕊, 等, 2019. 伴有BCOR基因易位的高级别子宫内膜间质肉瘤临床病理分析. 中华病理学杂志, 48 (8): 604-609.
程晓晓, 涂开家, 于晓红, 等, 2019. 卵巢混合性生殖细胞-性索-间质肿瘤1例报道及文献复习. 肿瘤防治研究, 46 (1): 96-98.
丁力, 林原, 舒曼, 等, 2015. 中间型滋养细胞病变的临床病理特征及鉴别诊断. 临床与实验病理学杂志, 31 (2): 194-196.
丁效蕙, 回允中, 卢立军, 等, 2012. 外阴上皮内肿瘤形成20例临床病理学观察. 中华病理学杂志, 41 (6): 382-385.
董伟, 朱慧庭, 2019. 卵巢环状小管性索肿瘤2例. 临床与实验病理学杂志, 35 (2): 241-242.
杜瑞, 凌月仙, 张江宇, 等, 2019. 性腺母细胞瘤的临床病理观察. 诊断病理学杂志, 26 (8): 519-522.
范娜娣, 2007. 滋养细胞免疫组化标记物的研究现状. 诊断病理学杂志, 14 (5): 325-328.
方三高, 2017. 解读2014年WHO女性生殖器官肿瘤分类(妊娠滋养细胞疾病). 诊断病理学杂志, 24 (2): 136-140.
冯敏, 步宏, 王巍, 2019. 子宫内膜癌分子分型的研究进展及其临床意义. 中华病理学杂志, 48 (12): 997-1000.
高娟, 卢珊珊, 王悦, 等, 2019. 子宫恶性潜能未定的平滑肌肿瘤29例临床病理分析. 现代妇产科进展, 28 (9): 641-646.
葛丽萍, 刘爱军, 2015. 卵巢恶性生殖细胞肿瘤的免疫组化诊断进展--SALL4及其他标记物的联合应用. 现代妇产科进展, 24 (2): 143-145, 148.
龚子元, 俞梅, 吴焕文, 等, 2019. 卵巢浆液性交界性肿瘤诊治的研究进展. 中华妇产科杂志, 54 (9): 640-644.
顾芸, 郝亚娟, 钱宁, 等, 2018. 子宫透明细胞癌33例临床病理分析. 临床与实验病理学杂志, 34 (12): 1331-1334, 1339.
郭超, 邹凌凤, 王昀, 等, 2013. 卵巢非妊娠性绒癌临床病理观察. 诊断病理学杂志, 20 (11): 678-681.
何莉, 孟详喻, 李凯莉, 等, 2013. 平滑肌肉瘤的最新研究进展. 中华临床医师杂志(电子版), 7 (24): 11680-11684.
贺红梅, 邵长好, 白金猛, 等, 2020. IMP3、P16、HE4、Ki67、P53在卵巢浆液性肿瘤中表达的生物学意义、鉴别诊断及预后的研究. 临床和实验医学杂志, 19 (23): 2537-2540.
黄邦杏, 郭学兵, 潘华雄, 等, 2016. 滋养组织中转录因子GATA3的表达及意义. 临床与实验病理学杂志, 32 (6): 652-655.
黄艮平, 2019. 宫颈腺癌的病因学研究进展. 国际妇产科学杂志, 46 (1): 104-108.
黄受方, 张彦宁, 2008. 卵巢浆液性交界性肿瘤的诊断. 中华病理学杂志, 37 (9): 577-580.
黄受方, 张彦宁, 2008. 卵巢黏液性交界性肿瘤的诊断. 中华病理学杂志, 37 (4): 223-227.
黄文斌, 黄悦, 吴惠, 等, 2013. 卵巢核分裂活跃的富于细胞性纤维瘤临床病理观察. 诊断病理学杂志, 20 (9): 522-525.
黄文斌, 罗新华, 黄悦, 等, 2008. 子宫内膜微腺性腺癌临床病理观察. 诊断病理学杂志, 15 (4): 283-286.
黄雪云, 张丽华, 2016. 子宫内膜样上皮内瘤变的临床病理学进展. 诊断病理学杂志, 23 (10): 792-795.
黄雪云, 张丽华, 魏晓莹, 等, 2017. PAX-2、β-catenin及HAND2蛋白在子宫内膜增生症中的表达及其意义. 东南大学学报(医学版), 36 (6): 919-923.
贾梦, 孙平丽, 姚敏, 等, 2018. 子宫内膜样癌MELF式浸润的临床病理学特征及预后. 诊断病理学杂志, 25 (1): 65-68.
孔令非, 2015. WHO (2014) 女性生殖道肿瘤分类中子宫内膜增生性病变的新变化. 临床与实验病理学杂志, 31 (1): 1-3.
雷冬梅, 张威, 张欢欢, 等, 2015. 儿童非妊娠性绒癌临床病理分析. 河南外科学杂志, 21 (5): 7-9.
雷佳, 田永凤, 闫中义, 2018. 子宫内膜癌研究进展. 河南大学学报(医学版), 37 (2): 153-156.
李琛, 徐袆, 张炜明, 等, 2017. 原发性子宫内膜浆液性癌17例临床病理观察. 临床与实验病理学杂志, 33 (11): 1278-1281.
李璐, 邓茜, 俞文英, 2022. 卵巢Sertoli-Leydig细胞瘤20例临床病理分析. 临床与实验病理学杂志, 38 (5): 579-583.
李青, 周晓军, 2009. 免疫组织化学在卵巢肿瘤病理诊断和鉴别诊断中的价值. 中华病理学杂志, 38 (4): 280-284.
李青, 周晓军, 2009. 免疫组织化学在女性生殖道肿瘤诊断中的应用价值. 临床与实验病理学杂志, 25 (6): 571-575.

李晓红，卿松，王玻玮，等，2014. 子宫内膜微腺体癌临床与病理组织学特征. 新疆医科大学学报，37（7）：873-876.

李学锋，2018. 水泡状胎块的分子病理诊断与研究进展. 临床与实验病理学杂志，34（11）：1243-1246.

廖广界，2019. 免疫组化在卵巢性索-间质肿瘤诊断中的应用进展. 临床与实验病理学杂志，35（6）：692-695.

林博宁，徐德，付劲锋，等，2018. 宫颈腺样基底细胞癌合并微小浸润性鳞状细胞癌1例报道. 诊断病理学杂志，25（1）：58-61.

刘斌，王兴民，庞朗，等，2018. p16联合Ki-67在卵巢浆液性肿瘤诊断中的应用. 临床医药文献电子杂志，5（43）：14-16，18.

刘从容，2016. 宫颈腺上皮病变病理学相关问题及其研究进展. 中华妇幼临床医学杂志：电子版，12（1）：2-6.

刘辉，李元朋，杨菁茹，等，2020. 子宫内膜间质肉瘤中BCOR、CD10和Cyclin D1的诊断意义. 临床与实验病理学杂志，36（5）：552-556.

刘欣荣，谷永红，2013. 性腺母细胞瘤2例临床病理观察. 诊断病理学杂志，20（5）：279-281，285.

刘洋，阎红琳，袁静萍，2019. 宫颈绒毛腺管状腺癌的临床病理学分析. 临床与病理杂志，39（1）：212-217.

柳玮华，周小鸽，张彦宁，2008. 探讨CK7、CK20和Villin在判断转移癌原发部位中的应用价值. 诊断病理学杂志，15（4）：275-278.

陆清园，莫祥兰，2019. 延胡索酸水合酶缺陷型子宫平滑肌瘤三例临床病理观察. 中华病理学杂志，48（12）：964-966.

路名芝，2014. 子宫中间型滋养细胞肿瘤的临床病理特征. 实用检验医师杂志，6（3）：182-184，141.

罗杰，李挺，袁莉云，等，1999. 人乳头状瘤病毒感染与宫颈癌前病变的关系. 中华病理学杂志，28（4）：248-251.

罗茹，陈晓端，朱莉艳，2013. 宫颈高级别腺上皮内瘤变80例临床病理及免疫组织化学观察. 中华病理学杂志，42（1）：32-36.

吕炳建，程亮，2015. 卵巢生殖细胞肿瘤的临床病理学研究进展. 中华病理学杂志，44（12）：922-925.

吕炳建，程亮，2018. 睾丸性索-间质肿瘤的诊断与分类进展. 中华病理学杂志，47（2）：139-142.

马亚琪，王利群，封琳，等，2019. 宫颈腺样囊性癌2例临床病理观察. 诊断病理学杂志，26（10）：633-637.

梅平，刘艳辉，庄恒国，等，2007. p16INK4a在宫颈细胞学鳞状上皮内瘤变中的意义. 中华病理学杂志，36（8）：521-523.

门文婷，韩春颖，刘珊珊，等，2019. 子宫内膜异位症与卵巢癌关系的研究进展. 国际妇产科学杂志，46（2）：138-141.

孟轶婷，马东林，李莉，等，2017. PAX-2和PTEN在子宫内膜病变中的表达及其与子宫内膜上皮内瘤变的相关性. 肿瘤研究与临床，29（1）：27-31.

闵志雪，王朝夫，陶菁，等，2019. 睾丸支持细胞瘤8例临床病理观察. 诊断病理学杂志，26（4）：231-234，238.

倪海春，李莉，谢永辉，等，2022. 卵巢Brenner肿瘤的临床病理分析. 临床与病理杂志，42（3）：526-532.

倪皓，周晓军，2016. 免疫组化在卵巢交界性肿瘤诊断和鉴别诊断中的研究进展. 诊断病理学杂志，23（6）：462-465.

齐蕾，许欣，黄朝康，2019. 卵巢卵黄囊瘤合并成熟性囊性畸胎瘤1例. 临床与实验病理学杂志，35（4）：497-498.

钱秋红，宋坤，2020. 子宫内膜癌前沿研究进展. 中国医学前沿杂志（电子版），12（5）：1-6.

秦桂萍，华玉兰，侯海娜，等，2013. 子宫内膜息肉样腺肌瘤8例临床病理分析. 诊断病理学杂志，20（4）：200-203.

任文彬，崔向荣，张三元，2022. 子宫内膜癌的分子病理分型及其研究进展. 国际妇产科学杂志，49（3）：272-277.

沈丹华，2012. 子宫内膜癌前期病变的病理诊断. 诊断病理学杂志，19（4）：241-247.

沈丹华，2022. 下生殖道鳞状上皮病变的病理诊断和分级. 中华妇产科杂志，57（1）：68-71.

沈明虹，段华，汪沙，2020. 子宫内膜与卵巢原发性双癌的研究进展. 中华妇产科杂志，55（11）：798-801.

师晓华，郭丽娜，2022. 卵巢浆液性肿瘤的临床病理特征再探讨. 中华妇产科杂志，57（3）：231-235.

石海燕，吕炳建，吕卫国，2022. 子宫颈腺癌病理学分类. 中华医学杂志，102（26）：2045-2049.

宋芳，沈铭红，陈汝蕾，等，2019. 卵巢Brenner肿瘤14例临床病理分析. 临床与实验病理学杂志，35（1）：105-107.

孙维纲，2008. 子宫内膜癌的病理及病理组织学分类. 实用妇产科杂志，24（5）：259-262.

孙艺华，唐绍娴，王丽，等，2016. 子宫内膜样腺癌伴性索样结构和玻璃样变五例临床病理学分析. 中华病理学杂志，45（5）：297-301.

汤永峰，顾芸，李惠，等，2021. 子宫内膜样癌分子分型的临床病理意义. 诊断病理学杂志，28（10）：843-847.

唐绍娴，孙艺华，许燕，等，2016. 卵巢浆黏液性癌临床病理学分析. 中华病理学杂志，45（11）：774-779.

陶胜男，周颖，孙金，等，2019. 子宫肉瘤研究进展. 国际妇产科学杂志，46（3）：249-252.

汪勤，张和平，庄雅丽，2017. 卵巢类似性索-间质肿瘤的子宫内膜癌一例. 中华病理学杂志，46（5）：350-351.

王丹丹，印永祥，齐莉莉，等，2018. 宫颈微偏腺癌的临床及病理学分析. 当代医学，24（31）：106-109.

王富强，谭改民，2017. 卵巢微囊性间质瘤1例并文献复习. 临床与实验病理学杂志，33（1）：87-89.

王鸿宇，陈奎生，2015. 宫颈原位腺癌的研究进展. 肿瘤基础与临床，28（6）：549-552.

王劲松，李青，程雪，等，2015．HNF-1β和NapsinA联合检测在卵巢透明细胞癌诊断中的价值．中华病理学杂志，44（12）：874-878．

王磊，谭聪，涂小予，等，2015．卵巢高钙血症型小细胞癌的临床病理特征及SMARCA4失表达的诊断意义．中华病理学杂志，44（12）：859-863．

王莉萍，张爱格，郑良楷，等，2016．性腺母细胞瘤临床病理学分析．中华病理学杂志，45（12）：873-874．

王琳琳，董艳光，李青，等，2015．卵巢移行细胞癌的临床病理特征观察．中华病理学杂志，44（2）：118-122．

王瑜，代燕波，吴欢，等，2019．卵巢浆黏液性癌4例临床病理分析．临床与实验病理学杂志，35（2）：210-213．

王长荣，2020．子宫Müllerian腺肉瘤临床病理分析．浙江临床医学，22（4）：575-576，579．

王聪慧，庞超，张瑞华，等，2019．非特异性卵巢类固醇细胞瘤一例并最新研究进展．现代养生（下半月版），（12）：70-73．

王志坚，孔为民，2019．去分化子宫内膜癌的研究现状．中华妇产科杂志，54（10）：710-713．

王志强，金玉兰，2018．宫颈腺癌及前驱病变与HPV的关系研究进展．中国医刊，53（11）：1219-1222．

魏雪，夏秋媛，王璇，等，2019．网状纤维及Masson三色染色用于鉴别子宫平滑肌肿瘤性坏死与梗死．中华病理学杂志，48（6）：466-468．

吴海霞，申彦，刘易欣，2015．子宫内膜去分化癌的病理及分子特征．中华病理学杂志，44（5）：350-352．

吴焕文，陈杰，卢朝辉，2016．解读WHO（2014）女性生殖器官肿瘤分类中的上皮性卵巢肿瘤．诊断病理学杂志，23（1）：1-4，9．

吴焕文，梁智勇，张卉，等，2013．子宫内膜癌免疫组化标记物的研究进展．诊断病理学杂志，20（3）：180-183．

谢淦，张帆，陈吉，等，2020．子宫平滑肌肿瘤的病理学研究进展．临床与实验病理学杂志，36（11）：1324-1327．

解建军，2018．国际宫颈腺癌标准和分类：宫颈浸润性腺癌一种新的病理分类．临床与实验病理学杂志，34（11）：1184．

谢伟民，杨佳欣，2017．低级别子宫内膜间质肉瘤的研究进展．中国妇产科临床杂志，18（1）：90-92．

邢正文，吴滢，王雪莉，等，2022．8例儿童卵巢颗粒细胞瘤临床病理特征及预后分析．上海交通大学学报（医学版），42（2）：192-196．

徐兵，周颖，胡卫平，2014．上皮性卵巢癌起源学说的研究进展．国际妇产科学杂志（2）：120-123．

徐德，付劲锋，林博宁，等，2010．一级子宫内膜样腺癌累及腺肌病临床病理分析．临床与实验病理学杂志，26（5）：622-624．

徐炼，何英，冯敏，等，2016．卵巢低级别浆液性腺癌临床病理分析．四川大学学报（医学版），47（6）：971-974．

徐玉乔，周汝，张红娟，等，2018．卵巢甲状腺肿的临床病理特征及诊断思路．中华病理学杂志，47（9）：733-736．

杨旭丹，王雷，王晓卿，等，2016．原发性阑尾黏液性肿瘤46例临床病理分析．中华病理学杂志，45（7）：478-479．

杨幼萍，朱杨丽，张建民．卵巢交界性肿瘤病理及进展．临床与实验病理学杂志，2016，32（5）：481-487，491．

于宝华，柏乾明，徐晓丽，等，2018．乳腺肌纤维母细胞瘤九例临床病理学分析．中华病理学杂志，47（10）：747-752．

于运运，杨建萍，严淑萍，等，2019．子宫内膜去分化癌病例报道5例及文献复习．河南医学研究，28（6）：981-985．

余俊，谢晶，吴海波，2019．卵巢支持-间质细胞瘤伴异源性成分1例．临床与实验病理学杂志，35（6）：755-756．

詹阳，金玉兰，朱力，2019．卵巢透明细胞癌研究进展．中国医刊，54（9）：945-949．

张迪，李晓兰，2020．HPV-DNA的整合与宫颈癌的关系．巴楚医学，3（1）：112-115．

张和平，陈先侠，解正新，等，2015．6例分化型外阴上皮内瘤变临床病理观察．临床与实验病理学杂志，31（7）：752-756．

张静，2022．子宫颈腺癌及其癌前病变的病理诊断新进展．中华妇产科杂志，57（10）：785-788．

张丽华，2020．子宫颈腺癌的临床病理学进展．现代实用医学，32（7）：743-746．

张莉，孙东华，张丽丽，等，2018．儿童卵巢伴有环状小管的性索肿瘤1例．临床与实验病理学杂志，34（11）：1290-1291．

张彤，沈丹华，陈云新，等，2014．PTEN、PAX-2和β-catenin在Ⅰ型子宫内膜癌及其癌前病变中的表达及意义．现代妇产科进展，23（2）：85-88．

张晓波，赵成龙，祁晓莉，等，2018．子宫内膜样癌伴MELF浸润的临床病理特点及预后分析．中华妇产科杂志，53（12）：811-815．

张晓芳，张廷国，2015．免疫组化在妇科肿瘤诊断和鉴别诊断中的应用．实用妇产科杂志，31（11）：812-815．

张彦宁，黄受方，2010．卵巢幼年型粒层细胞瘤的临床病理分析．中华病理学杂志，39（10）：661-665．

张兆祥，2004．几种女性生殖道软组织肿瘤的病理诊断．肿瘤防治杂志，11（1）：107-110．

赵立銞，王玲，张肖肖，2018．子宫内膜癌基因分型的研究进展．现代肿瘤医学，26（22）：3675-3678．

赵明，赵丹晖，贺慧颖，等，2018．睾丸非特殊类型支持细胞瘤临床病理学和分子特征分析．中华病理学杂志，47（7）：

505-510.

赵倩颖，郄明蓉，2019. 上皮性卵巢癌的病理及分子诊断. 中华妇幼临床医学杂志（电子版），15（6）：605-611.

赵瑞皎，王轶英，李真，等，2017. 盆腔高级别浆液性癌中输卵管伞端上皮病变的病理学特征. 中华病理学杂志，46（8）：542-547.

郑娇，王功伟，刘文婷，等，2017. 卵巢Krukenberg瘤21例分析报道. 诊断病理学杂志，24（7）：544-547.

郑末，吴焕文，2018. 卵巢伴少量性索成分的间质肿瘤临床病理学观察. 国际妇产科学杂志，45（1）：85-89.

郑晓丹，陈光勇，黄受方，2021. WHO女性生殖肿瘤分类第5版关于子宫体及宫颈腺癌分类的解读. 中华病理学杂志，50（5）：437-441.

郑兴征，马建慧，陈天宝，等，2020. 分子病理检测在卵巢粒层细胞瘤鉴别诊断中的应用. 中华病理学杂志，49（8）：794-799.

郑兴征，詹阳，马建慧，等，2018. 胎盘部位结节20例临床病理分析. 临床与实验病理学杂志，34（6）：623-626.

中国抗癌协会妇科肿瘤专业委员会，2021. 子宫内膜癌诊断与治疗指南（2021年版）. 中国癌症杂志，31（6）：501-512.

中华医学会病理学分会女性生殖疾病学组，2020. 子宫内膜癌病理诊断规范. 中华病理学杂志，49（3）：214-219.

周先荣，2021. 子宫内膜息肉的主要临床病理学特征和鉴别诊断. 中国计划生育和妇产科，13（7）：15-16.

朱力，李宝珠，1999. 原发性宫颈腺癌的临床病理及免疫组织化学分析. 中华病理学杂志，28（4）：252-255.

朱燃，薛晓伟，罗玉凤，等，2018. 卵巢原发性类癌的临床病理学观察. 中华病理学杂志，47（5）：339-343.

庄晓苹，赵海鸥，高宝辉，等，2016. 卵巢未分类混合生殖细胞-性索-间质肿瘤一例. 中华病理学杂志，45（5）：341-342.

宗丽菊，张友忠，2015. 关于女性下生殖道HPV相关鳞状上皮病变术语的解读. 现代妇产科进展，24（2）：138-139.

宗璇，杨佳欣，2019. 卵巢恶性生殖细胞肿瘤基因组学研究进展. 现代妇产科进展，28（10）：788-790，793.

邹亮，夏丽娜，于晓红，等，2022. 性腺母细胞瘤3例临床病理分析. 临床与实验病理学杂志，38（5）：626-628.

Alvarado-Cabrero I，Hernández-Toriz N，Paner GP，2014．Clinicopathologic analysis of choriocarcinoma as a pure or predominant component of germ cell tumor of the testis．Am J Surg Pathol，38（1）：111-118.

Garg K，Shih K，Barakat R，et al，2009．Endometrial carcinomas in women aged 40 years and younger：tumors associated with loss of DNA mismatch repair proteins comprise a distinct clinicopathologic subset．Am J Surg Pathol，33（12）：1869-1877.

Gupta M，Laury AL，Nucci MR，et al，2018．Predictors of adverse outcome in uterine smooth muscle tumours of uncertain malignant potential（STUMP）：a clinicopathological analysis of 22 cases with a proposal for the inclusion of additional histological parameters．Histopathology，73（2）：284-298.

Hirsch MS，Watkins J，2020．A comprehensive review of biomarker use in the gynecologic tract including differential diagnoses and diagnostic pitfalls．Adv Anat Pathol，27（3）：164-192.

Jin C，Liang S，2018．Differentiated vulvar intraepithelial neoplasia：A brief review of clinicopathologic features．Arch Pathol Lab Med，143（6）：768-771.

Kato N，Sasou S，Motoyama T，2006．Expression of hepatocyte nuclear factor-1beta（HNF-1beta）in clear cell tumors and endometriosis of theovary．Mod Pathol，19（1）：83-89.

Kerdraon O，Cornelius A，Farine MO，et al，2012．Adenoid basal hyperplasia of the uterine cervix：alesionofreservecelltype，distinct from adenoid basal carcinoma．HumPathol，43（12）：2255-2265.

Köbel M，Ronnett BM，Singh N，et al，2019．Interpretation of P53 immunohistochemistry in endometrial carcinomas：toward increased reproducibility．Int J Gynecol Pathol，38 Suppl 1（Iss 1 Suppl 1）：S123-S131.

Kuhn E，Ayhan A，2018．Diagnostic immunohistochemistry in gynaecological neoplasia：a brief survey of the most commons cenarios．J Clin Pathol，71（2）：98-109.

Kurman RJ，Carcangiu ML，Herrington CS，et al，2014．WHO classication of tumours of female reproductive organs．4th ed．Lyon：IARC Press.

Kurman RJ，Ellenson LH，Ronnett BM，2014．Blaustein女性生殖道病理学．6版．薛德彬，译．北京：北京科学技术出版社.

Mallinger WD，Quick CM，2019．Benign and premalignant lesions of the endometrium．Surgical Pathology Clinics，12（2）：315-328.

Moh M，Krings G，Ates D，等，2016．SATB2表达模式有助于卵巢转移性结直肠或阑尾肿瘤与卵巢原发性黏液性或子宫内膜样肿瘤的鉴别．临床与实验病理学杂志，32（5）：527.

Murali R，Davidson B，Fadare O，et al，2019．High-grade endometrial carcinomas：morphologic and immunohistochemical features，diagnostic challenges and recommendations．Int J Gynecol Pathol，38 Suppl 1（Iss 1 Suppl 1）：S40-S63．

NCCN clinical practice guidelines in Oncology：Small Cell Lung Cancer（2019．V1）

Pirog EC, 2017. Cervical adenocarcinoma: diagnosis of human papillomavirus-positive and human papillomavirus-negative tumors. Arch Pathol Lab Med, 141（12）: 1653-1667.

Pors J, Cheng A, Leo JM, et al, 2018. A comparison of GATA3, TTF1, CD10, and calretinin in identifying mesonephric and mesonephric-like carcinomas of the gynecologic tract. Am J Surg Pathol, 42（12）: 1596-1606.

Rabban JT, Gilks CB, Malpica A, et al, 2019. Issues in the differential diagnosis of uterine low-grade endometrioid carcinoma, including mixed endometrial carcinomas: recommendations from the international society of gynecological pathologists. Int J Gynecol Pathol, 38 Suppl 1（Iss 1 Suppl 1）: S25-S39.

Rashid S, Arafah MA, Akhtar M, 2022. The many faces of serous neoplasms and related lesions of the female pelvis: a review. Adv Anat Pathol, 29（3）: 154-167.

Selves J, Long-Mira E, Mathieu MC, et al, 2018. Immunohistochemistry for diagnosis of metastatic carcinomas of unknown primary site. Cancers, 10（4）: 108.

Serra S, Chetty R, 2018. p16: Gene of the month. J Clin Pathol, 71（10）: 853-858.

Silva EG, Deavers MT, Malpica A, 2007. Undifferentiated carcinoma of the endometrium: a review. Pathology, 39（1）: 134-138.

Stewart CJR, Crum CP, McCluggage WG, et al, 2019. Guidelines to aid in the distinction of endometrial and endocervical carcinomas, and the distinction of independent primary carcinomas of the endometrium and adnexa from metastatic spread between these and othersites. Int J Gynecol Pathol, 38 Suppl 1（Iss 1 Suppl 1）: S75-S92.

Stolnicu S, Barsan I, Hoang L, et al, 2018. Diagnostic algorithmic proposal based on comprehensive immunohistochemical evaluation of 297 invasive endocervical adenocarcinomas. Am J Surg Pathol, 42（8）: 989-1000.

Stolnicu S, Hoang L, Hanko-Bauer O, et al, 2019. Cervical adenosquamous carcinoma: detailed analysis of morphology, immunohistochemical profile, and clinical outcome in 59 cases. Int J Gynecol Pathol, 42（3）: 259-269.

Talhouk A, McConechy MK, Leung S, et al, 2015. A clinically applicable molecular-based classification for endometrial cancers. Br J Cancer, 113（2）: 299-310.

Yang EJ, 2019. Human papilloma virus–associated squamous neoplasia of the lower anogenital tract. Surg Pathol Clin, 12（2）: 263-279.

第九章

乳　腺

第一节　乳腺肿瘤标志物

一、正常乳腺组织免疫组化特点

成年女性乳腺由一系列的导管、小管、小叶腺泡和纤维脂肪性间质构成。乳腺导管-小叶系统的上皮均为双层结构，内层（腺腔面）为上皮细胞层，外层（基底侧）为肌上皮层，这种双层结构是鉴别良恶性病变的重要指标之一。乳腺干细胞是乳腺上皮的一种多潜能原始细胞（储备细胞），干细胞经过中间型细胞进一步分化为终末腺上皮细胞和肌上皮细胞，定向干细胞（表达CK5/6）、腺中间细胞（表达CK5/6及CK8/18）、肌上皮中间细胞（表达CK5/6、SMA及p63）、腺上皮终端细胞（表达CK8/18）和肌上皮终端细胞（表达SMA及p63），不同阶段的细胞其免疫表型亦不相同，基本解释了不同病变的异质性，静止期乳腺腺上皮、肌上皮和祖（干）细胞均有相对较特异性的标志物（图9-1～图9-10）。

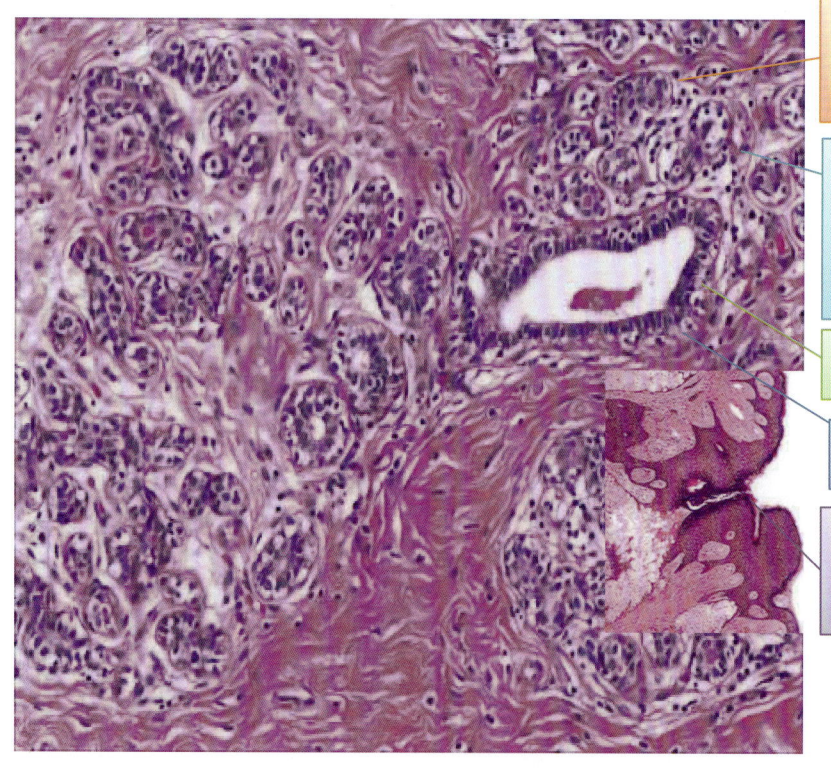

腺上皮细胞
表达：乳球蛋白、GATA3、GCDFP-15、ER、PR、HER2、CK7、CK8/18、EMA阳性；CK20阴性

肌上皮细胞
表达p63、SMMHC、calponin、SMA、CK-H（CK5/6、CK14/17、34βE12）、CD10、GFAP、S-100阳性；CK8/18、CK19、Vim、CD34、Desmin、Caldesmon阴性

祖细胞（干细胞？）
表达CD44、CK5、CK14阳性

基底膜
含Ⅳ型胶原蛋白和层粘连蛋白

Toker细胞
可能与Paget病的组织发生有关。表达CK7、CAM5.2、MUC1、ER、PR、HER2、CEA、EMA、GATA3、GCDFP-15

神经内分泌细胞
乳腺正常和增生性上皮病变缺乏神经内分泌细胞，出现明确的神经内分泌细胞，提示为恶性病变

图9-1　正常乳腺组织结构特点与免疫表型

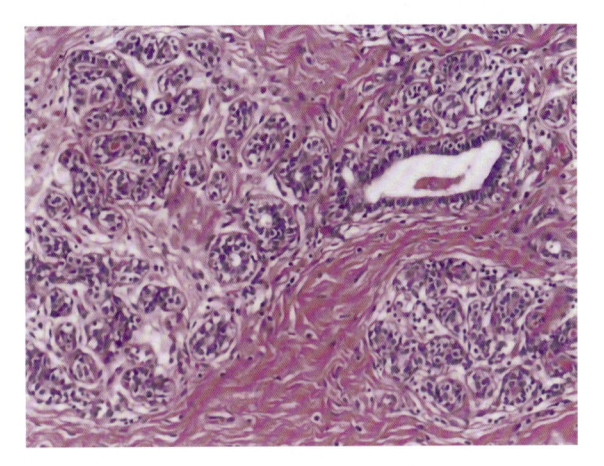

图 9-2　正常乳腺，HE 染色

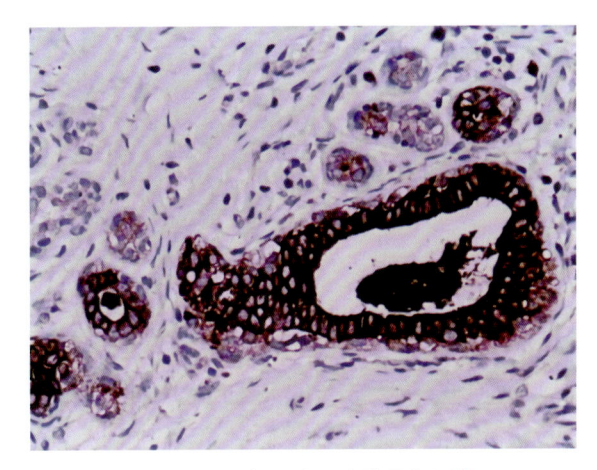

图 9-3　正常乳腺，乳球蛋白阳性

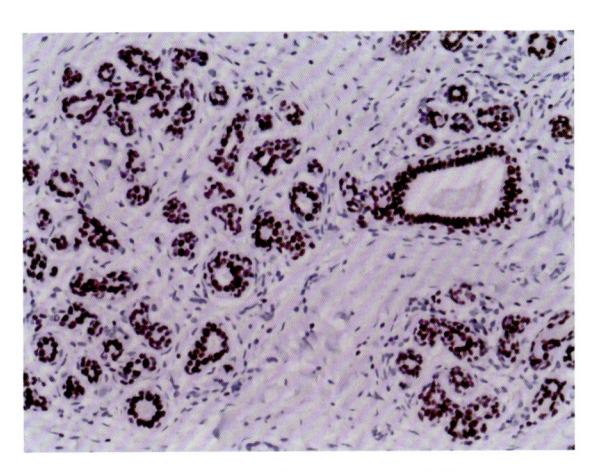

图 9-4　正常乳腺，GATA3 阳性

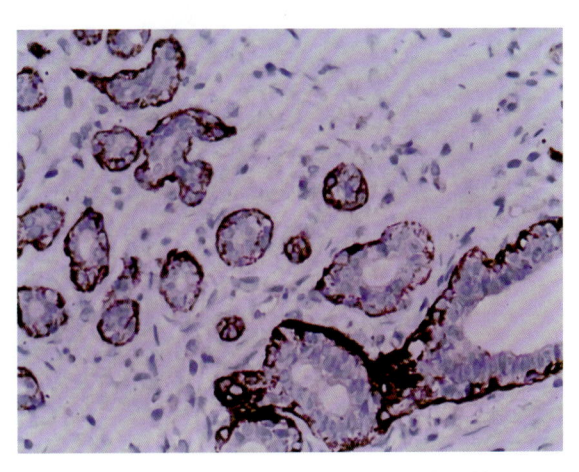

图 9-5　正常乳腺，CK5/6，肌上皮阳性

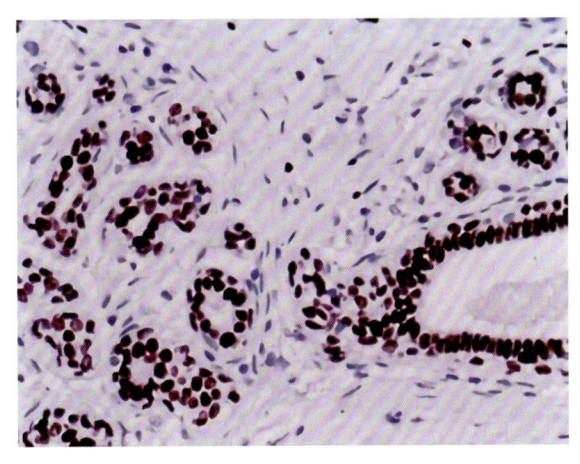

图 9-6　正常乳腺，ER 阳性

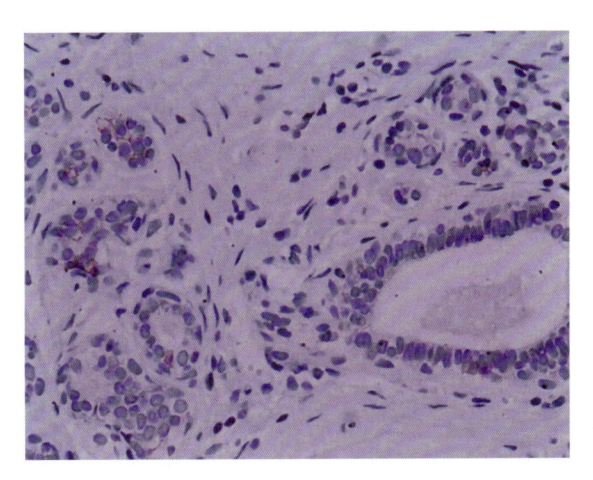

图 9-7　正常乳腺，HER2，弱阳性

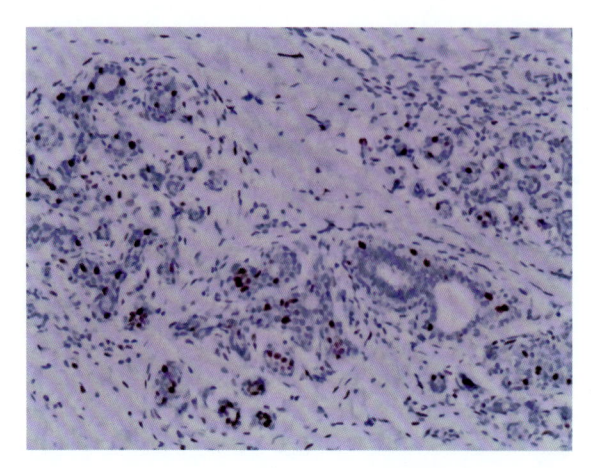

图9-8　正常乳腺，AR，散在阳性

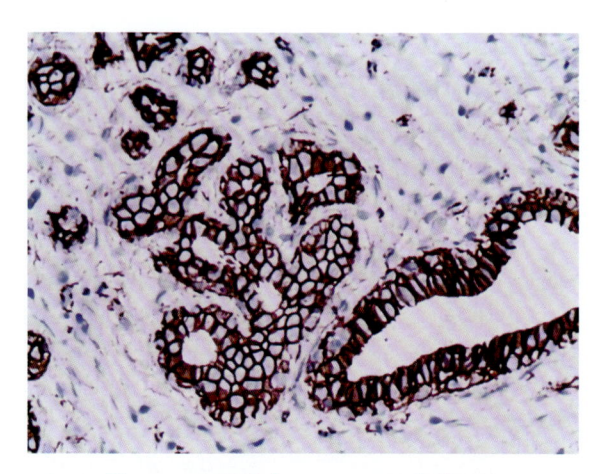

图9-9　正常乳腺，p120，细胞膜阳性

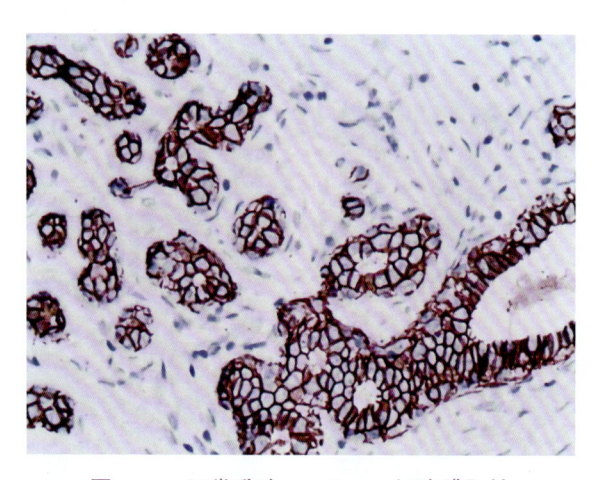

图9-10　正常乳腺，E-Cad，细胞膜阳性

二、常用的免疫组化标志物

目前认为，尚缺乏特异的乳腺器官源性标志物。①乳腺组织特异性标志物：依次选择毛发鼻指（趾）综合征1型相关基因（TRPS1）、乳球蛋白（Mammaglobin，MGB）、巨囊性病液体蛋白15（GCDFP-15）、GATA结合蛋白3（GATA3）、ER、PR、HER2；CDFP-15和MGB相对较特异，但在乳腺癌中表达率不高，也可使用ER来推测肿瘤是否来自乳腺，但其在其他器官，如卵巢，甚至是肺、胃来源的肿物中也可能表达；TRPS1和GATA3是近年来较为推荐的乳腺器官标志物，GATA3已被证明是ER阳性和低级别乳腺癌最好的标志物，但三阴性乳腺癌（TNBC）效果不佳，对化生性乳腺癌敏感度不足20%；TRPS1标志物对所有类型乳腺癌均具有较好的特异度及敏感度，尤其是对于TNBC，但在人类前列腺、睾丸、卵巢、肾脏、乳腺等组织中广泛表达，TRPS1在尿路上皮癌和正常尿路上皮中不表达，可与尿路上皮癌鉴别。②腺上皮细胞标志物：包括CK7/8、CK18/19、EMA，乳腺癌多为CK7+/CK20−；如ER、PR、AR和HER2。③基底/肌上皮细胞标志物：如p63、SMMHC、Calponin、SMA、CK-H（CK5/6、CK14/17、34βE12）、CD10、S-100、SOX10和GFAP表达不确定，但不表达激素受体和HER2；SMMHC、Calponin、SMA和Desmin只表达于肌上皮，可与基底细胞鉴别；肌上皮细胞与肌成纤维细胞、平滑肌鉴别：选择p63、CK-H，后者均为阴性。④TNBC：GATA3、GCDFP-15和MGB在TNBC中的作用有限，可选择TRPS1、SOX10、GATA3，与SOX10相比，TRPS1在TNBC中的表达比例更高。与GATA3相比，SOX10目前被认为在TNBC中具有更高的灵敏度，并且与来自其他部位的癌的交叉反应程度较低。⑤神经内分泌标志物：包括INMS1、CgA、Syn、CD56等，最好选择两种以上的抗体。⑥乳腺癌预后相关标志物：包括AR、ER、PR、HER2、PS2、p53、CyclinD1、NM23、EGFR、Ki-67等（表9-1）。

表 9-1 乳腺肿瘤常用的免疫组化标志物

标志物	阳性定位	注释
乳球蛋白	细胞质	MGB在正常组织中仅表达于乳腺导管和小叶上皮细胞；在乳腺癌中其阳性率为50%～84%，有高度的特异度和敏感度。有报道，乳球蛋白在子宫内膜腺癌中高表达（约72%），而在宫颈腺癌中阳性表达率极低（约5%），可应用于两者的鉴别诊断
GATA3	细胞核	除目前研究较多的乳腺癌及尿路上皮癌之外，GATA3可表达于正常大汗腺、涎腺、皮肤鳞状细胞、尿路上皮，且高表达于涎腺导管癌、皮肤附属器肿瘤、T细胞淋巴瘤，且不同程度表达于鳞状细胞癌、肾细胞癌、间皮瘤、胰腺癌、肺癌、卵巢癌等。GATA3在乳腺癌中的高敏感表达及突出的细胞核染色对辨识乳腺组织及其来源的肿瘤具有重要作用，其敏感性明显优于GCDFP-15和MGB
TRPS1	细胞核	TRPS1是GATA转录因子家族成员之一。TRPS1在软骨、骨、肾脏、毛囊发生过程中发挥关键作用。主要存在于细胞核中，研究表明TRPS1标志物对所有类型乳腺癌均具有较好的特异度及敏感度，尤其对于三阴性乳腺癌，在其他肿瘤类型中也有表达。TRPS1也是浸润性乳腺癌的高度特异性标志物，在其他类型肿瘤中无表达或极少表达，如尿路上皮癌、肾细胞癌、肺癌、消化道癌和恶性黑色素瘤
GCDFP-15	细胞质	巨囊性病液体蛋白15，该抗原在顶泌上皮、泪腺、耵聍腺、Moll腺、下颌腺、气管支气管腺体、舌下腺和小唾液腺的细胞质中均有表达。可用于乳腺癌、唾液导管癌和顶泌上皮的判断
ER/PR	细胞核	乳腺癌ER的阳性率为50%～80%，PR的阳性率约为50%。ER及PR阳性肿瘤对内分泌治疗反应性高，ER和（或）PR阳性患者较ER和（或）PR阴性患者有较好的预后。ER/PR对转移性乳腺癌无特异性，但在某些鉴别诊断方面可能有一定的作用。一般认为ER/PR可能仅存在于激素反应性组织（包括乳腺癌、卵巢癌、子宫内膜癌的某些亚型），但在肺、胃和甲状腺肿瘤中也检测到了性激素受体
AR	细胞核	雄激素受体（AR）在乳腺癌组织中阳性表达率较高，AR阳性表达与雌激素受体、孕激素受体表达呈正相关，AR也可能是乳腺癌恶性程度低、预后好的另一个重要指标，总之，AR可作为预测乳腺癌、乳腺癌恶性程度及预后的指标，也可成为综合治疗或靶向治疗的靶点
HER2	细胞膜	约有25%的乳腺癌患者HER2呈过度表达/扩增，HER2阳性预示乳腺癌患者预后不佳，对内分泌治疗和CMF方案可能耐药，蒽环类和紫杉醇药物对HER2阳性的患者相对有效。研究发现，IHC（3+）和FISH阳性者应用注射用曲妥珠单抗进行治疗的有效率可分别达35%和34%
E-Cad	细胞膜	E-Cadherin（E-Cad）在腺上皮细胞膜上呈线状表达，肌上皮细胞呈颗粒状的膜阳性。几乎在所有导管原位癌和浸润癌中呈阳性表达，而在小叶原位癌和浸润癌中常为阴性。常用于乳腺小叶癌和导管癌的鉴别。但约16%以上的小叶癌E-Cad表现为阳性，这可能是由伴有抗原决定簇完整的义义突变所致。在这种情况下，还可以行p120检测。瘤细胞呈弥漫性细胞质染色而不是细胞膜染色时诊断为小叶癌
p120	细胞膜/质	p120在浸润性导管癌中细胞膜阳性表达；在浸润性小叶癌中细胞质阳性表达。正常情况下，p120-catenin结合在E-Cadherin分子的亚质膜部分，因此免疫组化染色定位于细胞膜。E-Cadherin功能失常，p120-catenin释放到细胞质中，导致异常的弥漫性细胞质染色
FOXA1	细胞核	FOXA1也称肝细胞核因子3a（HNF3a），是一种转录因子，表达于正常乳腺导管上皮，也表达于肺、胰腺、膀胱、前列腺、结肠等上皮。据报道，FOXA1可以与ER共同表达于乳腺癌中，尤其是Luminal A型乳腺癌（83%，包括ER+/PR+/HER2+病例），在42%～45%的乳腺浸润性癌中表达FOXA1，而86%的基底样三阴性乳腺癌为阴性表达。FOXA1可作为乳腺癌分型的一个有用指标
SOX10	细胞核	SOX10是神经嵴分化的特征标志物，它可标记基底/肌上皮细胞，在乳腺导管、涎腺导管、汗腺和其他有肌上皮细胞的腺体的正常肌上皮细胞中表达，在多种基底/肌上皮分化癌中有相应的标记，如上皮-肌上皮癌、肌上皮癌、腺样囊性癌和多形性腺癌。SOX10在ER阳性和HER2阳性的乳腺癌中通常为阴性或很少阳性，但在TNBC中有相对较高的表达水平
CyclinD1	细胞核	细胞周期蛋白D1（CyclinD1）是参与细胞周期进展的重要因素之一，它在正常乳腺组织中正常表达，在乳腺癌组织中过表达，并且与ER、β-catenin等在乳腺癌中的关系密切相关，与雌激素受体阳性表达呈正相关。CyclinD1在乳腺癌中的表达情况对乳腺癌的分期、分级、乳腺癌的治疗（包括放疗、化疗、靶向治疗）选择及预后判断均有重要意义
p53	细胞核	p53是一种肿瘤抑制基因，分为野生型和突变型。30%～35%的浸润性乳腺癌中p53发生突变，其中，三阴性乳腺癌中p53的突变率约80%，突变率明显高于其他亚型，组织学分级越高，p53表达率越高。并且p53过表达与三阴性乳腺癌新辅助化疗后病理完全缓解（pCR）密切相关。研究发现在三阴性乳腺癌中，接受新辅助化疗后，与p53野生型相比，p53突变者可以获得更高的pCR，且获得pCR的患者预后更好，突变型p53很可能会成为乳腺癌尤其是三阴性乳腺癌的生物标志物和（或）新的治疗靶点
Ki-67	细胞核	Ki-67作为反映细胞增殖的标志物，在浸润性乳腺癌中被广泛应用于预后判断，也是治疗决策中的重要参考。2011年发布的St.Gallen共识中将Ki-67阳性率设定为14%，作为乳腺癌分子亚型（Luminal A型、Luminal B型）的阈值曾引起较大争议

三、乳腺肌上皮标志物的表达情况

肌上皮细胞标志物：依次选择p63、平滑肌肌球蛋白重链（SMMHC）、Calponin、SMA、CK-H（CK5/6、CK14/17、34βE12）、CD10、S-100；SMMHC、Calponin、SMA和Desmin只表达于肌上皮，可与基底细胞鉴别；肌上皮细胞与肌成纤维细胞、平滑肌细胞鉴别：选择p63、CK-H，后两者均为阴性；肌成纤维细胞与平滑肌细胞鉴别时选择h-Caldesmon，前者多为阴性（表9-2）。

表9-2 不同肌上皮标志物在乳腺肌上皮中表达的比较

标志物	抗原定位	表达的乳腺细胞类型	肌上皮表达特性
p63	细胞核	肌上皮细胞、肿瘤细胞（罕见）	特异性高、敏感性高
SMMHC	细胞质	肌上皮细胞、血管平滑肌、肌成纤维细胞（偶见）	特异性高
Calponin	细胞质	肌上皮细胞、血管平滑肌、肌成纤维细胞、乳腺上皮（罕见）	敏感性高
SMA	细胞质	肌上皮细胞、血管平滑肌、肌成纤维细胞、乳腺上皮（罕见）	特异性差
CK-H	细胞质/细胞膜	肌上皮细胞、增生的导管上皮	特异性一般
CD10	细胞质/细胞膜	肌上皮细胞、肌成纤维细胞和导管上皮	特异性差
S-100	细胞质/细胞核	肌上皮细胞、上皮细胞和导管上皮	特异性差

四、乳腺癌的分子分型及相关标志物的分析判读

（一）基因分型

1.乳腺癌分子分型的起源　2000年，Peron等利用基因表达谱分析（GEP）将乳腺癌分为管腔型（Luminal）、基底细胞样型（BLBC）、HER2过表达型和正常乳腺样型，但正常乳腺样型乳腺癌的存在尚有争议。Luminal型又进一步分为Luminal A型、Luminal B型。雌激素受体（ER）及其相关基因，包括GATA结合蛋白3（GATA3）、X盒结合蛋白1、三叶因子3、肝细胞核因子和雌激素调节蛋白LIV-1在Luminal A型中表达最高，在Luminal B型中低度到中度表达。2015年，St.Gallen共识将乳腺癌分为4个亚型：Luminal A型、Luminal B型、HER2过表达型和BLBC型。

2.乳腺癌分子分型的新进展　近年来，基因谱分析、DNA拷贝数变异分析和第二代测序等基因技术的应用使乳腺癌的分子分型得到了进一步发展，乳腺癌的分子分型更加多样化，同时新的亚型也被发现。

（1）低封闭蛋白亚型（Claudin-low型，CLBC）：与基底细胞样型乳腺癌相似，低表达HER2基因及管腔上皮相关基因；但与基底细胞样型不同的是，该型表达免疫及间质相关基因，低表达细胞连接（封闭蛋白1、3、4、7和8）和增殖相关基因。这些特征类似于上皮间质转化，并具有干细胞特点。临床上，大部分为高级别（如化生性癌和伴有髓样特征的癌）和三阴性［ER、PR、HER2均阴性］乳腺癌，其预后比Luminal A型差，但与Luminal B型、HER2过表达型、基底细胞样型相比无明显的区别。

（2）分子大汗腺亚型（MABC）：以不表达ER基因、高表达雄激素受体（AR）基因为特征。其免疫组织化学染色通常是ER和PR阴性、AR和叉头框蛋白质A（FOXA）阳性，57%为巨囊性病液体蛋白15（GCDFP-15）阳性。这组肿瘤可能是三阴性表型，也可能是HER2阳性肿瘤，与早期复发相关。

（3）三阴性乳腺癌（TNBC）：TNBC是指ER、PR和HER2免疫组织化学染色结果均为阴性的乳腺癌。目前与TNBC相关的易感基因有乳腺癌易感基因1/2（BRCA1/2）、乳腺癌易感基因相关蛋白PALB2，编码DNA修复基因、基因相关区域BARD1和RAD51C。2011年，Lehmann等首次提出将TNBC分为6个分子亚型：基底样-1型（BL-1）、基底样-2型（BL-2）、免疫调节型（IM）、间充质型（M）、间质干细胞型（MSL）及雄激素受体型（LAR）。该分型为TNBC治疗策略的选择奠定了重要的理论基础。BL-1型高表达与细胞增殖和DNA损伤反应相关的基因；BL-2型高表达与生长因子、糖酵解和糖异生通路相关的基因；IM型高表达免疫反应相关基因；M型和MSL型均具有上皮间质转化和干细胞特征，二者的区别在于后者

低表达增殖相关基因和细胞连接相关基因,与之前提到的低封闭蛋白亚型相似,且高表达生长因子信号通路相关基因;LAR型:ER阴性,但激素调节通路明显活跃,高表达AR及其下游靶点和共激活因子,提示LAR型乳腺癌的发病机制与AR相关,与之前提到的分子大汗腺亚型相似。这6种三阴性乳腺癌的预后各不相同,以BL-1型为最好。

3.第二代测序检测 在乳腺癌中的运用不仅证实了早期已发现的突变基因,还发现了新的突变基因,包括 *PIK3CA*、*TP53*、*AKT1*、*AKT2*、*GATA3*、*MAP3K1*、*MAP3K13*、*RUNX1*、*CBFB*、*MYH9*、*MLL3*、*SF3B1*、*ARID1B*、*CASP8*、*CDKN1B*、*NCOR1*、*SMARCD1*和*TBX3*。有些突变基因与特定的分子亚型相关,如*MAP3K1*和*PIK3CA*突变与Luminal A型乳腺癌相关,*TP53*是三阴性乳腺癌中最常见的突变基因。

(二)免疫组化替代基因谱分析(GEP)进行分子分型

1.最为广泛运用的方法 抗体组合(分子分型套餐)包括ER、PR、HER2、CK5/6、EGFR和Ki-67。精准的ER、PR和HER2免疫组织化学染色对于分子分型十分关键,Ki-67和PR的半定量评估还有助于Luminal亚型的进一步划分;CK5/6和EGFR染色有助于从TNBC中划分出BLBC型。由于基因芯片技术对标本要求高,需要新鲜组织,操作过程复杂,价格昂贵,且无统一标准,常规应用受到局限,很难应用于临床工作之中。通过免疫组织化学检测(IHC)能大致反映GEP确定的亚组,而且方法相对简单,便于开展,能被更多的医院所接受,故目前临床上普遍使用免疫组化结果对乳腺癌进行分子分型。虽然基于免疫组织化学结果的分子分型和基于基因芯片技术的结果不完全一致,但也基本反映了各分子亚型的临床特征,灵敏度为76%,特异度为100%。2013年,St.Gallen国际乳腺癌会议专家组再次确认IHC分类法,以乳腺癌IHC分型替代GEP分子分型,分为Luminal A型、Luminal B型、HER2过表达型和BLBC型。不同分子分型的乳腺癌,其疾病进程、治疗方式、对治疗的反应及预后都不尽相同,只有将分子分型和乳腺癌病理组织学分类更好地综合起来,临床医师才能更科学地为乳腺癌患者制订有效的个体化治疗方案(表9-3)。

表9-3 乳腺癌免疫组化分子分型及临床意义

分子分型	表型/分型标准(基因表达特征)	临床意义或注释
管腔A型(Luminal A型)	ER阳性和(或)PR阳性(>20%),HER2阴性,Ki-67<14%(高表达ER相关基因、GATA结合蛋白、X盒结合蛋白1、三叶因子3和肝细胞核因子3,低表达HER2基因群和增殖相关基因)	占所有浸润性乳腺癌的20%左右。形态学上,多为分化好的非特殊型癌、小管癌、经典型小叶癌、黏液癌和神经内分泌癌。此型乳腺癌预后最好。对内分泌治疗较为敏感,而化疗对其治疗效果较差,治疗方案一般采用内分泌治疗
管腔B型(Luminal B型)	ER阳性和PR阳性(≤20%),HER2阳性和(或)Ki-67≥20%;可进一步分为Ki-67过表达型(≥20%,即Luminal B1型)和HER2过表达型(Luminal B2型)[ER相关基因相对低表达(但仍表达),HER2基因群的表达多变,增殖基因群表达较高]	形态学上,该型肿瘤分化相对较差,主要包括无特殊型浸润性导管癌及一些浸润性微乳头状癌。与Luminal A型的乳腺癌相比,Luminal B型较差。治疗方法:内分泌治疗±化疗,HER2阳性的部分患者可以使用靶向治疗。Luminal B2型与HER2过表达型有一定相似之处,但侵袭性远低于HER2过表达型
HER2过表达型	ER阴性,PR阴性,HER2阳性(分子特征为*EBB2*基因表达显著提高和增殖基因群高表达,常有*p53*基因突变和酪氨酸激酶受体通路的激活,而管腔和基底基因群低表达或缺失)	HER2阳性型占乳腺癌的比例常小于10%,多为病理学分级为Ⅱ~Ⅲ级的浸润性导管癌、ER阴性的特殊型肿瘤(包括某些大汗腺癌和多形性浸润性小叶癌),该型肿瘤腋窝淋巴结转移较早、阳性率高。治疗方法:化疗+抗HER2治疗
基底细胞样型(BLBC)	ER阴性,PR阴性,HER2阴性,高表达CK5/6阳性和(或)EFGR阳性(大部分有*BRCA1*和*p53*基因突变。高表达许多基底型上皮特征性基因,如CK5、CK17、层粘连蛋白等)	形态学上,多具有较高的侵袭性和组织学分级,易在早期发生复发和转移,且内分泌治疗和HER2治疗的效果不理想。值得注意的是,小部分BLBC级别低、预后好,包括具有特征性分子改变的腺样囊性癌和分泌型癌

2.新的亚型

(1)低封闭蛋白亚型(CLBC):建议抗体组合为在上述分子分型套餐的基础上,加封闭蛋白。缺少紧密连接蛋白(包括Claudin蛋白和E-Cad),低表达管腔上皮(Luminal)标志物,高表达间质标志物,通常呈三阴性，预后差，多为化生性癌和伴有髓样特征的癌。临床上，大部分为高级别（如化生性癌和伴有髓样特征的癌）和三阴性（ER、PR、HER2均为阴性）乳腺癌，其预后比Luminal A型差，但与Luminal B型、HER2过表达型、BLBC型相比无明显的区别。

（2）分子大汗腺亚型（MABC）：建议IHC标志物组合是ER、PR、AR、HER2、CDFP15和叉头框蛋白质A（FOXA）。其免疫组织化学染色通常是ER和PR阴性、AR和叉头框蛋白质A（FOXA）阳性，57%为阳性。这组肿瘤可能是三阴性表型，也可能是HER2阳性肿瘤，与早期复发相关。

（3）三阴性乳腺癌（TNBC）：建议抗体组合为在上述分子分型套餐的基础上，加AR、CyclinD1和p53等。CK5/6和EGFR染色有助于从TNBC中划分出BLBC型。根据p53状态可将TNBC划分为2个生物学亚型：p53阴性正常乳腺样三阴性亚型和p53阳性基底样亚型，后者总体生存和无瘤生存更差。约50% TNBC表达AR，约80% TNBC表达FRA，其阳性与患者预后差相关。AR和FRA也是潜在的分子治疗靶点。

（三）相关生物标志物的分析判读

近年来，国内相继发布了ER、PR和HER2检测指南，使得乳腺癌免疫组织化学检测的标准化获得了显著改进。所有新发乳腺癌及新发转移灶均需要检测ER、PR和HER2的表达，下面简述各种生物标志物检测结果的解读与分析。

1.乳腺癌雌、孕激素受体检测　中国2015版《乳腺癌雌、孕激素受体免疫组织化学检测指南》（以下简称《指南》）制定了适合我国国情的乳腺癌ER、PR免疫组织化学检测方法，结合了2020版美国临床肿瘤学会/美国病理学会（ASCO/CAP）ER/PR指南，以下作简要介绍。

（1）适宜人群：《指南》明确ER、PR的检测适宜人群包括①所有新诊断的浸润性乳腺癌病例；②多发性乳腺癌病例，若组织形态相似，至少应对其中一个癌灶进行检测，以最大癌灶为佳，若组织形态不同，则应分别进行检测；③所有复发或转移的乳腺癌病例应尽可能再次检测；④新辅助化疗后仍有肿瘤残留的病例建议再次检测；⑤推荐对乳腺导管原位癌进行雌激素受体检测，以确定内分泌疗法的可能获益，以减少将来的乳腺浸润癌风险，而对乳腺导管原位癌进行孕激素受体检测则被认为是可选项目。

（2）染色结果的分析与解读

1）ER、PR阳性的临界值：雌激素受体阳性的定义为乳腺癌标本的肿瘤细胞核雌激素受体免疫反应染色阳性比例≥1%。ER/PR表达于1%～10%的病例，应判断为ER/PR低表达，并加以备注。这组患者内分泌治疗获益的证据极少，其生物学行为可能与ER阴性的肿瘤更为类似。多数病例中，PR与ER共表达，PR阴性提示肿瘤的生物学行为更具有侵袭性，对内分泌治疗相对不敏感。ASCO/CAP指南推荐的PR阳性标准与ER一样。

2）有关原位癌的ER、PR检测：《指南》建议对原位癌进行ER、PR检测。对于原位癌标本，报告原位癌的ER、PR状态，而对于伴有原位癌成分的浸润性癌，应报告浸润性癌的ER、PR状态，可在备注中说明原位癌的ER、PR状态。

3）需要重复检测的情况：①ER-/PR+的病例需要对ER和PR进行重复检测，以排除ER假阴性或PR假阳性的情况；②Ⅰ级的浸润性导管癌、经典型浸润性小叶癌、小管癌、黏液癌、实性乳头状癌等通常为ER阳性，如检测结果为阴性，则视为检测结果与组织病理学特征不符合，需要核实诊断或重新检测；③对于各种原因导致的无法判读的病例，应重新检测；④建议对结果为1%临界值附近的病例进行重新检测；⑤对于雌激素受体免疫反应染色初步结果为弱阳性或阴性的病例，为了提高效率、促进检测结果的解读和报告，推荐增加措施，包括针对实验室具体情况建立标准操作流程，以描述实验室用于确认或判定结果的额外步骤。

4）检测报告

A.检测结论：分为阳性、阴性、无法判读。①阳性：需评估整张切片中阳性染色的肿瘤细胞占所有肿瘤细胞的比例，当≥1%的肿瘤细胞核呈现不同程度的着色时，即为阳性。②阴性：指整张切片中＜1%的肿瘤细胞核呈现不同程度的着色或完全无着色。阴性结果的判定必须建立在内、外对照染色良好的基础上。缺少内对照（如正常乳腺导管上皮细胞）情况下获得的ER、PR阴性染色结果都需要更换蜡块或组织块重新进行染色判定。并且报告中不应该是"阴性",而应该报告为"无法判读"。③无法判读:通常是指检测前处理或检测步骤不符合指南规定,或染色定位于细胞质而非细胞核,或对照未出现预期结果,或阴性染色但标本中缺乏内对照组织。对该结论应该指出导致无法判读的原因,建议重新进行检测。对于没有条件另选蜡块或组织的病例(如会诊病例、穿刺组织),若外对照符合预期结果,但缺乏内对照组织,在报告结果供临床参考的同时应备注说明缺乏内对照组织。

B.阳性肿瘤细胞的百分比:需对整张切片进行观察并分析阳性染色细胞占所有肿瘤细胞的百分比。可以大致估计,也可以通过人工计数或图像分析的方法进行定量。在肿瘤细胞含量有限的细胞学样本中,必须计数至少100个肿瘤细胞。为提高可重复性,建议10%~100%阳性着色时以每10%为一个等级,即约10%、20%、30%……

C.阳性染色强度:包括弱、中、强。应该对整张切片中阳性肿瘤细胞的染色强度作出评估,如果同一张切片中肿瘤细胞的染色强度存在差异,可采用"弱-中等"或"中等-强"的报告方式。

2.乳腺癌HER2检测 《乳腺癌HER2检测指南》是规范乳腺癌患者HER2检测的重要文件,自2006年首次发布以来已更新3次。中国《乳腺癌HER2检测指南(2019版)》对相关内容作了更新,以下以该指南为蓝本介绍乳腺癌HER2的检测。

(1)适宜人群:所有乳腺原发性浸润性癌都应进行HER2检测。只要能获取肿瘤组织,对复发灶和转移灶也应该进行HER2检测。

(2)HER2检测流程:乳腺癌标本一般可先做IHC检测。IHC 3+判断为HER2阳性,IHC 0和IHC 1+则判断为HER2阴性。IHC 2+者需进一步应用原位杂交的方法进行HER2基因扩增状态检测,也可以选取不同的组织块重新检测或送其他实验室进行检测。

(3)染色要求与结果判读:首先在低倍镜下观察整张切片,判断染色是否成功(对照显示正确染色)及是否存在HER2表达的异质性。正常乳腺上皮不应出现强的细胞膜着色。只评定浸润癌的着色情况,原位癌的着色不能作为评定对象。当原位癌伴有微浸润时,若IHC切片中能判断微浸润癌的HER2状态,应予以报告。若IHC切片中微浸润病灶过少,难以评估HER2状态时可予以备注。结果判读标准见图9-11~图9-15(按每张切片计)。

当出现下列情况时HER2状态为无法判断,包括标本处理不当、严重的组织挤压或边缘效应、检测失败等。应在报告中注明HER2状态无法判断的可能原因,并建议再次获取标本进行HER2检测。

3.Ki-67检测 Ki-67阳性指数与乳腺癌组织学分级、生存期、预期化疗反应密切相关。临床上,Ki-67高表达常常与高核级和更富侵袭性相关。

(1)阳性界值:目前,Ki-67缺乏统一的阳性界值。尽管2011年St.Gallen国际乳腺癌会议认同Ki-67 14%的阳性界值,但2013年St.Gallen国际乳腺癌会议上的多数专家认为应将超过20%作为新的阳性界值。

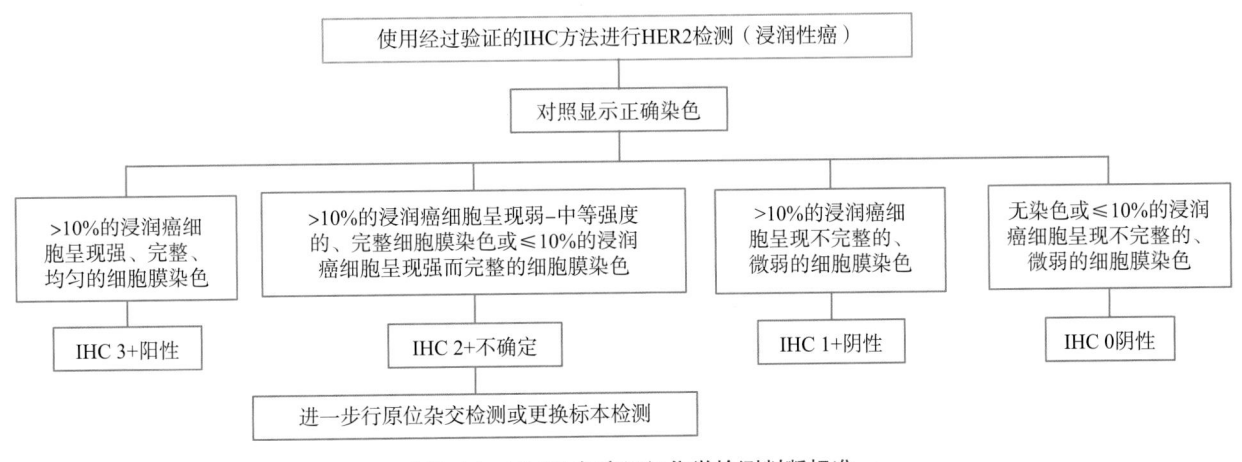

图9-11 HER2免疫组织化学检测判断标准

引自:《乳腺癌HER2检测指南(2019版)》

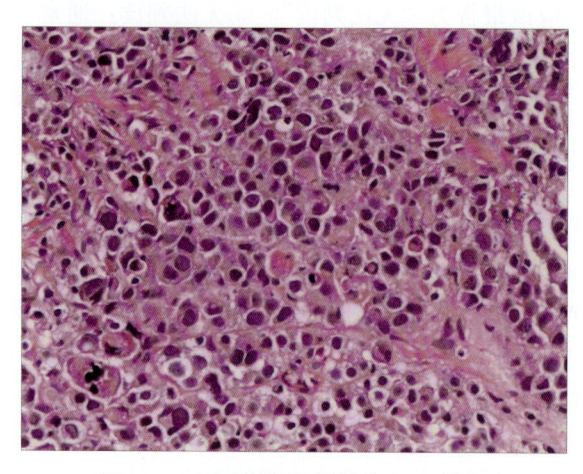

图9-12　乳腺浸润性导管癌，HE染色

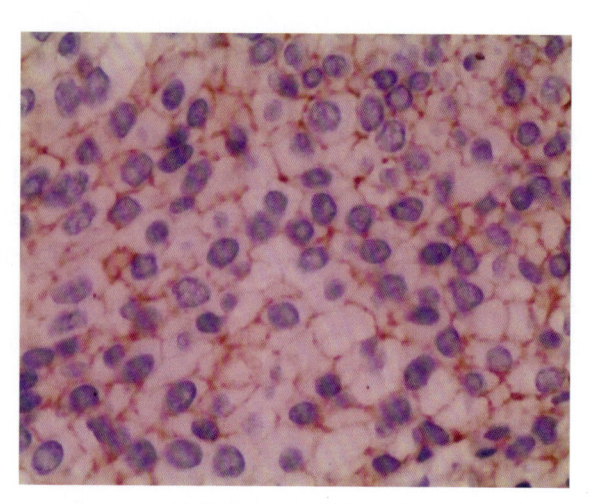

图9-13　乳腺浸润性导管癌，HER2（1+）

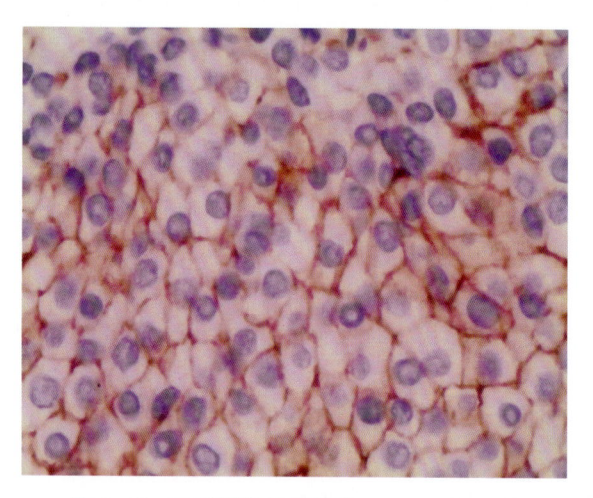

图9-14　乳腺浸润性导管癌，HER2（2+）

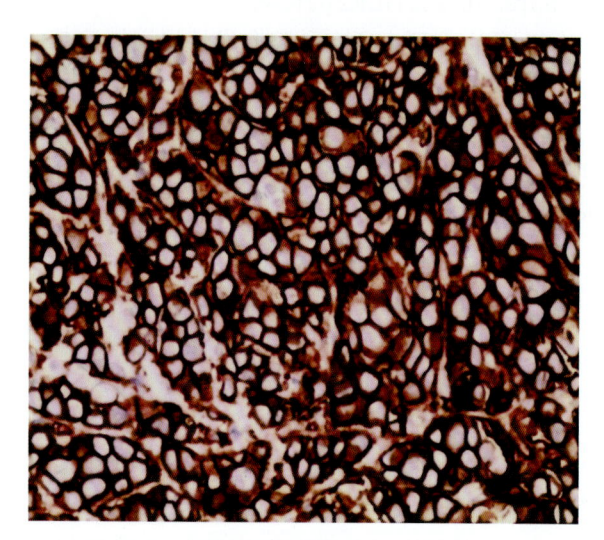

图9-15　乳腺浸润性导管癌，HER2（3+）

（2）结果判读：扫描整个切片，选择3个以上的高倍镜（×400）下的代表性区域计数，任何强度的核染色均应计数；必须计数500个以上肿瘤细胞，最好1000个以上；避免评估原位癌成分。Ki-67阳性指数＞20%定义为高增殖水平，＜10%为低水平，针对评估分数在10%～20%的病例，推荐使用中位Ki-67范围。

4. CK5/6检测　CK5/6是一种高分子量细胞角蛋白，表达于正常肌上皮细胞。其在乳腺癌中的表达与EGFR、Ki-67、p53的表达及增加的细胞遗传学异常相关；文献中CK5/6的阳性界值范围从任何细胞质着色到20%肿瘤细胞细胞质阳性染色。

5. EGFR检测　EGFR免疫组织化学染色阳性不是EGFR靶向治疗的指征，但CK5/6和EGFR染色有助于从TNBC中划分出BLBC型，EGFR的阳性表达高于CK5且更容易评分。

6. AR检测　AR在浸润性乳腺癌中具有较高的阳性率，且主要与ER高表达、Ki-67表达相关。在三阴性乳腺癌中AR阳性率为最低。临床上，AR阳性乳腺癌预后较好，且近期研究显示其与21基因低复发风险评分相关，特别是在ER阴性乳腺癌中，AR有望成为乳腺癌激素治疗的另一个重要靶点。有文献报道，细胞核呈棕色、染色细胞≥1%定义为AR阳性。

7. p53检测　已有研究表明，p53的表达与临床分期、淋巴结转移、远处转移、病理分级等临床预后不良因素有关。目前多数情况下使用10%肿瘤细胞核染色作为p53的阳性界值，无着色及＜10%为阴性，

＞10%为阳性。

8. CyclinD1检测　细胞周期蛋白D1（CyclinD1）是参与细胞周期进展的重要因素之一，CyclinD1在乳腺癌中的表达情况对乳腺癌的分期、分级、乳腺癌的治疗（包括放疗、化疗、靶向治疗）选择及预后判断均有重要意义。在乳腺癌组织中过表达，并且与ER、β-catenin等在乳腺癌中的关系密切相关，与雌激素受体阳性表达呈正相关。对CyclinD1的检测可能为乳腺癌的临床治疗提供有益的参考，同时为抗肿瘤治疗提供了极有希望的靶点。CyclinD1阳性反应物为细胞核内出现棕黄色颗粒，任意选择5个高倍视野，如表达CyclinD1的细胞数≥10%为阳性，＜10%为阴性。

9. PD-L1检测　目前临床研究中采用的PD-L1检测是一套完整的系统，包括所采用的抗体、检测平台和判读系统。常用的PD-L1抗体包括SP142（Ventana）和22C3（DAKO）等，前者的判读采用免疫细胞评分，后者采用综合阳性评分（CPS评分）。

（四）乳腺癌基因预后分型

1. 乳腺癌21基因　检测乳腺癌肿瘤组织中21个不同基因的表达水平，包含16个乳腺癌相关基因和5个参考基因，该检测能够提供个体化的治疗效果预测和10年复发风险的预测。通过检测21个基因的表达，观察它们之间的相互作用来判断肿瘤特性，从而可预测乳腺癌复发指数及接受化疗的效益比。

（1）适合人群

1）21基因检测推荐用于评估临床诊断为雌激素受体阳性（ER+）、淋巴结阴性（N-）的乳腺癌患者的复发风险，预测他莫西芬的疗效。患者在接受他莫西芬治疗后如果疗效显著，可以考虑不再进行额外的辅助化疗。

2）绝经后，淋巴结阳性、雌激素受体阳性的浸润性乳腺癌患者，也可以通过21基因检测确定化疗获益。

（2）乳腺癌21基因检测结果及判定：检测结果为"复发风险评分（RS）"，分值为0～100分。＜18分为复发低危；18～30分为复发中危；≥31分为复发高危。复发高危的患者采用辅助性化疗更有效。

判读标准：①RS＜18分，复发风险较低，请谨慎选择化疗；②18分≤RS＜31分，复发风险为中等，在考虑是否化疗时必须结合其他临床因素；③RS≥31分，复发风险较高，化疗获益较大。

2. 70基因预后分型　利用基因芯片技术检测70个与细胞增殖、侵袭、转移、血管新生等相关的目标基因的表达，评估早期年轻乳腺癌患者预后。该预后分型可以减少淋巴结阴性年轻乳腺癌患者接受不必要辅助治疗的概率，对ER阳性和ER阴性、淋巴结阴性的早期乳腺癌有预测意义。

五、乳腺肿瘤免疫组化表型

在世界范围内，乳腺癌是女性最常见的恶性肿瘤。常见乳腺肿瘤的免疫组化表型见表9-4。

表9-4　常见乳腺肿瘤的免疫组化表型

肿瘤	免疫表型特点
浸润性导管癌（IDC，NST）	ER、PR、HER2+/-；约90%浸润癌表达腺上皮表型（CK5/6-，CK8/18+），而剩余病例表达基底细胞亚型（CK5/6+），同时肌上皮消失。E-Cad膜阳性（少数可减弱或缺失），p120膜阳性
浸润性小叶癌（ILC）	常表达ER和PR，HER2扩增和过表达很少见，Ki-67低增殖指数，分类多为Luminal A型；很少表达p53、基底细胞标志物（CK14、CK5/6、EGFR）和肌上皮标志物（SMA、p63）；ILC表现为E-Cad低表达或不表达，约16%的ILC可出现E-Cad细胞质表达，p120胞质表达。除*CDH1*基因突变（E-Cad缺失）外，还有特殊的*PIK3CA*、*PTEN*、*TBX3*和*FOXA1*突变，*CCND1*基因扩增
伴髓样特征的癌	ER、PR及HER2阴性（"三阴"）；不同程度地表达CK5/6、CK14、SMA、EGFR、E-Cad、p53等；基因表达谱为基底细胞样亚型，可出现体细胞突变和BRCA1启动子甲基化
化生性癌	＞90%的化生性癌ER、PR及HER2阴性，表达CK、p63、CK5/6、CK14及EGFR；低分子量角蛋白通常阴性。基因表达谱倾向归属基底细胞样亚型，肌上皮癌也归为此类。10%～25%可出现EGFR的扩增和多态性，可发生PIK3CA及Wnt通路基因频发突变

续表

肿瘤	免疫表型特点
大汗腺癌	需要＞90%的肿瘤细胞出现大汗腺分化的形态学改变，典型的表型为AR、GCDFP-15和HER2阳性，而ER、PR和BCL2阴性。AR阳性肿瘤细胞至少＞10%，部分病例HER2阴性
黏液癌	大部分均为Luminal A型表达（ER和PR阳性，HER2阴性）；在黏液湖中漂浮的细胞团外肌上皮细胞消失
黏液性囊腺癌	与乳腺黏液癌不同，黏液性囊腺癌通常呈三阴性的免疫表型
伴有极性翻转的高细胞癌	该肿瘤大部分呈三阴性，CK5/6呈弥漫阳性，也可低表达激素受体。肌上皮标志物阴性。约80%的病例存在特征性的 *IDH2* 基因热点突变，不存在 *RET* 基因重排和 *BRAF* 基因突变
神经内分泌肿瘤	除神经内分泌标志物（CgA、Syn、CD56、NSE等）以外，本病还可表达ER、PR、HER2，E-Cad/p120示瘤细胞膜阳性；CD5/6、EGFR、p63阴性
浸润性微乳头状癌	大多数表达ER、PR，HER2+/−；微乳头状癌的细胞特征是极向翻转（即"内-外"倒置），可通过MUC1/EMA来显示。分子检测还有特殊的拷贝数异常、CyclinD1高表达和MYC（8q24）扩增
炎症型乳腺癌	通常不表达ER（50%以上），HER2过表达（约40%），另外表达EGFR、p53、MUC1和E-Cad
乳腺小管癌	几乎是恒定表达ER和PR，E-Cad通常细胞膜阳性，HER2和EGFR通常阴性，分类多为Luminal A型，小腺管周围无肌上皮（CK5/6、p63、Calponin等肌上皮标志物均阴性）。S-100阴性
浸润性筛状癌	低级别浸润性乳腺癌（Nottingham分级为Ⅰ级），一般表达ER、PR阳性，HER2一般阴性，免疫表型呈典型的腔A型，Ki-67低增殖活性，肌上皮标志物阴性，分类多为Luminal A型
分泌性癌	可表达EMA、S-100、乳球蛋白、GCDFP-15、STAT5A、E-Cad、CK-L、CD117；不表达ER、PR、HER2，而CK5/6和EGFR阳性，呈现"三阴性"特征，同时相关肌上皮标志物也不表达。具有特征性的t（12,15）平衡易位，形成 *ETV6-NTRK3* 基因融合
富于糖原透明细胞癌	ER+/−、PR−、HER2−/+。SMA、GCDFP-15和CD10染色均为阴性；瘤细胞含有PAS阳性糖原，并易被淀粉酶消化
涎腺/皮肤附属器型肿瘤	肿瘤细胞表达CK7、CD117、CK8/18和EMA，不表达ER、PR和GCDFP-15；小叶周边的细胞表达肌上皮标志物：SMA和p63。黏液表皮样癌中发现有特征性的t（11;19）（q21;p13），形成 *MECT1-MAML2* 融合基因；腺样囊性癌出现特征性的t（6;9）（q22~23;p23~24），形成 *MYB-NFIB* 融合基因
颗粒细胞瘤	瘤细胞S-100、SOX10及TFE3弥漫阳性；NSE、Nestin、Calretinin、α-inhibin、PGP9.5、Vimentin和CD68阳性。CK、GFAP、溶菌酶、肌上皮标志物（如Desmin、SMA、MSA）阴性
乳头佩吉特病（PD）	佩吉特细胞几乎总是CK7和CAM5.2阳性，并且80%~90%的病例HER2阳性。ER和PR的阳性率分别约为40%和30%，CEA、EMA、GCDFP-15和p53的阳性率约为50%。伴发癌的免疫表型与PD相同
叶状肿瘤	间质细胞不同程度表达BCL2、CD34、β-catenin、CD10、SMA和Desmin阳性；多个生物学标志物的表达率随PT的分级而增加，包括p53、Ki-67、CD117、EGFR、VEGF、p16、CD10、CDK4等；而CD34表达率随PT的分级而减少；ER、PR和HER2三阴性，一般不表达CK、CK-L、p63和p40（与化生性乳腺癌鉴别），部分叶状肿瘤的间质细胞中也存在 *MED12* 基因突变

第二节 乳腺良性上皮性肿瘤和癌前病变

一、乳腺良、恶性上皮性肿瘤的鉴别

1.抗体选择　ER、PR、HER2、CK5/6、CK8/18、E-Cad、p120、p63、Calponin、Ki-67。

2.注释

（1）了解正常终末导管小叶单位（TDLU）的免疫表型，对于乳腺良、恶性上皮源性肿瘤的鉴别非常重要。乳腺干细胞是乳腺上皮的一种多潜能原始细胞（储备细胞），干细胞经过中间型细胞进一步分化为终末腺上皮细胞和肌上皮细胞，定向干细胞（表达CK5/6）、腺中间细胞表达（CK5/6及CK8/18）、肌上皮中间细胞（表达CK5/6、SMA及p63）、腺上皮终端细胞（表达CK8/18）和肌上皮终端细胞（表达SMA及p63），不同阶段的细胞其免疫表型亦不相同，基本解释了不同病变的异质性（图9-16）。

（2）乳腺良、恶性上皮增生性病变及其免疫表型：①乳腺良性上皮增生性病变包括乳腺腺病、普通型导管增生（UDH）和导管内乳头状瘤等，为干细胞增生型（混合乳腺祖细胞、中间腺上皮细胞、成熟腺上皮细胞，还常伴有大汗腺化生），免疫表型为CK5/6-及CK5/6+，CK8+，肌上皮完整或存在（图9-17，图9-18）。②乳腺恶性上皮增生性病变包括不典型导管增生（ADH）、导管原位癌（DCIS）、小叶瘤变（LCIS）、导管内乳头状瘤、浸润性癌等，为腔缘上皮增生型（只表达成熟腺上皮细胞），免疫表型为CK5/6-，CK8/18+（图9-19，图9-20）。③乳腺浸润性癌与乳腺非典型性增生及原位癌相似，具有肿瘤性腺体形成细胞增生的表现，大约有90%乳腺浸润癌表达腺上皮表型（CK5/6-，CK8/18+），而剩余病例表达基底细胞亚型（CK5/6+），同时肌上皮层消失。

（3）存在完整的外周肌上皮细胞层是大多数乳腺良性及非浸润性病变的特征，肌上皮细胞是否完整对于乳腺上皮性肿瘤的鉴别诊断十分重要。①完整的肌上皮：几乎所有正常乳腺和良性增生性病变的腺管均有肌上皮层和基膜，虽然某些原位癌外周的肌上皮可发生缺失，但多数仍有完整的肌上皮。②肌上皮消失：当癌细胞突破基膜发生浸润时，浸润的癌细胞巢通常缺乏肌上皮层。在常规HE染色切片上判断肌上皮状况常比较困难，尤其是原位癌，其肌上皮层常被挤压变薄，难以观察到。用肌上皮标志物进行免疫组化染色能够帮助识别（图9-21，图9-22）。③需特别注意的是，乳腺浸润性癌常会刺激周围组织产生肌成纤维细胞，某些癌也可有肌上皮分化，应特别注意与肌成纤维细胞、平滑肌相鉴别。①肌上皮细胞与肌成纤维细胞、平滑肌鉴别：选择p63、高分子量角蛋白，后者两项均为阴性。②肌成纤维细胞与平滑肌细胞鉴别：选择h-Caldesmon，前者多为阴性。

（4）尽管肌上皮细胞的缺失是乳腺恶性及浸润性病变的标志，肌上皮细胞的缺失也可见于一些乳腺良性病变，如微腺性腺病、某些大汗腺化生。虽然腺体周边缺乏肌上皮表达，但基底膜存在（如Ⅳ型胶原阳性）。微腺性腺病、非典型微腺性腺病和伴原位癌与浸润性癌的微腺性腺病在遗传学方面都伴5q的缺失和8q的获得。

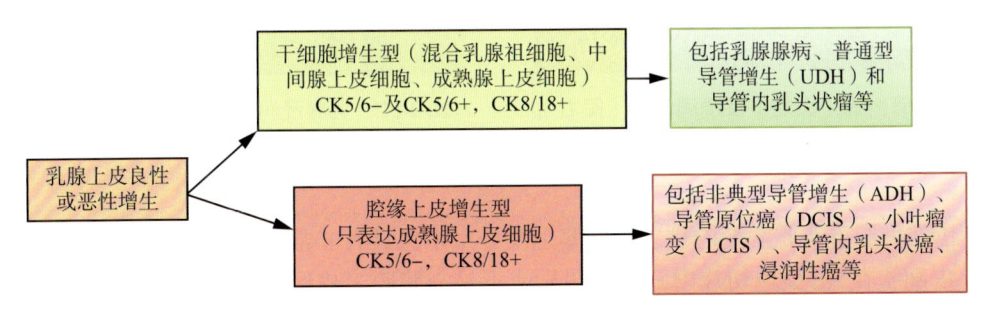

图9-16 乳腺上皮良、恶性增生性病变的诊断路线图

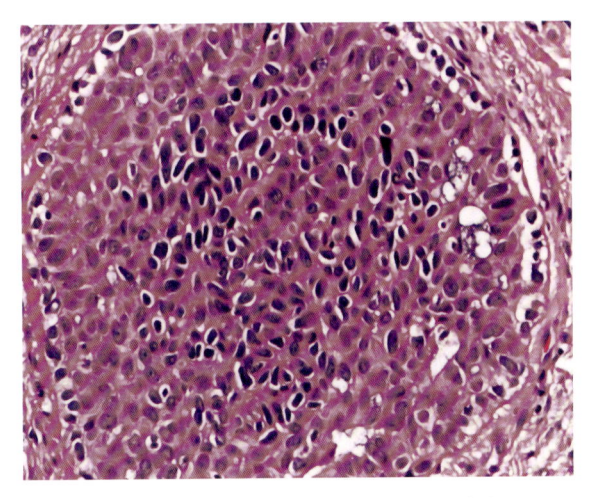

图9-17 乳腺普通型导管增生，HE染色

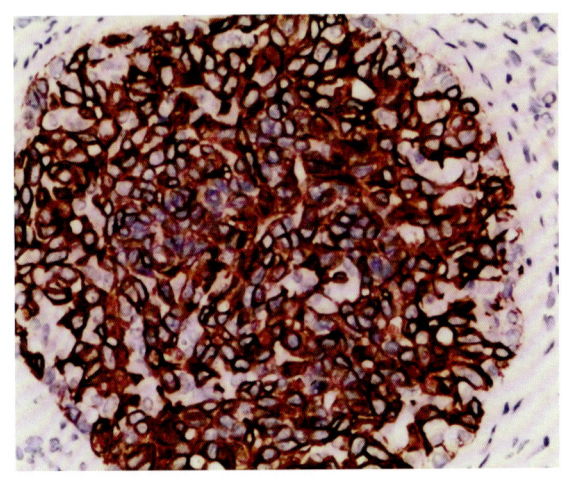

图9-18 乳腺普通型导管增生，CK5/6，拼花状阳性

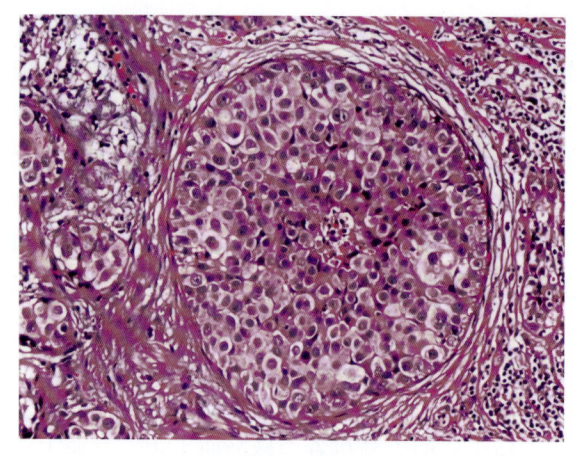

图9-19 乳腺导管内癌，HE染色

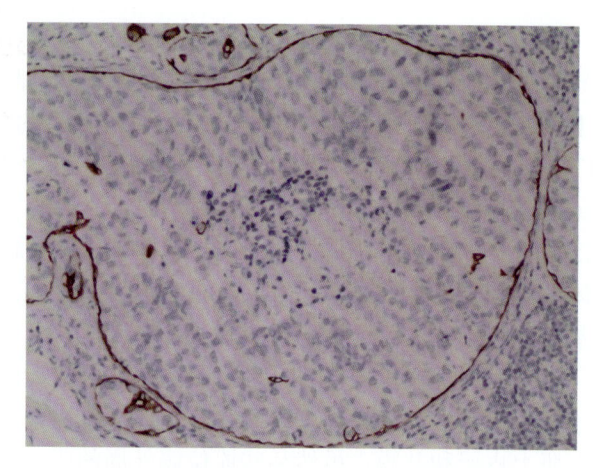

图9-20 乳腺导管内癌，CK5/6，瘤细胞阴性

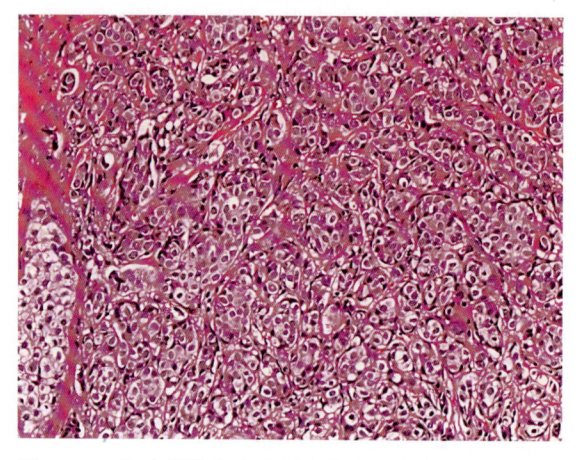

图9-21 乳腺导管内癌（图左）及浸润性癌（图右），HE染色

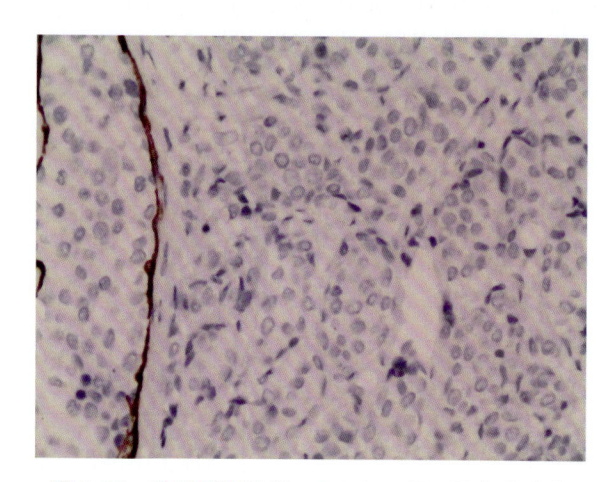

图9-22 乳腺浸润性癌，CK5/6，显示肌上皮消失

（5）肌上皮在乳腺乳头状病变的良、恶性鉴别及分型中也具有非常重要的意义。详见本节后述。

（6）肌上皮细胞在HE染色切片中，可不明显或不易与腺腔上皮区分，不同病变状态下的肌上皮细胞免疫表型改变存在差异，因此，建议联合使用多种免疫组化标志物来进行辅助识别与确认。依次推荐使用p63、CK5/6、Calponin、平滑肌肌球蛋白重链（SMMHC）、SMA、CD10、S-100等。

二、乳腺化生性病变

1.抗体选择　ER、PR、HER2、CK5/6、CK8/18、p63、Ki-67。

2.注释

（1）乳腺疾病和病变中的化生现象比较常见，一些化生性病变，如透明细胞化生、泌乳细胞化生和柱状细胞化生等，这些良性病变（特别是不典型病变）常需和恶性上皮性病变鉴别，而且容易误诊（表9-5）。乳腺柱状细胞化生见本节后述。

（2）免疫组化表型特点：大多数乳腺化生性病变为良性上皮性病变，具有良性病变的特点，表达"干细胞增生型（混合乳腺祖细胞、中间腺上皮细胞、成熟腺上皮细胞，还常伴有大汗腺化生）"表型，即为CK5/6-及CK5/6＋，CK8/18＋；肌上皮完整或存在。但柱状细胞化生、大汗腺化生和黏液细胞化生等CK5/6常为阴性，因此，判断非典型增生或原位癌需特别慎重。

表9-5 常见乳腺化生性病变的病变特点

类型	病变特点	免疫表型或注释	鉴别诊断
透明细胞化生	腺上皮胞质透明或淡染。核小、核仁不明显，常有腺腔或分泌物，肌上皮常不明显	干细胞增生表型、肌上皮存在，PAS阳性（图9-23，图9-24）	腺病、泌乳化生、大汗腺化生、肌上皮病变、小叶癌、转移癌
泌乳细胞化生	腺腔扩大，内衬细胞呈"鞋钉"状，胞质内空泡状，腔内有分泌物	干细胞增生表型、肌上皮存在，S-100阳性、PASD阳性	妊娠期或哺乳期乳腺、大汗腺化生、乳腺癌伴妊娠改变、分泌型癌
柱状细胞化生	腺泡扩张，内衬1～2层立方-扁平化上皮，腔缘可见胞突，肌上皮常增生	腔缘上皮增生表型、肌上皮存在，CH-H失表达，但ER弥漫阳性	平坦型上皮不典型性、囊性扩张性肿瘤、黏液囊肿样病变
大汗腺化生	腺腔由顶浆分泌的细胞替代，细胞质丰富，呈嗜酸性颗粒状或泡沫状；细胞无异型	腔缘上皮增生表型、肌上皮存在，表达AR、GCDFP-15；PASD阴性	不典型大汗腺化生、大汗腺癌（图9-25，图9-26）
鳞状细胞化生	常为成熟性的鳞状上皮，伴角化，亦可出现不典型改变	CK5/6、p63等阳性，肌上皮存在	鳞状细胞癌、梭形细胞化生性癌、乳头状汗管癌、低度恶性腺鳞癌
黏液细胞化生	腺管衬覆细胞质内出现黏液，核受压靠边，细胞呈印戒样	腔缘上皮增生表型、肌上皮存在，AB/PAS阳性，CK5/6常阴性	乳腺黏液癌、黏液性囊肿、印戒细胞癌、间质黏液变
神经内分泌细胞化生	提示性病变：实性乳头状，细胞一致而温和，围绕间质轴心栅栏状等	神经内分泌标志物阳性，CK5/6常阴性	正常和良性病变常缺乏神经内分泌细胞，如果出现则提示恶性可能
皮脂腺细胞化生	增生细胞透明，呈泡沫状，类似于成熟皮脂腺，常伴其他乳腺病变	EMA阳性，GCDFP-15、GATA3和S-100阳性，AB/PAS阴性	富于脂质的癌、乳腺皮脂腺癌、组织细胞样小叶癌

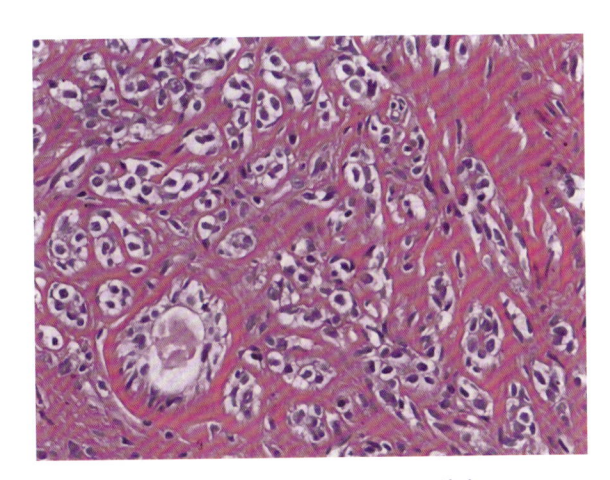

图9-23 透明细胞化生，HE染色

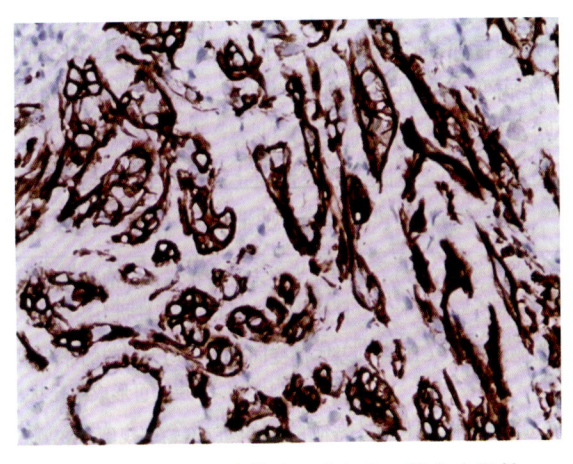

图9-24 透明细胞化生，CK5/6，肌上皮阳性

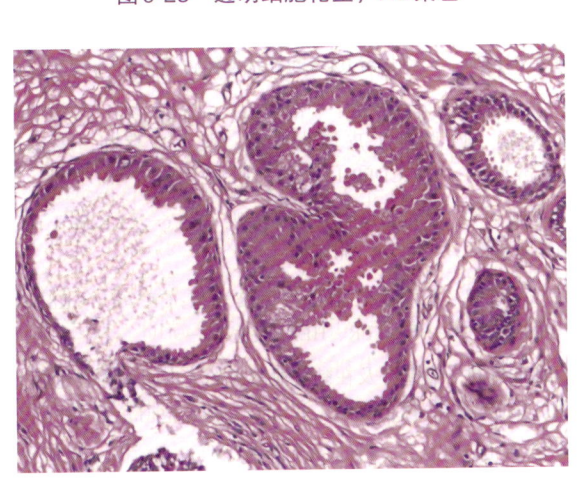

图9-25 大汗腺化生，HE染色

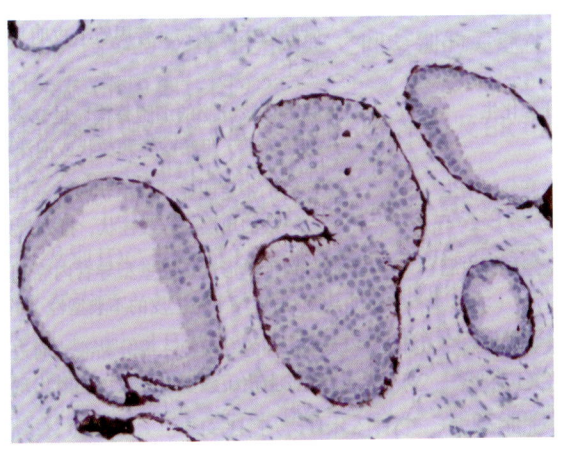

图9-26 大汗腺化生，CK5/6，腺上皮阴性，肌上皮阳性

具有低级别DCIS的部分特征，但区分起来很困难。即使在有经验的病理医师之间，一致性也较低，应该有量化的诊断标准将ADH和低级别DCIS区分开，2019版WHO分类仍旧推荐了以往的2mm诊断标准和2个导管的诊断标准（表9-7）。

表9-7 乳腺导管增生性病变的类型及病变特点

病变类型	病变特点	免疫表型特点	分子改变或诊断标准
普通型导管增生（UDH）	UDH是一种以形成二级管腔和中央增生细胞呈水流样分布为特征的良性导管增生。多种细胞混杂增生，细胞界限不清，着色不一，核形状大小不一	干细胞增生型（多种细胞增生，不同程度表达CK8/18、EMA和CK5/6、CK-H呈拼花状）	可能存在16q、17p缺失，但明显低于ADH和低级别DCIS。结果提示，至少有一部分UDH是肿瘤性克隆性增生
不典型导管增生（ADH）	单一型的细胞增生和细胞均一分布为其特征，细胞核圆形或卵圆形，呈微乳头状、簇状、拱状、搭桥状、实性和筛状等。细胞相当于低级别DCIS	腔缘上皮增生型（只表达成熟上皮细胞，即CK8/18、EMA阳性，而CK5/6、CK-H阴性），ER常为阳性	ADH、低级别DCIS具有相同的基因表达谱，为雌激素受体（ER）表达型。部分导管具有低级别DCIS的细胞学和结构特征，但不足以诊断DCIS
平坦型上皮不典型性增生（FEA）	其特征是单层或3～5层的上皮被轻度非典型细胞所取代，特点是细胞层次不多，但具非典型性	腔缘上皮增生型（与ADH相似，只表达成熟腺上皮细胞），ER常为阳性	目前认为，FEA与ADH发生相关，也是低核级DCIS的前驱病变
低级别DCIS	特征是细胞学改变与ADH相似，细胞核大小为红细胞的1.5～2.0倍	腔缘上皮增生型、常为ER阳性、Luminal A型	病变累及>2个完整的导管或范围>2mm；伴16q、17p缺失
高级别DCIS	高级别DCIS表现出核呈高级别改变，核的直径>红细胞的2.5倍，明显多形性，常见管腔内的粉刺状坏死	腔缘上皮增生型、常为ER阴性、HER2阳性、基底细胞样型	伴13q缺失、11q13及17q12的高水平扩增

五、乳腺非浸润性小叶肿瘤

1. 抗体选择　ER、PR、HER2、CK8/18、CK5/6、p63、β-catenin、E-Cad、p120、34βE12、Ki-67。
2. 注释

（1）2019版WHO乳腺肿瘤分类将非浸润性小叶肿瘤分为非典型小叶增生（ALH）和小叶原位癌（LCIS）两大类，后者又进一步分为经典型小叶原位癌（LCIS，经典型）、旺炽型小叶原位癌（LCIS，旺炽型）和多形型小叶原位癌（LCIS，多形型）。当终末导管小叶单位中≥50%的腺泡被诊断性细胞所充满并扩张时可诊断为LCIS，如<50%时则诊断为非典型性小叶增生。

（2）病变特点：①经典型LCIS，小叶内终末导管或腺泡呈实性膨大，其中充满均匀一致的肿瘤细胞。肿瘤细胞体积小而一致，黏附性差，常见细胞质内空泡或印戒样细胞，黏液染色阳性，邻近导管可有佩吉特样导管浸润，常常提示有LCIS的存在。②旺炽型LCIS，其细胞学特征与经典型LCIS相似，腺管极度扩大（扩张的腺泡或导管直径达到40～50个细胞），常有坏死和钙化。③多形型LCIS，瘤细胞比较大（一般>4倍淋巴细胞大小），细胞质丰富，多形性和异型性比较明显，与高级别导管原位癌类似。

（3）免疫表型特点：①经典型LCIS多为Luminal A型表达（ER强阳性，HER2阴性，Ki-67增殖指数较低），p53没有改变；而多形型LCIS时多为Luminal B型表达，ER可为阴性，细胞增殖指数升高，可有HER2过表达，p53可有突变从而导致p53蛋白阳性。②与浸润性小叶癌（ILC）相似，恶性上皮增生性病变包括LCIS、浸润性癌等，为腔缘上皮增生型（只表达成熟腺上皮细胞），免疫表型为CK5/6-、CK8/18+。③正常情况下，免疫组化可在细胞膜检测到p120、β-catenin。由于小叶肿瘤具有特征性的分子遗传学改变，CDH1基因突变导致E-Cad缺失，E-Cad的失活可导致细胞间cadherin-catenin复合物的断裂，进而使得细胞失去黏附性，这是小叶性病变的特征之一。E-Cad的失活则可导致p120及β-catenin在细胞膜的表达缺失，而细胞质内出现p120的蓄积。因此免疫组化中E-Cad及β-catenin细胞膜表达缺失是乳腺癌中小叶分化的特点，常用于小叶原位癌和导管原位癌的鉴别，以及浸润性小叶癌和浸润性导管癌的鉴别（图

9-29～图9-32）。

（4）分子遗传学改变：LCIS可出现16q的缺失，而16q缺失是低级别乳腺肿瘤通路的典型模式；小叶肿瘤具有特征性的分子遗传学改变，即*CDH1*基因突变，*CDH1*基因突变导致E-Cad缺失，是LCIS的早期事件；也可存在PIK3CA和CBFB；*HER2*的突变或扩增是多形型LCIS和多形型ILC中常见的分子改变。

（5）鉴别诊断：多形型LCIS和旺炽型LCIS都很容易误判为DCIS，因两者临床处理不同，鉴别LCIS和DCIS意义重大；LCIS与ILC的鉴别主要方法：检测有无肌上皮细胞来判断是否为浸润病变（表9-8）。

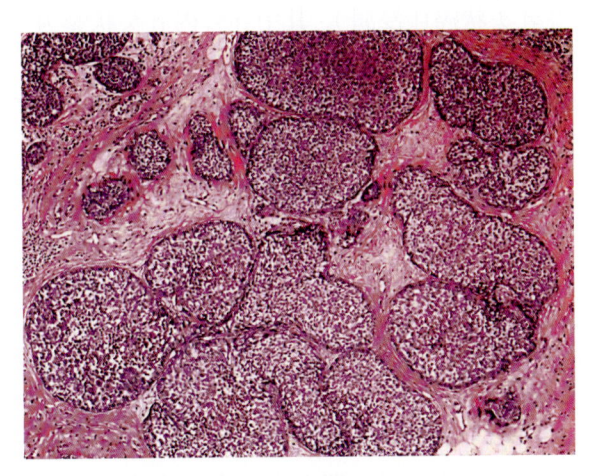

图9-29　乳腺小叶瘤变，HE染色

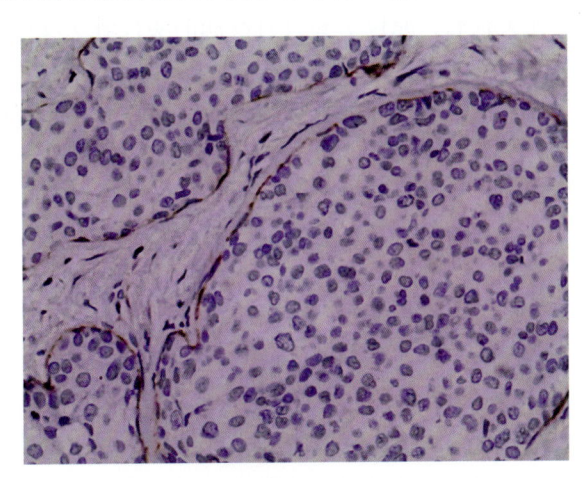

图9-30　乳腺小叶瘤变，CK5/6，瘤细胞阴性

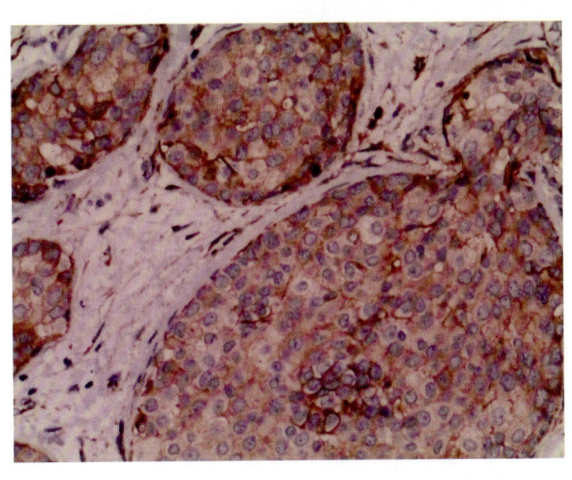

图9-31　乳腺小叶瘤变，p120，细胞质阳性

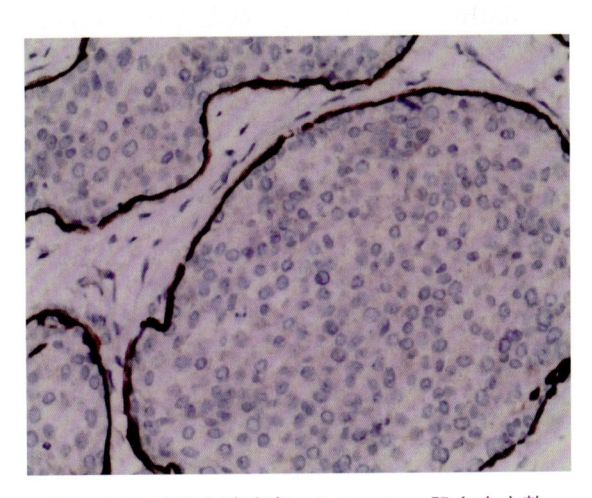

图9-32　乳腺小叶瘤变，Calponin，肌上皮完整

表9-8　小叶增生性病变的诊断与鉴别

鉴别类型	病变特点	免疫组化表型或注释
经典型LCIS	终末导管小叶单位中50%以上的腺泡充满LCIS细胞，并导致腺泡膨胀。瘤细胞形态均一，细胞质稀少，黏附性差，核分裂及坏死罕见，偶见钙化	为腔缘上皮增生型、Luminal A型表达，E-Cad和β-catenin细胞膜均阴性，p120和34βE12呈胞质阳性，少数可出现E-Cad细胞质表达
旺炽型LCIS	其细胞学特征与经典型LCIS相似，但累犯的终末导管小叶单位或导管明显膨胀，常有坏死和钙化	其免疫组化表型与经典型LCIS相似
多形型LCIS	也可呈现旺炽型生长，常伴中央型坏死及钙化，瘤细胞呈高级别细胞学特征，多形性和异型性较明显	Luminal B型表达，ER多为阴性，Ki-67增殖指数升高，可有HER2过表达和p53突变
导管原位癌（DCIS）	DCIS的组织学结构更多样，如筛状、拱桥状、微乳头状和实性型，癌细胞之间黏附紧密	二者临床处理不同，其鉴别诊断显得非常重要。E-Cad、p120和β-catenin细胞膜阳性，34βE12阴性
浸润性小叶癌（ILC）	小细胞增生缺乏黏附性，呈单个散在或呈单行条索状排列浸润间质，或围绕管向心性分布，常伴有LCIS	IHC检测有无肌上皮细胞，如CK5/6、p63、Calponin等，作为判断浸润的标准

六、乳腺乳头状肿瘤

1.抗体选择 ER、PR、HER2、CK5/6、CK8/18、p63、Calponin、Ki-67。

2.注释

（1）乳腺乳头状肿瘤包括一系列病变谱系，包括导管内乳头状瘤、不典型乳头状瘤、导管内乳头状癌、包裹性乳头状癌、包裹性乳头状癌伴浸润（具有浸润的包裹性乳头状癌）、原位实体性乳头状癌（实体性乳头状癌，原位）和具有浸润的实性乳头状癌（实性乳头状癌伴浸润）。其中导管内乳头状瘤为良性肿瘤。

（2）乳腺导管内乳头状瘤：多发生于中央区大导管，此部位导管内乳头状瘤多为孤立性病变，且良性多见；少数起源于末梢的外周导管系统内，多为多发性乳头样病变，易癌变。

1）病变特点：均以密集而分支的结构为特征，由纤维血管轴心、单层肌上皮细胞和外覆上皮细胞构成。肌上皮细胞通常不明显，使用肌上皮细胞标志物进行免疫组化染色有助于证实其存在。上皮成分由单层立方、柱状细胞构成，可伴有普通型导管增生灶，经常可以见到局灶性大汗腺化生，或鳞状化生、黏液性化生、透明细胞化生及皮脂腺化生。乳腺胶原小球病可累及乳头状瘤。

2）免疫表型：乳头状肿瘤的病理诊断一直是乳腺病理学研究的难点。良性导管内乳头状病变的特征是纤维血管分支中存在单层肌上皮细胞，而恶性病变乳头中缺乏完整肌上皮细胞层。良性和恶性乳头状病变具有很多相互重叠的特征，因此有时寻找有意义的将二者区分的鉴别特征具有较高的挑战性。判断肌上皮的存在与否是诊断导管内乳头状肿瘤良恶性的重要标志之一，应该进行肌上皮标志物检测，如CK5/6、p63、SMMHC等。肌上皮完全缺乏几乎可以肯定地表明乳头状肿瘤为恶性病变。

3）鉴别诊断：主要与其他乳腺乳头状病变鉴别，如乳腺导管内乳头状瘤伴不典型增生、导管内乳头状癌、囊内乳头状癌和实性乳头状癌（表9-9）。

表9-9　乳腺导管内乳头状病变诊断与鉴别诊断表

类型	病变特点	免疫表型特点或注释
导管内乳头状瘤	可分为中央型和外周型，由纤维血管轴心、单层肌上皮细胞和外覆上皮细胞构成，上皮成分混杂，由单层立方、柱状细胞等构成	与普通型导管增生（UDH）相似，表达CK5/6-及CK5/6＋，CK8/18＋，肌上皮完整或存在（图9-33～图9-36）
乳腺导管内乳头状瘤伴不典型增生	非典型上皮细胞病变范围≤3mm时为不典型性导管内乳头状瘤；＞3mm时则诊断为导管内乳头状瘤	非典型上皮细胞与ADH表达相似，也有以不典型增生范围90%作为诊断阈值
导管内乳头状癌	与DCIS相似，肿瘤位于不同程度扩张的导管内，肌上皮或完全缺失。其区域在整个乳头状病变中占90%以上或病变范围＞3mm	肿瘤细胞周围肌上皮存在是鉴别要点。须借助免疫组化显示有无肌上皮表达来明确是否为浸润（图9-37，图9-38）
囊内乳头状癌（EPC）	在形态学上与导管内乳头状癌相似，但两者唯一不同的就是EPC周围厚厚的纤维性囊壁中缺乏肌上皮	乳头状结构的肿物周边虽然亦无肌上皮表达，但厚的纤维组织包裹性囊壁可以与IPC相鉴别
实性乳头状癌（SPC）	瘤细胞呈低级别DCIS细胞特征，呈实性乳头状生长，纤维血管轴心不明显，常伴有神经内分泌分化，以及细胞内或细胞外黏液分泌	一般为Luminal A型表达，伴神经内分泌分化。无论结节周围是否存在肌上皮，均诊断为SPC。根据瘤结节是否完整分为原位型和浸润型（图9-39～图9-44）
浸润性乳头状癌（IPC）	典型的乳头状结构为主（＞90%），乳头大小不等。中央常具有纤维血管轴心，表面被覆单层或多层异型上皮细胞、极性紊乱，可见核分裂	＞90%ER、PR强阳性，HER2阴性，即Luminal A型，肌上皮阴性。应该注意的是，起源于EPC或SPC的浸润性非乳头状癌不应归为浸润性乳头状癌
乳腺伴极性翻转高细胞癌	以乳头状、滤泡状或实性结构为特征。细胞呈柱状、细胞质嗜酸性颗粒状，其细胞核呈反极性，肌上皮缺失	可表达CK-L、CK-H、GATA3，乳球蛋白阳性；ER、PR和HER2一致性阴性。PAX8、TTF-1和TG一致性阴性。存在IDH2（R172）高频突变

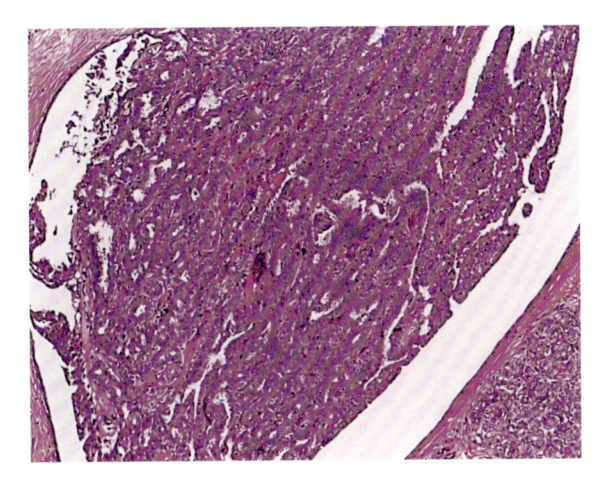

图9-33　导管内乳头状瘤，HE染色

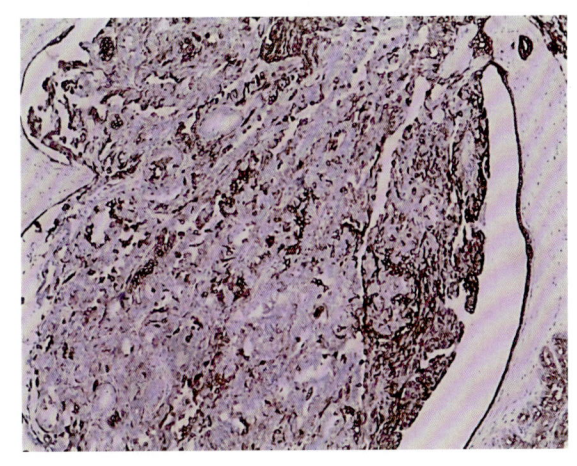

图9-34　导管内乳头状瘤，CK5/6，拼花状阳性

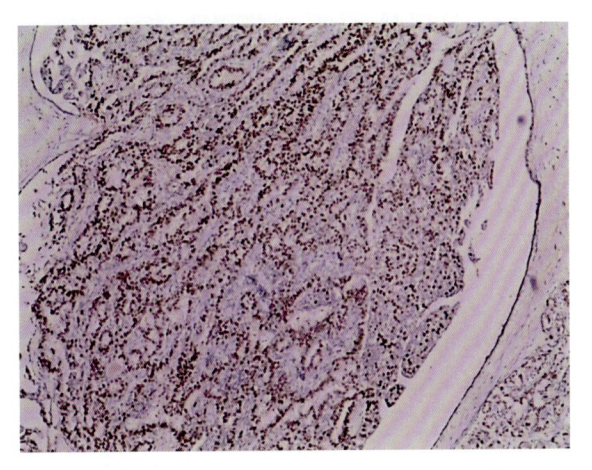

图9-35　导管内乳头状瘤，p63，肌上皮增生

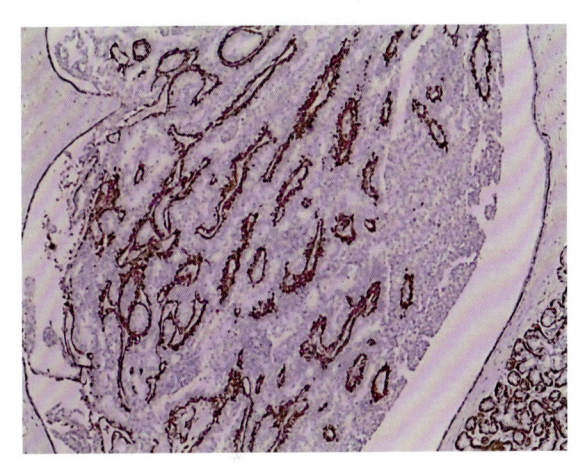

图9-36　导管内乳头状瘤，CK8/18，腺上皮细胞质阳性

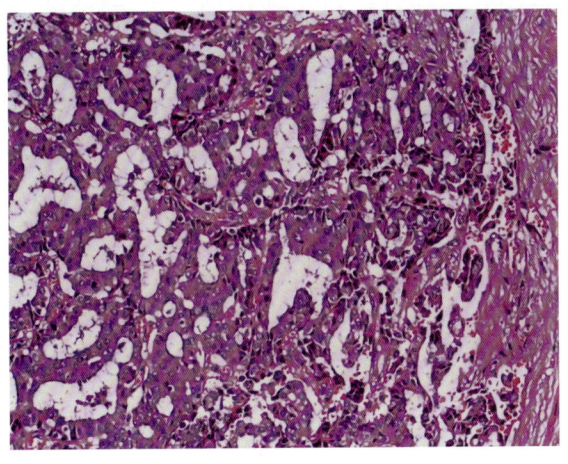

图9-37　导管内乳头状癌，HE染色

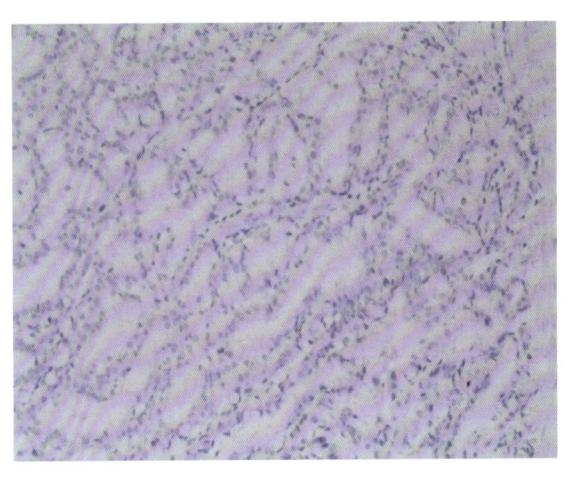

图9-38　导管内乳头状癌，CK5/6，瘤细胞阴性

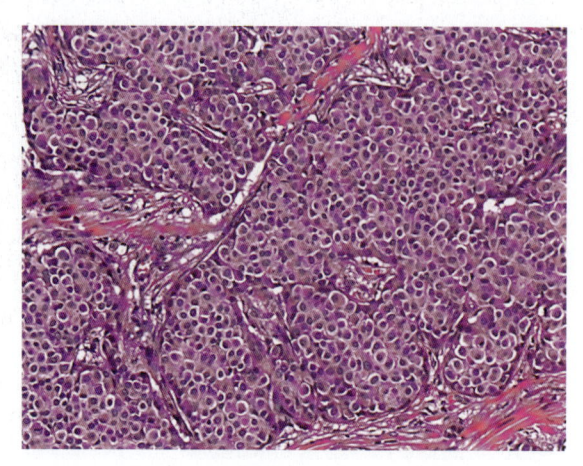

图9-39　实性乳头状癌，HE染色

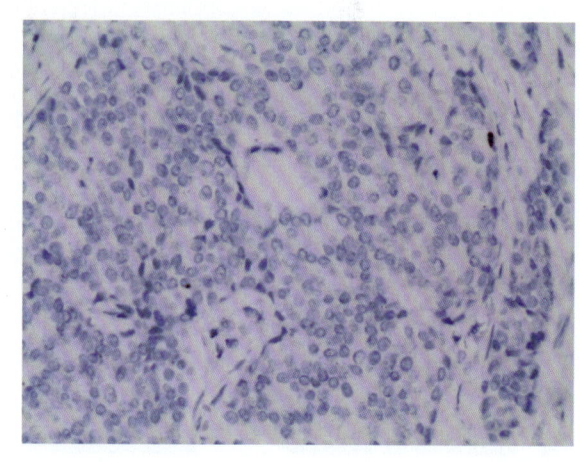

图9-40　实性乳头状癌，CK5/6，肌上皮消失

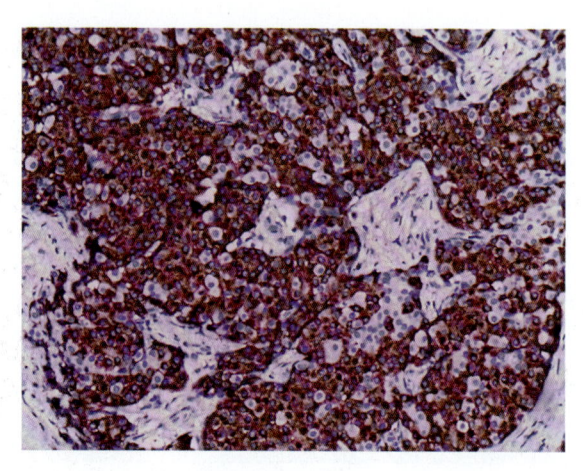

图9-41　实性乳头状癌，Syn，细胞质阳性

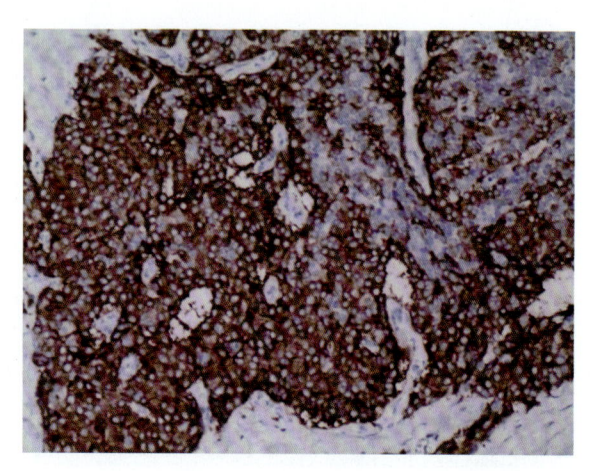

图9-42　实性乳头状癌，CgA，细胞质阳性

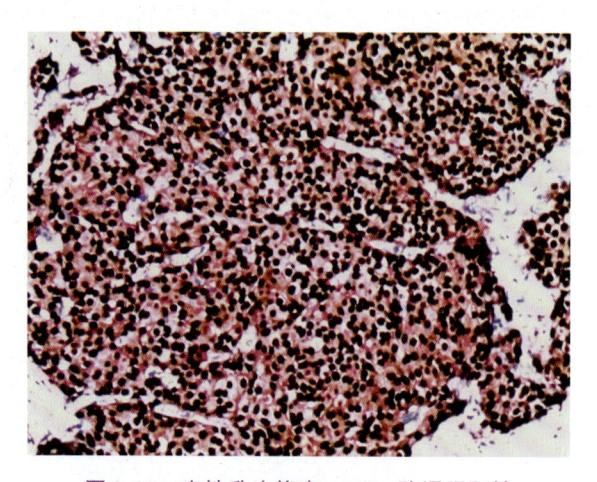

图9-43　实性乳头状癌，ER，弥漫强阳性

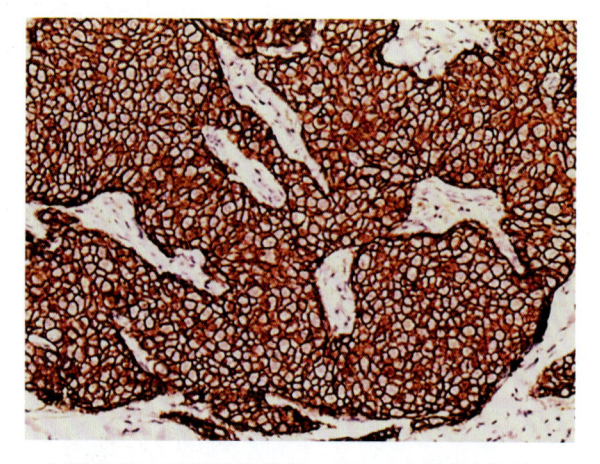

图9-44　实性乳头状癌，E-Cad，细胞膜阳性

A.导管内乳头状瘤伴ADH及DCIS：2012年版WHO乳腺肿瘤组织学分类指出，非典型增生范围＜3mm诊断为导管内乳头状瘤伴ADH，若≥3mm则诊断为导管内乳头状瘤伴DCIS。如果乳头状瘤中非典型增生的上皮细胞具有中级别或高级别细胞核时，则不论病灶大小，均可直接诊断为导管内乳头状瘤伴DCIS。

B.根据光镜下瘤细胞成分单一、细胞核异型性增大、核分裂数目增多，有间质浸润性改变，出现坏死，可确诊乳腺导管内乳头状瘤局灶癌变。结合HE染色切片检查和免疫组化检测判断缺乏肌上皮细胞成分，可以诊断为乳腺导管内乳头状瘤局灶癌变或浸润性乳头状癌。

C.实性乳头状癌（SPC）：该病变的一些肿瘤细胞巢周围可能有完整的肌上皮细胞层，但无论结节周围是否存在肌上皮细胞，均诊断为SPC。SPC结节周围轮廓经常呈地理拼图样并且边缘不规整，因此提示为浸润。与包裹性乳头状癌相似，如缺乏DCIS或普通型浸润性癌成分，故其表现为惰性临床过程（与DCIS相似），相关共识普遍认为应该按照DCIS进行分期和处理。普遍认为这些病变在肿瘤分期中应该归为原位癌。该肿瘤罕见转移，但确有发生。

第三节　浸润性乳腺癌

一、乳腺浸润性导管癌（非特殊类型）

1.**抗体选择**　分子分型套餐（ER、PR、HER2、CK5/6、EGFR和Ki-67）＋AR、CyclinD1、p53。

2.**注释**

（1）乳腺浸润性导管癌又称非特殊类型浸润性癌（IBC-NST），是浸润性乳腺癌中最常见的类型。2019版WHO乳腺肿瘤分类更新，以前被认为是独立特殊的罕见亚型的几种类型现在纳入非特殊类型（NST）下的"特殊形态结构"中，而不是乳腺癌的特殊亚型。具有髓样特征的癌、嗜酸细胞癌、富含脂质的癌、富含糖原的透明细胞癌、皮脂腺癌、与伴有破骨样间质巨细胞的癌、多形性癌、伴绒膜癌特征的癌和伴黑色素特征的癌也被认为是NST的特殊类型。炎症性乳腺癌、双侧乳腺癌和非同时性乳腺癌现在被认为是独特的临床表现，而不是乳腺癌的特殊亚型。

（2）病变特点：镜下表现具有高度的异质性，即肿瘤的生长方式、细胞学特质、核分裂象、促结缔组织反应性间质及伴随的导管原位癌范围等均有差异，同一病例可见多种组织学特征。肿瘤细胞可以排列呈腺样、巢状、索状、小梁状或实性片状。细胞学上肿瘤细胞从轻微不同于正常乳腺上皮细胞到明显的细胞多形性和核异型性。促结缔组织增生性间质可从不明显到极少，镜下边缘可为浸润性、推挤性、有边界或混合性。

（3）浸润性乳腺癌的组织学分级：目前国际通用的乳腺癌组织学分级系统为Nottingham组织学分级系统，该系统通过对浸润性乳腺癌的腺管形成比例、核多形性及核分裂象计数三个参数的半定量进行综合评估，各给予1~3分，相加后根据总分将浸润性癌分为高、中、低三个级别（表9-10）。

注意事项：①Nottingham组织学分级系统仅针对浸润性乳腺癌，不应包括原位癌。②所有组织学类型（包括非特殊类型和特殊类型）的浸润性乳腺癌均有必要进行组织学分级。

表9-10　Nottingham组织学分级半定量评分表

参数	评分标准
腺管形成	＞75%为1分；10%~75%为2分；＜10%为3分
核的多形性	核小、规则、形态一致为1分；核的形状、大小有中等程度变化的为2分；核的形状、大小有明显变化的为3分
核分裂数*	根据显微镜视野大小评分，1~3分（旧的评分法：0~5个/10HPF为1分；6~10个/10HPF为2分；≥11个/10HPF为3分）

各标准的3项指标所确定的分数相加，3~5分为Ⅰ级（分化好），6~7分为Ⅱ级（中等分化），8~9分为Ⅲ级（分化差）

*在最活跃区计数10个40×的高倍视野，并将分裂象计数数值累加。新版中的一个重要变化是核分裂象从传统的10个高倍视野转换为以平方毫米表示的面积来计算。视野直径（mm）=视场数/物镜放大倍数。计算出所使用的显微镜40×物镜的视野直径，再于相关表中找到相应的评分分值标准，即可得出浸润性乳腺癌的核分裂象评分数值。

（4）非特殊类型浸润性癌（IBC-NST）及其病理诊断要求（表9-11）。IBC-NST可同时伴有其他特殊类型的乳腺癌，若特殊类型占肿瘤的10%～90%，诊断为IBC-NST伴特殊类型的混合型癌，建议报告每种成分所占的比例、组织学分级和标志物检测情况。若特殊类型所占比例＜10%，则诊断为IBC-NST，可在报告中备注存在的特殊类型。若特殊类型所占比例＞90%，则直接诊断为特殊类型。

表9-11 非特殊类型浸润性癌（IBC-NST）及其特殊亚型的病变特点

肿瘤	病变特点	免疫表型特点或注释
乳腺浸润性导管癌（非特殊类型）	瘤细胞呈腺样、巢状、索状、小梁状或实性片状，浸润性生长，癌细胞多形性和核异型性	E-Cad和p120阳性（细胞膜）/34βE12阴性；不同程度表达ER、PR和HER2
微浸润性癌	2012版WHO乳腺肿瘤分类定义为在乳腺间质内存在明确的1个或多个显微镜下浸润灶，每一浸润灶直径≤1mm，常见于高级别导管原位癌组织学背景中	通常ER、PR阴性，HER2过表达；CK5/6既可判断肌上皮细胞是否缺失，也可用于识别导管内增生性病变的性质
浸润性小叶癌	形态相对一致的异型细胞，呈单个散在、单行列兵样或围管腔靶环状分布	p120和34βE12阳性（细胞质）/E-Cad阴性或少许细胞质阳性
伴髓样特征的癌	瘤细胞呈合体细胞样，界限不清，明显异型性，缺乏间质成分，间质内见大量淋巴细胞浸润	ER、PR及HER2阴性，属于基底细胞样亚型；不同程度表达CK5/6、EGFR、p53等
基底细胞样乳腺癌（BLBC）	是从乳腺癌基因表达谱研究角度提出的一种乳腺癌亚型。常见于低分化的乳腺浸润性导管癌、伴有髓样特征的癌、化生性癌和腺样囊性癌等	目前多数支持ER、HER2阴性，CK5/6、CK14、CK17等至少1种阳性，伴或不伴EGFR表达作为BLBC的诊断标准
大汗腺分化癌（ACB）	90%以上的肿瘤细胞显示大汗腺细胞的细胞学形态和免疫表型特征的乳腺浸润性癌	通常表达GCDFP-15、AR和HER2阳性，但BCL2、ER及PR阴性
管状癌	分化良好的小管杂乱无章地分布在纤维结缔组织间质中，小管单层、成角开放，核呈低级别改变但缺乏肌上皮细胞和基底膜	几乎总是表达ER、PR，Ki-67指数低，HER2、EGFR、E-Cad、p53和CK-H通常阴性。基因表达谱为Luminal A型
筛状癌	癌巢呈浸润性不规则岛状分布，巢内见圆形或卵圆形的筛孔状结构，可见顶浆突起，腔可见分泌物	特征性表达ER、PR，一般无HER2过表达。与筛状型导管原位癌、腺样囊性癌鉴别
黏液癌	大小不等的黏液湖中，漂浮多少不等的肿瘤细胞团。诊断黏液癌需要黏液癌的形态＞90%，且肿瘤细胞核级为低-中核级，则诊断为浸润性癌（NST）伴有黏液分泌	大部分均为ER和PR阳性，HER2阴性，肌上皮标志物阴性。若ER/PR阴性或HER2阳性，诊断黏液癌要慎重，需仔细核对形态和免疫表型
黏液性囊腺癌	大小不等的囊腔，囊壁内衬黏液柱状上皮，部分囊壁内呈癌细胞簇或呈纤维血管轴心的乳头状	E-Cad、ER、PR和CK7阳性；CK20、CDX2、TTF-1阴性
浸润性微乳头状癌	由小团、中空、桑葚样肿瘤细胞团构成的癌，细胞与间质之间存在透明间隙。肿瘤细胞极向反转	大多数表达ER、PR，HER2阳性/阴性；微乳头的间质侧EMA、MUC1阳性有助于诊断
化生性癌	特征为肿瘤性上皮向鳞状细胞和（或）间叶成分分化，包括鳞状细胞癌、伴间叶分化的化生性癌等	绝大多数化生性癌ER、PR及HER2均为阴性，多数表达基底样角蛋白、EGFR和p63
实性乳头状癌	呈膨胀的结节状，大部分肿瘤细胞呈实性生长，乳头可见纤维血管轴心，细胞内外可见黏液	伴有神经内分泌分化，基因表达谱分析可见PIK3CA突变
腺肌上皮癌	肌上皮细胞围绕衬覆腺上皮的小腔隙增生，且肌上皮细胞相对均匀地分布在小导管周围	肌上皮细胞的存在可通过一组免疫组化标志物CK5/6、p63、Calponin、S-100等证实
神经内分泌癌	伴神经内分泌分化见于高达30%的非特殊类型浸润性癌及特殊亚型（黏液癌、实性乳头状癌等）	目前普遍认为，＞50%的肿瘤细胞神经内分泌标志物不同程度阳性才可以诊断神经内分泌癌

（5）免疫组化表型：不同程度表达ER、PR、HER2；约90%浸润癌表达腺上皮表型（CK5/6-，CK8/18+），而剩余病例表达基底细胞亚型（CK5/6+），同时肌上皮消失。E-Cad膜阳性（少数可减弱或缺失）、p120膜阳性（图9-45～图9-48）。

（6）分子遗传学改变：最常见的基因有*TP53*、*PIK3CA*、*BRCA1/2*、*PTEN*和*GATA3*等。发现*MNX1*、*MMP-1*可能为介导DCIS浸润性进展的相关基因，PI3K/AKT信号通路可能参与介导*MNX1/MMP-1*，促进DCIS浸润性进展。ILC病例中常发生*FOXA1*突变，而很少发生*GATA3*突变，IDC则反之。

（7）分子分型：采用ER、PR、HER2、CK5/6和EGFR等5个标志物将乳腺癌分为5型。Luminal A型、Luminal B型、HER2过表达型、基底细胞样型和正常乳腺样型。详见本章第一节。

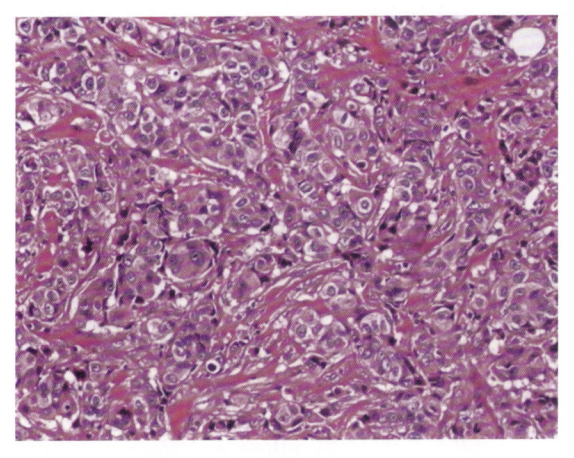

图9-45 乳腺浸润性导管癌，非特殊类型（IDC-NST），HE染色

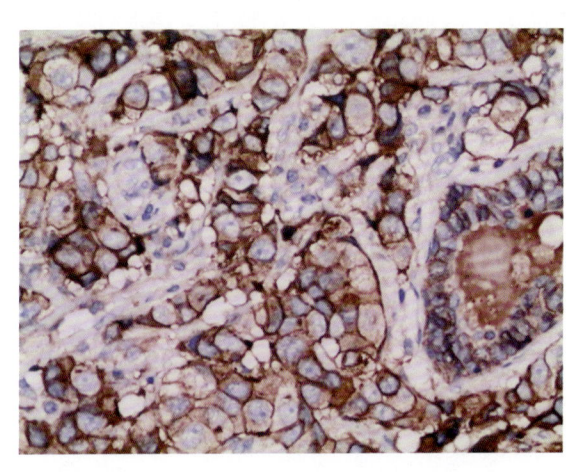

图9-46 IDC-NST，E-Cad，癌细胞细胞膜表达

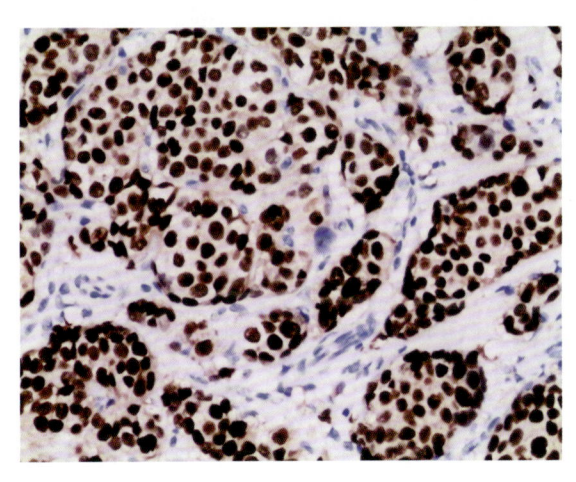

图9-47 IDC-NST，ER，弥漫阳性

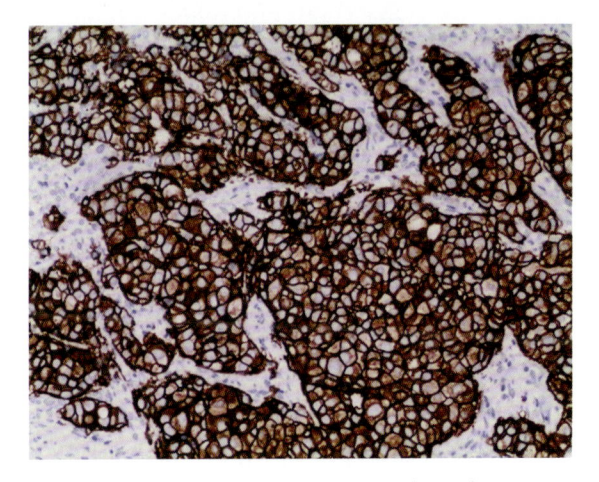

图9-48 IDC-NST，HER2（3+）

二、乳腺微浸润性癌

1. 抗体选择　推荐使用p63、Calponin、CK、CK5/6、HER2等。

2. 注释

（1）微浸润性癌：2012年WHO定义为在乳腺间质内存在明确的1个或多个显微镜下浸润灶，每一个浸润灶直径不超过1mm（≤1mm），常见于高级别导管原位癌组织学背景中。

（2）免疫组化标志物：浸润性癌常缺乏肌上皮和基膜；而导管内癌或多或少均保存肌上皮和基膜。角蛋白染色对于勾勒出微小浸润灶具有重要的价值；CK5/6既可判断肌上皮细胞是否缺失，也可用于识别导管内增生性病变，HER2有助于判断浸润性癌的HER基因表达状况（图9-49～图9-52）。

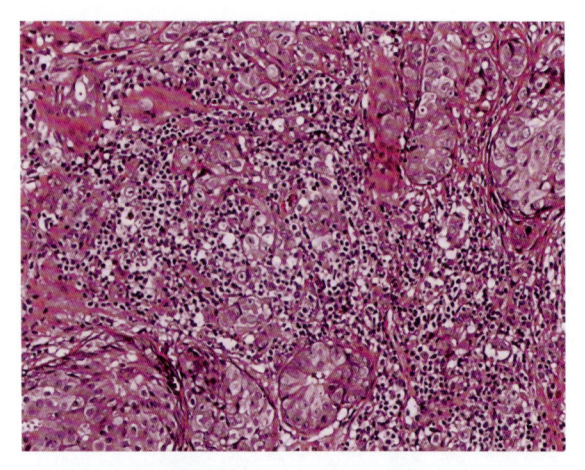

图 9-49　乳腺微浸润性癌，图中右部示肌上皮消失，HE 染色

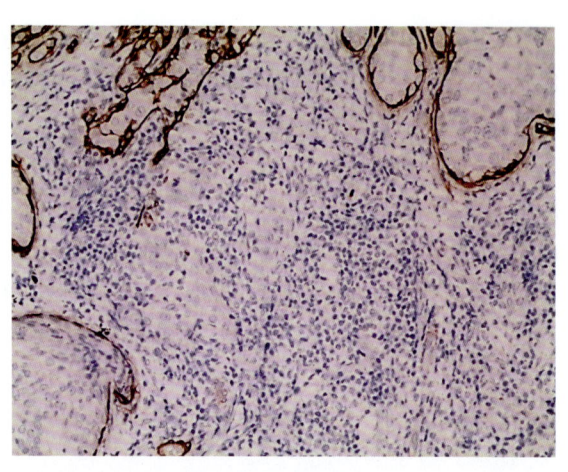

图 9-50　乳腺微浸润性癌，Calponin，肌上皮消失（图中右部）

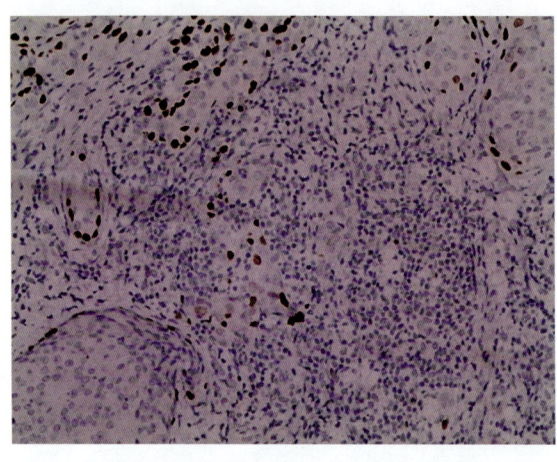

图 9-51　乳腺微浸润性癌，p63，肌上皮消失（图中右部）

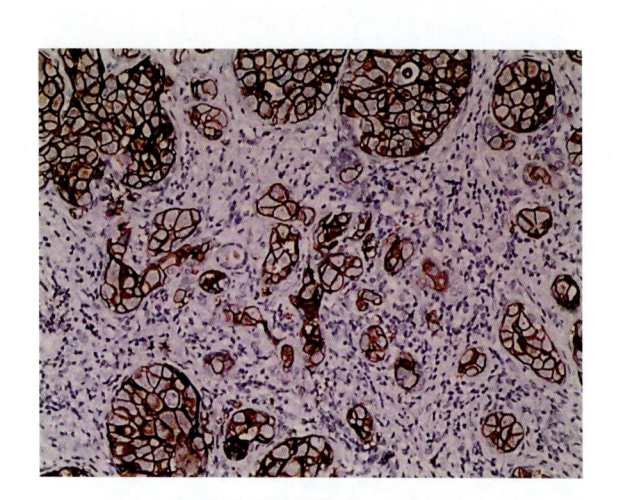

图 9-52　乳腺微浸润性癌，HER2（2+）

三、乳腺浸润性小叶癌

1. 抗体选择　分子分型套餐（ER、PR、HER2、CK5/6、EGFR 和 Ki-67），加 34βE12、E-Cad、p120、β-catenin。

2. 注释

（1）乳腺浸润性小叶癌（ILC）是浸润性乳腺癌中第二常见的类型。与浸润性导管癌（IDC）相比，ILC 患者的发病年龄大，肿块大，易多灶/多中心发生；易呈现雌激素受体（ER）/孕激素受体（PR）阳性（临床多采用内分泌治疗）。HER2 阴性及低增殖指数；远处转移常发生在腹膜、胃肠道、盆腔器官（子宫及卵巢）、脑膜等。

（2）病变特点：ILC 的经典形态，以缺乏黏附性的小细胞增生为特征，表现为单个散在的小细胞分布于纤维结缔组织中，或呈单行条索状排列浸润间质，围绕残存的腺管呈"靶状"或洋葱皮样浸润。常伴有小叶原位癌（LCIS）。组织学亚型包括：实性型、腺泡型、印戒细胞型、黏液型、多形型、管状小叶型和混合型，其中混合型定义为经典型与一种或几种变异型共存。

（3）免疫组化表型：常表达 ER 和 PR，HER2 扩增和过表达很少见，Ki-67 低增殖指数，分类多为 Luminal A 型；很少表达 p53、基底细胞标志物（CK14、CK5/6、EGFR）和肌上皮标志物（SMA、p63）；ILC 表现为 E-Cad 和 β-catenin 低表达或不表达，约 16% 的 ILC 可出现 E-Cad 细胞质表达，p120 细胞质表达；而 IDC 则表现为 E-Cad 和 β-catenin 细胞膜高表达，p120 细胞膜表达（图 9-53～图 9-56）。

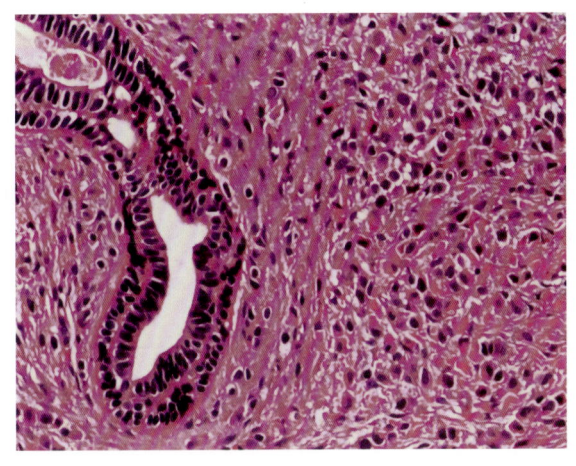

图9-53　乳腺浸润性小叶癌，HE染色，图右侧见一残存导管

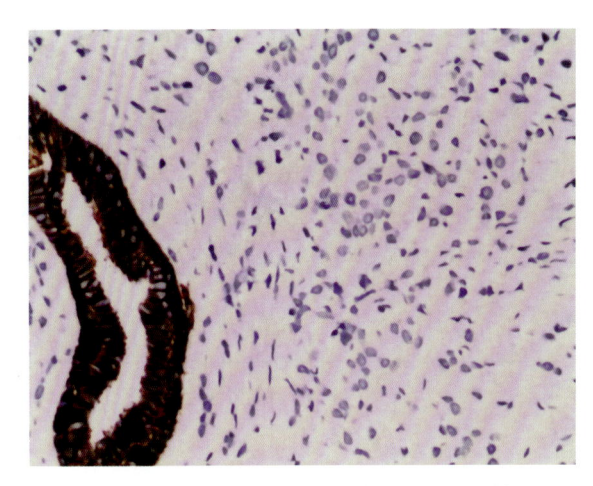

图9-54　乳腺浸润性小叶癌，E-Cad阴性

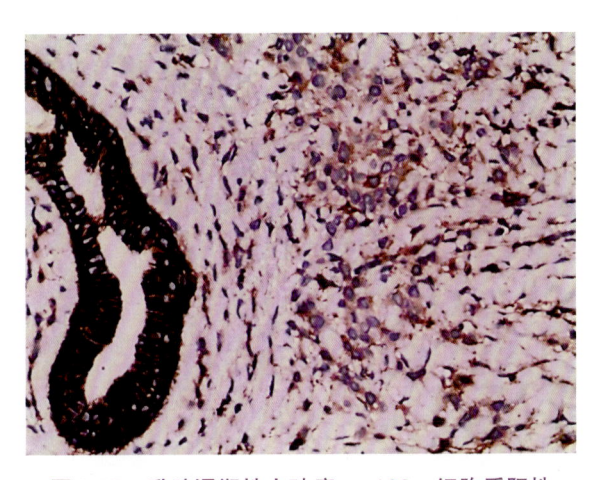

图9-55　乳腺浸润性小叶癌，p120，细胞质阳性

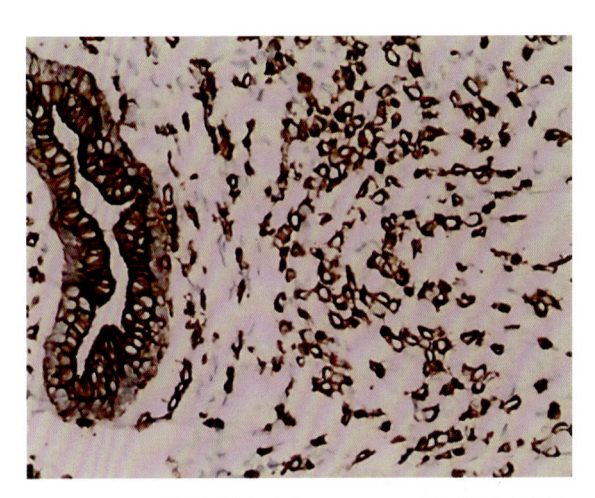

图9-56　乳腺浸润性小叶癌，34βE12，细胞质强阳性

（4）分子遗传学改变：位于染色体16q22上的 *CDH1* 基因突变导致E-Cad表达缺失，是乳腺ILC最主要的分子特征，除特征性的 *CDH1* 基因突变外，还存在其他染色质改变（1q重复、8q12及11q13扩增）和驱动基因突变（*TBX3*、*FOXA1*、*PIK3CA*、*PTEN*、*AKT1* 等），其中，*TP53*、*ESR1* 和 *ERBB2* 基因突变与乳腺ILC更具侵袭性的生物学行为相关。

（5）鉴别诊断

1）乳腺ILC与IDC的鉴别：IDC和ILC的预后及治疗是有差别的。明确鉴别IDC和ILC有益于指导临床治疗（表9-12）。推荐使用34βE12、E-Cad、p120、β-catenin、Ki-67抗体套餐。

通常情况下，乳腺导管癌E-Cad和p120胞膜阳性，β-catenin胞膜阳性，34βE12阴性（基底细胞样癌除外）（图9-57～图9-60），而乳腺小叶癌E-Cad和β-catenin阴性（缺失），p120胞质阳性，34βE12阳性（图9-53～图9-56）。由于p120、β-catenin是E-Cad功能复合体的一部分，正常情况下，p120、β-catenin和E-Cad同时表达在细胞膜；在E-Cad表达缺失时，导致p120解离并聚积在细胞质中，因此在胞质中呈弥漫或核周表达。因此，E-Cad、p120和β-catenin在常规工作中是鉴别小叶癌和导管癌的重要指标。

但有10%的经典型ILC E-Cad阳性，而多形型ILC可有20%的阳性率。浸润性小叶癌形态但E-Cad阳性的情况下，若形态经典，建议加做p120、β-catenin，若p120胞质表达、β-catenin膜表达缺失，则认为支持ILC诊断；多形性小叶癌的诊断需结合形态、E-Cad、ER、PR、HER2、p53等其他免疫标志物综合诊断。少学者认为，诊断ILC仍应以形态学为主，只要组织形态学符合典型的ILC，免疫组织化学染色E-Cad即使阳性也不能诊断IDC。

2）ILC与硬化性腺病的鉴别：硬化性腺病可以出现索条状、线状假浸润的图像，很容易和ILC混淆。

但硬化性腺病有小叶结构轮廓，腺体明显受压、变形，免疫组化显示肌上皮细胞存在。

3）ILC与淋巴造血组织肿瘤的鉴别：乳腺淋巴造血肿瘤罕见，大多数乳腺淋巴瘤是B细胞来源，T细胞或组织细胞性罕见。在诊断时要注意排除，出现淋巴上皮病变支持淋巴瘤，粒细胞肉瘤可以找到原始嗜酸性粒细胞；免疫组化容易鉴别。

4）ILC与乳腺转移性肿瘤的鉴别：很多乳腺外恶性肿瘤都可转移至乳腺。在区分转移性和原发性肿瘤时，免疫组化检测常被应用。乳腺器官源性特异性标志物的表达有助于原发性乳腺癌的诊断。

表9-12　乳腺浸润性导管癌与浸润性小叶癌的鉴别诊断表

鉴别点	乳腺浸润性导管癌	乳腺浸润性小叶癌
34βE12	约38.4%阳性	58.8%阳性
E-Cad	约73.3%细胞膜阳性（高级别或呈基底样表型者可表达减弱或缺失）	9%～25%细胞质弱阴性中等表达；8%～16%的浸润性小叶癌可呈现胞膜表达（常为点状不连续着色）
p120	细胞膜阳性	细胞质阳性
β-catenin	细胞膜（部分为细胞膜/细胞质）阳性	表达缺失
Ki-67	常较高	常较低

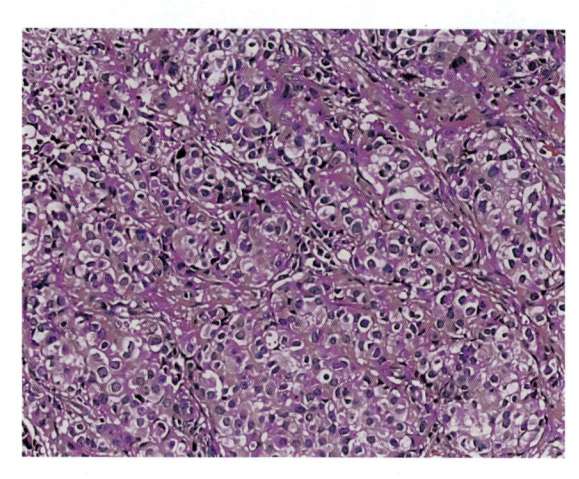

图9-57　乳腺浸润性导管癌，HE染色

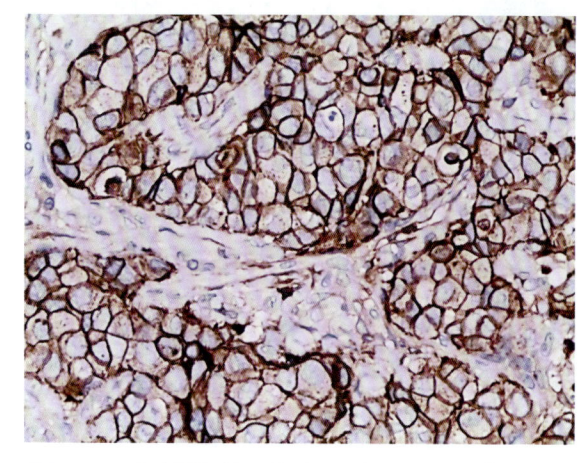

图9-58　乳腺浸润性导管癌，E-Cad，细胞膜强阳性

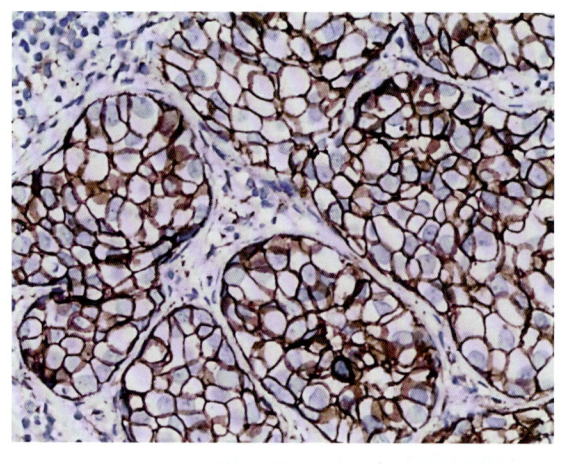

图9-59　乳腺浸润性导管癌，p120，细胞膜阳性

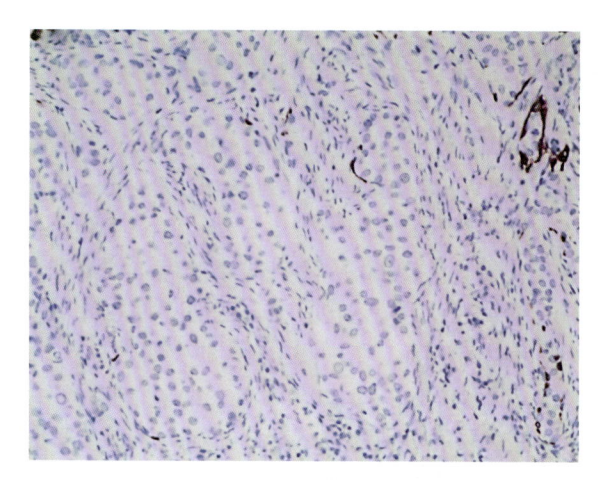

图9-60　乳腺浸润性导管癌，34βE12阴性

四、三阴性乳腺癌

1.抗体选择　分子分型套餐（ER、PR、HER2、CK5/6、EGFR和Ki-67）、基底细胞型角蛋白（CK5/6、

CK14、CK17、34βE12等）、肌上皮标志物（p63、SMA、CD10等）、TRPS1、SOX10、GATA3。

2.注释

（1）定义：三阴性乳腺癌（TNBC）是乳腺癌的一个亚型，是指ER、PR及HER2免疫组化标志物均为阴性的乳腺癌，占全部乳腺癌的15%～20%。相对于其他类型的乳腺癌而言，TNBC的病理特征复杂多样、侵袭性强、进展迅速、生存率低、复发率高、预后更差。但并不是所有的TNBC都预后差，相关研究提示与肿瘤的异质性有关。

（2）病理亚型：就形态学表现来说，该组肿瘤具有异质性，可将TNBC分为低级别及高级别两类。低级别三阴性病变有三类。①良性增生性病变（如微腺性腺病）；②涎腺型肿瘤（如腺泡细胞癌、腺样囊性癌、分泌性癌、多形性癌、黏液表皮样癌、腺肌上皮瘤及伴极性翻转的高细胞癌等）；③低级别化生性癌（包括低级别纤维瘤病样化生性癌、梭形细胞癌和低级别腺鳞癌）等。高级别三阴性病变包括高级别非特殊类型浸润性导管癌、伴大汗腺分化的癌、伴髓样特征的癌、高级别化生性癌（如梭形细胞癌、鳞状细胞癌、伴异源性间叶分化的化生性癌、混合型化生性癌、肌上皮癌和癌肉瘤等）。

（3）免疫组化表型：共同特征为缺乏表达ER、PR及HER2的三阴性表型。根据TNBC是否表达基底细胞标志物（如CK5/6、CK14、CK17等）可进一步将其分为预后较差的基底细胞样型乳腺癌（BLBC）和非基底细胞样型乳腺癌（非BLBC，如黏液癌、髓样癌等）。目前多数支持，ER、PR、HER2阴性，基底细胞标志物至少1种阳性，伴或不伴EGFR表达作为BLBC的诊断标准。85%的病例出现 *p53* 基因突变，60%的病例表达EGFR（图9-61～图9-64）。一般认为，ER、PR和HER2阴性与CK5/6和（或）EGFR阳性相结合是鉴别基底细胞样基因表型的最佳标志物。GATA3、GCDFP-15、mammaglobin在TNBC中的应用价值有限，此时可选择TRPS1、SOX10、GATA3，与SOX10相比，TRPS1在TNBC中的表达比例更高。与

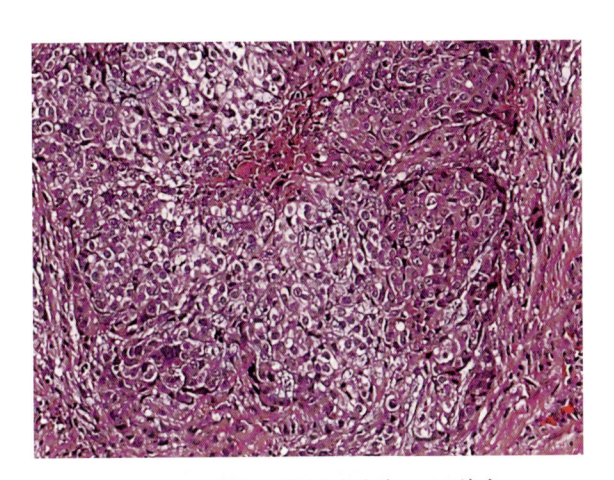

图9-61 基底细胞样乳腺癌，HE染色

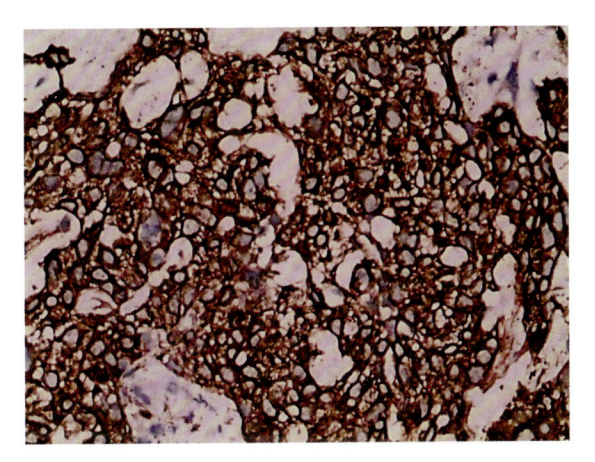

图9-62 基底细胞样乳腺癌，CK5/6，细胞质阳性

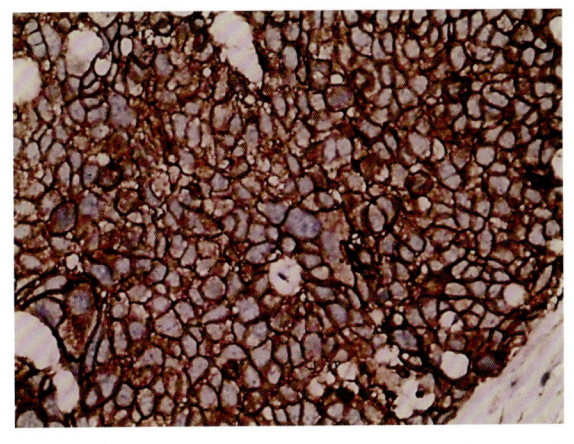

图9-63 基底细胞样乳腺癌，EGFR，细胞膜/细胞质阳性

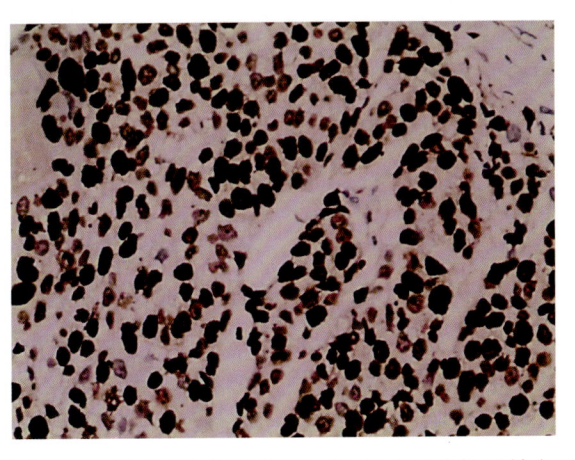

图9-64 基底细胞样乳腺癌，Ki-67（细胞核阳性），高表达

GATA3相比，SOX10目前被认为在TNBC中具有更高的灵敏度，并且与来自其他部位的癌的交叉反应程度较低。

（4）分子遗传学改变：80%～90%的TNBC的*BRCA1*突变，*GATA3*和*PIK3CA*等突变相对少见。TNBC的分子分型：包括基底样-1型（BL-1）、基底样-2型（BL-2）、免疫调节型（IM）、间充质型（M）、间质干细胞型（MSL）及雄激素受体型（LAR）6个亚型，详见本章第一节。

（5）TNBC与BLBC的区别：TNBC是基于免疫组化检测ER、PR、HER2的结果而得出的免疫组化分型，而BLBC是一种分子亚型，是根据其基因表达特征而定义的。TNBC大多数基因表达特征与BLBC相同，而BLBC也大多不表达ER、PR、HER2，与TNBC比较，BLBC在形态学上肿瘤级别更高，生物学行为上较TNBC更具侵袭性，组织学类型两者均以浸润性导管癌为主。两者在组织形态、免疫表型、临床表现方面有很多相似之处，但二者并非完全等同，两者的概念不能完全互换（表9-13）。

表9-13　基底细胞样乳腺癌（BLBC）与三阴性乳腺癌（TNBC）的异同

鉴别点	三阴性乳腺癌（TNBC）	基底细胞样乳腺癌（BLBC）
临床特点	为一种免疫组化分型，约75%的BLBC是TNBC	为一种基因表达分型，约85%的TNBC是BLBC
组织学类型	组织学类型更为复杂。可分为低级别（非BLBC组）及高级别（BLBC组）两类（详见上述病理亚型）	组织学分级比TNBC级别更高，以浸润性导管癌和髓样癌为主，化生性癌次之，偶见浸润性小叶癌
免疫组化表型	ER、PR、HER2三阴性表达；根据瘤细胞是否表达基底细胞标志物可分为BLBC组和非BLBC组	常阴性，但有5%～45%不同程度地表达ER、PR和HER2，CK5/6和（或）EGFR阳性，Ki-67高增殖指数
基因谱表达分析	不仅包括基底细胞样亚型，还包括正常乳腺样型。高级别BLBC组与*BRCA1*基因突变相关	仅为基底细胞样亚型，常伴有较高频率的*BRCA1*、*TP53*等基因突变

五、乳腺浸润性微乳头状癌

1.抗体选择　分子分型套餐（ER、PR、HER2、CK5/6、EGFR和Ki-67），加MUC1/EMA、E-Cad。

2.注释

（1）定义：浸润性微乳头状癌（IMPC）是一种特殊类型的乳腺癌。2012版WHO乳腺肿瘤分类对IMPC的定义为一种由小团、中空、桑葚样肿瘤细胞团构成的癌，细胞与细胞间质之间存在透明间隙。肿瘤细胞极向反转，也称为"倒置"性生长，因此细胞顶端朝向间质而非腺腔面。除乳腺以外，在身体的其他器官，如肺、膀胱、结肠、胰腺等也见报道。若＞90%的肿瘤具有微乳头状结构，则直接诊断为IMPC。

（2）IMPC的病变特点：明显扩张的类似海绵状的"血管或淋巴管"样腔隙中存在呈簇状浸润性生长的实心或脉管样无纤维脉管轴心的微（假）乳头为其基本特征；癌巢与周围间质形成明显的空隙；瘤细胞呈柱状或立方形，核卵圆形，染色较深，细胞核有不同程度的异型性；高度的淋巴侵袭性表现为淋巴管和区域淋巴结转移。只要组织中发现微乳头成分就应给予重视，于诊断中表现出来，并注明IMPC在病灶中所占的比例，以便于临床医师在临床诊疗中作为参考。

（3）免疫表型特点：其分子分型以Luminal A型和Luminal B型居多，大多数表达ER、PR、HER2＋/-；微乳头状癌的细胞特征是极向翻转（即"内-外"倒置），可通过MUC1/EMA来显示（图9-65～图9-68）。微乳头的间质侧EMA/MUC1阳性，而正常腺管及高分化腺癌的腺管腔面侧EMA/MUC1阳性；HER2和细胞间黏附分子（如E-Cad、N-cadherin和CD44等）均在微乳头的细胞间连接面呈阳性，而在间质侧为阴性，这一显著特点在IMPC的鉴别诊断方面有重要意义。

（4）分子遗传学改变：IMPC中8p、17q和20q区域存在扩增，6q和13q的缺失，*MDM2*、*TP53*、*PIK3CA*、*CSMD2*、*MAP3K1*、*ATRX*等多个基因突变。

（5）鉴别诊断：主要与伴有乳头状结构的肿瘤鉴别，EMA、MUC1、HER2和E-Cad的表达模式在IMPC的鉴别诊断方面有重要意义。几乎所有器官如乳腺、膀胱、肺、卵巢、涎腺、结直肠、胃、胰腺、胆囊及肝外胆管等均可发生IMPC，此类肿瘤均有相似的形态学特点和免疫组化型特点（表9-14）。

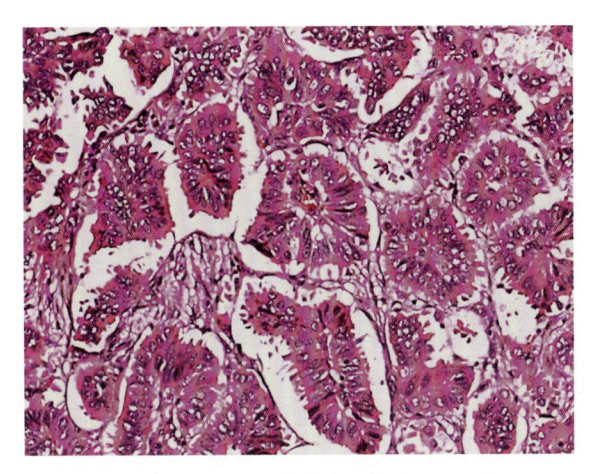

图 9-65　乳腺浸润性微乳头状癌，HE 染色

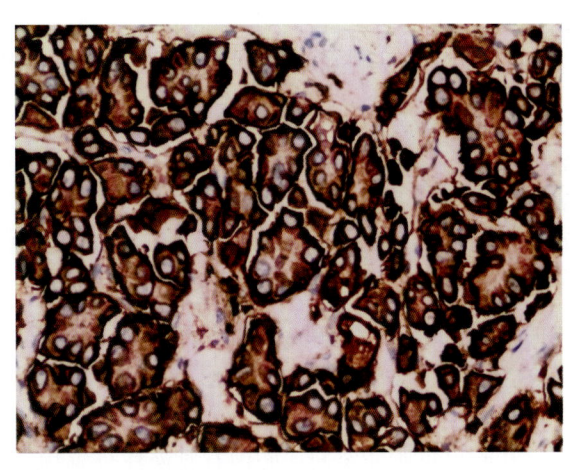

图 9-66　乳腺浸润性微乳头状癌，EMA，瘤细胞极向翻转

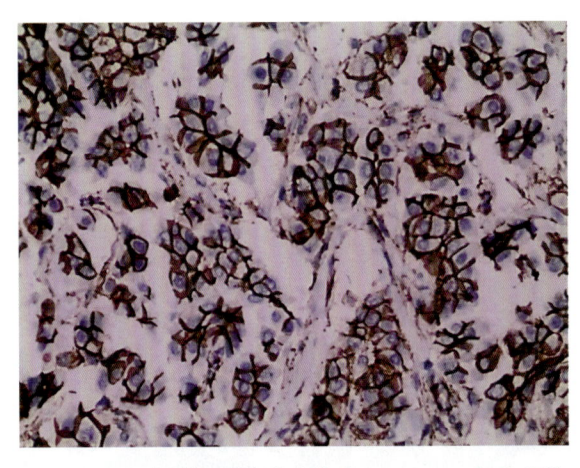

图 9-67　乳腺浸润性微乳头状癌，E-Cad，细胞间连接面阳性

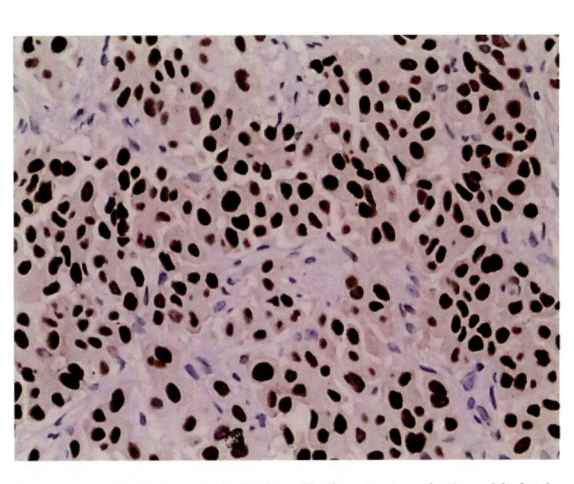

图 9-68　乳腺浸润性微乳头状癌，ER，常为阳性表达

表 9-14　乳腺浸润性微乳头状癌的诊断与鉴别

肿瘤	病变特点	免疫表型特点或注释
浸润性微乳头状癌（IMPC）	由小团、中空、桑葚样肿瘤细胞团构成的癌，细胞与细胞间质之间存在透明间隙。肿瘤细胞极向反转	大多数表达ER、PR，HER2＋/−；微乳头的间质侧EMA/MUC1阳性有助于诊断
乳腺浸润性微乳头状癌（黏液亚型）	其癌细胞的排列特征与IMPC相似，其癌细胞与间质的接触面也含有大量的微绒毛结构，其与IMPC的明显不同之处为癌巢周围被大量黏液所包绕	激素受体高表达及HER2低表达；腺体外周EMA阳性。一旦细胞异型性超过中度，免疫表型又非经典的ER/PR阳性和（或）HER2阴性，则不宜诊断为黏液癌
乳腺浸润性乳头状癌	也见乳头形成、黏液分泌及钙化灶，但乳头是具有纤维脉管轴心的真性乳头	一般为Luminal A型表达，EMA/MUC1均表达在腺腔内腔面，无EMA"反极"染色现象
乳腺黏液癌	见小团状瘤细胞漂浮于黏液池中，IMPC则基本上无黏液，且黏液腺癌核缺乏异型性	大多为Luminal A型表达（ER/PR阳性，HER2阴性），AB/PAS阳性，EMA/MUC1内腔面表达
转移性微乳头状癌	不同器官的IMPC描述略有差异，但其本质还是以肿瘤细胞形成微小乳头状、桑葚样或假腺管状，周围伴有组织收缩裂隙为共同特点	有相同的免疫表型：EMA/MUC1表达于IMPC巢的外侧面细胞膜，即面向间质侧的"极向倒转"。结合病史及其他器官相关特异性标志物等，可作出鉴别诊断

六、乳腺浸润性筛状癌和伴筛状病变的乳腺肿瘤

1.抗体选择　分子分型套餐（ER、PR、HER2、CK5/6、EGFR和Ki-67），加E-Cad、p120、CK8/18、p63、S-100。

2.注释

（1）乳腺浸润性筛状癌（ICC）是一种低级别浸润性乳腺癌，组织学以筛状浸润性生长为主要特征。ICC具有类似于小管癌的基因组和转录组学特征（分子分型均属于Luminal A型）。若＞90%的肿瘤由具有明显的筛状巢组成，Nottingham Ⅰ级，则可直接诊断为ICC，可同时伴有小于50%的小管癌成分；混合型ICC是指伴有10%～49%的其他形态成分（小管癌除外）。

（2）病变特点：肿瘤细胞呈不规则浸润性岛屿状分布，常呈角状，形成界限清楚的筛孔，圆形至卵圆形，筛孔腔可见胞质突起，腔内有黏液样分泌物，部分可见到微钙化，肿瘤无明显坏死，低级别核和核分裂计数低（Nottingham分级为Ⅰ级）。周围可见胶原化，或有反应性的成纤维细胞和肌成纤维细胞增生。

（3）免疫组化表型特点：分子分型呈典型的Luminal A型，一般表达ER、PR阳性，HER2一般阴性，Ki-67低增殖活性，肌上皮标志物阴性，而具有筛状结构的导管内癌（DCIS）癌巢周均有肌上皮的不同程度表达。在混合型ICC中，Ki-67指数高于单纯型ICC（图9-69～图9-72）。

（4）鉴别诊断：主要与筛状导管原位癌、腺样囊性癌、印戒细胞型原位癌和乳腺胶原小体病等相鉴别（表9-15）。

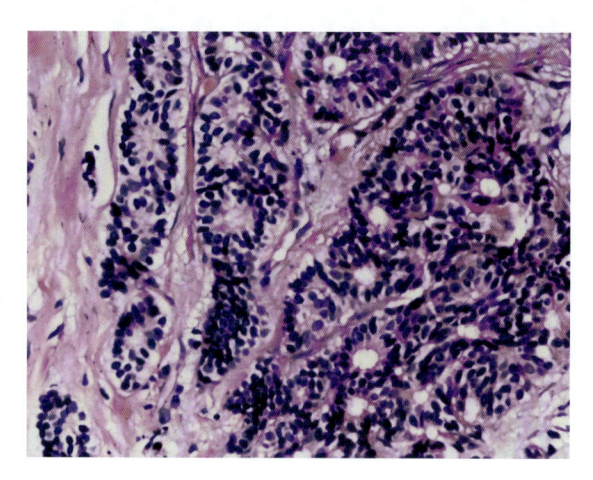

图9-69　乳腺浸润性筛状癌，HE染色

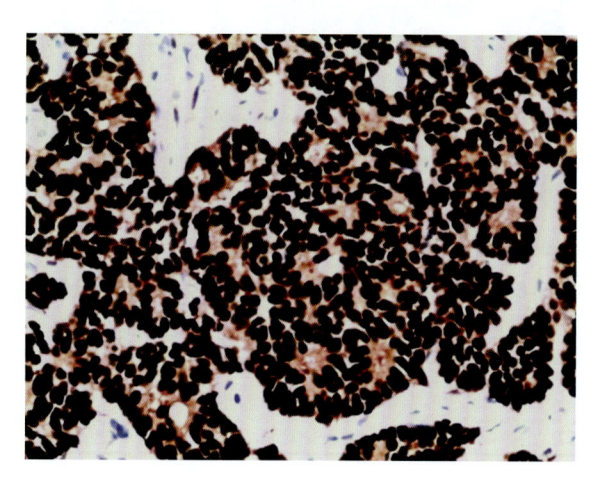

图9-70　乳腺浸润性筛状癌，ER，弥漫强阳性表达

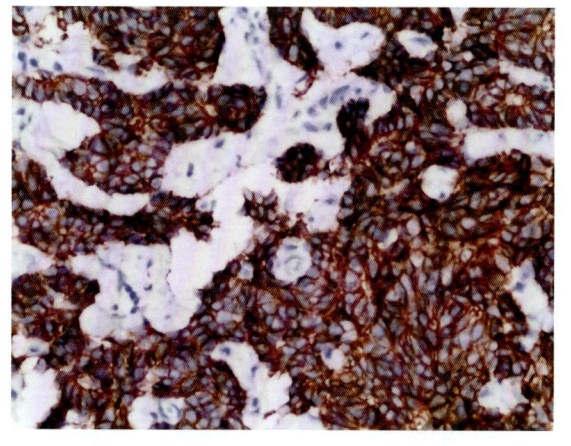

图9-71　乳腺浸润性筛状癌，E-Cad，细胞膜阳性

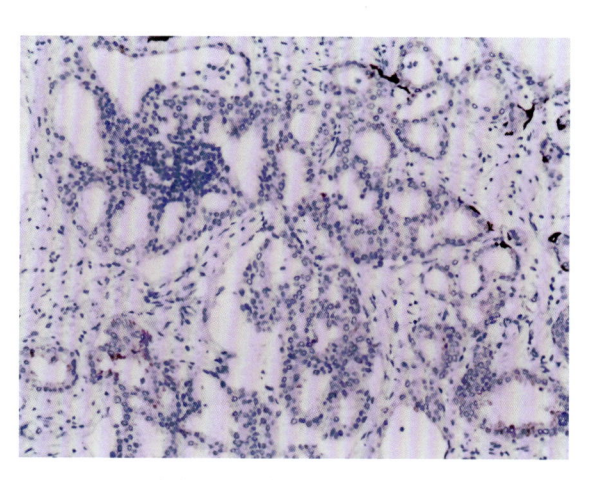

图9-72　乳腺浸润性筛状癌，CK5/6，阴性表达

乳腺胶原小体病是一种伴随性病变，是由腺上皮及肌上皮增生形成的良性病变，上皮及肌上皮细胞通常排列呈筛网状，筛孔内为无细胞，呈圆形、卵圆形或放射状、星状的嗜酸性小体。易与乳腺腺样囊性癌、筛状导管原位癌等恶性病变相混淆，应注意加以鉴别。免疫组化检测显示，腺上皮可表达CK5/6、E-Cad、ER、PR和HER2，但CD117阴性，小体周围的细胞肌上皮标志物（如p63、SMA、Calponin等）阳性（图9-73，图9-74）。

表9-15 乳腺浸润性筛状癌的诊断与鉴别

肿瘤	病变特点	免疫表型特点注释
乳腺浸润性筛状癌	肿瘤细胞呈不规则浸润性岛屿状分布，常呈角状，形成界限清楚的筛孔，圆形至卵圆形	缺乏肌上皮，从而不表达肌上皮的标志物，ER、PR的表达可作为与腺样囊性癌鉴别诊断的依据之一
筛状导管原位癌	低倍镜下有筛孔状的圆形腺腔，腺腔周围的细胞一致，腔内容物没有结构特点	E-Cad、ER、PR呈一致的阳性，肌上皮标志物阴性，与ICC的鉴别要点为癌巢周均有肌上皮的不同程度表达
腺样囊性癌	肿瘤由腺上皮和肌上皮细胞构成，呈小梁状、腺管样或筛状结构，以间质浸润性生长为特点	表达腺上皮（CK7、CK8/18、CD117）和肌上皮细胞标志物；E-Cad阳性表达，常不表达ER、PR和HER2。存在MYB-NFIB融合基因
乳腺小管癌	腺体呈高分化，腺管排列不规则，管腔由单层上皮细胞围绕，呈浸润性生长，常侵及周围组织	几乎恒定表达ER和PR，E-Cad膜阳性，HER2和EGFR通常阴性，小腺管周围无肌上皮表达。S-100阴性
乳腺胶原小体病	乳腺小叶终末端导管/腺泡的上皮及肌上皮呈筛网状增生，筛孔内充有小球状基膜样物质	球形小体Ⅳ型胶原蛋白阳性，小体周围及小球内有肌上皮表达，腺上皮可表达CK5/6、E-Cad、ER、PR和HER2，CD117阴性
印戒细胞型原位癌	肿瘤细胞质内黏液物质积聚，将核推挤至一侧，呈印戒细胞样，胞质内有黏液物质	黏液物质AB-PAS染色阳性，常表达CK、ER、PR、GCDFP-15和MUC1，癌巢周均有肌上皮的不同程度表达
类癌	形态类似于发生在胃肠道或肺部的肿瘤	神经内分泌标志物阳性，可表达ER、PR、HER2，CK5/6阴性

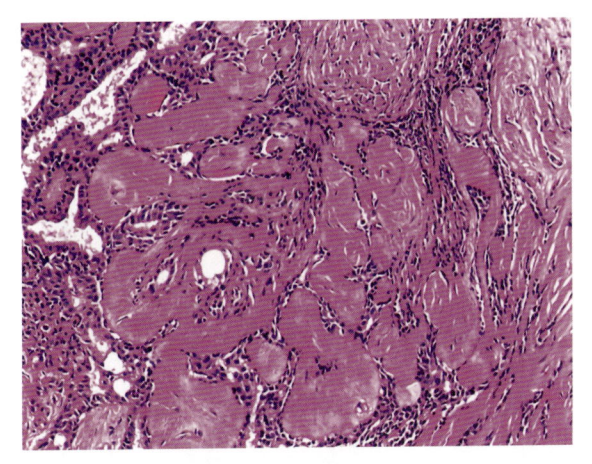

图9-73 乳腺胶原小体病

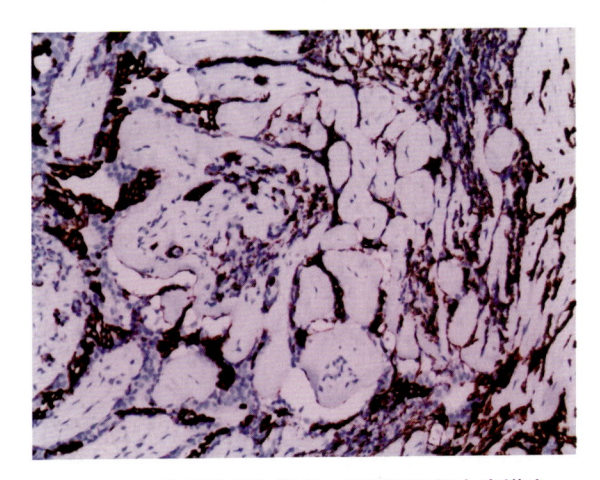

图9-74 乳腺胶原小体病，CK5/6示肌上皮增生

七、乳腺小管癌

1.抗体选择 分子分型套餐（ER、PR、HER2、CK5/6、EGFR和Ki-67），加E-Cad、p120、CK8/18、p63、S-100。

2.注释

（1）乳腺小管癌是乳腺浸润性癌中的一种少见的具有特殊组织学表现的类型，占乳腺浸润性癌的1%左右。有关小管癌的诊断缺乏统一标准，2012版WHO乳腺肿瘤分类建议，肿瘤组织中小管成分占90%以上者称为单纯型小管癌，低于此标准者称为混合型小管癌。

（2）病变特点：病变边缘呈放射状浸润性生长，肿瘤由高分化小管结构组成，小管形状及排列不规则，常一端有角，衬以单层柱状或立方形细胞。细胞形态单一，异型不明显。细胞核较小，相对较规则，核分裂象少见，小管癌的腔内空虚，管腔开放，呈锐角开口，细胞腔面常有顶浆分泌小突起。腔内常常含有嗜酸性物质，小管结构没有基底膜，也无肌上皮细胞。纤维组织增生性间质是小管癌的一个重要诊断线索。部分病变中存在低级别导管原位癌及上皮内瘤变，同时可伴有非特殊或其他特殊类型乳腺浸润性癌。

（3）免疫组化表型：小管癌几乎恒定表达ER和PR，HER2和EGFR通常阴性，Ki-67增殖指数较低，通常＜14%，分类多为Luminal A型。E-Cad通常细胞膜阳性；小腺管周围无肌上皮（CK5/6、p63、Calponin等肌上皮标志物均阴性）（图9-75～图9-78）。

（4）鉴别诊断：乳腺小管癌主要与乳腺硬化性腺病、放射状瘢痕、微腺体腺病、腺管型腺病和非特殊类型浸润性导管癌等鉴别（表9-16）。

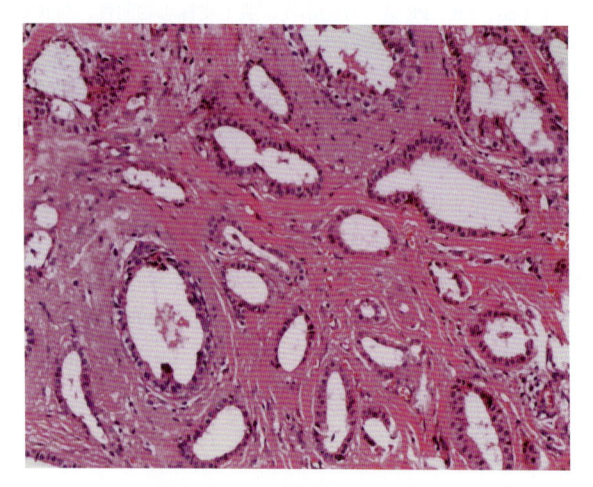

图9-75 小管癌，HE染色

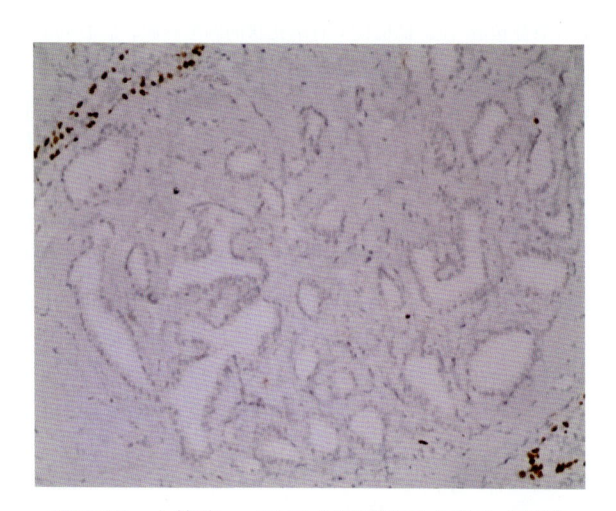

图9-76 小管癌，p63示小管周围缺少肌上皮细胞

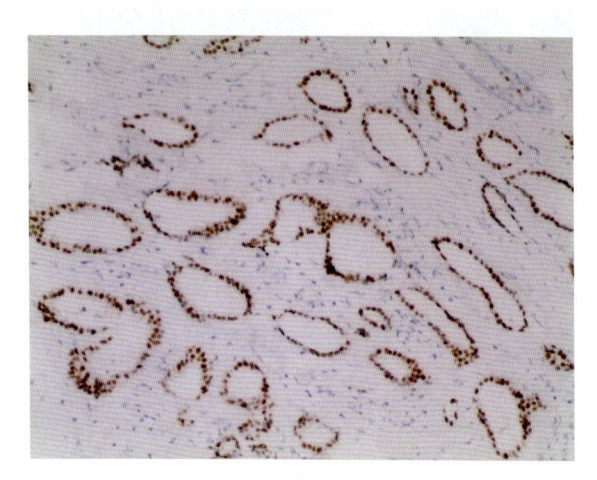

图9-77 小管癌，ER阳性

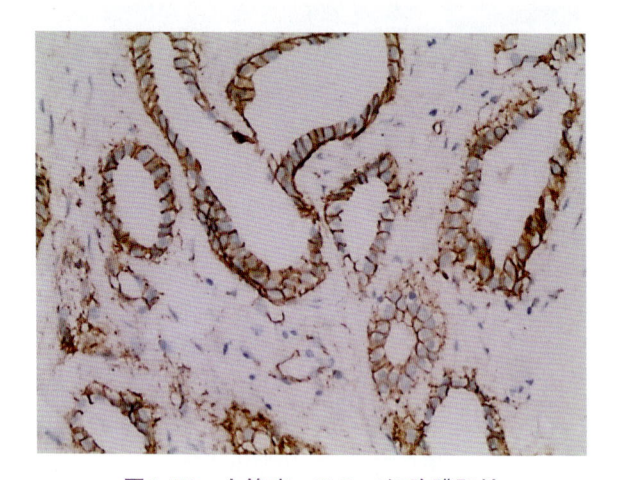

图9-78 小管癌，E-Cad细胞膜阳性

表9-16 乳腺小管癌的诊断与鉴别

肿瘤	病变特点	免疫表型特点注释
乳腺小管癌	由高分化小管结构组成，小管形状及排列不规则，常一端有角，衬以单层柱状或立方形细胞，小管癌的腔内空虚，管腔开放	分类多为Luminal A型，几乎是恒定表达ER和PR，HER2和EGFR通常阴性，E-Cad通常细胞膜阳性；小腺管周围无肌上皮（CK5/6、p63、Calponin等均阴性）。S-100阴性
乳腺硬化性腺病	小叶纤维化和增生小管的腺上皮萎缩（挤压和扭曲），而肌上皮仍保存或增生	干细胞增生型免疫表型为CK5/6-及CK5/6+，CK8+，肌上皮完整或存在，S-100阴性（图9-79，图9-80）

续表

肿瘤	病变特点	免疫表型特点注释
放射状瘢痕	胶原增生背景中散在不规则小腺管样结构，细胞异型性不明显，无浸润性生长	干细胞增生型免疫表型为CK5/6-及CK5/6+，CK8+，肌上皮完整或存在，S-100阴性
微腺体腺病	胶原间质或脂肪中出现规则而一致的小圆形腺管，腔内有少量嗜酸性分泌物	ER、PR、HER2阴性，特征性S-100弥漫强阳性。CK7、GATA3阳性，腺体周边缺乏肌上皮，但基底膜存在（如Ⅳ型胶原阳性）
腺管型腺病	无小叶结构，可浸润脂肪，腺管弥漫或散在分布，可见分支状腺管	干细胞增生型免疫表型为CK5/6-及CK5/6+，CK8+，肌上皮完整或存在，S-100阴性
非特殊类型浸润性导管癌	浸润性生长，腺管形状大小更不规则，癌细胞多形性和异型性更为明显	分类可为Luminal A型或B型，不同程度表达ER、PR和HER2，肌上皮细胞（CK5/6、p63等）消失

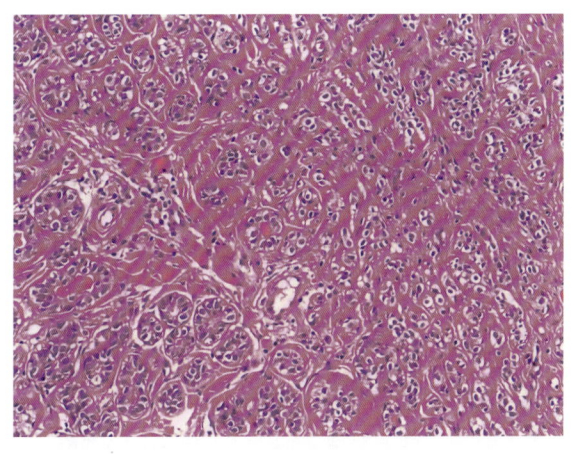

图9-79 乳腺硬化性腺病，条索实性易误诊为癌，HE染色

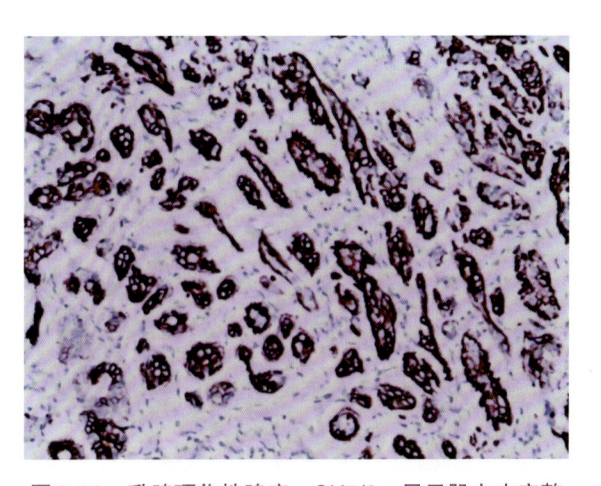

图9-80 乳腺硬化性腺病，CK5/6，显示肌上皮完整

八、乳腺富于糖原癌和伴透明变的乳腺肿瘤

1. **抗体选择** 分子分型套餐（ER、PR、HER2、CK5/6、EGFR和Ki-67），加肌上皮标志物（如p63、Calponin、S-100）、糖原染色（PAS/PASD）。

2. **注释**

（1）乳腺富于糖原癌或富于糖原透明细胞癌（GRCC）是一种罕见的乳腺特殊类型癌，其典型特征为肿瘤细胞具有水样透亮的细胞质。

（2）病变特点：镜下特征性表现为胞质水样透亮，细胞质内富含糖原，偶见絮状或颗粒状细胞质。2012版WHO乳腺肿瘤病理学和遗传学分类中将GRCC定义为大于90%的肿瘤细胞含有丰富、透亮的胞质，内含糖原。

（3）免疫组化表型：可不同程度表达ER、PR或HER2，三阴癌表型者可表达CK-H、EGFR；不表达肌上皮标志物如S-100、SMA、p63等。PAS糖原染色阳性，淀粉酶消化后的PAS糖原染色（PASD）阴性（图9-81～图9-84）。

（4）鉴别诊断：富于糖原癌主要与伴透明变的乳腺肿瘤，如富于脂质的癌、乳腺皮脂腺癌、组织细胞样小叶癌、乳腺原发性腺泡细胞癌、乳腺印戒细胞癌、腺肌上皮癌、肌上皮癌、转移性透明细胞癌、恶性黑色素瘤（MM）及转移性透明细胞癌等相鉴别。免疫组化加必要的特殊染色有助于鉴别（表9-17）。

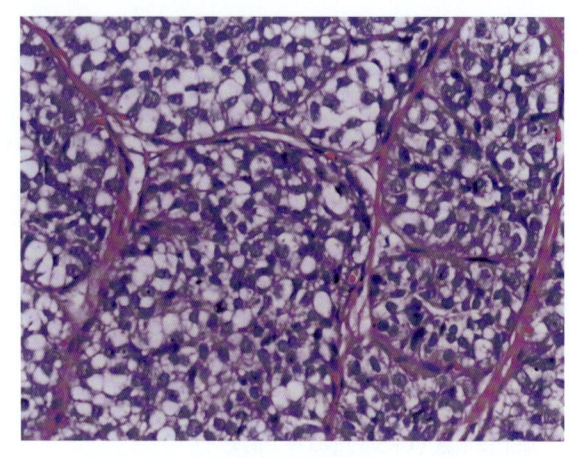

图 9-81　富于糖原透明细胞癌，HE 染色

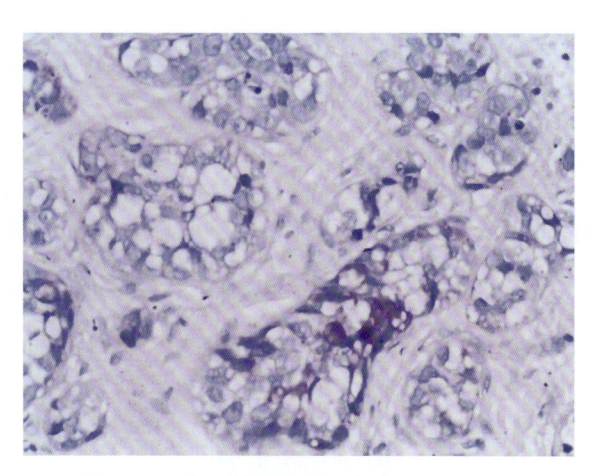

图 9-82　富于糖原透明细胞癌，PAS 阳性

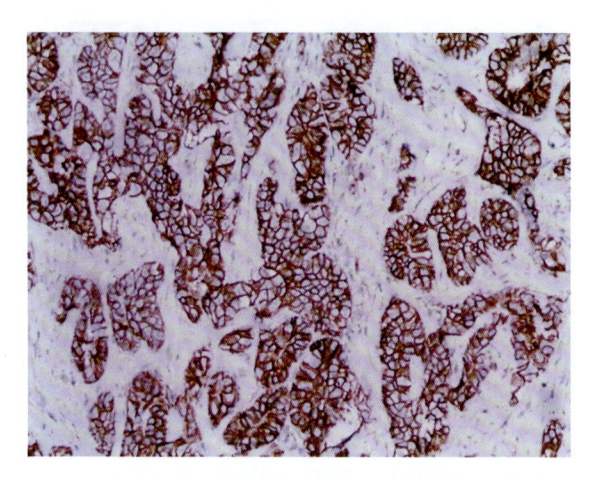

图 9-83　富于糖原透明细胞癌，CK5/6，部分阳性

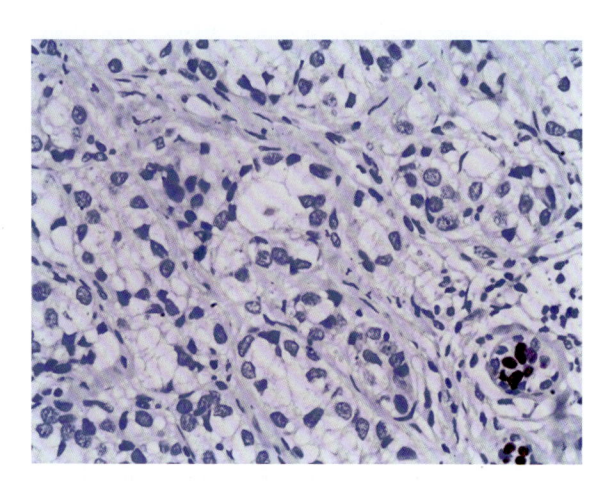

图 9-84　富于糖原透明细胞癌，ER 阳性

表 9-17　伴透明变的乳腺肿瘤的鉴别诊断

肿瘤	病变特点	免疫表型特点或注释
富于糖原透明细胞癌	大于 90% 的肿瘤细胞胞质呈水样透明且富于糖原，有明显异型性或多形性，细胞边界清晰，透明或细颗粒状胞质	可表达 ER、PR 或 HER2，三阴性乳腺癌表型者可表达 CK-H、EGFR；PAS 阳性，消化后 PASD 阴性
富于脂质的癌	大于 90% 的肿瘤细胞胞质内含有脂质成分，胞质空泡状或嗜酸性，呈巢状、片状或条索状排列，组织学分级多为 Ⅲ 级	ER、PR 多阴性。PAS 染色阴性，油红 O 染色可显示大量的胞质内脂质成分
乳腺皮脂腺癌	巢状或小叶状结构，两型肿瘤细胞形态（胞质丰富呈透明或泡沫状的皮脂腺样细胞和分布于外周的较小的卵圆形和梭形细胞），常常伴有桑葚样鳞状上皮化生	可表达 EMA、ER、PR 和 AR，不表达 Vim、GATA3、GCDFP-15、S-100。原发性 SC 极其少见，诊断时必须排除皮肤原发的可能，至少 > 50% 方可诊断
组织细胞样小叶癌	瘤细胞常呈单行或小簇状排列，肿瘤细胞有时可呈印戒样，浸润性条索常围绕正常导管呈向心性分布	以 ER、PR、GCDFP-15 阳性，HER2 阴性表型多见，E-Cad 表达缺失，p120 细胞质阳性
乳腺原发性腺泡细胞癌	瘤细胞体宽大，胞质嗜碱性呈细颗粒状，空泡样和透明样细胞，核圆形，瘤细胞生长呈腺泡状或实性片状生长	CK、EMA、AACT 和 SOX10 阳性，ER、PR 和 HER2 阴性；PAS 染色（抗淀粉酶后）阳性
乳腺印戒细胞癌	瘤细胞弥漫、呈巢团状或条索状分布于乳腺纤维间质内，肿瘤细胞胞质内有大的黏液空泡，细胞核被挤至一侧	表达 CK7、MUC1、ER 和 E-Cad，而 CK20、CDX2、MUC2 阴性；AB/PAS 染色细胞质阳性

肿瘤	病变特点	免疫表型特点或注释
腺肌上皮癌	肌上皮细胞围绕衬覆腺上皮的小腔隙增生，且肌上皮细胞相对均匀地分布在小导管周围	肌上皮细胞的存在可通过一组免疫组化标志物CK5/6、p63、Calponin、S-100等证实
肌上皮癌	细胞形态多样，包括梭形透明细胞、浆细胞样细胞等，呈巢片状、条索状排列，导管结构应＜5%	CKpan阳性，并至少表达1种肌上皮标志物，线粒体染色阳性，PAS染色阴性
转移性透明细胞癌	以肾源性多见，肿瘤胞质呈水样透明或嗜酸性颗粒样。呈腺泡状、泡巢状或实性片状结构，由薄壁血管网间隔	表达Vim、CA Ⅸ、CD10及RCC蛋白。结合病史和形态学特点的不同相鉴别
恶性黑色素瘤	瘤细胞形态多样，可呈透明、嗜酸性等，异型性明显，呈束状、席纹状或旋涡状排列，没有导管内癌成分	表达S-100、SOX10及黑色素标志物；可异常表达CK、CD117、CD99等

九、乳腺大汗腺癌和伴嗜酸性细胞质的肿瘤

1.抗体选择　分子分型套餐（ER、PR、HER2、CK5/6、EGFR和Ki-67），加AR、GCDFP-15、p53、BCL2及GATA3。

2.注释

（1）乳腺大汗腺癌（AC）：被定义为90%以上的肿瘤细胞显示大汗腺细胞的细胞学形态和免疫表型特征的乳腺浸润性癌。

（2）病变特点：90%以上的肿瘤细胞具有大汗腺分化，瘤细胞大，胞界清楚，细胞质丰富、典型细胞的细胞质常呈嗜酸性颗粒状或均质嗜酸性，可有顶浆分泌型胞突；细胞核大，形态不一，核仁明显。不典型细胞可有细胞质空泡或呈透明状。呈巢状、片状或管状排列，可见多少不等的坏死。常伴有不同程度的炎症细胞浸润及泡沫状组织细胞反应。根据核分级和粉刺样坏死的存在，将大汗腺亚型导管原位癌分为3级（低、中、高级别），分级应在显示最大程度多形性的病灶上进行。

（3）免疫表型特点：典型的AC表型为AR、GCDFP-15和HER2阳性，而ER、PR和BCL2阴性（图9-85～图9-88）。AR阳性肿瘤细胞至少＞10%，部分病例HER2阴性，认为单纯性AC代表一种独特的雄激素受体阳性的三阴性乳腺癌亚型。也可表达GATA3、CK-L、EMA和CK5/6，S-100阴性；特殊染色PASD阳性。

值得注意的是，在大汗腺病变中AR高表达，但并不局限于大汗腺病变，AR在85%的Luminal型（ER阳性）、58%的HER2过表达型、31%的基底细胞样型和10%～43%的三阴性乳腺癌中均有表达。有关AC中HER2表达的数据颇具争议，有研究认为，以AR阳性、ER阴性、PR阴性表型为特征的大汗腺亚型中的HER2表达率要高于所有乳腺癌。与基底细胞样型乳腺癌鉴别时，可选用GCDFP-15，GCDFP-15在基底细胞样型乳腺癌中不表达，GCDFP-15阳性率低于AR，但两者联合运用可提高阳性检出率。

最近发现，甲基戊二酰辅酶A合成酶2（HMGCS2）和脂肪酸结合蛋白7（FABP）在大汗腺分化的组织中高表达，HMCCS2和FABP7很可能成为大汗腺分化癌的新标志物。在大汗腺病变的良恶性鉴别中，p53和Ki-67有一定的意义。浸润性大汗腺癌p53多呈过表达，Ki-67多在10%以上；而大汗腺腺病与此相反。

（4）鉴别诊断

1）大汗腺病变的鉴别：如果整个肿瘤中大汗腺形态特征＞90%，可直接诊断大汗腺癌。而当大汗腺分化细胞占据10%～90%时，有作者建议病理诊断为大汗腺样浸润性癌或浸润性癌伴大汗腺分化。

大汗腺增生—不典型增生—导管原位癌—浸润性癌的序列病变形成了一个连续的形态学谱系。其病理学评估标准与一般的导管细胞相似，主要从组织结构、细胞学和病变范围三方面进行分析判断，联合使用免疫组化标志物AR、GCDFP-15、ER、PR、HER2及CK5/6可以对该肿瘤做出准确的诊断，在大汗腺病变的良恶性鉴别中，p53和Ki-67有一定的意义（表9-18）。当大汗腺化生细胞出现以上非典型性时，要与浸润性癌鉴别。应常规标记肌上皮，如果多个标志物均为阳性，则可以与浸润性癌鉴别。

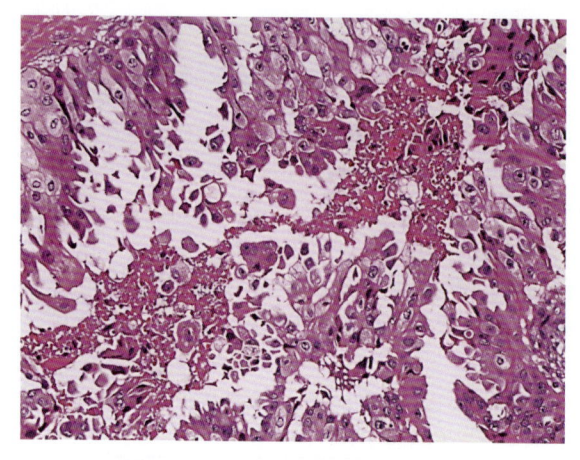

图9-85　乳腺大汗腺癌，HE染色

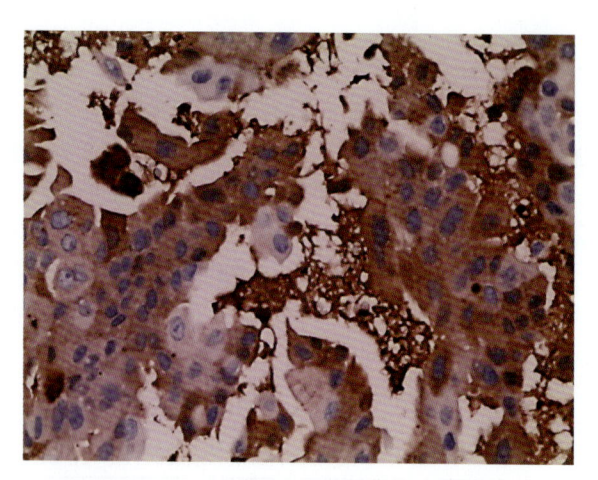

图9-86　乳腺大汗腺癌，GCDFP-15，细胞质阳性

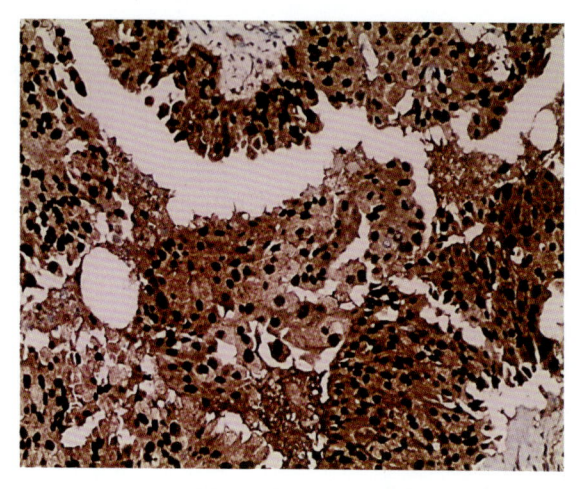

图9-87　乳腺大汗腺癌，AR，细胞核/质阳性

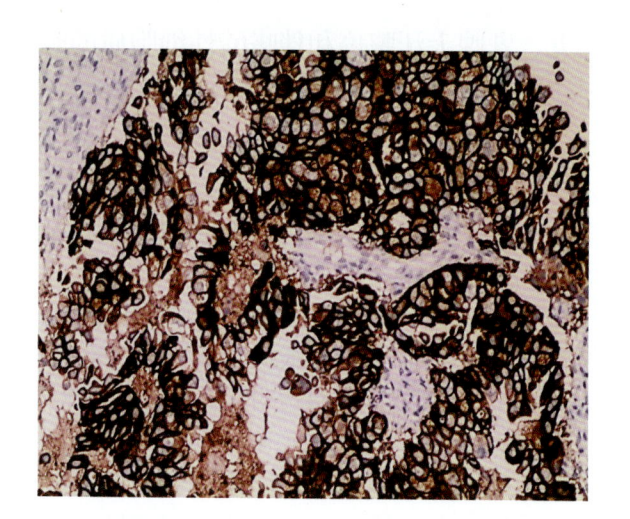

图9-88　乳腺大汗腺癌，HER2，细胞膜阳性

表9-18　乳腺大汗腺病变的诊断与鉴别

大汗腺病变	病变特点或诊断标准	免疫组化表型可注释
大汗腺化生	形态上具有大汗腺细胞的所有特征：细胞质丰富、嗜酸性颗粒状，可有胞突；核直径约为单倍红细胞大小，多无核仁或小核仁，无核分裂象	AR、GCDFP-15阳性；CK5/6、BCL2阴性。肌上皮完整。常为伴随性病变或局灶性病变
普通型大汗腺增生	导管扩张，被覆单层或局灶多层，形成小的乳头，乳头之间互相不融合或融合；大汗腺细胞排列在导管腔基底部。在这类病变中，不存在细胞的异型性和病理性核分裂象，更没有浸润周围组织的特征	可表达AR、GCDFP-15、EMA和HER2；ER、PR、CK5/6、BCL2、p53阴性。常累及增生性病变，如硬化性腺病、乳头状瘤
非典型性大汗腺增生	细胞轻度异型，细胞增大，细胞核较正常增大3倍；细胞复层化或形成簇状结构而无细胞搭桥现象；出现细胞桥或筛状结构但受累导管范围<2mm	与普通型大汗腺增生的免疫表型相似，ER、PR、BCL2、p53阴性。肌上皮完整。发现大汗腺化生尤其在硬化性病变中应常规标记肌上皮
大汗腺导管原位癌	中级别以上核异型，核大，核仁明显，形态多样；导管被肿瘤细胞充满呈实性团块、微乳头、筛状结构或粉刺样；出现坏死、微小钙化和炎症细胞；常较大（>4mm），累及2个及以上小叶单位	与普通型大汗腺增生的免疫表型相似，可高表达BCL2、p53及Ki-67；肌上皮存在。大多数认为大汗腺导管原位癌的核至少是中级别
浸润性大汗腺癌	>90%的肿瘤细胞形态学表现为大汗腺形态（高核级，细胞大，界清，胞质丰富，泡沫状或嗜酸性颗粒状，核增大，核仁大而突出）；肌上皮消失，侵犯周边组织	典型的表型为AR和GCDFP-15阳性，而ER和PR阴性。至少>10%的细胞表达AR；可高表达HER2、BCL2、p53；肌上皮标志物阴性

2）具有嗜酸性颗粒状胞质的乳腺肿瘤：在乳腺病变的HE染色切片上，许多类型的肿瘤细胞可以出现嗜酸性颗粒状胞质，具有颗粒细胞表现的乳腺肿瘤主要有大汗腺癌、颗粒细胞瘤、富于脂质或糖原的癌、化生性鳞状细胞癌等乳腺原发的恶性上皮性肿瘤；另外，腺泡状软组织肉瘤、嗜酸细胞癌、副神经节瘤、组织细胞病变也需鉴别，免疫组化标记和一些特殊染色可与之鉴别（表9-19）。

表9-19 具有嗜酸性颗粒状胞质的乳腺肿瘤的鉴别诊断

肿瘤	病变特点	免疫表型特点或注释
浸润性大汗腺癌	>90%的肿瘤细胞形态学表现为大汗腺形态（高核级，细胞大，界清，胞质丰富，泡沫状或嗜酸性颗粒状，核增大，核仁大而突出）；肌上皮消失，侵犯周边组织	典型的表型为AR和GCDFP-15阳性，而ER和PR阴性。至少>10%的细胞表达AR；可高表达HER2、BCL2、p53；肌上皮标志物阴性
颗粒细胞瘤	肿瘤细胞质丰富的呈颗粒状的嗜酸性细胞质，细胞核小，居于细胞中央，可见核仁呈巢状、片状，细胞巢之间见纤细的纤维分割。没有导管内癌成分	S-100、SOX10及TFE3弥漫阳性；NSE、Nestin、PGP9.5和CD68阳性。不表达上皮和肌源性标志物，GCDFP-15、ER、PR阴性，PASD染色阳性
组织细胞样小叶癌	瘤细胞常呈单行或小簇状排列，肿瘤细胞有时可呈印戒样，浸润性条索常围绕正常导管呈向心性分布	以ER、PR阳性，HER2阴性的免疫表型多见，E-Cad表达缺失，p120细胞质阳性
乳腺嗜酸细胞癌	大多数细胞呈嗜酸性，胞质富含嗜酸性颗粒，细胞轮廓清晰，核仁明显，排列呈蜂巢状，常与导管原位癌并存	CK、EMA、ER、PR阳性，多为Luminal B型；线粒体染色阳性，PAS染色阴性
乳腺分泌性癌	肿瘤形成管状或滤泡样结构，可出现甲状腺滤泡样形态，瘤细胞通常含多泡状嗜酸性细胞质	常表达S-100、EMA；"三阴性"表型，肌上皮标志物阴性，存在ETV6-NTRK3融合基因
妊娠期乳腺癌	最常见的病理类型是浸润性导管癌或小叶癌，乳腺腺泡增生，整个乳腺密度增加，可有分泌	常表达ER、PR和HER2，最常见BRCA1和BRCA2基因突变
肌上皮瘤	细胞形态多样，包括梭形透明细胞、浆细胞样细胞等，呈巢片状、条索状排列，导管结构应<5%	CKpan阳性，并至少表达1种肌上皮标志物，线粒体染色阳性，PAS染色阴性
神经内分泌癌	出现神经内分泌形态（细颗粒状染色质、铸型核、周边栅栏状），呈巢状器官样结构排列，间质富于窦状隙的血管网	除神经内分泌标志物（CgA、Syn、CD56、NSE等）以外，本病还可表达ER、PR、HER2
组织细胞病变	多为良性病变，多为乳腺脂肪细胞液化坏死形成的结节，或者乳腺增生聚集，没有浸润癌的典型特点	免疫组织化学虽然CD68阳性，但S-100阴性，PAS染色阴性
腺泡状软组织肉瘤	瘤细胞多为圆形或椭圆形，呈巢团状或腺泡状排列，细胞核常呈泡状或多边形，核仁明显，可见细颗粒状或杆状结晶体	存在特异性的TFE3基因重排、TFE3核阳性，肌源性标志物如SMA、Desmin阳性。S-100、CK阴性
副神经节瘤	细胞器官样排列，有窦状血管网间隙分隔，细胞体积略小，细胞质嗜酸性，颗粒较细，部分可见菊形团结构	神经内分泌标志物如CgA、Syn、CD56等，S-100支持细胞阳性；S-100、SOX10及TFE3阴性
恶性黑色素瘤	瘤细胞形态多样，可呈透明、嗜酸性等，异型性明显，呈束状、席纹状或旋涡状排列，没有导管内癌成分	表达S-100、SOX10及黑色素标志物；可异常表达CK、CD117、CD99等

十、乳腺产生黏液的癌和黏液样病变

1.抗体选择　分子分型套餐（ER、PR、HER2、CK5/6、EGFR和Ki-67），加CK7、CK20、Villin、EMA、GCDFP-15、CDH17、CEA、CDX2、黏蛋白（MUC6、MUC1、MUC5AC）。

2.注释

（1）乳腺黏液样病变：大致上可分为四大类。①细胞质内黏液：一般认为，含有细胞质内黏液（伴印戒细胞成分）是乳腺小叶型肿瘤的细胞学特征之一，乳腺黏液表皮样癌可包含黏液样细胞。②细胞外黏液：细胞外黏液分泌一般认为是导管型肿瘤的标志之一，可见于多种导管型病变，包括纤维囊性变、黏液囊肿样病变、乳头状肿瘤、浸润性导管癌、黏液癌、黏液性囊腺癌和伴有微乳头状结构的乳腺黏液癌等，而浸润性小叶癌伴细胞外黏液极少见。③间质黏液：乳腺间质发生黏液样变是一种常见现象，可见于纤维腺瘤、叶状肿瘤、多形性腺瘤、腺样囊性癌和化生性癌等。④转移性肿瘤：伴印戒细胞成分的恶性肿瘤多原发于胃肠道，而原发于乳腺者罕见。

（2）伴印戒细胞分化的乳腺肿瘤

1）伴印戒细胞分化的乳腺癌发病率占乳腺癌的1%～4.5%。2012版WHO乳腺肿瘤分类明确指出，伴印戒细胞分化的乳腺癌并非一种独立类型，最常见于浸润性小叶癌，但也可见于浸润性导管癌和其他特殊类型乳腺癌。与其他普通类型浸润性乳腺癌相比，伴印戒细胞分化的癌侵袭性更强，淋巴结转移率高，预后差。

2）病变特点：印戒状癌细胞成分至少占肿瘤成分的20%，胞质内可见大空泡，核被挤于一侧，呈弥漫性、巢状及条索状分布。组织学上可将伴印戒细胞分化的癌分为浸润性小叶癌型和非浸润性小叶癌型。浸润性小叶癌型印戒细胞癌细胞中可见浸润性小叶癌经典的组织形态，癌细胞小圆形，缺乏黏附性，呈"列兵样"线状排列或围绕残留腺管呈"靶环状"排列。另一细胞类型与弥漫性胃癌相似，以细胞内充满嗜酸性黏液物质为特征，并将核挤至细胞一端，这种类型的印戒细胞可混杂在乳腺导管内癌中。

3）病理诊断：在常规临床诊断中，部分乳腺癌患者可见灶性的印戒细胞分化区域，但是印戒细胞占多少比例才能诊断为伴印戒细胞分化的癌目前尚无统一定论。有学者认为，在浸润性小叶癌中，印戒样细胞占≥10%可作出诊断，并且在报告中应该注明印戒细胞的百分比，并认为这可能与较差的预后有关。龚西騟教授建议，印戒样细胞占全部癌细胞＞20%可作出诊断。不伴其他组织学类型成分者称为纯印戒细胞型；同时伴其他组织学类型成分者称为混合型。

4）免疫组化表型：常表达CK、ER、PR、GCDFP-15和MUC1，但一般不表达CK20、CDX2、MUC2、MUC5AC。AB/PAS染色细胞质阳性。印戒细胞型浸润性小叶癌E-Cad（表达缺失），p120呈胞质阳性（图9-89～图9-92）。

5）鉴别诊断：伴印戒细胞分化的乳腺癌主要与乳腺黏液癌、富于糖原透明细胞癌和转移性胃印戒细胞癌等鉴别（表9-20）。

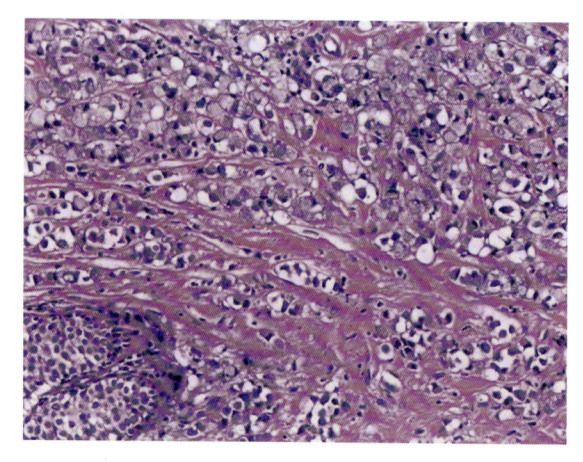

图9-89 乳腺印戒细胞型浸润性小叶癌，HE染色

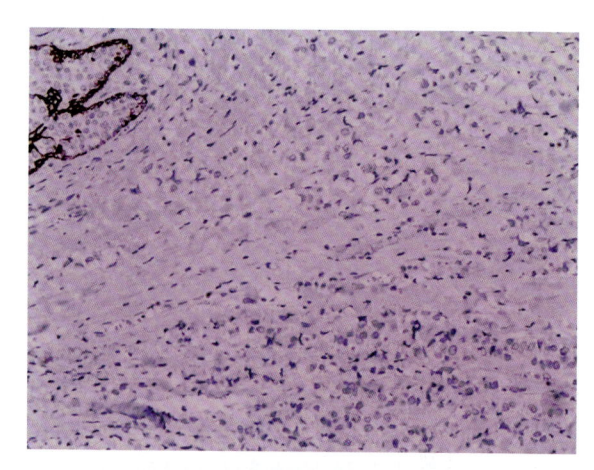

图9-90 乳腺印戒细胞型浸润性小叶癌，E-Cad，细胞质表达缺失

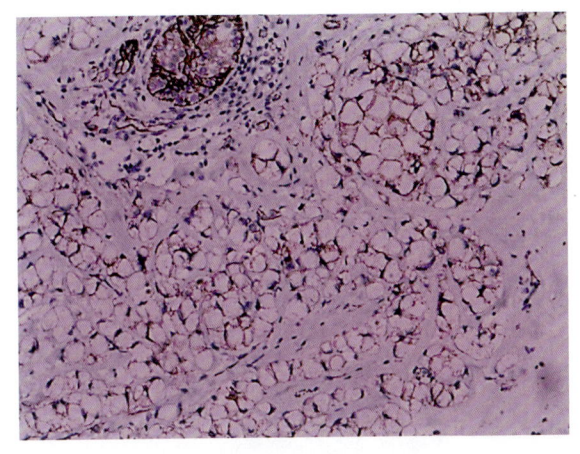

图 9-91　乳腺印戒细胞型浸润性小叶癌，p120，细胞质阳性

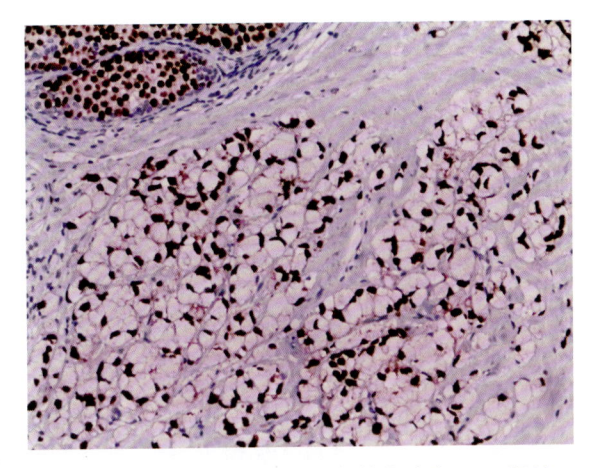

图 9-92　乳腺印戒细胞型浸润性小叶癌，ER 阳性

表 9-20　伴印戒细胞分化的乳腺肿瘤的鉴别诊断

肿瘤	病变特点	免疫表型特点或注释
伴印戒细胞分化的乳腺癌	印戒状癌细胞成分至少占肿瘤成分的20%，胞质内可见大空泡，核被挤于一侧，呈弥漫性、巢状及条索状分布。最常见于浸润性小叶癌，但也可见于其他类型的乳腺癌	常表达CK7、ER、PR、GCDFP-15和MUC1，E-Cad缺失，p120呈胞质阳性，但一般不表达CK20、CDX2、MUC2。AB/PAS染色阳性
乳腺黏液癌	乳腺黏液癌也可发生伴印戒细胞分化，漂浮在细胞外黏液池中的肿瘤细胞可呈典型的印戒细胞癌特征，印戒细胞成分所占比例为<20%	大部分均为ER和PR阳性，HER2阴性；诊断黏液癌需要黏液癌成分占肿瘤成分的90%以上，且肿瘤细胞核级为低-中核级
富于糖原透明细胞癌	大于90%的肿瘤细胞胞质呈水样透明且富于糖原，有明显异型性或多形性，细胞边界清晰，多角形，透明或细颗粒状胞质	可表达ER、PR或HER2，三阴癌表型者可表达CK-H、EGFR；PAS阳性，消化后PASD阴性
转移性胃印戒细胞癌	有消化道及卵巢等部位的原发病灶和病史，包括印戒细胞样、组织细胞样、小圆形嗜酸性细胞质样，呈梁状或实性片状排列	表达CDH17、CK7、CK20、CDX2，以及MUC6、MUC1、MUC5AC阳性表达，ER和PR常阴性

（3）乳腺黏液癌

1）乳腺黏液癌是一种恶性度相对较低的特殊类型乳腺癌，一般分为单纯型乳腺黏液癌（PMBC）和混合型乳腺黏液癌（MMBC）。

2）病变特点：组织学上表现为黏液池中漂浮着大小不一、多少不等的肿瘤细胞，肿瘤细胞核级为低-中核级，肿瘤细胞可排列呈小管状、腺样、筛孔状、实性巢团状、微乳头状等不同形态，且失去肌上皮表达。可有砂砾样钙化，也可伴发导管原位癌。

3）免疫表型特点：大部分均为ER和PR阳性，HER2阴性；肌上皮标志物可标识在黏液池中漂浮的细胞上，细胞团外肌上皮细胞消失（图9-93～图9-96），借此与伴有黏液外渗的黏液囊肿样病变（在黏液池中漂浮的细胞团外附肌上皮细胞）区别。

4）乳腺黏液癌的病理诊断标准：2019版WHO乳腺肿瘤分类中指出诊断黏液癌需要黏液癌的形态>90%，且肿瘤细胞核级为低-中核级，如果肿瘤细胞为高核级，建议诊断为浸润性癌（NST）伴有黏液分泌。免疫表型通常为ER/PR阳性，HER2阴性，若ER/PR阴性或HER2阳性，诊断黏液癌要慎重，需仔细核对形态和免疫表型。

5）乳腺黏液癌的鉴别诊断：伴有黏液形成的乳腺病变，包括含囊腔内黏液的乳腺纤维囊性变、黏液囊肿样病变（MLL）、良性病变和（或）伴有不典型导管上皮增生、导管原位癌、黏液性乳头状病变、黏液癌和其他伴间质黏液样物质的病变。黏液样病变，如注射外源性物质可出现细胞外黏液样物质的组织学形态，如注射隆乳术后，此时一般都伴有异物巨细胞反应等（表9-21）。

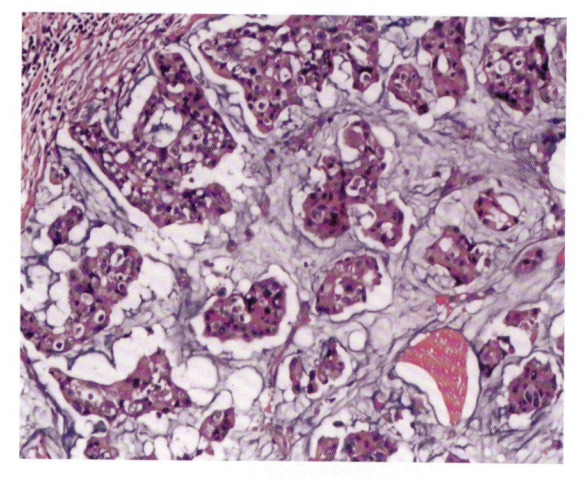

图9-93 黏液癌，HE染色

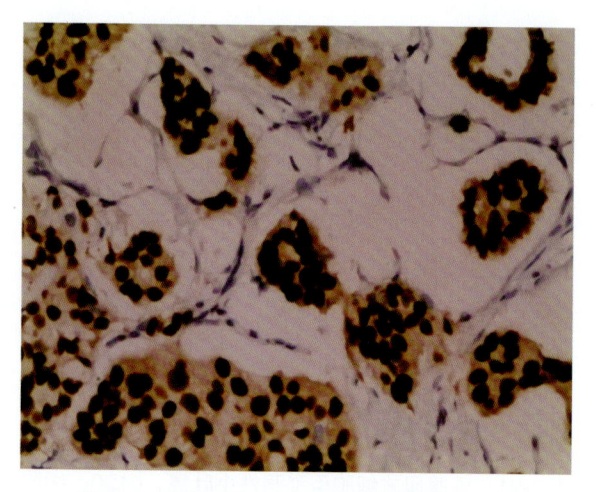

图9-94 黏液癌，ER，瘤细胞细胞核阳性

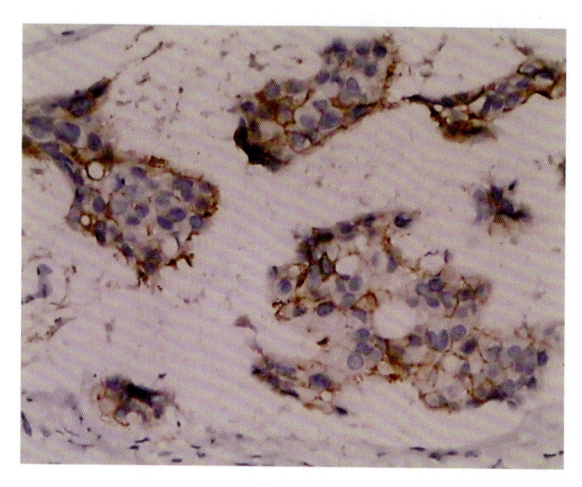

图9-95 黏液癌，HER2（2+）

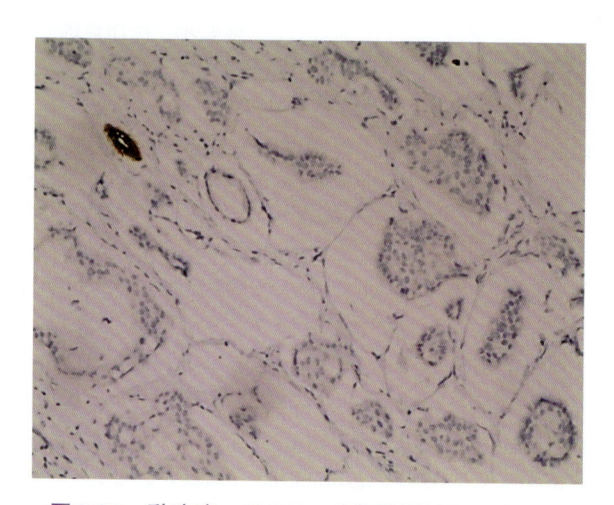

图9-96 黏液癌，CK5/6，瘤细胞团外肌上皮消失

表9-21 乳腺黏液癌的诊断与鉴别诊断

肿瘤	病变特点	免疫表型特点或注释
乳腺黏液癌	形态较温和的肿瘤细胞漂浮在多少不等的细胞外黏液中，并且不含有其他类型的肿瘤成分	常ER、PR阳性，而HER2阳性少见，部分可表达神经内分泌标志物；肌上皮缺失
乳腺浸润性微乳头状癌（黏液亚型）	兼具浸润性微乳头状癌和黏液癌的特点，微乳头与间质的空隙内充填数量不等的黏液	激素受体表达高及HER2低表达；腺体外周EMA阳性，HER2和E-Cad细胞间连接面阳性
黏液性囊腺癌	大小不等的囊腔，囊内衬呈复层、簇状和乳头状增生富含黏液的高柱状上皮，细胞核位于基底	E-Cad和CK7阳性；ER、PR和HER2阴性，CK20、CDX2和肌上皮缺失
乳腺印戒细胞癌	具有丰富的胞质内黏液，细胞内黏液充满胞质，将细胞核挤压至细胞一端，呈条索状或簇状分布	MUC1、CK7、ER、PR阳性，E-Cad表达缺失，p120呈胞质阳性，MUC2、MUC5AC、CK20和CDX2阴性
伴有细胞外黏液分泌的浸润性小叶癌	兼具浸润性小叶癌的形态特点，可见到印戒样细胞伴局灶多少不等的细胞外黏液分泌区域	ER阳性、PR阳性、HER2阴性的免疫表型多见，E-Cad表达缺失，p120呈胞质阳性，CK7阳性/CK20阴性
黏液囊肿样病变	乳腺组织内充满大小不一的黏液池，部分黏液池周边可见连续或间断衬覆的上皮，细胞无异型	囊壁外及在黏液池漂浮的上皮团中均也表达肌上皮标志物。ER、PR、HER2在多数腺上皮中表达
多形性腺瘤	主形态多样，组织结构复杂，常有腺管状结构、黏液软骨样基质及与其相过渡的肌上皮	腺腔细胞CK-L、CD117和E-Cad阳性，同时表达肌上皮标志物如p63、CK5/6等，ER/PR阴性

续表

肿瘤	病变特点	免疫表型特点或注释
黏液表皮样癌	由黏液细胞、表皮样细胞和中间细胞3种细胞组成，黏液细胞夹杂在表皮样细胞之间	表皮样细胞和中间细胞CK-H、p63阳性，黏液细胞CK7阳性，CK20、ER、HER2阴性
隆乳性病变	病变组织及吞噬细胞内见淡灰紫色、半透明折光性异物，伴异物肉芽肿反应及上皮不典型增生	结合临床病史，不难与富于黏液的肿瘤（黏液癌或间质黏液变性的肿瘤）鉴别
皮肤黏液瘤	黏液样基质中可见少量星形或梭形肿瘤细胞，基质内中性粒细胞浸润是其特征	Vim阳性；CD34、S-100、Desmin、SMA均为阴性
乳腺分泌基质的化生性癌	形态特征是由明显的癌性成分直接过渡为黏液软骨样和（或）骨样基质，无介于其间的梭形细胞	多为三阴癌基底样亚型，ER、PR和HER2常为阴性，CK5/6、p63、EGFR和GATA3阳性
转移性黏液腺癌	结合临床症状、影像学检查及膀胱镜等检查，判断是原发还是转移显得尤为重要	CK7、CK20和相关特异性标志物的免疫组化染色可以辅助鉴别诊断

十一、伴有髓样特征的浸润性癌

1.抗体选择 分子分型套餐（ER、PR、HER2、CK5/6、EGFR和Ki-67），加p53、p63、LCA等。必要时加EBER原位杂交。

2.注释

（1）2019版WHO乳腺肿瘤分类中，将髓样癌、不典型髓样癌、伴有髓样特征的浸润性癌都归于浸润性癌，称为伴有髓样特征的浸润性癌。

（2）病变特点：髓样癌镜下表现为肿瘤有膨胀性边缘，边界清楚；肿瘤细胞呈合体细胞生长方式，细胞间界限不清；细胞核呈圆形空泡状，有明显异型性；肿瘤缺乏间质成分，其背景有明显的淋巴细胞浸润。非典型髓样癌及伴髓样特征的非特殊型浸润性癌镜下表现为肿瘤细胞呈合体细胞生长方式，肿瘤边界欠清，有浸润性边缘，出现腺管结构，间质内见大量淋巴细胞浸润。

（3）分子免疫表型：通常为ER、PR及HER2三阴性表达，同时具有基底细胞样癌的表型（CK5/6、CK14、CK17、34βE12、EGFR等），p53和Ki-67呈高表达。不典型髓样癌与典型髓样癌有重叠，但可有不同程度的ER、PR、HER2表达（图9-97～图9-100）。与三阴性非特殊类型乳腺癌有相似的基因变异，如常见的X染色体缺失与1q和8q的倍增，存在*TP53*、*BRCA1*胚系突变。

（4）鉴别诊断：主要与淋巴上皮样癌、淋巴瘤等鉴别，仔细的组织学检查和免疫组化染色有助于正确认识和诊断该类肿瘤（表9-22）。

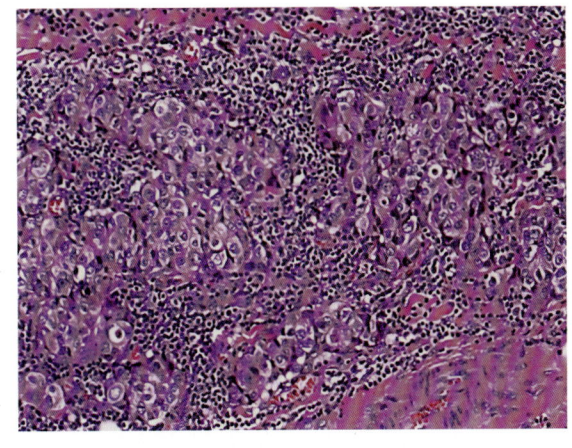

图9-97 不典型髓样癌，HE染色

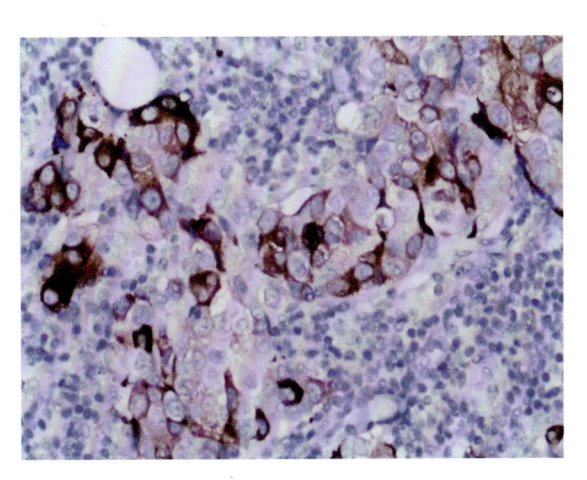

图9-98 不典型髓样癌，Mammaglobin阳性

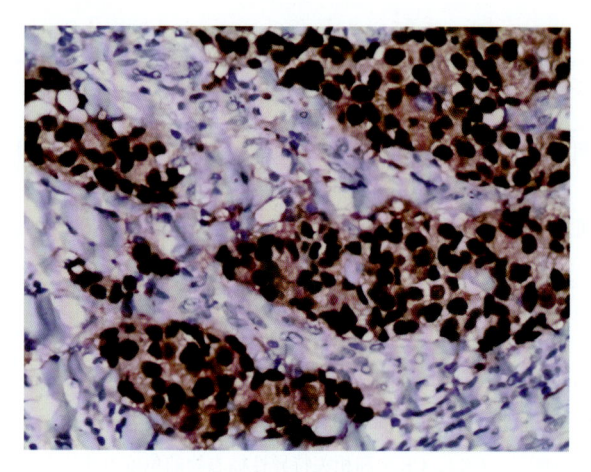

图9-99 不典型髓样癌，ER阳性 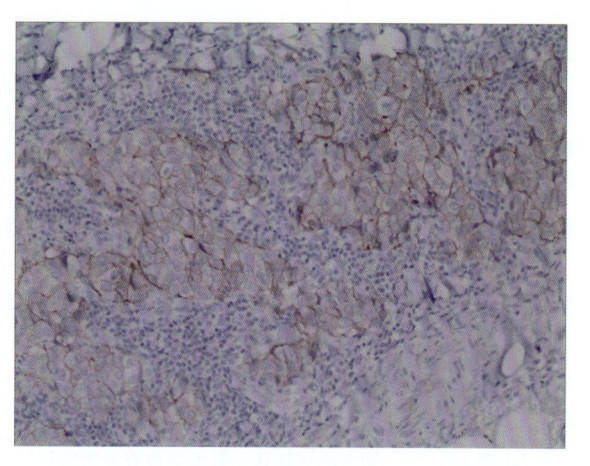　　　　　　　　图9-100 不典型髓样癌，HER2弱表达

表9-22 伴髓样特征的乳腺癌的诊断与鉴别诊断

类型	病变特点	免疫表型特点或注释
典型髓样癌	诊断乳腺髓样癌必须满足以下5条：①合体细胞生长结构＞75%；②无腺管结构；③中度至明显的多形性；④大量淋巴细胞、浆细胞弥漫性浸润；⑤肿瘤边界清楚，呈推挤性	多为三阴性，具有基底细胞样癌的表型（CK5/6、EGFR等），Ki-67呈高表达，存在TP53、BRCA1胚系突变
不典型髓样癌	肿瘤细胞呈合体细胞生长方式（合体细胞占肿瘤细胞的70%），肿瘤边界欠清，有浸润性边缘，出现腺管结构，间质内见大量淋巴细胞浸润。通常认为预后较典型髓样癌差	免疫表型与典型髓样癌相似，但可有不同程度的ER、PR、HER2表达，E-Cad和p120细胞膜阳性，p53和Ki-67高表达
浸润性小叶癌	实体型小叶癌癌细胞呈弥漫片状分布，细胞具有浸润性小叶癌的细胞特点，缺乏黏附性，小至中等大，大小较一致，胞质内可有黏液及空泡，间质成分少，很少出现多量淋巴细胞、浆细胞浸润。仔细寻找可在病变边缘见到经典型的"列兵样"排列区	常表达ER和PR，HER2过表达很少见，Ki-67低增殖指数；很少表达p53、基底细胞标志物，E-Cad低表达或不表达，p120胞质表达
淋巴上皮样癌	表现为浸润性边缘、胶原硬化性间质、浸润淋巴细胞中有散在或小巢状癌细胞，合体细胞生长方式少见，更缺乏成片排列的合体细胞	EBER原位杂交阳性，表达CK-H、p40/p63、p53和Ki-67高表达
弥漫大B细胞淋巴瘤	肿瘤由弥漫分布的、单一的大淋巴细胞组成，但瘤细胞多为免疫母细胞或中心母细胞，瘤细胞弥漫分布。缺乏合体细胞及巢状生长方式	而淋巴瘤表达LCA及淋巴细胞分化抗原，如CD20等
恶性黑色素瘤	发生于乳腺的恶性黑色素瘤罕见，且大部分为转移性。细胞形态多变，胞核体积增大，核分裂象增多，部分瘤组织中可见黑色素颗粒	上皮细胞免疫标志物和ER、PR均为阴性，HMB45、S-100、Melanin均为阳性

十二、乳腺化生性癌

1. 抗体选择　TRPS1、SOX10、GATA3、ER、PR、HER2、CK5/6、EGFR和Ki-67，加上皮分化标志物（CKpan、CK14、34βE12）、肌上皮分化标志物（Vimentin、p63、SMA、CD10等）、其他间叶分化标志物（β-catenin、BCL2、CD34、ALK等）。

2. 注释

（1）乳腺化生性癌（MBC）是指同时含有上皮和肉瘤样成分的乳腺癌。

（2）化生性癌的病理亚型及病变特点：2019版WHO乳腺肿瘤分类将化生性癌分为低级别腺鳞癌、纤维瘤病样化生性癌、梭形细胞癌、鳞状细胞癌、伴间叶分化的癌和混合性化生性癌。与2012版WHO乳腺肿瘤分类相同，肌上皮癌被归入化生性癌中的梭形细胞癌。乳腺癌肉瘤是指癌和肉瘤成分分别起源于乳腺上皮和间叶的、恶性程度较高的化生性肿瘤。其中，有学者将低级别腺鳞癌和纤维瘤病样化生性癌归为低级别化生性癌，而其他类型化生性癌因一般具有临床侵袭性，且化疗效果不佳，转移可能性大，归为高级别化生性癌（表9-23）。

表9-23 化生性癌的组织学亚型及其特点

肿瘤	病变特点	免疫表型特点或注释
纤维瘤病样化生性癌	瘤细胞呈梭形，异型不明显，排列呈编织状或束状，类似于低级别肉瘤或反应性病变，并向周边乳腺组织浸润，其间可见散在上皮细胞巢，伴轻中度异型性	表达CK和CK-H（p63、CK、34βE12、CK5/6、CK14等），与乳腺纤维瘤病变鉴别：后者SMA、β-catenin核阳性，CK阴性
低级别腺鳞癌	胶原化间质内见形态相对温和的鳞状细胞巢及腺体成分，呈杂乱分布，边缘呈浸润性	基底细胞样型，小腺管CK7阳性，鳞状分化细胞巢CK5/6、p63、EGFR、p40阳性
梭形细胞癌	肿瘤性梭形细胞呈鱼骨样、车辐样等不同方式排列。梭形细胞中重度不典型，核分裂象易见	三阴性表型，表达CKpan、CK-H，也常表达肌上皮标记如SMA、CD10、p63等（图9-101，图9-102）
鳞状细胞癌	出现鳞状细胞分化，细胞体积较大，细胞质或透亮或嗜酸性，可见细胞间桥或角化珠出现，也可见其他成分	三阴性表型，CK-H、p63和EGFR阳性（图9-103～图9-106）。诊断需除外皮肤原发的鳞状细胞癌
伴间叶分化的癌	由癌和间叶成分混合组成，可混有软骨、骨、横纹肌等分化，有的病例含有广泛的成骨，类似于骨肉瘤	三阴性表型，上皮标志物如CK、CK5/6、p63阳性，肉瘤成分表达相关的肉瘤标志物（图9-107，图9-108）
混合性化生性癌	将具有不同组织学成分混合的化生性乳腺癌划分到混合性化生性癌，坏死、异型性明显，核分裂象多见	至少表达一种高分子量CK，三阴性表型，免疫组化有助于不同组成成分的鉴别
恶性间叶瘤	由良性上皮和恶性间质成分构成的特征性叶芽样弯曲裂隙状结构，可伴异源性成分	可表达BCL2、CD34、β-catenin、CD10、SMA等，一般不表达CK、p63

（3）免疫表型特点：化生性癌大部分为三阴性表达（ER、PR、HER2均阴性），大多数表达高分子量CK（CK-H）及基底细胞相关的CK，如CK5/6、34βE12、CK17、EGFR等，上皮及梭形细胞还高表达p63，这一指标高度敏感并特异（图9-101～图9-108）。

确认肿瘤性上皮成分对诊断化生性癌非常重要，常用的标志物如CKpan、CK-H、p63、SOX10、FOXC1、TRPS1等，化生性癌还不同程度表达肌上皮标志物，如p63、Calponin、SMMHC等；而低分子量CK（CK-L），如CK7、CK8/18、CK19和CAM5.2等为低表达。这表明其在组织学上有上皮分化证据，从而排除恶性间叶性肿瘤；部分表达S-100、Vimentin、CK8/18和CD117，这些均不特异。SOX10在三阴性乳腺癌中有较高的表达率，但在化生性癌中阳性率不高，而TRPS1、FOXC1在化生性癌中的阳性率较高。

MBC具有不同的细胞分化，包括梭形细胞、鳞状细胞、腺鳞、肌上皮、肉瘤样及少见的软骨或骨成分，可见原位癌或浸润性癌。因此，MBC在免疫组化标记的选择方面，需同时运用一组免疫组化套餐，如CKpan、

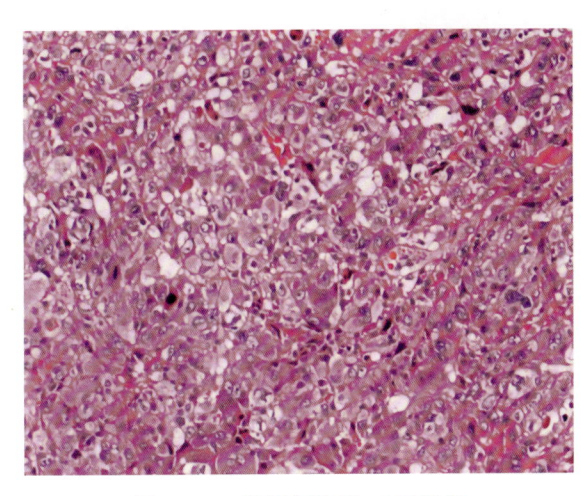

图9-101 梭形细胞癌，HE染色

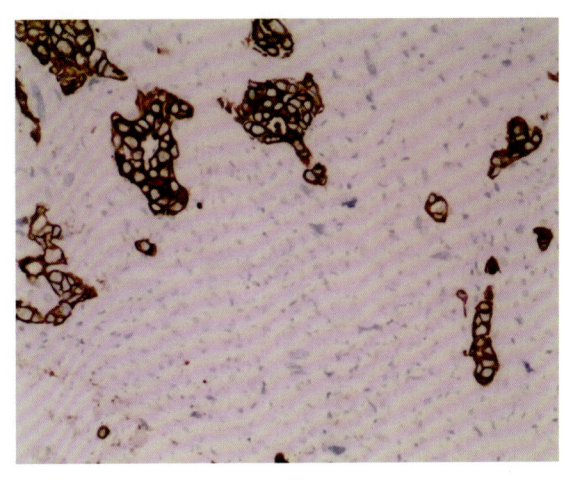

图9-102 梭形细胞癌，CK，灶性细胞质阳性

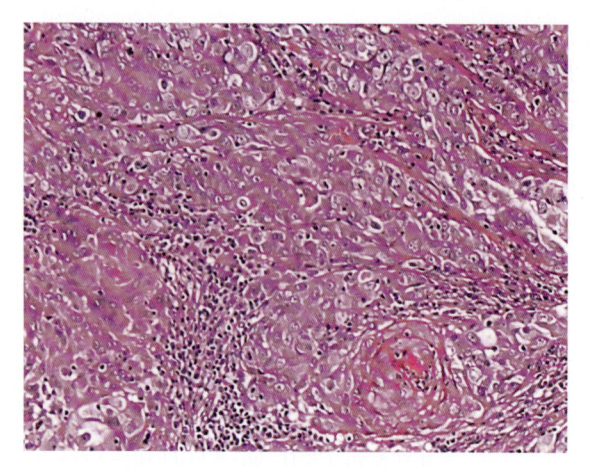

图 9-103　乳腺鳞状细胞癌，HE 染色

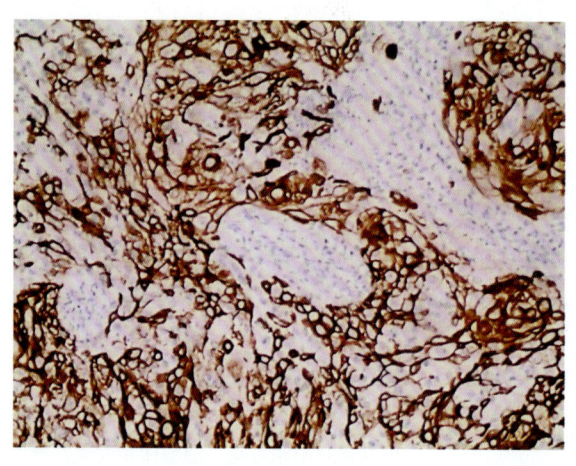

图 9-104　乳腺鳞状细胞癌，CK5/6，细胞质阳性

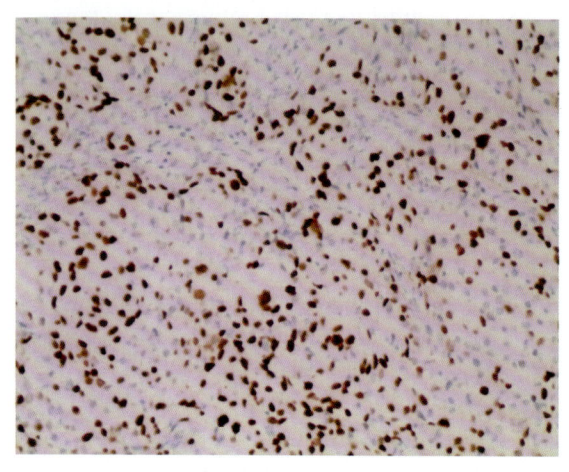

图 9-105　乳腺鳞状细胞癌，p63，细胞核阳性

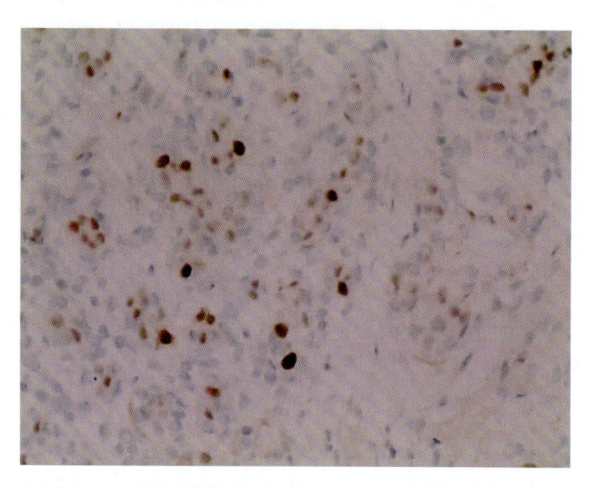

图 9-106　乳腺鳞状细胞癌，ER，散在瘤细胞核阳性

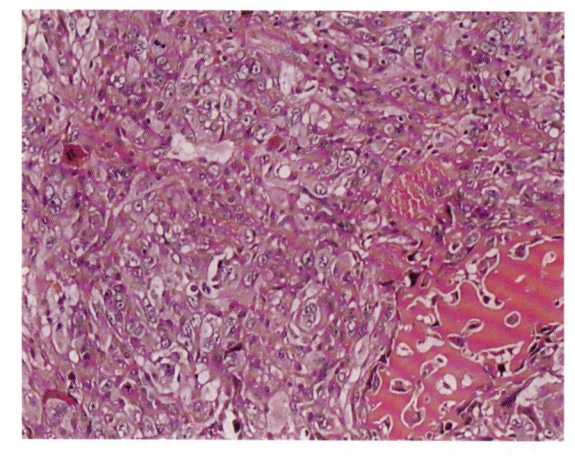

图 9-107　癌伴间叶分化，伴化生骨（图右下部），HE 染色

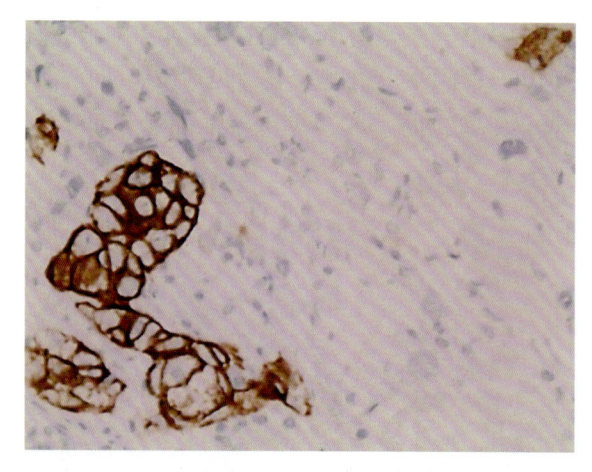

图 9-108　癌伴间叶分化，CK5/6，细胞质阳性

CK-H、p63、SOX10、FOXC1、TRPS1等加其他间叶分化标志物（β-catenin、BCL2、CD34、Desmin、ALK等）。

（4）分子遗传学改变：MBC的分子学不同于其他类型乳腺癌，转录组学将MBC分为基底细胞样癌、低Claudin亚型，或基底细胞样、间叶样癌。全外显子和靶向测序分析显示，MBC具有复杂的基因拷贝数改变图谱和复杂的体细胞突变，包括 TP53、RB1 及染色体重塑基因（ARID1A，KMT2C），与PI3K通路相关的基因（PIK3CA，PIK3R1，PTEN）、MAPK通路相关基因（NF1，KRAS，NRAS）及MNT通路相关基因（FAT1，CCN6）。

（5）鉴别诊断

1）低级别化生性癌包括纤维瘤病样的化生性癌（FLMC）和低级别腺鳞癌（LGASC），主要需与以下疾病鉴别：纤维瘤病、假血管瘤样间质增生（PASH）、纤维腺瘤、叶状肿瘤及乳腺的良性间叶源性肿瘤等梭形细胞病变（如结节性筋膜炎、活检后反应性梭形细胞结节、肌成纤维细胞瘤、炎性肌成纤维细胞瘤、神经鞘瘤、平滑肌瘤、梭形细胞脂肪瘤、孤立性纤维性肿瘤等，与乳腺良性间叶性肿瘤的鉴别诊断请参照本章第五节）。在乳腺看到具有温和形态的梭形细胞肿瘤时，首先要考虑到的病变是FLMC，当具有浸润性边界时，只要出现p63、CK或CK-H阳性区域或局灶上皮分化特征，都应该诊断FLMC，再去诊断其他疾病，以避免漏诊、误诊（表9-24）。

表9-24 低级别化生性癌的鉴别诊断

鉴别类型	形态学要点	免疫表型或注释
FLMC与乳腺纤维瘤病	乳腺纤维瘤病肿瘤主要由温和的成纤维细胞、肌成纤维细胞组成，可见呈束向排列的梭形细胞包绕导管上皮，但无小簇状的上皮样细胞	乳腺纤维瘤病表达SMA、β-catenin核阳性，但不表达CK和CK-H。两者在免疫组化上可见明显的区别，由此可鉴别
FLMC与乳腺肌成纤维细胞瘤（MFB）	MFB由束状或交织状排列的梭形细胞间隔以数量不等的胶原组成，伴有不等量脂肪细胞及小至中等大小的玻璃样变血管。也无小簇状的上皮样细胞	MFB表达Vimentin、SMA、Desmin、ER和PR，部分表达CD34，大部分有FOXO1/13q14单等位基因缺失，导致RB蛋白表达缺失，但不表达CK和CK-H
FLMC与结节性筋膜炎	结节性筋膜炎以梭形细胞增生伴散在炎症细胞及红细胞外渗的瘤样结节为特点	表达Vimentin、SMA；Desmin、ER、CD34、BCL2、S-100阴性，伴USP6重排；但不表达CK和CK-H
PLMC与假血管瘤样间质增生（PASH）	PASH乳腺间质内出现类似血管腔的裂隙，但其内无红细胞，裂隙内壁由增生的梭形细胞构成	PASH中梭形细胞表达Vimentin，不同程度地表达CD34、SMA和PR，而CK、CK-H和ER均呈阴性
LGASC与硬化性腺病	腺病呈小叶纤维化、增生小管挤压和扭曲，而肌上皮仍保存或增生，但小管无浸润性方式生长	腺病为干细胞增生表型，管周肌上皮阳性；而低级别腺鳞癌为腔缘上皮增生表型，分类为基底细胞样型
LGASC与小管癌	小管癌常呈泪滴状，小管空虚、开放，衬以单层细胞；而LGASC的小腺管常≥2层细胞	LGASC分类多为Luminal A型，CK5/6及p63阴性，LGASC为基底细胞样型，CK5/6及p63阳性
LGASC与鳞癌或腺鳞癌	鳞癌或腺鳞癌与其他部位的鳞癌类似，腺鳞癌则是由浸润性导管癌与鳞癌混合构成	鳞癌或腺鳞癌的重要特征是细胞异型性明显，核分裂象多见，而LGASC的肿瘤细胞形态温和，可资鉴别
LGASC与乳头汗管瘤样腺瘤（SAN）	两者形态相似，但发生部位（LGASC发生于乳腺实质内，而SAN发生在乳头部）和病变性质截然不同。两者均呈浸润性生长，由小腺管、伴有鳞化的实性细胞巢和纤维化/硬化性间质组成	免疫表型有重叠，均具有肌上皮分化的特点。但SAN肿瘤细胞不表达ER、PR和HER2；中、小管内层细胞表达CK、EMA、CEA、CK-L等，小管外层表达肌上皮标志物，而在LGASC中表达相反

2）高级别化生性癌包括梭形细胞癌（肌上皮癌）、伴间叶分化的癌和鳞状细胞癌，主要需与乳腺叶状肿瘤、乳腺肉瘤和乳腺转移性肿瘤鉴别（表9-25）。

表 9-25 高级别化生性癌的鉴别诊断

鉴别类型	形态学要点	免疫表型或注释
梭形细胞癌与叶状肿瘤	叶状构象、间质被覆良性上皮提示为叶状肿瘤；若存在恶性上皮成分（如浸润性癌或原位癌）则提示为化生性癌	梭形细胞癌表达CK-H、广谱CK和p63，在叶状肿瘤中通常不表达上述标志物，而BCL2和CD34阳性
梭形细胞癌与乳腺肉瘤	在化生性癌中可找到典型的癌性病灶；梭形细胞软组织肉瘤最主要的鉴别点是缺乏上皮成分	肉瘤一般不表达上皮标志物；而梭形细胞癌常常同时表达肌上皮标志物与上皮标志物，常两者联合运用
梭形细胞癌与恶性黑色素瘤	恶性黑色素瘤可有梭形细胞排列，细胞形态多变，亦可有巢状，但很少呈岛状、梁索状等上皮性肿瘤的排列形式	恶性黑色素瘤中上皮细胞免疫标志物和ER、PR均阴性，而HMB45、S-100、SOX10、Melanin均阳性
化生性鳞状细胞癌（MSCCB）	MSCCB的诊断标准：鳞状细胞癌（成分）大于90%；除外皮肤原发鳞状细胞癌；排除乳腺以外鳞状细胞癌转移	如肿瘤主体位于皮肤表面，溃疡发生先于乳腺肿块，支持皮肤原发；如其他部位原发灶，多考虑转移癌
MSCCB与血管肉瘤	棘层松解型MSCCB呈假腺样表现，此时可很容易误判为血管肉瘤，鉴别要点是血管肉瘤有血管形成的肿瘤	MSCCB可形成假血管腔隙，CK、CK5/6和p63等标志物阳性，而后者CD34、CD31阳性
伴间叶分化的癌与叶状肿瘤	伴间叶分化的癌需与伴异源性成分的叶状肿瘤和肉瘤鉴别。叶状肿瘤可见叶状构象、良性的上皮成分	通过广泛取材和免疫组化检测来识别肿瘤中的恶性上皮成分是鉴别的要点

十三、伴破骨细胞样巨细胞乳腺癌

1. **抗体选择** 分子分型套餐（ER、PR、HER2、CK5/6、EGFR和Ki-67），加CK、p63、CD68等。
2. **注释**

（1）伴破骨细胞样巨细胞乳腺癌（COGC）是一类较为罕见的乳腺癌。伴破骨细胞样巨细胞乳腺癌可见于乳腺、肺、胰、小肠和甲状腺等许多器官。

（2）病变特点：以浸润性导管癌型和筛状癌型最常见，也可是其他类型的乳腺癌。癌巢周围有散在分布的破骨细胞样巨细胞，间质内有灶状出血，亦有散在慢性炎症细胞浸润。

（3）免疫组化表型：破骨细胞样巨细胞表达组织细胞标志物，如CD68、CD163等，不表达上皮性标志物（如CK、CK5/6、p63等）；其中的乳腺癌表达相应的免疫表型标志物，如ER、PR和HER2等（图9-109～图9-112）。

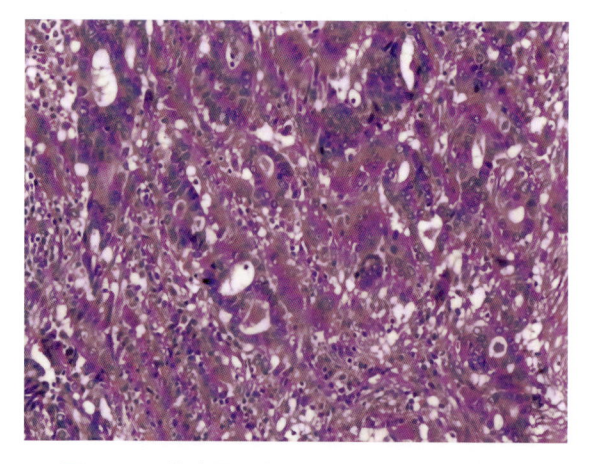

图9-109 伴破骨细胞样巨细胞乳腺癌，HE染色

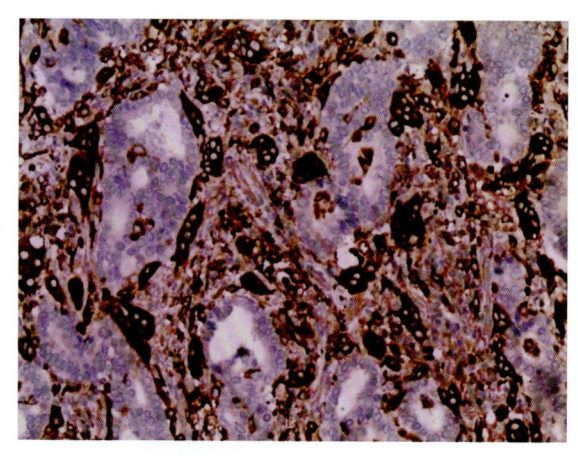

图9-110 伴破骨细胞样巨细胞乳腺癌，CD68，破骨细胞样巨细胞阳性

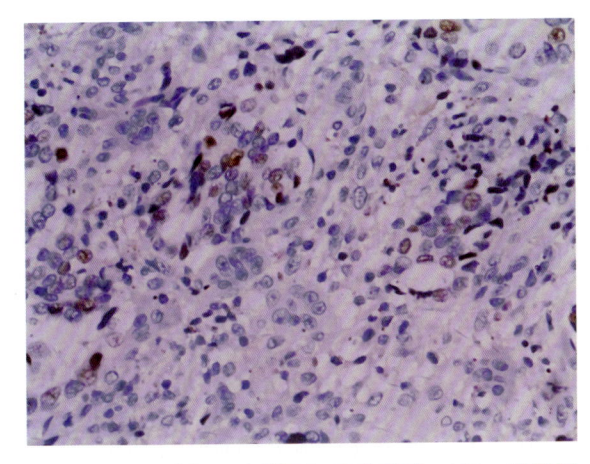

图9-111 伴破骨细胞样巨细胞乳腺癌，ER，破骨细胞样巨细胞阴性

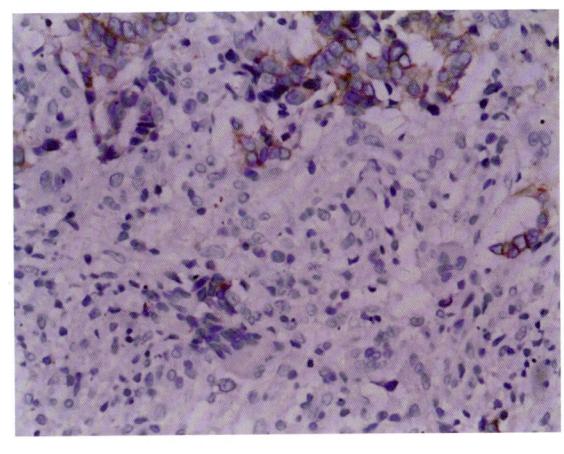

图9-112 伴破骨细胞样巨细胞乳腺癌，HER2，破骨细胞样巨细胞阴性

（4）鉴别诊断：伴巨细胞病变的乳腺肿瘤分为两类。①一类为伴肿瘤性巨细胞的乳腺肿瘤：见于多形性癌、伴破骨细胞样巨细胞的癌、伴破骨细胞样巨细胞的化生性癌、叶状肿瘤伴破骨细胞样巨细胞、癌肉瘤伴破骨细胞样巨细胞、肉瘤伴破骨细胞样巨细胞等。此类多核癌巨细胞和肉瘤中的瘤巨细胞均具有显著的异型性，形状更不规则，排列紊乱，核仁常显著，核分裂象多见。②一类为伴反应性巨细胞的乳腺肿瘤：如伴破骨细胞样间质巨细胞的癌、伴反应性肉芽肿的癌等，其关键鉴别点在于巨细胞的异型性。反应性巨细胞在免疫组化表达组织细胞标志物如CD68、CD163等（表9-26）。

表9-26 伴巨细胞病变的乳腺肿瘤的鉴别诊断

肿瘤类型	病变特点	免疫组化或注释
伴破骨细胞样巨细胞的癌	特征为间质中出现破骨样细胞，病变的癌组织多为高中分化非特殊型浸润性癌，也可以是其他组织学类型	癌细胞表达CK、EMA、ER、PR等，破骨样巨细胞表达组织细胞标志物如CD68，不表达CK、ER等
多形性癌	在非特殊型浸润性癌背景上出现50%以上的显著多形性、形态怪异的巨细胞成分，细胞异型明显	癌细胞表达上皮性标志物如CK、EMA、BCL2、ER、PR一般阴性。可伴有高级别DCIS
叶状肿瘤伴破骨细胞样巨细胞	上皮成分为良性（可有明显增生和异型性），有良性、交界性或肉瘤性间质组织	可表达BCL2、CD34、β-catenin等，CK、p63阴性，巨细胞不表达组织细胞标志物如CD68
伴破骨细胞样巨细胞的化生性癌	其癌组织为肉瘤样，有明显的梭形细胞和纤维性成分，也可有骨和（或）软骨样分化	癌细胞大部分三阴性，表达CK、CK-H、p63阳性表达，巨细胞不表达组织细胞标志物如CD68
癌肉瘤伴破骨细胞样巨细胞	乳腺真正的癌肉瘤主要源于恶性叶状肿瘤上皮成分恶变或纤维腺瘤上皮和间叶两种成分均恶变等情况，有梭形细胞或其他肉瘤成分	既可表达上皮性标志物（如CK），也可表达间质性标志物（如Vim、SMA等），ER、PR、HER2阳性率低；巨细胞不表达组织细胞标志物，如CD68
乳腺癌化疗后退变的癌细胞	化疗可引起癌细胞变性，细胞肿胀，核固缩或碎裂，胞质丰富，有时形态似多核细胞伴不同程度的细胞异型性	上皮性标志物呈阳性表达，而不表达组织细胞标志物CD68、CD163等
肉瘤伴破骨细胞样巨细胞	有梭形细胞肉瘤成分，没有癌的典型组织结构（如腺样、巢状或乳头状等）	可表达间质性标志物（如Vim、SMA等），巨细胞不表达组织细胞标志物如CD68
伴反应性肉芽肿的癌	癌细胞旁有非坏死性和（或）坏死性肉芽+多核巨细胞，多为朗汉斯巨细胞，没有破骨细胞样巨细胞	巨细胞表达组织细胞标志物如CD68、Lys等
癌伴脂肪坏死（脂性肉芽肿）	脂肪组织内有噬脂性多核细胞和其他炎症细胞，可有脂肪坏死的典型病变	巨细胞表达组织细胞标志物如CD68

十四、伴囊性/囊性高分泌性病变的乳腺肿瘤

1. **抗体选择** 分子分型套餐（ER、PR、HER2、CK5/6、EGFR和Ki-67），加S-100、GCDFP-15、E-Cad和特殊染色（如PAS）。

2. **注释**

（1）乳腺的囊性高分泌性病变包括囊性高分泌性癌和囊性高分泌性增生，具有独特的病理组织学形态。病变由高度扩张成囊状、充满均质红染分泌物的导管组成，酷似甲状腺滤泡。囊壁内衬上皮呈扁平、立方或柱状，部分导管上皮常伴有妊娠样增生（高分泌性改变），可伴有不典型增生、原位癌及浸润性癌。囊性高分泌性病变中上皮细胞S-100、ER、PR、HER2表达不一，部分可表达CK-H、CK5/6、p63等。不表达甲状腺癌肿瘤标志物（如TG、PAX8、TTF-1等）。

（2）鉴别诊断：伴囊性/囊性高分泌性病变的乳腺肿瘤主要与乳腺的囊性高分泌性病变鉴别，包括乳腺囊性增生病、乳腺柱状细胞病变、黏液囊肿样病变、贴壁型导管内癌、假分泌增性伴囊性高分泌增生、大汗腺癌等（表9-27）。

表9-27 伴囊性/囊性高分泌性病变的乳腺肿瘤的诊断与鉴别

类型	病变特点	免疫表型特点或注释
囊性高分泌增生	上皮扁平、不明显，或为均匀一致的单层立方或柱状，排列规则，细胞无明显异型性；柱状细胞和微乳头状增生常见	干细胞增生表型：CK5/6阴性及CK5/6阳性，CK8阳性；S-100阳性
囊性高分泌伴不典型增生	不典型增生诊断标准等同于一般导管的不典型增生，表现为细胞形态一致或层次增多、细胞异型等，也可见平坦型上皮的不典型增生	腔缘上皮增生表型：CK5/6阴性，CK8/18阳性；ER、PR、HER2表达不一
囊性高分泌癌	多为中至高级别导管原位癌，微乳头型多见，癌细胞拥挤、核重叠，高级别时核分裂象多见，常伴坏死	腔缘上皮增生表型：CK5/6阴性，CK8/18阳性，ER、PR、HER2表达不一
乳腺囊性增生病	组织结构复杂，形态学特征是囊肿形成、大汗腺化生、纤维化及钙化、慢性炎症、导管上皮增生、乳头状瘤变、纤维腺瘤变等	干细胞增生表型为CK5/6阴性及CK5/6阳性，CK8阳性，肌上皮完整或存在
泌乳细胞化生	腺体增生以小叶为单位，腺泡及小导管可扩张呈囊状，内含粉染分泌物，腺上皮肿胀，不规则排列，许多细胞呈鞋钉状，细胞质丰富细颗粒状，淡染、透明或有空泡	PAS染色阳性（耐消化）、乳球蛋白和S-100阳性。干细胞增生表型，肌上皮完整或存在
乳腺柱状细胞病变/不典型增生	受累的终末导管小叶单位不同程度扩张，可有分泌物，原有上皮被单层柱状或平坦多层、缺乏极向、形态单一的细胞代替，细胞异型性小	腔缘上皮增生表型：CK5/6阴性，CK8/18阳性，还可表达ER、PR、BCL2
贴壁型导管内癌	低级别（单形性）贴壁型导管内癌和不典型性柱状细胞病变/增生（平坦上皮的不典型性）的鉴别十分困难	腔缘上皮增生表型：CK5/6阴性，CK8/18阳性，ER、PR、HER2表达不一
黏液囊肿样病变	乳腺组织内充满大小不一的黏液池，部分黏液池周边可见连续或间断衬覆的上皮，囊壁上皮也可同时出现上皮增生、不典型增生、原位癌的形态，个别黏液池中可见漂浮的上皮团，细胞无异型	囊壁外及在黏液池漂浮的上皮团中也表达肌上皮标志物。ER、PR、HER2在多数腺上皮中表达
粉刺型导管原位癌	粉刺样物是肿瘤坏死成分，含有细胞碎片、组织细胞、炎症细胞等，不是囊性高分泌性病变中均匀红染的甲状腺胶质样分泌物	腔缘上皮增生表型：CK5/6阴性，CK8/18阳性，ER、PR、HER2表达不一
乳腺分泌性癌（SCB）	肿瘤形成管状或滤泡样结构，可出现甲状腺滤泡样形态，瘤细胞通常含多泡状嗜酸性细胞质	常表达S-100、EMA；三阴性表型，存在 *ETV6-NTRK3* 融合基因
大汗腺癌	瘤细胞有顶浆分泌，细胞质红染，异型性明显，显著核仁，高核级，细胞质中含嗜酸性颗粒	细胞内外无PAS染色阳性的分泌物。通常GCDFP-15和AR阳性，S-100阴性

第四节 唾液腺型肿瘤

正常乳腺和涎腺均为小管腺，具有相似上皮和肌上皮细胞成分，因而大多数乳腺涎腺型肿瘤形态学和分子特征与唾液腺中的肿瘤十分相似。这部分乳腺肿瘤免疫表型通常是雌激素受体（ER）、孕激素受体（PR）、HER2均为阴性，被归类为"三阴性"肿瘤。不同于高度恶性的三阴性乳腺癌（triple negative breast cancer，TNBC），这类肿瘤有不同的基因突变谱和惰性生物学行为，除极少数亚型外，总体预后良好，为低级别三阴性浸润性癌，故临床治疗方面需区别于高度恶性的TNBC。

例如，涎腺多形性腺癌（PmA）中存在 PRKD1 突变与PRKD1-3重排，而在乳腺PmA中尚未见报道；乳腺腺泡细胞癌（ACC）的基因突变谱已被证明与涎腺ACC不同，前者的DNA拷贝数改变和基因突变谱与高度恶性的TNBC或起源于微腺体腺病的乳腺癌相似，常含有 TP53、PIK3CA、KMT2D 等基因突变，免疫组织化学指标NR4A3/NOR-1在涎腺ACC中高表达（98.4%），而在乳腺ACC中不表达，表明其为不相关疾病。

一、乳腺上皮-肌上皮肿瘤

1. 抗体选择　腺上皮标志物（CKpan、CK7、CD117、EMA）、肌上皮细胞标志物（p63、SMA、S-100）、乳腺特异性标志物（Mammaglobin、GATA3、ER、PR、HER2）、Ki-67。

2. 注释

（1）乳腺上皮-肌上皮肿瘤：2019版WHO乳腺肿瘤分类将上皮-肌上皮肿瘤分为多形性腺瘤、腺肌上皮瘤（NOS）、腺肌上皮瘤伴癌（恶性腺肌上皮瘤）和上皮-肌上皮癌。与2012版WHO乳腺肿瘤分类相同，肌上皮癌被归入化生性癌中的梭形细胞癌。

（2）乳腺腺肌上皮瘤（AME）作为典型乳腺上皮-肌上皮病变，最显著的特征为增生的肌上皮细胞围绕腺上皮细胞形成双相套管结构，增生的腺上皮位于套管内侧，而肌上皮细胞位于套管外侧，管腔内可见红染的分泌物。增生的腺上皮细胞立方形或柱状，胞质丰富、红染，细胞核圆形，位于细胞的基底，核仁少见；而增生的肌上皮单层或多层排列，细胞呈短梭形或多角形，大小不一，胞质丰富，半透明或淡红染，细胞核不规则或圆形，可见核仁。对于良恶性AME的判断，光凭组织形态学并不完全可靠，还必须结合肿瘤的临床肿瘤生物学行为。

（3）免疫组化表型特点：病变中位于套管内增生的腺上皮CK8/18及CK7呈强阳性表达，而ER、PR、EMA也有不同程度的阳性表达；而位于套管外层的肌上皮细胞表达Calponin、CK5/6、p63等，PR、ER则呈阴性（图9-113～图9-118）。ER阳性的AME常有 PIK3CA 和 AKT1 基因的激活突变，而ER阴性的AME常有 HRAS 基因突变。

（4）鉴别诊断：乳腺上皮-肌上皮病变主要与胶原小体病、肌上皮癌、多形性腺瘤、恶性腺肌上皮瘤、腺样囊性癌、梭形细胞癌和恶性黑色素瘤等鉴别（表9-28）。

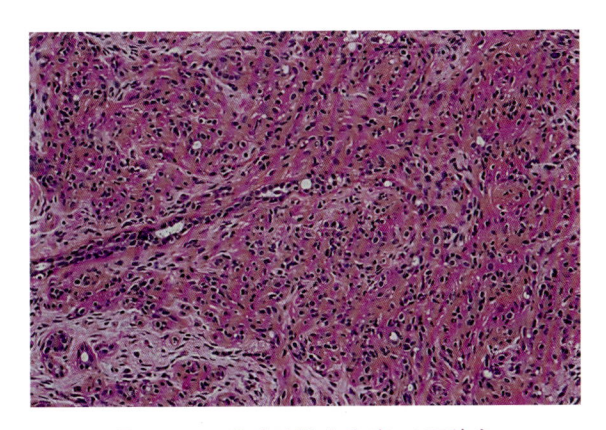

图9-113　乳腺腺肌上皮瘤，HE染色

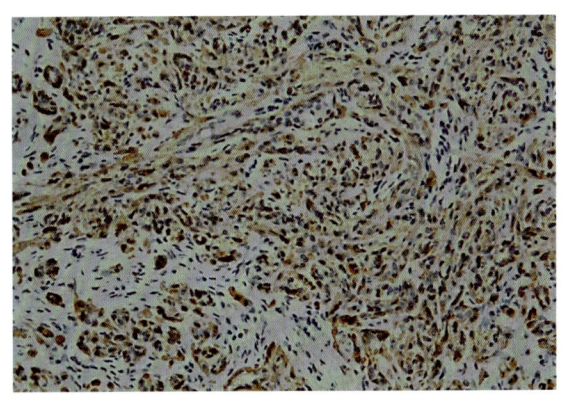

图9-114　乳腺腺肌上皮瘤，Calponin，肌上皮阳性，腺上皮阴性

关于良性、交界性、恶性叶状肿瘤的诊断标准。第5版WHO乳腺肿瘤分类强调诊断恶性叶状肿瘤需要具备以下所有条件：显著的间质细胞核异型性、间质过度生长（即1个4倍物镜×10倍目镜低倍视野）不存在上皮成分、核分裂象增多（≥10个/10HPF）、间质弥漫、富于细胞、浸润性边界。当仅符合上述的部分诊断标准时，诊断为交界性叶状肿瘤。符合上述所有条件时，才能诊断为恶性叶状肿瘤。结合一组标志物如p53、p16、CD34、CD10、CDK4、β-catenin、Ki-67，以及异源性成分分化标志物如S-100蛋白、SATB2、结蛋白等辅助诊断，必要时辅助相关基因检测。

（5）PT的免疫组化表型特点：间质细胞不同程度表达BCL2、CD34、β-catenin、CD10、SMA和Desmin；多个生物学标志物的表达率随PT的分级而增加，包括p53、Ki-67、CD117、EGFR、VEGF、p16、CD10、CDK4等；而CD34表达率随PT的分级而减少；一般不表达ER、PR。许多恶性PT存在核β-catenin的缺失，部分病例有MYC的扩增和TP53的异常表达（图9-131～图9-134）。一般不表达CK、CK-L、p63和p40（与化生性乳腺癌鉴别）。

（6）分子遗传学改变：研究表明，MED12突变在叶状肿瘤和纤维腺瘤中都很常见。已有研究表明，叶状肿瘤存在MED12、RARA、FLNA、SETD2、KMT2D、BCOR和MAP3K1基因突变（这些突变在纤维腺瘤很少出现）。恶性进展与异质细胞遗传学异常相关，包括MYC扩增，p53突变，染色体1q、5p、7、8的增加和6q、9p、10p、13q的丢失。通过新一代测序，在交界性和恶性叶状肿瘤中已经识别了已知的癌症驱动基因NF1、RB1、TP53、PIK3CA、ERBB4和EGFR的附加突变或拷贝数改变。同时，PAX3、SIX1、TGFB2、HMGA2和HOXB13在交界/恶性叶状肿瘤的间质成分中也呈表达增加趋势。

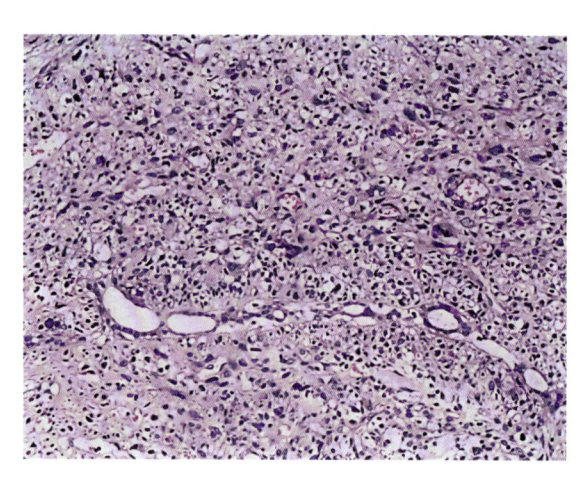

图9-131 恶性叶状肿瘤，HE染色

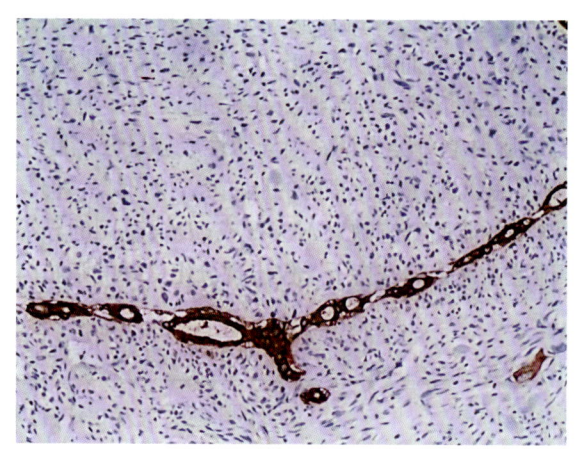

图9-132 恶性叶状肿瘤，CK，裂隙状导管上皮阳性，瘤细胞阴性

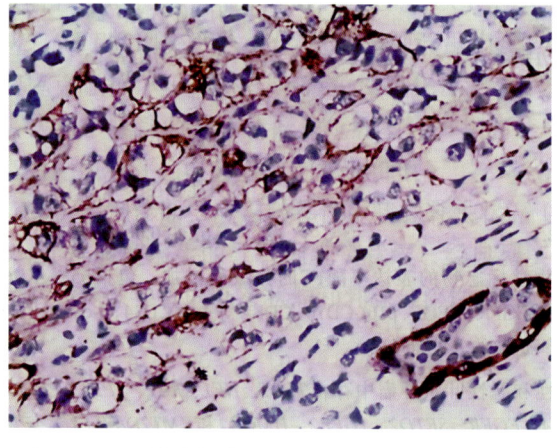

图9-133 恶性叶状肿瘤，SMA，部分瘤细胞质阳性

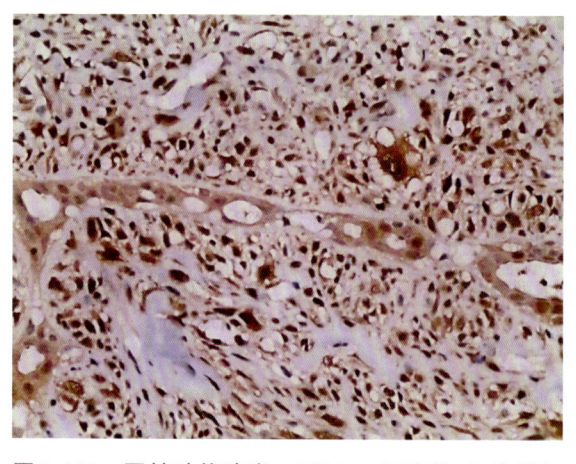

图9-134 恶性叶状肿瘤，CDK4，细胞核/细胞质阳性

（7）鉴别诊断

1）叶状肿瘤的鉴别诊断：从良性来说可类似富细胞性纤维腺瘤或纤维瘤病，从恶性来说则需鉴别梭形细胞肿瘤如化生性癌、肉瘤、恶性黑色素瘤等（表9-31）。

2）明确鉴别良性PT和纤维腺瘤可能很困难，尤其是区分细胞性纤维腺瘤和良性PT。但二者有相同的临床预后，因而这一鉴别可能意义不大，因此，当组织学上难以辨别时，为避免过度治疗，还是诊断纤维腺瘤为好。

3）良性PT与乳腺错构瘤：乳腺错构瘤成分与正常乳腺组织一样，只是脂肪组织、纤维组织和腺体以不正常比例聚集而成，有完整的包膜。依主要成分的不同，可分为腺脂肪瘤、纤维性错构瘤和肌样错构瘤。乳腺软骨脂肪瘤则是指成熟脂肪组织中伴有岛状透明软骨，有人曾认为其是错构瘤的一种。

4）恶性PT与乳腺肉瘤：可与单纯的乳腺肉瘤混淆。PT主要由纤维细胞组成，也可以发生脂肪、软骨、平滑肌和横纹肌母细胞分化。所有这些成分都可能发展为肉瘤。此类病例的诊断主要依赖于发现残存的上皮结构（PT的上皮成分一般为良性）。部分叶状肿瘤中可出现类似不典型脂肪肿瘤/分化良好的脂肪肉瘤的形态，但与发生在其他部位的分化良好的脂肪肉瘤不同，叶状肿瘤中这些异常的脂肪细胞缺乏 *MDM2* 或 *CDK4* 基因的异常。

表 9-31 乳腺叶状肿瘤的诊断与鉴别诊断

肿瘤类型	病变特点	免疫组化	分子改变
良性叶状肿瘤	与管内型纤维腺瘤相似，形成叶状结构，在导管周围通常可见间质细胞增多	不同程度表达BCL2、CD34、β-catenin、CD10、SMA	常见 *MED12* 突变，还可出现 *FLNA*、*SETD2*、*KMT2D* 等基因突变
纤维腺瘤	与良性PT比较，间质细胞不丰富，不形成叶状结构，可出现核分裂象的增加	间质细胞一般不表达BCL2、CD34、β-catenin	存在 *MED12* 突变，但 *FLNA*、*SETD2*、*KMT2D* 等基因突变很少发现
恶性叶状肿瘤	由良性上皮和恶性间质成分构成的特征性叶芽样弯曲裂隙状结构，可有异源性成分	可表达BCL2、CD34、β-catenin、CD10、SMA等，CK、p63阴性	*MED12*、*RARA*、*TERT*、*p53*、*RB1*、*NF1* 等基因突变，EGFR和 *MYC* 扩增
梭形细胞癌	完全由梭形细胞构成，形态可类似低级别纤维瘤到高级别纤维肉瘤，无叶芽状结构	表达CK-H，p63/p40阳性，不表达BCL2、CD34和CD117等	可发生 *TP53*、*PIK3CA* 突变，及 *CDKN2A*（*p16*）缺失
结节性筋膜炎	以梭形细胞增生伴散在炎症细胞及红细胞外渗的瘤样结节为特点	表达Vim、SMA和MSA；Desmin、ER、CD34、BCL2、S-100阴性	*USP6* 重排（*MYH9-USP6* 融合基因）
血管肉瘤	相互吻合的血管腔穿插于乳腺间质和脂肪组织之间；血管内皮细胞有异型	表达内皮细胞标志物；偶尔表达上皮标志物，如CK、EMA	放射后血管肉瘤常常MYC阳性，FISH检测可见扩增

二、乳腺神经内分泌肿瘤

1. 抗体选择　分子分型套餐（ER、PR、HER2、CK5/6、EGFR和Ki-67）加神经内分泌标志物（CgA、Syn、CD56）。

2. 注释

（1）定义：乳腺神经内分泌肿瘤（NENB）是一类少见的恶性肿瘤。1963年Feyrter和Hartmann首次描述了具有神经内分泌（NE）分化的浸润性乳腺癌，形态学上与胃肠道及肺来源的神经内分泌肿瘤很相似。2003年WHO明确了诊断NENB的必要条件为神经内分泌特异性标志物染色阳性肿瘤细胞数超过50%；2012版WHO乳腺肿瘤分类取消了这一规定，认为只要有神经内分泌标志物即可诊断，对表达NE的细胞所占的百分比不再做要求。2019版WHO乳腺肿瘤分类将乳腺神经内分泌肿瘤分为神经内分泌肿瘤（NET）和神经内分泌癌（NEC）。NET又分为神经内分泌肿瘤（NET，NOS），神经内分泌肿瘤，1级（NEN，G1）、神经内分泌肿瘤，2级（NEN，G2）；NEC又分为神经内分泌癌（NEC，NOS）、小细胞神经内分泌癌（神经内分泌癌，小细胞型）和大细胞神经内分泌癌（神经内分泌癌，大细胞型）。

（2）病变特点：该类肿瘤的一般病理形态学表现是其肿瘤细胞常呈器官样、梁状、岛状、栅栏状、带状或菊形团样排列。瘤细胞的形态较一致、异型性小，血窦丰富、间质少。神经内分泌癌（NEC）：核分裂象易见，常伴坏死。小细胞癌的瘤细胞小，似淋巴细胞，细胞质稀少，呈弥漫分布或巢团状排列；大细胞癌的瘤细胞大，往往是小细胞的3倍，染色质颗粒状，呈器官样、菊形团状排列或弥漫分布。

（3）诊断标准：①NET根据定义首先是一种浸润性癌，形态学具备经典的低、中级别神经内分泌肿瘤的特点，如呈实性巢状、小梁状、乳头状、岛状、腺泡样，细胞呈梭形、浆样，胞质丰富，嗜酸颗粒状，具有神经内分泌颗粒，≥50%的肿瘤细胞强阳性表达2种以上神经内分泌标志物才可以诊断。如果形态并非典型的神经内分泌肿瘤，仅部分细胞表达神经内分泌标志物，则不应诊断为NET，而应诊断为伴有神经内分泌分化的浸润性癌（NST）。有些乳腺肿瘤如实性乳头状癌、富于细胞的黏液癌，神经内分泌标志物也可能阳性，但因为其有特殊的组织学形态，故不归为NET。在NET的诊断中需要注意与消化道、肺等来源的转移性NET鉴别。②根据定义，NEC是一种高级别浸润性癌，形态学具备高级别神经内分泌癌的特点，且弥漫均一地表达神经内分泌标志物。其形态与发生于肺的小细胞癌和大细胞癌相似，其诊断也要排除转移性NEC。

（4）免疫表型特点：①乳腺神经内分泌肿瘤中近半数患者的分子分型为Luminal B型，即ER、PR多数为阳性，而HER2则多为阴性，也有学者研究发现NEC的分子亚型主要是Luminal A型，即ER、PR阳性和HER2阴性，CD5/6、EGFR、p63阴性。②肿瘤细胞至少表达1种或2种神经内分泌细胞标志物，如INSM1、Syn、CgA、CD56和NSE。其中，CgA的敏感度和特异度都高，还可监测肿瘤复发或治疗效果，是神经内分泌细胞特异度及敏感度最好的标志物；Syn的敏感度高于CgA和CD56。③肿瘤可表达CKpan、低分子量CK，呈特征性的细胞质点彩状表达，而在其他上皮性肿瘤中常呈细胞质均质性表达（图9-135～图9-138）。

图9-135 伴神经内分泌特征的癌，HE染色

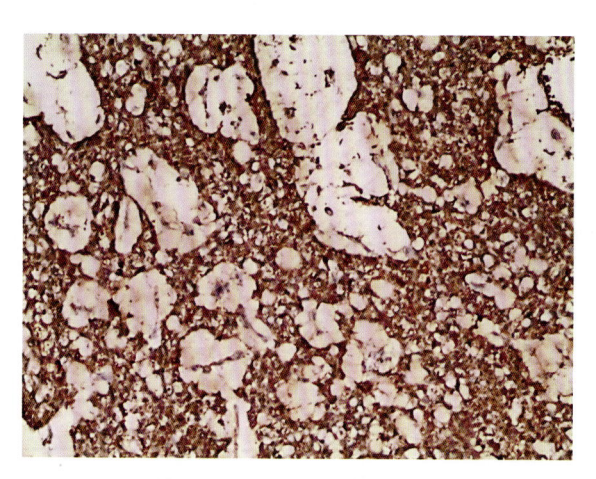

图9-136 伴神经内分泌特征的癌，CgA，细胞质阳性

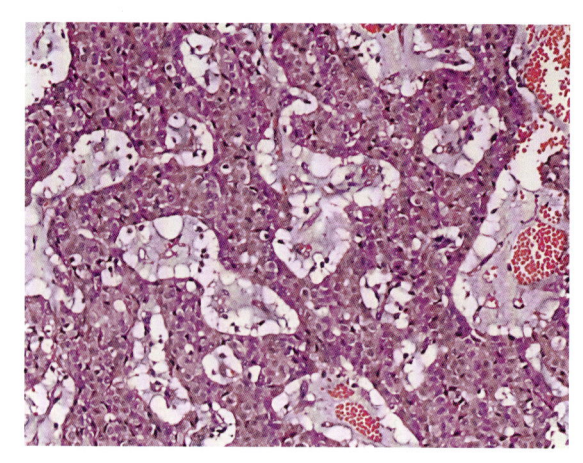

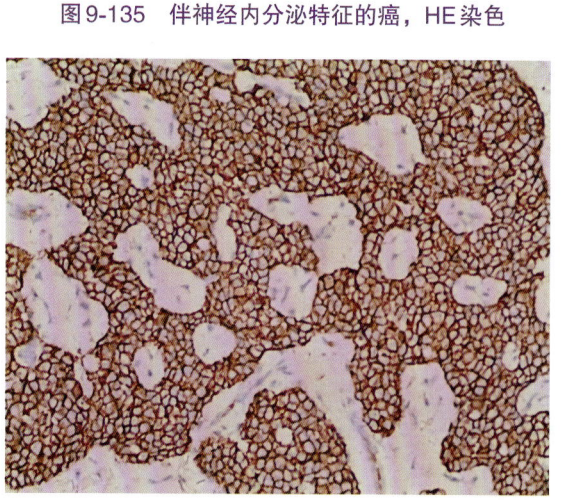

图9-137 伴神经内分泌特征的癌，CD56，细胞膜/细胞质阳性

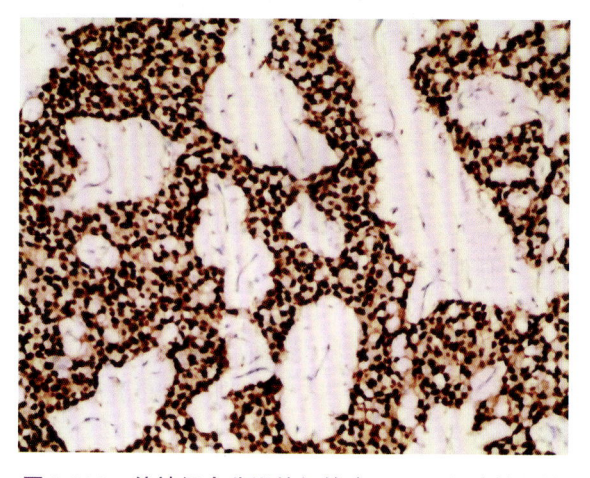

图9-138 伴神经内分泌特征的癌，ER，细胞核阳性

（5）组织学分级：应用NET的诊断名称时，建议先明确为浸润性癌，并报告其组织学分级。至于用核分裂象计数和（或）Ki-67对NET进行分级，目前尚不适用于乳腺NET，而仍采用浸润性乳腺癌的Nottingham分级，大部分乳腺NET的组织学级别为1级或2级。

（6）鉴别诊断：形态学和神经内分泌分化的标志物的表达被认为是神经内分泌肿瘤的关键特征。主要与伴有NE分化的浸润型癌（非特殊类型、黏液性癌、实性乳头状癌）鉴别。

1）与其他类型乳腺癌的鉴别诊断：如果形态并非典型的神经内分泌肿瘤，仅部分细胞表达神经内分泌标志物，则不应诊断为NET，而应诊断为伴有神经内分泌分化的浸润性癌（非特殊类型）。有些乳腺肿瘤如实性乳头状癌、富于细胞的黏液癌，神经内分泌标志物也可能阳性，但因为其有特殊的组织学形态，故不归为NET。

2）与乳腺浸润性小叶癌的鉴别诊断：小叶癌p120细胞质阳性、34βE12阳性/E-Cad阴性，而所有小细胞癌E-Cad、p120细胞膜阳性，神经内分泌标志物阳性，可依此鉴别。

3）与胃肠和肺等其他部位转移性小细胞癌的鉴别诊断：推荐使用乳腺癌特异性标志物（TRPS1、Mammaglobin、GATA3、GCDFP-15等）、CK7、CK20和CDX2。做CK7、CK20和CDX2以排除胃肠道和乳腺等来源的腺癌。原发部位不明的转移性神经内分泌肿瘤还可用CK7和CK20区分肿瘤是起自前肠（CK7＋、CK20-）还是起自中肠和后肠（CK7-、CK20＋）。此外，转移性结直肠神经内分泌肿瘤常表达CDX2。乳腺癌特异性标志物（TRPS1、Mammaglobin、GATA3、GCDFP-15、ER、PR等）表达阳性也支持原发性乳腺神经内分泌癌。而肺和甲状腺的特异性标志物TTF-1阴性可辅助提示为乳腺原发。

三、乳头佩吉特（Paget）病

1. **抗体选择** 分子分型套餐（ER、PR、HER2、CK5/6、EGFR和Ki-67）＋CK7、EMA、CEA、GCDFP-15、S-100。

2. **注释**

（1）定义：乳头Paget病（MPD）是一种特殊类型的罕见乳腺癌，1874年由James Paget首先报道而得名，指乳头乳晕区的皮肤内存有恶性腺上皮细胞病变。Paget病大多发生在乳腺，大部分患者可伴有潜在的导管癌。乳腺外部位也有发生Paget病的报道，最常见是外阴部，也包括肛周区、会阴、腹股沟、耻骨联合、阴囊、阴茎、大腿、臀部、腋窝和眼睑。这些部位通常不伴有潜在性癌肿。

（2）病变特点：乳头及乳晕皮肤镜下见鳞状上皮内散在、弥漫分布的单个或成簇的Paget细胞；Paget细胞体积大，细胞质丰富，核大，核仁明显，细胞质淡染透亮，可见病理核分裂。Paget细胞侵犯表皮的同时，也可侵犯皮肤附属器。在乳腺Paget病，多伴有病变下方的导管内癌，可有间质浸润，也可无间质浸润。其下的导管内癌直接蔓延到乳头和乳晕被覆的皮肤。

（3）免疫表型特点：Paget细胞几乎总是CK7、CAM5.2和MUC1阳性，并且80%～90%的病例HER2阳性。ER和PR的阳性率分别约为40%和30%，CEA、EMA、GATA3、GCDFP-15和p53的阳性率约50%，周围正常或残存上皮CK-H、p63等阳性，与肿瘤细胞形成明显对比（图9-139～图9-142）。伴发癌的免疫表型与Paget病相同。HER2过表达亚型是Paget病的优势分子亚型，其次是Luminal B型、Luminal A型。

（4）分子遗传学改变：与正常皮肤相比，乳头Paget病活检组织中5个最显著上调基因为*CYP4Z1*、*POTEE*、*FOXA1*、*CXCL1*、*FAM3B*，其中与乳腺癌相关的上调基因是*CYP4Z1*、*POTEE*和*FOXA1*。在乳腺癌中经常发现的几个驱动基因，包括*FOXA1*、*GATA3*和*CDH1*，在MPD中没有高频突变。

（5）鉴别诊断：Paget病临床上常有湿疹样皮损，易被误诊。需与恶性黑色素瘤、鲍恩病鉴别，肿瘤细胞表达CK7、CK8/18、EMA、CEA等腺上皮标志物，不表达CK5/6、p63及HMB45等标志物，可与Paget样型原位黑色素瘤、原位鳞癌等鉴别（表9-32）。

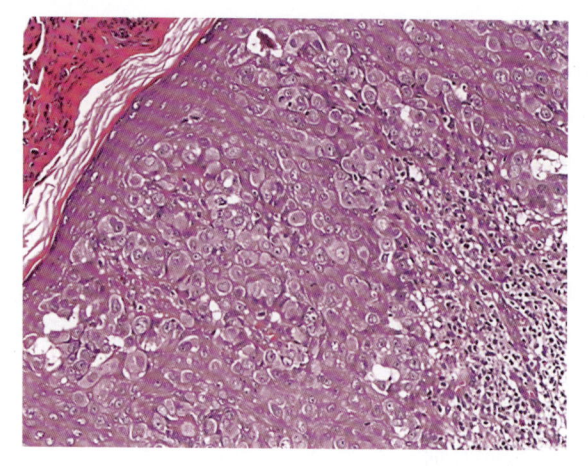

图9-139　乳腺Paget病，HE染色

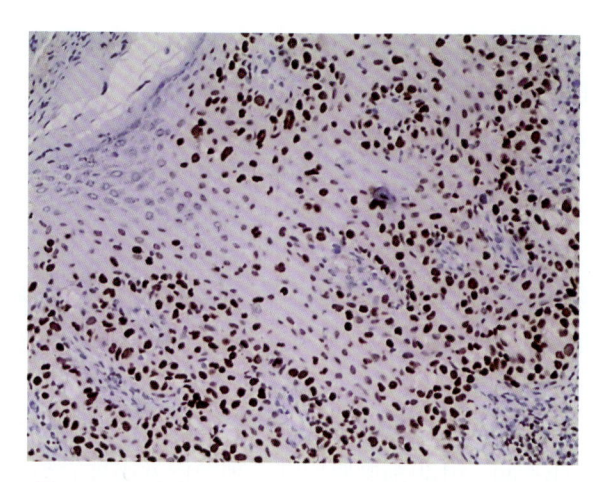

图9-140　乳腺Paget病，GATA3，瘤细胞核阳性

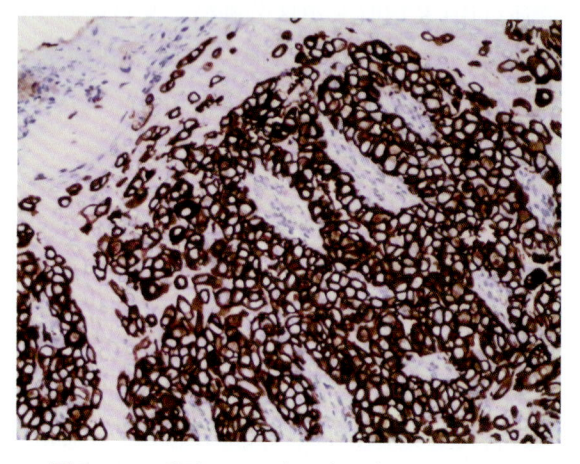

图9-141　乳腺Paget病，瘤细胞HER2（3+）

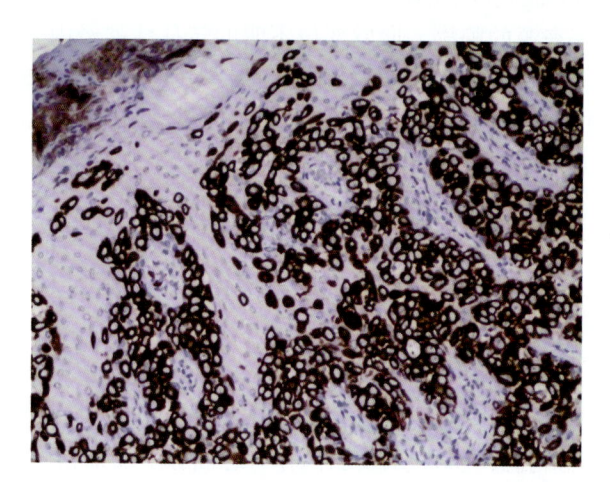

图9-142　乳腺Paget病，CK7，瘤细胞胞质强阳性

表9-32　乳头Paget病的诊断与鉴别

肿瘤	病变特点	免疫表型特点或注释
乳腺Paget病	表皮内可见多个体积较大、胞质淡染的肿瘤细胞散在或成巢状排列，多伴有病变下方的导管内癌	可表达CK7、CAM5.2、MUC1、HER2、ER、GATA3、CEA、EMA、GCDFP-15等，但CK-H和p63阴性
Paget样恶性黑色素瘤	具有一致异型性的上皮样黑色素细胞单个散在或呈巢状分布于表皮全层，可含色素细胞	恶性黑色素瘤表达S-100、HMB45、MelanA、CyclinD1、BCL2、p53，不表达CK7、HER2等
Paget样鲍恩病	鲍恩病是皮肤原位鳞状细胞癌，除可见异型细胞外，还可见原位癌、角化过度或不全等	Paget样鲍恩病表达CK-H、p63、p40，不表达CK7、HER2，偶可见CK7的表达，这会导致鉴别诊断的困难
Toker细胞	Toker细胞可能是Paget病起源细胞。Toker细胞为良性细胞，其形态温和，无异型	Paget细胞在免疫表型上有很多相似之处，但是Toker细胞一般不表达HER2和Ki-67
皮肤角化细胞	上皮内细胞质透明的良性细胞	表达p63、p40，不表达CK7，可以与Paget病鉴别
乳头汗管瘤样腺瘤（SAN）	由形态温和的上皮细胞排列呈小管状，少数呈条索状和巢状，并向周围间质内浸润。部分小管呈"逗点"或"蝌蚪"状并形成角化囊肿	小管内衬细胞表达CK5/6、CAM5.2、CEA、EMA；不表达ER、CEA、HER2、p53及GCDFP-15。外层细胞表达肌上皮标志物阳性
乳头腺瘤	大导管上皮显著增生及乳头状生长。腺病样腺管增生，鳞化见于浅表处	病变位于乳头部大导管，形态复杂，表现多样性。免疫表型与SAN相似，有上皮和肌上皮两种表达

四、乳腺血管肉瘤

1. **抗体选择** CD31、CD34、D2-40、ERG、FLI-1、CK、EMA、C-MYC、Ki-67。
2. **注释**

（1）乳腺血管肉瘤是由具有内皮细胞形态特征的肿瘤细胞构成的恶性肿瘤，可分为原发性乳腺血管肉瘤（PBA）和继发性乳腺血管肉瘤（SBA）。其中，SBA常常发生于保留乳房手术后接受放射治疗的患者。

（2）病变特点：组织学形态变化多样，表现类似良性血管瘤、低分化上皮癌或梭形细胞肉瘤。特征表现为相互吻合的血管腔穿插于乳腺间质和脂肪组织之间，围绕并侵犯乳腺小叶，破坏正常小叶结构；衬覆于血管腔的内皮细胞核深染；间质内可见不同程度的红细胞外渗。表现类似良性血管瘤、低分化上皮癌或梭形细胞肉瘤。

（3）免疫表型：内皮标志物如CD31、CD34、ERG、FLI-1等阳性；偶尔表达上皮标志物如CK、EMA。Ki-67、C-MYC可在血管肉瘤中高表达，可通过Ki-67增殖指数和C-MYC来鉴别低级别血管肉瘤和血管瘤（图9-143～图9-146）。

（4）分子遗传学改变：近年有报道称，部分散发性和放射性相关性乳腺血管肉瘤中均发现酪氨酸激酶基因*KDR*的激活突变、*FLT4*基因的扩增，以及放射性相关性血管肉瘤还存在*MYC*基因显著扩增。继发性血管肉瘤常见*MYC*扩增，这一特点可用于鉴别原发性血管肉瘤和非典型血管性病变。

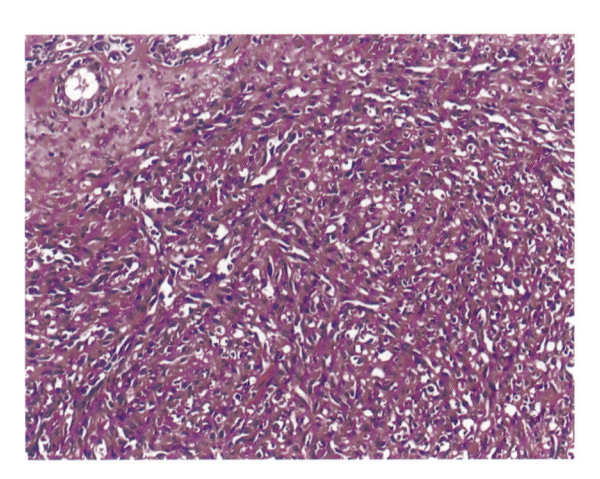

图9-143 血管肉瘤

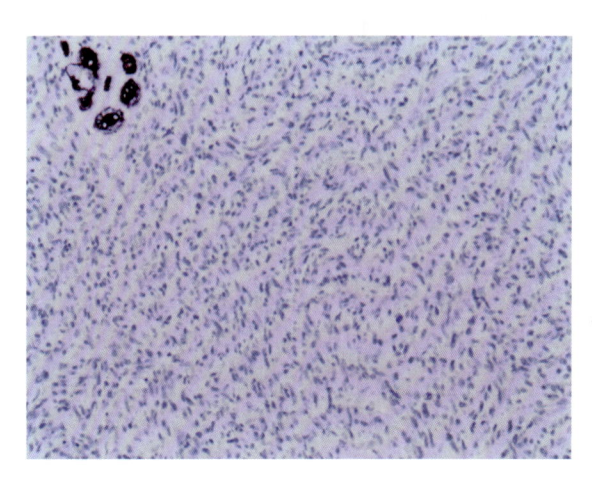

图9-144 血管肉瘤，CK，阴性

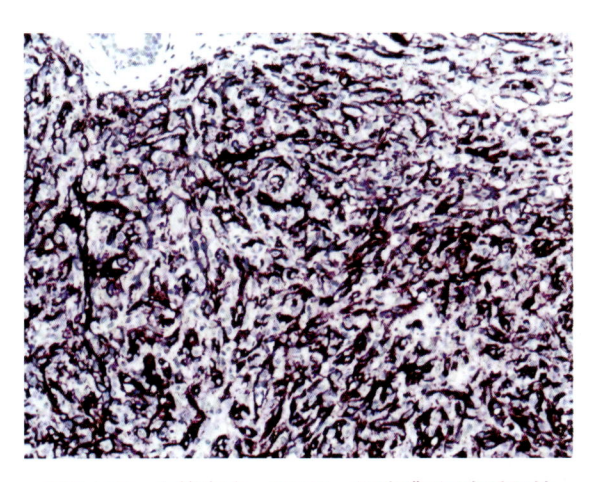

图9-145 血管肉瘤，CD31，细胞膜/细胞质阳性

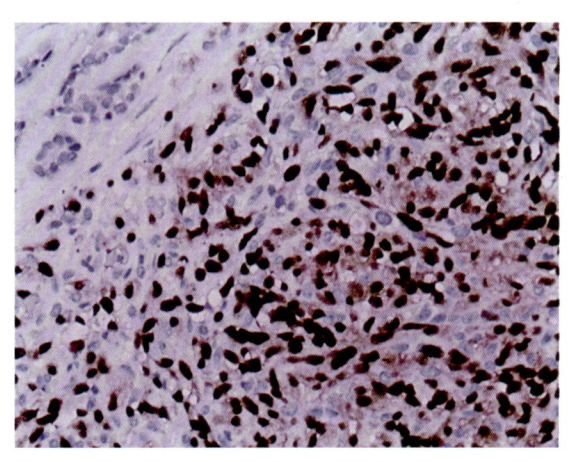

图9-146 血管肉瘤，ERG，细胞核阳性

（5）鉴别诊断（表9-33）：低级别血管肉瘤的鉴别诊断包括各种类型的血管瘤、血管脂肪瘤、乳头状血管内皮增生、非典型性血管病变和乳腺假血管瘤样间质增生（PASH）。有学者认为乳腺发生良性血管肿瘤的情况极为少见，加之血管肉瘤的病理形态可存在多样性及预后差，因此建议如为乳腺血管源性病变，首先要考虑有血管肉瘤的可能，予以足够重视。

分化差的乳腺血管肉瘤细胞形态和组织结构不典型时，与其他类型梭形和上皮样恶性肿瘤（如肉瘤样癌、化生性癌及恶性黑色素瘤等）较难区分，需通过免疫组化标记加以鉴别。低分化的梭形细胞病变，首先，需与乳腺化生性癌及恶性分叶状肉瘤相鉴别。乳腺血管肉瘤细胞表达血管内皮相关抗原，如CD31、CD34、ERG、FLI-1等；而肉瘤样化生性癌表达p63、CK-H等，或周围有导管原位癌存在；恶性分叶状肉瘤呈梭形细胞时，不表达CD31、ERG、FLI-1等及CK-H，但有乳腺上皮残留。其次，低分化的乳腺血管肉瘤呈梭形细胞时，需排除呈梭形细胞形态的软组织肿瘤，如恶性黑色素瘤、纤维肉瘤、孤立性纤维性肿瘤。因此，对有乳腺癌术后放疗病史者，应考虑低分化的乳腺血管肉瘤可能，行上皮标志物和血管内皮标志物免疫组织化学检测能明确诊断。部分血管肉瘤偶尔可表达CK，尤其是上皮样血管肉瘤，因此不要单独凭借CK来鉴别上皮样血管肉瘤和癌。

表9-33 乳腺血管肉瘤的诊断与鉴别诊断

肿瘤	病变特点	免疫表型特点	分子改变或注释
血管肉瘤	相互吻合的血管腔穿插于乳腺间质和脂肪组织之间	表达内皮细胞标志物，如CD31、CD34、FLI-1、ERG等	放射后血管肉瘤常MYC阳性，FISH检测可见扩增
乳腺假血管瘤样间质增生（PASH）	乳腺间质内出现类似血管腔的裂隙，但其内无红细胞，裂隙内壁由增生的梭形细胞构成	CD34、Vim、SMA、Calponin阳性，不表达上皮和内皮细胞标志物	主要与乳腺血管肉瘤和乳腺叶状肿瘤鉴别。血管肉瘤表达CD31、ERG等特征性血管标志物
淋巴管内乳头状血管内皮瘤	海绵状血管瘤样，囊状扩张的薄壁管腔内衬立方及靴钉样内皮细胞	表达CD31、CD34、D2-40、VEGFR3、UEA-1	又名Dabaska瘤。乳头状内皮细胞增生，病变主要位于大血管腔内，伴血栓
孤立性纤维性肿瘤（SFT）	由交替性分布的细胞丰富区和细胞稀疏区组成，常有鹿角样血管外皮瘤样区，间质绳索样	CD34、BCL2、CD99、STAT6和PAX8高表达，不同程度表达SMA、Desmin	存在特异性NAB2-STAT6融合基因，少数出现MDM2和CDK4基因扩增

五、乳腺肌成纤维细胞增生性病变或肿瘤

1.抗体选择　CK、EMA、Vimentin（Vim）、SMA、Desmin、ALK、CD31、CD34、ER、PR、RB、β-catenin、Ki-67。必要时加分子检测。

2.注释

（1）乳腺肌成纤维细胞/增殖性病变主要有4种情况。①修复性改变：如损伤后的肉芽组织和反应性梭形细胞结节等。②瘤样增生：如结节/增生性筋膜炎累及乳腺、间质巨细胞、假血管瘤样间质增生和纤维瘤病等。③浸润/转移癌的间质反应：乳腺浸润性癌几乎都有不同程度的肌成纤维细胞增生等。④肌成纤维细胞肿瘤：如炎性肌成纤维细胞瘤、肌成纤维细胞瘤和肌纤维肉瘤等。

（2）在乳腺肌成纤维细胞增生性病变或肿瘤中，以乳腺肌成纤维细胞瘤（MFB）较为多见。相似形态的肿瘤发生于乳腺外（尤其是腹股沟、外阴等处），称为乳腺型肌成纤维细胞瘤（MFMT）。免疫组织化学检测证实肿瘤细胞呈成纤维/肌成纤维细胞分化（不同程度表达肌源性标志物，如SMA、Desmin等）并表达激素受体是确立诊断的要点。常同时表达Desmin和CD34，还可表达ER、PR和AR，提示肿瘤的发生可能与性激素水平异常相关。另外还可不同程度表达SMA、Calponin、CD10、CD99和BCL2。但上皮细胞标志物CKpan、EMA、STAT6、CD117、ALK、β-catenin等均为阴性。该肿瘤存在特征性的分子异常，即13q14的缺失和重排，FOXO1与RB1基因均位于染色体13q14，日常病理诊断可以选择RB1/13q14或

FOXO1/13q14探针进行FISH检测13q14缺失情况。在免疫组化方面的特征性表现为抑癌基因RB蛋白的表达缺失,这一分子异常与软组织发生的梭形细胞脂肪瘤和女性盆腔好发的富于细胞性血管纤维瘤(CAF)相似,这三种在形态学上也存在某些重叠,因此被归入一个家族肿瘤,即13q/RB家族肿瘤。

(3)炎性肌成纤维细胞瘤(IMT):为一种低度恶性潜能的间叶组织来源的肿瘤,病因及发病机制不明。主要见于儿童和青少年,最常见的部位是肺、肠系膜、网膜,发生于乳腺的比较罕见。主要由肌成纤维细胞和炎症细胞组成。有多种命名,如炎性假瘤、浆细胞肉芽肿、浆细胞假瘤、炎症性肌成纤维细胞性增生等。SMA、MSA和Vim阳性可确诊IMT,其他肌源性标志物、上皮细胞标志物等在部分病例中也表现阳性。近些年的研究发现无论是肺内还是肺外IMT,均存在2和9染色体的畸变。50%~75%的IMT在2p23上存在 *ALK* 与 *TPM3*、*TPM4* 基因的融合,导致ALK蛋白的过表达。其他融合基因包括 *CLTC*、*CARS*、*RANBP2*、*ATIC*、*SEC31L1* 和 *PPFIBP1*。

(4)乳腺假血管瘤样间质增生(PASH):是一种由复杂的、不规则并相互吻合的裂隙状假血管腔组成的良性病变。其内无红细胞,裂隙内壁由增生的梭形细胞构成。PASH中梭形细胞表达Vimentin,不同程度地表达CD34、SMA和PR,而CK、CK-H、ER及血管内皮标志物(如CD31、ERG、FLI-1等)和D2-40均呈阴性(图9-147~图9-150)。

(5)其他:韧带样纤维瘤病、梭形细胞化生性癌、叶状肿瘤、恶性黑色素瘤、上皮样肉瘤、肌样错构瘤、系统性免疫异常所致乳腺间质改变等,MFB中肿瘤细胞缺乏真正的异型性、罕见核分裂象、无坏死等特征可区别于恶性肿瘤。免疫组织化学检测证实肿瘤细胞呈成纤维/肌成纤维细胞分化并表达激素受体是确立诊断的要点。仔细寻找MFB经典的梭形细胞、特征性的粗大胶原束,并结合免疫组化特征,有助于鉴别诊断。必要时分子遗传学检测也有一定帮助(表9-34)。

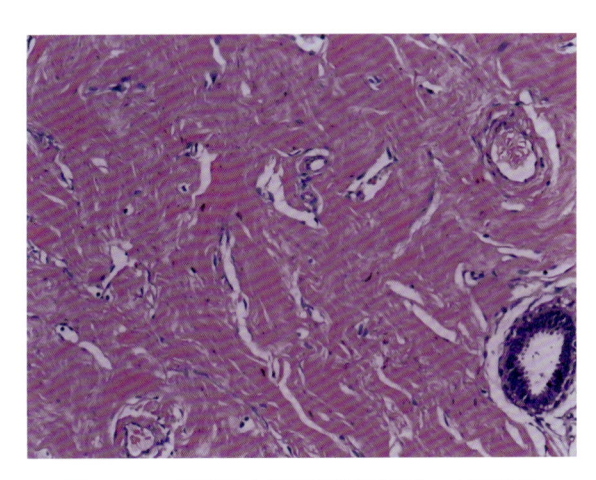

图9-147 乳腺假血管瘤样间质增生,HE染色

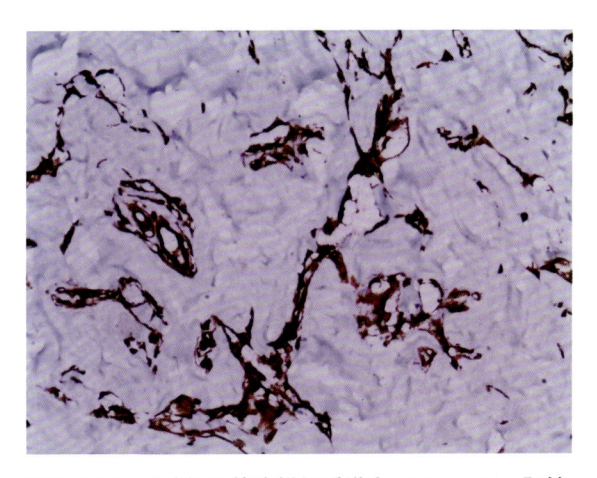

图9-148 乳腺假血管瘤样间质增生,Vimentin,阳性

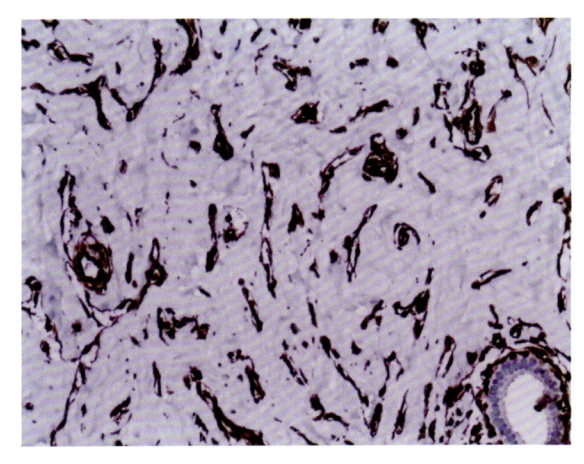

图9-149 乳腺假血管瘤样间质增生,Calponin,阳性

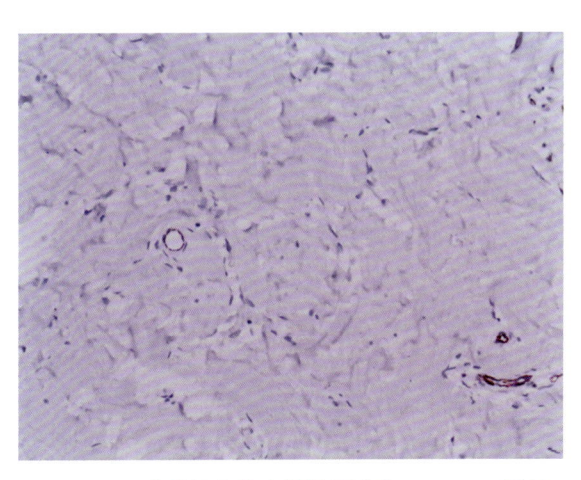

图9-150 乳腺假血管瘤样间质增生,CD31,阴性

表9-34　乳腺肌成纤维细胞增生性病变或肿瘤的诊断与鉴别

肿瘤类型	病变特点	免疫表型特点	分子改变或注释
乳腺肌成纤维细胞瘤（MFB）	温和的梭形细胞呈束状排列于玻璃样变的胶原化间质中，并混有不等的脂肪组织	表达CD34、Desmin、SMA、ER、PR和AR	13q14的缺失和重排，特征性的RB蛋白表达缺失
富于细胞性血管纤维瘤（CAF）	肿瘤内胶原纤维较稀疏和纤细，内含大量圆形的小血管，伴血管周玻璃样变	表达Vim、CD34；SMA、Desmin和S-100阴性	与MTMF相似，存在13q的部分缺失，致RB蛋白表达缺失
梭形细胞脂肪瘤	梭形细胞增生并含有脂肪成分，较多胶原束，内含有折光性的胶原纤维束	表达CD34，但Desmin阴性，可与MFB鉴别	存在13q的部分缺失，同时常伴染色体16q的重排
非典型脂肪瘤性肿瘤	由近似成熟脂肪细胞组成的肿瘤，可见核深染的梭形细胞和脂肪母细胞	MDM2、CDK4及S-100阳性，RB亦未见表达缺失	染色体含有12q13-15区域扩增，MDM2/CDK4阳性
炎性肌成纤维细胞瘤（IMT）	酷似炎症性病变，增生的肌成纤维细胞，并伴有不同程度的炎症细胞浸润	Vim、SMA及ALK均阳性，CK、CD68可局灶阳性	存在ALK的重排，为交界性或恶性潜能未确定的肿瘤
低级别肌成纤维细胞肉瘤	具有局部侵袭性生长特点、细胞密度高、核呈轻度到中度异型的IMT	表达SMA、CD34、Desmin；ER、PR阴性	在组织学上与IMT相重叠，但ALK、ER、PR阴性
黏液样炎性成纤维细胞肉瘤	黏液样基质中见数量不等的炎症细胞浸润，散在脂肪母细胞样的瘤细胞	Vim弥漫阳性，CD68和CD34局灶性阳性；ALK阴性	好发于四肢末端。存在TGFBR3和MGEA5基因重排
多形性玻璃样变血管扩张性肿瘤	扩张的玻璃样变性的簇状薄壁血管，间质中有多形性的梭形、卵圆形细胞	表达Vim、CD34、CD99和BCL2，ER和PR阴性	TGFBR3和（或）MGEA5基因重排。好发于下肢皮下
乳腺假血管瘤样间质增生	裂隙样不规则腔隙，内衬梭形细胞，细胞无明确异型，病变分布在小叶之间	CD34、Vim、SMA、Calponin阳性ER、PR-/+	瘤细胞不表达上皮和内皮细胞标志物
孤立性纤维性肿瘤	由梭形肿瘤细胞间隔以宽大的胶原束组成，常有血管外皮瘤样图像	表达CD34、Vim、BCL2及STAT6，ER等阴性	存在特异性NAB2-STAT6融合基因
乳腺纤维瘤病	形态温和的梭形细胞和胶原纤维呈束状排列，肿瘤在乳腺组织内浸润性生长	表达Vim、SMA、MSA、CD34、β-catenin核表达	存在APC/β-catenin基因异常（CTNNB1基因突变）
结节性筋膜炎	以梭形细胞增生伴散在炎症细胞及红细胞外渗的瘤样结节为特点	表达Vim、SMA和MSA；ER、CD34、S-100阴性	USP6重排（MYH9-USP6融合基因）
纤维瘤病样化生性癌（FLMC）	由梭形细胞组成，肿瘤细胞形态温和，间质纤维组织增生伴胶原化，浸润边缘	基底细胞样表型，表达CK-H，表达EGFR、CK5/6、p63	可出现EGFR的扩增和多态性，可发生PIK3CA及Wnt通路基因突变

六、乳腺原发性癌/转移性癌的鉴别

1.抗体选择　Mammaglobin、TRPS1、GATA3、SOX10、GCDFP-15、ER、PR、HER2、CK7、CK20、Villin，加相应组织器官特异性标志物（如TTF-1是诊断肺腺癌的有用标志物）。

2.注释

（1）很多乳腺外恶性肿瘤都可转移至乳腺。常见的类型包括造血系统恶性肿瘤、黑色素瘤，以及肺、卵巢、前列腺、肾、胃来源的癌和类癌。儿童中最常见的是横纹肌肉瘤和淋巴瘤。

（2）在区分转移性和原发性肿瘤时，免疫组化检测常被应用。乳腺器官源性特异性标志物的表达有助于原发性乳腺癌的诊断（图9-151～图9-156）。

（3）与GATA3阳性尿路上皮癌的鉴别：GATA3是乳腺癌和尿路上皮癌的高度敏感标志物。ER染色有助于鉴别腔型乳腺癌，TRPS1在尿路上皮癌和正常尿路上皮中不表达。

（4）与卵巢浆液性癌的鉴别：联合应用PAX8、TRPS1和GATA3等有助于鉴别诊断，TRPS1在卵巢浆液性癌中少有表达，但应注意ER、HER2、PAX8和GATA3在两者中均可表达。

（5）与肺和胃肠道腺癌的鉴别：可选择PAX8、TRPS1、GATA3及其他器官特异性标志物（如TTF1、CDH17或CDX2等），TRPS1对各型乳腺癌的敏感度高，而对肺癌和胃肠腺癌的敏感度不高，这将大大有助于乳腺癌与肺或胃肠道源癌的鉴别。

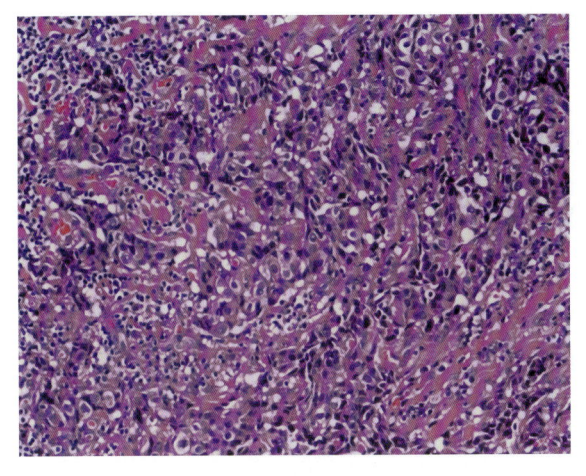

图 9-151　乳腺浸润性癌，HE 染色

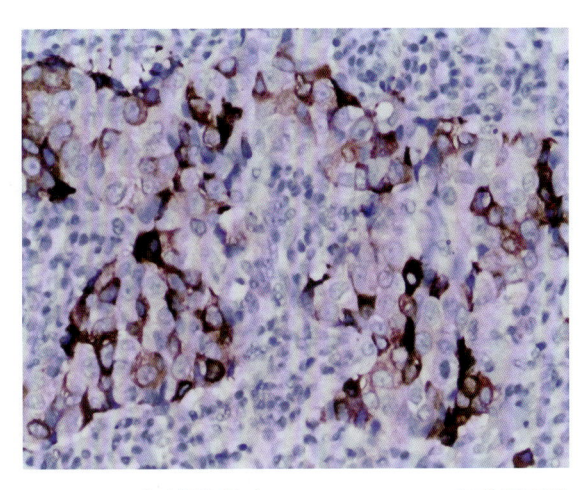

图 9-152　乳腺浸润性癌，Mammaglobin，细胞质阳性

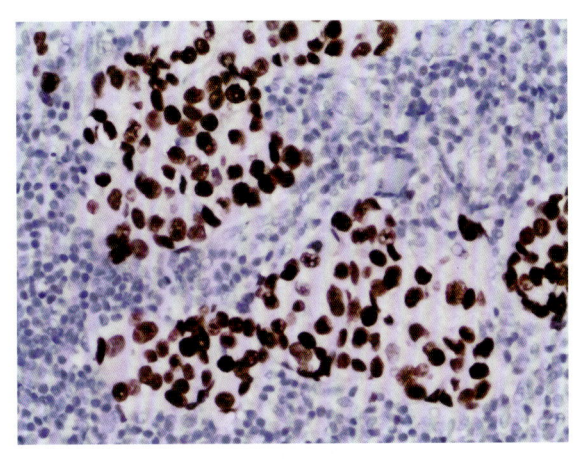

图 9-153　乳腺浸润性癌，GATA3，细胞核阳性

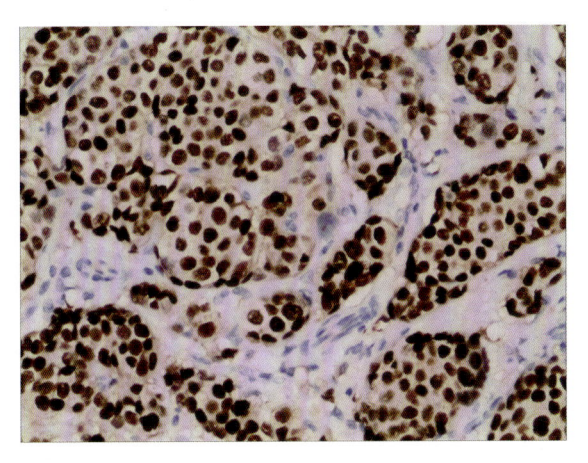

图 9-154　乳腺浸润性癌，ER，细胞核＋

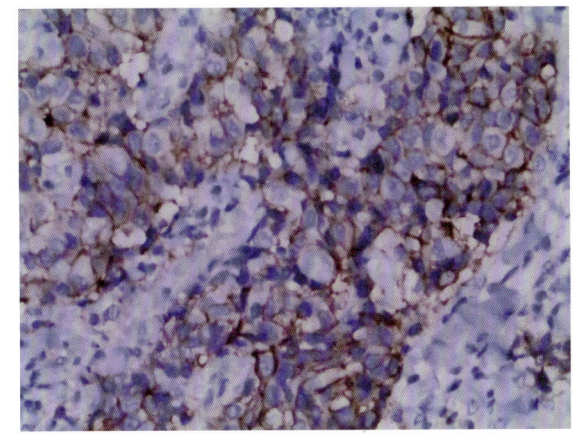

图 9-155　乳腺浸润性癌，HER2（2＋）

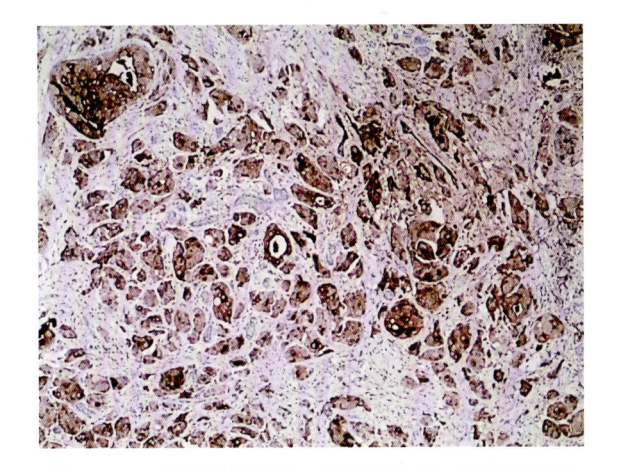

图 9-156　乳腺浸润性癌，GCDFP-15，细胞质阳性

参 考 文 献

毕蕊，成宇帆，于宝华，等，2014. 乳腺囊性高分泌性病变的临床病理学观察. 中华病理学杂志，43（1）：25-29.

陈定宝，沈丹华，孔方舟，等，2021. 乳腺化生性癌的临床病理特征及预后因素分析. 中华普通外科杂志，36（11）：846-850.

陈国璋，徐艳，周晓军，2008. 乳腺上皮性病变的诊断与鉴别诊断. 临床与实验病理学杂志，24（1）：1-5.

崔丽娟, 赵云飞, 何姣, 等, 2021. 乳腺伴极性翻转的高细胞癌合并甲状腺乳头状癌一例. 中华病理学杂志, 50 (11): 1299-1301.

丁华野, 皋岚湘, 1999. 乳腺浸润性小叶癌的病理诊断和鉴别诊断. 诊断病理学杂志, 6 (1): 40-42.

丁华野, 皋岚湘, 2002. 伴破骨细胞样巨细胞的乳腺癌. 临床与实验病理学杂志, 18 (3): 238-240.

丁华野, 皋岚湘, 2002. 有嗜酸性颗粒状胞质的乳腺肿瘤(一). 诊断病理学杂志, 9 (5): 262-264.

丁华野, 皋岚湘, 2004. 乳腺柱状细胞病变: 新版WHO分类中平坦上皮不典性的形态学问题. 临床与实验病理学杂志, 20 (3): 257-260.

皋岚湘, 丁华野, 2006. 免疫组织化学在乳腺疾病鉴别诊断中的应用. 诊断病理学杂志, 13 (1): 8-12, 81.

高雪, 孙志刚, 关宏伟, 2017. 乳腺多形性腺瘤临床病理学研究进展. 中华病理学杂志, 46 (1): 61-63.

高玉霞, 吴焕文, 2015. 6例伴印戒细胞分化的原发性乳腺癌的临床病理分析. 临床与病理杂志, 35 (9): 1637-1642.

关会娟, 刘秋雨, 宋晓霞, 等, 2020. 乳腺血管肉瘤临床病理及分子生物学特征. 中华实用诊断与治疗杂志, 34 (6): 570-572.

韩铭, 郭双平, 2014. 伴髓样特征的非特殊类型浸润性乳腺癌. 临床与实验病理学杂志, 30 (2): 200-202.

胡锦涛, 左敏, 邵牧民, 等, 2016. 乳腺富于糖原透明细胞癌形态及免疫表型特征. 中华临床医师杂志 (电子版), 10 (24): 3730-3733.

胡维维, 石慧娟, 吕晋, 等, 2018. 乳腺血管肉瘤8例临床病理分析. 临床与实验病理学杂志, 34 (9): 1045-1047.

胡曦文, 刘慧, 2020. 乳腺Paget病的临床病理及基因学研究进展. 中华病理学杂志, 49 (6): 653-657.

黄受方, 2013. 乳腺"干细胞(CK5/6+)学说"与导管上皮良恶性增生的诊断. 中华病理学杂志, 42 (2): 73-77.

黄小彦, 池瑞霞, 刘铭, 等, 2017. 几种三阴性乳腺癌标志物的临床病理意义. 中华病理学杂志, 46 (1): 2-8.

贾惠卿, 陈召旭, 王成勤, 2022. 乳腺少见和涎腺型肿瘤的病理诊断. 中华病理学杂志, 51 (9): 908-913.

景洪标, 皋岚湘, 丁华野, 2004. 乳腺肌上皮细胞免疫标记物的研究进展. 临床与实验病理学杂志, 20 (1): 87-90.

郎志强, 魏兵, 步宏, 等, 2006. 基底型细胞角蛋白在乳腺导管内增生性病变诊断中的应用. 临床与实验病理学杂志, 22 (1): 19-23.

李聪颖, 刘晓珍, 牛昀, 2017. 分子大汗腺型乳腺癌的研究进展. 中华病理学杂志, 46 (2): 136-138.

李桂梅, 谭洋, 朱芸, 等, 2020. 伴单纯性大汗腺分化的浸润性乳腺癌1例. 诊断病理学杂志, 27 (2): 107-110.

李静, 丁华野, 2006. 乳腺胶原小体病临床病理分析. 诊断病理学杂志, 13 (3): 211-213, 254.

李鹏飞, 王跃欣, 张松, 等, 2021. 乳腺大汗腺癌的研究进展. 肿瘤研究与临床, 33 (3): 229-232.

廖健伟, 吴畏, 李晓娟, 等, 2020. 乳腺浸润性导管癌BRCA1/2基因变异与肿瘤突变负荷相关. 岭南现代临床外科, 20 (3): 350-354.

蔺会云, 皋岚湘, 丁华野, 2010. 乳腺大汗腺病变的研究进展. 诊断病理学杂志, 17 (4): 302-304.

刘高秀, 李文涛, 吴凯彦, 等, 2018. 乳腺原发性血管肉瘤一例. 郑州大学学报 (医学版), 53 (3): 399-400.

刘杰, 李葱, 高英, 2019. 乳腺炎性肌纤维母细胞瘤的研究进展. 现代肿瘤医学, 27 (14): 2601-2604.

刘坤, 冯真, 王敏燕, 等, 2020. 乳腺实性乳头状癌23例临床与病理分析. 诊断病理学杂志, 27 (7): 468-471, 475.

罗斌, 何惠华, 黄文先, 等, 2021. 乳腺低级别腺鳞癌临床病理分析. 诊断病理学杂志, 28 (9): 756-758, 762.

梅放, 柳剑英, 薛卫成, 2019. 浸润性乳腺癌的组织学分级: Nottingham组织学分级系统. 中华病理学杂志, 48 (8): 659-664.

倪韵碧, 曾婉珊, 谢文杰, 2014. 乳腺癌分子分型的研究进展. 中华病理学杂志, 43 (7): 433-436.

倪韵碧, 黄雨华, 谢文杰, 2015. 乳腺化生性癌的病理学研究进展. 临床与实验病理学杂志, 31 (7): 721-724.

《乳腺癌HER2检测指南(2019版)》编写组, 2019. 乳腺癌HER2检测指南 (2019版). 中华病理学杂志, 48 (3): 169-175.

阮秋蓉, 杨丽丽, 2020. 乳腺梭形细胞病变病理诊断思路及鉴别诊断. 中华病理学杂志, 49 (5): 502-507.

苏雅洁, 白君, 李欣洁, 2019. 乳腺化生性癌5例临床病理分析. 诊断病理学杂志, 26 (7): 419-422.

孙向洁, 左珂, 唐绍娴, 等, 2017. 雄激素受体在浸润性乳腺癌中的表达及其与乳腺癌分子分型的关系. 中华病理学杂志, 46 (7): 476-480.

孙阳阳, 周晓莉, 顾文贤, 等, 2019. 23例乳腺具有髓样特征的癌临床病理分析. 中华乳腺病杂志 (电子版), 13 (1): 44-49.

汤晓晖, 2020. 乳腺上皮-肌上皮病变的临床病理分析. 白求恩医学杂志, 18 (1): 33-34.

田丽军, 徐兵河, 2004. Cyclin D1与乳腺癌相关性研究进展. 国外医学 (肿瘤学分册), 31 (5): 368-371.

汪小霞, 周晓蝶, 涂频, 等, 2016. 乳腺梭形细胞病变的诊断与鉴别诊断. 临床与实验病理学杂志, 32 (11): 1259-1262.

汪洋, 朱娅, 丁洁, 等, 2019. 胃印戒细胞癌伴乳腺转移1例并文献复习. 肿瘤预防与治疗, 32 (10): 930-934.

王宏坤, 白玉萍, 何春燕, 等, 2020. 乳腺浸润性大汗腺癌2例. 诊断病理学杂志, 27（4）: 265-268.
王竞伟, 邵先茹, 段秀庆, 2018. Cyclin D1与乳腺癌的相关研究. 医学综述, 24（4）: 677-681.
王露, 赵苏苏, 陈思敏, 等, 2018. 乳腺柱状细胞病变与临床病理的关系. 医学信息, 31（13）: 13-16.
温爽, 刘天卿, 宗华凤, 等, 2018. 乳腺富于脂质癌临床病理分析. 大连医科大学学报, 40（6）: 537-541.
吴焕文, 刘旭光, 滕梁红, 等, 2018. 乳腺大汗腺病变中的肌上皮细胞改变2例临床病理观察. 诊断病理学杂志, 25（3）: 165-169.
武艳, 李旭丹, 白信花, 等, 2015. 伴破骨细胞样间质巨细胞的乳腺癌3例. 中国实验诊断学, 19（11）: 1963-1965.
邢爱艳, 高鹏, 2022. 三阴性乳腺癌分子分型研究进展. 中华病理学杂志, 51（1）: 82-86.
许聪, 杨阳, 牛昀, 2017. 肌上皮细胞与乳腺导管原位癌浸润机制研究进展. 中华病理学杂志, 46（4）: 280-282.
杨光之, 丁华野, 2014. 形态温和的乳腺梭形细胞病变的诊断与鉴别诊断. 诊断病理学杂志, 21（6）: 380-383, 394.
杨光之, 皋岚湘, 丁华野, 2009. 基底细胞样乳腺癌与免疫组化三联阴性乳腺癌. 诊断病理学杂志, 16（1）: 6-8.
杨文涛, 步宏, 2015. 乳腺癌雌、孕激素受体免疫组织化学检测指南. 中华病理学杂志, 44（4）: 237-239.
杨文涛, 步宏, 2020. 第5版WHO乳腺肿瘤分类解读. 中华病理学杂志, 49（5）: 400-405.
于宝华, 柏乾明, 徐晓丽, 等, 2018. 乳腺肌纤维母细胞瘤九例临床病理学分析. 中华病理学杂志, 47（10）: 747-752.
袁培, 应建明, 2018. 乳腺浸润性导管癌及浸润性小叶癌的分子特征差异研究进展. 中华病理学杂志, 47（10）: 808-811.
曾玉梅, 曹晓珊, 杜娟, 等, 2017. 乳腺浸润性筛状癌与筛状结构导管原位癌的临床病理及免疫组化对比分析. 分子诊断与治疗杂志, 9（4）: 261-266.
张伯阳, 段秀庆, 2019. p53作为乳腺癌潜在生物标志物和治疗靶点的研究进展. 医学综述, 25（12）: 2366-2371.
张芳, 史敏, 廖琼, 等, 2019. 乳腺分泌性癌的临床病理特征分析. 中华肿瘤杂志, 41（8）: 628-632.
张晋夏, 2010. 乳腺黏液性病变的病理诊断与鉴别诊断. 临床与实验病理学杂志, 26（3）: 257-260.
张玲, 2019. 乳腺Paget病临床病理特征及鉴别诊断. 实用医技杂志, 26（9）: 1195-1197.
张梦兰, 唐婕晞, 邹艳, 等, 2020. 乳腺伴极性翻转高细胞癌4例临床病理分析. 诊断病理学杂志, 27（6）: 369-375.
张庆慧, 徐嘉雯, 2008. 提高对基底细胞样乳腺癌和三阴性乳腺癌的认识. 临床与实验病理学杂志, 24（2）: 131-136.
张秋爽, 2019. 乳腺叶状肿瘤病理学研究进展. 济宁医学院学报, 41（5）: 327-331.
张小伟, 黄必飞, 陈艳, 等, 2017. 乳腺小管癌临床病理分析. 中华内分泌外科杂志, 11（5）: 432-434.
赵丽娜, 黄亚冰, 袁静萍, 2021. 男性乳腺腺样囊性癌一例. 中华病理学杂志, 50（5）: 535-537.
赵萌, 尹丽娟, 雷婷, 等, 2020. 乳腺叶状肿瘤生物标志物的研究进展. 中华病理学杂志, 49（5）: 507-510.
赵梦圆, 张希, 程显魁, 等, 2018. 乳腺原发性伴印戒细胞分化的癌临床病理分析. 中华肿瘤防治杂志, 25（18）: 1308-1313.
中国抗癌协会乳腺癌专业委员会, 2021. 中国抗癌协会乳腺癌诊治指南与规范（2021年版）. 中国癌症杂志, 31（10）: 954-1040.
中华预防医学会妇女保健分会乳腺保健与乳腺疾病防治学, 2015. 乳腺导管内乳头状瘤诊治共识. 中华外科杂志, 53（12）: 910-913.
仲秀秀, 李涌, 高珍, 等, 2020. 乳腺皮脂腺癌的临床病理学观察. 诊断病理学杂志, 27（7）: 492-494.
周珏, 王红卫, 陈洁, 等, 2016. 乳腺大汗腺病变48例临床病理分析. 浙江实用医学, 21（1）: 31-34, 39.
周军, 麻怀露, 丁晓飞, 等, 2019. 乳腺导管原位癌浸润性进展相关基因的生物信息学研究. 浙江医学, 41（12）: 1249-1252, 1233.
朱壁法, 陶维阳, 2019. 乳腺浸润性微乳头状癌的研究现状. 现代肿瘤医学, 27（10）: 1831-1834.
朱晓蔚, 刘福兴, 戴桂红, 等, 2020. 伴破骨细胞样巨细胞的乳腺癌二例临床病理分析. 肿瘤研究与临床, 32（2）: 122-125.
朱信信, 杨红鹰, 2015. 三阴性乳腺癌相关分子标记物的表达及临床特征分析. 诊断病理学杂志, 22（1）: 53-56.
祝志川, 张喜平, 2018. 雄激素受体在不同分子分型乳腺癌组织中的表达及意义. 中国肿瘤外科杂志, 10（5）: 315-318.
Allen MD, Thomas GJ, Clark S, et al, 2014. Altered microenvironment promotes progression of preinvasive breast cancer: myoepithelial expression of αvβ6 integrin in DCIS identifies high-risk patients and predicts recurrence. Clin Cancer Res, 20（2）: 344-357.
Bogina G, Munari E, Brunelli M, et al, 2016. Neuroendocrine differentiation in breast carcinoma: clinicopathological features and outcome. Histopathology, 68（3）: 422-432.
Cardoso F, van't Veer LJ, Bogaerts J, et al, 2016. 70-gene signature as an aid to treatment decisions in early-stage breast cancer. N Engl J Med, 375（8）: 717-729.
Foschini MP, Asioli S, Foreid S, 等, 2018. 类似于甲状腺高细胞亚型乳头状肿瘤的乳腺实性乳头状癌是一种具有惰性生物学行为的侵袭性肿瘤. 临床与实验病理学杂志, 34（3）: 262.

Geyer FC, Pareja F, Weigelt B, et al, 2017. The spectrum of triple-negative breast disease: high-and low-grade lesions. Am J Pathol, 187（10）: 2139-2151.

Goldhirsch A, Winer EP, Coates AS, et al, 2013. Personalizing the treatment of women with early breast cancer: highlights of the St Gallen International Expert Consensus on the Primary Therapy of Early Breast Cancer 2013. Ann Oncol, 24（9）: 2206-2223.

Lakhani SR, Ellis IO, Schnitt SJ, et al, 2012. WHO classification of tumours of the breast. 4th ed. Lyon: IARC Press.

Lee AHS, 2008. Recent developments in the histological diagnosis of spindle cell carcinoma, fibromatosis and phyllodes tumour of the breast. Histopathology, 52（1）: 45-57.

Lehmann BD, Bauer JA, Chen X, et al, 2011. Identification of human triple-negative breast cancer subtypes and preclinical models for selection of targeted therapies. J Clin Invest, 121（7）: 2750-2767.

Li D, Xiao X, Yang W, et al, 2012. Secretory breast carcinoma: a clinicopathological and immunophenotypic study of 15 cases with a review of the literature. Mod Pathol, 25（4）: 567-575.

Masuda H, Baggerly KA, Wang Y, et al, 2013. Differential response to neoadjuvant chemotherapy among 7 triple-negative breast cancer molecular subtypes. Clin Cancer Res, 19（19）: 5533-5540.

Nielsen TO, Hsu FD, Jensen K, et al, 2004. Immunohistochemical and clinical characterization of the basal-like subtype of invasive breast carcinoma. Clinical Cancer Res, 10（16）: 5367-5374.

Osamura RY, Matsui N, Okubo M, et al, 2019. Histopathology and cytopathology of neuroendocrine tumors and carcinomas of the breast: a review. Acta Cytol, 63（4）: 340-346.

Pareja F, Geyer FC, Marchiò C, et al, 2016. Triple-negative breast cancer: the importance of molecular and histologic subtyping, and recognition of low-grade variants. NPJ Breast Cancer, 2: 16036.

Perou CM, Sørlie T, Eisen MB, et al, 2000. Molecular portraits of human breast tumours. Nature, 406（6797）: 747-752.

Ping T, 魏兵, 2018. 免疫组织化学染色在乳腺癌分子分型中的应用. 中华乳腺病杂志（电子版）, 12（1）: 4-11.

Reis-Filho JS, Shin SJ, Gobbi H, et al, 2020. Metaplic carcinoma//WHO classification of tumours of the breast. 5th ed. Lyon: IARC, 134-138.

Sapion A, Righi L, Cassoni P, et al, 2000. Expression of the neuroendocrine phenotype in carcinomas of the breast. Semin Diagn Pathol, 17（2）: 127-137.

Schnitt SJ, Brogi E, Chen YY, et al, 2020. American registry of pathology expert opinions: the spectrum of lobular carcinoma in situ: diagnostic features and clinical implications. Ann Diagn Pathol, 45: 151481.

Sparano JA, Gray RJ, Makower DF, et al, 2015. Prospective validation of a 21-gene expression assay in breast cancer. N Engl J Med, 373（21）: 2005-2014.

Tan PH, Ellis L, Allison K, et al, 2020. The 2019 World Health Organization classification of tumours of the breast. Histopathology, 77（2）: 181-185.

Tan PH, Tse GMK, Bay BH, 2008. Mucinous breast lesions: diagnostic challenges. J Clin Pathol, 61（1）: 11-19.

Wei S, 2016. Papillary lesions of the breast: an update. Arch Pathol Lab Med, 140（7）: 628-643.

WHO classification of tumours editorial board, 2019. Breast tumours. 5th ed. Lyon: IARC Press.

Yaqoob N, Kayani N, ul Hasan SH, 2006. Painless breast lump in an elderly woman. Secretory breast carcinoma in an elderly woman. Arch Pathol Lab Med, 130（7）: 1073-1074.

第十章

皮　肤

本章仅涉及较为特征性的或在鉴别诊断中需应用免疫组化的皮肤肿瘤，其他组织的肿瘤或病变详见相关章节介绍。

第一节　皮肤肿瘤标志物

一、正常皮肤组织的免疫组化特点

正常表皮是复层角化鳞状上皮，表皮内的细胞分为以下几种：角质细胞、黑色素细胞（散在于表皮基底细胞之间）、朗格汉斯细胞（分散在表皮的棘细胞之间）、Toker细胞（在某些特定部位）和Merkel细胞（散在于毛囊附近的表皮基底细胞之间）。另外，表皮还含有小汗腺导管（顶端汗管）和毛囊的开口。大汗腺、小汗腺分泌部腺体由内层腺上皮和外层肌上皮构成，导管无肌上皮，由两层立方形细胞构成。正常皮肤组织的免疫组化特征总结见图10-1和表10-1。

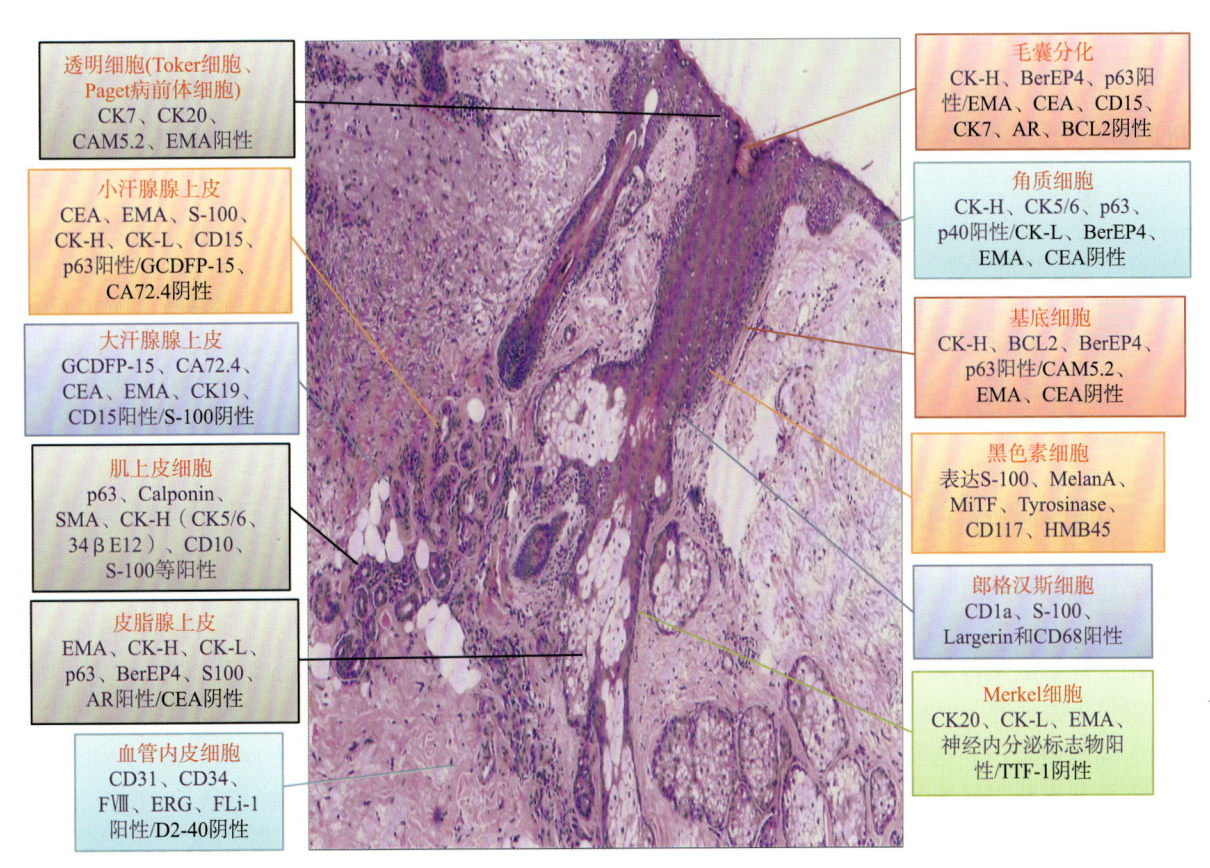

透明细胞(Toker细胞、Paget病前体细胞)	CK7、CK20、CAM5.2、EMA阳性
小汗腺腺上皮	CEA、EMA、S-100、CK-H、CK-L、CD15、p63阳性/GCDFP-15、CA72.4阴性
大汗腺腺上皮	GCDFP-15、CA72.4、CEA、EMA、CK19、CD15阳性/S-100阴性
肌上皮细胞	p63、Calponin、SMA、CK-H（CK5/6、34βE12）、CD10、S-100等阳性
皮脂腺上皮	EMA、CK-H、CK-L、p63、BerEP4、S100、AR阳性/CEA阴性
血管内皮细胞	CD31、CD34、FⅧ、ERG、FLi-1阳性/D2-40阴性
毛囊分化	CK-H、BerEP4、p63阳性/EMA、CEA、CD15、CK7、AR、BCL2阴性
角质细胞	CK-H、CK5/6、p63、p40阳性/CK-L、BerEP4、EMA、CEA阴性
基底细胞	CK-H、BCL2、BerEP4、p63阳性/CAM5.2、EMA、CEA阴性
黑色素细胞	表达S-100、MelanA、MiTF、Tyrosinase、CD117、HMB45
郎格汉斯细胞	CD1a、S-100、Largerin和CD68阳性
Merkel细胞	CK20、CK-L、EMA、神经内分泌标志物阳性/TTF-1阴性

图10-1　正常皮肤组织免疫组化特点

二、与皮肤肿瘤相关的免疫组化标志物

皮肤肿瘤诊断主要依靠形态学特征，在某些诊断困难情况下，免疫组化是一个有价值的辅助诊断指标，包括鉴别肿瘤起源、肿瘤良恶性及原发或者转移性上皮源肿瘤。常用的免疫组化标志物总结见表10-1。

表10-1 正常皮肤组织及相关肿瘤的免疫组化表达

上皮性抗体	正常表达范围	相关肿瘤表达情况
CK	附属器和表皮角质细胞、Merkel细胞中阳性；朗格汉斯细胞、黑色素细胞中阴性	所有表皮肿瘤、附属器肿瘤、Paget病、Merkel细胞癌中均为阳性
34βE12、CK5/6	表皮和毛囊角质细胞、基底细胞和附属器、肌上皮细胞	鳞状细胞癌（SCC）、基底细胞癌（BCC）、附属器肿瘤和肌上皮性肿瘤中表达
p63、p40	表皮角质细胞、基底细胞和附属器、肌上皮细胞	SCC、BCC、附属器肿瘤和肌上皮性肿瘤中表达
CAM5.2	大汗腺、小汗腺和皮脂腺的分泌腺体表达，但导管中阴性	附属器肿瘤、低分化SCC中表达
CK7	大汗腺、小汗腺和皮脂腺	附属器肿瘤、Paget病、Merkel细胞癌中表达
CK19	大汗腺、小汗腺	大汗腺、小汗腺肿瘤中表达
CK20	Merkel细胞	Merkel细胞癌中表达
BerEP4	基底细胞、毛母质、外毛根鞘角质细胞、大汗腺、小汗腺中表达，但表皮角质细胞中阴性	基底细胞癌、Paget病、Merkel细胞和某些附属器肿瘤中表达，但在SCC和脂溢性角化病中为阴性
EMA	皮脂腺细胞、小汗腺的腺腔面和侧缘、神经束膜细胞	附属器肿瘤和低分化SCC中阳性。BCC中阴性，但BCC可向大小汗腺上皮分化，表达CEA、EMA
CEA	大汗腺、小汗腺的腺腔面、角化物	汗腺肿瘤、低分化SCC可阳性，但BCC阴性
CD15	大汗腺、小汗腺	大汗腺、小汗腺肿瘤中阳性
CA72.4	大汗腺中阳性，小汗腺中一般不表达	大汗腺肿瘤中阳性，小汗腺肿瘤中为阴性，有助于鉴别
AR	皮脂腺中表达，而成熟毛囊和一些毛源性肿瘤中不表达	皮脂腺癌、Paget病、乳腺癌等中表达
GCDFP-15	大汗腺细胞、部分小汗腺细胞	大汗腺肿瘤、软骨样汗腺瘤、Paget病、乳腺癌等中表达
S-100	小汗腺、肌上皮细胞、黑色素细胞	小汗腺癌和肌上皮性肿瘤中为阳性，而大汗腺肿瘤中为阴性
SMA	表皮干细胞	部分基底细胞癌中可表达
CD117	肥大细胞、不成熟的朗格汉斯细胞、黑色素细胞	肥大细胞肿瘤、黑色素瘤、附属器癌、涎腺肿瘤中表达
CD10	在正常皮肤的皮脂腺、汗腺周围的肌上皮细胞呈阳性表达，在汗腺周围的肌上皮细胞中也呈阳性表达，而在小汗腺和大汗腺上皮中呈阴性	在多数毛分化肿瘤及皮脂腺肿瘤中，CD10均阳性表达，皮肤附属器肿瘤的汗腺肿瘤中不表达或低表达

三、皮肤肿瘤分化相关的标志物及免疫表型

原发性皮肤附属器肿瘤是一种较为罕见且形态多变的肿瘤，根据起源不同可分为毛囊、皮脂腺、大汗腺（顶泌汗腺）或小汗腺（外分泌腺）分化性肿瘤。各类分化的肿瘤都有相对独特的免疫组化特征，免疫组化可用于提示或支持某一诊断，对于复杂的细胞学形态相似的肿瘤，传统的病理学诊断技术有局限性。采用免疫组化法可进一步鉴别、明确肿瘤的来源（表10-2）。

（1）细胞角蛋白：选择性地检测一组细胞角蛋白的联合表达，有助于皮肤上皮性肿瘤的诊断和鉴别诊断。皮肤及皮肤附属器肿瘤中，鳞状细胞癌、基底细胞癌、向毛囊分化的肿瘤一般表达CK5/6、CK13、CK14、CK17及CK19，不表达CK7和CK20。皮脂腺、汗腺、大汗腺分化肿瘤表达CK7、CK8、CK18、CK19。基底细胞癌、毛发肿瘤及皮脂腺肿瘤既可表达CK-H，也可表达CK-L。

（2）向皮肤附属器分化：可表达EMA、CEA或者CD15，小汗腺中S-100阳性，大汗腺中GCDFP-15

阳性/S-100阴性。

（3）几种常见皮肤肿瘤的免疫组化表型比较见表10-3。

表10-2 常见皮肤肿瘤的免疫表型

肿瘤	形态特点	免疫表型或注释
鳞状细胞癌	多层上皮，似棘细胞分化，有角化、细胞间桥或似鳞状上皮排列而无附件（特别是毛及皮脂腺分化）分化特点	表达CK-H、p63、p40；低分化肿瘤可表达CAM5.2、EMA、CEA、Vim；不表达S-100、BerEP4
基底细胞癌	细胞大小一致，似基底细胞或基底细胞样细胞分化，常有栅栏状外周细胞	表达BerEP4、CK-H、p63、p40、AR和BCL2；CK-L如CK8、CK19阳性/阴性；不表达CK7、EMA、CEA等
伴皮脂腺分化的肿瘤	有皮脂腺、基底细胞样细胞及皮脂腺分泌和导管分化（鳞状细胞）的肿瘤归入皮质腺肿瘤	可表达CH-L、EMA、AR、脂联素抗体和D2-40，不表达S-100和CEA。EMA呈特征性泡沫状阳性
伴汗腺分化的肿瘤	皮肤腺上皮分化的肿瘤，归入汗腺（汗腺不分大小）。顶泌腺（大汗腺）呈高柱状大汗腺分化，细胞质嗜伊红染色，有明显的顶浆分泌	汗腺分泌部可表达CK-L、CEA和EMA，肌上皮可表达SMA和S-100等，顶泌腺表达：HMFG、Lys、GCDFP-15和乳珠蛋白，小汗腺S-100阳性
伴毛囊分化的肿瘤	鳞状上皮或基底细胞样上皮分化，构成囊样分化，囊内有明显角质形成，角化常有直接角化者（即角化层下无颗粒分化，有透明细胞围绕及毛囊骤然角化）	免疫表型与基底细胞癌相似，表达BerEP4、p63及CK-L，一般不表达BCL2、EMA、CEA、S-100、CD15、CA72.4和GCDFP-15
微囊性附属器癌	有多种附属器上皮分化，浸润性生长，伴微囊形成，常伴鳞状上皮和腺管分化，因分化良好，易误诊为良性	表达毛囊分化特点的CK-H、p63，又表达汗腺分化特点的CK-L、CEA和EMA、BerEP4
皮肤原发性黏液癌	大量黏液并可见纤细的纤维将黏液池分割成多房状，肿瘤细胞较小。罕见，诊断前须排除皮肤转移性黏液癌	CK7、α-乳清蛋白、CEA、EMA、GCDFP-15、ER、PR阳性，不表达CK20。转移来源：乳腺、涎腺、胃肠道和肺等
原发性或继发性皮肤肿瘤	临床上肿瘤发生皮肤转移的现象十分常见，为原发性皮肤肿瘤的诊断带来很大困难，临床病史有时非常重要	原发性皮肤肿瘤常表达p63、CK-H、CK-L、GATA3、D2-40和CD117。转移性乳腺癌和汗腺肿瘤之间的鉴别十分困难，但ER、GCDFP-15常阳性
乳腺外Paget病	最常见是外阴部，其次是大腿、臀部、腋窝和眼睑。这些部位通常不伴有潜在性癌肿	表达CK-L、CK7、EMA、CEA、GCDFP-15、BerEP4；S-100、HMB45阴性
Merkel细胞癌	瘤细胞小、细胞质少，裸核样，细胞大小相对一致，呈弥漫片状、分叶状及巢状排列，可见梁状及腺泡状排列	表达CK、CK20、神经内分泌标志物，不表达CEA、S-100；与转移性神经内分泌癌鉴别：CK20阳性/CEA、TTF-1阴性
皮肤恶性黑色素瘤	瘤组织结构及瘤细胞形态变异大，可见上皮样、梭形、透明或浆细胞样细胞，呈实体、腺泡状及肉瘤样排列	表达HMB45、MelanA、S-100、Vim、Tyrosinase、MiTF、CD99、CD117；约半数存在BRAF基因突变

表10-3 几种常见皮肤肿瘤的免疫组化表型比较

肿瘤	BerEP4	CKpan	CK5/6	CK8/18	EMA	CEA	p63	S-100	其他
鳞状细胞癌	-	+	+	-/+	+/-	-/+	+	-	CH-H、p40+
基底细胞癌	+	+	+	+/-	-/+	-/+	+	-	BerEP4、BCL2+
毛发肿瘤	+	+	+	-	-	-	+	-	CK15、PHLDA1+
汗腺肿瘤	+/-	+	+/-	+	+	+	+/-	+	S-100、CEA、EMA+
皮脂腺肿瘤	+	+	+	+	+	-	+	+/-	AR+/-、特征EMA+
Merkel细胞癌	+	+	-	+	-	-	-	-	CK20、神经内分泌标志物
恶性黑色素瘤	-	-	-	-	-	-	-	+	HMB45、MelanA+
转移性腺癌	-	+	-	+	+	+	-	-	器官特异性标志物+

注：+，阳性；-，阴性。

第二节 上皮细胞/表皮肿瘤

一、鳞状细胞癌的诊断与鉴别

1.抗体选择 CK5/6、p63/p40、EMA、CEA、Vimentin、S-100、p16、Ki-67。

2.注释

（1）皮肤鳞状细胞癌（SCC）：简称鳞癌，又称表皮样癌，是起源于表皮或附属器角质形成细胞的一类恶性肿瘤。常发生在身体原有鳞状上皮覆盖的部位，如皮肤、口腔、唇、子宫颈、阴道、食管、喉、阴茎等处，也可发生在有鳞状上皮化生的其他非鳞状上皮覆盖部位，如支气管、胆囊、肾盂等处。

（2）组织学亚型：鳞癌分为原位鳞癌（鲍恩病）、鳞癌（非特殊类型、棘层松解型、梭形细胞型、基底细胞样、疣状、透明细胞型）、腺鳞癌和其他变异型（鳞癌伴肉瘤样分化、淋巴上皮瘤样癌、假血管型鳞癌、鳞癌伴破骨样巨细胞）等。

（3）病变特点：鳞癌组织学特征是鳞状细胞分化和浸润。鳞状细胞分化的特征包括角化（有或无角化珠形成）和（或）细胞间桥。Broders的表皮鳞癌组织病理学4级分类法在临床上常用，主要依据未分化细胞占全部癌细胞比例对SCC进行分级，未分化细胞比例低于25%为Ⅰ级，未分化细胞占25%～50%为Ⅱ级，未分化细胞占50%～70%为Ⅲ级，未分化细胞几乎占全部为Ⅳ级。其中Ⅲ级、Ⅳ级为低分化鳞癌。根据HPV感染状态划分为HPV阳性SCC和HPV阴性SCC，已经明确HPV阳性SCC同样由高危型HPV感染引起，与HPV相关的组织学多表现为非角化型鳞癌（基底样），但实践中不再推荐对其进行组织学分级（详见第三章"头颈部鳞状细胞癌"）。

（4）免疫表型特点：绝大多数的鳞癌表达CKpan、CK-H（34βE12、CK5/6、CK14）、p63、p40、PD-L1和INI1；低分化肿瘤可表达CK-L CAM5.2、EMA、CEA、Vimentin；FOXC2、Ki-67和CyclinD1的表达则显著高于正常皮肤，部分与高危型HPV相关，伴p16高表达；一般不表达S-100、BerEP4（图10-2～图10-7）。

（5）分子病理学检测：鳞癌的发病机制复杂，驱动基因尚不明确，目前研究较多的相关基因通路包括TP53通路、NOTCH通路、RAS通路、EGFR通路、SRC家族激酶通路（SFK）、CDKN2A通路、NF-κB通路、TGF-β通路和KNSTRN通路等。其他与鳞癌发生发展有关的分子包括人细胞周期蛋白D1、乳腺癌易感基因2、FAS、血管内皮生长因子等，鳞癌的发生发展需要众多生长因子及受体信号通路的调节支持。HPV可分为低危型和高危型两种，低危型有HPV6、HPV11、HPV40、HPV42、HPV43等，与表皮瘤样增生性疾病相关；高危型包括HPV16、HPV18、HPV31、HPV33、HPV35等，与上皮恶性肿瘤密切相关。

（6）鉴别诊断：病理上，高分化鳞癌需与各种原因所致假上皮瘤样增生及附属器来源或分化的肿瘤等鉴别。低分化鳞癌必须与黑色素瘤、纤维肉瘤、淋巴瘤等鉴别。肿瘤组织的结构模式、异型细胞识别对诊

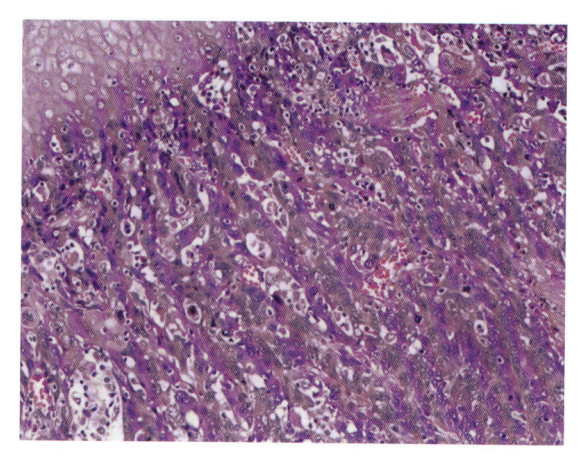

图10-2 低分化鳞癌，HE染色 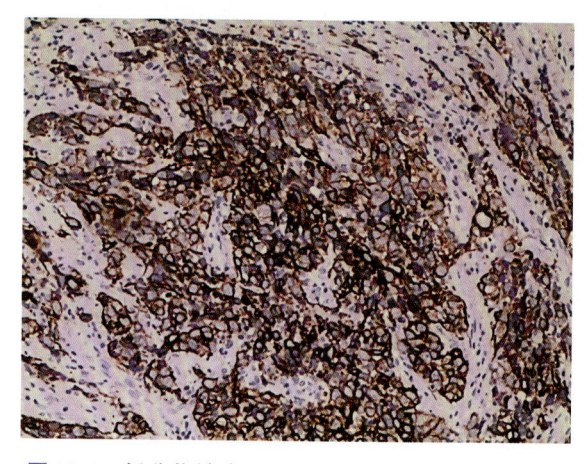　　　图10-3 低分化鳞癌，CK5/6，瘤细胞的细胞质阳性

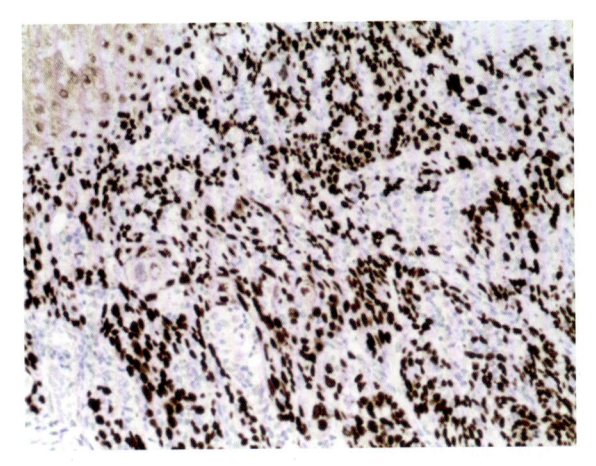

图 10-4　低分化鳞癌，p63，瘤细胞的细胞核阳性

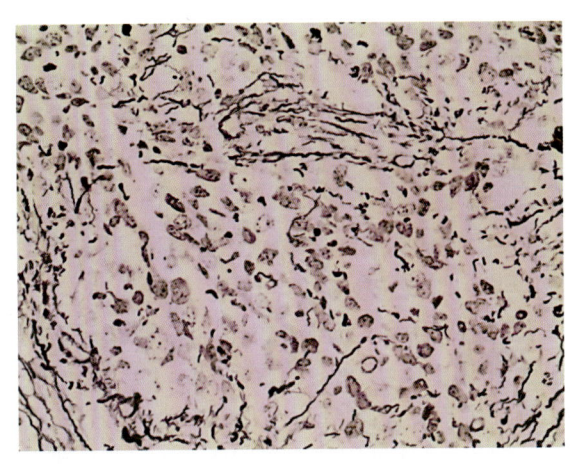

图 10-5　低分化鳞癌，网染，癌细胞之间缺乏网织纤维

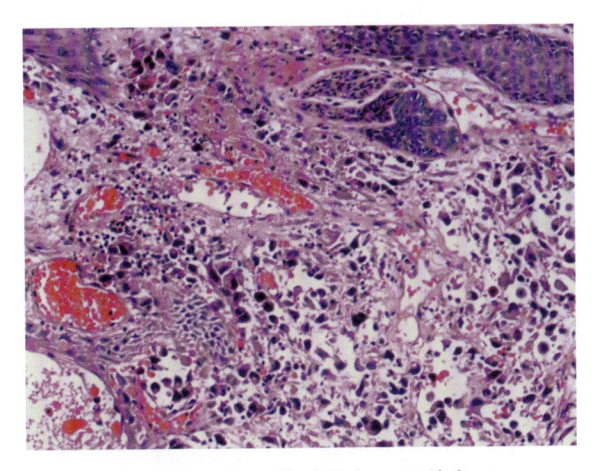

图 10-6　假血管型鳞癌，HE 染色

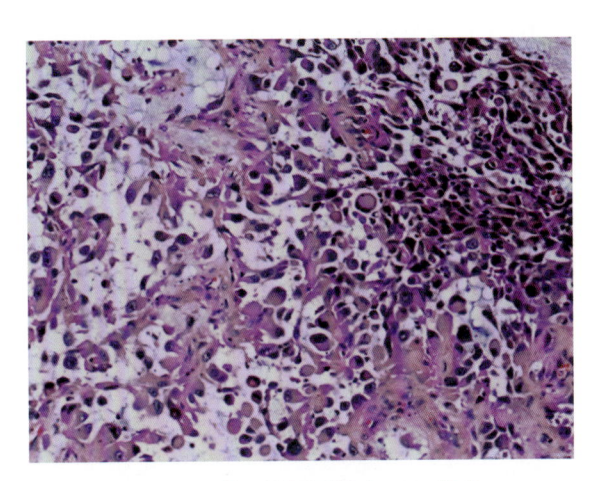

图 10-7　棘层松解型鳞癌，HE 染色

断最为重要，免疫组化染色技术有助于鉴别某些特殊类型及低分化鳞癌。

1）与假上皮瘤样增生、上皮内瘤变鉴别：可参考宫颈鳞状上皮内瘤变。抗体选择：p53、p16、E-Cadherin、Ki-67。

p53、Ki-67、E-Cadherin：研究表明 p53 和 CyclinD1 在皮肤鳞癌中阳性表达上调，E-Cadherin 在良性病变中呈强阳性，而鳞癌多数为阴性，E-Cadherin 的异常表达与表皮肿瘤的分化程度有明显关系；随着肿瘤细胞分化程度的降低，Ki-67 的表达有增高趋势，故检测其在表皮肿瘤组织中的表达对于判断肿瘤良、恶性有一定参考价值。

p16：又被称为多瘤抑制基因，高危型 HPV 感染可诱导 p16 蛋白的过表达。有报道称，普通人群中鳞癌的 HPV 检出率为 37%～48%。

2）与角化棘皮瘤鉴别：抗体选择 p53、Ki-67。目前认为，角化棘皮瘤是来源毛囊上皮肿瘤，而不是严格意义上的表皮肿瘤。组织学诊断取决于对典型火山口样大体结构的确认。但有时组织学与鳞癌难以鉴别。研究发现，p53、Ki-67 在鳞癌中呈弥漫表达，在角化棘皮瘤中仅在基底细胞层或基底细胞层上表达。

3）与皮肤附属器腺癌或其他腺癌鉴别：抗体选择 p63/p40、EMA、CEA、S-100 等。

4）鳞癌与基底细胞癌鉴别：抗体选择 BerEP4、BCL2、EMA、CK18、CK19。基底细胞癌 BerEP4、BCL2、CK19 阳性/CK18、EMA 阴性；鳞状细胞癌 CK18、EMA 阳性/BerEP4、CK19、BCL2 阴性。

5）鳞状细胞癌与外毛根鞘癌鉴别：外毛根鞘癌常表达 CK-L，如 CK7、CK17、CK8/18、CK19。

6）淋巴上皮瘤样癌：建议检测 EBER 原位杂交排除转移性未分化鼻咽癌。

7）与肉瘤鉴别：梭形细胞型鳞癌注意与各种肉瘤包括平滑肌肉瘤、横纹肌肉瘤、恶性黑色素瘤等鉴别，抗体选择 CKpan、CK-H、p63/p40、Vimentin、S-100 等。网织纤维染色有助于鉴别。

二、基底细胞癌的诊断与鉴别

1. 抗体选择 阳性标志物BerEP4、p63、CK7、CK5/6、CK8/18、CK19、SMA；阴性标志物CK20、EMA、CEA、S-100、CD15、p53、BCL2、Ki-67。

2. 注释

（1）皮肤基底细胞癌（BCC）：是来源于基底细胞的低度皮肤恶性肿瘤，由多潜能的基底样细胞异常增生引起，可向表皮或附属器分化。

（2）病变特点：典型的病理特点为嗜碱性基底样细胞肿瘤团块，边缘细胞呈栅栏状排列，边界清楚，肿瘤与周围组织出现明显的收缩间隙（这有助于与其他肿瘤相鉴别），多数肿瘤总能找到与表皮相连的部分。2018版WHO病理分型：非特指型、结节型、表浅型、微结节型、浸润型、硬化型/多形性、鳞状细胞样、色素性、基底细胞癌伴肉瘤样分化、基底细胞癌伴肾上腺分化及纤维上皮型基底细胞癌等。

（3）免疫表型特点：常用的阳性标志物有p63、BerEP4、BCL2，还可表达AR、p53、BCL2；阴性标志物有CK7（转移性乳腺癌中阳性）、CK20（Merkel细胞癌中阳性）、PHLDA1（毛源性肿瘤中阳性）、EMA（腺样囊性癌中阳性）及亲脂素［adipophilin（ADRP，又名脂肪分化相关蛋白），皮脂腺分化细胞阳性］。一般不表达EMA、CEA、S-100、CD15，向皮肤附属器分化可表达SMA、EMA、CEA或CD15（图10-8～图10-11）。

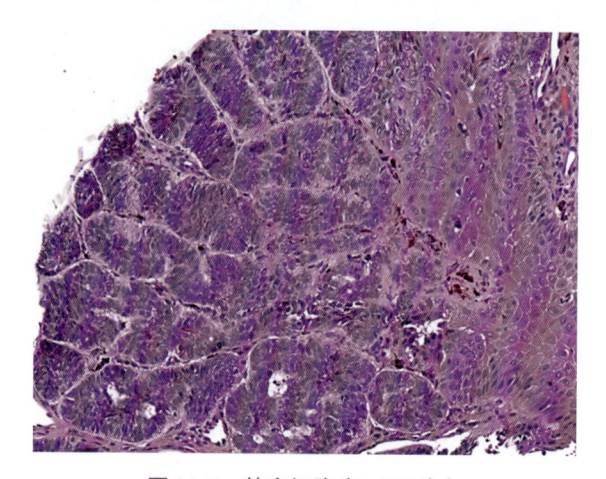

图10-8 基底细胞癌，HE染色

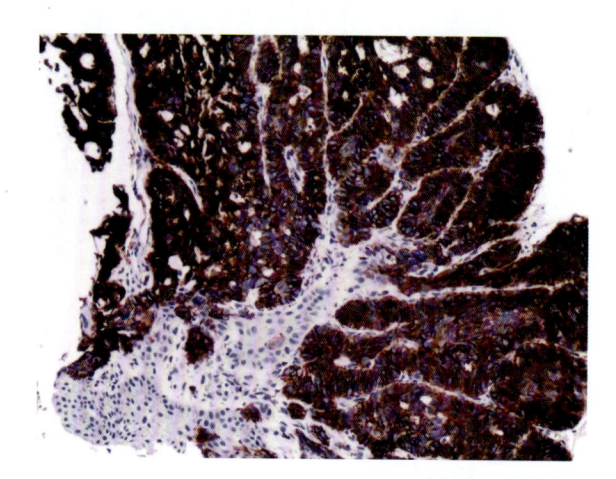

图10-9 基底细胞癌，BerEP4，细胞质阳性

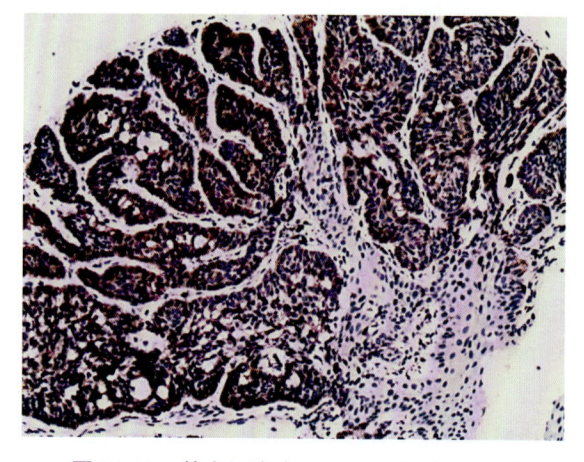

图10-10 基底细胞癌，BCL2，细胞质阳性

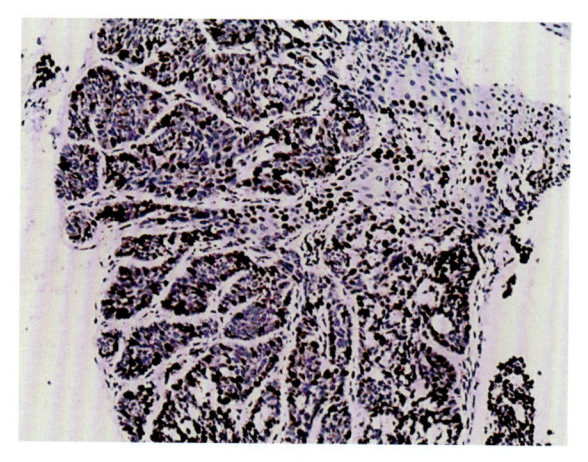

图10-11 基底细胞癌，Ki-67高表达

BerEP4：是一种在大多数基底细胞癌中表达的糖蛋白，在Paget病、Merkel细胞癌和某些附属器肿瘤中也有表达，但在皮肤鳞癌和脂溢性角化病中为阴性，BerEP4可用于鉴别基底细胞癌和基底细胞样鳞状细

胞癌。

（4）分子遗传学改变：随着基因测序技术的进步，已发现多个基因参与基底细胞癌的发病机制。其中，*PTCH1*、*SMO*、*GLI*、*SUFU*的突变导致Hedgehog（HH）通路的异常激活、*TP53*基因突变与基底细胞癌关系最密切。此外，一些新基因及通路也参与基底细胞癌的形成及发展，包括Hippo-YAP通路、*MYCN/FBXW7*基因、*TERT*基因、*DPH3-OXNAD1*基因等。其他在基底细胞癌中检测出突变的基因，包括*ARID1A*、*CASP8*、*CSMD1*、*GRIN2A*、*KRAS*、*NOTCH1*、*NOTCH2*、*NRAS*、*PIK3CA*、*RB1*、*PREX2*和*RAC1*，然而目前它们与基底细胞癌的具体关系尚不明确。

（5）鉴别诊断：基底细胞癌临床表现多样化，可向表皮或是附属器分化。需要与以下疾病鉴别。

1）鳞状细胞癌：鳞状细胞肿瘤团块不规则增生，向真皮内浸润，核分裂象明显，癌巢周围无收缩间隙。免疫组化不表达BerEP4、CK-L（如CK8、CK18、CK19）等。

2）毛母细胞瘤：起源于基底样细胞，与基底细胞癌形态学相似。毛母细胞瘤位于真皮及皮下组织内，不与表皮相连，边界清楚，诊断时容易混淆，免疫组化染色有助于对其进行鉴别诊断。抗体选择：CD10、CK20、BCL2、AR、PHLDA1、Nestin和Ki-67等，BCL2、AR和CD10阳性/CK20、Nestin和PHLDA1阴性，支持基底细胞癌的诊断。

BCL2弥漫表达于所有的基底细胞癌，而限制性表达于所有毛发上皮瘤肿瘤巢周围；AR被认为是区别基底细胞癌和良性毛发上皮来源肿瘤的一种很好的标志物。文献报道AR在60%的基底细胞癌中表达，相反，在成熟的毛囊或毛囊性肿瘤中明显缺失；在基底细胞癌中CD10常肿瘤细胞阳性，瘤周间质阴性，而在TB中瘤细胞CD10阴性，癌周间质阳性；细胞凋亡相关核蛋白PHLDA1已经被报道在大多数多毛发上皮瘤中表达，但在基底细胞癌中呈阴性。Ki-67在毛母细胞瘤中低表达，而在基底细胞癌中呈现高表达。

3）与毛发上皮瘤鉴别：抗体选择BerEP4、BCL2、CK20、CD15、Ki-67。BerEP4、BCL2、CD15阳性，Ki-67>25%支持基底细胞癌的诊断；CK20、CD15阳性，BCL2、CD10阴性支持毛发上皮瘤的诊断。

4）与皮脂腺瘤鉴别：抗体选择BerEP4、EMA和亲脂素。皮脂腺瘤EMA和亲脂素阳性/BerEP4阴性，基底细胞癌中表达相反。注意：在基底细胞癌的角化或鳞化区域中也可表达EMA。

5）皮肤腺样囊性癌（ACC）：ACC不与表皮相延续，癌巢周围无栅栏状结构，也无收缩间隙，免疫组织化学CD117、CD43呈阳性表达，而在基底细胞癌中呈阴性表达。

第三节 附属器肿瘤

一、皮脂腺癌

1. 抗体选择　CKpan、CK5/6、p63、CK7、EMA、CEA、S-100、Ki-67。

2. 注释

（1）皮脂腺癌是一种源于皮肤附属器的具有侵袭性的恶性肿瘤，常发生于头颈部，其中75%发生于眼睑（又称睑板腺癌）。

（2）病变特点：组织形态上肿瘤呈分叶状，大片巢状，中心常有坏死，癌细胞由两种细胞组成，癌巢周围细胞较小，为基底样细胞，而中央细胞较大，胞质丰富、淡粉色、空泡状，为皮脂腺分化细胞，癌巢之间间质内常有炎症细胞浸润。

（3）免疫表型特点：表达CK-H及CK-L（如CK7、CK8/18、CAM5.2、CK19）等，EMA呈细胞质特征的泡沫状阳性表达（图10-12～图10-17）；还可表达BCL2、CD10、CD15、亲脂素（ADRP）、D2-40和BerEP4，但许多汗腺肿瘤标志物如S-100、CEA、GCDFP-15、CA72.4为阴性。

（4）分子病理诊断：最为常见的基因突变主要包括*TP53*、*RB1*、*ZNF750*及*PCDH15*突变等。*CDKN2A*是多重肿瘤抑制基因，也称*p16*基因，定位于染色体9p21，研究发现，p16蛋白在眼睑皮脂腺癌组织中阳性表达率显著低于癌旁组织，并且阳性表达率随癌组织分化程度降低而降低。

（5）鉴别诊断：皮脂腺癌需要与黏液表皮样癌、低分化鳞状细胞癌、基底细胞癌和转移性肾透明细

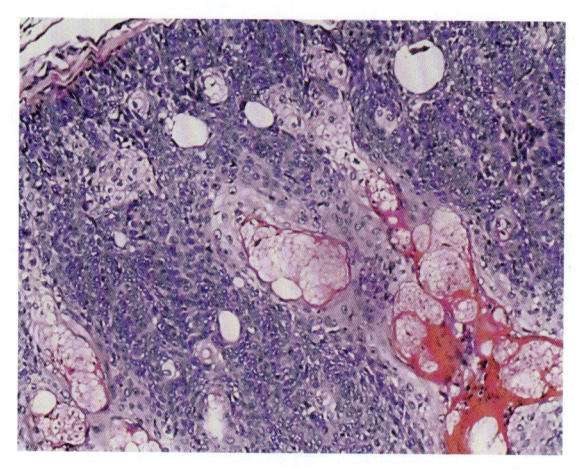

图10-12　皮脂腺癌，HE染色

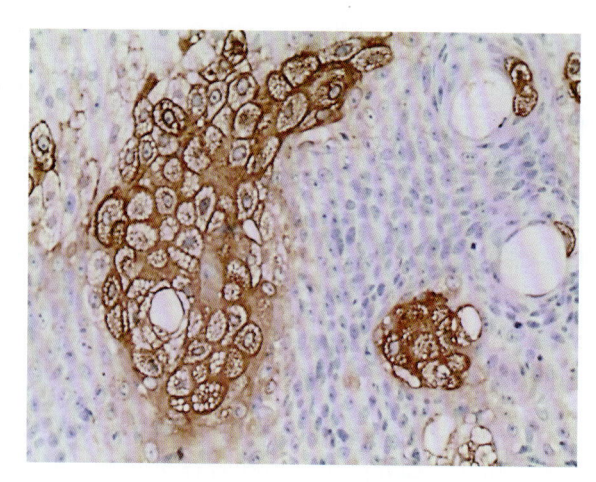

图10-13　皮脂腺癌，EMA，瘤细胞胞质泡沫状着色

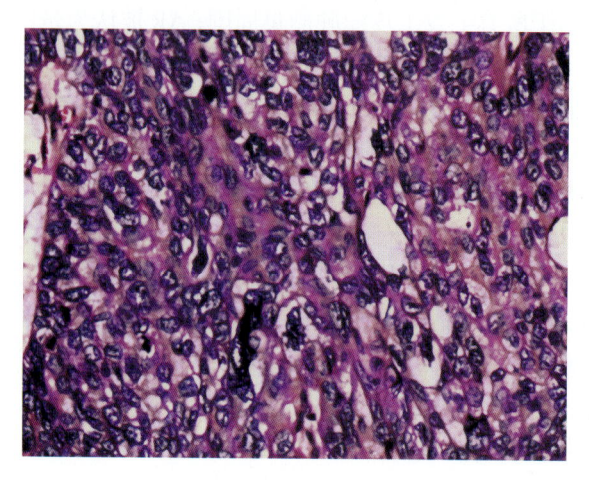

图10-14　分化差的皮脂腺癌，HE染色

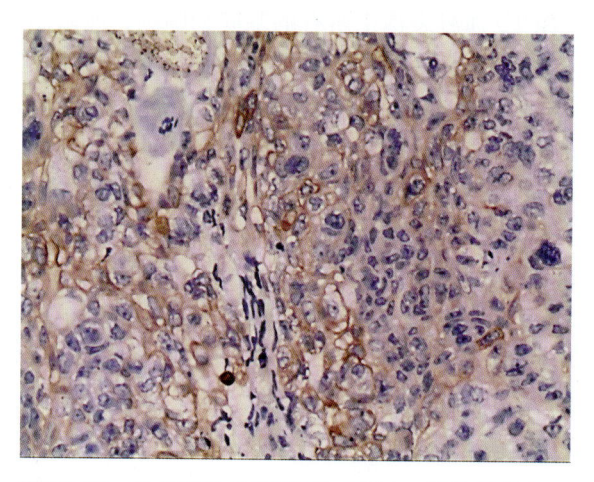

图10-15　分化差的皮脂腺癌，EMA，泡沫状着色可不明显

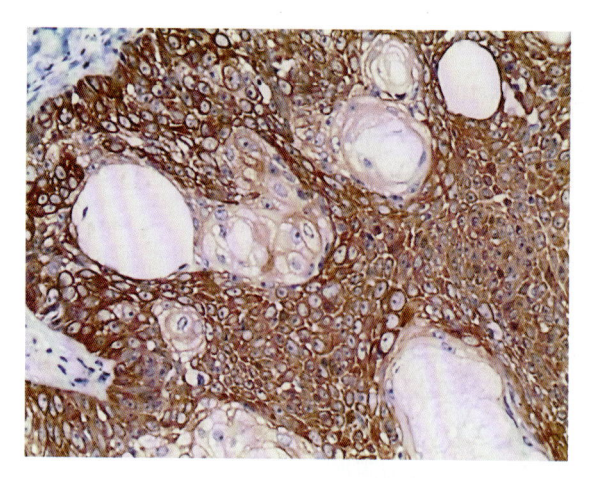

图10-16　皮脂腺癌，CK7，癌细胞胞质阳性

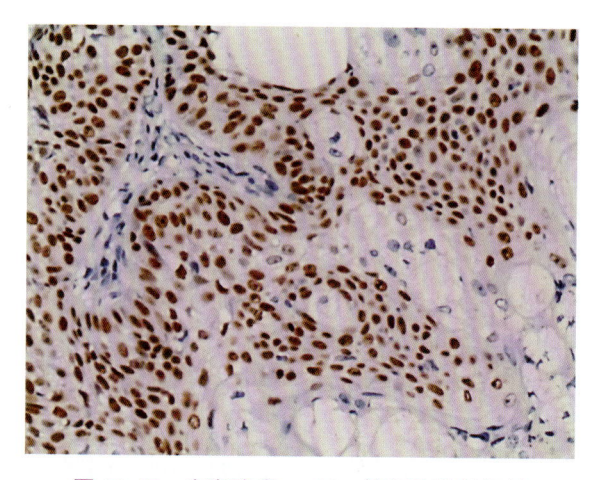

图10-17　皮脂腺癌，p63，癌细胞胞核阳性

癌相鉴别。

1）与汗腺肿瘤的鉴别：利用CD10、EMA、S-100、CEA的不同表达，可与汗腺肿瘤相鉴别。皮脂腺肿瘤一般CD10阳性，不表达S-100、CEA、CA72.4，EMA在皮脂腺肿瘤呈细胞质特征的泡沫状阳性表达。

2）黏液表皮样癌：由不同比例的黏液细胞、中间型细胞及表皮样细胞组成，免疫组化表达CK5/6、p63和p40；腺上皮CK7、CK-L阳性；黏液染色阳性，存在*MAML2*基因易位。

3）低分化鳞癌：以不成熟的细胞为主，呈侵袭性生长。免疫组化表达CK-H、p63和EMA，不表达BerEP4，可用于鉴别。

4）转移性透明细胞肿瘤：主要是转移性肾细胞癌，其为细胞质透亮细胞膜清楚的细胞组成，细胞间有薄壁血管网。免疫组化CK、Vimentin、CA9、RCC、CD10阳性。

二、伴汗腺肿瘤分化的肿瘤

1.抗体选择　CK7、EMA、CEA、SMA、p63、AR、S-100、GCDFP-15、CA72.4、Ki-67。

2.注释

（1）伴汗腺肿瘤分化的肿瘤临床特征多变且多为非特异性，组织学特征谱较宽，一般可分为大汗腺、小汗腺、大小汗腺混合性肿瘤（表10-4）。

（2）伴汗腺肿瘤分化的肿瘤的共同特点：①皮肤腺上皮分化的肿瘤，归入汗腺（不分大小汗腺）。②大汗腺、小汗腺分泌部腺体由内层腺上皮和外层肌上皮构成，导管无肌上皮由两层立方形细胞构成。③向小汗腺分化的肿瘤，呈管腔分化的基底样细胞，呈巢状、条索状或蝌蚪样肿瘤团块，伴有大量管腔及囊腔样结构形成，管腔内含PAS阳性物质。周围有致密、均质、环状的间质（基底膜样物质）包裹。④向大汗腺分化的肿瘤，瘤细胞呈高柱状大汗腺分化，细胞质嗜伊红染色，有明显的顶浆分泌，呈实性、腺样或管状、囊状及乳头状等多种结构。

（3）免疫表型特点：汗腺分泌部可表达CK7、CK8、CK18、CAM5.2等CK-L。导管腔内细胞可局灶性表达CEA和EMA。其中的肌上皮细胞免疫表型一致，可不同程度表达p63、SMA、Calponin、CK-H（CK5/6、CK14/17、34βE12）、CD10和S-100等；顶泌腺（大汗腺）广泛表达人乳脂肪球（HMFG）、溶菌酶（Lys）、GCDFP-15和乳球蛋白（Mammaglobin，MAM），而外分泌腺（小汗腺）不表达，可用作大、小汗腺肿瘤的鉴别。

（4）各类伴汗腺肿瘤分化的肿瘤的病变特点见表10-4。

表10-4　伴汗腺肿瘤分化的肿瘤的病变特点与免疫表型特点

肿瘤类型	病变特点	免疫表型特点或注释
大汗腺癌	位于真皮，常侵及表皮及皮下；可见不同程度分化区，呈实性、腺样或管状、囊状及乳头状等多种结构；较高分化区可见典型高柱状大汗腺分化，细胞质嗜伊红染色，有明显的顶浆分泌	GCDFP-15、CK7、AR、CEA、HER2阳性、ER、PR、S-100阴性
小汗腺癌	基底样瘤细胞形成巢状、条索状或蝌蚪样肿瘤团块，伴有大量管腔及囊腔样结构形成，间质纤维结缔组织明显增生分隔	CKpan、CK7、EMA和S-100阳性，不表达CK20、GCDFP-15、TTF-1
汗孔癌	与表皮广泛相连的一致增生的基底样瘤细胞呈宽带状向真皮内延伸并互相吻合，巢内有导管（汗孔）和鳞状上皮岛形成	瘤内导管结构CEA和EMA阳性，p53的表达可能与疾病的发生有密切关系
鳞样小汗腺导管癌	小汗腺分化合并鳞状上皮成分，后者呈显著的不典型增生伴角质囊肿形成和鳞状旋涡	CK7、GCDFP-15和34βE12阳性；部分表达肌上皮或基底细胞标志物
乳头状汗管囊腺癌	真皮内可见大量腺管样结构，呈团块分布，可见顶浆分泌，细胞可见明显异型性，有向鳞状细胞分化倾向，部分腺腔见双层上皮，可见顶浆分泌，部分乳头上覆盖复层鳞状上皮，无肌上皮细胞	表达AE1/AE3、EMA、CEA和GCDFP-15和HMFG-2；而鳞状细胞癌不表达CEA及GCDFP-15等，肌上皮标志物阴性
乳头状汗腺瘤	多位于肛门、会阴部等部位。类似于乳腺导管内乳头状瘤。肿瘤由大小不一的腺管和相互吻合的乳头状结构组成，被覆双层上皮、无明显异型性，内层为高柱状，可见顶浆分泌，外层为肌上皮细胞	腔面细胞表达CK-L、ER、PR、EMA、CK7、CEA和GCDFP-15；外层肌上皮表达S-100、p63和SMA等，部分AR阳性

续表

肿瘤类型	病变特点	免疫表型特点或注释
恶性混合瘤	由上皮和间质两种成分构成，浸润性生长，腺上皮形成单层或双层腺管，明显异型性，肌上皮形成黏液、软骨样基质	腺上皮表达CK7、EMA、CD117，肌上皮表达S-100、CK5/6和p63
黏液癌	大量黏液形成黏液池；黏液池被纤细的纤维分隔，其中漂浮着岛状上皮样细胞团，部分上皮样细胞呈腺样排列	CK7、EMA、CEA和CAM5.2均阳性；GCDFP-15、TTF-1和CK20均阴性
腺样囊性癌	由上皮细胞和肌上皮细胞构成，具有不同的形态学结构，包括管状、筛状和实性型的基底样细胞肿瘤，浸润性生长	组织结构与免疫表型类似于涎腺的腺样囊性癌，诊断前需排除转移
圆柱瘤	与腺样囊性癌有相似之处，但缺乏神经侵犯和浸润生长特点	为良性肿瘤，ICD-O编码为8200/0
微囊性附属器癌	具有向汗腺导管分化的特点和丰富的硬化性间质，又称为硬化性汗腺导管瘤；肿瘤细胞呈束状、小巢状、腺管样及小囊状结构，部分细胞巢的细胞质透亮，呈皮脂腺及外毛根鞘样分化	AE1/AE3、CK7、CK15、BCL2阳性，导管腔面细胞膜表达EMA，小管外周细胞为SMA及S-100阳性

（5）鉴别诊断

1）小汗腺癌与大汗腺癌的鉴别：抗原表型大部分相同，但也有少部分不同，大约50%的小汗腺肿瘤表达S-100，而大汗腺肿瘤通常不表达S-100；CA72.4在大汗腺肿瘤中表达，而在小汗腺肿瘤中通常不表达。S-100阳性/AR、CA72.4阴性支持小汗腺癌；AR、GCDFP-15、CA72.4阳性/S-100阴性诊断为大汗腺癌（图10-18～图10-25）。

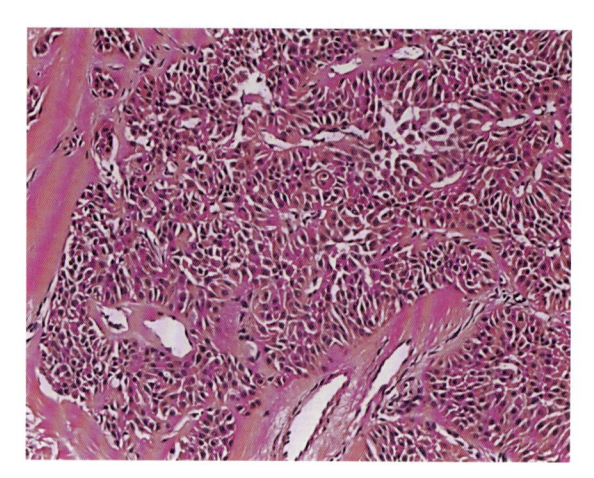

图10-18 小汗腺腺瘤，HE染色

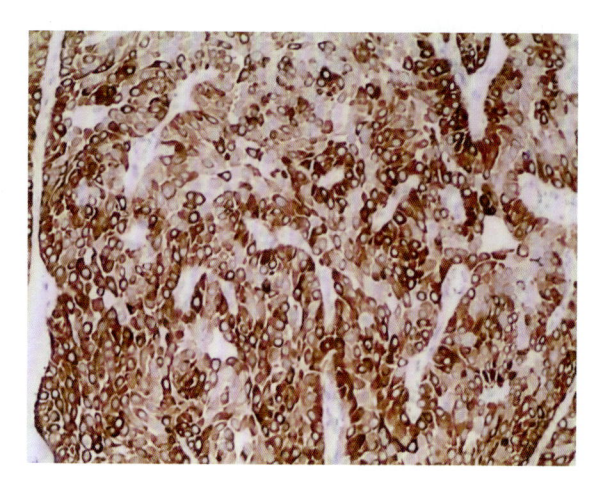

图10-19 小汗腺腺瘤，CK7，瘤细胞胞质阳性

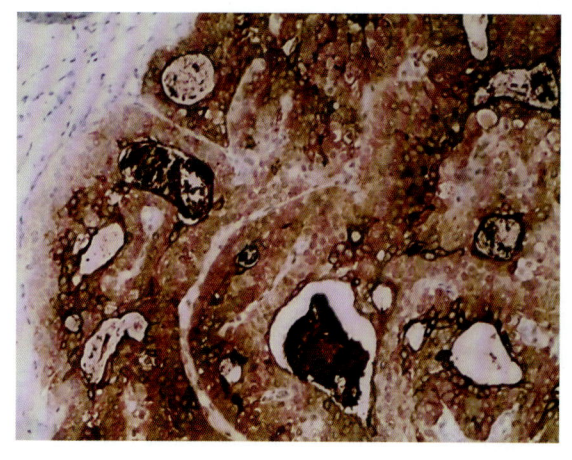

图10-20 小汗腺腺瘤，CEA，瘤细胞胞质阳性

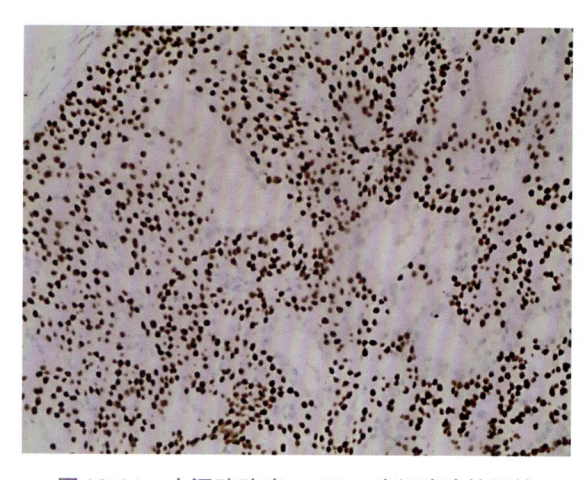

图10-21 小汗腺腺瘤，p63，瘤细胞胞核阳性

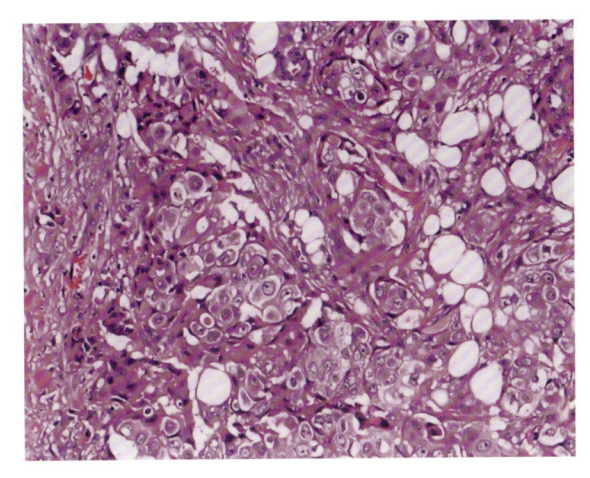

图10-22 大汗腺癌，HE染色

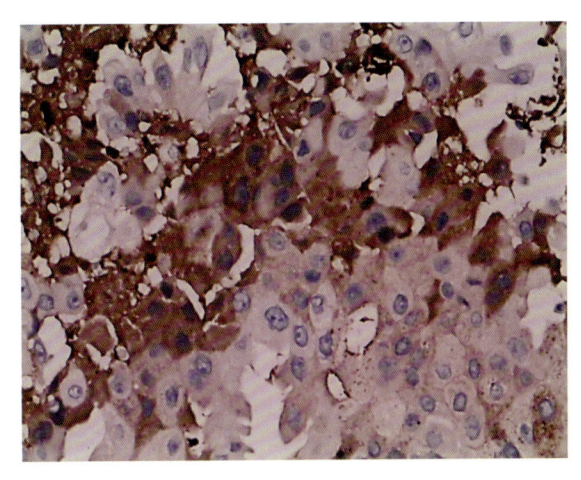

图10-23 大汗腺癌，GCDFP-15，癌细胞胞质阳性

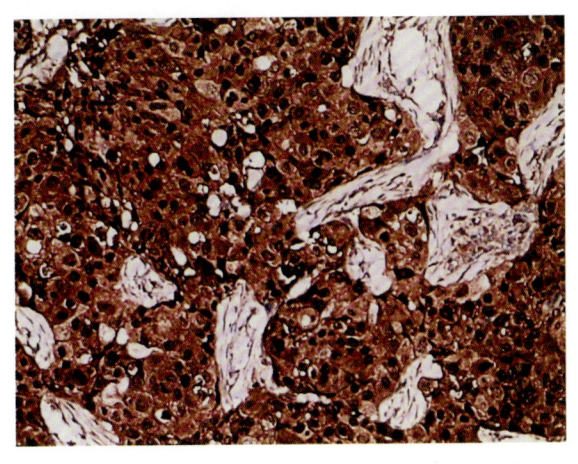

图10-24 大汗腺癌，AR，癌细胞胞核/质阳性

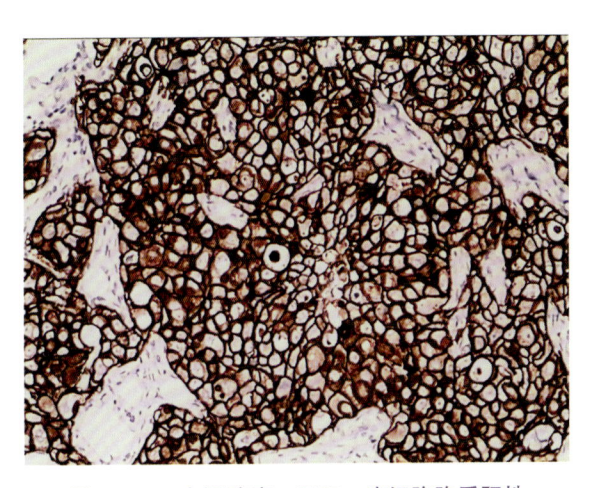

图10-25 大汗腺癌，CK7，癌细胞胞质阳性

2）小汗腺肿瘤与汗孔瘤：后者表达CK5、CK14。

3）圆柱瘤：CK7主要标记基底样细胞，SMA标记周围肌上皮细胞。圆柱瘤不表达CK20、GCDFP-15、ER、PR。

4）汗腺癌与乳腺癌皮肤转移的鉴别：抗体选择p63、CK5/6、GATA3、乳球蛋白（Mammaglobin）。p63与CK5/6在汗腺癌中特异表达，GATA3对于诊断原发性汗腺癌具有很好的敏感度（91%），乳球蛋白在乳腺癌转移至皮肤具有高特异度（95%），但敏感度低（45%）。必要时加TRPS1、GCDFP-15、ER、PR、HER2等。

5）乳头状汗腺瘤与乳头状汗管囊腺癌：乳头状汗腺瘤多位于肛门、会阴部等部位。形态学和免疫组化表型上类似于乳腺导管内乳头状瘤，被覆双层上皮、无明显异型，内层为高柱状上皮，可见顶浆分泌，外层为肌上皮细胞。免疫组化腔面上皮表达CK-L、ER、PR、EMA、CK7、CEA和GCDFP-15，外层细胞表达肌上皮标志物（图10-26～图10-29）。

6）与转移性腺癌的鉴别：选择CK7、CK20、CD5/6、p63、CD117，加测与鉴别相关的器官特异性标志物。

CD117在各种皮肤附属器肿瘤表达阳性率高，而转移性皮肤肿瘤中不表达。有一些特殊的标志物有助于确定转移性癌的原发灶，如甲状腺癌（TG、TTF-1）、肺癌（TTF-1、NapsinA）、肾细胞癌（PAX8、RCC、CD10）、肝细胞癌（AFP）等。

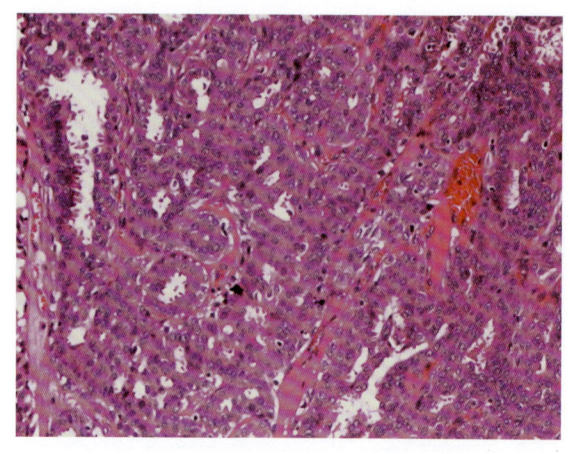

图 10-26 乳头状汗腺瘤，HE 染色

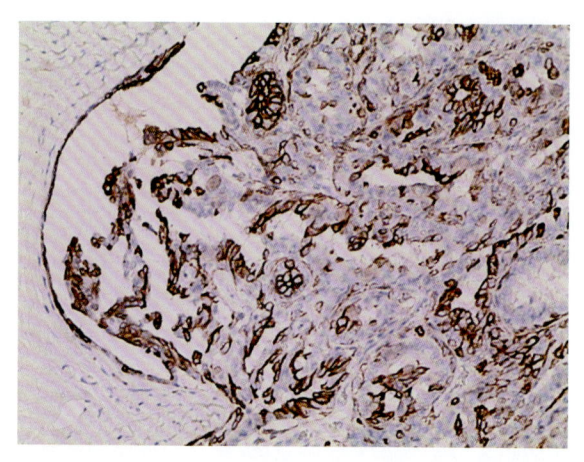

图 10-27 乳头状汗腺瘤，CK7，癌细胞胞质阳性

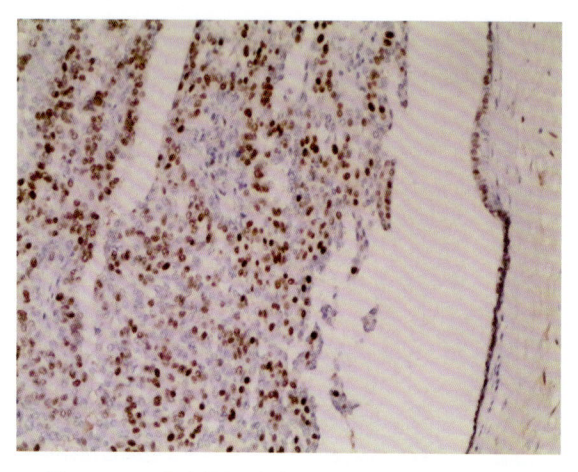

图 10-28 乳头状汗腺瘤，ER，癌细胞胞核阳性

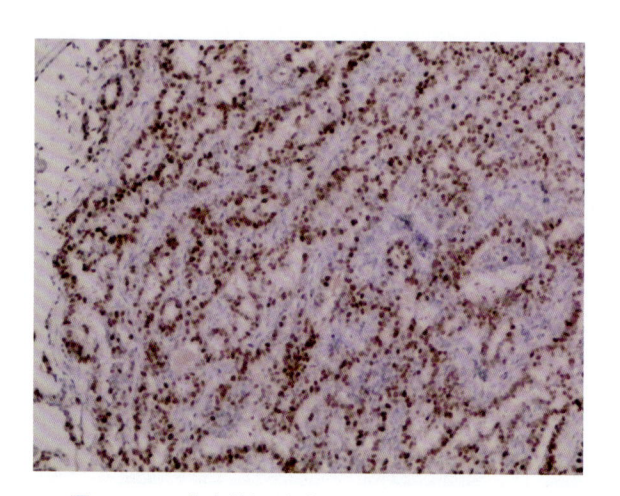

图 10-29 乳头状汗腺瘤，p63，外层细胞阳性

三、伴毛囊分化的肿瘤

1. 抗体选择　BerEP4、CK5/6、p63、BCL2、CK7、EMA、S-100、CEA。

2. 注释

（1）伴毛囊分化的肿瘤：鳞状上皮或基底细胞样上皮分化，构成囊样分化，囊内有明显角质形成，角化常有直接角化者（图 10-24，即角化层下无颗粒分化，有透明细胞围绕及毛囊骤然角化）。

（2）胚胎学上皮脂腺和顶泌腺都是从原始毛囊发育而来的，使得一些皮肤附属器肿瘤中可同时见到毛囊、皮脂腺和顶泌腺成分，给诊断带来困难。

（3）免疫表型与基底细胞癌相似，表达 BerEP4、p63 及 CK-L，一般不表达 BCL2、EMA、CEA、S-100、CD15、CA72.4 和 GCDFP-15；可表达 PHLDA1（图 10-30 ~ 图 10-33），与汗腺分化的肿瘤鉴别。AR 可以在成熟表皮、皮脂腺细胞和一些皮肤肿瘤细胞中表达，而在一些毛源性肿瘤和成熟的毛囊中不表达。

（4）伴毛囊分化的肿瘤的病理诊断与鉴别见表 10-5。

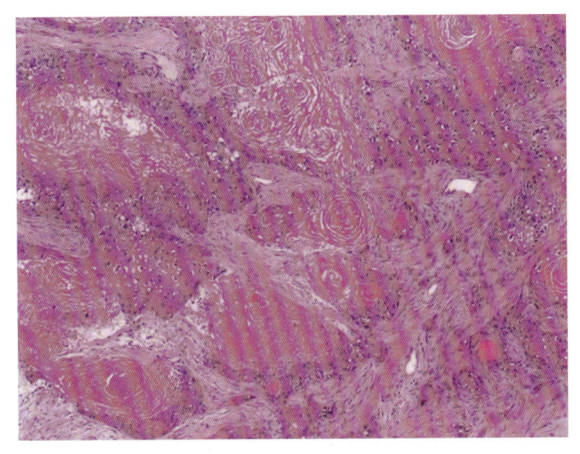

图 10-30 外毛根鞘癌，HE 染色，常为直接角化

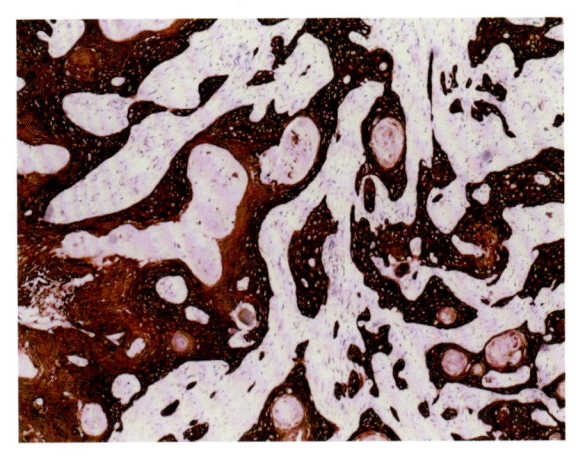

图 10-31 外毛根鞘癌，CK5/6，癌细胞胞质阳性

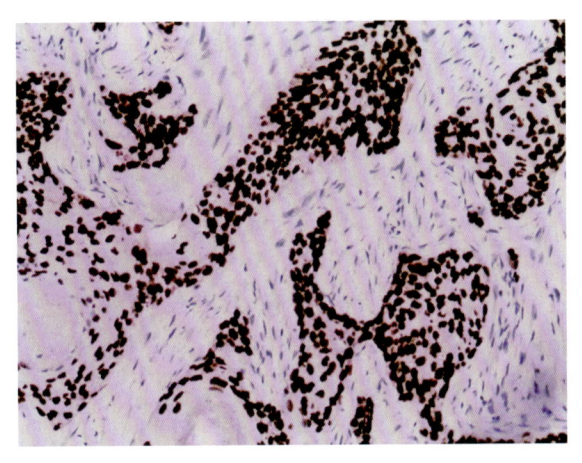

图 10-32 外毛根鞘癌，p63，癌细胞胞核阳性

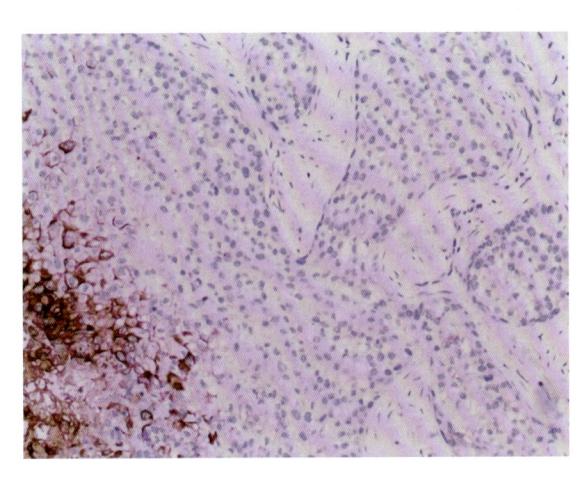

图 10-33 外毛根鞘癌，EMA 阴性（图左下角化物阳性）

表 10-5 伴毛囊分化的肿瘤的病理诊断与鉴别

肿瘤	病变特点	免疫表型特点或注释
毛母质癌	细胞条索、团块状，主要由嗜碱性的基底样细胞和嗜酸性的影细胞组成。边缘呈栅栏状排列，外有嗜酸性透明带包绕。常见大的多边形透明细胞，局部有向毛囊分化倾向，骤然角化	细胞团中可见 PAS 染色阳性物质，CK-L 强阳性，而 CK-H 仅在散在的单个细胞中阳性。EMA 在影细胞弱阳性
增生性外毛根鞘瘤	病变呈囊性，周边组织呈栅栏状排列，肿瘤由棘细胞样鳞状细胞构成，胞质嗜酸性，表现为不经过颗粒层的突然角化	CEA 角化物阳性，p63、CK5/6 阳性，CK7、CK-L、S-100、EMA 阴性
外毛根鞘癌	肿瘤组织呈分叶状、索条状，主要由不典型的透明细胞组成，以伴有外毛根鞘角化的上皮细胞增生为特征，癌巢中央突然角化	透明细胞 PAS 染色阳性，p40/p63、CK5/6、CK-L、S-100、EMA 阴性
毛母细胞瘤	肿瘤位于真皮及皮下组织内，不与表皮相连，瘤细胞由基底样细胞构成，部分有向毛囊分化的趋势，巢边缘细胞呈栅栏状排列。疏松的间质向瘤巢周边内陷卷入，形成类似乳头样结构	PHLDA1、p63 和 CK5/6 阳性，与基底细胞癌不同的是与表皮不相连，CK7、BCL2、CD10、AR、CyclinD1 均阴性
毛发上皮瘤	肿瘤位于真皮层，常与表皮相连，主要由基底样细胞形成分叶状的细胞团块，周边细胞排列呈栅栏状，可出现原始乳头间质体及毛球样结构	与毛母细胞瘤最大的不同点是本瘤具有大量大小不等的角囊肿，肿瘤小叶中央细胞形成花边样的筛网状结构，CK7 阴性
毛鞘棘皮瘤	由角化的鳞状上皮构成的中央分支的囊腔，伸出分叶状团块，部分中央可见角化及颗粒细胞，无内毛根鞘及毛干	表达 CK-H、p63。与鳞癌鉴别，异型瘤细胞突破基底膜呈浸润性向真皮内生长

肿瘤	病变特点	免疫表型特点或注释
毛囊漏斗部肿瘤	肿瘤与上方表皮及周围毳毛毛囊相连，瘤体中央细胞较大，透明似外毛根鞘细胞，周围基底样细胞呈栅栏状排列	透明细胞PAS染色阳性，p63、CK5/6阳性，CK7、CK-L阴性
毛囊瘤	有畸形、扩大的充以角质栓或毛干的囊样结构，开口于表皮，并由此延伸出许多成熟或不成熟的次级毳毛毛囊及毳毛	毛发上皮瘤瘤细胞主要由基底样细胞组成，而毛发毛囊瘤有多种细胞成分
毛盘瘤	毛盘的神经、胶原纤维和血管成分增生并伴有黏蛋白沉积	来源于毛盘的一种错构瘤

四、乳腺外Paget病

1. **抗体选择** ER、PR、HER2、CK5/6、CK7、CK20、EMA、CEA、GATA3、GCDFP-15、S-100。

2. **注释**

（1）2018版WHO皮肤肿瘤分类中，将乳腺Paget病、乳腺外Paget病、肛门生殖器部乳腺样腺的腺癌、乳头状汗腺瘤、肛门生殖器部乳腺样腺的纤维腺瘤和肛门生殖器部乳腺样腺的叶状肿瘤等统一归于"特定部位肿瘤"中。

（2）Paget病分为乳腺Paget病（MPD）和乳腺外Paget病（EMPD）。EMPD是指发生于乳头乳晕和乳腺之外顶泌汗腺丰富区的一种皮肤肿瘤，主要好发于外阴，其次多见于阴囊、阴茎、肛周和腋窝等部位。

（3）病变特点：表皮内可见数量不等的上皮样肿瘤细胞（即Paget细胞）浸润。Paget细胞显示有异型性，胞体大、圆形，胞质淡染透明，或为空泡状印戒细胞，常常含有大的核仁，肿瘤细胞主要集中在表皮的基底层，也可出现在皮肤浅表层或皮肤附属器，可以是散在孤立、小簇状排列或形成假腺样结构。因为Paget细胞可以累及汗腺导管、毛囊等皮肤附属器结构。诊断乳腺外Paget病时，除外真皮或黏膜固有层的浸润很重要。

（4）免疫表型特点：Paget细胞几乎总是CK-L、CAM5.2和MUC1阳性，不同程度表达ER、AR、HER2、EMA、GATA3、GCDFP-15；周围正常或残存上皮CK-H、p63等阳性，与肿瘤细胞形成明显对比（图10-34～图10-37）。一般不表达PR、CK20和CEA阴性，相反继发性EMPD通常表达CK7和CK20阳性，而GCDFP-15阴性。因此，免疫组化对鉴别原发性和继发性EMPD有一定帮助。

MPD和EMPD既有相似的免疫表型，也存在一定的差异。在大多数MPD和EMPD的肿瘤细胞中，MUC1通常均呈阳性，而MUC5AC仅在EMPD肿瘤细胞中呈阳性，在MPD中呈阴性。

（5）鉴别诊断：主要包括其他原位表皮内肿瘤及非肿瘤性病变。

1）浅表扩散型（原位）黑色素瘤及Paget样Spitz痣等色素细胞增生性病变：形态上色素更多见及细胞异型性更显著，色素细胞S-100、HMB45和MelanA等阳性。

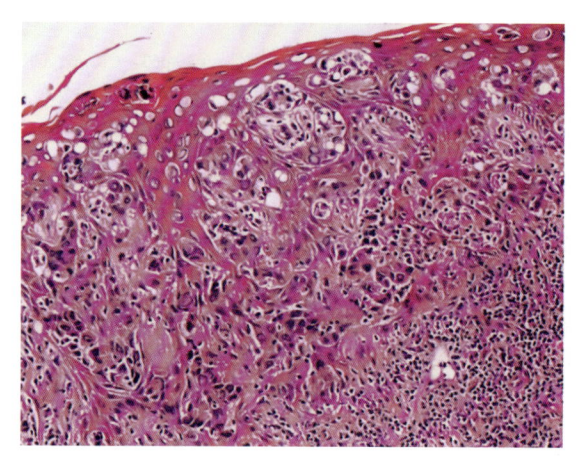

图10-34 乳腺外Paget病（EMPD），HE染色

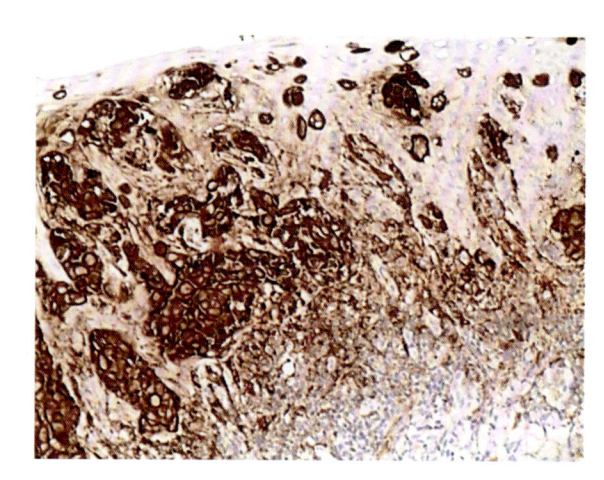

图10-35 乳腺外Paget病，CK7，瘤细胞胞质阳性

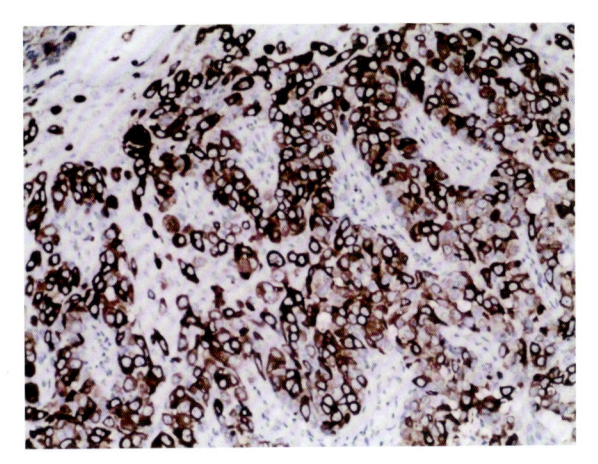

图 10-36　乳腺外 Paget 病，EMA，瘤细胞胞质阳性

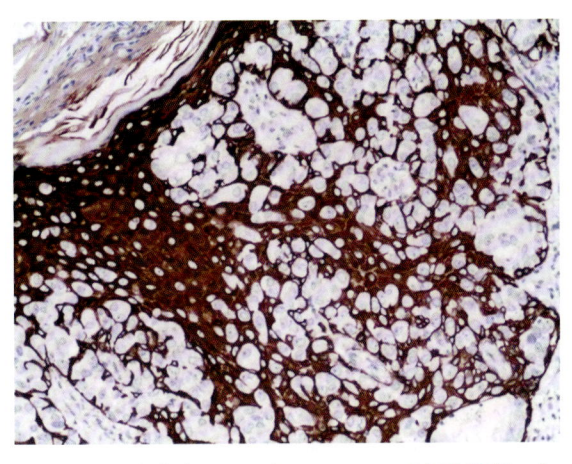

图 10-37　乳腺外 Paget 病，CK5/6，瘤细胞阴性，与残存上皮对比

2）鲍恩病或鳞状细胞原位癌：与 Paget 病肿瘤细胞丰富拥挤时形态类似，但鳞状上皮肿瘤主要表现为全层细胞的异型，而不是 Paget 细胞的穿插浸润，鲍恩病的肿瘤细胞 CAM5.2、CEA、GCDFP-15 和 PAS 染色均为阴性，p63 和 p40 阳性，可用于鉴别诊断。

3）皮肤 T 淋巴细胞淋巴瘤：两者对应的组织形态包括较少的胞质、扭曲而深染的胞核等，CD3、CD2 等阳性可以鉴别。

第四节　黑色素细胞肿瘤

一、良恶性黑色素病变的鉴别

1. 抗体选择　S-100、HMB45、MelanA、Tyrosinase、MAGE、CyclinD1、BCL2、p16、p53、BRAF V600E（VE1）、CD117 和 Ki-67。有条件的单位可以开展 4 色探针荧光原位杂交（FISH）检测或其他基因检测。

2. 注释

（1）目前黑色素细胞增生性疾病的良恶性鉴别主要依靠常规组织学诊断，有时和一些良性黑色素细胞肿瘤鉴别困难，包括 Spitz 痣、色素性梭形细胞痣、发育不良痣、表皮剥脱性痣、非典型性痣等，主要鉴别要点：①良性肿瘤痣细胞可较大，呈上皮样或梭形，胞质丰富，有明显核仁，但无明显多形性和细胞异型性，核分裂象较少。②痣细胞可侵及表皮，形成圆形、界限清楚、大小对称的痣细胞巢团，常见和表皮之间有明显裂隙为界，提示痣细胞团的非浸润性生长方式。③表皮浅层无单个异型性黑色素细胞浸润。④真皮内痣细胞呈巢团状、束状生长，一般形状在水平及垂直方向较一致，靠近表皮真皮交界处黑色素较多，越向下黑色素越少以至消失；痣细胞生长有成熟阶梯现象，越在真皮深层痣细胞越成熟，表现为痣细胞较小呈梭形，核小无核仁，胞质少，无核分裂象，生长平和。

（2）黑色素细胞 Paget 样播散：具有一致异型性的上皮样黑色素细胞单个散在或呈巢状分布于表皮全层，这是皮肤原发性黑色素瘤组织学诊断的主要指标之一，免疫组化染色 HMB45 和 CK 有助于确定分析（图 10-38 ～图 10-40）。

（3）免疫组化在良恶性黑色素病变的鉴别中的应用：推荐使用抗体套餐包括 S-100、HMB45、MelanA、Tyrosinase、MAGE、CyclinD1、BCL2、p16、p53、BRAF V600E、CD117 和 Ki-67 等（图 10-41 ～图 10-45，表 10-6）。

1）CyclinD1、p53 与 Ki-67：免疫组化和基因检测可以作为皮肤黑色素瘤与良性黑色素细胞痣的辅助鉴别指标。比较常用的免疫组化标志物包括 Ki-67 和 CyclinD1。一般而言，黑色素瘤 Ki-67 阳性指数和 CyclinD1 表达率都较高，且无随病变深度递减现象。有研究表明，在恶性黑色素瘤中，CyclinD1、p53 与 Ki-67 均呈明显阳性表达，而在痣中均不表达或仅少量表达。p53 的阳性率随着黑色素瘤恶性程度的增高而

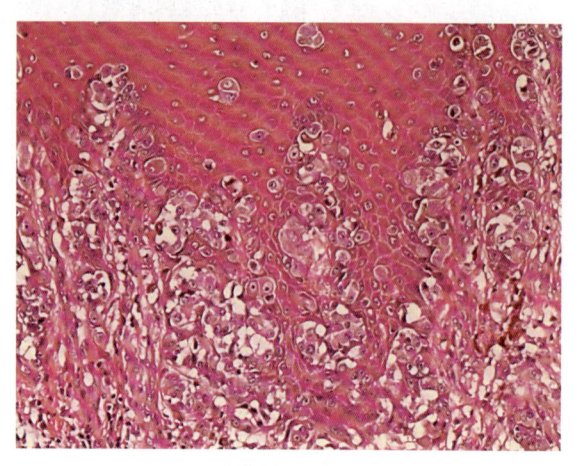

图10-38 黑色素细胞Paget样播散，HE染色

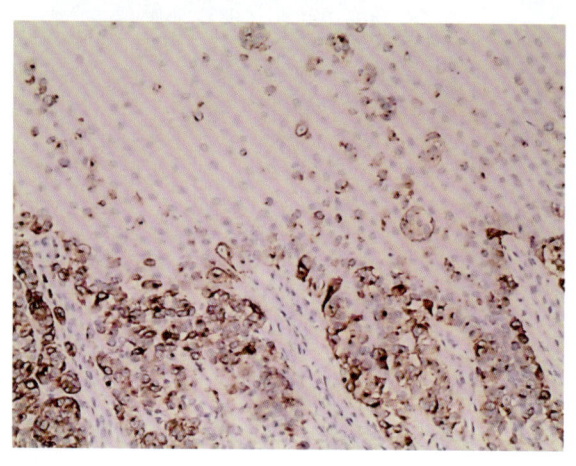

图10-39 黑色素细胞Paget样播散，HMB45，阳性

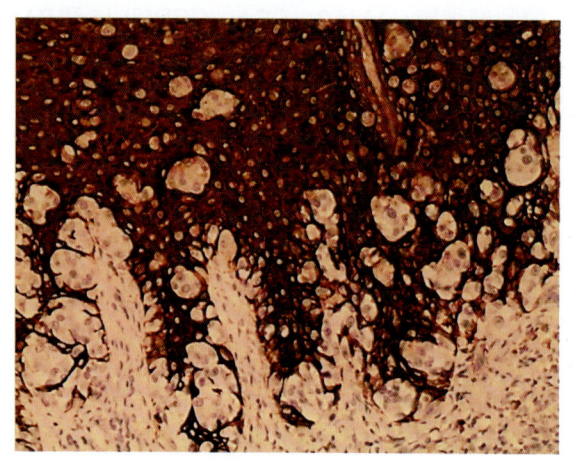

图10-40 恶性黑色素瘤，CK，阴性

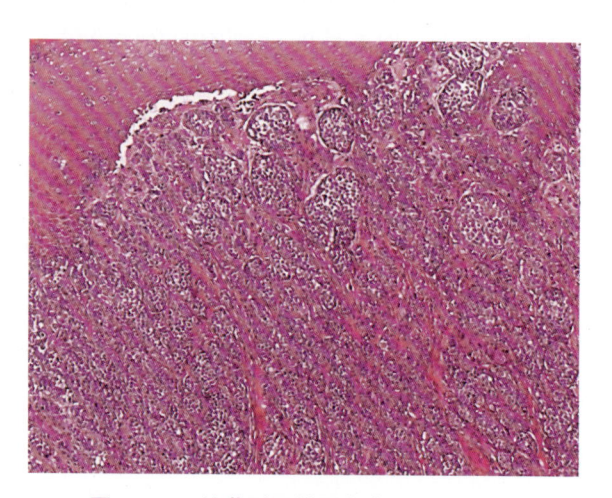

图10-41 结节型恶性黑色素瘤，HE染色

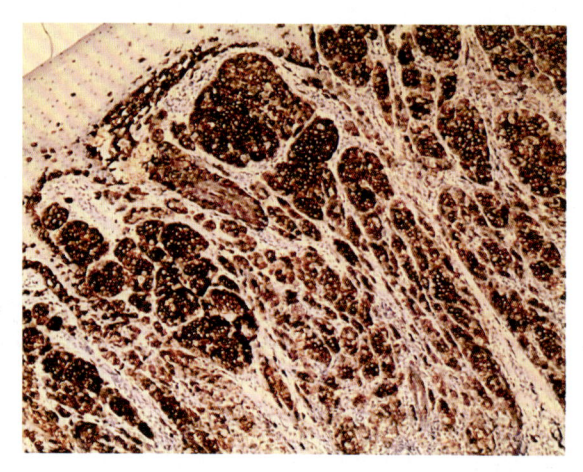

图10-42 恶性黑色素瘤，HMB45，阳性梯度减弱现象

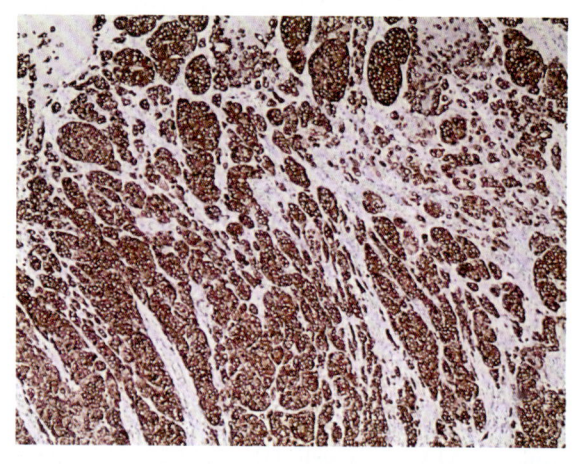

图10-43 恶性黑色素瘤，MelanA，无明显梯度减弱现象

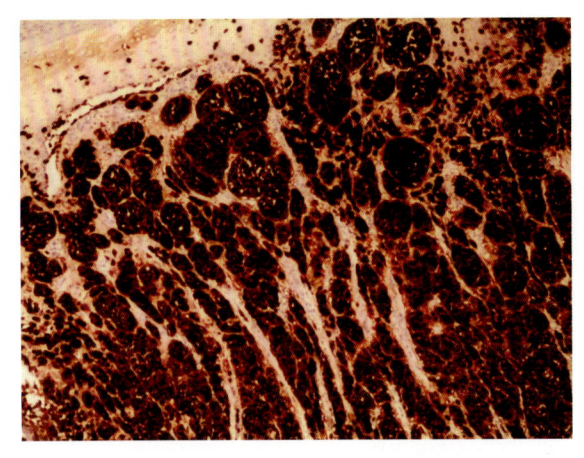

图10-44 恶性黑色素瘤，S-100，无明显梯度减弱现象

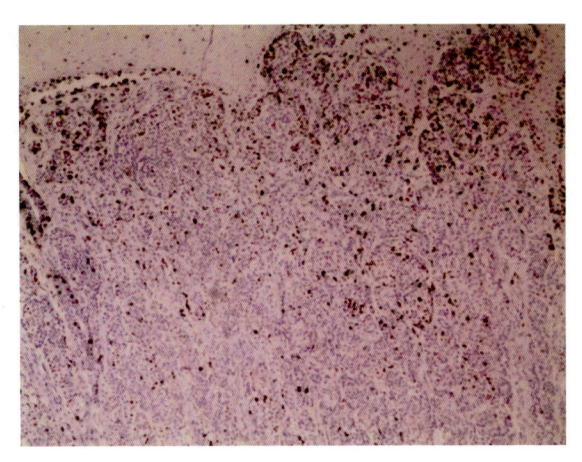

图10-45 恶性黑色素瘤，Ki-67，有梯度减弱现象

增高，表达量越高，疾病的进展越快。

2）评估皮肤黑色素细胞的成熟阶梯现象及病变中的免疫表型特点对鉴别诊断有一定作用。

A.成熟阶梯现象：即痣细胞从浅层至深层的成熟，通常痣细胞随病变深度增加而体积变小、色素减少；Ki-67表达有此现象（随深度增加而染色细胞数目减少）。

B.梯度减弱现象：抗体表达随深度增加而表达递减，HMB45、Tyrosinase表达可有此现象。MelanA无此明显表型特点（各组表层和深部组织成分均呈弥漫性染色）。

3）黑色素瘤相关抗原抗体（MAGE）：黑色素细胞表达MAGE，似乎只限于恶性黑色素瘤，而痣显示阴性。

4）BCL2：在正常黑色素细胞和良性痣、蓝痣、发育不良性痣等多种痣组织都呈强阳性表达。BCL2表达降低被认为与恶性黑色素瘤（尤其是转移性恶性黑色素瘤）相关。

5）p16：*CDKN2A* 基因的纯合性缺失可引起p16蛋白表达缺失，因此p16免疫组化检测对于皮肤黑色素细胞增生性病变良恶性的鉴别诊断具有重要的意义。但鉴于黑色素细胞病变进行免疫组化检测常会受到色素或背景细胞着色的干扰，专家建议，先进行p16免疫组化初筛，当免疫组化阳性细胞在5%以下甚至更少时，再行*CDKN2A*的FISH检测以进一步确定基因缺失情况。

（4）分子检测：①FISH检测，多探针FISH检测是辨别黑色素细胞病变良恶性相对客观可靠的方法。临床上最常用的FISH筛查试剂盒采用第6号染色体上三个基因靶点6p25/RREB1、6q23/MYB和第6号染色体着丝粒（CEP6），以及第11号染色体11q13（CCND1）靶点的组合，应用这个组合试剂盒进行黑色素瘤鉴别诊断的敏感度达87%，特异度达95.4%。FISH检测仍旧是现阶段鉴别黑色素细胞病变良恶性的重要辅助手段。普通色素痣FISH检测结果通常为阴性（Spitz痣除外）。②黑色素瘤患者异常DNA甲基化基因的检测，有望作为黑色素瘤患者的早期筛查指标和诊断标志。有研究发现，在原发性黑色素瘤中，*HOXA9*、*C1orf106*、*HIST1H3E*、*MAPK13*、*CLDN11* 和 *LEP* 是最高频率的高甲基化基因，特别是CLDN11启动子甲基化对黑色素瘤是特异性的，因其发生在50%的原发性黑色素瘤中，但仅发生在3%的发育不良痣中。目前已明确与黑色素瘤相关的基因突变有*BRAF*突变，其次是*c-KIT*突变。*BRAF*突变率约25.5%，其中89.1%的患者为V600E突变，也可用免疫组化方法检测BRAF V600E和CD117。有研究表明，BRAF V600E抗体免疫组化与Sanger测序方法相比，在检测*BRAF* V600E突变中的高度灵敏度（96.6%）及特异度（97.7%），与分子检测有互补作用。

表10-6　良恶性黑色素病变的鉴别

鉴别点	良性痣	恶性黑色素瘤
病变细胞	成熟阶梯现象阳性	成熟阶梯现象阴性
HMB45	阴性/阳性，梯度减弱现象阳性	85%阳性，梯度减弱现象消失
Tyrosinase	梯度减弱现象阳性	梯度减弱现象阴性
MelanA	100%阳性，梯度减弱现象阴性	85%阳性，梯度减弱现象减少或阴性
Ki-67	＜15%，成熟阶梯现象阳性	＞25%，成熟阶梯现象阳性
CyclinD1	阴性	67%阳性
p16	阳性	缺失
p53	阴性	44%阳性
MAGE	阴性	阳性
BCL2	阳性	表达降低或缺失

二、Spitz肿瘤

1. 抗体选择　S-100、HMB45、MelanA、CyclinD1、p16、p53、ALK、BRAF V600E（VE1）和Ki-67。必要时加 *BRAF* 基因突变和FISH-*ALK* 融合基因检测。

2. 注释

（1）Spitz肿瘤是一组好发于儿童面部或四肢，主要由梭形及上皮样肿瘤细胞组成的黑色素细胞肿瘤。

（2）病变特点：目前认为Spitz肿瘤是一组从良性到恶性的谱系性肿瘤病变，包括Spitz痣、恶性潜能未定的非典型Spitz肿瘤和Spitz样恶性黑色素瘤。Spitz痣又名良性幼年黑色素瘤或梭形细胞痣。Spitz痣出现表皮增生、角化不全、痂皮、真皮水肿等炎症表现，提示肿瘤为良性；根据肿瘤细胞在皮损内的位置，Spitz痣区分为复合痣、皮内痣和交界痣。表皮增生和裂隙可作为与黑色素瘤鉴别的依据。Kamino小体是位于真表皮交界处的淡红色均一物质（嗜酸性玻璃样变小球）。与黑色素瘤相比，Spitz痣中存在更多的Kamino小体，尤其是融合的和大的Kamino小体是Spitz痣的特征，可以作为诊断Spitz痣的诊断线索（表10-7）。

Spitz痣在组织学上难以与黑色素瘤进行有效鉴别。Spitz痣高风险的特征包括溃疡形成、不对称、向皮下延伸、细胞过多、不成熟、明显的细胞非典型性、显著的有丝分裂率、深部有丝分裂、非典型有丝分裂。细胞形态出现核分裂、多形性变大的核、核膜皱褶及斑点核时，诊断为黑色素瘤的特异度可达到90%，敏感度为57%；若同时出现核深染、泡状核、单个核仁及核质比＞4∶1时，则敏感度可提高到63%。

（3）免疫表型：①HMB45。Spitz痣一般在真皮浅层HMB45为阳性，而黑色素瘤在真皮深层阳性。②S-100。普通型Spitz痣较黑色素瘤表达更弥漫、淡染，但是S-100也可表达于正常皮肤的成纤维细胞、肌上皮、组织细胞等。③CyclinD1和Ki-67。黑色素瘤阳性率更高，无明显特异性。增殖指数Ki-67/MIB-1在Spitz痣中为真皮浅层着色，常＜10%，除了增殖指数外，免疫组化在Spitz痣和黑色素瘤的鉴别诊断中价值不大。p16在获得性色素痣中表达，在恶性黑色素瘤中缺失表达（图10-46～图10-51）。

色素痣（包括Spitz痣）中见弹力纤维广泛散布于痣细胞团间，而皮肤黑色素瘤中，肿瘤团块内弹力纤维基本消失，弹力纤维染色有助于皮肤黑色素瘤与色素痣及Spitz痣的鉴别诊断。

（4）分子遗传学改变：超过95%的黑色素瘤具有多重染色体畸变，包括1q、6p、7p、7q、8q、17q、20q的拷贝数增加和6q、8p、9p、10q、10p、11q.67的拷贝数损失。近年来研究发现，Spitz肿瘤中约半数病例存在 *ALK*、*ROS1*、*NTRK1*、*RET* 或 *BRAF* 等融合基因。Spitz肿瘤常存在多种基因融合，如 *ROS1*、*NTRK1*、*RET*、*MET* 和 *ALK*，以及 *HRAS*、*BAP1* 和 *BRAF* 等；Spitz肿瘤中伴有 *ALK* 融合基因，如 *TPM3-ALK*、*DCTN1-ALK*、*NPM1-ALK*、*TPR-ALK*、*CLIP1-ALK*、*GTF3C2-ALK*、*MLPH-ALK* 等融合基因。ALK免疫组化检测均示肿瘤细胞胞质弥漫强阳性，FISH检测可证实存在 *ALK* 融合基因。伴有 *ALK* 融合基因的

Spitz 肿瘤具有其特殊的组织病理学特征,主要发生于 Spitz 痣及非典型 Spitz 肿瘤中,形态学上伴 *DCTN1-ALK* 基因融合的肿瘤瘤细胞更具多形性。

(5) 鉴别诊断:①色素性 Spitz 痣主要需与黑色素瘤鉴别,尤其是成人。抗体选择:S-100、HMB45、p16、Ki-67 等。一般认为在病理表现上 Paget 样扩散、肿瘤细胞异型性、弹力纤维变性、Kamino 小体的存在与否、p16 的表达、HMB45 的表达模式对于鉴别 Spitz 痣与黑色素瘤具有重要价值。同时,*BRAF* 基因突变检测、FISH 检测也对二者的鉴别具有重要意义。②无色素 Spitz 痣必须与化脓性肉芽肿、肥大细胞瘤、血管瘤和幼年黄色肉芽肿鉴别,尤其是在 11 岁以前。③细胞性蓝痣,病变位于真皮,边界清楚,痣细胞为树突状或上皮样型,胞质含黑色素颗粒或透明,核仁小或不明显,无明显异型或核分裂,呈团、巢、簇或单个弥散分布。免疫组化:痣细胞表达 S-100、SOX10、HMB45、MelanA、CD117 等,Ki-67 阳性指数一般较低,通常 <5%。与其他色素痣和恶性黑色素瘤不同,蓝痣整个病变 HMB45 弥漫阳性。CD21、CD23、CD1α 等与富含色素的树突状细胞肿瘤鉴别。与非典型 Spitz 肿瘤 (AST) 的不同点:不侵犯表皮,常累及皮下组织。但细胞性蓝痣位于真皮层,不侵犯表皮,常累及皮下组织,细胞性蓝痣很少出现染色体畸变,这些均与 AST 不同(图 10-47)。

表 10-7　Spitz 肿瘤的诊断与鉴别

肿瘤类型	病变特点	免疫表型特点注释
Spitz 痣	通常个小、对称,有成熟阶梯现象、明显的边界,可见表皮细胞增生、Kamino 小体等。瘤细胞团由上皮样黑色素细胞和(或)梭形细胞构成,巢的大小和形状比较均匀,呈垂直生长,无病理性核分裂象	Vim、S-100 和 MelanA 阳性,HMB45 有梯度减弱现象,Ki-67<5%,主要发生在真表皮连接处和真皮乳头处。弥漫强阳性表达 p16 和 p21。Kamino 小体的存在可以作为诊断 Spitz 痣的线索,表皮增生和裂隙可作为与黑色素瘤鉴别的依据
非典型 Spitz 肿瘤	痣细胞巢分布不规则、溃疡,不成熟、无胶原带,可出现 Paget 样黑色素细胞、核分裂和非典型性	MelanA、HMB45、p16 阳性(伴 9p21 杂合性缺失为阳性);Ki-67 增殖指数<10% 阳性,主要表达于真皮浅层、呈巢状分布的细胞
Spitz 样恶性黑色素瘤	组织学上通常具有以下特征:不对称,界限不清;深部缺乏成熟性;深部非典型有丝分裂、坏死;表皮内可见广泛的 Paget 样扩散。细胞高度异型性、多形性,核分裂象多见,核仁大而明显	S-100、MelanA、HMB45 强阳性,Ki-67 增殖指数较高,通常>15%,弥漫分散分布;p16 缺失表达。具有多重染色体畸变,最常见的基因突变有 *BRAF* 突变和 *c-KIT* 突变,*CDKN2A* 基因的纯合性缺失可引起 p16 蛋白表达缺失

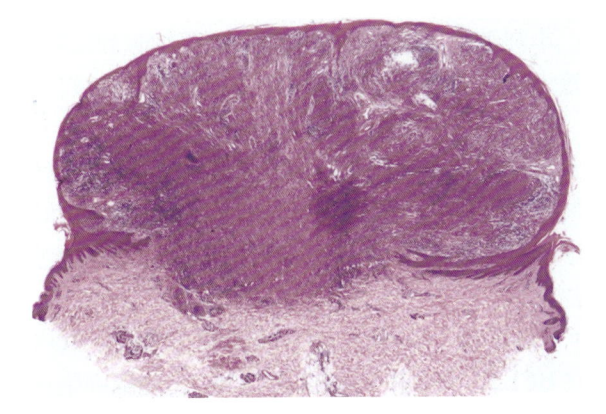

图 10-46　Spitz 痣,HE 染色,对称性生长

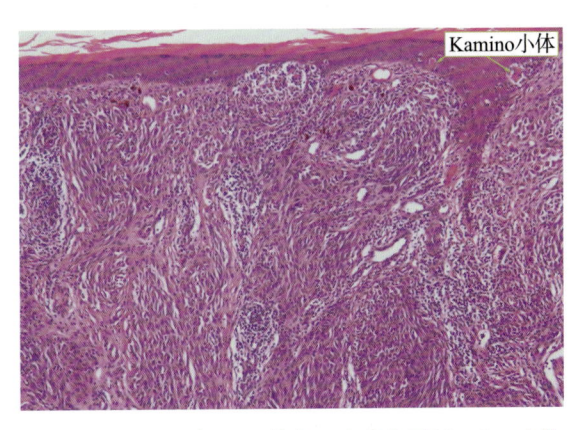

图 10-47　Spitz 痣,HE 染色,右上角见 Kamino 小体

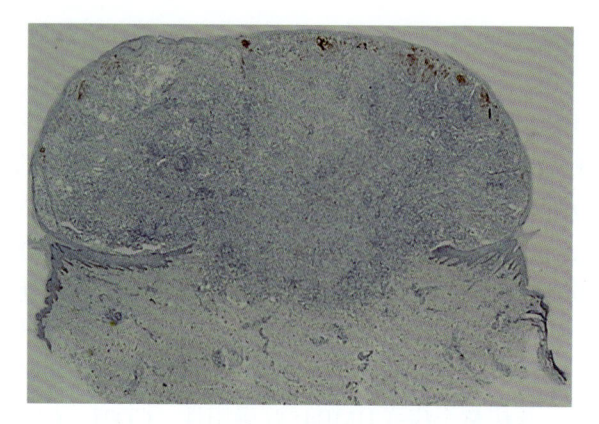

图10-48　Spitz痣，HMB45，真皮浅层阳性

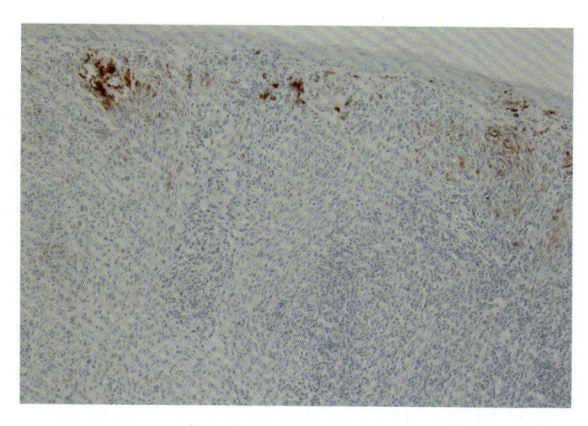

图10-49　Spitz痣，HMB45，真皮浅层阳性

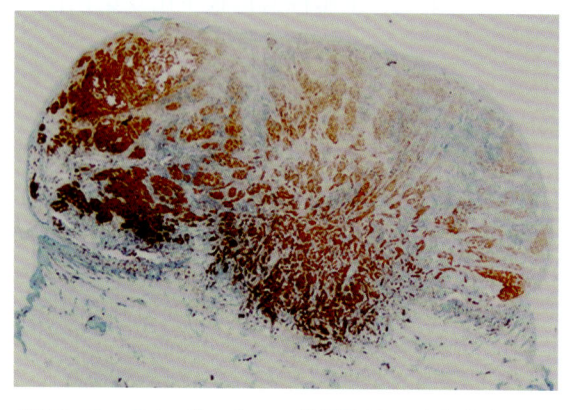

图10-50　Spitz痣，S-100弥漫表达，底部着色更深

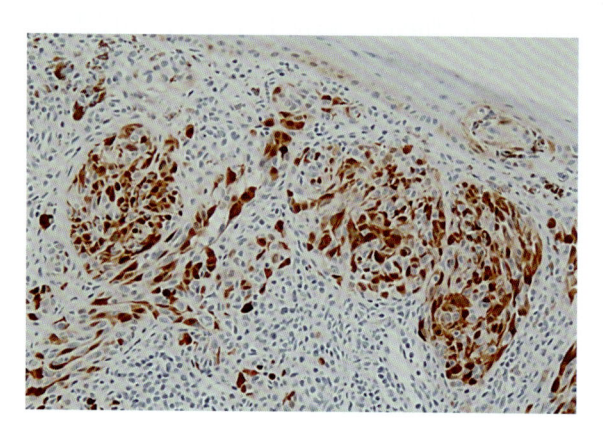

图10-51　Spitz痣，p16无表达缺失

三、恶性黑色素瘤的诊断与鉴别

1.抗体选择　CK、Vim、S-100、HMB45、MelanA、LCA、CD117、p16、p53、Ki-67。

2.注释

（1）皮肤恶性黑色素瘤（MM）是发生于表皮基底层的黑色素细胞的恶性肿瘤，可发生于全身各个部位，主要分布于皮肤、眼、黏膜表面和神经系统。

（2）病变特点：恶性黑色素瘤的组织结构和细胞形态变化很大，可呈实体、腺泡状、假乳头样、肉瘤样排列；瘤细胞可呈痣样细胞、梭形细胞、上皮样细胞、小圆细胞、浆细胞样细胞、透明细胞和多核瘤巨细胞，胞质淡嗜酸或嗜双色性，黑色素含量多少不一，核大圆形或椭圆形，核质比高，有嗜酸性核仁，病理性核分裂象常见。

原位恶性黑色素瘤包括恶性雀斑样痣型、肢端恶性雀斑样痣型、表浅扩展型；侵袭性恶性黑色素瘤临床上主要分为4个亚型：浅表扩散型黑色素瘤、结节型黑色素瘤、恶性雀斑样黑色素瘤、肢端雀斑样黑色素瘤；少见类型有上皮样、促纤维增生性、恶性无色素痣、气球样细胞、梭形细胞和巨大色素痣恶性黑色素瘤等（表10-8）。

（3）免疫表型特点：表达黑色素细胞标志物S-100、HMB45、MelanA、Tyrosinase、MiTF、SOX10、MAGE、MCAM、PNL2等（图10-52～图10-55），还表达BCL2、NSE和Vimentin（Vim）。与痣细胞相比，在黑色素瘤细胞中表达高的抗原有Ki-67、PCNA、p53、CyclinD1和p21，CDKN2A（p16）表达缺失。一般不表达CK、EMA、CEA、Desmin、NSE、LCA、CD3、CD20、SMA、MyoD1、Myogenin、Syn等。但极少数恶性黑色素瘤可出现异常免疫表型：如瘤组织灶性表达CK、CEA、EMA、Desmin、CD56和CgA，应予注意。

（4）分子遗传学改变：超过95%的黑色素瘤具有多重染色体畸变，包括1q、6p、7p、7q、8q、17q、

20q的拷贝数增加和6q、8p、9p、10q、10p、11q.67的拷贝数损失。癌症基因图谱研究新发现了13个黑色素瘤致病基因，分别为 *BRAF*、*NRAS*、*TP53*、*NF1*、*CDKN2A*、*ARID2*、*PTEN*、*PP6C*、*RAC1*、*IDH1*、*DDX3X*、*MAP2K1* 和 *RB1*。目前已明确与黑色素瘤靶向治疗密切相关的基因靶点是 *BRAF* 突变，其次是 *c-KIT* 突变。

（5）鉴别诊断：需与形态相似的各种肉瘤、低分化癌、淋巴瘤等进行鉴别。尽管大多数恶性黑色素瘤（MM）通过临床表现、组织病理检查即可诊断，但仍然有部分原发黑色素瘤（尤其是无色素性MM）和转移性MM难以诊断及识别其组织来源，需要借助免疫组化帮助诊断。

1）与癌鉴别：如低分化鳞癌或腺癌、肉瘤样癌、大细胞未分化癌、化生性癌、乳腺外Paget病等，选择S-100、CK、34βE12和p63抗体套餐可以有效地将它们区分开来，梭形细胞癌S-100蛋白表达阴性，而CK、p63和34βE12表达阳性。

2）与多种类型的肉瘤鉴别：如纤维肉瘤、恶性纤维组织细胞瘤、滑膜肉瘤、肌源性肉瘤、血管周细胞肉瘤、脂肪肉瘤、上皮样肉瘤、PNET等；免疫组化S-100、CD34、Desmin等可以将它们与MM区分。

3）恶性外周神经鞘瘤（MPNST）：特别是促纤维增生性MM，此时免疫组化S-100蛋白染色在该两种病变中均呈阳性表达。但S-100蛋白染色在它们中的表达模式不同，促纤维增生性MM中S-100蛋白表达呈强弥漫性，而MPNST则为局灶性表达。

4）一些良性肿瘤如良性纤维组织细胞瘤、神经纤维瘤、纤维瘤病等：选择S-100、Ki-67等有助于鉴别。

5）与一些单一细胞形态的肿瘤鉴别：如印戒细胞癌、浆细胞瘤、生殖细胞肿瘤等。

表10-8 恶性黑色素瘤的诊断与鉴别

肿瘤类型	病变特点	注释
原位恶性黑色素瘤	镜下仅见鳞状上皮不规则增生肥厚，上皮间可见空亮细胞团，基底层色素细胞增多，部分区域增生活跃呈单排连续性及大小不等巢状，部分区域色素细胞团融合	鳞状上皮基底层黑色素细胞增多，出现明显异型，单个、单行或小灶状增生时，应考虑到此类病变的可能，同时还要特别仔细观察肿瘤是否浸润真皮
恶性雀斑样黑色素瘤（LMM）	见于老年人长期日光照射部位皮肤。组织学上以异型性黑色素细胞雀斑样增生为特点，并伴有严重的日光性损伤病变	原位性病变称为恶性雀斑（LM），伴有真皮内浸润则称为恶性雀斑样黑色素瘤
浅表扩散型黑色素瘤（SSM）	组织学上以明显的表皮内Paget样播散为特点，可以为水平生长期或垂直生长期，可在表皮全层Paget样播散	常见于间断接受光照部位，毛囊和汗腺导管也出现与表皮相似的病变
结节型黑色素瘤（NM）	指垂直生长期皮肤黑色素瘤，常为浸润性肿瘤成分和上皮内肿瘤成分并存，细胞胞质丰富、核大、嗜酸性，核仁明显	并存的上皮内肿瘤成分一般不超过真皮的病变范围
肢端雀斑样黑色素瘤	组织学上以基底层异型性黑色素细胞雀斑样或团巢状增生为特点，进展期则浸润真皮深部	主要见于无毛发被覆的肢端部位，如手掌、足底和甲下区，是黄种人与黑种人较常见的黑色素瘤类型
发生于蓝痣的黑色素瘤	起源于真皮黑色素细胞增生性病变的恶性黑色素瘤，多见于细胞性蓝痣。常不伴有原位黑色素瘤	文献报道的病例中有82%可见邻近部位有普通性和（或）细胞性蓝痣
促纤维增生性恶性黑色素瘤	特征为梭形恶性细胞被胶原纤维或纤维性间质分隔，细胞有不同程度的异型性，常伴有交界性痣成分	由于明显促纤维增生、肿瘤细胞常呈梭形，在临床病理诊断时，主要与其他梭形细胞肿瘤鉴别
葡萄膜黑色素瘤（UM）	形态学谱系广，可分为梭形细胞型、上皮样细胞型和混合型，具有其独特的临床病理、分子遗传学特征	可能致病基因为 *GNAG*、*GNA11*、*BAP1*、*EIF1AX* 和 *SF3B1*
黏膜黑色素瘤	一般为浸润性病变，可以伴有黏膜上皮内Paget样播散	*BRAF* 突变频率较高，伴 *MYC* 和 *KDR* 基因扩增
无色素性恶性黑色素瘤	根据瘤细胞胞质内黑色素瘤的量分为色素性和无色素性，后者具有多种多样的组织学类型、细胞形态及间质变化	应注意与低分化癌、大细胞癌及化生性癌、肉瘤和小细胞性恶性肿瘤等鉴别

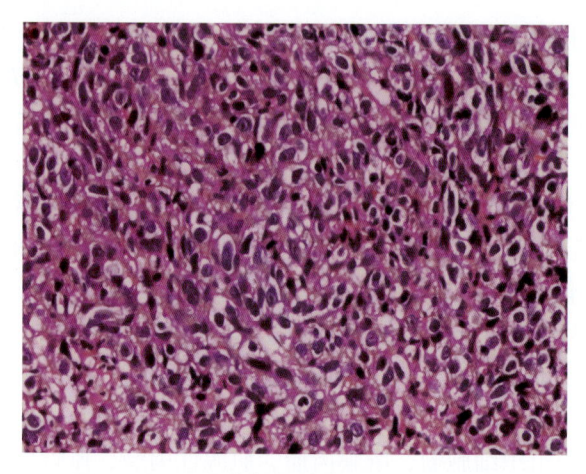

图10-52　无色素性恶性黑色素瘤，HE染色

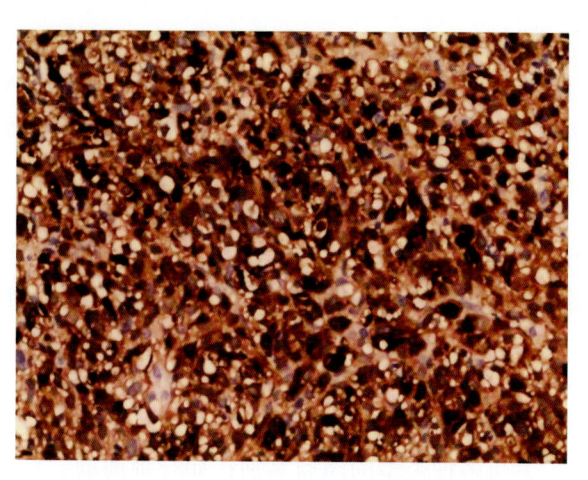

图10-53　恶性黑色素瘤，S-100，瘤细胞胞核/质阳性

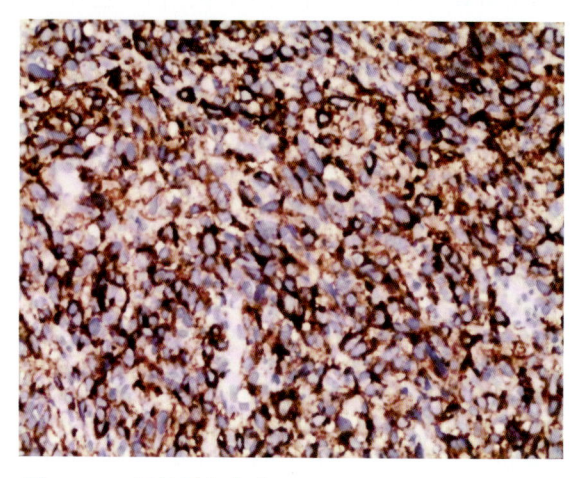

图10-54　恶性黑色素瘤，HMB45，瘤细胞胞质阳性

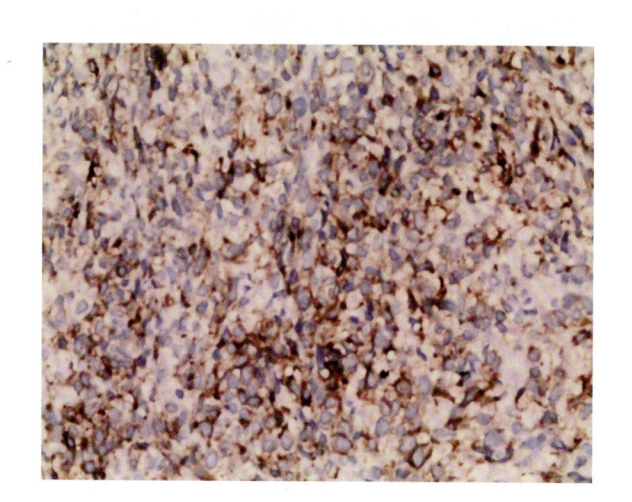

图10-55　恶性黑色素瘤，MelanA，瘤细胞胞质阳性

第五节　其他肿瘤

一、皮肤Merkel细胞癌

1. 抗体选择　CK、CK7、CK20、CD56、Syn、CgA、TTF-1、p53、Ki-67。

2. 注释

（1）Merkel细胞癌是一种发生于皮肤的少见的高度恶性神经内分泌瘤，具有高侵袭性，预后较差，好发于中老年人面部、颈部及四肢等日光照射部位，肿瘤常位于真皮。

（2）病变特点：肿瘤位于真皮内，累及皮下脂肪层。肿瘤细胞排列呈巢团状、岛状、小梁状或菊形团样结构；瘤细胞小而较一致，圆形或卵圆形，胞质少，形似裸核，部分病例可见肿瘤细胞伴挤压。核分裂象及凋亡易见，常见灶性坏死。间质富于血管。

（3）免疫表型特点：具有上皮和内分泌特征，肿瘤细胞表达上皮性标志物CK、EMA及神经内分泌标志物Syn、CgA和CD56。具有特征性的免疫组化标志物是CK20，肿瘤细胞显示核旁点状着色或胞质弥漫阳性（图10-56～图10-59）。

（4）分子遗传学改变：研究均表明，通过PCR或免疫组化法可以检测到60%～80%的Merkel细胞癌中存在Merkel细胞多瘤病毒（MCPyV）。此外，其他肿瘤中（包括皮肤鳞状细胞癌、慢性淋巴细胞白血病、毛囊性蕈样真菌病）也可检测到。几乎所有MCPyV阳性的MCC中均表达RB1阳性，而p53低表达，

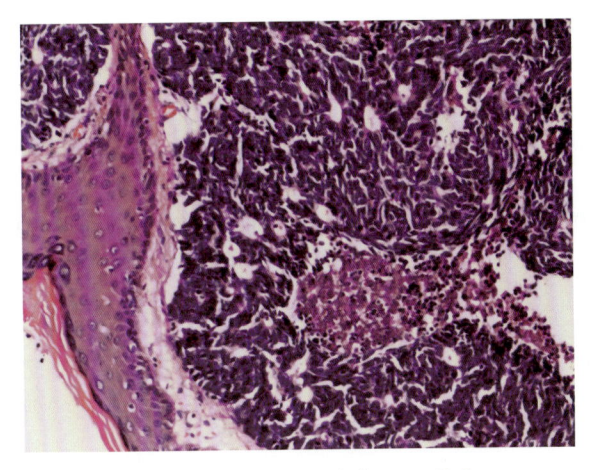

图10-56 Merkel细胞癌，HE染色

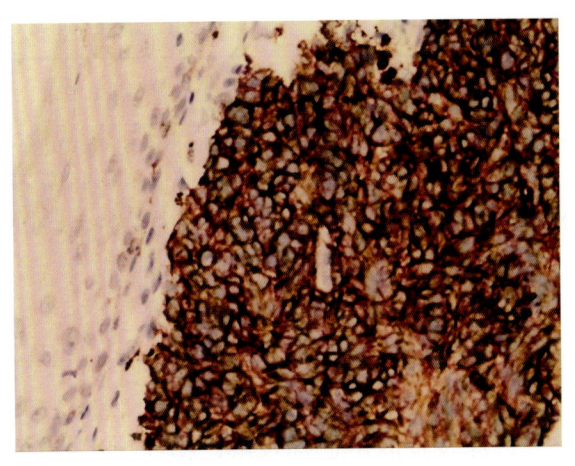

图10-57 Merkel细胞癌，CK20，癌细胞胞质/核旁点状着色

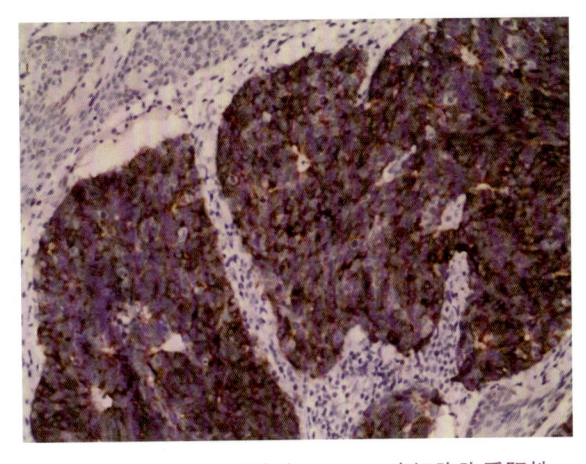

图10-58 Merkel细胞癌，Syn，癌细胞胞质阳性

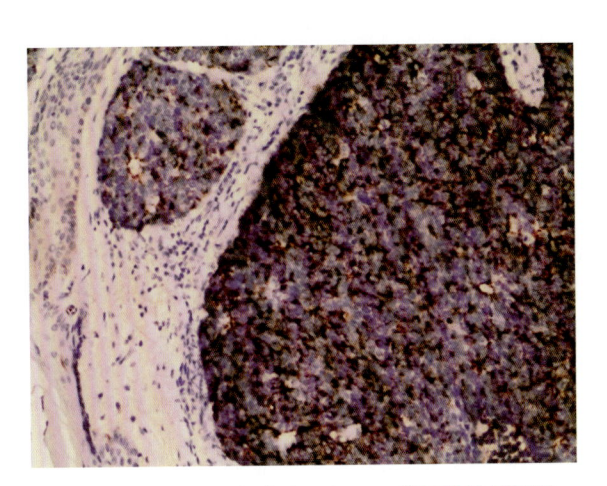

图10-59 Merkel细胞癌，CgA，癌细胞胞质阳性

认为MCPyV抗原的存在和RB1的表达与Merkel细胞癌良好的预后相关。MCPyV阴性的Merkel细胞癌中总体具有高突变负荷，包括 TP53、RB1、Notch1、PRUNE2、HRAS、PIK3CA、KNSTRN、PREX2 和 RAC1 等基因突变。

（5）鉴别诊断：Merkel细胞癌需与以下疾病，包括转移性肺小细胞癌、恶性淋巴瘤、基底细胞癌、无色素性恶性黑色素瘤、皮肤原发性鳞状细胞癌和原始神经外胚叶肿瘤等鉴别（表10-9）。

表10-9 皮肤Merkel细胞癌的鉴别诊断

肿瘤	病变特点	免疫表型特点注释
Merkel细胞癌	瘤细胞排列呈巢团状、岛状、小梁状，瘤细胞小而较一致，形似裸核，核分裂象及凋亡易见	表达上皮性标志物CK、EMA及神经内分泌标志物Syn、CgA和CD56，CK20具有特征性的瘤细胞核旁点状着色或胞质弥漫阳性
转移性肺小细胞癌	瘤细胞排列呈片状和巢状，小至中等大小的细胞组成，核质比高、核成形、挤压凋亡、坏死	均可上皮及神经内分泌标志物阳性，但转移性小细胞癌大多TTF-1和CK20阴性，而Merkel细胞癌TTF-1阴性，而CK20阳性
基底细胞癌	癌细胞核大，胞质少，瘤体周边细胞呈栅栏状排列，瘤体与周围组织间出现裂隙	表达CK-H、p63阳性，不表达CD20和神经内分泌标志物，而Merkel细胞癌则相反
原发皮肤淋巴瘤	肿瘤呈弥漫较一致的圆形细胞，细胞质较少，黏附性差，无梁状及索状结构	LCA、B细胞或T细胞标志物等阳性，不表达神经内分泌标志物和上皮性标志物（CK、EMA和CK20）等

续表

肿瘤	病变特点	免疫表型特点注释
原始神经外胚叶肿瘤	组织学为密集分布的、形态一致的小至中等圆形细胞，坏死常见，罕见菊形团结构	CD99、FLI-1阳性，表达神经内分泌标志物；不表达CK、EMA和CK20；存在 *EWS-FLI-1* 融合基因
恶性黑色素瘤	瘤组织结构及瘤细胞形态变异大，可见上皮样、梭形、透明或浆细胞样细胞	表达S-100、MelanA、HMB45；TTF-1、CD117、CD99和CD56等；不表达上皮性及神经内分泌标志物
皮肤原发性鳞状细胞癌	鳞状细胞癌细胞较大，胞质较多，细胞核大小不一，异型性明显	表现高分子量角蛋白（34βE12、CK5/6、CK14）、p63、p40；不表达CD56、Syn等神经内分泌标志物

二、原发皮肤淋巴瘤及淋巴组织增殖性疾病

原发皮肤淋巴组织增殖性疾病是一组主要累及皮肤但与淋巴结病变不同的异质性病变。皮肤T细胞淋巴瘤占原发皮肤淋巴瘤的75%～80%，尤以蕈样肉芽肿最为常见，请参照第十二章第七节（表12-25）。

皮肤B细胞淋巴瘤占原发皮肤淋巴瘤的20%～25%，主要类型是原发皮肤边缘区淋巴瘤、原发皮肤滤泡中心淋巴瘤和原发皮肤弥漫性大B细胞淋巴瘤（腿型）等。

参 考 文 献

程亮，赵大春，刘力玮，等，2014. 黑色素瘤的分子病理诊断和个体化治疗进展. 中华病理学杂志，43（9）：639-643.

郭济菡，李青峰，2018. 皮肤鳞状细胞癌的研究进展. 组织工程与重建外科杂志，14（2）：113-116.

何春燕，金玉兰，杨冬梅，等，2011. BCL-2、CK20、CD10、AR表达在基底细胞癌和毛母细胞瘤鉴别诊断中的意义. 临床与实验病理学杂志，27（10）：1081-1083，1086.

黄复雪，李丹丹，文习之，等，2019. 中国黏膜黑色素瘤的临床特点及基因突变分析. 中山大学学报（医学科学版），40(2)：244-250.

孔祥君，李群燕，郭海霞，2020. 非典型Spitz痣一例. 中华皮肤科杂志，53（6）：469-471.

乐张慧，王焱，方方，等，2020. Merkel细胞多瘤病毒在Merkel细胞癌中的研究进展. 国际肿瘤学杂志，47（2）：123-126.

李慧敏，郑增光，2020. 皮肤Merkel细胞癌4例临床病理分析. 诊断病理学杂志，27（4）：229-232.

李新功，温黎，付静，等，2005. 细胞角蛋白在皮肤附属器肿瘤组织中的表达及意义. 中华病理学杂志，34（11）：742-743.

李玉洁，黄亮亮，李恒，等，2020. 皮肤非典型Spitz肿瘤1例. 临床与实验病理学杂志，36（3）：368-369.

廖松林，2006. 皮肤肿瘤的诊断和鉴别诊断. 南昌：第七届全国诊断病理暨肿瘤治疗相关的病理指标检测学术研讨会.

廖艳艳，张士发，2015. 乳房和乳房外Paget病免疫组化研究进展. 实用皮肤病学杂志，8（1）：35-37.

刘梦桐，柳剑英，苏静，2019. CDKN2A基因在黑色素瘤中的研究现状. 中华病理学杂志，48（11）：909-912.

任静，任敏，孔蕴毅，等，2019. 间变性淋巴瘤激酶阳性的Spitz肿瘤临床病理学特征及预后. 中华病理学杂志，48（3）：215-219.

任敏，孔蕴毅，沈旭霞，等，2018. 恶性雀斑/恶性雀斑样黑色素瘤临床病理学分析. 中华病理学杂志，47（10）：769-774.

任敏，孔蕴毅，沈旭霞，等，2020. 黑色素瘤中BRAF基因突变检测及其与临床病理特征的相关性. 中华病理学杂志，49（6）：610-612.

邵雪宝，陈浩，曾学思，等，2015. 皮肤色素痣与黑素瘤标本中弹力纤维染色对比观察. 中国皮肤性病学杂志，29（9）：901-903.

孙成帅，丁跃明，潘云，2014. 基底细胞癌与毛母细胞瘤鉴别相关分子标记物的研究进展. 中华临床医师杂志（电子版），8（4）：775-778.

孙莉，董艳光，徐志秀，等，2006. 七种细胞角蛋白在皮肤上皮性肿瘤中的表达. 中华皮肤科杂志，39（2）：46-79.

王双双，章宜芬，高丽丽，等，2020. Spitz痣与恶性黑素瘤患者临床特点及P16表达的分析. 中国麻风皮肤病杂志，36(10)：588-590.

王雅清, 贾永峰, 施琳, 2018. 皮肤附属器肿瘤分子标志物的研究进展. 临床与病理杂志, 38（10）: 2238-2243.
吴海竞, 付思祺, 李倩文, 等, 2018. 黑色素瘤的生物标志物: 从基因组学到表观遗传学. 协和医学杂志, 9（1）: 60-68.
吴娟, 何惠华, 吴昊, 等, 2018. 腮腺皮脂腺癌2例并文献复习. 临床与实验病理学杂志, 34（11）: 1258-1260.
邢天娇, 李东霞, 2019. 基底细胞癌诊治的研究进展. 医学综述, 25（1）: 60-64.
徐程, 李霄, 马淑颖, 等, 2020. 葡萄膜黑色素瘤22例临床病理和分子遗传学特征分析. 临床与实验病理学杂志, 36（9）: 1009-1013.
徐国新, 2016. 皮肤恶性黑色素瘤5例临床病理分析. 中外医学研究, 14（12）: 77-78.
徐新运, 王益华, 2013. 肢端雀斑样黑色素瘤27例临床病理分析. 临床与实验病理学杂志, 29（10）: 1105-1108.
许春伟, 李忠武, 斯璐, 2019. WHO（2018）皮肤肿瘤组织学分类. 诊断病理学杂志, 26（8）: 550-553.
杨仙荷, 徐芬, 李里香, 等, 2018. 儿童混合性Spitz痣1例. 诊断病理学杂志, 25（5）: 390-391.
杨仙鸿, 姜祎群, 孙建方, 2020. 基底细胞癌分子生物学机制研究进展. 中国皮肤性病学杂志, 34（8）: 955-958.
喻标, 杨庆华, 赵强, 等, 2018. Spitz痣25例临床病理分析. 中国麻风皮肤病杂志, 34（9）: 520-523, 527.
曾艳, 李理, 张玲, 等, 2018. 乳腺外Paget病6例临床病理分析. 诊断病理学杂志, 25（11）: 746-749.
张传丽, 林婷婷, 2021. 眼睑皮脂腺癌发病机制研究进展. 眼科学报, 36（9）: 755-761.
郑舒丹, 黄元华, 程诗萌, 等, 2020. 黑色素瘤DNA甲基化基因研究进展. 中华整形外科杂志, 36（6）: 701-706.
郑增光, 李慧敏, 孙文勇, 2020. 促纤维增生性恶性黑色素瘤临床病理分析. 浙江医学, 42（17）: 1881-1883.
《中国黑色素瘤规范化病理诊断专家共识》编写组, 2018. 中国黑色素瘤规范化病理诊断专家共识（2017年版）. 中华病理学杂志, 47（1）: 7-13.
中华医学会皮肤性病学分会皮肤肿瘤研究中心, 中国医师协会皮肤科医师分会皮肤肿瘤学组, 2021. 皮肤基底细胞癌诊疗专家共识（2021）. 中华皮肤科杂志, 54（9）: 757-764.
中华医学会皮肤性病学分会皮肤肿瘤研究中心, 中国医师协会皮肤科医师分会皮肤肿瘤学组, 2021. 皮肤鳞状细胞癌诊疗专家共识（2021）. 中华皮肤科杂志, 54（8）: 653-664.
周迪炜, 陈寿松, 冯俊明, 2016. 5种免疫标记物在鉴别良、恶性黑色素肿瘤中的作用. 广东医学, 37（1）: 82-84.
朱志勇, 白希壮, 王慧声, 等, 2017. 肢端雀斑样黑色素瘤10例临床病理分析. 中国美容整形外科杂志, 28（3）: 163-165.
邹祺, 翟志芳, 杨希川, 等, 2018. 头部乳头状汗管囊腺癌一例. 实用皮肤病学杂志, 11（1）: 60-61.
Dabbs DJ, 2008. 诊断免疫组织化学. 2版. 周庚寅, 翟启辉, 张庆慧, 译. 北京: 北京大学医学出版社.
Kurzen H, Esposito L, Langbein L, et al, 2001. Cytokeratins as markers of follicular differentiation: an immunohistochemical study of trichoblastoma and basal cell carcinoma. Am J Dermatopathol, 23（6）: 501-509.
Mills SE, 2017, 病理医师实用组织学. 4版. 薛德彬, 陈健, 王炜, 译. 北京: 北京科学技术出版社.
Watanabe Y, Broders-Bondon F, Baral V, et al, 2013. SOX10 and Itgb1 interaction in enteric neural crest cell migration. Dev Biol, 379（1）: 92-106.

第十一章

骨和软组织肿瘤

2020版（第5版）WHO软组织肿瘤分类将软组织肿瘤分为脂肪细胞肿瘤、成纤维细胞/肌成纤维细胞性肿瘤、所谓纤维组织细胞性肿瘤、血管性肿瘤、周细胞（血管周细胞）肿瘤、肌源性肿瘤、骨骼肌肿瘤、胃肠道间质瘤、软骨-骨性肿瘤、周围神经肿瘤和未确定分化的肿瘤十一大类。旧版骨肿瘤分类包括十三大类，第5版修改为十大类59种疾病，保留了软骨性肿瘤、成骨性肿瘤、纤维性肿瘤、血管肿瘤、富于破骨巨细胞肿瘤、脊索肿瘤、造血系统肿瘤和遗传性肿瘤综合征，删除未明确肿瘤性质的肿瘤、肌源性肿瘤、脂肪源性肿瘤、杂类肿瘤和纤维组织细胞肿瘤，新增骨其他间叶肿瘤及骨和软组织未分化小圆细胞肉瘤。其中，胃肠道间质瘤请参照第五章第八节"胃肠道间叶性肿瘤"。

第一节 骨和软组织肿瘤标志物

一、正常软组织的免疫组化特点

软组织肿瘤是起源于间叶组织的肿瘤。间叶组织包括结缔组织、脂肪、肌肉、脉管、骨、软骨、淋巴组织和造血组织等。传统上软组织指除骨骼、淋巴造血组织、神经胶质组织之外的非上皮性组织，包括纤维组织、脂肪组织、肌肉组织、脉管、腱鞘滑膜和周围神经组织等，各种实质脏器的支持组织也属于软组织范畴，起源上述组织的肿瘤定义为软组织肿瘤。

总结软组织肿瘤相关细胞成分及其免疫组化表型见图11-1。

二、与骨和软组织肿瘤相关的免疫组化标志物

免疫组化在临床病理诊断中的主要作用是对肿瘤的来源及HE难以诊断的肿瘤进行诊断和鉴别诊断。间叶源性肿瘤标志物是间叶细胞或组织的固有成分，可存在于正常组织细胞中，这些细胞来源的良恶性肿瘤均有不同程度表达。熟悉各种间叶细胞标志物的功用和标记谱系，则有助于软组织肿瘤的诊断与鉴别诊断（表11-1）。

传统的免疫组化指标的主要作用在于确定肿瘤细胞的分化谱系，这对软组织肿瘤的诊断很有意义。在实际工作中，一些伴成纤维细胞/成肌纤维细胞的肿瘤，肌上皮细胞、血管周细胞、血管周上皮样细胞和横纹肌细胞及其肿瘤均可不同程度表达肌源性标志物，在临床病理诊断应用过程中应注意鉴别分析（表11-2）。

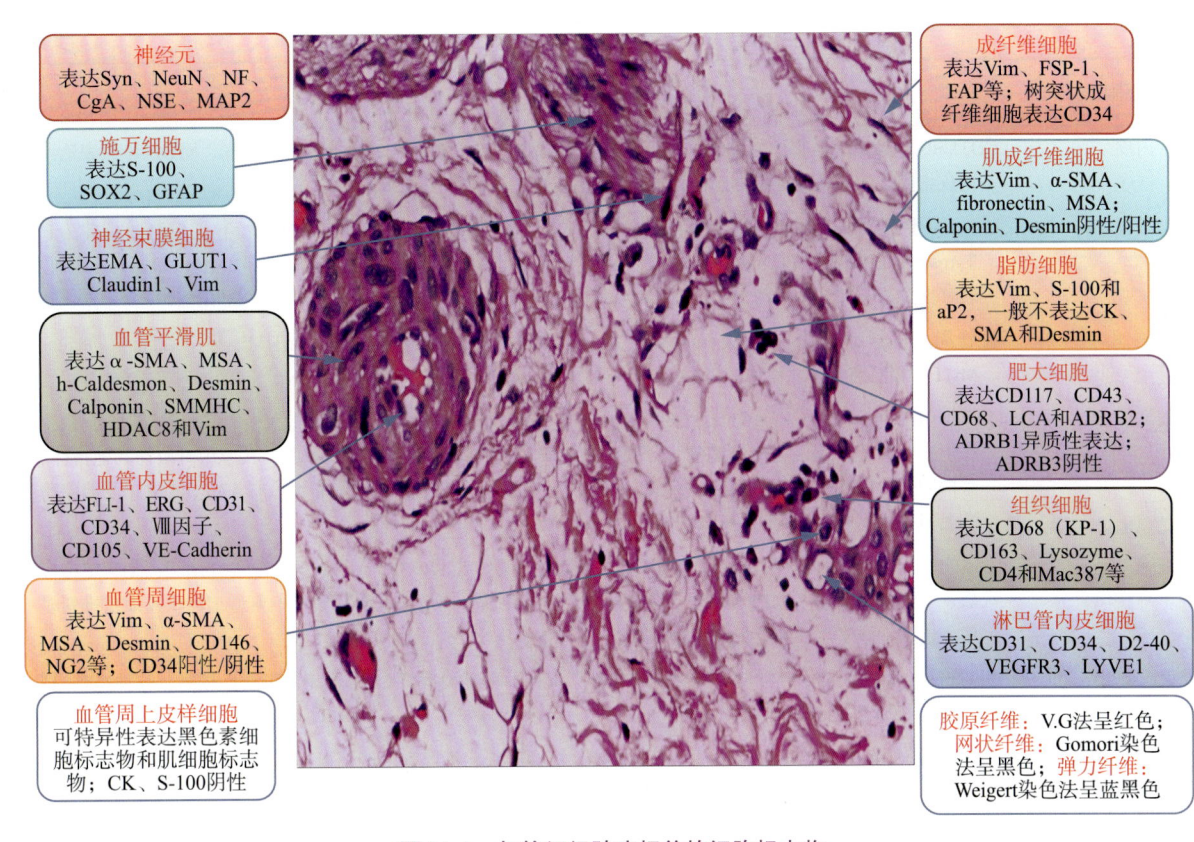

图 11-1　与软组织肿瘤相关的细胞标志物

神经元：表达 Syn、NeuN、NF、CgA、NSE、MAP2

施万细胞：表达 S-100、SOX2、GFAP

神经束膜细胞：表达 EMA、GLUT1、Claudin1、Vim

血管平滑肌：表达 α-SMA、MSA、h-Caldesmon、Desmin、Calponin、SMMHC、HDAC8 和 Vim

血管内皮细胞：表达 FLI-1、ERG、CD31、CD34、Ⅷ因子、CD105、VE-Cadherin

血管周细胞：表达 Vim、α-SMA、MSA、Desmin、CD146、NG2 等；CD34 阳性/阴性

血管周上皮样细胞：可特异性表达黑色素细胞标志物和肌细胞标志物；CK、S-100 阴性

成纤维细胞：表达 Vim、FSP-1、FAP 等；树突状成纤维细胞表达 CD34

肌成纤维细胞：表达 Vim、α-SMA、fibronectin、MSA；Calponin、Desmin 阴性/阳性

脂肪细胞：表达 Vim、S-100 和 aP2，一般不表达 CK、SMA 和 Desmin

肥大细胞：表达 CD117、CD43、CD68、LCA 和 ADRB2；ADRB1 异质性表达；ADRB3 阴性

组织细胞：表达 CD68（KP-1）、CD163、Lysozyme、CD4 和 Mac387 等

淋巴管内皮细胞：表达 CD31、CD34、D2-40、VEGFR3、LYVE1

胶原纤维：V.G 法呈红色；**网状纤维**：Gomori 染色法呈黑色；**弹力纤维**：Weigert 染色法呈蓝黑色

表 11-1　骨和软组织肿瘤常用的免疫组化标志物

标记细胞/肿瘤	注释
上皮性标志物	①常用于区分上皮性肿瘤与间叶性肿瘤；②一般有上皮及间叶双向分化的肿瘤均有上皮性标志物及 Vim 的共同表达，如间皮瘤、滑膜肉瘤、上皮样肉瘤及血管周上皮样细胞肿瘤等；③异常 CK 表达几乎见于所有肉瘤；④EMA 主要用于标记神经束膜瘤、恶性神经束膜瘤和异位脑膜瘤，以及一些具有上皮样分化的肿瘤
平滑肌标志物	①推荐使用顺序 h-Caldesmon、肌动蛋白（SMA、MSA）、结蛋白（Desmin）、Calponin、平滑肌蛋白（Smoothelin，SMTN）、组蛋白脱乙酰酶 8（HDAC8）；②与横纹肌鉴别：Myogenin、MyoD1 阴性；③与肌成纤维细胞鉴别：后者 h-Caldesmon、Smoothelin 阴性
横纹肌标志物	对横纹肌特异性较好的标志物有 Myogenin＞MyoD1；MyoD1 和 Myogenin 是骨骼肌分化非常特异的标志物，只有核表达才能确认为阳性。Myogenin 比 MyoD1 更易使用且更可信，因为后者常呈胞质表达且染色较弱。SMA 在少数横纹肌肉瘤（约 10%）中呈阳性
成纤维细胞/肌成纤维细胞	①普遍表达 Vim 之外，这类病变经常或有时强表达 SMA 和 MSA，而 Desmin 通常阴性；②在正常情况下，β-catenin 蛋白主要存在于正常细胞的细胞膜，在某些异常情况下可发生该基因突变，导致细胞核内堆积。一般认为，只有核表达才有诊断意义。在部分浅部和深部的纤维瘤病中可有 β-catenin 的核表达，这点在鉴别纤维瘤病与大部分肉瘤和其他良性纤维瘤病变时似乎有意义
肌上皮细胞	①依次选择 p63、SMMHC、Calponin、SMA、CK-H（CK5/6、CK14/17、34βE12）、CD10、S-100；②肌上皮细胞与肌成纤维细胞、平滑肌鉴别：选择 p63、CK-H，后者两者均为阴性
脂肪细胞	①正常脂肪细胞 S-100 阳性，但在肿瘤性脂肪细胞中常表达缺失，因此并不适用于判断肿瘤是否来源于脂肪。②联合运用 p16、MDM2 和 CDK4 对鉴别诊断有一定的价值：可以用来鉴别高分化脂肪肉瘤和脂肪瘤、多形性脂肪肉瘤。③脂肪酸结合蛋白（又称脂肪细胞脂类结合蛋白，FABP4，aP2）在各种正常组织、细胞中广泛表达，尤其在脂肪组织和巨噬细胞中高表达，可作为脂肪细胞分化的标志，表达于白色和棕色脂肪组织及正在分化的脂肪细胞，在巨噬细胞中也有高表达，在其他组织如肾脏、心脏中表达水平较低
血管内皮	①免疫组化在判断血管来源时非常有用，特别是分化差的血管肉瘤和类似上皮瘤的血管性肿瘤；②FLI-1、ERG 是新型血管内皮标志物，特异性和敏感性好于 CD31 和 CD34；③CD31 高度局限于内皮肿瘤中，并有很好的敏感性；④虽然 CD34 对内皮分化敏感，但特异性较差

续表

标记细胞/肿瘤	注释
淋巴管内皮	CD31和CD34作为血管源性标志物，不仅表达于血管内皮，而且也表达于淋巴管内皮，而D2-40只表达淋巴管内皮细胞，故被认为是有淋巴内皮细胞分化肿瘤的一个非常好的标志物
色素细胞标志物	①S-100蛋白敏感性最高，是黑色素瘤的过筛指标；②对恶性黑色素瘤（MM）特异性较高的抗体为PNL2、Tyrosinase、HMB45、SOX10、MiTF、MelanA；③对正常黑色素细胞无表达的抗体有HMB45和Tyrosinase；④对转移性MM有较高阳性率的抗体有S-100、Tyrosinase、MiTF、SOX10、MelanA、HMB45
PEComa	血管周上皮样细胞肿瘤（PEComa）：可特异性表达黑色素细胞标志物（如HMB-45、MelanA、Tyrosinase、MiTF）和肌细胞标志物（如SMA、Desmin、Calponin等），但一般不表达CK、S-100，对Vim弱阳性
组织细胞标志物	对于组织细胞标志物，CD163比CD68更特异，但许多细胞及肿瘤中，如单核巨噬细胞系统、粒细胞系统、多种上皮、软骨细胞、肾母细胞瘤、肾癌等均可表达该组免疫组化标志物。所以在应用时应与其他抗体联用，采取阴性与阳性互补的原则鉴别诊断。同时应注意在恶性纤维组织细胞瘤中虽有AAT、AACT及溶菌酶的表达，但这并不说明恶性纤维组织细胞瘤源于组织细胞
施万细胞	常用的有S-100蛋白，它的阳性谱相当广泛，缺乏特异性。S-100在软组织肿瘤中主要应用于：①确定施万细胞瘤、节细胞神经瘤、颗粒细胞瘤、黑色素瘤、软组织软骨肉瘤；②当肿瘤呈不典型车辐状或束状排列时，可作为施万细胞瘤与纤维组织细胞瘤的鉴别
神经束膜细胞	GLUT1、Claudin1对诊断神经束膜瘤有特征性，但是一般需要联合EMA使用，可靠性较高。与神经鞘瘤鉴别：S-100、SOX2、SOX10阴性
神经元	Syn是应用最多的神经元和神经内分泌标志物，敏感度高，特异度一般，而NeuN特异度高，敏感度一般；NF、CgA往往表达于较为成熟的神经元，NSE、MAP2特异度较差
神经内分泌标志物	①该类肿瘤的诊断性免疫表型标志物有CgA和Syn，但是有部分神经内分泌肿瘤常不表达CgA，而某些非神经内分泌肿瘤可能会表达Syn。其他可选用的标志物还有神经特异性烯醇化酶（NSE）和神经黏附因子CD56等；②NKX2.2作为一种新型的神经内分泌标志物，在诊断小肠、直肠及胰腺神经内分泌肿瘤方面明显优于CgA，联合检测NKX2.2、Syn、CgA可提高小肠、直肠及胰腺神经内分泌肿瘤诊断的准确性
神经外胚层标志物	CD99和FLI-1均为尤因肉瘤/原始神经外胚叶肿瘤（PNET）相对敏感且特异的指标，并有两种以上不同神经标志物（如CD56、Syn、NSE）的表达。神经母细胞瘤、恶性外周神经鞘瘤和纤维肉瘤不表达CD99，此点有助于鉴别诊断
间皮细胞	在间皮瘤和肺腺癌的鉴别诊断中，可以采用两组抗体，一组为阳性标志物，主要包括Calretinin（CR）、CK5/6、WT1、D2-40、GLUT1、IMP3、EMA；另一组为阴性标志物，主要包括CEA、CA125、PAX8、CD15、BerEP4、MOC31、B72.3、BG-8、p63/p40、ER、PR、Claudin4和BerEP4等
成软骨分化标志物	软骨肿瘤细胞表达S-100和SOX9。SOX9是维持软骨细胞表型和软骨稳态的主要因子，SOX9与SOX5、SOX6协同诱导间充质细胞分化为软骨细胞，SOX9可在未分化间质细胞和软骨成分中均显示阳性，但均不特异
成骨分化标志物	OCN由骨母细胞产生，存在于骨母细胞和幼稚细胞中。它对骨肉瘤具有较好的特异性，免疫反应阳性提示骨母细胞分化。SATB2AT序列特异性结合蛋白2（SATB2）作为可靠的成骨细胞标志物，对于鉴别骨肉瘤和其他非成骨性肉瘤具有重要意义。但值得注意的是，SATB2对于区分骨肉瘤和其他成骨性病变意义有限
脊索细胞标志物	Brachyury基因是一种转录因子，定位于细胞核，对于诊断脊索瘤具有较好的敏感度和特异度。经典的脊索瘤免疫组化方面呈上皮及间叶双向表达，常表达CKpan，EMA、Vim和S-100等

表11-2 成纤维细胞/肌成纤维细胞与平滑肌细胞等的鉴别

肿瘤类型	阳性标志物	阴性标志物或注释
成纤维细胞肿瘤	普遍表达Vim之外，还可表达SMA和MSA	Desmin通常阴性
肌成纤维细胞肿瘤	SMA、MSA、Desmin、Calponin、ALK1	与平滑肌鉴别：h-Caldesmon、Smoothelin阴性
肌上皮肿瘤	p63、SMMHC、Calponin、SMA、CK-H（CK5/6、CK14/17、34βE12）、CD10、S-100	与肌成纤维细胞、平滑肌鉴别：p63、CK-H，后两者为阴性
平滑肌肿瘤	h-Caldesmon、SMA、MSA（HHF35）、Calponin、Desmin、HDAC8、Smoothelin	与横纹肌肿瘤鉴别：Myogenin、MyoD1阴性

续表

肿瘤类型	阳性标志物	阴性标志物或注释
横纹肌肿瘤	Myogenin、MyoD1对横纹肌肉瘤有高特异度和敏感度，Myoglobin、Desmin、MSA阳性	与平滑肌肿瘤鉴别：h-Caldesmon、SMA和Calponin均为阴性
恶性横纹肌样瘤	偶尔表达SMA，INI1/BRG1表达缺失	Desmin、MyoD1、Myogenin均阴性
血管周细胞肿瘤	主要表达Vim、α-SMA和MSA，部分表达Ⅳ型胶原和Desmin，CD34表达不一	与血管周上皮样细胞鉴别：黑色素细胞标志物阴性
血管周上皮样细胞	表达黑色素细胞标志物（HMB45、MelanA/MART-1、Tyrosinase、mitf），肌细胞标志物（如SMA、Desmin、Calponin）和h-Caldesmon	一般不表达CK、S-100蛋白。与恶性黑色素瘤鉴别：后者不表达肌细胞标志物

三、与软组织肿瘤相关的基因类标志物

近年来，骨和软组织肿瘤的分子病理学发展十分迅速。分子病理学检测不但是肿瘤诊断的重要辅助手段，而且能够指导临床制订治疗策略、预测肿瘤的生物学行为。目前，用于检测软组织肿瘤相关基因改变的方法主要有测序法（包括二代测序法）、荧光原位杂交（FISH）技术、PCR法［扩增受阻突变系统（ARMS）法等］和免疫组化法等。

（一）基于遗传学改变的特异性免疫组化标志物

传统的免疫组化指标主要作用在于确定肿瘤细胞的分化谱系，这对软组织肿瘤的诊断很有意义；不过，很多病例仅确定分化谱系并不足以做出明确诊断。近些年已有多种基于分子遗传学改变的基因类标志物（详见第二章第五节"十二、基于免疫组化检测的分子病理诊断"）在骨和软组织肿瘤中广泛应用，在为肿瘤提供基因信息方面扮演着日益重要的角色，在分子病理诊断中的应用已日趋成熟（表11-3）。

表11-3 基于遗传学改变的新型和特异性免疫组化标志物

标志物	阳性定位	适用范围
ALK	细胞质	炎性肌成纤维细胞瘤、上皮样纤维组织细胞瘤
ARID1A	细胞核	ARID1A缺失可以出现在卵巢透明细胞癌、卵巢子宫内膜样癌和子宫内膜样癌
BCOR	细胞核	在婴幼儿原始黏液样间叶性肿瘤、婴儿未分化圆细胞未分化肉瘤及肾脏透明细胞肉瘤表达，还可在部分滑膜肉瘤和少数横纹肌肉瘤中阳性表达，在低度恶性纤维黏液样肉瘤中为阴性
Brachyury	细胞核	Brachyury是目前公认的脊索瘤特征性鉴别诊断指标，也表达于血管母细胞瘤、部分睾丸肿瘤、副脊索瘤，去分化脊索瘤阴性
BAP1	细胞核	BRCA1相关蛋白1（BAP1）在恶性间皮瘤表达（核缺失），在反应性间皮增生无核缺失
BRG1（SMARCA4）	细胞核	SMARCA4（BRG1）缺失性胸腔肉瘤、卵巢高钙血症型小细胞癌及部分腺癌可失表达
CAMTA1	细胞核	钙调蛋白结合转录激活因子1抗体（CAMTA1）在上皮样血管内皮瘤中表达
CCNB3	细胞核	*BCOR-CCNB3*基因融合的未分化肉瘤
CD117、DOG1	细胞膜/质	胃肠道间质瘤（GIST）
CDK4、MDM2	细胞核	在高分化脂肪肉瘤、去分化脂肪肉瘤和低级别骨肉瘤中为阳性，而在良性病变中通常为阴性
CMG2	细胞核	毛细血管形态发生基因（CMG2）见于幼年透明性纤维瘤病，CMG2高表达能促进前列腺癌的转移
CTNNB1（β-catenin）	细胞核	侵袭性纤维瘤病、部分孤立性纤维性肿瘤、栅栏状恶性肌成纤维细胞瘤、鼻咽血管纤维瘤、鼻窦型血管外皮瘤
DOG1	细胞质/膜	*DOG1*基因位于染色体11q13，在胃肠Cajal细胞、唾液腺腺泡细胞、胰腺泡心细胞、肝细胞及胆道、乳腺、胃和前列腺上皮中检测到。研究证实DOG1蛋白选择性地表达于GIST，并优于CD117

续表

标志物	阳性定位	适用范围
DUX4	细胞核	CIC-DUX4 基因重排的未分化肉瘤
ERG	细胞核	血管内皮细胞肿瘤
ETV4	细胞核	腺病毒E1A增强子结合蛋白（ETV4）见于 CIC-DUX4 重排肉瘤
FLI-1	细胞核	血管内皮细胞肿瘤、骨外尤因肉瘤、结缔组织增生性小圆细胞肿瘤、滑膜肉瘤、淋巴瘤
FOSB	细胞核	假肌源性血管内皮瘤、部分上皮样血管瘤和原发性肝细胞癌
GRIA2	细胞膜/质	孤立性纤维性肿瘤、隆突性皮肤纤维肉瘤、肌上皮瘤等
H3.3G34W	细胞核	骨巨细胞瘤
H3K27me3	细胞核	恶性外周神经鞘瘤（核缺失）
H3K36M	细胞核	软骨母细胞瘤
IDH1、IDH2	细胞质	内生性软骨瘤、软骨肉瘤（包括去分化软骨肉瘤），也见于星形细胞瘤、少突胶质细胞瘤和少突星形细胞瘤及继发性胶质母细胞瘤等
INI1（SMARCB1）	细胞核	表达缺失主要见于上皮样肉瘤、恶性横纹肌样瘤、上皮样恶性外周神经鞘瘤、神经鞘瘤病、外阴肌上皮瘤样肿瘤、部分肌上皮癌、部分脊索瘤、骨外黏液样软骨肉瘤，以及肾髓质癌、神经胶质瘤、髓系白血病、肝内胆管癌等
MDM2/CDK4/p16	细胞核	不典型性脂肪瘤样肿瘤/高分化脂肪肉瘤、去分化脂肪肉瘤、骨旁骨肉瘤、髓内高分化骨肉瘤，但在良性脂肪肿瘤中却不扩增
MUC4	细胞质	低度恶性纤维黏液样肉瘤、硬化性上皮样纤维肉瘤、双相型滑膜肉瘤（腺样成分）
MyoD1	细胞核	梭形细胞/硬化性横纹肌肉瘤
NF2	细胞质	神经鞘瘤
NKX2.2/PAX7	细胞核	在尤因肉瘤、胃肠胰食管神经内分泌肿瘤和脑胶质瘤中呈过表达
NUT	细胞核	见于 CIC-NUTM1 重排肉瘤，也见于 NUT 基因重排的中线癌
NY-ES0-1	细胞质	黏液样脂肪肉瘤、滑膜肉瘤
PDGFRA	细胞质	炎性纤维性息肉
PDGFRB	细胞质	肌纤维瘤/肌周皮细胞瘤
PLAG1	细胞核	多形性腺瘤基因1（PLAG1）见于脂肪母细胞瘤；在涎腺恶性肿瘤中阳性表达率低于在涎腺良性肿瘤中的阳性表达率，其中又以多形性腺瘤高阳性表达尤为突出
PNL2	细胞质	透明细胞瘤、血管平滑肌脂肪瘤和淋巴管平滑肌瘤可见不同程度的阳性；血管周上皮样细胞肿瘤和黑色素性神经鞘瘤的非黑色素细胞病变区阳性
PRDM10	细胞核	PRDM 10 重排软组织肿瘤/浅表性CD34阳性成纤维细胞性肿瘤
RB	细胞核	表达缺失见于梭形细胞/多形性脂肪瘤、乳腺型肌成纤维细胞瘤、富于细胞性血管纤维瘤、不典型性梭形细胞/多形性脂肪瘤样肿瘤、指（趾）纤维黏液瘤等，也见于视网膜母细胞瘤、乳腺癌、前列腺癌、小细胞肺癌等
SDHB	细胞质	琥珀酸脱氢酶B（SDHB）表达缺失见于SDH缺陷型GIST、SDH缺陷型神经节瘤、肾癌、嗜铬细胞瘤、副神经节细胞瘤
SOX10	细胞核	神经鞘瘤病、恶性外周神经鞘瘤（30%～50%）、软组织透明细胞肉瘤、肌上皮肿瘤
SATB2	细胞核	可表达于含骨母细胞分化的良恶性骨肿瘤及伴有异质性骨分化的软组织肿瘤，也可见于结直肠癌中具有高度敏感性，在其他上皮性肿瘤中罕见表达
STAT6	细胞核	孤立性纤维性肿瘤/血管外皮细胞瘤，在去分化的脂肪肉瘤和深部纤维组织细胞肉瘤中有局部的弱表达
TFE3	细胞核	TFE3易位相关肿瘤，包括腺泡状软组织肉瘤、部分PEComa、颗粒细胞瘤、少数上皮样血管内皮瘤、韧带样型纤维瘤病等
TLE1	细胞核	滑膜肉瘤、神经纤维瘤、神经鞘瘤、恶性外周神经鞘瘤、恶性黑色素瘤

标志物	阳性定位	适用范围
pan-TRK	细胞核/质	用于NTRK1融合的检出及证实，常见于先天性肾癌、婴儿肉瘤、涎腺癌和分泌性乳腺癌
VEGF	细胞质/膜	婴儿富于细胞性血管纤维瘤
WT1	细胞核	结缔组织增生性小圆细胞肿瘤、CIC-DUX4重排肉瘤

（二）FISH在软组织肿瘤中的应用

荧光原位杂交（FISH）是一种通过荧光素标记的DNA探针与样本细胞核内的DNA靶序列杂交，从而获得细胞核内染色体或基因状态的信息的技术。FISH可以检测的遗传学改变有染色体或基因的缺失、易位、获得、扩增和染色体多体。

近年来，越来越多特异性的染色体易位在肿瘤中被发现，并且形成融合基因，但并不是所有的融合基因都能被免疫组化方法检测到。FISH能够对一些形态学相似性较高且相应免疫组化特异性相对较低的软组织肿瘤起到重要的病理辅助诊断作用（表11-4）。

用FISH方法可在很大程度上帮助我们进行鉴别诊断，但是也存在一些问题，多种不同类型的肿瘤可涉及同一基因易位（如EWSR1基因和FUS基因等），或共享相同的融合基因（如EWSR1-CREB1融合基因），因此在判读FISH结果时也需要结合形态学和免疫组化作为基础，同时需要了解患者的病史信息，进行综合分析才能做出最适合的正确诊断，少数情况下，除涉及相同的基因易位外，在组织学形态和免疫表型上也有不同程度的重叠，此时则需要加做逆转录聚合酶链反应（RT-PCR）检测，根据具体的融合基因类型来帮助诊断。

表11-4 软组织肿瘤染色体易位及其融合基因

软组织肿瘤	染色体易位	融合基因	FISH探针
尤因肉瘤/原始神经外层肿瘤	t（11;22）(q24;q12)	EWSR1-FLI-1	EWSR1
	t（21;22）(q22;q12)	EWSR1-ERG	
	t（7;22）(p22;q12)	EWSR1-ETV1	
	t（17;22）(q21;q12)	EWSR1-E1AF	
	t（2;22）(q35;q12)	EWSR1-FEV	
CIC重排肉瘤	t（4;19）(q35;q13)	CIC-DUX4	CIC
	t（10;19）(q26;q13)	CIC-DUX4L	
BCOR-CCNB3肉瘤	inv（X）(p11.4;p11.22)	BCOR-CCNB3	BCOR
结缔组织增生性小圆细胞肿瘤	t（11;22）(p13;q12)	EWSR1-WT1	EWSR1
腺泡状横纹肌肉瘤	t（2;13）(q35;q14)	PAX3-FOXO1A	FOXO1A
	t（1;13）(p36;q14)	PAX7-FOXO1A	
梭形细胞横纹肌肉瘤	t（6;8）(p21;q13)	SRF-NCOA2	
	t（8;11）(q13;p15)	TEAD1-NCOA2	
滑膜肉瘤	t（X;18）(p11;q11)	SYT-SSX1	SYT
	t（X;18）(p11;q11)	SYT-SSX2	
	t（X;18）(p11;q11)	SYT-SSX4	
隆突性皮肤纤维肉瘤	t（17;22）(q21;q13)	COL1A1-PDGFB	PDGFB
孤立性纤维性肿瘤	inv（12）(q13;q13)	NAB2-STAT6	STAT6
婴儿纤维肉瘤	t（12;15）(p13;q25)	ETV6-NTRK3	ETV6

续表

软组织肿瘤	染色体易位	融合基因	FISH探针
结节性筋膜炎	t（22；17）（q13；p13）	MYH9-USP6	USP6
炎性肌成纤维细胞瘤	t（1；2）（q22；p23）	TPM3-ALK	ALK
	t（2；19）（p23；p13.1）	TPM4-ALK	
	t（2；17）（p22；q23）	CLTC-ALK	
	t（2；2）(p23；q13）	RANBP2-ALK	
	t（2；2）（p23；q35）	ATIC-ALK	
	t（2；11）（p23；p15）	CARS-ALK	
上皮样肉瘤	INI1基因缺失		INI1
伴有色素分化的Xp11易位性肿瘤/TFE3重排相关性PEComa	t（X；1）（p11；p34）	PSF-TFE3	TFE3
	inv（X）（p11；q12）	NONO-TFE3	
腺泡状软组织肉瘤	der（17）t（X；17）（p11.2；q25）	ASPL-TFE3	TFE3
低度恶性纤维黏液性肉瘤、硬化性上皮样纤维肉瘤	t（7；16）（q33；p11）	FUS-CREB3L2	FUS
	t（11；16）（p11；p11）	FUS-CREB3L1	
骨外黏液样软骨肉瘤	t（9；22）（q22；q12）	EWSR1-NOR1	EWSR1
	t（9；17）（q22；q11）	TAF15-NOR1	NOR1
	t（9；3）（q22；q12）	TFG-NOR1	
	t（9；15）（q22；q21）	TCF12-NOR1	
骨化性纤维黏液样肿瘤	t（6；12）（p21；q24）	Ep400-PHF1	
腱鞘巨细胞瘤	t（1；2）（p13；q37）	CSF1-COL6A3	
	t（1；1）（q21；p11）	CSF1-S-100A10	
腱鞘纤维瘤	t（2；11）（q31；q12）	?	
软骨样脂肪瘤	t（11；16）（q13；p12—p13）	C11orf95-MKL2	
高分化脂肪肉瘤、去分化脂肪肉瘤	MDM2扩增		MDM2
黏液样/圆细胞型脂肪肉瘤	t（12；16）（q13；p11）	FUS-CHOP	CHOP
	t（12；22）（q13；p12）	EWSR1-CHOP	
软组织肌上皮肿瘤（包括肌上皮瘤、混合瘤、副脊索瘤及恶性肌上皮癌）	t（6；22）（p21；q12）	EWSR1-POU5F	EWSR1
	t（1；22）（q23；q12）	EWSR1-PBX1	
	inv（8）（q12.1；p12）	FGFR1-PLAG1	PLAG1
	INI1基因缺失		INI1
软组织透明细胞肉瘤	t（12；22）（q13；q12）	EWSR1-ATF1	EWSR1
	t（2；22）（q32.3；q12）	EWSR1-CREB1	
	t（12；16）（q13；p11）	FUS-ATF1	
上皮样血管内皮瘤	t（1；3）（p36；q23—q25）	WWTR1-CAMTA1	WWTR1
	t（X；11）（p11.2；q22）	YAP1-TFE3	TFE3
血管瘤样纤维组织细胞瘤	t（2；22）（q33；q12）	EWSR1-CREB1	EWSR1
	t（12；22）（q13；q12）	EWSR1-ATF1	FUS
	t（12；16）（q13；p11）	FUS-ATF1	
假肌源性血管内皮瘤	t（7；19）（q22；q13）	SERPINE1-FOSB	
软组织血管纤维瘤	t（5；8）（p15；q13）	AHRR-NCOA2	
促结缔组织增生性成纤维细胞瘤	t（2；11）（q31；q12）	FOSL1基因表达失调	
侵袭性纤维瘤病	+8，+20	APC基因失活性突变；散发性病例中约85%CTNNB突变	

续表

软组织肿瘤	染色体易位	融合基因	FISH探针
黏液炎性成纤维细胞性肉瘤/软组织多形性相关扩张性玻璃样肿瘤,含铁血黄色素沉着性纤维组织细胞瘤样肿瘤	t(1;10)(p22;q24)	TGFBR3-MGEAS	
侵袭性血管黏液瘤	t(8;12)(p12;q15)	HMGA2	
	t(1;12)(q23;q15)	HMGA2	
	t(12;21)(q15;q21.1)	HMGA2	
脂肪瘤	t(3;12)(q27;q14—q15)	HMGA2-LPP	
	t(12;13)(q13—q15;q12—q14)	HMGIC-LHPF	
	6p23—p21重排	HMGA1	
	12q14—q15重排	HMGA2	
脂肪母细胞瘤	8q11—q13重排	PLAG1	
	t(7;8)(q22;q12)	COLIA2-PLAG1	
冬眠瘤	11q13—q21重排	MEN1、APC纯合性或杂合性丢失	
软骨样脂肪瘤	t(11;16)(q13;p12—p13)	C11orf95-MKL2	
非典型性脂肪瘤样肿瘤/高分化脂肪肉瘤/去分化脂肪肉瘤/动脉内膜肉瘤	12q14—q15扩增	MDM2/CDK4扩增	

第二节 脂肪细胞肿瘤

一、良恶性脂肪肿瘤的诊断与鉴别

1.抗体选择　S-100、CD34、HMGA2、p53、p16、MDM2、CDK4、Ki-67,加分子检测(*HMGA2*基因重排,*CDK4*、*MDM2*基因扩增)。

2.注释(表11-5)

(1)真性脂肪瘤常有包膜及脂肪细胞的大小变化,借此可与正常脂肪小叶或瘤样脂肪组织增生鉴别。

(2)脂肪肿瘤可出现不同发育阶段的脂肪细胞,各种不同类型的脂肪肉瘤常重演脂肪细胞某一发育阶段的特征,且脂肪细胞显示不同程度的异型性。寻找诊断性脂肪母细胞在脂肪性肿瘤诊断中显得非常重要。诊断性脂肪母细胞的特点:核深染,锯齿状或清晰的扇贝形或边缘常见压迹,细胞质内富含脂质,可见多空泡状或单空泡状脂滴形似蜘蛛,故称"蜘蛛细胞"。

(3)免疫组化在诊断脂肪性肿瘤中的作用:常用免疫组化指标包括S-100、CD34和Ki-67等;联合运用p16、CDK4(细胞周期蛋白依赖性激酶4)和MDM2(小鼠双微体基因2)对鉴别诊断有一定的价值。在病理诊断过程中应用免疫组化时应注意以下问题。

S-100:正常脂肪细胞S-100阳性,但在肿瘤性脂肪细胞中常表达缺失,因此并不适用于判断肿瘤是否来源于脂肪。

联合运用p16、MDM2和CDK4对鉴别诊断有一定的价值:可以用来鉴别高分化脂肪肉瘤和脂肪瘤、多形性脂肪肉瘤。非典型脂肪瘤性肿瘤/高分化脂肪肉瘤(ALT/WDLPS)p16、MDM2和CDK4常常弥漫强阳性。有研究表明,93%的去分化脂肪肉瘤(DDLPS)表达上述3个标志物中的至少2个,72%表达全部3个标志物。但在DDLPS与非脂肪源性肿瘤鉴别诊断时,上述3个标志物的特异性则明显不够;此时,应用FISH检测*MDM2*基因扩增对于诊断DDLPS具有高度的特异性和敏感性。

MDM2和CDK4均呈细胞核阳性,MDM2多表现为散在细胞阳性,而CDK4往往表现为弥漫阳性。而对于阳性结果的判定，目前尚无统一的标准。有学者认为，>30%的肿瘤细胞弥漫性强阳性作为标准，将明显提高ALT/WDLPS和DDLPS诊断的特异性。

目前认为MDM2和CDK4免疫组化染色对于ALT/WDLP及DDLP的病理诊断是一个有效的辅助手段，其中MDM2敏感性更高、CDK4特异性更好，故联合使用MDM2及CDK4比单独使用其中一种抗体更好。应注意的是，部分恶性外周神经鞘膜瘤（MPNST）、胚胎性横纹肌肉瘤、黏液纤维肉瘤、恶性纤维组织细胞瘤、平滑肌肉瘤、黏液样脂肪肉瘤可表达MDM2或CDK4或p16，其中后3种肿瘤大多只有MDM2阳性，而CDK4阴性，这一结果也提示，联合使用2种抗体可有效避免误诊，而其他几种肿瘤则需要其他临床病理指标以诊断，必要时加做分子病理学检测。目前认为FISH检测*MDM2*基因扩增是诊断ALT/WDPLPS和DDLPS的金标准。

表11-5　良恶性脂肪肿瘤的诊断与鉴别

鉴别点	脂肪瘤	脂肪肉瘤
年龄	多见于40～60岁中年人，儿童较少见	成人，很少发生于儿童
部位	常发生于浅表软组织，非典型脂肪瘤样肿瘤适用于位于浅表皮下的病变	多发生于深部软组织，高分化脂肪肉瘤多适用于发生于深部体腔者（ICD编码为8850/3）
病变特征	主要由成熟的脂肪细胞构成，可含有脂肪母细胞，如脂肪母细胞瘤、软骨样脂肪瘤、棕色脂肪瘤和梭形细胞/多形性脂肪瘤等	常重演脂肪细胞某一发育阶段的特征，且脂肪细胞显示不同程度的异型性，但高分化脂肪肉瘤中也可见很难见到的脂肪母细胞
S-100	阳性（细胞核和脂滴周边的细胞质阳性）	脂肪母细胞表达减弱
p16	阴性	常弥漫强阳性
MDM2	阴性	常弥漫强阳性
CDK4	阴性	常弥漫强阳性
FISH检测	*HMGA2*基因重排	*MDM2*和*CDK4*扩增

二、脂肪瘤及其亚型的诊断与鉴别

1. 抗体选择　S-100、CD34、SMA、Desmin、RB1、HMGA2、p16、MDM2、CDK4。必要时加分子检测（HMGA2、PLAG1、MDM2等）。

2. 注释

（1）脂肪瘤是成人最常见的软组织良性肿瘤，占所有软组织肿瘤的16%～50%。除常见的经典型脂肪瘤外，脂肪瘤还有多种形态学亚型，包括血管脂肪瘤、肌脂肪瘤、软骨样脂肪瘤、梭形细胞/多形性脂肪瘤、脂肪母细胞瘤/脂肪母细胞瘤病、髓脂肪瘤、冬眠瘤，以及一些新近报道的新亚型，如树突状纤维黏液样脂肪瘤（DFML）、含铁血黄素性纤维组织细胞性脂肪瘤和硬化性（纤维瘤样）脂肪瘤。DFML的细胞遗传学特征与大多数梭形细胞脂肪瘤（SCL）一致，因此认为DFML是SCL的黏液样亚型。2020版WHO软组织肿瘤分类将非典型梭形细胞/多形性脂肪瘤归入了良性肿瘤。这些亚型在临床和病理学上有一些与经典性脂肪瘤不同的特点，熟悉这些脂肪瘤的特殊亚型有助于诊断和鉴别诊断（表11-6）。

（2）特别注意脂肪母细胞瘤与黏液脂肪肉瘤的鉴别：脂肪母细胞瘤好发于5岁以下婴幼儿，肿瘤组织形态与胎儿的脂肪组织极为相似，未成熟和成熟的脂肪组织小叶由纤维毛细血管间隔分割，伴有丰富的丛状血管结构及丰富的黏液样间质。脂肪细胞示成熟的过程，从原始星形、梭形间质细胞到多泡性脂肪母细胞、印戒细胞及成熟脂肪细胞。黏液样脂肪肉瘤（MLS）：一般情况下，MLS常位于深部软组织，边界不清并且向周围组织浸润，仔细寻找可以见到异型的脂肪母细胞。免疫组化MLS的肿瘤细胞CD34、BCL2均阴性，细胞遗传学具有特征性的*FUS-DDIT3*融合基因，与良性的DFML不同；细胞遗传学存在*FUS-DDIT3*和*EWSR1-DDIT3*融合基因。免疫组化p16对于鉴别脂肪肉瘤具有一定的意义，特异度及敏感度高于

MDM2和CDK4。

（3）注意出现CD34、BCL2和CD99免疫组化阳性结果的肿瘤鉴别：梭形细胞脂肪瘤/多形性脂肪瘤（SCL/PL）、DFML和孤立性纤维性肿瘤（SFT）均可表现为CD34、BCL2和CD99阳性。有学者认为DFML可能是介于SCL和SFT之间的一种中间类型，但Fritchie等的研究显示，SCL中存在13q14上*RB1*基因的缺失，而SFT中并无*RB1*基因缺失，提示SFT和SCL之间并无相关性，因此认为SFT、DFML和SCL三者并无谱系相关性。

表11-6 脂肪瘤及特殊组织学类型的免疫表型和细胞遗传学改变

肿瘤类型	病变特点	免疫表型特点	分子改变或注释
脂肪瘤	由成熟脂肪细胞构成，包膜完整，脂肪细胞的大小变化	S-100、Vim、leptin、HMGA2阳性，CDK4、MDM2阴性	12q13—q15染色体异常；*HMGA2*基因重排
肌肉内脂肪瘤	横纹肌内或肌束之间见成熟脂肪组织呈弥漫浸润性生长	S-100阳性，CDK4和MDM2阴性	无*MDM2*基因扩增，与ALT/WDLPS等相鉴别
肌脂肪瘤	由成熟脂肪细胞和数量不等的平滑肌细胞构成	平滑肌成分表达平滑肌标志物、HMGA2、ER和PR常阳性	存在*HMGA2*基因异常
血管脂肪瘤	主要由成熟的脂肪细胞和分支状的毛细血管网组成	脂肪细胞S-100阳性；内皮细胞CD34、CD31阳性	根据有无包膜将血管脂肪瘤分为浸润性和非浸润性
软骨样脂肪瘤	大量成熟脂肪细胞，脂肪母细胞和黏液透明样软骨基质	表达S-100、Vim。EMA、SMA、MSA、HMB45和GFAP阴性	存在*C11orf95-MKL2*融合基因
冬眠瘤（棕色脂肪瘤）	由成熟脂肪细胞、棕色脂肪细胞、多泡状脂肪母细胞组成	不同程度表达S-100，CDK4和MDM2阳性；梭形细胞亚型常呈CD34阳性	11q13重排，MEN1/AIP共缺失，无MDM2扩增
肾上腺外髓脂肪瘤	由成熟脂肪组织和骨髓造血组织混合组成	脂肪细胞S-100阳性，骨髓造血细胞LCA、MPO和CD15阳性	t（3;21）（q25;p11）易位；非随机X染色体失活
神经内脂肪瘤	起源于神经外膜和束膜内的脂肪细胞，有包膜	免疫组化对诊断帮助不大，脂肪细胞S-100阳性	有包膜，容易切除，对神经功能无损害
神经脂肪瘤病	以神经外膜内外及束膜间纤维脂肪组织浸润为特征，神经周围纤维组织呈同心圆状结构	可不同程度表达Vim、S-100、CD34阳性；神经纤维表达S-100、NF及CD56	易与纤维脂肪瘤、神经纤维瘤、神经内脂肪瘤等混淆
脂肪瘤病	由小叶状或成片的成熟脂肪细胞组成，可浸润邻近的组织	表达S-100、Vim，和正常脂肪相似	分为家族性多发性和多发性对称性脂肪瘤病两类
脂肪母细胞瘤/脂肪母细胞瘤病	未成熟和成熟的脂肪组织小叶由纤维毛细血管间隔分割，伴黏液样基质	脂肪细胞示成熟的过程。表达S-100和CD34，原始间叶细胞常表达Desmin；PLAG1细胞核阳性	通常发生在婴幼儿，常见的为8q11—q13易位，导致*PLAG1*基因重排（图11-2～图11-5）
梭形细胞脂肪瘤/多形性脂肪瘤（SCL/PL）	由梭形细胞、成熟脂肪细胞和绳索样胶原纤维组成，PL可见特征的大多形性、花环状细胞	表达CD34、Vim、CD99、S-100，但不表达MDM2、SMA、Desmin、STAT6（图11-6～图11-9）	存在13q14上的*RB1*基因缺失，无*MDM2*基因扩增可与不典型性脂肪瘤样肿瘤/高分化脂肪肉瘤鉴别诊断
树突状纤维黏液样脂肪瘤（DFML）	在黏液样间质及绳索样胶原纤维背景中见混杂的小梭形细胞、星芒状细胞或成熟脂肪细胞	与SCL/PL相似。梭形细胞表达Vim、CD34、CD99、BCL2，但S-100、STAT6阴性（图11-10～图11-13）	细胞遗传学改变与SCL/PL相似。无CDK4/MDM2基因扩增。注意与CD34、BCL2和CD99阳性的肿瘤，如SCL/PL和孤立性纤维性肿瘤鉴别
非典型性梭形细胞/多形性脂肪瘤样肿瘤	由不同比例和数量的梭形细胞、脂肪细胞和脂肪母细胞组成，间质黏液样或纤维性基质	不同程度表达S-100、CD34和Desmin；个别MDM2或CDK4灶性弱阳性，但不会出现共表达	存在*RB1*等位基因杂合性缺失，RB1核表达的丢失；缺乏ALT/WDLPS特征性的*CDK4/MDM2*基因扩增

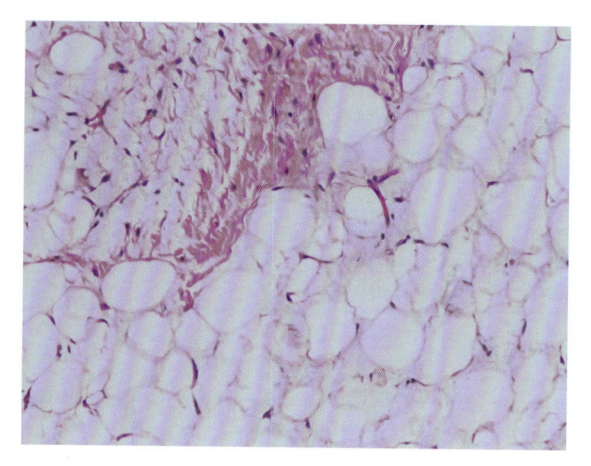

图 11-2　脂肪母细胞瘤，HE 染色

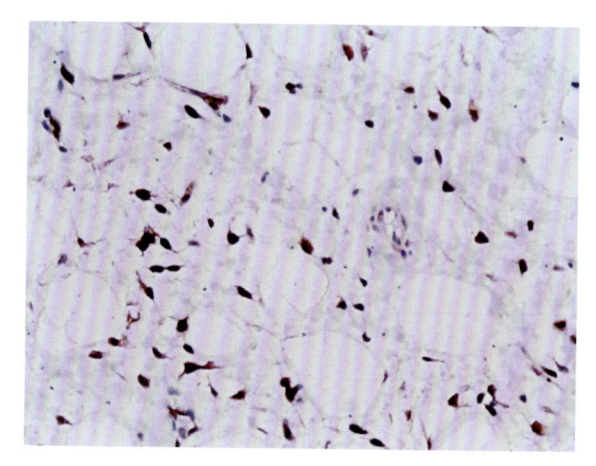

图 11-3　脂肪母细胞瘤，S-100，瘤细胞部分阳性

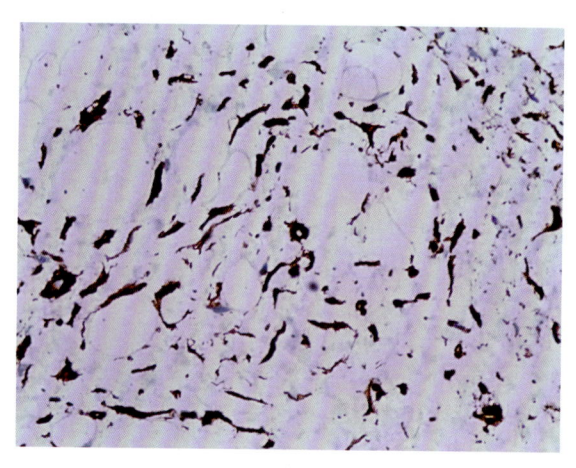

图 11-4　脂肪母细胞瘤，CD34 阳性，瘤细胞部分阳性

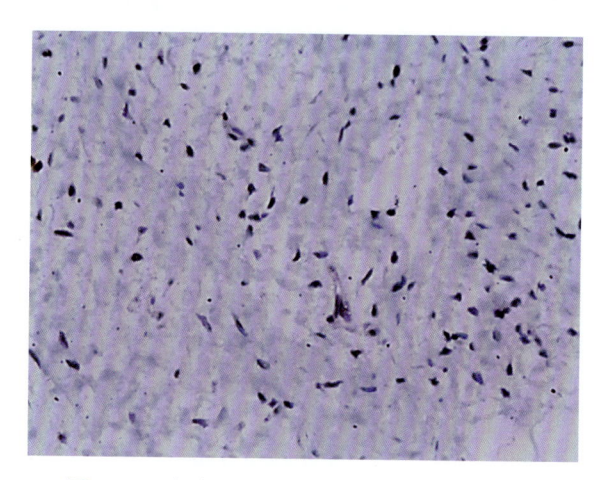

图 11-5　脂肪母细胞瘤，MDM2，个别弱阳性

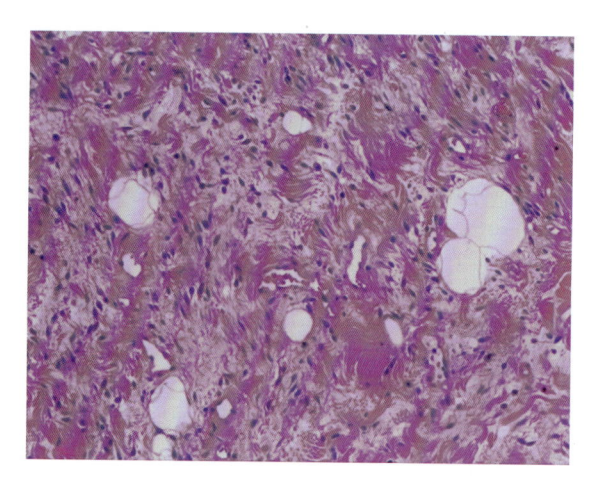

图 11-6　梭形细胞脂肪瘤（SCL），HE 染色

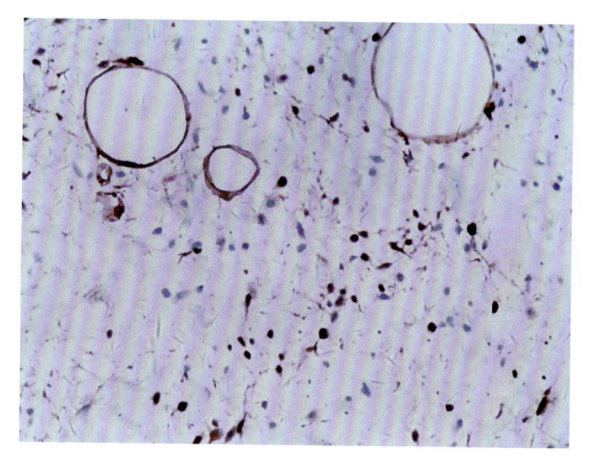

图 11-7　梭形细胞脂肪瘤，S-100，细胞核阳性

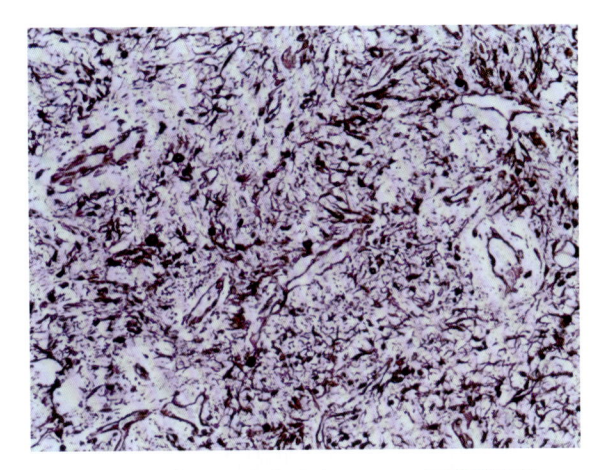

图11-8　梭形细胞脂肪瘤，Vim，细胞质阳性

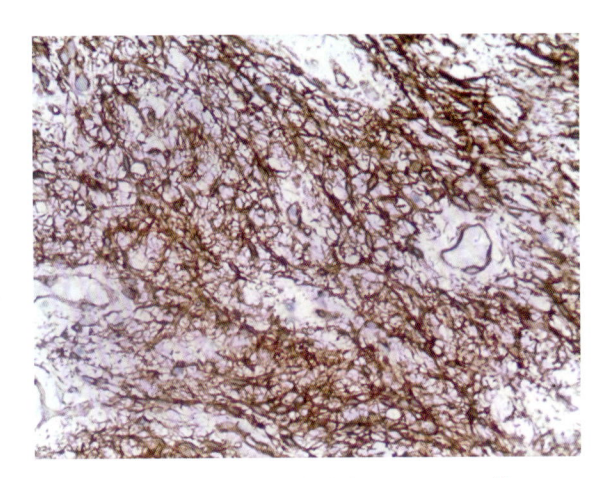

图11-9　梭形细胞脂肪瘤，CD34，阳性

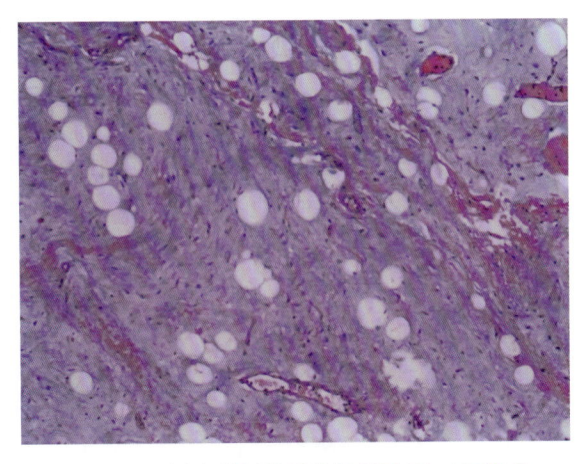

图11-10　树突状纤维黏液样脂肪瘤，HE染色

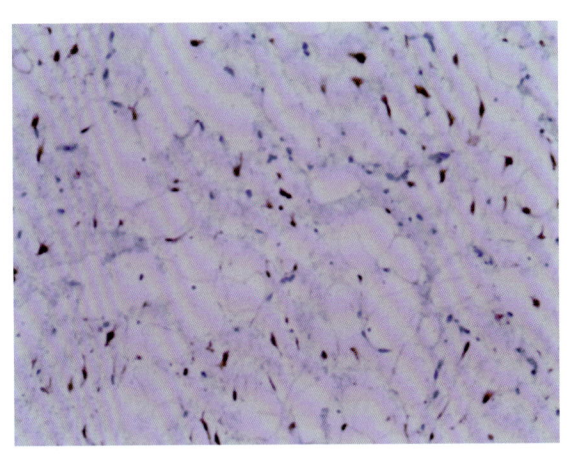

图11-11　树突状纤维黏液样脂肪瘤，S-100，散在阳性

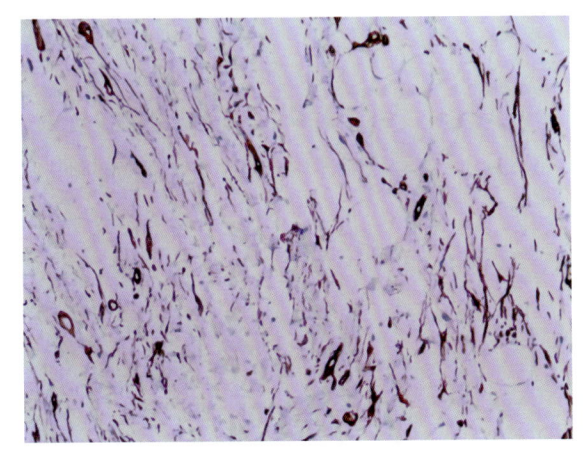

图11-12　树突状纤维黏液样脂肪瘤，CD34，细胞质阳性

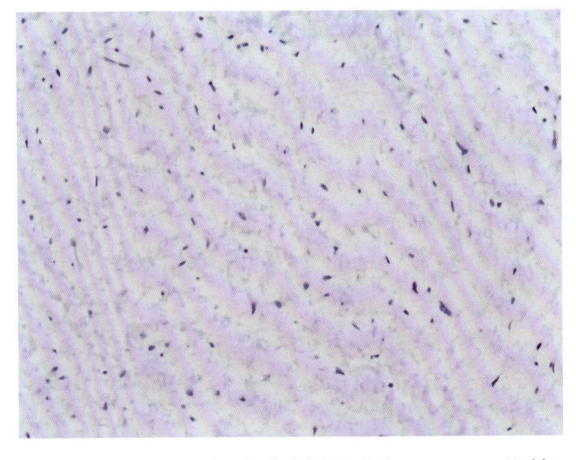

图11-13　树突状纤维黏液样脂肪瘤，CDK4，阴性

三、非典型脂肪瘤性肿瘤/高分化脂肪肉瘤

1. 抗体选择　S-100、CD34、p53、p16、MDM2、CDK4、RB1、Ki-67。FISH检测*CDK4*、*MDM2*基因扩增。

2. 注释

（1）非典型脂肪瘤性肿瘤/高分化脂肪肉瘤（ALT/WDLPS）：2013版WHO软组织肿瘤分类中，ALT/WDLPS不再被归类为恶性，而是将前者归入中间性（局部侵袭性），后者归为恶性。ALT适用于位于浅表皮下或肢体且在手术时能被完整切除者，而WDLPS多适用于发生于深部体腔者（特别是腹膜后和纵隔，也包括精索），因为发生于这些部位的肿瘤常预后较差。

（2）病变特点：肿瘤细胞主要由成熟的脂肪细胞和少量散在的脂肪母细胞组成；在纤维性分隔内可见散在的核深染、外形不规则的异型梭形细胞和畸形细胞。

（3）免疫表型：ALT/WDLPS中空泡状脂肪母细胞多S-100阳性，非典型间质细胞多CD34阴性；而须与梭形细胞脂肪瘤、多形性脂肪瘤等鉴别，这些肿瘤多见CD34强阳性，S-100罕见阳性，有一定诊断价值。ALT/WDLPS常常p16、MDM2和CDK4弥漫强阳性，阳性标准可选择为＞30%肿瘤细胞强阳性，将进一步提高诊断的特异性及敏感性（图11-14～图11-17）。

（4）分子遗传学改变：常具有环状或巨大染色体，同时12q13—q15区域的扩增，该区域内有*MDM2*、*CDK4*、*HMGA2*和*CHOP*等。

（5）鉴别诊断：主要与良性脂肪肿瘤包括良性脂肪瘤、脂肪母细胞瘤、软骨样脂肪瘤、棕色脂肪瘤和多形性脂肪瘤等鉴别。特别是发生在腹膜后的脂肪肿瘤易被误诊为分化良好的脂肪瘤样脂肪肉瘤。但这些肿瘤FISH检测显示*HMG2*基因重排，RT-PCR可检测出*HMG2-LPP*融合基因，但无*MDM2*和*CDK4*基因

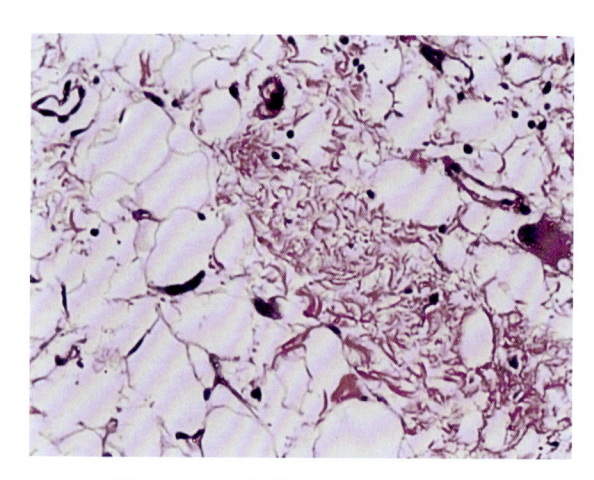

图11-14　高分化脂肪肉瘤，HE染色

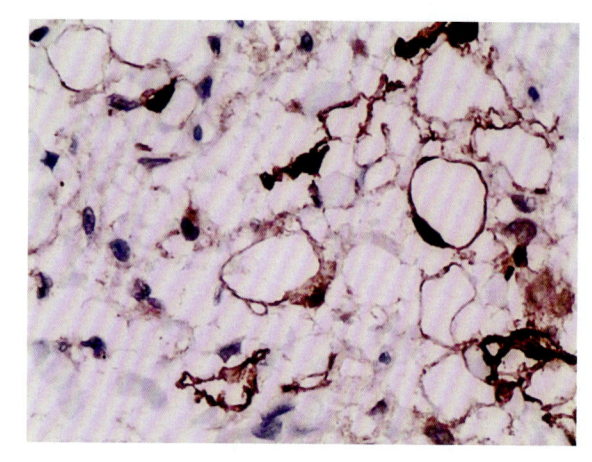

图11-15　高分化脂肪肉瘤，S-100，细胞核阳性

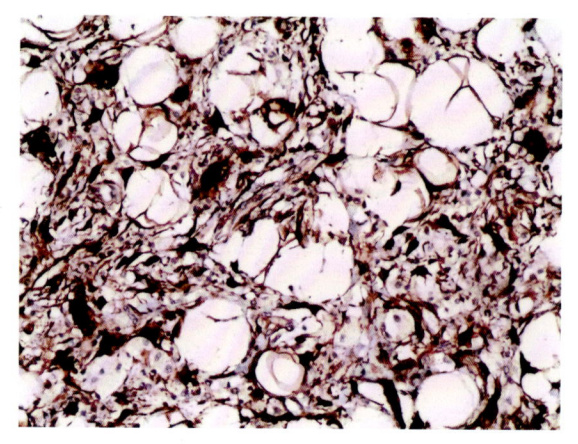

图11-16　高分化脂肪肉瘤，CDK4，细胞核阳性

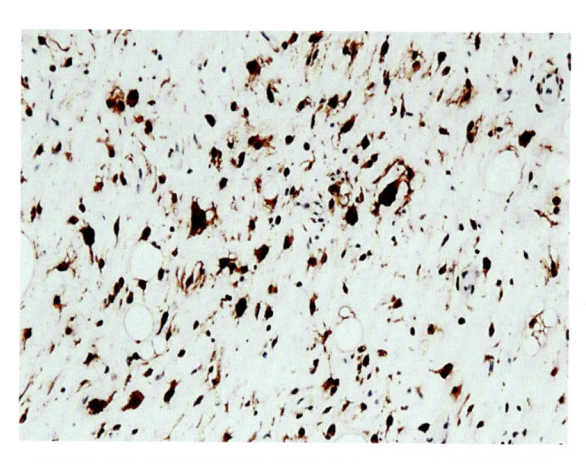

图11-17　高分化脂肪肉瘤，MDM2，细胞核阳性

扩增。

1）非典型性多形性脂肪瘤样肿瘤（APLT）：2020版WHO分类将之定义为一种良性脂肪细胞肿瘤，ICD-O编码为0。肿瘤由不典型梭形细胞、脂肪细胞、脂肪母细胞、多形性细胞组成，伴胶原和（或）黏液样细胞外基质。免疫表型：不同程度表达S-100、CD34和Desmin；个别MDM2或CDK4灶性弱阳性，但不会出现共表达；可有RB1核表达的丢失。与ALT/WDLPS的分子机制不同，无 *MDM2* 和 *CDK4* 基因扩增，而出现与梭形细胞脂肪瘤类似的 *RB1* 等位基因杂合性缺失。

2）去分化脂肪肉瘤：为原发性或复发性恶性脂肪性肿瘤，通常有两种不同分化和形态结构组成成分，即从高分化脂肪肉瘤向非脂肪细胞性肉瘤的移行。去分化成分大多为高度恶性，少数低度恶性。前者呈多行性未分化肉瘤样或纤维肉瘤样；后者呈纤维瘤病样或黏液纤维肉瘤样。去分化成分中也可以含有异源性成分。

3）梭形细胞/多形性脂肪瘤：发生于体表皮下，深部组织未见报道，由均匀一致的梭形细胞及成熟脂肪细胞组成，可见到散在的类似花环样的多核巨细胞。无脂肪母细胞及异型的细胞，肿瘤一般无复发。免疫标记梭形细胞CD34阳性，而ALT/WDL通常CD34不表达。

4）其他疾病：高分化脂肪肉瘤要与退行性变的脂肪组织、脂肪瘤、脂质性肉芽肿及脂膜炎加以鉴别。上述这些病变主要为吞噬脂质的细胞，细胞质有颗粒或微小气泡，细胞核较小，位于中央，无异型，常伴有多核巨细胞、慢性炎症细胞和纤维化成分，且含有脂肪母细胞，细胞核有异型，不含炎症成分。S-100常为阴性。

四、脂肪肉瘤的诊断与鉴别

1.抗体选择　MDM2、CDK4、S-100、p16、p53、CK、Vimentin、CD34、SMA、Desmin。FISH检测 *CDK4*、*MDM2* 基因扩增或 *DDIT3* 基因重排。

2.注释

（1）脂肪肉瘤是一种由分化程度和异型程度不一的脂肪细胞所构成的恶性肿瘤。2020版WHO软组织肿瘤分类将脂肪肉瘤分为高分化脂肪肉瘤（WDLPS）、去分化脂肪肉瘤（DDLPS）、黏液样脂肪肉瘤、多形性脂肪肉瘤（上皮样脂肪肉瘤）和黏液样多形性脂肪肉瘤5种主要类型（表11-7）。

（2）高分化脂肪肉瘤：可分为高分化脂肪肉瘤（NOS）、脂瘤样脂肪肉瘤、炎症性脂肪肉瘤、硬化性脂肪肉瘤。ALT/WDLPS的亚型在一定程度上表现出解剖部位上的趋向性。脂肪细胞（脂瘤样）亚型见于四肢和腹膜后，而硬化性亚型通常发生于腹膜后或精索，炎症性亚型在腹膜后最为常见。

（3）免疫表型：CDK4、MDM2主要在高分化、去分化和非特指亚型脂肪肉瘤组织中表达（阳性率分别为91.1%与85.7%），在黏液型和多形性亚型中表达极少；S-100在脂肪肉瘤中总体阳性率为52%，在黏液型和多形性亚型中的阳性率分别为32.4%与44.4%。

（4）分子检测：脂肪肉瘤具有两种特征性分子遗传学改变，ALT/WDLPS、去分化脂肪肉瘤具有12q13—q15基因扩增，包括位于12q15的 *MDM2* 和 *CPM* 基因，位于14q14.3的 *HMGA2* 基因，以及位于14q14.1的 *CDK4* 基因和 *SAS/TSPAN31* 基因等。其中 *MDM2* 基因被认为是ALT/WDLPS和DDLPS肿瘤发生的主要驱动基因。黏液样脂肪肉瘤具有t（12；16）或t（12；22）易位产生的 *FUS-DDIT3* 或 *EWSR1-DDIT3* 基因融合。多形性黏液样脂肪肉瘤缺乏黏液样脂肪肉瘤的 *DDIT3* 基因重排，也无ALT/WDLPS或DDLPS的 *MDM2* 扩增，部分与Li-Fraumeni综合征（即胚系 *TP53* 突变）、染色体数量异常和 *RB1* 抑癌基因失活有关。

WDLPS和DDLS通过FISH检测到 *MDM2* 基因扩增，通过FISH技术检测 *MDM2* 基因扩增，是诊断WDLPS和DDLS的金标准。而黏液样脂肪肉瘤可通过FISH检测到 *DDIT3* 基因重排得以确诊。

表 11-7 脂肪肉瘤的分型与鉴别

肿瘤类型	病变特点	免疫表型特点	分子改变或注释
高分化脂肪肉瘤（NOS）	由较成熟的脂肪组织构成，但细胞常大小不一，伴散在的深染异型核及脂肪母细胞；瘤体内可见纤维分隔	表达 S-100、Vim、p16、HMG1 和附睾蛋白（YKL-40），并特异性表达 MDM2、CDK4（图 11-14～图 11-17）	常有环状或巨大染色体，12q13—q15 异常，伴 *MDM2*、*CDK4*、*HMGA2* 和 *CHOP* 等扩增
脂肪瘤样脂肪肉瘤	由相对成熟的脂肪组织构成，可见脂肪母细胞，纤维间隔中散在核深染的间质细胞及脂肪母细胞	高表达 S-100、Vim、p16、HMG1 和附睾蛋白（YKL-40），并特异性表达 MDM2、CDK4	存在环状或巨大染色体，12q13—q15 异常，伴 *MDM2*、*CDK4*、*HMGA2* 和 *CHOP* 扩增
硬化性脂肪肉瘤	主要由致密的胶原纤维化区域组成，其中可见异型的梭形细胞、畸形细胞及脂肪母细胞	表达 p16、S-100、CD34 和 Desmin，并特异性表达 MDM2、CDK4	容易被误诊为其他各种类型的梭形细胞肿瘤，如梭形细胞脂肪瘤、多形性脂肪瘤等
炎症性脂肪肉瘤	在高分化脂肪肉瘤中含有数量不等的淋巴细胞和浆细胞浸润	可表达 S-100、Vim、p16、MDM2 或 CDK4；但不表达 SMA、Desmin 和 ALK	易误诊为炎性肌成纤维细胞瘤、Castleman 病和恶性淋巴瘤等
去分化脂肪肉瘤（DDLPS）	ALT/WDLPS 与非脂肪性梭形细胞肉瘤组成，后者可为异源性或同源性	S-100 阳性，常弥漫强表达 p16、MDM2 和 CDK4，可同时表达异源性或同源性标志物（图 11-18～图 11-23）	与 ALT/WDLPS 相似，出现 *CDK4* 和 *MDM2* 基因扩增，还有 *ASK1*、*C-JUN* 基因扩增
多形性脂肪肉瘤（PLS）	背景为高级别多形性肉瘤，细胞成分多，形态多样，其中混杂有数量不等的多空泡脂肪母细胞	梭形细胞及多形性细胞 CD34、p16、p53 阳性；脂肪细胞 S-100 阳性；RB1 表达缺失（图 11-24，图 11-25）	常见 *RB* 基因缺失和较高比例的 *p53* 基因突变，无 *MDM2/CDK4* 扩增或 *MLS* 的融合基因
黏液样脂肪肉瘤（MLS）	由不同分化阶段的脂肪母细胞、丛状分支状的毛细血管和黏液样基质组成，部分呈"肺水肿"黏液湖	可表达 S-100，NY-ESO-1 高表达，MDM2、CDK4 低表达（图 11-26～图 11-29）	存在 *FUS-DDIT3* 和 *EWS-DDIT3* 融合基因
黏液样多形性脂肪肉瘤	可出现 MLS 和 PLS 的混合形态特征，具有明显的核不典型性和多形性脂肪母细胞	可表达 S-100、CD34、p53。部分 RB1 表达缺失	部分与 *TP53* 突变、染色体数量异常和 *RB1* 抑癌基因失活有关，无 *DDIT3* 重排和 *MDM2* 扩增

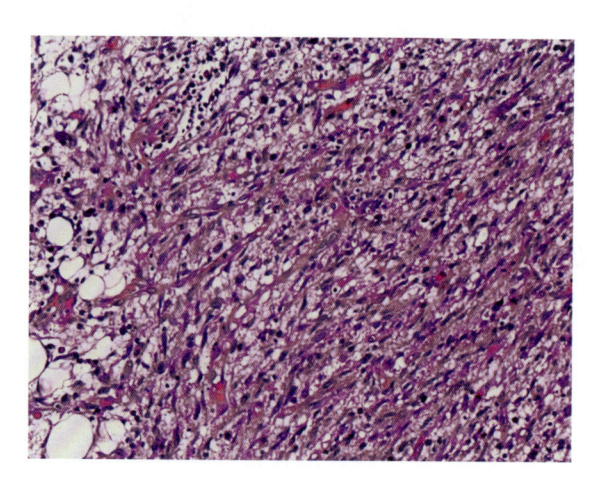

图 11-18 去分化脂肪肉瘤，HE 染色

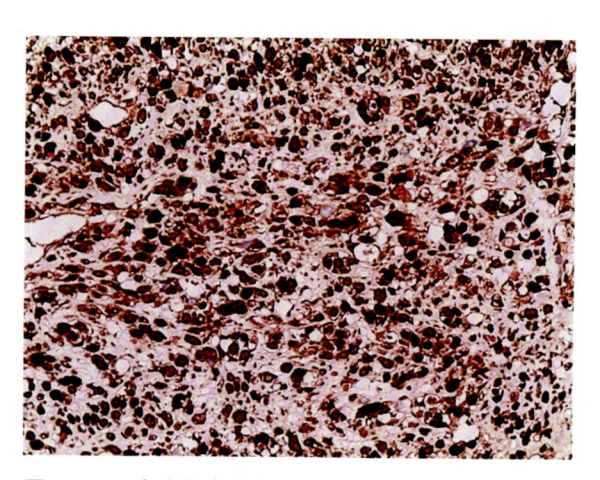

图 11-19 去分化脂肪肉瘤，CDK4，瘤细胞核强阳性

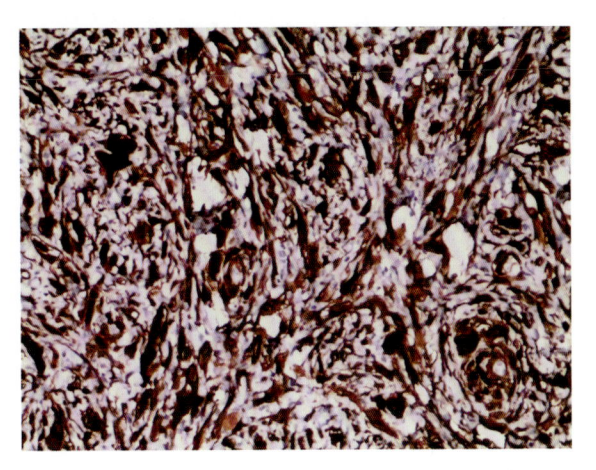

图11-20 去分化脂肪肉瘤，MDM2，瘤细胞核阳性

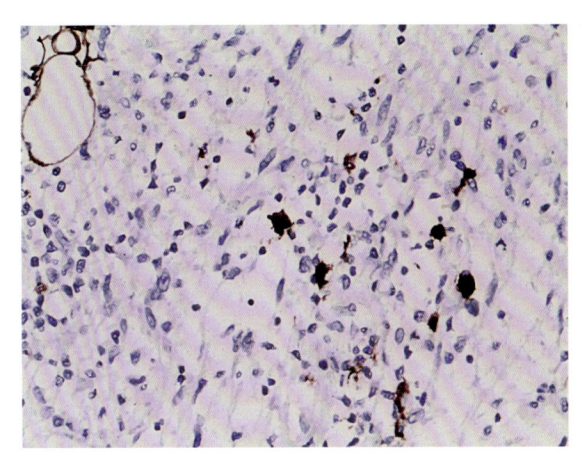

图11-21 去分化脂肪肉瘤，S-100，散在阳性

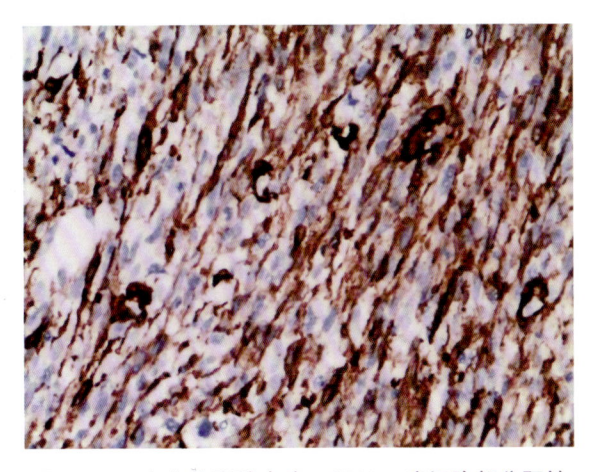

图11-22 去分化脂肪肉瘤，SMA，瘤细胞部分阳性

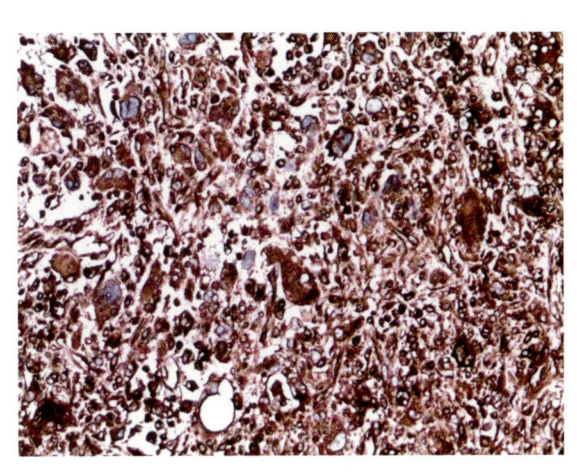

图11-23 去分化脂肪肉瘤，Vim，瘤细胞弥漫阳性

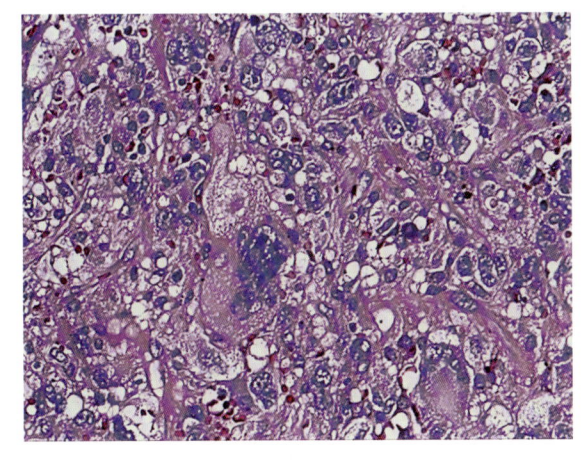

图11-24 多形性脂肪肉瘤，HE染色，见各种异型的脂肪母细胞

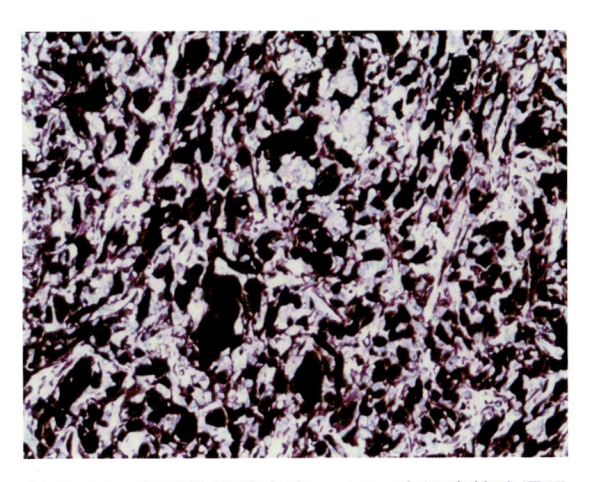

图11-25 多形性脂肪肉瘤，p16，瘤细胞核弥漫强阳性

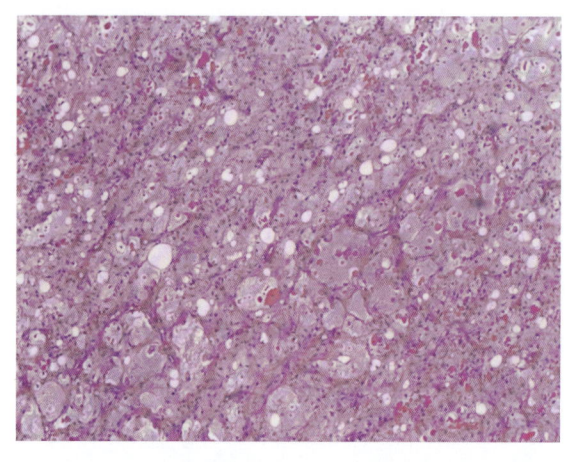

图11-26 黏液样脂肪肉瘤（MLS），HE染色

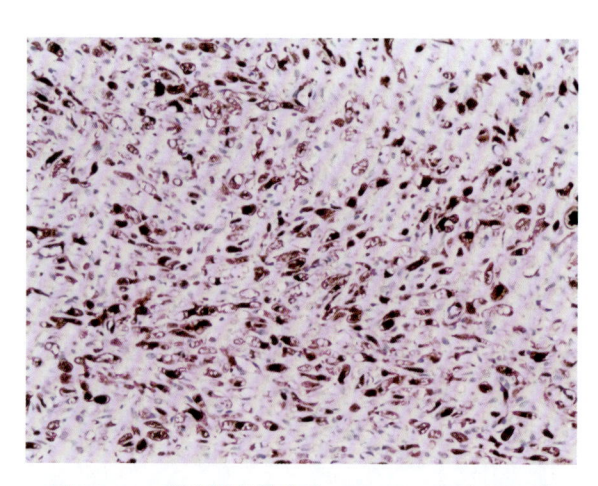

图11-27 黏液样脂肪肉瘤，CDK4，细胞核阳性

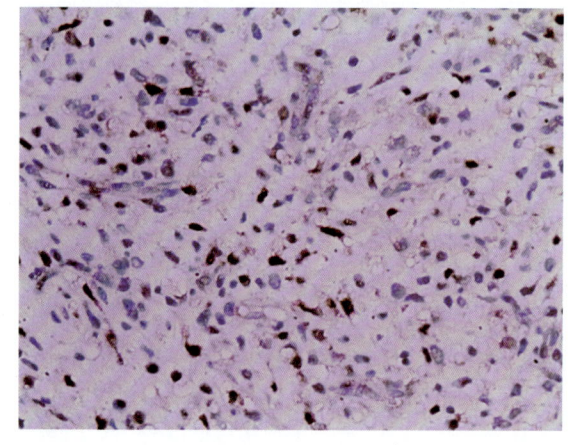

图11-28 黏液样脂肪肉瘤，MDM2，细胞核阳性

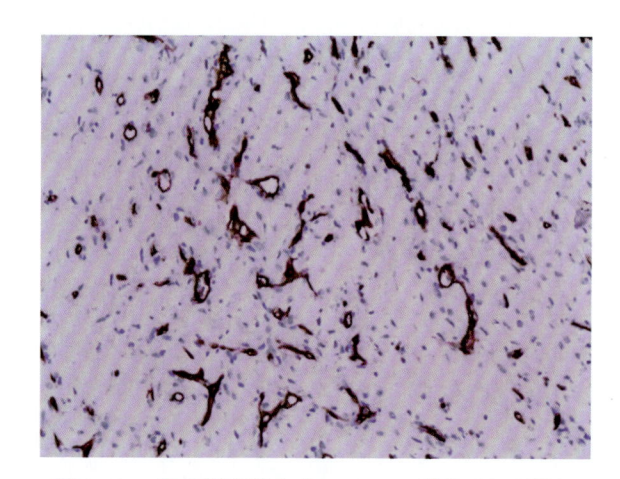

图11-29 黏液样脂肪肉瘤，CD34，丛状毛细血管网

（5）鉴别诊断

1）多形性脂肪瘤：由成熟脂肪细胞、核深染畸形巨细胞和散在小花样多核巨细胞，免疫组化标记畸形巨细胞CD34阳性，无*MDM2*基因扩增。

2）黏液纤维肉瘤：常可见假脂肪母细胞，需与多形性脂肪肉瘤、黏液样脂肪肉瘤和去分化脂肪肉瘤鉴别。假脂肪母细胞胞质内空泡为吞噬的黏液，与背景淡染的黏液一致，而非脂肪滴；低度恶性纤维黏液样肉瘤由形态温和的成纤维细胞样细胞组成，间质胶原与黏液互相交替，免疫组化表达MUC4，而混合型脂肪肉瘤含多种脂肪肉瘤类型，可见脂肪母细胞，免疫组化表达S-100。

3）多形性未分化肉瘤：发生于腹腔、腹膜后和纵隔的多形性未分化肉瘤在诊断前首先考虑去分化脂肪肉瘤的可能性，去分化成分表达MDM2、CDK4和p16，而多形性未分化肉瘤仅表达Vim。

4）梭形细胞脂肪瘤：发生于体表皮下，深部组织未见报道。由均匀一致的梭形细胞或多核巨细胞及成熟脂肪细胞组成，无脂肪母细胞及异型性细胞，一般不复发。

第三节 成纤维细胞/肌成纤维细胞性肿瘤

一、软组织假肉瘤性病变的病理诊断

1.抗体选择　可选择S-100、CD117、CD34、DOG1、Vimentin（Vim）、SMA、Desmin、ALK1、β-catenin、PDGFRA、CK、Ki-67。必要时加FISH检测。

2.注释（表11-8）

（1）假肉瘤性病变是指形态似肉瘤的非肉瘤性病变。在成纤维细胞/肌成纤维细胞性肿瘤中，某些良性

肿瘤及瘤样增生有着较为活跃的增生细胞，细胞幼稚，有较大的核，核分裂象易见，具有假肉瘤样结构。临床上易被误诊为恶性肿瘤。但无明确的细胞异型性（病理性核分裂象）且常伴明显的炎症细胞浸润。

（2）常见的假肉瘤性病变有结节性筋膜炎、增生性筋膜炎、增生性肌炎、器官相关性假肉瘤性肌成纤维细胞性增生（又称为泌尿生殖道的炎性假肉瘤性病变，PMP）、术后梭形细胞结节（PSCN）、炎性纤维性息肉（IFP）、非典型性纤维性息肉（又称假肉瘤性成纤维细胞增生，AFP）、反应性结节状纤维性假瘤、缺血性筋膜炎（又称为非典型压疮性纤维组织增生）等。

（3）2020版WHO软组织肿瘤分类将结节性筋膜炎（血管内筋膜炎、颅筋膜炎）、增生性筋膜炎和增生性肌炎［骨化性肌炎和指（趾）纤维骨性假瘤、缺血性筋膜炎］列入良性成纤维细胞/肌成纤维细胞性肿瘤。

（4）好发于泌尿生殖道的假肉瘤性病变：假肉瘤性肌成纤维细胞性增生（PMP）、术后梭形细胞结节、纤维上皮性息肉、非典型性纤维性息肉等；好发于消化道的假肉瘤样病变主要有IFP、反应性结节状纤维性假瘤（RNFPT）和炎性肌成纤维细胞肿瘤（IMT），需与胃肠道间质瘤（GIST）、神经鞘瘤等鉴别，详情请参照相关章节的内容。

表11-8 软组织假肉瘤性病变的诊断和鉴别

肿瘤	病变特点	免疫表型特点	分子改变或注释
结节性筋膜炎	以梭形细胞增生伴散在炎症细胞及红细胞外渗的瘤样结为特点	表达Vim、SMA和MSA；Desmin、ER和S-100阴性	存在USP6重排（图11-30～图11-33）
增生性筋膜炎（PF）/增生性肌炎（PM）	以成纤维/肌成纤维细胞增生，并散在神经节样大细胞为特征，间质呈黏液样改变，富于胶原，可有急慢性炎症细胞浸润	可表达Vim、SMA、MSA、CD68、STAT6和P53。而Desmin、GPAP和S-100均阴性。大细胞可异常表达CKpan和CK7	两者病变特点基本相同，只是病变部位不同，PF位于皮下，PM位于肌组织内，并形成棋盘样结构
缺血性筋膜炎	病变呈区带分布，中央为退变性纤维素样坏死区或液化区，周围为增生性的成纤维细胞和小血管所形成的肉芽组织	可表达Vim、MSA、CD68和CD34阳性，S-100和Desmin阴性	非典型压疮性纤维组织增生，结合临床特点和部位，易诊断
骨化性肌炎（MO）/指（趾）纤维骨性假瘤（FOPD）	两者十分类似，表现为结节性筋膜炎样成纤维细胞增生伴成熟程度不等的骨样组织形成。与MO不同，FOPD常无规则的区带现象（图11-34，图11-35）	梭形细胞Vim、Calponin、SMA阳性；骨母细胞SATB2阳性；S-100、CD34、Caldesmon、Desmin、β-catenin和CK均阴性	FOPD与MO具有相似的组织学改变及分子遗传学特征（即都可出现USP6基因重排，形成COL1A1-USP6等融合基因），被认为是代表同一病变实体的不同形态学亚型
术后梭形细胞结节（PSCN）	束状的梭形细胞增生，异型性不明显，局部呈浸润性生长，核分裂象易见，但不见病理性核分裂象。间质炎症细胞浸润、红细胞外渗	梭形细胞Vim、Calponin、SMA阳性；CKpan偶尔阳性；S-100、CD34、Desmin阴性	是一种与手术或创伤相关的以肌成纤维细胞的增生性病变。其形态类似肉瘤，易误诊为恶性肿瘤
纤维上皮性息肉（FEP）	肿瘤由疏松结缔组织、纤维组织和纤维组成。表面被覆腺上皮或皮肤	Vim、CD34和SMA阳性；S-100、CD34、Desmin阴性	纤维上皮性息肉又称为软纤维瘤或皮赘。易与炎性息肉、乳头状瘤等混淆
炎性纤维性息肉（IFP）	瘤组织源于黏膜下层，梭形细胞呈洋葱皮样同心形排列并伴有嗜酸性粒细胞浸润	Vim、SMA和PDGFRA阳性；但CD117、DOG1、CK、Desmin、S-100等阴性	存在PDGFRA活化突变，但无CD117表达及KIT基因突变
非典型性纤维性息肉	似炎性纤维性息肉，主要由肥胖梭形细胞和黏液样间质组成，可见散在深染的非典型细胞、奇异细胞和RS样细胞	Vim、CD34和Fascin阳性，α-SMA大部分阳性，Calponin部分阳性	非典型性纤维性息肉（又称假肉瘤性成纤维细胞增生），常发生于上呼吸道、消化道、泌尿器官和女性生殖道和子宫内膜等部
反应性结节状纤维性假瘤	增生的梭形细胞和广泛胶原变性的间质。可见瘢痕疙瘩样粗大胶原纤维	表达Vim、SMA和MSA，不表达CD117、ALK1和S-100	须与GIST、炎性肌成纤维细胞肿瘤鉴别
特发性腹膜后纤维化	主要表现为纤维组织增生和慢性炎症。明显的纤维化玻璃样变和炎性浸润	IgG4阳性浆细胞与IgG阳性浆细胞的比例>40%，且IgG4阳性浆细胞>10个/HPF	被认为是与IgG4相关的一种疾病

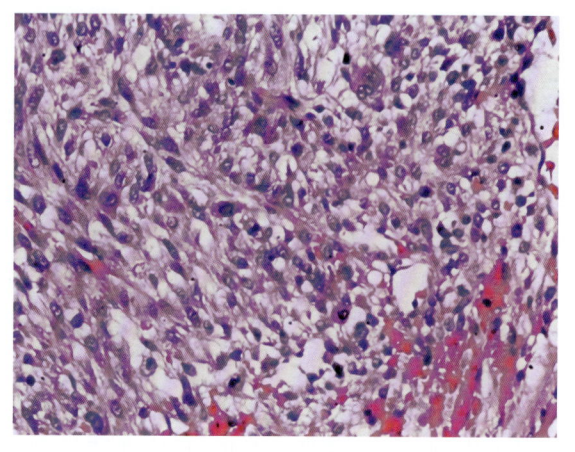

图11-30 结节性筋膜炎，伴红细胞外渗（右下角），HE染色

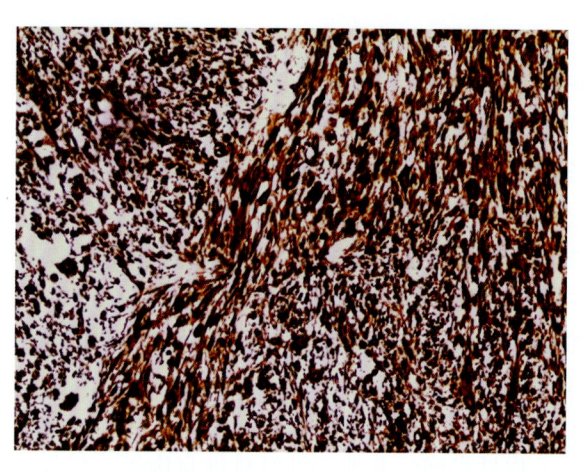

图11-31 结节性筋膜炎，Vim，细胞质弥漫强阳性

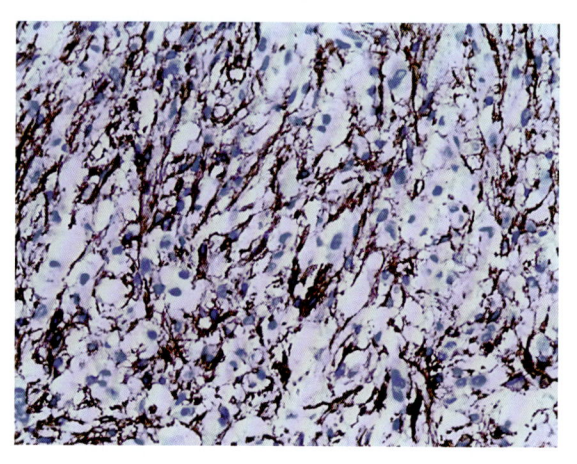

图11-32 结节性筋膜炎，SMA，部分阳性

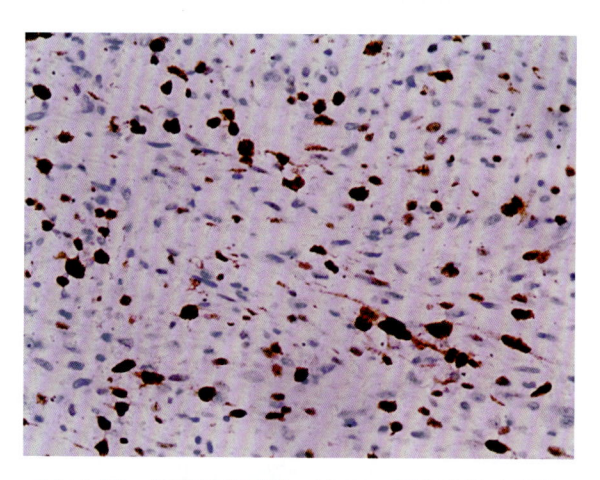

图11-33 结节性筋膜炎，Ki-67，可有高增殖指数

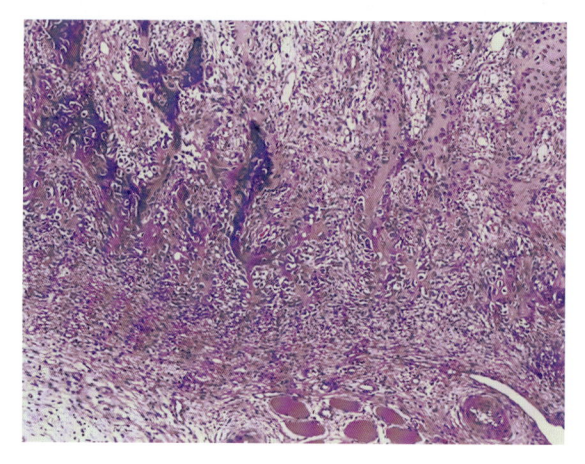

图11-34 骨化性肌炎，HE染色，从下往上呈典型的三带结构

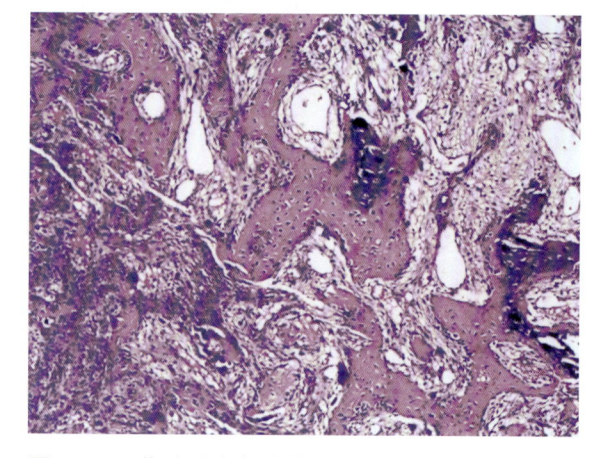

图11-35 指（趾）纤维骨性假瘤，缺乏特征性的分带结构

二、成人良性成纤维细胞/肌成纤维细胞肿瘤

1.抗体选择 Vim、SMA、Desmin、CD34、S-100、CyclinD1、β-catenin。必要时加特殊染色、分子检测。

2.注释

（1）此处只列举了成人型成纤维细胞/肌成纤维细胞肿瘤的免疫表型及分子遗传学改变（表11-9），婴幼儿相关肿瘤的免疫表型及分子遗传学改变，请详见本节"五、婴幼儿成纤维细胞/肌成纤维细胞性肿瘤"；乳腺假血管瘤样间质增生（PASH）详见乳腺病变（图9-147～图9-150）；好发于外阴的软组织肿瘤主要有富于细胞性血管纤维瘤（CAF）、血管肌成纤维细胞瘤（AMF）、浅表性宫颈阴道肌成纤维细胞瘤（SCM）和纤维上皮性间质息肉（FSP）等，其他软组织肿瘤如浅表性血管黏液瘤、侵袭性血管黏液瘤和颗粒细胞瘤也多见于女性下生殖道等，请详见第八章第二节"八、好发于外阴的软组织肿瘤"。

（2）鉴别诊断：需与低度恶性的成纤维细胞/肌成纤维细胞源性肿瘤相鉴别，发生于皮肤及皮下需与结节性筋膜炎、真皮纤维瘤、皮肤隆突性纤维肉瘤、低级别纤维黏液样肉瘤等鉴别。发生于深部的需与韧带样瘤鉴别。

表11-9 成纤维细胞/肌成纤维细胞肿瘤的病变特点和免疫表型特点

肿瘤类型	病变特点	免疫表型特点	分子改变或注释
弹力纤维瘤	由退化的弹力纤维（粗大串珠球状）和少量成纤维细胞构成	可表达Vim、CD34、SMA；弹力纤维阳性	好发于老人的肩胛下区，找到明显的弹力纤维退化可诊
硬化性纤维瘤	瘤细胞成分稀疏，细胞多呈交叉的条束状或不规则排列	可表达Vim、CD34、FXIIIa、SMA和CD99，不表达S-100	又称局限性席纹状胶原瘤。而硬纤维瘤为侵袭性纤维瘤病
促结缔组织增生性成纤维细胞瘤（DF）	明显的胶原性背景，局部黏液样变，其间散在梭形或星芒状成纤维细胞	Vim、SMA阳性；S-100、CD34和EMA阴性。FOSL1阳性对诊断该肿瘤具有重要意义	又名胶原性纤维瘤。存在11q12重排，最常见的是t(2；11)(q31；q12)
腱鞘纤维瘤（FTS）	病变多呈小叶状结构，小叶结构之间为裂隙样的间隙，有细胞稀疏区也有密集区	Vim、SMA、MSA阳性；FOSL1、Desmin、S-100阴性；FOSL1（核）阴性	与DF相似，存在t(2；11)(q31—q32；q12)易位，但发生部位及FOSL1阴性
项型纤维瘤（NTF）	粗大胶原杂乱分布，可包绕脂肪、神经等，肥大细胞散在分布，伴有神经纤维的局灶增生	表达Vim、CD34、CD99，部分表达β-catenin和CyclinD1（核），SMA阴性	近44%的NTF伴有糖尿病，与颈纤维瘤病（多见于新生儿胸锁乳突肌）不同
乳腺假血管瘤样间质增生（PASH）	乳腺间质内典型的裂隙样不规则腔隙，内衬梭形细胞，细胞无异型	表达CD34、Vim、SMA；ER、PR阴性或少量阳性；内皮标志物阴性	需与血管肉瘤、叶状肿瘤等鉴别（图9-147～图9-150）
淋巴结内栅栏状肌成纤维细胞瘤（IPM）	以束状、栅栏状排列的梭形细胞（类似神经鞘瘤），伴石棉样纤维、含铁血黄素沉积、出血	表达Vim、SMA、CyclinD、β-catenin（核）阳性；Desmin、S-100、HMB45、CD34、CD117、CK阴性	与淋巴结内神经鞘瘤鉴别：后者S-100、SOX10阳性，无石棉样纤维
软组织血管纤维瘤（ASFT）	由大小、形状相对一致的短梭形成纤维细胞样细胞和丰富的薄壁分支状血管组成，间质疏松	表达Vim，部分表达EMA、ER、PR、CD34、CD68、SMA和Desmin、CD31、CD34可勾勒出小血管结构	存在NCOA2基因重排，AHRR-NCOA2等融合基因。需与富于细胞性血管纤维瘤相鉴别
鼻咽血管纤维瘤（JNA）	病变内常含有丰富的扩张性血管，管壁厚薄不一，血管缺乏平滑肌及弹力纤维	内皮表达CD31、CD34，梭形细胞表达β-catenin、SMA、AR和VEGFR2（图3-27～图3-30）	存在CTNNB1（β-catenin）突变。好发于鼻腔，多见于青少年男性
EWSR1-SMAD3阳性成纤维细胞肿瘤	肿瘤中心多为无细胞的玻璃样变区，周边为交叉束状排列的成纤维细胞；瘤细胞缺乏异型性	瘤细胞ERG弥漫性核阳性，不表达S-100、SOX-10、SMA、Desmin、CD31、CD34和MUC4	具有特征性t(15；22)(q22；q12)形成EWSR1-SMAD3重排，偶尔ITGA10/MUC4易位
肢端纤维黏液瘤	肿瘤由杂乱排列的梭形及星形细胞呈束状、编织状或杂乱排列，核分裂罕见，细胞无明显异型，可见丰富的纤细薄壁血管散在分布	表达Vim、CD34及CD99，部分EMA、CD10呈局灶阳性；不表达SMA、Desmin、S-100、HMB45、GFAP和CK	也称为指（趾）纤维黏液瘤，基因测序未检测出GNAS1突变；FISH检测显示无FUS-CREB3L2、FUS-CREB3L1融合基因

三、中间型成纤维细胞/肌成纤维细胞性肿瘤

1. 抗体选择　Vim、SMA、Desmin、CD34、S-100、CyclinD1、β-catenin、BCL2、CD99、STAT6。必要时加特殊染色、分子检测。

2. 注释

（1）2020版WHO软组织肿瘤分类将中间型成纤维细胞/肌成纤维细胞性肿瘤分为两部分。①中间型（局部有侵袭性）的肿瘤：包括孤立性纤维性肿瘤（良性）、掌/跖纤维瘤病、韧带样型纤维瘤病、腹外硬纤维瘤、腹部纤维瘤病、脂肪纤维瘤病和巨细胞成纤维细胞瘤；②中间型（罕见转移）的肿瘤：包括隆突性皮肤纤维肉瘤（NOS）、色素性隆突性皮肤纤维肉瘤、纤维肉瘤性隆突性皮肤纤维肉瘤（黏液性隆突性皮肤纤维肉瘤、隆突性皮肤纤维肉瘤伴肌样分化和斑块样隆突性皮肤纤维肉瘤）、孤立性纤维性肿瘤[NOS、脂肪形成（脂肪瘤性）孤立性纤维性肿瘤、富巨细胞性孤立性纤维性肿瘤]、炎性肌成纤维细胞性肿瘤（上皮样炎性肌成纤维细胞肉瘤、肌成纤维细胞肉瘤）、浅表性CD34阳性成纤维细胞肉瘤、黏液炎性成纤维细胞肉瘤和婴儿纤维肉瘤。

（2）好发于乳腺的肌成纤维细胞肿瘤：如炎性肌成纤维细胞瘤、肌成纤维细胞瘤和肌纤维肉瘤等。请参见相关章节。

（3）中间型成纤维细胞/肌成纤维细胞性肿瘤有各自独特的分子遗传学改变，此类肿瘤结合典型的形态学改变和免疫组化，加FISH或分子检测可明确诊断（表11-10）。

表11-10　中间型成纤维细胞/肌成纤维细胞性肿瘤的诊断与鉴别

肿瘤类型	病变特点	免疫表型特点	分子改变或注释
浅表性纤维瘤病	由成纤维细胞及胶原纤维构成，浸润性生长，可浸润筋膜和皮下组织	不同程度表达SMA、MSA、Desmin；部分β-catenin核阳性，但无CTNNB1基因突变	瘢痕疙瘩是皮肤创伤或炎症反应后异常修复的结果，属于病理性瘢痕的一种
韧带样型纤维瘤病（侵袭性纤维瘤病，DFT）	由增生的成纤维细胞和胶原纤维构成。浸润性生长，侵犯横纹肌，可见多核肌巨细胞	不同程度表达Vim、TFE3、SMA、MSA、Desmin；不表达CD34、CD117、DOG1、S-100（图11-36～图11-39）	存在CTNNB1（β-catenin）、APC基因突变，β-catenin均呈核表达
隆突性皮肤纤维肉瘤（DFSP）	由梭形细胞组成，呈特征性的束状、席纹状、车辐状排列；常浸润至皮下脂肪组织	不同程度表达Vim、CD34、BCL2，不表达S-100、SMA、Desmin、CK、EMA等（图11-40～图11-43）	肉瘤样转化的区域核分裂象明显增多并常见坏死，存在COL1A1-PDGFB融合基因
炎性肌成纤维细胞瘤（IMT）	酷似炎症性病变，梭形细胞排列呈束状或旋涡状，间质呈浆细胞、淋巴细胞和嗜酸性粒细胞浸润，间质呈黏液样、水肿样或胶原化	表达Vim、SMA及ALK，CK、CD68、Desmin可局灶阳性；根据整合基因的不同ALK可分别为光滑的细胞质、细胞质颗粒状和核膜阳性	存在ALK（2p23）染色体易位，与TPM3/4、CLTC和RANBP2等融合。与其他ALK阳性肿瘤鉴别（图11-44～图11-47）
上皮样炎性肌成纤维细胞肉瘤（EIMS）	瘤细胞呈明显的上皮样特征：细胞呈多角形，节细胞样，核仁突出，核分裂象多少不等	表达Vim、SMA及Desmin阳性，EIMT的融合基因几乎均为RANBP2-ALK，大部分ALK为核膜阳性表达	属于IMT一个罕见亚型，IMT表现出恶性，同时瘤细胞呈明显的上皮样特征时需考虑为EIMS
黏液样炎性成纤维细胞肉瘤（MIFS）	黏液样基质中见数量不等的各类炎症细胞浸润，散在分布梭形、奇异形和多空泡状脂肪母细胞样的瘤细胞	Vim、CD68和CD34灶性阳性，CK、SMA、Desmin、S-100、CD45、CD15、CD30均阴性。存在TGFBR3和MGEA5基因重排	与软组织多形性透明变性血管扩张性肿瘤和含铁血黄素沉着性纤维脂肪瘤样肿瘤相同，属同一瘤谱系
孤立性纤维性肿瘤（SFT）	由交替分布的细胞丰富区和细胞稀疏区组成，常有鹿角样血管外皮瘤样区，间质绳索样胶原纤维	表达CD34、BCL2、CD99、Vim和STAT6；不表达上皮、神经、肌源性标志物等（图11-48～图11-51）	存在特异性NAB2-STAT6融合基因，少数出现MDM2和CDK4基因扩增
浅表性CD34阳性成纤维细胞肉瘤（SCPFT）	浅表浸润性生长，伴有显著的细胞多形性，嗜酸性玻璃样细胞质，罕见核分裂象	不同程度表达CD34、CK，无INI1表达缺失，不表达血管、肌源性和神经及黑色素性等标志物	存在PRDM10基因重排，MGEA5或TGFBR3基因重排

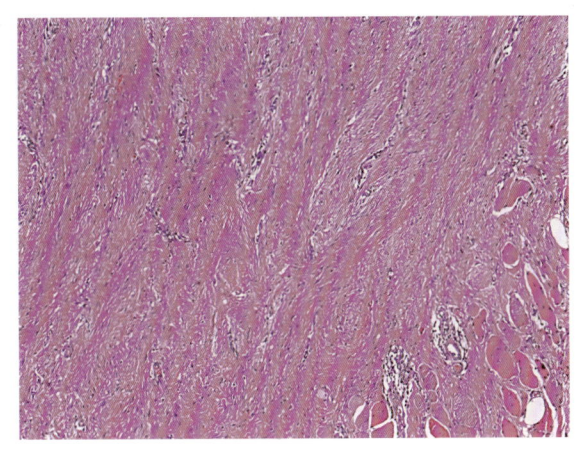

图 11-36　韧带样纤维瘤病，HE 染色

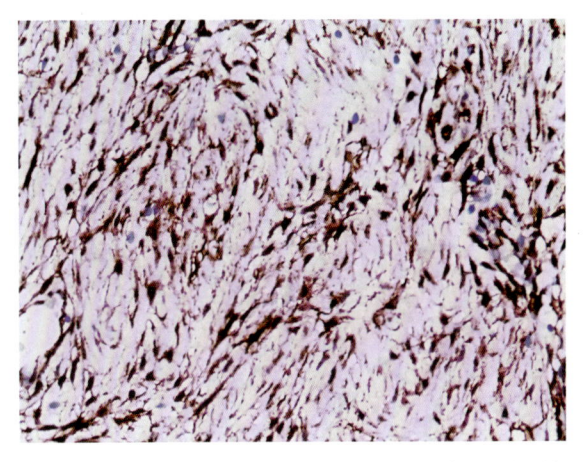

图 11-37　韧带样纤维瘤病，β-catenin，细胞核/质阳性

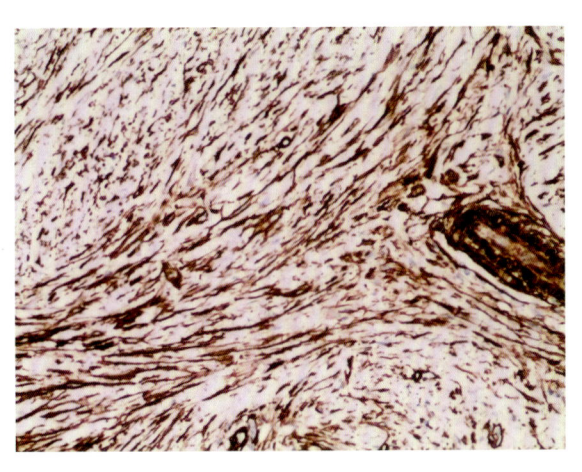

图 11-38　韧带样纤维瘤病，Desmin，细胞质阳性

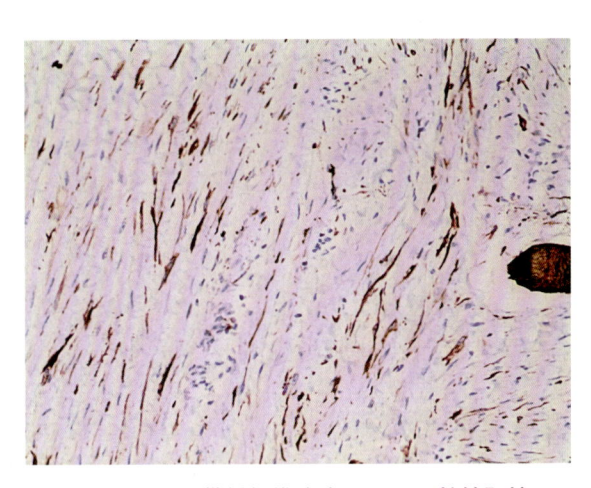

图 11-39　韧带样纤维瘤病，SMA，灶性阳性

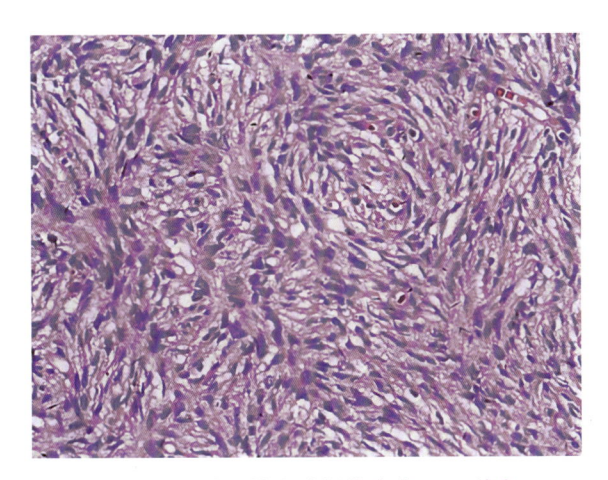

图 11-40　隆突性皮肤纤维肉瘤，HE 染色

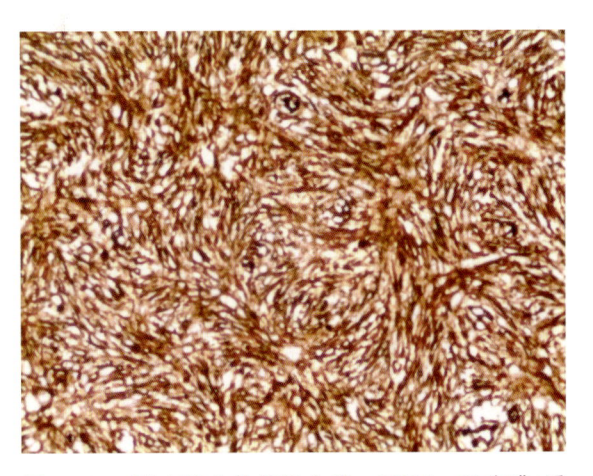

图 11-41　隆突性皮肤纤维肉瘤，CD34，细胞膜/质阳性

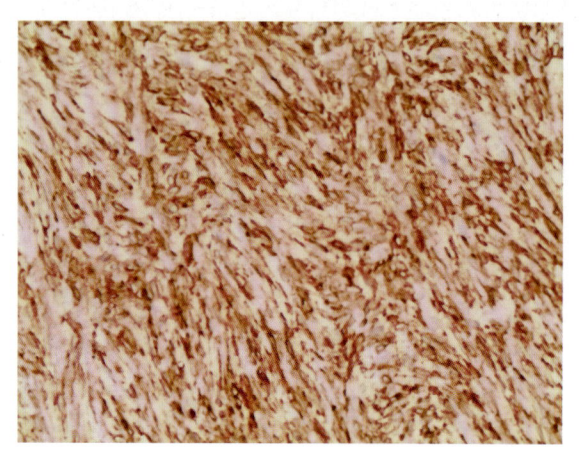

图11-42 隆突性皮肤纤维肉瘤，BCL2，瘤细胞弥漫阳性

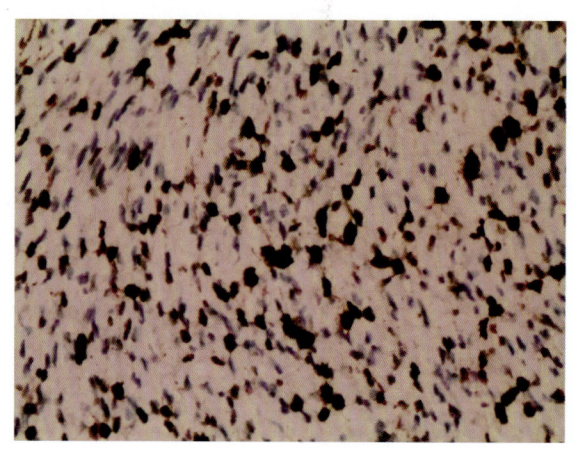

图11-43 隆突性皮肤纤维肉瘤，Ki-67，高表达

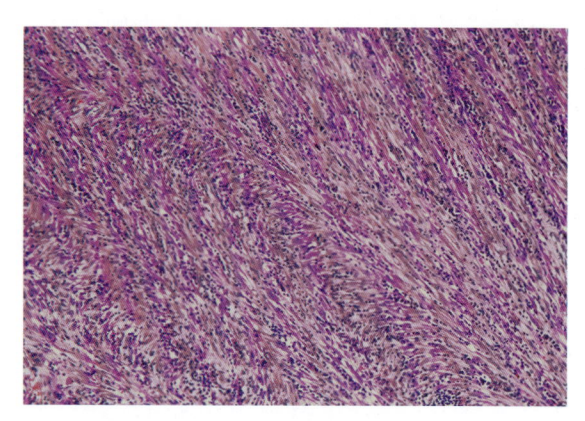

图11-44 炎性肌成纤维细胞瘤，HE染色

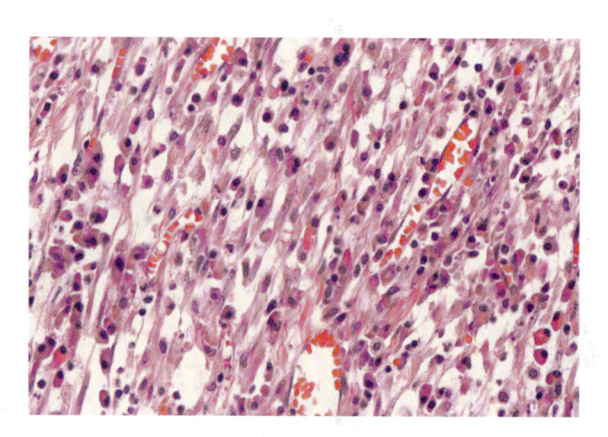

图11-45 炎性肌成纤维细胞瘤，HE染色，×400

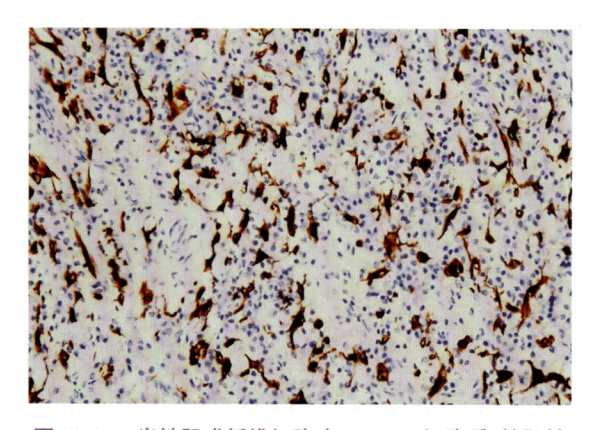

图11-46 炎性肌成纤维细胞瘤，ALK，细胞质/核阳性

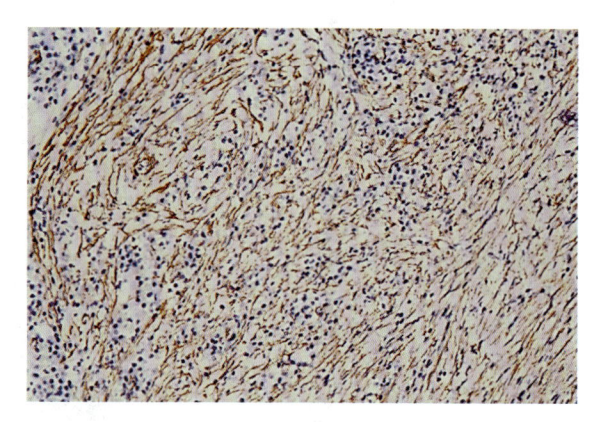

图11-47 炎性肌成纤维细胞瘤，SMA，细胞质阳性

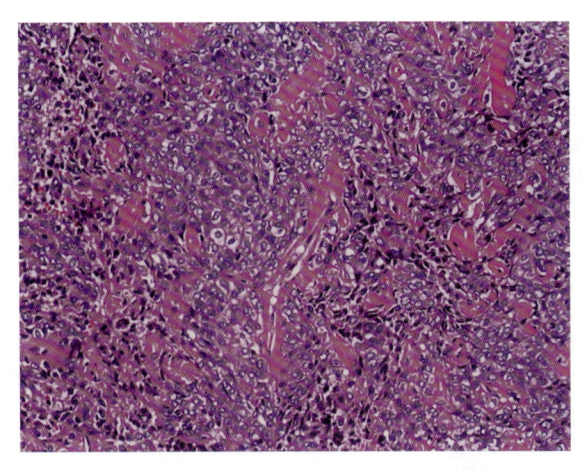

图 11-48　孤立性纤维瘤，HE 染色

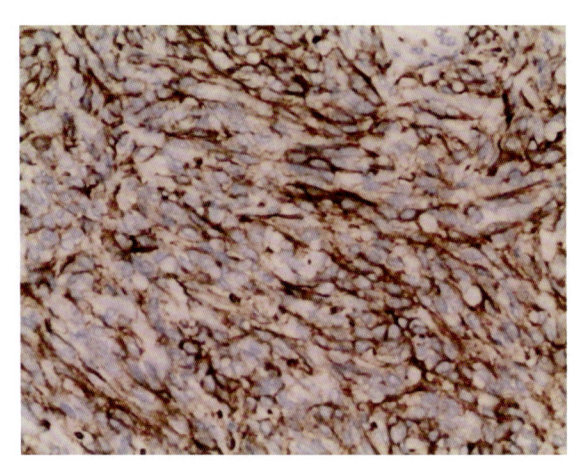

图 11-49　孤立性纤维瘤，CD34，细胞膜/质阳性

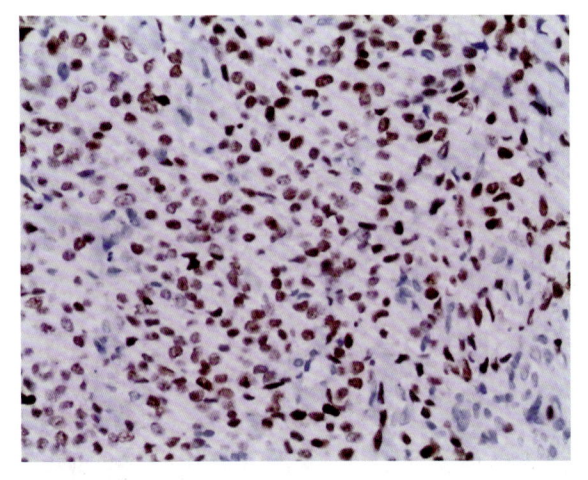

图 11-50　孤立性纤维瘤，STAT6，细胞核阳性

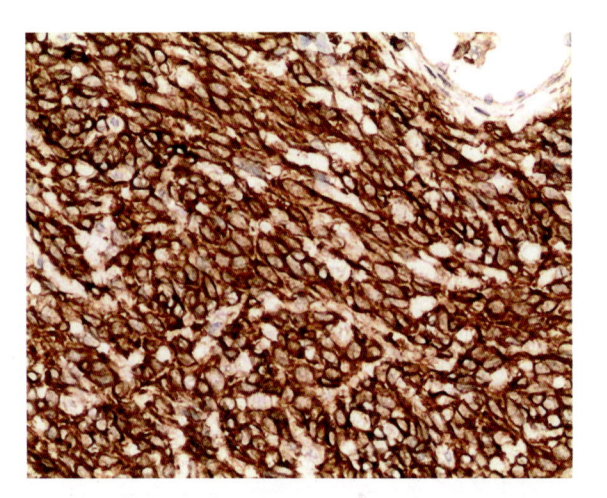

图 11-51　孤立性纤维瘤，BCL2，细胞质/膜阳性

四、恶性成纤维细胞/肌成纤维细胞性肿瘤

1. 抗体选择　Vim、SMA、Desmin、CD34、S-100、CD99、BCL2、MUC4、STAT6、β-catenin 和 Ki-67。必要时加 FISH（*MUCS*、*FUS*基因重排）检测。

2. 注释

2020版WHO软组织肿瘤分类，恶性成纤维细胞/肌成纤维细胞性肿瘤包括孤立性纤维性肿瘤（恶性）、纤维肉瘤（NOS）、黏液纤维肉瘤（上皮样黏液性纤维肉瘤）、低度恶性纤维黏液样肉瘤和硬化性上皮样纤维肉瘤（表11-11）。

表11-11　恶性成纤维细胞/肌成纤维细胞性肿瘤的诊断与鉴别

肿瘤类型	病变特点	免疫表型特点	分子改变或注释
成人型纤维肉瘤（AFS）	不同程度异型的梭形成纤维细胞样细胞与胶原纤维束交错，成锐角，形成鱼骨状排列	常只表达Vim、SMA、MSA灶性阳性，其他标志物阴性（图11-52，图11-53）	为排除性诊断，若瘤细胞具有明显的多形性和异型性，宜诊断为多形性未分化肉瘤
硬化性上皮样纤维肉瘤（SEF）	以由形态一致、小至中等大的上皮样的肿瘤细胞排列于硬化性间质中为特征，可有类似经典的纤维肉瘤区域	MUC4、CyclinD1和Vim阳性，少数病例EMA和S-100弱阳性，少数为EMA弱阳性，SATB2、STAT6、CD34、LCA、HMB45、Desmin和CK均阴性	是SEF的一个亚型，存在*MUCS*、*FUS*基因重排，*EWSR1-CREB3L1*多于*FUS*或*CREB3L2*（图11-54～图11-57）

续表

肿瘤类型	病变特点	免疫表型特点	分子改变或注释
黏液纤维肉瘤（MFS）	丰富黏液样背景，梭形或星状的瘤细胞呈束状排列，可见线弧形血管和假脂肪母细胞	Vim、SMA和MSA阳性提示肌母细胞分化；组织细胞标志物、S-100、HMB45、EMA均为阴性	无特异，常有6p丢失和多余的9q和12q（图11-58～图11-61）
低度恶性纤维黏液样肉瘤（LGFMS）	瘤细胞形态温和，黏液样区和胶原样区交替出现，梭形细胞旋涡状排列，有特征性巨菊形团	Vim、MUC4阳性，SMA阴性/阳性；CD34、CK、Desmin均阴性；MUC4可作为LGFMS特异性的标志物	与SEF相似，存在 FUS-CREB3L2 或 CREB3L2 融合基因
低级别肌成纤维细胞肉瘤（LGMS）	主要由分化程度不同的肌纤维细胞组成，常伴有纤维瘤病特征，常呈浸润性生长	表达Vim、SMA、Desmin；可部分表达CD34、β-catenin；不表达ALK、S-100和上皮性标志物	具有局部侵袭性生长特点，细胞密度高，核呈轻至中度异型的IMT
婴儿型纤维肉瘤（IFS）	在组织学上与成人型纤维肉瘤相似，短梭形肿瘤细胞呈交织条束状或鱼骨样排列	表达Vim、SMA，MSA表达不定，但Desmin、MyoD1、S-100均阴性。pan-TRK阳性提示 NTRK 重排	具有t(12;15)(p13;q25)形成，ETV6-NTRK3 融合基因

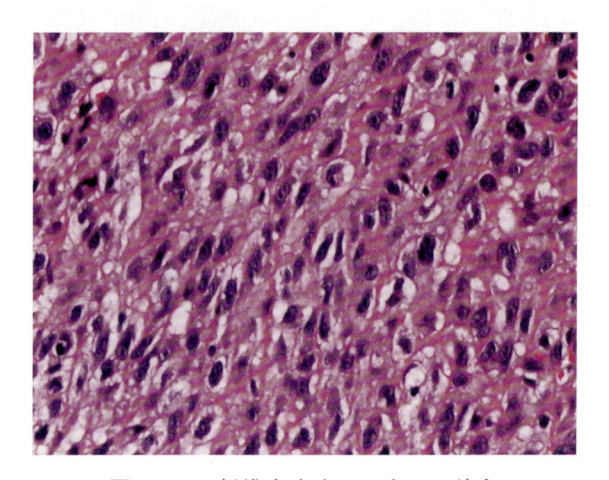

图11-52 纤维肉瘤（NOS），HE染色

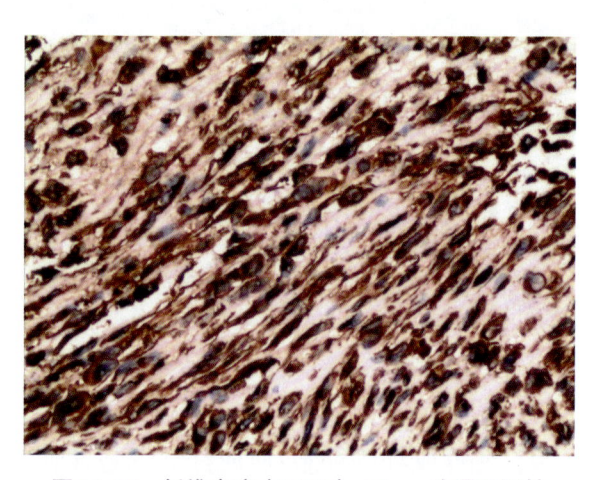

图11-53 纤维肉瘤（NOS），Vim，弥漫强阳性

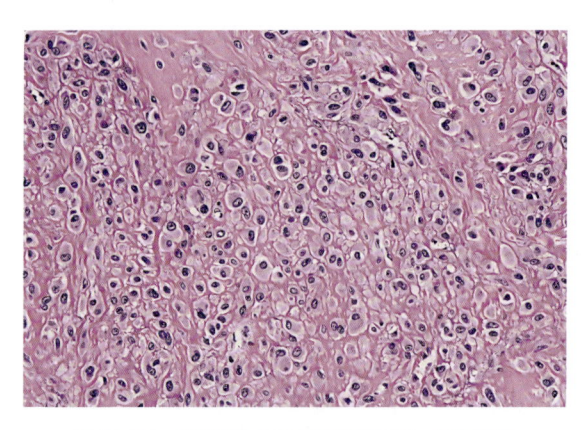

图11-54 硬化性上皮样纤维肉瘤，HE染色

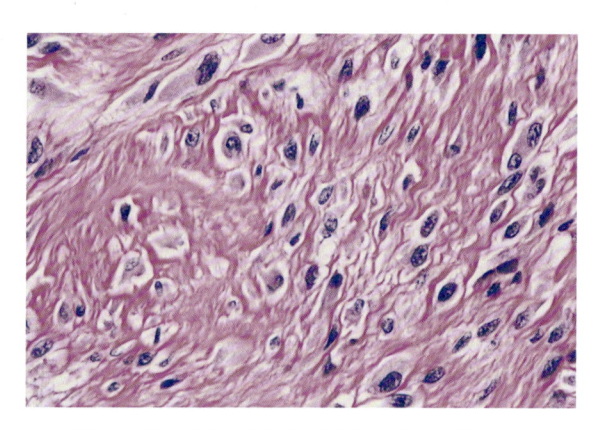

图11-55 硬化性上皮样纤维肉瘤，HE染色

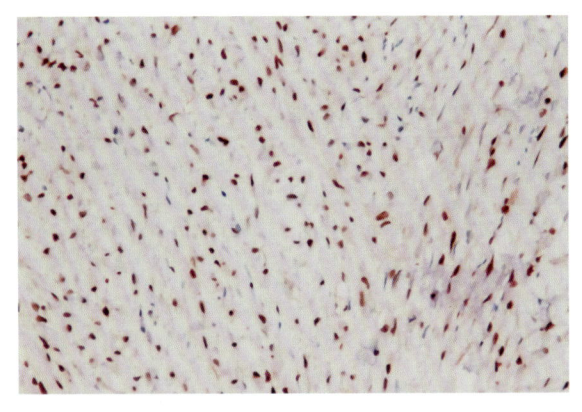

图 11-56　硬化性上皮样纤维肉瘤，CyclinD1，阳性

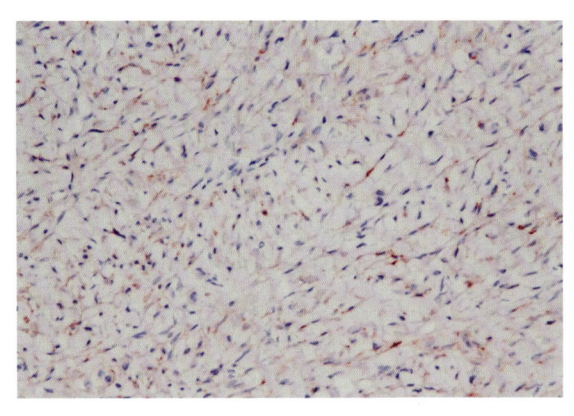

图 11-57　硬化性上皮样纤维肉瘤，EMA，部分弱阳性

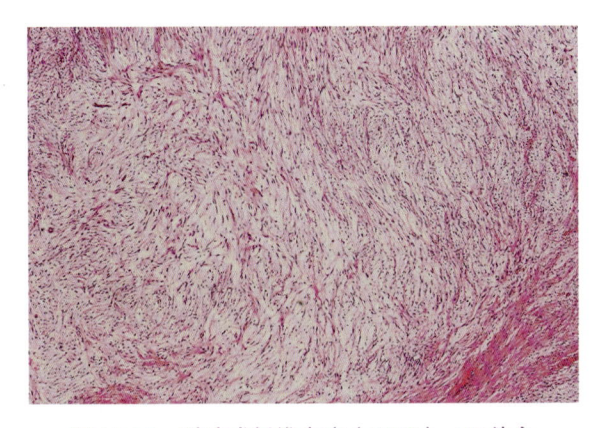

图 11-58　黏液成纤维肉瘤（MFS），HE 染色

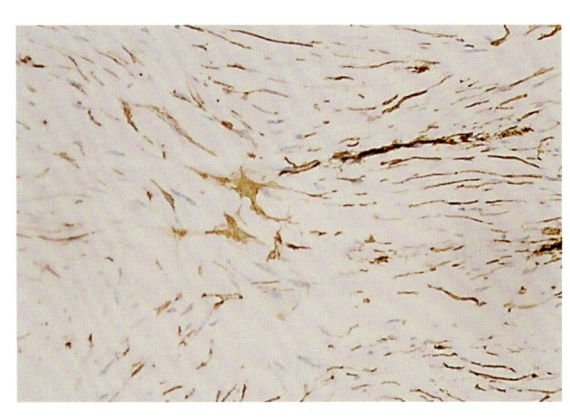

图 11-59　黏液成纤维肉瘤，CD34，阳性

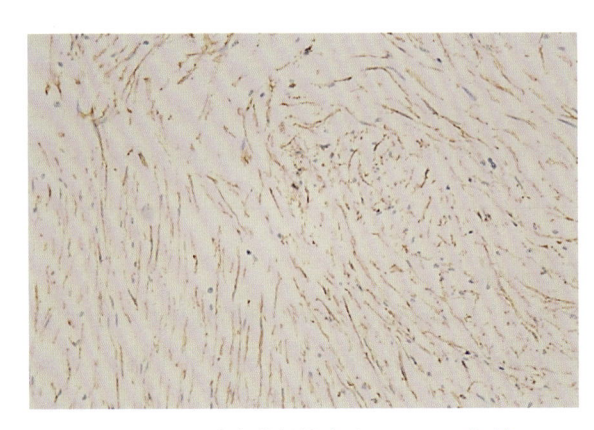

图 11-60　黏液成纤维肉瘤，SMA，阳性

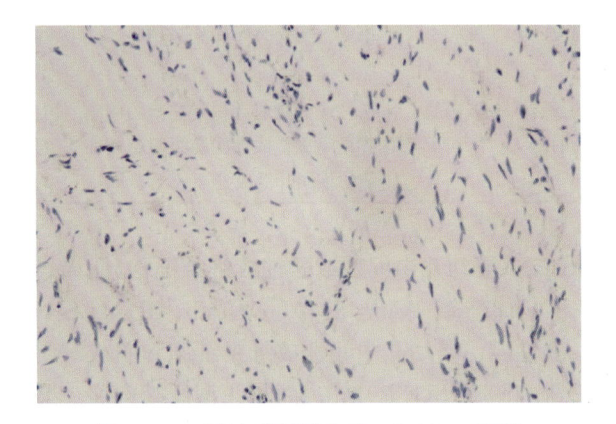

图 11-61　黏液成纤维肉瘤，S-100，阴性

五、婴幼儿成纤维细胞/肌成纤维细胞性肿瘤

（一）婴幼儿良性成纤维细胞/肌成纤维细胞性肿瘤

1.抗体选择　Vim、SMA、Desmin、CD34、S-100、CyclinD1、β-catenin。必要时加特殊染色、分子检测。

2.注释

（1）常见的良性肿瘤和瘤样病变有颅骨筋膜炎（CF）、钙化纤维性肿瘤（CFT）、钙化性腱膜纤维瘤、婴儿纤维性错构瘤（FHI）、颈纤维瘤病（又称为先天性斜颈）、青春期前外阴纤维瘤（PVF）、包涵体性纤维瘤病（IBF，婴幼儿指趾纤维瘤病）、幼年型玻璃样纤维瘤病（JHP）、Gardner 纤维瘤（GF）。

（2）在该组肿瘤中，常伴钙化或骨样基质的成纤维细胞/肌成纤维细胞性肿瘤有颅骨筋膜炎、钙化纤维性肿瘤和钙化性腱膜纤维瘤；而颈纤维瘤病、包涵体性纤维瘤病、幼年型玻璃样纤维瘤病、Gardner 纤维瘤和青春期前外阴纤维瘤等常伴显著胶原基质（表11-12）。

表11-12 婴幼儿良性成纤维细胞和肌成纤维细胞性肿瘤的诊断与鉴别

肿瘤类型	病变特点	免疫表型特点	分子改变或鉴别诊断
颅骨筋膜炎（CF）	几乎只发生于头皮软组织或颅骨，与结节性筋膜炎特点相似	表达Vim、SMA、MSA、Desmin、CK、CD34、S-100等阴性	可能有产伤史，易被误诊为肉瘤，存在USP6基因重排
钙化纤维性肿瘤（CFT）	主由三种成分构成：致密胶原纤维中稀疏的梭形细胞、散在砂砾体样钙化灶及炎症细胞浸润	Vim、CD34阳性，SMA、Desmin阳性/阴性，CK、ALK、CD117、DOG1、S-100阴性	目前认为胃肠道CFT与IgG4相关性疾病有关，注意与GIST、炎性纤维性息肉等鉴别
钙化性腱膜纤维瘤（CAF）	梭形成纤维细胞与间隔丰富致密的胶原纤维，伴散在结节状的化生性纤维软骨小灶或钙化	又称幼年性腱膜纤维瘤，可表达Vim、SMA、CD68和CD99，S-100、CD34阴性	需与腱鞘巨细胞瘤、掌跖纤维瘤病、婴儿型纤维瘤病、婴儿纤维性错构瘤等鉴别
颈纤维瘤病	杂乱的成纤维细胞增生，可累及替代横纹肌组织	Vim、SMA、MSA阳性；部分β-catenin（核）阳性	又称先天性斜颈，注意与项型纤维瘤（NTF）鉴别
Gardner纤维瘤（GF）	瘤组织由排列紊乱的粗大胶原纤维、少量散在分布的成纤维细胞和大小不等的脂肪岛组成	β-catenin、CyclinD1、C-MYC核阳性，SMA、Desmin、CD99和S-100阴性	存在APC基因突变，认为Gardner纤维瘤是Gardner综合征的前驱病变
幼年型玻璃样纤维瘤病（JHP）	大量均质状嗜酸性基质，其内散在数量不等的束状排列的梭形细胞	Vim阳性；S-100、CD34、SMA、Desmin阴性。基质呈PAS、AB-PAS阳性，刚果红阴性	存在染色体4q21区的炭疽毒素受体2基因（ANTXR2）突变
包涵体性纤维瘤病（IBF）	梭形细胞增生伴明显的胶原形成，细胞质内具有特征性的嗜酸性包涵体	表达Vim、SMA、MSA，部分表达CD99和β-catenin；包涵体可表达SMA、Calponin和Desmin	又称婴幼儿指（趾）纤维瘤病。具有特征性的细胞质内嗜酸性包涵体（免疫组化表达肌动蛋白）
青春期前外阴纤维瘤（PVF）	由稀疏的梭形细胞和大量胶原纤维组成，病变向皮下组织延伸	表达Vim、CD34，不表达ER、PR、S-100、CD99、Desmin	与血管肌成纤维细胞瘤（AMF）鉴别：后者表达Vim、Desmin、SMA、ER、PR
婴儿纤维性错构瘤（FHI）	由三种成分构成：相互交错的成熟纤维组织、成熟脂肪组织、散在的幼稚间叶性成分	可表达Vim、SMA，不表达Desmin、S-100、ALK等；原始间叶细胞可表达CD34、CD99	存在t(2;3)(q31;q21)，t(6;12;8)(q25;q24.3;q13)等染色体易位

（二）婴幼儿中间性或恶性成纤维细胞/肌成纤维细胞性肿瘤

1. 抗体选择　Vim、SMA、Desmin、CD34、S-100、CyclinD1、β-catenin。必要时加特殊染色、分子检测。

2. 注释　婴幼儿中间性成纤维细胞和肌成纤维细胞性肿瘤有婴儿型纤维瘤病、脂肪纤维瘤病、巨细胞成纤维细胞瘤（GCF）等；而婴儿型纤维肉瘤（又名先天性纤维肉瘤）为恶性肿瘤（表11-13）。GCF在发生部位、免疫表型、分子遗传学及生物学行为上与成人型隆突性皮肤纤维肉瘤（DFSP）相似，又称幼年型DFSP。

表11-13 婴幼儿中间性或恶性成纤维细胞和肌成纤维细胞性肿瘤的诊断与鉴别

肿瘤类型	病变特点	免疫表型特点	分子改变鉴别诊断
婴儿型纤维瘤病（IFM）	类似于韧带样纤维瘤病；特征是胞质内含核周嗜酸性包涵体	不同程度表达Vim、SMA、MSA、Desmin、β-catenin，S-100、CD34阴性	存在APC、CTNNB1基因突变；存在t(4;9;6)(q21;q22;q24)
脂肪纤维瘤病（LFM）	含有交错分布的成熟脂肪组织（>50%）和纤维性梭形细胞成分，细胞核无异型性	梭形细胞不同程度表达CD34、SMA和MSA，Desmin、h-Caldesmon阴性，脂肪细胞S-100阳性	脂肪纤维瘤病样神经肿瘤：表达S-100和CD34，并可表达NTRK1，存在LMNA-NTRK1融合基因

续表

肿瘤类型	病变特点	免疫表型特点	分子改变鉴别诊断
巨细胞成纤维细胞瘤（GCF）	主要由梭形细胞和不规则分布的多核巨细胞的裂隙样假脉管性腔隙组成，间质黏液变	CD34、GRIA2、Vim和CD68阳性；部分BCL2和CD99阳性，不表达CD31、CK、SMA、S-100（图11-62～图11-65）	存在t(17;22)(q22;q13)，并产生COL1A1-PDGFB或COL1A2-PDGFB融合基因
婴儿型/先天性纤维肉瘤（IFS）	与成人型纤维肉瘤相似，特征是梭形瘤细胞呈束状或鱼骨样排列，核分裂象易见	表达Vim、TLE1和WT1，SMA、MSA、S-100、Desmin表达不定，但MyoD1阴性。pan-TRK阳性提示NTRK重排	具有t(12;15)(p13;q25)形成，ETV6-NTRK3融合基因（图11-66～图11-69）

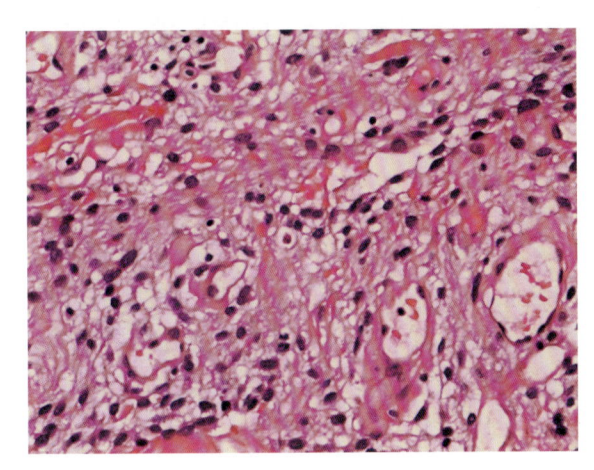

图11-62　巨细胞成纤维细胞瘤，HE染色

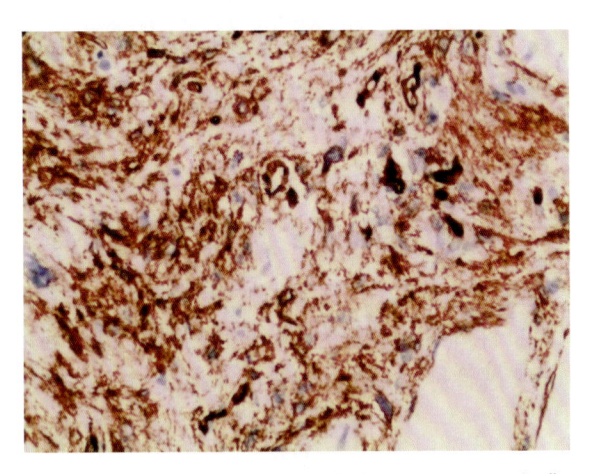

图11-63　巨细胞成纤维细胞瘤，CD34，细胞膜/质阳性

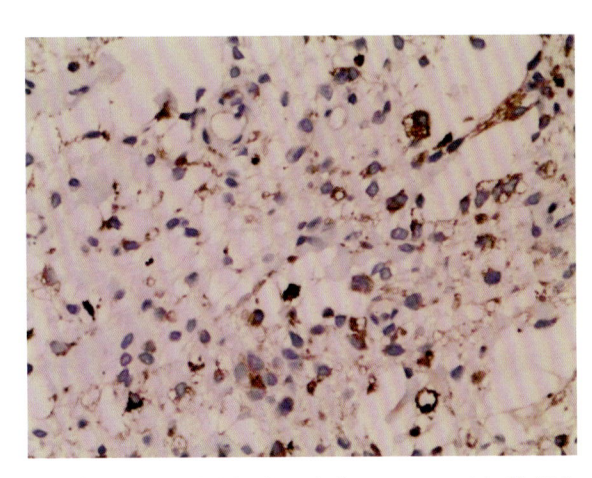

图11-64　巨细胞成纤维细胞瘤，CD68，瘤细胞部分阳性

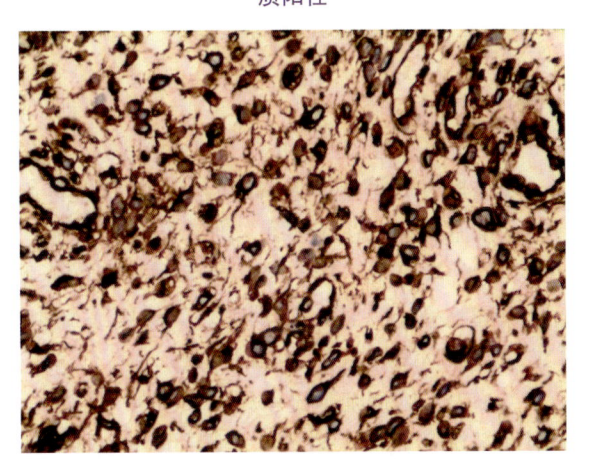

图11-65　巨细胞成纤维细胞瘤，Vim，瘤细胞弥漫阳性

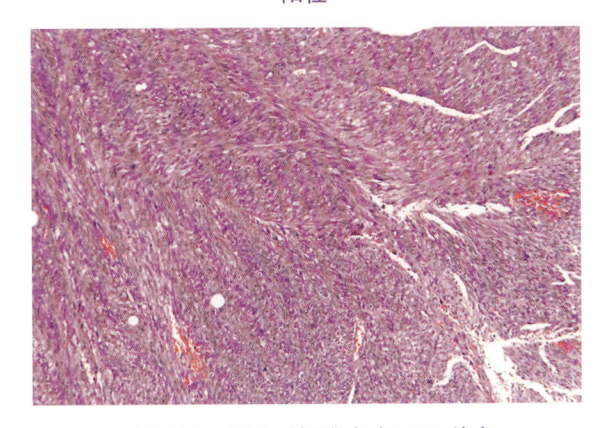

图11-66　婴儿型纤维肉瘤，HE染色

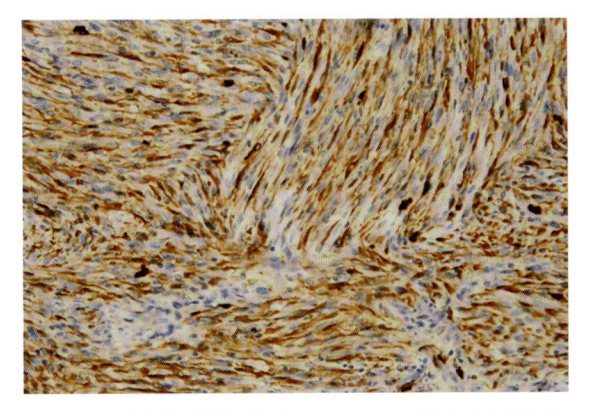

图11-67　婴儿型纤维肉瘤，pan-TRK，细胞核/质阳性

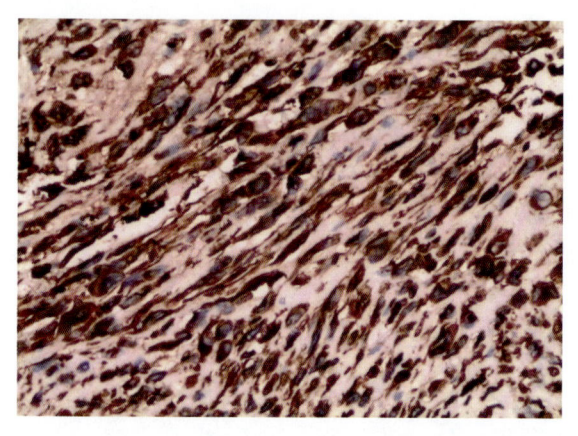

图 11-68　婴儿型纤维肉瘤，Vim，弥漫阳性 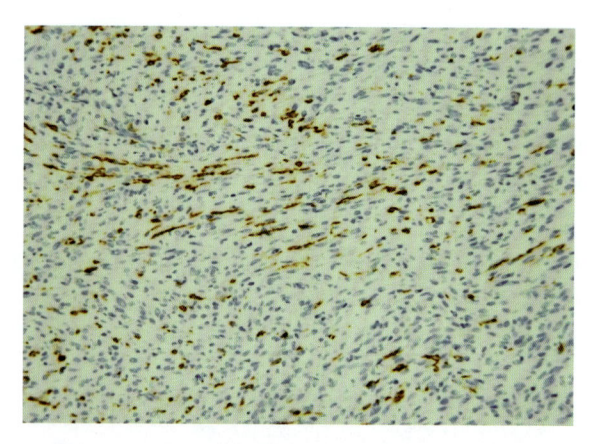　　　　　图 11-69　婴儿型纤维肉瘤，Desmin，灶性阳性

第四节　所谓纤维组织细胞性肿瘤

根据2020版WHO软组织肿瘤分类，所谓纤维组织细胞性肿瘤的良性肿瘤包括腱鞘巨细胞瘤（NOS）和深部良性纤维组织细胞瘤；中间性肿瘤包括腱鞘巨细胞瘤（弥漫型）、丛状纤维组织细胞瘤和软组织巨细胞瘤；恶性肿瘤为恶性腱鞘巨细胞瘤。

一、良性纤维组织细胞瘤的诊断与鉴别

1.抗体选择　CK、Vim、SMA、F XIII a、CD10、CD34、CD163、CD68、Ki-67，必要时加分子检测。

2.注释

（1）纤维组织细胞瘤（FH）：是一组具有肌成纤维细胞和组织细胞分化特征的肿瘤。良性纤维组织细胞瘤（BFH）好发于20～40岁的中青年人，多发生于真皮内，也称真皮纤维瘤（DF）。BFH由比例不等的卵圆形或短梭形间叶细胞和梭形成纤维细胞样细胞组成，呈短交织状或席纹状排列，肿瘤内常含有数量不等的含铁血黄素性吞噬细胞、泡沫样组织细胞、图顿巨细胞和慢性炎症细胞（图11-70～图11-73）。

（2）除经典型外，BFH还包括多种形态学亚型：主要的形态学亚型有真皮纤维瘤（DF）、富于细胞性纤维组织细胞瘤（CFH）、非典型性纤维组织细胞瘤（AFH）、脂质化型纤维组织细胞瘤（LFH）和血管瘤样纤维组织细胞瘤等（表11-14）。

（3）AFH：因瘤细胞显示程度不等的多形性，可见核分裂象，偶可见病理性核分裂象，而易被误诊为非典型性纤维黄色瘤（AFX）。以下几点有助于AFH和AFX的鉴别诊断：AFH通常好发于青年人的四肢，

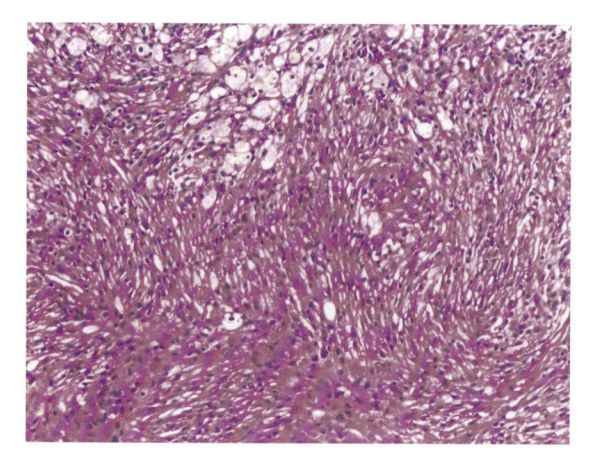

图 11-70　纤维组织细胞瘤，HE 染色 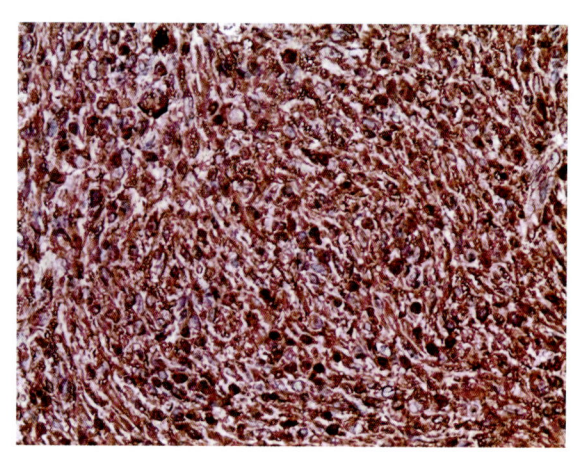　　　　　图 11-71　纤维组织细胞瘤，Vim，弥漫强阳性

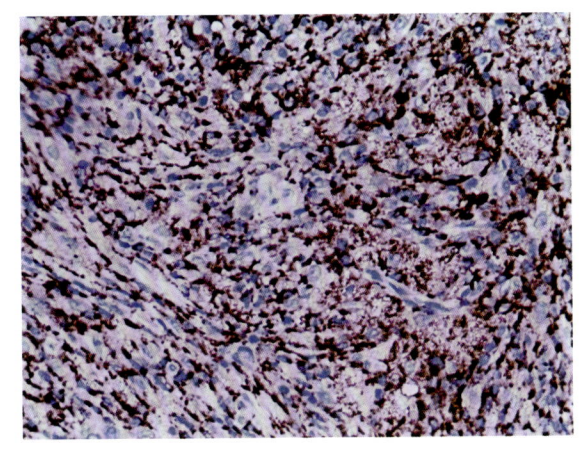

图11-72 纤维组织细胞瘤，CD68，细胞质阳性

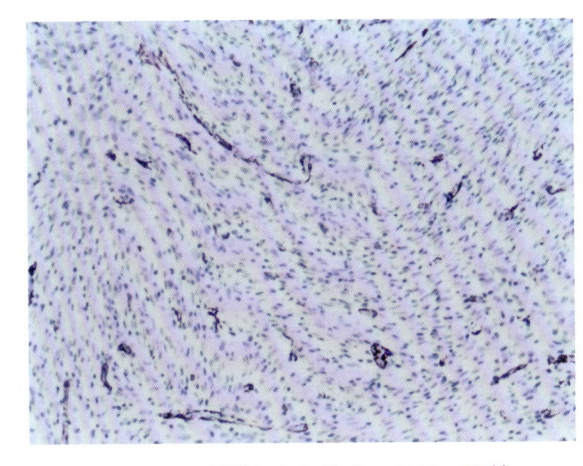

图11-73 纤维组织细胞瘤，SMA，阴性

极少数发生于头颈部，而AFX好发于老年人的头颈部，多与日光照射所致的皮肤损伤有关；AFH的特征性形态表现为在良性FH的背景中可见散在的核深染多形性细胞，细胞核无多形性、异型性，而AFX显示明显的多形性和异型性，镜下常呈未分化多形性肉瘤/多形性恶性FH形态，故以往曾被称为浅表性恶性FH。

（4）目前认为，CD68、CD163和SMA是诊断BFH较为有用的抗体。最近有研究，CD10在BFH中的总阳性率为81.2%，且多为弥漫阳性表达，在隆突性皮肤纤维肉瘤（DFSP）中阳性率为8.7%，且为局灶微弱表达，联合应用CD163、CD68和CD34检测有助于鉴别诊断。

表11-14 良性纤维组织细胞瘤的形态学亚型及病变特点

形态学亚型	病变特点	免疫表型特点	分子改变或注释
真皮纤维瘤（DF）	肿瘤由短梭形成纤维细胞及散布其间的组织细胞、花环状多核巨细胞构成，伴炎症细胞浸润	CD68、CD163阳性，部分表达FⅩⅢa、SMA、S-100、CD34、CK均阴性	与结节性筋膜炎鉴别：后者SMA弥漫阳性，FⅩⅢa阴性；FISH检测USP6基因重排
富于细胞性纤维组织细胞瘤（CFH）	主要由条束状排列的梭形细胞组成，其他含铁血黄素样吞噬细胞和泡沫样组织细胞少见	可表达SMA、Desmin和CD34；CD68阳性的细胞散在分布	DFSP：表达CD34，SMA阴性，且有特异性t（17；22）形成COL1A1-PDGFB融合性基因
非典型性纤维组织细胞瘤（AFH）	在经典型FH的背景中出现多形性细胞，可出现大而形状奇特的多核巨细胞，但细胞核无明显的异型性，核分裂象少见	常表达Vim、CD68，灶性表达SMA、Desmin和Calponin，S-100、CD34阴性（图11-74，图11-75）	与AFX鉴别：AFX是中间性肿瘤。肿瘤组织细胞、成纤维细胞及巨细胞混杂存在；明显多形性和异型性
上皮样纤维组织细胞瘤	类似子宫蜕膜组织，主要由多角形和梭形上皮样组织细胞组成，瘤内富含小血管	可表达ALK、ⅩⅢa因子和Vim；CD31、CD34和Ⅷ因子、S-100阴性	可存在ALK基因重排，与Spitz痣的鉴别在于其缺乏交界性或巢状的肿瘤细胞，S-100阴性
脂质化型纤维组织细胞瘤（LFH）	肿瘤主要由大量的泡沫状细胞及其周围网格状玻璃样变的胶原纤维构成，未见炎症细胞浸润	表达Vim、CD10、CD68和CD163，CD34和SMA阴性	主要发生于小腿，尤其在踝关节周围，因此又称为"踝型"纤维组织细胞瘤
瘢痕疙瘩样纤维组织细胞瘤	瘢痕疙瘩样组织中可见出血、含铁血黄素沉着及多核巨细胞反应，可见真皮纤维瘤形态	在瘢痕疙瘩样组织中散在CD68和CD163阳性的细胞	与瘢痕疙瘩鉴别：可有明显的外伤或手术史，CD68、CD163阴性
深部良性纤维组织细胞瘤	形态上与发生于真皮内的纤维组织细胞瘤基本相似	部分表达CD34，注意与DFSP鉴别	发生于皮下的纤维组织细胞瘤周界相对清楚，常有假包膜
幼年性黄色肉芽肿	由大片组织细胞、数量不等的黄色瘤细胞、典型图顿巨细胞、嗜酸性粒细胞和炎症细胞构成	Vim、CD68、CD163阳性，CD1α和S-100阴性	主要为BRAF V600E和NF1基因突变

三、丛状纤维组织细胞瘤的诊断与鉴别

1. **抗体选择** Vimentin、SMA、Clusterin、CD163、CD68、p63、FOSL1、H3.3G34W 和 Ki-67，必要时加分子检测。

2. **注释**

（1）丛状纤维组织细胞瘤（PFHT）：一种罕见的交界性软组织肿瘤，好发于儿童及青少年。肿块多位于上肢，其次好发于下肢、躯干、头颈部。

（2）病变特点：肿瘤细胞排列呈丛状或分叶状，向周围纤维脂肪组织浸润生长。镜下包含梭形成纤维细胞样细胞、单核组织细胞样细胞及多核巨细胞等三种成分，瘤细胞形态温和，一般无细胞异型性，核分裂少见。结节之间为致密的纤维结缔组织。

（3）免疫组化及分子改变：瘤细胞通常表达Vimentin，梭形成纤维样细胞不同程度表达SMA、MSA等，组织细胞样细胞及多核巨细胞通常表达CD68、AACT和Lys等。MiTF阳性。细胞分子遗传学发现46,XY, t（4；15）(q21；q15) 单纯的染色体核形。

（4）鉴别诊断见表11-17。

表11-17 丛状纤维组织细胞瘤的诊断与鉴别

鉴别点	丛状纤维组织细胞瘤	丛状神经纤维瘤	丛状神经鞘瘤
临床特征	好发于儿童和青少年，四肢躯干多见	好发于儿童和青少年，头颈部、背部和腹股沟区	以20～50岁多见，多发生于躯干、四肢
肿瘤构成	成纤维细胞和组织细胞	外周神经的所有成分	施万细胞
包膜	边境不清，浸润性生长	边境相对清楚，但无包膜	边界清楚
病变特征	由单核或破骨样多核组织细胞样细胞及成纤维细胞构成丛状结构。结节中央富于细胞，外围绕以梭形细胞束	瘤组织被纤维组织分隔成丛状或结节状，瘤细胞呈梭形，疏松排列，核两端尖细，呈波浪状扭曲，间质胶原化或黏液变，可见轴索和肥大细胞	瘤细胞呈长梭形或波浪状，呈栅栏状、旋涡状排列，以Antoni A型为主，Antoni B型少见，瘤组织内有较多的厚壁血管
免疫组化	梭形细胞表达SMA、MSA，组织细胞样细胞表达CD68、CD163等，S-100、NSE和NF阴性	S-100、SOX10、CD34、MBP阳性；神经束膜细胞EMA和GLUT1阳性；轴突CD56、NF、NSE阳性	Vimentin、S-100、SOX10、CD56阳性，少数CD34为阳性，不表达NSE、NF、EMA等
其他	为中间交界性肿瘤，可复发和转移	常伴神经纤维瘤病Ⅰ型，*NF1*突变	为良性肿瘤，与*NF1*无关

四、软组织巨细胞瘤的诊断与鉴别

1. **抗体选择** Vim、SMA、Clusterin、CD163、CD68、p63、FOSL1、H3.3G34W 和 Ki-67。必要时加分子检测。

2. **注释**

（1）软组织巨细胞瘤（GCTST）：一种在临床和组织学上与骨巨细胞瘤均类似的原发于软组织的肿瘤。属于中间型（偶见转移型）肿瘤。临床上多发生于中老年人，最常见于四肢浅表软组织内，其次为躯干和头颈部，还有发生在腹股沟、膀胱、乳房及皮肤瘢痕的报道。

（2）病变特点：组织学类似骨的巨细胞肿瘤，呈多结节状分布，结节之间为厚薄不一的纤维结缔组织间隔。结节内由单个核细胞和破骨样多核细胞混合组成。间质内有丰富的血管，单个核细胞与破骨样多核巨细胞的核在形态上非常相似。肿瘤细胞无异型性，也不见瘤巨细胞，罕见坏死，部分病例在肿瘤边缘处可见编织状化生性骨，少部分病例内可见类似动脉瘤样骨囊肿中的囊性变和充满血液的腔隙。

（3）免疫组化：单核和破骨样巨细胞表达Vim、CD163、CD68，不表达S-100和Desmin。部分单核细胞尚可表达核因子κB受体活化因子配体（RANKL）、p63和α-SMA（图11-80～图11-83）。

（4）鉴别诊断：主要与伴有破骨样巨细胞的肿瘤鉴别，如腱鞘巨细胞瘤、丛状纤维组织细胞瘤、软组织巨细胞瘤、骨巨细胞瘤、多种上皮性癌等。这些肿瘤的巨细胞均来源于组织细胞，细胞无明显异型性，免疫组化表达细胞标志物（如Vimentin、CD163、CD68等），与肿瘤性巨细胞明显差别，后者细胞明显异型性/多形性，核质比高，可见核分裂象及病理性核分裂象，可见于多形性未分化肉瘤、平滑肌肉瘤、骨外骨肉瘤、间变性大细胞淋巴瘤、组织细胞肉瘤等。详情请参照本章第十一节。

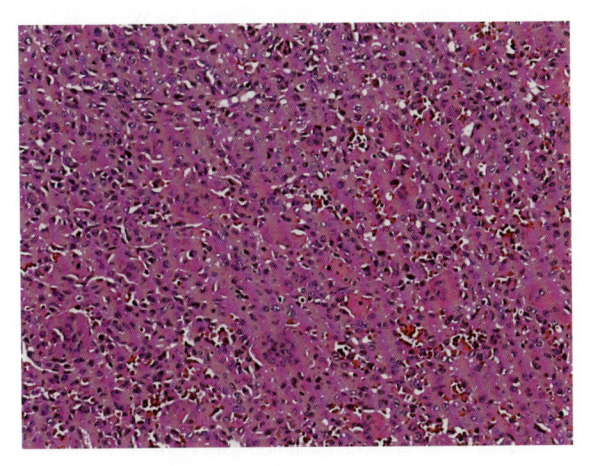

图 11-80　软组织巨细胞瘤（GCTST），HE染色

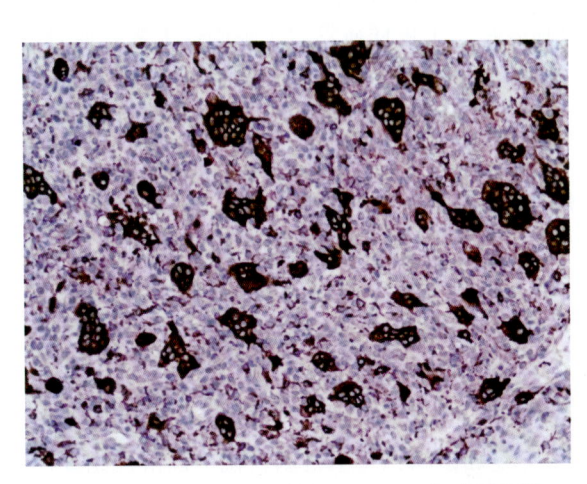

图 11-81　软组织巨细胞瘤，CD68，细胞质阳性

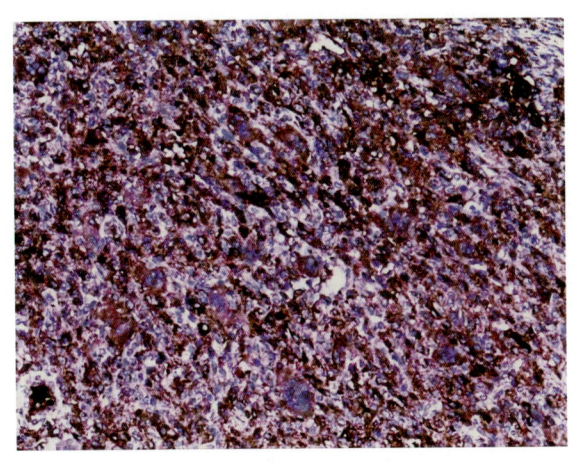

图 11-82　软组织巨细胞瘤，AACT，细胞质阳性

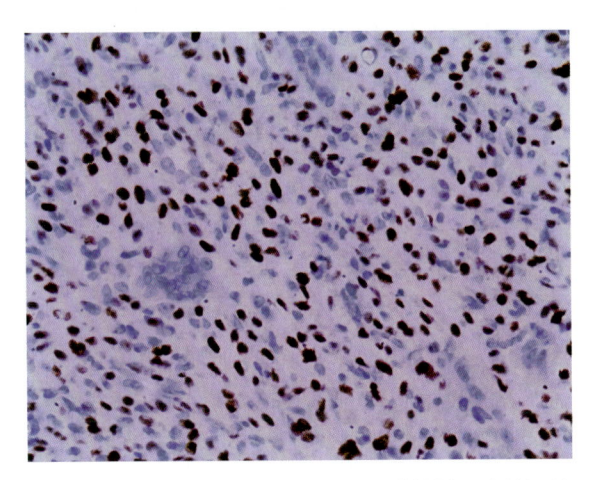

图 11-83　软组织巨细胞瘤，p63，单核样细胞核阳性

第五节　血管性肿瘤

（1）免疫组化在判断血管来源时非常有用，特别是分化差的血管肉瘤和类似上皮肿瘤的血管性肿瘤（上皮样血管内皮瘤和上皮样血管肉瘤）。

（2）血管内皮标志物：推荐选择FLI-1、ERG、CD31、CD34，FLI-1是新型血管内皮标志物，特异性和敏感性好于CD31和CD34；CD31高度局限于内皮肿瘤中，并有很好的敏感性；虽然CD34对内皮分化敏感，但特异性较差，可表达于各种间叶肿瘤。

（3）淋巴管内皮标志物有D2-40、PROX1（同源异型盒基因）、桥粒相关转膜糖蛋白（Desmoplakin）、血管内皮生长因子受体3（VEGFR3）、淋巴管内皮细胞透明质酸受体1（LYVE1）等，其中前3个标志物只表达于淋巴管内皮，可作为淋巴管内皮特异性标志物。

一、良性血管性肿瘤

1. 抗体选择　血管内皮标志物（CD31、CD34、FLI-1、ERG、Ⅷ因子等）+淋巴管内皮标志物（D2-40、VEGFR3、PROX1、LYVE1等）。

2. 注释

（1）2020版WHO软组织肿瘤分类中，良性肿瘤有血管瘤（NOS）、肌内血管瘤、动静脉血管瘤、静脉型血管瘤、上皮样血管瘤（细胞性上皮样血管瘤、非典型上皮样血管瘤）、淋巴管瘤（NOS）、淋巴管瘤病、囊性淋巴管瘤和获得性丛状血管瘤等（表11-18）。

（2）上皮样血管瘤（EH）：也称为血管淋巴样增生伴嗜酸性粒细胞增多症，是一种少见的良性血管肿瘤。

1）病变特点：毛细血管型小血管增生伴淋巴细胞和嗜酸性粒细胞浸润。血管内皮细胞肥大，呈上皮样突入腔内形成"鞋钉"或"墓碑"状。内皮细胞呈组织细胞样改变，故又称为组织细胞样血管瘤，在血管腔内或在血管外呈实性巢团状或片状增生，细胞大而圆，胞质丰富呈强嗜酸性，胞核空泡状，血管周围嗜酸性粒细胞和淋巴细胞浸润，伴有淋巴滤泡形成。

2）免疫表型：表达血管内皮标志物如CD31、CD34、FLI-1、ERG等，一般不表达上皮标志物CK和TFE3（图11-84～图11-87）。

3）分子遗传学上存在*FOS/FOSB*基因的重排，免疫组化FOS核高表达。

4）鉴别诊断：①木村病，镜下以淋巴组织增生为主，可见大量嗜酸性粒细胞浸润，部分可见嗜酸性粒细胞微脓肿，但缺乏上皮样内皮细胞。②上皮样血管内皮瘤，原始血管腔的形成最具诊断意义（表现为3个"一"，即一个细胞形成一个管腔，管腔中可见到一个细胞，间质为黏液软骨样基质。免疫组化除表达血管内皮标志物外，约90%的病例中出现*WWTR1-CAMTA1*融合基因；少数病例出现*YAP1-TFE3*融合基因，使CAMTA1和TFE3高表达。③上皮样血管肉瘤，好发于中老年人，多发生于四肢深部的软组织内，内皮细胞异型明显、核分裂象易见，肿瘤内可见不规则的血管腔形成或实性片状分布，浸润性生长。

表11-18　常见的良性血管性肿瘤的病变特点及免疫表型

肿瘤	病变特点	免疫表型或注释
血管瘤	包括滑膜血管瘤、静脉性血管瘤、动静脉血管瘤/畸形、肌内血管瘤、蔓状血管瘤等	可表达ERG、CD31和CD34，血管周SMA强阳性
血管瘤病	以弥漫性多组织受累、多灶性血管增生为特征，可见增生的毛细血管和脂肪组织，肿物边界不清	表达血管内皮细胞标志物，间质细胞Vim、SMA阳性
血管畸形	不表达GLUT1、WT1；淋巴管畸形表达D2-40、CD31；血管畸形表达CD31、CD34、SMA	研究表明WT1在血管瘤常阳性表达，而血管畸形中除动静脉畸形外常阴性表达
淋巴管瘤	呈多房性改变，可见较薄的分隔带，囊腔大小不一，囊腔内可见大量囊液，含多量淋巴细胞	表达淋巴管内皮标志物（如D2-40、VEGFR3、PROX1和LYVE1等）。血管内皮标志物阴性
上皮样血管瘤	血管内皮细胞增生，呈上皮样，呈"鞋钉样"突向管腔，间质可见多少不等的慢性炎症细胞反应	存在*FOS*、*FOSB*基因的重排。表达血管内皮标志物如CD31、CD34、FLI-1、ERG等
梭形细胞血管瘤	有3种经典的组织学特征：海绵状扩张的血管、实性梭形细胞区和圆形或多边形的上皮样细胞，上皮样细胞通常胞质透明伴空泡形成，通常无异型性，核分裂少	内皮细胞表达：CD34、CD31等阳性，部分表达D2-40及PROX1等；梭形细胞不表达CK、CD34、HHV-8和血管内皮标志物，与卡波西肉瘤不同
血管内乳头状内皮细胞增生	真皮内可见扩张血管，外形不规则的乳头状结构伸入血管腔，其轴心为胶原纤维组织，常见残存和机化的血栓	表达内皮细胞标志物。本病为血栓机化的一种特殊形式，与Dabska瘤（中间型低度恶性肿瘤）不同
靴钉样血管瘤	局灶区域出现血管内皮细胞乳头状增生，但病变累及的范围更表浅，无肾小球样突出于腔内	又名靶样含铁血黄素沉着血管瘤。表达CD31、CD34、ERG和D2-40
脾窦岸细胞瘤	脾特有的肿瘤，起源于红髓脾窦或脾索。由大小不等的囊状血管腔隙组成，腔隙内衬覆多角形或是矮柱状的内皮细胞	兼有内皮细胞和组织细胞的特征，表达CD34、CD31、ERG、FLI-1、CD68、溶酶菌等（图11-88～图11-91）

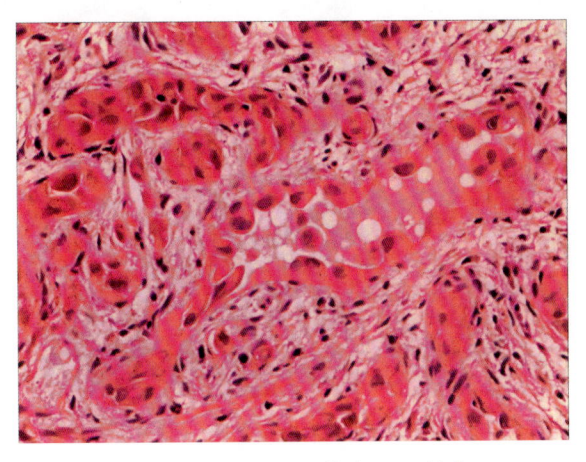

图 11-84　上皮样血管瘤，HE 染色

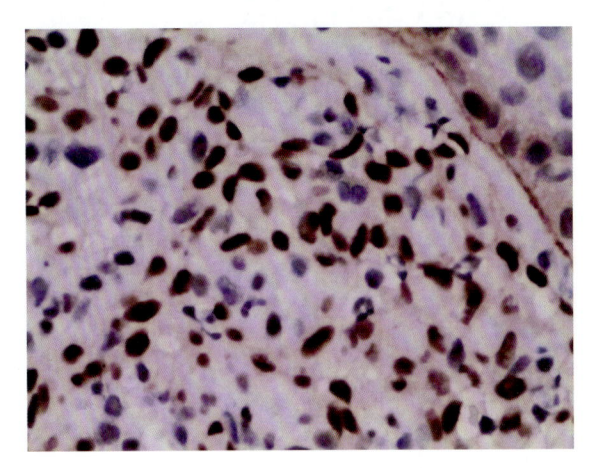

图 11-85　上皮样血管瘤，FLI-1，细胞核阳性

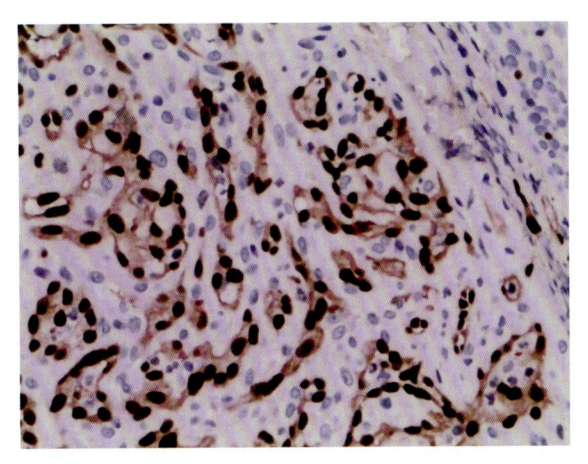

图 11-86　上皮样血管瘤，ERG，细胞核/质阳性

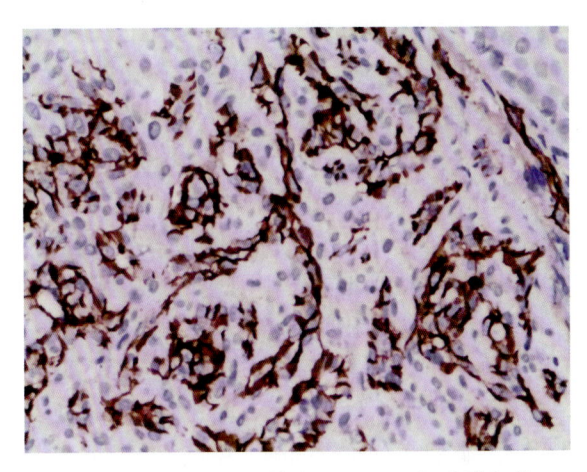

图 11-87　上皮样血管瘤，CD31，细胞膜阳性

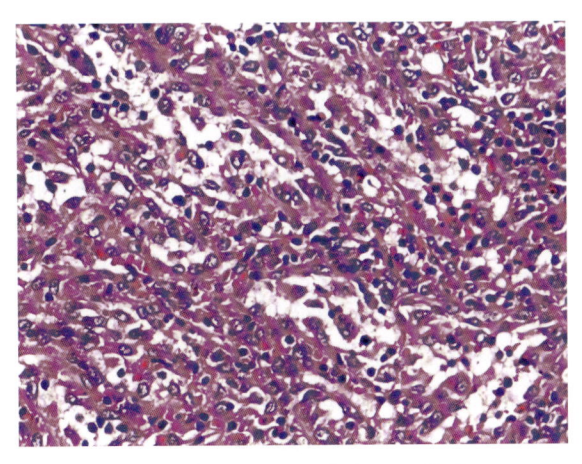

图 11-88　脾窦岸细胞瘤，HE 染色

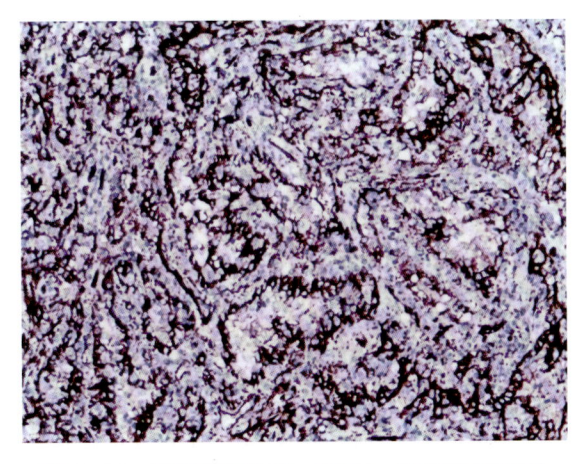

图 11-89　脾窦岸细胞瘤，CD31，细胞膜/质阳性

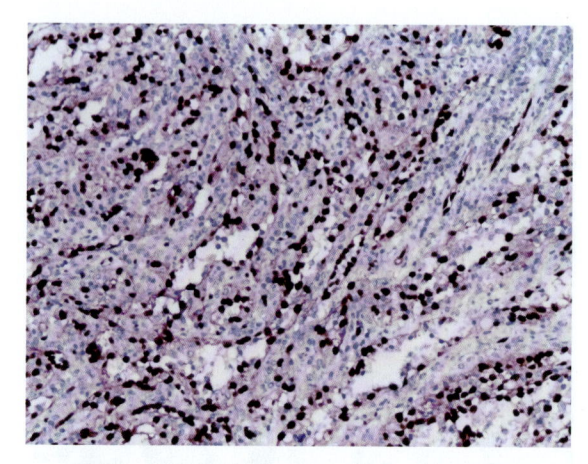

图 11-90　脾窦岸细胞瘤，ERG，细胞核阳性 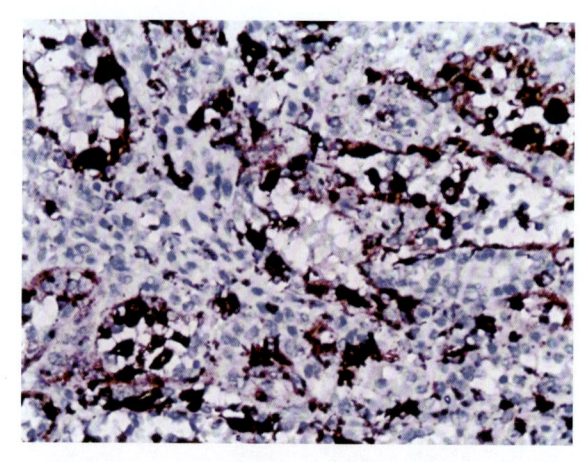　　　　图 11-91　脾窦岸细胞瘤，溶菌酶，细胞质强阳性

二、中间型及恶性血管性肿瘤

1.抗体选择　　CD31、CD34、FLI-1、ERG、CK、EMA、GLUT1、HHV-8、INI1、SMA、Desmin 和 Ki-67。必要时加分子检测。

2.注释

（1）2020 版 WHO 软组织肿瘤分类中，中间性肿瘤包括中间性（偶有转移性），如网状血管内皮瘤、乳头状淋巴管内血管内皮瘤、混合性血管内皮瘤、神经内分泌性混合性血管内皮瘤、卡波西肉瘤（经典型惰性卡波西肉瘤、非洲地方性卡波西肉瘤、艾滋病相关性卡波西肉瘤、迟发型卡波西肉瘤和假性肌瘤（类上皮肉瘤样）血管内皮细胞瘤；恶性肿瘤包括上皮样血管内皮瘤（NOS）、上皮样血管内皮瘤伴 *WWTR1-CAMTA1* 融合、上皮样血管内皮瘤伴 *YAP1-TFE3* 融合和血管肉瘤（表 11-19）。

（2）假肌源性血管内皮瘤（PHE）：是一种少见的中间型血管源性肿瘤，因瘤细胞胞质呈亮嗜伊红染色，形态上类似横纹肌母细胞，免疫组化标记却显示为内皮细胞分化而得名。曾被称为上皮样肉瘤样血管内皮瘤或纤维瘤样上皮样肉瘤。PHE 好发于青壮年，病变多位于肢体浅表或深部组织，可累及骨骼。

1）病变特点：肿瘤细胞呈梭形、上皮样，部分呈横纹肌母细胞样，排列呈束状和旋涡状，间质以中性粒细胞为主的细胞浸润。瘤细胞大而肥胖，但缺乏多形性和显著的异型性。上皮样细胞胞质丰富，核大，核仁明显，核分裂稍活跃，部分病例胞质红染，核分布于胞质周边，类似横纹肌母细胞。

2）免疫表型：角蛋白和血管标志物的共表达。表达 CK、CAM5.2、FLI-1、ERG、CD31、FOSB 和 INI，其中 CD31 呈散在线状线性细胞膜表达，具有诊断价值。一般不表达 SMA、Desmin、CD34、S-100。FOSB 在 PHE 中弥漫表达，而在上皮样肉瘤、上皮样血管内皮瘤和血管肉瘤中弱表达或不表达（图 11-92～图 11-95）。

3）分子遗传学：约 90% 以上的 PHE 存在 t（7；19）（q22；q13）染色体易位，形成 *SERPINE1-FOSB*、*ACTB-FOSB* 或 *WWTR1-FOSB* 3 种不同的融合基因，其中以 *SERPINE1-FOSB* 最常见，携带不同融合基因的 PHE 在临床病理上无明显差异。虽然免疫组化或 FISH 检测 FOSB 可作为诊断的重要依据，但该检测并不具有诊断特异性，*FOSB* 重排在上皮样血管瘤、骨样骨瘤和骨母细胞瘤中也存在。

4）鉴别诊断：需与以下几种肿瘤鉴别。①上皮样肉瘤（ES）：一般不表达 CD31，且 50%～70% 可表达 CD34，INI1 表达缺失。FISH 检测显示 SMARCB1 缺失。②上皮样血管内皮瘤（EHE）：形态与免疫表型均与 EH 具有重叠性，但不同的是 PHE 空泡结构内无红细胞，FOSB 阳性，有特有的 CD31 表达模式和 CD34 阴性表达可与之鉴别。③上皮样血管肉瘤（EA）：总能找见肿瘤性血管腔隙，瘤细胞异型性更加明显，CD31 的表达模式不同于 PHE 特征的线性膜表达，且基本不见炎性背景。④上皮样血管瘤（EH）：两者都有炎性背景和上皮样细胞，免疫组化表达具有相似性，分子检测均可出现 *FOSB* 重排，特别是出现片状增生实性区域的 EH，容易与 PHE 混淆。形态学上寻找真性血管瘤样区域及免疫组化 CD31 等弥漫表达可资鉴别。⑤上皮样肌源性肉瘤：特别是当PHE/ES-H出现横纹肌母细胞样细胞时需注意与之鉴别，免疫表型仍然是诊断的关键，肌源性肉瘤表达Desmin、SMA等标志物。

（3）上皮样血管内皮瘤（EHE）：是一种起源于血管内皮细胞的恶性肿瘤。

1）病变特点：肿瘤主要由上皮样细胞及梭形细胞构成，呈条索状、巢状浸润周围组织，或分布于黏液样或胶原样的背景中。肿瘤细胞可以出现细胞质内血管分化，少数可见细胞质内血管内腔形成，呈印戒细胞样，腔内含有红细胞。EHE镜下可总结为3个"一"，即一个细胞形成一个管腔，管腔中可见到一个。肿瘤细胞成熟的血管腔分化不明显，有时可见血管裂隙，与血管瘤或高度分化的血管肉瘤相比，血管分化较差。

2）免疫表型：表达血管内皮标志物如CD34、CD31、FLI-1、ERG、FⅧ、D2-40和PROX1，部分表达上皮标志物如CK、EMA。大部分细胞核CAMTA1阳性，具有高度特异性；TFE3免疫组化表达于伴YAP1-TFE3重排的上皮样血管内皮瘤，但阳性并非必定存在TFE3融合（图11-96～图11-99）。

3）分子遗传学：大部分病例存在经典的t(1;3)(p36;q25)易位形成的WWTR1-CAMTA1融合基因；除此之外，另一小部分患者携带不常见的YAP1-TFE3基因融合。

4）鉴别诊断：EHE理想诊断标准为CAMTA1免疫组化阳性和（或）WWTR1-CMATA1融合；TFE3免疫组化过表达和（或）TFE3基因重排。主要与上皮样血管肉瘤鉴别：主要由呈明显异型性的圆形或多边形上皮样细胞组成，核分裂象易见，细胞排列呈不规则条索、片状及网状裂隙样结构，血管分化相对不成熟，缺乏细胞内空泡，透明变性间质少见，血管内皮标志物（包括CD31、CD34、FLI-1和ERG等）和上皮标志物呈阳性（图11-100～图11-103）。染色体8q24.21上C-MYC基因扩增对继发性血管肉瘤具有较高的灵敏度和特异度，且存在C-MYC蛋白的过表达，而原发性血管肉瘤很少存在C-MYC基因扩增。

表11-19 中间型及恶性血管性肿瘤的诊断与鉴别

肿瘤类型	病变特点	免疫表型特点	分子改变或注释
卡波西型血管内皮瘤（KHE）	特征为大量的梭形或卵圆形细胞多结节状浸润性生长，瘤细胞之间形成细长的血管间隙，可见毛细血管瘤样区、肾小球样结构、含铁血黄素颗粒和透明小球	可表达CD34、CD31、ERG、VEGFR3、D2-40、PROX1和LYVE1和SMA。不表达GLUT1、HHV-8	存在t(13;16)(q14;p13.3)易位。卡波西肉瘤中HHV-8细胞核表达，而在KHE中阴性
网状血管内皮瘤（RH）	以靴钉样内皮细胞和分支状类似睾丸网的血管网为特征，间质可出现明显的纤维化或胶原化，血管周淋巴细胞袖套样浸润	表达CD31、CD34，而大多数不表达淋巴管内皮标志物如D2-40和VEGFR3	又名靴钉样血管内皮瘤。与Dabaska瘤鉴别：淋巴管内皮标志物阴性
乳头状淋巴管内血管内皮瘤	特征性淋巴管瘤形态伴以血管内皮细胞乳头状增生，形成乳头状或肾小球样结构	表达内皮标志物如CD31、CD34、D2-40、VEGFR3、UEA-1等	又名Dabaska瘤。与乳头状内皮细胞增生（病变位于大血管）鉴别
混合性血管内皮瘤	肿瘤由良性、中间性和恶性血管成分混合组成。呈浸润性单结节或多结节状的肿块	可表达内皮标志物，部分表达可神经内分泌标志物	部分存在PTBP1-MAML2和EPC1-PHC2融合基因
假肌源性血管内皮瘤（PMH）	梭形细胞和上皮样细胞呈束状排列，伴散在嗜酸性、偏心性细胞质的横纹肌母样细胞，瘤细胞异型不明显，易被误诊为鳞癌	表达CK、FLI-1、ERG、CD31，不表达SMA、Desmin、CD34、S-100	约90%以上存在FOSB基因易位。肌源性标志物为阴性，可与横纹肌肉瘤鉴别
卡波西肉瘤（KS）	由轻度异形的梭形细胞聚集在许多管腔不整的血管周围腔隙，伴有红细胞渗出、含铁血黄素颗粒	表达CD31、CD34和ERG，同时也表达如D2-40。几乎恒定表达HHV-8	约30%的艾滋病患者合并KS。而血管肉瘤梭形细胞异型性大，HHV-8阴性
上皮样血管内皮瘤（EHE）	上皮样肿瘤细胞排列呈条索状、小巢状，瘤细胞有异型性，细胞空泡状，其内可见红细胞，间质黏液玻璃样变的纤维硬化	表达血管内皮标志物如CD34、CD31、FLI-1、ERG和CAMTA1。部分表达上皮标志物	大部存在WWTR1-CAMTA1融合基因，少数YAP1-TIF3融合基因
血管肉瘤	不规则的原始血管腔通过血窦相互连通和吻合，呈巢片状、乳头状或裂隙状，瘤细胞呈显著的异型性，常伴出血和坏死	表达内皮细胞标志物如CD31、CD34、FLI-1等。偶尔CK或淋巴管标志物阳性	放射后血管肉瘤常常MYC阳性，FISH检测可见扩增

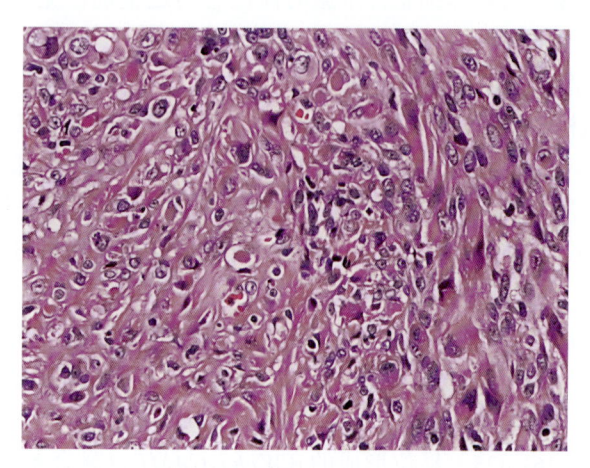

图 11-92　假肌源性血管内皮瘤（PMH），HE 染色

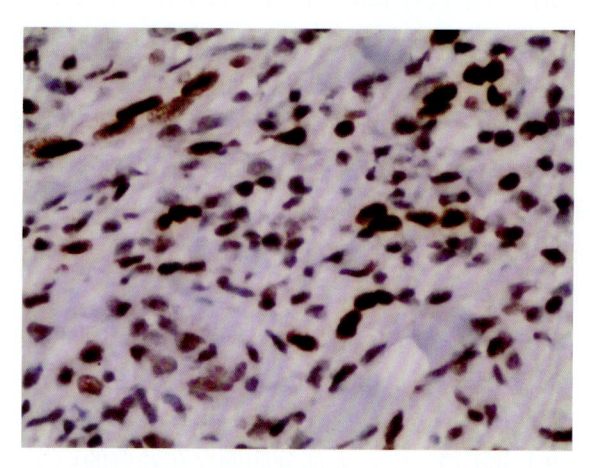

图 11-93　假肌源性血管内皮瘤，FLI-1，细胞核阳性

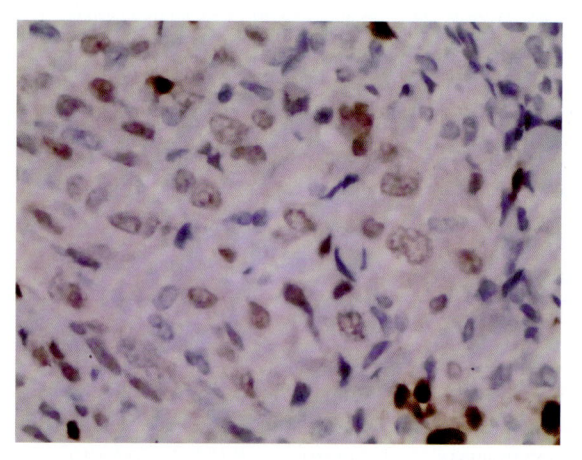

图 11-94　假肌源性血管内皮瘤，ERG，细胞核/质弱阳性

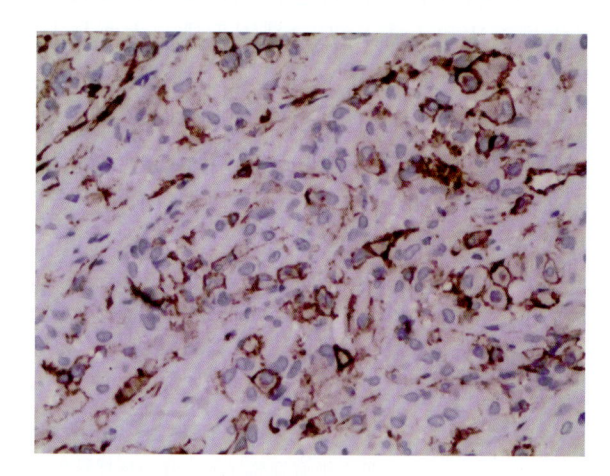

图 11-95　假肌源性血管内皮瘤，CD31，线性细胞膜阳性

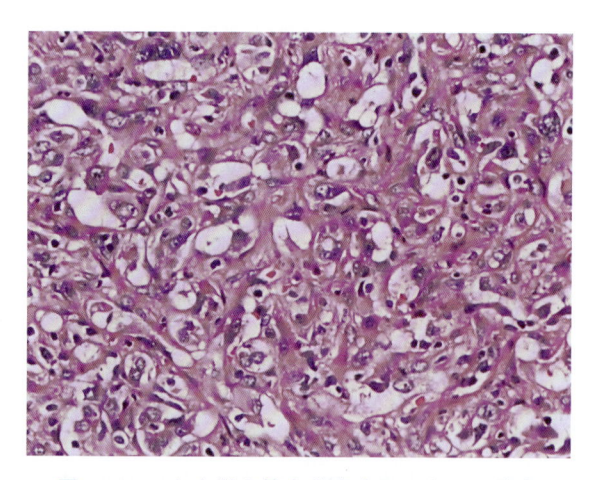

图 11-96　上皮样血管内皮瘤（EHE），HE 染色

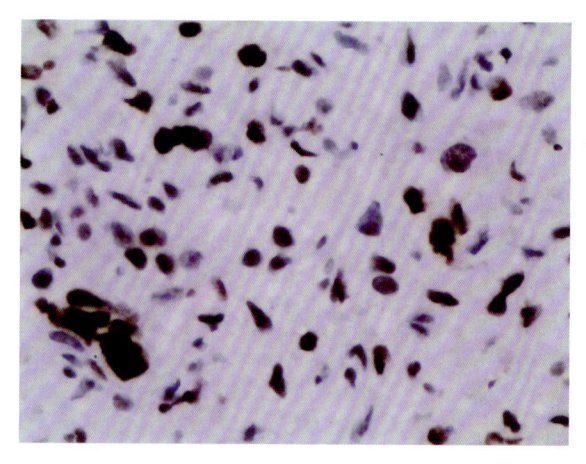

图 11-97　上皮样血管内皮瘤，FLI-1，细胞核阳性

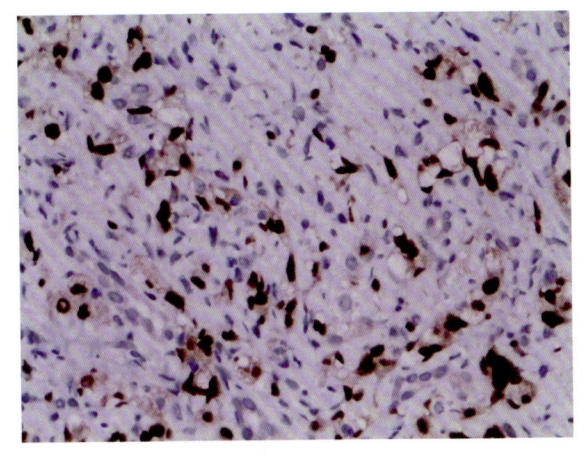

图 11-98 上皮样血管内皮瘤，ERG，细胞核/质阳性

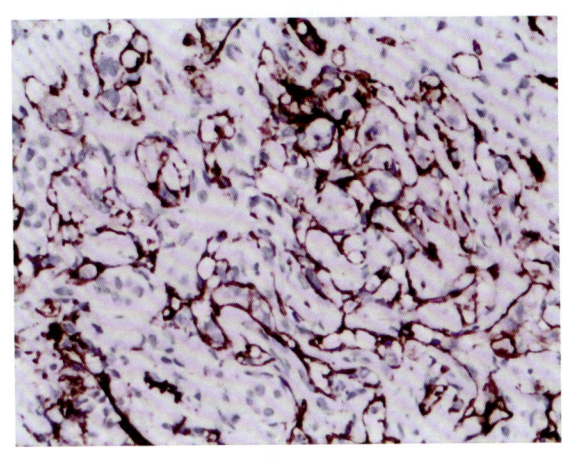

图 11-99 上皮样血管内皮瘤，CD31，细胞膜/质阳性

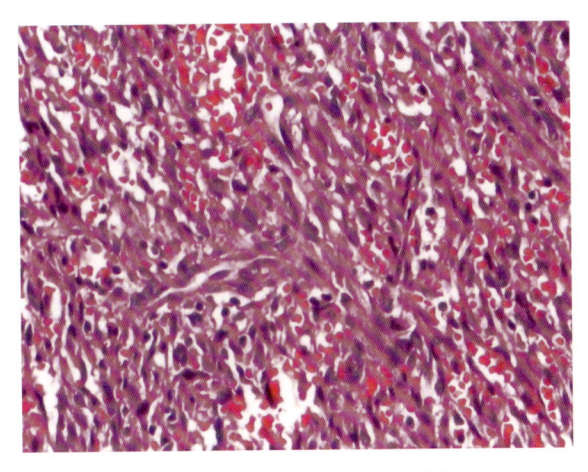

图 11-100 血管肉瘤，HE 染色

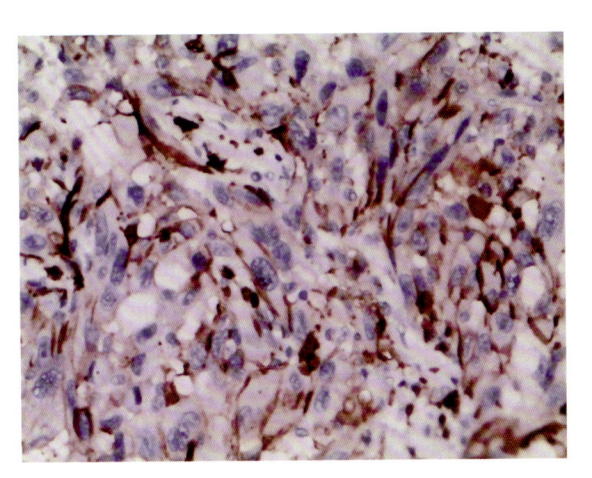

图 11-101 血管肉瘤，CD31，细胞膜/质阳性

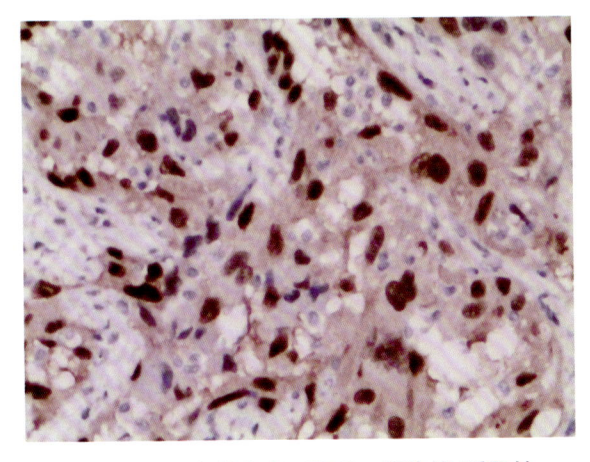

图 11-102 血管肉瘤，ERG，细胞核/质阳性

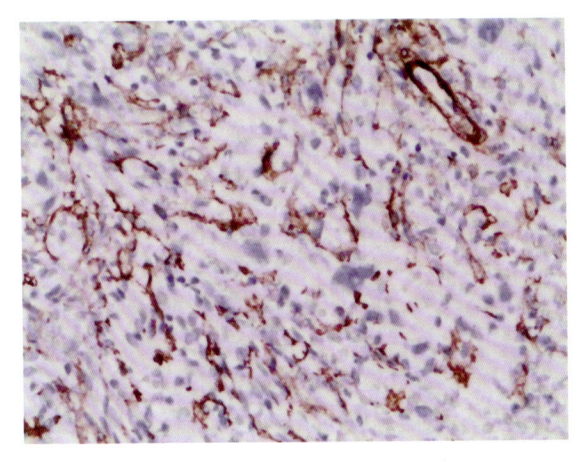

图 11-103 血管肉瘤，CK，瘤细胞散在阳性

三、儿童血管性肿瘤的诊断与鉴别

1. **抗体选择** CD31、CD34、FLI-1、ERG、D2-40、GLUT1和Ki-67。
2. **注释** 发生在儿童时期的血管肿瘤有先天性血管瘤、婴儿性血管瘤、丛状血管瘤、脉管畸形、化脓性肉芽肿和卡波西型血管内皮瘤等，其中只有卡波西型血管内皮瘤为中间型（局部有侵袭性）的肿瘤，其余均为良性肿瘤（表11-20）。

表11-20 儿童血管性肿瘤的诊断与鉴别

鉴别点	病变特征	免疫表型
先天性血管瘤	表皮、真皮内毛细血管增生排列呈大小不等的小叶，由肥胖的内皮细胞和血管周细胞组成，小叶周围为丰富的纤维组织，可含铁血黄素沉着、髓外造血等	GLUT1阴性；CD34、CD31、WT1、SMA、Vimentin、D2-40阳性。可能有 *GNAQ* 和 *GNA11* 基因的体细胞突变
婴儿性血管瘤	细胞丰富，增生的毛细血管排列呈小叶状，内皮细胞肥胖，管腔不明显，内皮细胞周围为梭形的血管周细胞	特异性地表达GLUT1；WT1可阳性；淋巴管标志物PROX1和D2-40阴性，而LYVE1阳性
丛状血管瘤	界限清楚的丛状或簇状毛细血管样聚集体，聚集体内毛细血管及短梭形血管内皮细胞排列紧密，呈同心旋涡状或炮弹样，细胞分化成熟，无异型性，核分裂少见	表达CD31、CD34、ERG和FLI-1等，不表达GLUT1；梭形细胞表达SMA。可能为常染色体显性遗传，可能涉及 *EDR*、*ENG* 和 *FLT4* 基因
脉管畸形	发育异常的脉管，无血管小叶的结构，内皮细胞无"靴钉样"表现，核分裂象少见。无明显的生长期和消退期	不表达GLUT1、WT1；淋巴管畸形表达D2-40、CD31、WT1阴性；血管畸形表达CD31、CD34、SMA
化脓性肉芽肿	以毛细血管增生形成小叶结构为组织学特征，可见大量新生毛细血管及炎症细胞浸润，常伴皮肤溃疡	又名肉芽肿性血管瘤。表达血管内皮细胞标志物CD31、CD34和FLI-1等。可与 *FLT4* 基因有关
卡波西型血管内皮瘤	多结节状侵袭性生长，由增生的梭形和上皮样内皮细胞结节及裂隙状血管腔构成，结节周边可见新月形裂隙状血管	表达血管和淋巴管内皮标志物：CD34、CD31和D2-40、VEGFR3、PROX1、LYVE1。GLUT1、HHV-8阴性

第六节 周细胞性（血管周细胞性）肿瘤

在2020版WHO软组织肿瘤分类中，属于良性的肿瘤有血管球肿瘤（NOS）、血管球瘤、血管球肌瘤、肌周细胞瘤、肌纤维瘤和血管平滑肌瘤；属于中间性的肿瘤有血管球瘤病、恶性潜能不确定性血管球肿瘤、肌纤维瘤病和婴儿性肌纤维瘤病；属于恶性的肿瘤有恶性血管球瘤。此类肿瘤主要表达Vimentin、α-SMA和MSA，部分表达Ⅳ型胶原和Desmin，CD34表达不一。血管周细胞肿瘤与具有血管周上皮样细胞分化的肿瘤（PEComa）属于两种截然不同的肿瘤，注意不要相互混淆。

一、血管球瘤的诊断与鉴别

1. **抗体选择** CD31、CD34、D2-40、SMA、Desmin、Calponin、h-Caldesmon和Ki-67。
2. **注释**

（1）血管球瘤：是一种良性的间叶性肿瘤，血管球瘤在身体各部位都可以发生，最主要的好发部位是肢体远端，如指甲床下、手掌、腕部、前臂和足，也可见于鼻腔、气管、肺、食管、胃、结肠、直肠等处。

（2）病变特点：镜下可见大小不等的血管腔，内衬内皮；肿瘤细胞大小一致，呈圆形或卵圆形，围绕薄壁的血管或血窦周围排列，呈血管外皮瘤样或实性巢团状。根据球细胞、血管和平滑肌的相对比例，可分为实体性球瘤、球血管瘤和球血管平滑肌瘤几个亚型。

（3）免疫表型：表达SMA、Vimentin（Vim）、Calponin、h-Caldesmon、Ⅳ型胶原（collagenⅣ），偶尔可表达Syn、CD34；CK、CK18、CD31、D2-40、GLUT1、Desmin、CgA、Syn、CD117、S-100通常为

阴性（图11-104～图11-107）。

（4）恶性血管球瘤的诊断标准：出现以下特征时应考虑为恶性胃血管球瘤。①肿瘤直径＞2cm或肿瘤侵犯黏膜下较深；②光镜下可见病理性核分裂象；③细胞核呈中度以上的异型性。

2013版WHO软组织肿瘤分类中恶性血管球瘤的诊断标准要具备瘤细胞核有显著异型性和任何数量的核分裂象或有病理核分裂两项中的一项。除肿瘤细胞核多形性外，如果肿瘤仅符合下列指标中的任何一项，宜诊断为恶性潜能未定的血管球瘤：①体积＞2cm；②部位深在；③部位虽表浅但核分裂＞5个/50HPF。

（5）鉴别诊断：血管球瘤需要与平滑肌瘤、神经内分泌肿瘤、副神经节瘤等相鉴别（表11-21）。

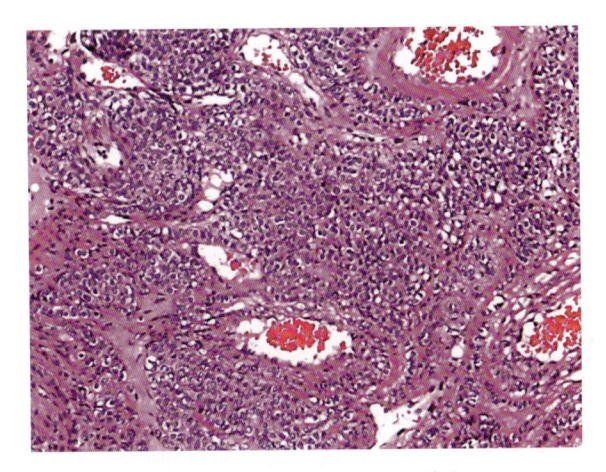

图11-104 血管球瘤，HE染色

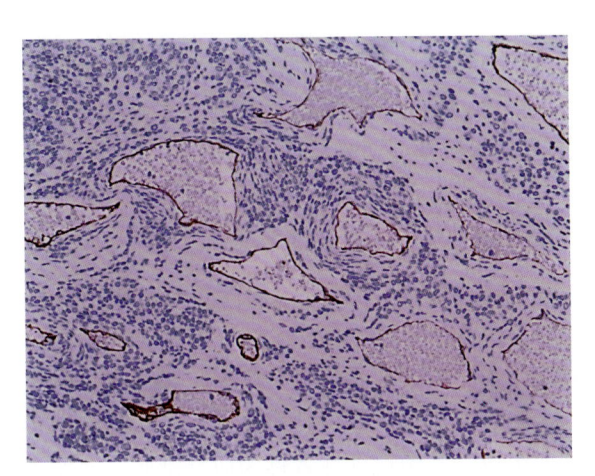

图11-105 血管球瘤，CD34，阴性

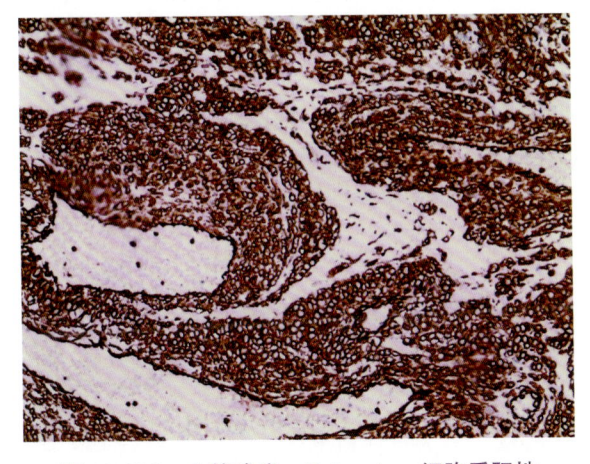

图11-106 血管球瘤，Calponin，细胞质阳性

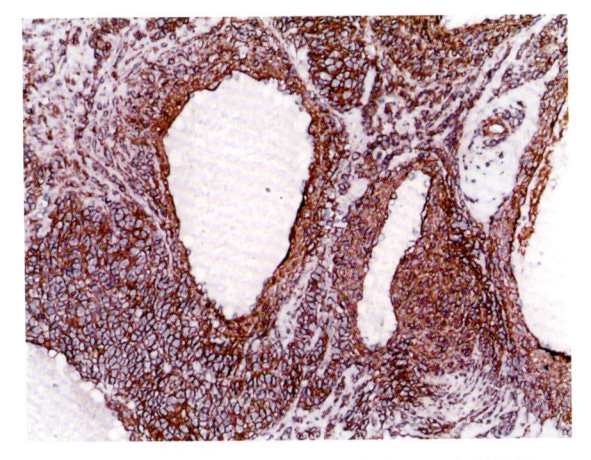

图11-107 血管球瘤，Ⅳ型胶原，细胞质阳性

表11-21 血管球瘤的诊断与鉴别

肿瘤	病变特点	免疫表型特点
血管球瘤	由内衬正常内皮细胞的血管组成，周围围着厚薄不均的圆形细胞	SMA、Vim、Calponin、h-Caldesmon阳性，偶尔Syn、CD34阳性；CD31、D2-40、GLUT1、Desmin、CgA、Syn、S-100常阴性
平滑肌瘤	平滑肌瘤与正常的平滑肌细胞相似，没有瘤细胞围绕血管周围	恒定表达SMA、Desmin、h-Caldesmon和Calponin
孤立性纤维性肿瘤	由不同管径的内衬单层内皮细胞的明显的"鹿角"形血管构成	弥漫强表达STAT6、CD34、BCL2和CD99，灶性或弱表达SMA，并存在NAB2-SATA6融合基因

续表

肿瘤	病变特点	免疫表型特点
胃肠间质瘤	瘤细胞多为梭形细胞和上皮样细胞，且缺乏窦隙状血管	表达CD117、DOG1、CD34；SMA、Desmin、S-100等阴性或局灶阳性
类癌	瘤细胞大小较一致，排列呈巢状、索状、腺样或菊形团样	神经内分泌标志物CD56、Syn、CgA均阳性；CK阳性；不表达SMA、Calponin
副神经节瘤	肿瘤细胞排列呈巢状、器官样，细胞周围有丰富的纤维血管网包绕	表达神经内分泌标志物CD56、Syn、CgA均阳性；S-100阳性显示支持细胞；SMA阴性
脉管肿瘤	由许多内衬单层扁平的血管或淋巴管内皮细胞构成，管壁厚薄均匀	血管内皮细胞CD31、CD34、GLUT1阳性；淋巴管内皮细胞CD31、D2-40阳性；平滑肌标志物如SMA阴性

二、肌纤维瘤/肌纤维瘤病的诊断与鉴别

1.抗体选择 Vim、SMA、Desmin、h-Caldesmon（h-Cad）、CD34、S-100和Ki-67。必要时加分子检测。

2.注释

（1）肌纤维瘤/肌纤维瘤病：亦称婴幼儿肌纤维瘤病或先天性泛发性纤维瘤病。在形态学上，肌纤维瘤/肌纤维瘤病与肌周皮细胞瘤及所谓的婴幼儿型血管外皮瘤有延续，因此2013版WHO软组织肿瘤分类将其划归为肌周皮细胞瘤，并认为肌纤维瘤为良性疾病，肌纤维瘤病为中间性肿瘤。

（2）肌纤维瘤/肌纤维瘤病：形态上常由呈短束状或旋涡状排列的胖梭形细胞和呈血管外皮瘤样排列的细胞组成，其中孤立性者称为肌纤维瘤，多发者称为肌纤维瘤病。研究发现，婴儿肌纤维瘤和成人肌纤维瘤均存在*PDGFRB*突变（主要为外显子18、14、12和11突变），而在血管平滑肌瘤和肌周皮细胞瘤中则无此突变。这些结果表明，对于重症疾病，使用酪氨酸激酶抑制剂治疗或许有效（图11-108～图11-111）。

（3）鉴别诊断：主要与发生在婴幼儿时期的具有血管外皮瘤样结构的肿瘤如婴儿血管外皮细胞瘤、婴儿纤维瘤病、婴儿型纤维肉瘤和孤立性纤维性肿瘤等鉴别（表11-22）。

（4）婴儿型血管外皮细胞瘤：2013版WHO软组织肿瘤分类将婴儿型血管外皮细胞瘤归属于胸膜外孤立性纤维性肿瘤（SFT）。SFT较特异性表达CD34、STAT6、CD99、BCL2，存在*NAB2-SATA6*融合基因。

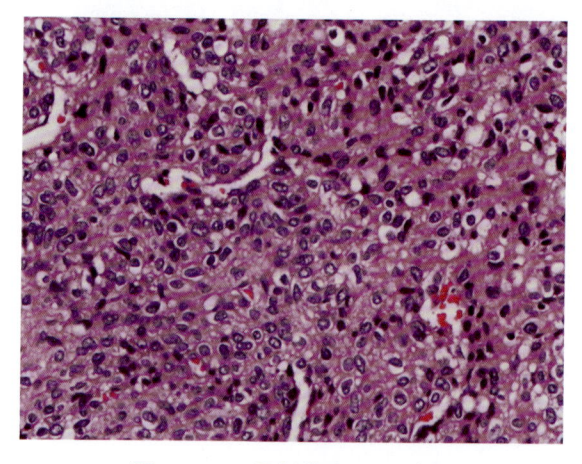

图11-108　肌纤维瘤，HE染色

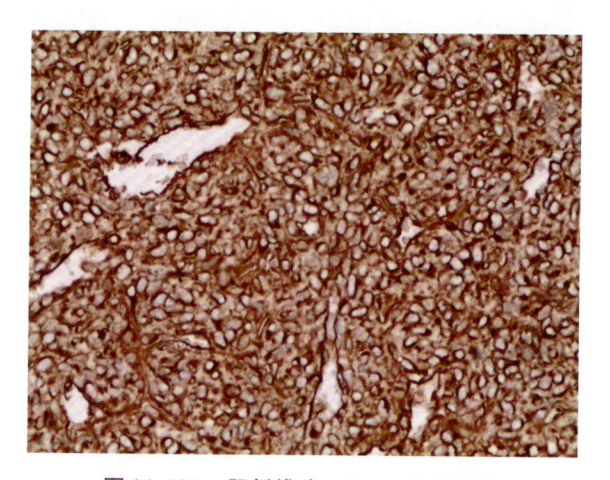

图11-109　肌纤维瘤，Vim，弥漫阴性

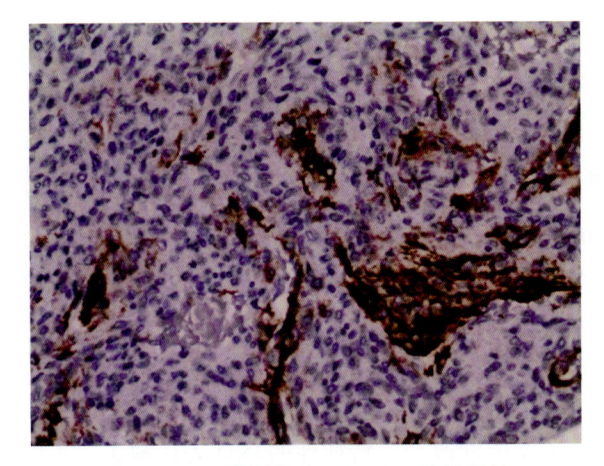

图 11-110　肌纤维瘤，SMA，灶性阳性　　　　　　　图 11-111　肌纤维瘤，STAT6，阴性

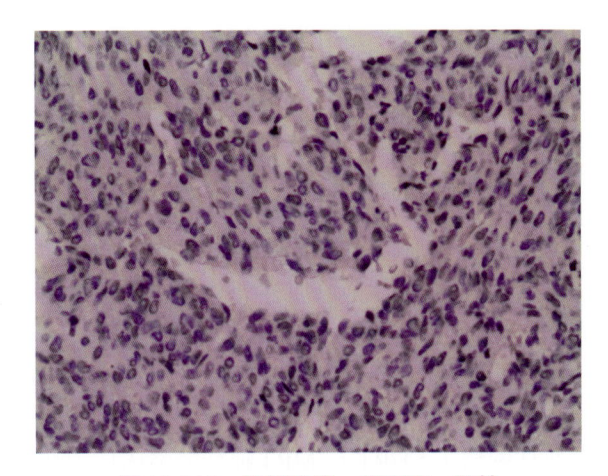

表 11-22　肌纤维瘤/肌纤维瘤病的诊断与鉴别

鉴别点	肌纤维瘤/肌纤维瘤病	婴儿纤维瘤病	孤立性纤维性肿瘤	婴儿型纤维肉瘤
好发年龄	常发生于2岁以下婴幼儿	好发于8岁以下婴幼儿	发生在<1岁儿童	几乎均发生于1岁以内
病变特征	具有独特的双向表现：外围淡染区由胖梭形肌成纤维细胞组成的结节和纤维束组成；深染中心区由原始间叶细胞组成，形似血管外皮瘤	分为弥漫型和韧带样型两种。弥漫型由排列杂乱的小细胞或短梭形细胞组成。韧带型与成年型纤维瘤病相似，缺乏双向性结构	多为细胞密集区与细胞稀疏区交替的无结构样排列，细胞间质内有大量的胶原纤维，类似瘢痕；具有典型的血管外皮瘤样结构	与成人型纤维肉瘤相似，特征是富于细胞，梭形瘤细胞呈束状或鱼骨样排列，核分裂象易见，常见出血、坏死，缺乏双向性结构
免疫组化	表达Vim、SMA和MSA，不表达S-100、Desmin、h-Cald、EMA、CK、CD34和STAT6	不同程度表达Vim、SMA、MSA、Desmin，S-100、CD34阴性，h-Cald常阳性	表达Vim、CD34、CD99、BCL2和STAT6，而SMA和Desmin均呈阴性	Vim、SMA、MSA表达不定，但Desmin、CD34、S-100阴性，pan-TRK阳性
分子改变	存在PDGFRB基因突变	无β-catenin基因突变	NAB2-SATA6融合基因	ETV6-NTRK3基因融合

三、血管平滑肌瘤的诊断与鉴别

1. 抗体选择　Vim、SMA、Desmin、h-Caldesmon（h-Cald）、CD34、S-100和Ki-67。必要时加分子检测。

2. 注释

（1）血管平滑肌瘤好发于成年女性，常见于30～60岁，四肢多见，尤其是小腿。组织学上常分为3种类型，①实体型：瘤体内有多数大小不同的裂隙样厚壁血管与管周平滑肌束交织在一起；②静脉型：在一个较大静脉壁基础上形成的平滑肌性结节；③海绵样型：由多数扩张的血管腔和较少的平滑肌成分组成，此型最少见。免疫组化SMA、h-Cald阳性，CD34血管内皮阳性。

（2）鉴别诊断（表11-23）

表 11-23　血管平滑肌瘤的诊断与鉴别

鉴别点	血管平滑肌瘤	平滑肌瘤	血管球瘤	血管平滑肌脂肪瘤
病变特征	组织学分实体型、静脉型、海绵样型三种类型，血管与管周平滑肌束交织分布	主要与实体型鉴别，本瘤一般无厚壁血管及管细胞围绕在薄壁血管周围	大小一致的瘤细胞，围绕薄壁的血管或血窦周围，呈厚薄不均排列	上皮样型瘤细胞大多存在于薄壁血管周围，围绕血管腔呈放射状排列
免疫组化	SMA、h-Cald阳性，CD34血管内皮阳性	恒定表达Desmin、h-Cald和Calponin	表达Vim、SMA；Desmin、S-100阴性	兼具平滑肌细胞和黑色素细胞的表达

第七节 肌源性肿瘤

一、肌细胞的形态特点及相关免疫组化标志物

（1）熟悉肌细胞的形态特点及免疫组化表型，有助于病理医师对肌源性肿瘤的病理诊断和鉴别诊断（表11-24）。虽然恶性横纹肌样瘤并非肌源性肿瘤，但在临床实践工作中有可能造成混乱，在此进行简要的介绍。

（2）横纹肌样细胞被认为是一种具有横纹肌细胞特征，但缺乏骨骼肌分化的证据，因此被称为横纹肌样细胞。具有横纹肌样细胞的肿瘤多见于肾内外恶性横纹肌样瘤（MRT）及中枢神经系统的非典型畸胎样/横纹肌样肿瘤（AT/RT）。MRT独特的临床病理特点及分子遗传学改变：特征性的INI1表达缺失，不同程度表达CK、EMA、SMA及Vimentin，常不同程度表达GFAP、NF、突触素，但不表达生殖细胞及横纹肌的标志物。大部分伴有SMARCB1（INI1）表达缺失，少部分伴有SMARCA4（BRG1）表达缺失。

表11-24 肌细胞的形态特点及相关免疫组化标志物

细胞类型	形态特征	免疫表型	特殊染色或分子改变
平滑肌细胞	平滑肌纤维呈长梭形，细胞核一个，呈长椭圆形或杆状，位于中央，与细胞的长轴平行。细胞质丰富、深嗜伊红染色，无横纹。细胞周边部的肌质中，主要含有粗肌丝（肌球蛋白）和细肌丝（肌动蛋白）	α-SMA、MSA、Desmin、Calponin、h-Caldesmon和Smoothelin	Masson三色染色显示，平滑肌细胞的细胞质呈红色，VG染色呈黄色，PTAH呈紫色
骨骼肌细胞	长柱形的多核细胞，位于肌质的周边即肌膜下方。肌质内含许多与细胞长轴平行排列的肌原纤维，每条肌原纤维上有规则的明暗交替的横纹，肌原纤维之间含有大量线粒体、糖原及少量脂滴，肌质内主要含粗肌丝（肌球蛋白）和细肌丝（肌动蛋白、原肌球蛋白和肌原蛋白）	Desmin、Myogenin、MyoD1、Myosin、Myoglobin、MSA	肌原纤维，Masson三色染色呈红色；糖原颗粒，PAS染色呈阳性
横纹肌样细胞	肿瘤细胞体积较大，胞体呈圆形、椭圆形或多边形，细胞界限清楚；细胞核偏于细胞一侧，核为圆形，核膜清楚，染色质呈空泡状，往往有清晰的嗜碱性核仁；细胞质丰富粉染，细胞质内无横纹，有些细胞内可见圆形嗜酸性包涵体	表达CK、EMA、SMA及Vimentin；INI1或BRG1缺失表达；不表达横纹肌标志物	存在*INI1*（或*SMATCB1*）基因失活突变的分子遗传学特点

二、平滑肌肿瘤的诊断与鉴别

1.抗体选择　2～3项平滑肌肿瘤标志物（如SMA、Desmin、Calponin和h-Caldesmon等）、CK、Vimentin、CD34、S-100、ER、p16、p53、Ki-67，加鉴别诊断相关标志物（如横纹肌肿瘤的Myogenin、MyoD1，胃肠间质瘤的CD117、CD34、DOG1等）。

2.注释

（1）2020版WHO软组织肿瘤分类将平滑肌肿瘤分为四大类：深部软组织平滑肌瘤、EBV相关性平滑肌肿瘤、炎性平滑肌肉瘤和平滑肌肉瘤。其中，EBV相关性平滑肌肿瘤和炎性平滑肌肉瘤为新增的2种肿瘤实体。

（2）平滑肌标志物：推荐使用顺序h-Cald、Calponin、α-SMA、SMMHC、MSA/HHF35、Desmin、Smoothelin（SMTN）、HDAC8等。

一些平滑肌标志物如SMA和HHF35既可表达于平滑肌，也可在肌上皮及肌成纤维细胞中表达，因此，在肌源性肿瘤的诊断与鉴别诊断时，应注意首选特异性的标志物和阴性标志物（表11-1）。分化差的肿瘤如平滑肌肉瘤的诊断，至少需要3个肌源性标志物中2个为阳性并且HE染色形态支持。

（3）病变特点：由分化不同程度的平滑肌细胞组成的恶性肿瘤，呈交叉束状排列，细胞边界不清、胞

质嗜酸、雪茄形核。可见变性或退行性变，如纤维化、玻璃样变、钙化和黏液变；恶性肿瘤可出现凝固性坏死、细胞异型性、核分裂象增多等。

（4）免疫表型：平滑肌肿瘤通常显示多个平滑肌标志物的表达，多为α-SMA、Calponin和h-Caldesmon弥漫阳性，后腹膜的米勒型或子宫型平滑肌瘤还共表达ER、PR和WT1，Ki-67一般＜1%，平滑肌肉瘤较少或不表达ER、PR和WT1，Ki-67通常＞5%。多形性平滑肌肉瘤的多形性区域至少表达一种平滑肌标志物（图11-112～图11-117），如多形性区域不表达任何平滑肌标志物，可称为去分化平滑肌肉瘤；肿瘤的间质内可见大量的慢性炎症细胞浸润，主要为淋巴细胞，可聚集成簇，也称炎症性平滑肌肉瘤；EBV相关性平滑肌肿瘤也可出现EB病毒潜伏膜蛋白1（LMP1），原位杂交瘤细胞核呈EBER阳性。

（5）良恶性平滑肌肿瘤的鉴别：大致上可分为三大类，平滑肌瘤、恶性潜能未定的平滑肌肿瘤（STUMP）、平滑肌肉瘤。平滑肌瘤和平滑肌肉瘤在形态学上可具有明显的区别，前者缺乏细胞异型性，有丝分裂活性较低和凝固性坏死率低。相比之下，平滑肌肉瘤表现为浸润性生长，细胞坏死率高，细胞密度高及细胞异型性和有丝分裂活性增加。一般认为，平滑肌肉瘤的组织病理学诊断标准主要包括以下3项特征：①核分裂活跃（＞10个/10HPF）；②肿瘤细胞具有异型性；③存在凝固性肿瘤坏死等。依据上述标准，其中绝大多数子宫平滑肌肿瘤可以明确地区分良、恶性。但有少部分肿瘤仅具有上述2项或1项特征，并且程度也很轻，依据上述标准难以确定良恶性。1973年，Kempson将这部分肿瘤称为STUMP，2003版WHO软组织肿瘤分类采用了Kempson的命名，将子宫STUMP定义为根据一般应用的标准不能明确诊断为良性或恶性的子宫平滑肌肿瘤。

但应注意以下特殊情况：由于皮下型平滑肌肉瘤具有侵袭性生物学行为，易发生转移，皮下型或消化道平滑肌肉瘤的诊断标准要比子宫平滑肌肉瘤低，即有少数核分裂（＜3个/10HPF）和有轻度异型性就应考虑为恶性。发生于软组织的平滑肌肿瘤的良恶性诊断标准与发生于子宫的平滑肌肿瘤（详见第八章"女性生殖系统"）有所不同。一般来说，在发生于软组织的平滑肌肿瘤中如体积较大，能见到核分裂象，则要考虑有恶性的可能，但也有例外情况，发生于盆腔或腹膜后的平滑肌肿瘤，还要注意男女之间的诊断差别（表11-25）。

（6）分子遗传学改变：与子宫平滑肌瘤相似，*MED12*在许多良性平滑肌肿瘤中均发生突变，而平滑肌肉瘤（LMS）存在*TP53*、*p16*、*RB1*、*PTEN*、*ATRX*和*MED12*突变。90%的LMS患者存在RB1-CyclinD1途径相关蛋白（RB1、CDKN2A、CCND1和CCND3）的表达异常，且与不良预后相关。上皮样和黏液样平滑肌肉瘤分别存在*PGR*和*PLAG1*基因重排。

（7）鉴别诊断：主要应与纤维肉瘤、低度恶性肌成纤维细胞性肉瘤、恶性外周神经鞘瘤、胃肠道外间质瘤、富于细胞性神经鞘瘤和炎性肌成纤维细胞瘤等相鉴别，多形性或去分化平滑肌肉瘤应注意与肉瘤样癌、多形性未分化肉瘤相鉴别。详细的鉴别诊断请参照本章第十节"形态学相似的软组织肿瘤"。

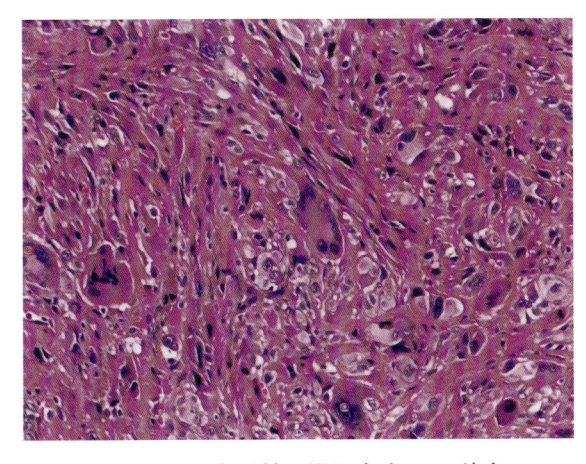

图11-112　多形性平滑肌肉瘤，HE染色

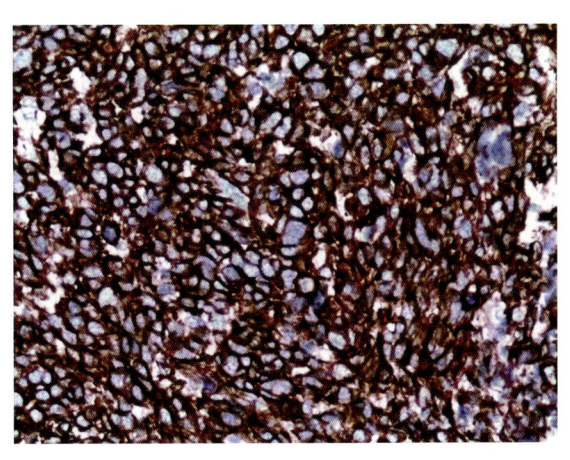

图11-113　多形性平滑肌肉瘤，h-Cald，瘤细胞弥漫强阳性

CKpan、CAM5.2和EMA，此时易被误诊为小细胞癌、未分化癌或肉瘤样癌等。

(6) 分子遗传学改变：不同类型横纹肌肉瘤的分子表型不一。①ERMS：多数存在11p15.5缺失，导致其上的胰岛素生长因子2（IGF-2）过表达。ERMS中也存在染色体的扩增，以2、7、8、11、12、13、19和20号染色体扩增较为常见。②ARMS：80%的ARMS具有特征性染色体易位t(2;13)(q35;q14)(60%~70%)和t(1;13)(q36;q14)(10%)，分别形成PAX3-FOXO1、PAX3-FKHR、PAX7-FOXO1融合基因。在ARMS中也存在11号染色体短臂（11p15.5）杂合性缺失（LOH）。基因扩增在ARMS中也常见，其中三种最常见的扩增涉及2、12、13号染色体。③PRMS：目前无特异性的分子遗传学改变。④梭形细胞/硬化性横纹肌肉瘤：部分先天性梭形细胞横纹肌肉瘤存在VGLL2或NCOA2基因重排，而较大儿童及成人的梭形细胞横纹肌肉瘤发现存在MyoD1基因的突变。近年来还鉴定出其他不同类型的横纹肌肉瘤，包括罕见的FUS-TFCP2或EWSR1-TFCP2融合横纹肌肉瘤。这些肿瘤典型地表现为单一的梭形细胞向上皮样细胞增生转化，常有上皮标志物CKpan及ALK的阳性表达，具有明显的骨转移倾向，并且通常具有极强的侵袭性。

(7) 外胚层间叶瘤：恶性外胚叶间叶瘤属于罕见的恶性间叶源性肿瘤，好发于儿童，5岁以下多见，恶性外胚叶间叶瘤间质成分一般以横纹肌肉瘤为主，但多形性肉瘤、未分化肉瘤、脂肪肉瘤、软骨肉瘤、胶质肉瘤也见报道。神经外胚叶成分具有高度的可变范围，从神经节细胞到只能依赖免疫组化辨别的原始神经外胚叶成分。①免疫表型：间质成分表达相应的免疫组化标记，横纹肌肉瘤中Myogenin、MyoD1、Myosin、Desmin均阳性，未分化肉瘤中Vimentin阳性，软骨肉瘤中S-100大部分阳性。神经成分表达相应的免疫组化标记，如神经母细胞瘤中CD56、PGP9.5、Syn、CgA均阳性，骨外尤因肉瘤/外周原始神经外胚叶肿瘤中CD99、CD56、PGP9.5、Syn、CgA均阳性，节细胞/节细胞神经瘤一般通过形态学即可诊断（图11-132～图11-135）。②鉴别诊断：横纹肌肉瘤免疫组化只有横纹肌细胞表型；神经外胚层肿瘤仅含有一种神经肿瘤成分，无横纹肌肉瘤、未分化肉瘤等其他成分，且免疫表型可辅助鉴别诊断。

(8) 鉴别诊断：ERMS应与神经母细胞瘤、骨外尤因肉瘤/外周原始神经外胚层瘤、嗅神经母细胞瘤、结缔组织增生性小圆细胞肿瘤、恶性黑色素瘤、恶性淋巴瘤等鉴别。ARMS应与腺泡状软组织肉瘤、透明细胞肉瘤、透明细胞癌等鉴别。PRMS应与未分化多形性肉瘤及伴有横纹肌母细胞分化的恶性肿瘤等鉴别。免疫组化检测有辅助作用，必要时可进行分子检测鉴别。详细的鉴别诊断请参照本章第十节"形态学相似的软组织肿瘤"。

恶性横纹肌样瘤（EMRT）：多发生于肾脏，肿瘤细胞核仁明显，胞质丰富、可见嗜酸性包涵体，形状似横纹肌样细胞但无横纹。EMRT独特的临床病理特点及分子遗传学改变：特征性地表达CK、EMA、SMA及波形蛋白，常不同程度表达GFAP、NF、Desmin、突触素及CK，但不表达生殖细胞及横纹肌的标志物。存在SMARCB1（INI1）/SMARCA4（BRG1）蛋白表达缺失。

表11-26 横纹肌肿瘤的诊断与鉴别

肿瘤类型	病变特点	免疫组化	分子改变或注释
横纹肌瘤	瘤细胞呈多边形且排列紧密，细胞质富含糖原及嗜酸性颗粒，细胞核数量多，可有空泡或蜘蛛网样结构形成	MyoD1、Desmin、Myogenin阳性，CK、S-100、CD68阴性；细胞质内糖原PAS染色阳性	存在AX-FKHR基因融合。高分化横纹肌肉瘤：具有一定异型性横纹肌母细胞
胚胎性横纹肌肉瘤（ERMS）	典型的形态结构是在疏松黏液背景中可见到不同成熟程度的横纹肌母细胞构成，瘤细胞分化不成熟	表达横纹肌标志物如Desmin、MyoD1等外，还可表达CK、ALK、WT1、CD56、Syn	多见于儿童及青少年。80%存在11p15.5缺失，导致IGF-2过表达
腺泡状横纹肌肉瘤（ARMS）	由未分化的原始间叶性细胞及少量早期分化的幼稚横纹肌母细胞组成，呈实性片状、腺泡状排列	表达ALK和横纹肌分化标志物，部分表达Syn、CgA和CD99，S-100、SOX10阴性	存在FOXO1基因重排，产生PAX3-FOXO1、PAX3-FKHR、PAX7-FOXO1融合基因

续表

肿瘤类型	病变特点	免疫组化	分子改变或注释
多形性横纹肌肉瘤（PRMS）	主要由异型性明显的大圆形、多边形和梭形细胞组成，并可见蝌蚪样或带状横纹肌母细胞，胞质深红色	弥漫表达Desmin，MyoD1和Myogenin多为局灶阳性，少数异常表达CK、CAM5.2和EMA	多见于老年人。目前无特异性的分子遗传学改变。找到多形性横纹肌母细胞，具有诊断意义
梭形细胞/硬化性横纹肌肉瘤	由束状排列的梭形细胞构成，部分细胞有嗜酸性胞质和横纹；间质中可见大量玻璃样或透明变性基质	弥漫的MyoD1核阳性。表达Vim、Desmin、MyoD1；可出现异常表达，如CD34、ALK、CK等	具有MyoD1基因突变，并涉及NCOA2和VGLL2基因的重排。MDM2/HMGA2基因扩增
外胚层间叶瘤	由恶性外胚层和间叶成分组成。含有两种或两种以上间质成分的肉瘤	组织学具有多样性，免疫组化标志物有助于识别组织成分	诊断主要依赖于形态学及免疫表型

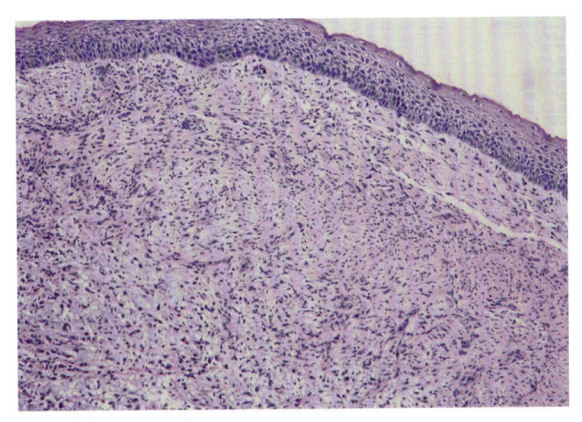

图 11-118　胚胎性横纹肌肉瘤，HE染色，形成层结构

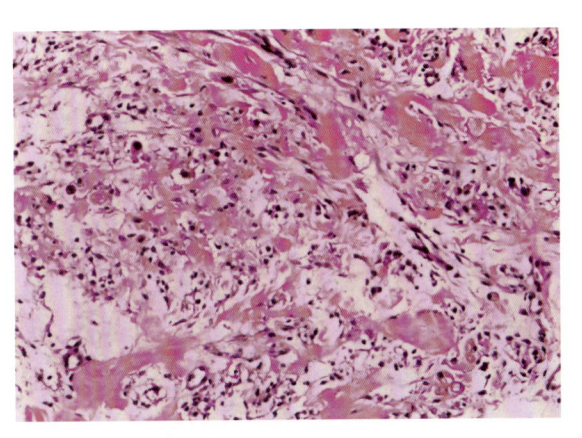

图 11-119　胚胎性横纹肌肉瘤，HE染色，×200

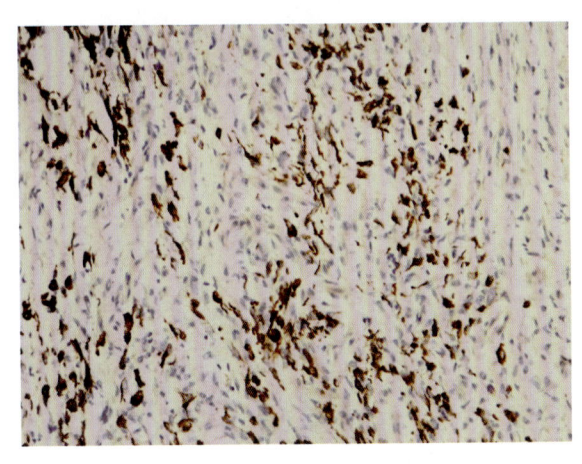

图 11-120　胚胎性横纹肌肉瘤，Desmin，散在阳性

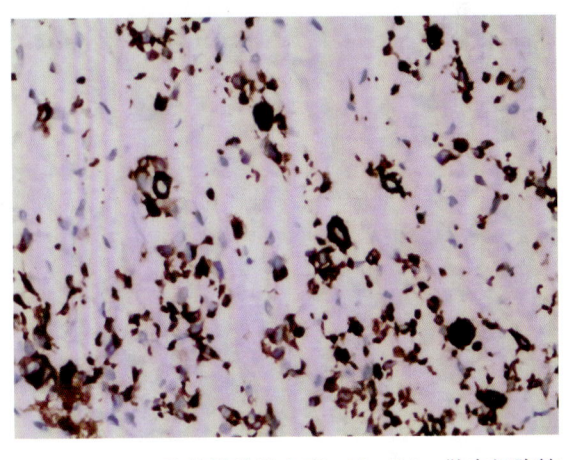

图 11-121　胚胎性横纹肌肉瘤，MyoD1，散在细胞核阳性

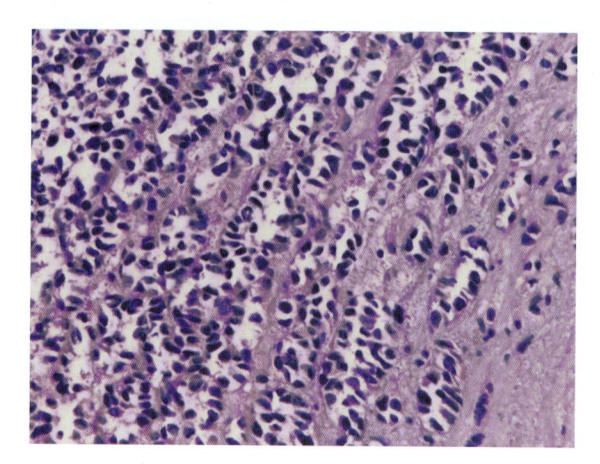

图 11-122　腺泡状横纹肌肉瘤，HE 染色

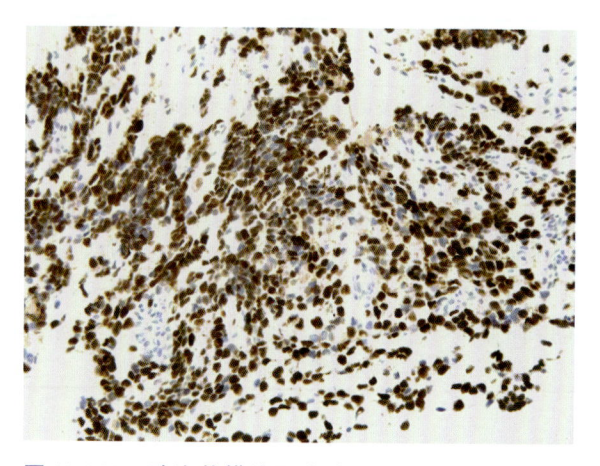

图 11-123　腺泡状横纹肌肉瘤，Myogenin，细胞核阳性

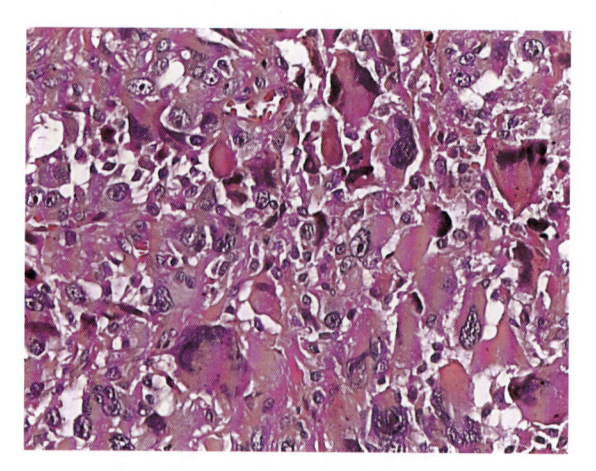

图 11-124　多形性横纹肌肉瘤，HE 染色

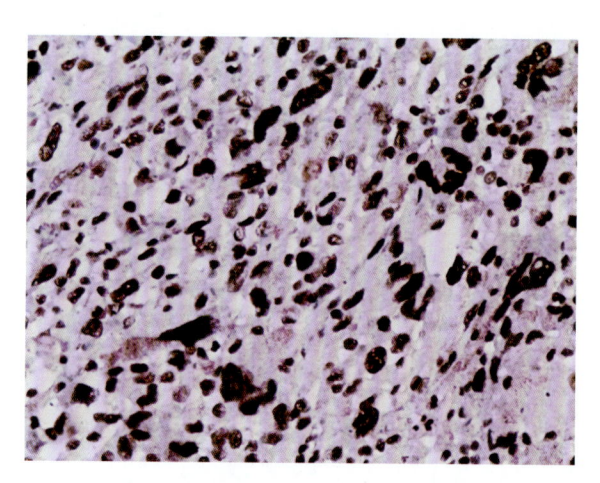

图 11-125　多形性横纹肌肉瘤，Myogenin，细胞核阳性

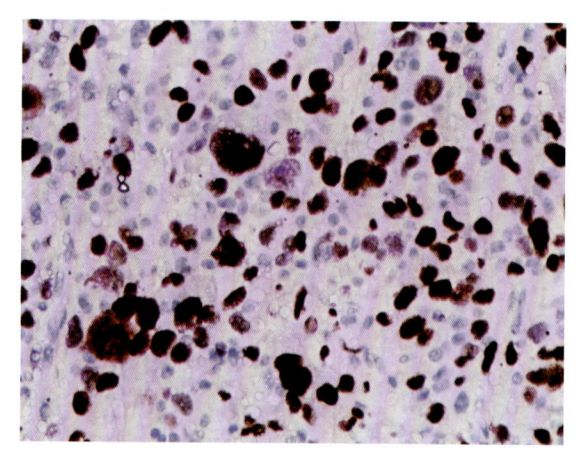

图 11-126　多形性横纹肌肉瘤，MyoD1，细胞核阳性

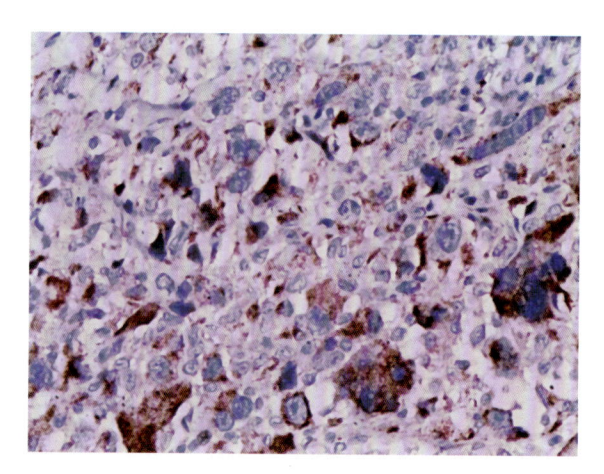

图 11-127　多形性横纹肌肉瘤，Myoglobin，瘤细胞胞质阳性

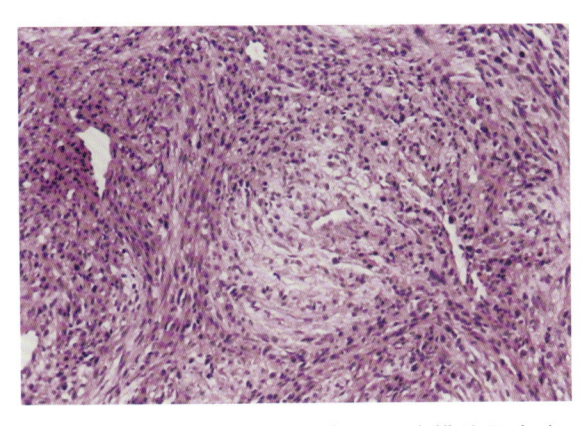

图11-128 伴TFCP2重排的梭形细胞横纹肌肉瘤，HE染色

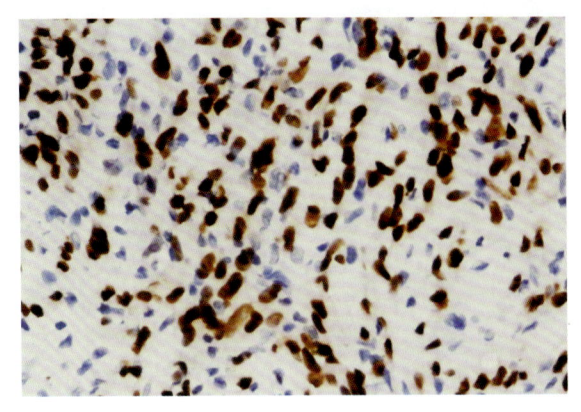

图11-129 伴TFCP2重排的梭形细胞横纹肌肉瘤，MyoD1阳性

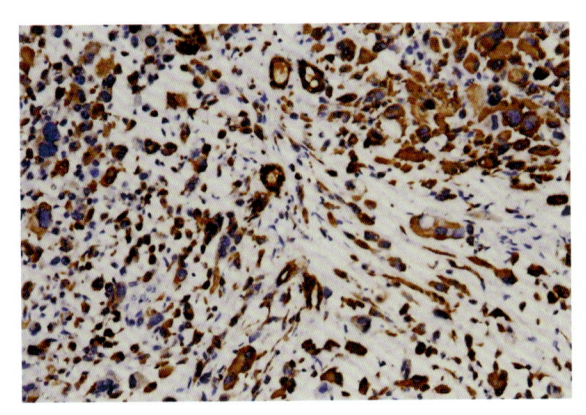

图11-130 伴TFCP2重排的梭形细胞横纹肌肉瘤，ALK细胞质阳性

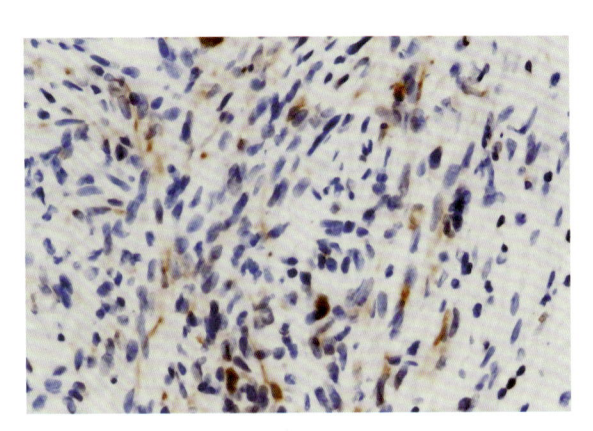

图11-131 伴TFCP2重排的梭形细胞横纹肌肉瘤，CK，散在阳性

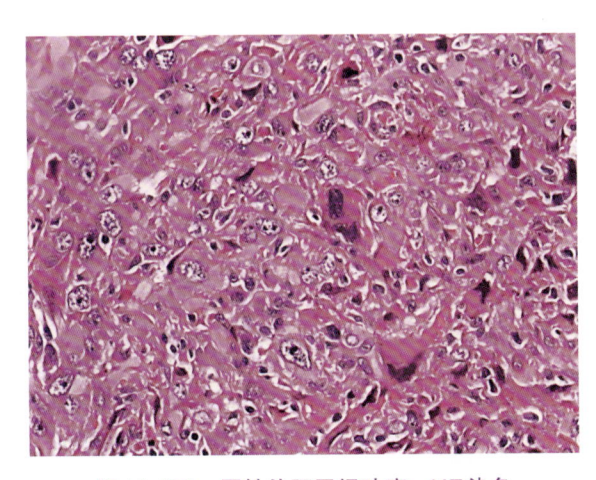

图11-132 恶性外胚层间叶瘤，HE染色

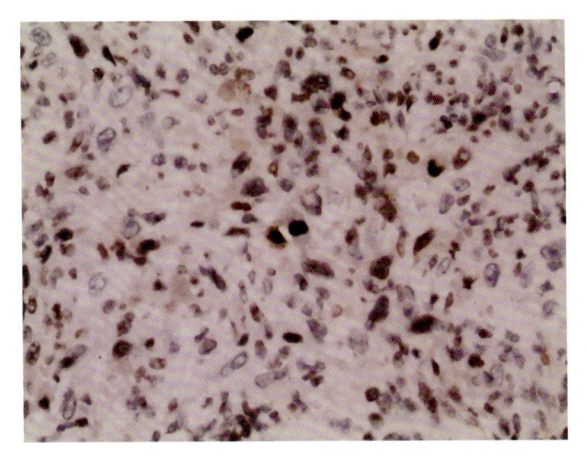

图11-133 恶性外胚层间叶瘤，Myogenin，细胞核阳性

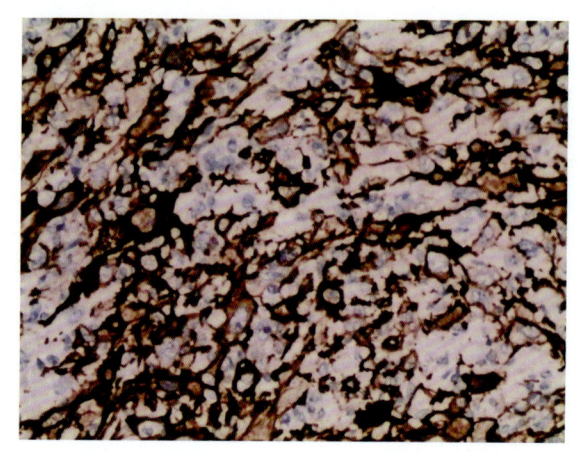

图 11-134　恶性外胚层间叶瘤，SMA，细胞质阳性 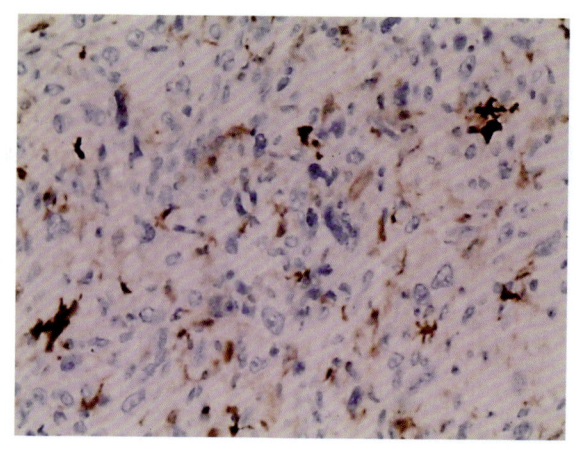　　　　图 11-135　恶性外胚层间叶瘤，S-100，细胞核阳性

第八节　周围神经鞘肿瘤

一、正常周围神经组织的免疫组化特点

周围神经是指脑和脊髓以外的所有神经，包括神经节、神经干、神经丛及神经终末组织。组织学上，周围神经主要有三层结构——神经内膜、神经束膜和神经外膜。

在结构上，多数神经同时含有有髓和无髓神经纤维。每条神经纤维周围的结缔组织，称为神经内膜。若干神经纤维集合成束，包绕在神经束周围的结缔组织，称为神经束膜。神经束膜的外层是结缔组织，内层则由多层扁平上皮细胞组成，称神经束膜细胞，许多神经束聚合成一根神经，其外围的结缔组织称为神经外膜。

神经束膜被认为是蛛网膜颗粒从中枢神经系统向周围感觉器官包膜的延伸。神经束膜主要由扁平细胞构成，外周覆以基底膜及胶原纤维（图 11-136）。

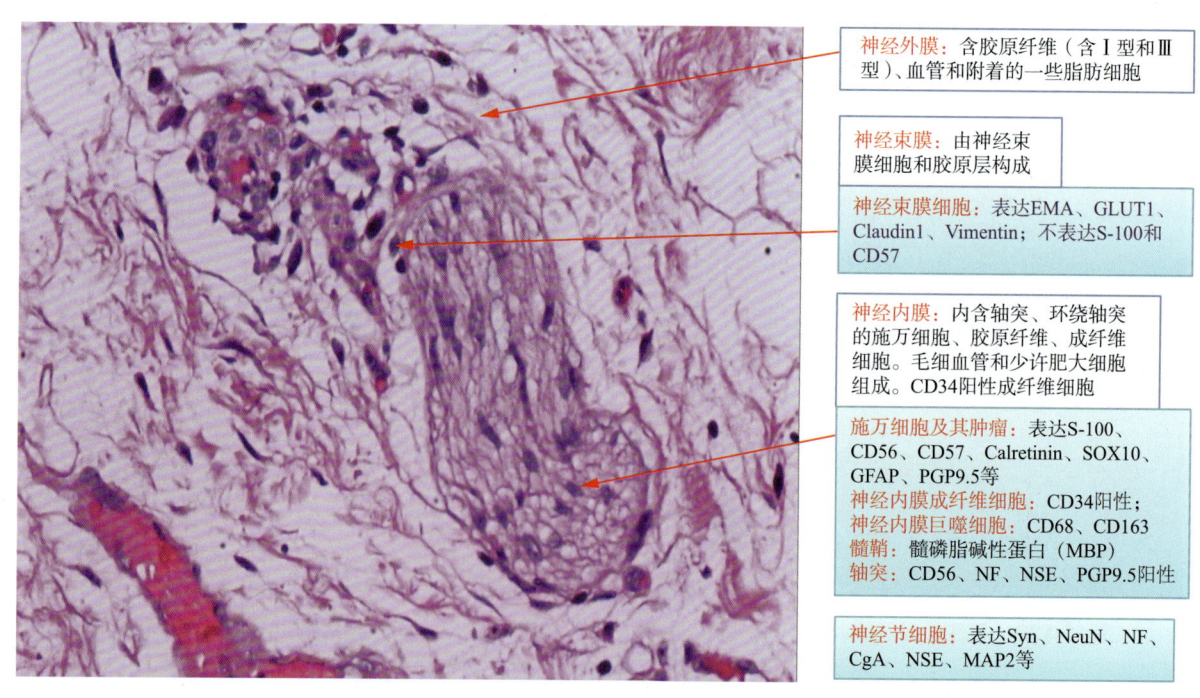

神经外膜： 含胶原纤维（含Ⅰ型和Ⅲ型）、血管和附着的一些脂肪细胞

神经束膜： 由神经束膜细胞和胶原层构成

神经束膜细胞： 表达EMA、GLUT1、Claudin1、Vimentin；不表达S-100和CD57

神经内膜： 内含轴突、环绕轴突的施万细胞、胶原纤维、成纤维细胞、毛细血管和少许肥大细胞组成。CD34阳性成纤维细胞

施万细胞及其肿瘤： 表达S-100、CD56、CD57、Calretinin、SOX10、GFAP、PGP9.5等
神经内膜成纤维细胞： CD34阳性；
神经内膜巨噬细胞： CD68、CD163
髓鞘： 髓磷脂碱性蛋白（MBP）
轴突： CD56、NF、NSE、PGP9.5阳性

神经节细胞： 表达Syn、NeuN、NF、CgA、NSE、MAP2等

图 11-136　神经纤维组织结构及其免疫组化标志物

二、良性周围神经鞘肿瘤

1.抗体选择　Vim、SMA、Desmin、CD34、S-100、SOX10、HMB45、MelanA 和 Ki-67。

2.注释

（1）2020版WHO软组织肿瘤分类中良性周围神经组织肿瘤包括神经鞘瘤（NOS）、原始神经鞘瘤、细胞性神经鞘瘤、丛状神经鞘瘤、上皮样神经鞘瘤、微囊/网状神经鞘瘤、神经纤维瘤（NOS）、原始神经纤维瘤、细胞性神经纤维瘤、非典型神经纤维瘤、丛状神经纤维瘤、神经束膜瘤（NOS）、网状神经束膜瘤、硬化性神经束膜瘤、颗粒细胞瘤（NOS）、神经鞘黏液瘤、孤立性局限性神经瘤、丛状孤立性局限性神经瘤、脑膜瘤（NOS）、良性蝾螈瘤/神经肌肉性胆管瘤、混杂性神经鞘瘤、神经束膜瘤/神经鞘瘤、神经鞘瘤/神经纤维瘤和神经束膜瘤/神经纤维瘤（表11-27）。

（2）周围神经标志物：施万细胞表达S-100、SOX10、CD56、CD57、GFAP、PGP9.5等；神经束膜细胞：特异性Claudin1、GLUT1和EMA阳性；神经轴突：NF、NSE、PGP9.5阳性。

（3）颗粒细胞瘤：详见本书第三章第五节"口咽喉肿瘤"中的介绍。

表11-27 良性周围神经鞘肿瘤的病变特点及免疫表型特点

肿瘤	病变特点	免疫表型特点或注释
神经鞘瘤	瘤细胞呈长梭形或波浪状，呈栅栏状、旋涡状排列，有细胞丰富区和疏松黏液网状区，较多的厚壁血管	表达施万细胞标志物，如S-100、CD57、GFAP、NSE、PGP9.5（图11-137～图11-140）
色素性神经鞘瘤	由梭形、上皮样细胞组成，呈束状或交织状排列，细胞核呈栅栏状排列；多数瘤细胞的细胞质内可见色素性颗粒	表达神经鞘细胞和黑色素细胞标志物：S-100、HMB45、MelanA、Ⅳ型胶原和Laminin
神经纤维瘤	无包膜，由多种外周神经成分混合构成，包括施万细胞、成纤维细胞和神经束膜细胞，肿瘤间质含有丰富的胶原纤维网，可分局限性、弥漫型和丛状三种生长方式	常有NF1/NF2基因突变。表达S-100、Vim、CD34、MBP、FⅩⅢa。与黑色素痣鉴别：FⅩⅢa阳性（图11-141～图11-144）
神经束膜瘤	有完整的包膜，瘤细胞为呈交织条束状排列的梭形细胞，常缺乏栅栏状排列结构，常呈同心网状围绕退变的轴突和少量施万细胞，形成特征性的"洋葱头"样结构	表达神经束膜细胞标志物：EMA、GLUT1和Claudin1，部分病例CD34阳性
颗粒细胞瘤	瘤组织呈片状、巢状排列，局部可见纤维组织分隔。由大、圆形或多边形细胞组成，细胞核小而致密，细胞质中含有丰富的嗜酸性颗粒，PAS染色阳性	表达S-100、CD68、CD163和NSE。多数病例MiTF和TFE3弥漫核阳性，但HMB45、SMA、Desmin和CK阴性（图3-31～图3-34）
皮肤神经鞘黏液瘤	瘤细胞呈明显分叶状排列，小叶间有纤维性间隔，小叶内有大量黏液，瘤细胞呈星状或梭形，罕见细胞异型	S-100、GFAP、NSE、PGP9.5、CD57、CD34阳性，SMA、HMB45阴性
异位脑膜瘤	组织构象与颅内脑膜瘤完全相同，见到典型的组织形态结构可确诊	表达EMA和Vim，PR阳性也很常见，S-100表达不一
混杂性神经鞘瘤	其肿瘤成分包括神经纤维瘤、神经鞘瘤、神经束膜瘤等。可由两种肿瘤成分或三种肿瘤成分相互混杂	神经束膜瘤EMA和Claudin1均阳性，神经鞘瘤和神经纤维瘤中S-100阳性
良性蝾螈瘤	主要由分化成熟的外周神经纤维和横纹肌组织组成，还可见到脂肪、纤维血管组织	S-100、Vim及横纹肌细胞标志物Desmin、Myoglobin和MyoD1阳性

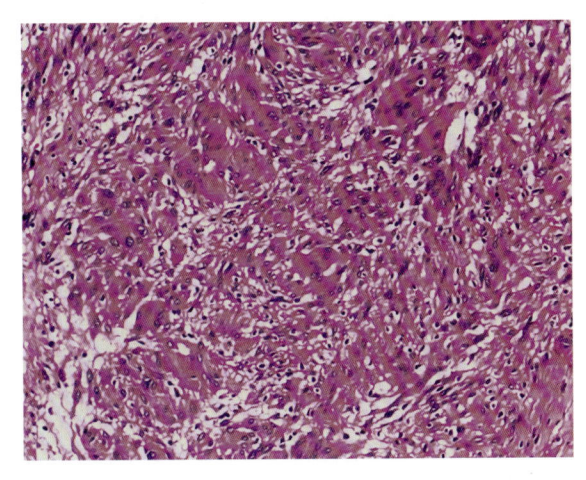

图11-137 神经鞘瘤，HE染色

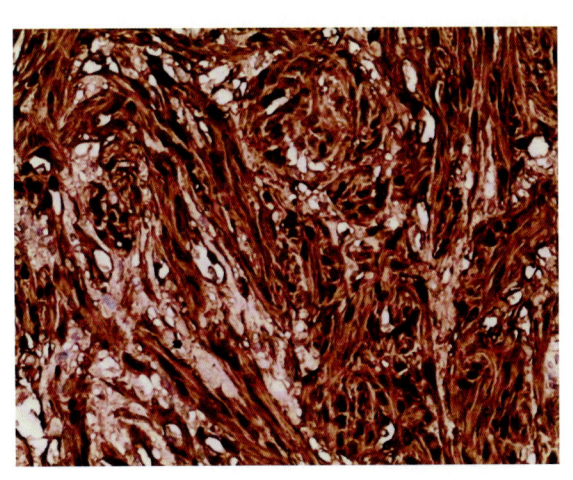

图11-138 神经鞘瘤，S-100，细胞核/质阳性

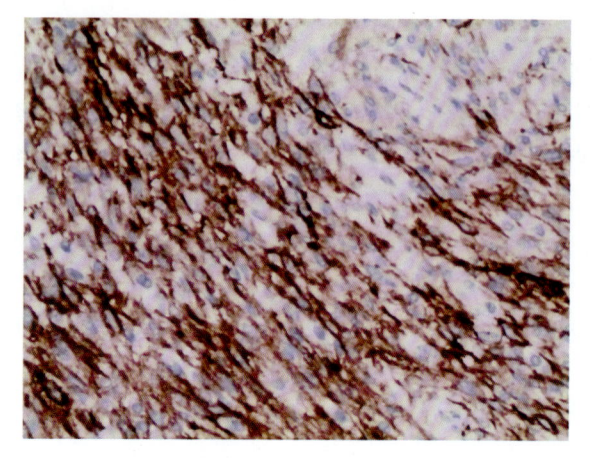

图11-139 神经鞘瘤，CD57，细胞膜/质阳性

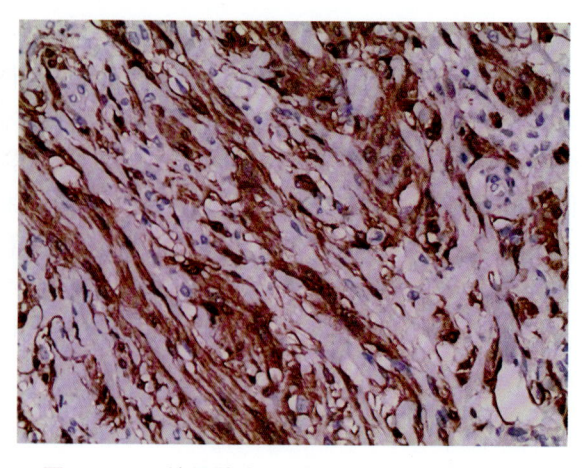

图11-140 神经鞘瘤，PGP9.5，细胞质/核阳性

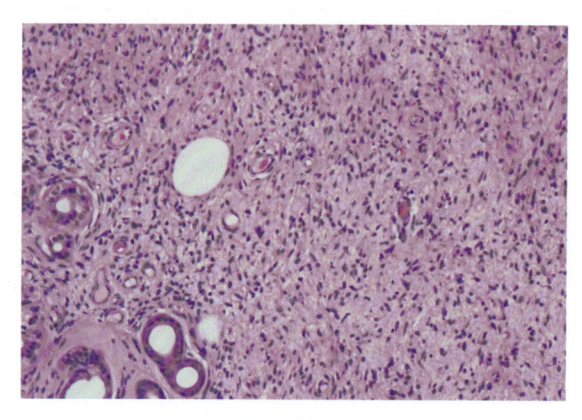

图11-141 神经纤维瘤，HE染色

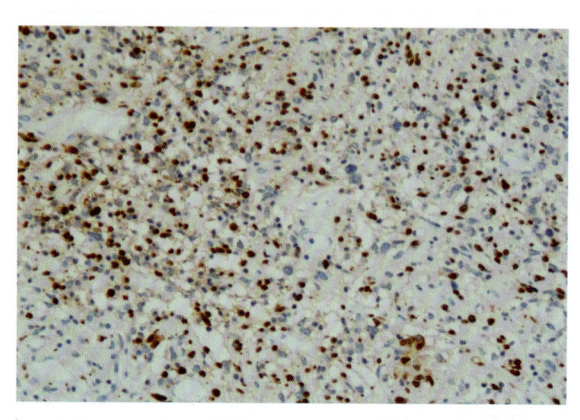

图11-142 神经纤维瘤，S-100，瘤细胞胞核阳性

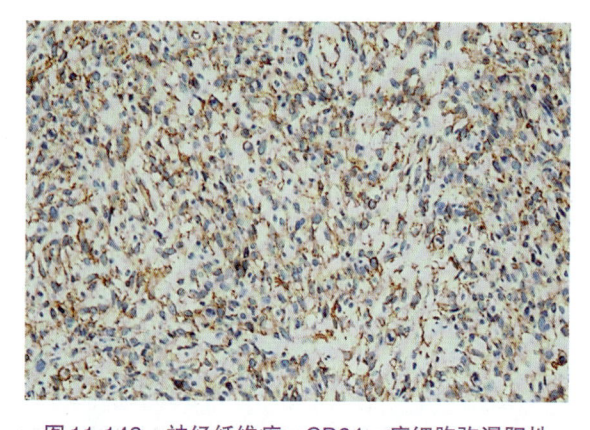

图11-143 神经纤维瘤，CD34，瘤细胞弥漫阳性

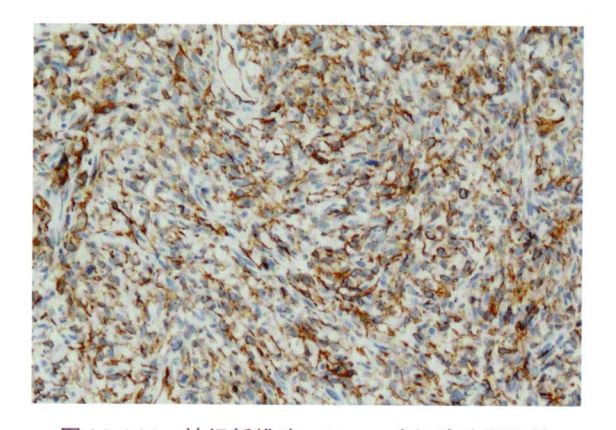

图11-144 神经纤维瘤，Vim，瘤细胞弥漫阳性

三、恶性周围神经鞘肿瘤

1.抗体选择　各选2～3个外周神经标志物（如S-100、SOX10、H3K27me3、CD56、CD57、PGP9.5等）、肌标志物（如SMA、Desmin、Myogenin、MyoD1等），加p53、p16、CDK4、MDM2、CK、Vim和Ki-67。必要时加分子检测。

2.注释（表11-28）

（1）恶性周围神经鞘肿瘤包括恶性外周神经鞘瘤（NOS、上皮样恶性外周神经鞘瘤）、色素性恶性神经鞘膜瘤、恶性颗粒细胞瘤和恶性神经束膜瘤。

（2）恶性外周神经鞘膜瘤（MPNST）：是少见的恶性肿瘤，常发生于深部软组织，与神经干关系密切，MPNST根据发病原因分为三种类型，即NF-1相关型、散发型及放疗相关型，其中约50%的MPNST

有NF1病史，10%的MPNST有放疗史，其余即为散发型。

1）病变特点：组织学形态多样，多数肿瘤由排列呈束状、编织状或者栅栏状的梭形细胞构成，肿瘤细胞也可呈胖梭形或椭圆形，胞质较丰富，细胞核深染，染色质较细腻，呈逗点状或蝌蚪状，核膜不规则。MPNST多数为高级别肿瘤，核分裂象易见。通常＞4个/10HPF，约60%的病例可见坏死，部分病例也可呈血管外皮瘤样、平滑肌、骨或横纹肌等分化。

2）MPNST免疫表型：瘤细胞S-100、SOX10、NF、Vim、BCL2、CD99均阳性，CyclinD1部分弱阳性，CD34血管阳性；CD117、DOG1、SMA、Desmin、Caldesmon、Syn、CgA、CD56、CK7、CK20、CKpan、EMA、MelanA、HMB45、PLNE、GFAP均为阴性。S-100和SOX10是常用的免疫标志物，但敏感性和特异性都较差。有研究表明H3K27me3免疫组化有助于MPNST与其他类型肉瘤的鉴别诊断。H3K27me3在良性神经纤维瘤中无表达缺失，而在H3K27me3的失表达多见于高级别MPNST。H3K27me3的表达水平对MPNST的诊断具有良好的灵敏性和特异性，特别是在除外NF1相关临床背景的MPNST前期诊断中具有重要意义，有望成为早期诊断散发型MPNST的生物学标志物（图11-145～图11-150）。

3）MPNST分子遗传学改变：存在*NF1*、*TP53*、*CDKN2A*、*EED*及*SUZ12*等基因突变，*MDM2*、*CDK4*及*CCND2*基因扩增。MPNST和原始神经外胚层瘤存在特征性的细胞遗传学特征改变，可作为诊断的重要辅助依据。

4）MPNST鉴别诊断：借助常规上皮源性抗体（如CK、EMA等）进行免疫组化染色有助于排除上皮源性的肿瘤；S-100、SOX10和H3K27me3等的表达有助于排除其他与神经无关的间叶性肿瘤。详细的鉴别诊断请参照本章第十节"形态学相似的软组织肿瘤"。

（3）恶性神经束膜瘤（MP）：是一种由神经束膜细胞起源的神经源性恶性肿瘤。

1）病变特点：肿瘤细胞呈旋涡状、结节状结构，类似神经丛样、洋葱头样结构。细胞密度中等，肿瘤细胞呈梭形、胖梭形，部分呈上皮样，细胞轻中度异型性，肿瘤内可见细胞疏松区和致密区。浸润性生长，可浸润横纹肌、脂肪等组织。肿瘤间质可见玻璃样变性、胶原纤维化、黏液变性等。诊断线索是在肿瘤的周边寻找类似神经丛样结构。

2）免疫表型：表达神经束膜细胞标志物，如EMA、GLUT1、Claudin1及Vim，其中GLUT1、Claudin1对诊断神经束膜瘤有特征性，但是一般需要联合EMA使用，可靠性较高。此外，还可表达Laminin、Ⅳ型胶原、PGP9.5、CD99、CD34、CK及Cam5.2，不表达CD31、Desmin、S-100、HMB45、CD68等（图11-151～图11-154）。

3）分子改变：存在13号染色体的丢失，而22号染色体正常。

4）鉴别诊断：主要与MPNST鉴别，后者免疫组化表达S-100、SOX10、PGP9.5弥漫强阳性，而MP表达EMA、GLUT1、Claudin1，不表达S-100，可与之鉴别。

表11-28 恶性周围神经鞘肿瘤的诊断与鉴别

肿瘤类型	病变特点	免疫表型特点	注释
恶性外周神经鞘膜瘤（MPNST）	瘤细胞梭形或上皮样，呈束状、旋涡状排列，局部疏密交替性分布，肿瘤间质血管丰富，为薄壁或厚壁血管。可呈血管外皮瘤样、骨或横纹肌等分化	可表达S-100、SOX10、CD57、GFAP、Nestin、PGP9.5等，部分病例表达CK、EMA，但CK7、SMA阴性（图11-145～图11-150）	H3K27me3表达缺失。还存在*NF1*、*TP53*、*CDKN2A*、*EED*及*SUZ12*等基因突变，*MDM2*、*CDK4*及*CCND2*基因扩增
上皮样MPNST	瘤细胞呈梭形或上皮样，束状，可见致密细胞束状区和细胞稀少区	S-100、SOX10、Vim、BCL2、CD99均阳性，部分表达GFAP和EMA	约67%的病例有*INI1*基因的缺失（图11-149～图11-150）
恶性神经束膜瘤（MP）	瘤细胞梭形、胖梭形、上皮样，呈束状、旋涡状排列，在周边可见一些神经丛样或神经束膜瘤的区域	表达神经束膜细胞标志物EMA、Claudin1、GLUT1和Vim，S-100、CK、SMA、CD34阴性	MP病理学上分为低度恶性和高度恶性两个亚型。S-100阴性可与神经鞘瘤或神经瘤鉴别
恶性蝾螈瘤	呈束状或网状排列，束状排列区为神经鞘瘤成分，网状排列区散在分布多形性的横纹肌肿瘤成分	神经鞘细胞成分：S-100、Leu-7、NSE和MBP阳性；横纹肌母细胞呈Desmin、MyoD1、Myogenin阳性	即恶性外周神经鞘膜瘤伴横纹肌肉瘤分化。与恶性外周神经鞘膜瘤鉴别：后者横纹肌标志物阴性

续表

肿瘤类型	病变特点	免疫表型特点	注释
恶性颗粒细胞瘤	瘤细胞大而圆或多边形，细胞质嗜酸性颗粒状，呈片状、巢状排列，肿瘤细胞显著特点为向周围组织浸润性生长	与良性颗粒细胞瘤相似，表达S-100、CD68、CD163、NSE和TFE3，但HMB-45、MelanA、SMA、Desmin和CK阴性	诊断标准：①核分裂象≥5个/50HPF；②高核质比和多形性；③肿瘤性坏死；④空泡状核并有大核仁；⑤瘤细胞梭形。满足3个或3个以上指标即可诊断

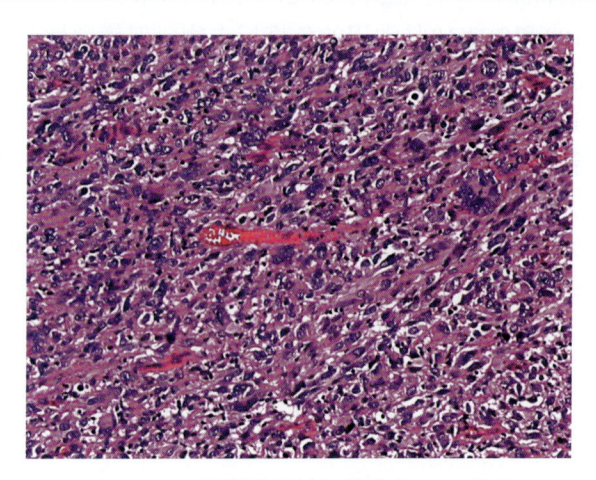

图 11-145　恶性外周神经鞘膜瘤，HE 染色

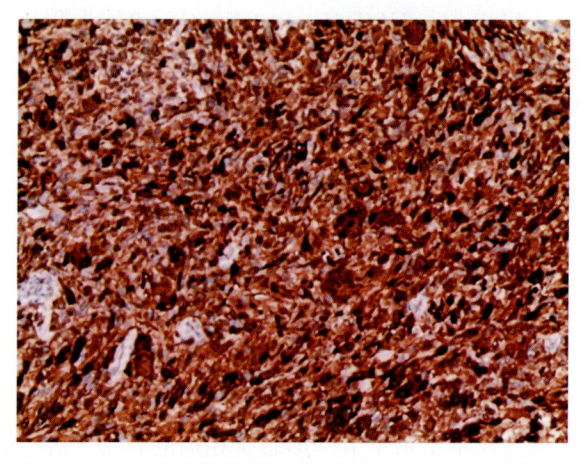

图 11-146　恶性外周神经鞘膜瘤，S-100，细胞核/质阳性

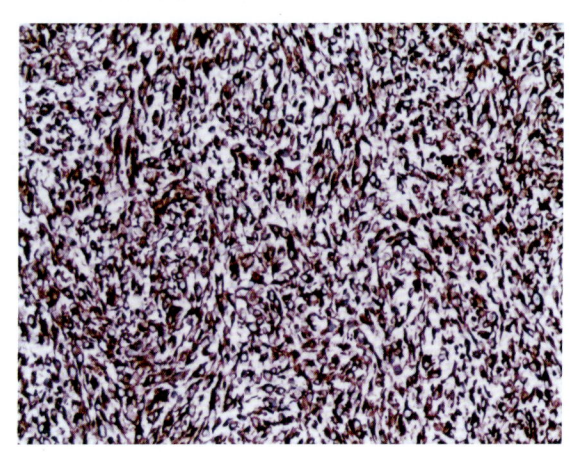

图 11-147　恶性外周神经鞘膜瘤，GFAP，细胞质阳性

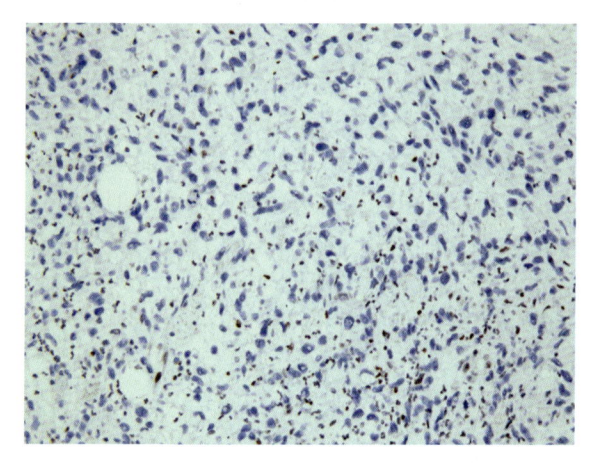

图 11-148　恶性外周神经鞘膜瘤，H3K27me3表达缺失

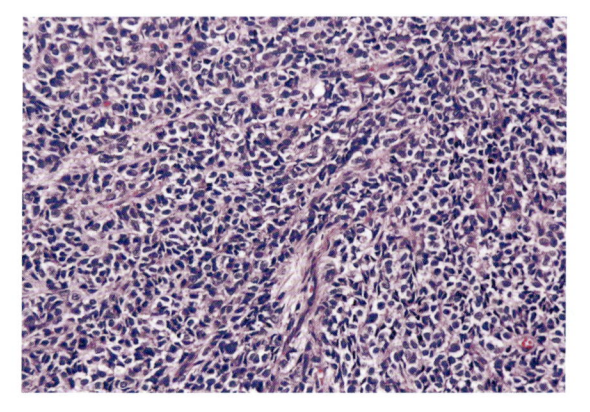

图 11-149　上皮样恶性外周神经鞘膜瘤，HE 染色

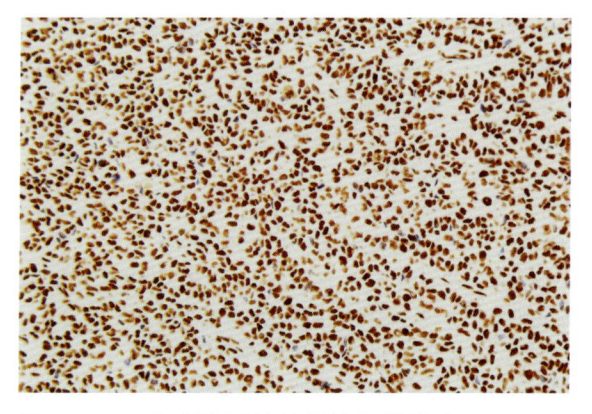

图 11-150　上皮样恶性外周神经鞘膜瘤，SOX10，细胞核阳性

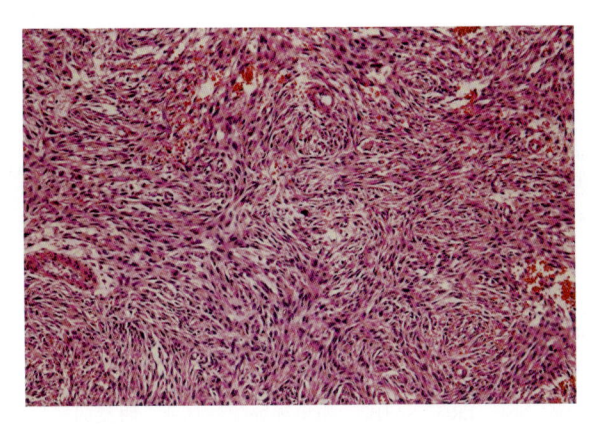

图 11-151 恶性神经束膜瘤，HE 染色

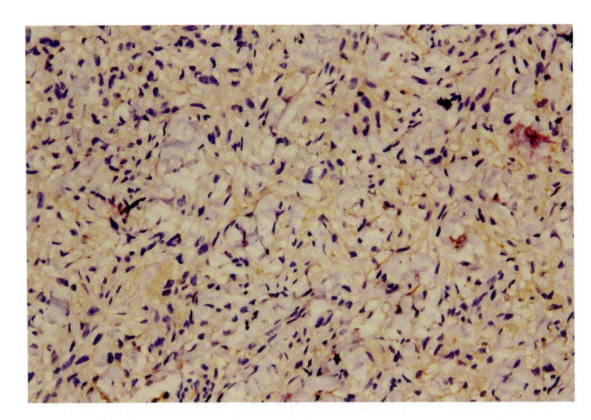

图 11-152 恶性神经束膜瘤，EMA，弱阳性

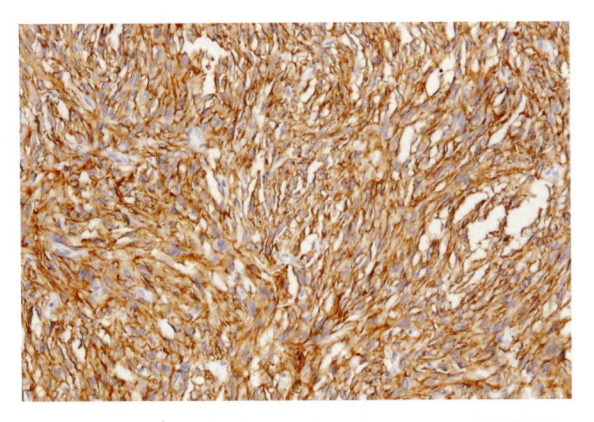

图 11-153 恶性神经束膜瘤，Claudin1，弥漫阳性

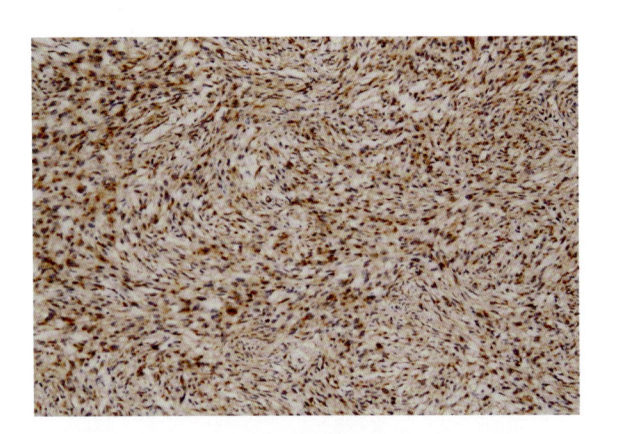

图 11-154 恶性神经束膜瘤，GLUT1，阳性

第九节 未确定分化的肿瘤

2020版 WHO 软组织和骨肿瘤分类新增了病种 NTRK 重排梭形细胞肿瘤，此外，将原来的未分化/未能分类肉瘤删除，作为未分化肉瘤归入分化不确定的肿瘤。本节首先总结了未确定分化的肿瘤中良性、中间性和恶性肿瘤的病变特点、免疫表型及分子遗传学改变，而后对部分单个肿瘤做了较详细的介绍。

一、良性不确定分化的肿瘤

2020版 WHO 软组织肿瘤分类中，良性不确定分化的肿瘤有黏液瘤（NOS）、细胞性黏液瘤、侵袭性血管黏液瘤、多形性透明变性血管扩张性肿瘤、磷酸盐尿性间叶性肿瘤（NOS）、良性血管周围上皮样肿瘤和血管平滑肌脂肪瘤（表11-29）。其中，磷酸盐尿性间叶性肿瘤分为良性和恶性肿瘤，血管周围上皮样肿瘤分为良性、中间性和恶性肿瘤。

表 11-29 良性不确定分化的肿瘤的诊断与鉴别

肿瘤类型	病变特点	免疫表型特点	分子改变或注释
肌内黏液瘤	骨骼肌内为丰富的黏液样基质，散在星形细胞、梭形细胞及血管	瘤细胞 Vim、SMA 和 CD34 呈阳性	好发于较大的骨骼肌内，存在 GNAS1 基因突变（编码 GSα 蛋白）
关节旁黏液瘤	梭形星芒状细胞散在分布于黏液基质中，可见腱鞘囊肿样腔隙	不同程度表达 Vim、CD34、SMA；S-100 阴性	存在克隆性染色体异常：inv（2）（p15q63）和＋7，t（8；22）（q11-12；q12-13）

续表

肿瘤类型	病变特点	免疫表型特点	分子改变或注释
深部侵袭性血管黏液瘤（AAM）	黏液背景上分布形态较一致的短梭形、星芒状的细胞，可见扩张的薄壁血管	表达Vim、CD34、ER和PR。不表达CK、SMA、S-100（图11-155～图11-158）	好发于中年女性的会阴部、盆腔、臀部，2013版WHO软组织肿瘤分类中将AAM归为良性肿瘤，但局部浸润和复发
异位错构瘤性胸腺瘤	主要由梭形细胞、上皮细胞和成熟的脂肪组织3种成分构成，并见淋巴细胞及钙化灶	可表达上皮及肌上皮标志物，如CK、CK5/6、p63、Vim和CD34	好发于成年男性，多发生于下颈部，包括锁骨上、胸骨上和胸骨前
磷酸盐尿性间叶性肿瘤	主要由肥胖的梭形细胞和破骨细胞样多核巨细胞构成，呈弥漫性或成束排列，可见钙化骨岛、软骨岛和成熟的脂肪组织	Vim、CD56、NSE、ERG、SATB2大多阳性；不同程度表达CD68、SMA、BCL2和CD99	如出现肿瘤性坏死、明显的核异型、较多分裂象（＞5个/10HPF），方可考虑恶性可能。存在*FN1-FGFR1*和*FN1-FGF1*融合基因

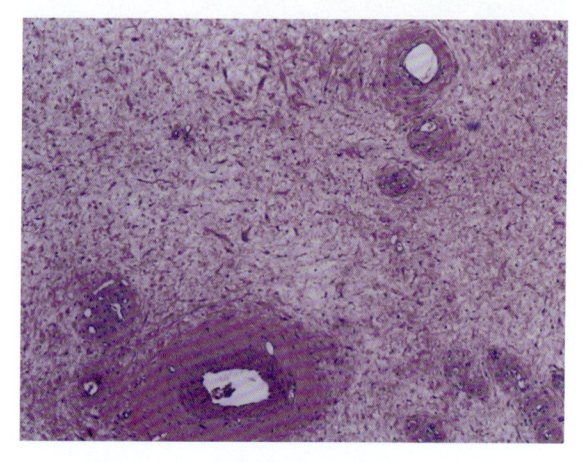

图 11-155　侵袭性血管黏液瘤，HE 染色

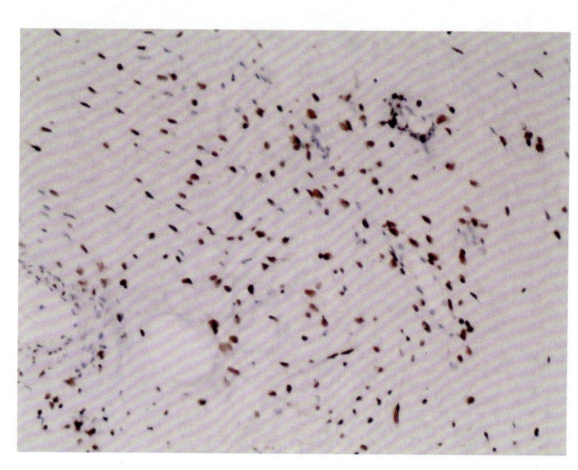

图 11-156　侵袭性血管黏液瘤，ER，细胞核阳性

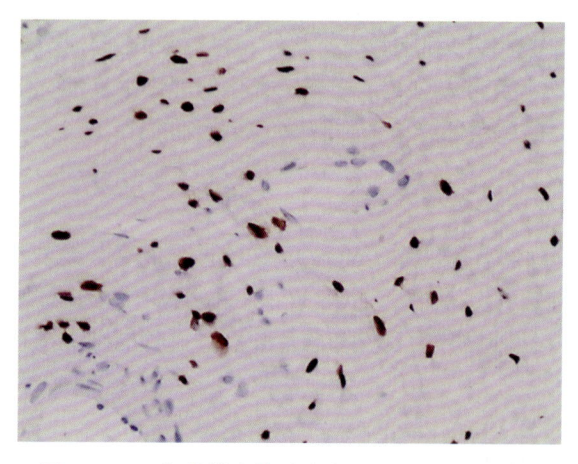

图 11-157　侵袭性血管黏液瘤，PR，细胞核阳性

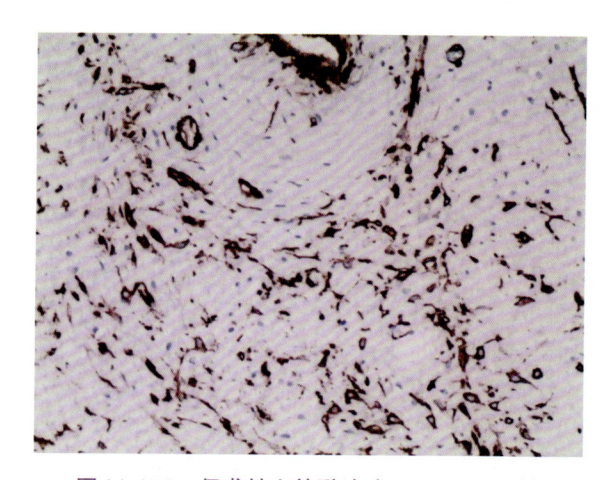

图 11-158　侵袭性血管黏液瘤，CD34，阳性

二、中间性不确定分化的肿瘤

2020版WHO软组织肿瘤分类中中间性（局部侵袭性）不确定分化的肿瘤有含铁血黄素沉着性纤维脂肪瘤样肿瘤和上皮样血管平滑肌脂肪瘤；中间性（偶有转移性）不确定分化的肿瘤有非典型纤维黄色瘤、血管瘤样纤维组织细胞瘤、骨化性纤维黏液样肿瘤、软组织混合瘤（NOS）、恶性混合瘤（NOS）和肌上

皮瘤（NOS）（表11-30）。其中，骨化性纤维黏液样肿瘤和肌上皮瘤既有中间性肿瘤也有恶性肿瘤。

研究显示，软组织多形性玻璃样变血管扩张性肿瘤（PHAT）、含铁血黄素沉着性纤维脂肪瘤样肿瘤（HFLT）、黏液炎性成纤维细胞性肉瘤（MIFS）都有t（1；3）（p31；q12）和t（1；10）（p31；q25）染色体易位及TGFBR3和（或）MGEA5的基因重排；推测三者可能属于同一谱系的病变。

表11-30 中间性不确定分化的肿瘤的诊断与鉴别

肿瘤类型	病变特点	免疫表型特点	分子改变或注释
多形性玻璃样变血管扩张性肿瘤（PHAT）	特征为扩张的玻璃样变性的簇状薄壁血管，间质中散在梭形细胞和多形性细胞，伴大量含铁血黄素沉积及多少不等的炎症细胞浸润	可表达Vim、CD34、BCL2和CD99，不表达ER、S-100、Desmin、SMA、CD31、CK等	t（1；3）（p31；q12）和t（1；10）（p31；q25）染色体易位及TGFBR3和（或）MGEA5的基因重排
含铁血黄素沉着性纤维脂肪瘤样肿瘤（HFLT）	由比例不等的成熟脂肪组织及成纤维细胞样梭形细胞组成，常伴有含铁血黄素沉着	梭形细胞表达Vim和CD34，不表达S-100蛋白、SMA和结蛋白	PHAT、HFLT和黏液炎性成纤维细胞性肉瘤可能为同一瘤谱。存在TGFBR3和（或）MGEA5基因重排
非典型纤维黄色瘤（AHX）	真皮组织细胞、成纤维细胞及巨细胞混杂存在，比例不等，但细胞有异型性及核分裂象	表达Vim、CD10、CD68和CD99；不表达CK、CD34、S-100（图11-159～图11-162）	非典型纤维组织细胞瘤：是一种良性肿瘤，不伴有表皮破溃；瘤细胞有多形性，但没有核分裂象及坏死
血管瘤样纤维组织细胞瘤（AFH）	增生的组织细胞样细胞、肌样细胞和上皮样细胞呈多结节状生长，其间有假血管瘤样腔隙	Vim、CD68和EMA阳性；CD34、Desmin、CK、S-100阴性	存在EWSR1基因易位,t（2；22）（q33；q12）形成EWSR1-CREB1融合基因
骨化性纤维黏液样肿瘤（OFT）	表面有一层厚的纤维性伴骨化的假包膜围绕，多结节状，梭形细胞排列呈条索状、簇状和网状，背景见丰富的黏液样间质	不同程度表达CK、Vim、S-100、神经内分泌和肌源性标志物，CD34、EMA阴性	高级别核、富于细胞及核分裂象＞2个/50HPF诊断为恶性OFT。可能存在INI1缺失或22q上其他基因改变及Ep400-PHF1融合基因
软组织混合瘤/肌上皮瘤	与涎腺发生的基本相同，含有不同比例的上皮和（或）肌上皮成分，间质玻璃样变或软骨黏液样	不同程度表达Vim、CK、EMA及肌上皮标志物（如SMA、S-100等）	多为良性，少数可局部复发和转移。可能存在EWSR1基因重排或PLAG1基因重排

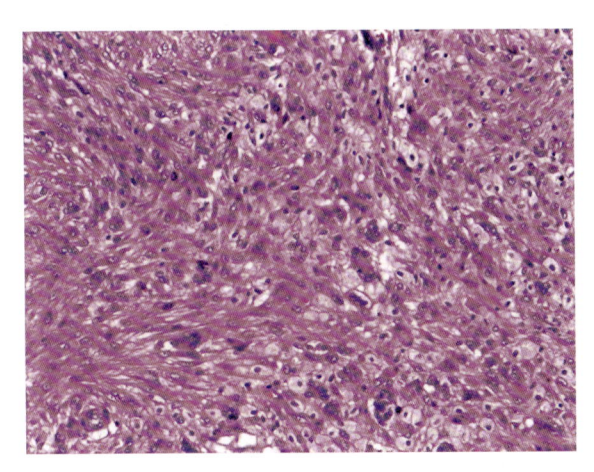

图11-159 非典型纤维黄色瘤，HE染色，瘤细胞有异型性

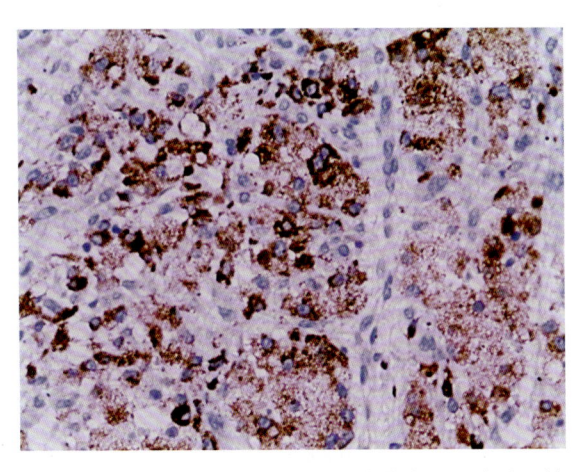

图11-160 非典型纤维黄色瘤，溶菌酶，细胞质阳性

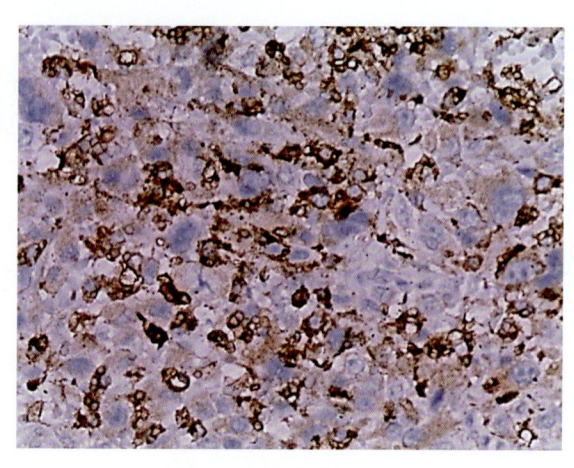

图 11-161　非典型纤维黄色瘤，CD68，细胞质阳性

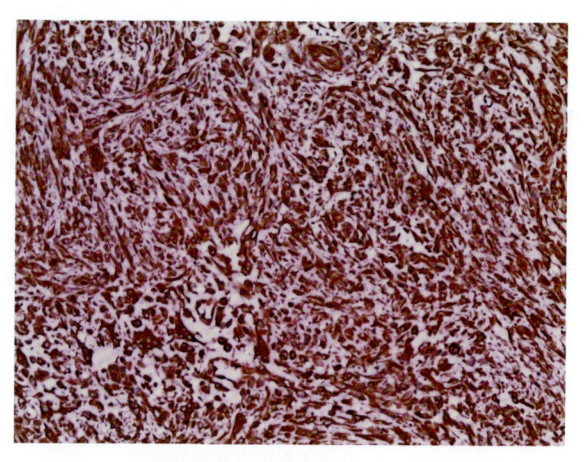

图 11-162　非典型纤维黄色瘤，Vim，细胞质阳性

三、恶性不确定分化的肿瘤

2020版WHO软组织肿瘤分类中恶性不确定分化的肿瘤有恶性磷酸盐尿性间叶性肿瘤、*NTRK*重排的梭形细胞肿瘤（新出现）、滑膜肉瘤（NOS、梭形细胞型、双相型、低分化型）、上皮样肉瘤（近端或大细胞型上皮样肉瘤、典型样上皮样肉瘤）、腺泡状软组织肉瘤、软组织透明细胞肉瘤、骨外黏液样软骨肉瘤、增生性小圆细胞肿瘤、肾外横纹肌样瘤、恶性血管周围上皮样肿瘤、内膜肉瘤、骨化性纤维黏液样肿瘤（恶性）、肌上皮癌、未分化肉瘤（未分化梭形细胞肉瘤、未分化多形性肉瘤和未分化圆形细胞肉瘤）（表11-31）。

表 11-31　恶性不确定分化的肿瘤的诊断与鉴别

肿瘤类型	病变特点	免疫表型特点	分子改变或注释
滑膜肉瘤	形态均一的梭形细胞紧密排列，边界不清，核重叠，背景几乎没有胶原间质	可表达Vim、EMA、CK、CK7、BCL2、CD99、TLE1。NY-ESO-1弥漫强阳性，INI1表达减弱	90%的患者存在染色体t（X；18）（p11.2；q11.2）易位，产生*SS18-SSX*融合基因。可作为诊断滑膜肉瘤的关键依据
上皮样肉瘤（ES）	特征性结节性生长，嗜酸性上皮样和梭形细胞混合性增生，间质明显胶原化	具有间叶和上皮双向分化的表达：CK、EMA、CD34、ERG和SMA。S-100和Desmin阴性	染色体22q11上*SMACB1*位点异常所导致的INI1蛋白表达缺失，被认为是上皮样肉瘤比较特异性的细胞遗传学特征
上皮样恶性外周神经鞘膜瘤（EMPNST）	瘤细胞呈两种形态：上皮样及短梭形，呈片状、巢状、条索状排列	表达S-100、SOX10、Vim、GFAP、BCL2，不表达黑色素、肌源性和上皮源性标志物	67%的病例有*INI1*基因的缺失。约半数病例存在H3K27三甲基化缺失，H3K27me3阴性，对EMPNST的诊断有一定价值
腺泡状软组织肉瘤（ASPS）	瘤细胞呈上皮样，嗜酸性，排列呈腺泡状或器官样结构，血窦隙分隔	TFE3、MyoD1（细胞质阳性）、蛋白酶K弥漫阳性；部分表达NSE、S-100神经标志物	存在t（X；17）（p11.2；q25）易位，形成*ASPL-TFE3*融合基因。目前，定量PCR和FISH检测方法作为诊断TFE3相关肿瘤的重要辅助手段
软组织透明细胞肉瘤（CCS）	由细胞质丰富而透明的多角形或梭形细胞组成并被纤细的纤维组织分隔成大小不等的巢状或束状结构	表达神经标志物（如S-100、SOX10、CD56）和黑色素标志物（HMB45、MelanA、MiTF、CD117等）	特征性表现为t（12，22）（q13；q12）易位，形成*EWS1-ATF1*融合基因。该易位也见于软组织血管瘤样纤维组织细胞瘤、胸膜原始间叶性黏液样肿瘤、其他*MiTF*基因突变等
骨外黏液样软骨肉瘤（EMA）	特征为多结节状结构，梭形细胞排列呈条索状、簇状和网状，黏液样间质	INI1常表达缺失。可表达Vim、CD99、S-100、CD117，少数表达Syn和NSE	具有横纹肌样细胞特征的肿瘤INI1常表达缺失。特征性的染色体易位，形成*WSR1-NR4A3*、*NR4A3-TAF15*、*NR4A3-TFG*、*NR4A3-TCF12*融合基因

续表

肿瘤类型	病变特点	免疫表型特点	分子改变或注释
骨外尤因肉瘤（PNET）	由密集一致的未分化或分化差的小圆细胞构成，有菊形团样结构	表达CD99、FLI-1，部分表达Syn、NSE、CgA、CD56等神经源性标志物	90%~95%的病例存在（11；22）（q24；q12）染色体易位，形成EWS-FLI-1融合基因
尤因样肉瘤	肿瘤由一致的幼稚小圆细胞组成，弥漫片状分布或小叶状分布，小叶间隔以宽窄不等的纤维组织	TFL1阴性；CD99弱阳性或阴性。CIC重排肉瘤：WT1、ETV4阳性；BCOR重排肉瘤：表达TLE1、BCOR、CCNB3和CyclinD1	可分CIC重排肉瘤（CIC-DUX4、CIC-DUX4L、CIC-FOXO4）和BCOR重排肉瘤（BCOR-CCNB3、BCOR-MAML3、ZC3H7B-BCOR）两种亚型
恶性间叶瘤	指含有两种或两种以上间质组织成分的肉瘤	组织学具有多样性，免疫组化标志物有助于识别组织成分	好发于腹膜后、大腿、骨、胃肠道、胸膜、肺等处也可见。诊断主要依赖于形态学及免疫表型
结缔组织增生性小圆细胞肿瘤	由一致的上皮样小圆细胞巢及其硬化性结缔组织组成，可见灶性坏死	可同时表达上皮细胞、神经和间叶标记。Desmin和Vim为特征性的核旁点阳性具诊断意义	存在t（11；22）（p13；q12）染色体异位，形成EWS-WT1融合基因。EWSR1-WT1融合基因阳性具有确诊意义
内膜肉瘤（PAIS）	瘤组织在血管腔内生长，多数为未分化肉瘤，可向多种方向分化	可表达Vim、SMA、Desmin、MDM2、Nestin、WT1和CD44等	75%的PAIS存在4q12和12q13—q15的获得或扩增，导致该区域（如MDM2、CDK4和SAS等），以及PDGFRα基因的活化和扩增

四、肾外横纹肌样瘤的诊断与鉴别

1.抗体选择　CK、Vim、S-100、SMA、Desmin、CD56、Syn、NSE、INI1、BRG1和Ki-67。加EWS-WT1融合基因检测。

2.注释

（1）恶性横纹肌样瘤（MRT）是好发于儿童的胚胎性恶性肿瘤。根据恶性横纹肌样瘤发生的解剖学部位的不同，大致分为3类：肾恶性横纹肌样瘤（MRTK）、中枢神经系统非典型畸胎样/横纹肌样肿瘤（AT/RT）及肾外恶性横纹肌样瘤（EMRT）。上述肿瘤均存在显著异型的横纹肌样细胞特点及hSNFS/INI1（或SMATCB1）基因失活突变的分子遗传学特点。EMRT好发于婴幼儿、儿童，偶见先天性病例，位于中轴线深部软组织（如脊柱旁、颈部、腹膜后、腹腔）多见，其他如四肢、内脏皮肤等部位也有报道。

（2）病变特点：经典镜下形态为成片分布的圆形或多角形横纹肌样肿瘤细胞，细胞质丰富嗜酸性，其内可见透明包涵体，核大偏位、呈空泡状、核仁明显，细胞异型性明显，核分裂象多见，肿瘤细胞呈浸润性生长，坏死常见。

（3）免疫表型：免疫组化染色显示肿瘤细胞呈上皮源性、间叶源性及神经源性的多向分化表达，明确表达上皮来源的CK、EMA，间充质起源的Vim，神经源性标志物GFAP、NF、Syn及NSE。Ki-67增殖指数高。但不表达生殖细胞及横纹肌的标志物（如Desmin、Myogenin等）。存在SMARCB1（INI1）蛋白表达缺失，极少情况下，INI1蛋白正常表达，而出现SMARCA4（BRG1）蛋白的表达缺失（图11-163～图11-166）。

但要注意的是，SMARCB1（INI1）蛋白缺失表达不仅见于恶性横纹肌样瘤等，还包括一些其他类型肿瘤，如上皮样肉瘤、上皮样恶性外周神经鞘瘤、肌上皮癌、脊索瘤、脉络丛癌和新描述的筛状神经上皮肿瘤等。

（4）分子遗传学改变：恶性横纹肌样瘤存在两个基因的失活，即SMARCB1基因或SMARCA4基因，两者均为SWI/SNF染色质重塑复合物的重要亚基，为肿瘤抑制因子。部分罕见的AT/RT无INI1表达的缺失，但却存在SMARCA4/BRG1的失活突变。

（5）鉴别诊断：需要与其他好发于婴幼儿和儿童的、具有横纹肌样细胞形态的恶性肿瘤相鉴别，诊断EMRT必须是在除外这些肿瘤之后。

1）胚胎性横纹肌肉瘤：好发于婴幼儿和儿童的头颈部、躯干和四肢，发病年龄和部位相似。中间型和分化型横纹肌肉瘤镜下可见细胞质嗜伊红的圆形或多角形的横纹肌母细胞，可见横纹，不可见EMRT特征性的细胞质包涵体。免疫组化检测除特异性地表达Desmin、MyoD1等肌源性标志物外，也表达INI1蛋白。

2）结缔组织增生性小圆细胞肿瘤：好发于青少年和儿童，多发生于腹腔和盆腔，肿瘤细胞紧密排列呈大小不一的瘤细胞巢，瘤细胞巢的周围和之间可见大量增生的纤维结缔组织为其主要的形态特点，少数病例也可出现横纹肌样细胞。免疫组化检测显示Desmin和Vimentin为特征性的核旁点状染色具有诊断意义，同时*EWS-WT1*融合基因的检测有助于鉴别诊断。

3）上皮样肉瘤：多发于10～39岁人群，近端型可见瘤细胞呈横纹肌样。具有间叶和上皮双向分化的表达：CK、EMA、CD34、ERG和SMA。而CK-L和CD34在EMRT中几乎不表达。

4）滑膜肉瘤：好发于15～40岁人群，常见于肢体，一般形态上呈双向分化，肿瘤细胞同时表达上皮和间叶性标志物，*SS18-SSX*融合基因的检测也可用于鉴别。

（6）中枢神经系统非典型畸胎样/横纹肌样肿瘤（AT/RT）：为婴儿期最常见的恶性中枢神经系统肿瘤，其发病率随着年龄的增长而降低。该肿瘤多发生于幕下后颅窝部位。肿瘤由横纹肌样细胞及间叶组织或原始神经外胚层成分构成。观察到横纹肌样细胞可提示AT/RT的诊断，但该肿瘤常表现为多向分化，包括原始神经外胚叶分化、间叶分化或上皮分化等，常伴有胶质、胚胎性、室管膜母细胞等成分。确诊AT/RT的最佳方法是通过FISH法检测*INI1*基因或*BRG1*基因的缺失。INI1蛋白或BRG1蛋白的表达缺失与*INI1*基因或*BRG1*基因的缺失状态高度一致，故INI1蛋白或BRG1蛋白免疫组化检测可作为诊断AT/RT的替代标记（图11-167～图11-170）。主要与以下肿瘤鉴别：①髓母细胞瘤和PNET，两者组织学形态相对单一，不伴横纹肌分化，免疫组化Syn、CD56、NSE阳性，CK、EMA阴性，无INI1和BRG1表达缺失，有助于与AT/RT鉴别。②上皮样胶质母细胞瘤，常发生于年轻人，肿瘤细胞为均匀一致的上皮样细胞。＞50%检出*BRAF* V600E基因突变，但无INI1和BRG1蛋白表达缺失。

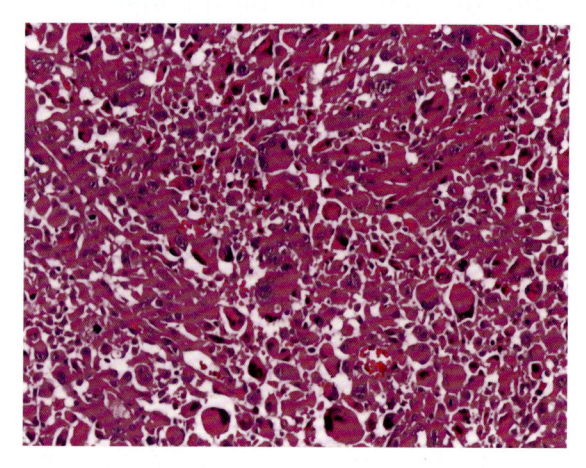

图11-163　肾恶性横纹肌样瘤，见特征性细胞质包涵体，HE染色

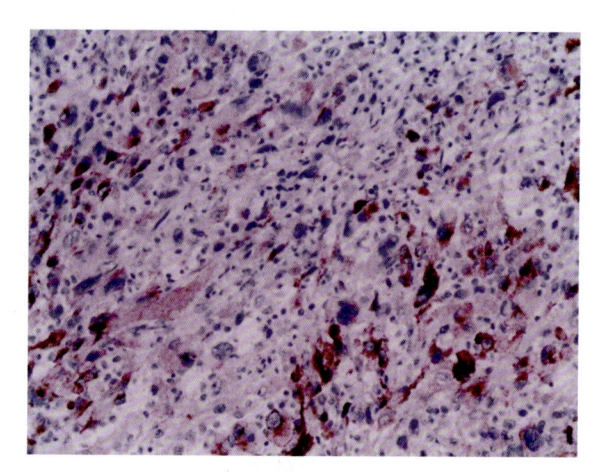

图11-164　肾恶性横纹肌样瘤，EMA，散在阳性

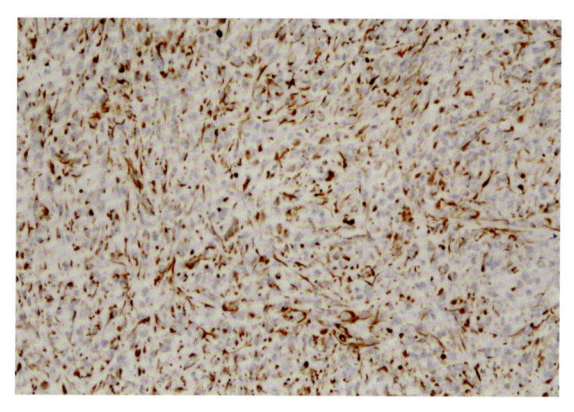

图11-165　肾恶性横纹肌样瘤，WT1，细胞核/质阳性

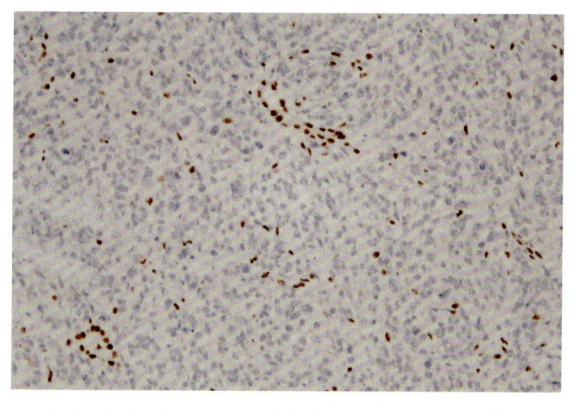

图11-166　肾恶性横纹肌样瘤，INI1，表达缺失

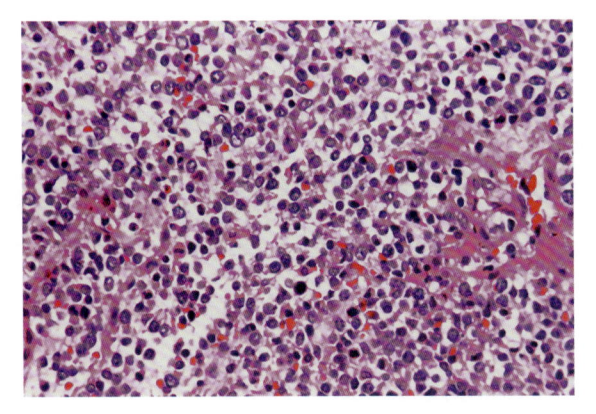

图 11-167　非典型畸胎样/横纹肌样肿瘤，HE 染色

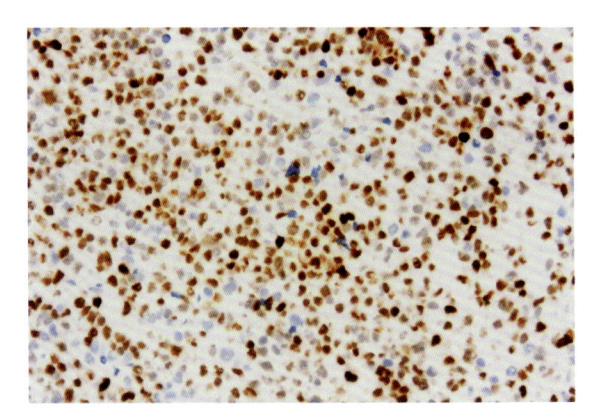

图 11-168　非典型畸胎样/横纹肌样肿瘤，Olig2，细胞核阳性

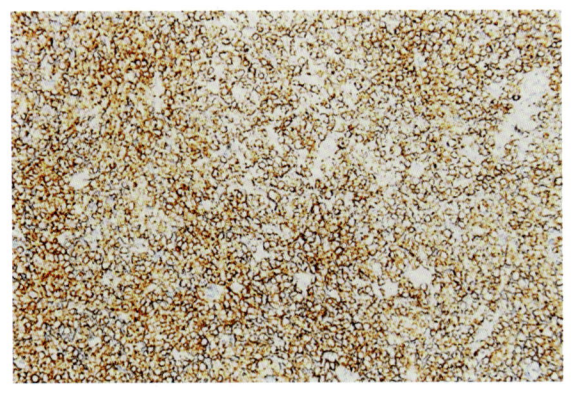

图 11-169　非典型畸胎样/横纹肌样肿瘤，ALK（D5F3），细胞膜阳性

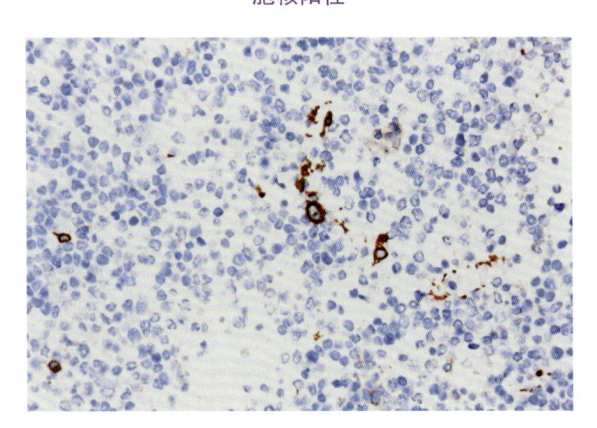

图 11-170　非典型畸胎样/横纹肌样肿瘤，INI1，表达缺失

五、血管周上皮样细胞肿瘤

1. 抗体选择　选择 2～3 个黑色素细胞标志物（HMB45、MelanA、MITF、TFE3 等）及肌细胞标志物（如 SMA、Desmin 等），加 CK、S-100 和 Ki-67。必要时加分子检测。

2. 注释

（1）血管周上皮样细胞肿瘤（PEComa）：是一种组织来源尚不明确的间叶性肿瘤，形态学上主要由变形的血管、上皮样或梭形平滑肌细胞、成熟脂肪组织组成。免疫表型显示特征性的共表达黑色素细胞和平滑肌细胞分化标志物。PEComa 可累及身体的任何部位，常发生于子宫、胃肠道、泌尿生殖道、腹膜后。软组织、皮肤及骨骼部位少见，包括血管平滑肌脂肪瘤（AML）、淋巴管平滑肌瘤病（LML）、肺透明细胞糖瘤（CCTL）及镰状韧带透明细胞肌黑色素瘤（CCMMT），其中以血管平滑肌脂肪瘤最多发。

（2）病变特点：主要由变形的血管、上皮样或梭形平滑肌细胞、成熟脂肪组织组成，可分为上皮样型、梭型和混合型。上皮样型，表现为细胞质透明、淡嗜酸性、核圆形或卵圆形，可见小核仁，呈巢状或片状排列。梭型，细胞多为束状排列，嗜酸性细胞质伴不同程度空泡变性。丰富的血管围绕肿瘤细胞呈簇状或放射状分布，管腔变形、扭曲、不规则，伴不同程度透明及淀粉样变性。

（3）良恶性分类标准：Folpe 等根据核分裂象和肿瘤直径，对 PEComa 的良恶性提出了相关分类标准（表 11-32）。

表 11-32　血管周上皮样细胞瘤良恶性的分类标准

性质	标准
良性	无浸润性生长，瘤体直径 <5cm，无高的核分级和细胞密度，核分裂 ≤1 个 /50HPF，无坏死，无血管浸润

续表

性质	标准
恶性潜能未定	仅有肿瘤直径>5cm，或仅有核异型性或多核瘤巨细胞
恶性	符合下述标准中的2条及以上：肿瘤侵袭性生长、直径>5cm、富含细胞和高度核发育异常、核分裂象>1个/50HPF、伴有血管侵犯和坏死

（4）几种PEComa的病变特点比较（表11-33）

表11-33 几种血管周上皮样细胞肿瘤的病变特点比较

肿瘤类型	临床特征	病变特征	分子改变或注释
血管平滑肌脂肪瘤（AML）	发生于中青年女性，常发生于肾、肝、肺、胃肠道及子宫	主要由变形的血管、上皮样或梭形平滑肌细胞、成熟脂肪组织组成。可分上皮样型、梭型和混合型	具有PEComa特征性的免疫表型及分子遗传学改变
淋巴管平滑肌瘤病	好发于育龄期女性，常累及肺部，常伴发肾血管肌脂瘤	表现为淋巴管壁周围平滑肌样细胞增生，引起相应管腔的狭窄及堵塞	除与AML免疫表型相似外，常表达ER、PR和β-catenin
肺透明细胞糖瘤	好发于成年人肺部，常位于肺周边部，为较罕见的良性肿瘤	由大小较一致的圆形或多边形的透明细胞组成，细胞界限清楚，细胞被纤细的薄壁血管和血窦分隔	与AML免疫表型相似，瘤细胞胞质含糖原PAS阳性
镰状韧带透明细胞肌黑色素瘤	发生于女性，最常累及子宫、肝镰状韧带和肠道，可伴有皮肤结节性硬化等相关疾病	以上皮样透明细胞及平滑肌样梭形细胞为主，细胞内见到黑色素颗粒，同时伴有增生丰富的血管，较大血管的透明变，多数小血管周见无定形嗜酸性基质	有显著的部位特点，以透明细胞、梭形平滑肌样细胞分化为主，免疫组化有助于诊断

（5）免疫表型特点：可出现特征性双重表达。表达黑色素细胞标志物：HMB45、黑色素细胞分化标志物（MelanA/MART-1）、酪氨酸酶（Tyrosinase）、小眼畸形相关转录因子（MiTF）和平滑肌标志物，如SMA、Desmin、Calponin和h-Caldesmon。部分可表达ER和PR。但一般不表达CK、S-100蛋白，有报道，PEComa大部分细胞的TFE3阳性表达率高于HMB45及SMA，且伴有TFE3扩增的子宫PEComa侵袭性强，预后较差（图11-171～图11-176）。

（6）分子遗传学改变：大多数学者认为其发病机制与结节性硬化症（TSC1）（9q34）或TSC2（16p13.3）的基因突变（缺失）有关。部分伴有TFE3基因重排。TFE3重排和TSC1/2基因突变是互斥的，TFE3重排的PEComa缺乏TSC1/2基因突变。TFE3是小眼畸形转录因子家族成员之一，位于Xp11.2位点

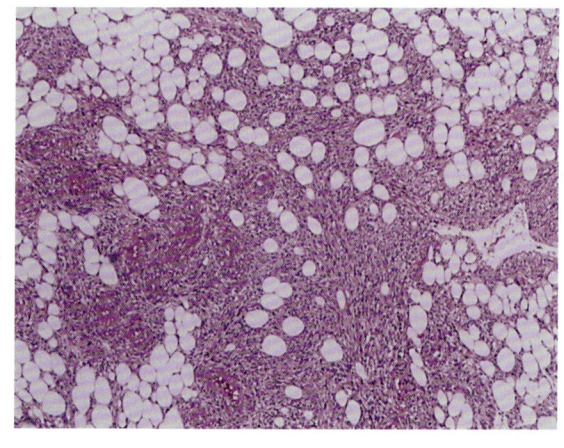

图11-171 血管平滑肌脂肪瘤，HE染色，显示3种主要成分

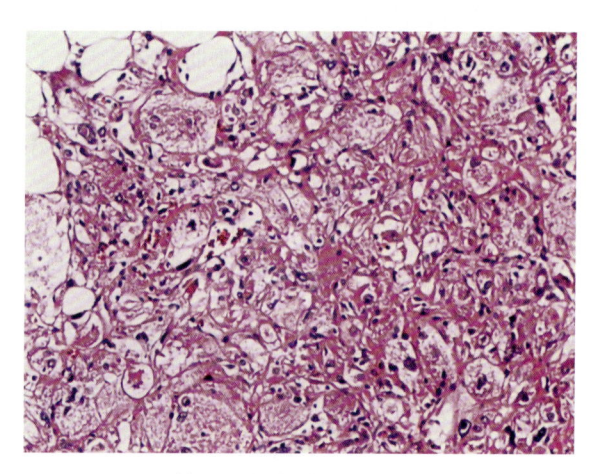

图11-172 血管平滑肌脂肪瘤，HE染色，上皮样细胞为主型

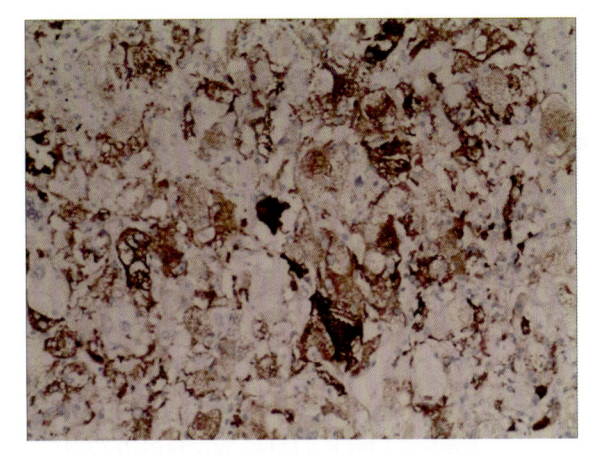

图 11-173　血管平滑肌脂肪瘤，HMB45，阳性

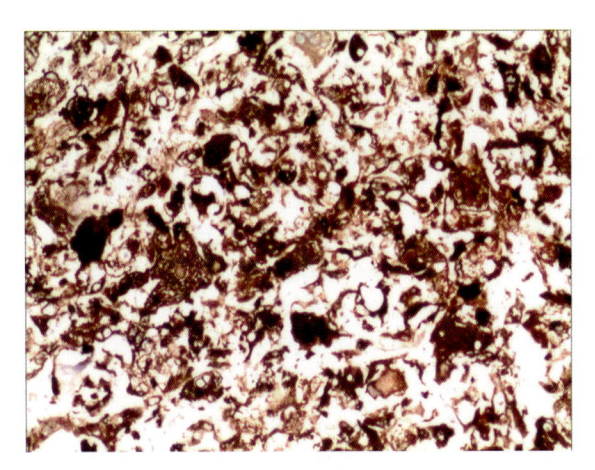

图 11-174　血管平滑肌脂肪瘤，MelanA，阳性

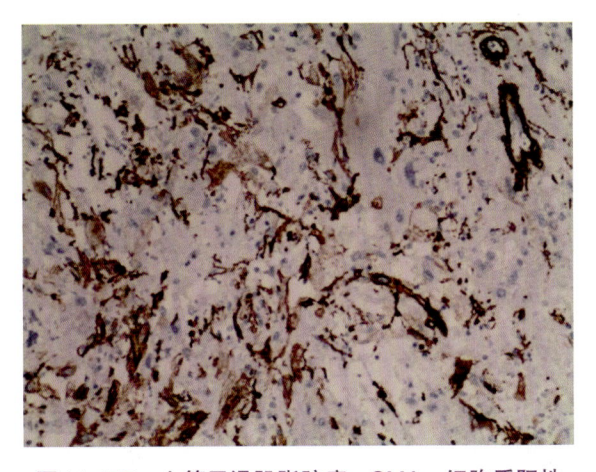

图 11-175　血管平滑肌脂肪瘤，SMA，细胞质阳性

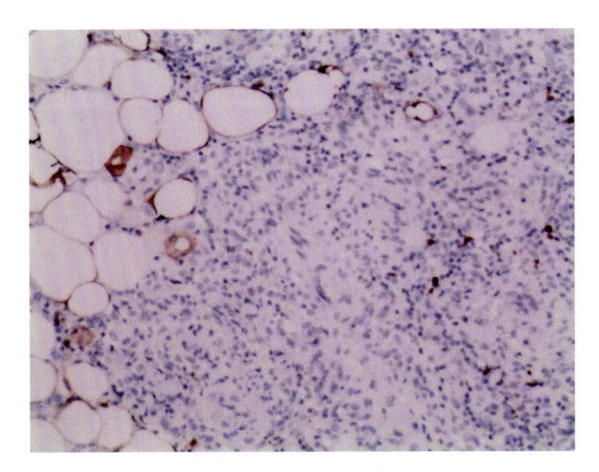

图 11-176　血管平滑肌脂肪瘤，S-100，脂肪细胞阳性

上，其编码的TFE3蛋白在人体正常细胞不表达或弱表达，当 TFE3 基因发生易位并形成融合基因时，促使TFE3蛋白过表达，干扰细胞转录调控，导致肿瘤形成，这类肿瘤称为TFE3相关性肿瘤，主要见于：腺泡状软组织肉瘤；Xp11.2易位/TFE3基因融合相关性肾细胞癌；伴 TFE3 基因融合的上皮样血管内皮瘤；伴 TFE3 基因融合的 PEComa 等。

（7）鉴别诊断：在临床诊断中需要根据病理学特征和免疫组化结果进行鉴别。根据免疫组化表达，应主要与表达黑色素细胞标志物的恶性黑色素瘤、透明细胞肉瘤、腺泡状软组织肉瘤、Xp11.2易位/TFE3基因融合相关性肾细胞癌、伴 TFE3 基因融合的上皮样血管内皮瘤和伴 TFE3 基因融合的 PEComa 等鉴别；与表达平滑肌标志物的平滑肌肿瘤、转移性平滑肌源性肿瘤等，以及形态学上呈梭形、上皮样的肿瘤鉴别。PEComa发生部位较广泛，部位不同，需鉴别的肿瘤亦不同（表11-34）。

表 11-34　血管周上皮样细胞瘤的鉴别诊断

肿瘤类型	病变特点	免疫表型或注释
血管平滑肌脂肪瘤（AML）	主要由变形的血管、上皮样或梭形平滑肌细胞、成熟脂肪组织组成。可分上皮样型、梭型和混合型	表达黑色素细胞标志物、肌细胞标志物和TFE3，但一般不表达CK、S-100蛋白
伴 TFE3 基因融合的 PEComa	常表现为腺泡状或巢状结构及上皮样细胞被含小血管网的间质分隔，瘤细胞内可富含黑色素颗粒	高表达TFE3，通常表达黑色素标志物（HMB45、MelanA）及平滑肌标志物，存在 TFE3 重排
恶性黑色素瘤	瘤细胞细胞异型明显，形态多样，如梭形细胞、上皮样细胞、透明细胞等，核仁大而明显	两者均表达HMB45、MelanA，但黑色素瘤强阳性表达S-100，肌细胞标志物如SMA、Desmin 阴性

续表

肿瘤类型	病变特点	免疫表型或注释
透明细胞肉瘤	组织学上与PEComa相似，由大型上皮样细胞巢组成，颗粒状嗜酸性，胞质偶尔透明	与恶性黑色素瘤相似，HMB45、S-100阳性，SMA表达为阴性；具有特征性t（12, 22）（q13, q12）易位
腺泡状软组织肉瘤	瘤细胞呈上皮样，嗜酸性，排列呈腺泡样结构，其间富含血窦，细胞质丰富，含嗜酸性颗粒	表达TFE3、MyoD1（细胞质阳性），蛋白酶K弥漫阳性；部分表达NSE、S-100，存在ASPL-TFE3融合基因
TFE3基因融合性肾细胞癌	以乳头状生长为主，核仁大、明显且嗜酸性，胞质嗜酸性或透明，呈腺泡状、巢状、乳头状结构排列	表达TFE3、CathepsinK和肾细胞癌标志物（如CD10、PAX8、RCC），不表达肌源性标志物，缺乏TSC基因突变
伴TFE基因融合的EHE*	异型上皮样细胞及含红细胞的空泡状瘤细胞，排列呈实性巢片状、条索状、窦隙状脉管样及乳头状	特征性表达TFE3和血管内皮细胞标志物，局灶表达上皮细胞标志物CK及EMA。存在YAP1-TFE3融合基因
上皮样平滑肌瘤	瘤细胞胞质内可见嗜酸性粒细胞，无特征性的PEComa瘤细胞围绕血管放射状分布	表达肌细胞标志物：如SMA、Desmin、Calponin和h-Caldesmon等，不表达黑色素细胞标志物
胃肠道间质瘤	在形态学上可能出现上皮样的细胞	CD117、CD34和DOG1呈阳性，黑色素标志物阴性

*EHE，上皮样血管内皮瘤。

六、滑膜肉瘤的诊断与鉴别

1.**抗体选择** EMA、CK、Vimentin（Vim）、CD34、BCL2、CD99、SMA、Desmin、S-100、TLE1和INI1。必要时加分子检测SS18-SSX融合基因。

2.**注释**

（1）滑膜肉瘤（SS）属于间叶源性肿瘤，主要源于关节、滑膜及腱鞘滑膜的软组织，表现不同程度的上皮分化，包括腺体的形成，遗传学上具有特异的t（X；18）（p11.2；q11.2）基因易位，并产生SS18-SSX融合基因。SS是除横纹肌肉瘤外青年人最易发的软组织肉瘤。

（2）病变特点：组织学上有两种主要亚型（双相型和梭形细胞型）和较少见亚型（单相上皮型、差分化型、钙化/骨化和黏液样型）。①梭形细胞型：瘤细胞呈束状、旋涡状排列，可见血管外皮瘤样结构；细胞轻中度异型性，核分裂象不等，间质可见肥大细胞等浸润；间质可黏液变性、玻璃样变性、钙化及骨化等。②双相型：瘤细胞呈上皮样和梭形，二者之间相互移行，前者常呈巢状、片状、乳头状、管状、腺样排列，细胞上皮样、胖梭形及泡状，可见核仁，核分裂象活跃，可有坏死，后者与单纯梭形细胞型类似。③单相上皮型：此亚型罕见，细胞形态与双相型中的上皮成分之形态学类似。④差分化型：表现为小圆细胞肿瘤样，细胞幼稚，核分裂象易见，可有坏死，间质可富含毛细血管。

（3）免疫表型：①有意义的抗体包括EMA、CK、Vim、BCL2、CD99、TLE1和INI1等，大多数滑膜肉瘤Vim、TLE1、BCL2和CD99阳性。部分EMA、CKpan或CK-L局部阳性，CK8和CK18可表达于多种软组织肉瘤，但CK7和CK19仅表达于滑膜肉瘤。②大多数滑膜肉瘤中INI1的表达存在特殊模式，即瘤细胞部分染色变弱，部分消失；纽约-食管鳞状细胞癌抗原-1（NY-ESO-1）在约1/2的滑膜肉瘤中弥漫强表达，具有较高的特异性；新型的融合特异性抗体SS18-SSX和C端抗体SSX对滑膜肉瘤具有较高的敏感度和特异度，特别是SS18-SSX阳性对滑膜肉瘤具有高度的诊断价值（图11-177～图11-182）。③部分滑膜肉瘤还可表达S-100、CD56、ALK、BerEP4、MUC4、Calponin、Calretinin、CEA、DOG1、PRAME、MAGEA4、E-Cadherin、β-catenin、CXCR4、H3K27me3、VEGF、PAX7、PAX8、Twist、SOX2、CD133、CD44、Nestin、ALDH1、CDK4等，而WT1、D2-40、SOX10、CD34、SATA-6、SMA、Desmin、MSA、h-Cadesmon等罕见表达。

（4）分子遗传学改变：滑膜肉瘤具有特征性染色体易位t（X；18）（p11；q11）产生SS18（SYT）-SSX融合基因，SSX基因有SSX1、SSX2、SSX4三种常见亚型，该融合基因可通过RT-PCR和FISH法检测，其是确诊滑膜肉瘤的金标准。

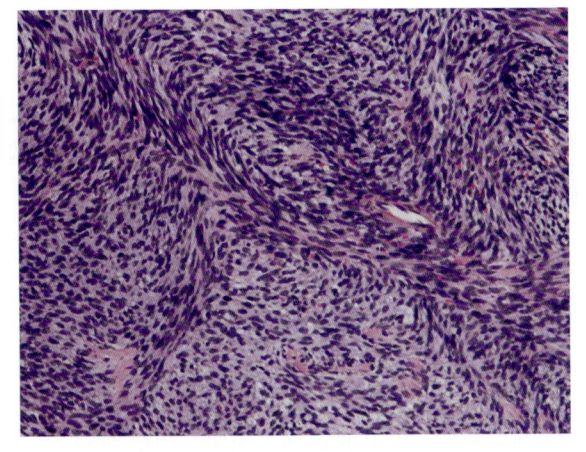

图 11-177　滑膜肉瘤，HE 染色

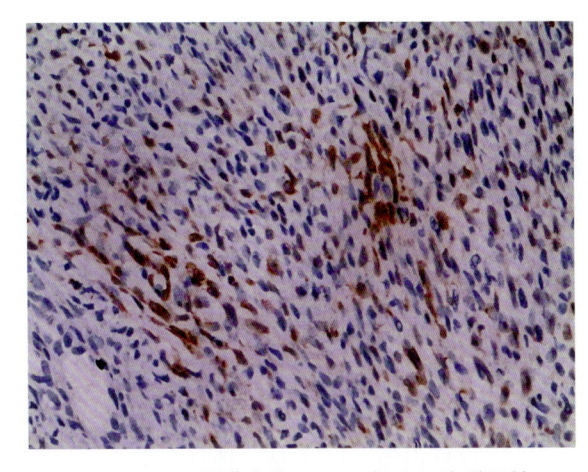

图 11-178　滑膜肉瘤，CK，部分细胞质阳性

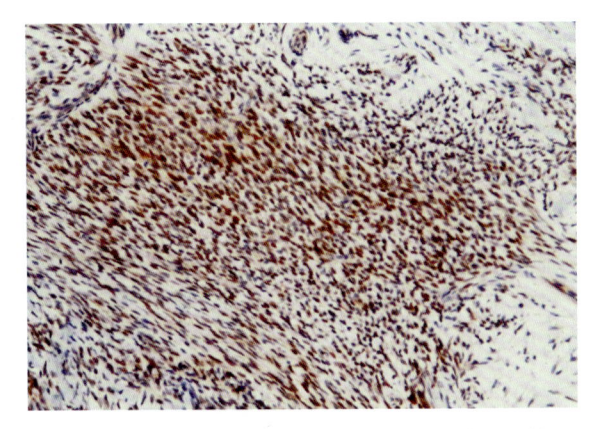

图 11-179　滑膜肉瘤，SS18-SSX，细胞核阳性

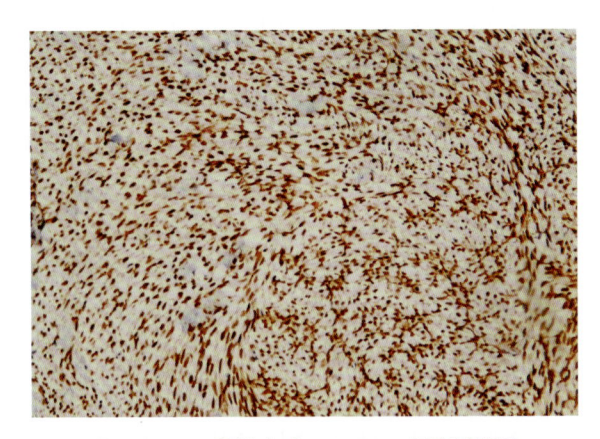

图 11-180　滑膜肉瘤，TLE1，细胞核阳性

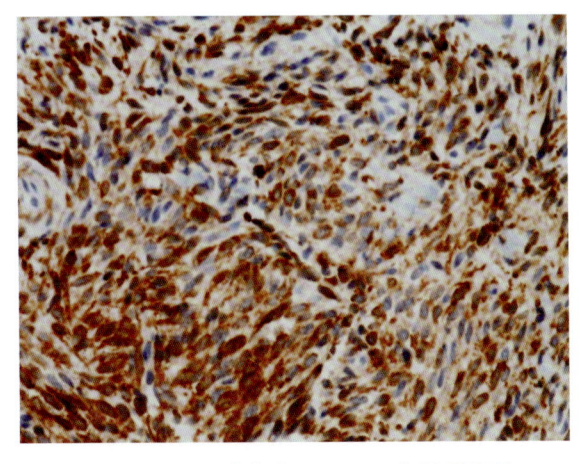

图 11-181　滑膜肉瘤，BCL2，细胞质阳性

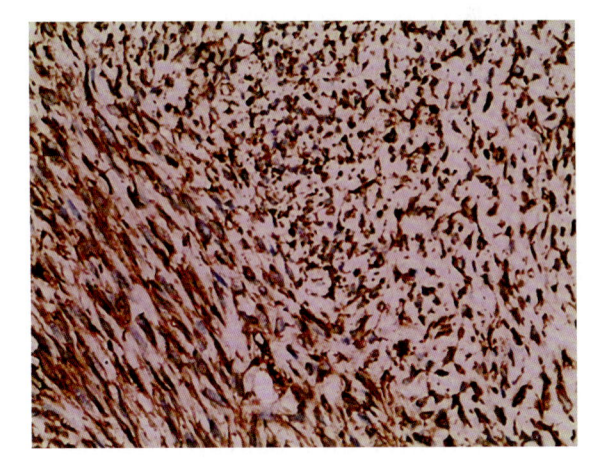

图 11-182　滑膜肉瘤，CD99，细胞膜/质阳性

（5）鉴别诊断：因滑膜肉瘤组织学与其他软组织肿瘤重叠，导致诊断有一定困难，需注意与其他梭形细胞肉瘤（如纤维肉瘤、恶性外周神经鞘膜瘤、孤立性纤维性肿瘤）、多形性或上皮性肉瘤（如上皮样肉瘤、平滑肌肉瘤、横纹肌肉瘤）及其他小圆细胞性肿瘤（如骨外尤因肉瘤、未分化肉瘤）等鉴别。全面取材和切片也有一定帮助，梭形细胞型滑膜肉瘤通常可见灶性的上皮样区域，而单相上皮型通常可见灶性的梭形瘤细胞成分；如形态均一的梭形细胞紧密排列，边界不清，核重叠，背景几乎没有胶原间质，是典型梭形细胞型滑膜肉瘤的特征。

虽然部分标志物在滑膜肉瘤中的表达与其他软组织肉瘤相重叠，易误诊，但多种标志物联合检测，对滑膜肉瘤的诊断及鉴别诊断具有重大意义。①S-100蛋白在约30%的滑膜肉瘤中表达，易被误诊为神经源性肿瘤，但SOX10几乎不表达于滑膜肉瘤。②约70%的滑膜肉瘤表达Calretinin，部分上皮样细胞区域可表达HBME-1，易与恶性间皮瘤混淆，但滑膜肉瘤不表达WT1，极少表达CK5/6和D2-40。③CD99在滑膜肉瘤中更常表达于胞质，有助于与胞膜阳性的尤因肉瘤等鉴别。RT-PCR和FISH法检测SS18-SSX融合基因仍是确诊滑膜肉瘤的金标准。其他梭形细胞肿瘤的鉴别诊断请参照第十节"形态学相似的软组织肿瘤"。

七、上皮样肉瘤的诊断与鉴别

1.抗体选择　CKpan、Vimentin、EMA、CD34、ERG、S-100、HMB45、INI1、p63、CK5/6等。必要时加分子检测。

2.注释

（1）上皮样肉瘤（ES）是一种具有上皮样形态的恶性间叶肿瘤，分为近端型（PES）和远端型（DES）两种。DES好发于肢体远端的皮下组织或真皮内。其中，PES侵袭性高，好发于肢体近端和深部组织，如骨盆、会阴、生殖道、头颈部和躯干等身体中轴部位。

（2）病变特点：近端型与远端型ES的不同之处在于横纹肌样细胞的存在及明显的核异型性。DES镜下多见结节状排列的上皮样细胞和少量梭形细胞构成，结节的中央或周边可见坏死灶，坏死灶周边为上皮样细胞，类似肉芽肿样结构为特征性改变，而PES镜下以上皮样细胞为主，异型性明显，核仁较大，横纹肌样细胞为特征性改变（具有上皮细胞及间叶细胞双向的分化特征），肿瘤性结节的中央也常伴有坏死，但很少呈DES中的肉芽肿形态。上皮样细胞，多角形、椭圆形或不规则形，胞质丰富，淡红染，核呈泡状，可见一个或者多个明显的核仁；另一种细胞呈梭形，胞质丰富，核仁不清楚，部分区域细胞排列呈旋涡状。两种细胞均有不同程度的异型性。肿瘤细胞之间可见不规则增生的胶原纤维，常伴有玻璃样变。

（3）免疫表型：在免疫组化方面两者表现相近，一般表达上皮样和间质标志物，如Vimentin、CK和EMA均可阳性，50%～70%的病例CD34为阳性，MSA、SMA、S-100和NSE阳性，一般不表达CK5/6、CK20、Desmin、HMB45、NF、NSE、CEA、FLI-1、ERG和CD31。偶尔可表达CK5/6、CK14、β-catenin、Calretinin和p63。INI1基因及蛋白表达缺失是其分子遗传学的特征性改变，>90%的ES患者存在INI1蛋白表达缺失（图11-183～图11-188）。

（4）分子遗传学改变：染色体22q11.2上SMARCB1/INI1基因表达的缺失被认为是上皮样肉瘤比较特异性的细胞遗传学特征，免疫组化标志物INI1阴性，基因改变表现为纯合性缺失、杂合性缺失或表现为多态性。

（5）鉴别诊断：上皮样肉瘤因病理组织形态表现多样，需与上皮样或多形性的肿瘤鉴别，如恶性黑色素瘤、恶性横纹肌样瘤、上皮样血管肉瘤、滑膜肉瘤、鳞状细胞癌、假肌源性/上皮样肉瘤样血管内皮瘤等，结合发病部位、组织形态、免疫组化标志物检测结果（CD34、ERG、S-100、HMB45、CKpan、Vimentin、EMA、INI1、p63、CK5/6等）和分子学检测指标综合分析可以明确诊断。

依据免疫组化检测一些特异性蛋白，可与以下疾病鉴别。①恶性黑色素瘤：S-100和HMB45阳性。②上皮样血管肉瘤：两者均可表达CD34，但上皮样血管肉瘤还表达CD31阳性。③横纹肌肉瘤：瘤细胞Desmin、MyoD阳性，CK和EMA阴性。④滑膜肉瘤：EMA、CK均可阳性，且BCL2弥漫性阳性，大多数CD99阳性，但CD34一般阴性。⑤低分化鳞状细胞癌：仔细观察可见确切的角化和细胞间桥，CK阳性，Vimentin阴性。⑥上皮样恶性外周神经鞘膜瘤：瘤细胞S-100、NSE和NF阳性，CK和EMA阴性。⑦恶性肌上皮瘤：具有突出的黏液样基质，免疫组化瘤细胞S-100阳性，而CD34阴性，可与其鉴别。⑧恶性横纹肌样瘤：鉴别较困难，两者均呈INI1失表达，由大圆形或多边形横纹肌样细胞组成，但当肿瘤发生于儿童的肾脏、肝脏、深部软组织、中枢神经系统，肿瘤细胞Vimentin呈核旁球状染色，部分表达ERG、CD99、Syn、SALL4，不表达CD34和Desmin，均有助于鉴别诊断。其他上皮样或多形性肿瘤的鉴别诊断请参照第十节"形态学相似的软组织肿瘤"。

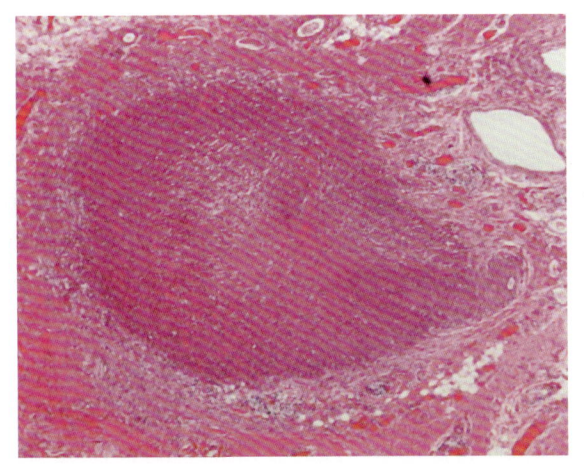

图11-183　上皮样肉瘤，HE染色，肉芽肿样中央坏死结节

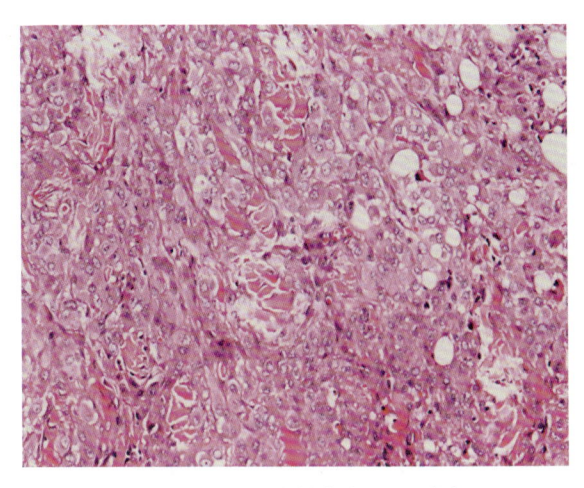

图11-184　上皮样肉瘤，HE染色

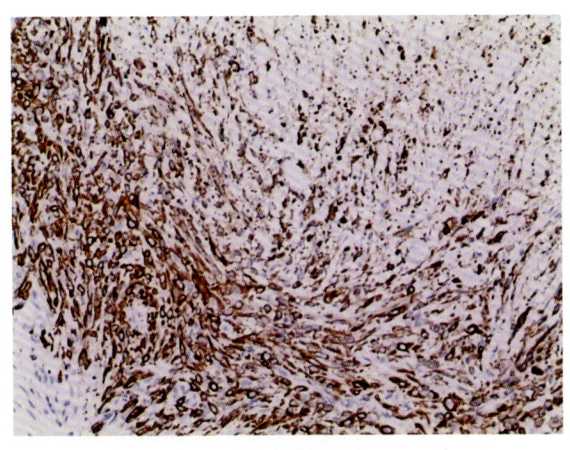

图11-185　上皮样肉瘤，CK，散在阳性

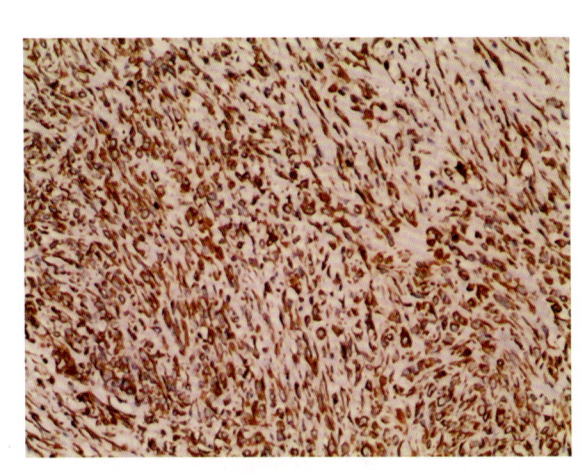

图11-186　上皮样肉瘤，Vimentin，瘤细胞阳性

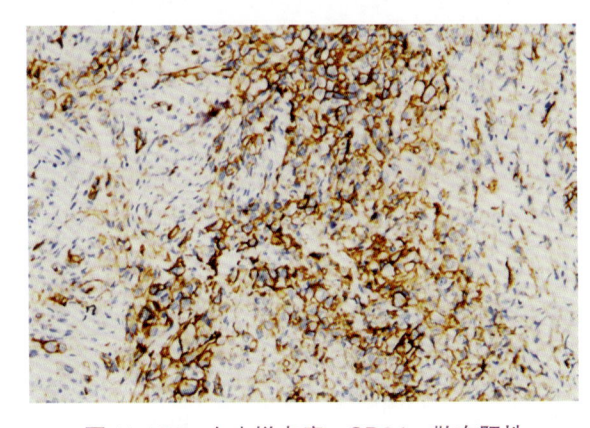

图11-187　上皮样肉瘤，CD34，散在阳性

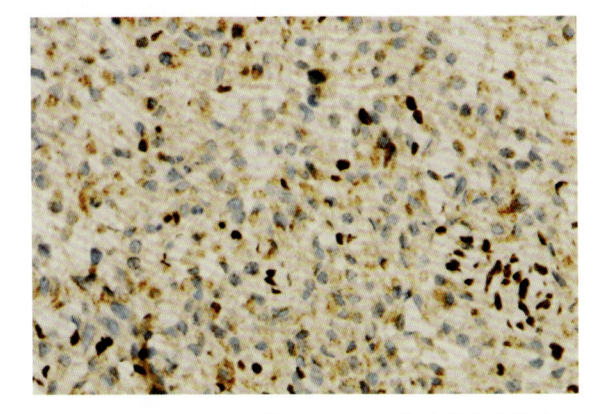

图11-188　上皮样肉瘤，INI1，表达缺失（核）

八、腺泡状软组织肉瘤的诊断与鉴别

1.抗体选择　TFE3、S-100、HMB45、CathepsinK、NSE、SMA、Desmin、MyoD1、其他上皮性标志物（如CK、EMA）和神经内分泌标志物（如Syn、CgA、NF等）。必要时加PAS染色（消化前后）和分子检测。

2.注释

（1）腺泡状软组织肉瘤（ASPS）属于一种分化尚不明确的恶性肿瘤，好发于青少年。组织学上呈现特征性的器官样或腺泡状排列，腺泡之间衬覆血窦样毛细血管网，细胞质含有PAS阳性的非淀粉样物质。

ASPS具有特征性的ASPL-TFE3融合基因。

（2）病变特点：瘤细胞呈腺泡状或器官样生长方式，瘤细胞之间常被薄壁血窦样血管分割，瘤细胞空泡状，大小一致，呈多角形或圆形，边界清楚，胞质丰富，嗜酸性，富含糖原；细胞核圆形、居中，1~2个核仁。PAS染色可见肿瘤细胞中有紫红色的针状或棒状结晶体。

（3）免疫表型：大多数表达TFE3，不同程度地表达CathepsinK、SMA、S-100、NSE、Desmon；Myogenin和MyoD1（多为胞质阳性）、其他上皮性标志物，如CK、EMA等均为阴性；神经内分泌标志物，如Syn、CgA、NF等均为阴性，但是对诊断的支持意义不大。PAS染色显示胞质内可见阳性的紫红色针状或棒状结晶物，耐淀粉酶消化（图11-189~图11-192）。

（4）分子遗传学改变：ASPS中存在t（X；17）（p11.2；q25），导致位于Xp11.2上的TFE3基因与位于17q25上的ASPL基因融合，形成ASPL-TFE3融合基因。TFE3蛋白的表达与其对应的染色体易位密切相关，且二者具有高度的一致性。分子诊断依赖于通过RT-PCR检测此特征性易位或通过FISH检测TFE3重排。

（5）鉴别诊断：主要与伴腺泡状或器官样生长方式的肿瘤鉴别，如副神经节细胞瘤、颗粒细胞瘤、腺泡状横纹肌肉瘤等。值得注意的是，TFE3易位相关性肿瘤，除ASPS外还包括Xp11.2易位/TFE3基因融合相关性肾癌、TFE3易位相关性上皮样血管内皮瘤、伴TFE3基因融合的血管周上皮样细胞肿瘤（PEComa）、颗粒细胞瘤、软组织透明细胞肉瘤、恶性黑色素瘤等。提示诊断ASPS时TFE3阳性是重要依据，但也需综合分析形态学特征、免疫组化标记和分子学改变。

依据免疫组化检测可与以下疾病鉴别。①腺泡状横纹肌肉瘤：肿瘤细胞呈圆形，被纤维血管间隔分隔成巢状，缺乏血窦。瘤细胞表达Desmin、MyoD1等肌源性标志物，且MyoD1为核阳性，区别于ASPS胞

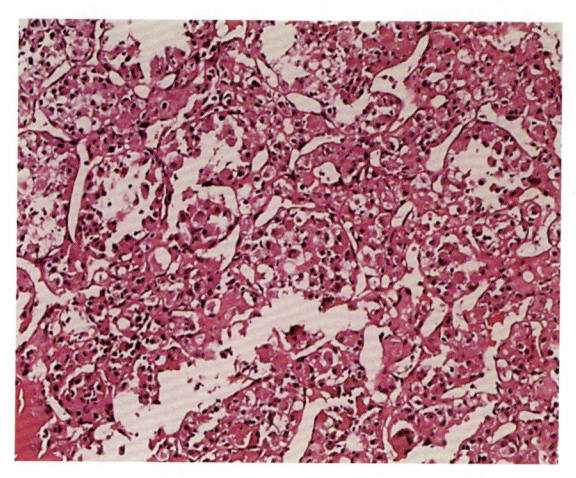

图11-189 腺泡状软组织肉瘤，HE染色

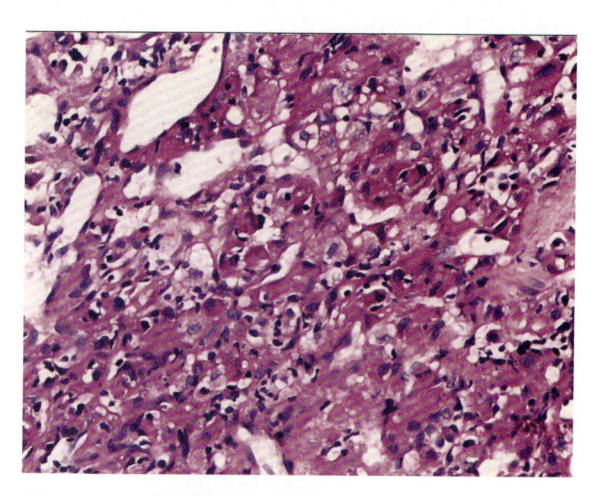

图11-190 腺泡状软组织肉瘤，PAS，细胞质颗粒阳性

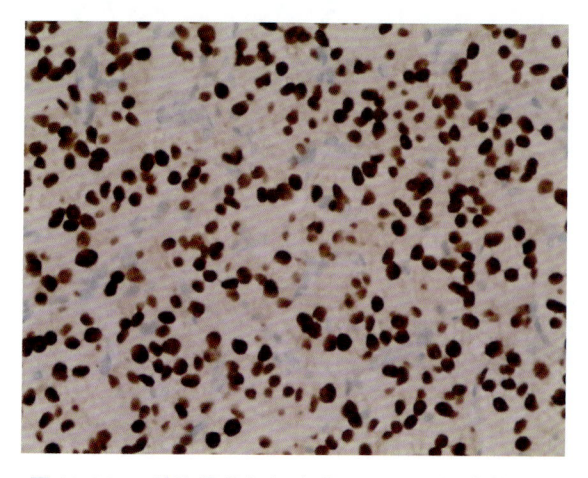

图11-191 腺泡状软组织肉瘤，TFE3，细胞核阳性

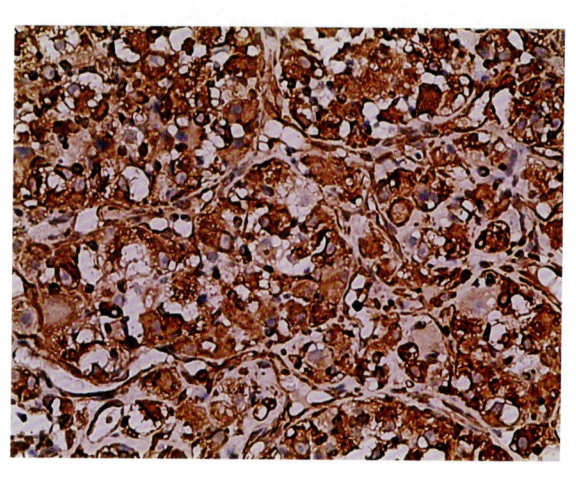

图11-192 腺泡状软组织肉瘤，SMA，细胞质阳性

质阳性。②透明细胞肉瘤：瘤细胞呈多角形或梭形，由纤维组织分隔成细胞巢。免疫组化：瘤细胞表达S-100、HMB45等黑色素瘤标志物。③伴有 TFE3 易位的 PEComa：与 ASPS 类似，TFE3 易位的 PEComa 胞质呈嗜酸性，PAS 颗粒状阳性，且细胞核 TFE3 阳性。免疫组化：瘤细胞表达 HMB45、MART-1 和平滑肌标志物，而 ASPS 不表达。④副神经节瘤：肿瘤多发生于腹膜后，几乎不发生于四肢。瘤细胞表达 S-100、Syn、CgA 等神经内分泌标志物，不表达 MyoD1。⑤颗粒细胞瘤：瘤细胞被薄的纤维组织分隔成巢状、带状或索状，无血窦。免疫组化瘤细胞表达 S-100 及 NSE，PAS 染色呈阴性。⑥Xp11.2 易位/TFE3 基因融合相关性肾癌：肾脏可见原发灶，癌细胞可呈腺泡状、乳头状及管状排列，PAS 染色胞质中无棒状结晶体。免疫组化：肿瘤细胞表达 PAX8 及 EMA，ASPS 不表达。其他腺泡状结构肿瘤的鉴别诊断请参照第十节"形态学相似的软组织肿瘤"。

九、软组织透明细胞肉瘤的诊断与鉴别

1. 抗体选择 选择 2～3 个黑色素细胞标志物（HMB45、MelanA、MiTF、TFE3 等）及肌细胞标志物（如 SMA、Desmin 等），加 CK、S-100 和 Ki-67。必要时加分子检测。

2. 注释

（1）软组织透明细胞肉瘤（CCS）是一种起源未定的恶性软组织间叶源性肿瘤，同时具有外周神经组织和黑色素细胞分化的特点。其多见于 20～40 岁中青年人，主要发生于四肢末端，其次为膝、大腿、手臂等。透明细胞肉瘤因为免疫组化、形态、超微结构和皮肤恶性黑色素瘤非常相似，所以又称软组织恶性黑色素瘤，但临床表现、组织形态、细胞遗传学特征和预后均不同于黑色素瘤。

（2）病变特点：瘤细胞排列呈巢状、实性、片状。瘤细胞上皮样、梭形、卵圆形，细胞质丰富，嗜酸性或透明细胞样，可见明显或突出核仁，细胞温和，轻中度异型性，核分裂象少见，诊断线索是间质可见破骨样多核巨细胞和瘤细胞的胞质内黑色素颗粒。

（3）免疫表型：瘤细胞同时具有外周神经组织和黑色素细胞分化的特点，表达 S-100、SOX10、CD56、CD57 和黑色素标志物（HMB45、MelanA、MiTF、PNL2 等），其他异常表达有神经元特异性烯醇化酶、突触素、细胞角蛋白和 actin。其他肌源性标志物（如 SMA、Desmin、MyoD1、Myogenin、h-Caldesmon）阴性（图 11-193～图 11-196）。

（4）分子遗传学改变：存在特征性表现，t（12，22）(q13；q12) 导致 EWS（22q12）和 ATF1（12q13）基因发生融合，90%以上病例中检测到 EWS/ATF1 融合基因，但该易位也见于软组织血管瘤样纤维组织细胞瘤、肺原始间叶性黏液样肉瘤，其他异常有小眼畸形相关转录因子（MiTF）基因突变等。

（5）鉴别诊断：主要需与具有外周神经组织或黑色素细胞分化的肿瘤，如恶性黑色素瘤、血管周上皮样细胞肿瘤和恶性上皮样神经鞘瘤等鉴别。①恶性黑色素瘤：多位于皮肤及黏膜，位置表浅，瘤细胞形

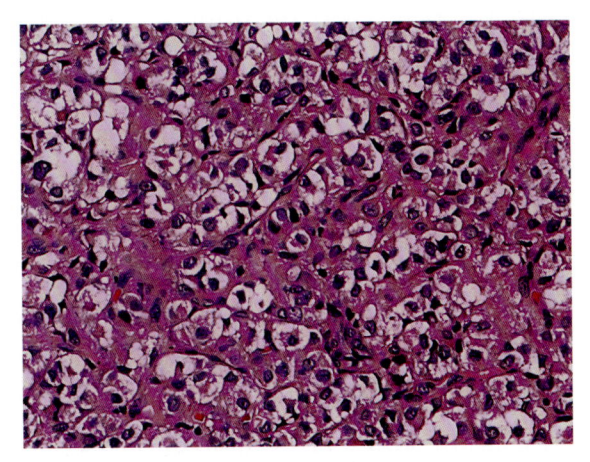

图 11-193 软组织透明细胞肉瘤，HE 染色

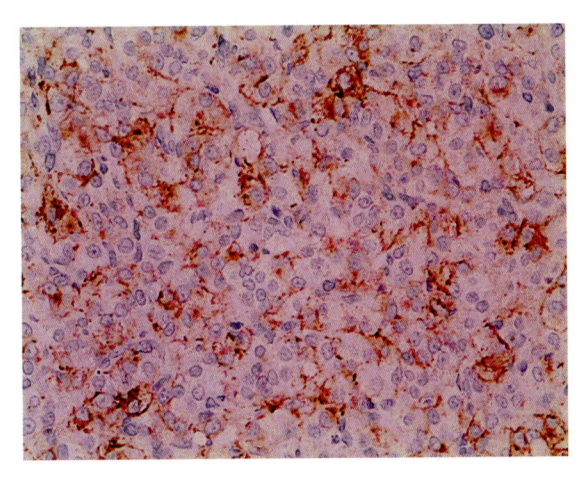

图 11-194 软组织透明细胞肉瘤，HMB45，细胞质阳性

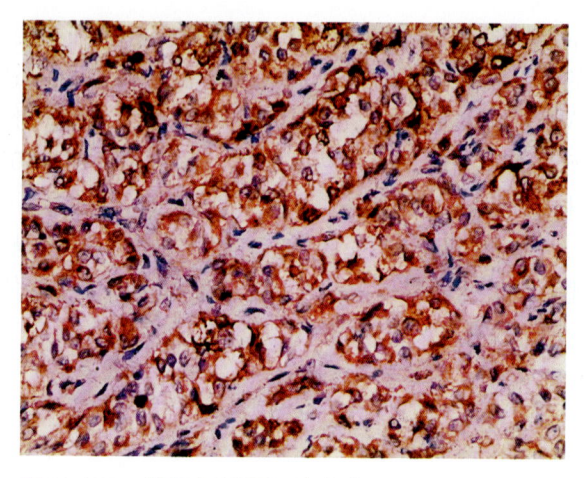

图 11-195　软组织透明细胞肉瘤，MelanA，细胞质阳性

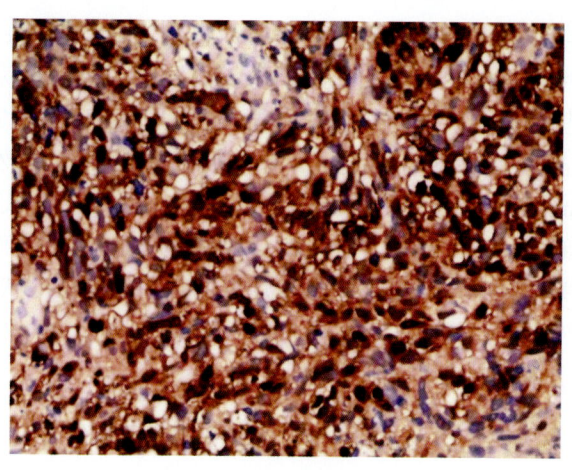

图 11-196　软组织透明细胞肉瘤，S-100，细胞核/质阳性

态多样，肿瘤表面或边缘可见交界痣改变，常见多量色素。70%可检测到 *BRAF* V600E 基因突变，一般无 *EWS/ATF1* 融合。故两者是有所区别的。②血管周上皮样细胞肿瘤（PEComa）：多发生于实质性脏器和腹腔，上皮样或梭形透明细胞成片、成巢排列在丰富的纤细的血管周围。免疫表型 HMB45、SMA 阳性，S-100 阴性。③恶性上皮样神经鞘瘤：细胞呈上皮样，核仁明显，异型性较显著，富含黏液样基质，肿瘤常与粗大神经关系密切；瘤细胞 S-100 阳性，HMB45 阴性。④滑膜肉瘤：多见于四肢大关节附近，呈梭形及上皮样，间质可见肥大细胞及多少不等的胶原纤维，细胞较温和。免疫标志物 CK、EMA、Vimentin 阳性，S-100、HMB45 阴性，见恒定的 t（X；18）（p11；q11）平衡易位并产生 *SYT-SSX* 融合性基因。

十、软组织恶性混合瘤/肌上皮癌

1.抗体选择　CK、EMA、CK5/6、Calponin、SMA、Desmin、S-100、p63 和 Ki-67。必要时加分子检测。

2.注释

（1）软组织恶性混合瘤/肌上皮癌（malignant mixed tumor/myopeithelia carcinoma，MMTMC）是一类发生于软组织伴肌上皮分化的罕见恶性肿瘤，与既往报道的副脊索瘤属同谱系的对应恶性肿瘤，2013 版 WHO 软组织肿瘤分类更名为 MMTMC，将其归为软组织肌上皮肿瘤。虽然其组织学形态与涎腺同名肿瘤相似，但发生于软组织时因其广泛组织学模式易被误诊为其他形态交叉的软组织恶性肿瘤。软组织 MMTMC 好发于四肢，其次为躯干和头颈部等。肿瘤多位于真皮或皮下浅表组织，少数位于深部软组织内，特别是大腿肌间。

（2）病变特点：形态上，MMTMC 类似于涎腺的混合瘤/肌上皮癌，含有不同比例的上皮和（或）肌上皮成分，但不易见导管及典型腺管结构形成，偶见鳞化或角化珠形成。瘤细胞形态表现多样，包括透明细胞、上皮细胞、浆细胞样细胞、梭形细胞等，呈巢片状、条索状排列，巢片状细胞可相互吻合。间质可出现大量黏液或者均质红染的玻璃样物质。肌上皮癌时，瘤细胞常具有一定程度的异型性，核质比例较大，核仁明显，可见核分裂象［（2～12 个）/10 HPF］及坏死。MMTMC 的恶性程度分级标准与涎腺对应肿瘤相似。

（3）免疫表型：瘤细胞主要表达肌上皮标志物 Vimentin、Calponin、SMA、MSA、p63、p40 及 S-100 蛋白等的一个或多个，并可表达上皮性标志物如 CK、CK5/6、EMA 阳性。部分学者认为如 Ki-67 指数大于 10% 时则提示为肌上皮癌。关于肌上皮癌的诊断，多数学者认为需要 CK 反应和至少一种肌上皮分化的标志物阳性。因为目前还没有一种特异性的肌上皮标志物在所有肌上皮细胞中表达，所以对一个可疑为肌上皮癌的病变应该联合应用 3～5 种肌上皮标志物抗体，包括细胞角蛋白（CKpan 或 CAM5.2）、p63、S-100、SMA 和 Calponin（图 11-197～图 11-200）。

（4）分子遗传学改变：约半数软组织 MMTMC 被证实存在 *EWSR1* 基因重排，融合伙伴基因主要包括

PBX1、*ZNF444*、*POU5F1*和*ATF1*及小部分*PBX3*。另约30%MMTMC存在*SMARCB1*基因缺失。

（5）鉴别诊断：肌上皮细胞可双向分化为上皮和间质，以致软组织MMTMC组织学形态广泛，免疫组化与许多软组织肿瘤有重叠，需与以下肿瘤相鉴别。

1）转移性恶性混合瘤：以原发于头颈部涎腺组织肿瘤为主，结合临床排查原发灶后，余则为该部位原发性病变。

2）黏液样脂肪肉瘤：好发于中老年人大腿深部，肿瘤细胞以梭形为主，通常能找到不同分化程度的脂肪母细胞，免疫组化示上皮标志物阴性，基因检测*DDIT3*突变。

3）黏液纤维肉瘤：镜下无肿瘤双向分化伴角化珠形成，上皮性角蛋白免疫标志物阴性。

4）皮肤恶性混合瘤/肌上皮癌：起源于皮肤汗腺或异位涎腺，多见四肢末端伴皮肤破损，镜下上皮样细胞腺管结构形成显著，且异型明显，免疫组化标志物SMA和GFAP常阴性，多不伴*EWSR1*相关基因重排。

5）骨外黏液样软骨肉瘤：组织形态亦富含大量黏液软骨样基质，但不伴双向结构分化，免疫组化不表达角蛋白和肌上皮标志物，分子遗传学存在*EWSR1-NR4A3*基因融合。

6）滑膜肉瘤：瘤细胞形态较一致，背景无胶原纤维分隔，免疫表型除低分子上皮和间叶标志物阳性外，CD99、TLE1常阳性，INI1在85.7%的滑膜肉瘤表达减弱，存在*SS18-SSX*基因融合。

7）上皮样横纹肌肉瘤：有形态一致的上皮样瘤细胞成片分布，核偏位，胞质嗜伊红，无双向形态分化，瘤细胞Myogenin、MyoD1弥漫阳性。

8）经典型上皮样肉瘤：由上皮样和梭形两种瘤细胞呈结节状排列，中央见具有诊断意义的似肉芽肿的地图样坏死或玻璃样变胶原。也可表达CK、EMA和Vimentin，且INI1表达缺失，但还表达CD34，SMA、S-100和Desmin少见阳性，FISH检测SMARCB1缺失。

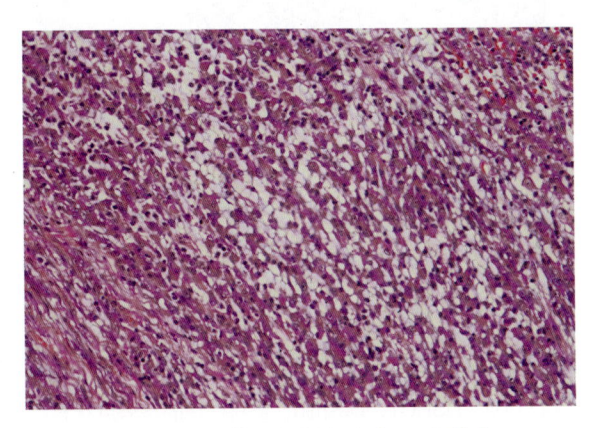

图 11-197　软组织肌上皮癌，HE 染色

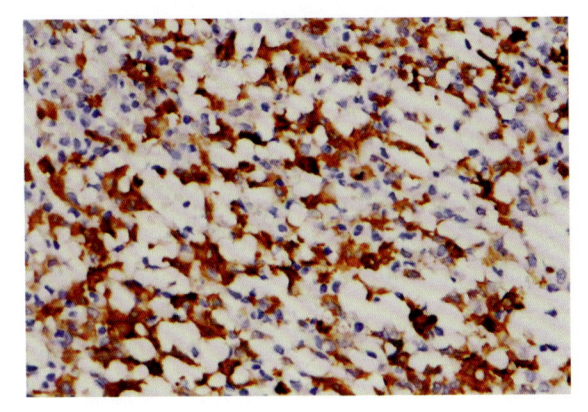

图 11-198　软组织肌上皮癌，Calponin，阳性

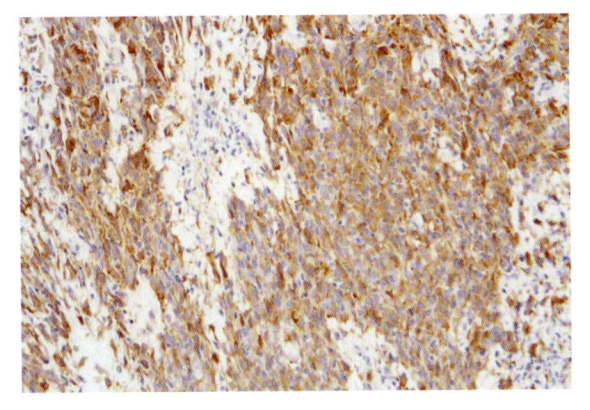

图 11-199　软组织肌上皮癌，MSA，细胞质阳性

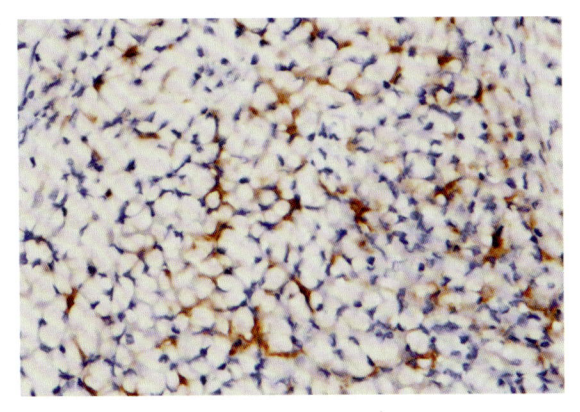

图 11-200　软组织肌上皮癌，EMA，部分阳性

十一、结缔组织增生性小圆细胞肿瘤

1. 抗体选择 CK、EMA、Vimentin、SMA、Desmin、S-100、Syn、CgA、CD99、WT1和Ki-67。必要时加分子检测。

2. 注释

（1）促结缔组织增生性小圆细胞肿瘤（DSRCT）是一种好发于青少年腹腔、盆腔内的高度恶性肿瘤。

（2）病变特点：大体上多呈结节状或分叶状，镜下肿瘤由大小不一、形状不规则的小圆细胞巢组成，周围有明显的硬化性间质，巢内肿瘤细胞排列紧密，核圆形/卵圆形、深染，核分裂象易见，胞质稀少。瘤细胞还可排列呈单排状、条索状或梁状。

（3）免疫表型：显示瘤细胞呈多向性分化，可表达上皮、间叶和神经内分泌等标志物。大多数病例的瘤细胞CK、EMA、NSE、CD99、WT1呈阳性，Vimentin和Desmin呈特征性的核旁点状着色，部分表达Syn、SMA和CgA，一般不表达CD20、MyoD1、CD34、LCA、HMB45、S-100等（图11-201～图11-204）。

（4）分子遗传学改变：＞90%的DSRCT含有特异性的t（11；22）（p13；q22）易位，形成*EWSR1-WT1*融合基因。

（5）小圆细胞恶性肿瘤复杂多样，在诊断DSRCT前排除其他常见小圆细胞肿瘤至关重要，包括骨外尤因肉瘤、腺泡状横纹肌肉瘤、神经母细胞瘤、淋巴母细胞淋巴瘤和神经内分泌癌等。此外，DSRCT还需与小细胞差分化性滑膜肉瘤、小细胞恶性黑色素瘤、恶性间皮瘤及胃肠道间质瘤等鉴别，结合组织学特征及免疫组化均不难鉴别。小细胞肿瘤的鉴别诊断请参照第十节"形态学相似的软组织肿瘤"。

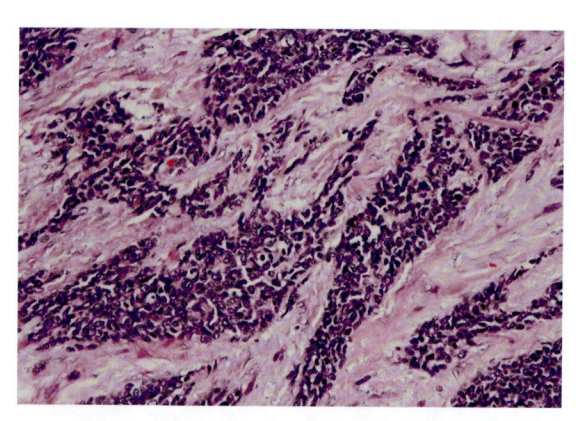

图11-201 促结缔组织增生性小圆细胞肿瘤，HE染色

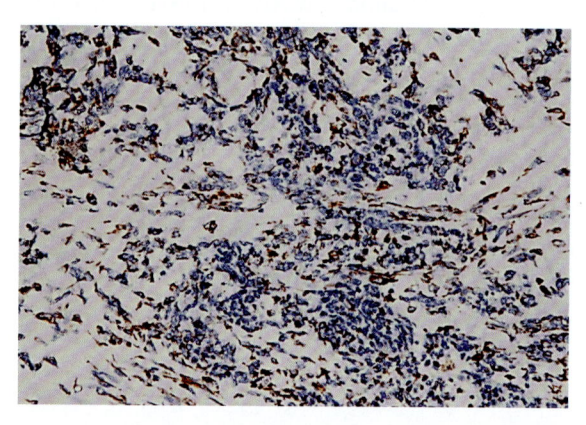

图11-202 DSRCT，Desmin，呈特征性的核旁点状着色

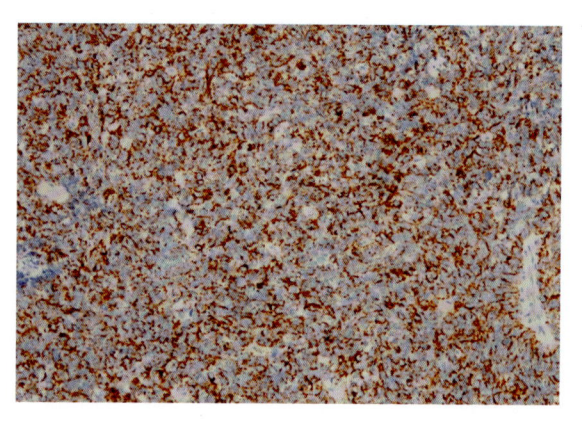

图11-203 促结缔组织增生性小圆细胞肿瘤，EMA，部分阳性

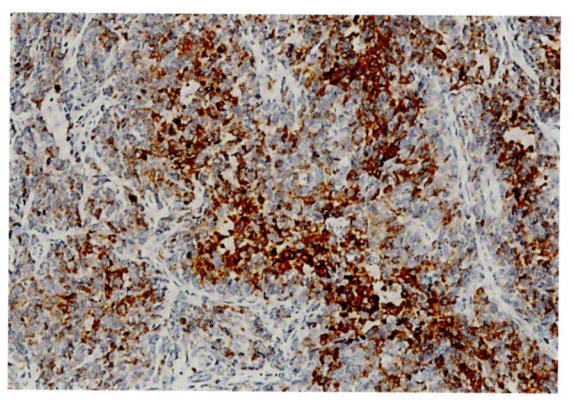

图11-204 促结缔组织增生性小圆细胞肿瘤，NSE，散在阳性

十二、磷酸盐尿性间叶性肿瘤

1. 抗体选择　FGF23、FGFR1、CK、EMA、Vimentin、CD34、SMA、SATB2、CD99、BCL2、CD56、ERG、D2-40、CD68、S-100和NSE。必要时加分子检测。

2. 注释

（1）磷酸盐尿性间叶性肿瘤（PMT）：属于良性间叶性肿瘤，可诱发骨软化症，引起肿瘤性骨软化症（一种罕见的副肿瘤综合征）。发病机制主要是PMT中的瘤细胞过表达FGF23，而FGF23具有磷酸盐尿活性，抑制肾小管对磷酸盐的吸收和25-羟基维生素D_3转化，导致大量磷酸盐自尿中丢失，引起低磷酸盐血症及骨软化症。

（2）病变特点：肿瘤主要由梭形成纤维细胞样细胞或星形细胞构成，细胞形态温和，可有局灶轻度异型性，核分裂象罕见。背景可见黏液样、软骨样或骨样成分，常见破骨样多核巨细胞、含铁血黄素沉着，有特征性的云雾状钙盐沉积，肿瘤内富于血管，多为厚壁小血管或鹿角形血管，可出现成熟脂肪组织。恶性PMT罕见，组织学上表现为重度异型性，出现坏死，分裂象易见。

（3）免疫表型：特异性表达FGF23和FGFR1，不同程度表达Vimentin、SMA、SATB2、CD99、BCL2、CD56、ERG、D2-40、CD68和NSE；一般不表达S-100、GFAP、EMA和CD34。

（4）分子改变：肿瘤一般有*FGF23*扩增，42%的病例显示*FN1-FGFR1*融合基因，6%的病例显示*FN1-FGF1*融合基因。*FN1-FGFR1*融合基因与*FN1-FGF1*融合基因有一定的互斥性。

（5）鉴别诊断：本病主要组织学形态特点为肿瘤细胞稀少，呈星芒状，间质形态以烟熏样间质及厚壁小血管增生为主，需与多种肿瘤鉴别，包括骨及软骨、血管、组织细胞及脂肪源性多类肿瘤。

1）软组织混合瘤/肌上皮瘤/副脊索瘤：肿瘤有软骨黏液样基质及增生的肌上皮，形态类似PMT，肿瘤细胞表达CK（AE1/AE3）、Calponin及S-100，可资鉴别。

2）低度恶性黏液样纤维肉瘤：同样具有黏液样背景及短梭形细胞，该肿瘤血管呈特征性细长弧线状，免疫表型仅表达Vimentin，而PMT则CD56、NSE大多数病例阳性可资鉴别。

3）树突状纤维黏液样脂肪瘤：与富于细胞性PMT形态有较大的重叠性，该肿瘤细胞较为细长，呈树突状，CD34呈弥漫阳性，无类晶体形成及骨化，可资鉴别。

4）肌内黏液瘤：肿瘤有黏液及星芒状细胞，无PMT的临床症状。

5）血管平滑肌脂肪瘤：肿瘤有厚壁的小血管及散在的脂肪细胞，但S-100、MelanA及HMB45均阴性，排除黏液型血管平滑肌脂肪瘤的可能。

6）钙化性腱膜纤维瘤：好发于手。主要由成束梭形细胞组成，病变内可见软骨样小岛、破骨样多核巨细胞等，少见间质黏液变。免疫组化染色CD56、NSE阴性。

7）孤立性纤维瘤：好发于胸膜，由细胞丰富区和细胞稀疏区组成，间质血管呈外皮瘤样，该肿瘤间质罕见黏液变、钙盐沉积、骨化等，免疫组化CD34、BCL2和CD99阳性，而CD56、NSE阴性可资鉴别。

十三、骨化性纤维黏液样肿瘤

1. 抗体选择　CK、EMA、CK5/6、S-100、INI1、SOX10、CD34、BCL2、CD99、SMA、Desmin和Ki-67。必要时加分子检测。

2. 注释

（1）骨化性纤维黏液样肿瘤（OFMT）是一类组织来源不明确的罕见肿瘤，主要见于成年患者，好发于四肢皮下组织或肌肉组织内。

（2）病变特点：镜下边界清楚，有一层厚的纤维性假包膜围绕，包膜内可见一层薄的不连续性骨壳，由成熟的化生性板层骨组成；肿瘤实质由多个大小不一的小叶组成，肿瘤细胞大小较一致，为小圆形、卵圆形或多角形，细胞边界较清楚，胞质淡染或嗜酸性。瘤细胞呈巢状、条索状或纤细网格状排列，瘤细胞可见异型性，可见核分裂现象，细胞之间有纤维性和黏液样间质。

（3）免疫表型：约2/3的OFMT表达S-100，但在不典型或恶性OFMT中表达逐渐降低至消失；牙本质基质蛋白1（DMP-1）在OFMT中表达率较高，不同程度表达CD34、BCL2、CD56、CD57、CD10、CD99、SMA，不表达CK、EMA、CK5/6、NF、Desmin、Syn和CgA（图11-205，图11-206）。

（4）OFMT危险度分级标准：2003年Folpe和Weiss提出OFMT危险度分级标准，低级别核、细胞密度低及核分裂象＜2个/50HPF为经典型OFMT，高级别核、富于细胞及核分裂象＞2个/50HPF为恶性OFMT，形态介于二者之间则为不典型OFMT。

（5）分子遗传学改变：约3/4的OFMT存在SMARCB1（INI1）中22q11.2的缺失，进一步推测SMARCB1的失活可能是肿瘤重要的发病机制。50%～85%OFMT显示6p21.32位点PHF1基因重排，约44%的病例12q24.3位点产生EP400-PHF1融合基因，且多发生于免疫组化S-100蛋白标记阳性的病例中；少数S-100蛋白标记阴性及恶性OFMT的基因表达谱与低级别子宫内膜间质肉瘤有重叠，形成ZC3H7B-BCOR、MEAF6-PHF1、EPC1-PHF1融合基因。

（6）鉴别诊断：OFMT相对罕见，其组织学形态及免疫组化染色与其他软组织肿瘤有重叠，诊断时主要与以下软组织肿瘤鉴别。

1）软组织肌上皮瘤：瘤细胞表达CKpan、EMA、S-100、Calponin和p63。而OFMT不表达或仅灶区弱表达上皮性标志物，并伴骨壳形成。约50%软组织肌上皮瘤具有EWSR1相关易位，产生EWSR1-POU5F1、EWSR1-PBX1融合基因。

2）骨外黏液性软骨肉瘤（EMC）：多累及四肢深部组织，镜下含有大量的黏液样基质，瘤细胞胞质嗜伊红染色，呈相互连接的条索状、小梁状或网格状，肿瘤周边无骨壳形成。大部分EMC不表达S-100蛋白或仅少数呈小灶弱表达，与OFMT有所不同。有特异性染色体易位，并形成EWSR1-NR4A3融合性基因。

3）硬化性上皮样纤维肉瘤：由圆形、卵圆形或多边形、梭形及上皮样细胞呈条索状排列，分布于大量嗜伊红的胶原纤维间，细胞异型性不明显，形态与以胶原为主的OFMT相似，但前者表达MUC4，不表达S-100蛋白。

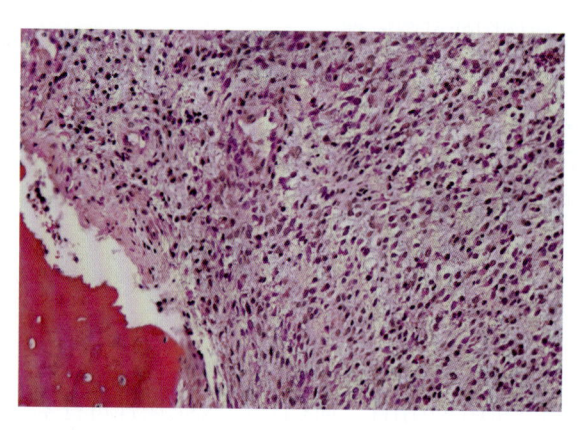

图11-205　骨化性纤维黏液样肿瘤，HE染色

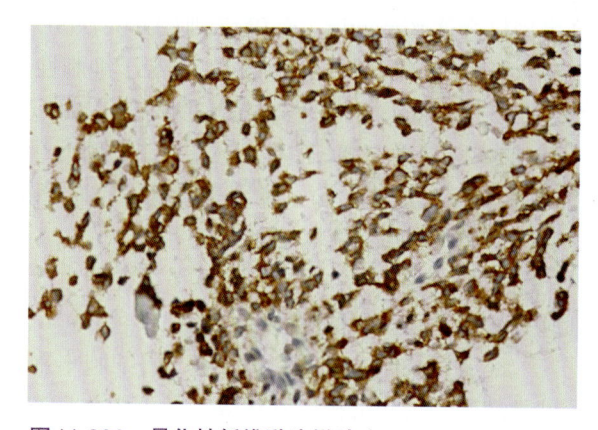

图11-206　骨化性纤维黏液样肿瘤，CD56，弥漫阳性

十四、骨外黏液样软骨肉瘤

1.抗体选择　CK、EMA、Vimentin、S-100、SOX10、INI1、FLI-1、CD34、BCL2、CD99、SMA、Desmin、Syn、CgA和Ki-67。必要时加分子检测。

2.注释

（1）骨外黏液样软骨肉瘤（EMC），过去称为脊索瘤样肉瘤，是来源未定的一类间叶来源恶性肿瘤，其共同特点是瘤组织呈多结节状，富于黏液样基质，排列呈条索状或网状且互相吻合的恶性软骨母细胞样细胞。主要见于成年人，好发于四肢近端，多数位于深部软组织内，少见病例位于盆腹腔、腹膜后、臀部、腹股沟、会阴、头颈部、颅内等。

（2）病变特点：肿瘤呈分叶状和结节状结构，结节之间为宽窄不等的纤维结缔组织间隔，结节由瘤细胞和黏液样基质组成。瘤细胞呈梭形、短梭形、卵圆形、上皮样、横纹肌样（或浆细胞样）。细胞间是数量不等的黏液样或黏液软骨样基质，常无透明软骨出现，可伴有出血、坏死等继发改变。

（3）免疫表型：肿瘤细胞强阳性表达Vimentin，不同程度表达S-100、FLI-1、CD99、CD117、Syn和NSE，一般不表达CK、EMA、CD、ERG、CD99、MyoD1、GFAP、Olig2等，具有横纹肌样细胞特征的肿瘤INI1常表达缺失（图11-207，图11-208）。

（4）分子改变：有75%以上骨外黏液样软骨肉瘤病例含有t（9；22）(q22-31；q11-12)，65%可以检测到*EWSR1-NR4A3*融合性基因；少数病例以t（9；17）(q22；q11)为特征，产生*TAF15-NR4A3*融合性基因。

（5）鉴别诊断：在诊断时主要与富于黏液的其他类似肿瘤鉴别。

1）软组织混合瘤/肌上皮肿瘤（副脊索瘤）：软组织混合瘤/肌上皮肿瘤经常出现软骨及骨样组织。肿瘤细胞呈上皮样、梭形，细胞核较一致，部分肌上皮细胞胞质透亮，有时似浆样细胞伴胞质内包涵体特征。肿瘤细胞往往弥漫表达CK、S-100、Calponin等。

2）转移性黏液样软骨肉瘤：其形态学与转移性EMC类似，故需要结合病史鉴别。肿瘤细胞与骨的黏液样软骨肉瘤一样，可以表达Vmentin、S-100，与骨黏液样软骨肉瘤不同的是，骨外黏液样软骨肉瘤可以表达神经内分泌标志物如Syn和NSE。

3）脊索瘤：此瘤亦呈分叶状结构并富含黏液样基质，是严格定位于中线部位的肿瘤，尤其是颅底及骶尾部，浸润破坏骨及邻近的神经组织，光镜下瘤细胞主要为体积较大的液滴状细胞，免疫表型上虽两者均表达Vimentin和S-100，但脊索瘤同时表达CKPan、EMA和CEA。

4）其他富于黏液的其他类似肿瘤：请参照第十节"形态学相似的软组织肿瘤"。

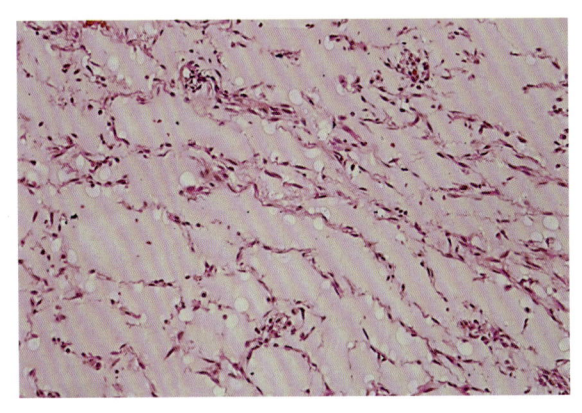

图11-207 骨外黏液样软骨肉瘤，HE染色

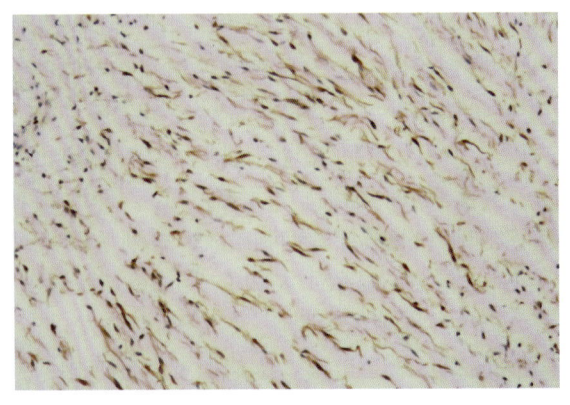

图11-208 骨外黏液样软骨肉瘤，S-100，瘤细胞细胞核/质阳性

十五、*NTRK*重排的梭形细胞肿瘤

1.抗体选择 CK、EMA、Vimentin、S-100、CD34、SOX10、SMA、BCL2、CD99、ER、PR、BCOR、CD117、CyclinD1、STAT6、Desmin和H3K27me3。必要时加分子检测。

2.注释

（1）*NTRK*重排梭形细胞肿瘤：神经营养性酪氨酸激酶受体基因（*NTRK*）重排梭形细胞肿瘤（不包括婴儿纤维肉瘤）是2020版WHO软组织与骨肿瘤分类中一种以分子特征定义的病理组织学类型，这些肿瘤好发于儿童及青少年，四肢、躯干的表浅及深部部位均可发生，也可见于内脏。该肿瘤在形态学上形成了一个独特且广泛的瘤谱，免疫组化检测常显示S-100蛋白和CD34双表达。

（2）病变特点：镜下表现为一组从相对良性到恶性的组织学形态，肿瘤组织主要由梭形细胞组成，排列呈束状或片状，穿插浸润周围脂肪组织（与脂肪纤维瘤病相似）。大部分区域细胞丰富，排列紧密，可有异型性，核分裂象不等［类似恶性外周神经鞘瘤（MPNST）］。出现多少不等的炎症细胞浸润，主要为淋巴细胞、浆细胞，甚至形成淋巴滤泡。

（3）免疫表型：具有提示意义的标志为S-100和CD34的共同表达，且缺乏SOX10表达。部分表达SMA、CD30和（或）CD99。通常不表达CK、EMA、ER、PR、BCOR、CD117、HMB45、CyclinD1、STAT6、Desmin、h-Caldesmon、SOX10和H3K27me3。瘤细胞表达pan-TRK，TRKA染色阳性常提示*NTRK1*基因重排。

pan-TRK克隆抗体是针对TRKA、TRKB、TRKC蛋白的抗体，TRKA单克隆抗体主要表达在*NTRK1*重排肿瘤，大多数*NTRK*重排相关肿瘤的pan-TRK免疫组化染色呈阳性表达。pan-TRK在不同*NTRK*重排肿瘤中阳性表达模式不同：*NTRK1*和*NTRK2*基因易位肿瘤的染色常定位在胞质，而*NTRK3*基因易位肿瘤的染色多在胞核。

（4）分子遗传学：目前报道的*NTRK*重排梭形细胞肿瘤最常见涉及*NTRK1*基因易位，其次为*NTRK3*基因，少数涉及*NTRK2*基因。大多数*NTRK1*重排肿瘤形态学上表现温和（或）低级别；而大多数*NTRK3*重排肉瘤表现为高级别，预后较差。

肿瘤多出现涉及*NTRK*基因的染色体重排及融合基因形成，如*NTRK1-LMNA*、*NTRK1-TMP3*、*NTRK1-SQSTM1*、*NTRK1-TPR*、*NTRK2-STRN*、*NTRK3-EML4*、*NTRK3-TFG*、*NTRK3-STRN*等；新近有研究显示，一部分形态和免疫表型相似于NRTK重排肉瘤的肿瘤显示出涉及*RAF1*、*BRAF*、*RET*、*ALK*等基因的重排。

*NTRK*重排相关的肿瘤的诊断金标准是在分子水平进行基因检测，初筛*NTRK*重排肿瘤的检测方法是免疫组化显示pan-TRK蛋白阳性，以鉴定*NTRK*重排的肉瘤。但是考虑到该抗体对NTRK3的敏感度仅为50%~70%，故仍需使用分子检测予以证实。NGS法是现阶段检测*NTRK*基因重排的金标准。

目前已经鉴定出*NTRK*基因融合在小儿神经胶质瘤（*NTRK1*、*NTRK2*、*NTRK3*）、甲状腺乳头状癌（*NTRK1*）、Spitzoid肿瘤（*NTRK1*）、先天性/婴儿型纤维肉瘤（*NTRK3*），以及乳腺分泌性癌、涎腺分泌性癌和先天性中胚层肾癌等。

（5）鉴别诊断：镜下表现为一组从相对良性到恶性的组织学形态，易被误诊为炎性肌成纤维细胞肿瘤、树突状细胞肿瘤、恶性外周神经鞘膜瘤、施万细胞瘤、孤立性纤维性肿瘤及纤维肉瘤等。结合病史、形态学及免疫组化有助于鉴别诊断，*NTRK*重排相关的肿瘤的诊断金标准是在分子水平进行基因检测。

1）炎性肌成纤维细胞性肿瘤：主要发生于胃肠道、肠系膜、盆腹腔及纵隔、肺等部位，镜下由增生的成纤维细胞和肌成纤维细胞组成，排列呈束状或旋涡状，间质伴有大量的炎症细胞浸润。免疫组化表达ALK，FISH检测常显示*ALK*和（或）*ROS1*基因重排。

2）恶性外周神经鞘膜瘤：中老年人好发，多数肿瘤的发生与周围神经干关系密切，镜下常见瘤细胞密集区和疏松区交替分布，胞核呈逗点样或蝌蚪样，肿瘤细胞程度不等地表达S-100、SOX10，且与分化程度相关，常表达TP53，约50%病例缺乏H3K27me3表达。

3）孤立性纤维性肿瘤：中老年人好发，最常发生部位为胸膜，镜下由交替性分布的细胞稀疏区和密集区分布，稀疏区内瘤细胞呈细梭形，密集区内细胞呈短梭形或卵圆形，常可见鹿角状血管或血管外皮瘤样结构。典型免疫表型为CD34、BCL2、STAT6阳性，遗传性上存在*NAB2-STAT6*融合性基因。

4）脂肪纤维瘤病：儿童好发，多见于手、足及肢体近端等，镜下见肿瘤边界不清，病变内常含有一半以上的脂肪组织，脂肪组织之间可见穿插的条束状纤维结缔组织，瘤细胞灶性表达CD34、S-100、SOX10、BCL2，分子检测无*NTRK*基因易位。

十六、未分化肉瘤

1.抗体选择　CK、EMA、Vimentin、S-100、CD34、SOX10、SMA、BCL2、CD99、ER、PR、BCOR、CD117、CyclinD1、STAT6、Desmin、h-Caldesmon和H3K27me3。必要时加分子检测。

2.注释

（1）未分化/未分类肉瘤（USTS）：2020版WHO软组织与骨肿瘤分类将原来的未分化/未分类肉瘤章节删除，作为未分化肉瘤归入分化不确定的肿瘤章节。并将未分化肉瘤分为未分化梭形细胞肉瘤、未分化多形性肉瘤和未分化圆形细胞肉瘤。

（2）形态为圆细胞的肉瘤更常见于年轻人并且多被证实为特殊分化的；形态为多形性的肉瘤更常见于

老年人。至少有25%的放射相关的软组织肉瘤是未分化肉瘤。临床和体格检查均无特殊。组织学虽然粗略分成圆细胞、梭形细胞、多形性、上皮样亚型，但是最关键的界定标准还是缺乏明确分化方向。

（3）免疫表型没有可重复性，可表达Vimentin、CD68和AACT，少数细胞CK、SMA、Desmin、EMA阳性，在圆细胞型还可CD99片状阳性，但没有鉴别诊断价值（图11-209～图11-212）。

（4）鉴别诊断：目前对于USTS的诊断为排除性诊断，即在诊断为USTS前需排除其他类型的软组织肉瘤、肉瘤样癌及恶性黑色素瘤等。

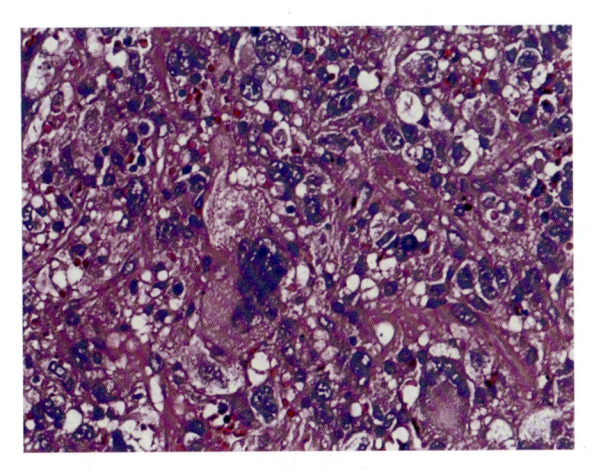

图11-209　未分化多形性肉瘤，HE染色

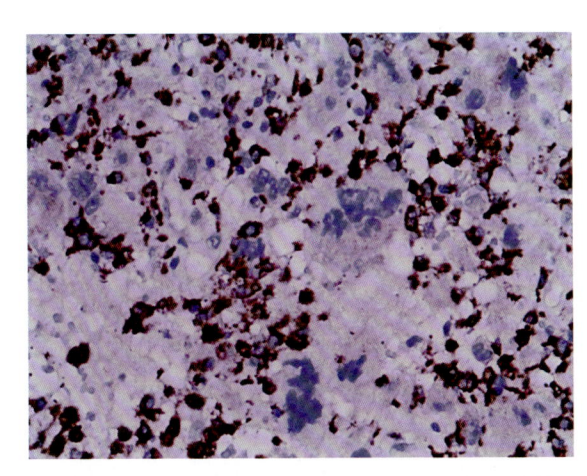

图11-210　未分化多形性肉瘤，CD68，细胞质阳性

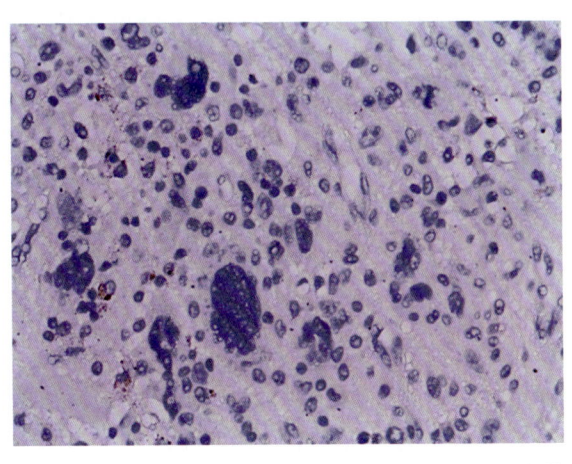

图11-211　未分化多形性肉瘤，CK，个别不明确的阳性

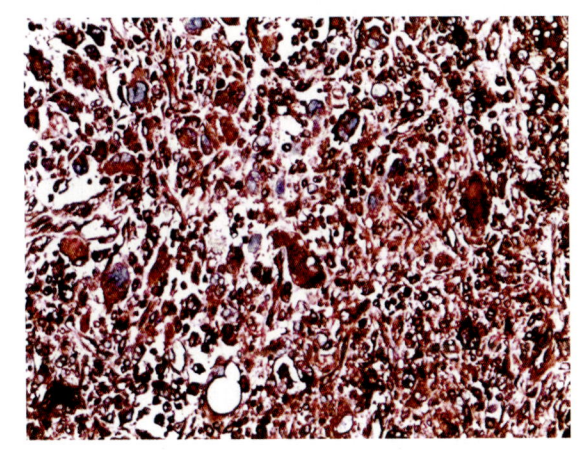

图11-212　未分化多形性肉瘤，Vimentin，弥漫阳性

第十节　形态学相似的软组织肿瘤

软组织肿瘤是外科病理学中病种最多也最为复杂的一类肿瘤。软组织肿瘤传统上是根据细胞分化方向来分类的。2013版WHO软组织肿瘤病理新分类包括十二大类。各类肿瘤又包含很多种疾病类型，并根据生物学行为的不同，分为良性、中间性和恶性。

肿瘤细胞的异型性对于软组织肿瘤和瘤样病变、良性和恶性、恶性程度等方面的病理诊断具有重要价值。肿瘤细胞的异型性主要取决于细胞核的异型性，肿瘤细胞核质比升高常常反映肿瘤细胞的异型程度。

除部分肿瘤可根据临床特点和镜下形态直接做出诊断外，大多数软组织肿瘤需加做免疫组化标志物，以帮助判断具体类型。特别是在区分组织学相似的肿瘤时，免疫组化有助于证实组织发生。

熟悉软组织肿瘤细胞的形态和排列结构对诊断具有一定的帮助。根据细胞形态，软组织肿瘤一般可分为梭形、圆形、上皮样、多形性类型。通过免疫组化可对每一类肿瘤在组织学基础上做出判断。诊断软组织肿瘤很讲究组织学构型，一些肿瘤和瘤样病变具有特征性的组织学构型。

一、软组织小圆细胞肿瘤

1.抗体选择　推荐使用一组抗体CK、EMA、Vimentin、CD34、CD99、LCA、S-100、突触素、CgA、CD56、SMA、Desmin、FLI-1、NKX2.2、TLE1、SATB2、BCOR、DUX4和Ki-67。必要时加分子检测（EWSR1、FUS、FLI-1、BCOR、CIC及SS18等）。

2.注释

（1）骨及软组织的小圆细胞肉瘤是一组基于形态学表现归类的恶性间叶源性肿瘤，在临床病理诊断工作中，最常见的小圆形细胞肿瘤有尤因肉瘤/外周原始神经外胚层瘤（EWS/PNET）、尤因样肉瘤、胚胎性横纹肌肉瘤、淋巴瘤/白血病及结缔组织增生性小圆细胞肿瘤（PNET的变型），其他的还有近端型上皮样肉瘤、肾外横纹肌样瘤、低分化滑膜肉瘤、圆细胞脂肪肉瘤、神经母细胞瘤（详见第十四章）、原始神经外胚叶肿瘤、小细胞癌、恶性黑色素瘤等。其中部分肿瘤具有菊形团结构，如神经母细胞瘤（真假）、PNET（假）、骨外尤因肉瘤（假菊形团）等（表11-35）。

（2）尤因肉瘤：主要发生于骨及软组织的小圆细胞恶性肿瘤，多发生于青少年，多累及长骨骨干，而年长者多发生于软组织。①典型的圆形细胞肉瘤，由单一小圆细胞组成，细胞质稀少，核分裂象及坏死不常见。肿瘤中可见数量不等的Homer-Wright菊形团结构。有的尤因肉瘤细胞多形性明显，核大，核仁不规则，核分裂象及坏死常见，被称为不典型尤因肉瘤。②免疫组化上，几乎所有尤因肉瘤均强表达CD99（膜染色），常表达NKX2.2、FLI-1、神经内分泌标志物，如S-100、CD56、突触素等（图11-213～图11-216）。有报道PAX7可作为尤因肉瘤的特异性抗体。③分子学检测大部分存在EWSR1与ETS家族基因的融合，少部分存在FUS与ETS家族基因的融合。其中最常见的是由t（11；22）(q24；q12)染色体易位导致的EWSR1-FLI-1融合，其次为ERG、ETV1和ETV4。临床工作中常应用FISH分离探针、RT-PCR扩增检测尤因肉瘤的特征性分子改变。

（3）尤因样肉瘤：为形态学与EWS/PNET相似，但免疫表型、遗传学不同的异质性肿瘤实体。包括4种主要病理分型：CIC重排肉瘤、BCOR重排肉瘤、EWSR1与非ETS家族基因重排的肉瘤和未分化小圆细胞肉瘤。其中最有代表性的就是CIC重排肉瘤及BCOR重排肉瘤。由于这些肿瘤的临床表现及预后各不相同，明确诊断需结合临床、形态改变、免疫表型及分子遗传学检测。

1）CIC重排肉瘤：尤因样肿瘤家族中最常见和最具特征性的亚型。①组织学上与尤因肉瘤相似，肿瘤由结节状、分叶状或片状分布的小至中等大圆形、卵圆形或短梭形细胞组成，核形不规则，常可见核仁。②免疫组化检查显示，约85%的病例CD99染色为灶状阳性，缺乏在EWS中观察到的强烈弥漫性阳性，95%的病例WT1核阳性，常不表达NKX2.2。肿瘤细胞核弥漫表达DUX4。DUX4和ETV4是近期报道的敏感性和特异性较高的免疫组化标志物。该亚型也可多少不等地表达一些其他标志物，包括FLI-1、ERG、突触素、CD56、TLE1、Calretinin、CKpan和BCL2等（图11-217～图11-220）。③常见的分子遗传学改变是CIC-DUX4或CIC-DUX4L融合，CIC-DUX4基因融合可上调ETV1及ETV6的表达；少部分为CIC基因与非DUX4基因融合，这些融合基因包括FOXO4、LEUTX、NUTM1、NUTM2A。伴有CIC-NUTM1融合基因时则可表达NUT蛋白，但需与NUT中线癌鉴别。

2）BCOR重排肉瘤：是尤因样肉瘤的第二大亚型。①形态学上，BCOR-CCNB3重排肉瘤主要由圆形及梭形细胞混杂排列呈片状或簇状。②免疫组化染色肿瘤细胞核弥漫强表达CCNB3和BCOR，常表达CD99（膜阳性）、BCL2、CD117、CyclinD1、SATB2、TLE1及神经内分泌标志物（图11-221～图11-224）。③分子遗传学改变是BCOR及CCNB3均位于X染色体上，染色体臂内转位导致BCOR-CCNB3、BCOR-MAML3和ZC3H7B-BCOR融合基因。BCOR也可和其他基因融合，如MAML3、ZC3H7B、RARA等。BCOR突变会导致一系列恶性肿瘤的发生，在部分子宫内膜间质肉瘤、肾透明细胞癌、急性早幼粒细胞白血病中也发现了BCOR重排。

3）EWSR1与非ETS家族基因重排的肉瘤：EWSR1基因或FUS基因与非ETS家族基因成员融合，目前文献报道的融合伴侣基因包括EWSR1与PATZ1（1p36）、SP3（2p31）、SMARCA5（4q31）、POU5F1（6p21）

及 *NFATC2*（20q13）等。

（4）鉴别诊断：此类肿瘤细胞共同的特点有多为圆形，体积较小，常呈片状及弥漫性分布，常规HE染色诊断非常困难，免疫组化有较大的应用价值。推荐使用一组抗体CK、EMA、Vimentin、CD34、CD99、LCA、S-100、突触素、CgA、CD56、SMA、Desmin、FLI-1、NKX2.2、TLE1、SATB2、BCOR、DUX4和Ki-67。CD99、FLI-1、NKX2.2阳性，表达神经内分泌标志物；CK、S-100阴性。胚胎性横纹肌肉瘤较特异性标志物有Desmin、MyoD1、Myogenin等；淋巴瘤免疫组化诊断则较容易，可同时选用LCA、T细胞（CD3、CD43/CD2）和B细胞（CD20、PAX5）标志物等，淋巴瘤中除浆细胞瘤有时CK阳性外，绝大多数肿瘤细胞不表达CK等上皮标志物；但近年也发现极个别肿瘤可表达少量CK。总之，该类肿瘤分类繁多，免疫组化表型有较大程度重叠且多不特异，明确诊断常需借助FISH、NGS等分子检测方法。

值得注意的是，尽管CD99细胞膜弥漫强阳性表达提示尤因肉瘤，但CD99在其他许多肿瘤中也可表达，如淋巴母细胞淋巴瘤、DSRCT、非ETS家族基因融合肉瘤、*CIC*重排肉瘤、差分化型圆形细胞滑膜肉瘤等。在大部分非尤因肉瘤病例中，CD99多为胞质着色，并非细胞膜强阳性表达。值得注意的是，CD99的特异性极差，而敏感性却很高，因此在小圆细胞肉瘤中，如果CD99阴性，绝大多数不考虑尤因肉瘤的诊断。

表11-35 以小圆细胞为主的肿瘤的鉴别诊断

肿瘤	病变特点	免疫表型特点	分子改变或注释
EWS/PNET	由密集一致的小圆细胞构成，有菊形团样结构	表达CD99、FLI-1和神经内分泌标志物，个别表达CK和S-100	95%以上肿瘤具有*EWSR1*基因重排，90%形成*EWS-FLI-1*融合基因
尤因样肉瘤	形态学与EWS/PNET相似。肿瘤由一致的幼稚小圆细胞组成，呈片状或小叶状分布	表达CD99，还可表达WT1、DUX4和ETV4或TLE1、BCOR、CCNB3和CyclinD1等	明确诊断往往需要结合患者临床特点、形态学特征、免疫组化表型及FISH等分子检测手段（详见上述）
神经母细胞瘤	由小圆形细胞伴菊形团结构形成，伴神经节或神经分化	表达CD56、CgA、Syn、NSE、PHOX2B和ALK1等，CD99阴性	*ALK*、*PHOX2B*、*PKMYT1*和*AHCY*基因突变，*MYCN*扩增，17q获得、3p和11q缺失
结缔组织增生性小圆细胞肿瘤	由大小不一、形状不规则的小圆细胞巢组成，周围有明显的硬化性间质	可同时表达上皮细胞、神经和间叶标志物。Desmin和Vimentin为特征性的核旁点状染色具有诊断意义	多数存在t（11；22）（p13；q12）染色体异位，形成*EWS-WT1*融合基因。目前多认为该瘤起源于间皮
胚胎性横纹肌肉瘤	由未分化的原始间叶性细胞及幼稚横纹肌母细胞组成	表达ALK和横纹肌分化标志物，Desmin、Myogenin、MyoD1阳性	存在*FOXO1*基因重排，分别与*PAX3*、*PAX7*形成融合基因
未分化滑膜肉瘤	瘤细胞为小圆形或卵圆形的幼稚细胞，细胞可双向分化	表达上皮和间叶双重标志物，EMA、CK、BCL2、CD99、TLE1	存在t（X；18）（p11.2；q11.2）易位，*SS18-SSX*融合基因
淋巴母细胞淋巴瘤	肿瘤细胞弥漫分布，核形态不规则，不被纤维血管分隔	除CD99外，LCA和TdT阳性，其他可有T细胞或B细胞的表达	有*Ig*基因重排或T细胞受体基因重排
转移性小细胞癌	瘤细胞小，大小不一致，核染色质颗粒细，有成巢倾向	表达CK、TTF-1和CD56、Syn、CgA等，Ki-67阳性指数一般大于40%	CK呈特征性的核旁点状阳性。存在*MEN1*、*TP53*基因突变及*RB1*基因缺失等
小细胞恶性黑色素瘤	小圆形肿瘤细胞排列松散，形态学多变，缺乏特征性	表达S-100、SOX10及黑色素标志物；可异常表达CK、CD117、CD99等	可存在*KIT*、*BRAF* V600E和*NRAS*基因突变。NKX3.1和NKX2.2同时表达
小细胞骨肉瘤	特征性小圆细胞及其直接产生肿瘤性骨样组织	SATB2、CD56阳性；CK、SMA、Desmin、S-100、突触素及CgA阴性	一般无*CIC*及*BCOR*基因重排及*MDM2*基因扩增，极少数*EWSR1-CREB3L1*融合基因
间叶性软骨肉瘤	呈结节状弥漫性一致的小圆细胞，可见分化好的软骨岛	S-100、SOX9、NKX2.2和NKX3.1阳性，部分CD99和NSE阳性	存在*HEY1-NOCA2*和*IRF2BP2-CDX1*融合基因
小细胞未分化癌	常呈一片紧密镶嵌状排列，间质少，常伴大片坏死	表达上皮性标志物，一般不表达Vim、SMA、Desmin和S-100	部分未分化癌SMARCA4或SMARCB1/INI1缺失表达
NUT癌	表现为小圆细胞、泡状核细胞，瘤细胞骤然角化	NUT核蛋白、CKpan、p63、p40、CK5/6、CK7、CD99和p53阳性	位于15q14的*NUT*基因与其他基因易位形成融合基因

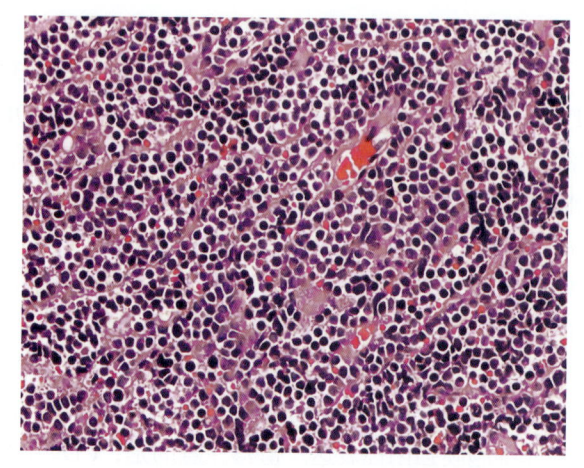

图11-213 尤因肉瘤，HE染色

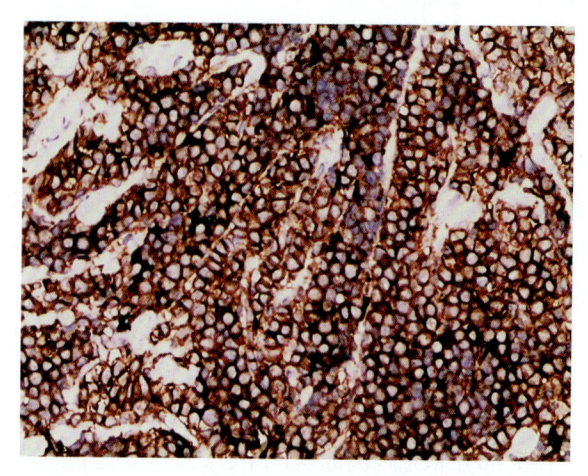

图11-214 尤因肉瘤，CD99，弥漫细胞膜强阳性

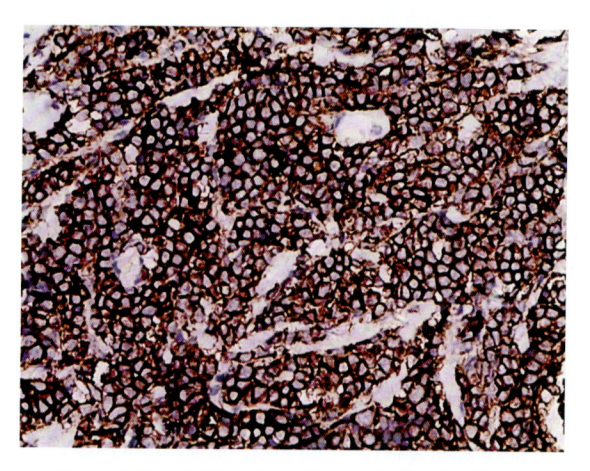

图11-215 尤因肉瘤，CD56，细胞膜/质阳性

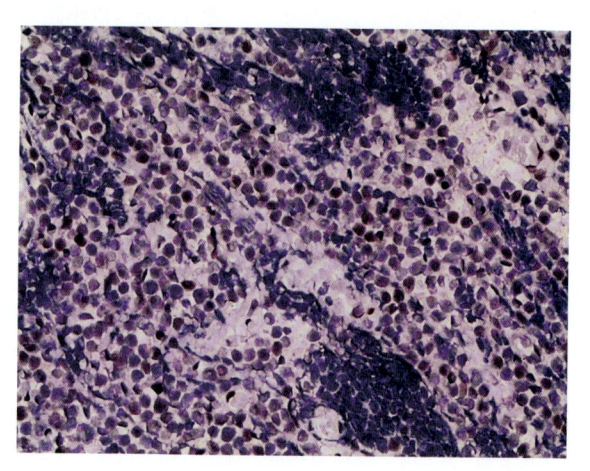

图11-216 尤因肉瘤，FLI-1，细胞核阳性

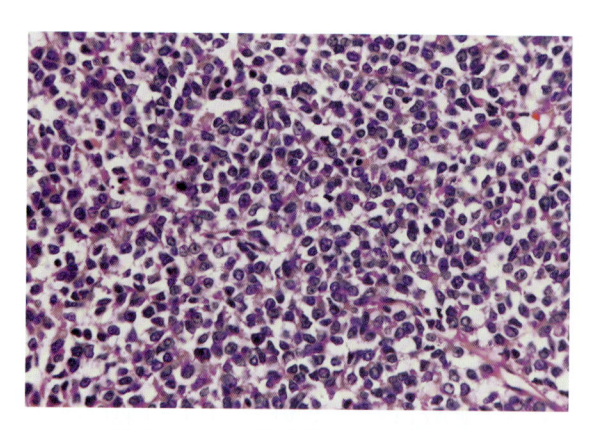

图11-217 CIC重排肉瘤，HE染色

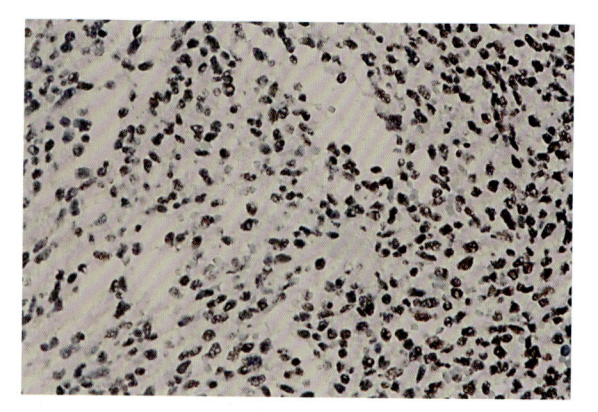

图11-218 CIC重排肉瘤，DUX4，部分细胞核阳性

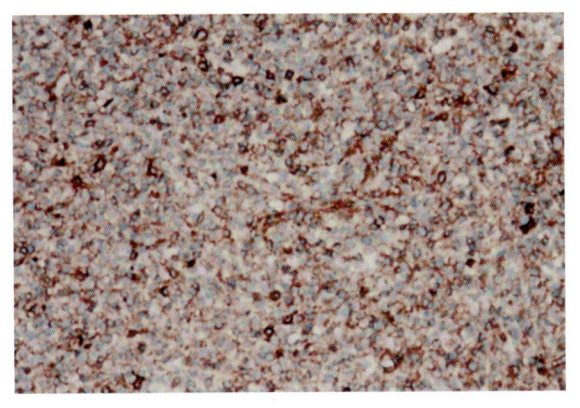

图11-219 *CIC*重排肉瘤，CD99，灶状阳性

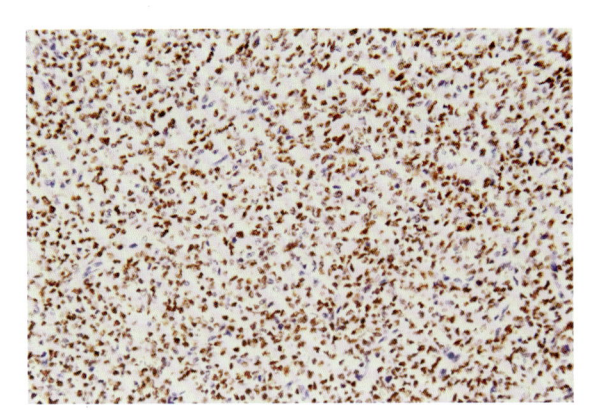

图11-220 *CIC*重排肉瘤，WT1，细胞核阳性

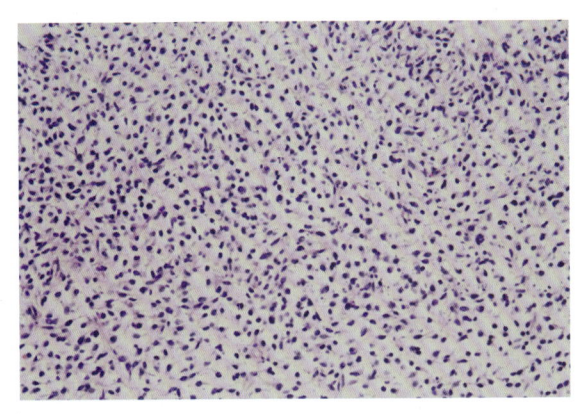

图11-221 *BCOR*重排肉瘤，HE染色

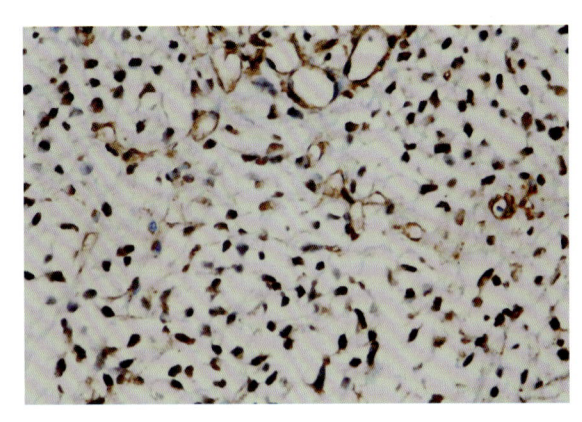

图11-222 *BCOR*重排肉瘤，BCOR，细胞核阳性

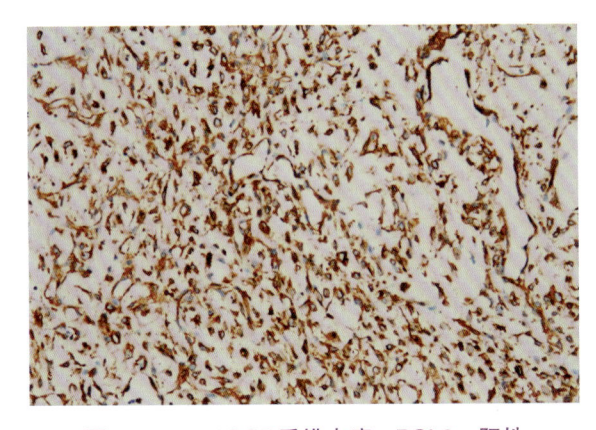

图11-223 *BCOR*重排肉瘤，BCL2，阳性

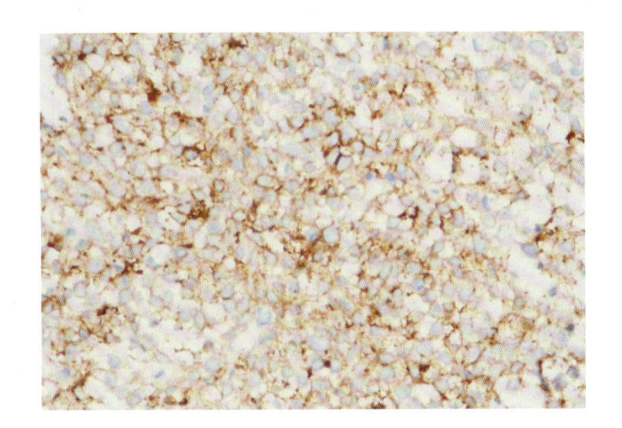

图11-224 *BCOR*重排肉瘤，CD56，阳性

二、软组织梭形细胞肿瘤

1. **抗体选择** 推荐使用CKpan、Vimentin、S-100、CD57、Desmin、Myogenin、SMA、Caldesmon、CD34、ALK、CD117、MUC4、β-catenin。必要时加分子检测。

2. **注释**

（1）属于该类的肿瘤比较多，如纤维源性肿瘤、平滑肌肿瘤、胃肠道间质瘤（GIST）、横纹肌肿瘤、血管源性肿瘤、神经纤维肿瘤、间皮肿瘤、未分化梭形细胞肉瘤、肌上皮肿瘤、恶性黑色素瘤、滑膜肉瘤和梭形细胞癌等（表11-36）。

（2）免疫组化标记对梭形细胞肿瘤的诊断有重要价值，绝大部分肿瘤通过免疫组化可明确诊断。纤维瘤和纤维肉瘤等纤维源性肿瘤目前尚缺乏较特异的标志物，通常只有Vimentin（Vim）呈阳性反应，只能以排除法来诊断；平滑肌肿瘤首选SMA、h-Caldesmon和Calponin等平滑肌标志物；一些平滑肌标志物如SMA和HHF35既可表达于平滑肌，也可在肌上皮及肌成纤维细胞中表达，因此，在肌源性肿瘤的诊断与鉴别诊断时，应注意首选特异性的标志物和阴性标志物（详见表11-1），肌上皮细胞与肌成纤维细胞、平滑肌鉴别：选择p63、CK-H，后两者均为阴性分化差的肿瘤。血管内皮肿瘤选择CD31、CD34、FLI-1、ERG、Ⅷ因子等；神经鞘瘤和神经纤维瘤最常用的免疫组化标志物为S-100、SOX10、MBP、CD57等。

表11-36 以梭形细胞为主的肿瘤的鉴别诊断

肿瘤	病变特点	免疫表型特点	分子改变或注释
纤维肉瘤	梭形瘤细胞与胶原纤维成束交错，鱼骨状排列	常只表达Vim、SMA、MSA灶性阳性，其他标志物阴性	为排除性诊断，若瘤细胞明显的多形性和异型性时，宜诊断为多形性未分化肉瘤
侵袭性纤维瘤病	瘤细胞短梭形，呈鱼骨样排列，侵袭性浸润周围组织	表达Vim、TFE3、SMA、MSA、Desmin，不表达CD34、CD117等	存在CTNNB1（β-catenin）、APC基因突变，β-catenin均呈核表达
隆突性皮肤纤维肉瘤	梭形细胞呈特征性的束状、席纹状、车辐状排列	表达Vim、CD34、BCL2，不表达S-100、SMA、Desmin、CK、EMA	肉瘤样转化的区域核分裂象明显增多并常见坏死，存在COL1A1-PDGFB融合基因
炎性肌成纤维细胞瘤	酷似炎症性病变，梭形细胞排列呈束状或旋涡状	Vim、SMA及ALK均阳性，CK、CD68、Desmin可局灶阳性	ALK蛋白过表达及基因重排有助于炎性肌成纤维细胞瘤的诊断
胃肠道间质瘤（GIST）	嗜碱性梭形细胞排列呈交错的束状、栅栏状或旋涡状	CD117、DOG1、CD34和PKCθ阳性，SMA、Desmin、S-100等阴性	大约85%的GIST具有KIT或PDGFRA基因突变，仅小部分KIT基因阴性
孤立性纤维性肿瘤	有细胞丰富区和疏区，鹿角样血管和间质绳索胶原纤维	表达CD34、Vim、BCL2及STAT6，Desmin、CD117、DOG1等阴性	存在特异性NAB2-STAT6融合基因，少数出现MDM2和CDK4基因扩增
平滑肌肉瘤	瘤细胞长梭形或胖梭形，细胞核雪茄状，胞质嗜酸性	SMA、h-Caldesmon及Desmin阳性，CD117、DOG1和CD34阴性	可存在TP53、p16、RB1、PTEN、ATRX和MED12基因突变。无KIT或PDGFRA突变
横纹肌肉瘤	异型横纹肌样细胞组成，细胞密集区与稀疏区交替存在	表达横纹肌分化标志物，Desmin、Myogenin、MyoD1阳性	可伴有MyoD1、NCOA2基因突变，MDM2/HMGA2基因扩增
恶性神经鞘瘤	瘤细胞呈梭形或短梭形，核扭曲，间质疏松、黏液变	表达S-100、SOX10、CD56、PGP9.5等，H3K27me3表达缺失	存在NF1、TP53、CDKN2A、EED及SUZ12等突变，MDM2、CDK4及CCND2扩增
恶性蝾螈瘤	呈束状或网状排列，网状区散在多形性的横纹肌肿瘤	除恶性神经鞘瘤标志物外，还表达横纹肌肿瘤标志物Desmin、MyoD1等	即恶性外周神经鞘瘤伴横纹肌肉瘤分化。与恶性外周神经鞘膜瘤鉴别：后者横纹肌标志物阴性
滤泡树突状细胞肿瘤	瘤细胞梭形或卵圆形，呈交织的条束状排列，散在分布在炎症细胞背景中	表达CD21、CD23和CD35；CD68、CD163、Vim、SMA均阳性，CK、CD117、DOG1、ALK均阴性	高达92.1%原位杂交EBER阳性。还存在CHEK2、FAT1、TP53等基因突变。CD21、CD35、CD23联合应用有助于诊断
单相型滑膜肉瘤	形态均一的梭形细胞紧密排列，边界不清，核重叠	表达上皮和间叶双重标志物，EMA、CK、BCL2、CD99、TLE1	有特征性的SS18基因重排，t（X；18）（p11.2；q11.2）易位，SS18-SSX融合基因
血管肉瘤	不规则、相互吻合的血管腔，被覆异型梭形或上皮样细胞	CD34、CD31、FLI-1、ERG、CAMTA1和FⅧ阳性	大部分存在WWTR1-CAMTA1，少数YAP1-TIF3融合基因
恶性黑色素瘤（MM）	梭形细胞型MM，瘤细胞呈束状、席纹状或旋涡状排列	表达S-100、SOX10及黑色素标志物；可异常表达CK、CD117、CD99等	可存在KIT、BRAF V600E和NRAS基因突变

续表

肿瘤	病变特点	免疫表型特点	分子改变或注释
梭形细胞癌或肉瘤样癌	瘤细胞异型性大，核深染，核分裂象多见，可见原位癌	CK、EMA等上皮性标志物阳性，S-100、HMB45及MelanA均阴性	肉瘤样癌是指肉瘤成分具有间叶和上皮双重分化表型的肿瘤，本质则是一种特殊类型的癌
未分化梭形细胞肉瘤	表现为明显异型的梭形细胞和多形性细胞混合存在	缺乏特异免疫组化标志物；可表达Vim、CD68和AACT阳性	这类肿瘤无明确的分化方向，是一个排他性的诊断；至少有25%与放射相关

三、软组织上皮样肿瘤

1.抗体选择　推荐使用CKpan、EMA、Vimentin（Vim）、CD31、CD34、SMARCB1（INI1）、S-100、HMB45、SMA、Desmin、ALK、CD117、MUC4。必要时加分子检测。

2.注释

（1）具有上皮样形态特征的软组织肿瘤是指完全或部分由上皮样细胞或至少类似上皮样的细胞组成的肿瘤，这些上皮样细胞呈圆形或多角形。肿瘤细胞呈巢状、片状、索状或腺样等排列。具有上皮样形态特征的软组织肿瘤包括上皮样肿瘤可见于上皮样肉瘤、上皮样黏液纤维肉瘤、上皮样血管内皮瘤、上皮样血管肉瘤、上皮样平滑肌肉瘤、上皮样横纹肌肉瘤、肾外横纹肌样瘤、血管周上皮样细胞肿瘤、上皮样恶性外周神经鞘膜瘤、软组织透明细胞肉瘤（恶性黑色素瘤）、转移性癌等（表11-37）。

（2）免疫组化标记对上皮样肿瘤的诊断有重要价值，近年来，基因分子检测显示出巨大的潜力，并已逐渐应用于上皮样肿瘤的鉴别诊断。

表11-37　以上皮样细胞为主的肿瘤的鉴别诊断

肿瘤类型	病变特点	免疫表型特点	分子改变或注释
上皮样肉瘤（ES）	呈结节状，结节中央有坏死，瘤细胞为嗜酸性上皮样细胞和梭形细胞	具有间叶和上皮双向分化的表达：CK、EMA、CD34、ERG和SMA，S-100和Desmin阴性	染色体22q11上SMACB1位点异常所导致的INI1蛋白表达缺失
肾外横纹肌样瘤	成片的横纹肌样肿瘤细胞，胞质丰富嗜酸性、PAS阳性的球形包涵体	INI1/BRG1表达缺失。表达CK、EMA、SMA及波形蛋白，常表达GFAP、NF、Desmin	存在SMARCB1（INI）或SMARCA4（BRG1）基因的失活突变。SALL4阴性，但ERG阳性，与ES正好相反
上皮样平滑肌肉瘤	上皮样瘤细胞，细胞质丰富淡染、透明，异型明显	表达SMA、Desmin、Calponin和h-Caldesmon等	瘤细胞可出现特征性的平滑肌细胞特点，如核长形，两端钝，细胞质明显嗜酸或淡染
上皮样横纹肌肉瘤	由异型性显著的多边形细胞和梭形细胞混合，胞质丰富、红染	表达横纹肌标志物Desmin，MyoD1等，少数表达上皮性标志物，如CK、CAM5.2和EMA	仔细寻找细胞质嗜酸、核偏位的横纹肌母细胞有助于诊断
上皮样恶性外周神经鞘膜瘤（EMPNST）	瘤细胞呈梭形或上皮样，束状，可有致密细胞束状区和细胞稀少区	表达S-100、SOX10、Vim、GFAP。不表达黑色素、肌源性和上皮源性标志物。INI1和H3K27me3表达缺失	7%的病例有INI1基因的缺失。约半数病例存在H3K27三甲基化缺失，H3K27me3阴性，对EMPNST的诊断有一定价值
软组织透明细胞肉瘤	由细胞质丰富而透明的多角形或梭形细胞组成并被纤细的纤维组织分隔	表达神经标志物和黑色素标志物，可有NSE、Syn、CK和SMA异常表达。其他肌源性标志物阴性	特征性表现为t（12；22）(q13；q12)易位，形成EWS1-ATF1融合基因，曾被称为软组织恶性黑色素瘤，但其在细胞遗传学上不同
恶性间叶瘤	指含有两种或两种以上间质组织成分的肉瘤	免疫组化标志物有助于识别间质组织成分	好发于腹膜后、大腿、骨、胃肠道、胸膜、肺等处可见

肿瘤类型	病变特点	免疫表型特点	分子改变或注释
结缔组织增生性小圆细胞肿瘤	由一致的上皮样小圆细胞巢及其硬化性结缔组织组成,可见灶性坏死	可同时表达上皮细胞、神经和间叶标志物。Desmin和Vim为特征性的核旁点阳性具诊断意义	存在t(11;22)(p13;q12)染色体异位,形成EWS-WT1融合基因。EWSR1-WT1融合基因阳性具有确诊意义
上皮样黏液纤维肉瘤	丰富黏液样背景,梭形或上皮样细胞呈束状排列,可见线弧血管	Vim、SMA和MSA阳性;组织细胞标志物阳性,S-100、HMB45、CK、EMA均为阴性	常有6p丢失及多余的9q和12q。上皮样黏液纤维肉瘤是黏液纤维肉瘤罕见的亚型,旧称为黏液样恶性纤维组织细胞瘤
硬化性上皮样纤维肉瘤	上皮样瘤细胞排列于硬化性间质或纤维肉瘤中	MUC4和Vim阳性,少数病例EMA和S-100弱阳性	存在MUC5、FUS基因重排,EWSR1-CREB3L1多于FUS或CREB3L2
上皮样血管内皮瘤	瘤细胞呈上皮样、细胞质较丰富,可见胞质内微腔,腔内见红细胞	表达血管内皮细胞标志物如CD34、CD31、FLI-1、ERG和CAMTA1。部分表达上皮标志物	大部分存在WWTR1-CAMTA1,少数YAP1-TIF3融合基因。CAMTA1蛋白的核阳性表达可用于与其他形态学相似肿瘤的鉴别诊断
上皮样血管肉瘤	异型的圆形/多边形上皮样瘤细胞,胞质嗜伊红染色或透明,其内可见含红细胞	且至少有一种内皮细胞标志物阳性,如CD31、FLI-1、ERG、CD34可失表达。可表达上皮标志物CK和CK7	存在MYC基因的扩增和蛋白的过表达,可能存在PTPRB和PLCG1基因突变。TP53突变并不常见
假肌源性血管内皮瘤	梭形细胞和上皮样细胞呈束状排列,伴散在的横纹肌母样细胞和炎症细胞浸润	可表达FOSB、CK、FLI-1、ERG、CD31,但SMA、Desmin、CD34、S-100阴性。不表达肌源性标志物	易误诊为鳞癌。约90%以上存在FOSB基因易位。FOSB蛋白的表达。肌源性标志物为阴性可用于与平滑肌肉瘤、横纹肌肉瘤鉴别
上皮样炎性肌成纤维细胞肉瘤(EIMS)	梭形或上皮瘤细胞样细胞,间质黏液变或硬化,伴炎症细胞浸润	表达Vim、SMA及Desmin,大部分表达ALK为核膜阳性表达	存在RANBP2-ALK整合基因。属于IMT一个亚型,IMT表现出恶性,同时瘤细胞呈明显的上皮样特征时需考虑为EIMS
血管周上皮样细胞肿瘤(PEComa)	瘤细胞呈上皮样,常围绕血管呈放射状排列	特异性表达黑色素和肌细胞标志物,但一般不表达CK、S-100	与结节性硬化症TSC1或TSC2基因突变(缺失)有关,部分伴有TFE3基因重排
肌上皮癌	含有上皮和(或)肌上皮成分,间质玻璃样变或为软骨黏液样	表达Vim、CK、EMA及肌上皮标志物如SMA、S-100、Calponin、Desmin等	部分肌上皮癌INI1表达缺失。可能存在EWSR1基因重排或PLAG1基因重排
去分化脂肪肉瘤	由高分化脂肪肉瘤和非脂肪源性肉瘤样形态组成	p16、MDM2及CDK4阳性;可灶性表达S-100、CD34、CD99、SMA	存在MDM2基因扩增,超过90%的患者存在CDK4基因扩增
恶性黑色素瘤	瘤细胞明显多形性,为上皮样细胞,明显的核仁	表达S-100、SOX10及黑色素标志物,不表达肌细胞标志物	>80%存在BRAF V600E突变,不表达肌细胞标志物,可与PEComa和肌源性肿瘤相鉴别
转移性低分化癌	皮下单个或多个结节,并可出现黏液样区域	表达上皮性标志物(如CK、EMA、CK5/6、p63等)及器官相关标志物	注意临床病史,结合特异性的器官相关标志物,可明确诊断

四、软组织多形性细胞肿瘤

1.**抗体选择** 推荐使用CKpan、CK5/6、p63、Vim、CD68、SMA、Desmin、Myogenin、HMB45、S-100、p16、p53、MDM2/CDK4。必要时加分子检测。

2.**注释** 软组织多形性细胞可见于多形性未分化肉瘤(UPS)、多形性横纹肌肉瘤、多形性平滑肌肉瘤、多形性脂肪肉瘤、多形性恶性外周神经鞘瘤等,这一组肿瘤的细胞学形态和组织结构常表现为多样性,细胞大小不一,有梭形及圆形,细胞质常较丰富,在诊断中有一定难度。通过肿瘤细胞的排列方式、瘤细胞形态和间质改变,可以缩小肿瘤的鉴别诊断范围,免疫组化应用有一定的价值(表11-38)。

表 11-38　以多形性细胞为主的肿瘤的鉴别诊断

肿瘤类型	病变特点	免疫表型特点	分子改变或注释
多形性未分化肉瘤（UPS）	由明显异型的梭形和多形性细胞混合组成，常伴肿瘤性坏死、出血、含铁血黄素沉着和囊性变	缺乏特异免疫组化标志物。可表达Vim、CD68和AACT阳性	这类肿瘤无明确的分化方向，是一个排他性的诊断
软组织多形性玻璃样变血管扩张性肿瘤	特征为扩张的玻璃样变性的簇状薄壁血管，间质中散在梭形细胞和多形性细胞组成，伴大量含铁血黄素沉积及多少不等的炎症细胞浸润	可表达Vim、CD34、BCL2和CD99，不表达ER、S-100、Desmin、SMA、CD31、CK等	染色体t(1;3)(p31;q12)和t(1;10)(p31;q25)易位，*TGFBR3/MGEA5*基因重排
多形性脂肪肉瘤	由数量不等的多形性脂肪母细胞组成高度恶性肿瘤，可见许多奇异瘤巨细胞，核分裂多见	CD34、p53阳性；脂肪细胞S-100阳性；RB1表达缺失	常见*RB*基因缺失和*p53*基因突变，无*MDM2*扩增
多形性平滑肌肉瘤	大量胞质强嗜酸性的多形性巨细胞，并混杂有形态较一致的梭形细胞及破骨细胞样巨细胞	表达肌源性标志物SMA、Desmin、h-Caldesmon等	染色体易位1q21.3可作为平滑肌肉瘤的独立预后因素
多形性横纹肌肉瘤	肿瘤细胞呈圆形或梭形松散排列，可见胞质深红染的奇异性巨细胞	表达Desmin、MyoD1、Myogenin等，SMA阴性	多数可见数量不等的多形性横纹肌母细胞，具有诊断意义
恶性神经鞘瘤	梭形细胞排列非常密集，以锐角相互交叉成束，可见多细胞区和少细胞区相间，坏死和核分裂象多见，常出现多核瘤巨细胞	表达S-100、CD56、Syn、PGP9.5等，60%～90%表达S-100，H3K27me3表达缺失	存在*NF1*、*TP53*、*CDKN2A*、*EED*及*SUZ12*等突变，*MDM2*、*CDK4*扩增
恶性黑色素瘤	瘤细胞为明显多形性、上皮样细胞，明显的核仁，排列成片，细胞质内可见色素颗粒	表达S-100、SOX10及黑色素标志物，不表达肌细胞标志物	可存在*KIT*、*BRAF* V600E和*NRAS*基因突变
癌肉瘤	恶性上皮为腺性、鳞状或未分化癌；肉瘤可含有未分化肉瘤、平滑肌肉瘤、恶性软骨及骨成分	免疫组化有助于识别相对应的肿瘤成分	当发现间叶有多样成分时，广泛取材寻找上皮成分可鉴别

五、以透明细胞为主的肿瘤

1.抗体选择　选择2～3个黑色素细胞标志物（S-100、HMB45、MelanA、MiTF、TFE3等）及肌细胞标志物（如SMA、Desmin等），加CK、EMA、p63、CD34和Ki-67。必要时加分子检测。

2.注释　软组织透明细胞肿瘤主要有软组织透明细胞肉瘤、胃肠道透明细胞肉瘤样肿瘤（又称为恶性胃肠道神经外胚层肿瘤）、血管周上皮样细胞肿瘤（PEComa）、软组织肌上皮癌及转移性透明细胞癌等。由于PEComa可高表达HMB45，应排除恶性黑色素瘤和透明细胞肉瘤。恶性黑色素瘤和透明细胞肉瘤S-100蛋白阳性率较高，但缺乏肌原性标志物的表达，因此，联合运用黑色素和肌源性免疫标志物可与PEComa鉴别，详见表11-39。

表 11-39　以透明细胞为主的肿瘤的鉴别诊断

肿瘤类型	病变特点	免疫表型特点	分子改变或注释
软组织透明细胞肉瘤（CCS）	瘤细胞呈腺泡状、巢状、束状，由纤细的纤维分割。细胞质地较丰富，含糖原	表达神经标志物（如S-100、SOX10、CD56）和黑色素标志物（HMB45、MelanA等）	曾被称为软组织恶性黑色素瘤，但其在细胞遗传学上具有与恶性黑色素瘤不同的特异性染色体易位t(12;22)(q13;q12)，并产生*EWSR1-ATF1*融合基因

续表

肿瘤类型	病变特点	免疫表型特点	分子改变或注释
胃肠道透明细胞肉瘤样肿瘤	瘤细胞排列呈实性、片状、巢状或假腺样，部分透明细胞样，无黑色素颗粒	与CCS一样表达外周神经标志物，但不表达黑色素和肌源性标志物、CK、CD117、CD34等	伴有 EWRS1 基因易位，通常是 EWSR1-ATF1 和 EWSR1-CREB1 融合基因。该组肿瘤实体如有黑色素分化，将其诊断为CCS，如无色素分化则诊断本瘤
恶性黑色素瘤	瘤细胞为明显多形性、上皮样细胞，明显的核仁	表达 S-100、SOX10 及黑色素标志物，不表达肌细胞标志物	存在 KIT、BRAF 和 NRAS 基因突变。不表达肌细胞标志物，可与血管周上皮样细胞肿瘤和肌源性肿瘤鉴别
滑膜肉瘤	形态均一的梭形细胞紧密排列，边界不清，核重叠	表达上皮和间叶双重标志物，EMA、CK、BCL2、CD99、TLE1	存在特征性的 SS18 基因重排、t（X;18）（p11.2;q11.2）易位、SS18-SSX 融合基因
血管周上皮样细胞肿瘤（PEComa）	丰富壁薄血管，肿瘤细胞围绕血管周围，呈片状、巢状或放射状排列	通常表达 TFE3、黑色素标志物和肌源性标志物，但一般不表达CK、S-100蛋白	与 TSC1（9q34）或 TSC2（16p13.3）的基因突变（缺失）有关。部分伴有 TFE3 基因重排
腺泡状软组织肉瘤（ASPS）	瘤细胞大小一致，边界清楚，富含糖原，空泡状，排列呈腺泡状或器官样结构	表达 TFE3、MyoD1、蛋白酶K弥漫阳性；部分表达 NSE、S-100 神经标志物	t（X;17）（p11.2;q25）易位，形成 ASPL-TFE3 融合基因。TFE3 被认为是对 ASPS 辅助诊断非常有用的标志物
透明细胞软骨肉瘤	倾向分叶状排列，瘤细胞质丰富透明或淡染	上皮样细胞 S-100、Vim 阳性，CK、EMA 均阴性	好发于长骨骨端，X线表现为长骨骨端纯溶骨性骨质破坏，但骨膜反应和软组织肿块少见
透明细胞骨肉瘤	透明细胞异型大，并有直接形成的肿瘤性骨样组织	表达 SATB2、Vim，不表达 EMA、S-100、CD34 等	好发于青少年，好发于四肢长骨干骺端而不是骨端。影像学呈普通骨肉瘤的恶性表现
软组织肌上皮癌	瘤细胞形态多样：上皮样、梭形、浆样和透明细胞，伴黏液样或玻璃样变的基质	表达肌上皮标志物CK、CK5/6、EMA、SMA、p63、Calponin等，50%可有GFAP的表达	涉 EWSR1 的融合基因形成，也有少部分伴 PLAG1 基因改变。肌上皮癌多发生于涎腺组织，发生于软组织者少见，主要见于四肢及躯干部
透明细胞型鳞状细胞癌	肿瘤细胞异型性明显，核分裂象多见，常有角化	表达 CK、p63、CK14，CK-L 阴性，肌上皮标志物阴性	表面黏膜上皮常异型增生。无 EWSR1-ATF1 融合基因
转移性透明细胞癌	来源于肾脏、肝脏、前列腺和甲状腺等的透明细胞癌	RCC、CD9、AFP、PSA、TTF-1、TG 等帮助判断原发部位	无 EWSR1-ATF1 融合基因。详细了解病史和临床资料有助于鉴别

六、伴巨细胞的软组织肿瘤

1.抗体选择　　Vimentin、SMA、Clusterin、CD163、CD68、p63、FOSL1、H3.3G34W 和 Ki-67。必要时加分子检测。

2.注释

（1）在软组织肿瘤中可有多种巨细胞。

1）小花环样多核巨细胞：多为肿瘤性细胞，其特征为细胞核呈环状排列在细胞质周边，核深染，周围有嗜酸性细胞质。免疫组化表达 Vimentin、CD34；S-100、SMA 和 CD68 阴性。其可见于多形性脂肪瘤、巨细胞成纤维细胞瘤、多形性脂肪肉瘤。

2）图顿巨细胞：属于组织细胞，特点为细胞质嗜酸性，核花环状排列于细胞质外围，胞质内富含脂质而呈泡沫状，偶见含铁血黄素。表达 CD68（KP-1、PGM1）、CD4、CD163 和 Lysozme。其可见于纤维组织细胞瘤、黄色肉芽肿、幼年性黄色肉芽肿、黄色瘤等。

3）破骨样巨细胞：类似组织细胞，特征为细胞体积大小不等，细胞膜界限清楚，细胞质丰富嗜酸性，核数目多，核圆或卵圆形，核仁明显。表达 CD68、Lysozme、AACT、ACT 和 Vimentin，不表达 CK、EMA。其见于结节性筋膜炎、腱鞘巨细胞瘤、丛状纤维组织细胞瘤、软组织巨细胞瘤、骨巨细胞瘤、多种上皮性癌等。

4）多形性肿瘤性巨细胞：特征为细胞明显异型性/多形性，核质比高，可见核分裂象及病理性核分裂象。其见于多形性未分化肉瘤、平滑肌肉瘤、骨外骨肉瘤、间变性大细胞淋巴瘤、组织细胞肉瘤。

（2）伴巨细胞的软组织肿瘤的鉴别：多核巨细胞可见于多种肿瘤性和非肿瘤性疾病中，对具有多核巨细胞的软组织肿瘤的临床病理学特点进行了归纳总结，如表11-40所示。

表11-40 伴巨细胞的软组织肿瘤的鉴别诊断

肿瘤类型	病变特点	分子免疫表型特点或注释
结节性筋膜炎	以梭形细胞伴散在炎症细胞及红细胞外渗的瘤样结节为特点，多核巨细胞与破骨样巨细胞小而少	表达Vim、SMA、Desmin、ER和S-100阴性，存在MYH9-USP6融合基因
巨细胞成纤维细胞瘤（GCF）	主要由梭形细胞和不规则分布的多核巨细胞的裂隙样假脉管样腔隙组成，间质呈黏液样至胶原化	表达CD34、GRIA2、Vim和CD68；存在PDGFB-COL1A1融合基因
多形性脂肪肉瘤（PLS）	背景为高级别多形性肉瘤，形态多样，高度异型，其中混杂有数量不等的多空泡脂肪母细胞	梭形细胞及多形性细胞CD34、p53阳性；脂肪细胞S-100阳性；RB1表达缺失
软组织巨细胞瘤（GCTST）	由单个核细胞和破骨样多核细胞混合组成，且两种细胞的核在形态上相似，细胞无异型	组织学上与骨巨细胞瘤均类似；表达Vim、CD163、CD68，单核细胞p63阳性
腱鞘巨细胞瘤	除单核基质细胞及多核巨细胞外，常可见泡沫样组织细胞、吞噬含铁血黄素细胞及混杂少量炎症细胞	滑膜样细胞表达凝聚素，组织细胞表达CD68、CD163和Lys等；存在CSF1-COL6A3基因融合
丛状纤维组织细胞瘤	肿瘤由短梭形成纤维细胞及散布其间的组织细胞、花环状多核巨细胞构成，伴炎症细胞浸润	CD68、CD163阳性；部分表达FXⅢa、SMA；S-100、CD34、CK均阴性
幼年性黄色肉芽肿	由大片组织细胞、数量不等的黄色瘤细胞、典型图顿巨细胞、嗜酸性粒细胞和炎症细胞构成	Vim、CD68、CD163阳性，CD1α和S-100阴性，存在BRAF V600E和NF1基因突变
伴有巨细胞的未分化多形性肉瘤	可见有特征性、大而形状奇特的多核巨细胞，梭形细胞呈旋涡状排列，细胞有异型性	一般表达Vim，部分表达AAT、AACT、CD68、SMA、Desmin、Lys
富于巨细胞的平滑肌肉瘤	大量胞质强嗜酸性的多形性巨细胞，并混杂有形态较一致的梭形细胞，可见破骨样巨细胞	弥漫表达SMA、Desmin和h-Caldesmon等
富于巨细胞的横纹肌肉瘤	由各种不同分化程度的横纹肌母细胞组成，表现为多形性、异型明显，核呈串珠状，可见核仁；细胞质嗜伊红，可见横纹	常见于儿童和青少年，Desmin弥漫强阳性，大部分表达HHF35、MyoD1、Myogenin，不表达SMA
富于巨细胞的骨外骨肉瘤	可见肿瘤细胞之间的骨样基质形成，明显的线状骨母细胞围绕	SATB2阳性，可能存在p53、C-MYC等突变
伴有破骨样巨细胞的未分化癌	未分化癌组织内可见多量奇异的多核瘤巨细胞，其异型性显著，高度间变	未分化癌成分表达上皮性标志物、p16、p53等。破骨样巨细胞CD68、Vim阴性

七、具有腺泡状结构的肿瘤

1.抗体选择　TFE3、S-100、SOX10、HMB45、SMA、Desmin、MyoD1、其他上皮性标志物（如CK、EMA）和神经内分泌标志物（如Syn、CgA、NF等）。必要时加PAS染色（消化前后）和分子检测。

2.注释　具有腺泡状结构的软组织肿瘤：腺泡状软组织肉瘤、腺泡状横纹肌肉瘤、副神经节瘤、颗粒细胞瘤（表11-41）。该组肿瘤中以腺泡状软组织肉瘤最具代表性。

表 11-41 具有腺泡状结构的肿瘤的鉴别诊断

肿瘤类型	病变特点	免疫表型特点	分子改变或注释
腺泡状软组织肉瘤（ASPS）	瘤细胞呈上皮样，嗜酸性，排列呈腺泡状或器官样结构，血窦隙分隔	表达TFE3、MyoD1（细胞质阳性）、蛋白酶K弥漫阳性；部分表达NSE、S-100神经标志物，上皮性标志物和神经内分泌标志物均为阴性	存在t（X；17）(p11.2；q25）易位，形成ASPL-TFE3融合基因
腺泡状横纹肌肉瘤	以原始的小圆细胞及幼稚横纹肌母细胞为主	表达ALK和横纹肌分化标志物，部分表达Syn、CgA和CD99，S-100、SOX10阴性，不表达TFE3	存在FOXO1重排，分别与PAX3、PAX7形成融合基因
软组织透明细胞肉瘤（CCS）	瘤细胞有腺泡状、巢状、束状，是纤细的纤维分割	表达神经标志物（如S-100、SOX10、CD56）和黑色素标志物（HMB45、MelanA等）	t（12；22）(q13；q12）易位，EWSR1-ATF1融合基因
副神经节瘤	细胞呈器官样及腺泡样结构，间质含纤维血管	表达神经内分泌标志物如CgA、Syn、NSE、CD56等，支持细胞表达S-100	可能与SDH、VHL、RET、NF1等基因突变有关
转移性肾细胞癌	结构一致，肿瘤细胞质透明至嗜酸性，呈腺泡状及巢状排列	除表达TFE3外，还表达肾细胞癌标志物，PAX8阳性，蛋白酶K阴性，有助于与伴有TFE3基因融合的PEComas等上皮样间叶性肿瘤鉴别	X11.2易位/TFE3基因融合形成ASPL-TFE3融合基因
颗粒细胞瘤（GCT）	瘤细胞质丰富，颗粒状，呈片状、巢状排列	表达S-100、CD68、CD163和NSE，多数病例MiTF、TFE3和SOX10弥漫核阳性	虽TFE3呈阳性，但FISH检测无Xp11.22基因重排
转移性肾上腺皮质癌	瘤细胞呈腺泡状排列，周围为丰富的血窦	表达肾上腺皮质标志物，如SF-1、α-inhibin、MelanA，Syn可灶性阳性，但CgA、CK阴性	IGF-2过表达，CTNNB1点突变和ZNRF3缺失，p53突变
转移性肝细胞肝癌	肿瘤呈小梁状或假腺样排列，瘤细胞较大红染	HepPar1、GPC3、Arg-1、AFP、CK18、HSP70和GS阳性	TP53、ARID1A、CDKN2A/RB及β-catenin/AXIN等

八、具有双向分化型肿瘤

（1）在病理诊断中，具有双向分化的恶性肿瘤较为常见，瘤细胞可分化为上皮型和间叶型两种细胞，并可发现两种细胞的移行，如滑膜肉瘤、恶性间皮瘤和黑色素瘤等（表11-42）。

（2）上皮间叶组织分化的恶性肿瘤形态学上主要表现为肉瘤样癌或癌肉瘤，上皮性癌成分可以为鳞癌、腺癌、移行细胞癌、未分化癌，间叶性肉瘤成分常为纤维肉瘤、未分化肉瘤、横纹肌肉瘤，还可为骨肉瘤、软骨肉瘤等，两种成分可完全分开，也可以是互相移行、无分界的混杂结构。这类肿瘤在病理诊断上常易混淆，需借助免疫组化协助确诊，这类肿瘤的免疫表型特点为Vim、CK均为阳性，非真性上皮CK阴性。

（3）滑膜肉瘤是这类肿瘤的典型代表。滑膜肉瘤占软组织肉瘤的5%~10%，是除横纹肌肉瘤外青年人最易发的软组织肉瘤。组织学上有两种主要亚型（双相型和梭形细胞型）和较少见亚型（单相上皮型、差分化型、钙化/骨化和黏液样型）。因滑膜肉瘤组织学与其他软组织肿瘤重叠，导致诊断有一定困难，需注意与纤维肉瘤、恶性外周神经鞘膜瘤、孤立性纤维性肿瘤、上皮样肉瘤、平滑肌肉瘤、横纹肌肉瘤、骨外尤因肉瘤、未分化肉瘤等鉴别。然而，滑膜肉瘤形态学也有一些诊断线索，如形态均一的梭形细胞紧密排列，边界不清，核重叠，背景几乎没有胶原间质，是典型梭形细胞型滑膜肉瘤的特征。广泛钙化、骨化特征及血管外皮瘤样结构对滑膜肉瘤的诊断具有提示作用，尤其是差分化型滑膜肉瘤。各种标志物在滑膜肉瘤中的诊断价值因其缺乏敏感性和（或）特异性而受到限制，较为有帮助的抗体包括CK、EMA、CK7、CK19、Vim、BCL2、CD99、TLE1和INI1等。TLE1在滑膜肉瘤诊断中具有良好的敏感性，表现为胞核弥漫强表达，但特异性有限，可表达于多种常需鉴别的肿瘤，尤其是神经源性肿瘤。大多数滑膜肉瘤中INI1的表达存在特殊模式，即瘤细胞部分染色变弱，部分消失。约1/2的病例NY-ESO-1弥漫强阳性，具有较高的特异性。当组织形态学及免疫表型难以鉴别滑膜肉瘤时，通过FISH或RT-PCR检测SS18-SSX融合基因，仍是确诊滑膜肉瘤的金标准。

表 11-42　具有双向分化型肿瘤的鉴别诊断

肿瘤类型	病变特点	免疫表型特点	分子改变或注释
滑膜肉瘤	形态均一的梭形细胞紧密排列，边界不清，核重叠，背景几乎没有胶原间质	可表达Vim、EMA、CKpan、CK7、BCL2、CD99、TLE1。NY-ESO-1弥漫强阳性，INI1表达减弱	90%的患者存在染色体t(X;18)(p11.2;q11.2)易位，产生SS18-SSX融合基因，可作为诊断滑膜肉瘤的关键依据
恶性间皮瘤	既有上皮成分，又有肉瘤样成分，每种成分至少应达到10%	免疫表型可与滑膜肉瘤重叠（如CR、CK5/6等），但可表达WT1和D2-40、GLUT1和IMP3等	位于9p21的p16/CDKN2A基因的纯合性缺失在恶性间皮瘤中高达80%，可用于诊断恶性间皮瘤。47%～67%的间皮瘤患者可发生BAP1突变
恶性黑色素瘤（MM）	对于任何具有上皮样和梭形细胞两类细胞，应当在考虑肉瘤之前先排除MM	表达S-100、SOX10及黑色素标志物，不表达肌细胞标志物	>80%存在BRAF V600E突变，不表达肌细胞标志物，可与PEComa和肌源性肿瘤相鉴别
上皮样肉瘤（ES）	呈结节状或多个结节融合成网状，坏死灶周围有上皮样或梭形细胞	具有间叶和上皮双向分化的表达：CKpan、EMA、CD34、ERG和SMA	染色体22q11上SMACB1位点异常所导致的INI1蛋白表达缺失
恶性混合性Mullerian瘤（MMMT）	由肿瘤性鳞上皮及肉瘤性间质成分混杂组成，肉瘤成分可为同源性也可为异源性	上皮成分CKpan、PAX8、Vim阳性，间叶成分Vim弥漫强阳性，上皮和间质成分均表达p53和p16	又称为恶性中胚叶混合瘤，是一种少见的高度恶性上皮和间质混合性肿瘤，具有独特的临床病理学特征，对化疗和放疗的敏感性差，预后差
结缔组织增生性小圆细胞肿瘤	由一致的上皮样小圆细胞巢及其硬化性结缔组织组成，可见灶性坏死	可同时表达上皮细胞、神经和间叶标志物。Desmin和Vim为特征性的核旁点阳性具诊断意义	存在t(11;22)(p13;q12)染色体异位，形成EWS-WT1融合基因。EWSR1-WT1融合基因阳性具有确诊意义
肉瘤样癌	又称梭形细胞癌、间变性癌、未分化癌或多形性癌	至少表达灶性上皮标志物，如CKpan、EMA、CK-L、CK-H、p63等	具有欺骗性，并且因为常规CK标志物经常阴性，所以常被误诊为肉瘤
癌肉瘤	上皮及间质成分异型更明显，常见核分裂和坏死	上皮标志物CK、EMA阳性，可过表达p53和p16	当发现间叶有多样成分时，广泛取材寻找到上皮成分可鉴别。免疫组化有助于识别肿瘤成分
肺母细胞瘤	由胎儿型肺腺癌和原始间叶性间质组成，偶见真性肉瘤样分化灶	上皮成分表达TTF-1、CK7和β-catenin（核）；间质可有多种分化	存在EGFR、CTNNB1（β-catenin）、p53等基因突变，MDM2高表达
胸膜肺母细胞瘤	主要由恶性胚胎性间叶组织构成，可能伴或不伴陷入的良性上皮	上皮成分表达TTF-1、CKpan、CK7和EMA；不表达β-catenin；间叶成分表达相应的标志物	本质上是一种胚胎性肉瘤而非双相性肿瘤，由恶性胚胎性间充质构成。应注意与腺癌、癌肉瘤、间皮瘤等鉴别
肾母细胞瘤	肿瘤包含经典肾母细胞瘤成分（原始肾胚芽、上皮和间质）和异源性成分	不同程度表达WT1、CKpan、PAX8、CD99、Vim、CD57、CD99、NSE、Desmin和SMA等	存在11号染色体上的WT1基因的突变或丢失，也有TP53、WTX、MYCN等基因突变。染色体1q的扩增，1p和16q的杂合性缺失
肝母细胞瘤（HB）	可分为完全上皮型和混合性上皮-间叶型，后者又分伴或不伴有畸胎瘤特征	可表达AFP、Hepa1、GPC3、AE1/AE3、CK8/18、CK19、CK7、Vim、β-catenin。INI1阴性或阳性	存在第2、8及20号染色体三体和1q转位等染色体表型和结构异常，大多数HB中有APC、CTNNB1（β-catenin）基因突变
胰母细胞瘤（PBL）	除了腺泡分化和鳞状小体之外，还含有神经内分泌成分、导管成分和原始的蓝染小圆细胞成分	表达CKpan和CK-L，还可表达胰酶（如胰蛋白酶、糜蛋白酶和脂肪酶），至少2/3的病例可见局灶神经内分泌表达，也可表达AFP	在80%的PBL中存在11号染色体短臂杂合性缺失。50%～80%的PBL有β-catenin/APC基因（CTNNB）突变，导致β-catenin蛋白核聚集
胃母细胞瘤	梭形细胞形态较一致，呈短梭形或卵圆形，无或仅有轻度异型。上皮样细胞可呈巢团状或腺管样排列	梭形细胞表达Vim、CD10和CD56。上皮样细胞表达CKpan和CK18，而CK20通常阴性。不表达CD34、CD117、DOG1	肿瘤主要由梭形细胞和上皮样细胞两种成分构成。存在MALAT1-GLI1融合基因。Gli-1蛋白的表达升高，免疫组化检测显示肿瘤细胞核和细胞质弥漫强阳性有助于胃母细胞瘤的诊断

九、具有黏液样基质的肿瘤

（1）抗体选择：CK、EMA、Vimentin、S-100、SOX10、INI1、FLI-1、CD34、BCL2、CD99、SMA、Desmin、Syn、CgA 和 Ki-67。必要时加分子检测。

（2）注释：软组织黏液样肿瘤：一组具有明显的、含有大量细胞外黏液基质特征的病变。这组肿瘤有明显不同的生物学行为：包括完全良性肿瘤及瘤样病变，如结节性筋膜炎、浅表性血管黏液瘤、黏液样脂肪肉瘤、神经鞘瘤、神经纤维瘤等；具有局部复发但没有转移的肿瘤如侵袭性血管黏液瘤等，恶性肿瘤如黏液性平滑肌瘤、黏液性平滑肌肉瘤、黏液性隆突性皮肤纤维肉瘤、黏液纤维肉瘤、黏液样脂肪肉瘤、黏液性软骨肉瘤（脊索样肉瘤）、黏液炎性成纤维细胞肉瘤等（表11-43）。

（3）分化不确定的良性肿瘤，如肢端纤维黏液瘤、肌内黏液瘤（包括富细胞型）、关节旁黏液瘤、深部（侵袭性）血管黏液瘤、异位错构瘤性胸腺瘤、骨化性纤维黏液样肿瘤、混合瘤（非特殊类型）等请参照第九节"一、分化不确定的良性肿瘤"。

（4）血管肌成纤维细胞瘤（AMF）、浅表性血管黏液瘤（SA）和侵袭性血管黏液瘤（AAM）的鉴别，请详见第八章第二节"八、好发于外阴的软组织肿瘤"。

表11-43　软组织黏液样肿瘤的鉴别诊断

肿瘤类型	病变特点	免疫表型特点	分子改变或注释
结节性筋膜炎	以梭形细胞伴散在炎症细胞及红细胞外渗的瘤样结节为特点	表达 Vim、SMA、Desmin、ER 和 S-100 阴性	存在 MYH9-USP6 融合基因
黏液样脂肪肉瘤（MLS）	由脂肪母细胞、丛状分支状的毛细血管和黏液样基质组成	可表达 S-100、NY-ESO-1，而在其他黏液样肿瘤中几乎无表达	存在 FUS-DDIT3 和 EWS-DDIT3 融合基因
软骨样脂肪瘤	大量成熟脂肪细胞、脂肪母细胞和黏液透明样软骨基质	表达 S-100、Vim、EMA、SMA、HMB45 和 GFAP 阴性	存在 C11orf95-MKL2 融合基因
树突状纤维黏液样脂肪瘤（DFML）	由梭形细胞及星形细胞、胶原纤维束及成熟的脂肪组织组成，可见丛状血管、黏液样间质	梭形细胞表达 Vim、CD34、CD99、BCL2，但 S-100、STAT6 阴性	13q14 上的 RB1 基因缺失导致 RB 蛋白表达缺失
脂肪母细胞瘤/脂肪母细胞瘤病	未成熟和成熟的脂肪组织小叶由纤维毛细血管间隔分割，伴黏液样基质	脂肪细胞示成熟的过程。表达 S-100 和 CD34，原始间叶细胞常表达 Desmin；PLAG1 细胞核阳性	通常发生在婴幼儿，常见的为 8q11—q13 易位，导致 PLAG1 基因重排
黏液纤维肉瘤（MFS）	丰富黏液样背景，梭形或星状的瘤细胞呈束状排列，可见线弧形管和假脂肪母样细胞	Vim、SMA 和 MSA 阳性提示肌母细胞分化；组织细胞标志物、S-100、HMB45、EMA 均为阴性	无特异，常有 6p 丢失和多余的 9q 和 12q，旧称为黏液样恶性纤维组织细胞瘤
黏液性隆突性皮肤纤维肉瘤	由形态一致的短梭形细胞组成，常浸润至皮下脂肪组织，间质呈黏液样变	表达 Vim、CD34、BCL2；不表达 S-100、SOX10、SMA、Desmin、CK、EMA 等	COL1A1-PDGFB 融合基因
低度恶性纤维黏液样肉瘤（LGFMS）	瘤细胞形态温和，黏液样区和胶原样区交替出现、梭形细胞旋涡状排列及特征性巨菊形团	Vim、MUC4＋，SMA-/＋；CD34、CK、Desmin 均为阴性；MUC4 可作为 LGFMS 特异性的标志物	存在 FUS-CREB3L2 或 CREB3L2 融合基因
黏液样炎性成纤维细胞肉瘤（MIFS）	黏液样基质中炎症细胞浸润，散在分布梭形、奇异形和多空泡状脂肪母细胞样的瘤细胞	Vim、CD68 和 CD34 灶性阳性，CK、SMA、Desmin、S-100、CD45、CD15、CD30 均为阴性	存在 TGFBR3 和 MGEA5 基因重排
浅表性血管黏液瘤（SA）	黏液性间质内短梭形和星芒状细胞及较多的纤细薄壁毛细血管，瘤细胞多围绕血管排列	表达 Vim、CD34、S-100、Desmin、SMA 均为阴性	SA 位置表浅，累及皮肤和皮下组织，缺乏厚壁血管，有中性粒细胞浸润

续表

肿瘤类型	病变特点	免疫表型特点	分子改变或注释
侵袭性血管黏液瘤（AAM）	瘤细胞分布稀疏均匀，呈星状、梭形；间质黏液变明显；血管大小、管壁厚薄不等	不同程度表达Desmin、Vim、SMA、CD34、ER和PR，S-100呈阴性	主要发生在女性盆腔及会阴部软组织，可能存在t(5;8)(p15;q22)易位
软组织混合瘤/肌上皮瘤	含有上皮和（或）肌上皮成分，间质玻璃样变或为软骨黏液样	不同程度表达Vim、CK、EMA及肌上皮标志物，INI1表达缺失	存在 EWSR1 基因重排或 PLAG1 重排，存在SMARCB1缺失
骨外黏液样软骨肉瘤（EMA）	特征为多结节状结构，梭形细胞排列呈条索状、簇状和网状，背景见丰富的黏液样间质	INI1常表达缺失，可表达Vim、CD99、S-100、CD117，少数表达Syn和NSE	存在 EWSR1-NR4A3 和 TAF15-NR4A3 融合基因

十、伴其他组织学构型特征的软组织肿瘤

一些肿瘤和瘤样病变具有特征性的组织学构型，免疫组化标记对此类肿瘤的诊断有重要价值，绝大部分肿瘤通过免疫组化可明确诊断，进一步也可经分子检测以明确病理诊断，请参考本章相关内容。

（1）具有血管周细胞瘤样结构的肿瘤：主要有血管周上皮样细胞肿瘤、间叶性软骨肉瘤、滑膜肉瘤、血管球瘤、肾小球旁细胞瘤、肌成纤维细胞瘤、间皮瘤和脂肪肉瘤；少见于神经母细胞瘤、孤立性粒细胞瘤或肉瘤和个别淋巴瘤。

（2）伴有栅栏状结构的肿瘤：神经鞘瘤、恶性外周神经鞘膜瘤、恶性蝾螈瘤、滑膜肉瘤和平滑肌肉瘤等，请参照本节"二、软组织梭形细胞肿瘤"。

（3）具有菊形团结构的肿瘤：如神经母细胞瘤（真假）、PNET（假）、骨外尤因肉瘤（假菊形团）等。

（4）具有车辐状结构的肿瘤：多见于组织细胞源性肿瘤如恶性纤维组织细胞瘤、皮肤隆突性纤维肉瘤和纤维组织细胞瘤，少见于车辐状胶原瘤、神经纤维肉瘤、梭形细胞型横纹肌肉瘤和颅外脑膜瘤。

（5）具有丛状结构的肿瘤：主要包括神经纤维瘤、施万细胞瘤和丛状纤维组织细胞瘤；具有丛状毛细胞血管的肿瘤主要有黏液型脂肪肉瘤和黏液性未分化肉瘤。其中，丛状纤维组织细胞瘤、丛状神经纤维瘤和丛状神经鞘瘤的鉴别诊断，请参照本章第四节"三、丛状纤维组织细胞瘤的诊断与鉴别"；黏液样脂肪肉瘤和黏液性未分化肉瘤请参照本节"九、具有黏液样基质的肿瘤"。

（6）含有骨或软骨结构肿瘤：骨化性肌炎、腱鞘巨细胞瘤、皮下骨外软骨瘤、间胚叶软骨肉瘤、骨肉瘤和恶性间叶瘤等。

（7）含有淋巴细胞套结构的软组织肿瘤：胃肠道神经鞘瘤、富于细胞性神经鞘瘤和血管瘤样纤维组织细胞瘤是这类肿瘤的典型代表。

第十一节 骨 肿 瘤

一、骨肿瘤相关的分子标志物

近年来，骨来源肿瘤的分子病理学发展极其迅速。骨肿瘤的亚型鉴别已经从依赖传统的免疫组化染色转变为分子病理学检测。常见的分子病理学检测方法为FISH，其次为聚合酶链反应（PCR）和一代测序、二代测序。部分基因的突变和缺失也可以通过免疫组化检测下游通路蛋白表达情况来鉴别，这些分子改变对于骨肿瘤的诊断和鉴别诊断具有重要意义（表11-44）。

表 11-44　骨肿瘤的相关分子标志物

肿瘤名称	分子检测靶点	免疫组化标志物
骨来源肿瘤		
骨样骨瘤	*FOS/POSB*基因重排	FOS
骨母细胞瘤	*FOS/POSB*基因重排	FOS
低级别中央型骨肉瘤	*SATB2*基因突变；*MDM2/CDK4*（12q13—q15）基因扩增	SATB2、MDM2/CDK4/p16
骨肉瘤（高级别）	*p53*、*RB1*基因突变，*MDM2*基因扩增	p53、RB、MDM2
普通型骨肉瘤	*p53*基因突变	p53
骨旁骨肉瘤	*MDM2/CDK4*基因扩增	MDM2/CDK4/p16
继发性骨肉瘤	*SQSTM1*、*ZNF687*基因突变（Paget骨病）	
软骨来源肿瘤		
骨膜软骨瘤	*IDH1/IDH2*基因突变	IDH1
内生软骨瘤	*IDH1/IDH2*基因突变	IDH1、IDH2
骨软骨瘤	*EXT1/EXT2*基因缺失	
软骨母细胞瘤	*H3F3B*K36M基因突变	H3K36M
软骨黏液样纤维瘤	*GRM1*基因重排	GRM1蛋白表达
滑膜软骨瘤病	*FN1-ACVR2A*和*ACVR2A-FN1*基因重排	
软骨肉瘤	*IDH1/IDH2*基因突变	IDH1、IDH2
间叶性软骨肉瘤	*HEY1-NCOA2*、*IRF2BP2-CDX1*基因重排	
去分化软骨肉瘤	*IDH1/IDH2*基因突变	IDH1、IDH2
破骨细胞富含巨细胞的肿瘤		
非骨化性纤维瘤	*KRAS*和*FGFR1*基因突变	
动脉瘤样骨囊肿	*USP6*基因重排	
骨巨细胞瘤	*H3F3A* p.G34W/L、*RANKL*基因突变	H3.3G34W
恶性巨细胞瘤	*H3F3A*、*p53*基因突变	H3.3G34W、p53
脊索的肿瘤		
普通脊索瘤	*Brachyury*基因突变	Brachyury（TBXT）
分化差的脊索瘤	*SMARCB1*缺失	INI1（SMARCB1）
其他组织来源的骨肿瘤		
纤维结构不良	*GNAS*基因突变	
纤维软骨性间叶瘤	缺乏*GNAS/IDH*突变，无*MDM2*扩增	IDH1/2、MDM2
骨的孤立性浆细胞瘤	Ig轻链和重链基因的重排	
骨的非霍奇金淋巴瘤	*BCL2/BCL6/MYC*基因重排	BCL2/BCL6/MYC
朗格汉斯细胞组织细胞增生症	MAPK通路基因突变	
Erdheim-Chester病	MAPK通路基因突变	BRAF V600E
上皮样血管瘤	*FOS*基因融合、*FOSB*基因融合	FOS
上皮样血管内皮瘤	*WWTR1-CMATA1*融合、*YAP1-TFE3*融合	CMATA1、TFE3
尤因肉瘤	最多见*EWSR1-FLI-1*融合，其次为*ERG*、*ETV1*和*ETV4*	NKX2.2、FLI-1
EWSR1与非ETS融合的肉瘤	*EWSR1-NFATC2*、*FUS-NFATC2*、*EWSR1-PATZ1*	
*CIC*重排肉瘤	*CIC-DUX4*、*CIC-DUX4L*或*CIC-FOXO4*融合	WT1、DUX4和ETV4
*BCOR*重排肉瘤	*BCOR-CCNB3*、*BCOR-ITD*融合基因	BCOR

二、骨肿瘤的分类及病理诊断思路

1. **骨原发肿瘤分类** 大致可分为成软骨性、成骨性、血管肿瘤、富于巨细胞性、纤维源性肿瘤、脊索肿瘤、骨其他间叶肿瘤、造血系统肿瘤、骨和软组织未分化小圆细胞肉瘤、遗传性肿瘤综合征十大类。

2. **骨肿瘤病理诊断思路** 骨肿瘤的诊断包括临床、影像学与病理表现三个组成部分，虽然它们不是同一学科，但又密切相关、互不可分，三者结合有利于做出正确诊断，指导治疗，获得疗效。临床资料是病理诊断的重要依据：对骨肿瘤诊断最有价值的临床资料是患者的年龄和肿瘤的解剖部位。

（1）良性骨病大多发生于10～29岁，巨细胞瘤都发生于20岁以后的成年人，50岁以后的中老年人以转移性癌、继发性骨肉瘤和多发性骨髓瘤最常见。骨恶性肿瘤有两个发病高峰年龄，第1个高峰出现在5～19岁，第2个高峰是50岁以上，大多数骨肉瘤都发生在第1个高峰年龄段，20岁以前的骨肉瘤80%以上位于四肢长骨，只有少数位于长骨以外部位。但长骨骨肉瘤随着年龄增长而明显减少，50岁以后发生的骨肉瘤位于四肢长骨的只占50%，而骨盆、颅面骨所占的比例则明显升高。

（2）良性软骨性肿瘤和软骨肉瘤的发生部位有显著差异。内生性软骨瘤最常发生于手足骨，尤其是手部第2～5指的指掌骨，在这些部位诊断软骨肉瘤应十分谨慎。而软骨肉瘤好发于长骨、骨盆、肋骨和胸骨，在这些软骨肉瘤的高危部位诊断内生性软骨应十分谨慎。成软骨细胞瘤在20岁以前好发于长骨骨骺，而年长者则好发于跗骨等其他部位。

（3）骨肿瘤都有一定的好发部位。大多数骨病倾向发生在某一解剖区域或某种类型的骨，甚至是某一骨的特定部位。例如，良性骨肿瘤：可发于全身各处骨骼；恶性骨肿瘤：通常好发于四肢骨干骺端，该部位血运丰富，好发高峰位为青少年期；老年性骨肿瘤主要为转移性骨肿瘤，如肺癌、肾癌、前列腺癌、乳腺癌，通过血液、淋巴传播，造成恶性骨肿瘤转移。骨肿瘤好发于脊柱、胸椎、腰椎、骶骨、骨盆等部位（表11-45）。

3. **具有类似组织学形态特点的骨肿瘤**

（1）具有多核巨细胞的肿瘤：骨巨细胞瘤、骨样骨瘤、骨母细胞瘤、富于巨细胞性骨肉瘤、血管扩张型骨肉瘤、非骨化性纤维瘤（良性纤维组织细胞瘤）、恶性纤维组织细胞瘤、单纯性骨囊肿、动脉瘤样骨囊肿、巨细胞修复性肉芽肿、软骨黏液纤维瘤、软骨母细胞瘤、透明细胞型软骨肉瘤、棕色瘤、朗格汉斯细胞肉芽肿、Paget病。

（2）小细胞性肿瘤：骨髓瘤、淋巴瘤、尤因肉瘤、小细胞性骨肉瘤。

（3）上皮性肿瘤：造釉细胞瘤、转移癌。典型病变癌细胞显示更为明显的细胞非典型性，伴有细胞核的多形性；经常具有非典型性的高核分裂比例，免疫组化CK阳性。

（4）囊肿或囊肿性肿瘤：单纯性骨囊肿、动脉瘤样骨囊肿、骨内表皮样囊肿、邻关节骨囊肿和血管扩张型骨肉瘤。

（5）纤维性和纤维组织细胞性病变：考虑为纤维结构不良、骨化性纤维瘤、非骨化纤维瘤、良性纤维组织细胞瘤、促纤维增生性纤维瘤、骨纤维肉瘤和未分化肉瘤。

4. **免疫组化在骨诊断中的应用** 目前国内只用于小细胞肿瘤和转移性癌的诊断与鉴别诊断，在其他肿瘤中的应用价值不大。

特异性标志物：成骨分化标志物OCN存在于骨母细胞和幼稚细胞中。它对骨肉瘤具有较好的特异性，免疫反应阳性提示骨母细胞分化。SATB2作为可靠的成骨细胞标志物，对于鉴别骨肉瘤和其他非成骨性肉瘤具有重要意义。软骨分化的标志物S-100和SOX9阳性，新近发现NKX3.1也可作为间叶性软骨肉瘤相对特异的标志物。Brachyury是一种转录因子，定位于细胞核，对于诊断脊索瘤具有较好的敏感性和特异性。H3F3AG34W特异性抗体是骨巨细胞瘤较敏感和特异的生物学指标，阳性定位于细胞核。小细胞肿瘤可表达CD99、NSE。

对良恶性骨肿瘤有鉴别诊断意义的标志物如MDM2、CDK4、p53、RB1和Ki-67等。

5. **分子病理诊断** 近年来，骨来源肿瘤的分子病理学发展极其迅速。骨肿瘤的亚型鉴别已经从依赖传统的免疫组化染色转变为分子病理学检测（详见表11-44）。

表 11-45 骨肿瘤发病的临床病理特征

临床特征	肿瘤和部位
年龄或时期	
婴幼儿	骨和软骨发育不全、转移性神经母细胞瘤
10～20岁	良性肿瘤（纤维结构不良、非骨化性纤维瘤、骨软骨瘤、骨囊肿、动脉瘤样骨囊肿、软骨母细胞瘤、嗜酸性肉芽肿、骨样骨瘤、软骨黏液样纤维瘤）、骨肉瘤（四肢长骨干骺端）、尤因肉瘤（长骨骨干）、白血病、霍奇金淋巴瘤
20～40岁	骨巨细胞瘤（长骨干骺端）、软骨黏液样纤维瘤、内生软骨瘤、纤维组织细胞瘤、骨样骨瘤、骨母细胞瘤、纤维结构不良；恶性骨巨细胞瘤、皮质旁骨肉瘤、造釉细胞瘤
>40岁	纤维结构不良、Paget病、软骨肉瘤、继发性骨肉瘤（骨盆、颅面骨）、转移性肿瘤、骨髓瘤（扁骨和异状骨）、非霍奇金淋巴瘤
中轴骨	
颅骨和颜面骨	骨瘤、骨母细胞瘤、朗格汉斯细胞组织细胞增生症、纤维结构不良、孤立性血管瘤等；多发性骨髓瘤、转移性癌、转移性神经母细胞瘤、间叶性软骨肉瘤
颌骨	巨细胞性修复性肉芽肿、黏液瘤、骨化性纤维瘤
椎骨	前部：血管瘤、朗格汉斯细胞组织细胞增生症、纤维结构不良；淋巴瘤、骨髓瘤、尤因肉瘤、骨肉瘤、软骨肉瘤、脊索瘤、转移癌；后部：骨母细胞瘤、动脉瘤样骨囊肿、骨样骨瘤、软骨黏液样纤维瘤
盆骨、肋骨、胸骨	软骨肉瘤、骨髓瘤、转移性癌
四肢长骨	
骨骺	青少年：软骨母细胞瘤；成年人：巨细胞瘤、透明细胞骨肉瘤、骨内腱鞘囊肿和纤维组织细胞瘤
干骺端	青少年：骨肉瘤、骨母细胞瘤、骨软骨瘤、干骺端纤维性缺损、动脉瘤样骨囊肿、纤维结构不良、非骨化性纤维瘤、软骨黏液样纤维瘤；成年人：骨旁骨肉瘤、骨膜骨肉瘤、骨膜软骨瘤、软骨肉瘤、转移癌、骨髓瘤、纤维肉瘤
骨干	青少年：骨样骨瘤、纤维结构不良、尤因肉瘤；成年人：造釉细胞瘤、骨纤维结构不良、骨髓瘤、淋巴瘤
手骨、足骨	内生性软骨瘤、巨细胞性修复性肉芽肿、旺炽性反应性骨膜炎（纤维骨性假瘤）、甲下外生性骨疣、奇异性骨旁骨软骨瘤样增生（Nora病）；很少发生恶性骨肿瘤
发生部位相对固定的肿瘤	长骨造釉细胞瘤和骨纤维结构不良：几乎只发生于胫、腓骨；骨旁骨肉瘤几乎只发生于长骨，而且70%位于股骨下段的后方；骨内腱鞘囊肿：几乎都发生于关节旁；血管瘤和成骨细胞瘤：都好发于椎骨，但血管瘤都位于椎骨前部，即椎体，而成骨细胞瘤则位于椎体后部，即椎弓、棘突和横突；甲下外生性骨疣：几乎都位于甲下或甲沟；奇异性骨旁骨软骨瘤样增生（Nora病）：大多发生于手骨、足骨旁；黏液软骨肉瘤、干骺端纤维缺损、非骨化性纤维瘤和纤维组织细胞瘤：发生于骨外软组织的概率高于骨内，位于长骨干骺端骨密质内者诊断为干骺端纤维缺损，如果肿瘤已累及长骨干骺端髓腔则诊断为非骨化性纤维瘤，将年龄大、疼痛明显、肿瘤位于骨干或骨端者诊断为纤维组织细胞瘤；转移性骨肿瘤：多见于中轴骨，如髂骨和脊椎，其次是肋骨、股骨和肱骨等

三、软骨源性肿瘤

1.抗体选择　CK、EMA、CK8/18、Vimentin、S-100、SOX9、NKX2.2、SMA、D2-40、IDH1、H3.3K36M、Brachyury等。必要时加分子检测。

2.注释

（1）第5版WHO骨肿瘤分类将软骨源性肿瘤分为以下几种。①良性：甲下骨疣、奇异性骨旁骨软骨瘤样增生、骨膜软骨瘤、内生软骨瘤、骨软骨瘤、软骨母细胞瘤（NOS）、滑膜软骨瘤病、软骨黏液样纤维瘤和骨软骨黏液瘤。②中间型（局部侵袭性）：软骨瘤病（NOS）和非典型软骨肿瘤。③恶性：软骨肉瘤Ⅰ级、软骨肉瘤Ⅱ级、软骨肉瘤Ⅲ级、骨膜软骨肉瘤、透明细胞软骨肉瘤、间叶性软骨肉瘤和去分化软骨肉瘤。软骨源性肿瘤的病变特点、免疫表型及分子遗传学改变总结于表11-46。

（2）发病部位及肿瘤大小对判断软骨性肿瘤的良恶性至关重要。发生在指（趾）末端，细胞核可为轻中度异型，多为良性；而发生在骨盆或长骨干骺端者，尽管细胞分化较好，也应考虑软骨肉瘤。软骨性肿瘤良恶性鉴别的主要依据并非细胞学改变，而是肿瘤的生长方式。发生于四肢骨如长短管状者应称为非典型软骨肿瘤，而发生于中轴骨如骨盆、肩胛骨和颅底骨者应称为软骨肉瘤Ⅰ级，因为后者预后更差。

（3）软骨肿瘤大小的临界值：第5版WHO分类中明确了各种软骨肿瘤大小的临界值。骨膜软骨瘤与骨膜软骨肉瘤大小临界值为5cm。内生软骨瘤大小由通常＜5cm改为＜3cm。中央型软骨肉瘤通常＞5cm。骨软骨瘤的软骨帽厚度由＞1.5～2cm明确为＜2cm。软骨帽厚度应当测量软骨帽最厚处，并且要求垂直于骨软骨交界面进行测量。软骨帽厚度＞2cm诊断为继发性外周型非典型软骨肿瘤（ACT）/软骨肉瘤1级（CS1）。

（4）软骨母细胞瘤：一种好发于骨骺或骨突区域、由软骨母细胞和岛状嗜酸性软骨样基质构成的良性骨肿瘤。

1）组织学：软骨母细胞瘤由密集排列的软骨母细胞、多少不一的破骨细胞样巨细胞及格子样钙化的软骨样基质构成。软骨母细胞瘤显示小到中等大小的圆形、多边形细胞呈片状分布，胞质红染、嗜酸性，部分可呈透明样的胞质。细胞核位于细胞中央，通常可以看到中央的纵向核沟，即"咖啡豆"样核，可见小核仁。局灶会出现核大、不规则、核深染的不典型表现。偶见核分裂象，但无病理性核分裂象。可见成熟的软骨分化岛，偶见黏液样结节状软骨形成。继发性动脉瘤性骨囊肿的形成也很常见。

2）免疫表型：软骨母细胞瘤的瘤细胞核中可见H3.3K36M阳性表达，多核巨细胞为阴性。伴有软骨成分时，软骨内的瘤细胞也为阳性。继发动脉瘤样骨囊肿结构时，囊壁内可见呈阳性的瘤细胞。骨巨细胞瘤、原发性动脉瘤样骨囊肿等肿瘤中所有细胞均显示阴性，有助于小活检、骨巨细胞和广泛动脉瘤样骨囊肿样改变的病例诊断。SOX9、S-100、IMP3、SATB2、CK和DOG1可以局灶阳性但不具有特异性（图11-225～图11-230）。

3）分子遗传学改变：H3.3由*H3F3A*和*H3F3B*两个不同的基因编码相同的氨基酸序列，但核苷酸序列和基因组成不同。H3.3的突变可见于多种肿瘤类型，*K27M*（27位赖氨酸突变为甲硫氨酸）突变发生在约30%的儿童高级别胶质母细胞瘤中，而*K36M*突变则见于95%的软骨母细胞瘤中，且其中大约90%发生于*H3F3B*，偶尔在*H3F3A*中发现。目前，针对软骨母细胞瘤中H3.3K36M特异性突变的单克隆抗体已经应用于临床研究中。由于软骨母细胞瘤除H3.3K36M外，并不存在其他突变形式，因此对于免疫组化阴性的病例理论上均为野生型，基于此前提，我们不再对阴性病例进行DNA测序分析。

4）鉴别诊断：包括原发性动脉瘤样骨囊肿、骨巨细胞肿瘤、透明细胞软骨肉瘤、软骨黏液样纤维瘤、朗格汉斯细胞组织细胞增生症和软骨母细胞瘤样骨肉瘤（一种极罕见的骨肉瘤亚型）。

（5）软骨肉瘤：是一种以形成软骨基质为特征的具有局部侵袭性或恶性的骨肿瘤，可发生于全身骨骼的任何部位，好发于骨盆及长骨。

1）病变特点：软骨样或黏液样背景下，肿瘤细胞呈小叶状或结节状排列，可见小叶周边分化较差的梭形细胞区域和分化良好的软骨样区域。软骨肉瘤分为4种组织学亚型：经典型、间叶型、透明细胞型和去分化型。根据核大小、核染色和细胞密度等指标可将经典型软骨肉瘤进一步分为高、中、低分化（或分为Ⅰ、Ⅱ、Ⅲ级）。Ⅰ级形似正常良性软骨性病变，异型性小，分化程度高，核分裂象罕见或偶见，为低度恶性；Ⅲ级细胞核呈双核及多核改变，核分裂象易见，恶性程度高；Ⅱ级介于Ⅰ级和Ⅲ级之间。

2）ACT诊断标准：肿瘤发生于附肢骨（长和短管状骨）时称为ACT，而发生于中轴骨（扁骨包括骨盆、肩胛骨和颅底）称为CS1。ACT包括原发性中央型、继发性中央型（继发于内生软骨瘤）和继发外周型（继发于骨软骨瘤）三种类型。ACT和CS1具有相同组织学特征。

3）免疫表型：瘤细胞IDH1、SOX9、S-100、Vim、D2-40阳性；Brachyury、CK、EMA、CK8/18阴性（图11-231～图11-234）。

4）间叶性软骨肉瘤（MC）是一种以双向分化为特征的较为罕见的软骨肉瘤亚型，主要由未分化小圆细胞（类似于尤因肉瘤）和分化良好的透明软骨岛构成。新近研究发现MC中存在特异性融合基因*HEY1-NCOA2*和*IRF2BP2-CDX1*，而在免疫组化方面，瘤细胞均表达波形蛋白、SOX9，小细胞区域表达CD99、NSE、TLE-1、FLI-1、NKX3.1和NKX2.2；软骨区域表达S-100蛋白。NKX3.1和NKX2.2在MC中同时阳性，也见于*EWSR1-NFATC2*重排肉瘤。NKX2.2在尤因肉瘤和其他小圆细胞恶性肿瘤中也有表达，NKX3.1仅在MC和前列腺癌中表达，在大多数其他小圆细胞恶性肿瘤中不表达（图11-235～图11-238）。

5）分子遗传学改变：软骨肉瘤存在*IDH1*和*IDH2*基因突变，其他间叶性肿瘤如脊索瘤、骨肉瘤、软骨母细胞瘤、软骨黏液样纤维瘤、透明细胞软骨肉瘤等均未发现*IDH*突变，因此IDH1/2检测有助于软骨肉瘤的诊断及鉴别诊断。另外，研究认为SOX9在软骨肉瘤、经典型脊索瘤和软骨样脊索瘤中均存在突变，常导致SOX9蛋白高表达；软骨肉瘤涉及的其他分子机制还包括RTK/PI3K、IHH、AKT/PI3K/mTOR、JAK/STAT和MAPK/ERK等通路的相关改变。

6）鉴别诊断：联合运用SOX9、Vim、S-100、D2-40、Brachyury、CK、EMA、CK8/18等有助于鉴别诊断。①软骨黏液样纤维瘤：该肿瘤主要发生于长骨，镜下肿瘤组织亦呈分叶状结构，小叶周边肿瘤细胞排列较密集。免疫组化S-100虽阳性，但Desmin及CD34不同程度阳性，且无*IDH1*突变。②软骨瘤：鉴别诊断依赖于组织形态学，软骨瘤为分化成熟的软骨组织，边界清，软骨陷窝明显，双核细胞不易见，可鉴别。③脊索瘤：肿瘤呈分叶状，瘤细胞呈条索状排列，背景为黏液样基质。可见典型的"液滴样"细胞。免疫组化呈上皮及间叶双向表达，表达CK、S-100、EMA、CK8/18和Vim，不表达D2-40，存在*Brachyury*基因突变，特征性Brachyury阳性。④低分化软骨肉瘤与软骨母细胞性骨肉瘤鉴别的关键就是寻找有无肉瘤细胞直接形成的肿瘤性骨样组织。90%以上的软骨母细胞瘤都含有17号染色体的*H3F3B* K36M突变（图11-226），H3.3K36M阳性表达，而*IDH1/2*突变几乎不出现于软骨母细胞瘤。

7）骨膜软骨肉瘤：指发生于骨表面、与骨膜关系密切、侵犯基底部骨皮质或>5cm的恶性软骨肿瘤。

表11-46 成软骨性肿瘤的诊断与鉴别

肿瘤类型	病变特点	免疫表型或注释
甲下骨疣	从外向内分为4层：纤维层、增生活跃的成纤维细胞层、纤维软骨层、软骨化骨区域	趾（指）骨远端小的骨软骨病变；病变与宿主骨髓腔不连续。存在特征性的t（X；6）（q13—14；q22）
奇异性骨旁骨软骨瘤样增生	由编织骨、钙化性软骨和纤维组织3种成分无规则排列而成，常出现奇异性骨软骨细胞及特征性"蓝骨"	病灶与附着骨之间一般无髓腔相通，可与骨软骨瘤及软骨肉瘤鉴别。t（1；17）（q32；q21）、inv（7）和inv（6）
骨膜软骨瘤	界清的分叶状软骨肿瘤，位于骨表面；侵蚀但不侵犯下方皮质；低到中等的细胞密度、较一致的软骨细胞	肿瘤>5cm更支持诊断骨膜软骨肉瘤。常存在*IDH1*杂合性突变
内生软骨瘤	主要发生于手短管状骨干骺端的髓腔内。细胞密度低，伴有丰富的透明软骨基质；缺乏细胞非典型性	免疫组化对于诊断无帮助。瘤细胞S-100阳性，部分*IDH1/IDH2*基因突变，特异性IDH1阳性
骨软骨瘤	具有三层结构：纤维软骨膜、软骨和骨。具有与其下方骨髓腔相连续的髓腔；软骨帽厚度<2cm考虑恶性	免疫组化对于诊断无帮助。由*EXT1*或*EXT2*双等位基因失活所致，不存在*IDH1*和*IDH2*突变
软骨母细胞瘤	由片状圆形至卵圆形细胞（有核沟）构成，多少不等的破骨样巨细胞、软骨样基质及钙化、窗格样钙化	可表达Vim、NSE、S-100和SOX9，*H3F3B*突变致K36M高表达，少数*H3F3A*突变
软骨黏液样纤维瘤	特征性的分叶状，由软骨样、黏液样和肌成纤维细胞区域构成，小叶中央细胞稀疏，周边细胞较密集	表达Vim、SMA、CD34、S-100和SOX9；GRM1基因重排，GRM1高表达有助于诊断及鉴别
骨软骨黏液瘤	肿瘤细胞包埋在丰富的透明和嗜碱性黏液样软骨基质内，中等或低细胞密度，间质疏松	瘤细胞偶尔S-100阳性。主要发生于Carney综合征患者，存在Carney综合征的其他症状
滑膜软骨瘤病/软骨瘤病（NOS）	通常以关节内游离体的形式存在，结节由富于细胞的透明软骨（轻度异型）构成，软骨细胞典型、呈簇状	存在*FN1-ACVR2A*重排，IDH1和IDH2缺乏；局部侵袭性肿瘤；小部分病例为恶性
软骨肉瘤	多结节结构、丰富的黏液样基质和显著的异型性软骨母细胞；分为经典型、间充型、透明细胞型及去分化型；WHO根据核分裂象、异型性等指标分为3级	瘤细胞S-100、SOX9、D2-40和IDH1阳性，Brachyury、CK、EMA、CK8/18阴性；存在*IDH1/IDH2*突变；IDH1/2检测有助于诊断及鉴别
间叶性软骨肉瘤	呈分叶状结构，主要由富于血管的原始未分化间叶组织和岛状分布的软骨组织组成，呈现出典型的双向分化	可表达S-100、CD99、SOX9、NKX3.1、NKX2.2；存在*HEY1-NCOA2*和*IRF2BP2-CDX1*融合基因
透明细胞软骨肉瘤	主要由大量上皮样透明细胞或淡嗜酸性磨玻璃样的瘤细胞组成，伴有反应性新生骨和破骨细胞样巨细胞	S-100、Ⅱ型和Ⅹ型胶原强阳性；偶尔也表达CK（AE1/AE3和CK18）
去分化软骨肉瘤	由低级别软骨肉瘤和去分化高级别梭形细胞肉瘤两种成分构成，两种成分可分界清楚，呈突然转变	免疫组化有助于鉴别相关肉瘤成分；存在*IDH1/IDH2*突变可用于与形态学相似的单一成分的肉瘤相鉴别

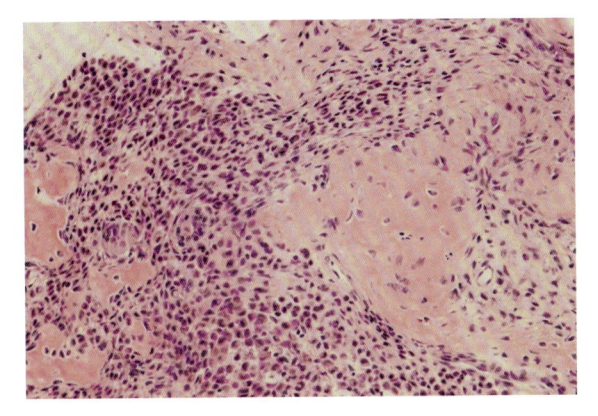

图 11-225　软骨母细胞瘤，HE 染色

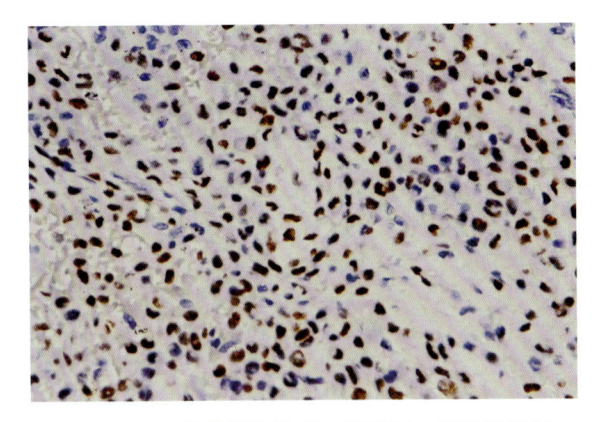

图 11-226　软骨母细胞瘤，H3F3B，细胞核阳性

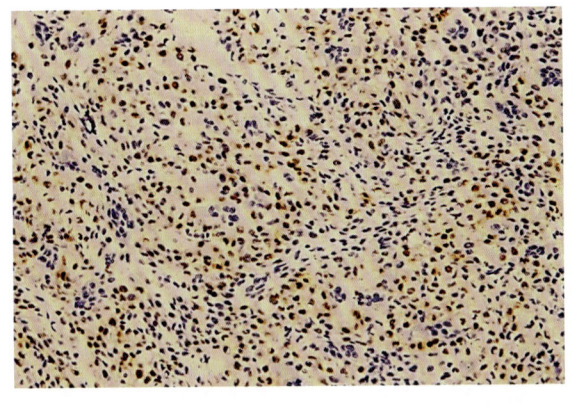

图 11-227　软骨母细胞瘤，SOX9，细胞核阳性

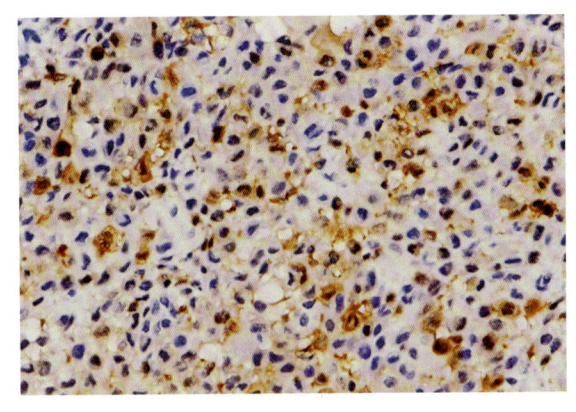

图 11-228　软骨母细胞瘤，SATB2，散在阳性

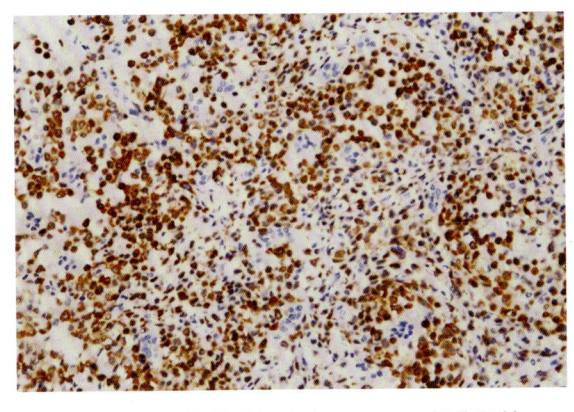

图 11-229　软骨母细胞瘤，IMP3，部分阳性

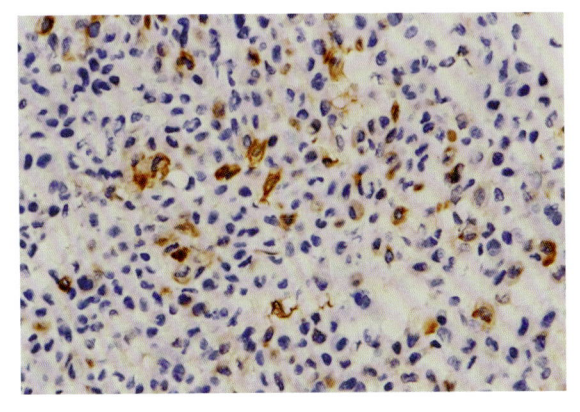

图 11-230　软骨母细胞瘤，CK，散在阳性

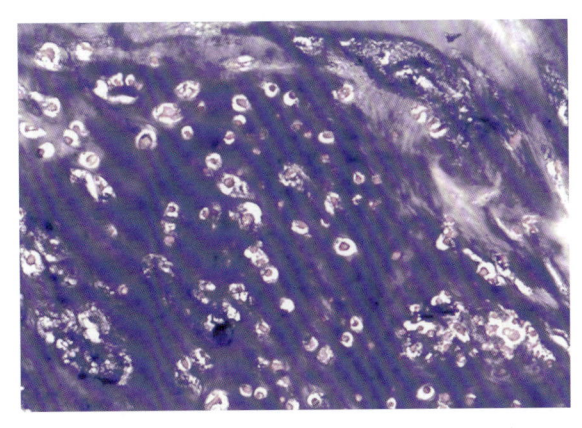

图 11-231　软骨肉瘤1级，HE 染色

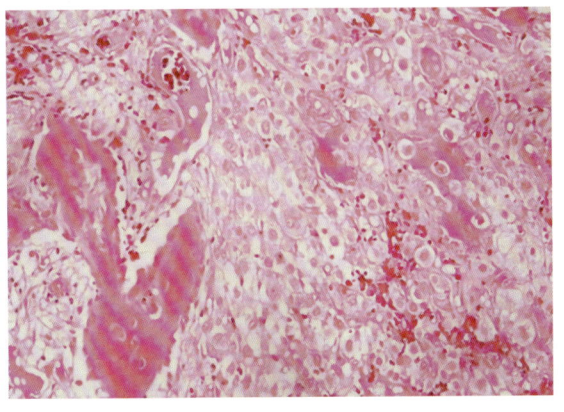

图 11-232　透明细胞软骨肉瘤，HE 染色

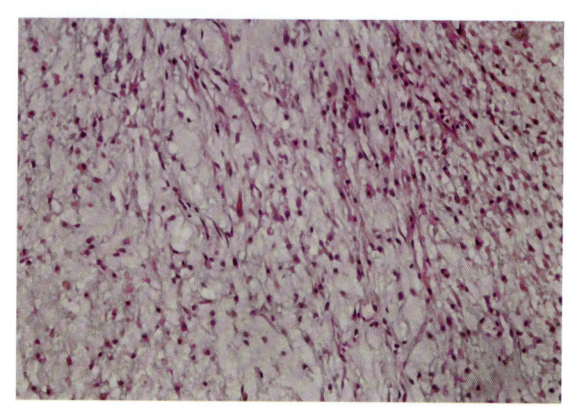

图11-233 软骨肉瘤（2级），HE染色

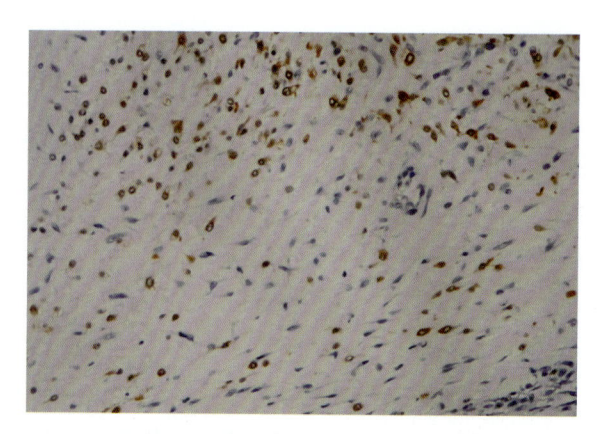

图11-234 软骨肉瘤（2级），S-100，细胞核/质阳性

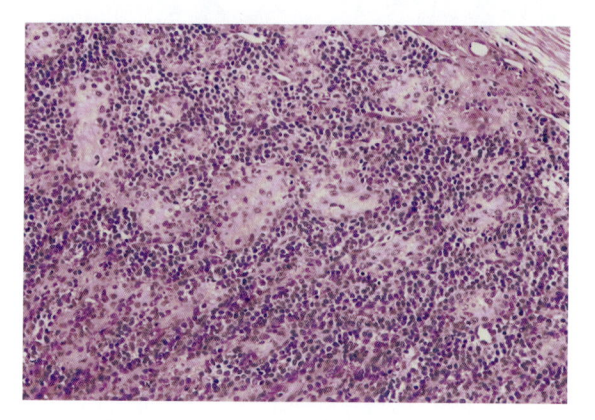

图11-235 间叶性软骨肉瘤，HE染色

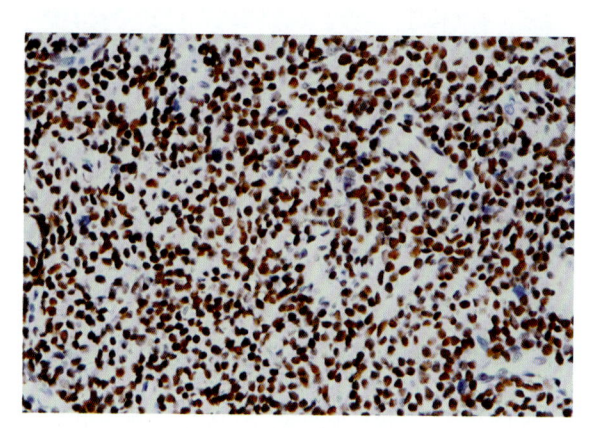

图11-236 间叶性软骨肉瘤，NKX3.1，细胞核阳性

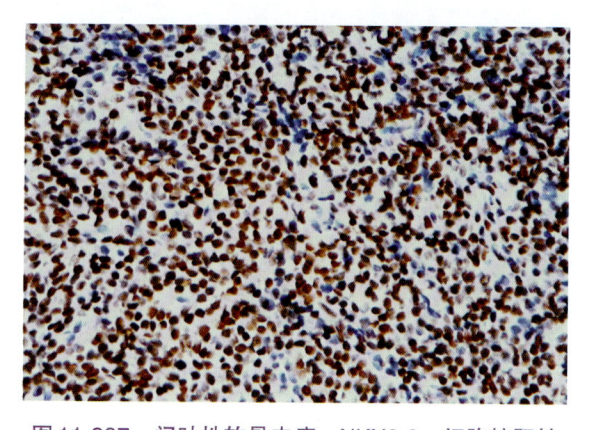

图11-237 间叶性软骨肉瘤，NKX2.2，细胞核阳性

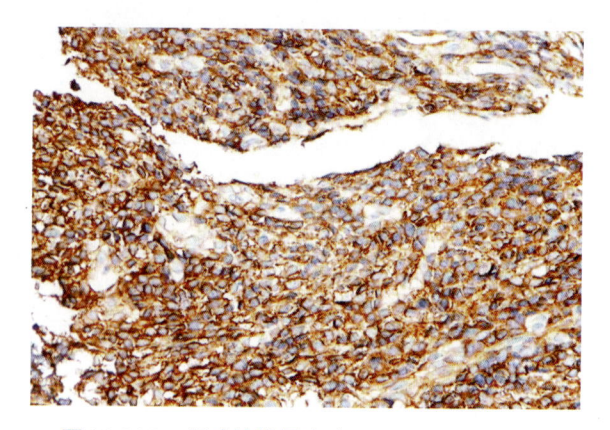

图11-238 间叶性软骨肉瘤，CD99，弥漫阳性

四、骨源性肿瘤

1.**抗体选择** CK、EMA、Vim、S-100、SATB2、p53、RB1、FOS、MDM2、CDK4、SMA、Desmin和Ki-67等。必要时加分子检测。

2.**注释**

（1）第5版WHO骨肿瘤分类将骨源性肿瘤分为以下几种。①良性：骨瘤、骨样骨瘤。②中间型（局部侵袭性）：骨母细胞瘤。③恶性：低级别中心性骨肉瘤、骨肉瘤（NOS）、普通型骨肉瘤、毛细血管扩张型骨肉瘤、小细胞骨肉瘤、骨旁骨肉瘤、骨膜骨肉瘤、高级别表面骨肉瘤和继发性骨肉瘤。骨源性肿瘤的病变特点、免疫表型及分子遗传学改变总结于表11-47。

(2）骨肿瘤病理诊断基础

1）骨肿瘤病理诊断和鉴别诊断中最重要的难点之一是区分新生骨是反应性（包括良性肿瘤新生骨）还是恶性肿瘤性（骨肉瘤）。①骨肉瘤产生的骨样组织外形不规则而纤细、呈网格状或花边状，其表面虽有骨母细胞围绕，但排列参差不齐且不互相延续，骨小梁表面和内部的骨母细胞明显异型，分裂象易见。间质内血管稀少，富于间变的肉瘤细胞，且无脂肪髓。②反应性新生骨小梁的外形通常较规则，其外表面围绕一层互相延续、排列整齐的骨母细胞，细胞可较肥胖或呈梭形，但均无异型。间质大多为富于血管的疏松结缔组织或纤维脂肪组织，血管与周围骨小梁常呈等距离。③软骨肉瘤内有时也可出现新生骨，是由软骨化骨而来，在软骨基质的背景上出现骨小梁，这种新生骨较粗大，与软骨互相移行，埋于骨基质内的细胞周围常有一陷窝。

2）骨样组织和编织骨：骨样组织是指尚未钙化的新生骨基质，HE均质红染，缺乏纤维结构，呈分支带状结构，有钙化倾向；而编织骨是已钙化的不成熟骨，基质中的胶原纤维粗大，排列紊乱、呈编织状，梁状结构比骨样组织粗大。

3）板层骨和残存骨：板层骨为由编织骨经过改建后形成的成熟骨，胶原纤维变细，呈板层结构，内含成熟骨细胞；残存骨是指正常骨组织被肿瘤组织破坏后残存下来的骨组织。特点：骨细胞成熟、排列分布均匀、黏合线规则及骨质成熟均匀。

(3）免疫组化标志物：免疫表型对骨肉瘤的诊断帮助有限，主要对低级别骨肉瘤的诊断有一定价值，AT序列特异性结合蛋白2（SATB2）是成骨细胞的核转录因子，可作为成骨性肿瘤与非成骨性肿瘤的鉴别要点，但对骨肉瘤与其他成骨性病变的鉴别意义有限。诊断需结合影像学及病理检查，必要时行分子检测。

1）骨样基质的抗体：骨肉瘤的肿瘤细胞免疫组化主要表达骨钙素（OC）、骨连接蛋白（ON）、骨桥蛋白（OPN）及骨形态发生蛋白（BMP），但它们的表达对肿瘤定性无决定作用，定性诊断主要依据临床表现、影像学及组织病理学改变。

2）SATB2：作为可靠的成骨细胞标志物，定位于细胞核。主要表达于含骨母细胞分化的良恶性骨肿瘤及伴有异质性骨分化的软组织肿瘤。对于鉴别骨肉瘤和其他非成骨性肉瘤具有重要意义，对于区分骨肉瘤和其他成骨性病变的意义有限。SATB2阴性有助于排除骨原发性纤维性肿瘤，但不包括纤维结构不良。STAB2并不是完全特异的成骨细胞分化标志物，其还可以在结肠上皮、结肠癌、头颈部鳞癌及乳腺癌表达，此时，结合其他标志物如CK、Vim、CK20、器官相对较特异的标志物（CDX2、GATA3）等可与骨肉瘤鉴别。

3）FOS重排导致FOS（核）高表达，存在于骨母细胞瘤和骨样骨瘤中。

4）低级别骨肉瘤（骨旁骨肉瘤和低级别中央型骨肉瘤）：存在12号染色体12q13—q15序列的扩增及CDK4和MDM2两种蛋白的高表达。MDM2和CDK4被认为是低级别骨肉瘤特有的分子改变，MDM2和（或）CDK4在（低级别）骨肉瘤与良性类似病变的鉴别诊断中具有重要意义，但阴性不能排除诊断。部分高表达p16。

5）RB和p53是常见的抑癌基因，高级别及侵袭性肿瘤常与p53的表达和RB表达缺失密切相关。

6）小细胞骨肉瘤：可表达Vim、CD99、SATB2及NKX2.2，与尤因肉瘤有部分形态学或免疫表型重合，推荐运用CD99、SATB2、FLI-1、NTRK及NKX2.2联合EWSR1分子遗传学检测鉴别两者。

(4）骨母细胞瘤：是一种以骨母细胞增生、排列规整或分化不全的骨样组织沉积为主要特点的成骨性肿瘤，骨小梁分化成熟，周围可见单层或多层骨母细胞围绕。破骨细胞样多核巨细胞散在分布于整个肿瘤。花边样骨样基质沉积和软骨分化少见（图11-239～图11-242）。①骨样骨瘤与骨母细胞瘤在组织学上很相似，FOS重排存在于骨母细胞瘤和骨样骨瘤。两者主要鉴别要点是肿瘤的大小、疼痛特点和巢灶周围的骨反应等。骨样骨瘤患者的疼痛有规律，夜间疼痛加剧和服用水杨酸类药有效，骨破坏不超过2cm，膨胀不明显，且周围骨增生硬化明显。②与低级别骨肉瘤相鉴别，骨肉瘤骨小梁间肿瘤细胞密度更高，增生更为明显，可见病理性核分裂，肿瘤常浸润性破坏骨皮质或骨外软组织。对于组织学鉴别困难的骨母细胞瘤和骨肉瘤，FISH和免疫组化检测肿瘤细胞FOS表达有较高的辅助诊断价值。③与骨母细胞瘤样骨肉瘤鉴别：骨母细胞瘤界限通常清楚，病变外周骨趋向成熟为板层骨。不存在破坏性宿主浸润，这是骨母细胞瘤与骨母细胞瘤样骨肉瘤鉴别最可靠的组织学特征。非典型核分裂象缺乏。所谓侵袭性骨母细胞瘤的诊断有争议，不推荐。

（5）骨肉瘤：是一种以肉瘤细胞直接形成骨或骨样组织的恶性成骨性肿瘤，多发生于25岁以下儿童和年轻人的四肢长骨干骺端。

1）骨肉瘤的病理诊断基本要素有两点：有恶性肉瘤性肿瘤细胞；由肉瘤细胞直接形成的肿瘤性骨样组织和骨组织，骨样组织外形不规则而纤细、呈网格状或花边状，周围绕以恶性的骨母细胞（图11-243～图11-250）。

2）骨肉瘤的组织学类型：非特殊型骨肉瘤［普通型骨肉瘤（成骨细胞型、成软骨细胞型和成纤维细胞型）、毛细血管扩张型骨肉瘤、小细胞骨肉瘤、硬化型骨肉瘤、富于巨细胞性骨肉瘤、上皮样骨肉瘤、软骨母细胞瘤样骨肉瘤和骨母细胞瘤样骨肉瘤］、骨旁骨肉瘤、骨膜骨肉瘤、高级别表面骨肉瘤和继发性骨肉瘤（放疗相关骨肉瘤、骨梗死相关骨肉瘤、慢性骨髓炎诱发骨肉瘤、移植物相关骨肉瘤）。

3）其他少见类型：硬化性骨肉瘤，属于骨母细胞型骨肉瘤的硬化性亚型，主要靠肿瘤性骨的浸润性生长而不是靠细胞异型性来诊断。上皮样骨肉瘤为骨母细胞型骨肉瘤的组织学亚型，恶性骨母细胞体积增大，胞质丰富，多边形呈上皮样，类似转移性癌，最近分子遗传学研究显示，*p53*、*RB1*、*BRCA2*、*BAP1*、*RET*、*MUTYH*、*ATM*、*PTEN*、*WRN*、*RECQL4*、*ATRX*、*FANCA*、*NUMA1*和*MDC1*等基因为导致87%骨肉瘤的候选致癌基因。

（6）骨来源肿瘤的分子遗传学改变：除上述低级别骨肉瘤属低度恶性肿瘤中存在*MDM2/CDK4*的基因扩增外，约10%的高级别骨肉瘤也存在*MDM2*扩增；对高级别骨肉瘤这样一种复杂基因型、异质性大的肿瘤诊断，最常见的胚系基因为*p53*、*RB1*和相对少见的RECQ解旋酶。Paget骨病20%～50%为家族性的，10%～20%有散发的*SQSTM1*突变，部分有*TNFRSF11A*（*RANK*）和*VCP*突变。*FOS*基因重排可能在骨样骨瘤、骨母细胞瘤和上皮样血管瘤中见到，尤其是骨母细胞瘤，几乎都含有该基因的重排或少见情况下的*FOSB*基因重排。

表11-47 常见成骨性肿瘤的诊断与鉴别

肿瘤类型	病变特点	免疫表型或注释
骨瘤	主要由成熟板层骨/皮质型骨构成，可有骨髓腔形成	多发性骨瘤提示为Gardner综合征
骨母细胞瘤	不同程度钙化的骨样组织和骨质形成，大量增殖的骨母细胞混杂在富含血管的间质中	FOS、FOSB、S-100和Vim阳性，CK、EMA、MDM2和CDK4阴性，可存在*FOS/FOSB*基因重排
低级别中央性骨肉瘤	发生于髓腔、由低级别细胞核非典型性的成纤维肿瘤细胞和结构良好的肿瘤性骨小梁构成	MDM2和CDK4被认为是低级别骨肉瘤特有的分子改变，以MDM2和（或）CDK4阳性支持诊断
普通型骨肉瘤（COS）	瘤细胞大小不等，形态不一，可呈上皮样、浆细胞样、短梭形或梭形，重度非典型性和多形性，肿瘤细胞直接产生骨样基质，伴有不同程度的钙化	SATB2、Vim弥漫阳性，SMA和MSA局灶阳性，不表达EMA、S-100、CD34等；可能存在*p53*、*C-MYC*、*HER2*、*SAS*、*RB*、*PTEN*等突变
骨母细胞型骨肉瘤	以肿瘤性骨和骨组织为主要基质成分，骨样组织不等，在骨组织之间为间变性多形性癌细胞	易误诊为骨化性纤维瘤、骨母细胞瘤及纤维结构不良等，MDM2和CDK4常阳性，有助于鉴别
软骨母细胞型骨肉瘤	以产生软骨基质为主，大多为高级别透明软骨，仔细寻找，在软骨小叶之间总能发现少量肿瘤性骨样组织	与低分化软骨肉瘤鉴别的关键就是寻找有无肉瘤细胞直接形成的肿瘤性骨样组织
成纤维细胞型骨肉瘤	类似于纤维肉瘤，以高级别梭形恶性细胞成分为主，伴少量骨样基质产生，伴或不伴软骨成分	MDM2、CDK4在（低级别）骨肉瘤与良性类似病变的鉴别诊断中具有重要意义
毛细血管扩张型骨肉瘤	由充血或空的囊腔构成，类似于动脉瘤样骨囊肿；间隔厚度不等，其内存在明显细胞核深染的多形性肿瘤细胞	免疫表型类似于COS；表达SATB2；与动脉瘤样骨囊肿鉴别：病变中无异型的肉瘤细胞或肿瘤性骨组织
小细胞骨肉瘤	肿瘤由丰富密集的小圆细胞组成，瘤细胞间有较少的不规则条索状和网格状的骨样组织	表达Vim、CD99、SATB2及NKX2.2，一般不表达CK、S-100、Syn和SMA等，缺乏*EWSR1*重排
富于巨细胞性骨肉瘤	在普通型骨肉瘤背景上，主要由大量良性多核巨细胞（类似破骨细胞）和肥胖的恶性梭形细胞构成	免疫表型类似于COS，表达SATB2、MDM2、MBP及p53
高级别表面骨肉瘤	以成纤维细胞和骨母细胞为主，常见大片梭形细胞及肿瘤性骨样基质，细胞高度异型，核分裂象多见	虽然都是在骨表面生长，但高级别骨表面骨肉瘤的临床表现是高度侵袭性肿瘤，预后极差

续表

肿瘤类型	病变特点	免疫表型或注释
骨膜骨肉瘤	以软骨母细胞为主的瘤细胞呈分叶状排列，小叶周边梭形细胞排列密集，近骨膜处可见纤细的花边样骨样组织	凭SATB2表达无法与成软骨细胞型或高级别软骨肉瘤相鉴别，不存在MDM2、CDK4扩增和IDH突变
骨旁骨肉瘤	以分化好的梭形成纤维细胞样细胞为主，细胞间可见大量胶原纤维、骨样基质和骨，而软骨数量通常较少	好发于长骨干骺端。X线表现为密度较高的肿块，较大者可包绕骨干，与骨皮质间有一线状透亮区分隔
继发性骨肉瘤	病理组织学上继发性骨肉瘤与原发性骨肉瘤无明显差异，但结合其临床资料及影像学表现可明确诊断	多发生在Paget病、放疗后、慢性炎症、骨纤维结构不良及良性肿瘤或肿瘤样病变基础上

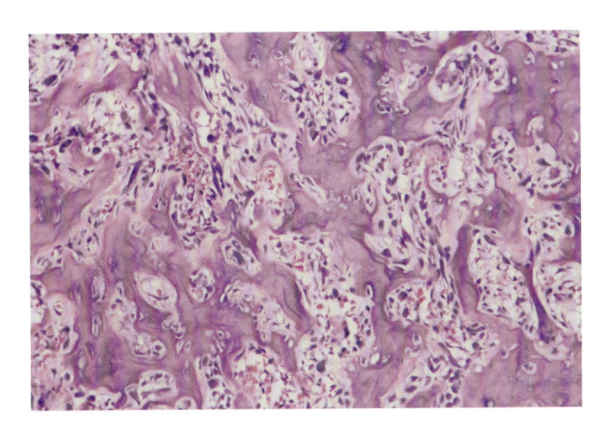

图11-239　骨母细胞瘤，HE染色

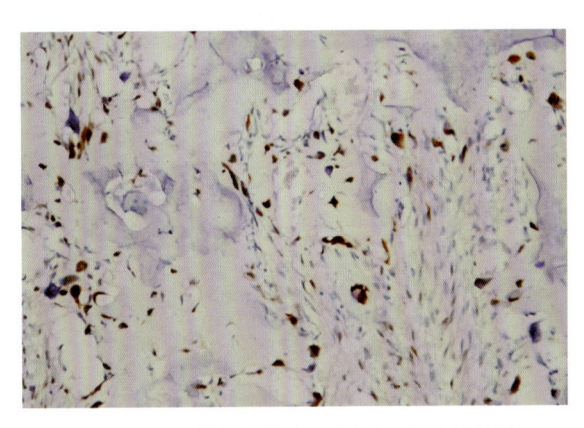

图11-240　骨母细胞瘤，FOS，细胞核阳性

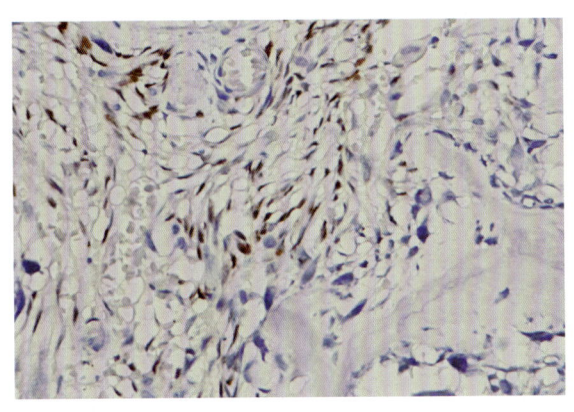

图11-241　骨母细胞瘤，FOSB，细胞核阳性

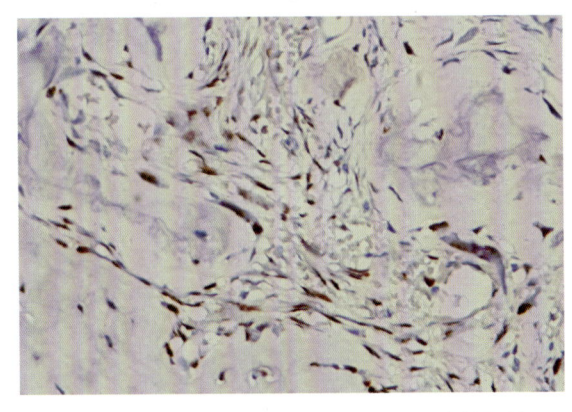

图11-242　骨母细胞瘤，SATB2，细胞核阳性

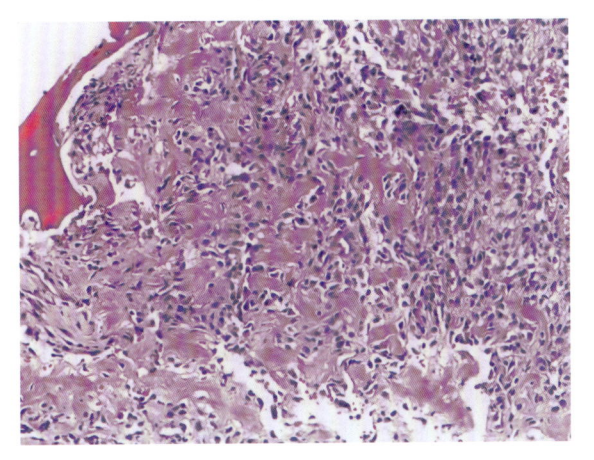

图11-243　骨肉瘤，HE染色

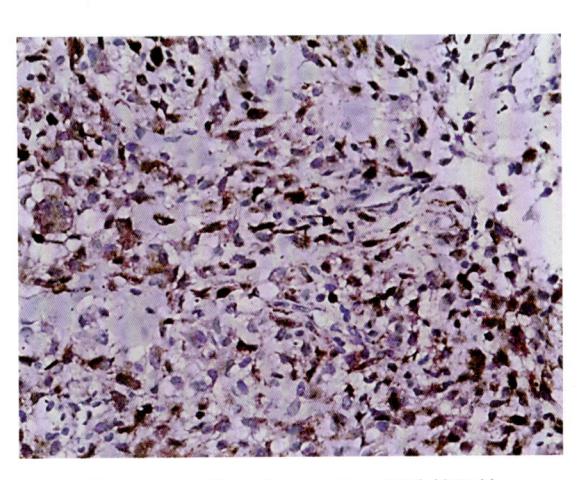

图11-244　骨肉瘤，CDK4，细胞核阳性

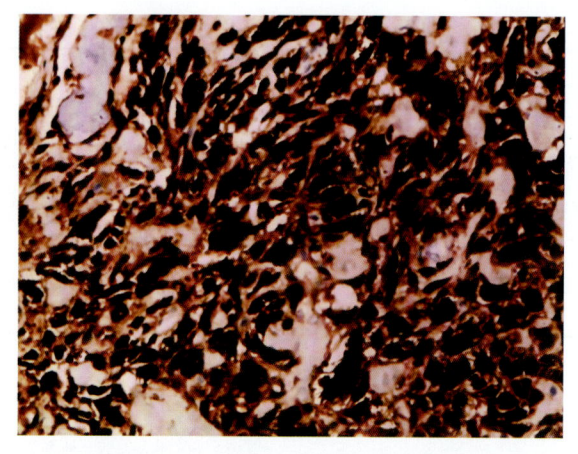

图11-245 骨肉瘤，p16，弥漫强阳性

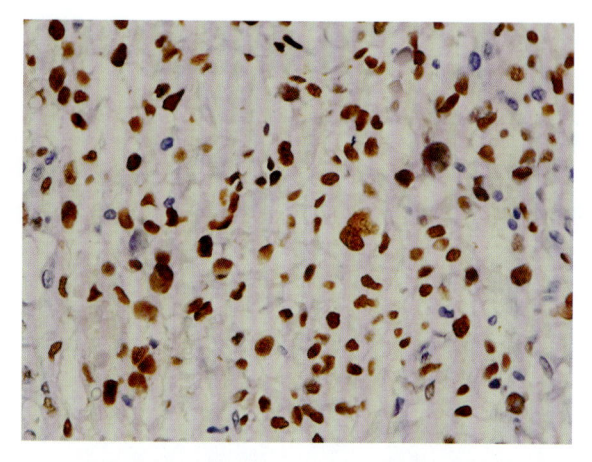

图11-246 骨肉瘤，SATB2，细胞核阳性

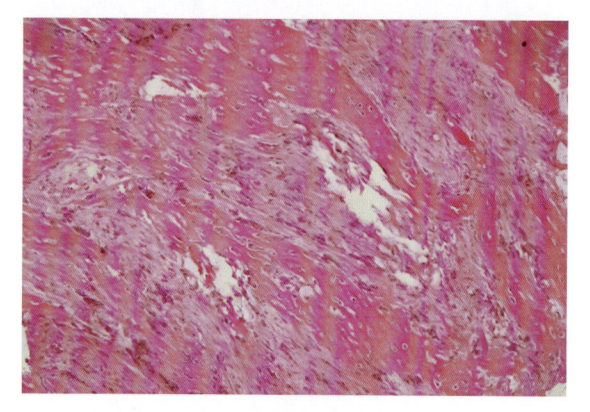

图11-247 骨旁骨肉瘤，HE染色

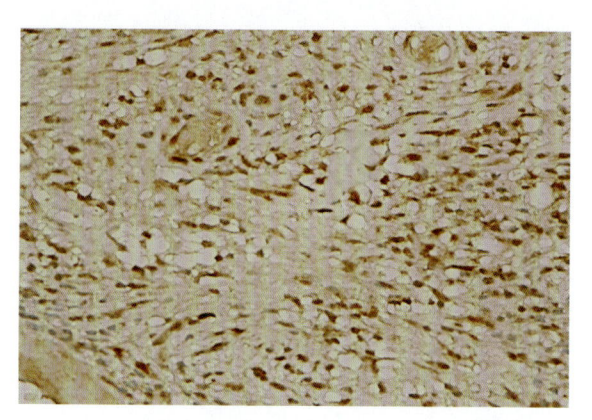

图11-248 骨旁骨肉瘤，MDM2，细胞核阳性

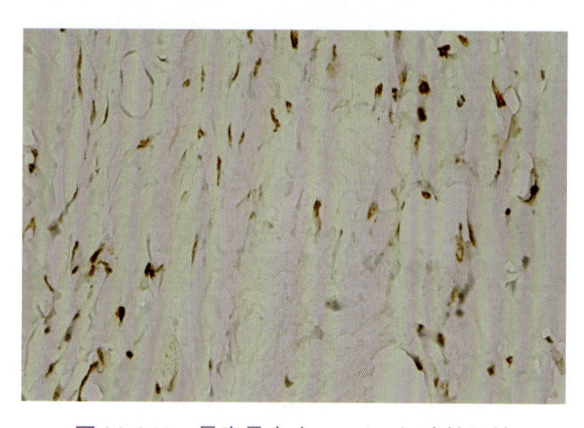

图11-249 骨旁骨肉瘤，p16，细胞核阳性

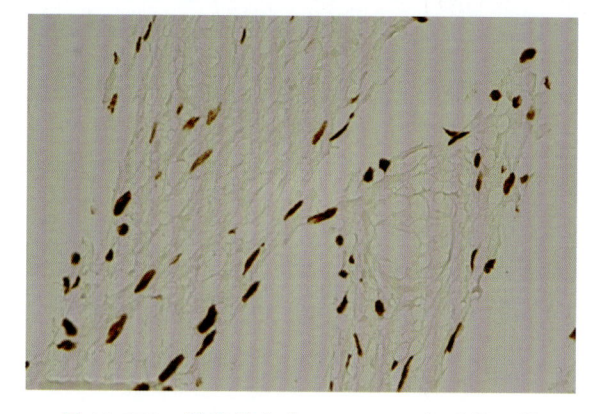

图11-250 骨旁骨肉瘤，SATB2，细胞核阳性

五、纤维源性肿瘤和骨其他间叶肿瘤

1.抗体选择 CK、EMA、Vim、CD34、S-100、SATB2、p53、RB1、FOS、MDM2、CDK4、SMA、Desmin和Ki-67等。必要时加分子检测。

2.注释

（1）第5版WHO骨肿瘤分类中，纤维源性肿瘤包括中间型（局部侵袭性）的促结缔组织增生性纤维瘤/韧带样纤维瘤和恶性纤维肉瘤（NOS）。而将旧版中未明确肿瘤性质的肿瘤、肌源性肿瘤、脂肪源性肿瘤和杂类肿瘤中的大部分瘤类型归为骨其他间叶肿瘤；纤维组织细胞瘤根据发病位置被归入对应的骨巨细胞瘤继发性改变或非骨化性纤维瘤，第5版已将该名称删除（表11-48）。

（2）骨促结缔组织增生性纤维瘤（DFB）：也称为骨韧带样纤维瘤，是由温和的梭形细胞和丰富的胶原纤维构成，组织学类似于韧带样型纤维瘤病。①病变特点：具有浸润性生长特征，典型由低细胞密度、温和的、无特征性的梭形细胞束构成，细胞异型不明显，核分裂象缺乏。背景为胶原基质。②免疫表型：DFB具有与侵袭性纤维瘤病相同的特征，包括β-catenin（核）和Vimentin、SMA、MSA表达，而Desmin、S-100、CD34和MDM2为阴性。③存在 *CTNNB1* 突变。④鉴别诊断：DFB应当是一个排除性诊断。主要与以下肿瘤鉴别，如骨纤维肉瘤、纤维结构不良、非骨化性纤维瘤、骨巨细胞瘤和动脉瘤样骨囊肿等。缺乏 *GNAS* 突变排除纤维结构不良；缺乏 *MDM2* 扩增排除低级别中央型骨肉瘤。

（3）骨纤维肉瘤：一种梭形细胞恶性肿瘤，由相对单一的、束状排列（常呈鲭鱼骨样）的成纤维细胞肿瘤细胞构成伴有数量不等的胶原产物，为排除性诊断。Vim、SMA、MSA常灶性阳性，其他标志物阴性。在确定诊断骨纤维肉瘤之前，需排除孤立性纤维性肿瘤（STAT6）、促结缔组织增生性纤维瘤（纤维肉瘤为穿透样破坏，β-catenin、SMA表达有助于鉴别）、滑膜肉瘤（上皮标志物和伴 *SS18* 基因重排）、低级别平滑肌肉瘤（Desmin和h-Caldesmon阳性）、骨肉瘤和去分化骨肉瘤（缺乏骨样基质时，SATB2的意义存在争议）。肿瘤具有明显的非典型性和车辐状生长特征应诊断为未分化多形性肉瘤（图11-251～图11-254），表达STAT6、CD34、BCL2有助于排除孤立性纤维性肿瘤，表达平滑肌标志物有助于平滑肌肉瘤的诊断。MUC4阳性和 *EWSR1* 基因重排有助于硬化性上皮样纤维肉瘤的诊断。

（4）纤维结构不良（FD）：是由异常增生的纤维组织取代正常骨组织导致，故又称骨纤维异常增殖症。其主要由鸟苷酸结合蛋白α活性刺激肽（*GNAS*）基因突变激活G蛋白α亚基（Gsα），导致cAMP产生过量，使细胞分化异常，涉及皮肤、骨骼、内分泌等多个系统。①病变特点：主要由增生的梭形成纤维细胞和不成熟的编织骨两种成分构成，骨小梁纤细，排列不规则，无板层结构，呈字母样、豆点状、新月形等，骨小梁周围多无骨母细胞围绕。② *GNAS* 基因突变阳性可协助FD的诊断。③与骨化性纤维瘤鉴别：骨化性纤维瘤的骨小梁有板状骨形成，小梁边缘有骨母细胞被覆及不等量的破骨细胞。

（5）骨纤维结构不良（OFD）：曾称为长骨的骨化性纤维瘤。病变由纤维成分和编织骨小梁构成，纤维细胞形态温和，骨小梁周围有骨母细胞围绕，总体呈带状分布模式。中心相对不成熟，骨小梁少而杂乱，周边相对成熟，骨小梁多而排列规则。免疫表型：骨母细胞SATB2阳性，其他标志物如CKpan、S-100、CD34、MDM2及CDK4等均阴性。

（6）软骨间叶错构瘤（CMH）：是一种罕见的具有破坏性的良性肿瘤。病变特点：由脂肪组织、横纹肌组织、纤维组织和不同成熟阶段的软骨等杂乱混合而成，无上皮性成分，软骨成分是诊断CMH的首要条件。免疫组化对诊断无帮助。可表达Vim，CK、CD56、Calponin、Caldesmon、S-100、SMA、Desmin、CD34和SOX10均为阴性。需要与存在软骨的纤维结构不良相鉴别。

（7）纤维软骨间叶瘤：是一种罕见的骨内原发性中间性肿瘤。病变由具有轻度不典型性的梭形细胞密集增生形成，软骨呈团巢状散在分布，部分似骺板样结构，局部有不规则新生骨形成。骨为长或短的骨小梁，衬覆骨母细胞的编织骨与软骨结节的软骨内骨化相融合。梭形细胞和软骨成分常浸润宿主骨，有时扩展至周围软组织。免疫组化对诊断无帮助。诊断时应着重与纤维软骨性结构不良、去分化软骨肉瘤及低级别中心性骨肉瘤等鉴别。分子遗传学上无 *GNAS*、*IDH1* 和 *IDH2* 基因突变，*MDM2* 基因无扩增。

（8）长骨造釉细胞瘤：是一种来源不明、长骨发生、组织学类似于颌骨造釉细胞瘤的罕见低度恶性肿瘤。

1）组织学上分为经典型造釉细胞瘤（基底细胞样、梭形、管状和鳞状分化）、骨纤维结构不良（OFD）样造釉细胞瘤和去分化造釉细胞瘤。OFD样造釉细胞瘤：上皮细胞簇不明显，存在于纤维骨性基质中；经典型造釉细胞瘤：明显上皮成分存在于纤维骨性间质中；去分化造釉细胞瘤：经典型造釉细胞瘤中的上皮成分演进为高级别肉瘤。

2）免疫组化表达纤维组织Vim。上皮细胞显示同时表达CK、EMA、Vim、CK-H（如CK5/6、CK14）、CK19、p63和Padoplanin，CD34、CK7、NapsinA、TTF1、CK8/18均阴性。

3）分子遗传学：存在重复性的染色体数目异常，以7、8、12、19和（或）21号染色体额外拷贝为主。7、8、12三体染色体不存在于骨母细胞和破骨巨细胞中。

4）鉴别诊断：①骨转移性鳞状细胞癌或腺癌，以中老年多见，鳞癌通常呈34βE12、CK-H、p63或p40阳性，而腺癌通常CKpan、CK7阳性，但34βE12、p63、p40阴性，两者常为波形蛋白阴性。②骨性纤维结构不良，CK可阳性，多为单个、散在的细胞阳性，而长骨造釉细胞瘤为巢状、成片细胞阳性。③滑膜肉瘤，可表达Vim、EMA、CK、CK7、BCL2、CD99、TLE1和NY-ESO-1，存在特征性的t（X；18）（p11；q11）染色体易位。④造釉细胞瘤转移，结合患者病史与组织学形态综合判断可资鉴别。⑤骨纤维肉瘤，CK阴性。

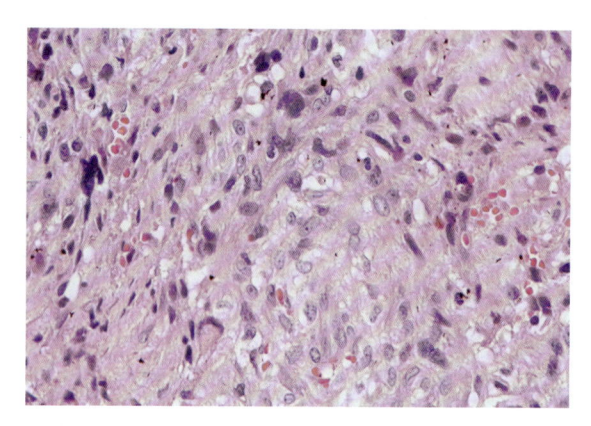

图11-251　骨内未分化肉瘤，HE染色

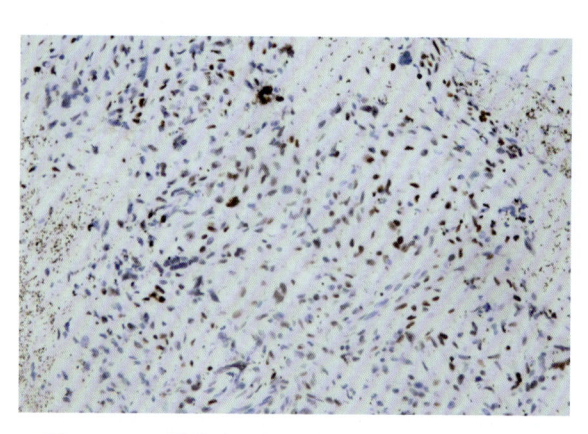

图11-252　骨内未分化肉瘤，SATB2，散在阳性

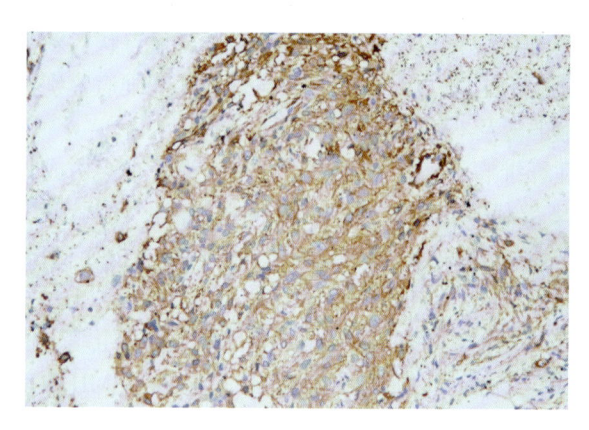

图11-253　骨内未分化肉瘤，SMA，部分阳性

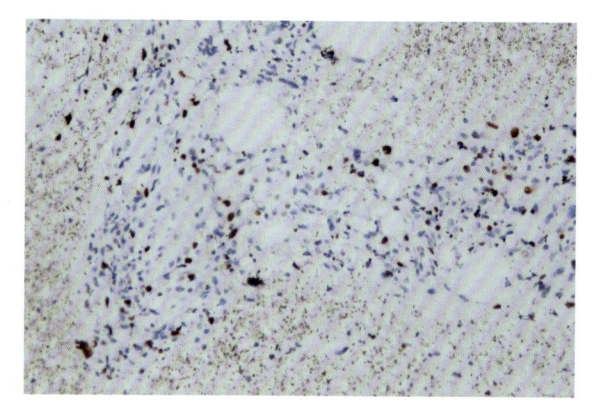

图11-254　骨内未分化肉瘤，Ki-67高表达

六、富含破骨性巨细胞的肿瘤

1.抗体选择　CK、EMA、Vim、CD34、S-100、SATB2、p63、H3.3G34W、MDM2、CDK4、CD68、SMA、Desmin、p53和Ki-67等。必要时加分子检测。

2.注释

（1）富含破骨性巨细胞的肿瘤，包括良性的动脉瘤样骨囊肿和非骨化性纤维瘤；中间型（局部侵袭性，偶见转移型）的骨巨细胞瘤和恶性骨巨细胞瘤。第5版WHO骨肿瘤分类删除了纤维组织细胞瘤，而根据发病位置将其归入对应的骨巨细胞瘤继发性改变或非骨化性纤维瘤中。

（2）动脉瘤样骨囊肿（ABC）：是一种存在多房充血囊腔的良性骨肿瘤。具有局部侵袭性、溶骨性的良性肿瘤，好发于长骨干骺端，也发生于椎体后附件。

1）病变特点：界限清楚，由纤维间隔分隔的充血囊腔构成。纤维间隔由中等密度温和的成纤维细胞伴有散在的多核破骨巨细胞和骨母细胞衬覆的反应性编织骨构成。多核巨细胞分布不均且多位于囊腔和出血灶附近，胞体较小。

2）免疫表型：ABC在免疫组化检测方面没有特异性，梭形细胞可表达SATB2，多核巨细胞可表达CD68（KP1），p63阴性（这一点与骨巨细胞瘤不同）。

3）ABC含有17p13.2染色体带上的*USP6*基因细胞遗传学重排。最常见的*USP6*融合伴侣为*CDH11*（30%），其他包括*THRAP3*、*CNBP*、*OMD*、*CLO1A1*、*CTNNB1*、*STAT3*、*FOSL2*等。大约70%的ABC存在*USP6*重排，但是ABC样改变不存在。目前，除原发性ABC和结节性筋膜炎（NF）外，该家族成员还包括NF的特殊亚型（血管内筋膜炎、骨化性筋膜炎及颅骨筋膜炎）、腱鞘纤维瘤、骨化性肌炎、指（趾）纤维骨性假瘤和良性浸润性肌成纤维细胞瘤等。

4）鉴别诊断：ABC样区域存在于其他继发出血囊性变的良性和恶性骨肿瘤中。这些改变以往诊断为继发性ABC，目前称为ABC样改变。大多数ABC样改变继发于良性肿瘤，如骨巨细胞瘤、骨母细胞瘤、软骨母细胞瘤和纤维结构不良。然而，ABC样改变也可伴发于肉瘤，特别是骨肉瘤。最重要的鉴别诊断是毛细胞血管扩张型骨肉瘤，因为二者具有相似的影像学特征和大体外观。毛细血管扩张型骨肉瘤的纤维间隔内存在明显恶性肿瘤细胞，ABC不存在。

（3）非骨化性纤维瘤（NOF）：一种良性、自限性车辐状梭形细胞肿瘤，存在破骨样多核巨细胞。不再推荐使用以下诊断名称：纤维皮质缺损（局限于皮质内）、干骺端纤维缺损、良性纤维组织细胞瘤。

1）病变特点：由温和的梭形细胞构成，排列呈车辐状结构。核分裂象低。破骨巨细胞散在分布于整个病变。反应性特征包括含铁血黄素沉积、泡沫样巨噬细胞聚集。局部反应性编织骨形成和囊性变。

2）免疫表型：CD68、Vim阳性；CK、S-100阴性（图11-255～图11-258）。

3）分子遗传学：80%的散发性NOF存在互不相容的*KRAS*和*FGFR1*突变热点。NOF可能与颌骨巨细胞病变有关，因为它们具有相同的组织学和遗传学改变。

4）鉴别诊断：主要与骨巨细胞瘤鉴别，当发生病理性骨折伴反应性骨形成时，需要与纤维结构不良或骨纤维结构不良鉴别，区别是病变骨折产生新生骨。

（4）骨巨细胞瘤（GCT）：是一种局部侵袭性原发性骨肿瘤，好发于青少年长骨的干骺端，以股骨远端、胫骨近端最为多见。

1）病变特点：由肿瘤性单核间质细胞和均匀分布的破骨细胞样巨细胞构成。单核间质细胞呈卵圆形或短梭形，边界不清，单核间质细胞核的形态与巨细胞核相似，无明显异型和病理性核分裂象。常伴继发性改变，包括动脉瘤样骨囊肿样改变、广泛的梗死、成纤维细胞增生、泡沫细胞浸润、反应性骨形成等。

2）免疫表型：间质细胞表达成骨细胞标志物，包括碱性磷酸酶、CD163、p16、p63、RUNX2、SP7转录因子（成骨相关转录因子抗体）和SATB2；巨细胞CD68、Lys阳性（图11-259～图11-262）。

3）分子遗传学：超过95%的骨巨细胞瘤有位于第1号染色体上的组蛋白*H3F3A*基因的致病性突变，其中约90%是*p.G34W*，其他罕见的变异有*p.G34L*、*p.G34M*、*p.G34R*和*p.G34V*。免疫组化抗体H3.3G34W是突变可靠的替代标志物，可应用于骨巨细胞瘤的辅助诊断。

4）鉴别诊断：包括多种富于破骨细胞样巨细胞的骨病变，如软骨母细胞瘤、原发性动脉瘤样骨囊肿、非骨化性纤维瘤、巨细胞性修复性肉芽肿、甲状旁腺功能亢进引起的棕色瘤和腱鞘巨细胞瘤等。其中最大的挑战是与富于巨细胞性骨肉瘤鉴别，强调临床、影像及病理结合，免疫组化推荐使用p63、H3.3G34W、

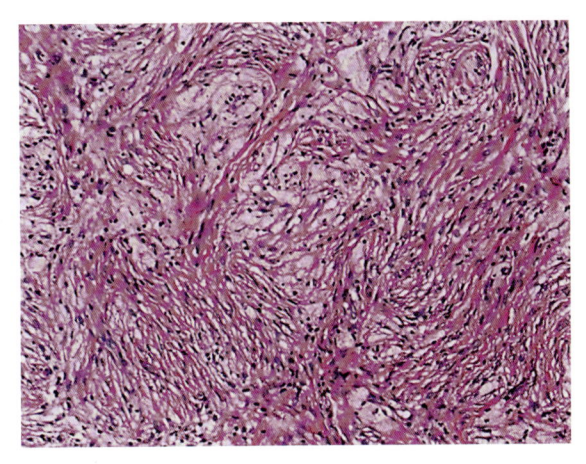

图11-255　非骨化性纤维瘤，HE染色

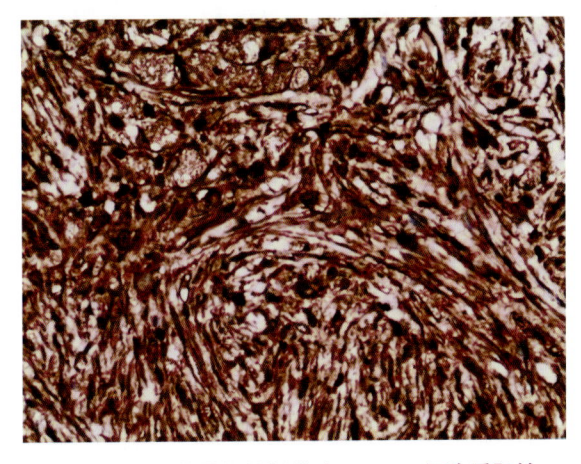

图11-256　非骨化性纤维瘤，Vim，细胞质阳性

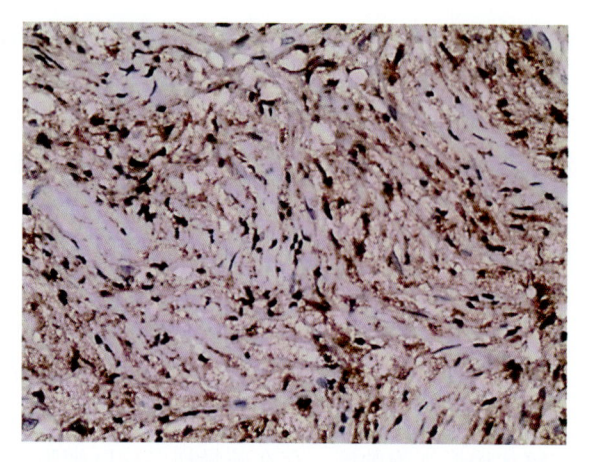

图11-257 非骨化性纤维瘤，溶菌酶，细胞质阳性

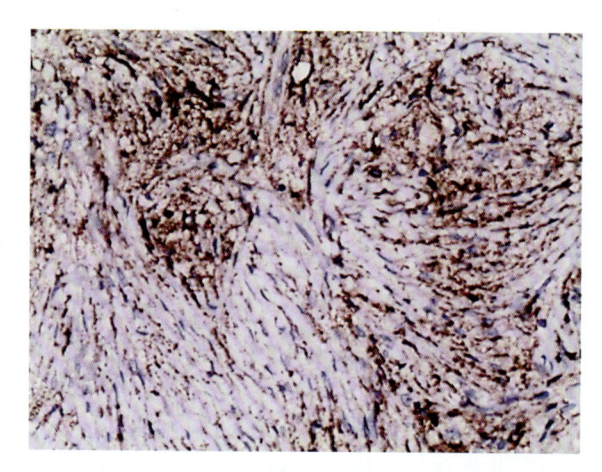

图11-258 非骨化性纤维瘤，CD68，细胞质阳性

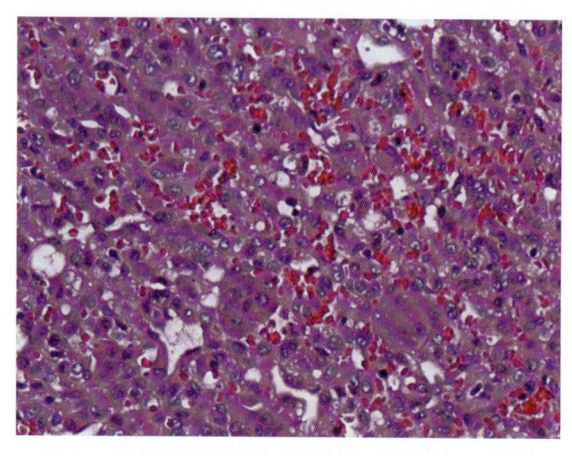

图11-259 骨巨细胞瘤，HE染色

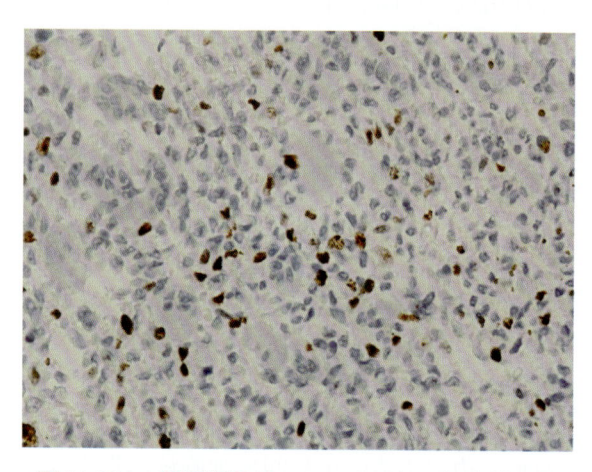

图11-260 骨巨细胞瘤，H3.3G34W，细胞核阳性

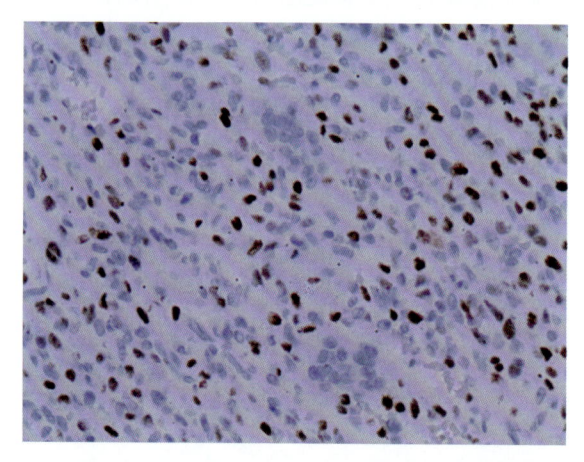

图11-261 骨巨细胞瘤，p63，单核细胞核阳性

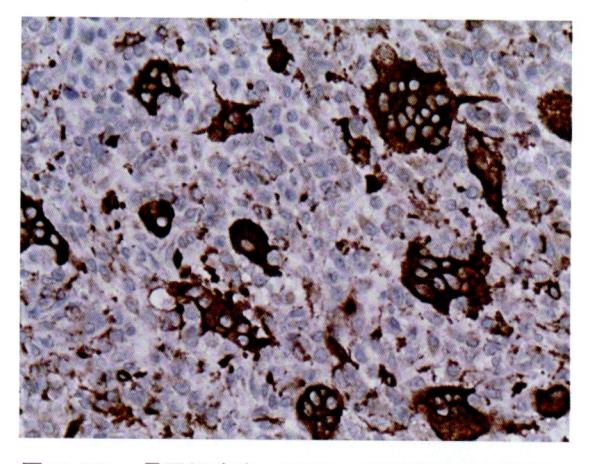

图11-262 骨巨细胞瘤，CD68，瘤细胞强弱不等阳性

CK、CD34、S-100、SATB2、CD68、p53和Ki-67等组合，并联合分子遗传学检测加以鉴别（表11-48）。

值得注意的是，目前对于此类肿瘤的诊断尚无绝对特异性的标志物。p63的表达对GCT的诊断具有辅助价值，阳性率高于其他富于巨细胞的骨肿瘤，但在骨肉瘤、非骨化性纤维瘤、动脉瘤样骨囊肿、软骨母细胞瘤、棕色瘤等中可有灶性或弱阳性表达，而腱鞘巨细胞瘤中未检测出p63阳性。H3.3G34W特异性抗体是骨巨细胞瘤较敏感和特异的生物学指标，阳性定位于细胞核。这一突变仅见于单核间质细胞成分（肿瘤成分），约2%的骨肉瘤呈H3.3G34W阳性，其余软骨母细胞瘤、腱鞘巨细胞瘤、动脉瘤样骨囊肿、棕色瘤、富于巨细胞性骨肉瘤、非骨化性纤维瘤均为阴性。H3.3G34W表达为骨巨细胞瘤的诊断与鉴别诊断提供了新的帮助。

表11-48 富含破骨性巨细胞的骨病变或肿瘤的诊断与鉴别

巨细胞病变	病变特点	免疫表型或注释
骨巨细胞瘤（GCT）	多核巨细胞均匀散布于大量单核基质细胞中，巨细胞核较多，且巨细胞大小一致，核的大小和间质细胞相似	H3F3A基因突变；单核细胞H3.3G34W、p63和p53核阳性；巨细胞CD68、Lys阳性
原发性GCT	表现为在典型的GCT中存在高级别肉瘤成分，其本质是在巨细胞瘤的基础上发生的去分化肉瘤	绝大多数存在H3F3A p.G34W基因突变，H3.3G34W阳性，伴p53突变和p53高表达
继发性GCT	多由GCT经手术或放疗后继发恶变而来。高级别肉瘤成分包括骨肉瘤、未分化肉瘤及纤维肉瘤等，缺乏GCT成分	H3.3G34W在恶性骨巨细胞瘤中的表达也有可能是缺失的。无同一部位GCT病史可以鉴别
非骨化性纤维瘤	单型性梭形细胞呈轮辐状排列，并伴大量泡沫样组织细胞，散在破骨细胞样巨细胞，边缘见成骨	CD68、Vim阳性，p63、S-100阴性。存在KRAS和FGFR1突变，缺乏H3F3A基因突变
动脉瘤样骨囊肿	含血囊腔及纤维组织间隔，多核巨细胞分布不均且多位于囊腔和出血灶附近，胞体较小，间质为成熟的纤维组织	梭形细胞可表达SATB2，多核巨细胞可表达CD68（KP1），p63阴性，存在USP6基因重排
巨细胞修复性肉芽肿	巨细胞大小不一，分布不规则，纤维化明显，有大量梭形成纤维细胞增生，炎症细胞较多，伴出血、吞噬含铁血黄素	巨细胞表达CD68、CD163、AAT、AACT、Lys和抗酒石酸酸性磷酸酶（TRAP）
棕色瘤	增生的纤维组织中见散在多核巨细胞，伴出血、含铁血黄素。病灶周可见残存板层骨、骨样基质和新生骨小梁	RANKL、CD68L阳性，有高血钙、低血磷、高碱性磷酸酶（ALP）及高甲状旁腺激素（PTH）水平
单纯性骨囊肿	囊壁内膜为结缔组织，囊腔内则为肉芽组织、纤维素、钙盐沉着、胆固醇、陈旧性出血、吞噬细胞及少量炎症细胞	好发于儿童及青少年，长骨干骺部常受累，X线片显示为溶骨性透明影
软骨母细胞瘤	由片状圆形至卵圆形细胞（有核沟）构成，可见多少不等的破骨样巨细胞、软骨样基质及钙化、窗格样钙化	可表达Vim、STAT2、S-100和SOX9，H3F3B突变致H3.3B特异性高表达，少数H3F3A突变
朗格汉斯细胞组织细胞增生症	可见特征性核沟、卵圆形分叶状核，可伴破骨细胞样多核巨细胞、嗜酸性粒细胞、淋巴细胞、中性粒细胞浸润	瘤细胞CD1α、Langerin和S-100蛋白均阳性，CD68阳性，存在BRAF V600E基因突变
富于巨细胞性骨肉瘤	巨细胞之间的肿瘤性单核细胞有程度不等的异型性和数量不等的病理性核分裂象，并可形成幼稚的肿瘤性骨样组织	p63、SATB2、RUNX2也可呈阳性表达，罕见病例呈H3.3G34W阳性
软组织巨细胞瘤	一种在临床和组织学上与骨巨细胞瘤均类似的原发于软组织的肿瘤，最常见于四肢浅表软组织内	RANKL，p63可阳性，但缺乏巨细胞瘤的H3F3A基因突变
腱鞘巨细胞瘤	除单核基质细胞及多核巨细胞外，常可见泡沫样组织细胞、吞噬含铁血黄素细胞及混杂少量炎症细胞	表达CSF1、VEGF、S-100P及Clusterin，组织细胞表达CD68、CD163和Lys等，p63阴性。存在CSF1基因易位

七、脊索源性肿瘤

1. 抗体选择 Brachyury、GFAP、Syn、S-100、CK、EMA、Vim、Ki-67，加PAS染色。差分化脊索瘤加INI1、p16、CDK4、MDM2或分子检测。

2. 注释

（1）脊索瘤是一种较为少见的起源于胚胎残余脊索组织的低中度恶性原发性骨肿瘤，好发于人体中轴，多见于颅底及骶尾部。2020版WHO骨肿瘤分类中脊索肿瘤分为以下5类：良性脊索细胞瘤、脊索瘤（NOS）、软骨样脊索瘤、去分化脊索瘤和差分化脊索瘤（低分化脊索瘤）（表11-49）。

（2）免疫表型：呈上皮及间叶双向表达，表达CK、S-100、EMA和Vim，GFAP均阴性，PAS染色阳性。Brachyury是一种转录因子，定位于细胞核，在诊断脊索瘤中具有较好的敏感性和特异性（图11-263～图11-266）。

（3）分子遗传学改变：Brachyury是T-box基因家族中的一员，位于6q27区域，编码转录因子Brachyury蛋白，在98%的脊索瘤中有表达，Brachyury是近年来研究较为深入的脊索瘤标志物，在脊索瘤诊断中具有重要价值。在70%脊索瘤中，CDKN2A基因出现同源或杂合缺失，与软骨相比，脊索瘤中p16表达明显降低，且表达水平与肿瘤的侵袭呈负相关。15%的脊索瘤中存在MDM2基因扩增。在去分化脊索瘤中，存在大量SMARCB1/INI1表达缺失。SMARCB1基因又名INI1/SNF5，编码INI1蛋白，被认为是抑癌基因，差分化脊索瘤是一类特征性含有SMARCB1缺失22q11（hSNF5/INI1）的肿瘤。

表 11-49　脊索肿瘤的分类和诊断

类型	病变特点	注释
良性脊索样细胞瘤	与脊索瘤相比，无分叶状结构、纤维条带、细胞外黏液性基质、脉管系统和坏死（据此可与脊索瘤区别）	分布与脊索瘤类似，多见于颅底、椎体和骶尾骨。免疫组化特征与脊索瘤类似
经典型脊索瘤	肿瘤呈分叶状，瘤细胞呈条索状排列，背景为黏液样基质。其中主要的瘤细胞呈卵圆形或多边形，细胞质内有大小不一的空泡，呈典型的"液滴样"细胞	呈上皮及间叶双向表达，表达CK、S-100、EMA和Vim，存在Brachyury基因突变，特征性Brachyury阳性，GFAP均阴性，PAS染色阳性
软骨样脊索瘤	在瘤组织内既有经典型脊索瘤的结构，又有向软骨方向分化的表现，有较为丰富的钙化区或软骨样区域	易被误诊为软骨肉瘤。软骨肉瘤无纤维间隔的分叶状结构，且无空泡样细胞，CK、EMA阴性
去分化脊索瘤	除了部分有典型脊索瘤形态特点外，局灶还会出现低分化肉瘤样区域及不同成分之间的移行区，肉瘤样成分常为未分化多形性肉瘤、骨肉瘤或平滑肌肉瘤等	脊索瘤成分一致性表达CKpan及Brachyury，肉瘤区域则不表达或移行区可以灶性弱表达CK或EMA，肉瘤区域表达间叶成分标志物
差分化脊索瘤（PDC）	缺乏脊索瘤的典型形态学特征，表现为成片或巢片状分布的上皮样或梭形肿瘤细胞，核分裂象活跃，均见坏死	表达CK、S-100、EMA、Vim和Brachyury，同时存在SMARCB1/INI1核表达缺失（图11-267～图11-270）

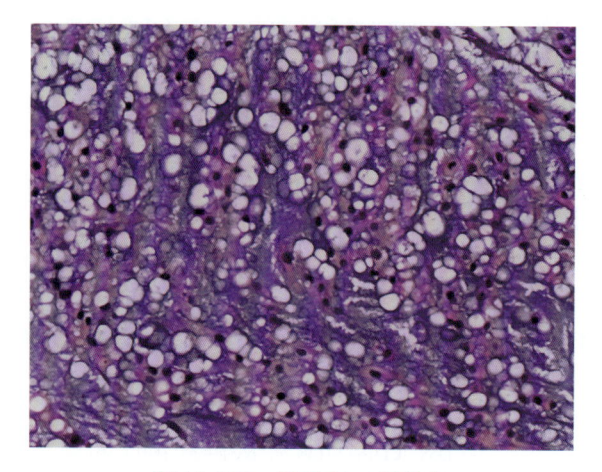

图 11-263　脊索瘤，HE染色

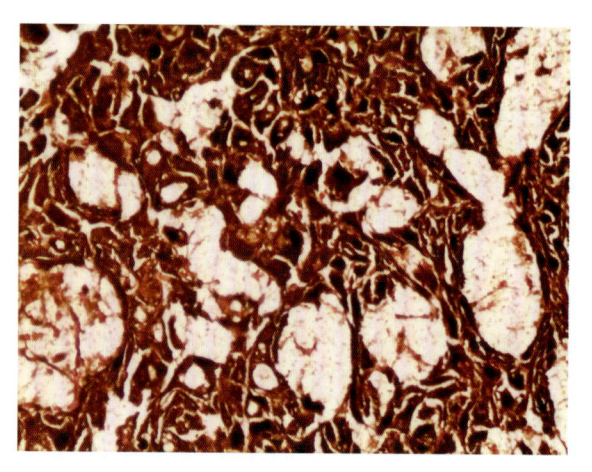

图 11-264　脊索瘤，S-100，细胞核/质阳性

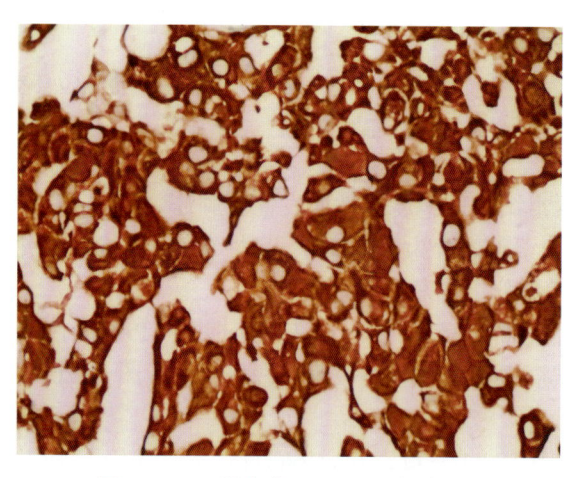

图 11-265　脊索瘤，CK，细胞质阳性

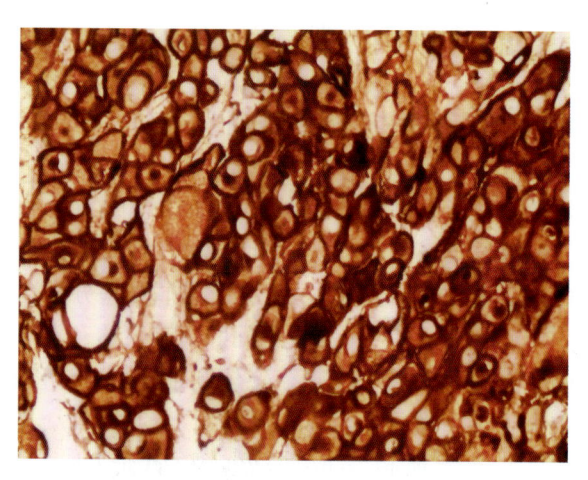

图 11-266　脊索瘤，EMA，细胞质阳性

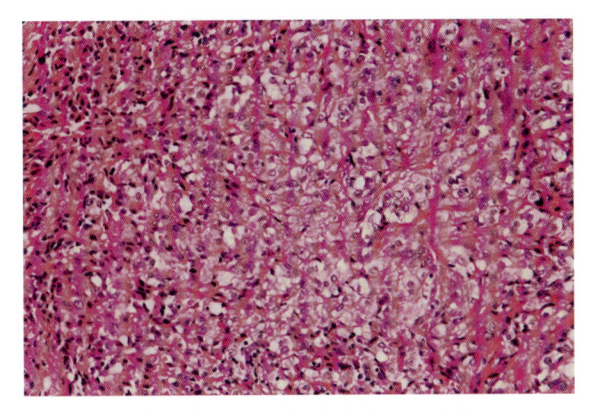

图11-267 差分化脊索瘤，HE染色

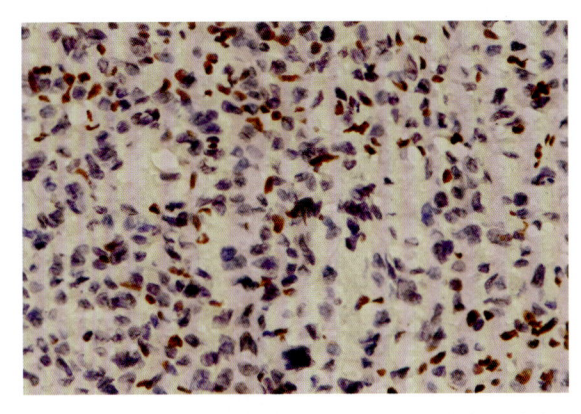

图11-268 差分化脊索瘤，INI1，瘤细胞表达缺失

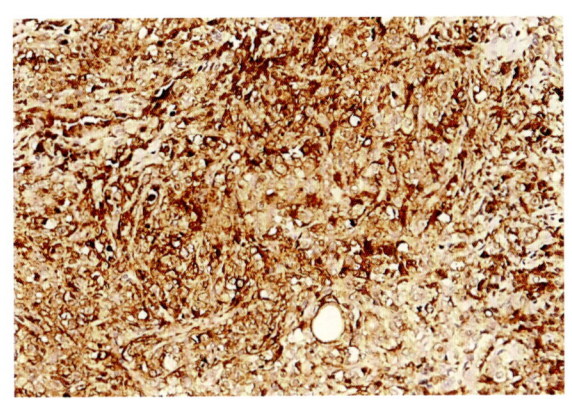

图11-269 差分化脊索瘤，S-100，细胞核/质阳性

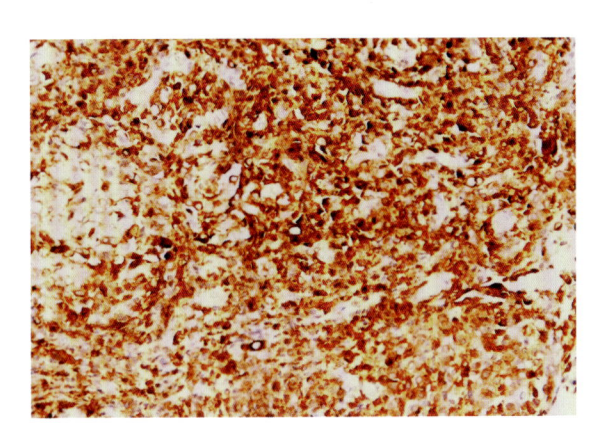

图11-270 差分化脊索瘤，EMA，细胞质阳性

（4）鉴别诊断：主要与混合瘤、软骨肉瘤、转移癌、脊索瘤样脑膜瘤、儿童非典型畸胎样/横纹肌样肿瘤（AT/RT）和上皮样肉瘤等相鉴别（表11-50）。脊索瘤的诊断仍需要以组织学为基础，Brachyury作为一种重要的免疫组化抗体，不失为诊断脊索瘤的利器，结合其他免疫组化抗体CKpan、EMA、Vim、S-100等综合判断。

表11-50 脊索瘤的鉴别诊断

类型	病变特点	免疫表型或注释
混合瘤	由腺体、巢状或单个上皮和肌上皮细胞等组成，较一致地散在分布于玻璃样变或黏液软骨样基质中，排列方式多样	表达腺上皮和肌上皮细胞标志物，Brachyury阴性，存在 EWSR1 基因易位
副脊索瘤	好发于下肢，组织学表现与脊索瘤相似	CK19、Brachyury阴性有助于鉴别
骨外黏液样软骨肉瘤	肿瘤细胞呈卵圆形或小梭形、较一致排列呈条索状、簇状或纤维网状，偶见横纹肌样细胞，间质呈淡蓝色黏液软骨样	可表达S-100、Syn和CgA，不表达CK、Vim和Brachyury，有 EWSR1 基因重排
转移性肾透明细胞癌	透亮或颗粒状肿瘤细胞胞质，胞质内的空泡和有核仁的小细胞有时与脊索瘤类似	CK、EMA和Vim阳性，CD10、CA Ⅸ、PAX8及RCC再结合明确的临床病史易于诊断
儿童非典型畸胎样/横纹肌样肿瘤（AT/RT）	PDC与AT/RT的鉴别：PDC可以表现为横纹肌样肿瘤的形态学特征，但缺乏AT/RT的原始神经上皮、间叶或上皮成分	免疫组化染色显示肿瘤细胞呈上皮源性、间叶源性及神经源性的多向分化表达。同时存在INI1表达缺失。但Brachyury阴性有助于鉴别

八、骨转移瘤

1.骨是其他器官肿瘤最常见的转移部位之一，仅次于淋巴结和肺。在当今的癌症诊疗体系中，明确原发灶仍然是标准化治疗的基础。因此鉴别肺转移性肿瘤病理类型及来源显得尤为重要。

2. 流行病学：转移瘤是老年患者骨肿瘤的常见类型。常见的原发部位是肺、肾、乳腺、前列腺、甲状腺、肝、胰和胃肠道等，其他常见原发肿瘤是淋巴瘤和黑色素瘤。年轻患者转移较少见，通常为神经肿瘤、肾脏肿瘤、软组织肿瘤和骨肿瘤，如神经母细胞瘤、横纹肌母细胞瘤、尤因肉瘤和骨肉瘤。

3. 发病部位：任何部位均可累及。常见部位是长骨如股骨、肱骨及中轴骨。

4. 病理诊断：转移瘤多以多发性病变为主，单发者少见。影像学检查（包括X线、CT、ECT及MRI有助于早期发现恶性肿瘤骨转移，但确诊主要依靠病理检查。通过了解病史，并根据肿瘤部位、影像学检查结果，病理医生应该能得出一个初步的肿瘤起源方向；组织形态学研究很少能够准确确定原发灶的性质及来源，但是通常能够提供重要的诊断线索，如肿瘤的亚型是否属于腺癌、鳞状细胞癌、神经内分泌肿瘤、间皮瘤、实体瘤等；对于普通HE染色难以确诊的肿瘤，如未分化型或分化程度较低的肿瘤，可以借助免疫组化（IHC）染色，这可为寻找原发灶提供更多的线索。器官特异的免疫标志物在诊断转移性肿瘤中特别有用，但是到目前为止尚未发现具有100%灵敏度和特异度的肿瘤标志物。因此，仅凭对某一种标志物的检测或某一次检测结果是很难做出判断的。选择一些特异度较高的肿瘤标志物联合检测某一肿瘤，有利于提高肿瘤诊断的阳性率（详见表2-2）。当病理标本较少及上述手段均无效时，新兴的分子基因检测技术可提供更多的帮助。

5. 免疫组化标志物选择：由于到目前为止，没有免疫组化标志物对一个器官或病理诊断有绝对的特异性，因此，应尽可能使用多种抗体（"抗体配套"）联合，包括肯定性、排除性和鉴别性标志物。通常首选敏感性和特异性较高的抗体类型，特别是公认的抗体型号，并合理配伍，力争采用尽可能少的抗体取得最好的检测结果。有时一个可能的诊断要选2个或多个可能为阳性和阴性表达的抗体，以防肿瘤异常免疫表达造成误诊（表11-51）。

表11-51 骨常见转移性肿瘤的组织学和免疫表型特点

肿瘤类型	抗体选择
转移性腺癌	CK7、CK20、Villin＋相关器官特异性标志物（如TTF-1、GATA3、CDX2等）
转移性鳞状细胞癌	一般选择p16、EBER、CK5/6、p63/p40。目前尚无有效的标志物确定鳞状细胞的来源。头颈部、宫颈等处鳞状细胞癌检测p53、p16、HPV原位杂交；考虑胸腺来源加CD5、CD117
转移性神经内分泌肿瘤	除广谱标志物（如CgA、Syn、CD56、NSE、INSM1、SCGN、SSTR2、PDX-1、NKX6-1等）之外，加测特殊部位肿瘤相关特异性标志物（详见表14-1）对确定转移性神经内分泌肿瘤的来源可能有一定的作用
转移性恶性黑色素瘤	黑色素细胞标志物（如S-100、HMB45、MelanA、MiTF、SOX10、PNL2等），一般加上阴性的标志物（如上皮性标志物CK、EMA，肌源性标志物SMA、Desmin等）
转移性肉瘤	选择可能的肉瘤类型的标志物，如肌源性、血管性、骨和软骨肉瘤等标志物
转移性小圆细胞肿瘤	CKpan、S-100、HMB45、CD99、LCA、Desmin、SMA、CD34，必要时加分子检测
转移性间皮瘤	通常选择2～3个间皮阳性及阴性标志物。首选CR、CK5/6、D2-40、WT1等阳性标志物，TTF-1、CEAp63/p40、ER、PAX8等可作为诊断的阴性对照的首选抗体
转移性淋巴瘤、白血病	除选择2～3个T细胞、B细胞或髓系肉瘤的标志物外，必要时加Ig基因重排或T细胞受体基因重排

参考文献

敖俊文，陈琼荣，2022. 下颌骨动脉瘤样骨囊肿1例. 中华病理学杂志，51（6）：564-566.

白月霞，马阳阳，冯佳燕，等，2019. 儿童腺泡状横纹肌肉瘤的临床病理学特征及预后. 中华病理学杂志，48（9）：710-714.

白岳青，杨婷婷，张惠箴，2019. H3F3A G34W免疫组织化学染色在骨巨细胞瘤诊断中的应用价值. 中华病理学杂志，48(7)：531-536.

常方圆, 杜晓玲, 戴弘季, 等, 2017. 恶性外周神经鞘膜瘤中TBX2基因突变及相关蛋白表达的临床意义. 中国肿瘤临床, 44（1）: 29-35.

陈春燕, 张惠箴, 蒋智铭, 等, 2016. MDM2、CDK4和SATB2对诊断低级别骨肉瘤的价值. 中华病理学杂志, 45（6）: 387-392.

陈浩, 邵雪宝, 王焱, 等, 2013. 皮肤非典型纤维黄色瘤. 临床皮肤科杂志, 42（11）: 659-662.

陈娟, 冯俊明, 2019. TFE3相关性肿瘤的研究进展. 癌症进展, 17（4）: 395-398.

陈琳, 蔡琳, 雷建园, 等, 2019. 腺泡状软组织肉瘤13例临床病理分析及文献回顾. 现代肿瘤医学, 27（12）: 2154-2158.

陈敏, 刘勇, 2013. 滤泡树突状细胞的相关标志物. 临床与实验病理学杂志, 29（2）: 197-200.

陈荣明, 2010. 关节旁黏液瘤临床病理特点. 临床与实验病理学杂志, 26（5）: 625-626.

陈少华, 黄种心, 林娜, 等, 2020. 滑膜肉瘤的诊断及预后治疗新进展. 临床与实验病理学杂志, 36（8）: 947-950.

陈雪, 高晓翔, 魏永敬, 等, 2015. 椎管内色素性神经鞘膜瘤临床病理观察一例. 解放军医药杂志, 27（9）: 110-113.

陈琰琰, 罗峻, 谢光辉, 等, 2018. 颅骨筋膜炎一例. 中华病理学杂志, 47（12）: 963-965.

成宇帆, 王坚, 2011. 硬化性神经束膜瘤一例. 中华病理学杂志, 40（9）: 635-636.

崔华娟, 赖日权, 王卓才, 等, 2013. 骨化性纤维黏液样肿瘤临床病理观察及文献复习. 临床与实验病理学杂志, 29（7）: 757-760.

丁华, 汪亮亮, 许晓琳, 等, 2016. 真皮神经鞘黏液瘤和Neurothekeoma的临床病理学对比性研究. 中华病理学杂志, 45（11）: 755-761.

丁华野, 皋岚湘, 2004. 乳腺肌纤维母细胞增生及肿瘤性病变. 中华病理学杂志, 33（4）: 378-381.

顿耀军, 于路平, 杜依青, 等, 2015. IgG4相关性腹膜后纤维化5例临床特征及文献回顾. 北京大学学报（医学版）, 47（4）: 622-627.

范大铭, 黄海建, 2018. 低度恶性神经束膜瘤临床病理分析. 诊断病理学杂志, 25（10）: 710-713.

范盼红, 孔令非, 林瀛, 等, 2018. 血管肌纤维母细胞瘤临床病理学特征. 中华病理学杂志, 47（5）: 376-377.

方三高, 周晓军, 2014. 解读新版WHO（2013）骨肿瘤分类. 临床与实验病理学杂志, 30（2）: 119-122.

冯真, 吴若晨, 高毅明, 等, 2019. 浅表性肢端纤维黏液瘤1例临床病理分析. 中国中西医结合皮肤性病学杂志, 18（1）: 80-82.

付尧, 管文燕, 武海燕, 等, 2018. 肌纤维瘤/肌纤维瘤病九例临床病理学分析. 中华病理学杂志, 47（1）: 45-50.

干文娟, 杜明占, 郁义星, 等, 2018. 消化道炎性纤维性息肉临床病理分析. 诊断病理学杂志, 25（10）: 706-709.

高英兰, 薛霜, 赵跃武, 等, 2013. 异位脑膜瘤151例回顾性分析. 临床与实验病理学杂志, 29（8）: 916-918.

高珍, 仲秀秀, 曹猛, 等, 2018. 儿童软组织透明细胞肉瘤1例. 诊断病理学杂志, 25（11）: 760, 775.

耿清伟, 王敏, 宋秀祖, 2018. 皮肤上皮样血管瘤22例临床病理分析. 中华皮肤科杂志, 51（6）: 459-462.

宫惠琳, 梁华, 张娇娇, 等, 2019. 肺原发性滑膜肉瘤11例临床病理分析及SS18-SSX融合基因检测. 大连医科大学学报, 41（2）: 116-121.

宫丽华, 刘巍峰, 丁宜, 等, 2018. 骶尾部去分化脊索瘤的临床病理学分析. 中华病理学杂志, 47（5）: 349-353.

宫丽华, 刘巍峰, 丁宜, 等, 2018. 肢体去分化脂肪肉瘤临床病理学分析. 中华病理学杂志, 47（7）: 511-516.

宫丽华, 张文, 董荣芳, 等, 2021. H3.3 K36M突变蛋白表达在软骨母细胞瘤诊断及鉴别诊断中的价值. 中华病理学杂志, 50（3）: 242-244.

贡其星, 范钦和, 2021. 2020版WHO软组织肿瘤分类解读（二）. 中华病理学杂志, 50（4）: 314-318.

贡其星, 范钦和, 2021. 2020版WHO软组织肿瘤分类解读（一）. 中华病理学杂志, 50（3）: 180-184.

贡其星, 范钦和, 丁颖, 等, 2019. 不典型性上皮样血管内皮瘤临床病理观察. 中华病理学杂志, 48（8）: 620-625.

郭春雨, 韩换, 郑建明, 2018. 靴钉样（DABSKA-网状）血管内皮瘤1例. 临床与实验病理学杂志, 34（11）: 1286-1287.

郭国栋, 黄海建, 陈小岩, 2017. 恶性外胚叶间叶瘤1例临床病理观察并文献复习. 临床与实验病理学杂志, 33（9）: 1043-1045.

韩安家, 赖日权, 2015. 软组织肿瘤病理学. 北京: 科学出版社.

韩安家, 阎晓初, 王坚, 2015. 软组织肿瘤病理诊断免疫组化指标选择专家共识（2015）. 临床与实验病理学杂志, 31（11）: 1201-1204.

何春年, 赵焕芬, 石卫东, 等, 2007. 右前臂肌内黏液瘤. 临床与实验病理学杂志, 23（2）: 218-220.

何福果, 徐开梅, 2014. 增生性筋膜炎临床病理分析. 临床与病理杂志, 34（4）: 380-384.

何惠华, 袁静萍, 黄文先, 等, 2019. 子宫颈恶性孤立性纤维性肿瘤临床病理观察. 诊断病理学杂志, 26（4）: 251-253, 255.

贺艳玲, 陈昊, 张春芳, 等, 2019. 颈部弥漫型腱鞘巨细胞瘤1例报道. 诊断病理学杂志, 26（1）: 53-55.

黑淑敏，卫红军，陈桦，等，2019. 纽约食管鳞状上皮癌抗原1在黏液样脂肪肉瘤中的表达及病理诊断价值. 中华病理学杂志，48（3）：225-230.

胡春燕，王纾宜，2017. 鼻腔鼻窦促结缔组织增生性小圆细胞肿瘤的临床病理特征：1例新发病例及2例文献复习. 复旦学报（医学版），44（1）：87-92.

胡春燕，王纾宜，朱莉，等，2015. 头颈部纤维母/肌纤维母细胞性肿瘤临床病理分析. 中国眼耳鼻喉科杂志，15（3）：189-193.

胡桂明，陈慧萍，王朝夫，等，2018. CD10在良性纤维组织细胞瘤中的表达及意义. 中华病理学杂志，47（2）：130-131.

胡飘飘，徐晓艳，2019. 胃血管球瘤2例的临床病理特征及文献复习. 临床与病理杂志，39（9）：2086-2091.

胡维维，崔华娟，石海燕，等，2014. 软组织透明细胞肉瘤11例临床病理分析. 临床与实验病理学杂志，30（6）：678-680.

黄海建，陈小岩，2019. 原发性舌软组织透明细胞肉瘤一例. 中华病理学杂志，48（2）：158-159.

黄海建，陈小岩，陈刚，2016. 上皮样炎性肌纤维母细胞肉瘤三例临床病理分析. 中华病理学杂志，45（7）：474-475.

黄海建，张秋颖，陈小岩，2020. 鼻腔鼻窦小圆细胞肿瘤病理诊断及新进展. 中华病理学杂志，49（1）：97-102.

贾雪梅，唐娜，田山，等，2017. 胃肠道钙化性纤维性肿瘤分子标志物的研究进展. 临床与病理杂志，37（9）：1965-1970.

蒋娜，曹培龙，王鸿雁，等，2016. 骨外间叶性软骨肉瘤2例临床病理观察. 诊断病理学杂志，23（6）：420-422，427.

蒋雪兵，张磊，孙蒙，等，2019. 杂性神经鞘瘤/神经束膜瘤35例临床病理学分析. 中华病理学杂志，48（9）：688-693.

蒋依娜，张冠军，杨喆，2017. 肺动脉内膜肉瘤临床病理观察. 诊断病理学杂志，24（3）：194-197.

金行藻，周晓军，张建民，2001. 新近认识的几种外阴软组织肿瘤的病理诊断. 诊断病理学杂志，8（5）：257-260.

晋龙，眭玉霞，陈志忠，等，2017. 婴儿纤维性错构瘤16例临床病理分析. 临床与实验病理学杂志，33（7）：809-811.

孔垂广，贺晓生，2019. Ⅱ型神经纤维瘤病合并多类型肿瘤的最新研究进展. 中华神经医学杂志，18（7）：732-735.

孔蕴毅，王坚，2003. 肢端黏液炎性纤维母细胞性肉瘤. 临床与实验病理学杂志，19（5）：457-461.

赖日权，陈晓东，2001. 具有上皮-间叶性分化恶性肿瘤的病理诊断. 临床与实验病理学杂志，17（4）：348-351.

赖日权，崔华娟，2013. 软组织假肉瘤性病变的病理诊断. 诊断病理学杂志，20（2）：65-69.

赖日权，王蔚，2014. 婴幼儿和儿童软组织中间型肿瘤的病理诊断. 临床与实验病理学杂志，30（11）：1282-1286.

黎美仁，余文敏，胡佳莉，等，2019. 磷酸盐尿性间叶性肿瘤1例. 临床与实验病理学杂志，35（7）：872-873.

李海，刘冲，张智弘，等，2019. 浅表性CD34阳性纤维母细胞肿瘤三例临床病理学特征分析. 中华病理学杂志，48（2）：144-146.

李和，李继承，肖岚，2015. 组织学和胚胎学. 3版. 北京：人民卫生出版社.

李惠，高丽丽，赵苏苏，等，2016. 硬化性横纹肌肉瘤1例. 临床与实验病理学杂志，32（12）：1423-1425.

李莉，周晓军，2015. INI1缺陷性肿瘤的临床病理特征. 中华病理学杂志，44（5）：361-364.

李亮，韩翠红，徐青霞，等，2018. 淋巴结内栅栏状肌纤维母细胞瘤3例报道. 诊断病理学杂志，25（2）：139-142.

李亮，徐青霞，韩翠红，等，2017. 膀胱器官相关性假肉瘤性肌纤维母细胞性增生3例临床病理观察. 诊断病理学杂志，24（3）：178-181.

李玲玉，杨海生，陈玲玲，等，2022. 原发于腹壁的骨外黏液样软骨肉瘤1例. 临床与病理杂志，42（5）：1257-1262.

李晴晴，杨芝春，2016. 脂肪组织生物学研究进展. 中南医学科学杂志，44（5）：579-585.

李索妮，姚煜，南克俊，2013. 上皮样肉瘤的研究进展. 现代肿瘤医学，21（5）：1152-1155.

李娅娜，司亮，王强，2018. 项型纤维瘤7例临床病理分析. 临床与实验病理学杂志，34（12）：1372-1374.

刘丹，王坚，肖芹，等，2020. 软组织骨化性纤维黏液样肿瘤三例临床病理学特征. 中华病理学杂志，49（2）：174-176.

刘芳，郭莉，张良运，等，2016. 网状血管内皮瘤1例报道并文献复习. 临床与实验病理学杂志，32（8）：934-936.

刘平平，张兵林，笪冀平，2016. 滑膜肉瘤的研究进展. 中国组织化学与细胞化学杂志，25（3）：280-284.

刘绮颖，孙蒙，喻林，等，2018. 脂肪纤维瘤病八例临床病理学观察. 中华病理学杂志，47（3）：186-191.

刘斯润，蔡香然，邱麟，2020. 新版（2020）WHO骨肿瘤分类解读. 磁共振成像，11（12）：1086-1091.

刘新丽，杨聪颖，陈昊，2018. 胃血管球瘤的临床病理学特征. 中华病理学杂志，47（7）：544-545.

刘燕飞，贾超，张朦，等，2019. 儿童滑膜肉瘤12例临床病理学分析. 中华病理学杂志，48（9）：705-709.

柳维军，杜春梅，鲁丹萍，等，2019. 粘液纤维肉瘤3例临床病理分析并文献复习. 西南军医，21（3）：252-255.

陆磊，陈仁贵，李小秋，等，2005. Kimura病和上皮样血管瘤的临床病理学观察. 中华病理学杂志，34（6）：353-357.

陆晓青，王诚，2018. 梭形细胞未分化肉瘤的临床病理分析. 浙江临床医学，20（10）：1731-1732.

路名芝，刘勇，2005. 软组织肿瘤病理诊断的基本思路. 江西医学检验，23（1）：61-64.

骆敏，张玉梅，李永强等，2018. Ewing样肉瘤分子病理学研究进展. 临床与实验病理学杂志，34（8）：893-895.

吕成林，李海校，曹始波，等，2022. 鞍区原发性近端型上皮样肉瘤颅内多发转移1例. 中华神经外科杂志，38（5）：513-515.

马宏民，2013. 肿瘤淋巴管生成及其调控机制研究进展. 实用医药杂志，30（5）：469-471.

马莉，谢群，陶仪声，等，2008. 丛状纤维组织细胞瘤3例临床病理观察. 临床与实验病理学杂志，24（5）：530-532.

马晓燕，石艳宏，高应芳，等，2018. 皮肤非典型性纤维黄色瘤5例临床病理分析. 临床与实验病理学杂志，34（5）：560-562.

马燕凌，孙建海，朱朋成，等，2018. 上皮样肉瘤26例临床病理观察. 华中科技大学学报（医学版），47（6）：725-728，749.

毛荣军，李启明，房惠琼，等，2011. 腘窝恶性骨化性纤维黏液样肿瘤并发肺鳞状细胞癌的临床病理学观察. 临床与实验病理学杂志，27（4）：388-392.

梅佳，曹晓卉，王新玲，等，2019. 近端型上皮样肉瘤3例临床病理分析. 临床与实验病理学杂志，35（11）：1349-1351.

蒙国照，2011. 肌纤维母细胞分化肿瘤. 临床与实验病理学杂志，27（4）：410-414.

孟淑琴，孙晓淇，宫丽华，等，2008. 骨化性肌炎15例的临床病理学分析. 中华病理学杂志，37（10）：665-669.

庞卫军，李影，卢荣华，等，2005. 脂肪细胞分化过程中的分子事件. 细胞生物学杂志，27（5）：497-500.

彭发全，黄传生，詹名花，2013. 恶性外周神经鞘膜瘤的临床病理分析及文献复习. 实用癌症杂志，28（4）：445-447.

彭燕，邢晓皖，翁海燕，等，2012. 非典型性脂肪瘤性肿瘤/分化良好的脂肪肉瘤的临床病理分析. 现代肿瘤医学，20（11）：2401-2404.

齐广伟，郑佳，马阳阳，等，2019. 具有少见组织学特征的婴儿型/先天性纤维肉瘤临床病理学特征. 中华病理学杂志，48（9）：700-704.

《软组织和骨肿瘤分子病理学检测专家共识（2019年版）》编写专家委员会，2019. 软组织和骨肿瘤分子病理学检测专家共识（2019年版）. 中华病理学杂志，48（7）：505-509.

撒焕兰，马克威，2015. 横纹肌肉瘤发病机制的研究进展. 中国老年学杂志，35（12）：3482，3486.

慎浩鑫，宋虎伟，王林等，2015. 肿瘤相关成纤维细胞研究进展. 中华实验外科杂志，32（10）：2612-2614.

施琳，袁宏伟，刘霞，等，2022. 睾丸旁混合型脂肪肉瘤1例. 临床与实验病理学杂志，38（1）：126-128.

史连国，陈培琼，庄严阵，等，2017. 12例骨外尤文肉瘤的临床病理分析及鉴别诊断. 医学理论与实践，30（18）：2763-2765.

舒艳，汤炜健，汤宏峰，等，2016. 32例先天性血管瘤临床病理特征及诊治分析. 中华小儿外科杂志，37（11）：823-827.

宋红，武世伍，柴大敏，等，2018. 臀部混杂性神经鞘瘤1例. 临床与实验病理学杂志，34（1）：117-118.

苏琳茜，郭乔楠，唐雪峰，2019. 消化道神经鞘瘤临床病理分析. 局解手术学杂志，28（3）：204-207.

孙娓，王翠芳，2019. 树突状纤维黏液脂肪瘤1例并文献复习. 沈阳医学院学报，21（3）：211-213，217.

汤莉，周隽，张惠箴，等，2012. 腱鞘巨细胞瘤的临床病理特征及研究进展. 临床与实验病理学杂志，28（6）：666-669.

唐丽华，刘绮颖，喻林，等，2018. 梭形细胞脂肪瘤/多形性脂肪瘤65例临床病理学分析. 中华病理学杂志，47（4）：263-268.

唐为安，徐兴祥，杨俊俊，2017. 血管平滑肌细胞表型转化标记物研究进展. 国际呼吸杂志，37（21）：1676-1680.

唐雪峰，郭乔楠，王亚丽，2015. 深部侵袭性血管黏液瘤6例临床病理分析. 诊断病理学杂志，22（3）：139-141.

田秀春，刘丹，徐清，等，2014. 异位错构瘤性胸腺瘤临床病理观察. 诊断病理学杂志，21（2）：98-100.

田研，周军，马克，等，2016. 硬化性上皮样纤维肉瘤3例临床病理观察. 诊断病理学杂志，23（5）：338-341.

汪小霞，陈辉，王璇，等，2022. NKX3.1和NKX2.2在间叶性软骨肉瘤中的表达及诊断价值. 中华病理学杂志，51（2）：114-119.

王刚，张成武，2019. 胃肠道血管周上皮样细胞肿瘤的研究进展. 中国现代医学杂志，29（10）：38-42.

王晗，马阳阳，李佳恒，等，2014. 儿童肾外恶性横纹肌样瘤临床病理学分析. 中华病理学杂志，（12）：805-808.

王坚，范钦和，2016. 软组织肿瘤病理诊断中问题和挑战. 中华病理学杂志，45（1）：6-9.

王坚，朱雄增，2017. 软组织肿瘤病理学. 2版. 北京：人民卫生出版社.

王坚，朱雄增，张仁元，2004. 恶性颗粒细胞瘤10例临床病理学观察及文献复习. 中华病理学杂志，33（6）：497-502.

王锦，刘海鹰，马玮玮，等，2016. 上皮样肉瘤5例病理学特征分析. 诊断病理学杂志，23（7）：499-503.

王丽华，李春梅，张彤，等，2020. 腹腔促结缔组织增生性小圆细胞肿瘤3例. 诊断病理学杂志，27（1）：45-46.

王瑞琳，2006. 骨肿瘤病理诊断及鉴别诊断//全国软组织和骨肿瘤病理诊断学术研讨会论文汇编. 中华医学会，临床与实验病理学杂志编辑部，59-69.

王婷，黄丽娇，李仔峰，等，2021. 软组织恶性混合瘤/肌上皮癌1例并文献复习. 临床与实验病理学杂志，37（6）：737-740.

王小桐，倪皓，周晓军，等，2016. 荧光原位杂交在诊断软组织肿瘤中的应用. 中华病理学杂志，45（12）：889-894.

王晓娟，赵丹晖，王映梅，等，2017. 具有BCOR-CCNB3融合基因的尤文样未分化肉瘤临床病理分析. 中华病理学杂志，3（2）：102-107.

王雅杰，王雷明，孟宇宏，等，2021. 中枢神经系统骨外间叶性软骨肉瘤临床及病理分析. 中华病理学杂志，50（10）：1157-1162.

王振，陈祥义，邬万新，2017. 浅表肢端纤维黏液瘤1例临床病理学观察. 临床与实验病理学杂志，33（3）：336-337.

魏娉，路三军，桂红武，等，2015. 肺内神经肌肉性错构瘤1例. 临床与实验病理学杂志，31（4）：480.

魏清柱，赵彤，2022. 解读第五版WHO骨肿瘤分类. 诊断病理学杂志，29（5）：473-476，480.

温文娟，朴月善，卢德宏，2019. 中枢神经系统具有横纹肌样细胞特征肿瘤的病理诊断. 中华病理学杂志，48（9）：665-669.

温洋，彭芸，2018. 儿童恶性横纹肌样瘤的影像学特征. 中国小儿血液与肿瘤杂志，23（2）：57-61.

翁微微，杨静，王坚，2013. 非典型性纤维组织细胞瘤24例临床病理学分析. 中华病理学杂志，42（5）：316-320.

吴海静，张国楠，2015. 腹膜播散性平滑肌瘤病的研究进展. 中华妇产科杂志，（3）：232-234.

吴建锋，魏洁，赵丹晖，等，2020. 骨与软组织小圆细胞肉瘤分类新进展. 中华病理学杂志，49（11）：1203-1208.

吴涛，丁向东，张志魁，等，2018. 软组织多形性玻璃样变血管扩张性肿瘤2例报道. 诊断病理学杂志，25（8）：578-580.

吴伟良，陈建松，刘建方，等，2022. 儿童距骨骨母细胞瘤1例报告并文献复习. 临床小儿外科杂志，21（3）：298-300.

肖哲，王云华，2019. 良性转移性平滑肌瘤1例及文献复习. 中南大学学报（医学版），44（8）：951-956.

谢乐，毛荣军，徐园园，等，2022. 骨原发性假肌源性/上皮样肉瘤样血管内皮瘤4例临床病理观察. 诊断病理学杂志，29（3）：236-239，251.

谢璐，许婕，孙昆昆，等，2020. 骨来源肿瘤的分子病理学进展. 中华骨科杂志，40（17）：1206-1215.

徐汇皓，2019. 先天性血管瘤临床病理特征分析与研究. 血栓与止血学，25（4）：599-601.

徐哲，张尧，索海强，等，2018. 原发于跟骨的透明细胞肉瘤一例. 中华肿瘤杂志，40（9）：683-684.

许晓琳，刘尽国，孙蒙，等，2018. 软组织血管纤维瘤24例临床病理学观察. 中华病理学杂志，47（8）：616-621.

颜语，沈丹华，2020. 尤文及尤文样肉瘤分子遗传学研究进展. 中华病理学杂志，49（2）：203-206.

阳宇，杜晓华，赵敏，等，2017. 乳腺型肌纤维母细胞瘤3例临床病理观察. 临床与实验病理学杂志，33（6）：683-685.

杨吉龙，王坚，朱雄增，2005. 肌纤维母细胞病理学研究进展. 临床与实验病理学杂志，21（4）：480-484.

杨文婷，2022. 软组织NRK重排梭形细胞肿瘤1例. 诊断病理学杂志，29（3）：277-279.

杨小萍，郑波，2019. 血管外膜细胞生物学特性及对造血干/祖细胞的支持作用. 中国组织工程研究，23（29）：4728-4734.

姚家美，曾海英，谭云山，等，2017. 促结缔组织增生性纤维母细胞瘤七例临床病理学分析. 中华病理学杂志，46（4）：223-227.

姚娟，赵红梅，苑红梅，等，2017. 上肢恶性蝾螈瘤1例. 临床肿瘤学杂志，22（3）：285-286.

叶新青，2016. 隆突性皮肤纤维肉瘤的临床病理学研究进展. 诊断病理学杂志，23（5）：390-394.

叶新青，邝晓聪，叶洪涛，2017. 隆突性皮肤纤维肉瘤的分子遗传学研究进展. 广西医科大学学报，34（1）：138-142.

殷敏智，张忠德，吴湘如，等，2007. 婴儿性血管瘤24例临床病理分析. 临床与实验病理学杂志，23（4）：461-463.

尹清，王彬，涂岩，等，2019. 特发性腹膜后纤维化诊治研究进展. 东南大学学报（医学版），38（2）：380-384.

于宝华，柏乾明，徐晓丽，等，2018. 乳腺肌纤维母细胞瘤九例临床病理学分析. 中华病理学杂志，47（10）：747-752.

喻林，王坚，2013. 软组织肿瘤的新类型和新亚型. 中华病理学杂志，42（9）：628-633.

袁菊，刘蕾蕾，史传兵，等，2019. 假肌源性血管内皮瘤3例临床病理观察并文献复习. 临床与实验病理学杂志，35（3）：337-339.

袁晓露，刘原，向婉柳，等，2019. 102例脂肪肉瘤病理学特征及复发病例分析. 临床与病理杂志，39（8）：1628-1633.

岳振营，庞闽厦，田昭俭，等，2018. 胼胝体原发性骨外黏液样软骨肉瘤1例并文献复习. 临床与实验病理学杂志，34（6）：688-690.

翟志芳，钟华，杨希川，等，2014. 孤立性局限性神经瘤二例. 实用皮肤病学杂志，7（3）：223-224.

展瑞，赵光明，郭凌川，等，2019. 梭形细胞/多形性脂肪瘤8例临床病理观察. 临床与实验病理学杂志，35（3）：295-298.

张爱兵，李俊，宋晓庆，2016. 心脏外横纹肌瘤2例并文献复习. 临床与实验病理学杂志，32（11）：1278-1280.

张彩，潘飞豹，赵纯全，2014. 血管周上皮样细胞肿瘤的临床病理研究进展. 重庆医学，43（16）：2081-2083.

张冬梅，魏建国，方志高，等，2019. TFE3和SOX10在颗粒细胞瘤中的表达及其临床意义. 诊断病理学杂志，26（1）：30-33.

张冬梅，谢俏，郑珍，等，2020. 小肠平滑肌肉瘤临床病理观察. 诊断病理学杂志，27（6）：385-390.
张欢，黄佳琛，邓元，2018. 肾脏原发性骨肉瘤临床病理学特征. 中华病理学杂志，47（8）：629-630.
张雷，郭芳芳，魏建国，等，2018. 包涵体性纤维瘤病临床病理分析. 诊断病理学杂志，25（6）：451-453，459.
张雷，魏建国，侯梦，等，2018. 卡波西型血管内皮瘤29例临床病理分析. 临床与实验病理学杂志，34（3）：295-299.
张荣君，黄海建，柳秋月，等，2018. 血管瘤样纤维组织细胞瘤10例临床病理及分子病理学研究. 诊断病理学杂志，25（1）：28-31，36.
张曙光，于胜吉，2019. 不明原因骨转移瘤的诊疗进展. 癌症进展，17（23）：2765-2770.
张婷婷，李兰，孙晓琪，等，2022. 滑膜肉瘤中SS18-SSX和SSX免疫组化的诊断价值. 临床与实验病理学杂志，38（4）：468-470.
张文青，余霞，李明，等，2020. 幼年性黄色肉芽肿基因突变研究进展. 中国麻风皮肤病杂志，36（2）：117-121.
张笑盈，任玉波，杨绍敏，等，2018. 腹膜后恶性外周神经鞘膜瘤13例临床病理分析. 临床与实验病理学杂志，34（6）：627-631.
张欣，苗玉，周玮玮，等，2016. 乳腺炎性肌纤维母细胞瘤二例临床病理学观察. 中华病理学杂志，45（4）：260-261.
张学东，陈士超，杜然，等，2014. 软组织肌上皮瘤/混合瘤6例临床病理学分析. 临床与实验病理学杂志，30（7）：755-760.
张勇，周启星，成琦，等，2014. 儿童神经胶质异位四例. 中华整形外科杂志，30（5）：382-384.
张钰，陈祥娜，任彩虹，等，2020. 原发性颅底软骨肉瘤九例的临床病理学分析. 中华病理学杂志，49（3）：239-243.
张兆祥，韩林，2010. 去分化脂肪肉瘤的病理学研究进展. 临床与实验病理学杂志，26（1）：97-100.
赵丽娜，黄亚冰，高利昆，等，2018. 腺泡状软组织肉瘤7例临床病理分析. 临床与实验病理学杂志，34（8）：896-899.
赵露，孙蒙，刘绮颖，等，2019. CIC重排肉瘤十例临床病理学分析. 中华病理学杂志，48（7）：515-521.
赵明，王宇彬，严益嘉，等，2018. 不典型梭形细胞脂肪瘤样肿瘤的临床病理学分析. 中华病理学杂志，47（2）：99-104.
赵明，徐明鑫，王宇彬，等，2019. 去分化脂肪肉瘤的组织学诊断与鉴别诊断. 中华病理学杂志，48（7）：573-579.
赵鹏媛，任华艳，李惠翔，2022. 儿童和青少年腺泡状软组织肉瘤22例临床病理学特征. 临床与实验病理学杂志，38（3）：303-307.
郑美玲，黄海建，陈志忠，等，2022. 原发性肝脏滑膜肉瘤2例临床病理学特征. 中华病理学杂志，51（5）：447-449.
朱皓皞，温剑峰，吴琴，等，2019. 血管瘤样纤维组织细胞瘤1例. 诊断病理学杂志，26（6）：390-391.
朱小燕，脱文勤，王延山，等，2017. 神经鞘粘液瘤临床病理观察及文献回顾. 甘肃医药，36（6）：445-447.
朱雄增，张仁元，1990. 骨肿瘤病理诊断基础. 临床与实验病理学杂志，6（2）：145-148.
朱芸，周晓军，2012. CDK4和MDM2在脂肪肉瘤诊断中的价值. 诊断病理学杂志，19（1）：65-67.
Ardern-Holmes S, Fisher G, North K, 2017. Neurofibromatosis type 2. J Child Neurol, 32（1）：9-22.
Bahadır B, Behzatoğlu K, Hacıhasanoğlu E, et al, 2018. Atypical spindle cell/pleomorphic lipomatous tumor: a clinicopathologic, immunohistochemical, and molecular study of 20 cases. Pathol Int, 68（10）：550-556.
Beyer G, Schwaiger T, Lerch MM, et al, 2014. IgG4-related disease: a new kid on the block or an old aquaintance? United European Gastroenterol J, 2（3）：165-172.
Bonetti F, Pea M, Martignoni G, et al, 1992. PEC and sugar. Am J Surg Pathol, 16（3）：307-308.
Chen BJ, Marino-Enriquez A, Fletcher CD, et al, 2012. Loss of retinoblastoma protein expression in spindle cell/pleomorphic lipomas and cytogenetically related tumors: an immunohisto-chemical study with diagnostic implications. Am J Surg Pathol, 36（8）：1119-1128.
Fanburg-Smith JC, Meis-Kindblom JM, Fante R, et al, 1998. Malignant granular cell tumor of soft tissue: diagnostic criteria and clinicopathologic correlation. Am J Surg Pathol, 22（7）：779-794.
Flanagan AM, Lindsay D, 2017. A diagnostic approach to bone tumours. Pathology, 49（7）：675-687.
Fletcher CD, Bndge JA, Hogendoor PC, et al, 2013. WHO classification of umours of soft tissue and bone. Lyon: IARC Press.
Flucke U, van Noesel MM, Wijnen M, et al, 2017. TFG-MET fusion in an infantile spindle cell sarcoma with neural features. Genes Chromosomes Cancer, 56（9）：663-667.
Folpe AL, Mentzel T, Lehr HA, et al, 2005. Perivascular epithelioid cell neoplasms of soft tissue and gynecologic origin: a clinicopathologic study of 26 cases and review of the literature. Am J Surg Pathol, 29（12）：1558-1575.
Folpe AL, Weiss SW, 2003. Ossifying fibromyxoid tumor of soft parts: a clinicopathologic study of 70 cases with emphasis on atypical and malignant variants. Am J Surg Pathol, 27（4）：421-431.
Gill R, O'Donnell RJ, Horvai A, 2009. Utility of immunohistochemistry for endothelial markers in distinguishing epithelioid

hemangioendothelioma from carcinoma metastatic to bone. Arch Pathol Lab Med, 133 (6): 967-972.

Hornick JL, 2018. Practical soft tissue pathology: a diagnostic approach. 2nd ed. Philadelphia: Elsevier.

Hornick JL, 2019. Limited biopsies of soft tissue tumors: the contemporary role of immunohistochemistry and molecular diagnostics. Mod Pathol, 32: 27-37.

Houang M, Clarkson A, Sioson L, et al, 2013. Phosphaturic mesenchymal tumors show positive staining for somatostatin receptor 2A (SSTR2A). Hum Pathol, 44 (12): 2711-2718.

Kammerer-Jacquet SF, Thierry S, Cabillic F, et al, 2017. Differential diagnosis of atypical lipomatous tumor/well-differentiatedliposarco-maandde differentiated liposarcoma: utility of p16 incombination with MDM2 and CDK4 immunohistochemistry. Hum Pathol, 59: 34-40.

Kao YC, Fletcher CDM, Alaggio R, et al, 2018. Recurrent BRAF Gene Fusions in a Subset of Pediatric Spindle Cell Sarcomas: Expanding the Genetic Spectrum of Tumors With Overlapping Features With Infantile Fibrosarcoma. Am J Surg Pathol, 42 (1): 28-38.

letcher CDM, Bridge JA, Hogendoom PCW, et al, 2013. World Health Organization classification of soft tissue and bone tumours. Lyon: IARC Press.

Louis DN, Perry A. Reifenberger G, et al, 2016. The 2016 World Health Organization classification of tumors of the central nervous system: a summary. Acta Neuropathol, 131 (6): 803-820.

Miettinen M, Fanburg-Smith JC, Virolainen M, et al, 1999. Epithelioid sarcoma: an immunohistochemical analysis of 112 classical and variant cases and a discussion of the differential diagnosis. Hum Pathol, 30 (8): 934-942.

Mills SE, 2017. 病理医师实用组织学. 4版. 薛德彬, 陈健, 王炜, 译. 北京: 北京科学技术出版社.

Park JY, Cohen C, Lopez D, et al, 2016. EGFR Exon 20 Insertion/Duplication Mutations Characterize Fibrous Hamartoma of Infancy. Am J Surg Pathol, 40 (12): 1713-1718.

Santiago T, Clay MR, Allen SJ, et al, 2017. Recurrent BCOR internal tandem duplication and BCOR or BCL6 expression distinguish primitive myxoid mesenchymal tumor of infancy from congenital infantile fibrosarcoma. Mod Pathol, 30 (6): 884-891.

Schaefer IM, Fletcher CDM, 2015. Diagnostically challenging spindle cell neoplasms of the retroperitoneum. Surg Pathol Clin, 8 (3): 353-374.

Serrano C, George S, 2014. Recent advances in the treatment of gastrointestinal stromal tumors. Ther Adv Med Oncol, 6 (3): 115-127.

Simiczyjew A, Pietraszek-Gremplewicz K, Mazur AJ, et al, 2017. Are non-muscle Actin isoforms functionally equivalent? Histol Histopathol, 32 (11): 1125-1139.

Washimi K, Taka M, Hisaoka M, et al, 2017. Clear cell sarcoma-like tumor of the gastrointestinal tract: a clinicopathological review. Pathol Int, 67 (10): 534-536.

WHO Classification of Tumours Editorial Board, 2019. WHO classification of tumours, soft tissue and bone tumours. 5th ed. Geneva: World Health Organization.

WHO Classification of Tumours Editorial Board, 2020. WHO classification of tumours. Soft tissue and bone tumours. 5th ed. Lyon: IARC Press.

第十二章

淋巴造血系统

第一节 淋巴细胞的正常转化过程及免疫表型

一、正常淋巴组织结构及免疫组化表型特点

含有大量淋巴细胞的组织称为淋巴组织，一般将淋巴组织分为两种：弥散淋巴组织和淋巴小结（又称淋巴滤泡）。而淋巴器官是以淋巴组织为主的器官，依据结构和功能的不同分为两类。①中枢淋巴器官：包括胸腺和骨髓，它们是淋巴细胞早期分化的场所。②周围淋巴器官：如淋巴结、脾和扁桃体。本节主要以淋巴结为主，讨论它们的正常组织学结构、相关肿瘤及免疫组化表型特征，以便更好地了解诊断淋巴组织肿瘤（图12-1）。

1. 淋巴结实质 包括三部分：近被膜的皮质区、深部的髓质区和二者间的副皮质区。皮质区有较多的淋巴滤泡，是B细胞所在的地方。副皮质区主要包括T细胞和T细胞抗原呈递细胞。副皮质区一般呈弥漫分布，但有增生时也可呈结节状，称为T结节（不要和滤泡混淆）。髓质中细胞成分呈条索状排列，称为髓索，主

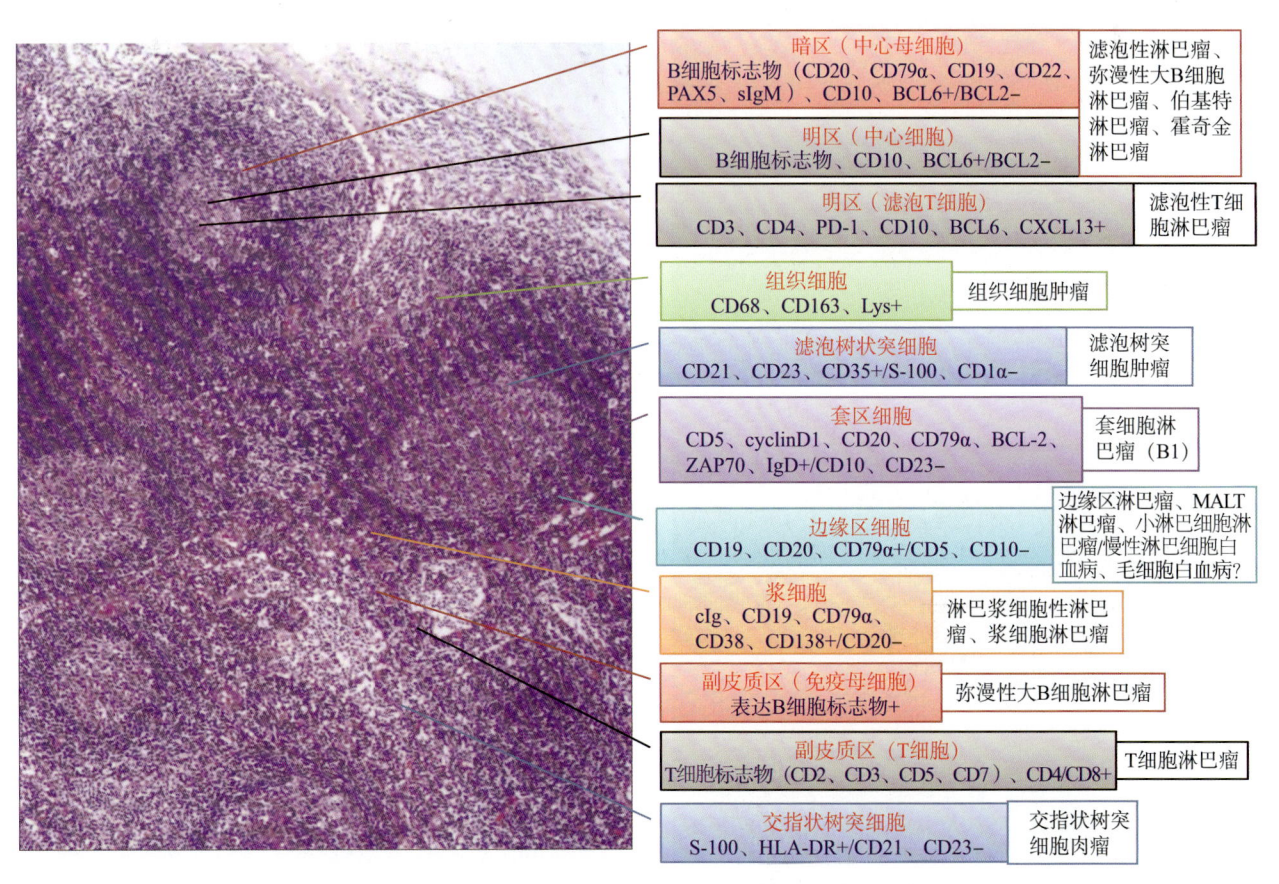

区域	标志物	相关肿瘤
暗区（中心母细胞）	B细胞标志物（CD20、CD79α、CD19、CD22、PAX5、sIgM）、CD10、BCL6+/BCL2-	滤泡性淋巴瘤、弥漫性大B细胞淋巴瘤、伯基特淋巴瘤、霍奇金淋巴瘤
明区（中心细胞）	B细胞标志物、CD10、BCL6+/BCL2-	
明区（滤泡T细胞）	CD3、CD4、PD-1、CD10、BCL6、CXCL13+	滤泡性T细胞淋巴瘤
组织细胞	CD68、CD163、Lys+	组织细胞肿瘤
滤泡树状突细胞	CD21、CD23、CD35+/S-100、CD1α-	滤泡树突细胞肿瘤
套区细胞	CD5、cyclinD1、CD20、CD79α、BCL-2、ZAP70、IgD+/CD10、CD23-	套细胞淋巴瘤（B1）
边缘区细胞	CD19、CD20、CD79α+/CD5、CD10-	边缘区淋巴瘤、MALT淋巴瘤、小淋巴细胞淋巴瘤/慢性淋巴细胞白血病、毛细胞白血病?
浆细胞	cIg、CD19、CD79α、CD38、CD138+/CD20-	淋巴浆细胞性淋巴瘤、浆细胞淋巴瘤
副皮质区（免疫母细胞）	表达B细胞标志物+	弥漫性大B细胞淋巴瘤
副皮质区（T细胞）	T细胞标志物（CD2、CD3、CD5、CD7）、CD4/CD8+	T细胞淋巴瘤
交指状树突细胞	S-100、HLA-DR+/CD21、CD23-	交指状树突细胞肉瘤

图12-1 正常淋巴结组织学结构、相关肿瘤及免疫组化表型

要包括成熟B细胞、T细胞、浆细胞、巨噬细胞和树突状细胞。总结正常淋巴组织的免疫组化特点如下：正常淋巴结的B细胞主要聚集在淋巴滤泡，表达B细胞标志物，如CD20、CD79α、PAX5等（图12-2～图12-4），而皮质的深部与髓质间及滤泡间区是T细胞的"栖息地"，当然可以包括不同的T细胞亚群。表达T细胞标志物，如CD3、CD5（图12-5和图12-6）、CD43、CD45RO等。

2. 淋巴滤泡　分为初级滤泡和次级滤泡。初级滤泡：主要由童贞B细胞聚集和小而稀疏的滤泡树突状细胞（FDC）构成。次级滤泡：初级滤泡受到抗原的刺激形成具有生发中心的次级滤泡，由套区、生发中心和浓密的网构成。

（1）套区：大多数细胞与初级滤泡中的细胞一样，但还包含一些记忆B细胞；套区外层的细胞排列较内层疏松，称为边缘区，这些细胞与套区细胞相比胞质丰富，较空亮。

（2）生发中心：主要由转化B细胞（中心细胞与中心母细胞）、滤泡树突状细胞、巨噬细胞（如吞噬有核碎片等时称着色体巨噬细胞）及少许辅助性T细胞组成。暗区由中心母细胞密集而成，色深。中心母细胞（又称大无裂细胞）：核大空泡状，可见数个小而明显的核仁，近核膜分布，胞质少呈嗜碱性，细胞呈高增殖状态，Ki-67高表达。亮区由中心细胞及少数免疫母细胞组成，色浅。中心细胞（有裂的滤泡中心细胞）特点：形态不规则，似"葡萄干样"，核有裂隙，染色质浓集，染色较深。免疫母细胞为大淋巴样细胞，位于中央的单个核仁明显，胞质中等丰富，嗜碱性或嗜双色性。淋巴母细胞：细胞中等大小或较大，染色质细腻，核仁不明显，胞质少，强嗜碱性。

中心细胞及中心母细胞表达CD10、BCL6和LMO2，Ki-67高表达（图12-7～图12-9），其中还散在少量CD3、CD5阳性的辅助性T细胞（图12-5，图12-6），以及CD68阳性的吞噬细胞、浆细胞、滤泡树突状细胞。淋巴母细胞表达TdT、HLA-DR、CD19、CD79α、CD10和CD24。

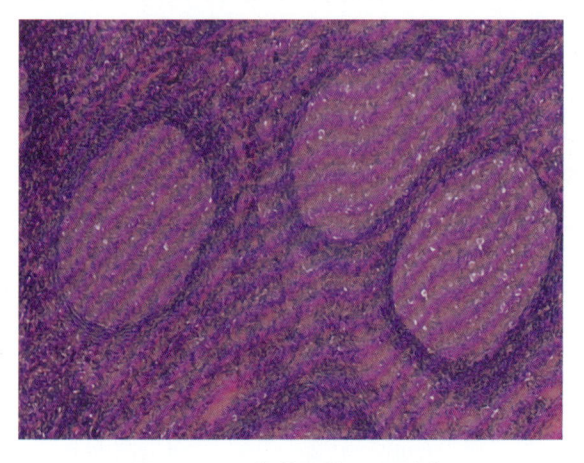

图12-2　正常淋巴结，HE染色

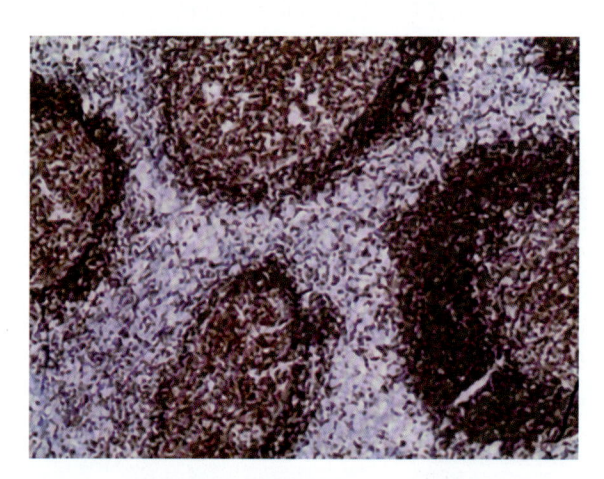

图12-3　正常淋巴结，CD20表达

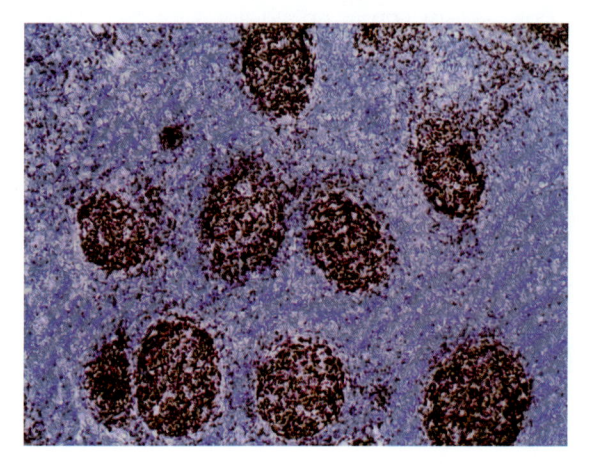

图12-4　正常淋巴结，PAX5表达

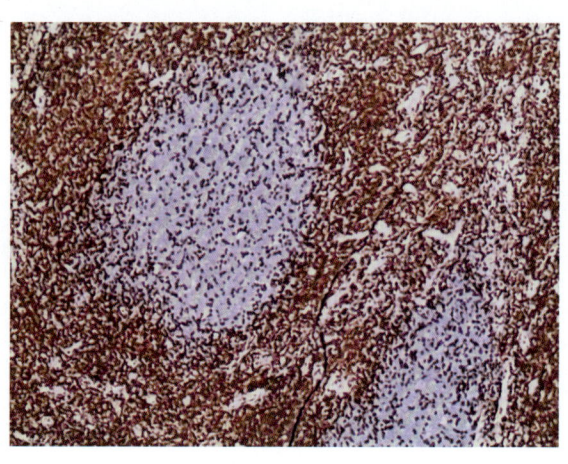

图12-5　正常淋巴结，CD3表达

图12-6　正常淋巴结　CD5表达

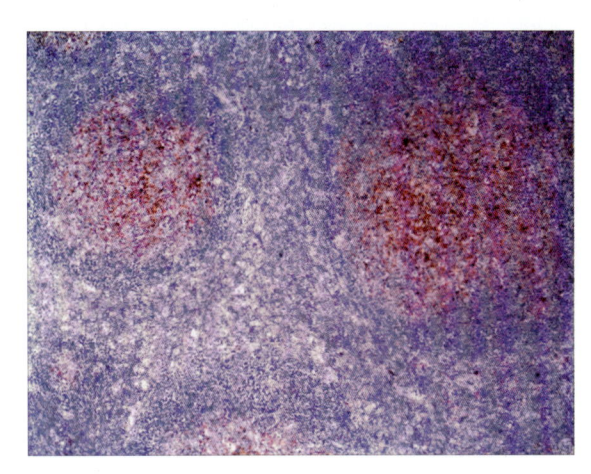

图12-7　正常淋巴结，CD10表达

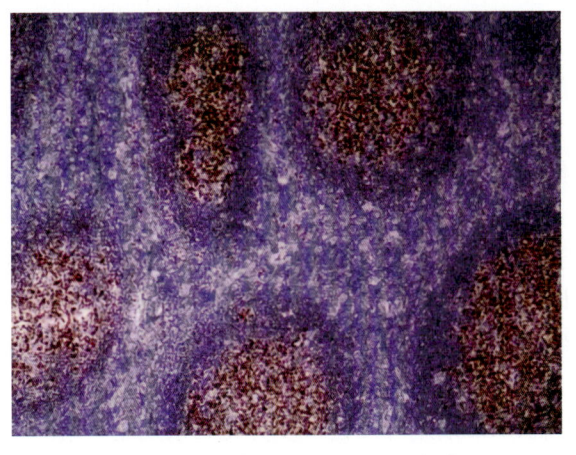

图12-8　正常淋巴结，BCL6表达

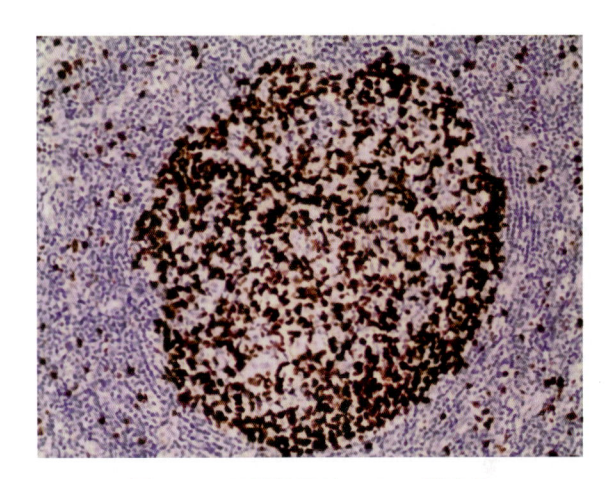

图12-9　正常淋巴结，Ki-67高表达

滤泡树突状细胞表达CD21、CD23和CD35，呈球形网，表面完整，网格规则无破坏（图12-10，图12-11）。而淋巴瘤的滤泡树突状细胞网常不同程度地破坏或改进，可作为淋巴结病变良、恶性鉴别诊断有效的参考指标之一。

正常B细胞和T细胞均可表达BCL2。正常情况下滤泡中心B细胞不表达BCL2（图12-12），74%～97%的滤泡性淋巴瘤BCL2阳性。

正常淋巴细胞不表达CyclinD1（图12-13），如果病变中成片的B细胞CyclinD1阳性，提示是套细胞淋巴瘤。

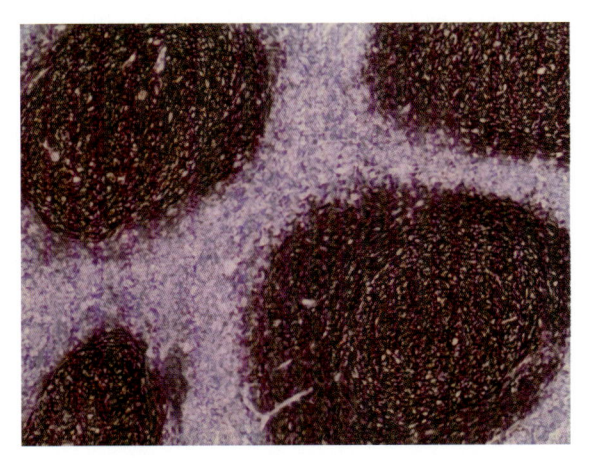

图12-10　正常淋巴结，CD21表达

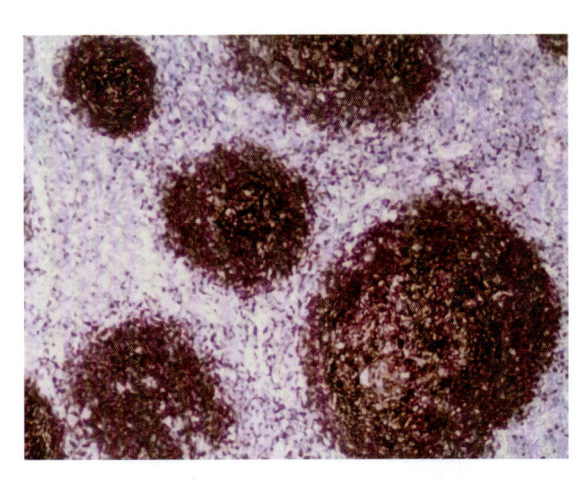

图12-11　正常淋巴结，CD23表达

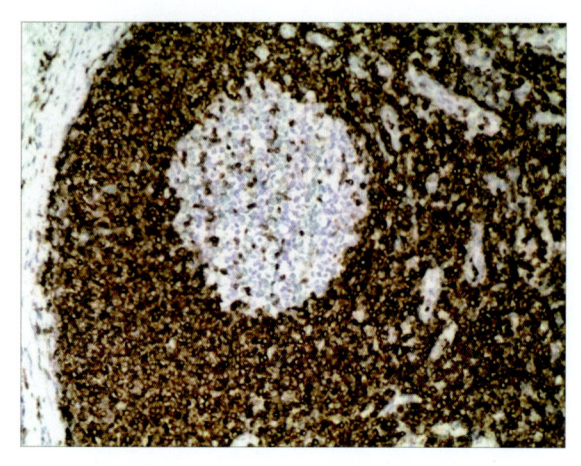

图12-12　正常淋巴结，BCL2表达模式

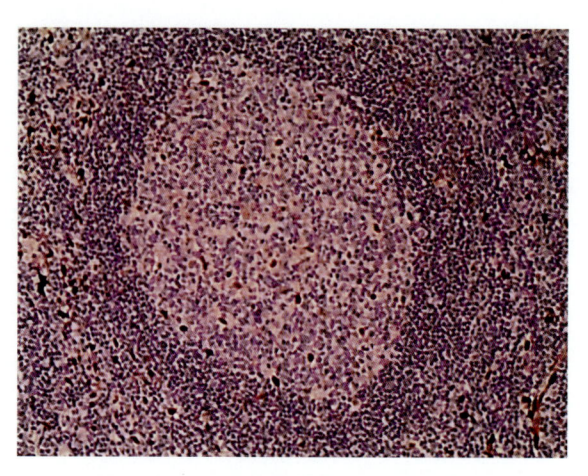

图12-13　正常淋巴结，CyclinD1阴性

二、B细胞分化和淋巴瘤

熟悉淋巴细胞的正常转化过程及免疫表型对我们理解B细胞淋巴瘤免疫组化的应用有非常大的帮助。

（一）B细胞分化过程

骨髓多向潜能造血干细胞通过前B细胞（B淋巴母细胞）在骨髓内发育为成熟的、未受抗原刺激的具有免疫活性的B细胞（B1细胞，也称为童贞细胞）。B1细胞通过血流分布于外周血、淋巴滤泡的皮质（聚集成初级滤泡）及髓索、脾白髓的滤泡区、消化道淋巴组织等处。B1细胞在体内受到抗原刺激后，在生发中心先转化为滤泡母细胞，之后很快就分化为中心母细胞（相当于无核裂细胞），然后转化为中心细胞（相当于核裂细胞）和效应B细胞（B2细胞）；中心母细胞和中心细胞生成以后，原初级滤泡就有了生发中心，有了生发中心的滤泡称为次级滤泡。如果中心细胞成熟，由滤泡区进入边缘区后，其可变为边缘带细胞，再进一步成熟以后，就变成了B2细胞，边缘带细胞和B2细胞可以进一步分化为浆细胞。同时，B1细胞在受到抗原刺激后也可转化为B免疫母细胞、浆细胞样淋巴细胞和浆细胞（第二条途径主要发生在T区）。另外，B2细胞再次受到抗原刺激后，可转化为B免疫母细胞和中心母细胞等，故B2细胞称为记忆细胞（图12-14）。

（二）B细胞分化和淋巴瘤的发生

与B细胞分化各阶段特定细胞相关的淋巴瘤列在图12-14的底部。例如，骨髓阶段的细胞如干细胞或原B细胞、前驱B细胞发生了肿瘤，即为前驱淋巴母细胞性白血病/前驱淋巴母细胞淋巴瘤；B1细胞发生肿瘤，即为套细胞淋巴瘤；与生发中心细胞相关的淋巴瘤有4种：滤泡性淋巴瘤（中心母细胞和中心细胞）、伯基特淋巴瘤（滤泡母细胞）、弥漫性大B细胞淋巴瘤（中心母细胞）和霍奇金淋巴瘤（生发中心细胞）；与边缘区B细胞相关的淋巴瘤：结内边缘区B细胞淋巴瘤、脾脏边缘区B细胞淋巴瘤、黏膜相关淋巴样组织结外边缘区淋巴瘤（MALT淋巴瘤）；B2细胞发生肿瘤，即为小淋巴细胞淋巴瘤/慢性淋巴细胞白血病（B-CLL/SLL）；与浆细胞相关的淋巴瘤：浆细胞瘤、浆细胞骨髓瘤、单克隆免疫球蛋白沉积病、重链病、轻链病等；浆样细胞发生肿瘤，即为淋巴浆细胞淋巴瘤；免疫母细胞或活化的淋巴样母细胞发生肿瘤，即为弥漫性大B细胞淋巴瘤。弥漫性大B细胞淋巴瘤可以从生发中心中的中心母细胞产生，也可从外面的免疫母细胞和活化的淋巴样母细胞产生，来源不一样，预后是不一样的。

（三）淋巴瘤的恶性程度与B细胞的分化

一般认为，越靠近图12-14左侧的细胞越幼稚、生长越快、发生的肿瘤恶性度越高；越靠近图12-14右侧的细胞越成熟、生长越慢、发生的肿瘤恶性度越低。但也有例外，滤泡母细胞在图12-14中间，在中间的这部分相当于中度恶性，滤泡母细胞产生的是伯基特淋巴瘤，恶性度非常高，是恶性程度最高的淋巴瘤之一。

（四）B细胞发育过程中免疫表型变化

B细胞发育过程分为4期（图12-15）。

第十二章 淋巴造血系统 685

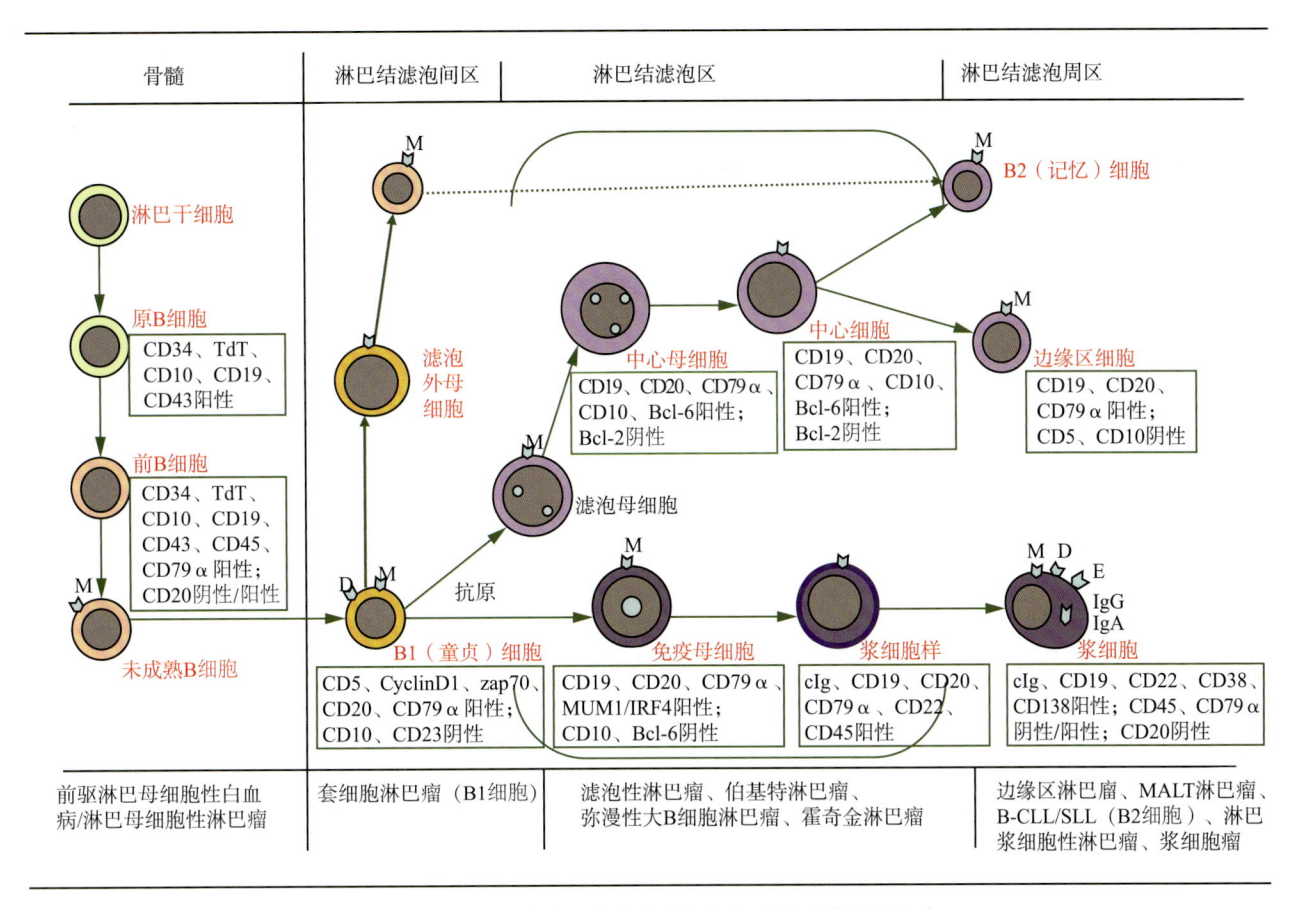

骨髓	淋巴结滤泡间区	淋巴结滤泡区	淋巴结滤泡周区
淋巴干细胞 ↓ 原B细胞 CD34、TdT、CD10、CD19、CD43阳性 ↓ 前B细胞 CD34、TdT、CD10、CD19、CD43、CD45、CD79α阳性；CD20阴性/阳性 ↓ 未成熟B细胞	→ 滤泡外母细胞 ↓ 滤泡母细胞 ↓ 抗原 B1（童贞）细胞 CD5、CyclinD1、zap70、CD20、CD79α阳性；CD10、CD23阴性	→ 中心母细胞 CD19、CD20、CD79α、CD10、Bcl-6阳性；Bcl-2阴性 → 中心细胞 CD19、CD20、CD79α、CD10、Bcl-6阳性；Bcl-2阴性 ↓ 免疫母细胞 CD19、CD20、CD79α、MUM1/IRF4阳性；CD10、Bcl-6阴性 → 浆细胞样 cIg、CD19、CD20、CD79α、CD22、CD45阳性	B2（记忆）细胞 → 边缘区细胞 CD19、CD20、CD79α阳性；CD5、CD10阴性 → 浆细胞 IgG IgA cIg、CD19、CD22、CD38、CD138阳性；CD45、CD79α阴性/阳性；CD20阴性
前驱淋巴母细胞性白血病/淋巴母细胞性淋巴瘤	套细胞淋巴瘤（B1细胞）	滤泡性淋巴瘤、伯基特淋巴瘤、弥漫性大B细胞淋巴瘤、霍奇金淋巴瘤	边缘区淋巴瘤、MALT淋巴瘤、B-CLL/SLL（B2细胞）、淋巴浆细胞性淋巴瘤、浆细胞瘤

图12-14 B细胞的分化成熟过程及各阶段对应的淋巴瘤

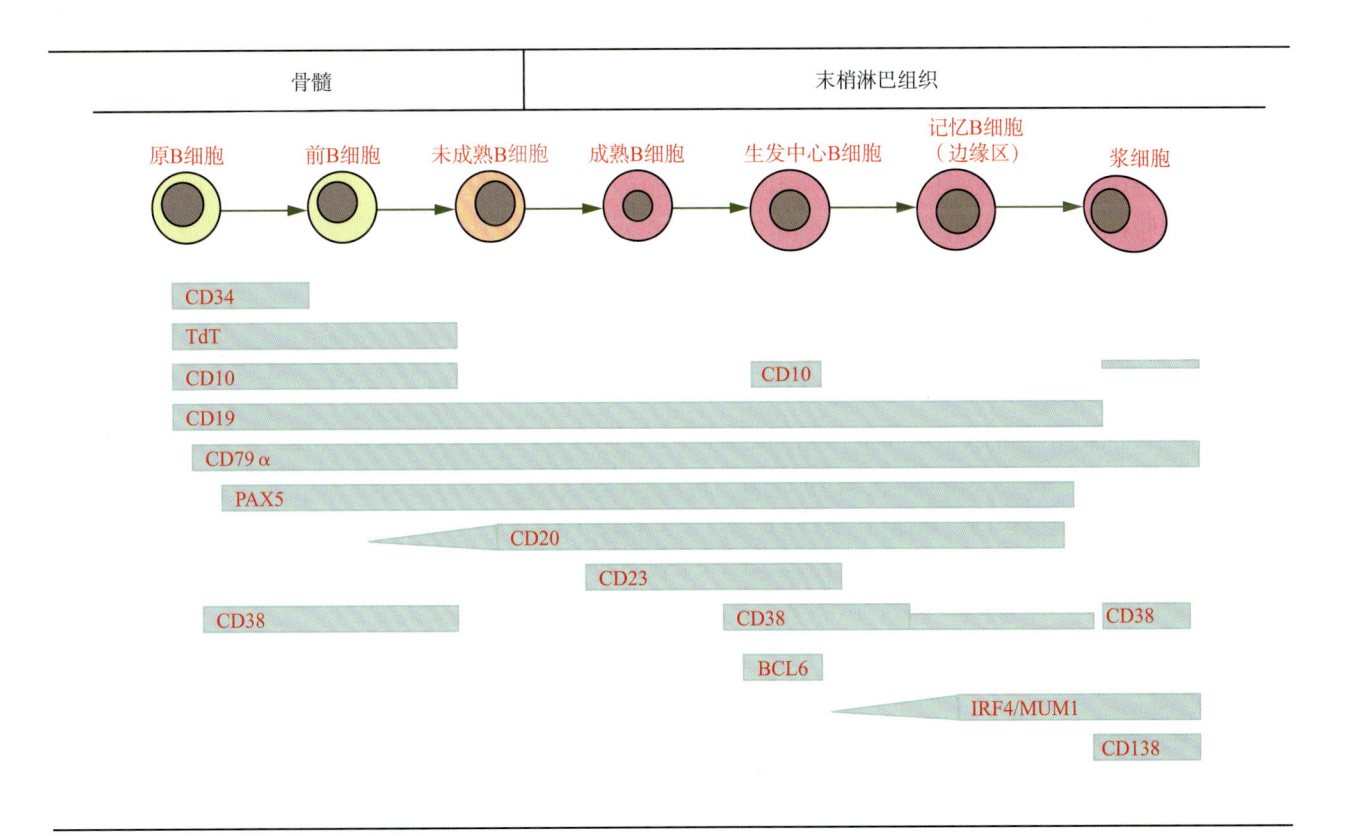

骨髓	末梢淋巴组织

原B细胞 → 前B细胞 → 未成熟B细胞 → 成熟B细胞 → 生发中心B细胞 → 记忆B细胞（边缘区）→ 浆细胞

CD34
TdT
CD10　　　　　　　　　CD10
CD19
CD79α
PAX5
　　CD20
　　　　CD23
CD38　　　　　　CD38　　　　　CD38
　　　　　　　BCL6
　　　　　　　　　IRF4/MUM1
　　　　　　　　　　　CD138

图12-15 B细胞发育过程中免疫表型变化

第Ⅰ期：原始B淋巴细胞，表达CD34、HLA-DR、TdT，CD10高表达，CD19、CD45、CD22表达较弱。

第Ⅱ期：CD19、CD45量增加，CD10量减少。CD34、TdT变为阴性。CD20开始表达，CD22强度不变，仍较弱。胞质IgM阳性。

第Ⅲ期：CD20、CD45的强度继续增加达到最大值。CD10减少至阴性。此期CD5为阳性。可以表现为CD5与CD10同时阳性。FMC7及表面IgM也在此期出现。

第Ⅳ期：出现CD23、CD22的强度明显增加。CD5消失，CD19、CD45保持高水平表达，CD20强度轻度减低。

三、T细胞分化和淋巴瘤

（一）T细胞分化过程和淋巴瘤的发生

T细胞在胸腺中完成整个分化成熟过程。骨髓干细胞随血液到达胸腺，此时称前T细胞或胸腺细胞（thymocyte）。胸腺基质细胞（如胸腺上皮细胞）可分泌胸腺素、胸腺生成素、胸腺激素和IL-7等细胞因子，并表达高水平的MHCⅠ类、Ⅱ类分子，构成胸腺特定的内环境。前T细胞在这些激素、细胞因子的作用下，以及MHC分子的介导下，依赖胸腺微环境，受遗传控制，逐步分化成熟。T细胞在分化成熟的不同时期，细胞表面可表达各种膜蛋白，如CD4分子、CD8分子、T细胞抗原受体和CD3分子等，并具有识别抗原、介导特异性免疫应答和免疫调节的功能。T细胞的分化成熟过程分为双阴性、双阳性和单阳性三个时期。

从免疫表型看，前胸腺T细胞均不表达CD3、CD4、CD8。进入胸腺皮质的T细胞经过TCRβ基因重排，表达CD1、CD3、CD4、CD8和TCRα/β抗原。经过TCRα基因重排后进一步分化，进入胸腺髓质，T细胞表达CD3和TCRα/β抗原，部分细胞表达CD4或CD8。当分化成熟后，T细胞离开胸腺，迁徙到外周淋巴组织，此时的成熟T细胞分化为CD4$^+$和CD8$^+$两大类。CD4$^+$T细胞占60%～80%，CD8$^+$T细胞占20%～40%。这些成熟的T细胞都属于TCRα/β型。另外，有一部分T细胞在前胸腺阶段经过TCRγ基因重排，进入胸腺皮质后表达CD3和TCRγ/δ，最后分化成熟为TCRγ/δ型的T细胞，表达CD3，但不表达CD4和CD8。这类细胞数量很少，约占所有T细胞的5%，主要分布在脾脏的红髓和皮肤，这种细胞与肝脾γ/δT细胞淋巴瘤的发生有关。还有一部分原始的T细胞在前胸腺阶段没有发生任何TCR基因重排，最后分化为NK细胞，它们的免疫表型为表面CD3阴性（sCD3），胞质CD3阳性（cCD3）、CD56阳性。

TCRα/β型CD8$^+$T细胞、TCRγ/δ型T细胞和NK细胞都可以表达细胞毒性分子，包括TIA1、颗粒酶B、穿孔素。因此，T细胞和NK细胞在免疫表型上有重叠和交叉（图12-16）。

（二）T细胞发育过程中的免疫表型变化

T细胞在胸腺内分化发育的过程可分为4期（图12-17）。

第Ⅰ期：CD7、CD10高水平表达，但CD3阴性。CD1α量逐渐增加。只有1/3细胞表达CD34，并表达CD2、CD5。CD2表达水平在整个成熟过程中保持不变。

第Ⅱ期：抗原表达与第Ⅲ期相似，但细胞体积较第Ⅲ期大。在小鼠胸腺内，相当于皮质淋巴细胞。CD1α、CD45表达量增加，出现CD4$^+$/CD8$^+$细胞，CD7强度减低。

第Ⅲ期：出现CD3表达，其他抗原同第Ⅱ期，但细胞体积变小。

第Ⅳ期：CD3、CD7表达强度达到最大，CD1α变为阴性。CD4与CD8变为单阳细胞。CD2、CD5持续阳性。

四、NK细胞的分化和肿瘤

NK细胞发育分化主要在骨髓里形成，但也有一些早期的前体细胞会到胸腺区、淋巴结或脾脏，甚至还可能到肝脏。其分化主要经历5个阶段：祖细胞阶段、前体细胞阶段、不成熟阶段、CD56^{dim}NK细胞阶段和CD56^{bright}NK细胞阶段（图12-18）。在骨髓中，NK细胞从造血干细胞（HSC）通过共同淋巴祖细胞（CLP）和NK前体细胞（NKP），未成熟的NK细胞（iNK）和成熟NK细胞（mNK），然后迁移到外周血（cNK细胞）或组织（trNK细胞）。trNK细胞的分化发生在不同的组织部位，包括肺、胸腺、肝脏、子宫、

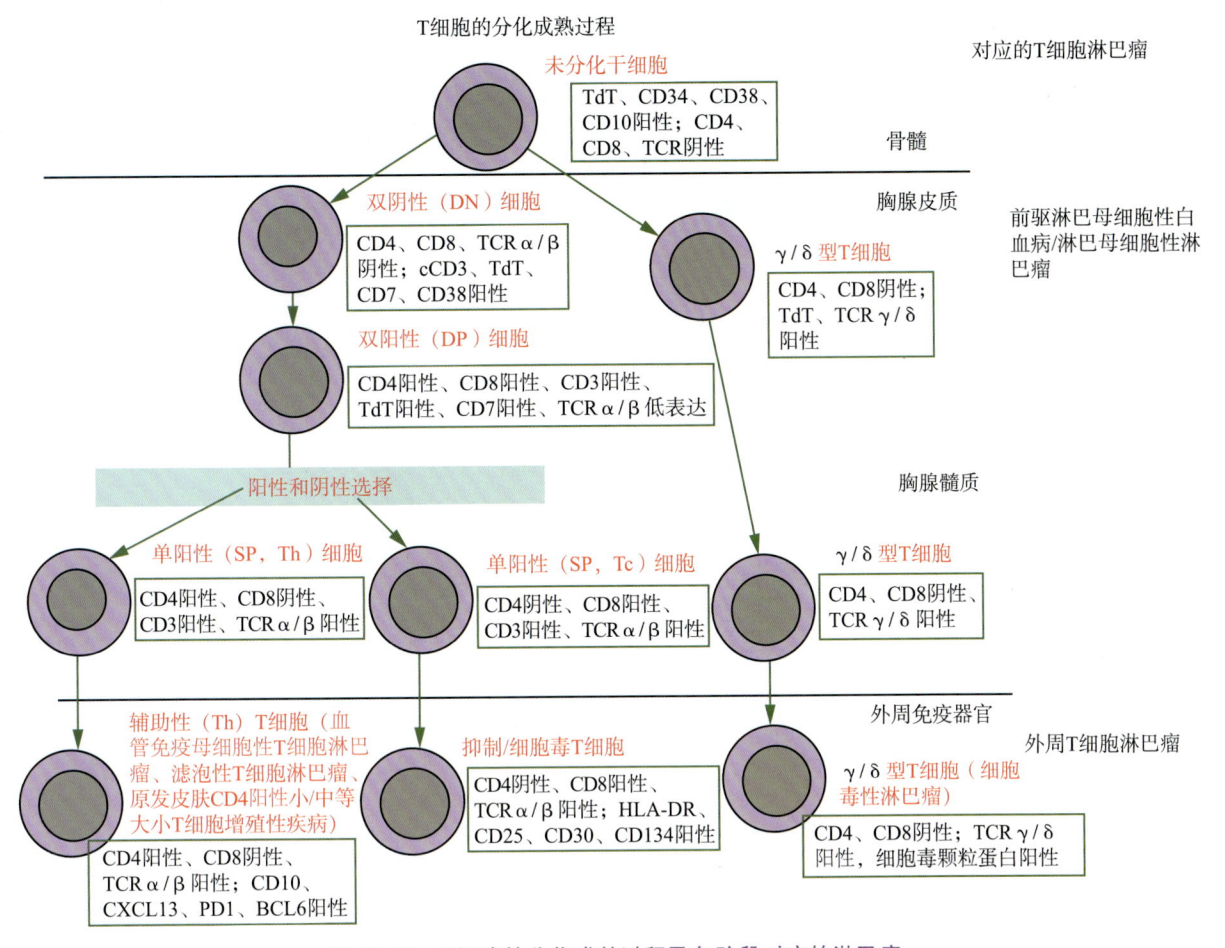

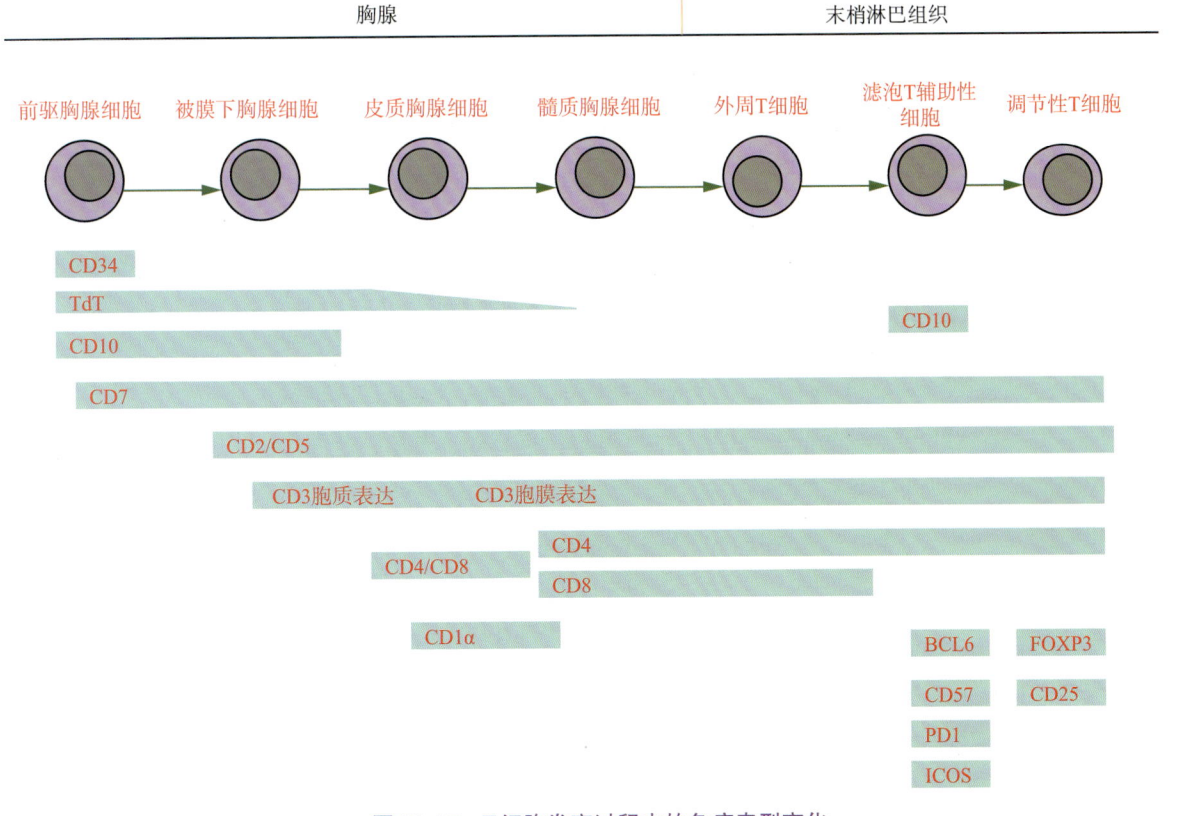

图 12-16　T细胞的分化成熟过程及各阶段对应的淋巴瘤

图 12-17　T细胞发育过程中的免疫表型变化

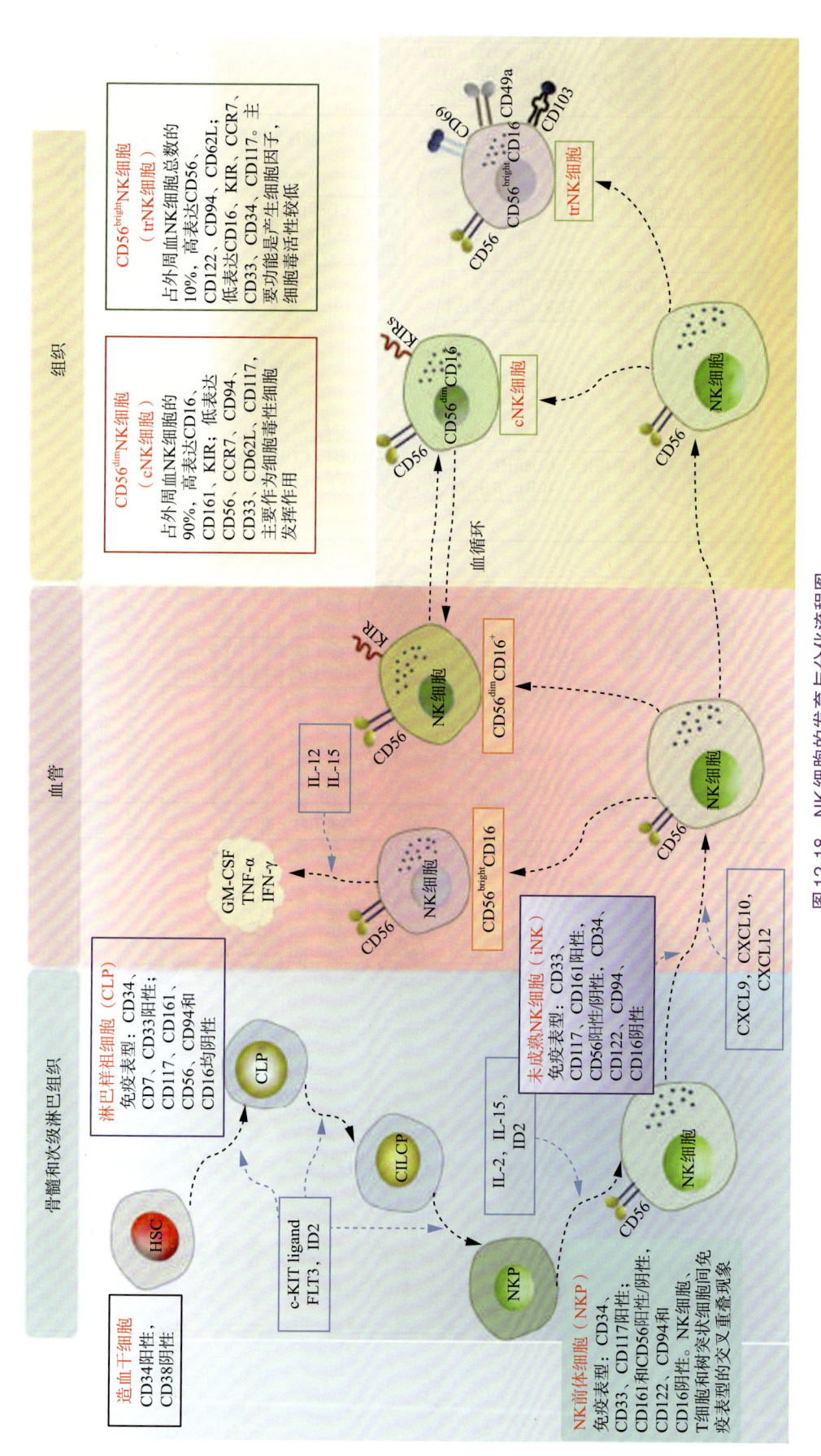

图 12-18 NK 细胞的发育与分化流程图

改编自：袁玉等．细胞与分子免疫学杂志，2022，38（2）：185．

皮肤、皮下脂肪组织和肾脏。在这些位点，NK细胞具有不同的表型特征和功能，构成了不同成熟阶段NK细胞的循环。

根据NK细胞分化阶段将NK细胞肿瘤分为成熟NK细胞肿瘤和前体（未成熟）NK细胞肿瘤。前者包括NK大颗粒淋巴细胞白血病、侵袭性NK细胞白血病、结外NK/T细胞淋巴瘤、胃肠道惰性NK细胞淋巴增殖性疾病、EBV阳性淋巴结NK细胞淋巴瘤、NK急性淋巴细胞白血病。后者包括NK细胞淋巴母细胞白血病、急性NK淋巴细胞白血病。

第二节 淋巴瘤/白血病标志物

一、淋巴造血系统肿瘤分类标志物

2022版WHO造血淋巴肿瘤分类将造血淋巴肿瘤分为髓系增殖和肿瘤、髓系/淋系肿瘤及其他系列不明白血病、组织细胞/树突状细胞肿瘤、B细胞淋巴增殖性疾病和肿瘤、T细胞淋巴增殖性疾病和肿瘤、NK细胞肿瘤、淋巴组织间质来源的肿瘤、遗传性肿瘤综合征8个大类。常用的淋巴造血系统肿瘤分类标志物如表12-1所示。

表12-1 常用的淋巴造血系统肿瘤分类标志物

标志细胞	标志物
T细胞	全T细胞表达CD3、CD5、CD43、CD45RO/UCHL-1；不成熟T细胞表达CD34、TdT、CD10、CD7、CD2、CD5、CD1α、cCD3、LMO2和NOTCH1，并且CD4与CD8为共同表达；成熟T细胞表达CD1、CD3、CD4和CD8；滤泡辅助性T细胞（Tfh）表达CD10、BCL6、CXCL13、CD4、CD200、CD279/PD-1、ICOS、MAF、SAP和CXCR5
NK细胞	CD16（FcgRⅢ）、CD56（NCAM）、CD57（Leu-7）、CD94、CD158（KIR）、CD161（NKR-P1A）、CD314（NKG2D）、CD335（NKp46）、CD336（NKp44）、CD337（NKp30）；细胞毒性相关蛋白［颗粒酶B（granzyme B）、TIA1、穿孔素（perforin）］。颗粒酶B的特异性比TIA1、穿孔素好，TIA1敏感度高，但组织细胞和中性粒细胞可阳性
B细胞	全B细胞表达CD19、CD20/L26、CD22、CD79α、PAX5、κ、λ；不成熟B细胞表达CD34、TdT、CD10、CD19、CD79α、CD79b和PAX5；成熟B细胞表达CD20、CD23、BCL6、MUM1、CD138
浆细胞	CD38、CD138、κ、λ、CD79α、CD19、CD56、CD117、MUM1、CyclinD1
淋巴细胞（活化/分化）	CD30、TdT、CD99、CD10、BCL2、BCL6、MUM1等
原始造血细胞	CD34、CD38、HLA-DR和TdT
髓系	CD13、CD14、CD33、CD43、CD64、CD117；CD43、MPO和Lysozyme是髓细胞肉瘤的特异性标志物
粒细胞系	CD13、CD33、CD15、CD65及MPO
单核细胞系	CD14、CD4、CD11b、CD11c、CD64、CD36、CD68（PGM1）、CD163和Lysozyme
嗜碱性粒细胞	可表达CD9、CD13、CD22、CD25、CD33、CD36、CD38、CD45、CD123；不成熟的嗜碱性粒细胞主要表达免疫表型为CD9、CD17、CD123、CD11b、CD25、BB1、2D7、CD203c；而成熟的嗜碱性粒细胞主要表达CD123、CD11a、CD11b、CD38
红细胞系	CD235a（GlycophorinA）、HaemoglobinA或E-Cad；转铁蛋白受体1（CD71）和铁蛋白H
巨核细胞系	CD41、CD61、CD42和CD36，更成熟的血小板相关标志物为CD42
肥大细胞	CD2、CD25、CD117

二、淋巴瘤的异常免疫表型

淋巴细胞异常免疫表型：淋巴瘤时出现的异常免疫表型可有助于良恶性病变的鉴别。因此，在对免疫组化染色结果进行判断时应将全B和全T细胞标志物对照起来看（表12-2）。

表12-2 淋巴瘤时可出现的异常免疫表型

异常免疫表型	注释
ALK	至今未发现正常淋巴细胞表达ALK。ALK的表达主要见于间变性大细胞淋巴瘤,也见于少数特殊类型弥漫性大B细胞淋巴瘤,定位于瘤细胞的细胞核和细胞质,淋巴结内出现呈片状的ALK阳性的淋巴细胞提示是淋巴瘤。50%的炎症性肌成纤维细胞性肿瘤也表达ALK
BCL2	正常B细胞和T细胞均可表达BCL2。正常情况下滤泡中心B细胞不表达BCL2,74%～97%的滤泡性淋巴瘤BCL2阳性;高级别滤泡性淋巴瘤可能出现BCL2阴性。其他类型淋巴瘤也表达BCL2
CD3	前驱T细胞肿瘤呈细胞质阳性,而外周"成熟"T细胞呈细胞膜阳性
CD5	CD5抗原分布于大多数T细胞、胸腺细胞(95%)及多数T细胞淋巴瘤中;套细胞淋巴瘤和慢性B淋巴细胞白血病和小淋巴细胞淋巴瘤也可CD5阳性
CD20	CD20是B细胞淋巴瘤常用的特异性标志物,但5%～8%的T细胞淋巴瘤也可出现CD20阳性,如血管免疫母细胞性T细胞淋巴瘤和结外鼻型NK/T细胞淋巴瘤中有报道。认为CD20可能是T细胞活化或增殖的一个标志物。因此,在鉴别淋巴瘤B细胞起源方面,PAX5优于CD20
CD20丢失	最常见的CD20阴性弥漫性大B细胞淋巴瘤(DLBCL)包括浆母细胞淋巴瘤、原发性渗出性淋巴瘤、源于人类疱疹病毒8型(HHV-8)相关多中心性Castleman病大B细胞淋巴瘤和ALK阳性大B细胞淋巴瘤。CD20阴性淋巴瘤是一类罕见的侵袭性较强且较难诊断的淋巴增殖性疾病,主要发生在免疫抑制合并病毒感染时
CD5和CD43阳性的B细胞	如果成片B细胞表达CD5和(或)CD43,表明这群B细胞出现异常表达,提示B细胞淋巴瘤的可能(小B细胞淋巴瘤、套细胞淋巴瘤及MALT淋巴瘤),也可见于少数弥漫性大B细胞淋巴瘤,偶尔见于B淋巴母细胞淋巴瘤
T细胞抗原丢失	正常或反应性T细胞表达全T细胞标志物(CD2、CD3、CD5和CD7),肿瘤性T细胞常常丢失其中的一个或多个抗原,提示是T细胞淋巴瘤
CD4、CD8	正常情况下,胸腺内幼稚T细胞可同时表达CD4和CD8,成熟(外周)T细胞只表达CD4或CD8。正常或反应性淋巴组织中多数是CD4阳性的T细胞,CD8阳性的T细胞很少。
	如果病变中只有成片的CD3阳性的T细胞,而不表达CD4和CD8,提示是T细胞淋巴瘤
	成片的CD3阳性的T细胞只表达CD4而不表达CD8,不能提示为T细胞淋巴瘤,因为有时反应性增生病变中CD8阳性的细胞很少,甚至没有
CyclinD1	正常淋巴细胞不表达CyclinD1,如果病变中成片的B细胞CyclinD1阳性,提示是套细胞淋巴瘤。部分毛细胞白血病和浆细胞瘤亦可弱表达CyclinD1

三、淋巴瘤分类与免疫组化诊断思路

1.抗体选择 CD3、CD5、CD20、CD79α(或PAX5)、CD15、CD30。按诊断和鉴别诊断需要增加标志物,必要时可加分子检测。

2.淋巴瘤免疫组化诊断思路

(1)考虑淋巴瘤的类型时,年龄因素很重要。儿童发生淋巴瘤常见4种:淋巴母细胞淋巴瘤、伯基特淋巴瘤、间变性大细胞淋巴瘤、霍奇金淋巴瘤,而弥漫性大B细胞淋巴瘤、滤泡性淋巴瘤、边缘区B细胞淋巴瘤、套细胞淋巴瘤、小B细胞淋巴瘤常见于老年人。所有类型的淋巴瘤都可见于中年人,鉴别起来比较复杂。

(2)形态学是病理诊断的关键。通过对组织结构和细胞形态的观察、分析,初步得出送检样本的病变性质,仔细寻找具有特异性的病理改变。

1)B细胞的成熟转化过程:淋巴系统比较复杂,发生的淋巴瘤更为复杂。从干细胞到成熟B细胞及浆细胞,并进行辨认,认识各阶段细胞的形态,了解不同阶段的停滞,克隆性增生,形成各阶段的肿瘤,因此免疫表型不同,可以用不同的免疫组化套餐进行鉴别诊断。

2)T细胞淋巴瘤比较复杂,分类多,多为侵袭性,与B细胞淋巴瘤相比,恶性程度高,根据细胞分化过程,分为T淋巴母细胞淋巴瘤/白血病、成熟T细胞淋巴瘤、NK/T细胞淋巴瘤,T细胞与B细胞相比,常大、中、小混合存在,核膜薄,核染色质匀细,核仁小而不明显,常有血管内皮增生,背景细胞成分杂,常出现抗体丢失，但CD43、CD7常会出现阳性表达。

3）NK/T细胞淋巴瘤常发生在中线部位，包括鼻型、肠病型、皮肤型，常见坏死、核尘、血管纤维素样坏死或瘤细胞浸润，除T细胞标志物外，CD56、TIA1、GR-B表达，如不表达，需做EBV原位杂交确诊。

4）非特殊性外周T细胞淋巴瘤，相当于"垃圾桶"，对于不能明确诊断特殊类型T细胞淋巴瘤者，均可归于此类。

5）淋巴结反应性增生与滤泡性淋巴瘤有时不易鉴别，一定要结合病史及影像学、有无发热、发热与淋巴结肿大的先后、肿大的时间、抗生素治疗效果如何等。选择免疫组化套餐CD3、CD20、BCL2、CD21、CD23、κ、λ和Ki-67有助于鉴别诊断。

（3）对于形态学上高度怀疑是淋巴瘤的病例，免疫组化检测对于协助诊断就显得十分重要，免疫组织化学染色在淋巴瘤的诊断及分型中非常重要（图12-19）。

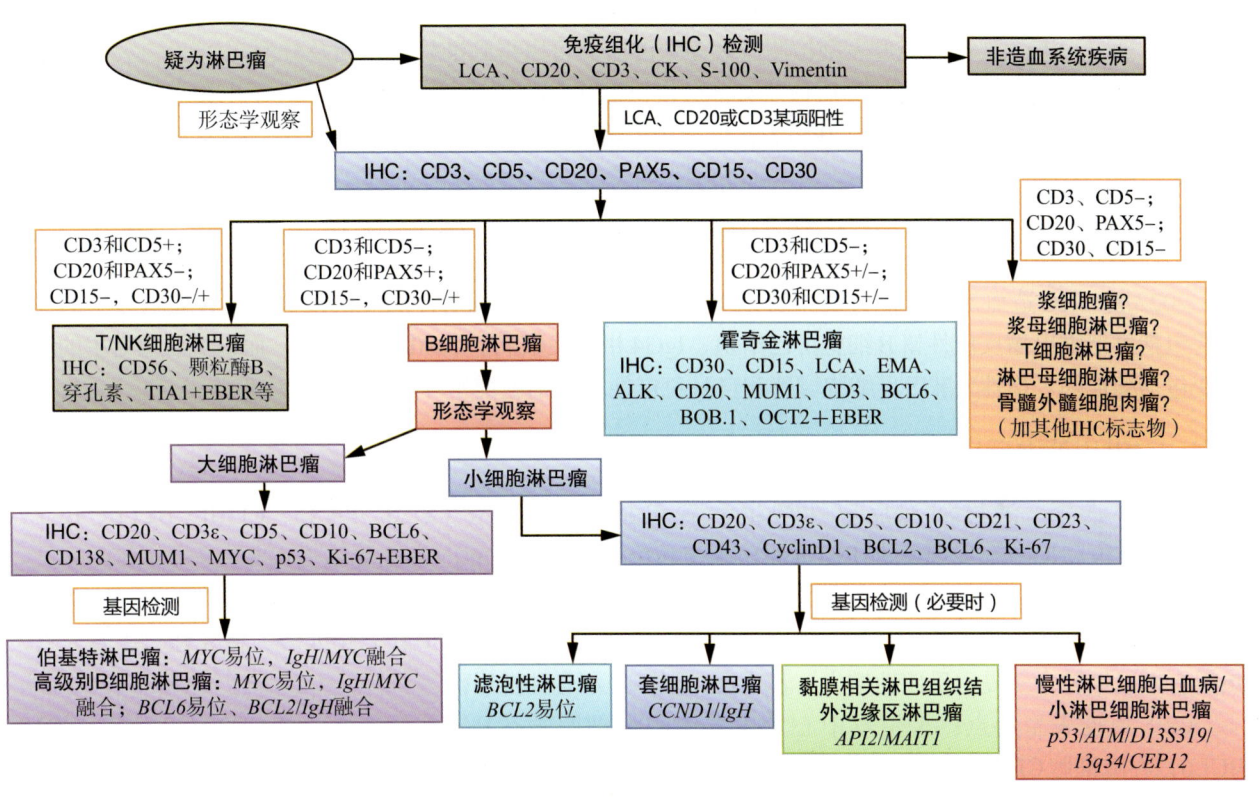

图12-19 淋巴瘤免疫组化诊断思路

1）如当淋巴造血系统肿瘤（主要是淋巴瘤）与其他非淋巴造血系统未分化小细胞肿瘤难以区分时，首先选用LCA、S-100、CK等抗体组合，以确定肿瘤的组织来源。

2）当形态学能基本确定为淋巴瘤时，直接检测细胞系标志物来帮助判断肿瘤细胞类型。常规选择全T细胞及全B细胞各2个抗体（CD3、CD43和CD20、PAX5）及CD15、CD30进行染色（表12-3）。可简单地把淋巴瘤分为霍奇金淋巴瘤和非霍奇金淋巴瘤（B细胞淋巴瘤、T细胞淋巴瘤）。

3）对于呈滤泡/结节状生长模式的病变，可选择CD10、BCL6、CD21、CD23、BCL2、Ki-67等标志物来显示结节和淋巴滤泡的关系。

4）如形态学考虑霍奇金淋巴瘤时，检测CD30、CD15、LCA、PAX5、MUM1及EBV-EBER，如果需要与间变性大细胞淋巴瘤鉴别，则要增加EMA、ALK、CD43等，如果需要与富于T细胞的B细胞淋巴瘤鉴别，要增加BOB1、OCT2、CD20、CD3等标志物。

5）对于小B细胞淋巴瘤，则需要同时鉴别小淋巴细胞淋巴瘤/慢性淋巴细胞白血病（SLL/CLL）、边缘区淋巴瘤（MZL）、弥漫性滤泡性淋巴瘤（FL）和套细胞淋巴瘤（MCL）等，要选择CD20、PAX5、CD19、CD5、CD23、CD10、BCL2、CyclinD1、SOX11、LEF1和MNDA；对于明显幼稚细胞分化的肿瘤，需要同时鉴别急性淋巴细胞白血病（ALL）/淋巴母细胞淋巴瘤（LBL）、急性髓系白血病（AML），除选择TdT、CD99、CD10、CD34等淋巴母细胞标志物外，还需要检测MPO和CD117等髓系标志物以除外淋巴母细胞淋巴瘤伴髓系分化或双系分化的可能，合适的免疫组织化学标志物的选择有助于准确地诊断与分型。

6）对于富含浆细胞的病变，可选择CD38、CD138、κ、λ、MUM1、CyclinD1等标志物；可检测免疫球蛋白轻链（κ/λ）有无限制性表达以区分良、恶性。

7）对于疑似高侵袭性成熟B细胞肿瘤的病变（包括绝大部分弥漫性大B细胞淋巴瘤、伯基特淋巴瘤及具有前两者中间特征的B细胞淋巴瘤或高级别B细胞淋巴瘤、高级别滤泡性淋巴瘤等），选用CD10、BCL6、BCL2、MUM1、MYC、CD5和p53检测，加EBER原位杂交。

8）若遇到疑难病例，则可能需要选择更多的标志物，甚至数次追加标志物才可确诊，但适度选择很重要。由于抗原表达存在交叉反应，建议T细胞、B细胞标志物各选择2个以提供更为准确的淋巴细胞分化证据。通过形态学观察及免疫表型检测，大多数淋巴瘤可以得到准确的诊断及分型。

（4）分子检测：若经上述检测后依然有部分淋巴瘤病例难以确诊，需要借助分子生物学手段如基因重排分析、荧光原位杂交（FISH）和基因表达谱分析等辅助诊断。

第三节　瘤样病变或淋巴组织反应性增生

2022版WHO造血淋巴肿瘤分类中特别增加了B细胞和T细胞瘤样病变的内容。以B细胞为主的瘤样病变包括类似淋巴瘤反应性富B细胞淋巴增殖、IgG4相关性疾病、Castleman病等；而以T细胞为主的瘤样病变包括菊池病、惰性T淋巴母细胞增殖和自身免疫性淋巴细胞增殖综合征等。

一、淋巴滤泡反应性增生

1.抗体选择　淋巴滤泡反应性增生套餐包括CD3、CD5、CD20、PAX5、CD10、BCL6、BCL2、CD21、CD30和Ki-67。必要时加EBER原位杂交和免疫球蛋白（Ig）/细胞受体（TCR）基因重排。

2.注释

（1）淋巴滤泡反应性增生（RH）：原因不明的RH常见于儿童，但在老年人多为特异性。患者先有发热后有淋巴结肿大多提示反应性增生，若相反，则多提示恶性淋巴瘤。

（2）免疫表型特点：①生发中心及生发中心母细胞表达B细胞标志物，如CD20、PAX5、CD10、BCL6，吞噬细胞CD68＋，滤泡树突状细胞表达CD21、CD23和CD35，呈球形网，表面完整，网格规则；②套层由小B细胞构成，表达CD5、CD23；③此外，生发中心散在有CD4及CD57阳性的T细胞；④滤泡间区表达T细胞标志物如CD3、CD43等（图12-20～图12-24）。

（3）与滤泡性淋巴瘤（FL）的鉴别（表12-3）：FL的滤泡为单一性增生的瘤细胞，表达CD20、PAX5、BCL6、CD10和BCL2，且BCL2的染色强度较T区明显，滤泡树突状细胞（FDC）网极性消失（图12-25）。

1）BCL2：大约85%以上的FL瘤性滤泡阳性，而皮肤FL及中心母细胞为主的FL均可阴性。良性增生滤泡生发中心BCL2阴性，但有时生发中心中的T细胞BCL2可为阳性，可致误诊为阳性。

若B细胞主要聚集在淋巴滤泡，淋巴滤泡之间为富于T细胞的淋巴组织，则符合正常的免疫表型结构，生发中心BCL2阴性，支持淋巴滤泡反应性增生诊断（图12-21）；而当免疫组化染色显示滤泡区及滤泡间区为弥漫性密集的B细胞增生，仅有散在少数T细胞时，BCL2阴性，提示异常的免疫表型结构，应考虑为B细胞淋巴瘤。

2）CD21、CD23、CD35：标记FDC网。反应性增生病变均为球形网，表面完整，网格规则（图12-24），滤泡性淋巴瘤、结节性淋巴细胞为主型霍奇金淋巴瘤、结节性经典型富于淋巴细胞性霍奇金淋巴瘤、结节硬化经典型霍奇金淋巴瘤为（FDC极性消失）结节性增殖网。

3）CD10：CD10表达和滤泡中心起源的淋巴瘤有联系。CD10表达强度对鉴别B细胞的反应性增生和恶性增生有帮助。

4）CD68：显示滤泡内吞噬细胞CD68。

5）CD30：淋巴结反应性增生CD30呈散在强弱不等的阳性，弥漫一致强阳性提示为肿瘤。

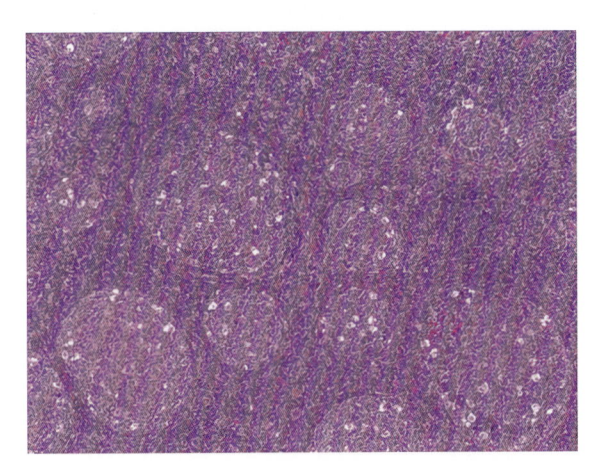

图12-20　淋巴滤泡反应性增生，HE染色

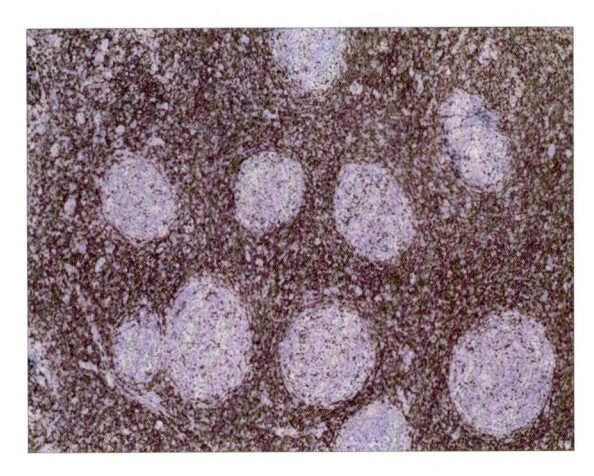

图12-21　淋巴滤泡反应性增生，反应性滤泡BCL2阴性

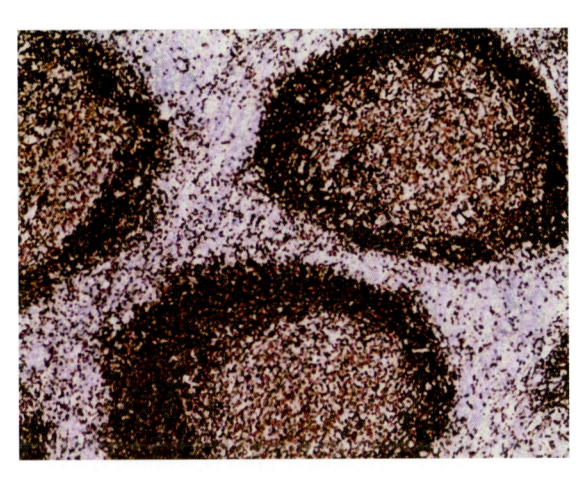

图12-22　淋巴滤泡反应性增生，CD20阳性B细胞正常分布

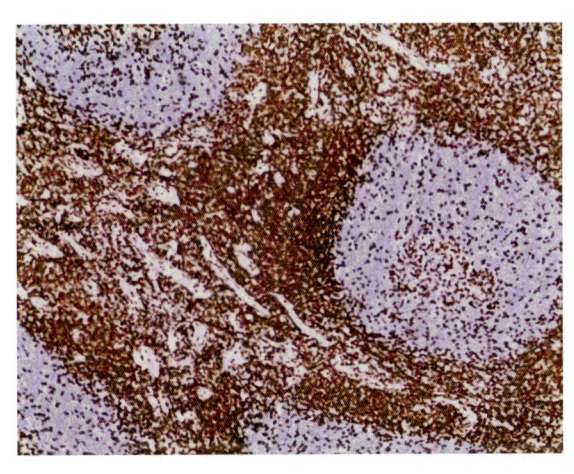

图12-23　淋巴滤泡反应性增生，CD3阳性T细胞正常分布

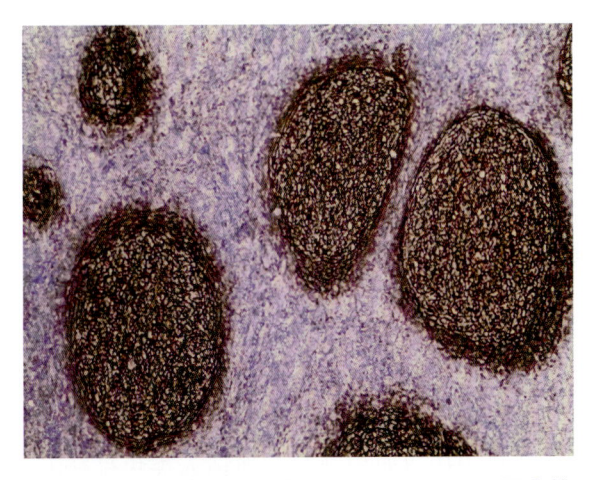

图12-24　淋巴滤泡反应性增生，CD21示FDC网完整

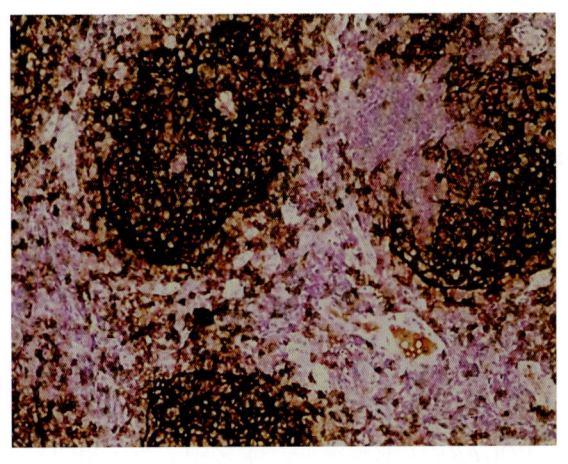

图12-25　滤泡性淋巴瘤，CD21示FDC网破坏

表12-3 淋巴滤泡反应性增生与滤泡性淋巴瘤的鉴别

鉴别点	滤泡性淋巴瘤	淋巴滤泡反应性增生
CD20/PAX5	滤泡区及滤泡间区为弥漫性密集的B细胞增生	B细胞主要聚集在淋巴滤泡
CD3/CD43	仅有散在少数T细胞阳性	淋巴滤泡之间富于T细胞
BCL2	瘤性滤泡比较单一，85%BCL2阳性	套区BCL2+，而生发中心细胞BCL2-
BCL6	滤泡区及滤泡间区阳性	无或仅见少数BCL6阳性细胞
CD10	滤泡区及滤泡间区阳性	无或仅见少数CD10阳性细胞
FDC网	结节性增殖网，极性消失	球形网，表面完整，网格规则
CD38	生发中心内一般缺乏CD38强阳性细胞	生发中心几乎总能见到散在CD38强阳性细胞
Ki-67	增殖指数有差异，常低于反应性增生	生发中心常高表达，有极性
基因重排	*IgH*与*BCL2*克隆性重排	无*IgH*与*BCL2*克隆性重排

二、Castleman病

1. **抗体选择** CD20、CD79α、CD3、CD38、CD138、MUM1、κ、λ、IgG、IgG4、HHV-8（LANA-1）、CD21（或CD23）、Ki-67等，鉴别诊断抗体组合还可包括CD10、BCL2、BCL6、IgD、CyclinD1、TdT等，可酌情增加EBER原位杂交和IgH重排检测等。

2. **注释**

（1）Castleman病（CD）：又称巨大淋巴结增生症或血管滤泡性淋巴组织增生病，是一种罕见的多克隆淋巴组织增生性疾病。临床上按肿大淋巴结的分布及器官累及分为单中心型（UCD）和多中心型（MCD）。UCD：仅有同一淋巴结区域内一个或多个淋巴结受累；有多个（≥2个）淋巴结区域受累（淋巴结短径需≥1cm）的CD为MCD，常与HHV-8感染、浆细胞恶性疾病、卡波西肉瘤及B细胞淋巴瘤等密切相关。

（2）病变特点：特征性病理表现包括萎缩性或增生性生发中心、显著的滤泡树突状细胞及血管形成、多克隆淋巴细胞增生和（或）多型性浆细胞增多症。

根据组织学类型不同分为3种类型：透明血管型、浆细胞型和混合型。

透明血管型主要表现为生发中心退变或萎缩（常伴有套区增生，"洋葱皮"样改变）和明显的滤泡树突状细胞增生。浆细胞型可见滤泡间区大量成熟浆细胞浸润，但小血管增生和套区洋葱皮样改变不明显，生发中心很少见透明变性的血管。混合型的组织学特征则介于上述两型之间。3种病理类型均可见血管插入生发中心，形成"棒棒糖"样图像。

单中心性Castleman病以透明血管型最为多见，多中心性Castleman病较为少见，大部分为浆细胞型和混合型。

（3）免疫表型特点：与淋巴滤泡反应性增生基本类似，B细胞和T细胞正常分布，滤泡内BCL2阴性，CD21/CD35显示FDC网呈向心性膨胀的球形网，表面完整，一个扩张的FDC网络中可含有多个生发中心（图12-26~图12-29）；CyclinD1部分血管内皮阳性，但洋葱皮样增生的套细胞为阴性；CD38、CD138可显示增生的浆细胞，免疫球蛋白κ、λ检测有助于判断浆细胞是否为肿瘤性，肿瘤性增生时只产生一种轻链。

（4）分子检测：①*Ig/TCR*基因重排，显示大部分病例无克隆性基因重排条带出现，少数病例尤其是浆细胞型或混合型，可能会检测出*Ig/TCR*基因单克隆性阳性条带。②EB病毒检测，显示透明血管型EBER-ISH阳性，阳性细胞大部分位于淋巴滤泡生发中心。③单中心型CD，发现20%UCD病例淋巴结中有*PDGFRB*体细胞突变。④多中心型（MCD），应同时检测HHV-8原位杂交和血清人类免疫缺陷病毒（HIV）。

（5）鉴别诊断：主要与淋巴滤泡反应性增生、滤泡性淋巴瘤、套区淋巴瘤等鉴别（表12-4）。

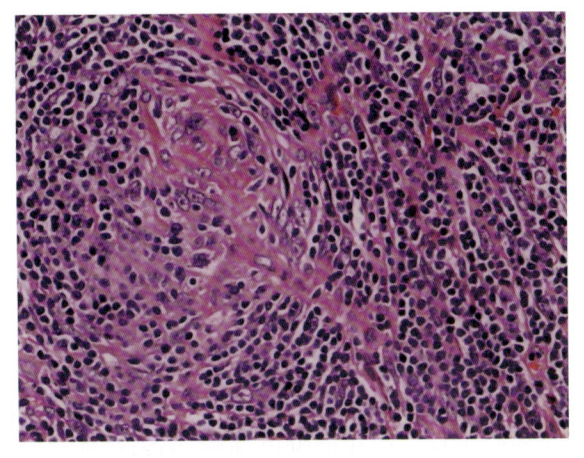

图12-26　Castleman病，HE染色

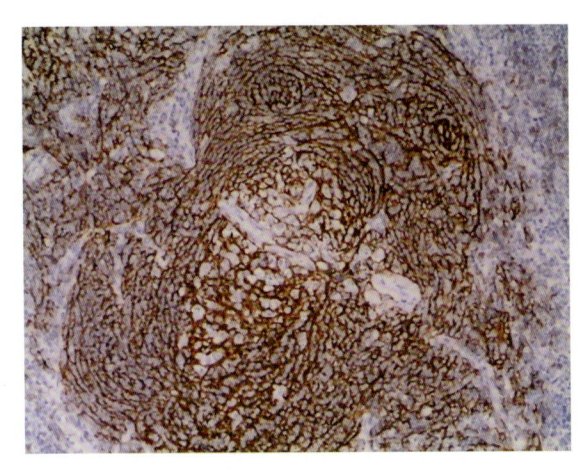

图12-27　Castleman病，CD21，FDC网中含多个小网

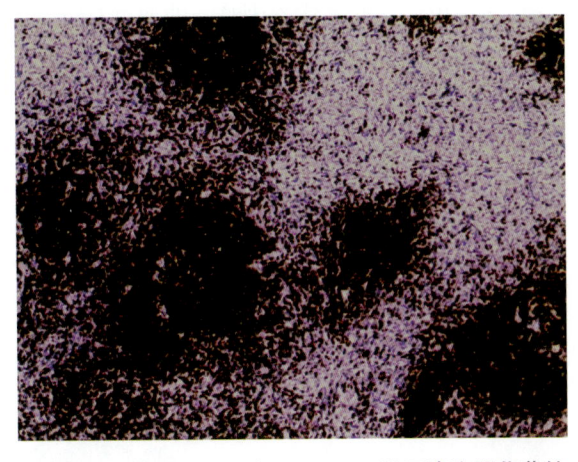

图12-28　Castleman病，CD20示淋巴滤泡退化萎缩

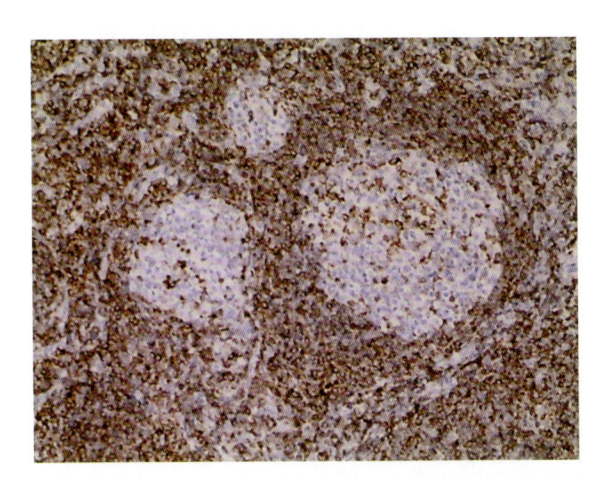

图12-29　Castleman病，BCL2生发中心区为阴性

表12-4　Castleman病的诊断与鉴别诊断

类型	病变特点	免疫表型特点
Castleman病（CD）	生发中心退化，常伴套区增生和滤泡树突状细胞增生，洋葱皮样改变及血管插入生发中心、血管透明变	与淋巴滤泡反应性增生基本类似，FDC网膨胀或整合，但表面完整，间区浆细胞增生
淋巴滤泡反应性增生	增生的淋巴滤泡大小不等，形态各异，无退化和透明血管插入，套区淋巴细胞同心圆状排列亦不明	B细胞主要聚集在淋巴滤泡，滤泡间富于T细胞，符合正常免疫表型，生发中心BCL2阴性
滤泡性淋巴瘤	淋巴结结构破坏，肿瘤性滤泡排列紧密，界限不清，缺乏套区，无同心圆样排列	表达B细胞标志物，滤泡区BCL2、BCL6、CD10阳性；Ig/TCR单克隆性基因重排
浆细胞瘤	需与浆细胞型CD进行鉴别，前者由不同分化阶段的浆细胞弥漫排列，后者一般为成熟浆细胞在滤泡间区浸润生长	免疫组化λ链、κ链呈限制性表达，后者呈非限制性表达
套细胞淋巴瘤	瘤细胞形态较单一，瘤细胞核形不规则，淋巴结正常结构破坏，极少见到真正的淋巴滤泡结构	除CD20和CyclinD1阳性外，同时表达CD5和CD43，并且Ig基因呈单克隆性基因重排
血管免疫母细胞性T细胞淋巴瘤	淋巴结弥漫性病变、树突状血管增生和多种炎症细胞浸润伴透明T细胞（免疫母细胞）聚集。肿瘤细胞呈簇状增生围绕于血管周围，或弥漫分布于副皮质区	表达CD3、CD4、CD10和BCL6；辅助性T细胞标志物（如CXCL13、PD-1、ICOS等）阳性，大多EBER阳性，存在TCR寡克隆基因重排
IgG4相关性淋巴结病	弥漫性淋巴浆细胞浸润，伴大量的IgG4阳性浆细胞及组织嗜酸性粒细胞增多；伴纤维化和闭塞性血管炎	浆细胞浸润的组织中IgG4阳性浆细胞与浆细胞比例＞40%，且IgG4阳性浆细胞＞10个/HPF

三、组织细胞性坏死性淋巴结炎

1. **抗体选择** 淋巴结反应性滤泡增生套餐，加CD4、CD8、CD68、CD123、MPO、CD15、EBER。
2. **注释**

（1）组织细胞性坏死性淋巴结炎（HNL），又称为菊池病或Kikuchi淋巴结炎。临床以发热和淋巴结肿大为主要症状。

（2）病变特点：以坏死和吞噬核碎屑的组织细胞为主，有数量不等的淋巴细胞和浆细胞样树突状细胞增生，病变中无中性粒细胞及浆细胞稀少等特征。

（3）免疫表型特点：组织细胞表达CD68、CD163、髓过氧化物酶（MPO）和CD123；浆细胞样树突状细胞表达CD68、CD43、CD4、CD123，CD163、MPO均阴性（图12-30～图12-33）。增生的淋巴细胞大多数为CD3阳性和CD8阳性的T细胞，CD4阳性的T细胞少见，活化的淋巴细胞CD30阳性，ALK、CD15阴性。

（4）鉴别诊断：典型的HNL诊断主要依据光镜下形态学改变，出现大量核碎片的凝固性坏死灶，无中性粒细胞、浆细胞缺乏或少见是本病的特征性病变，再结合临床病史，诊断本病不困难。非典型HNL（主要是早期或晚期的）的诊断在光镜检查基础上结合免疫组化结果，CD68、MPO和CD123均阳性即可诊断。

1）狼疮性淋巴结炎：有大量中性粒细胞和浆细胞、嗜伊红小体、显著的纤维素样坏死和动脉炎。

2）猫抓病性淋巴结炎：是以坏死灶为中心的中性粒细胞形成微脓肿，形成所谓的"星形脓肿"，周围增

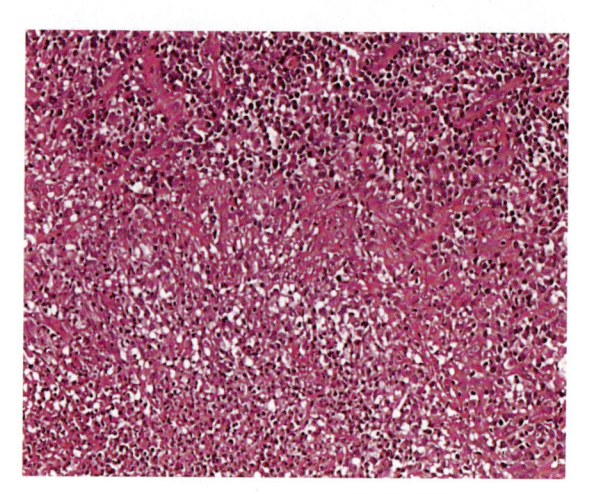

图12-30 组织细胞性坏死性淋巴结炎，HE染色

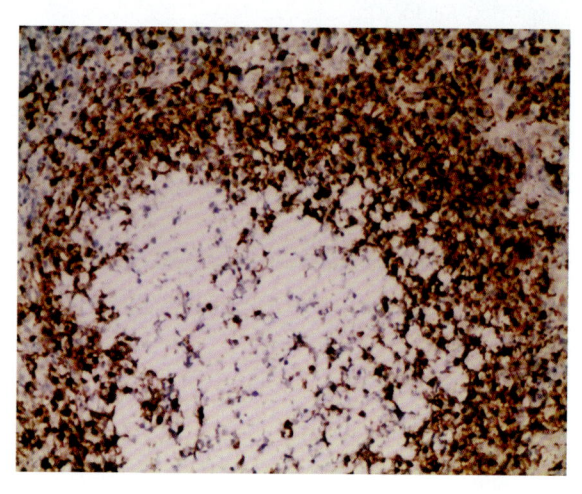

图12-31 组织细胞性坏死性淋巴结炎，CD68，阳性的组织细胞集中在交界区

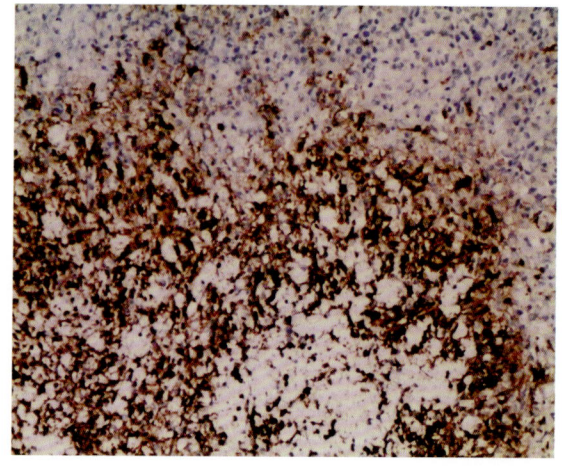

图12-32 组织细胞性坏死性淋巴结炎，CD163，组织细胞阳性

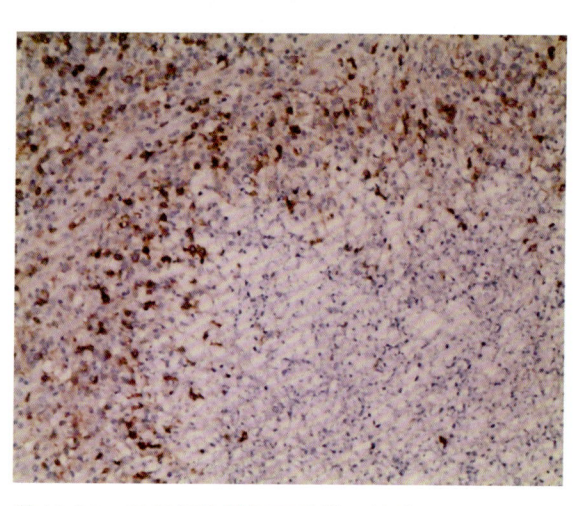

图12-33 组织细胞性坏死性淋巴结炎，CD123，浆细胞样树突状细胞阳性

生的上皮样细胞呈放射状，最外围有淋巴细胞、浆细胞、免疫母细胞和成纤维细胞包绕形成肉芽肿性结构。

3）富含免疫母细胞的病例易误诊为淋巴瘤。HNL淋巴结坏死区少见CD20阳性的B细胞，较易与B细胞淋巴瘤区分，但病变区内大量T细胞使其难与T细胞淋巴瘤鉴别。成簇状CD68、MPO和CD123可作为支持HNL诊断的重要指标。

四、木村病

1.抗体选择 淋巴结反应性滤泡增生套餐，加IgE、CD31、CD34。

2.注释

（1）木村病：又称为嗜酸性粒细胞增生性淋巴肉芽肿或Kimura病，是一种罕见的淋巴组织增生性炎症性疾病，主要发生于头颈部，尤其是腮腺及颌下区域。在眼睑、泪腺、眶周、颊部、腋窝、腹股沟、前臂、纵隔、臀部等部位也偶有发生。

（2）病变特点：①淋巴滤泡显著增生，生发中心形成，滤泡内嗜酸性粒细胞浸润（形成嗜酸性微脓肿）及嗜伊红均质物质沉积；②血管增生反应，表现为内皮细胞呈扁平或低立方状，核椭圆形，胞质稀疏淡染，无空泡化；③不同程度的纤维化。其中淋巴滤泡及嗜酸性微脓肿是其重要的特征。

（3）免疫表型特点：淋巴滤泡以B细胞为主，而滤泡间以T细胞为主，生发中心内的嗜伊红染色沉积物主要为IgE，免疫组化在生发中心中显示存在IgE网状结构，血管内皮CD31、CD34阳性，CK阴性（图12-34～图12-37）。

（4）鉴别诊断：木村病在临床上需要鉴别诊断的疾病还包括上皮样血管瘤、霍奇金淋巴瘤、血管免疫母细胞T细胞淋巴瘤、嗜酸性肉芽肿及Castleman病等。

1）与上皮样血管瘤的鉴别（表12-5）：上皮样血管瘤是一种良性血管性肿瘤，又称血管淋巴样增生伴

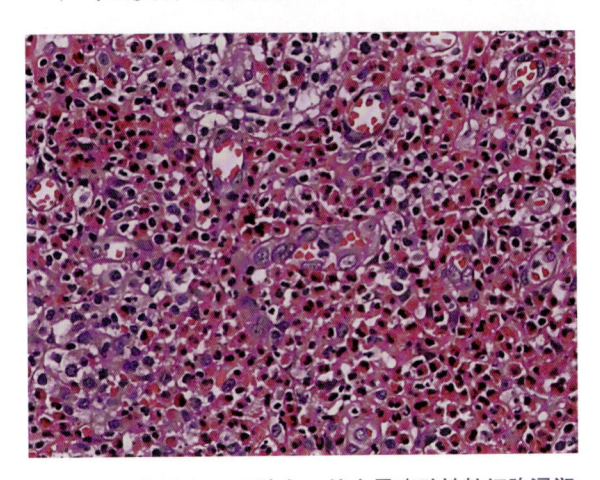

图12-34　木村病，HE染色，伴大量嗜酸性粒细胞浸润

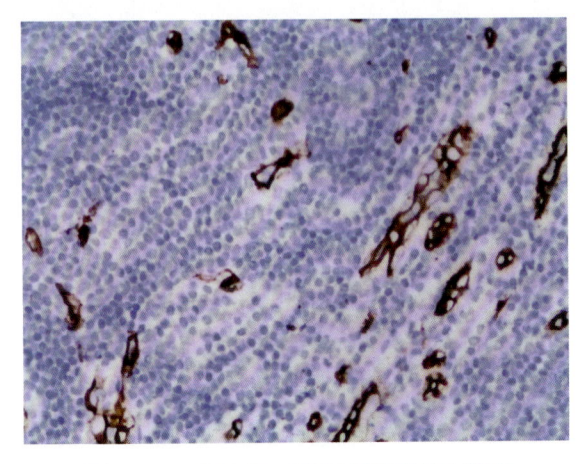

图12-35　木村病，CD34示狭窄的血管腔

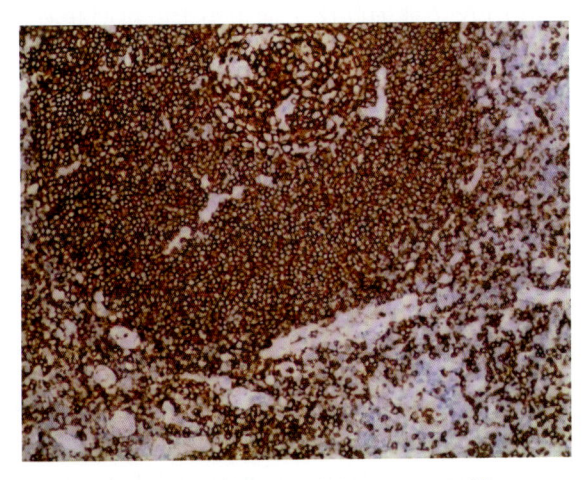

图12-36　木村病，滤泡区CD20阳性

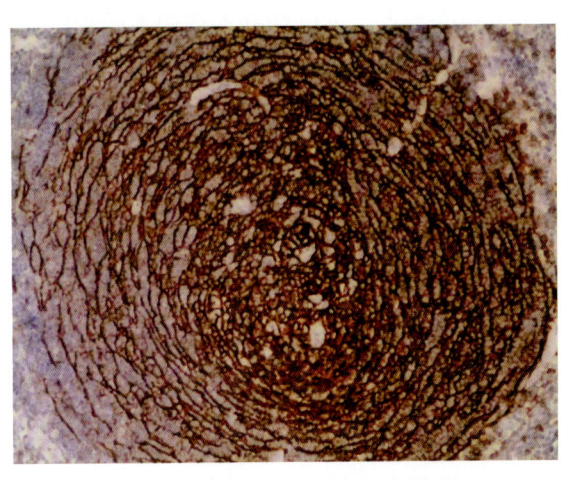

图12-37　木村病，CD21示FDC网完整

嗜酸性粒细胞增多。免疫组化标志物CD31、CD34通常阳性（图12-38、图12-39），CK阴性，间质浸润的淋巴细胞基本上是T淋巴细胞，也有少数B淋巴细胞。

2）与嗜酸性肉芽肿的鉴别：即朗格汉斯细胞组织细胞增生症。组织细胞除表达CD68和S-100外，还表达CD1α和Langerin，电镜下可见Birbeck颗粒。

表12-5 木村病和上皮样血管瘤鉴别

鉴别点	木村病	上皮样血管瘤
好发部位	头颈部及上下肢，尤其是腮腺和颌下腺	头颈部皮肤或皮下
淋巴结累犯	常见	罕见
内皮细胞形态	扁平或肿胀	上皮样，钉突状突向管腔
淋巴组织	增生并且多数可见淋巴滤泡增生	不同时期，有一定差异
嗜酸性粒细胞	多、明显，可形成微脓肿	少、不明显，不形成微脓肿

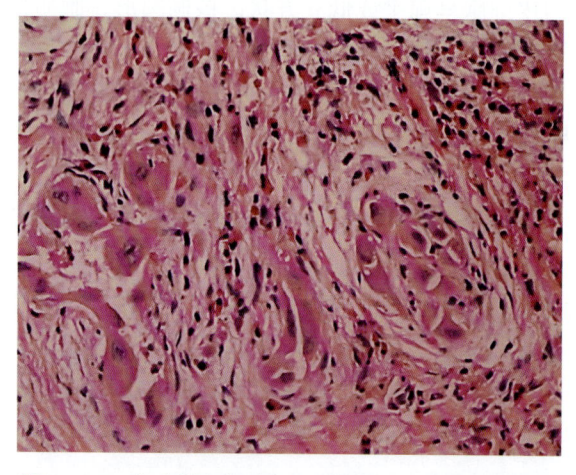

图12-38 上皮样血管瘤，HE染色，内皮细胞钉突状

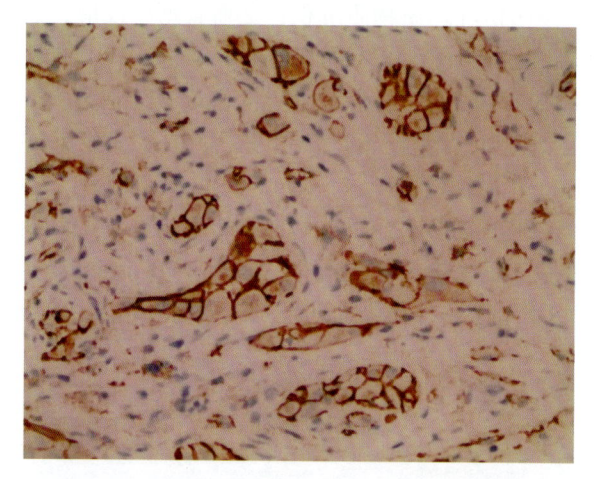

图12-39 上皮样血管瘤，CD34，内皮细胞阳性

五、传染性单核细胞增多症

1.抗体选择 淋巴结反应性滤泡增生套餐，加CD4、CD8、CD56、TIA1加原位杂交EBER。必要时加侧Ig/TCR基因重排。

2.注释

（1）传染性单核细胞增多症（IM）是一种巨噬细胞系统急性或亚急性增生性疾病，主要由亲人类B细胞的EB病毒（EBV）感染引起。

（2）病变特点：淋巴结基本结构不同程度破坏，病变以T区（滤泡间区）增生为主，斑驳状改变常见，细胞混杂，种类多样，可见B细胞分化谱（活化淋巴样母细胞、免疫母细胞、浆样细胞、浆细胞），常见少量核碎片，少数病例可见小片状单核样B细胞，可见呈霍奇金样单核大细胞。

（3）免疫表型：病变中以CD3阳性的小T淋巴细胞为主，$CD8^+$T细胞远多于$CD4^+$T细胞。免疫母细胞包括T细胞性和B细胞性免疫母细胞，常以B免疫母细胞为主，通常表达CD30，信号强弱不等，散在分布，不表达CD15。原位杂交EBER阳性，大中小淋巴细胞均可阳性，主要分布在T区，也见于套区、初级滤泡和生发中心内（图12-40～图12-43）。

（4）鉴别诊断（表12-6）

1）T细胞淋巴瘤：当T区明显扩大，滤泡减少，免疫组化染色显示大量T细胞阳性，B细胞阳性较少，易与非特殊类型的外周T细胞淋巴瘤混淆。T细胞淋巴瘤发生于年龄较大的成人或老人，青少年或儿童较少，淋巴结结构破坏明显，瘤细胞为一致的CD3阳性细胞，无斑驳状改变、B细胞分化谱，也无散在CD20及CD30强弱不等阳性的活化淋巴母细胞和免疫母细胞，较少检测到EBER阳性的中等大小细胞。

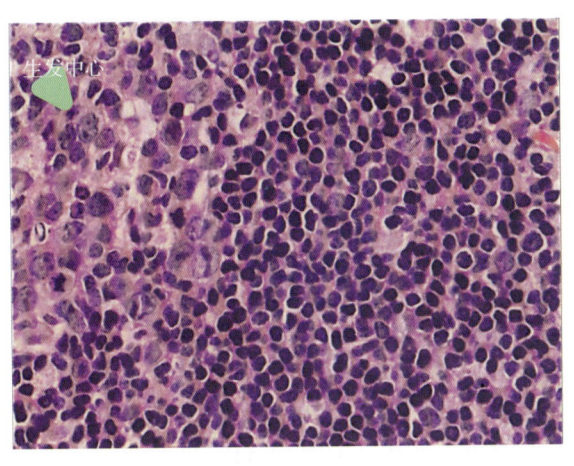

图12-40 传染性单核细胞增多症，HE染色，左上部示生发中心

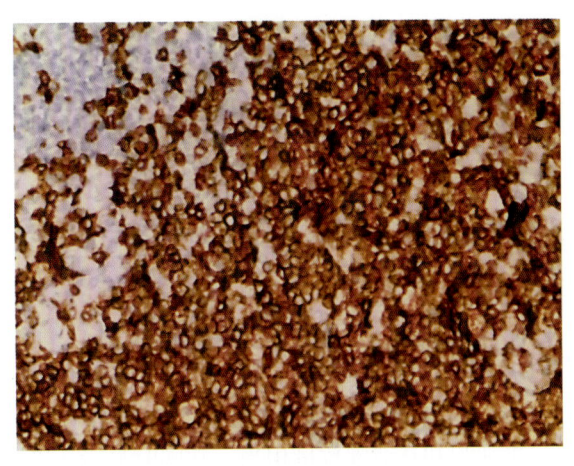

图12-41 传染性单核细胞增多症，滤泡间区CD3$^+$细胞增多

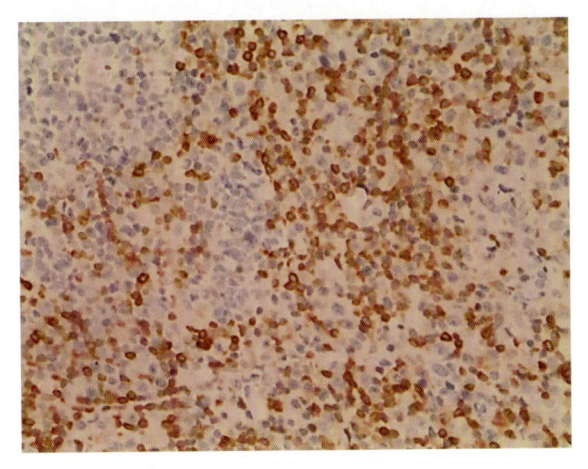

图12-42 传染性单核细胞增多症，CD20阳性细胞明显减少

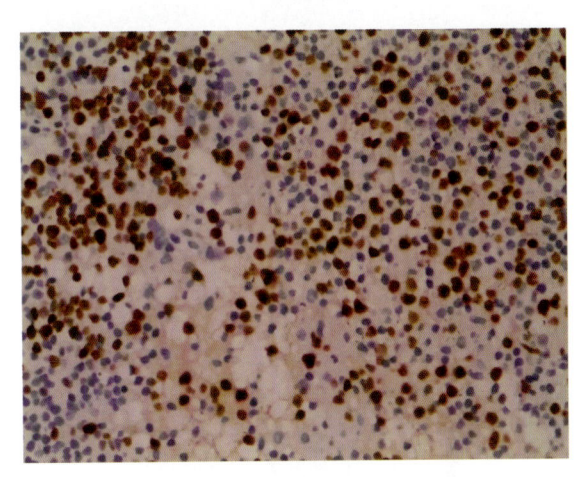

图12-43 传染性单核细胞增多症，原位杂交EBER阳性

2）富于T细胞/组织细胞的大B细胞淋巴瘤：免疫组化标记肿瘤大细胞CD20呈弥漫阳性且程度较为一致，且不表达CD30，而传染性单核细胞增多症呈强弱不等的阳性，一般情况下EBER呈阴性。

3）间变性大细胞淋巴瘤（ALCL）：ALCL瘤细胞T细胞标志物CD30阳性、细胞毒性相关分子（TIA1、颗粒酶B和穿孔素）阳性；IM则常表现为CD20阳性的淋巴样母细胞散在分布，无弥漫成片的表现，且CD20阳性大细胞同时表达CD30，并且强弱不等，不出现一致性的阳性表现。

4）霍奇金淋巴瘤：无斑驳状区、B细胞分化谱；免疫表型：经典型霍奇金淋巴瘤的瘤细胞同时表达CD30和CD15，且CD30的表达为一致强阳性，EBER阳性的细胞主要为霍奇金瘤细胞。

表12-6 传染性单核细胞增多症和淋巴瘤的鉴别诊断

病变类型	CD20/CD30	CD3	CD15	ALK	EBER	其他
传染性单核细胞增多症	中、大细胞有强弱不等阳性或阴性（非弥漫阳性）	小细胞和少数中等细胞呈弥漫阳性	-	-	大、中、小细胞均有表达	CD3阳性细胞明显比CD20阳性多；κ/λ多克隆表型
间变性大细胞淋巴瘤	CD30成片强阳性；CD20阴性	大多数阴性	-	+	-	可表达ALK、EMA、T细胞和细胞毒性抗原
霍奇金淋巴瘤	大细胞+/-	背景细胞阳性	+/-	-	+/-	大细胞可表达CD15
弥漫性大B细胞淋巴瘤	CD20弥漫强阳性，CD30常阴性	少量散在T细胞阳性	-	-	+/-	ALK阳性的大B细胞淋巴瘤CD20-，ALK+，CD38+

注：+，阳性；-，阴性。

六、假性淋巴瘤

1. 抗体选择 淋巴结反应性滤泡增生套餐，加κ、λ、CKpan。必要时加测 *Ig/TCR* 基因重排。

2. 注释

（1）假性淋巴瘤：是指淋巴结外淋巴组织局限性增生性病变，又称为反应性淋巴组织样增生或结节性淋巴组织样增生，最好发部位是胃肠道、肺、涎腺、甲状腺、肝、皮肤及乳腺等处黏膜相关淋巴组织。

（2）病变特点：由增生的淋巴滤泡、淋巴细胞和其他炎症细胞等组成。淋巴细胞呈弥漫性分布，大小不一，核圆形、无异质性。淋巴滤泡中央为生发中心，有数量不等的浆细胞、免疫母细胞和组织细胞。

（3）免疫表型：表现为CD3、CD4和CD8（T细胞表面标志物）、CD20和CD79α（B细胞表面标志物）阳性，T细胞和B细胞数量相当，常同时显示κ和λ阳性，呈多克隆性特征（图12-44～图12-47）。

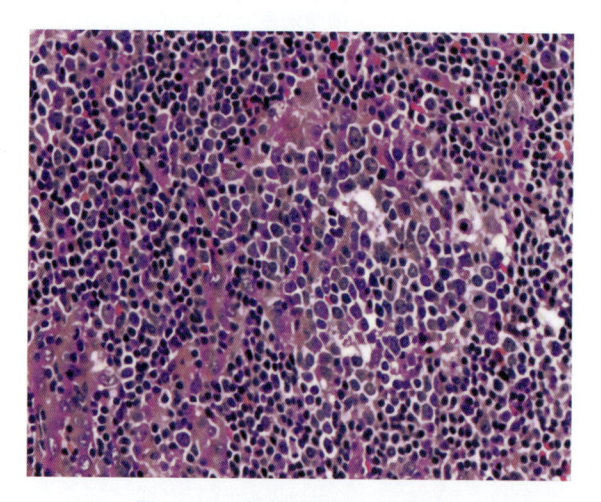

图12-44 假性淋巴瘤，HE染色

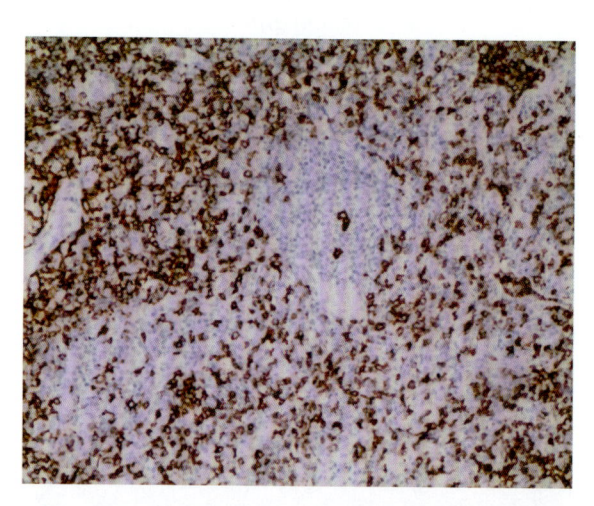

图12-45 假性淋巴瘤，CD3主要分布在滤泡间区

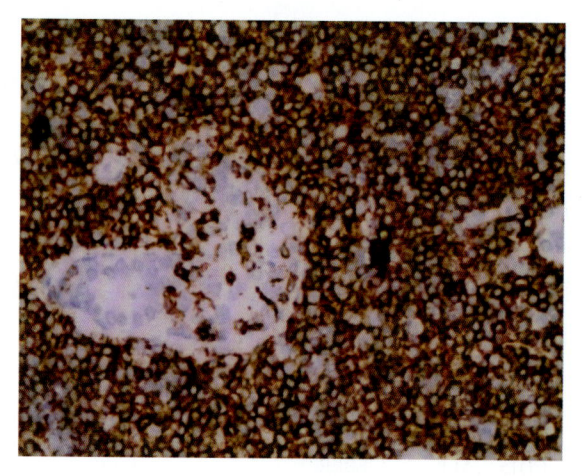

图12-46 假性淋巴瘤，残存腺体内可见CD20阳性细胞浸润

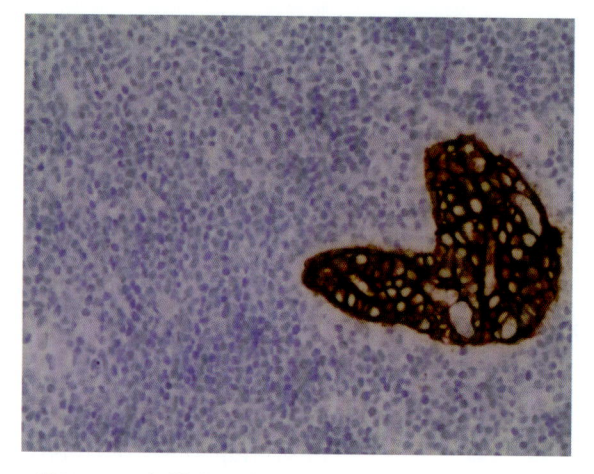

图12-47 假性淋巴瘤，CK示残存腺体无明显破坏

（4）鉴别诊断：主要与黏膜相关淋巴组织淋巴瘤鉴别（表12-7）。鉴别要点是假性淋巴瘤以成熟小淋巴细胞为主，伴有浆细胞等炎症细胞浸润，淋巴滤泡易见；而黏膜相关淋巴组织淋巴瘤以单核样B细胞单一性弥漫增生，可见淋巴上皮病变和瘤细胞侵蚀淋巴滤泡的现象。

1) CD20/CD3：聚合或弥漫成片的B细胞倾向淋巴瘤诊断。一般来说，浸润性的淋巴细胞表达T细胞和B细胞抗原，淋巴细胞呈混合增生，则是良性反应性淋巴细胞增生；若浸润性的淋巴细胞只表达T细胞抗原或只表达B细胞抗原，则支持单克隆性T细胞或B细胞增生，是肿瘤性的。

2）BCL2：反应性单核样B细胞BCL2常呈阴性，而边缘区B细胞淋巴瘤BCL2呈阳性。

3）免疫球蛋白轻链：多克隆型（增生）或单克隆型（淋巴瘤）。正常B细胞群体分泌的Ig轻链κ和λ比例为2∶1。淋巴组织反应性增生为良性多克隆性增生，B细胞同时表达κ和λ。当淋巴组织发生肿瘤性增生时，起自单个克隆的B细胞则单一性表达κ或λ，两者比例可达1∶10以上。因此，Ig不仅能证实B细胞来源，而且限制性轻链表达又是鉴别B细胞肿瘤的重要依据之一。但实践中κ、λ这两种标志物并不理想，正常浆细胞可阳性，B细胞肿瘤有时阳性检出率较低。因此，该标志物阴性者不能完全排除B细胞淋巴瘤，应结合其他B细胞标志物。还有30%～40%的弥漫性大B细胞淋巴瘤、滤泡性淋巴瘤不表达Ig轻链。当缺乏Ig轻链而全B细胞标志物阳性时，常考虑肿瘤的可能。诊断确实有困难时，辅以Ig重链（IgH）基因重排检测，有助于诊断。

4）CK：有助于显示淋巴上皮病变。

表12-7 假性淋巴瘤和黏膜相关淋巴组织淋巴瘤的鉴别

鉴别点	黏膜相关淋巴组织淋巴瘤	假性淋巴瘤
CD20	弥漫成片的B细胞阳性	滤泡区阳性
CD3	滤泡间大量CD20阳性B细胞提示滤泡间侵犯	淋巴滤泡之间富于T细胞
BCL2	阳性	阴性
κ、λ	单克隆型	多克隆型
CD21/CD35	FDC网破坏	FDC网完整

七、IgG4相关性疾病

1. **抗体选择** CD3、CD4、CD20、CD38、CD138、IgG和IgG4。

2. **注释**

（1）IgG4相关疾病（IgG4-RD）：是一种免疫介导的纤维炎性反应性疾病，几乎可累及人体的各个器官，特别是一些腺体组织，如胰腺、唾液腺（下颌下腺、腮腺、舌下腺）、泪腺和甲状腺等。根据受累部位不同，IgG4-RD被分为四种表型：肝胆胰病变、伴或不伴主动脉炎的腹膜后纤维化、头颈部病变和伴或不伴全身受累的Mikulicz综合征。

（2）病变特点：大量IgG4阳性浆细胞浸润和纤维化为此类疾病的标志性病理特征。IgG4-RD特征性的病理表现包括以下3方面。①受累组织中大量淋巴浆细胞浸润，伴纤维化；②IgG4$^+$浆细胞浸润：（IgG4$^+$浆细胞）/（IgG$^+$浆细胞）的比值＞40%，同时每高倍视野IgG4$^+$浆细胞＞10个；③特征性的纤维化：席纹状纤维化和闭塞性静脉炎。

（3）IgG4-RD的诊断标准：目前的诊断标准是基于2015年《IgG4相关性疾病管理与治疗的国际共识指南》，即①一个或多个器官弥漫性或局限性肿大；②血清IgG4增高（≥135mg/dl）；③组织病理提示IgG浆细胞浸润（IgG4$^+$/IgG$^+$≥40%或10个IgG4$^+$浆细胞/高倍镜视野），席纹状纤维化，嗜酸性粒细胞浸润，闭塞性脉管炎。符合①+②+③可确诊，①+③很可能诊断IgG4-RD，①+②可能诊断IgG4-RD。IgG4-RD的诊断包括多方面，如临床表现、实验室检验、影像学检查、病理组织学，其中单项指标并不能诊断本病。

（4）免疫表型：病变组织内淋巴细胞表达CD20、CD38、CD138、CD3、CD4、IgG和IgG4阳性；IgG4阳性细胞绝对值＞50个/HPF，IgG4$^+$/IgG$^+$细胞的比值＞40%，组织学形态加免疫组织化学是诊断此病的金标准。IgG4阳性浆细胞浸润呈弥散性存在，而非聚集成灶，且具体数目不同器官存在差异性，一般认为涎腺组织IgG4阳性浆细胞≥50个/HPF或者更高才具有典型意义（图12-48～图12-51）。

（5）鉴别诊断：病理学上也存在多种疾病类似IgG4-RD的现象，如慢性感染、系统性血管炎、结节病、多中心Castleman病、Rosai-Dorfman病、Erdheim-Chester病（ECD）、炎性肌成纤维细胞瘤等，需要高度重视并进行鉴别。病变中出现大量组织细胞、中性粒细胞或巨细胞浸润等，以及异型性细胞，或明显组织坏死、上皮样肉芽肿、坏死性血管炎等均是排除IgG4-RD的指征。

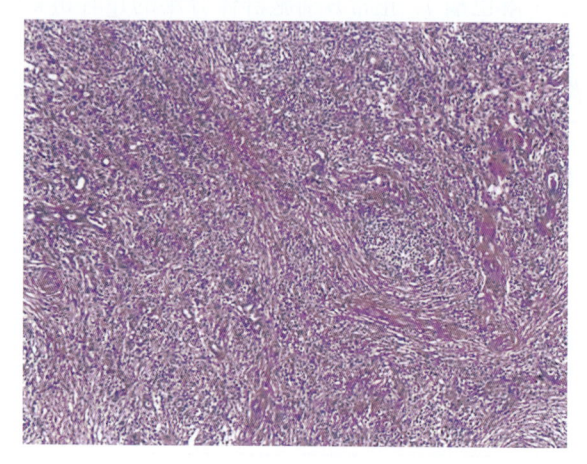

图12-48　IgG4相关性涎腺炎，HE染色

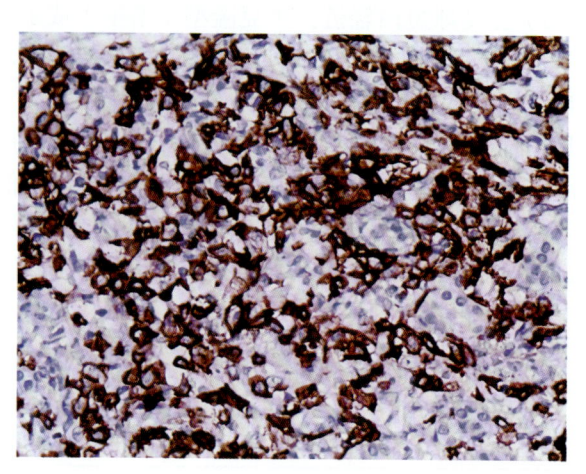

图12-49　IgG4相关性涎腺炎，CD38，浆细胞阳性

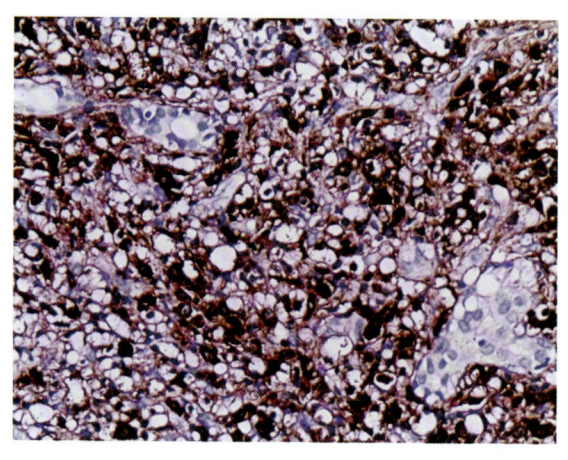

图12-50　IgG4相关性涎腺炎，IgG，浆细胞阳性

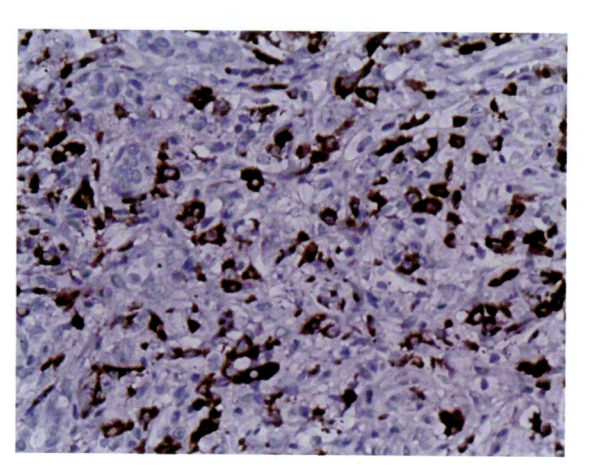

图12-51　IgG4相关性涎腺炎，>50个IgG4⁺浆细胞/HPF

八、自身免疫性淋巴细胞增殖综合征（ALPS）

1.抗体选择　CD3、CD4、CD8、CD20、PAX5、CD38、CD138、IgG和IgG4。必要时基因检测。

2.注释

（1）自身免疫性淋巴细胞增生综合征（ALPS）：是一种以淋巴细胞增生性疾病伴累及血液系统的自身免疫性疾病为主要表现的综合征，其主要特征为淋巴细胞凋亡过程出现异常，导致淋巴细胞稳态失衡进而出现免疫系统失调，增加淋巴瘤的患病风险。主要表现为淋巴组织肿大，自身免疫现象，且存在恶变风险等，若患者不明原因地出现以上症状均应排查ALPS。

（2）致病基因：ALPS是凋亡途径上的基因突变引起的疾病，目前发现的突变基因包括*FAS*、*FASL*、*CASP10*，然而近1/3的ALPS患者没有鉴定出突变基因。其他淋巴增殖性疾病，如Castleman病、Rosai-Dorfman病、X连锁淋巴增殖性疾病、Dianzani自身免疫性淋巴细胞增殖综合征可有类似于ALPS的临床特征。这些ALPS样疾病主要突变基因包括*CASP8*、*FADD*、*KARS*、*NRAS*、*RasGRP1*、*PRKCD*、*STAT3*、*ITK*和*PIK3CD*。

（3）ALPS诊断标准：目前应用的诊断标准为2009年美国国立卫生研究院（NIH）制定的专家共识（表12-8）。确诊须满足2条必要条件及至少1条首要辅助条件，疑似诊断须满足2条必要条件及至少1条次要辅助条件。

表 12-8 自身免疫性淋巴细胞增殖综合征的诊断标准（2009年版）

必要条件	1）慢性（>6个月），非恶性，非感染性淋巴结肿大和（或）脾大
	2）CD3⁺ TCRαβ⁺ DNT细胞占总淋巴细胞的比例≥1.5%或占CD3⁺淋巴细胞的比例≥2.5%，淋巴细胞计数正常或升高
首要辅助条件	1）淋巴细胞凋亡受损（2次独立检测）
	2）基因体细胞或生殖细胞存在FAS、FASL或caspase-10（*CASP10*）基因突变
次要辅助条件	1）血浆中细胞因子水平升高，如可溶性FAS配体（sFASL）>200pg/ml或血浆白细胞介素-10（IL-10）>20ng/L或血浆IL-18>500ng/L或血浆维生素B$_{12}$>1500ng/L
	2）由经验丰富的血液病专家判读的典型的免疫组化结果
	3）发生自身免疫性血细胞减少（包括溶血性贫血、血小板减少症、中性粒细胞减少症）及血清IgG水平增高（多呈多克隆性增高）
	4）非恶性/非传染性淋巴组织家族史伴或不伴自身免疫临床表现

九、惰性T淋巴母细胞增殖

1. 抗体选择 CD3、CD2、CD5、CD7、CD4、CD8、CD20、PAX5、CD10、CD1α、TdT和CD34。必要时加测*Ig/TCR*基因重排。

2. 注释

（1）惰性TdT阳性淋巴母细胞增生（IT-LBP）与T淋巴母细胞淋巴瘤有相似的免疫表型，容易误诊为恶性肿瘤。然而，T淋巴母细胞增殖的临床经过是惰性的，在长时间没有治疗的情况下并不会恶性进展。可能单独发生，也可能与良性和肿瘤性滤泡树突状细胞增殖及其他恶性肿瘤同时发生。

（2）病变特点：整个组织结构保存完好，在淋巴组织中，T淋巴母细胞定位于滤泡间区或副皮质区，这些细胞缺乏显著的异型性，核仁不明显。可以看到较多的核分裂，分散在组织细胞中。

（3）免疫表型：与胸腺未成熟T细胞的免疫表型是一致的，瘤细胞表达TdT和CD3，共表达CD4和CD8，并同时表达CD10、CD99及CD1α，其他T细胞标志物如CD2、CD5、CD7通常也为阳性，缺乏CD34和B细胞标志物的表达。

（4）分子遗传学改变：IT-LBP均为非克隆性*TCR*基因重排，这些惰性T淋巴母细胞是多克隆的，这证明IT-LBP不是一个肿瘤性病变。可能存在9号染色体易位。

（5）IT-LBP的诊断标准：Ohgami等提出IT-LBP的诊断标准：TdT＋，T细胞成片或聚集于滤泡间区；保存正常淋巴组织结构；TdT＋，T细胞缺乏有意义的非典型性变；无异常的抗原表达；TdT＋，T细胞无克隆性；无相关胸腺上皮；临床表现为惰性，不经治疗随访6个月以上无侵袭扩散现象；IT-LBP发生于恶性病变者经长期随访未发生淋巴母细胞淋巴瘤或急性白血病。而淋巴母细胞淋巴瘤临床表现为迅速进展，病理组织学改变显示瘤细胞有扭曲多形核的异型性，易见病理性分裂象，淋巴结正常结构部分破坏或全部破坏，*TCR*基因重排检测为单克隆性。

（6）鉴别诊断：主要的鉴别诊断包括T淋巴母细胞淋巴瘤、胸腺瘤及异位胸腺组织，异位胸腺组织和胸腺瘤可通过观察是否存在胸腺上皮细胞来排除。IT-LBP与T淋巴母细胞淋巴瘤的鉴别：由于TdT表达，可能误诊为T淋巴母细胞白血病/淋巴瘤，T淋巴母细胞淋巴瘤中的淋巴母细胞异型性明显，核形不规则，而IT-LBP细胞体积小，无明显的异型性。IT-LBP的免疫表型与正常成熟的皮质胸腺细胞一致表达（TdT、CD3，并共表达CD4和CD8）。T淋巴母细胞淋巴瘤大部分为TCR克隆性排列，而IT-LBP不会显示单克隆*TCR*基因重排。

第四节 前体B细胞肿瘤

1. 抗体选择 不成熟T细胞标志物（如CD3、CD7和LMO2）、不成熟B细胞标志物（如CD19、PAX5、CD79α、CD10），加TdT、CD34、CD1α、CD99。必要时加测*Ig/TCR*基因重排。

2.注释

(1)淋巴母细胞淋巴瘤(LBL)是前体淋巴细胞来源的罕见的高侵袭性恶性肿瘤,2016版WHO造血淋巴肿瘤分类中仍将LBL和急性淋巴细胞白血病(ALL)归为同一组疾病,其临床区别取决于骨髓受累程度,即骨髓中未成熟淋巴母细胞<25%时诊断LBL,而骨髓中未成熟淋巴母细胞≥25%时诊断ALL。根据肿瘤细胞免疫表型的不同,分为原始B淋巴细胞白血病(B-ALL)/LBL和T-ALL/LBL。2021版WHO造血淋巴肿瘤分类中取消了"NK淋巴母细胞白血病/淋巴瘤"。

(2)B淋巴母细胞白血病/淋巴瘤(B-ALL/LBL,NOS):临床表现多为急性B-ALL。B-ALL/LBL以皮肤、骨骼为最常受累部位,纵隔受累少见,骨髓累及发生率较低。形态学上很难与T-LBL/B-LBL区别,两者的鉴别主要依据免疫表型。可以仅根据形态学和免疫表型作出B-ALL/LBL(NOS)诊断,不用进一步分类。

1)病变特点:形态上肿瘤细胞可从小至大,小细胞胞质稀少,核呈圆形或卵圆形,染色质细,核仁不明显,大细胞胞质中等,染色质弥散,核仁相对明显,核分裂象易见。肿瘤细胞在淋巴结内通常弥漫分布,在软组织中常呈单行排列。部分病例见灶性星空现象。

2)免疫表型:①ALL/LBL常表达TdT、CD99、CD34、CD10和CD1α等前驱淋巴细胞免疫标志物。TdT阳性是ALL/LBL用于鉴别其他成熟细胞淋巴瘤最具特征的标志物,TdT阴性的ALL/LBL罕见,当形态学怀疑ALL/LBL时,建议做一组幼稚细胞标志物检测,如CD34、CD99、CD10和CD1α。其中,CD34于几乎所有正常造血干细胞均有表达,是ALL/LBL相对特异的标志物。当形态学支持ALL/LBL且TdT阴性时,若CD34阳性则可直接诊断。②可选用CD3、CD7、PAX5、CD20进一步进行免疫表型分型。T-ALL/LBL表达T细胞标志物,最常见的是CD7和胞质CD3(cCD3)。B-ALL/LBL表达B细胞特异性标志物PAX5,CD20常为阴性。

3)分子遗传学改变:绝大多数B-ALL/LBL有*IgH*基因重排,部分为*IgL*基因重排,部分T细胞受体基因重排,这些重排对于区分B系或T系分化无帮助。部分B-ALL/LBL有特征性遗传学改变。

(3)遗传学定义的新实体和亚型:大多数实体可以根据广泛可用的细胞遗传学检测进行分类,但根据目前的技术水平,一些实体需要进行分子遗传学分型。2021版WHO造血淋巴肿瘤分类中列出以下12种。B-ALL/LBL伴高超二倍体、B-ALL/LBL伴亚二倍体、B-ALL/LBL伴iAMP21、B-ALL/LBL伴*BCR*::*ABL1*融合、B-ALL/LBL伴*BCR*::*ABL1*样特征、B-ALL/LBL伴*KMT2A*重排、B-ALL/LBL伴*ETV6*::*RUNX1*融合、B-ALL/LBL伴*ETV6*::*RUNX1*样特征、B-ALL/LBL伴*TCF3*::*PBX1*融合、B-ALL/LBL伴*IGH*::*IL3*融合、B-ALL/LBL伴*TCF3*::*HLF*融合、B-ALL/LBL伴其他基因异常。

(4)鉴别诊断:B淋巴母细胞白血病/淋巴瘤需与以下疾病进行鉴别,如侵袭性小B细胞类淋巴瘤,伯基特淋巴瘤、急性髓系白血病(AML)、髓系肉瘤、小细胞癌和原始神经外胚叶肿瘤/尤因家族肿瘤(表12-9)。

表12-9 前体B细胞肿瘤的诊断与鉴别诊断

肿瘤类型	病变特点	免疫表型特点	分子改变或注释
B淋巴母细胞白血病/淋巴瘤(NOS)	弥漫性致密的相对单一中等大小的淋巴母细胞浸润生长,染色质细如粉尘,核仁常不明显	TdT、CD10、CD34、CD99等,T母细胞或B母细胞标志物有助于区分T细胞或B细胞(ALL/LBL)	绝大多数B-ALL/LBL有*IgH/L*基因重排,部分T细胞受体基因重排,部分B-ALL/LBL有特征性遗传学改变
T淋巴母细胞淋巴瘤	形态学上与B淋巴母细胞淋巴瘤无法鉴别	可通过其T细胞标志物鉴别,如CD2、CD3、CD4、CD5、CD7等	95%以上T-ALL/LBL有T细胞受体(TCR)基因克隆性重排
小淋巴细胞淋巴瘤/慢性淋巴细胞白血病	病变以小淋巴细胞为主,细胞小,细胞质少,偶见小核仁。可见少量小的增殖中心,其内有幼淋巴细胞和副免疫母细胞	CD5、CD23、CD43、CD19和PAX5阳性,CD20、CD22阳性,不表达幼稚细胞标志物(CD34、CD99、CD10和CD1α)	存在del(13q)、del(11q)、del(17p),12号染色体等染色体变异,以及*p53*、*IGHV*、*NOTCH1*、*SF3B1*、*BIRC3*、*BRAF*等基因突变

续表

肿瘤类型	病变特点	免疫表型特点	分子改变或注释
套细胞淋巴瘤（MCL）	瘤细胞较为一致，主要为变异的小淋巴样细胞及中等大小的小核裂细胞，核不规则形至圆形，似中心细胞样细胞	特征表达CyclinD1、CD5、CD43、BCL2和SOX11，同时表达B细胞相关抗原，CD21显示FDC网缩小或稀疏松散网	位于11q13编码的CCND1易位导致CyclinD1持续高表达。还可出现细胞周期基因突变。不表达CD10、CD23，可以此与CLL/SLL、FL鉴别
伯基特淋巴瘤	弥漫生长的中等大淋巴样细胞，细胞均匀一致，有多个偏位小核仁，常见"星空"现象	表达B细胞和生发中心的滤泡母细胞标志物（CD10、BCL6和CD38常阳性），部分EBER阳性	MYC基因异位，伴TCF3、ID3、CCND3、GNA13、RET、PIK3R1、SWI/SNF、ARID1A和SMARCA4等突变
急性髓系白血病（AML）	形态上表现为原始粒细胞，背景中未见不成熟的嗜酸性粒细胞	CD99、TdT、CD34、CD43等均阳性，MPO、溶菌酶阳性可鉴别	存在克隆性重现性细胞遗传学异常
髓系肉瘤	形态一致的小圆形细胞呈弥漫性浸润或列兵样排列，可见幼稚嗜酸粒细胞散在分布	表达髓系相关抗原（CD43、MPO、CD117、CD68、Lys、CD163等）。T或B细胞抗原阴性	髓系基因BCR-ABL、FLT3-ITD及FIP1L1-PDGFRA等阳性
小细胞癌	大多有器官样结构，肿瘤细胞大小一致，染色质细腻	表达CK、CD99、CD56、Syn和CgA。LCA阴性	常见明显的人工挤压、凋亡、坏死，以及较多的核分裂象
原始神经外胚叶肿瘤（PNET）	可见一致的小至中等大小圆形或卵圆形细胞弥漫性分布，呈菊形团	表达CD99、FLI-1和神经内分泌标志物，TdT和淋巴细胞标志物阴性	特异性的t（11；22）（q24；q12）染色体易位，形成EWS/FLI-1融合基因

第五节　成熟B细胞肿瘤

成熟B细胞肿瘤包括慢性淋巴细胞白血病/小淋巴细胞淋巴瘤、脾B细胞淋巴瘤和白血病、淋巴浆细胞淋巴瘤、边缘区淋巴瘤、滤泡性淋巴瘤、套细胞淋巴瘤、惰性B细胞淋巴瘤转化、大B细胞淋巴瘤、伯基特淋巴瘤、KSHV/HHV-8相关B细胞淋巴增殖和淋巴瘤、免疫缺陷和失调相关淋巴增殖及淋巴瘤、霍奇金淋巴瘤、淋巴浆细胞淋巴瘤和浆细胞肿瘤。

一、滤泡性淋巴瘤的诊断与鉴别

1.抗体选择　CD3、CD5、CD20、CD79α（或PAX5）、BCL2、BCL6、CD10、CD21、CD23、CyclinD1、Ki-67。此外建议检查MUM1（针对滤泡性淋巴瘤3级患者）。必要时做分子检测（如FISH、基因重排）。

2.注释

滤泡性淋巴瘤：第5版WHO（2022）造血淋巴肿瘤分类将滤泡性淋巴瘤分为原位滤泡B细胞肿瘤、滤泡性淋巴瘤、儿童型滤泡性淋巴瘤和十二指肠型滤泡性淋巴瘤三类。原发性皮肤滤泡中心性淋巴瘤的病变特点相似，故在此一并描述。

（1）原位滤泡B细胞肿瘤：主要表现为结外淋巴组织或淋巴结的中心部位出现1个或多个淋巴滤泡，且B细胞强阳性表达CD10和BCL2，但不存在滤泡间的浸润现象。肿瘤细胞在遗传学和基因重排上表现为t（14；18）（q32；q21）和BCL2/IgH基因出现重排现象。

（2）滤泡性淋巴瘤（FL）：是来源于滤泡生发中心的低度恶性的B细胞肿瘤，肿瘤由中心细胞（有裂滤泡中心细胞）和中心母细胞（也称无裂滤泡中心细胞）构成。在肿瘤内的至少部分区域存在滤泡性结构。

1）病变特点：肿瘤呈滤泡或结节样生长，肿瘤性滤泡主要由中心细胞和中心母细胞组成，滤泡的极性和星空样外观消失，经常缺乏套区。

2）滤泡性淋巴瘤的分级：滤泡性淋巴瘤依瘤性滤泡中混杂的中心母细胞的多少可分为1~3级。1级：每个高倍镜视野内中心母细胞为0~5个；2级：每个高倍镜视野内中心母细胞为6~15个；3级：每个高倍镜视野内中心母细胞个数>15个，其中，仍保留少数中心细胞为3A级，成片中心母细胞浸润、不见中心细胞者为3B级。Ki-67增殖指数多数情况下可以反映分级：1~2级增殖指数小于20%，3级大于30%。

部分组织学为低级别的病例具有高增殖指数，但是出现高Ki-67指数不应该改变组织学分级，这些病例报告为"1～2级伴有高增殖指数"，其临床过程可能比分级提示的侵袭性更强。

3）免疫表型：瘤细胞表达全B细胞表面标志物CD19、CD20、CD79α、PAX5和CD22；表达生发中心标志物BCL6、CD10、BCL2和LMO2（图12-52～图12-57）。而T细胞标志物（如CD3、CD5等）和CyclinD1阴性，部分患者可以出现BCL2或CD10阴性。值得提醒的是，表达生发中心免疫表型的淋巴瘤并不全是滤泡性淋巴瘤，也可出现在弥漫性大B细胞淋巴瘤和伯基特淋巴瘤。

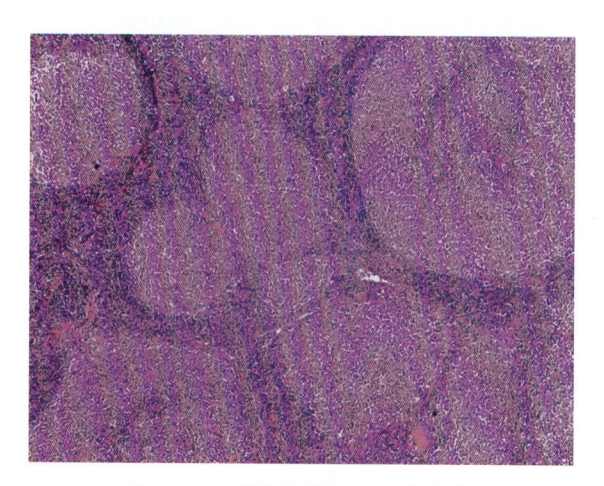

图12-52 滤泡性淋巴瘤，HE染色

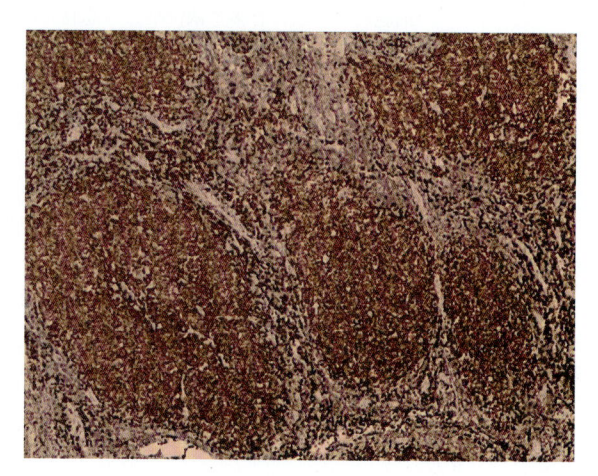

图12-53 滤泡性淋巴瘤，BCL2，瘤性滤泡一致阳性

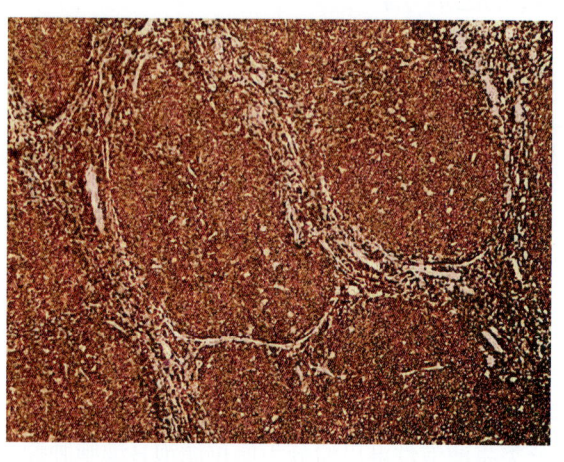

图12-54 滤泡性淋巴瘤，CD20，瘤性滤泡弥漫强阳性

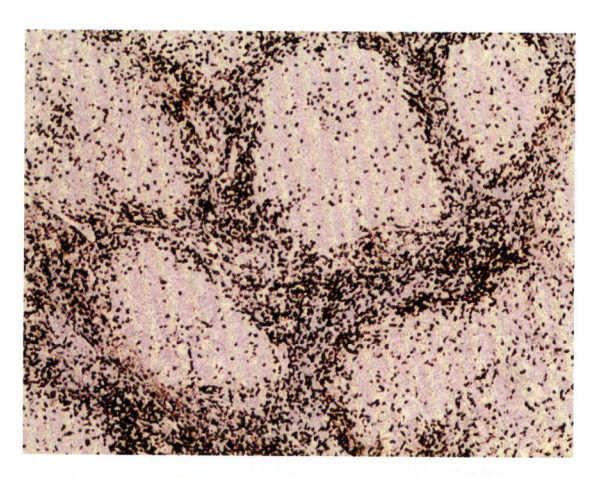

图12-55 滤泡性淋巴瘤，CD3，瘤性滤泡阴性

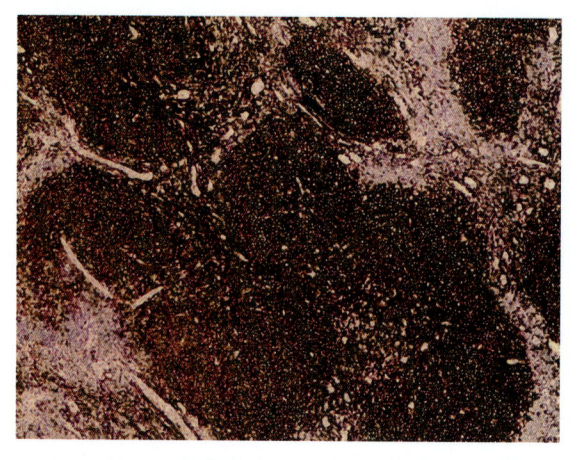

图12-56 滤泡性淋巴瘤，CD10，瘤性滤泡阳性

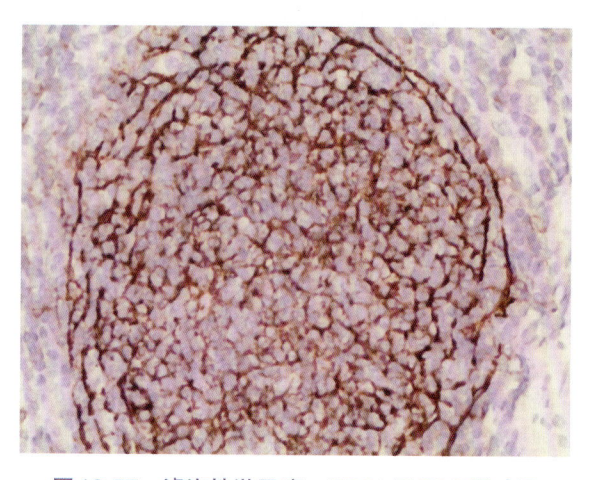

图12-57 滤泡性淋巴瘤，CD21示FDC网破坏

4）分子遗传学改变：FL的遗传标志t（14；18）(q32；q21）易位，形成特异性*BCL2/IgH*融合基因，使*BCL2*基因过表达，此外还有*BCL6*基因重排、*1p36*缺失、*IRF4/MUM1*重排等分子遗传学改变。

（3）儿童型滤泡性淋巴瘤（PTFL）：是一种好发于儿童及青少年的淋巴瘤类型，具有不同于普通滤泡性淋巴瘤的形态学、免疫表型和分子遗传学特征，具有高度惰性或类似良性肿瘤的生物学行为。

1）形态学：以扩张增殖的大滤泡为特征，滤泡形态不规则，由形态一致、中等至大的母细胞组成，核圆形或卵圆形，染色质呈细块状，可见小核仁，胞质稀少，缺乏极向，可见显著的"满天星"现象。淋巴瘤分级相当于经典型结内滤泡性淋巴瘤2级或3级。

2）瘤细胞表达B细胞标志物CD20、PAX5、CD19和CD22，并表达生发中心标志物CD10、BCL6、LMO2和HGAL。FOXP1在PTFL中则表达上调，而反应性生发中心为阴性。BCL2、MUM1和C-MYC阴性或弱阳性，当MUM1出现较多细胞阳性时，需考虑FL3级或具有*IRF4*基因重排的大B细胞淋巴瘤可能。一般不表达CD43、CD5和CD23。Ki-67显示高增殖指数（50%～90%），肿瘤细胞局限于滤泡内。CD21示膨大或匍匐状的FDC网。

3）分子遗传学：PTFL多数具有*IG*基因单克隆性重排，*TNFRSF14*和*MAP2K1*基因突变是PTFL最常见的遗传学改变，而普通型FL中常见的遗传学改变（*BCL2*和*BCL6*基因的断裂或扩增）在PTFL中几乎难以检测到。

（4）十二指肠型滤泡性淋巴瘤（DFL）：是一种特殊类型FL，好发于十二指肠，具有淋巴结FL的许多形态学和免疫组织化学特征，但普遍为低级别。其遗传学改变与FL类似，但其发生可能与MALT淋巴瘤相似，是新发现的FL的少见特殊类型。镜下通常累及十二指肠绒毛、浸润黏膜和黏膜下层，为界限清晰的淋巴滤泡结构，滤泡生发中心扩大，细胞单一，主要为中心细胞，滤泡无极性，套区变薄。DFL的免疫表型特征与结内滤泡性淋巴瘤类似，肿瘤细胞均表达CD19、CD20和BCL2，所有滤泡中心细胞均表达CD10和BCL6，不表达CD5、CD43、MUM1、CyclinD1、Blimp1和T细胞标志物，显示Ki-67低增殖指数。DFL在CD27和AID方面的表达不同于胃肠道FL（GI-FL）。CD27在DFL中为阳性，AID在DFL中为阴性，而在GI-FL中则相反。FDC标志物（CD21、CD23或CD35）表现为FDC网，一般显示出"十二指肠模式"，表现为网状结构在滤泡边缘形成了浓缩染色，但中心区域不染色，结内滤泡性淋巴瘤则为FDC网分布于整个滤泡。分子遗传学上，大多数FL通常特征性存在t（14；18）(q32；q21）易位，DFL病例中也存在这种特点，*CREBBP*、*TNFRSF14/HVEM*和*EZH2*基因的突变率较高；DFL与MALT淋巴瘤及淋巴结FL（NFL）均有相似的基因表达谱。两者表达炎症相关基因*CCL20*、*CCR6*及*MAdCAM-1*，且在蛋白水平也存在过表达。新近研究进一步显示，除了CCL20外，DFL还存在其他炎症相关蛋白CCL21、TNFSF15、CCL11、CXCL1和CXCL6高表达。

（5）原发性皮肤滤泡中心性淋巴瘤（PCFCL）：①镜下PCFCL病变常绕血管或腺体分布，表皮常缺如，主要由滤泡中心细胞和数目不定的中心母细胞组成，呈滤泡、滤泡弥漫混合或弥漫性生长模式，滤泡界限不明确，套区变窄或消失。②免疫表型为CD20、PAX5、BCL6阳性，BCL2和IRF4/MUM1阴性，滤泡结构中滤泡树突状细胞CD21阳性，而CD10的表达则有差异，滤泡为主时，肿瘤细胞常表达CD10，而弥漫性生长模式时，CD10通常阴性。③分子遗传学上，基因重排检测可见Ig重链和轻链基因的克隆性重排，表现为染色体扩增或者缺失，如1q23—q25、2p16.1、7q21—q22等染色体扩增，以及6q、8p23.1、14q32染色体缺失，绝大部分没有t（14；18）易位，存在染色体异常并不提示预后不良，异常染色体包括*BCL2*易位、*MALT1*易位、*9p21*缺失等。

（6）鉴别诊断及病理诊断思路

1）鉴别诊断：具有滤泡生长方式，除上述的滤泡性淋巴瘤之外，还包括黏膜相关型淋巴瘤、淋巴结边缘区细胞淋巴瘤、脾脏边缘区细胞淋巴瘤、套细胞淋巴瘤、结节型淋巴细胞为主型霍奇金淋巴瘤（NLPHL）、滤泡性T细胞淋巴瘤及具有显著反应性滤泡增生的淋巴瘤等。这一组淋巴瘤在组织学上都可具有滤泡性或结节性生长模式，极易相互混淆（表12-10）。

表12-10　滤泡性淋巴瘤的诊断与鉴别诊断

肿瘤类型	病变特点	免疫表型特点	分子改变或注释
滤泡性淋巴瘤（FL）	以滤泡性结构为主，滤泡大小较一致，境界欠清，无明、暗区，常缺乏套区，滤泡由肿瘤性中心细胞及中心母细胞组成	表达B细胞标志物（CD19、CD20、PAX5、CD22和CD79α）；生发中心B细胞标志物（CD20、CD10和BCL2），CD3、CD5阴性	具有Ig重链和轻链基因重排。t（14；18）易位、BCL6基因重排，1p36缺失，IRF4/MUM1重排
儿童型滤泡性淋巴瘤	大而不规则的滤泡，由形态一致、中等至大的中心母细胞组成，常可见显著"星空"现象	表达全B细胞标志物及生发中心标志物，BCL2和MUM1阴性，Ki-67增殖高（50%～80%）	常见TNFRSF14、MAP2K1和IRF8基因突变，缺乏FL的染色体易位、BCL2、BCL6、IRF4/MUM1基因重排
十二指肠型滤泡性淋巴瘤	十二指肠型FL形态及免疫表型类似于经典型低级别FL	CD20、PAX5、BCL2、BCL6和CD10等与低级别FL相似	存在t（14；18）易位，CREBBP、TNFRSF14/HVEM和EZH2基因突变
原发性皮肤滤泡中心性淋巴瘤	呈淋巴滤泡样结构，以中心母细胞和中心细胞为主	CD20、PAX5、BCL6阳性，BCL2和MUM1阴性，CD10表达不一	存在BCL2易位、MALT1易位，绝大部分没有t（14；18）易位
黏膜相关淋巴组织淋巴瘤（MALT）	肿瘤细胞小到中等大小，由数量不等的边缘区B细胞、浆细胞和散在转化的B细胞组成	表达B抗原、BCL2、CD43和MUM1，不表达CD5、CD23、CD10和CyclinD1	存在染色体易位，较常见的染色体易位为APL2-MALT1、bcl-10-IgH、IgH-MALT1、FOXP1-IgH融合基因
套细胞淋巴瘤（MCL）	瘤细胞较一致，主要为变异的小淋巴样细胞及中等大小的小核裂细胞，核不规则形至圆形，似中心细胞样细胞	特征性表达CyclinD1、CD5、CD43、BCL2和SOX11，同时表达B细胞相关抗原，CD21显示FDC网缩小或稀疏松散网	CCND1易位导致CyclinD1持续高表达。SOX11在CCND1阴性和阳性的MCL中均高度表达。不表达CD10、BCL6、CD23，可与CLL/SLL、FL鉴别
滤泡性T细胞淋巴瘤（FTCL）	肿瘤呈滤泡结节状生长模式，常伴有RS样大细胞	表达滤泡辅助性T细胞标志物CD3、CD4、BCL6、CD10、PD-1、ICOS	大多表达EBER，存在TCR克隆性重排、RHOA突变和ITK/SYK融合基因
结节型淋巴细胞为主型霍奇金淋巴瘤	以小淋巴细胞为主形成滤泡样结节，滤泡大小不一，无生发中心，可见爆米花样（LH细胞）	表达LCA、B细胞标志物，还表达EMA、OCT2、BOB1、BCL6；一般不表达CD15、CD30、CD10	存在IgH基因的克隆性重排，均来源于淋巴滤泡生发中心的B细胞。BCL6重排在NLPHL中也较常见
反应性滤泡增生	滤泡位于皮质、套区、边缘区分界清楚，吞噬现象活跃	T细胞和B细胞正常分布，BCL2阴性，FDC网呈球形，表面完整	缺乏Ig重链和轻链基因重排，FOXP1阴性

2）病理诊断思路（图12-58）：抗体套餐选择CD3、CD5、CD20、CD79α（或PAX5）、BCL2、BCL6、CD10、MUM1、CD21、CD23、CyclinD1、Ki-67。必要时做分子检测（如FISH、基因重排）。免疫表型可分为：生发中心B细胞标志物（CD20、BCL6、CD10和BCL2）；表达滤泡辅助性T细胞（Tfh）标志物（CD3、CD4、BCL6、CD10、PD-1、ICOS和CXCL13）。

二、小B细胞淋巴瘤的诊断与鉴别

1.抗体选择　CD20、CD79α（或PAX5）、CD3、CD5、CD43、CD21、CD23、CD38、CyclinD1、SOX11、CD10、BCL2、BCL6、Ki-67。必要时加染色体核形分析、FISH及基因突变等。

2.注释

（1）弥漫性单一细胞形态小B细胞淋巴瘤是一组与弥漫性大B细胞淋巴瘤相对的、主要由中小B细胞构成的肿瘤，包括单克隆B淋巴细胞增多症、小淋巴细胞淋巴瘤/慢性淋巴细胞白血病（SLL/CLL）、滤泡性淋巴瘤（FL）、套细胞淋巴瘤（MCL）、边缘区淋巴瘤（MZL）、淋巴浆细胞淋巴瘤（LPL）和毛细胞白血病（HCL）等，其共同的形态学特点为以小细胞为主的弥漫性增生，约占B细胞淋巴瘤的20%。

（2）小淋巴细胞淋巴瘤/慢性淋巴细胞白血病（SLL/CLL）：是主要发生在中老年人群的一种具有特定免疫表型特征的成熟B淋巴细胞克隆增殖性肿瘤。①以小B细胞在外周血、骨髓、脾脏和淋巴结聚集为特征。CLL与SLL的主要区别在于前者主要累及外周血和骨髓，而后者则主要累及淋巴结和骨髓。②典型CLL CD5、CD19、CD43，CD23、BCL2和CD200阳性，膜免疫球蛋白（常为IgM±IgD）、CD20、CD22及CD79b弱阳性，CD10、FMC7及CyclinD1常阴性。CD5阳性常常有两种强度，强阳性的是反应性T细胞，散在分布；弱阳性的是瘤细胞，弥漫分布（图12-59～图12-62）。CD38、ZAP70和CD49d高表达亦被认为

第十二章 淋巴造血系统 709

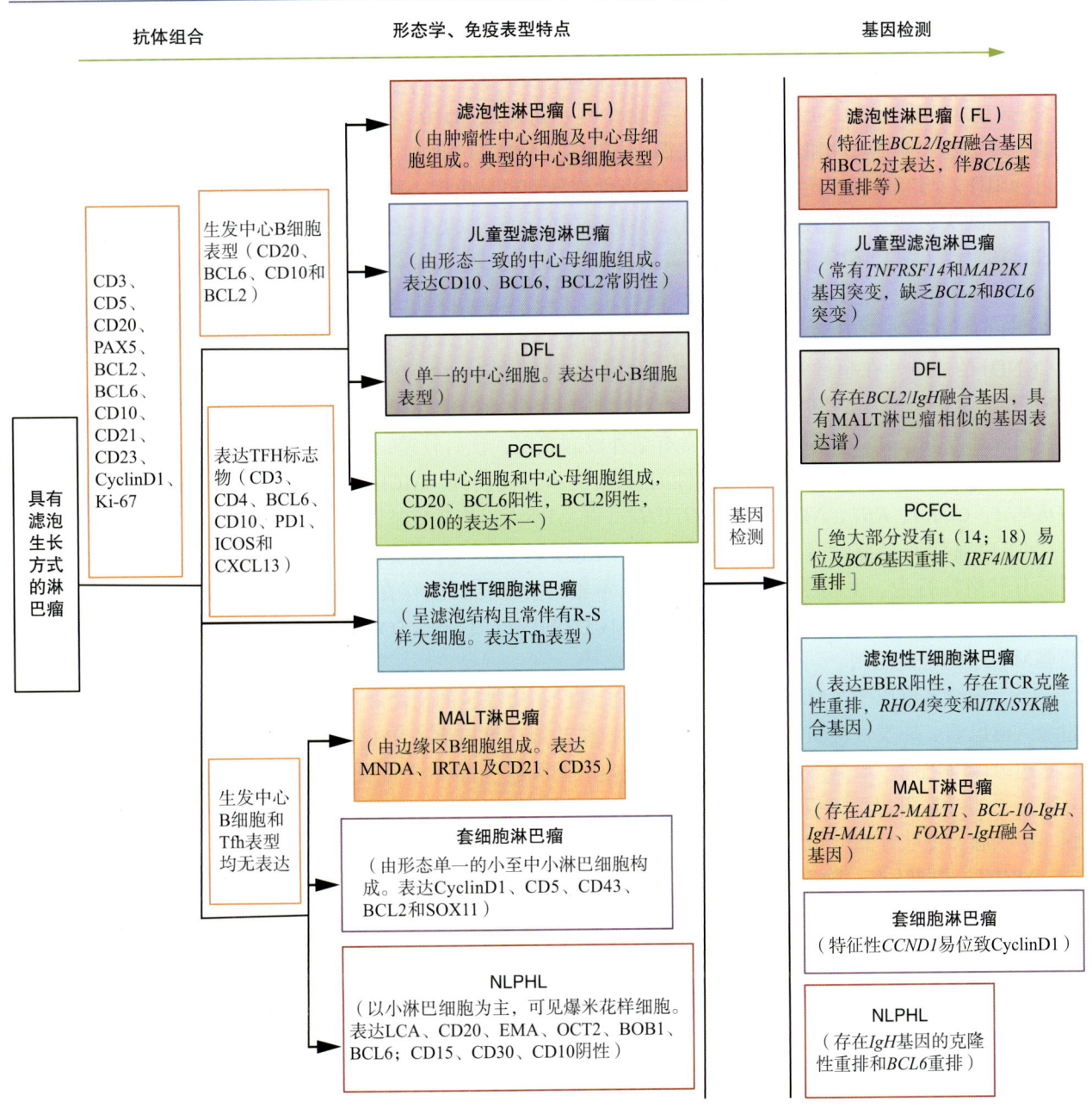

图12-58 具有滤泡生长方式的淋巴瘤的病理诊断思路

抗体组合：CD3、CD5、CD20、PAX5、BCL2、BCL6、CD10、CD21、CD23、CyclinD1、Ki-67

具有滤泡生长方式的淋巴瘤：

- 生发中心B细胞表型（CD20、BCL6、CD10和BCL2）
  - **滤泡性淋巴瘤（FL）**（由肿瘤性中心细胞及中心母细胞组成。典型的中心B细胞表型）→ 基因检测：**滤泡性淋巴瘤（FL）**（特征性BCL2/IgH融合基因和BCL2过表达，伴BCL6基因重排等）
  - **儿童型滤泡淋巴瘤**（由形态一致的中心母细胞组成。表达CD10、BCL6，BCL2常阴性）→ **儿童型滤泡淋巴瘤**（常有TNFRSF14和MAP2K1基因突变，缺乏BCL2和BCL6突变）
  - **DFL**（单一的中心细胞。表达中心B细胞表型）→ **DFL**（存在BCL2/IgH融合基因，具有MALT淋巴瘤相似的基因表达谱）

- 表达TFH标志物（CD3、CD4、BCL6、CD10、PD1、ICOS和CXCL13）
  - **PCFCL**（由中心细胞和中心母细胞组成，CD20、BCL6阳性，BCL2阴性，CD10的表达不一）→ **PCFCL**［绝大部分没有t(14；18)易位及BCL6基因重排、IRF4/MUM1重排］
  - **滤泡性T细胞淋巴瘤**（呈滤泡结构且常伴有R-S样大细胞。表达Tfh表型）→ **滤泡性T细胞淋巴瘤**（表达EBER阳性，存在TCR克隆性重排，RHOA突变和ITK/SYK融合基因）

- 生发中心B细胞和Tfh表型均无表达
  - **MALT淋巴瘤**（由边缘区B细胞组成。表达MNDA、IRTA1及CD21、CD35）→ **MALT淋巴瘤**（存在APL2-MALT1、BCL-10-IgH、IgH-MALT1、FOXP1-IgH融合基因）
  - **套细胞淋巴瘤**（由形态单一的小至中小淋巴细胞构成。表达CyclinD1、CD5、CD43、BCL2和SOX11）→ **套细胞淋巴瘤**（特征性CCND1易位致CyclinD1）
  - **NLPHL**（以小淋巴细胞为主，可见爆米花样细胞。表达LCA、CD20、EMA、OCT2、BOB1、BCL6；CD15、CD30、CD10阴性）→ **NLPHL**（存在IgH基因的克隆性重排和BCL6重排）

Tfh，滤泡辅助性T细胞；DFL，十二指肠型滤泡性淋巴瘤；PCFCL，原发性皮肤滤泡中心性淋巴瘤；NLPHL，结节型淋巴细胞为主型霍奇金淋巴瘤；MALT，黏膜相关淋巴组织淋巴瘤

是影响CLL患者预后的不良因素。③存在12号染色体三体等染色体变异（+12），del（11q）、del（13q）、del（17p）；ATM、TP53、免疫球蛋白重链可变区（IGHV）、NOTCH1、SF3B1等基因突变。

（3）单克隆B淋巴细胞增多症（MBL）：是指健康个体外周血存在低水平的单克隆B淋巴细胞。诊断标准为：①B细胞克隆性异常，B细胞表面限制性表达轻链κ或λ（κ与λ之比>3:1或<0.3:1），或有>25%的B细胞表面免疫球蛋白（sIg）不表达或弱表达；②单克隆B淋巴细胞计数<5.0×10⁹/L；③无肝脾、淋巴结肿大，无贫血及血小板减少，无慢性淋巴增殖性疾病的其他临床表现。

（4）套细胞淋巴瘤（MCL）：是一种起源于淋巴结套区的非霍奇金淋巴瘤。可分为原位套细胞肿瘤、套细胞淋巴瘤和白血病性非结性套细胞淋巴瘤。

1）MCL主要发生于淋巴结或脾脏滤泡的套细胞区，有4种细胞学类型：经典型、小细胞型、母细胞变异型（多形态型和经典母细胞型）。典型的MCL常由形态单一、小到中等大小淋巴细胞构成，核不规则，染色质浓聚，核仁不明显，胞质较少。

2）典型MCL以表达CD5、CD43、CyclinD1、BCL2、CD38、SOX11为特征，同时表达B细胞相关抗原（如CD20、CD79α、PAX5等），CD10和BCL6阴性；CD21显示缩小的FDC网，或稀疏松散的网。此型不表达CD23，可与CLL/SLL鉴别。如果要除外FL，可增选CD10、BCL6、BCL2。母细胞型和多形性变异型的免疫表型与经典型相似，大部分病例CyclinD1、SOX11阳性，少数CD5或CyclinD1阴性病例SOX11仍可为阳性。与经典型相比，母细胞型和多形性变异型更易出现一种或多种免疫表型异常，表现为典型免疫表型的缺失，或异常免疫表型的获得，常见的有CD10、BCL6、CD23和MUM1阳性，CD5阳性，少数CyclinD1阴性（图12-63～图12-70）。CyclinD1阴性的MCL可伴有CCND2或CCND3过表达。

3）分子遗传学改变：MCL常有特征性t（11；14）(q13；q32）易位，从而产生免疫球蛋白重链-细胞周期蛋白1（*IGH-CCND1*）融合基因，导致90%的MCL中可检测到CCND1的过表达，但有部分MCL缺乏CCND1的表达。在超过90%的MCL患者中有SOX11表达，并且在CCND1阴性/t（11；14）(q13；q32）的MCL患者中均检测到SOX11表达。SOX11或许可成为CCND1阴性或低表达的MCL较敏感的诊断指标。研究还发现，SOX11阳性的MCL常有结外浸润表现，预后较差，SOX11已经成为鉴别侵袭性MCL与惰性MCL的一个重要指标，SOX11阳性的MCL提示为侵袭性。MCL还重现性细胞周期基因突变，包括*CDKN2A*、*CDK4*、*RB1*、*NOTCH1*、*NOTCH2*，以及DNA损伤反应基因（*ATM*、*CHEK2*、*TP53*）。

4）白血病非结节性套细胞淋巴瘤（LNN-MCL）：是一组主要以外周血受累为主要表现的特殊亚型，有其惰性行为、生物学特征。LNN-MCL不累及淋巴结，也存在特征性t（11；14）(q13；q32）易位CyclinD1过表达，CD23、CD200阳性，CD5和CD38-/+，不表达SOX11，呈κ免疫球蛋白轻链限制，而经典MCL为λ轻链限制。

（5）边缘区淋巴瘤（MZL）：是一种起源于淋巴结边缘区的惰性淋巴瘤，包括黏膜相关淋巴组织结外边缘区淋巴瘤、原发性皮肤边缘区淋巴瘤、淋巴结边缘区淋巴瘤（NMZL）、脾边缘区淋巴瘤（SMZL）和儿童边缘区淋巴瘤。虽然不同边缘区淋巴瘤免疫表型和遗传特点方面有部分重叠，但临床和肿瘤生物学各有特点。边缘区淋巴瘤不仅会发生在淋巴结和脾脏等淋巴结较多的组织，还会发生在眼部、肺部、唾液腺、甲状腺、皮肤等部位。

MZL的共同特点：肿瘤细胞主要由边缘区细胞、单核细胞样细胞、小淋巴细胞、浆细胞及转化的母细胞组成。边缘区细胞小到中等大小，染色质较疏松，胞质相对丰富淡染，与中心细胞相似。淡染的胞质增多时，可表现为单核细胞样外观。可出现淋巴上皮病变（边缘区细胞浸润上皮）和滤泡植入（边缘区或单核细胞样细胞侵入反应性滤泡）现象；免疫表型之间有重叠，一般均表达B细胞抗原（CD19、CD20、CD22、CD79α和PAX5）、表面免疫球蛋白（如sIgM）等，表达边缘区细胞相关抗原CD21、CD35；还不同程度表达CD21、CD23、CD43和CD35，一般不表达CD5、CD10、CD23、CD43、BCL2、SOX11及CyclinD1（图12-71～图12-76）。

SMZL最显著的特征为脾大，脾门淋巴结常受累，浅表淋巴结和结外组织常不累及，大多数SMZL患者存在外周血和骨髓受累。MALT淋巴瘤是一种结外淋巴瘤，病变局限，少数患者骨髓受累。NMZL通常没有淋巴结外疾病和脾疾病，骨髓和外周血受累罕见，如有脾大，肿大程度不及SMZL明显。

SMZL与MALT淋巴瘤、NMZL的免疫表型很相似，主要鉴别点为SMZL通常IgM+、IgD+，而MALT淋巴瘤和NMZL则通常IgM+、IgD-。SMZL常见染色体异常有del7q、+3、+18、+12等。NMZL可见+3、+7、+18、+12等染色体异常。MALT淋巴瘤可见t（11；18）(q21；q21），t（14；18）(q32；q21），t（1；14）(p22；q32），t（3；14）(p13；q32）染色体易位，及+3、+18等染色体异常。SMZL存在IGHV1-2使用偏向，而部分MALT淋巴瘤尤其是眼附属器MALT淋巴瘤存在IGHV4-34使用偏向，NMZL也存在IGHV4-34使用偏向。

（6）淋巴浆细胞淋巴瘤/华氏巨球蛋白血症（LPL/WM）：肿瘤性细胞由数量不等的小淋巴细胞、浆样淋巴细胞及浆细胞组成，常常侵犯骨髓，也可侵犯淋巴结和脾脏，并且不符合其他伴浆细胞分化的小B细胞淋巴瘤诊断标准。LPL累及骨髓并伴有血清单克隆性丙种球蛋白时诊断为WM。特征为表达B细胞抗原（CD20、CD19、PAX5或CD79α等）的同时表达CD138、CD38和MUM1，κ+/λ-或κ-/λ+，即B细胞抗原与浆细胞抗原同时存在，可与多发性骨髓瘤等浆细胞疾病区别。肿瘤性浆细胞的免疫组化表达CD138、CD38，不表达胞膜免疫球蛋白，胞质免疫球蛋白呈轻链限制性表达且与小B细胞轻链的限制性表达一致。这与浆细胞肿瘤的浆细胞不同，LPL/WM的浆细胞表达CD45、CD19，不表达CD56，可资鉴别。部分病变的淋巴结或骨髓内可见大量粉染的无定形物沉积，刚果红染色证实为淀粉样物沉积（图12-77～图12-82）。

（7）病理诊断思路：对于小B细胞淋巴瘤，则需要同时鉴别上述CLL/SLL、FL、MCL、LPL和MZL。要选择CD20、PAX5、CD19、CD5、CD21、CD23、CD10、BCL6、BCL2及CyclinD1抗体组合。

1）如表达B细胞抗原同时表达异常T细胞标志物CD5和CD43时，考虑CLL/SLL和套细胞淋巴瘤；CyclinD1、CD10、BCL6表达缺失有助于排除套细胞淋巴瘤和滤泡性淋巴瘤；CD5和CD23表达缺失可排除慢性淋巴细胞白血病/小淋巴细胞淋巴瘤。

2）如B细胞标志物阳性，CD5阴性而CD43阳性时，可能为淋巴浆细胞淋巴瘤（LPL）和边缘区淋巴瘤/淋巴结边缘区淋巴瘤（MZL/NMZL），如既表达B细胞抗原又表达浆细胞抗原，则诊断为LPL，同时可与多发性骨髓瘤等浆细胞疾病区别；如在B细胞相关抗原表达的同时可表达边缘区细胞相关抗原CD21、CD35，则为MZL/NMZL。

3）如B细胞标志物阳性，CD5和CD43均阴性时，考虑可能为滤泡性淋巴瘤和毛细胞白血病（HCL）。滤泡性淋巴瘤特征性地表达生发中心和标志物BCL6和CD10，存在特征性*BCL2/IgH*融合基因和BCL2过表达；HCL特异性地表达CD11c、CD103、AnnexinA1、CD25等。

4）通过常规使用CD21和CD23免疫组织化学染色，显示生发中心的滤泡树突状细胞（FDC）网架的破坏情况，对于明确区分各种类型的小B细胞淋巴瘤具有鉴别意义。在正常的生发中心可形成完整的同心圆样FDC网架，结构清晰，边缘钝滑。根据每例病变中大多数（＞80%）生发中心的FDC网架分布及破坏情况进行记录，发现在MZL中FDC网架以周边结构破坏为主；在FL中FDC网架以中心破坏为主；在小淋巴细胞淋巴瘤（SLL）则表现为散在个别FDC网架或者无FDC网架；对于套细胞淋巴瘤（MCL），表现为散在个别FDC网架或者无FDC网架，或者出现FDC不规则网状增生。

5）对于明显幼稚细胞分化的肿瘤，需要同时鉴别ALL/LBL、AML，除选择TdT、CD99、CD10、CD34等淋巴母细胞标志物外，还需要检测MPO和CD117等髓系标志物，以除外淋巴母细胞淋巴瘤伴髓系分化或双系分化的可能，合适的免疫组织化学标志物的选择有助于准确的诊断与分型。

6）如全B细胞标志物阴性，而T细胞标志物阳性，考虑为小T细胞性淋巴瘤。

7）如果淋巴结大部分细胞全B和全T表达阴性，则考虑为其他小细胞性恶性肿瘤（如小细胞癌、PNET等）。

8）许多小细胞淋巴瘤均有特异性的遗传学改变，采用原位杂交技术或基因检测有助于某些特殊类型淋巴组织肿瘤的诊断与分型（表12-11，表12-12，图12-83）。

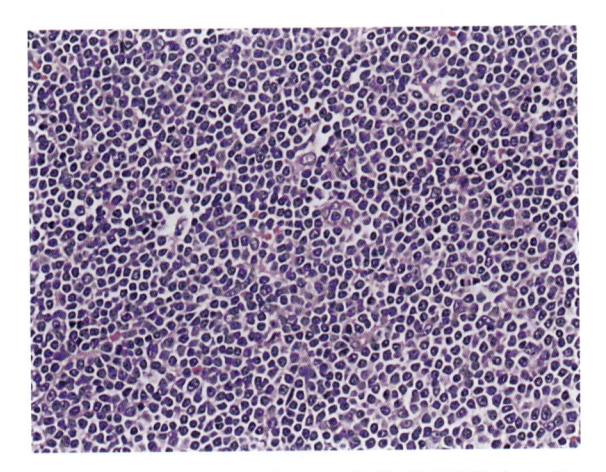

图12-59 小淋巴细胞淋巴瘤/慢性淋巴细胞白血病，HE染色

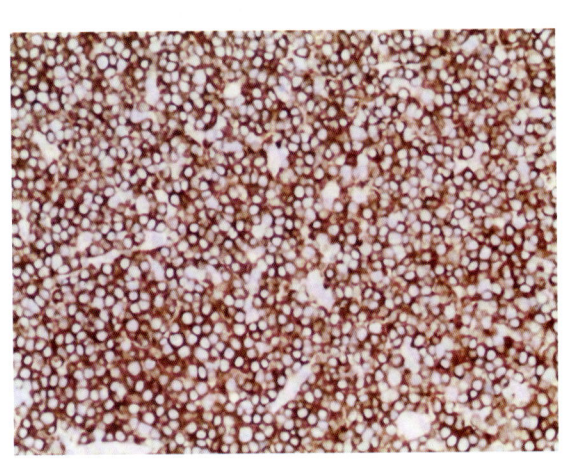

图12-60 小淋巴细胞淋巴瘤/慢性淋巴细胞白血病，CD20，细胞膜阳性

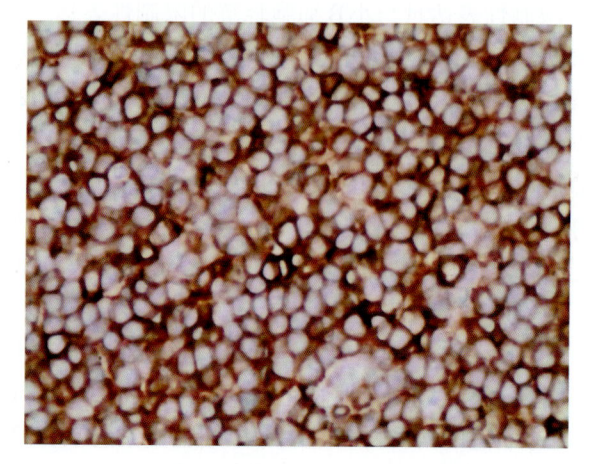

图12-61 小淋巴细胞淋巴瘤/慢性淋巴细胞白血病，CD5，细胞膜阳性，较反应细胞弱

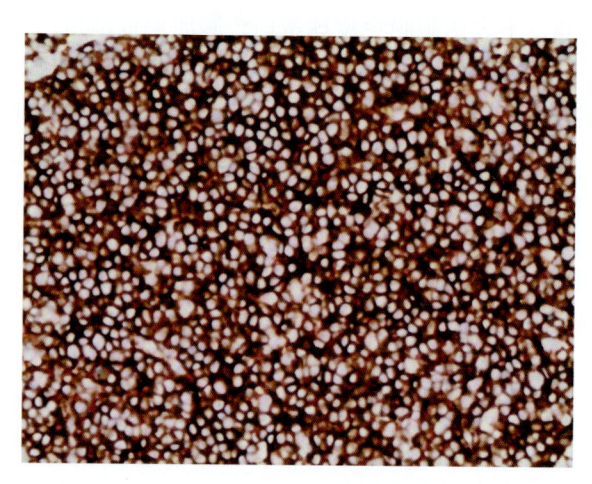

图12-62 小淋巴细胞淋巴瘤/慢性淋巴细胞白血病，CD23，瘤细胞细胞膜阳性

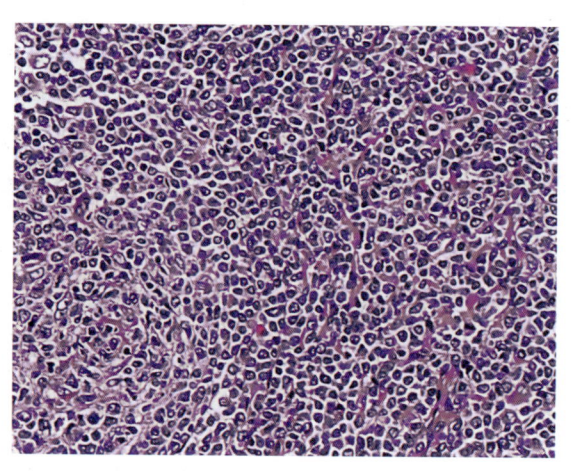

图12-63 套细胞淋巴瘤，HE染色

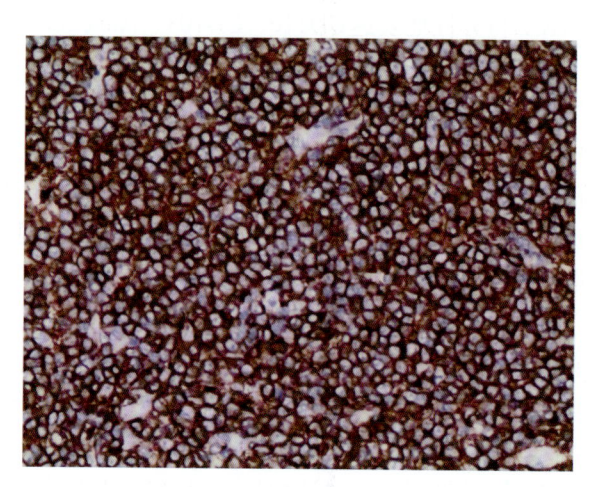

图12-64 套细胞淋巴瘤，CD20，细胞膜弥漫强阳性

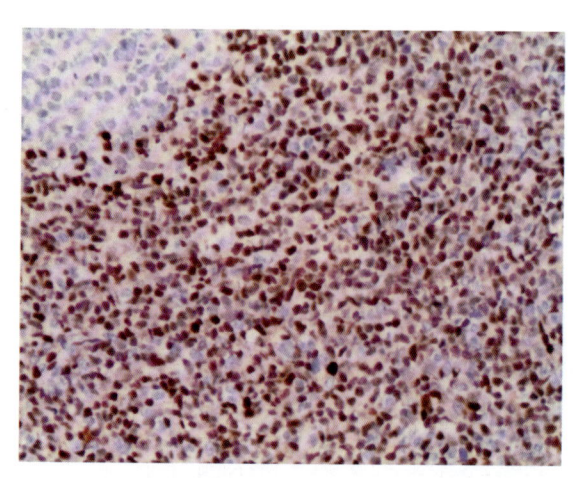

图12-65 套细胞淋巴瘤，CyclinD1瘤细胞核阳性

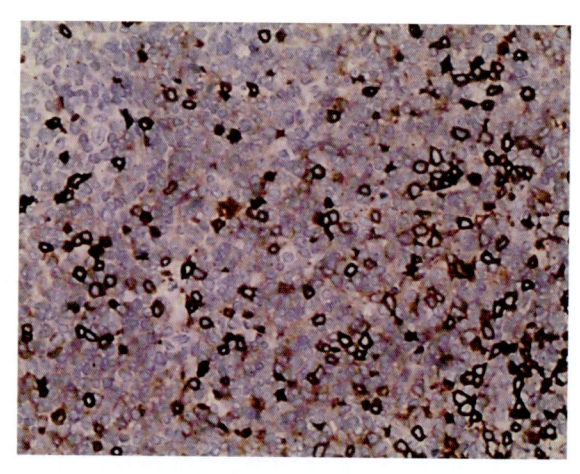

图12-66 套细胞淋巴瘤，CD5有两种阳性强度，瘤细胞较弱

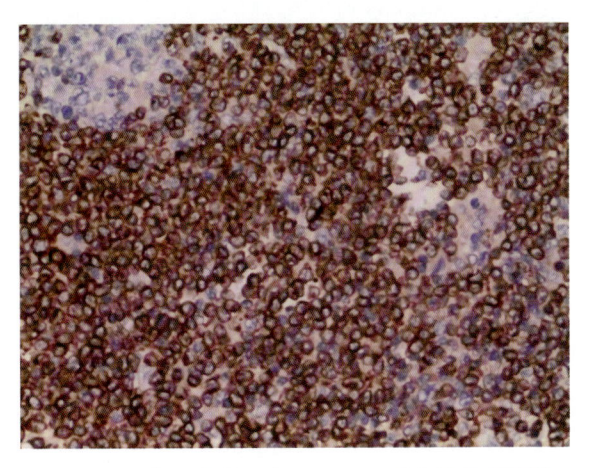

图12-67　套细胞淋巴瘤，BCL2，瘤细胞胞膜阳性

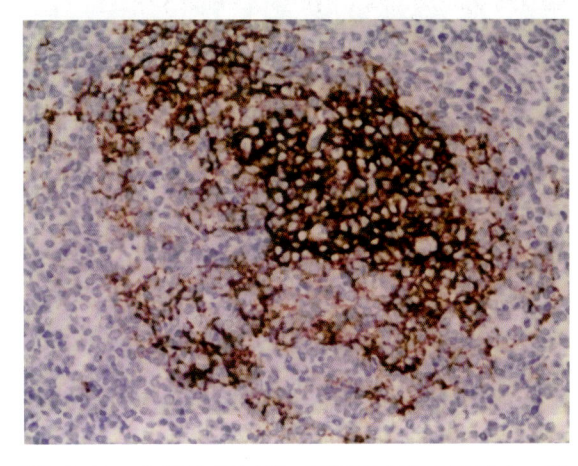

图12-68　套细胞淋巴瘤，CD23示FDC网缩小、稀疏、破坏

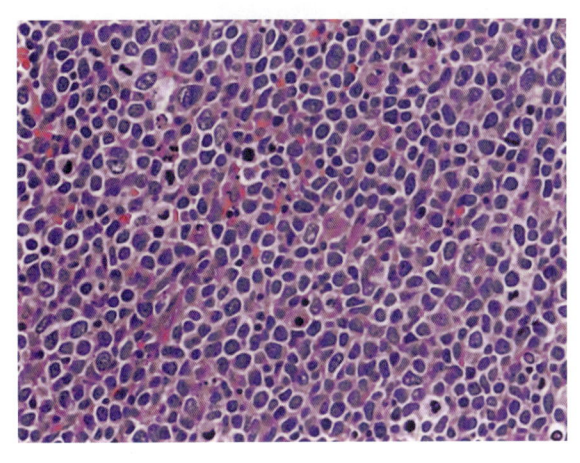

图12-69　套母细胞淋巴瘤，HE染色，瘤细胞异型明显

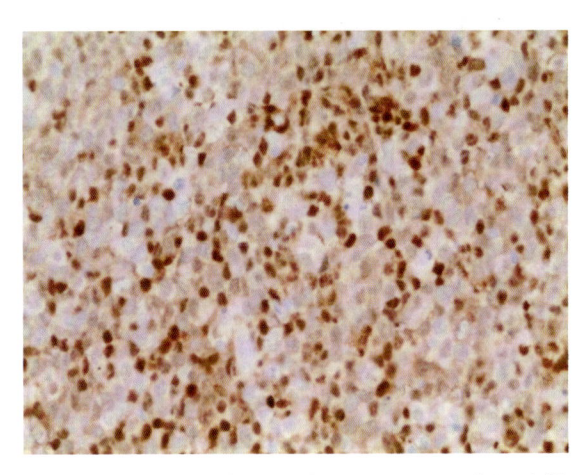

图12-70　套母细胞淋巴瘤，CyclinD1，瘤细胞核阳性

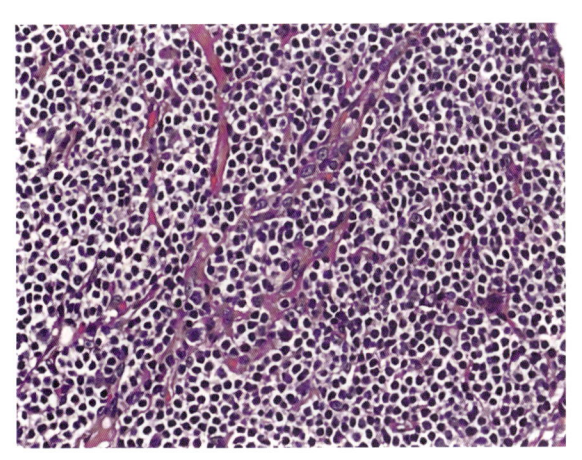

图12-71　黏膜相关淋巴组织淋巴瘤，HE染色

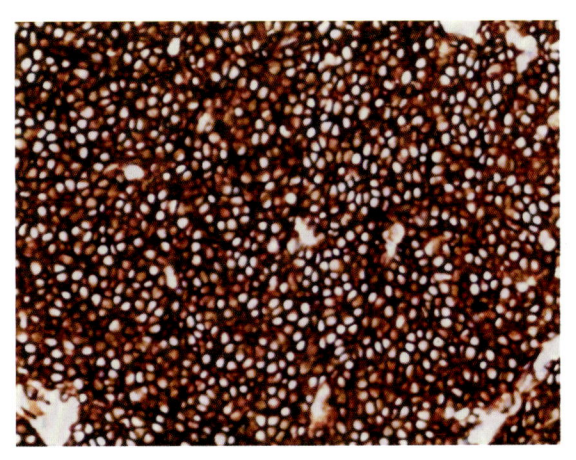

图12-72　黏膜相关淋巴组织淋巴瘤，CD20，瘤细胞胞质强阳性

续表

肿瘤类型	病变特点	免疫表型特点	分子改变或注释
淋巴结边缘区淋巴瘤（NMZL）	由边缘区、单核细胞样、浆样和转化的母细胞组成，伴滤泡植入	表达B抗原、BCL2、CD43和MUM1，不表达CD5、CD23	+3、+7、+18、+12等染色体异常，存在 KLF2、PTPRD 和 TNFAIP3 突变
儿童边缘区淋巴瘤	瘤细胞形态与成人NMZL形态相似，滤泡边缘区扩大，细胞中等大小呈单核样或中心细胞样	表达CD20阳性，伴浆样分化表达CD38、MUM1；CD10、BCL和PD-1	存在Ig基因重排检测。常缺乏t（14；18）的易位，BCL2的蛋白不表达可与儿童型滤泡瘤鉴别
淋巴浆细胞淋巴瘤（LPL）	由小B细胞、淋巴浆样淋巴细胞和浆细胞组成。若侵犯骨髓同时伴血清单克隆性IgM丙种球蛋白，诊断为WM	表达B细胞抗原的同时表达CD38、CD138，并限制性轻链表达。约20%的WM患者存在CD5、CD10和CD23的表达	MYD88L265P突变是LPL诊断及鉴别诊断的重要标志，但非特异性。同时B细胞与浆细胞抗原，可与多发性骨髓瘤鉴别。40%的LPL存在CXCR4突变
毛细胞白血病（HCL）	肿瘤细胞呈现特征性的"煎蛋"样，在外周血和骨髓中可见毛发样细胞质突起的细胞	CD103、ANXA-1最为特异。表达B细胞标志物和sIgM，50%～70%的病例CyclinD1阳性	几乎所有的病例都存在BRAF V600E突变，还可发生CDKN1B、KLF2、MLL3和MAP2K1基因突变
淋巴母细胞白血病/淋巴瘤（LBL/ALL）	弥漫性致密的相对单一中等大小的淋巴母细胞浸润生长，染色质细如粉尘，核仁常不明显	TdT、CD10、CD34、CD99等，T母细胞或B母细胞标记有助于区分T或B（LBL/ALL）	T或B（LBL/ALL）有相应的分子遗传学改变
髓系肉瘤	呈弥漫性浸润或列兵样排列；形态一致的小圆形细胞，可见幼稚嗜酸性粒细胞散在分布	表达髓系相关抗原（CD43、MPO、CD117、CD68、Lys、CD163等）。T或B抗原阴性	髓系基因BCR-ABL、FLT3-ITD及FIP1L1-PDGFRA等阳性
小细胞癌	大多有器官样结构，肿瘤细胞大小一致，染色质细腻	表达CK、CD99、CD56、Syn和CgA。LCA阴性	常见明显的人工挤压、凋亡、坏死及较多的核分裂象
原始神经外胚叶肿瘤（PNET）	小圆形肿瘤细胞呈弥漫性分布，可见菊形团样结构	CD99、FLI-1阳性，表达神经内分泌标志物；不表达CK、S-100	存在EWS-FLI-1融合基因

表12-12 弥漫性单一细胞形态小B细胞淋巴瘤免疫组化鉴别诊断

肿瘤类型	PanB	CD3	CD10	CD21	CD23	CD5	CD43	BCL6	其他
SLL/CLL	+	-	-	-	+	+	+	-	cCD11（细胞质）+
LPL	+	-	-	-	-	-	-/+	-	CIg、CD38、CD138、κ/λ+
MALT	+	-	-	+	-	-	-/+	-	表达BCL2、CD43和MUM1
FL	+	-	+	+	-/+	-	-	+	BCL2+、CD10或BCL6+
MCL	+	-	-	-	-	+	+	-	CD5、CyclinD1、CD43+
HCL	+	-	-	-	-	-	-	-	AnnexinA1、CyclinD1、CD103+
MZL	+	-	-	+	-	-	-/+	-	CD21、CD35+、CD5-
T细胞淋巴瘤	-	+	-	-	-	+	+	-	CD3、CD43+
小细胞肉瘤	-	-	-	-	-	-	-	-	CD99+，肉瘤标志物+

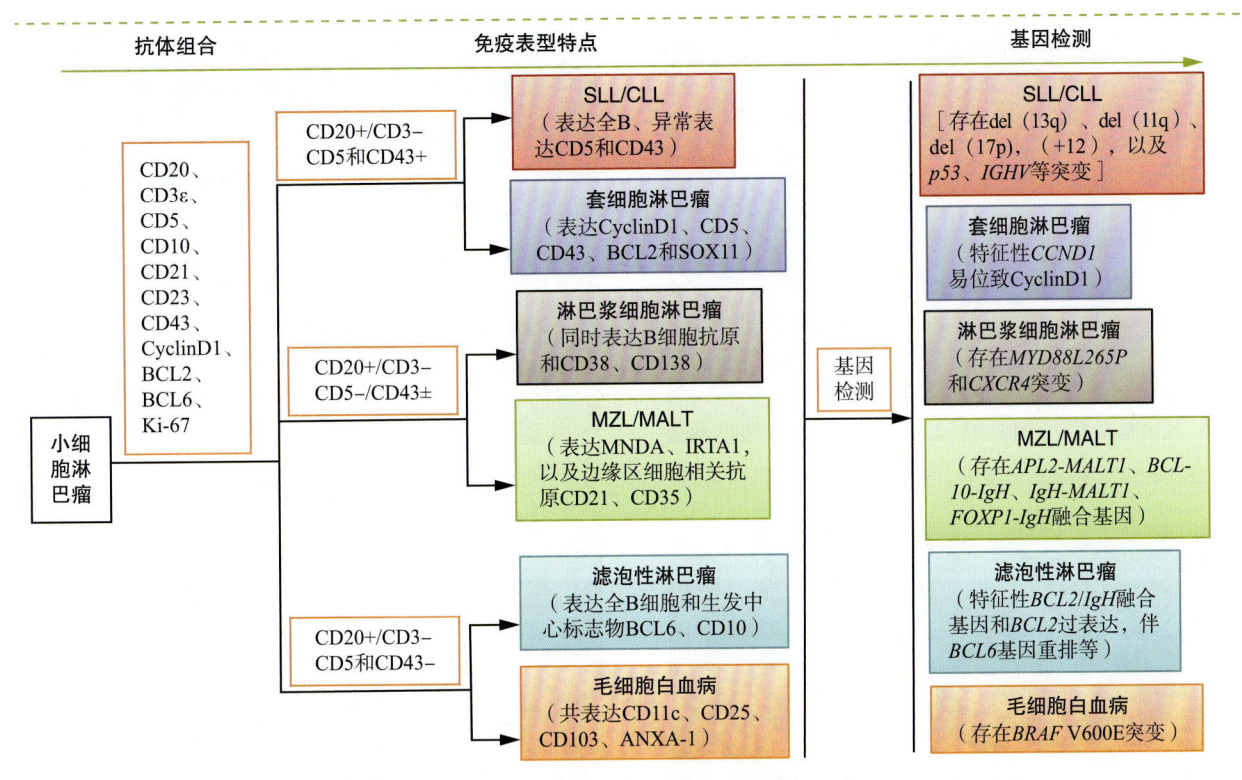

图 12-83 小 B 细胞淋巴瘤的病理诊断思路

SLL/CLL，慢性淋巴细胞白血病/小淋巴细胞淋巴瘤；MZL/MALT，边缘区淋巴瘤/黏膜相关淋巴组织淋巴瘤；-，阴性；+，阳性

三、脾 B 细胞淋巴瘤和白血病

1.抗体选择 CD20、CD79α（或PAX5）、CD3、CD5、CD21、CD23、CD25、CD43、CD38、CD103、CyclinD1、ANXA1、CD10、CD11c、BCL2、BCL6、Ki-67。必要时加染色体核形分析、FISH及基因突变等。

2.注释

（1）脾 B 细胞淋巴瘤和白血病：包括毛细胞白血病（HCL）、脾 B 细胞淋巴瘤/白血病伴显著核仁（SBLPN）、脾弥漫红髓小 B 细胞淋巴瘤（SDRPL）和脾边缘区淋巴瘤（SMZL）。

（2）毛细胞白血病（HCL）：是一种慢性B细胞恶性肿瘤，过去分为经典型（HCL-C）和变异型（HCL-V），2022版WHO造血淋巴肿瘤分类中以SBLPN取代了HCV-L和一些B细胞前淋巴细胞白血病病例。

1）病变特点：HCL组织学结构具有高度特征性，肿瘤细胞核中等大小、椭圆形，染色质细腻，核仁不显著，核分裂象罕见，胞质丰富透明至弱嗜酸性，毛细胞核由细胞质晕包绕，外观整体呈"蜂窝"状，单个细胞呈现典型的"煎蛋"样形态学特征。

2）免疫表型：HCL-C具有成熟B细胞表型，限制性表达κ或λ轻链。典型的免疫表型为CD19、CD20、CD22、CD38、CD79α阳性；特异性高表达CD25、CD11c、CyclinD1、FMC7、CD123、CD103、CD200和特异性抗膜联蛋白A1（ANXA1）；CD3、CD5、CD10、CD21、CD23、CD30、CD43、BCL2、BCL6和PAX5均为阴性（图12-84～图12-87）。HCL-C与HCL-V均不表达CD5和CD10，强表达B细胞标志物CD19、CD20、CD22、CD79b 和sIg（κ或λ）、CD103和CD11c，两者的区别主要在于CD123、CD25和ANXA1，HCL-C的肿瘤细胞通常表现为CD123、CD25和ANXA1阳性，而HCL-V通常表现为CD123、CD25和ANXA1阴性。

3）分子遗传学改变：几乎所有HCL-C病例中均能检测到 *BRAF* V600E基因突变，约90%的患者存在免疫球蛋白重链可变区（*IGHV*）突变，10%～20%的患者存在*IGHV4-34*重排，还可发生*TP53*、*CDKN1B*、*KLF2*、*MLL3* 和 *MAP2K1* 等基因突变。而在HCL-V患者中，多数存在 *BRAF* V600E突变缺失或阴性，约50%出现 *MAP2K1* 基因突变，13%合并 *CCND3* 突变，*p53* 突变率高于HCL-C。

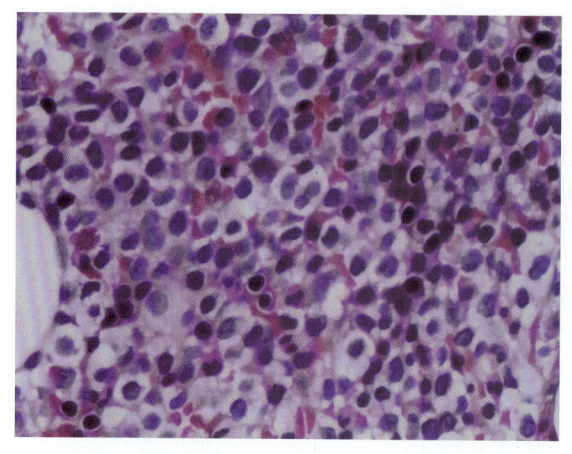

图 12-84　毛细胞白血病，HE 染色，"煎蛋"样外观

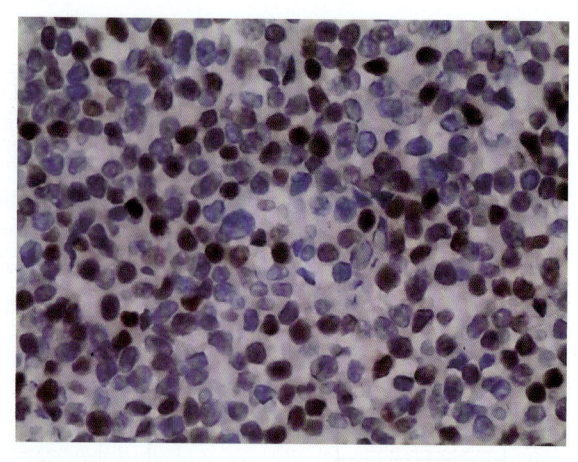

图 12-85　毛细胞白血病，CyclinD1，瘤细胞核阳性

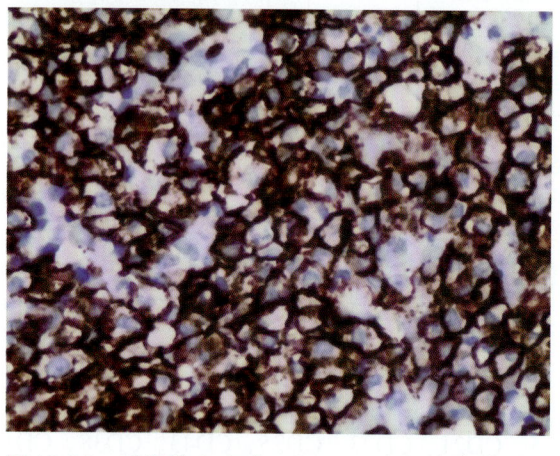

图 12-86　毛细胞白血病，CD20，瘤细胞胞膜弥漫阳性

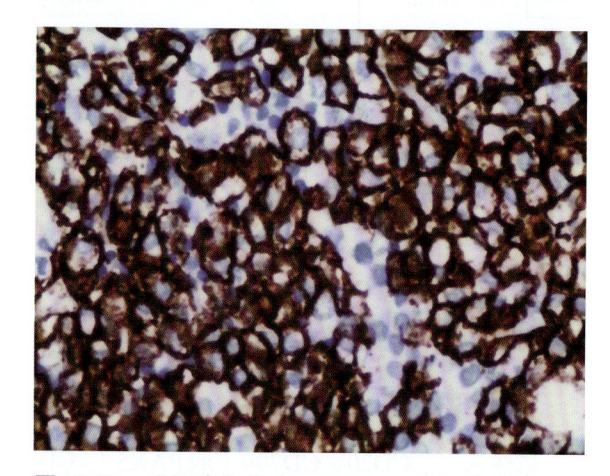

图 12-87　毛细胞白血病，CD103，瘤细胞胞膜弥漫强阳性

4）鉴别诊断：需要与脾 B 细胞边缘区淋巴瘤、SBLPN、SDRPL 和小淋巴细胞性淋巴瘤/慢性淋巴细胞白血病相鉴别。HCL-C 肿瘤细胞有特殊的"煎蛋"样外观，AnnexinA1、CD11C、CD25、CD103、CD123 和 CD200 阳性，常伴有 BRAF 基因突变，有助于与 HLC-V 和 SDRPL 等鉴别。

（3）脾 B 细胞淋巴瘤/白血病伴显著核仁（SBLPN）：取代了之前的术语"毛细胞白血病变异型"和 CD5 阴性 B-幼淋巴细胞白血病（B-PLL）的部分病例。可在外周血、骨髓及脾脏中见到，其特点总结如下：细胞形态介于前淋巴细胞和典型毛细胞之间，有不典型的突起结构，核质比偏大，染色质紧致、不规则，核仁大而明显。肿瘤细胞多表达 CD19、CD20、CD22、FMC7 和 HLA-DR，部分表达 CD11c 和 CD103，不表达 CD5、CD23、CD25、CD123、CyclinD1 和 ANXA1；BRAF V600E 突变为阴性，有助于与 HLC-C 鉴别。常见的细胞遗传学异常为 MAP2K1、p53 突变、7q 缺失和 5 号染色体扩增。

（4）脾弥漫红髓小 B 细胞淋巴瘤（SDRPL）

1）病变特点：弥漫浸润红髓，破坏白髓，以单一形态的小 B 细胞弥漫浸润脾脏红髓为特征。肿瘤细胞也常累及外周血（循环毛状淋巴细胞）和骨髓（窦内浸润）。

2）免疫表型：表达 CD20、PAX5 和 CD79α 等 B 细胞抗原，不表达 CD3、CD5、CD10、CD123、CD25、CD43、MUM1、CyclinD1、CD38 和 ANXA1 等。

3）分子遗传学改变：大部分病例均有 IGHV 基因突变及 IGHV3-23 和 IGHV4-34 过表达。体细胞突变（如 NOTCH1、MAPK、BRAF、SF3B1、p53）也有报道，但不常见。

（5）脾边缘区淋巴瘤（SMZL）：是一类原发于脾脏的低度恶性 B 细胞淋巴瘤，起源于次级淋巴滤泡的边缘区记忆 B 细胞，确诊时多有骨髓侵犯，以脾大、淋巴细胞增多和血细胞减少为主要表现。

1）病变特点：典型表现为瘤细胞浸润脾窦区，瘤细胞多数呈中等大小，形态不一，核圆形或类圆形，染色质聚集，伴有核仁。部分瘤细胞细胞膜呈细短、不均一绒毛样突起，可伴有浆细胞分化。

2）免疫表型：表达B细胞抗原（CD19、CD20、CD22、CD79α）、表面免疫球蛋白（如sIgM）、BCL2等，还不同程度表达CD21、CD23、CD43和CD35，较少表达CD5、CD10、CD23、CD43、BCL2及CyclinD1。由于SMZL是CD5阴性的小B细胞淋巴瘤，据此可与CD5阳性的套细胞淋巴瘤（MCL）和慢性淋巴细胞白血病/小淋巴细胞淋巴瘤相鉴别，CyclinD1、SOX11和CD5常阴性，可进一步与MCL鉴别。CD10和BCL6阴性可与FL鉴别。与HCL的鉴别点为SMZL无CD11C、CD25、CD103的共表达。ANXA1为HCL的最特异性标志物，在SMZL中不表达，有助于二者的鉴别。

3）分子遗传学改变：常见染色体异常有del7q、+3、+18、+12等。SMZL存在*IGHV1-2*过表达，*NOTCH2*和*KLF2*基因突变。

（6）脾B细胞淋巴瘤和白血病的鉴别诊断：鉴别诊断包括三大方面，一是脾B细胞淋巴瘤和白血病家庭肿瘤（包括HCL、SBLPN、SDRPL和SMZL）的鉴别（表12-13），二是需要与其他小B细胞淋巴瘤鉴别。三是脾边缘区淋巴瘤与其他边缘区淋巴瘤（详见本节"二、小B细胞淋巴瘤的诊断与鉴别"）的鉴别。

表12-13 弥漫性单一细胞形态小B细胞淋巴瘤的诊断与鉴别诊断

肿瘤类型	病变特点	免疫表型特点	分子改变或注释
毛细胞白血病（HCL）	瘤细胞核中等大小呈现特征性的"煎蛋"样，在外周血和骨髓中可见毛发样细胞质突起的细胞	表达B细胞标志物，特征表达CD25、CD11c、CyclinD1、FMC7、CD123、CD103和ANXA1	几乎所有的病例都存在*BRAF* V600E突变，还可发生*CDKN1B*、*KLF2*、*MLL3*和*MAP2K1*基因突变
脾B细胞淋巴瘤/白血病伴显著核仁（SBLPN）	瘤细胞形态介于前淋巴细胞和典型毛细胞之间，有不典型的突起结构，核仁大而明显	表达B细胞抗原、CD11c和CD103，不表达CD5、CD123、CD25、CyelinD1和ANXA1	常有*MAP2K1*、*KMT2C*、*CCND3*、*U2AF1*和*p53*突变。缺少*BRAF* V600E突变
脾弥漫红髓小B细胞淋巴瘤（SDRPL）	以单一形态的小B细胞弥漫浸润脾脏红髓为特征。外周血（毛状淋巴细胞）和骨髓（窦内浸润）	表达CD20、PAX5，不表达CD3、CD5、CD23、CD25、CD43、CyclinD1、CD38和ANXA1	del7q、+18和+3q；存在*IGHV*突变，以及*IGHV3-23*和*IGHV4-34*增多。缺少*BRAF* V600E突变
脾边缘区淋巴瘤（SMZL）	瘤细胞浸润脾窦区，瘤细胞多数呈中等大小，形态不一，伴有核仁。部分瘤细胞细胞膜呈细短、不均一绒毛样突起，可伴有浆细胞分化	表达B细胞抗原、CD21、CD23、CD43和CD35，较少表达CD5、CD10、CD23、CD43、BCL2、CyclinD1和ANXA1	常见染色体异常有del7q、+3、+18、+12等。SMZL存在*IGHV1-2*过表达，*NOTCH2*和*KLF2*基因突变

四、浆细胞肿瘤和伴浆细胞分化的肿瘤的诊断与鉴别

1.抗体选择　CD20、CD79α、CD3、CD5、CD38、CD138、κ、λ、MUM1、MYC、Ki-67（若与浆母细胞型淋巴瘤鉴别，加做CD56、CyclinD1、EMA、CD30、PAX5、EBER）。

2.注释

（1）浆细胞肿瘤是一组来源于B细胞，以单克隆性浆细胞异常增生并分泌大量单克隆免疫球蛋白为特点的罕见恶性肿瘤。包括单克隆丙种球蛋白病［冷凝集素病、意义未明IgM单克隆丙种球蛋白病、意义未明非IgM单克隆丙种球蛋白病、有肾脏意义的单克隆丙种球蛋白病、单克隆免疫球蛋白沉积病、免疫球蛋白相关（AL）淀粉样变性、单克隆免疫球蛋白沉积病］、重链病（μ重链病、γ重链病、α重链病）、浆细胞瘤、浆细胞骨髓瘤和伴相关副肿瘤综合征浆细胞肿瘤。其中，浆细胞瘤包括骨孤立性浆细胞瘤、髓外浆细胞瘤和多发性骨髓瘤（MM）。

（2）浆细胞瘤的病变特点：肿瘤组织由具有浆细胞特征的瘤细胞（可以是成熟的浆细胞、未成熟的浆细胞或者是间变性细胞）构成，大部分由形态结构成熟的浆细胞构成，多为圆形或卵圆形，丰富胞质，染色质呈车轮状排列，核偏位，核染色质粗，核仁大多不明显。部分病例可见组织内淀粉样物质沉积及核内包涵体（Dutcher小体）或胞质内结晶状小体。根据浆细胞的分化程度把浆细胞瘤分为3个级别，即Ⅰ级

（低度恶性）、Ⅱ级（中度恶性）和Ⅲ级（高度恶性），其中Ⅲ级浆细胞瘤因肿瘤细胞分化差，呈间变表现。

（3）浆细胞瘤的免疫表型：瘤细胞表达浆细胞分化的标志物CD138、CD38、MUM1阳性，并呈现轻链限制。部分CD56和CyclinD1阳性。约半数表达CD79α，CD20、PAX5、CD21、CD3、CD5、CD10、CD15、CD30均阴性。部分病例会对CK呈阳性反应，而缺乏CD45（LCA）表达，易误诊（图12-88～图12-91）。

（4）浆细胞瘤分子遗传学改变：通常有克隆性免疫球蛋白重链基因重排，FISH检测到del（13q14）、del（17p13）、t（4；14）、t（11；14）、t（14；16），以及1q21扩增。部分出现*RB1*基因缺失、*P53*基因突变和*MYC*基因断裂。

MM癌基因1（*MUM1*）/干扰素调节因子4（*IRF4*）基因已被鉴定为MM中由t（6；14）（p25；q32）染色体易位转录激活的致癌基因。*MUM1/IRF4*从6号染色体易位到14号染色体IgH增强子位点，导致MUN1/IRF4蛋白过表达，从而促进肿瘤形成。

（5）鉴别诊断：诊断髓外浆细胞瘤时须想到并排除多发性骨髓瘤的可能，还需与其他伴浆细胞分化的肿瘤相鉴别（表12-14）。

间变性浆细胞瘤（AP）属于浆细胞肿瘤，是浆细胞肿瘤中恶性程度最高的肿瘤，在临床中较为罕见，而且其形态学和免疫表型与临床上另一种罕见的高度恶性具有浆母细胞形态和免疫表型特征的浆母细胞淋巴瘤（PBL）相似，由于二者的治疗方案和预后不同，故鉴别诊断显得尤为重要。PBL具有终末分化B细胞免疫表型，是弥漫性大B细胞淋巴瘤的一种罕见亚型。一般不表达或弱表达成熟B细胞的标志物和成熟T细胞的标志物，而常表达浆细胞的标志物。CD45、CD20和PAX5阴性，有时B细胞抗原CD79α阳性。但是，几乎所有肿瘤细胞质细胞标志物CD38、CD138和MUM1均阳性。PBL常阳性表达CK、EMA和EBER阳性（图12-92～图12-95），而AP不表达CK、EMA；Ki-67指数在二者的鉴别中也有非常大的意义，一般情况下，PBL的Ki-67＞70%，而AP通常Ki-67＜50%。

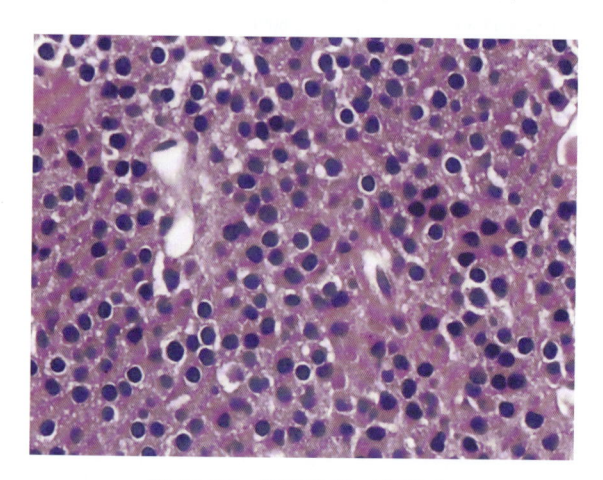

图12-88　浆细胞瘤，HE染色

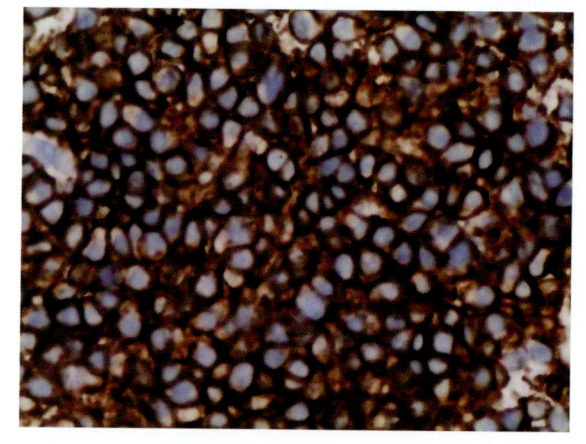

图12-89　浆细胞瘤，CD138，瘤细胞胞质强阳性

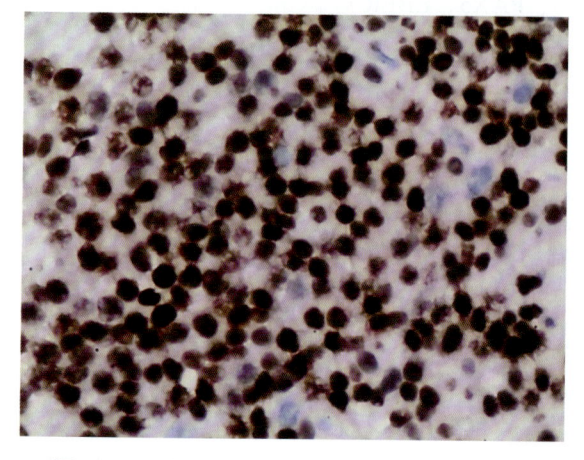

图12-90　浆细胞瘤，MUM1，瘤细胞胞核阳性

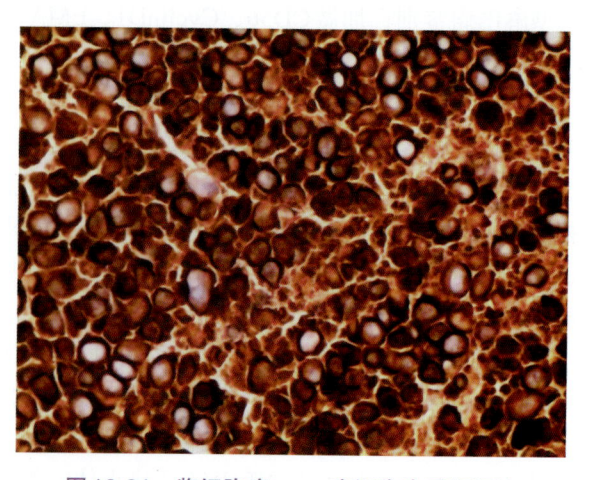

图12-91　浆细胞瘤，κ，瘤细胞胞质强阳性

AP还需与转移性低分化癌、黑色素瘤、精原细胞瘤等鉴别：这些肿瘤细胞与AP类似，可出现间变性特征，但均有特征性的免疫表型。低分化癌肿瘤细胞表达多种上皮标志物，如CK、CK-H或CK-L等；黑色素瘤表达黑色素标志物，如S-100、HMB45等。

表12-14 浆细胞肿瘤的诊断与鉴别诊断

肿瘤类型	病变特点	免疫表型特点	分子改变或注释
浆细胞瘤（PCL）	由具有浆细胞特征的瘤细胞（可以是成熟的浆细胞、未成熟的浆细胞或者是间变性细胞）构成	CD138、CD38、MUM1阳性；轻链限制。CD56和CyclinD1阳性，CD20、PAX5、EBER阴性	IgH基因重排阳性。可出现$WT1$和$PRAME$基因表达，1q21扩增、$RB1$基因缺失、$p53$突变和MYC基因断裂
间变性浆细胞瘤（AP）	肿瘤内可出现成熟性PCL的组织学形态，此为AP的重要诊断线索	免疫表型上，AP与成熟性PCL类似，部分EBER可阳性	主要出现IgH基因重排和1q21基因扩增、$p53$缺失、$RB1$缺失
反应性浆细胞增多症	病灶内细胞类型复杂多样，浆细胞分化成熟，偶尔可出现一定异型性	浆细胞标志物阳性，但轻链κ、λ为多克隆性表达，CD56一般为阴性	轻链κ、λ的表达是判断单克隆浆细胞的重要指标
淋巴浆细胞淋巴瘤	出现浆细胞、小淋巴细胞与浆细胞样细胞混合，通常累及骨髓	表达B细胞抗原，同时表达浆细胞标志物，限制性轻链表达	除了CD20阳性细胞巢外，还具有特征性的$MYD88L265P$突变，可以此鉴别
B免疫母细胞性淋巴瘤	肿瘤细胞由弥漫一致的免疫母细胞构成，常可见浆样分化	表达广泛的B细胞标志物CD20、CD79α、PAX5，部分表达CD5	多无轻链限制，CD56和CyclinD1阴性
浆母细胞淋巴瘤（PBL）	多有人类免疫缺陷病毒感染病史，瘤细胞类似免疫母细胞和浆母细胞样，弥漫性生长	表达浆细胞标志物，EMA、CD30常阳性，Ki-67阳性率在90%以上，CD56和CyclinD1阴性	EBV几乎100%阳性。MYC基因异常。CD56和CyclinD1阴性，轻链限制表达则要考虑是否为浆细胞瘤
小淋巴细胞淋巴瘤伴浆细胞分化	弥漫性浸润，有一定的异型性，以小淋巴细胞为主，部分细胞少于（50%）浆细胞分化	CD5、CD23、CD43、CD19和LEF1阳性，CD20、CD22和SIg弱阳，CyclinD1和CD10阴性	$p53$基因（17p13.1）、ATM（11q22.3）、$D13S319$（13q14.3）及$CEP12$（12q11.1-q11）异常
肾外横纹肌样瘤	可见未分化小圆细胞、上皮样细胞、横纹肌样细胞、黏液基质	CK、SMA、CD99、Syn及S-100阳性，浆细胞抗原阴性	SMARCB1蛋白（INI1）缺失表达
MALT淋巴瘤	由数量不等的边缘区B细胞（中心细胞样或单核细胞样）、浆细胞和散在转化的B细胞组成，肿瘤细胞小到中等大小，细胞质透明	表达B抗原，BCL2、CD43和MUM1，不表达CD5、CD23、CD10和CyclinD1。CD21和CD23衬染残存的滤泡树突网	存在染色体易位，较常见的染色体易位为t（11；18）（q21；q21）、t（1；14）（p22；q32）、t（14；18）（q32；q21）和t（3；14）（p14.1；q32）
Castleman病（浆细胞型）	生发中心退化，伴套区和滤泡树状细胞增生，血管插入生发中心，透明变性的血管	与淋巴滤泡反应性增生基本类似，FDC网膨胀或整合，但表面完整，间区浆细胞增生	大部分病例无Ig/TCR基因重排；EBER可阳性；多中心型可能与HHV-8感染相关

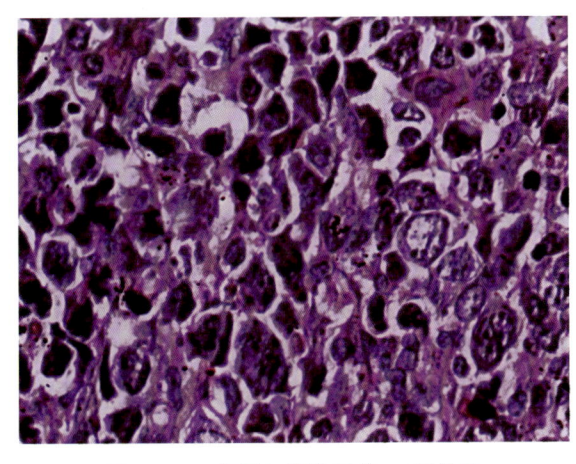

图12-92 浆母细胞淋巴瘤，HE染色

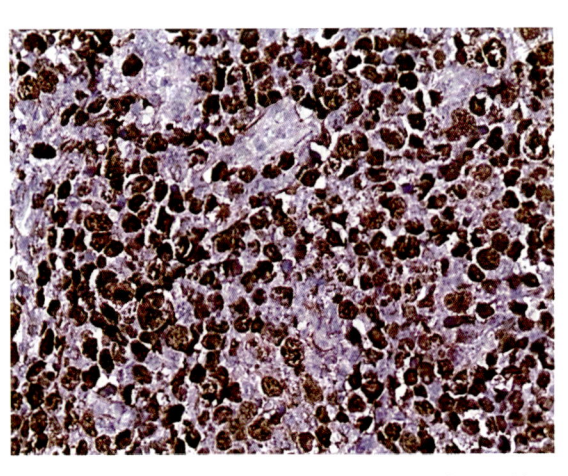

图12-93 浆母细胞淋巴瘤，EBER原位杂交阳性

2）基于基因突变的DLBCL分型：几乎所有的DLBCL患者均存在基因突变，高通量测序发现，GCB亚型与ABC亚型DLBCL有不同突变基因谱。*EZH2*、*SGK1*、*GNA13*、*SOCS1*、*STAT6*及*TNFRSF14*的突变更常见于GCB亚型，而*ETV6*、*MYD88*、*PIM1*及*TBLIXR1*的突变则更多见于ABC亚型。在复发/难治DLBCL中，发现与预后相关的15个常见基因突变，除了常见的*TP53*及*KMT2D*基因突变外，很多复发及难治的DLBCL患者也伴随*GNA13*基因的断裂。此外，*IGLL5*、*TMSB4X*、*MYD88*、*CD58*、*TBLIXR1*、*IRF4*、*PCLO*、*ADCYAP1*、*CAMK2A*、*ITPR3*、*RYR2*及*IDO1*基因的改变，也与疾病的不良预后相关。

2018年，Schmitz等采用外显子和转录组测序，对基因芯片的DNA拷贝数进行分析，将DLBCL分为4个基因型：MCD型（主要为*MYD88L265P*和*CD79B*共突变）、BN2型（主要为*BCL6*融合和*NOTCH2*突变）、N1型（主要为*NOTCH1*突变）和EZB型（主要为*EZH2*突变和*BCL2*易位）。其中，MCD和N1型主要起源于ABC，EZB型主要起源于GCB，BN2型在ABC型、GCB型和未分类型的患者中分别占一定比例（GCB型占19%，ABC型占41%，未分类型占40%）。

Chapuy等将DLBCL分为C1～C5型，以及无频发突变的C0型（主要是一些富含T细胞的DLBCL）。C1型主要为*BCL10*、*TNFAIP3*、*UBE2A*、*CD70*突变和*BCL6*易位，多为ABC来源；C2型存在*P53*双等位基因失活，影响染色体稳定性和细胞周期，与ABC/GCB来源无关；C3型主要为*BCL2*、*CREBBP2*、*EZH2*、*KMT2D*、*TNFRSF14*突变，主要为GCB来源；C4型主要为*SGK1*、*HIST1H1E*、*NFKBIE*、*BRAF*和*CD83*突变，多为GCB来源；C5型主要为*CD79B*、*MYD88L265P*、*ETV6*、*PIM1*和*TBL1XR1*突变，多为ABC来源，原发中枢神经系统及睾丸DLBCL在此类型中常见；C0型缺乏明确的遗传驱动因素。

3）双重和三重打击淋巴瘤：*MYC*、*BCL2*、*BCL6*重排。基因重排显示B细胞单克隆增生。超出80%的DLBCL患者伴有染色体异常，且以涉及8q24、18q21、3q27的*MYC*、*BCL2*及*BCL6*基因的扩增和易位为多见。为了提高DLBCL分型的预后判断价值，选择更合适的治疗，研究者们在免疫组织化学分型基础上加入细胞遗传学改变。采用常规染色体检测及荧光原位杂交（FISH）技术检测，发现在DLBCL中，①伴*MYC*和*BCL2*基因重排，或者*MYC*和*BCL6*基因重排的高级别B细胞淋巴瘤，约占所有DLBCL的5%，并且常为GCB亚型，又被称为双打击大B细胞淋巴瘤（DHL）。②如果DLBCL患者同时伴*MYC*、*BCL2*和*BCL6*基因重排，则被称为三打击淋巴瘤（THL）。2016年更新的WHO造血淋巴肿瘤分类标准已将DHL及THL纳入一个新的类别——高级别B细胞淋巴瘤。

（5）病理诊断：DLBCL主要依靠活检组织病理学和免疫组化分析明确诊断，并区分生发中心B细胞来源和非生发中心B细胞来源。抗体套餐包括：CD20、PAX5、CD3、CD5、CD45、CD10、BCL2、BCL6、IRF4/MUM1、MYC、p53和Ki-67。其他有助于确定淋巴瘤亚型及便于选择靶向治疗的免疫组化检查还有CD79α、CyclinD1、SOX11、CD19、CD30、CD138、ALK、HHV-8、p53、PD-1、PD-L1和EB病毒原位杂交（EBER）等。进一步通过荧光原位杂交进行*MYC*、*BCL2*、*BCL6*、*IRF4*等断裂重组检查。

（6）鉴别诊断：DLBCL除了与其他类型的大B细胞淋巴瘤鉴别（表12-15），还需与单核细胞增多症和其他成熟B细胞肿瘤（如滤泡性淋巴瘤、边缘区淋巴瘤、套细胞淋巴瘤、高级别淋巴瘤亚型、伯基特淋巴瘤等）鉴别（表12-16）。

第5版WHO造血淋巴肿瘤分类（2022年）将大B细胞淋巴瘤分为弥漫性大B细胞淋巴瘤（NOS）、富T细胞/组织细胞大B细胞淋巴瘤、伴*MYC*和*BCL2*重排高级别B细胞淋巴瘤、ALK阳性大B细胞淋巴瘤、伴*IRF4*重排大B细胞淋巴瘤、伴11q异常高级别B细胞淋巴瘤、淋巴瘤样肉芽肿病、EBV阳性弥漫性大B细胞淋巴瘤、慢性炎症相关弥漫性大B细胞淋巴瘤、纤维蛋白相关大B细胞淋巴瘤、HHV-8无关渗出性大B细胞淋巴瘤、浆母细胞淋巴瘤、免疫豁免部位原发性大B细胞淋巴瘤（包括原发于中枢神经系统、玻璃体视网膜和睾丸的肿瘤）、原发性皮肤弥漫性大B细胞淋巴瘤、血管内大B细胞淋巴瘤、原发性纵隔大B细胞淋巴瘤、纵隔灰区淋巴瘤和高级别B细胞淋巴瘤18种。

值得注意的是ALK阳性大B细胞淋巴瘤（ALK阳性LBCL）与间变性大细胞淋巴瘤的鉴别：前者肿瘤细胞表达ALK、EMA和浆细胞标志物（如CD138、VS38C、CD38和MUM1），几乎不表达B细胞标志物（如CD20、CD79a、PAX5），但大多表达BOB1和OCT2两种B细胞转录因子，肿瘤细胞中CD30阴性，偶有病例报道可见局限性弱表达。肿瘤细胞中T细胞标志物常呈阴性，但CD4、CD57、CD43和穿孔素可能有局灶呈阳性。绝大多数ALK染色呈胞质内细颗粒状，由t（2；17）（p23；q23）染色体易位形成*CLTC-ALK*融合基因；而后者表达CD30、CD4、T细胞和细胞毒相关抗原；部分T抗原可缺失，可表达EMA和CK，*TCR*基因重排阳性，主要为*NPM-ALK*融合基因，ALK蛋白多呈胞质和胞核着色（图12-100～图12-103）。

高级别B细胞淋巴瘤（HGBL）是2016年修订的WHO造血淋巴肿瘤分类中包含的新类别，主要分为两类：一类是伴有*MYC*、*BCL2*和（或）*BCL6*重排的HGBL；一类是高级别B细胞淋巴瘤，非特指型（HGBL，NOS）。其中，具有*MYC*、*BCL2*和（或）*BCL6*重排的HGBL又称为双打击淋巴瘤（DHL）；若同时存在*MYC*、*BCL2*、*BCL6*易位的HGBL，则被称为三打击淋巴瘤（THL）。

表12-15 大B细胞淋巴瘤的分型及病变特点

类型	病变特点	免疫表型特点	注释
非特指型弥漫性大B细胞淋巴瘤（DLBCL，NOS）	瘤细胞多为一致或多形性的大淋巴样细胞，弥漫浸润性生长	表达成熟B细胞标志物，且伴OCT2和BOB1同时表达，大部分病例还表达CD10、BCL6；间变型CD30阳性；Ki-67常>40%	B细胞单克隆增生基因重排。*MYC*、*BCL2*、*BCL6*重排
富T细胞/组织细胞大B细胞淋巴瘤（THRLBCL）	<10%非典型大B细胞散在分布于丰富的T细胞和组织细胞背景中	表达B细胞标志物，部分病例表达BCL6、BCL2、EMA；CD5、CD10阴性；通常不表达CD30和CD15，有报道CD30阳性率可高达40%，可能与更敏感的抗体有关	可能来源于生发中心B细胞
ALK阳性大B细胞淋巴瘤	浆母细胞样和免疫母细胞样瘤细胞成巢团状分布，可见瘤细胞侵犯淋巴窦	表达浆细胞标志物（CD38、CD138、MUM1）和EMA，大多表达BOB1和OCT2，一般不表达B细胞和T细胞标志物；CLTC-ALK蛋白表达（细胞质颗粒状阳性）	ALK融合基因：*CLTC-ALK*、少数*NPM-ALK*。存在*IgH*基因重排
伴*IRF4*重排大B细胞淋巴瘤	表现为类似中心母细胞的瘤细胞，弥漫性或结节状	表达CD20、MUM1、BCL6弥漫阳性，CD10弱阳性，BCL2、CD3、CD5阴性	存在*IRF4*基因重排，部分伴有*BCL6*断裂
淋巴瘤样肉芽肿	多发结节性病变、多形淋巴细胞浸润性血管炎及中心性坏死的肉芽肿三联征	常表达B细胞标志物（CD20、CD79α、PAX5等）和CD30；背景为CD3阳性的小淋巴细胞	与EBV高度相关，EBER阳性，常伴有自身免疫性疾病
EBV阳性的弥漫性大B细胞淋巴瘤	类似于富于T细胞/组织细胞亚型，大细胞散在分布	表达B细胞抗原，包括CD19、CD20、CD22、CD79α和PAX5，大部分MUM1阳性/BCL2和BCL6阴性	异型B细胞中检测到EBER阳性
慢性炎症相关性DLBCL	免疫母细胞及浆细胞样特征，腔内见中性粒细胞	表达CD20和CD79α，表达IRF4/MUM1、CD138和CD30。EBV阳性，而HHV-8/KSHV阴性	与EBV相关，有长期慢性炎症
原发渗出性淋巴瘤（PEL）	瘤细胞形态类似浆母细胞样和浆细胞样的异型细胞	CD45、CD38、CD138、EMA、WT1均为阳性；CD3、CD20、EBV均为阴性	HHV-8相关；HHV-8/KSHV阳性
液体超载相关大B细胞淋巴瘤	肿瘤性大细胞，形态上可与PEL有重叠	表现为成熟的B细胞而非浆细胞免疫表型。KSHV/HHV-8呈阴性，而13%～30%的病例EBV阳性	常有导致液体超载的潜在疾病
浆母细胞淋巴瘤	瘤细胞较大，呈免疫母细胞样、浆细胞样和浆母细胞样，见明显的星空现象	表达浆细胞标志物，EMA、CD30常阳性，CD56和CyclinD1阴性，如为阳性，轻链限制表达则要考虑是否为浆细胞瘤（图12-92～图12-95）	多有免疫缺陷HIV病史，EBV几乎100%阳性，HHV-8阴性
原发于中枢神经系统的DLBCL	中心母细胞样的大淋巴细胞弥漫生长，有围管现象	B细胞标志物阳性，CD10通常阴性（也可阳性），BCL6、MUM1阳性表达，无双表达或三表达（图12-104～图12-107）	局限于中枢神经系统和（或）眼内

续表

类型	病变特点	免疫表型特点	注释
原发于皮肤的DLBCL	大淋巴细胞常在血管周围弥漫生长，侵入皮下组织	B细胞标志物，如CD20、CD79α、MUM1、BCL6阳性，大部分BCL2强阳性，CD10、CD3、ALK均阴性	BCL2、MUM1阳性有助于诊断本病
血管内大B细胞淋巴瘤	大瘤细胞主要位于小至中等大小血管腔内	常表达B细胞相关抗原，部分CD5、CD10阳性，几乎所有CD10阴性病例的IRF4/MUM1均阳性	来源于转化的外周B细胞
原发纵隔大B细胞淋巴瘤（PMBL）	瘤细胞形态多样，中等大细胞弥漫分布，间质均有不同程度的硬化	表达B细胞标志物CD19、CD20、CD22、CD79α和PAX5。不同程度表达CD30、MUM1、CD23、BCL6和BCL2，CD15、CD10通常阴性	因2号染色体 MAL 基因高表达，故MAL蛋白阳性
纵隔灰区淋巴瘤	介入PMBL和典型霍奇金淋巴瘤（CHL）之间	表达CD45、CD20、CD79α，以及PAX5、OCT2、BOB1和BCL6，不表达细胞质Ig和ALK，而CD10常阴性	具有CHL及PMBL的形态学和免疫表型谱
伴11q异常高级别B细胞淋巴瘤	弥漫生长的中等大小淋巴样细胞，细胞均匀一致	表达CD20、CD79α、PAX5、CD10和BCL6，部分表达C-MYC和MUM1；CD3、BCL2、CD30均阴性	存在11q23.3扩增和11q24.3缺失
伴 MYC 和 BCL2 重排的高级别B细胞淋巴瘤	形态上无特殊改变，包含由大细胞或中间细胞或母细胞样细胞组成的肿瘤	由 MYC 和 BCL2 "双打击"定义的肿瘤。表达全B细胞标志物阳性（如CD20、CD79α、PAX5），表达MYC和BCL2阳性，Ki-67增殖指数高，EBER阴性	只有通过分子遗传学检测 MYC 和 BCL 易位才能诊断
高级别B细胞淋巴瘤，非特指型（DLBCL/BL）	代表由中等大小或母细胞样细胞组成的侵袭性成熟B细胞淋巴瘤不能归类	全B细胞标志物阳性（如CD20、CD79α、PAX5），BCL2阳性，Ki-67增殖指数高，MYC高表达；EBER原位杂交阴性	具有"双打击"特征，尽管这些基因缺乏重排

表12-16　弥漫性大B细胞淋巴瘤的鉴别诊断

类型	病变特点	免疫表型特点	分子改变或注释
非特指型DLBCL	瘤细胞多为一致或多形性的大淋巴样细胞（核超过正常淋巴细胞的2倍），弥漫浸润性生长，存在反应性的小T淋巴细胞	表达B细胞和生发中心标志物，不同程度表达CD30、CD5、p53、CD10、BCL6、MUM1、MYC等	B细胞单克隆增生基因重排。部分病例有 MYC、BCL2、BCL6 基因重排
伯基特淋巴瘤	弥漫生长的中等大淋巴样细胞，细胞均匀一致，有多个偏位小核仁，典型特点是"星空"现象，由散布的巨噬细胞吞噬细胞碎屑形成，具有高增殖率和凋亡率	与DLBCL一样，表达B细胞和生发中心标志物，还表达CD38和MYC，CD5、CD23、BCL2、MUM1阴性，部分EBER阳性	存在 Myc 基因易位，其他包括 TCF3、ID3、CCND3、GNA13、RET、P1K3R1 和 SWI/SNF、ARID1A 和 SMARCA4 基因的改变
滤泡性淋巴瘤	肿瘤呈滤泡或结节样生长，肿瘤性滤泡主要由中心细胞和中心母细胞组成，滤泡的极性和"星空"样外观消失，经常缺乏套区	表达B细胞标志物，滤泡区BCL2、BCL6、CD10阳性；Ig/TCR基因重排提示单克隆性增生	具有Ig重链和轻链基因重排。t（14；18）易位、1p36缺失、BCL6、IRF4/MUM1 基因重排
套母细胞淋巴瘤	由中等大细胞构成，可保存经典型MCL的某些组织结构特征，细胞核较经典型稍大，核染色质细致，类似淋巴母细胞，且核分裂象显著增多	免疫表型与经典型相似，少数CyclinD1阴性病例SOX11仍可为阳性；常见的有CD10、BCL6、CD23和MUM1异常表达	具有 CCND1 易位，导致CyclinD1高表达，常还有四倍体、BCL6 基因重排、MYC 基因重排、p53 突变等

续表

类型	病变特点	免疫表型特点	分子改变或注释
多形性变异型套细胞淋巴瘤	瘤细胞具有大核和相对小核仁的特点，细胞大小也存在差异，在大细胞之间通常存在一些中等大小的细胞，是与弥漫性大B细胞淋巴瘤的主要区别	免疫表型分子改变与分子改变相似，大部分病例CyclinD1、SOX11阳性，常见的有CD10、BCL6、CD23和MUM1异常表达	少数CyclinD1阴性病例SOX11仍可为阳性。SOX11可作为CCND1阴性MCL高度特异的标志物，与DLBCL进行鉴别
淋巴母细胞淋巴瘤	青少年好发，瘤细胞弥漫增生，部分呈特征性的"列兵样"排列，可见组织细胞吞噬核碎片形成"星空"现象	TdT、CD99和CD34阳性，MUM1、MYC、CyclinD1、CD3和CD20阴性	染色体14q11.2、7p14.1及7q34的易位导致 TRA、TRD、TRG、TRB 基因突变
间变性大细胞淋巴瘤	瘤细胞多形，大、中、小混合，细胞膜清楚，细胞质淡染，多核及巨核瘤细胞多见，呈窦性或弥漫实性生长	表达CD30、ALK、CD4、T细胞和细胞毒相关抗原；部分T抗原可缺失，可表达EMA和CK	TCR基因重排阳性；具有ALK基因易位，可分为ALK阳性型和ALK阴性型，EBER阴性
血管免疫母细胞性T细胞淋巴瘤	以T细胞异常增生伴高内皮静脉及滤泡树突状细胞增生为特征，多种炎症细胞浸润伴透明T细胞聚集。瘤细胞呈簇状增生围绕于血管周围	表达T细胞和辅助性T细胞标志物（如CD4、CXCL13、PD-1、CD10、BCL6等），大多EBER散在阳性	染色体突变，包括22q、19q和11p11—q14染色体的增加及13q缺失，RHOAG17V、TET2、DNMT3A、IDH2突变

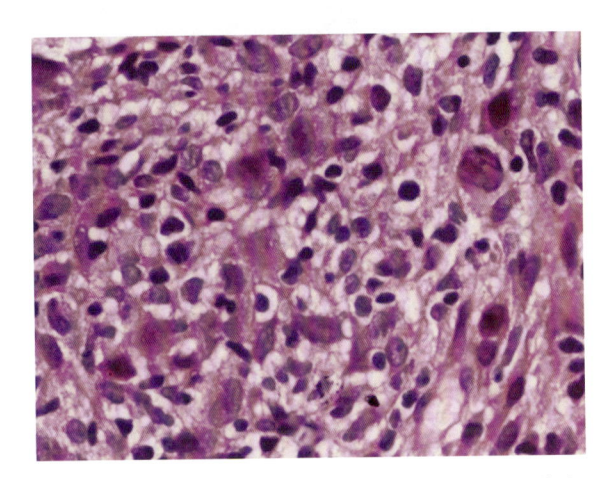

图12-100　ALK阳性弥漫性大B细胞淋巴瘤，HE染色

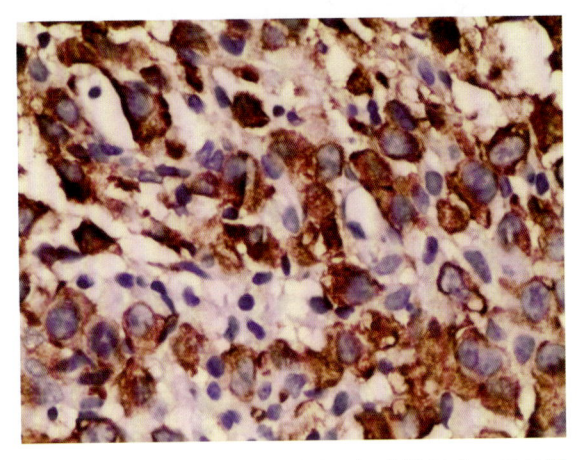

图12-101　ALK阳性弥漫性大B细胞淋巴瘤，ALK细胞质颗粒状阳性

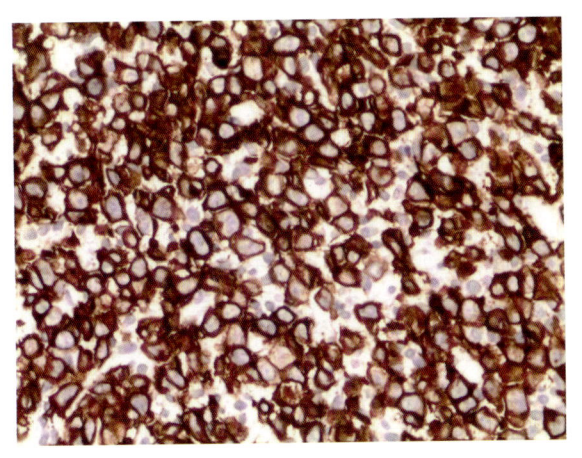

图12-102　ALK阳性弥漫性大B细胞淋巴瘤，CD38，瘤细胞胞核阳性

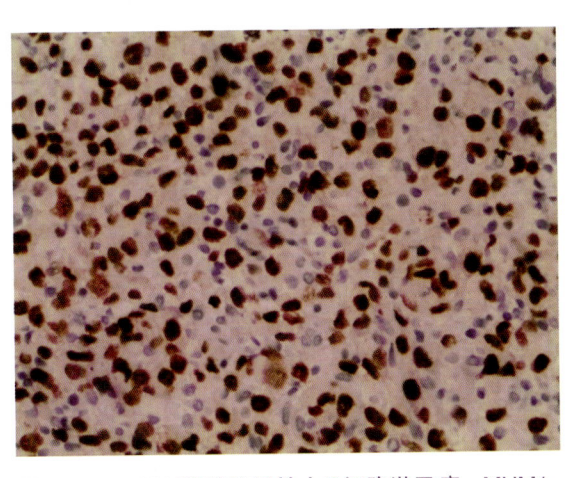

图12-103　ALK阳性弥漫性大B细胞淋巴瘤，MUM1，瘤细胞胞核阳性

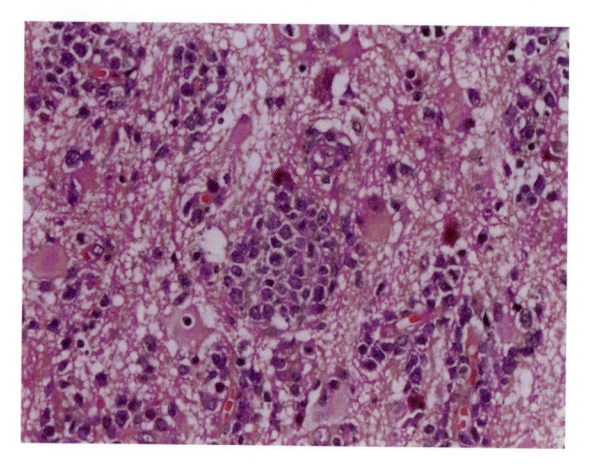

图12-104 原发于脑的弥漫性大B细胞淋巴瘤，HE染色

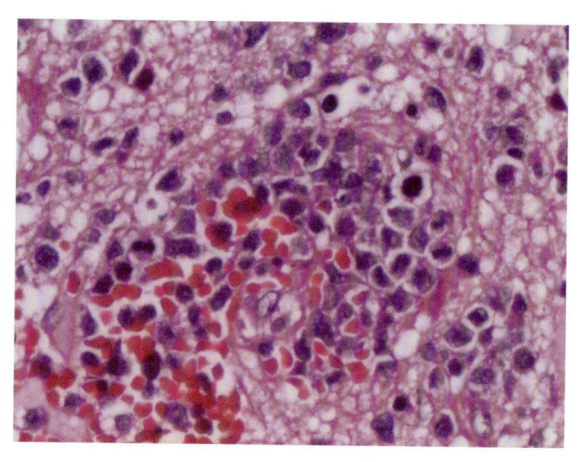

图12-105 原发于脑的弥漫性大B细胞淋巴瘤，HE染色，瘤细胞血管内有集聚现象

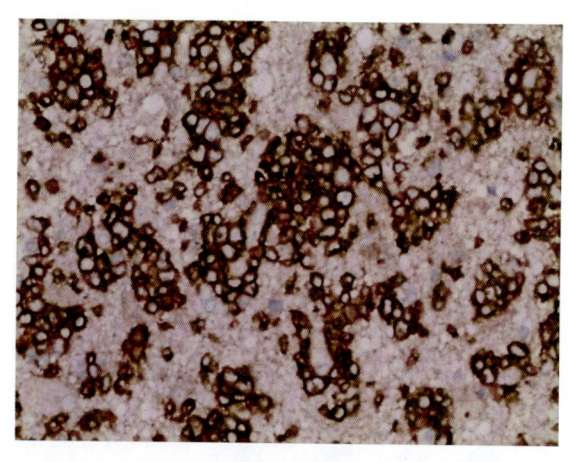

图12-106 原发于脑的弥漫性大B细胞淋巴瘤，CD79α，瘤细胞胞膜阳性

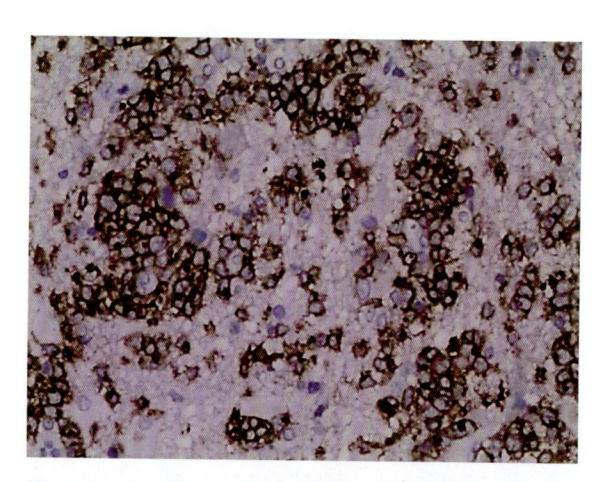

图12-107 原发于脑的弥漫性大B细胞淋巴瘤，CD10，瘤细胞胞膜阳性

六、伯基特淋巴瘤（Burkitt淋巴瘤）

1.抗体选择 CD20、CD79α/PAX5、CD3、CD5、CD10、BCL6、MUM1、CD23、CyclinD1、p53、MYC、BCL2和Ki-67，加EBER原位杂交。

2.注释

（1）Burkitt淋巴瘤（BL）：是一种起源于B细胞生发中心且具有高度侵袭性的非霍奇金淋巴瘤（NHL），2017版WHO造血淋巴肿瘤分类根据其临床和遗传学特征，仍将BL分为三个亚型：地方性、散发性和免疫缺陷相关性。地方性Burkitt淋巴瘤主要发生于非洲，几乎所有患者均存在EBV感染；散发性Burkitt淋巴瘤主要发生在北美和欧洲，没有特殊的气候或地理联系，很少与EBV感染相关；免疫缺陷相关性Burkitt淋巴瘤最常见于人类免疫缺陷病毒感染患者，其中不到40%与EBV相关。

（2）病变特点：肿瘤细胞呈中等大小细胞，胞质嗜碱性，常含脂肪空泡，核呈圆形至椭圆形，无裂隙或折叠，有多个偏位小核仁。典型特点是"星空"现象，由散布的巨噬细胞吞噬细胞碎屑形成。

（3）免疫表型：通常表达免疫球蛋白IgM，全B细胞标志物（如CD20、CD79α、PAX5）阳性，生发中心滤泡母细胞标志物和生发中心相关淋巴瘤蛋白（如CD10、BCL6、CD38）常阳性；C-MYC高表达，一般不表达CD5、CD23、CyclinD1、BCL2、MUM1和LMO2，Ki-67一般大于90%。由于存在吞噬核碎片的巨噬细胞，CD68阳性细胞可呈"星空"样分布。CD21和EBV表达不一，通常在地方性BL中表达（图12-108～图12-113）。

图 12-108　Burkitt 淋巴瘤，HE 染色

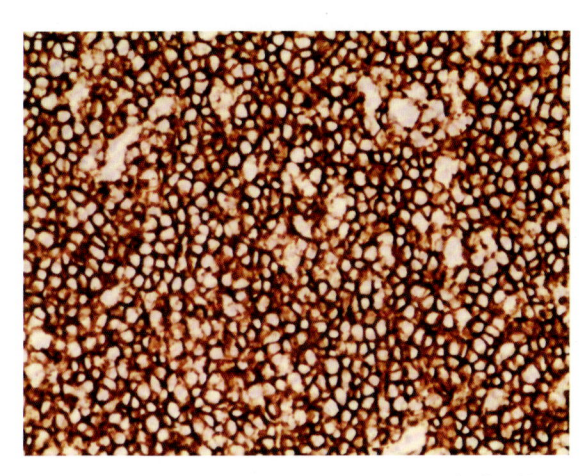

图 12-109　Burkitt 淋巴瘤，CD20，细胞膜阳性

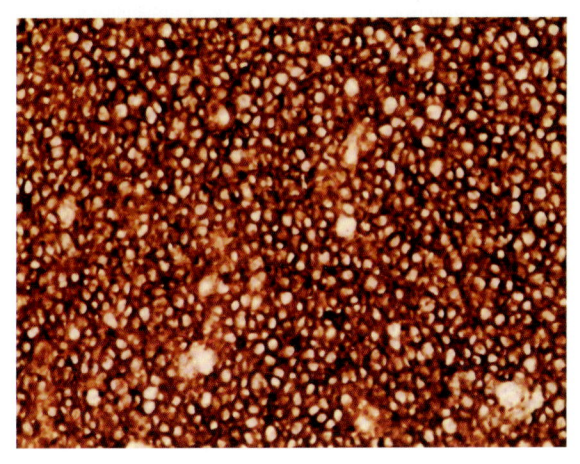

图 12-110　Burkitt 淋巴瘤，CD10，细胞膜阳性

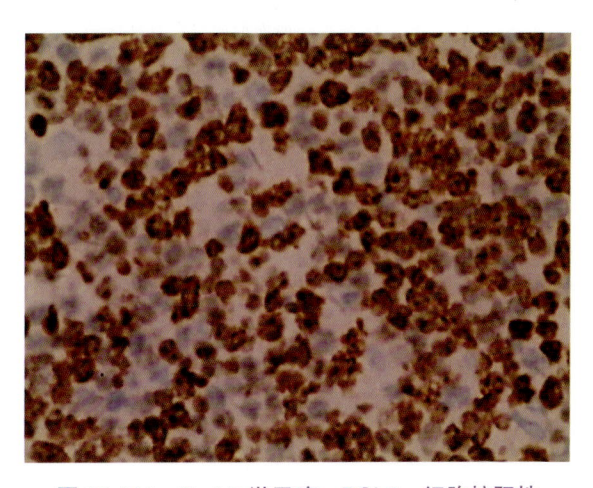

图 12-111　Burkitt 淋巴瘤，BCL6，细胞核阳性

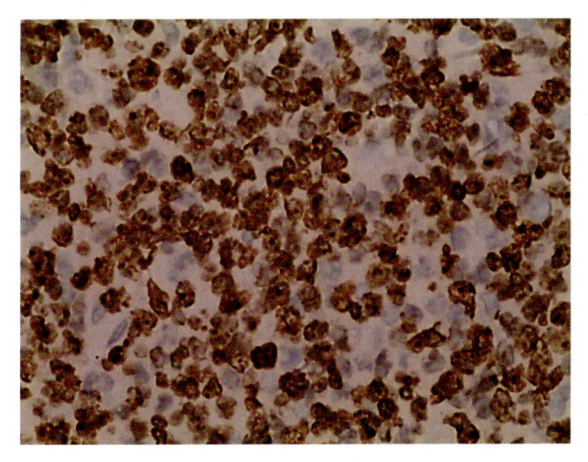

图 12-112　Burkitt 淋巴瘤，EBER 原位杂交阳性

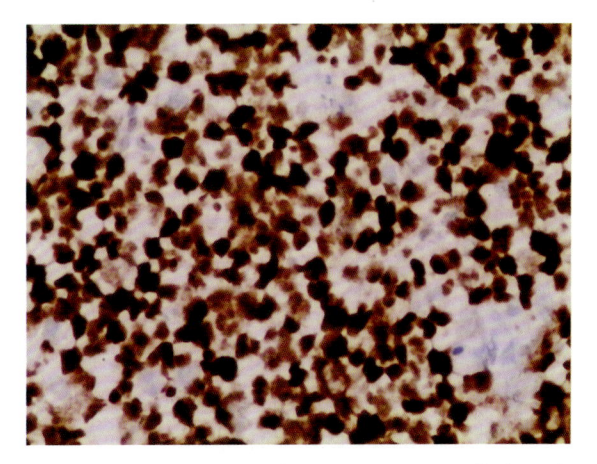

图 12-113　Burkitt 淋巴瘤，Ki-67，＞95% 的瘤细胞胞核阳性

（4）分子遗传学改变：BL发病机制最主要的因素是 MYC 基因易位。90%BL病例中可检测到 C-MYC/IgG 易位，不伴随 BCL2 或 BCL6 易位。原癌基因 C-MYC 位于8q24，常易位至第14号、2号或22号染色体形成融合基因，被激活而过表达，促使正常淋巴细胞向肿瘤细胞转化。也发现一些新的致瘤机制，如 ID3、TCF3、CCND3 突变（TCF3/ID3 突变在弥漫性大B细胞淋巴瘤几乎是不存在的），miRMA、lncRNA 等表观调控改变。近些年在BL中还发现了其他许多基因突变，如 PTEN、p53、TFAP4、AICDA、SIN3A、USP7 等基因突变，并证实与BL有一定相关性。

（5）鉴别诊断：主要与弥漫性大B细胞淋巴瘤（DLBCL）、淋巴母细胞淋巴瘤和高级别B细胞淋巴瘤（伴 C-MYC 和 BCL2 或 BCL6 基因重排）鉴别（表12-17）。

表12-17 Burkitt淋巴瘤的鉴别诊断

类型	病变特点	免疫表型特点	分子改变或注释
Burkitt淋巴瘤	弥漫生长的中等大淋巴样细胞，细胞均匀一致，有多个偏位小核仁，典型特点是"星空"现象，由散布的巨噬细胞吞噬细胞碎屑而形成，具有高增殖率和凋亡率	表达B细胞和生发中心的滤泡母细胞标志物（CD10、BCL6和CD38常阳性）高表达C-MYC。CD5、CD23、BCL2、MUM1阴性，部分EBER阳性	C-MYC基因易位，和其他TCF3、ID3、CCND3、GNA13、RET、PIK3R1、SWI/SNF、ARID1A和SMARCA4基因的改变
非特指型DLBCL	瘤细胞多为一致或多形性的大淋巴样细胞（核超过正常淋巴细胞的2倍），弥漫浸润性生长，存在反应性的小T淋巴细胞	表达B细胞标志物，不同程度表达CD30、CD5、p53、CD10、BCL6、MUM1、MYC等	B细胞单克隆增生基因重排。MYC、BCL2、BCL6重排，一般无MYC易位及TCF3、ID3突变
淋巴母细胞淋巴瘤	青少年好发，瘤细胞弥漫增生，部分呈特征性的"列兵样"排列，可见组织细胞吞噬核碎片形成"星空"现象	TdT、CD99和CD34阳性，MUM1、MYC、CyclinD1、CD3和CD20常常阴性	染色体14q11.2、7p14.1及7q34的易位导致TRA、TRD、TRG、TRB基因突变
高级别B细胞淋巴瘤	"双打击"或"三打击"淋巴瘤；瘤细胞大小为中等到大，核形态较一致，稍不规则，"星空"现象明显，核分裂象及凋亡多见	全B细胞标志物阳性（如CD20、CD79α、PAX5），BCL2阳性表达，Ki-67增殖指数高，C-MYC高表达	伴有MYC、BCL2和（或）BCL6重排，FISH检测是确诊的金标准

七、霍奇金淋巴瘤

1.抗体选择　LCA、CD20、PAX5、CD3、CD30、CD15、OCT2、BOB1、EMA、CD21、MUM1和Ki-67，加EBER原位杂交。

2.注释

（1）霍奇金淋巴瘤（HL）是起源于淋巴造血组织的恶性肿瘤，常侵袭淋巴系统。大多数HL患者初发症状为颈部或纵隔淋巴结肿大，随着疾病进展逐渐侵袭其他部位。

（2）病变特点：淋巴结结构破坏。病变中数量不等的肿瘤细胞混杂在不同类型的炎症细胞背景中。在结节性淋巴细胞为主型霍奇金淋巴瘤（NLPHL）中称为LP细胞（或L-H细胞/爆米花细胞）（图12-114～图12-117）；而在经典型霍奇金淋巴瘤（CHL）中，肿瘤细胞被称为HRS细胞（图12-118～图12-123）。因此，肿瘤细胞的确定是诊断霍奇金淋巴瘤的关键。CHL较容易为病理及临床工作者所认识，易于掌握及使用，而NLPHL由于瘤细胞的形态变化不典型，其背景与炎性反应性病变极易混淆，病变中的肿瘤细胞（L-H细胞或爆米花细胞）、RS样细胞出现在正常组织结构被破坏区都可作为诊断HL的依据。对于形态学上高度怀疑HL的病例，免疫组化检测对于协助诊断十分重要（表12-18，图12-114～图12-123）。

表 12-18　霍奇金淋巴瘤肿瘤细胞的形态特点

肿瘤细胞	形态特点	免疫表型特点	注释
HRS细胞	"三大"特点，即细胞大、核大、核仁大。细胞大，胞质丰富，呈弱嗜酸性，单核或多核，核染色质呈网状，有突出的嗜酸性包涵体样大核仁。典型RS细胞为双核或多核；变异型RS细胞：包括单核型（又称H细胞或霍奇金细胞）、多形型（瘤细胞巨大、形态不规则）、固缩型（干尸细胞）和陷窝型RS细胞	表达CD30、CD15、MUM1和Ki-67，一般不表达B细胞典型表型（弱表达PAX5、CD20、CD79α）。OCT2和BOB1二者不同时表达，一般不表达LCA、BCL6、CD3、CD43、CD68、EMA、ALK和CD21。CD30和CD15的典型表达模式是细胞膜阳性伴有高尔基区胞质明显着色。CD15表达可仅局限在高尔基区	40%的CHL存在EBER阳性；可能来源于生发中心（GC）B细胞或凋亡前的GCB细胞
LP细胞	细胞体积大，胞质较少，通常只有一个大细胞核，核常重叠或分叶，核仁多个、嗜碱性，较RS细胞的核仁小。核形似爆玉米形态，因而称爆米花细胞或L-H细胞	一般表达LCA、BCL6、GCET1、MUM1和B细胞抗体（如CD20、CD79α、PAX5），还表达EMA，一般不表达CD30、CD15，常同时表达BOB1和OCT2，而HRS细胞常为不同时表达	*BCL6*重排常见，可能来源于记忆B细胞细胞转化阶段的GCB细胞

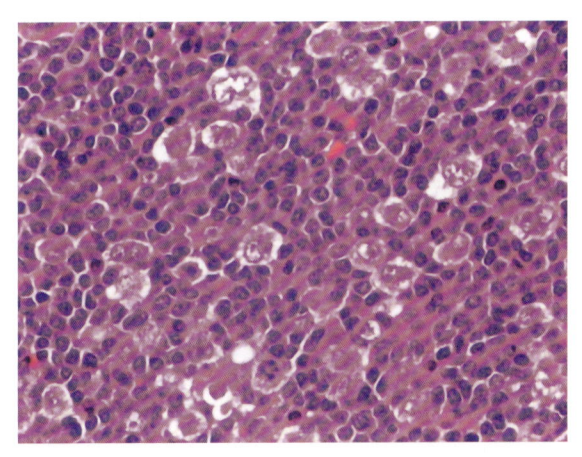

图12-114　结节性淋巴细胞为主型霍奇金淋巴瘤，HE染色

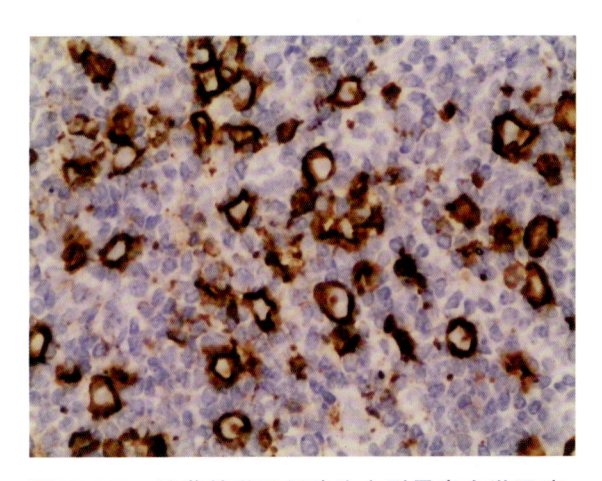

图12-115　结节性淋巴细胞为主型霍奇金淋巴瘤，CD20，LP细胞胞膜强阳性

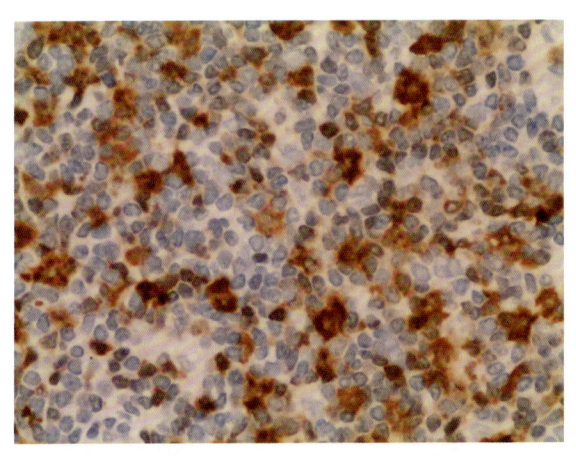

图12-116　结节性淋巴细胞为主型霍奇金淋巴瘤，BOB1，LP细胞胞核/胞质阳性

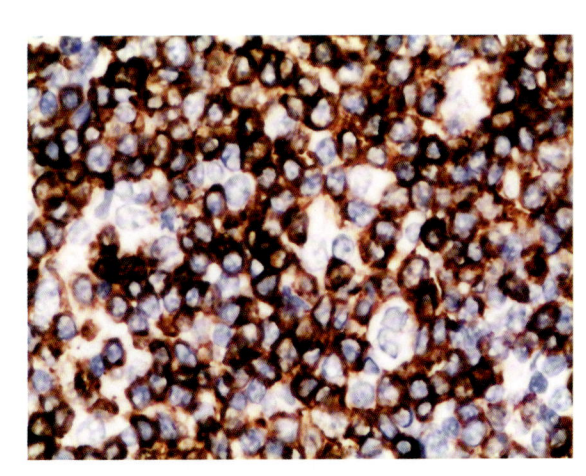

图12-117　结节性淋巴细胞为主型霍奇金淋巴瘤，CD3阳性T细胞围绕瘤细胞呈花环状

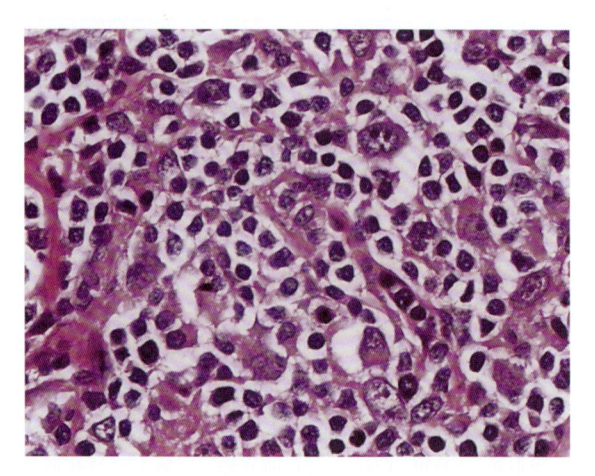

图12-118 经典型霍奇金淋巴瘤，HRS细胞，HE染色

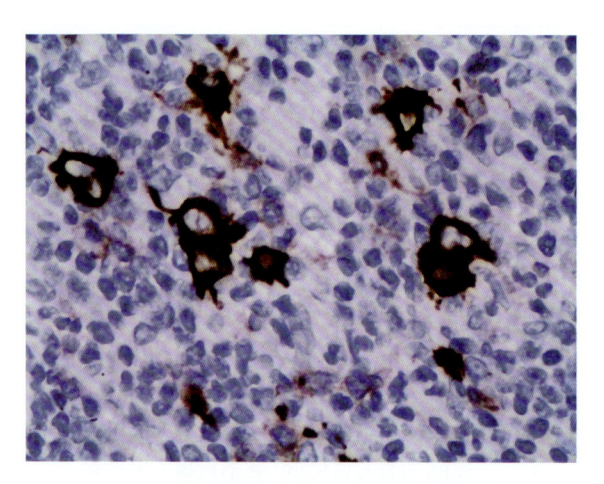

图12-119 经典型霍奇金淋巴瘤，HRS细胞，CD30细胞膜及核旁高尔基区阳性

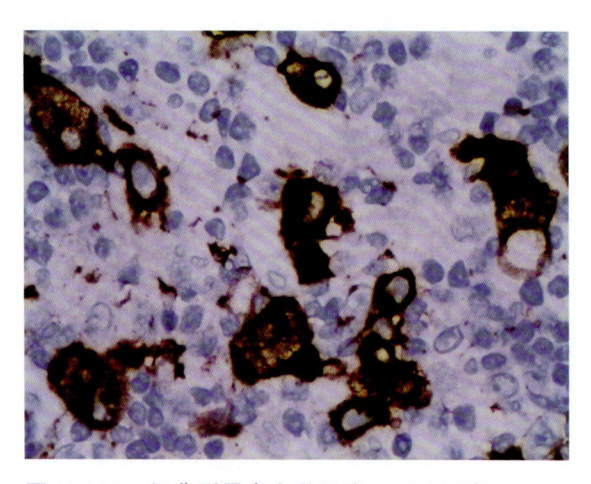

图12-120 经典型霍奇金淋巴瘤，HRS细胞，CD15细胞膜及核旁高尔基区阳性

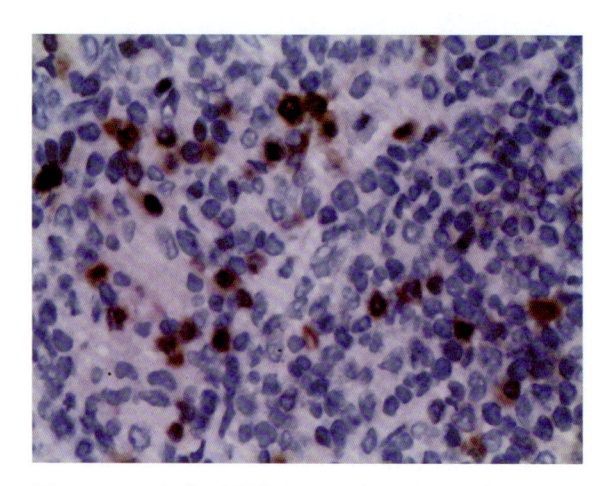

图12-121 经典型霍奇金淋巴瘤，HRS细胞，BOB1细胞核/质阳性

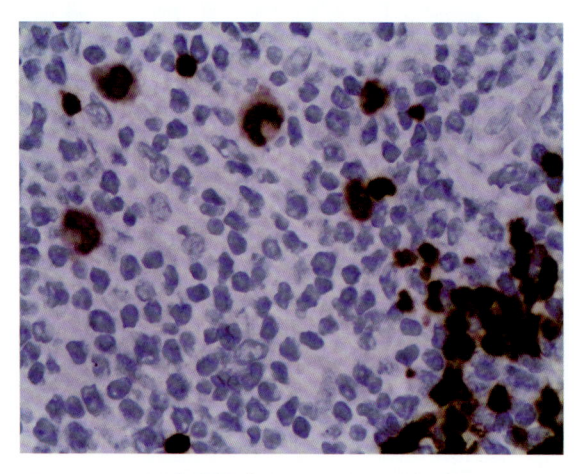

图12-122 经典型霍奇金淋巴瘤，HRS细胞，PAX5胞核阳性但比反应B细胞弱

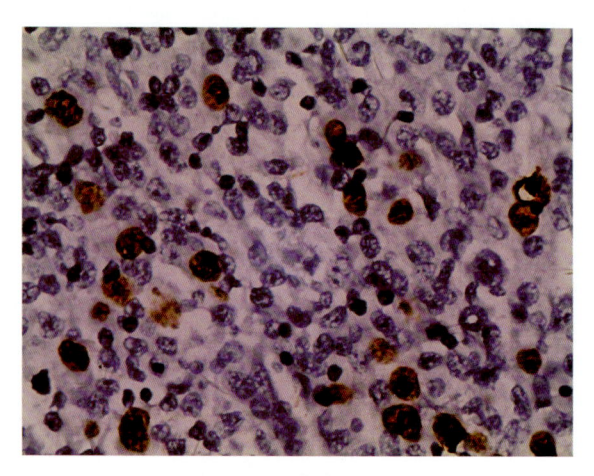

图12-123 经典型霍奇金淋巴瘤，HRS细胞，EBER原位杂交细胞核阳性

（3）基因重排检测：LP细胞（或L-H细胞/爆米花细胞）和HRS细胞存在IgH基因的克隆性重排，均来源于淋巴滤泡生发中心的B细胞。BCL6重排在NLPHL中也较常见。

（4）组织学类型及各型的病变特点（表12-19）：2022版和2017版WHO造血淋巴肿瘤分类均将霍奇金淋巴瘤分为两大类共5种：①结节性淋巴细胞为主型霍奇金淋巴瘤（NLPHL）。②经典型霍奇金淋巴瘤（CHL），包括结节硬化型霍奇金淋巴瘤（NSHL）、富于淋巴细胞经典型霍奇金淋巴瘤（LRCHL）、混合细胞型霍奇金淋巴瘤（MCHL）和淋巴细胞消减型霍奇金淋巴瘤（LDHL）。

表12-19 霍奇金淋巴瘤的组织学分型

肿瘤类型	形态特点	免疫表型特点或注释
结节性淋巴细胞为主型霍奇金淋巴瘤（NLPHL）	多个较大且大小较一致的膨胀性结节，肿瘤性LP细胞位于结节内，典型HRS细胞罕见或缺乏，背景以小B淋巴细胞为主	与CHL表达不同：表达LCA、B细胞标志物、EMA、BCL6；一般不表达CD15、CD30、EBER；OCT2和BOB1总是一起表达，CD3阳性T细胞常围绕LP细胞呈花环状
结节硬化型霍奇金淋巴瘤（NSHL）	宽大的胶原带将淋巴结分隔呈结节状、腔隙型HRS细胞散在分布于混合性炎症细胞背景中	肿瘤细胞以腔隙型RS细胞多见，也可见到经典RS细胞，约20%LRCHL肿瘤细胞EBV阳性
富于淋巴细胞经典型霍奇金淋巴瘤（LRCHL）	多呈结节状或少见弥漫性方式生长，散在HRS细胞，背景为丰富的小淋巴细胞，缺乏中性粒细胞和嗜酸性粒细胞浸润	肿瘤细胞以单核型RS细胞多见而经典型RS细胞较少，50%LRCHL肿瘤细胞EBV阳性。LRCHL最易混淆的诊断是NLPHL，后者的肿瘤细胞为LP细胞
混合细胞型霍奇金淋巴瘤（MCHL）	数量较多的经典HRS细胞分布在弥漫性或模糊的结节性的炎性背景中，无硬化和纤维化	肿瘤细胞以经典型和单核型RS细胞多见，反应性T细胞围绕瘤细胞形成"花环样"结构，75%EBV阳性
淋巴细胞消减型霍奇金淋巴瘤（LDHL）	镜下特点为淋巴样成分减少，可见绝对或者相对丰富的HRS细胞，以及不同程度的纤维化	肿瘤细胞包括经典型、单核型或多核间变型RS细胞，75%LDHL肿瘤细胞EBV阳性

（5）鉴别诊断：应注意鉴别NLPHL与CHL，以及CHL各型之间的鉴别，此外，还需要与含有大淋巴细胞的淋巴结病变鉴别，主要有富于T细胞的大B细胞淋巴瘤（TCRBL）、淋巴结滤泡性反应性增生、传染性单核细胞增多症、弥漫性大B细胞淋巴瘤（DLBCL）、间变性大细胞淋巴瘤（ALCL）和血管免疫母细胞性T细胞淋巴瘤等（表12-20，表12-21）。

表12-20 霍奇金淋巴瘤的诊断与鉴别诊断

肿瘤类型	病变特点	免疫表型特点
结节性淋巴细胞为主型霍奇金淋巴瘤（NLPHL）	结节状分布，其间散在分布LP细胞（L-H型RS细胞或"爆米花"细胞），典型RS细胞罕见或缺乏，背景以小B细胞为主	表达LCA、B细胞标志物、EMA、BCL6；一般不表达CD15、CD30、CD10、CD138和EBER；与CHL不同，OCT2和BOB1总是一起表达，CD30阴性或局灶性弱阳性
经典型霍奇金淋巴瘤（CHL）	各种炎症细胞背景中见散在的诊断性RS细胞及其变异型细胞（单核型、多形型、陷窝型）	表达CD30、CD15、BCL6、MUM1和EBER阳性，PAX5弱阳性，LCA、ALK、CD20、CD79α、EMA、CD43、CD3阴性，OCT2和BOB1双阴性或仅表达一种阳性
富于T细胞的大B细胞淋巴瘤（TCRBL）	形态学上有相似的小淋巴细胞背景，其中散在大的肿瘤细胞，但不呈结节样结构、不见诊断性的RS细胞	表达LCA、CD20、CD30、CD15常阴性，背景小T细胞多，CD8和TIA1阳性，缺乏小B细胞，支持本病；如果背景小B细胞多和T细胞CD4/CD57阳性，更支持NLPHL
淋巴结滤泡性反应性增生	增生的淋巴滤泡大小不等，有生发中心，滤泡间出现多种细胞呈花斑样结构	B细胞主要聚集在淋巴滤泡，滤泡间富于T细胞，符合正常的免疫表型结构，生发中心BCL2阴性，CD15阴性
传染性单核细胞增多症	病变以T区（滤泡间区）增生为主，斑驳状改变常见，细胞混杂，种类多样	HRS样细胞部分表达抗原与HL相同，如EBER、CD20，低表达LCA，但是HRS样细胞CD25阴性
弥漫性大B细胞淋巴瘤（DLBCL）	主要由中至大淋巴样细胞弥漫分布，但是较少见到霍奇金细胞的典型嗜酸性核仁	常常一致性地强表达CD20、CD79α，且伴OCT2和BOB1同时表达

肿瘤类型	病变特点	免疫表型特点
间变性大细胞淋巴瘤（ALCL）	瘤细胞明显多形性，可见RS样瘤细胞，高核分裂象、缺乏包涵样体大核仁	T细胞型（60%～70%）；非T非B型（10%～30%）；B细胞型（10%～20%）；ALK（+）型和ALK（-）型
血管免疫母细胞性T细胞淋巴瘤	树枝状血管增生和多种炎症细胞浸润伴透明T细胞（免疫母细胞）聚集。肿瘤细胞呈簇状增生围绕于血管周围	表达CD3、CD4、CD10和BCL6；辅助性T细胞标志物（如CXCL13、PD-1、ICOS等）阳性，大多EBER阳性，CXCL13、CD10、PD-1、BCL6是金标准，*TCR*重排多克隆性

表12-21 霍奇金淋巴瘤与大细胞非霍奇金淋巴瘤的免疫组化鉴别

肿瘤	CD15	CD30	LCA	CD20	PAX5	OCT2	BOB1	BCL6	CD3	TIA1	ALK	EMA	EBV
NLPHL	-	-/+	+	+	+	强+	+	+	-	-	-	+/-	-
CHL	+/-	+	-	-/+	+	-/+	-/+	-	-	-	-	-	+
ALCL	-	+	+/-	-	-	-	-	-	+/-	+	+/-	+/-	-
TCRBL	-	-/+	+	+	+	强+	+	+/-	-	-	-	+/-	-
DLBCL	-	-/+	+	+	+	+	+	+/-	-	-	-	-	-
传染性单核细胞增多症	-	+	+	+	+	+	+	+	+	+	+	-	+

注：+，阳性；-，阴性。

第六节 前体T细胞肿瘤

1.抗体选择 不成熟T细胞标志物（如CD3、CD7和LMO2）、不成熟B细胞标志物（如CD19、PAX5、CD79α、CD10），加TdT、CD34、CD1α、CD99。必要时*Ig/TCR*基因重排。

2.注释

（1）前体T细胞肿瘤：包括T淋巴母细胞淋巴瘤/急性淋巴细胞白血病（T-LBL/ALL）和早期前体T淋巴细胞白血病/淋巴瘤（ETP-ALL/LBL）。

（2）T淋巴母细胞白血病/淋巴瘤（T-ALL/LBL）：是起源于未成熟T细胞前体或淋巴母细胞的肿瘤。形态学上很难与T-LBL/B-LBL区别，两者的鉴别主要依据免疫表型。

1）病变特点：瘤细胞呈弥漫性致密的相对单一性浸润生长，淋巴母细胞中等大小，核质比高。核圆形、卵圆形或曲形，核膜清楚而薄，染色质细如粉尘，核仁常不明显，细胞质稀少淡染，核分裂象多见。

2）免疫表型特点

A. ALL/LBL常表达TdT、CD99、CD34、CD10和CD1α等前驱淋巴细胞免疫标志物。TdT阳性是ALL/LBL用于鉴别其他成熟细胞淋巴瘤最具特征的标志物，TdT阴性的ALL/LBL罕见，建议做一组幼稚细胞标志物，如CD34、CD99、CD10和CD1α。当形态学支持ALL/LBL且TdT阴性时，若CD34阳性可直接诊断。

B. 可选用CD3、CD7、PAX5、CD20、MPO进一步免疫表型分型。T-ALL/LBL表达T细胞标志物，最常见的是CD7和胞质CD3（cCD3），不表达B细胞（CD20、PAX5）、粒单核细胞标志物髓过氧化物酶（MPO）。与B-LBL/ALL的鉴别：后者表达B前体细胞标志物，如CD34、TdT、CD10、CD19、CD79α、表面CD22和PAX5；常不表达成熟的淋巴细胞标志物，如CD20、CD23、BCL6、MUM1、CD138等。

C. 表达前体T细胞标志物（类似胸腺皮质淋巴细胞的免疫表型），如CD34、TdT、CD10、CD7、CD2、CD5、CD1α和胞质CD3（cCD3）（图12-124～图12-127），并且常常CD4与CD8共同表达。按照抗原表达，

图12-124　T淋巴母细胞淋巴瘤，HE染色

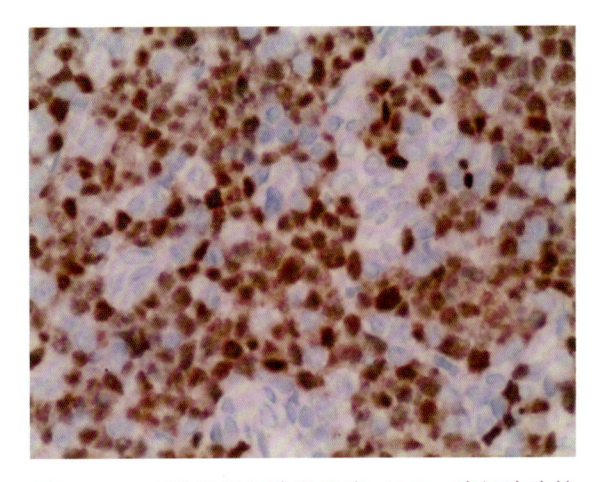

图12-125　T淋巴母细胞淋巴瘤，TdT，瘤细胞胞核阳性

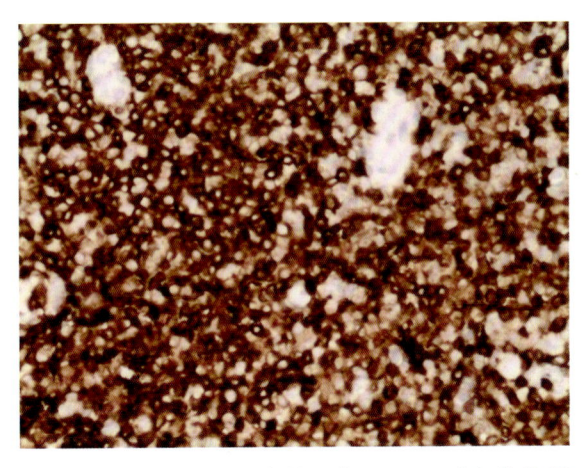

图12-126　T淋巴母细胞淋巴瘤，CD3，瘤细胞胞质阳性

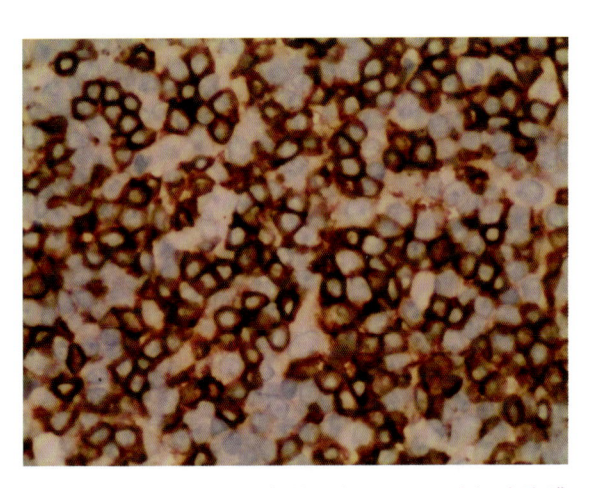

图12-127　T淋巴母细胞淋巴瘤，CD7，瘤细胞胞膜阳性

T-LBL可分为不同的胸腺内分化阶段：祖T（pro-T）细胞（TdT＋、cCD3＋、CD7＋、CD2-、CD1α-、CD34＋/-），前T（pre-T）细胞（TdT＋、cCD3＋、CD7＋、CD2＋、CD1α＋、CD34＋/-），皮质T细胞（TdT＋、cCD3＋、CD7＋、CD2＋、CD1α＋、CD34＋/-），髓质T细胞（cCD3＋、CD7＋、CD2＋、CD1α-、CD34-、膜型CD3＋、TdT-）。

D.有报道称NOTCH1在T-LBL中高表达，正常胸腺细胞和胸腺瘤不表达。此外，LIM结构域蛋白2（LMO2）蛋白在大部分T-LBL中表达，在淋巴和髓系白血病中LMO2表达下调。LMO2在ALL/LBL淋巴母细胞中表达，正常胸腺和胸腺瘤中胸腺细胞不表达，因此LMO2可作为LBL的鉴别诊断标志物。

3）分子遗传学改变：95%以上T-LBL/ALL有T细胞受体（*TCR*）基因克隆性重排。大多数T-ALL病例为TCRγ/δ链基因重排，同时存在*IgH*克隆重排，而T-LBL则多为*TCRα/β*链基因重排。T细胞抗原受体基因重排的检测有助于T-LBL/ALL的诊断及与B型淋巴瘤的鉴别诊断。绝大多数B-LBL/ALL有*IgH*基因重排，部分为*IgL*基因重排，部分T细胞受体基因重排，这些重排对于区分B系或T系分化无帮助。

研究涉及多种机制，包括NOTCH-1信号转导改变（如NOTCH1、FBXW7），激酶信号增强（如FLT3、PTPN2、IL7R），转录因子抑制基因丢失（如*BCL11B*、*WT1*、*GATA3*、*RUNX1*），表观遗传改变（如PHF6）等

（3）早期前体T淋巴细胞白血病/淋巴瘤（ETP-ALL/LBL）：属于T-ALL/LBL的一种亚型，具有一定的多向分化潜能。具有独特免疫表型及基因突变特点，其中流式细胞术免疫分型是诊断的关键。免疫表

型：CD1α及CD8阴性，CD5通常阴性或弱阳性，大于等于一个干细胞或髓系抗原表达（CD34、CD117、HLA-DR、CD13、CD33、CD11b、CD65），cCD3＋、MPO阴性。其他常见的免疫表型分别为CD38、CD34、TdT、CD117、CD13、CD33、HAL-DR。*ETP-ALL/LBL*基因突变特点更接近造血干细胞和髓系祖细胞。儿童患者基因突变主要分为3类。①调节细胞因子受体和RAS信号通路激活的基因突变（*FLT3*、*NRAS/KRAS*、*IL-7R*、*BRAF*、*JAK1*、*JAK3*、*SH2B3*）。②影响造血发育的基因突变（*GATA3*、*ETV6*、*RUNX1*、*IKZF1*、*EP300*、*IKZF1*）。③组蛋白修饰的失活突变（*EZH2*、*SUZ12*、*EED*、*SETD2*）。成人与儿童略有不同，其*FLT3*突变发生率较低，*DNMT3A*、*NOTCH1*、*IDH1*、*IDH2*、*TET1*、*TET2*、*WT1*突变发生率较高。

（4）鉴别诊断：T-LBL/ALL需要与B淋巴母细胞白血病/淋巴瘤（B-ALL/LBL）、早期前体T淋巴细胞白血病/淋巴瘤、惰性TdT阳性淋巴母细胞增生、母细胞性浆细胞样树突状细胞肿瘤和富于淋巴细胞的胸腺瘤（B1）鉴别（表12-22）。

1）与惰性TdT阳性淋巴母细胞增生（IT-LBP）鉴别：T淋巴母细胞淋巴瘤中的淋巴母细胞异型性明显，核形不规则，而IT-LBP细胞体积小，无明显的异型性。超过半数的T淋巴母细胞淋巴瘤显示异常抗原表达，如TdT、CD34、CD99、CD1α、CD43及CD7可阳性表达，而IT-LBP的免疫表型与正常成熟的皮质胸腺细胞一致表达（TdT、CD3共表达CD4和CD8）。T淋巴母细胞淋巴瘤大部分为TCR克隆性排列，而IT-LBP不会显示单克隆*TCR*基因重排。

2）成熟B或T细胞淋巴瘤鉴别：后者TdT阴性，表达成熟的B细胞或T细胞表型。

3）纵隔内发生的T-LBL/ALL需与富于淋巴细胞的胸腺瘤鉴别。两者中的不成熟淋巴细胞均可表达TdT、CD99、CD1α等。转移因子LMO2在T-LBL/ALL中高表达，在胸腺瘤的肿瘤性T细胞中不表达，结合CD20、CD3、上皮标志物染色，可更准确定位是否是肿瘤性淋巴细胞阳性。

4）与其他小圆细胞肿瘤鉴别：包括尤因肉瘤、神经母细胞瘤、胚胎性横纹肌肉瘤、髓母细胞瘤等。后者LCA阴性。

表12-22 淋巴母细胞淋巴瘤的诊断与鉴别诊断

肿瘤类型	免疫表型特点	分子改变或注释
T淋巴母细胞淋巴瘤（T-LBL）	表达CD34、TdT、CD10、CD7、CD2、CD5、CD1α。CD4与CD8为共同表达，特异表达NOTCH1和LMO2	大多数T-ALL为*TCRγ/δ*链基因重排，而T-LBL则多为*TCRα/β*链基因重排
早期前体T淋巴细胞白血病/淋巴瘤	表达TdT、干细胞或髓系抗原表达（CD34、CD117、HLA-DR、CD13、CD33、CD11b、CD65），CD1α及CD8阴性	*ETP-ALL/LBL*基因突变特点更接近造血干细胞和髓系祖细胞
B淋巴母细胞淋巴瘤（B-LBL）	可表达除CD20外的其他B细胞抗原，如CD79α、CD19、CD10、PAX5等，LCA可能阴性	*IgH*基因重排，部分为*IgL*基因重排，部分T细胞受体基因重排
母细胞性浆细胞样树突状细胞肿瘤	表达CD123、CD4、CD7、CD56、TdT，不表达髓系、T系及B系抗原，不表达CD34和CD117	存在5q、12p、13q、6q、15q和9号染色体单体，缺乏特征性
惰性TdT阳性淋巴母细胞增生	淋巴组织增生病变中有TdT/CD3阳性淋巴母细胞增生浸润，可出现类似胸腺皮质淋巴细胞的免疫表型（TdT、CD3阳性，并共表达CD4和CD8）	*TCR*或*IgH*基因重排均为多克隆性
富于淋巴细胞的胸腺瘤	两者中的不成熟淋巴细胞均可表达TdT、CD99、CD1α等，但胸腺瘤上皮标志物如CK、CK19、p63等阳性，LMO2阴性	*TCR*基因出现单克隆性重排支持是T-LBL/ALL而不是胸腺瘤的诊断

第七节 成熟T细胞瘤和NK细胞瘤

一、成熟T细胞瘤和NK细胞瘤的免疫组化标志物选择

（1）T细胞亚群：T细胞来源于骨髓的淋巴干细胞，在胸腺中分化、发育成熟后，通过淋巴和血液循环而分布到全身的免疫器官和组织中发挥免疫功能。按细胞表面分化抗原（CD）的不同，可分为CD4$^+$和CD8$^+$两

大亚群；按T细胞表面受体（TCR）的不同，可分为αβT细胞γδT细胞；按免疫应答中的功能不同，可分为辅助性T细胞（Th细胞）、抑制性T细胞（Ts细胞）、细胞毒性T细胞（CTL或TC细胞）和迟发型超敏反应T细胞（TDTH细胞）；按对抗原应答的不同，分为初始T细胞、活化的T细胞和记忆性T细胞，以及区别于传统T细胞的NKT细胞等。

（2）NK细胞：主要来源于骨髓，并在骨髓内发育成熟。NK细胞缺乏T细胞和B细胞的独特标志（TCR、BCR），又称第三类淋巴细胞。属于天然免疫系统的核心细胞，主要分布于外周血、肝和脾，按照CD56表达水平，可将人NK细胞分为两个亚群：CD56^{dim}NK细胞，占外周血NK细胞的90%，高表达CD16和杀伤细胞免疫球蛋白样受体（KIR），以杀伤功能为主，产生细胞因子的能力较低；CD56^{bright}NK细胞，占外周血NK细胞总数的10%，高表达CD94/NKG2A，低表达CD16、KIR、CCR7，具有较强分泌细胞因子的能力，细胞毒活性较低。

（3）淋巴细胞特殊亚群：传统意义上的淋巴细胞亚群均具有本系相对特异的表面标志物，而淋巴细胞亚群中有两类特殊的群体具有跨系标志物，即NKT（natural killer-like T cell，NKT）细胞和NKB（natural killer-like B cell，NKB）细胞（表12-23）。

表12-23 成熟T细胞瘤和NK细胞瘤的免疫组化标志物选择

T细胞亚群	免疫表型特点
全T细胞标志物	表达CD2、CD3、CD43、CD7、CD45RO，推荐以CD45RO和CD2作为检测T细胞来源肿瘤的抗体组合，但部分T细胞淋巴瘤CD3表达缺失（无论NK细胞相关标志物阳性与否）
CD4$^+$辅助性（Th）T细胞	依据归巢的特性和免疫应答的特性不同，又可分为Th（Th1/Th2/Th17/Tfh/Treg/Th9/Th22），Th1、Th2、Th17和调节性T细胞（Treg）的特异性转录因子分别是T-bet、GATA3、RORγt和FOXP3。表达CD3、CD4、TCRαβ；CD10、CXCL13、PD-1、BCL6阳性；CD103、CD8阴性
CD8$^+$细胞毒T细胞（CD8+TC/CTL）	其细胞表面标志物为CD3、CD4、CD8和TCRαβ。少数TC细胞可表达CD4分子并识别和自己MHC II类分子结合的多肽抗原。HLA-DR、CD25、CD30、CD103、CD134阳性；以及细胞毒颗粒蛋白（如TIA1、颗粒酶B及穿孔素等）阳性。除TC细胞外，目前研究相对较多的是CD8阳性Treg细胞及CD4、CD8均为阴性的T细胞
CD4、CD8比值	皮质胸腺细胞：出现双阴性（DN）或双阳性（NP）细胞，到髓质胸腺细胞（成熟T淋巴细胞后），CD4、CD8在不同的细胞上独立表达，CD4$^+$辅助性（Th）T细胞和CD8$^+$抑制/细胞毒性T细胞大都均为TCRαβ表型，少量为γ/δ型T细胞（细胞毒性淋巴瘤），为ND表型（CD4、CD8阴性）
自然杀伤（NK）细胞	经典表达CD3阳性/CD16、CD56和CD57阳性，缺乏T细胞和B细胞的独特标志（TCR、BCR）基因重排。按照CD56表达水平，可将人NK细胞分为两个亚群：CD56^{dim}NK细胞，占外周血NK细胞的90%，弱表达CD56，高表达CD16和杀伤细胞免疫球蛋白样受体（KIR），以杀伤功能为主，产生细胞因子的能力较弱；CD56^{bright}NK细胞，占外周血NK细胞总数的10%，强表达CD56，高表达CD94/NKG2A，低表达CD16、KIR、CCR7，具有较强分泌细胞因子的能力，细胞毒活性较低。大多数为CD4、CD8阴性，少数为CD8阳性；还表达细胞毒颗粒蛋白（如TIA1、颗粒酶B及穿孔素等）
滤泡辅助性T（Tfh）细胞	是一群独立的CD4$^+$T细胞亚群。表达生发中心标志物CD10和BCL6，还表达CD4、程序性细胞死亡蛋白-1（PD-1/CD279）、诱导性共刺激分子（ICOS）、CD40配体（CD40L）、CD200、信号淋巴细胞活化分子相关蛋白（SAP）和趋化因子CXCL13及其受体CXCR5，低表达T-bet、GATA3
NK样T细胞（NKT）	是一群表面既有T细胞受体（TCR），又有NK细胞受体的特殊T细胞亚群，表达CD4的γδT细胞阳性，CD4和CD8均阴性，其中NK1.1是最主要的表面标志物
NK样B细胞（NKB）	同时表达NK细胞和B细胞表面标志物的新型B细胞亚群（NK1.1和CD19阳性/CD3阴性）

二、成熟T细胞和NK细胞白血病

1.抗体选择　CD45、CD2、CD4、CD8、CD16、CD56、CD57、sCD3、cCD3、CD5、CD7、CD158（KIR）、CD1α、TdT、细胞毒性相关蛋白（颗粒酶B、TIA1、穿孔素）、髓系和B细胞标志物，加基因重排［T细胞受体（TCR）基因和免疫球蛋白重链（IgH）基因重排］。

2.注释

（1）成熟T细胞和NK细胞白血病家族囊括主要表现为白血病的肿瘤性T细胞和NK细胞增殖性疾病，包括T幼淋巴细胞白血病（T-PLL）、T-大颗粒淋巴母细胞白血病（T-LGLL）、NK-大颗粒淋巴细胞白血病（NK-LGLL）、成人T细胞白血病/淋巴瘤（ATLL）、Sezary综合征（SS）和侵袭性NK细胞白血病（ANKL）。

（2）T幼淋巴细胞白血病（T-PLL）是以成熟的胸腺后T细胞表型，小至中等大小的幼淋巴细胞增殖并累及血液、骨髓、淋巴结、肝、脾和皮肤为特征的侵袭性T细胞肿瘤，易与慢性淋巴细胞白血病（CLL）和B幼淋巴细胞白血病（B-PLL）混淆。T-PLL为CD2、CD7、CD4等阳性，*TCR*基因克隆性重排；而CLL为CD5、CD23阳性和常为*Ig*基因克隆性重排。与B-PLL细胞的主要鉴别依据：B幼淋巴细胞一般比T幼淋巴细胞大，胞质量比较丰富而嗜碱性较弱，并有一个更为明显的核仁。T-PLL的诊断要点：白细胞常显著升高（常 > $100×10^9$/L）；幼淋巴细胞增多（高达55%～95%）并有一定的T细胞形态特征；骨髓切片显示淋巴细胞弥散性浸润，细胞比CLL细胞大且呈不规则状。结合临床可以作出提示性诊断，免疫表型和遗传学检查可以进一步提供确诊信息。

（3）大颗粒淋巴母细胞白血病（LGLL）：该病起源于$CD3^+$T细胞和CD3-NK细胞，以T细胞或NK细胞克隆扩增为特征。包括T-LGLL、NK-LGLL和ANKL。据报道，约40%的LGLL患者存在*STAT3*突变，常被视作LGLL的分子学标志物。除JAK-STAT外，LGLL中还存在多种异常激活的信号通路，如Fas-FASL、NF-κB等。LGLL的诊断需要寻找到克隆性T细胞或NK-LGL增殖的证据，可以从临床表现、细胞形态、免疫表型和克隆性评估四个方面来确立LGLL的诊断。

本病患者外周血、骨髓或组织中存在LGL肿瘤细胞。LGL是一种细胞毒细胞，直径15～18μm，胞核呈肾形或圆形，染色质成熟，胞质丰富，内含典型的嗜天青颗粒，其中含有穿孔素和颗粒酶B，用于杀伤细胞。T-LGLL存在*TCR*重排；目前已经发现其细胞表面异常表达的NK细胞受体，即杀伤细胞免疫球蛋白样受体（KIR、CD158），这一发现表明KIR可被用作检测NK细胞的克隆性替代标志物。

（4）成人T细胞白血病/淋巴瘤（ATLL）：是一种起源于成熟$CD4^+$T细胞的肿瘤，发病与感染人类T细胞白血病病毒（HTLV）1相关，多数患者存在广泛的白血病样或淋巴瘤样分布的播散性疾病。ATLL是系统性疾病，大多数患者表现为广泛的淋巴结、结外器官（包括皮肤、肺、肝、脾、胃肠道和中枢神经系统）和外周血累及。ATLL起源于外周成熟$CD4^+$T细胞，表达CD3、CD2、CD4、CD25、FOXP3阳性表型，不表达CD7、CD8等T细胞抗原，也不表达生发中心辅助性T细胞标志物（包括CD10、BCL6、PD-1、CXCL13）、细胞毒分子（包括TIA1、颗粒酶B及穿孔素）和CD56。转化的大细胞可表达CD30，但不表达ALK。HTLV-1病毒前体DNA检测确诊。EBER原位杂交显示瘤细胞阴性，个别转化的大细胞EBER阳性。

（5）病理诊断与鉴别诊断：成熟T细胞和NK细胞白血病的鉴别诊断，主要依据患者的临床表现、细胞形态学（包括外周血、骨髓及病变组织）、遗传学及免疫学特征等综合考虑（表12-24）。此外，还应与结外NK/T细胞淋巴瘤、慢性NK细胞淋巴增殖性肿瘤、非特殊型外周T细胞淋巴瘤、间变性大细胞淋巴瘤等进行鉴别。

表12-24 成熟T细胞和NK细胞白血病的诊断与鉴别

肿瘤类型	病变特点	免疫表型特点	分子改变或注释
T幼淋巴细胞白血病（T-PLL）	以小至中等大小的幼淋巴细胞增殖并累及血液、骨髓、淋巴结、肝、脾和皮肤为特征。胞体和胞核有一定的异形性，胞质为无颗粒、嗜碱性，并可见胞质突起或泡样突变	以成熟的胸腺后T细胞表型为特征，通常CD2、CD3、CD5、CD7、CD52阳性，CD1α和TdT阴性。强表达CD7可与其他成熟T淋巴细胞肿瘤鉴别；CD4和CD8双表达通常只在T-PLL中出现；TCL1过表达	*TCRβ/γ*基因重排阳性。染色体异常非常复杂，常见有8号、11号、14号、X染色体异常，导致*TCL1*、*ATM*、*MTCP1*、*MYC*基因的表达异常。JAK/STAT通路的激活已成为T-PLL的标志，有激活的*IL2RG/JAK1/JAK3/STAT5B*体细胞突变

续表

肿瘤类型	病变特点	免疫表型特点	分子改变或注释
T-大颗粒淋巴母细胞白血病（T-LGLL）	大颗粒淋巴细胞特征：直径15～18μm，胞核呈肾形或圆形，染色质成熟，胞质丰富，内含典型的嗜天青颗粒	典型CD3、CD8、CD16、TCRα/β、CD45RA、CD57、CD57和CD122阳性；且CD4、CD27、CD28和CD45RO阴性。弱表达CD5和CD62L	存在TCR克隆性重排，表达α/βT细胞，少数表达γ/δT；存在STAT3基因突变；CD4+/CD8±的T-LGLL患者不存在STAT3突变，但以STAT5B突变为特征
NK-大颗粒淋巴细胞白血病（NK-LGLL）	主要涉及外周血和骨髓。大多为大颗粒性淋巴细胞，或细胞呈中等大小，胞质为轻度嗜碱性，嗜苯胺蓝颗粒	CD3始终阴性，典型CD2、CD8、CD16、CD56、CD94、cCD3阳性；CD3、sCD3、CD4和TCRαβ阴性；细胞毒性分子（颗粒酶B、穿孔素等）阳性	无TCR重排，但表达KIR（NK细胞的克隆性的替代标记），存在STAT3基因突变
侵袭性NK细胞白血病（ANKL）	特征为外周血、骨髓或组织中存在大颗粒淋巴细胞。常见到数量不等的吞噬型组织细胞	典型免疫表型为CD2、CD8、cCD3、CD56和CD16阳性；CD3、sCD3、CD4和TCRαβ阴性	最常见的核形异常是del（6）（q21q25）。存在JAK-STAT通路激活、表观遗传失调、TP53和DNA修复受损
成人T细胞白血病/淋巴瘤（ATLL）	有广泛的形态学谱系，如多形性小细胞型、多形性中-大细胞型和间变型。具有明显的多形性，背景炎症细胞稀少	表达CD3、CD2、CD4、CD25、FOXP3，不表达CD7、CD8等T细胞抗原，也不表达生发中心辅助性T细胞标志物、细胞毒分子。大细胞可表达CD30	HTLV-1病毒前体DNA检测确诊。EBER原位杂交显示瘤细胞阴性，个别转化的大细胞EBER阳性
Sezary综合征（SS）	以红皮病、淋巴结肿大和外周血中Sezary细胞（异型脑回状核）为特征	CD4、CD2、CD3、CD5阳性，CD7、CD8罕见阳性	是一种全身性成熟T细胞淋巴瘤，克隆性T细胞基因重排

三、原发皮肤T细胞淋巴增殖性疾病和淋巴瘤

原发皮肤淋巴组织增殖性疾病是一组主要累及皮肤但与淋巴结病变不同的异质性病变。皮肤T细胞淋巴瘤占原发皮肤淋巴瘤的75%～80%，尤以蕈样肉芽肿最为常见（图12-128～图12-131）。其次为原发皮肤CD30⁺T细胞淋巴组织增殖性疾病，谱系的良性端是淋巴瘤样丘疹病，恶性端是原发皮肤间变性大细胞淋巴瘤，二者临床及组织病理表现有一定重叠，但大部分可通过临床表现来鉴别。在诊断中更加强调临床、组织学和免疫表型的结合。选择免疫组化标志物时注意结合肿瘤细胞的来源非常重要（表12-25）。

皮肤B细胞淋巴瘤占原发皮肤淋巴瘤的20%～25%。主要类型是原发皮肤边缘区淋巴瘤、原发皮肤滤泡中心淋巴瘤和原发皮肤弥漫性大B细胞淋巴瘤（腿型）等。

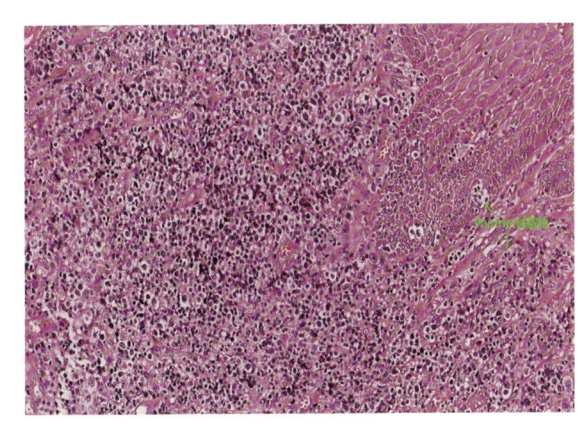

图12-128　蕈样肉芽肿，HE染色

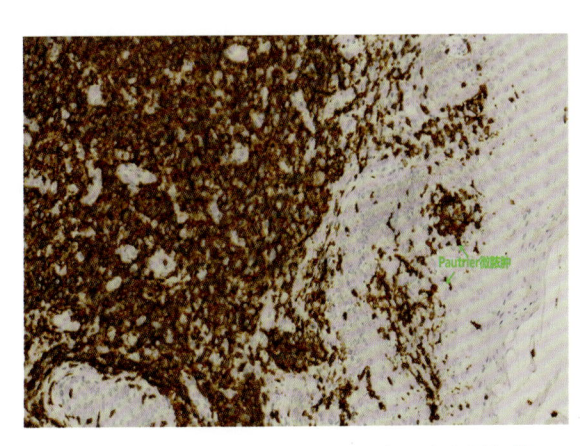

图12-129　蕈样肉芽肿，CD3，瘤细胞弥漫阳性

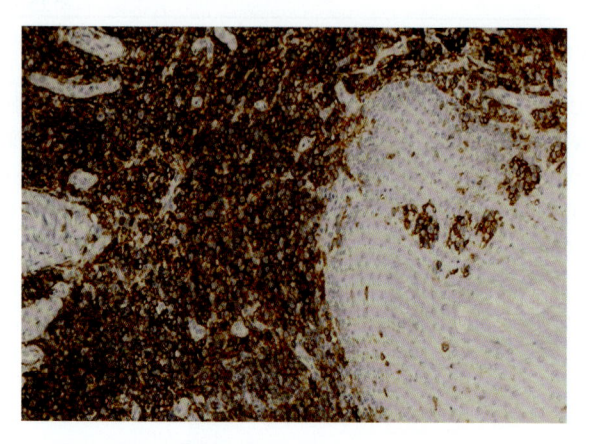

图12-130　蕈样肉芽肿，CD4，瘤细胞胞膜阳性

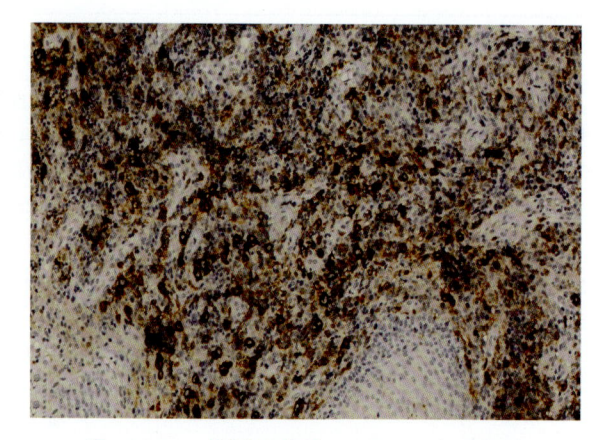

图12-131　蕈样肉芽肿，CD30，部分阳性

表12-25　原发皮肤T细胞淋巴瘤的诊断与鉴别

肿瘤类型	病变特点	免疫表型特点	分子改变或注释
皮下脂膜炎样T细胞淋巴瘤	皮下脂肪中肿瘤细胞弥漫性浸润，并围绕单个脂肪细胞呈轮圈样排列，同时可见组织细胞浸润和肉芽肿形成	细胞毒性α/βT细胞表型：βF1、CD3、CD4、CD8、TIA1、GrB等阳性，CD30、CD56阴性	单克隆TCRα/β基因重排。原位杂交检测EBV为阴性。与良性脂膜炎鉴别：后者无异型淋巴细胞浸润
原发性皮肤γδT细胞淋巴瘤	嗜表皮性，瘤细胞通常较大，染色质粗颗粒状，凋亡和坏死常见，常伴有血管侵犯，有显著核仁	表达NK细胞相关抗原和细胞毒性标志物，CD4和CD8阴性；EBER阴性	单克隆TCRγ/δ基因重排，EBER呈阴性。结外NK/T细胞淋巴瘤（鼻型）：EBER阳性
蕈样肉芽肿（MF）	异常淋巴细胞的亲表皮浸润现象，形成Pautrier微脓肿，浸润的淋巴细胞具有异形脑回样细胞核	多数表达CD4[+]辅助性T细胞表型：CD3、CD4、CD45RO阳性，CD8、CD20阴性	TCR基因重排，病变一般不扩展至皮下脂肪组织
Sezary综合征	以红皮病、淋巴结肿大和外周血中Sezary细胞（异型脑回状核）为特征	CD4、CD2、CD3、CD5阳性，CD7、CD8罕见阳性	是一种全身性成熟T细胞淋巴瘤，克隆性T细胞基因重排
淋巴瘤样丘疹病	真皮浅层小至中等大小淋巴细胞浸润，部分伴有脑回状细胞核、组织细胞样、RS细胞样或异型大细胞	CD30、CD4、CD3、TIA1和GrB阳性，CD20、CD8、ALK阴性，Ki-67阳性指数高	克隆性T细胞受体基因重排。与原发性皮肤性ALCL都属于CD30[+]T细胞淋巴增殖性疾病
原发性皮肤性间变性大细胞淋巴瘤	真皮及皮下瘤细胞弥漫性浸润，大部分病变无亲表皮性，瘤细胞呈多形性、体积大，细胞质丰富，核分裂明显	具有NK细胞及T细胞相关免疫表型：CD30、CD3、CD4、EMA和细胞毒蛋白阳性	有皮肤病史，临床多表现为皮肤及皮下紫红色结节。TCR基因重排，无ALK基因易位
原发性皮肤CD8[+]亲表皮性细胞毒性T细胞淋巴瘤	真皮全层及皮下脂肪层结节状中至大异形淋巴样细胞浸润，血管中心性和血管侵犯也可以出现，亲表皮生长、坏死及溃疡形成，血管中心性浸润	CD8[+]细胞毒性α/βT细胞的增生，CD3、CD8、TIA1和TCRβ阳性。CD20、CD4、CD56、CD30阴性	T细胞克隆性增生，与皮下脂膜炎样T细胞淋巴瘤的区别：不累及表皮及真皮层。原发性皮肤γ/δT细胞淋巴瘤鉴别：γ/δT细胞表型扩增重排
原发性皮肤肢端CD8[+]淋巴组织增生性疾病	真皮及皮下浸润，但不侵犯表皮，瘤细胞弥漫分布，或呈列兵样，瘤细胞中等大小，形态单一，可见印戒样细胞	表达CD3、CD8、CD2、CD43，不表达CD4、CD56、CD30、ALK、MPO及CD20	发生于耳部，也可发生于鼻和四肢远端皮肤，为CD8阳性的淋巴组织增生性病变

续表

肿瘤类型	病变特点	免疫表型特点	分子改变或注释
原发性皮肤CD4+中小T细胞淋巴增殖性疾病	皮层及皮下组织结节状和弥漫性淋巴细胞浸润，细胞小或中等大小，多形性淋巴细胞围绕血管和皮肤附件生长，背景中混杂嗜酸性粒细胞及组织细胞	表达CD4和滤泡辅助性T细胞（Tfh）标志物，如CXCL13、BCL6、PD-1等。一般不表达CD8、CD30和细胞毒性标志物	是一种较少见具有滤泡辅助性T细胞表型的淋巴组织增生性病变。*TCR*基因克隆性重排阳性，EBER阴性
皮肤淋巴组织瘤样增生	真皮及皮下淋巴细胞弥漫片状浸润，形成淋巴滤泡，一般不侵犯皮肤附件	呈T、B细胞混杂	基因重排有助于鉴别诊断

四、肠道T细胞和NK细胞淋巴增殖性疾病与淋巴瘤

1. 抗体选择 CD20、CD2、CD3、CD5、CD15、CD30、CD4、CD8、CD56、颗粒酶B/穿孔素/TIA1和Ki-67。加EBER原位杂交。

2. 注释

（1）肠道T细胞和NK细胞淋巴增殖性疾病与淋巴瘤：2022版WHO造血淋巴肿瘤分类将其分为胃肠道惰性T细胞淋巴瘤、胃肠道惰性NK细胞淋巴增殖性疾病、肠病相关T细胞淋巴瘤、单形性亲上皮性肠道T细胞淋巴瘤、肠道T细胞淋巴瘤（NOS）五种。其中的胃肠道惰性T细胞淋巴瘤增加了一个新实体——胃肠道惰性NK细胞淋巴增殖性疾病。

（2）胃肠道惰性T细胞淋巴瘤（T-LPD）：2017版WHO造血淋巴肿瘤分类正式将其列为肠道T细胞淋巴瘤中的一个亚型。临床呈惰性过程，可长期存活，有独特的临床病理特征，易误诊为炎症性肠病或T细胞淋巴瘤，正确的病理诊断和对该病变的认识具有重要的临床意义。

（3）胃肠道惰性NK细胞淋巴增殖性疾病（iNKLPD）：以前称为淋巴瘤样胃病或NK细胞肠病，具有与T-LPD相似的形态学特征，但后者表达CD56和活化型细胞毒性颗粒成分（GrB、Perforin）。最重要的是不要将iNKLPD误认为结外NK/T淋巴瘤，二者组织学与NK细胞肠病极为相似（如均可见伴有异型的淋巴样细胞，免疫表型可以在很大程度上相同（均可表达CD3、CD56、TIA1及颗粒酶B），但后者常有特征性的血管中心性生长及破坏现象，坏死更为常见，且EBER原位杂交阳性，而前者为阴性。

（4）单形性亲上皮性肠道T细胞淋巴瘤（MEITL）：2008版WHO造血淋巴肿瘤分类将肠病相关T细胞淋巴瘤（EATL）分为EATL Ⅰ型和EATL Ⅱ型，而2016版WHO造血淋巴肿瘤分类则将其重新分类且命名为MEITL，其中EATL Ⅰ型命名为肠病相关T细胞淋巴瘤，该病好发于欧美人群，有麦麸变态反应或乳糜泻等肠病病史，瘤细胞表现为细胞多形性显著，中等至大的多形性或间变细胞，坏死易见，炎症背景明显，瘤细胞通常不表达CD4和CD8，但大细胞可表达CD30。而MEITL具有高度侵袭性，常形成穿孔或占位效应，组织学表现为透壁性病变，主要由形态较为单一的中等或小到中等的肿瘤细胞构成。虽可累及病变黏膜上皮形成淋巴上皮病变，但往往不如MALT淋巴瘤常见，且瘤细胞的异型性较MALT淋巴瘤更为显著（图12-132～图12-135）。

（5）肠道T细胞淋巴瘤（NOS）是一种排除性诊断，是不符合上述类型中形态学和免疫表型标准的一组异质性病变。

（6）鉴别诊断：原发性肠道淋巴瘤（PIL）最常见的部位是回盲部，病理类型以B细胞来源为主，其中弥漫性大B细胞淋巴瘤（DLBCL）最为常见，其次是黏膜相关淋巴组织型边缘区B细胞淋巴瘤。儿童以DLBCL和伯基特淋巴瘤（BL）较为常见，其他包括边缘区淋巴瘤（MZL）、滤泡性淋巴瘤（FL）、套细胞淋巴瘤（MCL）等。T细胞型PIL较为少见，肠病相关T细胞淋巴瘤、单形性嗜上皮肠道T细胞淋巴瘤、胃肠道惰性T细胞淋巴组织增生性疾病、外周T细胞淋巴瘤、NK/T细胞淋巴瘤（表12-26）。

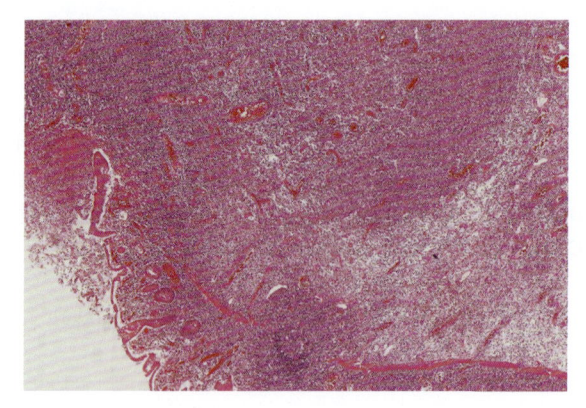

图12-132 单形性亲上皮性肠道T细胞淋巴瘤，HE染色

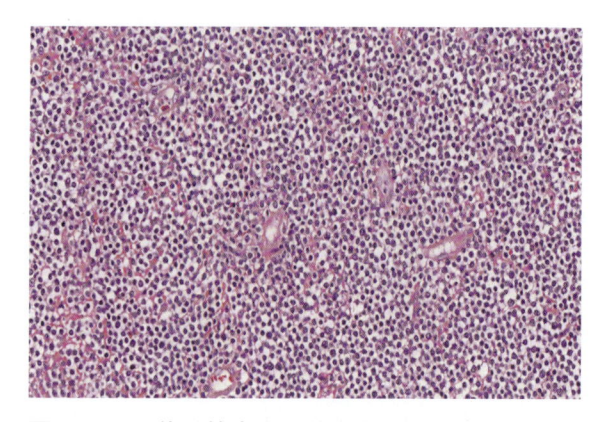

图12-133 单形性亲上皮性肠道T细胞淋巴瘤，HE染色，亲上皮现象，×200

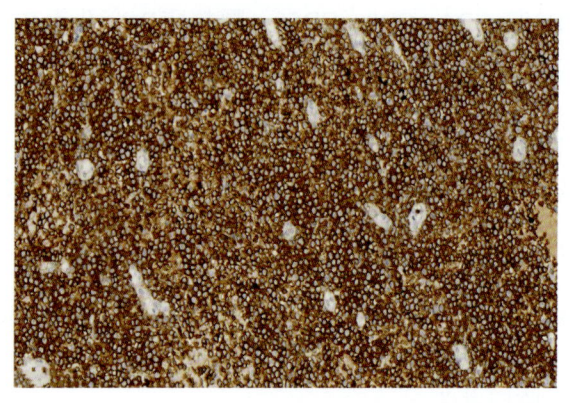

图12-134 单形性亲上皮性肠道T细胞淋巴瘤，CD8，瘤细胞细胞膜弥漫阳性

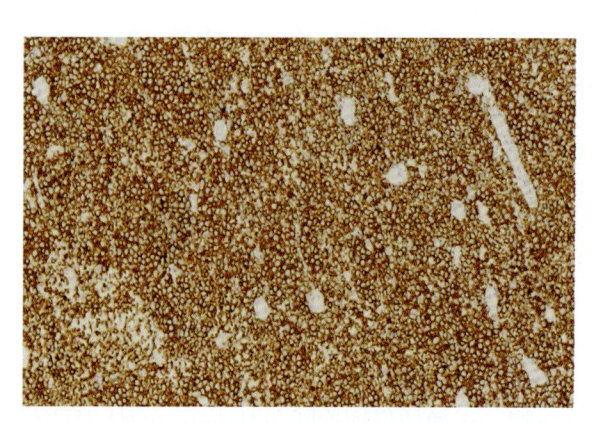

图12-135 单形性亲上皮性肠道T细胞淋巴瘤，CD56，瘤细胞细胞膜阳性

表12-26 肠道T细胞和NK细胞淋巴增殖性疾病与淋巴瘤的诊断与鉴别

肿瘤类型	病变特点	免疫表型特点	分子改变或注释
胃肠道惰性T细胞淋巴瘤（T-LPD）	黏膜固有层弥漫致密的中等偏小的淋巴细胞浸润，形态单一，细胞核轻度不规则，无核仁，无淋巴上皮病变	CD2、CD3、CD5和TIA1阳性，CD4或CD8阳性、CD56、颗粒酶B和穿孔素均阴性。EBER阴性	TCR基因重排阳性。存在JAK2-STAT3融合基因，JAK-STAT途径基因的改变和表观遗传修饰基因
胃肠道惰性NK细胞淋巴增殖性疾病	与T-LPD具有相似的形态学特征，黏膜固有层内中等偏大淋巴样细胞浸润，背景可见少量炎症细胞，腺体一般无破坏	表达胞质型CD3、CD56及细胞毒标志物（颗粒酶B及TIA1），CD4和CD8阴性	EBER阴性。TCR基因多克隆性重排，存在体细胞突变，部分存在JAK3基因的体细胞突变
肠病相关T细胞淋巴瘤	瘤细胞多形性显著，中等至大的多形性或间变细胞，坏死易见，炎症背景明显，瘤细胞侵及上皮的情况可非常显著	CD3、CD7、CD103、细胞毒性颗粒蛋白，常不表达CD4和CD8，但大细胞可表达CD30	部分EBER阳性。TCR克隆性重排。存在9q34获得，16q12.1缺失，JAK-STAT途径基因的改变
单形性亲上皮性肠道T细胞淋巴瘤	瘤细胞在肠壁全层弥漫浸润分布，细胞形态较为单一，小至中等大小，亲上皮现象，可见小灶状坏死，缺乏炎症背景	CD3、CD8、CD56、TIA-1、CD43、颗粒酶B及穿孔素等阳性，部分异常表达CD20，EBER阴性	+8q24、+9q34.3、+7q31，最常见STAT5B的突变，还可有JAK3、GNAI2、CREPBP和SETD2等基因突变
结外NK/T细胞淋巴瘤	瘤细胞形态学谱系较广，通常是小、中、大混合，甚至出现间变，瘤细胞周围血管浸润，凝固性坏死常见，背景杂乱	CD3、CD56和细胞毒标志物（如TIA1、穿孔素或颗粒酶B）阳性。EBER原位杂交阳性	6q21-q25染色体的缺失，DDX3X和TP53、MGA、JAK-STAT通路STAT3和STAT5B，大部分TCR基因重排
MALT淋巴瘤	通常由小至中等大小的单核样B细胞、中心细胞样细胞、浆细胞及转化大细胞组成，淋巴上皮病变更为明显	表达B抗原，BCL2、CD43和MUM1，不表达CD3、CD4、CD5、CD23、CD10和CyclinD1	存在多条染色体易位，形成APL2-MALT1、BCL10-IgH、IgH-MALT1、FOXP1-IgH融合基因

五、肝脾T细胞淋巴瘤

1.抗体选择 CD20、CD2、CD3、CD5、CD30、CD4、CD8、CD15、CD56、颗粒酶B/穿孔素/TIA1、ALK、EMA和Ki-67。加EBER原位杂交。

2.注释

（1）肝脾T细胞淋巴瘤（HSTCL）是一种罕见的特殊类型的侵袭性外周T细胞淋巴瘤。其病因及发病机制尚不明确。HSTCL可分为γ/δ和α/βT细胞淋巴瘤两种亚型，其中前者占绝大多数，但两者的临床表现、病理特点和遗传学特征等均相似，因此已将它们都归类为肝脾T细胞淋巴瘤。

（2）病变特点：其病理学的特征性表现是肿瘤细胞在肝、脾、骨髓的窦内浸润，淋巴结多不累及。骨髓活检可见粒、红、巨核三系细胞过度增生，多侵犯窦内；脾脏显著增大，主要侵犯红髓，表现为脾索区及窦内侵犯，而白髓萎缩或消失；肝脏轻度增大，肿瘤细胞常沿肝窦浸润，呈列兵样、线样排列，表现为肝窦扩张，而肝门常不受侵犯。肝、脾等组织可见异常淋巴细胞窦内浸润。

（3）免疫表型：瘤细胞CD45RO、CD2、CD3、CD4/CD8、CD7、CD56阳性表达，也常见CD11b、CD11c、CD38、CD43阳性表达；CD1α、CD5、CD10、B细胞抗原、TdT均为阴性，常表达TIA1，不表达细胞毒性分子颗粒酶B、穿孔素、Fas配体等。绝大多数表达TCRγ/δ，少数表达TCRα/β；EBV-DNA通常是阴性（图12-136～图12-139）。

（4）分子遗传学特征：常见于i7q，其次是+8、-Y、-21及11q14、t（7；14）(q34;q13)、2q23;q37的删除等。HSTCL具有独特的基因突变特征：常见于T细胞淋巴瘤的 *RHOA*、*CD28* 和 *CCR4* 基因突变在

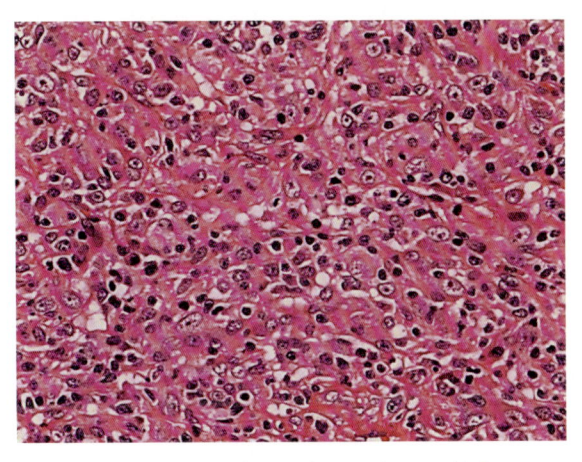

图12-136 肝脾T细胞淋巴瘤，HE染色

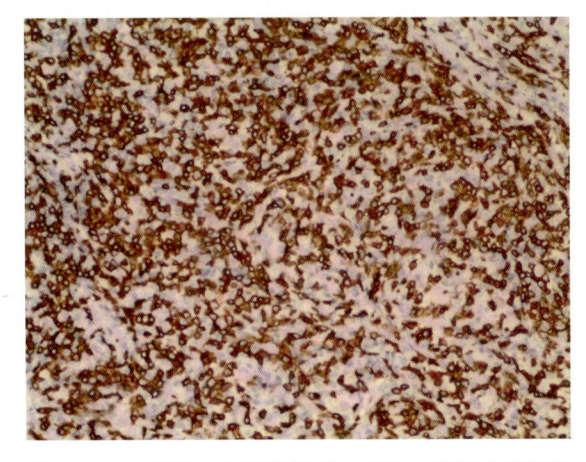

图12-137 肝脾T细胞淋巴瘤，CD3，肝窦内T细胞弥漫阳性

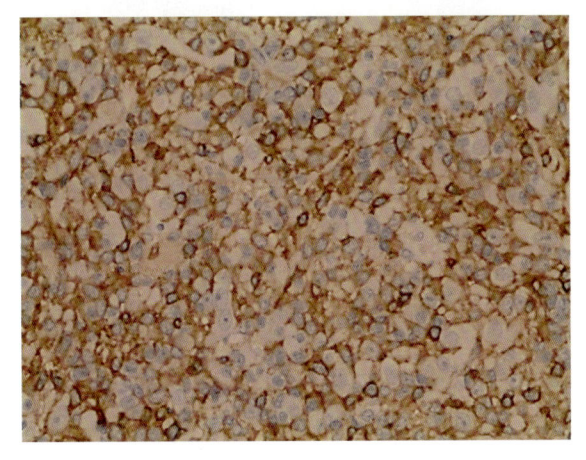

图12-138 肝脾T细胞淋巴瘤，CD4，肿瘤细胞细胞膜阳性

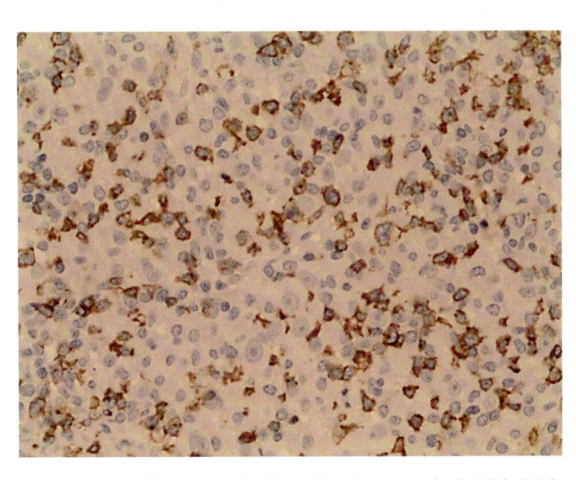

图12-139 肝脾T细胞淋巴瘤，CD8，肿瘤细胞细胞膜阳性

HSTCL中不存在或很少出现，而 *SETD2*、*INO80*、*TET3* 和 *STAT5B* 的突变几乎只发生在HSTCL中，可区别于其他非霍奇金淋巴瘤亚型，因此发生于HSTCL的基因突变或可成为未来治疗的潜在靶点。

（5）鉴别诊断：临床上还需与其他疾病（如T细胞大颗粒淋巴细胞白血病、脾脏错构瘤、侵袭性NK细胞白血病/淋巴瘤和毛细胞白血病等）相鉴别。①T细胞大颗粒淋巴细胞白血病：虽然也可见 *STAT3* 和 *STAT5B* 基因突变，但前者多见于老年人，且进展缓慢，中性粒细胞减少症是其主要表现，脾脏常不增大，多表现为CD3、CD8、CD57、TIA1、颗粒酶B和TCRα/β阳性，肿瘤细胞内含嗜天青颗粒。②侵袭性NK细胞白血病/淋巴瘤：中年男性多见，也可出现肝脾大、窦内及静脉窦内浸润，存活时间仅数月余，可通过流式细胞学检测CD3、CD56、TIA1、颗粒酶B、穿孔素和EBER（+）、EBV多呈阳性、CD57（-）与HSTCL鉴别。③毛细胞白血病：B细胞抗原阳性，伴 *BRAF* V600E基因突变，病理以肿瘤细胞脾脏红髓浸润为主，少窦内浸润且骨髓内有明显的网状纤维增生。

六、间变性大细胞淋巴瘤

1.抗体选择 CD20、CD2、CD3、CD5、CD30、CD4、CD8、CD15、CD56、颗粒酶B/穿孔素/TIA1、ALK、EMA和Ki-67。加EBER原位杂交。

2.注释

（1）间变性大细胞淋巴瘤（ALCL）：是一种罕见的、侵袭性较强的CD30阳性T细胞淋巴瘤。包括ALK阳性ALCL、ALK阴性ALCL、乳腺植体相关间变性大细胞淋巴瘤和原发皮肤ALCL。

（2）病变特点：瘤细胞为间变性的大细胞，体积较大，形态不一，可见典型肾形细胞，细胞质透亮或呈嗜酸性，核质比高，细胞核形态多样，可见核旁空晕及多核，核仁明显，分裂象多见，其间散在分布多形性的瘤巨细胞。根据是否表达ALK将ALCL分为两类——ALK阳性ALCL和ALK阴性ALCL，二者细胞形态及免疫表型相似，但ALK阴性。

（3）免疫表型：①肿瘤细胞CD30阳性；②常有全T抗原丢失，常用CD2、CD3、CD5、CD4、CD8、CD43等；③大多数细胞毒相关蛋白阳性，如TIA1、颗粒酶B及穿孔素等（图12-140～图12-145）；④绝大多数ALK阳性间变性大细胞淋巴瘤EMA阳性，强表达CD25，ALK阴性间变性大细胞淋巴瘤少部分病例EMA阳性。

（4）鉴别诊断：主要与ALK阳性大B细胞淋巴瘤、霍奇金淋巴瘤和低分化癌（上皮标志物阳性，淋巴瘤标志物阴性）等相鉴别（表12-27）。形态学上，ALCL与霍奇金淋巴瘤有重叠，应用免疫组织化学鉴别，霍奇金淋巴瘤CD30、CD15阳性，ALK阴性，T抗原阴性。

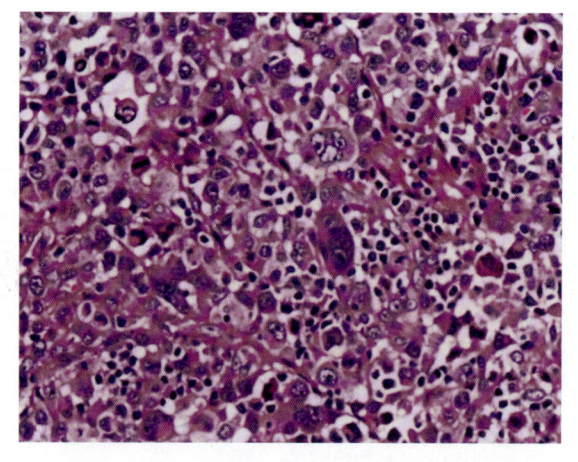

图12-140 间变性大细胞淋巴瘤，HE染色

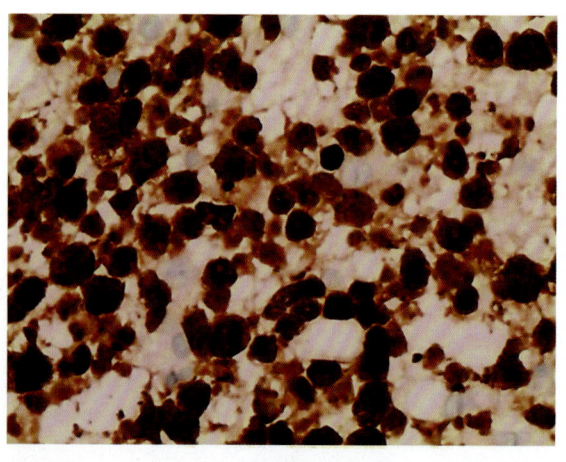

图12-141 间变性大细胞淋巴瘤，ALK，瘤细胞胞质/胞核强阳性

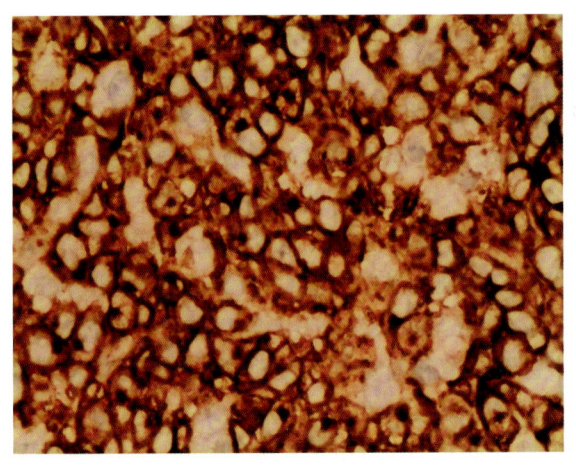

图12-142　间变性大细胞淋巴瘤，CD30，瘤细胞弥漫强阳性

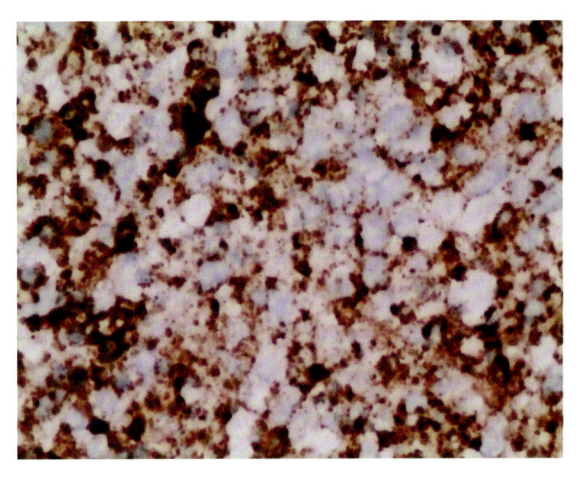

图12-143　间变性大细胞淋巴瘤，穿孔素，瘤细胞胞质颗粒状阳性

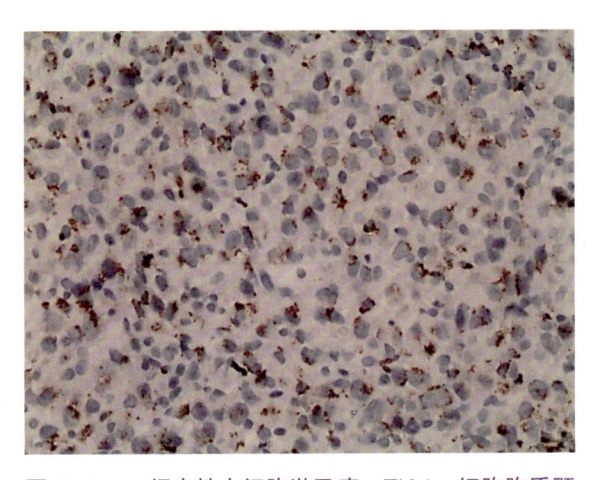

图12-144　间变性大细胞淋巴瘤，TIA1，细胞胞质颗粒状阳性

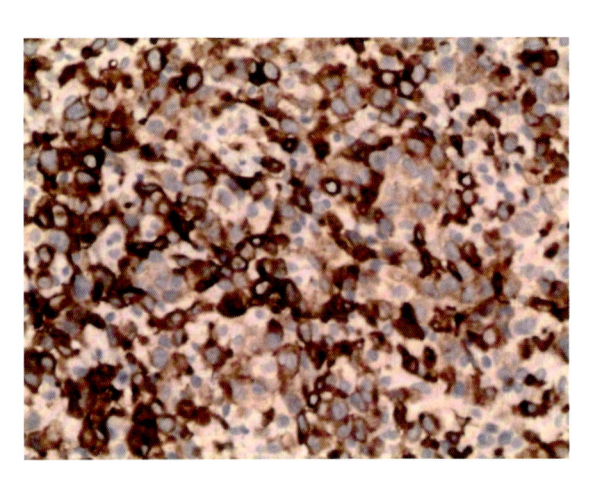

图12-145　间变性大细胞淋巴瘤，CD3，瘤细胞胞膜阳性

表12-27　间变性大细胞淋巴瘤（ALCL）的分类及病变特点

肿瘤类型	病变特点	免疫表型特点	分子改变或注释
ALK阳性ALCL	间变性的大细胞，形态多样（上皮样、多边形、梭形），细胞质丰富，淡染、核形怪异，或呈马蹄形、肾形，且常在核旁见空晕，核仁明显	表达CD30、CD4、T细胞和细胞毒相关抗原；部分T抗原可缺失，可表达EMA和CK，ALK阳性，EBER阴性	TCR基因重排阳性；具有t（2；5）（p23；q25）。ALK基因易位，主要为NPM-ALK融合基因，ALK细胞质和细胞膜着色
ALK阴性ALCL	主要发生于中老年人，与ALK阳性ALCL的细胞形态相似	与ALK阳性ALCL的免疫表型相似，但ALK表达缺失	存在DUSP22-IRF4或p63重排
原发性皮肤性ALCL	真皮及皮下细胞弥漫性浸润，大部分病变无亲表皮性，瘤细胞呈多形性、体积大，细胞质丰富，核分裂明显	表达CD30、CD3、CD4和细胞毒蛋白；不表达EMA、ALK、CD15	有皮肤病病史，临床多表现为皮肤及皮下紫红色结节。TCR基因重排，无ALK基因易位
乳腺假体相关ALCL	假体周围瘤细胞体积大，上皮样，多形性，细胞质丰富，细胞核染色质拉空，核形不规则，易见核分裂象	肿瘤细胞一致性强阳性表达CD30。不表达ALK，有T细胞抗原部分丢失	存在T细胞克隆性。核形复杂
ALK阳性大B细胞淋巴瘤	肿瘤细胞体积大，呈浆母细胞样和免疫母细胞样分化，可形成窦隙状和巢团状生长方式	表达ALK、EMA、浆细胞标志物（如CD38、CD138、MUM1）及B细胞特异性转录因子（BOB1、OCT2），不表达B细胞标志物或T细胞标志物及CD30	存在IgH/TCR基因重排。大部分存在CLTC-ALK，ALK呈现特征性细胞质内颗粒状染色

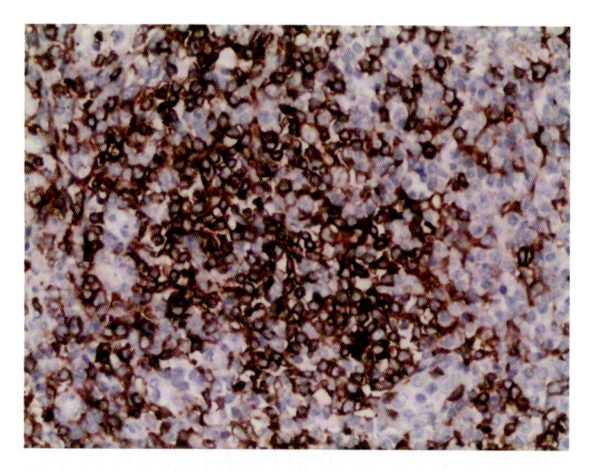

图12-148　血管免疫母细胞性T细胞淋巴瘤，CD10，瘤细胞胞膜阳性

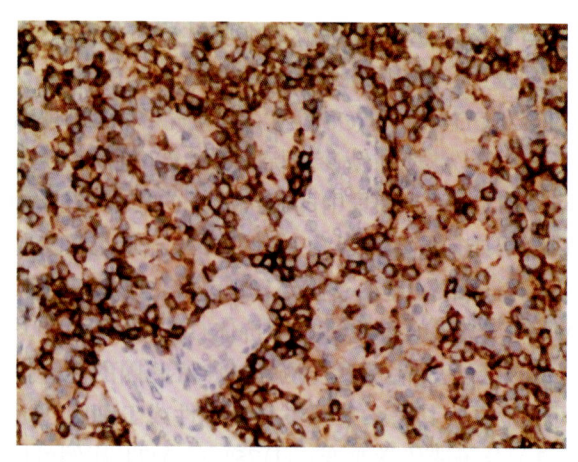

图12-149　血管免疫母细胞性T细胞淋巴瘤，PD-1，瘤细胞胞膜阳性

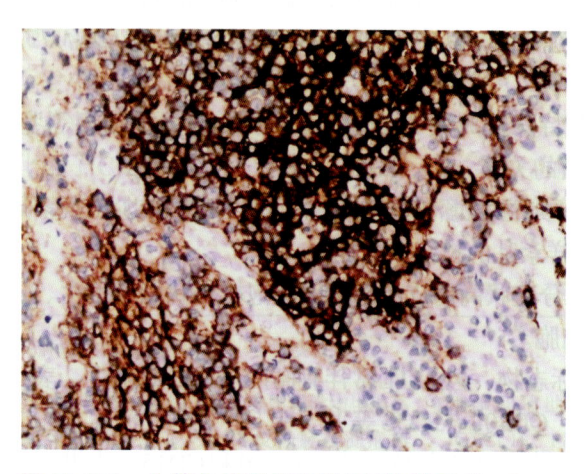

图12-150　血管免疫母细胞性T细胞淋巴瘤，CD21阳性的FDC网围绕静脉周围

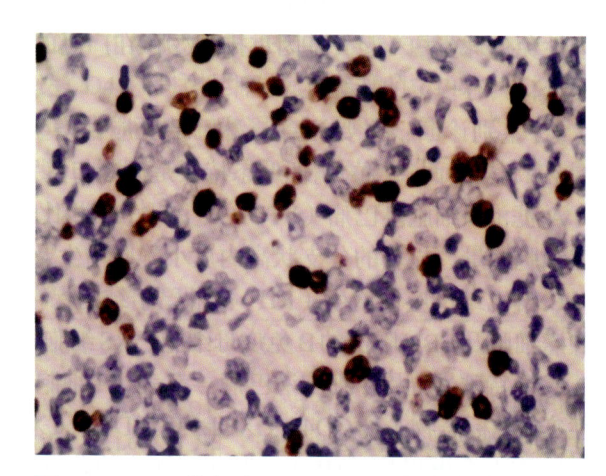

图12-151　血管免疫母细胞性T细胞淋巴瘤，EBER原位杂交阳性

八、结外NK/T细胞淋巴瘤和EBV阳性NK/T细胞淋巴瘤

1. 抗体选择　CD20、CD2、CD3、CD7、CD4、CD8、CD56、细胞毒颗粒蛋白（如TIA1、颗粒酶B及穿孔素等），加EBER原位杂交。

2. 注释

（1）结外NK/T细胞淋巴瘤（ENKTL）：是一种高度侵袭性的成熟NK/T细胞肿瘤。具有宽广的细胞学谱系，其特征包括常见坏死、血管中心性生长、细胞毒表型及与EBV强相关。常累及结外部位，以鼻腔、鼻咽、鼻窦和腭部最常见，还可累及上消化道、胃肠道、中枢神经系统、下咽及喉、骨髓等。2021版WHO造血淋巴肿瘤分类删除限定词"鼻型"，现在称为结外NK/T细胞淋巴瘤（ENKTL），因为认识到该疾病在不同结外部位的表现是一致的。

（2）免疫表型：大多数瘤细胞起源于NK细胞，约40%起源于细胞毒性T细胞。ENKTL的免疫表型可分为4个亚组：NK细胞相关抗原表型（CD56）；T细胞抗原型（CD2，胞质CD3）；细胞毒性抗原表型（TIA-1，颗粒酶B，穿孔素）；EBV相关抗原表型（EBER）（图12-152～图12-157）。

（3）分子遗传学改变：存在多种染色体异常，其中，6q21-q25缺失可能是最常见的染色体异常，涉及 *PRDM1*、*BLIMP1* 及 *FOXO3* 等多项靶基因改变；也常伴随许多基因改变，RNA解旋基因 *DDX3X* 是最常见的基因突变（20%），其次是抑癌基因 *p53*、*MGA*、JAK-STAT通路的 *STAT3* 和 *STAT5B*，以及表观遗传调控基因 *MLL2*、*ARID1A*、*EP300* 和 *ASXL3* 等。部分无T细胞抗原受体（TCR）基因重排（起源于NK细胞者）。

图12-152　结外NK/T细胞淋巴瘤，HE染色

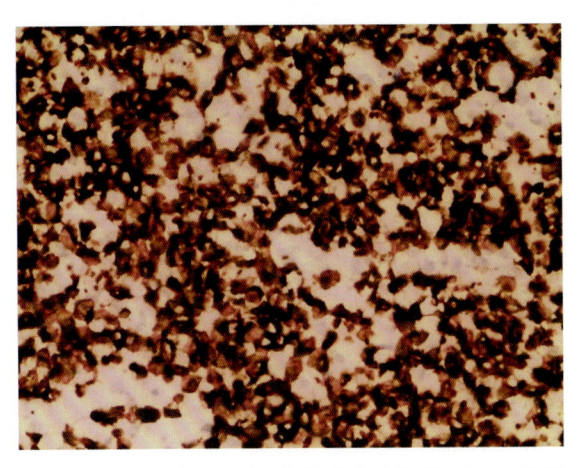

图12-153　结外NK/T细胞淋巴瘤，胞质CD3，瘤细胞胞质强阳性

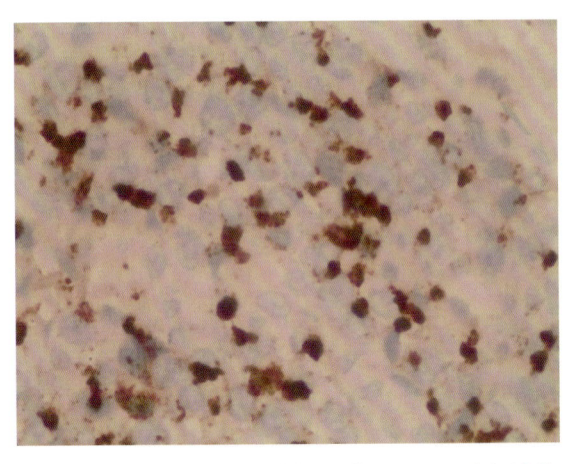

图12-154　结外NK/T细胞淋巴瘤，TIA1，瘤细胞胞质颗粒状阳性

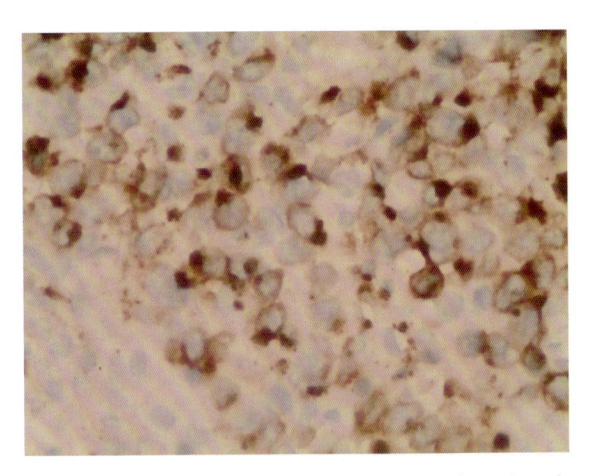

图12-155　结外NK/T细胞淋巴瘤，穿孔素，瘤细胞胞质颗粒状阳性

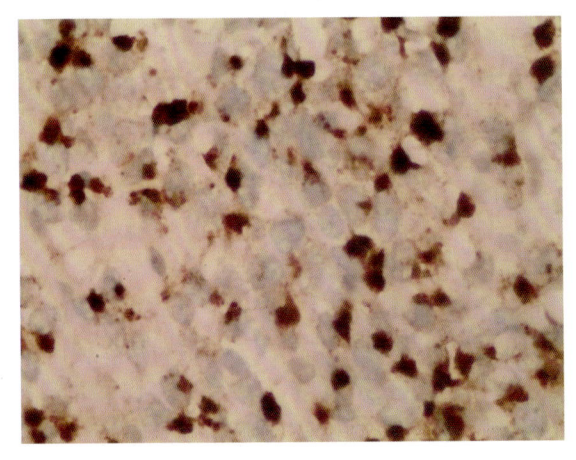

图12-156　结外NK/T细胞淋巴瘤，颗粒酶B，细胞质（颗粒状）

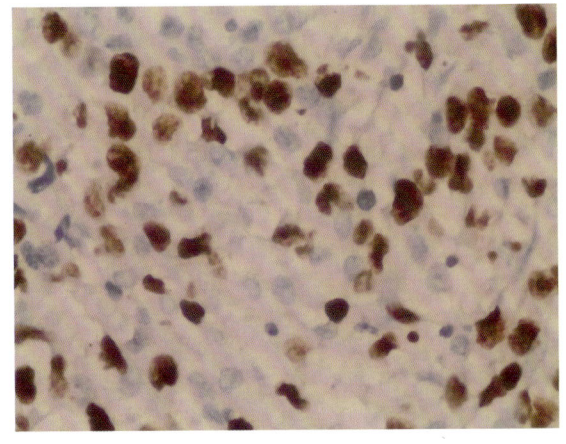

图12-157　结外NK/T细胞淋巴瘤，EBER原位杂交，细胞核强阳性

（4）鉴别诊断：ENKTL除与EBV阳性NK/T细胞淋巴瘤鉴别之外，还需与肠道T细胞和NK细胞淋巴增殖性疾病与淋巴瘤（详见本节，"四、肠道T细胞和NK细胞淋巴增殖性疾病与淋巴瘤"）鉴别。

2022版WHO造血淋巴肿瘤分类中，EBV阳性NK/T细胞淋巴瘤包括6种：EBV阳性淋巴结T细胞和NK细胞淋巴瘤、结外NK/T细胞淋巴瘤、儿童EBV阳性T细胞和NK细胞淋巴增殖及淋巴瘤［严重蚊子叮咬过敏病变（SMBA）、种痘样水疱病样淋巴组织增生性疾病（HVLPD）、慢性活动性EBV感染（CAEBV）和儿童系统性EBV阳性T细胞淋巴瘤）］，儿童EBV阳性T细胞和NK细胞淋巴增殖及淋巴瘤均原发于皮肤（表12-29）。

表12-29　EBV阳性NK/T细胞淋巴组织增生性疾病的诊断与鉴别

肿瘤类型	病变特点	免疫表型特点	分子改变或注释
结外NK/T细胞淋巴瘤（ENKTL）	瘤细胞形态多样，由小、中、大淋巴细胞混合组成，常见坏死、血管中心性生长和多种炎症细胞	表达胞质型CD3、CD56、TIA-1、颗粒酶B、穿孔素、CD2呈弥漫阳性，EBER均阳性	6q染色体的缺失，DDX3X和TP53、MGA、JAK-STAT通路STAT3和STAT5B，大部分TCR基因重排
EBV阳性淋巴结T细胞和NK细胞淋巴瘤	常类似于弥漫性大B细胞淋巴瘤，缺乏ENKTL的凝固性坏死和血管浸润特征	表达细胞毒性标志物颗粒酶B和TIA-1，且大多表达TCRαβ	EBER为阳性，TCR基因重排单克隆性表达。最常见的突变基因是TET2
系统性EBV阳性T细胞淋巴瘤（SETLPD）	受累器官活检多可见中等或偏小、无至轻中度异型性的T细胞浸润，嗜血现象明显	T细胞标志物中CD2、CD3、CD8、TIA1阳性，CD56阴性，EBER阳性。少数为活化的CD4⁺T细胞	尚未发现一致的染色体畸变。特征是EBV感染的T细胞克隆性增生伴活化的细胞毒性表型
慢性活动性EBV感染（CAEBV）	在不同受累器官中可呈现出不同的反应性炎症改变，瘤细胞小且异型性不明显	免疫表型多样，近2/3为T表型，部分为NK表型，通常CD4阳性，较少表现为CD8阳性	EBER阳性，T细胞（多见）/NK细胞TCR呈多克隆。特征为在EBV感染的细胞克隆性增殖并浸润多个器官
种痘样水疱病样淋巴组织增生（HVLPD）	瘤细胞通常小到中等大小，缺乏明显的异型性，有明显的围血管现象和血管浸润现象	细胞毒性T细胞免疫表型多为CD3、CD8和细胞毒标志物阳性。少数CD4阳性，CD4/CD8阴性	EBER阳性。绝大多数为单克隆性，肿瘤细胞由细胞毒性T细胞（αβ来源、γδ来源）和（或）NK细胞组成
严重蚊虫叮咬过敏性病变（SMBA）	皮下和真皮有致密的淋巴细胞浸润，类似于HVLPD，但浸润的细胞形态多样，伴嗜酸性粒细胞	通常具有NK细胞表型：胞质型CD3、CD56、TIA1、颗粒酶B阳性的NK细胞	部分EBER阳性。NK细胞TCR呈多克隆。特征是在蚊虫叮咬处皮肤出现红斑、表皮内水疱、溃疡和坏死病变

九、外周T细胞淋巴瘤，非特指型

1.抗体选择　CD20、CD3、CD5、CD7、CD4、CD8、CD56、细胞毒颗粒蛋白（如TIA1、颗粒酶B及穿孔素等）、Ki-67、CD30、CD15、CD43、ALK、EMA，加EBER原位杂交或分子检测。

2.注释

（1）非特指型外周T细胞淋巴瘤（PTCL-NOS）：是一种发生在结内或结外异质性明显的成熟T细胞肿瘤。PTCL-NOS的名称属于一类排除性诊断，即除去包括NK/T细胞淋巴瘤、淋巴母细胞淋巴瘤、间变性大细胞淋巴瘤、血管免疫母细胞T细胞淋巴瘤、肠病相关T细胞淋巴瘤、肝脾T细胞淋巴瘤、皮下脂膜炎样T细胞淋巴瘤、蕈样霉菌病等特指的外周T细胞淋巴瘤以外的组织类型。

（2）病变特点：瘤细胞呈弥散分布，淋巴结结构破坏，常伴有多形性炎性背景，可见小淋巴细胞、嗜酸性粒细胞、浆细胞及大量的上皮样组织细胞。瘤细胞多形性明显，核染色质增多或泡状核，核仁明显，核分裂象多见。常有透明细胞或RS样细胞，但不是真正的RS细胞。

（3）免疫表型：呈多样性、异质性。肿瘤细胞表达成熟T细胞相关抗原，如CD2、CD3、CD4、CD8，其中较可靠的免疫表型是CD3阳性；也可表达非特异性T细胞相关抗原，如CD45RO及CD43，亦表达

CD56、CD57。肿瘤细胞也表达CD30。多数病例存在一种或多种T细胞抗原的丢失，多见于发生在淋巴结内的CD4⁺/CD8⁻病例；CD7丢失的较多，其次是CD5、CD2；CD4/CD8双阴性或双阳性时常可见。60%的病例CD52阴性，偶见CD20和CD79α的异常表达（图12-158～图12-161）。

（4）分子遗传学改变：依据基因表达谱特征，可将其分为至少三个亚类——过表达 *GATA3*、过表达 *TBX21* 和过表达其他细胞毒基因，其中过表达 *GATA3* 基因者预后不良。多数伴有 *TCR* 基因克隆性重排，可有克隆性变化所导致的复杂核形出现。通常PTCL-NOS高发突变的基因包含 *KMT2D*、*TET2*、*DNMT3A* 等，而且涉及T细胞受体信号通路的基因（如 *TNFAIP3*、*APC*、*CHD8*）和肿瘤抑制因子（如TP53、FOX01、ATM）。

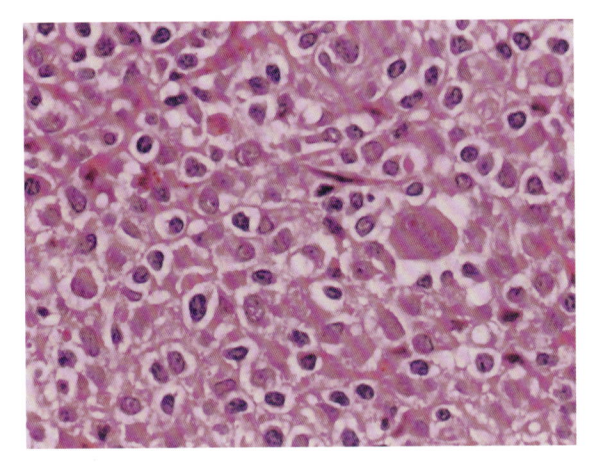

图12-158　外周T细胞淋巴瘤（PTCL-NOS），HE染色

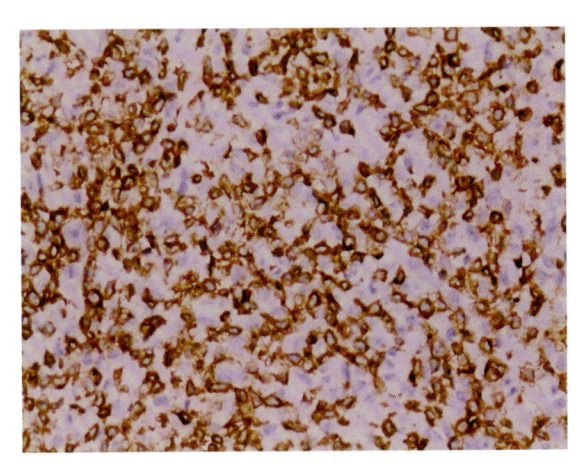

图12-159　PTCL-NOS，CD3，瘤细胞弥漫阳性

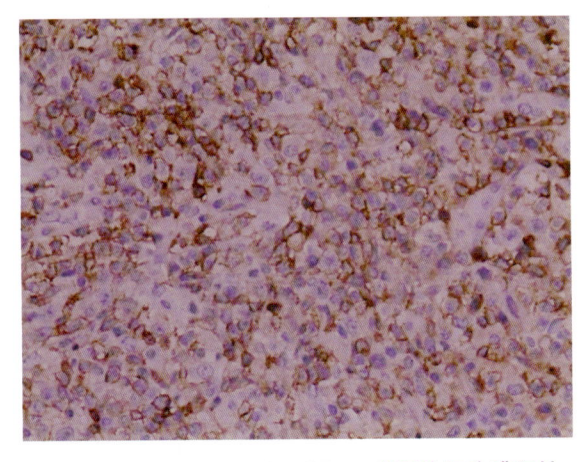

图12-160　PTCL-NOS，CD4，瘤细胞细胞膜阳性

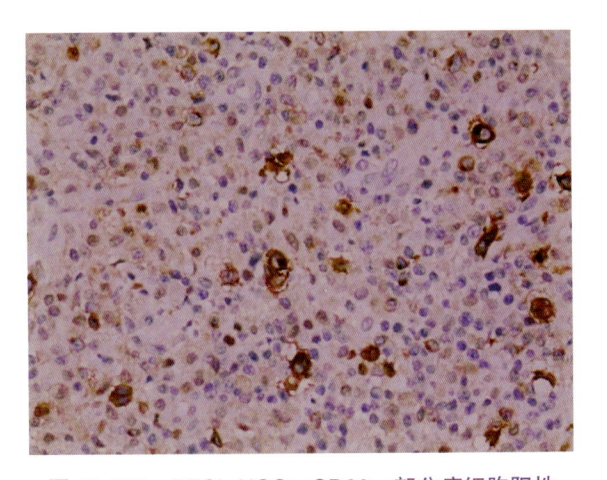

图12-161　PTCL-NOS，CD30，部分瘤细胞阳性

第八节　组织细胞和树突状细胞肿瘤

一、组织细胞和树突状细胞标志物

树突状细胞（DC）是一种特化的专职抗原呈递细胞，根据不同的分类依据，可将DC分为不同的亚群（表12-30）。但目前除了在个别分类上逐步达成共识外，DC的分类还没有统一的、公认的、正式的概念和标准。根据来源，可将DC分为髓样DC（myeloid DC，MDC）和淋巴样DC（lymphoid DC，LDC）；根据组织分布分为体液中的DC、淋巴样组织中的定居DC和非淋巴样组织中的DC。非淋巴样组织中的DC主要包括间质DC和朗格汉斯细胞。最近发现一类能够分泌γ干扰素并具有杀伤功能的DC亚群，被称为杀伤性

树突状细胞（IKDC），具有直接细胞毒杀伤作用及抗原呈递功能。IKDC既有自然杀伤细胞（NK细胞）的表面标志，又有常规DC的表面标志。

表12-30 组织细胞和树突状细胞分类及其相关标志物

分类	部位	阳性标志物	阴性标志物
滤泡树突状细胞（FDC）	淋巴结B区、生发中心	CD21、CD23、CD35、CD123，其中CD21和CD23为FDC相对特异的标志物；多数也表达Vimentin、Fascin、HLA-DR及EMA；S-100、CD68、CD45表达不定；CD20偶尔表达	CD1α、溶菌酶、髓过氧化酶、CD34、CD3、CD79α、CD30、HMB-45及CK阴性
指突树突状细胞（IDC）	淋巴结T区	恒定表达S-100、HLA-DR、Vimentin阳性，LCA、Lys与CD68表达不定；CD4、CD43、CD163和SMA可弱阳性	不表达FDC标志物、MPO、CD34、B细胞和T细胞标志物
浆细胞样树突状细胞（PDC）	淋巴系来源	表达CD4、CD56、CD123、HLA-DR、CD303、CD45RA，S-100阴性	除了CD33和CD7，一般不表达B细胞、T细胞、髓系及NK细胞标志物
朗格汉斯细胞（LC）	主要位于皮肤黏膜	CD1α、S-100、Langerin（CD207）、Vimentin、HLA-DR，可不同程度地表达CD45、CD68及溶菌酶	不表达B细胞和T细胞的标志物
组织细胞	非淋巴样组织	表达CD68、CD163、Lysozyme、LCA、HLA-DR，不表达CD11c、CD14、MPO、CD33、CD34	S-100也可表达，CD1α、CD21、CD35、CD30、CK、EMA均为阴性

二、Rosai-Dorfman病

1. 抗体选择　CD68、CD163、S-100、CD1α、Langerin、CD20、CD3、CD38。

2. 注释

（1）Rosai-Dorfman病（RDD）：又称窦组织细胞增生症伴大块性淋巴结病，是一种罕见的组织细胞增生性疾病。根据病变累及范围分3种亚型：淋巴结型、结外型和混合型。

（2）病变特点：结节性病灶由淡染区和深染区组成。淡染区为大量细胞质丰富的多边形细胞（RDD细胞）增生，"伸入现象"是RDD的特征性改变，即于部分组织细胞内可见形态完整的淋巴细胞及中性粒细胞。深染区由淋巴细胞及浆细胞构成。

（3）免疫表型：RDD细胞S-100、CD68、CD163阳性，CD1α、Langerin（CD207）、CD34、CD21阴性；T细胞CD4、CD8、CD45RO阳性，B细胞CD20、CD79α阳性，浆细胞EMA、CD38、CD138、IgG、IgG4、κ轻链、λ轻链阳性。以CD68、S-100阳性（CD1α阴性）为特征（图12-162～图12-165）。

（4）RDD的发病机制尚不明确，可能的机制包括：细胞介导的免疫紊乱、原发性病毒感染及自身免疫等机制，可能涉及*KRAS*、*NRAS*、*MAP2K1*和*ARAF*等基因突变。RDD可伴发其他疾病，最常见的是自身免疫性疾病、病毒性感染和肿瘤性疾病，提示可能的发病机制。近年有学者认为RDD可能与IgG4相关硬化性疾病相关，所以推荐所有RDD均应评估IgG4阳性浆细胞浸润。

（5）鉴别诊断：RDD还要与其他组织细胞疾病相鉴别，反应性窦组织细胞增生（CD68阳性/S-100阴性）；黄色肉芽肿表现为泡沫样组织细胞、图顿巨细胞、免疫组化S-100阴性；朗格汉斯细胞组织细胞增生症（S-100阳性/CD1α和Langerin阳性）；纤维组织细胞瘤：组织细胞体积通常较小，且可见到泡沫状细胞、破骨巨细胞样细胞、图顿巨细胞等多种形态，S-100蛋白标志物阴性，低倍镜下无特征性的深染与淡染区相间的结构；恶性组织细胞增生症：亦可见S-100阳性的组织细胞，组织细胞有吞噬现象，但吞噬细胞数目少，主要吞噬核碎片、核尘及红细胞，不是完整的炎症细胞；恶性淋巴瘤有各自特异的免疫表型，不会出现S-100蛋白、CD68、CD163弥漫阳性。

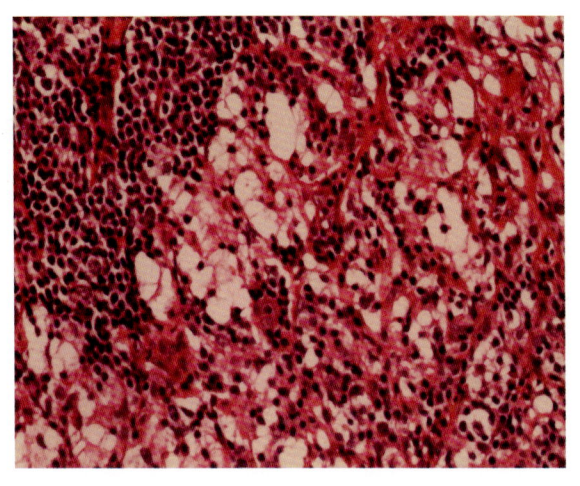

图12-162 Rosai-Dorfman病，HE染色

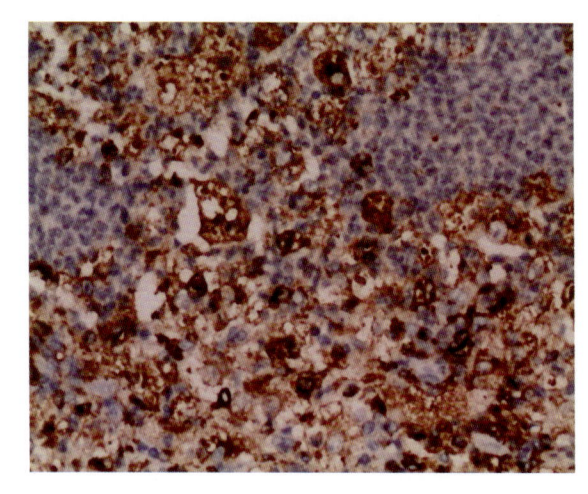

图12-163 Rosai-Dorfman病，CD68示窦内大片组织细胞增生

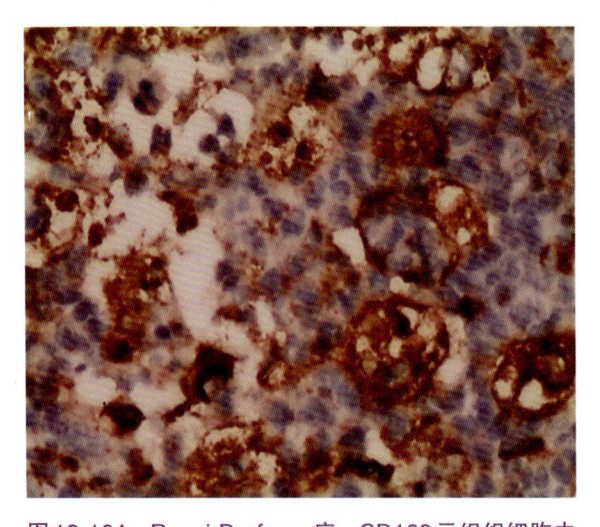

图12-164 Rosai-Dorfman病，CD163示组织细胞内的淋巴细胞

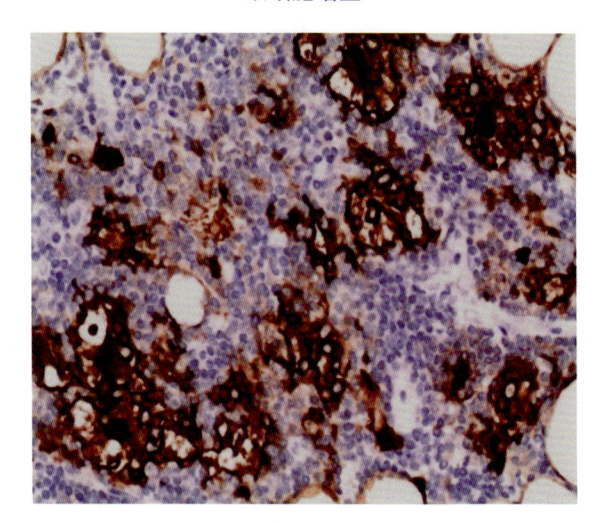

图12-165 Rosai-Dorfman病，组织细胞（有吞噬淋巴细胞）S-100阳性

三、组织细胞和树突状细胞肿瘤的诊断与鉴别

1.抗体选择 CK、Vim、LCA、CD68、CD1α、S-100、CD21、CD35、CD3、CD20、CD30、EMA、Ki-67。

2.注释

（1）分类：第5版WHO造血淋巴肿瘤分类将组织细胞和树突状细胞肿瘤分为①浆细胞样树突状细胞肿瘤（成熟浆细胞样树突状细胞增殖、原始浆细胞样树突状细胞肿瘤）；②朗格汉斯细胞肿瘤（朗格汉斯细胞组织细胞增生症、朗格汉斯细胞肉瘤；③其他树突状细胞肿瘤（未定类型树突状细胞肿瘤、指突状树突状细胞肉瘤）；④组织细胞/巨噬细胞肿瘤［幼年黄色肉芽肿、Erdheim-Chester病（ECD）、Rosai-Dorfman病、ALK相关组织细胞增生症、组织细胞肉瘤］等。而将滤泡树突状细胞肿瘤（滤泡树突状细胞肉瘤、炎性EBV＋滤泡树突状细胞肉瘤和成纤维细胞性网状细胞瘤）归入淋巴组织间质来源的肿瘤。为了便于比较，我们将滤泡树突状细胞肿瘤并入一起分析，免疫组化CD68、CD1α、S-100、CD21、CD35等的抗体组合有助于鉴别分类（表12-31）。

表12-31 组织细胞和树突状细胞肿瘤的鉴别

肿瘤类型	CD1α	CD21	CD35	CD68	Lys	S-100	Vim	其他
组织细胞肉瘤	-	-	-	+	+	-	-/+	组织细胞标志物阳性
朗格汉斯细胞肉瘤	+	-	-	-/+	-/+	+	+	CD1α、S-100、Langerin 阳性
指突状树突状细胞肉瘤	-	-	-	-	-	+	+	Vim、S-100 阳性
滤泡树突状细胞肉瘤	-	+	+	-/+	-	-/+	+	CD23、CXCL13 和 EBER 阳性
成纤维细胞性网状细胞瘤	-	-	-	-/+	-	-/+	+	SMA、Desmin、CK 和 EBER 阳性
浆细胞样树突状细胞肿瘤	-	-	-	-/+	-/+	-/+	+/-	CD56、CD4、CD123 等阳性

（2）组织/树突状细胞来源的肿瘤的病变特点：见表12-32。

表12-32 组织/树突状细胞来源的肿瘤的病变特点

肿瘤类型	病变特点	免疫表型特点	注释
组织细胞肉瘤	大量单核组织样细胞呈弥漫分布，瘤细胞普遍较大，异型性明显，形态多样、细胞质丰富、嗜酸性，呈泡状核，可见瘤巨细胞、噬血现象，背景见多量炎症细胞	表达组织细胞相关抗原，如CD163、AACT、AAT、Lys和CD68（KP1）。LCA可为阳性或阴性。不表达IDCS、FDCS、髓系、T细胞和B细胞标志物，HMB45、CK、EMA、CD30阴性（图12-166～图12-169）	一种形态和免疫表型均与成熟组织细胞相似的组织细胞恶性增生，表达1种或1种以上组织细胞标志物。存在 BRAF V600E 基因突变
朗格汉斯细胞组织增生症（LCH）	瘤细胞弥漫浸润，细胞体积较大，胞质丰富，核形不规则、折叠，核沟明显，其内混有嗜酸性粒细胞、中性粒细胞及淋巴细胞	表达CD1α、S-100、Langerin，可表达Vim、CD4、CD68、HLA-DR。LCA和Lys低表达。不表达CK、B细胞和T细胞标志物（图12-170～图12-173）	存在 BRAF V600E基因突变。临床上分3型：单发性（孤立性嗜酸性肉芽肿）、单系统多灶性（莱特勒-西韦病）和多器官多灶性（韩-舒-克病）
指突状树突状细胞肉瘤（IDCS）	病变位于淋巴器官的T区，瘤细胞卵圆形、梭形，呈束状或旋涡状排列，可见小淋巴细胞混杂	表达Vimentin、S-100、Fascin，常弱表达CD68、Lys、CD45和SMA。不表达MPO、滤泡树突状细胞、B细胞和T细胞标志物	存在 BRAF、NF1、TP53和ARID2 等基因突变。病变与FDCS非常相似。但后者CD21、CD35阳性。
滤泡树突状细胞肉瘤（FDCS）	梭形或卵圆形瘤细胞呈席纹状、编织状或旋涡状排列，其间可见小淋巴细胞浸润，并围绕血管聚集形成淋巴袖套状结构，常可见散在分布的多核瘤巨细胞	表达CD21、CD23、CD35、CXCL13、D2-40和Clusterin；多数表达Vim、Fascin和HLA-DR和EMA。S-100、SMA、CD68、CD45表达不定；炎性假瘤样变型EBV阳性。CK、CD1α、CD3、CD20均阴性	BRAF V600E突变率高达40%。主要发生于淋巴结，也可发生在结外。FDCS的发病与EBV感染密切相关，且预后较好（图12-174～图12-177）
成纤维细胞性网状细胞瘤（FRCT）	梭形细胞呈席纹状排列，瘤细胞之间常穿插纤细的胶原纤维，并可见大量炎症细胞浸润	不同程度表达凝血因子Ⅷa、SMA、Desmin、CK和CD68；不表达CD21、CD23、CD35、S-100。其发生可能与EBV有关	易与FDCS、IDCS混淆，但具有丰富的网状纤维，免疫组化表达肌成纤维细胞标志物和CK
母细胞性浆细胞样树突状细胞肿瘤（BPDCN）	表现为均一中等大小的肿瘤细胞，细胞核不规则，染色质均匀分布，细胞质稀少且无颗粒。累及皮肤病变常不侵犯表皮	特征性表达CD56、CD43、CD4及树突状细胞相关抗原CD123、TCL1、BDCA2等，部分表达LCA、TdT、CD68和S-100。不表达B细胞、T细胞、NK细胞或髓系标志物	CD56、CD4、CD123、TCL1、BDCA-2/CD303等对本病具有诊断价值，满足其中4种即可诊断本病（图12-178～图12-181）
播散性幼年黄色肉芽肿	由泡沫样细胞、散在巨细胞、淋巴细胞和嗜酸性粒细胞组成；无组织细胞吞噬现象	表达CD11c、CD68、凝血因子Ⅷa。MAC387可呈阳性或阴性；CD1α、溶菌酶和S-100呈阴性	幼年性黄色肉芽肿和播散性黄色瘤。二者组织学形态相同。注意与ECD和组织细胞增生症X相鉴别

(3) 与其他系统肿瘤的鉴别诊断

1) 恶性纤维组织细胞瘤（未分化肉瘤）：该肿瘤好发于四肢，虽然常有典型的席纹状结构，但瘤细胞由不同分化程度的组织细胞组成。免疫组化瘤细胞 Vimentin、CD68 和 MAC387 呈阳性表达。不表达 HMB45、S-100、CKpan、SMA、CD34 和 Desmin。也不表达 B 细胞、T 细胞、NK 细胞或髓系标志物。

2) 炎性肌成纤维细胞瘤：该肿瘤好发于年轻人，由小血管、肌成纤维细胞、浆细胞、中性和嗜酸性粒细胞、巨噬细胞等炎症细胞组成。免疫组化 Vimentin、ALK、CD68、SMA、Desmin 阳性，S-100 阴性。

3) 结内栅栏状肌成纤维细胞瘤：镜下表现显示梭形细胞栅栏状排列伴间质内出血及石棉样纤维形成。免疫组化：Ⅰ型胶原、Ⅲ型胶原、SMA、Vim、CyclinD1、肿瘤存在 CTNNB1（β-catenin）基因的突变，致 β-catenin 核表达。

4) 大细胞间变性淋巴瘤（ALCL）：当肿瘤细胞出现马蹄样核或肾形核等形态时，需与 ALCL 鉴别，ALCL 免疫组化表达 CD30 和 ALK，并且表达特异的 T 细胞标志物，而 S-100 呈阴性表达。

5) 恶性黑色素瘤：有时 IDCS 与黑色素瘤鉴别困难，尤其是梭形细胞时，瘤细胞同样表达 S-100，但黑色素瘤细胞 HMB45 及 MelanA 阳性。需要注意的是，SOX10 作为神经鞘膜细胞和黑色素细胞的标志物，也可以在 IDCS 中表达，并且 IDCS 和黑色素瘤中都有检测到 BRAF 基因突变的报道。但 SOX10 还可以在涎腺肿瘤和乳腺肿瘤中表达，而且正常的组织细胞中并不表达 SOX10。

6) 髓系肉瘤：可表现为皮肤、淋巴结、骨髓受累，常常表达髓系相关抗原 MPO、CD43、CD34、CD117 等，同时检测 CD4、CD56、CD123 等可鉴别。

7) 蕈样霉菌病：组织学特征可见肿瘤细胞亲表皮现象，表皮内可见 Pautrier 微脓肿；免疫组织化学检测肿瘤细胞除表达 CD4 外，同时表达 CD3、CD5，罕见表达 CD8 及细胞毒性颗粒相关抗原。

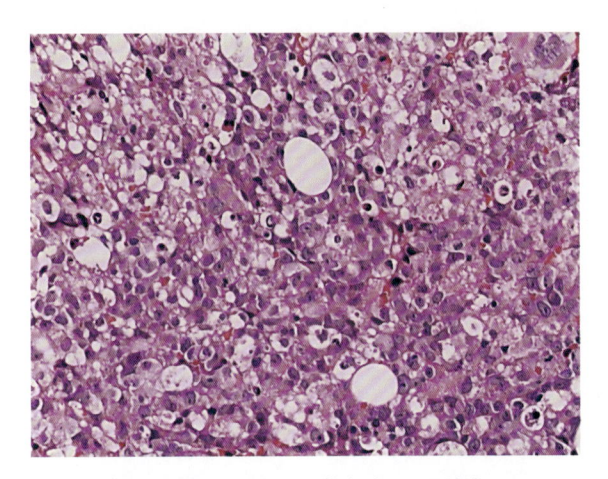

图 12-166 组织细胞肉瘤，HE 染色

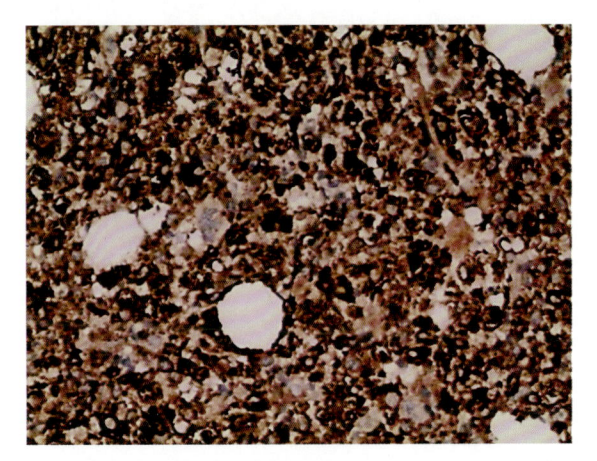

图 12-167 组织细胞肉瘤，CD68，细胞质颗粒状阳性

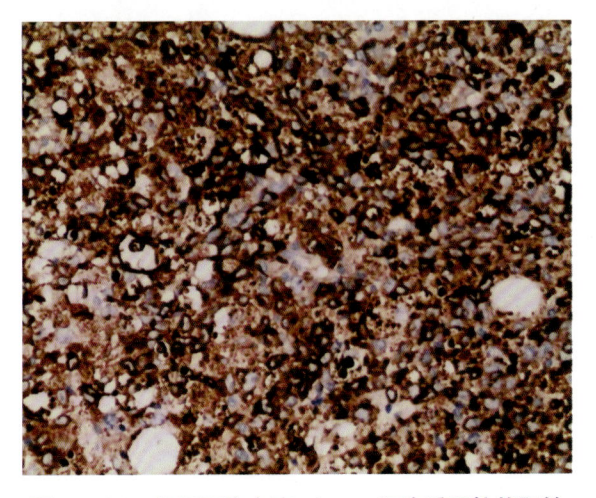

图 12-168 组织细胞肉瘤，Lys，细胞质颗粒状阳性

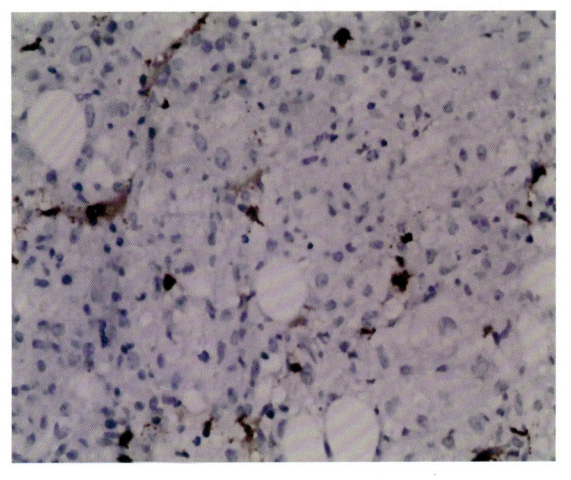

图 12-169 组织细胞肉瘤，LCA 阴性

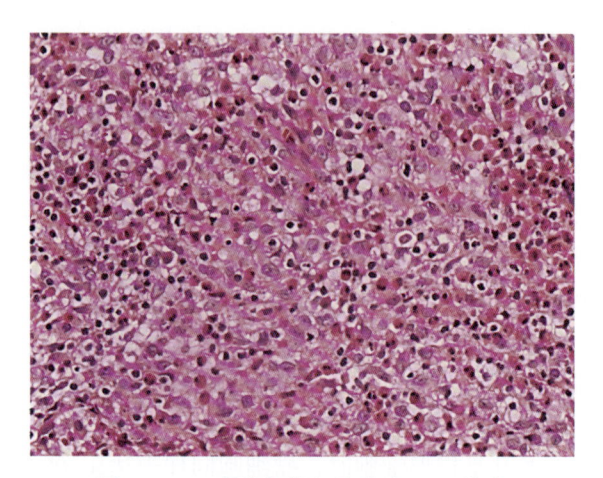

图12-170　朗格汉斯细胞肉瘤，HE染色

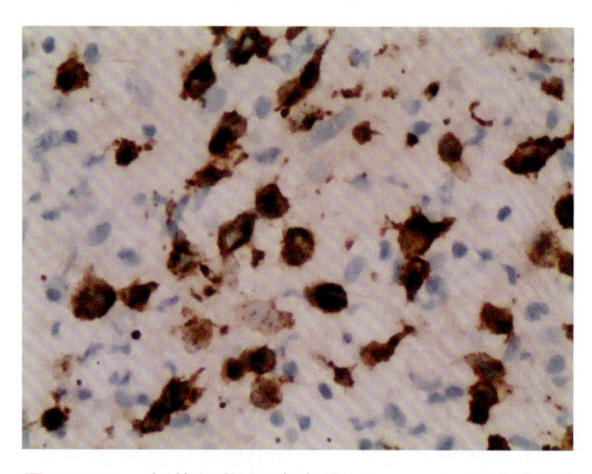

图12-171　朗格汉斯细胞肉瘤，Langerin 细胞膜/细胞质阳性

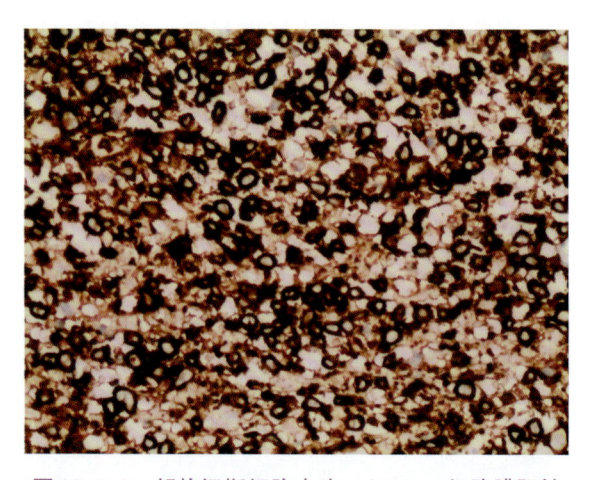

图12-172　朗格汉斯细胞肉瘤，CD1α，细胞膜阳性

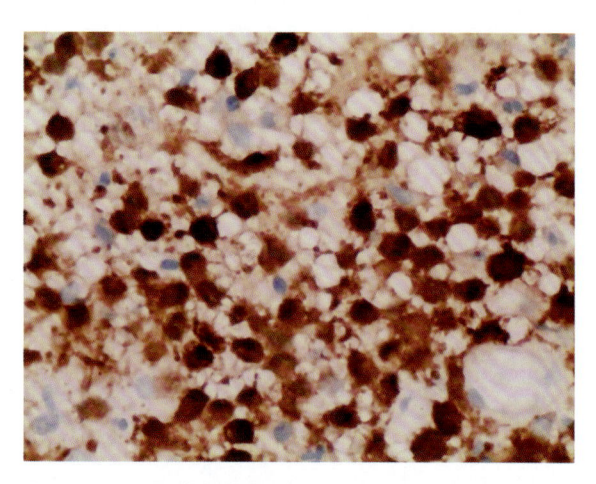

图12-173　朗格汉斯细胞肉瘤，S-100，细胞核/细胞质阳性

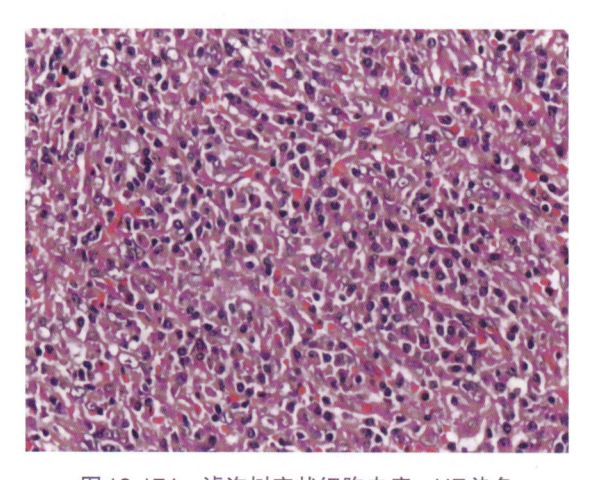

图12-174　滤泡树突状细胞肉瘤，HE染色

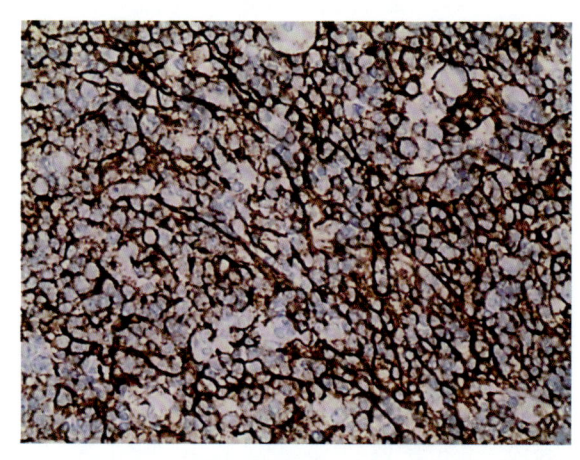

图12-175　滤泡树突状细胞肉瘤，CD21，细胞膜阳性

图 12-176　滤泡树突状细胞肉瘤，CD35，细胞膜阳性

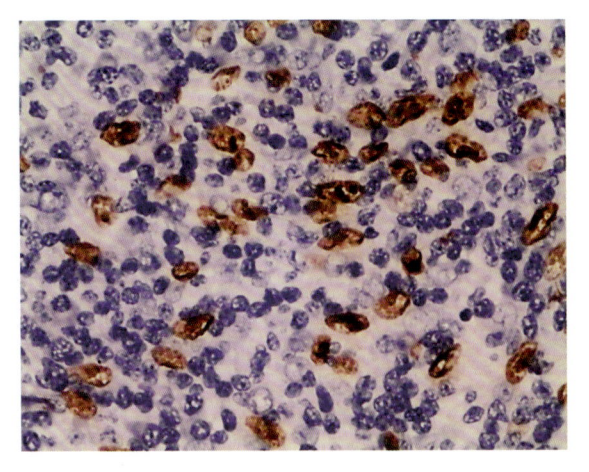

图 12-177　滤泡树突状细胞肉瘤，原位杂交 EBER 核阳性

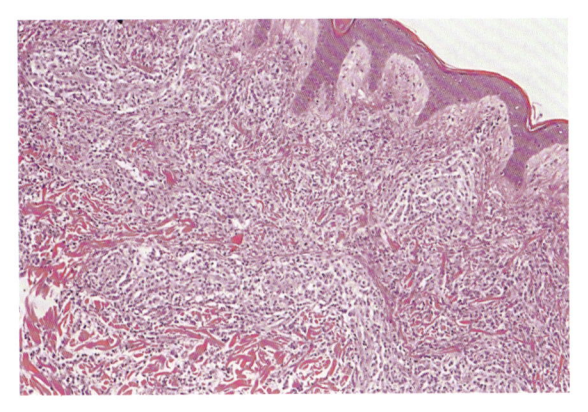

图 12-178　母细胞性浆细胞样树突状细胞肿瘤

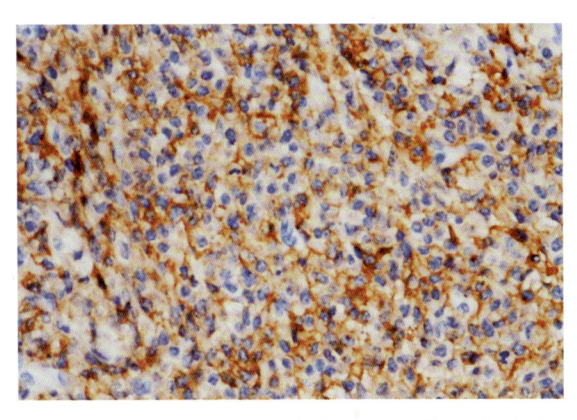

图 12-179　母细胞性浆细胞样树突状细胞肿瘤，CD4，细胞膜阳性

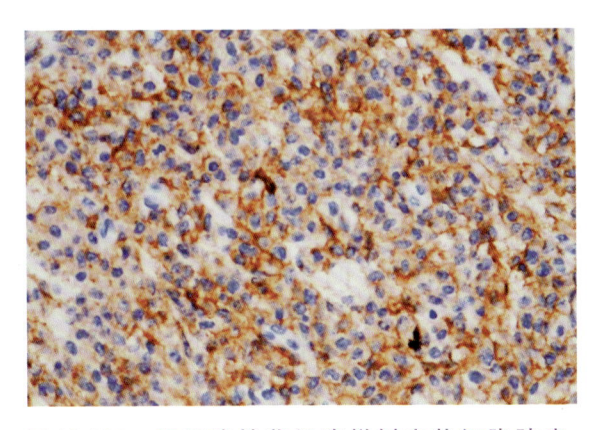

图 12-180　母细胞性浆细胞样树突状细胞肿瘤，CD43，细胞膜阳性

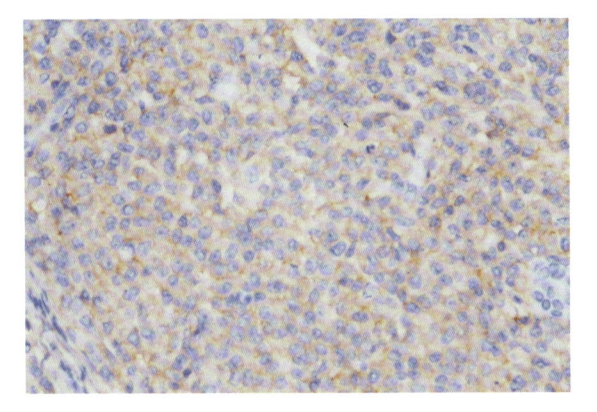

图 12-181　母细胞性浆细胞样树突状细胞肿瘤，CD123，细胞膜阳性

8）与转移性低分化鳞癌及某些软组织肉瘤加以区别：免疫组化对于两者的鉴别很有帮助。

第九节　骨髓病变

一、骨髓病变的常用标志物

骨髓病变的常用标志物见表 12-33。

表12-33 骨髓病变的常用标志物

分组	标志物
原始造血细胞	CD34、CD38、HLA-DR和TdT
髓系	CD13、CD14、CD33、CD43、CD64、CD117；CD43、MPO和Lysozyme是髓细胞肉瘤的特异性标志物
粒细胞系	CD13、CD33、CD15、CD65及MPO
单核细胞系	CD14、CD4、CD11b、CD11c、CD64、CD36、CD68（PGM1）、CD163和Lysozyme
嗜碱性粒细胞	可表达CD9、CD13、CD22、CD25、CD33、CD36、CD38、CD45、CD123，不成熟的嗜碱性粒细胞主要表达CD9、CD17、CD123、CD11b、CD25、BB1、2D7、CD203c；而成熟型嗜碱性粒细胞主要表达CD123、CD11a、CD11b、CD38
红细胞系	CD235a（GlycophorinA）、HaemoglobinA或E-Cad，有助于确立红系；转铁蛋白受体1（CD71）和铁蛋白H
巨核细胞系	CD41、CD61、CD42和CD36，更成熟的血小板相关标志物为CD42
肥大细胞	CD2、CD25、CD117
浆细胞	CD38、CD138、κ、λ、CD79α、CD19、CD56、CD117、MUM1、CyclinD1
B细胞	不成熟的T细胞和B细胞均可表达TdT、CD10、CD34、CD99。不成熟B细胞表达CD34、TdT、CD10、CD19、CD79α、CD79b和PAX5；成熟B细胞表达CD20、CD23、BCL6、MUM1、CD138
T细胞	不成熟T细胞表达CD34、TdT、CD10、CD7、CD2、CD5、CD1α、cCD3、LMO2和NOTCH1。并且CD4与CD8为共同表达；成熟T细胞表达CD1、CD3、CD4和CD8

二、骨髓增生异常肿瘤

1.抗体选择　MPO、CD235α、CD61、CD42b、CD34、CD117、CD15、Ki-67。加分子检测。

2.注释

（1）骨髓增生异常肿瘤（MDS）：以前称为骨髓增生异常综合征，强调MDS肿瘤性质并与MPN术语相协调，是一组克隆性造血干细胞疾病，其特征为一系或多系血细胞减少、一系或多系细胞发育异常、无效造血和发生急性髓系白血病（AML）的危险增高。2022版WHO造血淋巴肿瘤分类做出重大调整，包括MDS伴遗传学异常定义和MDS，形态学定义两大类，具体分类见表12-34。MDS的诊断模式也由单纯的细胞形态学模式过渡至现今的细胞形态学、免疫学、细胞遗传学和分子生物学（MICM）模式。

（2）细胞形态学分析：骨髓涂片中红细胞系、中性粒细胞系或巨核细胞系中发育异常的细胞比例≥10%是MDS的诊断标准之一。细胞发育包括细胞增殖和分化，细胞分化主要是通过细胞核分裂完成，MDS骨髓细胞分化异常的形态学特征主要表现为细胞核异常，粒系发育异常主要表现为核分叶少（假Pelger-Hüet）、巨大分叶核中性粒细胞（至少达正常分叶核中性粒细胞的2倍）、不规则核分叶，以及细胞核棒槌小体（4个以上、非性染色体相关）与异常染色质凝集（大块状、有清亮区分隔），红系有核细胞的核出芽、核间桥接、核碎裂、多核和巨幼样变等。巨核细胞系发育异常表现为核分叶少的微巨核细胞，各种大小的巨核细胞核不分叶和核叶断开的多核巨核细胞。MDS骨髓细胞的另一种分化异常是细胞分化部分受阻，其细胞形态学表现为原始细胞比例增高。

（3）组织病理学：有核细胞数量增多或正常。由于三系细胞的病态发育，可显示不同的形态学异常。MDS常见的组织学表现可分为两组。第一组：切片内有明显的铁质堆积，易检出众多的环形铁粒幼细胞，粒系生成减少，一定程度的网状细胞增生，间质水肿，约7%检出淋巴小结；第二组：骨髓增生异常活跃，伴显著病态造血，成熟阻滞现象也很明显，切片内巨核细胞增多，有较多侏儒型巨核细胞。两组病例均可检出"幼稚细胞前体细胞异常定位（ALIP）"，即原始及早幼粒细胞3～5个以上聚集成簇，通常位于离开血管结构和骨小梁内膜表面的中央区，原始细胞CD34阳性。此外，微巨核细胞及单核或多核型巨核细胞也是本病的特征之一。低增生型MDS有核细胞数量少，导致与再生障碍性贫血的鉴别发生困难，识别幼稚细胞是鉴别诊断的关键。约10%的MDS病例可见显著的骨髓纤维化，多数伴有骨髓纤维化的病例有原始细胞增多和侵袭性临床过程，此时用CD34染色识别原始细胞非常有价值（图12-182～图12-185）。

（4）免疫分型：流式细胞术免疫表型分析用于MDS诊断的原理是基于MDS患者的细胞发育异常，骨髓细胞某一系或某一系细胞的某一特定分化成熟阶段的细胞抗原表达发生异常，具体表现如下。①成熟中性粒细胞常表现为CD11b、CD13或CD33表达缺失或异常表达，CD16延迟表达，表达CD56；②单核细胞异常表现为CD13、CD14、CD16或CD33表达缺失或异常表达，CD11b或HLA-DR异常表达，CD56过表达；③红系细胞表现为CD36、CD71表达减低。此外，流式细胞术检测骨髓和（或）外周血中CD34$^+$祖细胞异常，如CD34$^+$细胞数量增多，CD34$^+$/CD10$^+$或CD34$^+$/CD19$^+$细胞数量绝对或相对增多，CD45、CD117异常表达，CD13、CD33和HLA-DR过表达或表达缺失，CD5、CD7、CD19和CD56等淋系抗原表达，表达CD11b和（或）过表达CD15。

（5）细胞遗传学：常规核形分析必须有可供分析的20～25个核分裂象才能做出判断，如不能获得足够核分裂象，FISH检测（应至少包括5q31、CEP7、7q31、CEP8、20q、CEPY和p53等探针）是常规核形分析的必要补充。

（6）分子生物学检查：MDS相关异常基因主要涉及表观遗传学、转录调节、剪接因子和细胞凋亡增殖等基因。全基因组或靶向基因测序研究揭示MDS的受累基因约60个，最常受累基因有*SF3B1*、*TET2*、*SRSF2*、*ASXL1*、*DNMT3A*和*RUNX1*，这些基因突变频率均在10%以上。尽管目前临床尚无针对MDS患者的统一的检测基因组共识方案，但是笔者仍然建议，对于MDS的诊断，需要检测的基因至少应包括*SF3B1*、*P53*、*TET2*、*DNMT3A*、*IDH1/2*、*EZH2*、*ASXL1*、*SRSF2*、*RUNX1*、*U2AF1*、*SETBP1*等。

（7）骨髓增生异常肿瘤（MDS）的诊断与鉴别

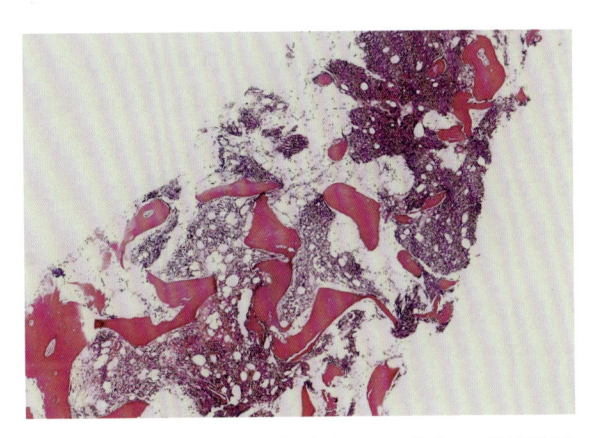

图12-182　骨髓增生异常肿瘤，HE染色，示骨髓增生较活跃

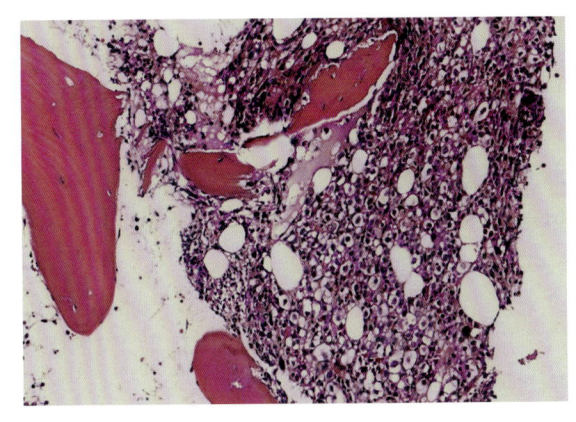

图12-183　骨髓增生异常肿瘤，HE染色，示髓系幼稚细胞增多

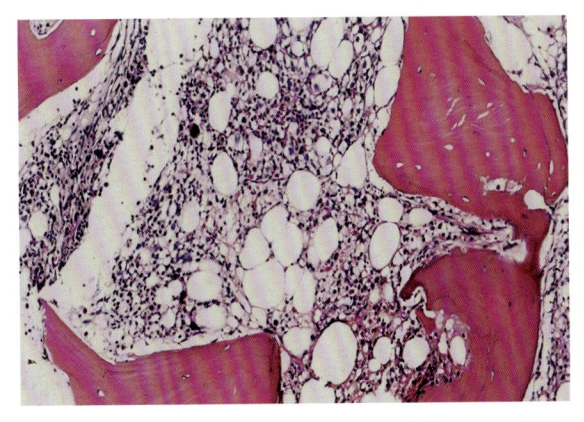

图12-184　骨髓增生异常肿瘤，HE染色，示巨核细胞胞体小、分叶少

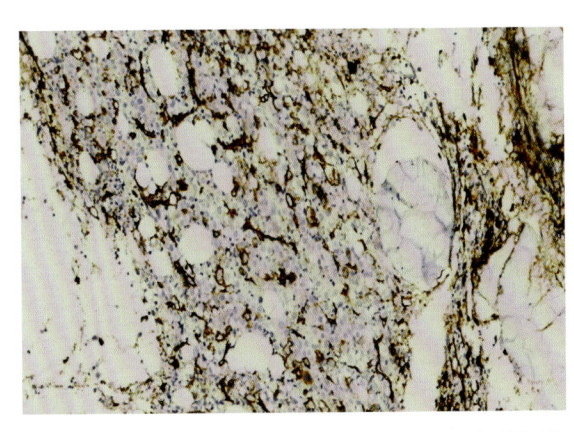

图12-185　骨髓增生异常肿瘤，CD34，细胞质阳性

1）诊断MDS主要有3个关键点：①血细胞减少是MDS诊断的必要条件。②骨髓中发育异常血细胞比例＞10%。③通过骨髓细胞染色体核形分析、FISH、突变基因的检测发现克隆性造血。常规染色体核形分析是所有怀疑MDS患者的必做检查之一。现阶段至少可以将*SF3B1*、*TET2*、*SRSF2*、*ASXL1*、*DNMT3A*和*RUNX1*等基因列入MDS常规诊断。

2）诊断骨髓原始细胞＜5%的MDS患者，需除外那些可有血细胞计数减少且伴有血细胞发育异常的其他血液和非血液系统疾病，以下几种疾病尤应引起注意：①大颗粒淋巴细胞白血病（LGLL），T-LGLL可合并纯红细胞再生障碍（PRCA）、中性粒细胞减少甚至血小板减少，与MDS中的难治性血细胞减少伴单系发育异常（RCUD）应进行鉴别诊断，通过外周血淋巴细胞免疫表型分析（包括TCRVβ分析）及*TCR*基因重排不难做出鉴别；②HIV感染，特别是艾滋病晚期，可有血细胞减少和发育异常的形态学改变，HIV病毒检测和外周血T细胞亚群分析有助于HIV感染和艾滋病的诊断；③先天性红系发育异常性贫血（CDA），对于儿童和青少年，CDA与MDS的鉴别诊断更为重要。

3）与巨幼细胞性贫血（MA）鉴别：两者均有红系巨幼样变、大红细胞和中性粒细胞核分叶过多等特点，有时鉴别比较困难。镜检见单圆核巨核细胞和多圆核巨核细胞更支持MDS的诊断。叶酸和维生素B_{12}对MA的实验性治疗效果好，对MDS则无效果。

4）与急性髓系白血病的鉴别：可通过CD34、CD117评估原始细胞的比例和细胞类型，从而进行鉴别。

5）低增生性MDS与慢性再生障碍性贫血（CAA）鉴别：CAA以较成熟的粒、红系细胞多见，巨核细胞缺乏，淋巴、浆细胞多见，铁染色阳性。低增生性MDS幼稚细胞较多，可见异常巨核细胞，淋巴细胞、浆细胞少见，网状纤维染色（1～2级），与CAA不同。

三、急性髓系白血病及相关的前体细胞肿瘤

1. 抗体选择 原始造血细胞（CD34、CD38、HLA-DR和TdT）；髓系（CD13、CD14、CD33、CD64、CD117）；粒系（表达CD13、CD33、CD15、CD65及MPO）和单核系分化（表达CD14、CD4、CD11b、CD11c、CD64、CD36及溶菌酶）；红系（E-Cadherin、CD235a、HemoglobinA、CD71）；T细胞系（CD2、CD3、CD4、CD5、CD7、CD8）；B细胞系（CD10、CD20、CD22、CD19、CD38）；血小板糖蛋白（CD41、CD61、CD42和CD36，更成熟的血小板相关标志物CD42）。

2. 注释

（1）急性髓系白血病（AML）是一种克隆性造血干细胞疾病。

（2）WHO分类和免疫表型：2022年，WHO根据基因分子生物学、细胞遗传学等的进展更新了髓系肿瘤和急性白血病的分类（表12-34）。

（3）病变特点：骨髓活检常显示细胞密度高，形态单一的原始细胞弥漫浸润代替正常骨髓结构，但也有少数病例骨髓细胞密度不高或减低。

（4）免疫表型（流式、免疫组化）：髓系原始细胞通常表达CD34、CD117；髓/粒系通常表达MPO、CD13、CD33，单核系常表达CD64、CD14、CD33、CD13、CD136、CD4、CD36，巨核细胞常表达CD61、CD31、CD42a、CD41，红系常表达E-Cadherin、CD235a、HemoglobinA、CD71。此外，细胞化学染色也有助于鉴别（髓/粒系MPO染色阳性，单核系α-醋酸萘酯酶染色阳性并被氟化钠所抑制）（图12-186～图12-191）。

（5）分子遗传学改变：常见的突变基因按功能可分为以下几类。酪氨酸激酶受体基因：*JAK2*、*FLT3-ITD*、*FLT3-TKD*、*c-KIT*；参与DNA甲基化的表观遗传学调节基因：*DNMT3A*、*TET2*、*ASXL1*、*IDH1*和*IDH2*；RAS信号转导通路相关基因：包括*KRAS*、*NRAS*、*PTPN11*；转录调节基因：*RUNX1*、*p53*、*CEBPA*、*GATA2*。NPM1是一种主要的核仁磷酸化蛋白，单独分为一类。

（6）病理诊断

1）AML的诊断标准参照2016版WHO造血淋巴肿瘤分类标准，诊断AML的外周血或骨髓原始细胞比例下限为20%。当患者被证实有克隆性重现性细胞遗传学异常t（8；21）（q22；q22）、inv（16）（p13q22）或t（16；16）（p13；q22），以及t（15；17）（q22；q12）时，即使原始细胞＜20%，也应诊断为AML。

2）AML伴重现性遗传异常：WHO仍根据重要的细胞遗传学和分子基因定义特殊类型的AML（表12-34）。

3）AML伴骨髓增生异常相关性改变：当伴*NPM1*突变或*CEBPA*双等位基因突变时，如果只有骨髓多系发育不良，则不能诊断"AML伴骨髓增生异常相关性改变"。但在缺乏这些基因突变时，伴有多系发育异常的形态学表现（定义为至少两系以上存在≥50%增生异常细胞）就可以做出"AML伴骨髓增生异常相关性改变"的诊断，且预后不良。

4）治疗相关髓系肿瘤：这类疾病包括治疗相关的AML（t-AML）、骨髓增生异常综合征（t-MDS）和MDS/MPN（t-MDS/MPN）。它们是此前因为肿瘤性或非肿瘤性疾病接受细胞毒药物化疗或放疗而发生的晚期并发症。MPN发生转化不属于本综合征。形态学上，大多数患者表现为t-AML/t-MDS伴有多系发育异常。外周血显示一系或多系血细胞减少。几乎总有贫血。

5）AML，非特指型（AML, NOS）：这一个大组包括那些不符合前面所介绍的任何一种AML诊断标准的病例，包括9个分类。AML的鉴定标准为外周血或骨髓中原粒细胞≥20%。有单核细胞分化的AML中幼单细胞被视为等同于原始细胞。急性红白血病根据有无髓系成分分为两个亚型：红白血病，骨髓中红系细胞占全部有核细胞≥50%，并且原粒细胞占非红系细胞≥20%；纯红系白血病，专一定向于红系的未成熟细胞的肿瘤性增生占骨髓有核细胞≥80%，没有明显原粒细胞成分。

6）唐氏综合征相关的髓系增殖：包括短暂性异常骨髓增生（TAM）和唐氏综合征相关的髓系白血病。两者通常都是巨核细胞增生，TAM和唐氏综合征相关的髓系白血病均以*GATA1*突变、JAK-STAT通路突变及髓系白血病中额外基因突变为特征。

7）谱系未定急性白血病（ALAL）和混合表型急性白血病（MPAL）：根据其重叠的临床和免疫表型特征被归为一个类别，最近的研究表明它们也具有共同的分子致病机制。具体分类包括：具有明确遗传异常的谱系未定急性白血病和免疫表型定义的混合表型急性白血病。通过免疫表型确定谱系取决于每种抗原与被评估谱系之间的关联强度。作为一般原则，抗原的表达越接近在最相似的正常细胞群上看到的表达强度和（或）模式，就越有可能倾向该谱系。混合表型急性白血病的谱系确定标准。①B系标准（二选一），CD19强表达（指的是流式检测CD19，部分细胞的强度超过50%的正常B祖细胞），则需要下列标志物1个或更多强表达：CD10、CD22或CD79α；CD19弱表达（指的是部分细胞的CD19强度未超过50%的正常B祖细胞），则需要下列标志物2个或更多强表达：CD10、CD22或CD79α。②T系标准，流式检测CD3ε链（胞内或表面），部分细胞的强度超过50%成熟T细胞，或非CD3 zeta链抗体免疫细胞化学阳性。③髓系标准（二选一），MPO，部分细胞的强度超过50%的成熟中性粒细胞，单核分化，需要下列2个或更多标志物表达：非特异性酯酶、CD11c、CD14、CD64或溶菌酶。

表12-34　2022版WHO急性髓系白血病（AML）的分类及免疫表型特点

肿瘤类型	分子免疫表型或注释
1）AML伴重现性遗传学异常	
AML伴t（8；21）（q22；q22.1）；RUNX1-RUNX1T1	免疫表型特征是一部分原始细胞高表达CD34、MPO、HLA-DR、CD13，但相对弱表达CD33。通常有粒细胞分化的信号，表现为一部分细胞表达CD15和CD65，显示粒细胞成熟。有时原始细胞组群显示成熟不同步现象，如共表达CD34和CD15。这组白血病还常表达淋系标志物，如CD19和PAX5，还可表达胞质CD79α。某些病例TdT阳性，但一般表达很弱。一部分细胞异常表达CD56，可能提示预后不良。主要存在*RUNX1-RUNX1T*融合基因
AML伴inv（16）（p13.1q22）或t（16；16）（p13.1；q22）；CBFB-MYH11	大多数此类白血病的特征是有多个原始细胞组群而呈现的复杂免疫表型，不成熟的原始细胞高表达CD34和CD117，以及正在向粒系（表达CD13、CD33、CD15、CD65及MPO）和单核系分化（表达CD14、CD4、CD11b、CD11c、CD64、CD36及溶菌酶）的组群。常见成熟不同步。也常见CD2与髓系标志物共表达。存在*CBFB-MYH11*融合基因

肿瘤类型	分子免疫表型或注释
APL伴PML-RARA	异常早幼粒细胞明显增多。免疫表型特征是低表达或不表达HLA-DR、CD34、CD11a、CD11b和CD18,均质性强表达CD33,异质性表达CD13。常表达CD64,CD117弱阳性表达,CD15、CD65为阴性或弱阳性。存在 PML-RARA 融合基因[可隐匿或产生于除t(15;17)(q24.1;q21.2)以外的复杂基因重排]
AMLt(9;11)(p21.3;q23.3);KMT2A-MLLT3	在儿童,CD33、CD65、CD4、HLA-DR高表达,而CD13、CD34、CD14常弱表达;在成人,常表达CD64、CD14、CD36、CD11b、CD11c、CD4和Lysozyme,常不同程度表达CD34、CD117和CD56。存在 KMT2AL-MLLT3 融合基因
AML伴t(6;9)(p23;q34.1);DEK-NUP214	原始细胞为无特异性的髓系免疫表型,一般表达MPO、CD13、CD33、CD38和HLA-DR。大部分病例也表达CD117、CD34和CD15,一部分病例表达单核细胞相关标志物CD64,约半数患者TdT阳性,其他的淋系原表达少见。存在 DEK-NUP214 整合基因
AML伴inv(3)(q21.3;q26.2)或t(3;3)(q21.3;q26.2);GATA2,MECOM/EVI1	表达CD7、CD117、CD33、CD34、CD38,为原始粒细胞免疫表型。一部分可能表达巨核细胞标志物,如CD41和CD61,有些患者原始细胞也异常表达CD7,但其他淋系标志物不常见。存在 EVI1(GATA2、MECOM)基因异常表达
AML(原始巨核细胞)伴t(1;22)(p13.3;q13.3);RBM15-MKL1	见于无唐氏综合征的婴儿AML。外周血和骨髓中白血病细胞具有原始巨核细胞的形态特点,MPO和SBB阴性,CD41、CD61和CD42阳性。
暂定型:AML伴BCR-ABL1	研究显示抗原受体基因(IGH、TCR)、IKZF1和(或)CDKN2A的缺失支持初发AML伴BCR-ABL1的诊断,有助于伴BCR-ABL1的CML鉴别
AML伴 NPM1 突变	除了髓系抗原(CD13、CD33、MPO)外,还常表达单核细胞分化标志物,如CD14、CD1b和巨噬细胞限制性的CD68。最显著的免疫表型特征是缺乏CD34表达。存在核仁磷酸蛋白1(NPM1)突变,胞质异常表达NPM是这一基因的替代标志物。此外,常伴有额外基因突变,最常见的依次为 TET2、DNMT3A、FLT3-ITD、FLT3-TKD 等
AML伴 CEBPA 双等位基因突变	原始细胞通常表达一个或多个髓系抗原,如CD13、CD33、CD65、CD11b和CD15,大多数也常表达HLA-DR和CD34;单核细胞标志物如CD14和CD64常阴性。可表达CD7,但表达CD56和其他淋系抗原者少见。70%的核形正常,22%~33%的患者有 FLT3-ITD 突变
暂定型:AML伴 RUNX1 突变	原始细胞常表达CD13、CD34和HLA-DR,不同程度表达CD33、MPO和单核抗原。RUNX1 突变常伴高频 FLT3 突变, ASXL1、CEBPA、DNMT3A、NRAS、SF3B1、IDH1、IDH2、WT1 等基因常与 RUNX1 突变共同存在
2)AML伴骨髓增生异常相关性改变	包括MDS相关细胞遗传学异常的AML,无 NPM1 突变或 CEBPA 双等位基因突变的多系病态造血AML。免疫表型研究反映了其基础形态学的异质性,且常与其对应的原发性疾病的改变相似。原始细胞一般CD34阳性,并表达泛髓系标志物(CD13、CD33)。常异常表达CD56和(或)淋系相关标志物CD7。成熟中的髓系细胞可能呈现与正常髓系发育不同的抗原表达谱
3)AML,非特指型	
AML微分化型	大多数表达原始的造血细胞相关抗原,如CD34、CD38、HLA-DR和TdT,一般成熟粒系和单核系相关抗原如CD11b、CD15、CD14、CD65通常为阴性。原始B细胞和T细胞相关胞质淋系标志物cCD3、CD79α和cCD22阴性。细胞化学染色MPO阴性,但流式细胞术或免疫组化检测中部分原始细胞可阳性。27%的病例发生 RUNX1 突变,16%~22%的患者 FLT3 突变
AML未分化型	常有一个原始细胞组群表达MPO和一个或多个髓系相关抗原(如CD13、CD33和CD117)的原始细胞,部分表达CD34、CD11b和HLA-DR阳性。一般不表达粒系成熟相关标志物如CD15和CD65或单核细胞标志物如CD14和CD64。原始细胞无B和T细胞相关胞质内淋系标志物,如cCD3、cCD79α和cCD22。大多数免疫球蛋白重链基因和T细胞受体链基因为胚系构型
AML部分分化型	原始细胞表达一种或多种髓系相关抗原,CD13、CD33、CD65、CD11b和CD15。常表达HLA-DR、CD34和(或)CD117。单核细胞标志物如CD14和CD64通常阴性,少部分病例CD7阳性,而CD56、CD2、CD19和CD4常不表达。无特异性遗传学改变

续表

肿瘤类型	分子免疫表型或注释
急性粒单核细胞白血病	表达CD11b、CD64、CD56、cMPO、CD33、CD41、CD61、CD38和CD58，不表达CD13、CD34、CD117、CD123、HLA-DR、CD10、CD19、CD207、CD2、CD14、cCD79α、cCD3、cCD22、CD1α和TdT
急性单核细胞白血病	一般显示有几个不一样的原始细胞组群：未成熟原始细胞组群，CD34和（或）CD117、HLA-DR阳性；表达髓系抗原CD13、CD33、CD65和CD15；单核细胞分化特征标志物阳性，如CD14、CD4、CD11b、CD11c、CD64、CD36；巨噬细胞限制性CD68（PGM1）、CD163和溶菌酶等。尤其是共表达CD15和强CD64是单核细胞分化的特征。约30%的病例CD7阳性。罕见表达其他淋巴细胞相关标志物。可见非特异性的细胞遗传学改变，如+8
急性红白血病	表达haemoglobin-A、glycophorin或E-Cad，有助于确立红系；CD71和铁蛋白H为较高敏感度和特异度指标。通常CD33、CD36、CD235a高表达，CD34、HLA-DR阴性，CD117常部分阳性或弱阳性。p53突变非常普遍，FLT3-ITD、NPM1和CEBPA突变较少
急性巨核细胞白血病（AMKL）	表达一种或多种血小板糖蛋白标志物：CD41、CD61和CD36，更成熟的血小板相关标志物CD42不常表达；髓系相关标志物CD13和CD33可阳性；全白细胞标志物CD45和HLA-DR常阴性。原始细胞MPO和其他粒系分化标志物为阴性，也不表达淋系标志物和TdT，但可异常表达CD7。染色体异常发生率高且多为复杂核形，无规律性
急性嗜碱性粒细胞白血病（ABL）	原始细胞表达髓系抗原，通常不表淋系抗原。原始细胞CD13、CD38、CD33、CD7、CD117阳性，CD34、HLA-DR部分阳性，CD22弱阳性，CD10、CD19、CD3、CD5、CD20、MPO、TdT等阴性。近年发现嗜碱性粒细胞可产生Bsp-1、2D7、BB-1、212H6四种特征性单克隆抗体1，可作为嗜碱性粒细胞的鉴别方法。有文献认为CD203对ABL具有特异性
急性全髓增殖症伴骨髓纤维化（APMF）	原始细胞常表达CD13、CD33、CD34、CD117，MPO常阴性。常用的一套抗体组合包括MPO、Lysozyme、抗巨核细胞标志物和红系标志物，确定全髓的存在而排除单系为主的增殖
4）髓系肉瘤（MS）	最常见的抗原表达包括CD43、CD68、溶菌酶、MPO和CD117，还有CD11c、CD13和CD33。某些MS还表达其他系抗原，如T细胞系和B细胞系
5）唐氏综合征相关的骨髓增殖	
短暂性异常骨髓增殖（TAM）	原始细胞CD34、CD56、CD117、CD13、CD33、CD7、CD4（弱）、CD41、CD42、TPO-R、IL-3R、CD36、CD61和CD71阳性；MPO、CD15、CD14和血型糖蛋白A阴性。约有30%的病例原始细胞HLA-DR阳性。除+21外，还有获得性GATA1突变
唐氏综合征相关的髓系白血病	原始细胞CD117、CD13、CD33、CD7、CD4、CD42、TPO-R、IL-3R、CD36、CD41、CD61和CD71阳性，而MPO、CD15、CD14和血型糖蛋白A为阴性。然而，与TAM不同，50%的病例CD34阴性，约30%的病例CD56和CD41阴性。除21三体外，还有GATA1突变

注：WHO，世界卫生组织；AML，急性髓系白血病。

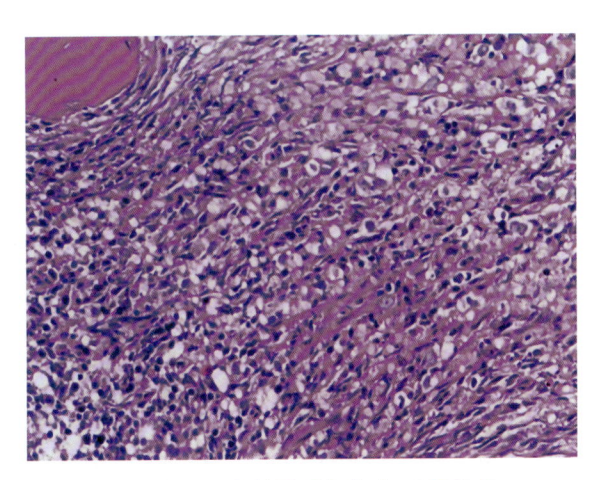

图12-186 急性髓系白血病，HE染色

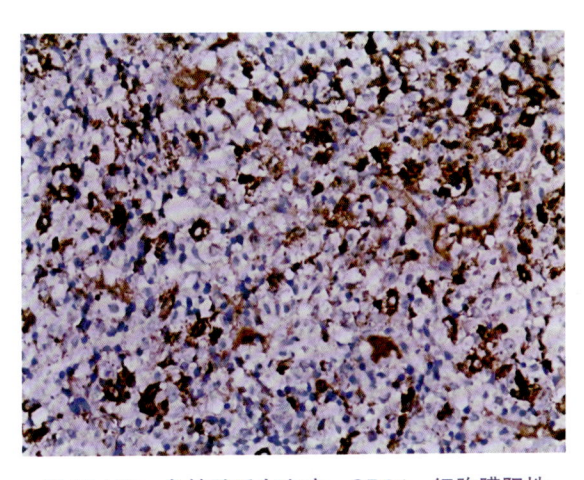

图12-187 急性髓系白血病，CD34，细胞膜阳性

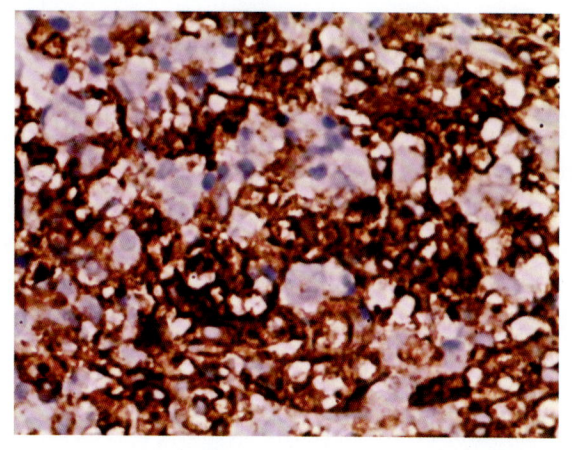

图12-188　急性髓系白血病，CD117，细胞膜阳性

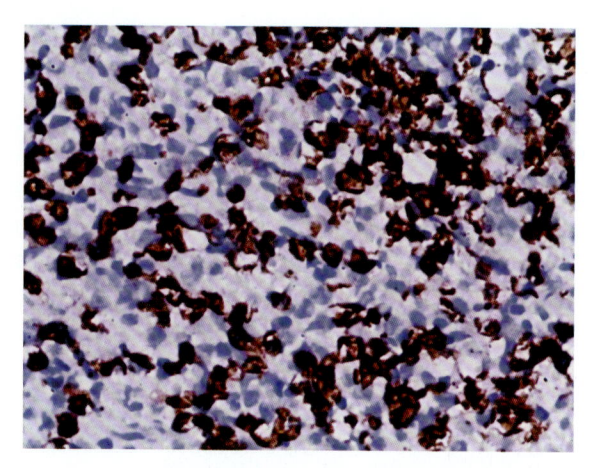

图12-189　急性髓系白血病，MPO，细胞质阳性

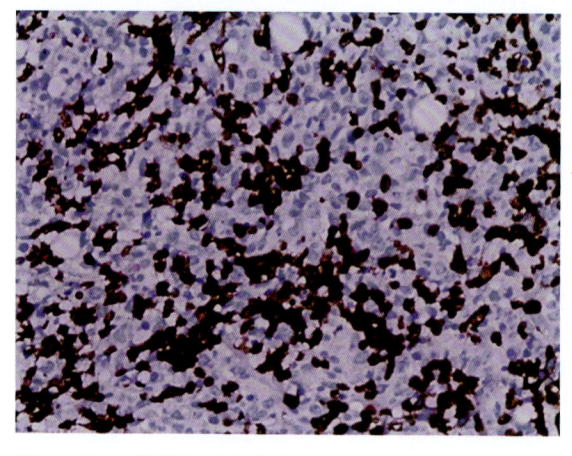

图12-190　急性髓系白血病，CD235a，红系细胞阳性

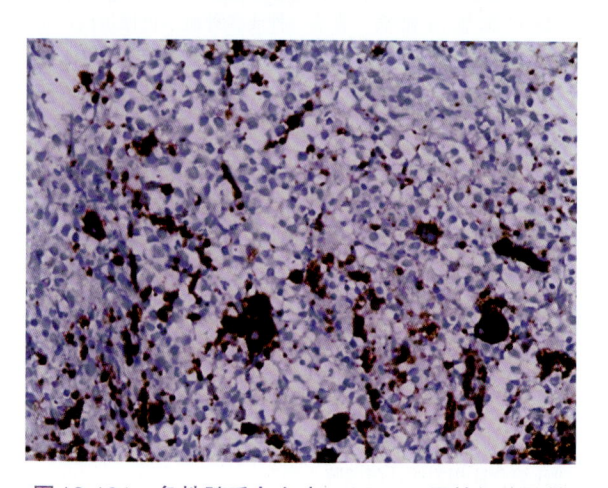

图12-191　急性髓系白血病，CD61，巨核细胞阳性

四、髓系肉瘤

1.抗体选择　髓系标志物（如CD43、CD68、溶菌酶、MPO、CD117）、CD3、CD20、CD30、CK和Ki-67。加FISH或细胞遗传学检测。

2.注释

（1）髓系肉瘤（myeloid sarcoma，MS）：是一种发生于骨髓以外部位由髓系母细胞形成的瘤块，可伴有或不伴有成熟成分，也称为粒细胞肉瘤、绿色瘤、髓外髓系肿瘤。2008版WHO造血淋巴肿瘤分类中将髓系肉瘤分为3种类型。①粒细胞肉瘤：最常见，可表现为原始细胞型、不成熟型和分化型；②单核细胞肉瘤：较少见，主要由粒-单核细胞或原单核细胞构成；③由三系造血细胞或主要由红系前体细胞或原巨核细胞所组成的肿瘤：最为少见，多与慢性骨髓增生性肿瘤有关。髓过氧化物酶（MPO）的作用使肿瘤切面在空气中呈绿色，因此MS在1985年被称为绿色瘤。MS可单发，但更常见的是与AML同时发生或作为AML髓外复发形式出现。因此，任何不典型细胞浸润，尤其是有髓系肿瘤病史的患者，均需要考虑MS的可能。

（2）发生部位：MS几乎可出现在全身任何部位，如皮肤、软组织、淋巴结、胃肠道、中枢神经系统、骨、眼眶、口腔、乳腺、心脏、胰腺、肾上腺、肺、肠系膜、腹膜等。在儿童中，皮肤和眼眶MS最多见。

（3）病变特点：在组织学上，MS的典型表现是不同成熟阶段的髓细胞浸润，包括粒细胞和单核细胞，导致受累部位组织结构受损。肿瘤细胞形态多样，可呈线状或鱼群状排列。绝大多数细胞体积较小或中等，胞质轻度嗜碱性或嗜酸性，核质比较高。细胞核通常为圆形、椭圆形、肾形及分叶状。此外，幼稚嗜酸性粒细胞在肿瘤组织内可见，其数量与肿瘤细胞分化程度相关。当组织学表现不典型时，找到嗜酸性粒细胞是诊断MS的特征性线索之一。

（4）免疫表型：MS最常见的抗原表达包括CD43、CD68、溶菌酶、MPO和CD117，还有CD11c、

CD13和CD33。CD13、CD33、CD117、MPO阳性常提示肿瘤细胞有髓系分化，CD14、CD163、CD11c阳性提示单核幼稚细胞分化。联合应用MPO、CD68、CD163等抗体能够确诊绝大多数MS。一些MS还表达其他系抗原，如T细胞系和B细胞系。这些MS常被误诊为淋巴瘤。一般CD20、CD3呈阴性表达，不支持T、B细胞来源（图12-192～图12-195）。

（5）遗传学表现：MS患者可出现t（8；21）、inv（16）、11q23、t（9，11）、t（8；17）、t（8；16）、t（1；11）、del（16q）、del（5q）、del（20q）、-7、+4、+8、+11等染色体异常。其中，t（8；21）最常见。染色体+8更常见于皮肤MS，染色体inv16更常见于腹腔MS。在MS合并CML患者中，*BCR-ABL*基因不仅见于骨髓和外周血，还可见于肿瘤组织。

T、B细胞基因重排阴性。约55%的病例染色体发生畸变，所以可以通过FISH或细胞遗传学来证实诊断。

（6）鉴别诊断：在形态学上极难与其他小圆细胞肿瘤，如淋巴母细胞淋巴瘤、黑色素瘤、尤因肉瘤、原始浆细胞样树突状细胞肿瘤、弥漫性大B细胞淋巴瘤及伯基特淋巴瘤等鉴别。大多数情况下出现数量不等的嗜酸性粒细胞，其中一些尚未成熟，成为重要的诊断线索。联合检测多种髓系相关抗原对MS的诊断非常重要。在确诊原发性MS前还需重视骨髓象、染色体核形分析，以及融合基因检测。

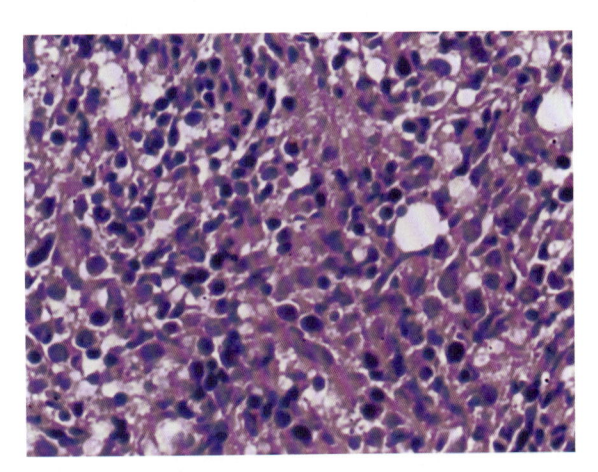

图12-192　髓系肉瘤，HE染色

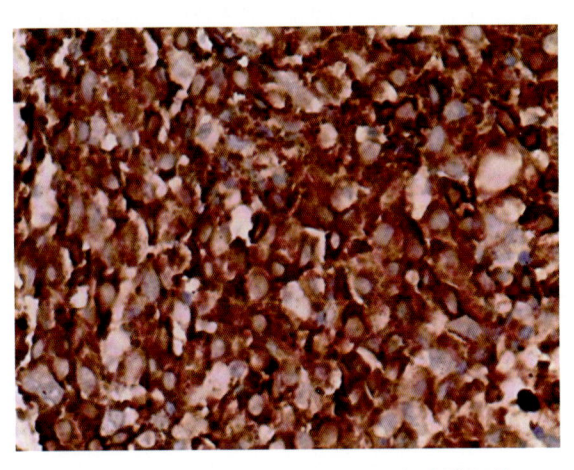

图12-193　髓系肉瘤，CD117，细胞膜阳性

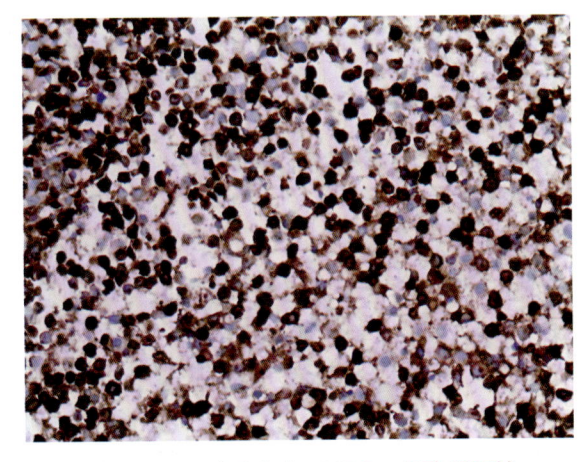

图12-194　髓系肉瘤，MPO，细胞质阳性

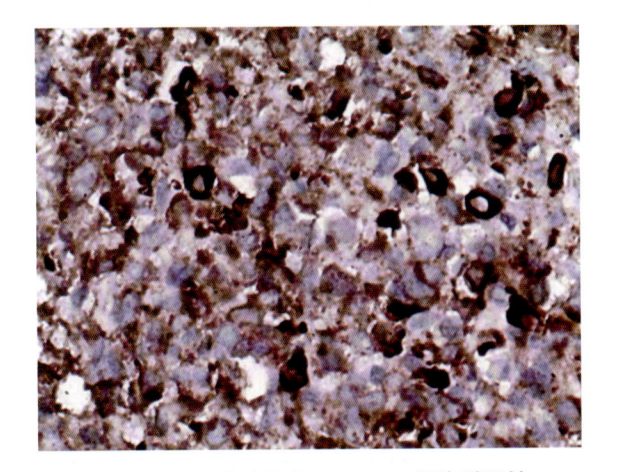

图12-195　髓系肉瘤，CD68，细胞质阳性

五、骨髓增殖性肿瘤

1. 抗体选择　MPO、CD15、CD235a、CD61、CD34、CD117、TdT、CD20、CD3、Ki-67。

2. 注释

（1）骨髓增殖性肿瘤（myeloproliferative neoplasm，MPN）：是一组表现为粒系、红系和（或）巨核系过度增生的克隆性造血干细胞疾病。2022版WHO造血淋巴肿瘤分类分型中MPN包括8个亚型，即慢性粒细胞白血病、真性红细胞增多症、原发性血小板增多症、原发性骨髓纤维化、慢性中性粒细胞白血病、慢性嗜酸性粒细胞白血病、幼年型粒-单核细胞白血病、骨髓增殖性肿瘤（非特指型）。

（2）形态学

1）慢性粒细胞白血病（CML）：2022版WHO造血淋巴肿瘤分类将CML分为2期。①慢性期（CP）：骨髓有核细胞增多，增生极度活跃，主要由各成熟阶段的中性粒细胞构成，以中幼粒至杆状核粒细胞的占比最高。骨小梁旁套状幼稚粒细胞常厚达5～10层，而正常时仅2～3层，原始细胞通常＜5%。常见侏儒型巨核细胞。②急变期（BP）：出现以下情况可诊断为急变期，外周血白细胞中或骨髓有核细胞中原始细胞≥20%，或有髓外原始细胞增殖，约70%的病例原始细胞为髓系，或者外周血白细胞或骨髓中出现原始淋巴细胞增生。

2）慢性中性粒细胞白血病（CNL）：骨髓活检示有核细胞过度增生，中性粒细胞增多，粒：红比例高达20：1或更高。原粒和早幼粒细胞百分比不高，但中幼粒和成熟粒细胞比例增高，也可有红系和巨核细胞增殖。各系细胞无明显发育异常。网状纤维增生不常见。

3）真性红细胞增多症（PV）：粒系、红系和巨核系有效性增殖，即全髓增殖。骨髓活检的特征是有核细胞过度增生，皮质下的骨髓区域有核细胞增多，以红系和巨核系细胞增多更为显著。红系造血是正常幼红细胞性，粒系造血形态正常，原粒细胞百分率不增加。巨核细胞数量增多，特别是血小板增多的病例，表现特征性的形态异常，如核分叶过多，典型的情况下巨核细胞倾向形成疏松的集簇或贴近骨小梁，常有显著的多形性，不同大小的细胞混合存在。多达20%的病例可见反应性淋巴细胞结节。后期可伴有骨髓纤维化。

4）原发性血小板增多症（ET）：骨髓活检示有核细胞正常或中度增多。最突出的异常是巨核细胞显著增殖，主要是大型至巨大型，胞质丰富而成熟，核深分叶和过度分叶（鹿角样）。巨核细胞通常散布于骨髓之中，但可形成松散的细胞簇。粒系造血增多通常为轻度，原粒细胞不多。很少数病例，尤其是曾有出血的病例，可见到红系前体细胞增殖。网状纤维正常或仅轻度增多。

5）原发性骨髓纤维化（PMF）

A.纤维化前期和早期PMF：骨髓活检示有核细胞过度增多，中性粒细胞系和巨核细胞数量增多。粒系可有轻度"左移"，但通常以晚幼粒、杆状核及分叶核粒细胞为主，原粒细胞百分比不增高，看不到明显的原始或CD34$^+$祖细胞簇。红系造血数量减少。巨核细胞数量明显异常，其组织学局解分布和形态是识别PMF纤维化前期的关键。巨核细胞常形成大小不等的密集丛簇，分布于血窦和骨小梁旁，多数巨核细胞体增大，但也可见到小巨核细胞。巨核细胞核质比例失调，染色质粗块状聚集，核呈球形、"云朵样"或"气球形"，有裸核细胞。总体上PMF的巨核细胞比任何其他类型的MPN更加不典型。此期网状纤维极少甚至缺如（MF-0级或1级）。

B.纤维化期：此期骨髓活检有明显的网状纤维或胶原纤维化（MF-2级和3级）。仍可见骨髓灶性增生活跃，但增生正常或增生减低更为常见，斑驳状分布，虽然原粒细胞＜10%，但幼稚细胞灶可较显著，不典型巨核细胞通常最为显著，呈大的簇状或片状分布。有时骨髓造血细胞几乎缺乏，主要有致密的网状纤维或胶原纤维增生。伴随骨髓纤维化进展的是显著的血管增生、明显弯曲、管腔扩张，常有明显的窦内造血。

C.骨髓硬化期：可形成宽而不规则的骨小梁，占据骨髓面积的50%以上。髓外造血常见，最常见部位是脾。

6）慢性嗜酸性粒细胞白血病（CEL）：是一种多系统疾病，其特征是形态异常的嗜酸性粒细胞和嗜酸性粒细胞前体持续克隆性增殖，导致血液和骨髓中的持续性嗜酸性粒细胞增多。常有骨髓细胞形态学异常，如巨核细胞或红细胞发育不良。

7）MPN，非特指型（MPN，NOS）：指有MPN的临床、实验室、形态学和分子特征但缺乏任何特定MPN类型的诊断标准或具有重叠特征的病例。

8）幼年型粒单核细胞白血病（JMML）：是一种造血干细胞来源的早期儿童骨髓增生性肿瘤。兼有骨髓增生异常综合征及骨髓增殖性疾病特征。至少90%的病例的发病机制涉及RAS通路的激活。

（3）免疫表型：免疫组化在骨髓增殖性肿瘤中的诊断价值有限，主要用于细胞分类，尤其在BCR-ABL阳性病例（CML-CP）中对原始细胞类型的确定是有必要的，CD34、TdT、MPO、CD117、CD235a、

Lys、CD68、CD61、CD20、CD3等单抗联合应用有助于对急性变的原始细胞的确定。约25%的BCR-ABL阳性病例具有混合性白血病表型，最常见的是同一细胞上同时表达B细胞标志物（CD19、CD10）和髓系标志物（MPO、CD13、CD33、CD61）（图12-196～图12-199）。

（4）遗传学改变：*JAK2*、*CALR*和*MPL*等MPN始动致病基因突变已是MPN的主要诊断标准之一，其他非始动致病基因突变可提供克隆性造血的证据，也有助于MPN的诊断。必要时可进行了*ASXL1*、*TET2*、*IDH1*、*IDH2*和*SRSF2*等非始动致病基因突变检测。

（5）几种骨髓增殖性肿瘤的诊断与鉴别：见表12-35。

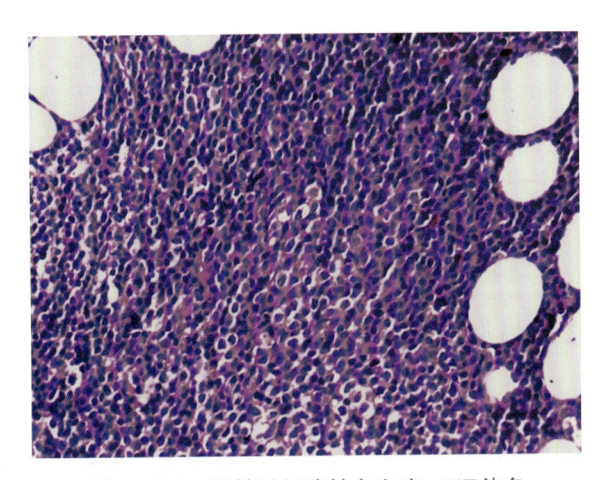

图12-196　慢性髓细胞性白血病，HE染色

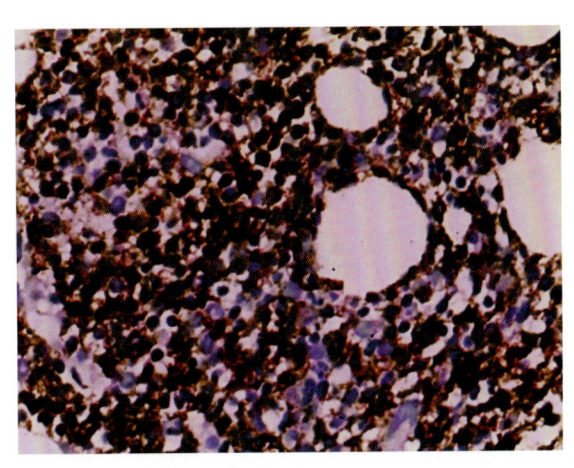

图12-197　慢性髓细胞性白血病，MPO，细胞质阳性

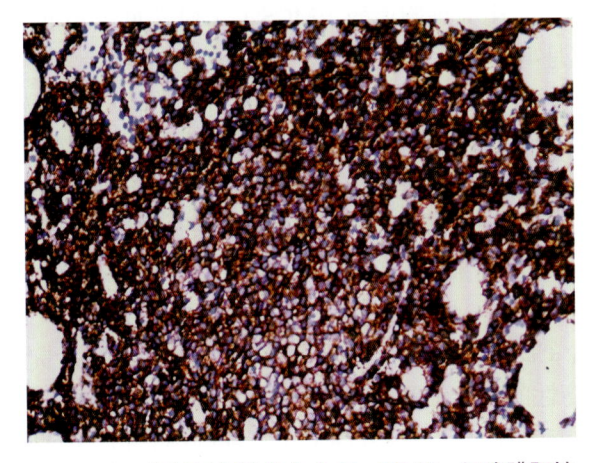

图12-198　慢性髓细胞性白血病，CD13，细胞膜阳性

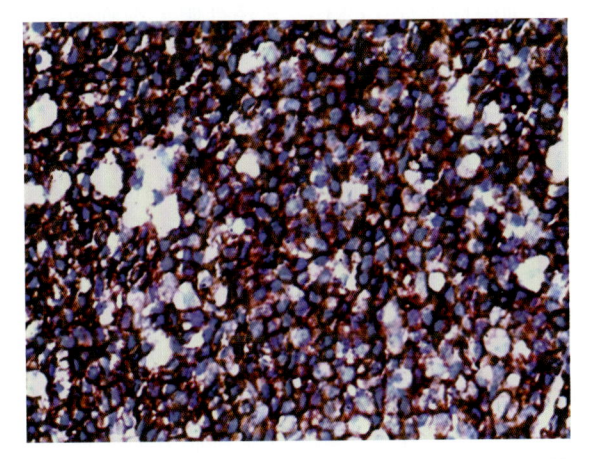

图12-199　慢性髓细胞性白血病，CD68，细胞质阳性

表12-35　几种骨髓增殖性肿瘤的诊断与鉴别

鉴别点	慢性髓细胞性白血病（CML）	慢性中性粒细胞白血病（CNL）	原发性血小板增多症（ET）	真性红细胞增多症（PV）	原发性骨髓纤维化（PMF）
临床表现	贫血、出血为主	贫血、出血	出血为主，有血栓症状	高血容量综合征、血栓	贫血
粒细胞计数	$>50\times10^9$/L	$>50\times10^9$/L	$<50\times10^9$/L	$<50\times10^9$/L	$(10\sim20)\times10^9$/L
骨髓象	粒细胞系为主，可见各阶段粒细胞	粒细胞系增多，中幼粒细胞增生为主	巨核细胞系增生为主，可见幼巨核细胞增多	红细胞系增生为主	增生减低，活检可见纤维化
骨髓纤维化	少数发生	少数可发生	常发生	常发生	全部发生
急性变	80%	可发生	极少	5%～30%	5%～20%
髓外造血	少	少	极少或晚期	20%	常见

续表

鉴别点	慢性髓细胞性白血病（CML）	慢性中性粒细胞白血病（CNL）	原发性血小板增多症（ET）	真性红细胞增多症（PV）	原发性骨髓纤维化（PMF）
Ph染色体/BCR-ABL	阳性	阴性	少数阳性	不定	阴性
JAK2V617F基因或JAK2 12号外显子突变	阴性	阴性	50%左右	65%～97%	50%左右
其他	幼稚粒细胞；有特征性Ph染色体，形成BCR-ABL融合基因	常见CSF3R，以及SETBP1、ASXL1、SRSF2、RUNX1等基因突变	异形血小板，存在JAK2V617F、CALR及MPL基因突变	基因JAK2V617F点突变在真性红细胞增多症中的发生率为65%～97%	异形红细胞，存在JAK2V617F、MPL、CALR基因突变

六、肥大细胞增生症

1.抗体选择　CD45、CD68、CD117、CD2、CD25、类胰蛋白酶/糜蛋白酶、MPO、CD15、CD20、CD3、CD38、Ki-67。

2.注释

（1）肥大细胞增生症：是肥大细胞的克隆性增生，并以异常形态的肥大细胞多灶性或簇状聚集性分布和浸润为特征的一组异质性疾病，可累及一个或多个器官与系统。根据病变部位和范围，该疾病可分为皮肤肥大细胞增生症（CM）、系统性肥大细胞增生症（SM）及肥大细胞肉瘤（MCS）。CM常见于儿童，成年人少见，可以一出生即起病，SM多见于成年人，尤其是40岁以后的人群。

（2）形态学：其特征为异常肥大细胞多灶性聚集或浸润。多数SM骨髓活检中最常见的特点为肥大细胞呈界限清楚的多灶性、密集浸润，主要位于小梁旁和（或）血管周围。病灶由数量不等的肥大细胞、淋巴细胞、嗜酸性粒细胞、组织细胞和成纤维细胞构成。部分病例形态单一，由梭形肥大细胞构成，靠近骨小梁或沿骨小梁呈川流样分布。常见显著的网状纤维增生及邻近的骨质增厚。除了骨髓，SM可以累及的器官和组织主要包括脾脏、肝脏、胃肠道黏膜和淋巴结等，肥大细胞浸润常呈灶性肉芽肿样病变，同时伴嗜酸性粒细胞增多及纤维组织增生。

（3）免疫表型：肥大细胞表达CD9、CD33、CD45、CD68、CD117，但不表达几种粒、单核系抗原，也不表达T细胞和B细胞相关抗原。不同成熟阶段及肿瘤性的肥大细胞都可以表达类胰蛋白酶，而糜蛋白酶在识别不典型和不成熟的肥大细胞方面比较特异，其中CD117是敏感度高但不特异的标志物。CD25和CD2可以标记肿瘤性的肥大细胞。特殊染色甲苯胺蓝可以染出肥大细胞的异染性颗粒，呈紫红或紫蓝色颗粒状（图12-200～图12-203）。

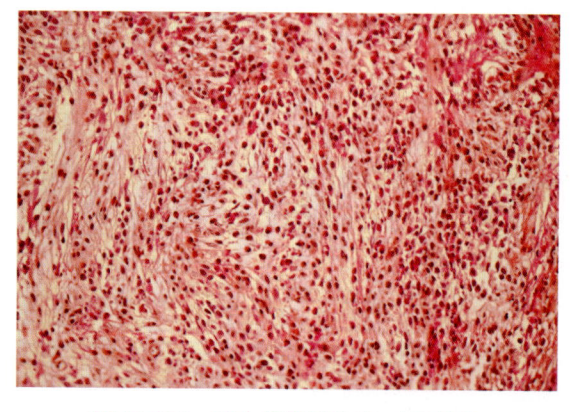

图12-200　肥大细胞增生症，HE染色

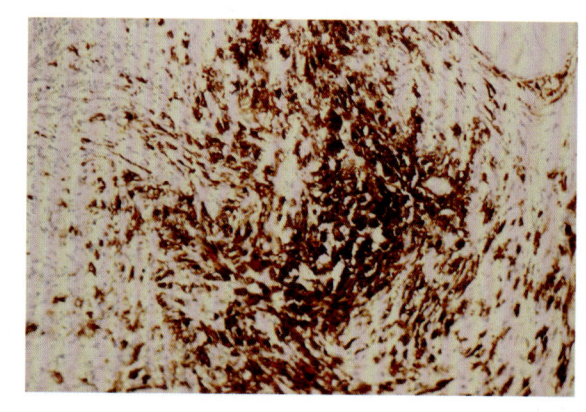

图12-201　肥大细胞增生症，CD117，细胞质阳性

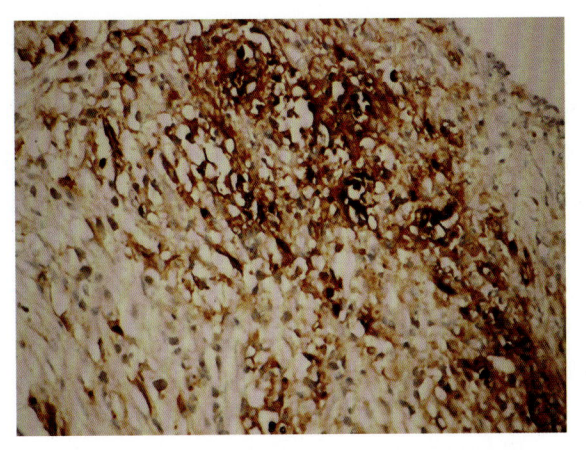

图 12-202　肥大细胞增生症，CD68，细胞膜阳性 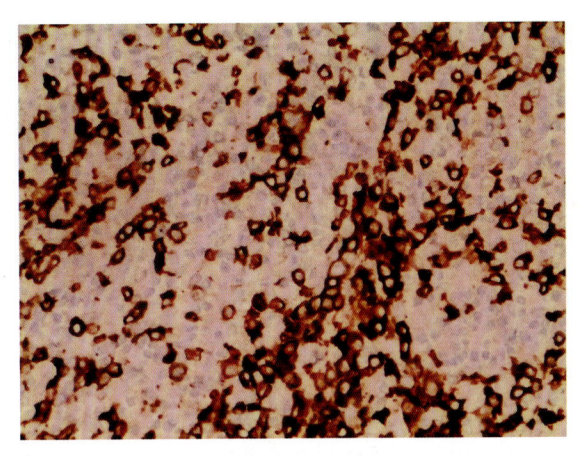　　　　图 12-203　肥大细胞增生症，CD2，细胞质阳性

（4）遗传学改变：在90%的病例中可检测到体细胞性 *KIT* 基因活化性点突变。尤其是 *KITD816V* 的突变，对 SM 的发病、诊断和靶向治疗起着核心作用，并且与疾病活性、亚型及生存率存在很强的相关性。

第十节　淋巴瘤相关的分子病理学检测

一、Ig/TCR 基因重排

正常情况下，淋巴细胞的免疫球蛋白（Ig）和 TCR 的基因结构由可变区、多变区、连接区及恒定区组成，随着淋巴细胞的发育，在重组酶的作用和机体调控下，这些基因片段重新排列组合，形成一个有结构的基因，这就是基因重排。

非霍奇金淋巴瘤（NHL）是一种原发于淋巴结及其他淋巴组织的恶性肿瘤，克隆性免疫球蛋白重链（*IgH*）、轻链（*IgL*）基因重排被认为可作为 B 细胞非霍奇金淋巴瘤的辅助诊断方法；T 细胞受体（*TCR*）基因克隆性重排则可作为 T 细胞非霍奇金淋巴瘤的辅助指标。由于反应性增生的淋巴细胞为多克隆性来源，每个正常淋巴细胞的 IgH/IgL 基因编码均为多克隆性基因重排，而 NHL 起源于单个恶性转化的淋巴细胞，所有的肿瘤细胞具有单克隆性的基因重排方式。因此，准确了解基因重排方式能有效协助诊断。

抗原受体基因如免疫球蛋白重链（*IgH*）及 T 细胞受体（*TCR*）的可变区（V）和连接区（J）片段在干细胞向淋巴系分化时会发生特异性重排，形成 V-D-J 片段，不同淋巴细胞的 V-D-J 重排方式是不同的，因此重排后形成 V-D-J 片段是每个淋巴细胞克隆特有的基因标志。淋巴系肿瘤为单克隆起源，因此其 *IgH/TCR* 基因重排方式是单一的，经聚合酶链反应（PCR）或 Southern 杂交等方法检测可出现特征性的重排带，可作为淋巴系肿瘤克隆的独特基因标志，已较广泛应用于淋巴系肿瘤微小残留病（MRD）及基因分型等研究。

目前，对 *Ig/TCR* 基因重排进行克隆性分析的方法有 2 种：凝胶电泳异源双链分析和毛细管电泳基因扫描。临床研究证明，毛细管电泳基因扫描可采用经过相关卫生管理机构认证的商品化试剂盒，具有很强的规范性和稳定性，较传统的凝胶电泳异源双链分析有更高的检测灵敏度和检测准确率，是实验室标准化的最佳选择。对于免疫组织化学检测仍无法区分淋巴细胞恶性或反应性增生的情况，*Ig/TCR* 基因重排的克隆性检出将对诊断有重要的指导意义。

二、FISH 检测易位（基因重排）

间期荧光原位杂交（FISH）技术是近年来应用广泛的一种分子细胞遗传学分析技术，通过标记特定的探针与样本 DNA 杂交，直接显示特定细胞核中或染色体上的 DNA 序列间相互位置的关系。

淋巴瘤的 FISH 检测可使用分离或融合探针检测。分离探针检测目标基因是否断裂，只要目标基因有断裂便可检测出，但不能检出与其发生融合的伙伴基因。而融合探针可检测两个确定基因之间是否融合，当其中一个基因与第三个基因融合时就不能检测出来。因此，专家推荐选用单独的分离探针或分离＋融合探针套餐方式进行检测，尽可能捕捉检测样本的遗传信息。

与大部分实体瘤的遗传不稳定性相反，B细胞非霍奇金淋巴瘤（NHL）通常具有固定的基因表型，多表现为染色体易位，从而导致近染色体重组位点的原癌基因表达上调。*BCL6*基因的t（3；7）（q27；q32）易位，使*BCL6*基因在7q32.3（FRA7H）的miR-29附近成为非编码区，导致BCL6蛋白低表达，为弥漫性大B细胞淋巴瘤（DLBCL）的发病机制之一，滤泡性淋巴瘤（FL）中也可发现*BCL6*基因易位，通常是18q21易位，成人FL中最多见的t（14；18）（q32；q21）易位将BCL2置于*IgH*基因的启动子驱动下而呈体质性高表达，而儿童型FL是罕见的变型，可缺乏t（14；18）（q32；q21）/*BCL2*重排。套细胞淋巴瘤（MCL）则存在t（11；14）（q13；q32）染色体易位的特征，导致细胞周期蛋白D1（CyclinD1）过表达，t（11；14）（q13；q32）可作为临床微小残留病灶（minimal residual disease，MRD）的检测以评估MCL的疗效和预后。黏膜相关淋巴组织（MALT）淋巴瘤存在多种染色体易位，胃MALT淋巴瘤中t（11；18）（q21；q21）是最常见的易位，其导致嵌合融合基因*API2-MALT*的形成，其他部位的MALT淋巴瘤还可有t（1；14）（p22；q32）和t（14；18）（q32；q21）易位，分别产生*IgH-BCL10*和*IgH-MALT1*融合基因。

T细胞NHL的染色体易位报道较少，但在80%的间变性大细胞淋巴瘤（ALCL）出现极具特征性的t（2；5）（p23；q35）易位，从而形成间变性淋巴瘤激酶（ALK）相关融合基因*NPM-ALK*，而ALK阳性的ALCL患者治愈可能性最大，预后优于阴性及其他形式的外周T细胞淋巴瘤（PTCL）病例。

越来越多的淋巴瘤特异性的染色体易位在肿瘤中被发现，并且形成融合基因，部分融合基因也可利用免疫组织化学方法检测（表12-36）。

表12-36 淋巴瘤常见的染色体易位及其相应的基因改变

淋巴瘤类型	染色体易位	发生频率	所涉及基因
套细胞淋巴瘤	t（11；14）（q13；q32）	约95%	*CCND1/IgH*
滤泡性淋巴瘤	t（14；18）（q32；q21）	>90%	*IGH/BCL2*
	t（3；14）（q27；q32）及其变异型	约15%	*BC-6/IgH*
MALT淋巴瘤	t（14；18）（q32；q21）	10%～20%	*IGH/MALT1*
	t（11；18）（q21；q21）	20%～60%	*API2/MALT1*
	t（1；14）（p22；q32）	4%	*BCL-10/IgH*
伯基特淋巴瘤	t（8；14）（q24；q32）	约80%	*MYC/IgH*
	t（2；8）（p12；q24）	约10%	*IGκ/MYC*
	t（8；22）（q24；q11）	约5%	*MYC/IGλ*
弥漫性大B细胞淋巴瘤	t（3；14）（q27；q32）	约30%	*BCL6/IgH*
	t（14；18）（q32；q21）	20%～30%	*IGH/BCL2*
	t（8；14）（q34；q32）	约10%	*MYC/IgH*
	t（3；14）（p14；q32）	3%	*FOXP1/IgH*
淋巴浆细胞淋巴瘤		50%	*MYD88L265P*突变
浆细胞瘤	t（11；14）（q13；q32）	20%～25%	*BCL-1/IgH*
	t（4；14）（p16；q32）	20%～25%	*FGFR3（MMSET）/IgH*
	t（14；16）（q32；q23）	20%～25%	*IGH/C-MAF*
	t（6；14）（p25；q32）	约10%	*IRF4/IgH*
间变性大细胞淋巴瘤	t（2；5）（p23；q35）	40%～60%	*ALK/NPM*
	t（2；17）（p23；q23）		*ALK/CLTCL*
	t（1；2）（q25；p23）		*ALK/TPM3*
外周T细胞淋巴瘤（非特指）	t（5；9）（q33；q22）	17%	*ITK/SYK*

三、双重/三重打击淋巴瘤的检测方法

在2016版WHO造血淋巴肿瘤分类标准中，将双重打击淋巴瘤（DHL）正式归类为高级别B细胞淋巴瘤（HGBL）。严格地说，"双重打击"是指 *MYC* 基因与另外一个基因同时发生易位，通常为 *MYC* 或 *BCL2* 基因发生易位，*MYC* 基因重排并伴有 *BCL2* 或 *BCL6* 基因重排为诊断DHL的必需条件，若 *MYC* 基因重排同时伴有 *BCL2* 和 *BCL6* 基因重排，则为三打击淋巴瘤（THL）。

目前，检测 *MYC*、*BCL2* 和 *BCL6* 基因异常的方法主要有FISH技术和免疫组织化学（IHC）技术。FISH是诊断DHL的金标准，若检测出 *MYC*、*BCL2* 和 *BCL6* 等基因的易位，即可诊断为DHL。断裂探针和融合探针均可用于 *MYC* 基因的FISH检测，其中，断裂探针的灵敏度强，且与IHC检测MYC蛋白的表达结果具有较好的一致性，而融合探针可弥补断裂探针检测易遗漏的不足。因此，有条件的实验室应对新诊断的DLBCL患者进行MYC断裂探针检测，若MYC为阴性，再进行MYC融合探针检测，并检测MYC阳性的DLBCL患者 *BCL2* 和 *BCL6* 基因是否出现易位。

由于FISH在DHL诊断中的应用价值有限，病理学家和肿瘤学家正在探索确诊DHL的最佳检测方案。Miyaoka等建议，对DLBCL患者进行FISH检测之前需进行IHC筛查，影响IHC筛查结果的因素较多，检测 *MYC*、*BCL2* 和 *BCL6* 基因表达的最佳阈值的研究尚在进行中，尚不能够以IHC代替FISH对DHL进行诊断。但是，由于IHC检测方法简单快速，IHC常用于检测 MYC、BCL2和BCL6蛋白的表达情况，成为DHL初筛的检测手段。2017版WHO造血淋巴肿瘤分类中提出双表达BCL2和MYC蛋白的DLBCL，推荐BCL2和MYC判读阳性的阈值：BCL2≥50%的肿瘤细胞阳性，MYC≥40%的肿瘤细胞阳性。对于 *MYC*、*BCL2* 和 *BCL6* 基因重排检测，无疑FISH是金标准。

DHL的免疫表型往往为生发中心来源，无特异性的组织细胞形态。应结合DHL患者的临床特征、病理组织形态和免疫表型进行DHL的初筛，然后再使用FISH技术进行诊断。有专家建议，对Ki-67增殖指数>80%的非特指型成年弥漫性大B细胞淋巴瘤患者和由低级别滤泡性淋巴瘤转化而来的HGBL等患者进行FISH检测。

四、淋巴瘤二代测序技术

近年来，全基因组的高通量测序技术发展迅速，由于其速度快、准确率高、成本低等优点，目前已被广泛应用在临床医学的各个领域，为亚型众多、治疗复杂的淋巴瘤研究带来了革命性变化，在筛选淋巴瘤的特异性诊断标志、研究疾病的发病机制、未知基因的检测、寻找预后指标及促进新药研发中起极大的推动作用。

参 考 文 献

白冬雨，谢建兰，郑媛媛，等，2019. 儿童淋巴结边缘区淋巴瘤七例临床病理学观察. 中华病理学杂志，48（5）：369-372.

陈定宝，沈丹华，张焕，等，2017. 脾淋巴造血组织肿瘤的临床病理学特征. 中华病理学杂志，46（11）：775-781.

陈尔，裴仁治，2019. 伯基特淋巴瘤发病机制的研究进展. 白血病·淋巴瘤，28（10）：631-634.

陈芳芳，陈燕坪，陈刚，2019. 儿童型滤泡性淋巴瘤八例临床病理及分子遗传学特征. 中华病理学杂志，48（5）：364-368.

陈浩，孙建方，周小鸽，2019. 原发皮肤淋巴组织增殖性疾病分类进展. 中华皮肤科杂志，52（9）：647-651.

陈姣，陆爱东，2018. 儿童髓系肉瘤诊断治疗进展. 临床儿科杂志，36（12）：950-953.

陈杰，郑可，张文燕，等，2016. 毛细管电泳基因扫描和凝胶电泳异源双链分析在免疫球蛋白/T细胞受体基因重排检测中的应用研究. 西部医学，28（11）：1489-1494.

陈敏，杨洁亮，赵莎，等，2018. 间期荧光原位杂交技术在604例B细胞淋巴瘤中的诊断价值分析. 中华病理学杂志，47（12）：920-925.

陈婷婷，张新友，周继豪，2022. 弥漫大B细胞淋巴瘤的临床及分子分型研究进展. 广东医学，43（2）：156-161.

陈小艳, 居红格, 刘松年, 2016. 乳腺B淋巴母细胞性白血病/淋巴瘤1例. 诊断病理学杂志, 23 (12): 980, 988.
陈燕坪, 吴正军, 刘伟, 等, 2019. 成人T细胞白血病/淋巴瘤临床病理学特征. 中华病理学杂志, 48 (1): 11-16.
程艳芹, 翟晓文, 陈莲, 2019. 儿童T淋巴母细胞淋巴瘤研究进展. 中华实用儿科临床杂志, 34 (1): 68-72.
楚松林, 彭敏敏, 张连生, 2014. 脾边缘带淋巴瘤诊治新进展. 中华血液学杂志, 35 (11): 1034-1037.
崔力方, 张继新, 李翌, 等, 2019. 结外滤泡树突细胞肉瘤的临床病理学特点. 中华肿瘤杂志, 41 (3): 218-222.
丁向东, 朱梅刚, 徐炜, 等, 2016. 淋巴结增生和淋巴瘤中滤泡树突细胞网型分类及其在鉴别诊断中的作用. 临床与实验病理学杂志, 32 (6): 639-643.
段瑞, 吴继华, 景青萍, 等, 2018. 非特指型外周T细胞淋巴瘤分子病理学研究进展. 诊断病理学杂志, 25 (4): 303-306.
冯一, 2020. 骨髓增生异常综合征转纯红系白血病一例. 中华老年医学杂志, 39 (1): 89-91.
傅思莹, 匡忠生, 任明能, 等, 2019. 12例髓外浆细胞瘤临床病理分析. 临床与病理杂志, 39 (6): 1192-1197.
谷昊, 吴润晖, 王天有, 2021. 自身免疫性淋巴细胞增生综合征的诊治. 中国小儿血液与肿瘤杂志, 26 (5): 314-317.
官兵, 周晓军, 2011. 淋巴瘤病理诊断常用免疫组化抗体的选择策略. 临床与实验病理学杂志, 27 (1): 1-9.
郭贺贺, 刘艳娟, 李广, 等, 2016. 原发性皮肤弥漫大B细胞淋巴瘤 (腿型) 1例. 现代医药卫生, 32 (1): 159-160.
郭艳敏, 何妙侠, 2019. 解读血管免疫母细胞性T细胞淋巴瘤. 中华病理学杂志, 48 (3): 261-264.
何雪, 王焱, 2022. 侵袭性系统性肥大细胞增生症累及胃、腹膜后淋巴结1例. 中华病理学杂志, 51 (4): 354-356.
何雨蓉, 钟琦, 房居高, 等, 2022. 上气道Rosai-Dorfman病临床及病理特点的回顾性研究. 中国耳鼻咽喉头颈外科, 29 (2): 69-74.
洪鸣, 徐卫, 李建勇, 2009. 原发性骨髓纤维化的诊断和鉴别诊断. 内科急危重症杂志, 15 (2): 68-70.
侯强, 史玉叶, 桑威, 等, 2021. 弥漫大B细胞淋巴瘤分子病理分型研究进展. 白血病·淋巴瘤, 30 (2): 125-128.
侯卫华, 段心科, 韦萍, 等, 2018. Ki-67阳性指数在滤泡性淋巴瘤病理分级中的临界值探讨. 中华病理学杂志, 47 (9): 696-699.
侯卫华, 韦萍, 谢建兰, 等, 2019. 侵袭性变异型套细胞淋巴瘤临床病理特征及预后分析. 临床与实验病理学杂志, 35 (4): 383-387, 392.
胡洁, 2019. 惰性T淋巴母细胞增殖的临床病理特征. 饮食保健, 6 (35): 297-298.
胡丽娟, 吴赛青, 程平, 2021. 儿童型滤泡性淋巴瘤临床病理诊断及进展. 临床与实验病理学杂志, 37 (8): 969-971.
霍雅君, 张丹丹, 周琳, 等, 2022. 自然杀伤细胞肠病2例临床病理学特征分析及文献复习. 中华病理学杂志, 51 (2): 108-113.
姜可, 夏忠胜, 2022. 胃肠道惰性T细胞淋巴组织增殖性疾病1例. 中华消化杂志, 42 (3): 202-205.
姜玲, 贾荣飞, 杨晓燕, 2019. 套细胞淋巴瘤遗传学研究进展及临床价值. 医药前沿, 9 (19): 11-13.
柯晓康, 敖启林, 2018. 套细胞淋巴瘤的诊断与治疗进展. 临床与实验病理学杂志, 34 (9): 1008-1012.
赖美芳, 李菲, 2021. T幼淋巴细胞白血病遗传学及诊疗的研究进展. 中国实验血液学杂志, 29 (6): 1977-1981.
赖文普, 谭获, 2019. T淋巴母细胞淋巴瘤的诊治与预后影响因素的研究现状. 国际输血及血液学杂志, 42 (4): 332-337.
雷欢, 尹满香, 周泉, 等, 2019. 原发性皮肤肢端CD8阳性T细胞淋巴瘤一例. 中华病理学杂志, 48 (4): 336-337.
雷建园, 陈琳, 王原, 等, 2020. TdT阴性的淋巴母细胞性白血病/淋巴瘤3例临床病理观察. 诊断病理学杂志, 27 (8): 556-559.
李佳音, 张明智, 2020. 22例高级别B细胞淋巴瘤非特指型的临床分析. 肿瘤基础与临床, 33 (2): 132-138.
李金男, 李甘地, 2012. 原位淋巴瘤研究进展. 中华病理学杂志, 41 (10): 712-715.
李菁原, 叶向军, 卢兴国, 等, 2020. 原始细胞低于20%伴RUNX1-RUNX1T1阳性AML1例报道. 检验医学, 35 (1): 81-83.
李玲, 2019. 淋巴瘤二代测序技术研究进展. 临床与病理杂志, 39 (10): 2309-2314.
李敏, 高子芬, 2015. 淋巴瘤的病理诊断. 临床内科杂志, 32 (3): 152-154.
李向红, 2018. 关注儿童EB病毒阳性T/NK细胞淋巴组织增殖性疾病在新版WHO分类中的变化. 中华病理学杂志, 47 (6): 393-395.
李小秋, 蒋翔男, 2014. 外周T细胞及NK细胞淋巴瘤病理研究进展. 中国肿瘤临床, 41 (19): 1204-1207.
李亚男, 邵世宏, 赵涵, 等, 2020. 胃孤立性朗格汉斯细胞组织细胞增生症一例. 中华病理学杂志, 49 (6): 631-633.
李叶琼, 包慎, 冶秀鹏, 等, 2018. 淋巴浆细胞淋巴瘤/Waldenstrom巨球蛋白血症七例临床分析. 白血病·淋巴瘤, 27 (9): 545-547.
李沂玮, 谢亚萍, 施鹏飞, 等, 2019. 变异型毛细胞白血病三例并文献复习. 白血病·淋巴瘤, 28 (1): 47-49.
李懿皞, 周琰, 陈朴, 等, 2018. MyD88基因L265P突变检测辅助诊断淋巴浆细胞淋巴瘤/华氏巨球蛋白血症1例. 检验医学, 33（9）: 865-867.
《淋巴瘤病理诊断规范》项目组, 2019. 淋巴组织肿瘤病理诊断规范. 中华病理学杂志, 48（5）: 346-349.
蔺亚妮, 汝昆, 2015. 血液肿瘤的分子诊断. 中华病理学杂志, 44（8）: 612-614.
刘冲, 李霄, 李海, 等, 2018. 肝脏原发黏膜相关淋巴组织结外边缘区淋巴瘤及肝脏假性淋巴瘤的临床病理特征. 中华病理学杂志, 47（1）: 39-44.
刘洁, 徐玉乔, 杨守京, 2011. Castleman病的免疫表型和基因重排分析. 临床与实验病理学杂志, 27（4）: 361-366, 375.
刘卫平, 2019. 2016修订WHO造血与淋巴组织肿瘤分类: T细胞/NK细胞肿瘤. 中华病理学杂志, 48（1）: 58-62.
刘文凤, 邓欢, 颉鸿笙, 等, 2019. 伯基特淋巴瘤发病机制的研究进展. 中国比较医学杂志, 29（10）: 122-125.
刘旭, 胡余昌, 唐立华, 2017. Rosai-Dorfman病研究进展. 中华病理学杂志, 46（6）: 443-446.
刘艳辉, 庄恒国, 林汉良, 等, 2005. 富于T细胞/组织细胞的B细胞淋巴瘤病理形态、免疫表型及鉴别诊断. 中华病理学杂志, 34（12）: 771-775.
陆云, 李红, 2020. 变异型毛细胞白血病一例并文献复习. 白血病·淋巴瘤, 29（5）: 300-303.
罗丹, 胡向荣, 邓理南, 等, 2017. BRAF V600E突变毛细胞白血病一例并文献复习. 白血病·淋巴瘤, 26（10）: 626-628.
马强, 方三高, 成琼辉, 等, 2018. 原发性皮肤$CD4^+$小/中等大小T细胞淋巴组织增殖性疾病3例临床病理观察. 诊断病理学杂志, 25（4）: 246-250.
马锡慧, 肖漓, 2017. 淋巴细胞亚群成员研究进展. 中华细胞与干细胞杂志（电子版）, 7（3）: 168-172.
马银娟, 王莹, 杨柯, 等, 2021. 肝脾T细胞淋巴瘤的研究进展. 现代肿瘤医学, 29（13）: 2343-2347.
孟斌, 付凯, 2016. 淋巴瘤病理诊断新进展. 中国肿瘤临床, 43（14）: 613-619.
闵敏, 林莉, 毕成峰, 等, 2012. 原发性中枢神经系统弥漫大B细胞淋巴瘤的免疫组织化学分型及预后分析. 中华肿瘤杂志, 34（2）: 110-116.
倪慧敏, 向臣希, 马东慎, 等, 2022. 滤泡性T细胞淋巴瘤临床病理学分析. 中华病理学杂志, 51（4）: 344-346.
聂璐, 朱尊民, 2019. 指状树突细胞肉瘤的诊断与治疗进展. 中华医学杂志, 99（26）: 2078-2080.
潘云, 李甘地, 刘卫平, 2005. 淋巴母细胞淋巴瘤及其分子遗传学研究进展. 中华病理学杂志, 34（4）: 236-239.
齐菲, 董梅, 2018. 结外鼻型NK/T细胞淋巴瘤基因异常与转化医学的研究进展. 癌症进展, 16（14）: 1713-1718, 1730.
乔佳, 卢瑞南, 王莉, 等, 2018. 原发皮肤滤泡中心细胞淋巴瘤一例报告及文献复习. 中华血液学杂志, 39（4）: 328-330.
任金海, 郭晓楠, 2017. 多发性骨髓瘤诊断与治疗的研究进展. 临床荟萃, 32（2）: 177-180.
桑伟, 王朝夫, 成宇帆, 等, 2012. 母细胞性浆细胞样树突细胞肿瘤临床病理学观察. 中华病理学杂志, 41（5）: 326-330.
盛俊杰, 刘聪艳, 万岁桂, 2020. 早期前T淋巴母细胞白血病/淋巴瘤2例并文献复习. 标记免疫分析与临床, 27（10）: 1663-1667, 1672.
宋红杰, 马捷, 2015. 组织细胞坏死性淋巴结炎的研究进展. 临床与实验病理学杂志, 31（5）: 569-571.
孙伟民, 隗佳, 张炜, 等, 2021. 脾边缘区淋巴瘤的诊断. 白血病·淋巴瘤, 30（6）: 361-365.
汪亮亮, 刘勇, 范思斯, 等, 2016. 淋巴结纤维母细胞性网状细胞肿瘤2例临床病理分析. 临床与实验病理学杂志, 32（2）: 166-169.
王荟, 刘坤, 葛旻垚, 2019. 肾脏髓外浆细胞瘤1例临床病理分析. 国际泌尿系统杂志, 39（6）: 1110-1112.
王岭, 潘云, 高波, 2019. 双重打击淋巴瘤的研究进展. 癌症进展, 17（21）: 2485-2488, 2588.
王滕滕, 袁田, 张翼鷟, 2014. EB病毒与其相关淋巴瘤的研究进展. 中国实验血液学杂志, 22（6）: 1775-1779.
王微, 季福水, 陈辉树, 等, 2009. 伴有滤泡的非特殊型外周T细胞淋巴瘤的临床病理学研究. 中华病理学杂志, 38（4）: 248-252.
王维娜, 齐硕, 王娅南, 2019. 睾丸母细胞性浆细胞样树突细胞肿瘤一例. 中华病理学杂志, 48（9）: 730-732.
王筱璨, 克晓燕, 2012. MALT淋巴瘤病因及发病机制研究进展. 中国实验血液学杂志, 20（6）: 1526-1530.
王欣, 2019. 高通量基因测序技术在淋巴瘤中的应用进展. 山东大学学报（医学版）, 57（7）: 50-54.
王馨辰, 丁凯阳, 王志华, 2017. 侵袭性NK细胞白血病5例临床特点分析. 山东医药, 57（30）: 98-101.
王振华, 许鸣, 顾晓琳, 等, 2019. 非霍奇金淋巴瘤分子遗传学特征及预后研究进展. 中国实验血液学杂志, 27（1）: 301-305.
翁媛媛, 施瑶瑶, 张昕霞, 等, 2016. 淋巴瘤相关分子及其靶向治疗靶点的研究进展. 中华病理学杂志, 45（2）: 134-137.

吴秉铨，刘彦仿，2013．免疫组织化学病理诊断．2版．北京：北京科学技术出版社．
吴晨霞，黄斌，崔海宏，等，2021．十二指肠型滤泡性淋巴瘤2例并文献复习．诊断病理学杂志，28（9）：751-755．
吴梅，桑威，刘慧，2019．干扰素调节因子4相关淋巴瘤的研究进展．白血病·淋巴瘤，28（6）：368-371．
肖欣，冯菲，何妙侠，等，2014．腹部Castleman病13例临床病理特点、诊断与鉴别诊断分析．诊断病理学杂志，21（3）：129-133．
肖志坚，2019．骨髓增生异常综合征诊断的方法学：现况与问题．国际输血及血液学杂志，42（2）：93-97．
肖志坚，2020．我国骨髓增殖性肿瘤的诊治现状及挑战．诊断学理论与实践，19（2）：101-103．
徐妍，徐钢，2014．弥漫性大B细胞淋巴瘤的临床病理研究进展．实用医院临床杂志，11（3）：196-201．
许洁，张科平，葛岩，等，2017．免疫球蛋白和T细胞受体基因克隆性重排两种临床检测方法的比较．中华病理学杂志，46（5）：342-344．
许跃文，钱军，2020．白血病非结节性套细胞淋巴瘤研究进展．临床血液学杂志，33（3）：222-225．
杨欢，尹列芬，2021．EBV相关T/NK细胞淋巴组织增殖性疾病的研究进展．临床与实验病理学杂志，37（3）：316-320．
杨晶晶，闫志凌，徐开林，2018．套细胞淋巴瘤中SOX11差异性表达的研究进展．白血病·淋巴瘤，27（5）：308-311．
杨丽楠，2017．幼淋巴细胞白血病研究进展．检验医学与临床，14（z2）：373-375．
杨利群，李甘地，何畅，等，2021．脾弥漫红髓小B细胞淋巴瘤1例报道．诊断病理学杂志，28（4）：314-315，317．
杨清波，刘凡，于建渤，2018．滤泡辅助性T细胞与淋巴瘤的相关性．国际肿瘤学杂志，45（5）：312-314．
杨晓俊，候宁，史传兵，2022．单形性亲上皮性肠道T细胞淋巴瘤的病理学特征及MATK表达的诊断价值．东南大学学报（医学版），41（2）：250-255．
姚启凤，徐子涵，常文静，等，2019．IgG4相关性淋巴结病的诊治与鉴别诊断要点．安徽医药，23（11）：2121-2124．
叶向军，李菁原，马淑艳，等，2018．T幼淋巴细胞白血病2例．临床检验杂志，36（12）：951-952．
叶向军，卢兴国，2018．2017版WHO修订的淋巴造血系统肿瘤分类及其诊断标准解读．诊断学理论与实践，17（5）：512-520．
殷仁斌，孙红阳，杨苏敏，等，2019．原发于胆囊的经典型霍奇金淋巴瘤1例．诊断病理学杂志，26（2）：135，137．
勇威本，2012．自然杀伤细胞肿瘤的研究进展与探索．癌症进展，10（1）：16-26．
刘芳，周小鸽，Karube K，等，2016．单克隆B淋巴细胞增多症和"原位"淋巴瘤．临床与实验病理学杂志，32（1）：68-79．
尤艳玲，杨桂玲，2021．大颗粒淋巴细胞白血病的诊断与治疗进展．实用临床医学，22（5）：102-106．
余英豪，丁鑫，2007．NK细胞肿瘤的研究进展．实用肿瘤杂志，22（1）：1-4．
袁玉，彭璐，陈采陶，等，2022．肺NK细胞及其在肺部疾病中作用的研究进展．细胞与分子免疫学杂志，38（2）：183-190．
张芬，罗东兰，陈玉，等，2019．十二指肠型滤泡性淋巴瘤病理学特征．中华病理学杂志，48（1）：22-25．
张海英，白海，2019．毛细胞白血病相关生物学标记研究进展．重庆医学，48（24）：4265-4268，4271．
张红玲，白中元，张明星，等，2020．急性T淋巴母细胞淋巴瘤/白血病分子遗传学研究进展．中华病理学杂志，49（8）：870-873．
张会超，陈砚凝，黄晨，等，2017．传染性单核细胞增多症的临床病理学特征及免疫表型分型．临床与实验病理学杂志，33（7）：763-768．
张瑞东，王林娅，郑胡镛，2017．世界卫生组织2016急性白血病分型解读．中华儿科杂志，55（1）：15-18．
张婷婷，朱培培，毕珂，等，2022．LMO2蛋白表达在T淋巴母细胞淋巴瘤/急性淋巴细胞白血病与胸腺瘤鉴别诊断中的应用．临床与病理杂志，42（5）：1047-1054．
张文，董凌莉，朱剑，等，2021．IgG4相关性疾病诊治中国专家共识．中华内科杂志，60（3）：192-206．
张彦秀，郑宝勇，聂廷芬，2021．皮肤型Rosai-Dorfman病临床研究进展．皮肤病与性病，43（2）：181-183．
张艳华，李静，郗彦凤，2016．T淋巴母细胞白血病/淋巴瘤分子遗传学研究进展．白血病·淋巴瘤，25（6）：381-384．
张轶文，侯军，施菊妹，2018．脾和淋巴结边缘区惰性淋巴瘤生物学特征及治疗研究进展．白血病·淋巴瘤，27（4）：201-205，211．
张玉，景彩萍，赵雪艳，等，2018．多中心型Castleman病临床病理分析并文献复习．现代肿瘤医学，26（12）：1896-1899．
张子兰，顾学文，田秀春，等，2020．高级别B细胞淋巴瘤四例临床病理分析．白血病·淋巴瘤，29（4）：249-251．
郑丽媛，曲明辉，钟睿琦，等，2021．特殊形态的侵袭性系统性肥大细胞增生症．诊断病理学杂志，28（8）：673-677．
郑媛媛，谢建兰，张燕林，等，2020．儿童型滤泡性淋巴瘤37例临床病理特征．中华病理学杂志，49（7）：681-685．
郑媛媛，周小鸽，张淑红，等，2010．组织细胞肉瘤的临床病理观察．中华病理学杂志，39（2）：79-83．

郑重，李志文，史倩芸，等，2022. 间变性浆细胞肿瘤21例临床病理学分析. 临床与实验病理学杂志，38（3）：313-318.

智峰，包慎，马燕萍，等，2018. 伴BRAF基因突变的毛细胞白血病二例并文献复习. 白血病·淋巴瘤，27（5）：289-291.

中国抗癌协会血液肿瘤专业委员会，中华医学会血液学分会白血病淋巴瘤学组，中国抗淋巴瘤联盟，2016. 淋巴浆细胞淋巴瘤/华氏巨球蛋白血症诊断与治疗中国专家共识（2016年版）. 中华血液学杂志，37（9）：729-734.

中华医学会血液学分会白血病淋巴瘤学组，中国抗癌协会血液肿瘤专业委员会，中国慢性淋巴细胞白血病工作组，2018. 中国慢性淋巴细胞白血病/小淋巴细胞淋巴瘤的诊断与治疗指南（2018年版）. 中华血液学杂志，39（5）：353-358.

中华医学会血液学分会淋巴细胞疾病学组，中国抗癌协会血液肿瘤专业委员会，中国Castleman病协作组，2021. 中国Castleman病诊断与治疗专家共识（2021年版）. 中华血液学杂志 42（7）：529-534.

周剑峰，陈建春，常娟，等，2018. 母细胞性浆细胞样树突细胞肿瘤一例诊疗分析. 中华临床实验室管理电子杂志，6（2）：118-121.

周小鸽，2008. 淋巴瘤病理诊断基础（待续）. 白血病·淋巴瘤，17（3）：224-225.

周小鸽，2008. 淋巴瘤病理诊断基础（续完）. 白血病：淋巴瘤，17（4）：306-308.

周小鸽，2010. 淋巴瘤病理诊断中的抗体选择. 诊断病理学杂志，17（1）：4-6.

朱梅刚，2005. 淋巴结良恶性病变的诊断与鉴别诊断. 中国实用内科杂志，25（6）：492-495.

朱梅刚，2016. 惰性TdT阳性淋巴母细胞增生的病理诊断与鉴别诊断. 临床与实验病理学杂志，32（3）：313-314.

朱梅刚，2018. 淋巴组织反应性增生的病理诊断与鉴别诊断. 白血病·淋巴瘤，27（5）：303-304，320.

朱雄增，2014. 恶性淋巴瘤的分子诊断. 诊断学理论与实践，13（1）：34-38.

Alaggio R, Amador C, Anagnostopoulos I, et al, 2022, The 5th edition of the World Health Organization classification of haematolymphoid tumours: lymphoid neoplasms. Leukemia, 36（7）: 1720-1748.

Arber DA, Orazi A, Hasserjian R, et al, 2016. The 2016 revision to the World Health Organization classification of myeloid neoplasms and acute leukemia. Blood, 127（20）: 2391-2405.

Asenjo LM, Gisbert JP, 2007. Prevalence of Helicobacter pylori infection in gastric MALT lymphoma: a systematic review. Rev Esp Enferm Dig, 99（7）: 398-404.

Cho I, Yoon N, Hyeon J, et al, 2020. Comparison of the lymph2Cx assay and Hans algorithm in determining the cell-of-origin of diffuse large B-cell lymphomas, not otherwise specified. Appl Immunohistochem Mol Morphol, 28（10）: 731-740.

Dunleavy K, 2015. Aggressive B cell lymphoma: Opitmal therapy for MYC-positive, Double-Hit, and Triple-Hit DLBCL. Cut t Treat Options Oncol, 16（12）: 58.

Fajgenbaum DC, Uldrick TS, Bagg A, et al, 2017. International, evidence-based consensus diagnostic criteria for HHV-8-negative/idiopathic multicentric castleman disease. Blood, 138（4）: 120-123.

Guo Y, Karube K, Kawano R, et al, 2005. Low-grade follicular lymphoma with t（14；18）presents a homogeneous disease entity otherwise the rest comprises minor groups of heterogeneous disease entities with Bcl2 amplification, Bcl6 translocation or other gene aberrances. Leukemia, 19（6）: 1058-1063.

Jaffe ES, 贾菲, 哈里斯, 等, 2013. 血液病理学. 陈刚, 李小秋, 译. 北京: 北京科学技术出版社.

Khoury JD, Solary E, Abla O, et al, 2022. The 5th edition of the World Health Organization classification of haematolymphoid tumours: myeloid and histiocytic/dendritic neoplasms. Leukemia, 36（7）: 1703-1719.

Lohr JG, Kim S, Gould J, et al, 2016. Genetic interrogation of circulating multiple myeloma cells at single-cell resolution. Sci Tran Med, 8（363）: 363ra147.

Miyaoka M, Kikuti YY, Carreras J, et al, 2018. Clinicopathological and genomic analysis of double-hit follicular lymphoma: comparison with high-grade B-cell lymphoma with MYC and BCL2 and/or BCL6 rearrangements. Mod Pathol, 31（2）: 313-326.

Papaemmanuil E, Gerstung M, Bullinger L, et al, 2016. Genomic classification and prognosis in acute myeloid leukemia. N Engl J Med, 374（23）: 2209-2221.

Soutar R, Lucraft H, Jackson G, et al, 2004. Guidelines on the diagnosis and management of solitary plasmacytoma of bone and solitary extramedullary plasmacytoma. Clin Oncol（R Coll Radiol）, 16（6）: 405-413.

Summers MR, Pettersson G, Maalouf JF, et al, 2016. Sinus histiocytosis with massive lymphadenopathy: extra-nodal Rosai-Dorfman disease presenting as a rare aetiology of a large intracardiac mass. Eur Heart J, 38（18）: 1439-1440.

Swerdlow SH, Campo E, Harris NL, 2017. WHO classification of tumours of haematopoietic and lymphoid tissues. 4th ed. Lyon: International Ageney for Research on Cancer.

Swerdlow SH, Campo E, Harris NL, et al, 2008. WHO classification of tumours of haematopoietic and lymphoid tissues.

Lyon: IARC Press, 267-368.

Swerdlow SH, Campo E, Pileri SA, et al, 2016. The 2016 revision of the World Health Organization classification of lymphoid neoplasms. Blood, 127 (20): 2375-2390.

Tiacci E, Trifonov V, Schiavoni G, et al, 2011. BRAF mutations in hairy-cell leukemia. N Engl J Med, 364 (24): 2305-2315.

第十三章

中枢神经系统

第一节 神经系统标志物

一、正常神经系统组织学及相关的细胞标志物

1.神经系统分为中枢神经系统和周围神经系统。中枢神经系统包括脑和脊髓，脑又可分为端脑、间脑、中脑、脑桥、延髓和小脑；周围神经系统包括脑神经和脊神经。神经组织是构成神经系统的主要组织。神经组织起源于来自外胚层的神经管和神经嵴。神经组织由神经元和神经胶质细胞组成。

2.中枢神经系统（CNS）大部分由灰质和白质组成，灰质主要由神经元胞体、神经纤维和神经胶质细胞构成；白质由有髓神经纤维和神经胶质细胞组成。CNS内特殊的组织类型包括脉络丛、松果体、室周器、漏斗和神经斑体。灰质的典型标志是神经元细胞体嵌入有纤细纹理的嗜酸性背景中，后者称为神经毡。经典的星形细胞可分为纤维型或原浆型纤维型星形细胞，纤维型分布于白质，原浆型分布于灰质，此外还有"毛细胞"型星形细胞，分布于脑室周围区域、小脑和脊髓，以及Bergmann星形细胞，分布于小脑皮层浦肯野细胞胞体间狭窄的薄层内。

3.神经元可分为胞体和突起两部分。突起又有树突和轴突两种。神经元特有的结构为尼氏体（Nissl body）和神经原纤维，神经原纤维可用银染着色，呈棕黑色细丝，在胞体中交织成网。免疫组化神经元表达NSE、Syn、NeuN、NF、CgA、MAP2、PGP9.5、β-微管蛋白-Ⅲ（β-tubulin Ⅲ，TUJ-1）。TUJ-1主要在外周和中枢神经系统神经元细胞特异性染色，主要染色神经元细胞的细胞体、树突、轴突，而在星形胶质细胞、少突胶质细胞、脉络丛细胞不染色，故认为TUJ-1可作为神经元细胞的特异性标志物。

4.中枢神经系统的神经胶质细胞：星形胶质细胞（纤维型或原浆型）、少突胶质细胞、小胶质细胞、室管膜细胞（图13-1）。

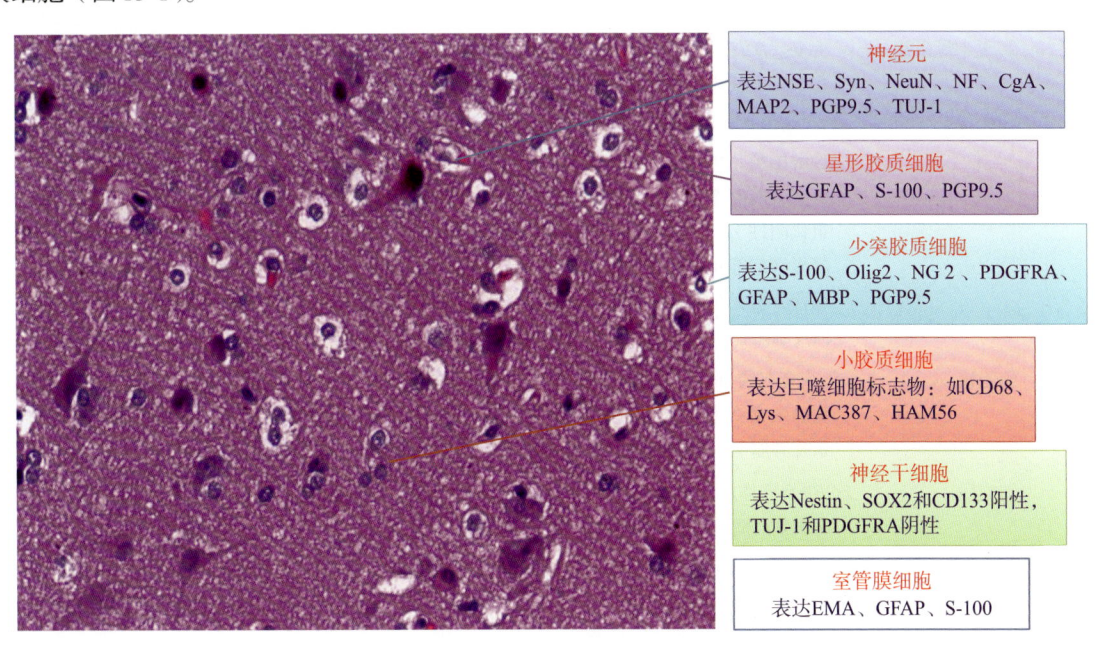

图13-1 正常大脑皮层组织的免疫组化特点

神经元
表达NSE、Syn、NeuN、NF、MAP2、PGP9.5、TUJ-1

星形胶质细胞
表达GFAP、S-100、PGP9.5

少突胶质细胞
表达S-100、Olig2、NG 2、PDGFRA、GFAP、MBP、PGP9.5

小胶质细胞
表达巨噬细胞标志物：如CD68、Lys、MAC387、HAM56

神经干细胞
表达Nestin、SOX2和CD133阳性，TUJ-1和PDGFRA阴性

室管膜细胞
表达EMA、GFAP、S-100

5.周围神经系统的神经胶质细胞：包括神经膜细胞（又称施万细胞）和卫星细胞。

二、神经系统免疫组化标志物

常用的神经系统免疫组化标志物见表13-1。

表13-1　神经系统免疫组化标志物

标志物	定位	注释
GFAP	细胞质	GFAP为胶质细胞特有的一种中间丝蛋白，广泛分布于星形胶质细胞质和突起内。具有向星形胶质细胞分化特征的胶质瘤及60%~70%少突胶质细胞瘤对GFAP呈阳性表达
S-100	细胞核/细胞质	S-100蛋白广泛存在于间叶源性细胞和淋巴造血组织，如胶质细胞、施万细胞、黑色素细胞、软骨细胞、脂肪细胞、指突状网状细胞和朗格汉斯细胞等
Nestin	细胞质	此抗体能特异性标记神经上皮干细胞，主要用于判断肿瘤细胞是否为原始神经外胚叶来源，如原始神经外胚叶肿瘤、髓母细胞瘤等。几乎在所有的胶质细胞瘤和黑色素瘤中都可以表达，但在任何转移癌中为阴性
Olig2	细胞核	Olig2主要表达于少突胶质细胞，也可广泛表达于星形细胞瘤。中枢神经细胞瘤或室管膜瘤表达缺失
MBP	细胞质	MBP是髓鞘结构蛋白的主要成分。在神经鞘瘤、神经纤维瘤、神经分化的肿瘤（成神经细胞瘤、神经节细胞瘤、副神经节瘤）中有表达，而在胶质细胞和胶质瘤中不表达
EMA	细胞质	在脑膜上皮及室管膜肿瘤中表达，在室管膜瘤中，瘤细胞核旁呈特征性的点状阳性表达
Claudin1	细胞膜/细胞质	Claudin1是一种紧密连接蛋白，脑膜上皮阳性，在恶性胶质瘤中低表达或不表达
Syn	细胞质	突触素主要存在于神经元突触前囊泡膜，是神经性和神经内分泌肿瘤的特异性标志物
NF	细胞质	神经丝蛋白在中枢和外周神经系统的神经元细胞核周特别是轴突有表达
NeuN	细胞核	神经元特异核蛋白主要是神经元的核染色，同时伴随着细胞质的浅染。主要用于胶质神经元肿瘤及神经细胞瘤的诊断及鉴别诊断，胶质神经元肿瘤中，肿瘤性节细胞表达减弱或不表达，在中枢神经细胞瘤核中为阳性
MAP2	细胞质	微管蛋白相关抗体表达于神经元的轴突和胞体
VEGF	细胞质	主要用于各种肿瘤组织中的血管生成和肿瘤转移关系的研究
与脑胶质瘤诊断相关的免疫组化标志物		
IDH1 R132H	细胞质为主，少数细胞核弱至中等阳性	异柠檬酸脱氢酶（IDH）基因突变具有体细胞特异性，只在胶质瘤的某些类型中发生，可作为星形胶质细胞瘤或少突胶质细胞瘤分型的依据。大约90%的IDH突变的胶质细胞瘤可为IDH1基因的R132H点突变。IDH基因突变伴随1p19q染色体同缺失则诊断为少突胶质细胞瘤。IDH基因突变患者从烷基化治疗中获益。总之，IDH1/IDH2突变已经成为诊断分型与判断预后的重要指标之一
ATRX	细胞核	ATRX基因是X连锁型α地中海贫血/智力低下综合征（ATRX）的相关基因，其蛋白产物ATRX是一种解旋酶。IDH突变型星形细胞瘤50%~70%伴随ATRX表达缺失（免疫组化阴性），而几乎所有少突胶质瘤都是ATRX表达阳性。H3G34突变型弥漫性半球胶质瘤超过90%ATRX表达缺失（免疫组化阴性），H3K27M突变型中线胶质瘤30%~40%ATRX表达缺失。而在胶质母细胞瘤和毛细胞星形细胞等局限性胶质瘤中未见表达缺失。在胶质瘤诊断中，ATRX结合年龄、部位及组织学类型综合分析，在鉴别诊断中具有重要的参考价值。ATRX在正常神经元、胶质细胞、淋巴细胞和血管内皮细胞核广泛表达，可作为检测内对照
p53	细胞核	p53突变在约65%星形细胞瘤中发生，而在胶质母细胞瘤中突变率相对低（约30%）；在少突胶质细胞瘤中突变率很低；与ATRX突变关联，但与1p/19q共缺失互斥。p53是野生型蛋白，在中枢神经系统肿瘤中，认为出现10%以上肿瘤细胞核强阳性提示肿瘤伴有p53突变
EGFRvⅢ	细胞质	EGFR突变体广泛存在于胶质母细胞瘤的肿瘤细胞，正常组织不表达；采用特异性EGFRvⅢ单抗检测高级别胶质瘤，作为靶向治疗的突破口
BRAF V600E	细胞质	检测BRAF（VE1）抗体在突变的神经节细胞胶质瘤、多形性黄色星形细胞瘤及上皮样型胶质母细胞瘤等鉴别诊断中具有重要意义，BRAF V600E突变检测也可以为部分复发和恶性肿瘤靶向治疗提供可能

续表

标志物	定位	注释
MGMT	细胞核/细胞质	对高级别胶质瘤进行MGMT检测，一般认为，没有或低水平表达MGMT的肿瘤细胞为MGMT启动子甲基化，提示对烷化剂类药物有效；反之意味着耐药。MGMT在正常神经元、胶质细胞、淋巴细胞和血管内皮细胞核广泛表达，可作为检测内对照
H3K27M	细胞核	对弥漫性中线胶质瘤进行H3K27M检测，细胞核弥漫或斑驳样阳性为H3K27M突变，提示肿瘤侵袭性强。对于脑干、丘脑、脊髓等中线弥漫性的胶质瘤，H3K27M阳性，无论组织学表现为2级、3级还是4级，均诊断弥漫性中线胶质瘤，H3K27M突变型，CNS WHO Ⅳ级
H3K27me3	细胞核	是组蛋白H3第27位赖氨酸的三甲基化修饰，多种分子遗传学改变和功能异常都可引起H3K27甲基化，导致H3K27me3蛋白表达缺失或下调。2022版WHO中枢神经系统肿瘤分类中，弥漫性中线胶质瘤、H3K27M突变型的肿瘤中，H3K27me3均表达缺失，其背后的分子机制可能是H3K27基因突变、EGFR基因突变或EZHIP蛋白过表达。此外，后颅窝室管膜瘤，PFA组，H3K27me3表达缺失，此类型室管膜瘤预后不良。在部分少突胶质瘤中，H3K27me3也表达缺失，提示预后不良。约10%的非典型脑膜瘤或恶性脑膜瘤中，H3K27me表达缺失，提示肿瘤预后不良。此外，H3K27me3表达缺失在诊断恶性外周神经鞘瘤中有诊断价值。H3K27me3在正常神经元、胶质细胞、淋巴细胞和血管内皮细胞核广泛表达，可作为检测内对照
CXorf67	细胞核	又称EZHIP蛋白，主要定位在细胞核中，特异性：在PFA组室管膜瘤中高表达；在弥漫性中线胶质瘤中，EZHIP过表达则可抑制H3K27me3蛋白表达，两者存在相互排斥作用
CIC	细胞核	CIC突变主要发生在IDH突变、1p19q共缺失的少突胶质细胞瘤中，或与具有少突胶质细胞瘤形态学特征的胶质瘤相关。免疫组化染色阴性提示CIC基因突变，检测的敏感度和特异度大约为70%和90%；CIC表达缺失与预后不良相关。CIC在血管内皮细胞核表达，可作为检测内对照
FUBP1	细胞核	FUBP1突变发生在IDH突变、1p19q共缺失的少突胶质细胞瘤中，未发现其他胶质瘤有FUBP1突变。免疫组化染色阴性提示FUBP1基因突变，表达缺失可能提示预后不良。FUBP1在血管内皮细胞核表达，可作为检测内对照
H3.3G34R/V	细胞核	组蛋白H3.3G34突变，突变热点包括G34R突变和G34V突变，其中G34R突变最常见，占90%，常见于儿童及青年人大脑半球高级别胶质瘤，H3.3G34突变的胶质瘤免疫组化H3.3G34R阳性或H3.3G34V阳性，常伴Olig2（-）、ATRX（-）和p53过表达
CD34	细胞质	CD34是血管内皮细胞、造血干细胞标志物，在多种中枢神经系统肿瘤中有不同程度的表达。神经上皮肿瘤中，神经节细胞胶质瘤、多形性黄色星形细胞瘤、青少年多形性低级别神经上皮肿瘤、脊索样胶质瘤常阳性，在神经节细胞胶质瘤中出现经典"散沙状"阳性；孤立性纤维性肿瘤CD34阳性，且阳性程度常常与级别呈负相关。此外，应注意纤维性脑膜瘤，CD34有不同程度阳性
STAT6	细胞核	野生型STAT6和NAB2基因均位于12q13染色体上，正常细胞STAT6蛋白位于细胞质内，而NAB2蛋白定位于细胞核。NAB2-STAT6融合，STAT6蛋白转位到细胞核，被认为是孤立性纤维性肿瘤特异性的标志物。
TTF1	细胞核	垂体后叶起源的垂体细胞肿瘤谱系肿瘤（垂体细胞瘤，鞍区颗粒细胞瘤，梭形细胞嗜酸细胞瘤）TTF1细胞核阳性，脊索样胶质瘤TTF1阳性，室管膜下巨细胞星形细胞瘤TTF1核阳性。
Ki-67	细胞核	Ki-67增殖指数与肿瘤的分化程度、浸润、转移及预后有密切关系，是判断肿瘤预后的重要参考指标之一
其他	脉络丛上皮细胞	表达Kir7.1、Stanniocalcin-1，垂体腺瘤/垂体神经内分泌肿瘤表达Pit-1、T-Pit或SF-1其中一种转录因子，以区别不同谱系垂体腺瘤或垂体神经内分泌肿瘤，垂体激素GH、PRL、TSH、LH、FSH、ACTH蛋白在不同类型垂体腺瘤中有不同程度的表达

三、判断神经系统肿瘤细胞起源的标志物

对于判断神经系统肿瘤细胞起源有价值的标志物见表13-2。

表 13-2　对于判断神经系统肿瘤细胞起源有价值的标志物

肿瘤细胞起源	标志物
星形胶质细胞	GFAP、Olig、S-100、Nestin 有利于胶质瘤标记和鉴别诊断
室管膜胶质细胞	GFAP、EMA、D2-40、annexin-1 和 Nestin 对室管膜瘤进行免疫组织化学标记
少突胶质细胞	Olig2、MBP、GFAP 对少突胶质细胞瘤进行标记，但不具有特异性
脑膜上皮	EMA、SSTR2、PR、Claudin1，SSTR2 并不是脑膜上皮特异性标志物
神经元	Syn、NeuN、NF、CgA、NSE、MAP2。Syn 是应用最多的神经元和神经内分泌标志物，敏感度高，特异度一般；NeuN 特异度高，敏感度一般，NeuN 在肿瘤性神经元中为阴性或表达减弱；NF、CgA 常表达于较为成熟的神经元，NSE、MAP2 特异度较差
脉络丛上皮细胞	脉络丛肿瘤没有特异性的标志物，表达 CK、S-100、Vimemtin 和 Syn，GFAP 一般呈阴性或弱表达，而 Olig2 阴性，一般不表达 EMA、TTF-1
恶性生殖细胞肿瘤	SALL4 敏感度好，在各种恶性生殖细胞肿瘤中强表达，可在未成熟畸胎瘤中弱表达，OCT3/4 特异性好，主要标记生殖细胞瘤，CD30 在胚胎性癌细胞中呈阳性，GPC3、AFP 和 Hepatocyte 在卵黄囊瘤细胞中呈阳性，PLAP、CD117 主要在精原细胞瘤中呈强阳性
血管母细胞瘤	VEGF、Nestin、D2-40、S-100、α-inhibin
淋巴瘤	LCA、原发中枢神经系统淋巴瘤 90% 为弥漫性大 B 细胞淋巴瘤，CD20、CD79a 阳性，原发中枢神经系统弥漫性大 B 细胞淋巴瘤 90% 为 ABC 型
转移癌	脑转移瘤最常见为肺癌脑转移 CK7、NapsinA、TTF-1 阳性，其次为乳腺癌、胃肠道腺癌、恶性黑色素瘤等，其相应标志物阳性表达

四、脑胶质瘤中涉及的分子标志物

胶质瘤基因分型的标志基因：异柠檬酸脱氢酶（IDH）基因、染色体 1p/19q 共缺失、端粒酶逆转录酶（TERT）基因启动子突变、7 号染色体获得及 10 号染色体缺失、EGFR 扩增、CDKN2A/B 缺失、O^6-甲基鸟嘌呤-DNA 甲基转移酶（MGMT）启动子甲基化、地中海贫血伴精神发育迟滞综合征（ATRX）基因突变、p53 基因突变、BRAF 基因（鼠类肉瘤病毒同源基因B1）变异等。脑胶质瘤常见分子标志物推荐检测方法及诊断价值、预后意义见表 13-3。

表 13-3　脑胶质瘤中涉及的分子标志物推荐检测方法及诊断价值、预后意义

标志物	变异方式	检测方法	诊断价值及预后意义
IDH1	突变，（R132H/C/L/S/G）	IHC、PCR、Sanger、NGS	胶质瘤分类的关键分子变异；可鉴别 WHO 1 级胶质瘤与胶质增生。对于成人型弥漫性胶质瘤，提示预后相对良好；在临床试验中常作为重要分组指标；与 MGMT 启动子甲基化密切相关；对放疗和烷化剂相对敏感；潜在的治疗靶点（如 Ivosidenib）
IDH2	突变（R172K/M/G/W）	Sanger、PCR、NGS	胶质瘤分类的关键分子变异；可鉴别 WHO 1 级胶质瘤与胶质增生，IDH2 突变胶质瘤常见于少突胶质细胞瘤。预后意义同 IDH1
染色体 1p/19q	联合缺失（杂合）	FISH、NGS、甲基化芯片/表达谱芯片	少突胶质细胞瘤的关键变异。提示预后相对良好；对于放疗和烷化剂相对敏感
H3K27	突变（K27M）	IHC、PCR、Sanger、NGS	诊断弥漫性中线胶质瘤，为 H3K27 突变型的关键参考指标。预后相对较差；可作为潜在治疗靶点（如 EZH2 抑制剂）
H3G34	突变（G34R/V）	IHC、PCR、Sanger、NGS	诊断弥漫性半球胶质瘤，为 H3G34 突变型关键参考指标。生存期比 IDH 突变型胶质母细胞瘤略长，但比 IDH 突变型 WHO 4 级胶质瘤短，H3G34 突变胶质瘤近 90% 伴有 MGMT 启动子甲基化，提示可能对替莫唑胺治疗敏感

续表

标志物	变异方式	检测方法	诊断价值及预后意义
ATRX	突变	IHC，Sanger，NGS	被认为与1p19q共缺失互斥，*IDH*突变的胶质瘤，ATRX核表达缺失，可在不检测1p19q的情况下诊断为*IDH*突变型星形细胞瘤
P53	突变	IHC，Sanger，NGS	*IDH*突变胶质瘤，并且*p53*突变阳性，可在不检测1p19q的情况下诊断为*IDH*突变型星形细胞瘤。非弥漫性WHO 1级胶质瘤及胶质增生，*p53*突变罕见，巨细胞型胶质母细胞瘤、*H3G34*突变弥漫性胶质瘤，P53常常高表达
CDKN2A/B	纯合性缺失	FISH，NGS，甲基化芯片/表达谱芯片	组织学缺少坏死和微血管增生的*IDH*突变型星形细胞瘤，伴有*CDKN2A/B*纯合缺失可诊断WHO 4级胶质瘤。脑膜瘤发生*CDKN2A/B*纯合缺失是诊断恶性脑膜瘤的指标之一。在*IDH*突变型胶质瘤中预后较差
TERT	启动子突变（C228T/C250T）	Sanger，焦磷酸测序，NGS	在少突胶质细胞瘤和胶质母细胞瘤中常见；在*IDH*野生型弥漫性胶质瘤缺少组织学坏死和微血管增生的情况下，是胶质母细胞瘤诊断指标之一。脑膜瘤发生*TERT*突变是诊断恶性脑膜瘤的指标之一。在*IDH*野生型胶质瘤中预后较差；在*IDH*突变型胶质瘤中预后较好
染色体7/10	+7/-10	FISH，NGS，微阵列芯片	在*IDH*野生型弥漫性胶质瘤缺少组织学坏死和微血管增生的情况下，是胶质母细胞瘤诊断指标之一
EGFR	扩增	FISH，ddPCR，NGS，微阵列，芯片	在缺少组织学坏死和微血管增生的情况下，是胶质母细胞瘤，*IDH*野生型是WHO 4级的诊断指标之一
	EGFRvⅢ重排	RT-PCR，ddPCR，IHC、NGS	EGFRvⅢ发生在约半数*EGFR*扩增的胶质母细胞瘤中，是免疫治疗和靶向治疗的潜在靶点
	EGFR点突变	RT-PCR，ddPCR，NGS	弥漫性中线胶质瘤，*H3K27*变异型，*EGFR*变异亚型，最常见为*EGFR*突变，该分子遗传学特征作为诊断指标之一。提示预后不良，可作为潜在治疗靶点（如EZH2抑制剂）
BRAF	突变（*BRAF* V600E）	IHC，Sanger，焦磷酸测序，NGS	在神经节细胞胶质瘤、多形性黄色星形细胞瘤、上皮胶质母细胞和儿童型弥漫性胶质瘤等中常见。靶向治疗的潜在靶点（如vemurafenib），*BRAF* V600E突变合并*CDKN2A*纯合缺失提示预后不良
	基因融合	FISH，NGS	*BRAF-KIAA1549*融合常见于毛细胞型星形细胞瘤，*BRAF*融合也可见于儿童型弥漫性胶质瘤。*BRAF*基因融合常提示预后较好，更倾向WHO 1级
MGMT	启动子区甲基化	PCR，焦磷酸测序，甲基化微阵列	在胶质母细胞瘤中预后较好；替莫唑胺治疗效果较好；与*IDH*突变和G-CIMP亚型相关
FGFR	突变	RT-PCR，ddPCR，NGS	*FGFR1*突变常见于儿童型弥漫性低级别胶质瘤。可作为靶向治疗的潜在靶点（如FGFR抑制剂）
FGFR	融合	FISH，NGS	*FGFR*基因融合可见于儿童型弥漫性胶质瘤，部分特殊的*FGFR-TACC*融合也可见于WHO 4级的*IDH*野生型胶质母细胞瘤。可作为靶向治疗的潜在靶点（如FGFR抑制剂）
ZFTA	基因融合	FISH，NGS	为诊断*C11orf95*融合阳性型幕上室管膜的特异性标志物。发生该融合的幕上室管膜瘤患者预后相对较差
MYCN	扩增	FISH，NGS	为诊断*MYCN*扩增型脊髓室管膜的特异性标志物，是诊断儿童型弥漫性高级别胶质瘤，*H3*野生/*IDH*野生胶质瘤的指标之一（*MYCN*扩增亚型），有助于诊断髓母分子分型，多见于非WNT非SHH激活型。发生该基因扩增的神经肿瘤通常预后较差
PDGFRA	扩增	FISH，NGS	可见于*IDH*突变型星形细胞瘤、*IDH*野生型胶质母细胞瘤和儿童高级别弥漫性胶质瘤。发生该基因扩展的神经肿瘤通常预后较差
MET	融合基因（*PTPRZ1-MET*）突变	Sanger，qPCR，NGS	在星形细胞瘤、*IDH*野生型WHO 4级胶质母细胞瘤中出现。在继发性胶质母细胞瘤（星形细胞瘤，*IDH*突变型，WHO 4级）中预后较差；可作为治疗靶点（如MET抑制剂）

续表

标志物	变异方式	检测方法	诊断价值及预后意义
TSC1/2	突变	Sanger，qPCR，NGS	为诊断室管膜下巨细胞星形细胞瘤的特异性标志物。为mTOR信号通路抑制剂（如依维莫司）治疗靶点
YAP1	基因融合（YAP1-MAMLD1）	FISH，NGS	为诊断YAP1融合阳性型幕上室管膜的特异性标志物，发生该融合的幕上室管膜瘤患者预后相对较好
NF1	突变	Sanger，qPCR，NGS	在视路胶质瘤和IDH野生型胶质母细胞瘤中突变频率较高，在脑膜瘤中突变频率高。携带该突变的毛细胞型星形细胞瘤预后相对较好

五、对中枢神经系统肿瘤的准确分类有临床病理学意义的分子标志物

一直以来，中枢神经系统肿瘤的分类是基于组织学相关辅助检测的结果（如免疫组织化学、超微结构）。近年来，分子标志物在提供辅助诊断和明确诊断信息方面越来越重要。因此，2022版WHO中枢神经系统肿瘤分类包含了许多对中枢神经系统肿瘤的准确分类有临床病理学意义的分子的改变。表13-4列举了对CNS肿瘤整合分类诊断有重要意义的关键基因和蛋白。

表13-4 中枢神经系统肿瘤常见的基因或分子诊断标志物

肿瘤类型	基因/蛋白标志物*
成人型弥漫性胶质瘤	
星形细胞瘤，IDH突变型	IDH1，IDH2，ATRX，TP53，CDKN2A/B
少突胶质细胞瘤，IDH突变伴1p/19q共缺失型	IDH1，IDH2，1p/19q，TERT，CIC，FUBP1，NOTCH1
胶质母细胞瘤，IDH野生型	IDH-野生型，TERT，7号和10号染色体，EGFR
儿童型弥漫性低级别胶质瘤	
弥漫性星形细胞瘤，MYB/MYBL1突变型	MYB，MYBL1
血管中心型胶质瘤	MYB
青少年多形性低级别神经上皮肿瘤	BRAF，FGFR家族
弥漫性低级别胶质瘤，MAPK通路变异	FGFR1，BRAF
儿童型弥漫性高级别胶质瘤	
弥漫性中线胶质瘤，H3K27突变型	H3K27，p53，ACVR1，PDGFRA，EGFR，EZHIP
弥漫性半球胶质瘤，H3G34R突变型	H3G34，p53，ATRX
弥漫性儿童型高级别胶质瘤，H3/IDH野生型	IDH野生，H3野生，PDGFRA，MYCN，EGFR（DNA甲基化谱）
婴儿型半球胶质瘤	NTRK家族，ALK，ROS，MET
局限性胶质瘤	
毛细胞型星形细胞瘤	KIAA1549-BRAF，BRAF，NF1
具有毛细胞样特征的高级别星形细胞瘤	BRAF，NF1，ATRX，CDKN2A/B（DNA甲基化谱）
多形性黄色星形细胞瘤	BRAF，CDKN2A/B
室管膜下巨细胞星形细胞瘤	TSC1，TSC2
脊索样胶质瘤	PRKCA
星形母细胞瘤，MN1突变型	MN1
胶质神经元和神经元肿瘤	
神经节细胞胶质瘤	BRAF
胚胎发育不良性神经上皮肿瘤	FGFR1

续表

肿瘤类型	基因/蛋白标志物*
具有少突胶质细胞瘤样特征及簇状核的弥漫性胶质神经元肿瘤	14号染色体（DNA甲基化谱）
乳头状胶质神经元肿瘤	*PRKCA*
形成菊形团的胶质神经元肿瘤	*FGFR1*、*PIK3CA*、*NF1*
黏液样胶质神经元肿瘤	*PDFGRA*
弥漫性软脑膜胶质神经元肿瘤	*KIAA1549-BRAF*融合，*1p*（DNA甲基化谱）
多结节及空泡状神经元肿瘤	MAPK信号转导通路
小脑发育不良性神经节细胞瘤（Lhermitte-Duclos病）	*PTEN*
脑室外神经细胞瘤	FGFR（*FGFR1-TACC1*融合基因），IDH野生型
室管膜瘤	
幕上室管膜瘤	*ZFTA*、*RELA*、*YAP1*、*MAML2*
后颅窝室管膜瘤	H3K27me3、EZHIP（DNA甲基化谱）
脊髓室管膜瘤	*NF2*、*MYCN*
胚胎性肿瘤	
髓母细胞瘤 WNT活化型	*CTNNB1*、*APC*
髓母细胞瘤，SHH活化型	*p53*、*PTCH1*、*SUFU*、*SMO*、*MYCN*、*GLI2*（DNA甲基化谱）
髓母细胞瘤，非WNT/非SHH活化型	*MYC*、*MYCN*、*PRDM6*、*KDM6A*（DNA甲基化谱）
非典型畸胎样/横纹肌样肿瘤	*SMARCB1*、*SMARCA4*
伴多层菊形团的胚胎性肿瘤	*C19MC*、*DICER1*
筛状神经上皮肿瘤	*SMARCB1*
中枢神经系统神经母细胞瘤，FOXR2活化型	FOXR2
伴BCOR内部串联重复的中枢神经系统肿瘤	BCOR
松果体区促纤维增生型黏液样瘤，SMARCB1突变型	*SMARCB1*
颅内间叶源性肿瘤	FET-CREB融合
*CIC*重排肉瘤	CIC
原发颅内肉瘤，*DICER1*突变	*DICER1*
脑（脊）膜瘤	*NF2*、*AKT1*、*TRAF7*、*SMO*、*PIK3CA*；*KLF4*、*SMARCE1*、*BAP1*；H3K27me3；*TERT*启动子、*CDKN2A/B*（WHO 3级）
孤立性纤维性肿瘤	*NAB2-STAT6*
脑膜黑色素细胞肿瘤 NRAS（弥漫性）	*NRAS*、*GNAQ*、*GNA11*、*PLCB4*、*CYSLTR2*（局限性）
造釉细胞型颅咽管瘤	*CTNNB1*
乳头状型颅咽管瘤	*BRAF*

*本表中的基因变异以斜体字表示，蛋白质和基因家族则以正体字表示。

六、中枢神经系统常见肿瘤分类、诊断及其常用抗体

1.中枢神经系统肿瘤分类　2021版WHO中枢神经系统肿瘤分类系统于2016版WHO中枢神经系统肿瘤分类的基础上进一步推进了分子病理在诊断中的作用，并在分类和命名上做了重要的调整。首次将弥漫性胶质瘤分成人型弥漫性胶质瘤和儿童型弥漫性胶质瘤，并将儿童型弥漫性胶质瘤分成低级别和高级别两大类。此外还包括局限性星形细胞胶质瘤、胶质神经元和神经元肿瘤，以及室管膜瘤。同时简化了成人型胶质瘤的分类，分成了星形细胞瘤、少突胶质细胞瘤和胶质母细胞瘤三种类型。以上这些肿瘤的分类除通过形态学表现区分以外，还整合了分子遗传学特征。

除以上列举之外，神经上皮肿瘤还包括胚胎性肿瘤，值得注意的是，2021版WHO中枢神经系统肿瘤分类将脉络丛乳头状瘤归入上皮样性肿瘤，而非神经上皮肿瘤。脑膜瘤、间质、非脑膜上皮性肿瘤、颅内和椎旁神经肿瘤、黑色素瘤、淋巴瘤、组织细胞肿瘤、生殖细胞肿瘤、鞍区肿瘤和转移瘤也是脑肿瘤中的大类。在病理学诊断实践中，首先根据临床、影像及组织学表现对其进行鉴别诊断，明确诊断思路，进行必要的免疫组化标志物及相关分子检查，才能准确高效地得出正确诊断。

2.中枢神经系统肿瘤病理诊断思路

（1）临床资料是病理诊断的重要依据：许多中枢神经系统肿瘤具有一些独特的临床特点。了解和掌握各种肿瘤的年龄、好发部位等特征，有助于中枢神经系统肿瘤的诊断与鉴别诊断。在胶质瘤中，成人与儿童患者也有不同，大多数儿童胶质瘤是低级别胶质瘤，而成人胶质瘤多为高级别胶质瘤。成人肿瘤大多数发生于幕上和大脑半球，而儿童肿瘤则出现在幕下、后颅窝、第四脑室及中线结构附近。结合影像技术（CT、MRI），我们可以明确肿瘤的具体位置，如幕上、幕下、鞍区还是脑室；是脑实质内还是脑实质外；肿瘤与脑膜的关系等。因此，病理医师在阅片形态学检查之前应注意查看临床病史、手术记录及影像学结果，对确诊会有很大帮助，对于鞍区肿瘤，激素水平异常的病例可能会进一步提示垂体腺瘤的具体类型（表13-5）。

表13-5 中枢神经系统肿瘤的临床特征

临床特征	相关肿瘤
年龄	
成人	胶质母细胞瘤、大脑星形细胞瘤、少突胶质细胞瘤、脑膜瘤、垂体腺瘤、淋巴瘤及转移癌，少见的胚胎性肿瘤（髓母细胞瘤等）及室管膜瘤
儿童	常见的为髓母细胞瘤、非典型畸胎样/横纹肌样瘤（AT/RT）、原始神经外胚叶肿瘤（PNET）、毛细胞型星形细胞瘤、多形性黄色瘤型星形细胞瘤（PAX）、室管膜瘤、脉络丛肿瘤、上皮样型胶质母细胞瘤（EGBM）、颅咽管瘤、弥漫性软脑膜胶质神经元肿瘤（DLGNT）及生殖细胞肿瘤，而脑膜瘤、听神经瘤及垂体腺瘤等在儿童则相对较少
好发部位	
幕上半球肿瘤	①大脑实质内：常见为胶质母细胞瘤、星形细胞瘤、少突胶质细胞瘤、淋巴瘤及转移；少见肿瘤有胚胎性肿瘤、颅内间叶源性肿瘤、胚胎发育不良性神经上皮肿瘤（DNT）、乳头状胶质神经元肿瘤（PGNT）、节细胞胶质瘤、星形母细胞瘤及血管中心型胶质瘤等；②越过中线的肿瘤及肿瘤样病变：GBM，常累及胼胝体的脑白质而越过中线；脑膜瘤，沿脑膜蔓延到对侧；淋巴瘤，通常位于中线附近，以基底节多见；表皮样囊肿，通过蛛网膜下腔越过中线大脑实质外；③脑膜源性肿瘤：包括脑膜瘤、血管周细胞瘤及脑膜血管瘤病，周围神经源性肿瘤、孤立性纤维性肿瘤等；④鞍区肿瘤：主要包括垂体腺瘤、颅咽管瘤、脑膜瘤、生殖细胞肿瘤、脊索瘤、Rathke囊肿及星形细胞瘤等；⑤松果体区肿瘤：主要包括生殖细胞和松果体实质细胞肿瘤（松果体细胞瘤、中等分化的松果体实质肿瘤、松果体母细胞瘤和松果体区乳头状肿瘤），脑膜瘤、皮样囊肿、蛛网膜囊肿和PNET
幕下肿瘤	位于小脑天幕下的解剖部位可分为小脑实质、第四脑室、小脑桥脑角和脑干。①小脑实质及脑干：小脑星形细胞瘤、毛细胞型星形细胞瘤、髓母细胞瘤、血管母细胞瘤、小脑脂肪神经细胞瘤及转移癌。②脑室肿瘤：室管膜下巨细胞星形细胞瘤（SEGA）、室管膜瘤、脉络丛乳头状瘤、伴菊形团形成的胶质神经元肿瘤（RGNT）、中枢神经细胞瘤及脑膜瘤。③小脑桥脑角：常见肿瘤为神经鞘瘤、脑膜瘤、副神经节瘤、皮样囊肿及蛛网膜囊肿
脊髓肿瘤	髓内肿瘤包括室管膜瘤、黏液乳头状室管膜瘤、星形细胞瘤、血管母细胞瘤及胚胎性肿瘤等；髓外肿瘤有周围神经肿瘤、脊膜瘤、脊索瘤、副神经节瘤、黑色素细胞病变、转移癌及骶尾部畸胎瘤
颅底肿瘤	可能源于颅外结构如窦（鼻窦癌），或颅底本身（脊索瘤、软骨肉瘤、骨纤维异常增殖症）
发生部位相对固定的肿瘤	毛细胞型星形细胞瘤：丘脑下部、视神经、脑干及小脑；中枢神经细胞瘤：侧脑室透明隔；少突胶质细胞瘤：大脑半球白质浅层；多形性黄色星形细胞瘤：颞叶近脑表面实质（常有促纤维反应）；黏液乳头状室管膜瘤：圆锥、马尾、终丝；血管母细胞瘤：小脑半球；颅咽管瘤：鞍区；菊形团形成的胶质神经元肿瘤：第四脑室；脊索样胶质瘤：第三脑室；脉络丛乳头状瘤：脑室系统；脊索瘤：通常位于中线、骶尾部与颅底，而软骨肉瘤通常远离中线；室管膜瘤：多发生于脑室内或脊髓中央管附近靠近室管膜处；弥漫性软脑膜胶质神经元肿瘤：好发于脑（脊）膜表面，广泛累及软脑膜；颅内生殖细胞肿瘤：在人体中线部位，鞍上区和松果体区；脑内转移性病变：以多发病变较为常见，多位于脑皮质下
转移性肿瘤	脑的转移癌大多来源于肺，其次来源于乳腺、结肠、泌尿生殖道、甲状腺等处

续表

临床特征	相关肿瘤
囊性病变	包括表皮样瘤、皮样囊肿、蛛网膜囊肿、神经管和神经胶质囊肿
实性病变	见于大多数肿瘤，如星形细胞瘤、少突胶质细胞瘤、GBM、淋巴瘤、脑膜瘤、PNET、生殖细胞瘤、转移癌等

（2）中枢神经系统肿瘤的病理形态学特征：2022版WHO中枢神经系统肿瘤分类着重推进分子生物学标志物在胶质瘤整合诊断中的作用。然而，无论分子病理学如何发展，组织学形态仍是病理学诊断的基石，唯有将组织学诊断与分子分型相结合，方能对疾病有客观而全面的把握。

1）肿瘤类型的确定：确定什么类型的肿瘤，首先要明确主要的肿瘤成分是什么，再确定各种成分的关系。例如，在确定含有神经元和胶质细胞成分的肿瘤中，神经元排列紊乱，有双核，属肿瘤性成分，其中杂有少数正常的胶质成分，就考虑为节细胞瘤，当神经元和胶质细胞都有肿瘤成分时，应当诊断节细胞胶质瘤，如果神经元是正常成分，其间充满肿瘤性的胶质成分，就定为胶质瘤，常杂有正常神经上皮肿瘤，包括星形细胞瘤、少突胶质瘤和胚胎发育不良性神经上皮肿瘤。免疫组化标志物的运用有助于鉴别，推荐使用套餐：GFAP、Olig2、Syn、NF、NeuN、S-100、CD34、BRAF（VE1）、IDH1、ATRX、MGMT、p53、Ki-67、CK、EMA、Vim。

2）脑胶质瘤是最常见的颅内肿瘤，是由肿瘤性星形细胞、少突胶质细胞、室管膜细胞产生的。该组肿瘤具有共同的免疫组化特征，即具有胶质细胞表型，如表达GFAP、S-100、Olig2等。推荐使用胶质瘤标志物：如GFAP、S-100、Olig2、p53、Ki-67，其类型的进一步划分加IDH、ATRX、1p/19qp、*EGFR*扩增、*TERT*突变，7号及10号染色体检测。对于成人型弥漫性胶质瘤，首先要充分评估*IDH*基因状态。如果IDH1 R132H免疫组化阳性，则属于*IDH*突变的弥漫性胶质瘤，再根据ATRX、p53和1p/19q检测进一步分为星形细胞瘤或少突胶质细胞瘤。当免疫组化IDH1R132H检测为阴性时，如肿瘤具有典型的胶质母细胞瘤组织学特征，对于≥55岁的患者，若缺乏既往低级别胶质瘤的病史，且肿瘤不位于中线部位，只要免疫组化IDH1R132H检测阴性，即可确定为*IDH*野生型；但若患者＜55岁，或有既往低级别胶质瘤病史，又或免疫组化显示*ATRX*表达缺失（突变），在IDH1R132H免疫组化结果阴性时必须行分子检测，明确*IDH1/2*基因突变状态，只有分子检测阴性者方能确定为*IDH*野生型。对于*IDH*野生型成人型弥漫性胶质瘤，无论是否出现微血管增生和（或）栅栏样坏死，都应着重鉴别是否为胶质母细胞瘤。对于成人型弥漫性胶质瘤，在充分评估IDH和H3组蛋白突变阴性的情况下，只要满足以下5个条件的任意1个，即诊断为胶质母细胞瘤：微血管增生、坏死、TERT启动子突变、*EGFR*基因扩增、+7/-10染色体变异。此外，对于发生于中线结构的肿瘤，还应进行H3K27M免疫组化检测或H3组蛋白的基因检测，以排除*H3K27*变异型的弥漫性中线胶质瘤。对于儿童或年轻成人发生的高级别胶质瘤，在*IDH*野生的情况下，也应该检测H3G34R/V免疫组化检测或基因测序，以排除是*H3.3G34*突变型的弥漫性半球胶质瘤。考虑为毛细胞型星形细胞瘤、多形性黄色星形细胞瘤及节细胞胶质瘤加BRAF（VE1）和CD34协助诊断，必要时行*BRAF-KIAA1549*基因融合检测和MAPK通路相关基因的检测。

3）神经元和混合性神经元-神经胶质肿瘤：使用标志物GFAP、Olig2、CD34、BRAF（VE1）、Syn、NF、NeuN、MAP2、Ki-67。中枢神经细胞瘤Syn弥漫阳性，NeuN阳性，GFAP和Olig2不同程度阳性。神经节细胞瘤主要为肿瘤性的节细胞样细胞成群成簇分布，可见双核，而胶质增生不明显，GFAP可显示胶质纤维增生，CD34常常为散沙状阳性，BRAF（VE1）多数为阳性，应当注意神经节细胞瘤BRAF有时表现为节细胞样肿瘤细胞单个细胞阳性，需仔细观察。多结节和空泡状神经元肿瘤（MVNT）节细胞样肿瘤细胞GFAP阴性、NeuN阴性、Olig2阴性、CD34散在阳性，而BRAF阴性。神经节细胞胶质瘤GFAP、Olig2均阳性，CD34、BRAF（VE1）绝大部分阳性，Syn示肿瘤性节细胞颗粒状阳性。另外，罕见的弥漫性软脑膜胶质神经元肿瘤好发于儿童，脑脊膜广泛播散，罕见形成大的肿瘤性结节，免疫组化表型为Olig2阳性、Syn阳性、GFAP少数阳性或阴性、CD34阴性、BRAF阴性、*BRAF-KIAA1549*融合且1p缺失或1p/19q共缺失。

4）累及脑膜的肿瘤：考虑脑膜瘤时，加EMA、PR、SSTR2、Vim、S-100、CD34和SMA有助于协助诊断，CD34和S-100常常在纤维型脑膜瘤中为阳性，而STAT6为阴性。如这些指标阳性，根据组织学特点、有无脑实质侵犯、核分裂情况甚至肉瘤特征等，进一步进行分型和分级。当脑膜瘤与胶质瘤相鉴别：采用EMA、Vim、GFAP、Olig2和S-100等指标，尤其在鉴别横纹肌样脑膜瘤和具有横纹肌样特征的胶质瘤时应多加标志物，结合影像及组织学形态等综合判读；考虑原发性脑膜黑色素细胞瘤时，加做S-100、HMB45、MelanA、SOX10等；如肿瘤为弥漫性，则需排除转移性癌，应加做EMA、CK、CK7、CK20、Villin、GFAP、S-100等，并结合病史、形态学等进行分析。

5）累及脑神经与椎旁神经肿瘤：主要有神经鞘瘤、神经纤维瘤、神经束膜瘤和恶性外周神经鞘瘤（MPNST），推荐免疫组化检测SOX10、S-100、MBP、GFAP、Vim和Ki-67。神经鞘瘤Ki-67指数低；如Ki-67增殖指数较高，应注意MPNST，但H3K27me3表达缺失有助于诊断为MPNST。

6）鞍区肿瘤：最常见的是垂体腺瘤，其次是颅咽管瘤、脑膜瘤，再次是罕见的垂体细胞瘤。激素水平异常的病例可能会进一步提示垂体腺瘤的具体类型。垂体腺瘤表达某一谱系的转录因子及其相应的神经内分泌标志物；造釉细胞型颅咽管瘤表达上皮性标志物，如CK、CK5/6、p63和β-catenin核阳性，而乳头状颅咽管瘤CK、CK5/6、p63和BRAF（VE1）阳性；脑膜瘤表达脑膜瘤相关蛋白；垂体细胞瘤不同程度表达GFAP和S-100，而TTF1恒定阳性。

7）松果体区肿瘤：主要包括生殖细胞和松果体实质细胞肿瘤。颅内生殖细胞瘤好发于20岁以下的儿童和青少年，男性多见，主要发生在人体中线部位，最常见的发病部位是鞍上区和松果体区。生殖细胞标志物选择SALL4、PLAP、OCT4、D2-40、SOX17、CD117、CD30、AFP、HCG等。松果体实质细胞肿瘤均表达神经元标志物，如Syn、NF、NeuN等。

8）累及脑室的肿瘤：主要有室管膜下巨细胞星形细胞瘤（SEGA），S-100阳性，GFAP不同程度阳性，而Olig阴性，TTF1阳性；室管膜瘤，GFAP阳性，S-100阳性，Olig阴性，EMA核旁点状阳性。脉络丛乳头状肿瘤，Syn阳性，S-100阳性，CK阳性，而GFAP常阴性，CK7阴性，TTF1阴性。伴菊形团形成的胶质神经元肿瘤（RGNT），Syn阳性，GFAP阳性。

9）排除转移性癌：大多来源于肺，其次来自乳腺、结肠、泌尿生殖道、甲状腺等，选择CK、EMA，加做器官特异性标志物（如肺TTF-1、前列腺PSA等）。

（3）基于形态学的颅内肿瘤之鉴别诊断：详见本章第十二节。

（4）对CNS肿瘤整合分类诊断有重要意义的关键基因和蛋白（表13-6）。

表13-6 常见脑肿瘤免疫组化鉴别表

肿瘤类型	GFAP	Olig2	IDH1	ATRX	p53	CD34	EMA	S-100	Syn	其他
星形细胞瘤	+	+	+	-	+	-	-	+	-/+	少数为IDH罕见位点突变，IDH1（-）
少突胶质细胞瘤	-/+	+	+	+	-	-	-	+	+	少数为IDH罕见位点突变，IDH1（-）
胶质母细胞瘤	+/-	+/-	-	+	-/+	-	-/+	+/-		上皮样胶质母细胞瘤，BRAF（+）
毛细胞星形细胞瘤	+	+	-	+	-	+	-	+	+/-	少数BRAF（+）
PXA	+	+/-	-	+	+/-	+	-	+/-	+/-	BRAF（+）
室管膜瘤	+	-	-	+	-	-	点状+	+	-	ZFTA融合阳性幕上室管膜瘤L1CAM（+），幕下室管膜瘤，PFA组H3K27me3（-）
脉络丛癌	-/+	-	-	+	-	-	-	+	+	Vim（+），CK7、TTF1均（-）
脑膜瘤	-	-	-	-	-	+/-	+	+/-	-	SSTR2、PR（+）
中枢神经细胞瘤	-/+	-/+	-	+	-	-	-	-	+	NeuN（+）
髓母细胞瘤	+/-	+/-	-	+	-	-	-	-/+	+	WNT活化型β-cantenin核阳性
AT/RT	-/+	-/+	-/+	+	-/+	/	+	-/+	+/-	INI1表达缺失

续表

肿瘤类型	GFAP	Olig2	IDH1	ATRX	p53	CD34	EMA	S-100	Syn	其他
血管母细胞瘤	-/+	-	-	+	-	-	-	-	-	CD56、α-inhibin、D2-40（+）
节细胞神经瘤	+	+	-	+	-	+	-	+	+	BRAF（+）
神经鞘瘤	-	-	-	-	-	-	-	+	-	SOX10（-）
脊索瘤	-	-	-	+	-	-	+	+	-/+	Brachyury、CK（+）
DNT	-/+	+	-	+	-	-	-	-	-	
转移性癌	-	-	-	-	-	-	+	-	-	CK（+）

注：PXA，多形性黄色星形细胞瘤；AT/RT，非典型畸胎样/横纹肌样肿瘤；DNT，胚胎发育不良性神经上皮肿瘤；+，阳性，-，阴性。

第二节　弥漫性胶质瘤

一、弥漫性胶质瘤和反应性胶质细胞增生的鉴别

1. 抗体选择　GFAP、Olig2、NF、MAP2、IDH1、p53、CD163、Ki-67。

2. 注释

（1）星形胶质细胞在应对中枢神经系统损伤和疾病时，如创伤、感染、局部缺血和神经退行性病变等，可出现不同程度的星形胶质细胞增生。

（2）免疫组化（IHC）法对于鉴别弥漫性胶质瘤和反应性胶质细胞增生很有帮助。

GFAP能从分布均匀的反应性胶质细胞中区分出肿瘤性的胶质细胞，而Olig2和SOX10虽在正常的少突胶质细胞细胞核中也呈阳性，但更能凸显所对应肿瘤的瘤细胞核；NF可以标记被陷入的轴突，从而提示浸润性生长方式的存在。

MAP2、Syn和NeuN等可以显示正常神经胶质或反应性胶质细胞增生内存在神经元成分，而弥漫性胶质瘤不存在神经元。

p53、Ki-67、IDH1R132H突变蛋白对于鉴别弥漫性胶质瘤和反应性胶质增生、脱髓鞘疾病，以及某些局限性的肿瘤（如毛细胞型星形细胞瘤、节细胞胶质瘤、胚胎发育不良性神经上皮肿瘤和多形性黄色瘤样星形细胞瘤等）是非常有帮助的。大多数较低级别星形细胞胶质肿瘤和所有的少突胶质细胞肿瘤是IDH突变型。p53大于10%核强阳性和Ki-67高表达支持肿瘤性病变。

（3）组织细胞反应性增生时细胞密度明显增加，与胶质细胞混杂存在，易误诊为低级别胶质瘤，CD163标志物可显示弥漫成片的组织细胞增生，CD163标志物有助于脱髓鞘假瘤的鉴别诊断（图13-2～图13-7）。

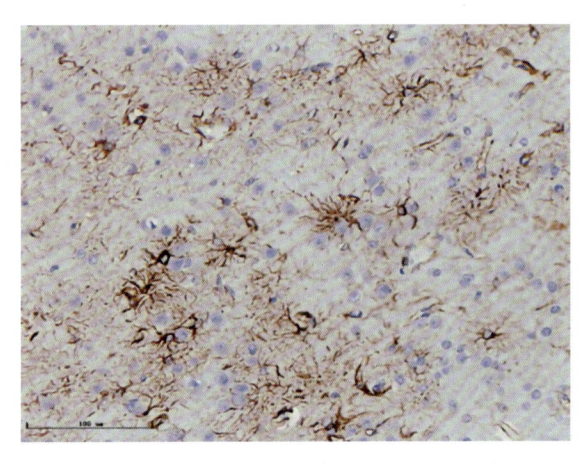

图13-2　正常皮层，GFAP，突起丰富，分布均匀

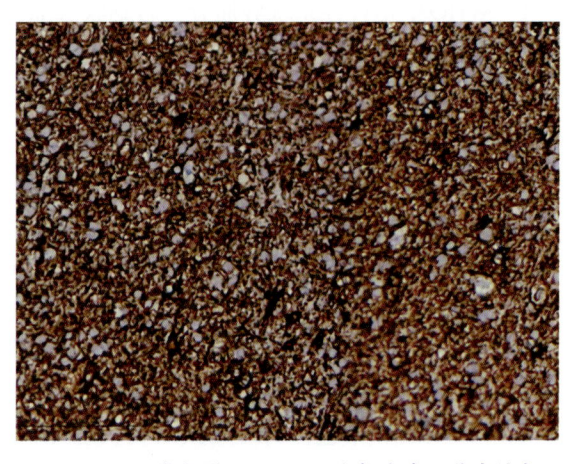

图13-3　正常白质，GFAP，突起丰富，分布均匀

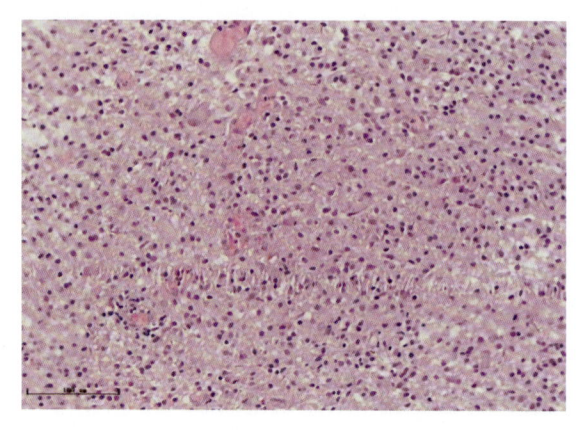

图13-4　脱髓鞘假瘤，HE染色，细胞密度明显增加

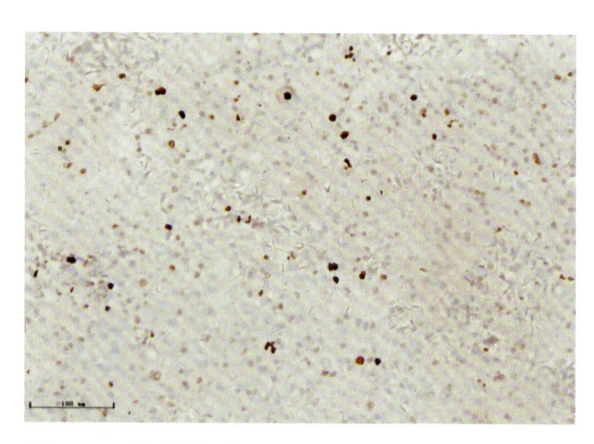

图13-5　脱髓鞘假瘤，Ki-67，增殖指数低-中度增加

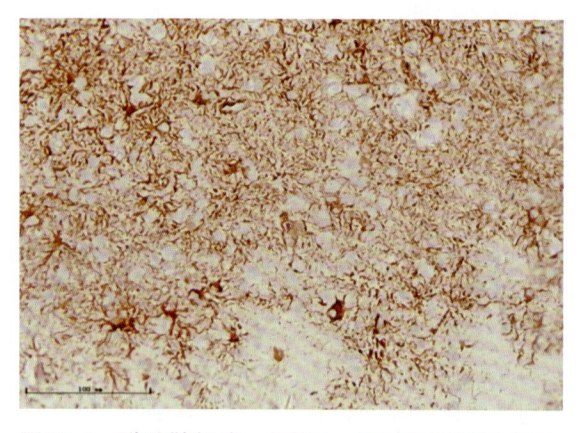

图13-6　脱髓鞘假瘤，GFAP，星形细胞突起丰富，分布均匀

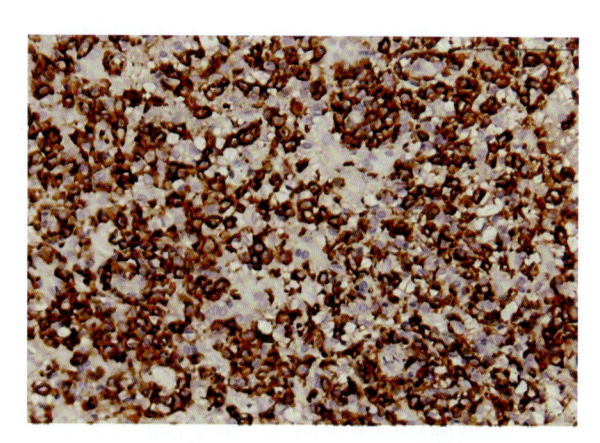

图13-7　脱髓鞘假瘤，CD163，细胞密集，阳性

二、弥漫性胶质瘤的分级分类及分子诊断流程

1. **常用抗体及分子检测**　胶质细胞标志物（如GFAP、S-100、Olig2等），肿瘤分型分级相关基因免疫组织化学（IDH1、ATRX、p53、H3K27M、H3K27me3、H3G34R、BRAF V600E、H3G34V）。分子检测（包括 *IDH* 突变和1p/19q共缺失，*CDKN2A/B* 缺失、*H3K27M* 突变、MGMT启动子区甲基化、*EGFR* 重排、TERT启动子区突变、BRAF等）。

2. **注释**

（1）WHO中枢神经系统肿瘤分类将脑胶质瘤分为CNS WHO 1～4级，1、2级为低级别脑胶质瘤，3、4级为高级别脑胶质瘤。2021版WHO中枢神经系统肿瘤分类中，基于年龄及相似的分子遗传学特征将弥漫性胶质瘤分为成人型和儿童型弥漫性胶质瘤，需注意的是成人型与儿童型弥漫性胶质瘤不以年龄为绝对分界。主要依据分子遗传学特征进行分类。成人型弥漫性胶质瘤根据 *IDH* 基因、1p/19q等分为星形细胞瘤、少突胶质细胞瘤和胶质母细胞。儿童型弥漫性胶质瘤根据形态学及分子遗传学特征分成高级别和低级别弥漫性胶质瘤，各自又分为四种类型。

（2）弥漫性胶质瘤病理诊断流程：组织学评估，一直以来，中枢神经系统肿瘤的分类是基于组织学相关辅助检测的结果。近年来，分子标志物在提供辅助诊断和明确诊断信息方面越来越重要，但诊断过程中仍以组织病理学为基础，再进行组织学、免疫组织化学分析和分子检测，最后根据临床、组织学及分子遗传学特征进行整合诊断，进行分型和分级。分子检测过程：首先应进行 *IDH* 基因突变状态的评估；其次进行组蛋白 *H3* 基因和染色体1p/19q共缺失状态评估；最后根据需求检测 *TERT* 基因、*EGFR* 基因、7号和10号染色、*CDKN2A* 基因和 *BRAF* 基因等，以进一步协助分型和分级（图13-8）。

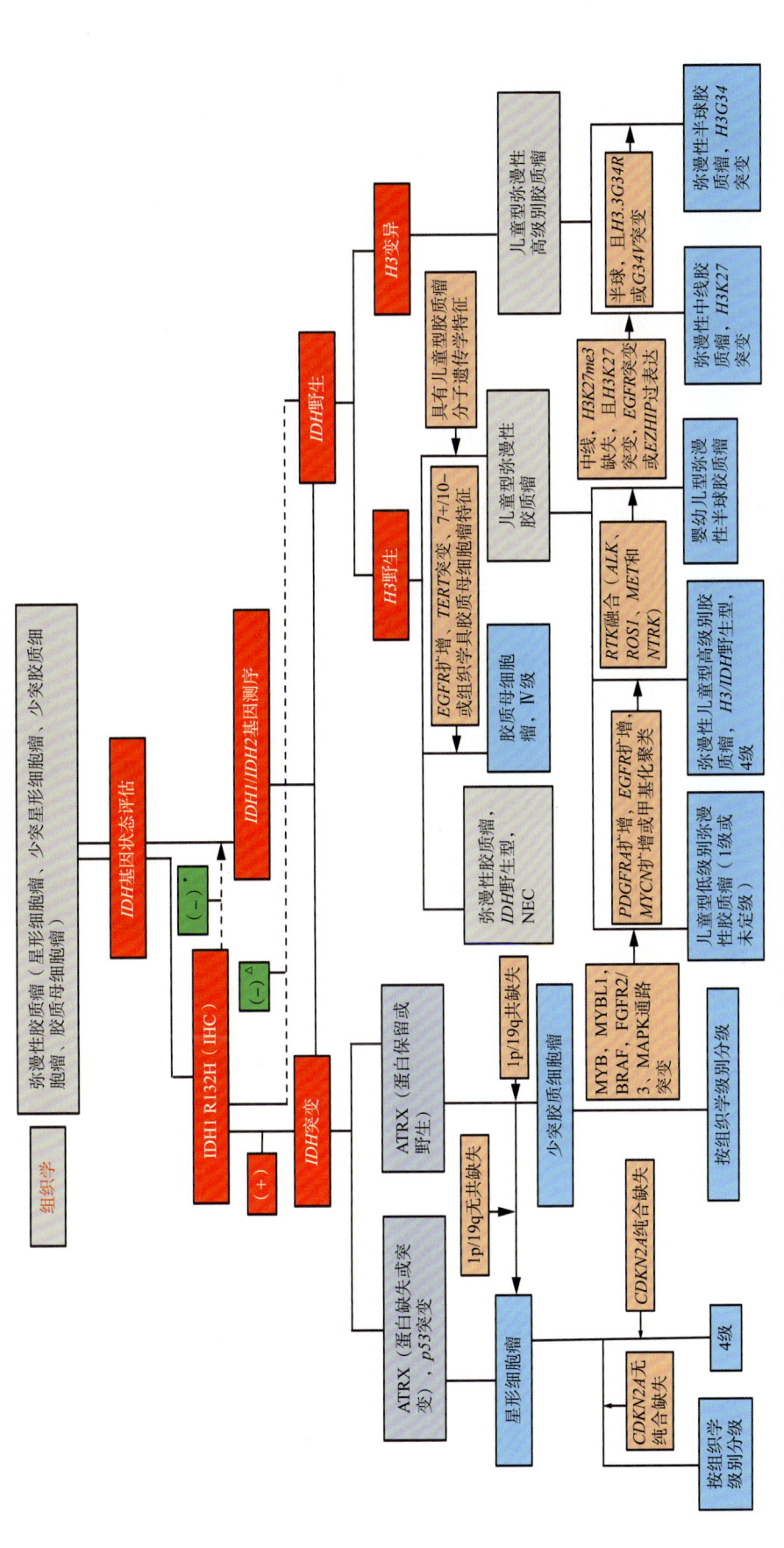

图 13-8 弥漫性胶质瘤免疫组化及分子检测路径

检测路径中的注意事项：

(1) 诊断某一类型肿瘤未进行必需检测或检测后结果不可靠，则给予形态学诊断，并用 NOS 修饰。

(2) 完成诊断必要的检测并得到可靠结果，由于结果与现行分类存在冲突，未能明确归入某一类型肿瘤，则给予形态学描述，并用 NEC 修饰。

(3) △年龄≥55 岁，临床病理诊断为原发性胶质母细胞瘤的弥漫性胶质瘤，IDH1 R132H 免疫组化阴性，则可常规免去进一步评估 IDH 基因状态而认定为 IDH 野生型胶质母细胞瘤。

(4) *组织学为弥漫性胶质瘤，在以下情况下，IDH1 R132H 免疫组化阴性，仍需进一步评估 IDH 基因状态，否则只能参照组织学形态诊断，并加 NOS 修饰，包括：①患者年龄＜55 岁，弥漫性胶质瘤；②有低级别胶质瘤或少突胶质细胞瘤的组织学表现，无论患者年龄或组织学表现，均需进一步评估 IDH 状态。③成人罹患低级别胶质瘤，形态学中还需要注意评价 H3 基因状态，包括 H3K27 突变及 H3G34 突变，尤其是有中线部位弥漫性胶质瘤及大脑半球有特征性免疫表型（ATRX-、p53 高表达和 Olig2-）的高级别胶质瘤。

(5) 诊断过程中还需要注意鉴别 IDH 野生型胶质细胞瘤或少突胶质细胞瘤（CNS WHO 2～3 级），需要仔细鉴别：首先要从组织学特征上排除局限性胶质瘤，胶质神经元肿瘤等的可能，其次通过分子病理检测明确是否具有胶质母细胞瘤分子特征（TERT 启动子突变，EGFR 基因扩增，+7/-10 染色体异常），最后做出准确的归类和诊断。

(6) 对于成年人罹患的 IDH 野生型较低级别胶质瘤（CNS WHO 2～3 级），需要仔细鉴别：首先要从组织学特征上排除局限性胶质瘤，胶质神经元肿瘤等的可能，其次通过分子病理检测明确是否具有胶质母细胞瘤分子特征（TERT 启动子突变，EGFR 基因扩增，+7/-10 染色体异常），最后做出准确的归类和诊断。

（3）弥漫性胶质瘤诊断实践中常用分子标志物：目前主要的分子病理标志物包括异柠檬酸脱氢酶（IDH）基因、染色体1p/19q共缺失、端粒酶逆转录酶（TERT）基因启动子突变、地中海贫血伴精神发育迟滞综合征（ATRX）基因突变、TP53基因突变、表皮生长因子受体（EGFR）基因扩增和EGFR截断突变（EGFRvⅢ重排）、人组蛋白H3突变，包括H.3.1/3.2/3.3基因K27突变和H.3.3 G34突变、同源性磷酸酶张力蛋白（PTEN）基因突变或缺失，BRAF基因（鼠类肉瘤病毒同源基因B1）突变、O^6-甲基鸟嘌呤-DNA甲基转移酶（MGMT）启动子甲基化等。这些分子标志物对脑胶质瘤的个体化治疗及临床预后判断具有重要意义。检测方法推荐可通过免疫组化、FISH、PCR、Sanger测序，必要时行NGS或全基因组DNA甲基化聚类分析（详见表13-3）。

（4）几项基因突变相关蛋白免疫组化检测结果判读要点及误区

1）IDH1 R132H免疫组织化学检测阳性定位以细胞质为主，少数细胞可阳性。阳性提示胶质瘤IDH1 R132H突变。IDH突变在胶质瘤中具有普遍性，考虑到IDH1 R132H突变体特异性抗体的可靠性，用免疫组织化学方法评估胶质瘤是否伴IDH成为普遍手段，目前市面流通的IDH1 R132H（克隆号H09），若结果显示阳性，可看作存在IDH1 R132H突变。需要注意的是IDH1 R132H突变占IDH突变的90%左右，仍有约10%IDH突变的胶质瘤不能通过免疫组织化学检测确定。因此，若IDH1 R132H结果显示阴性，需按要求进一步行IDH1和IDH2测序来排除其他少见突变。在免疫组织化学判读过程中，要注意当胶质瘤细胞密度较低时，肿瘤细胞与正常胶质细胞混杂于一起，切片上仅见少数细胞（肿瘤细胞）阳性，有研究认为出现5%细胞明确阳性即可诊断为IDH1 R132H突变。此外在坏死周围组织，吞噬细胞可出现IDH R132H阳性，血管内皮即可出现阳性信号，或出现肿瘤细胞膜阳性的不准确定位的阳性形式，往往可能是假阳性信号，诊断实践中不可直接判为IDH1 R132H突变，应通过测序进一步明确。

2）H3K27M免疫组织化学检测阳性定位于细胞核。阳性提示胶质瘤伴有组蛋白H3.1、H3.2或H3.3基因的K27M突变。H3K27M突变在中线胶质瘤中具有普遍性，尤其是脑干弥漫性胶质瘤，约70%伴有H3K27M突变。H3K27M免疫组化检测特异度及敏感度高，用免疫组织化学方法评估胶质瘤是否伴H3K27M已被广泛使用。需要注意的是，部分情况H3K27M阳性可能是灶性或"马赛克"样的散在阳性，判读时需要全面仔细观察，在结果解读上，无论是弥漫阳性还是散在阳性，均提示H3K27M突变。

3）另一种组蛋白基因H3G34R/V突变蛋白阳性定位为细胞核，通常见于大脑半球的伴有ATRX缺失的和p53突变的IDH野生型高级别弥漫性胶质瘤。特别是儿童和青年人，这种情况下应进行H3F3A基因测序。H3G34R/V突变中约95%为G34R突变，仅少部分（约5%）为G34V突变。

4）BRAF V600E（VE1）是原癌基因BRAF V600E突变蛋白，阳性定位于细胞质，通常见于神经节细胞胶质瘤、多形性黄色星形细胞瘤、儿童型弥漫性胶质瘤和上皮样胶质母细胞瘤。需要注意是定位明确的阳性才能判读BRAF V600E突变，部分病种如神经节细胞胶质瘤可能出现个别节细胞样肿瘤细胞明确的胞质阳性，也应判读为突变。而少数背景深染的"涂布状"阳性常为假阳性，往往是野生型的，明确判断需借助基因检测。

三、成人型弥漫性胶质瘤

1. 常用抗体及分子检测　胶质细胞标志物，如GFAP、S-100、Olig2等，肿瘤分型分级相关基因免疫组织化学标志物，如IDH1、ATRX、p53、H3K27M、H3K27me3、H3G34R、BRAF V600E、H3G34V。分子检测，如包括IDH突变和1p/19q共缺失、CDKN2A/B缺失、H3K27M突变、MGMT启动子区甲基化、EGFR重排、TERT启动子区突变、BRAF等。

2. 注释

（1）2021版WHO中枢神经系统肿瘤分类将成人型弥漫性胶质瘤分为3型：①星形细胞瘤，IDH突变型；②少突胶质细胞瘤，IDH突变和1p/19q共缺失型；③胶质母细胞瘤，IDH野生型。成人型弥漫性胶质瘤的诊断在基于细胞形态学的传统病理基础上，加入包含部位、年龄、分子遗传学特征等信息，整合诊断。

（2）星形细胞瘤，IDH突变型：此肿瘤是一种伴有IDH突变但缺乏1p/19q共缺失的弥漫浸润性胶质瘤。经典的分子遗传学特征是IDH1/2基因突变、ATRX基因突变和p53基因突变，但ATRX和p53基因突变状态并不作为诊断的必要条件。同时，*CDKN2A/B*纯合性缺失作为此型肿瘤的分级标志物，是独立的预后影响因素。存在*CDKN2A/B*纯合性缺失的IDH突变型星形细胞瘤应被诊断为"星形细胞瘤，*IDH*突变型，CNS WHO 4级"，而不论是否达到诊断CNS WHO 4级的组织学标准（细胞密度增高、核分裂象伴血管内皮增生或坏死）（表13-7）。

表13-7 星形细胞瘤，IDH突变型的WHO分级标准

肿瘤类型	WHO分级标准
星形细胞瘤，*IDH*突变型，CNS WHO 2级	弥漫性、浸润性星形细胞胶质瘤，具有*IDH1*或*IDH2*突变，分化良好，缺乏间变的组织学形态特征。缺乏或仅有低度的有丝分裂活性，无微血管增生、坏死或*CDKN2A/B*纯合性缺失
星形细胞瘤，*IDH*突变型，CNS WHO 3级	弥漫性、浸润性星形细胞胶质瘤，具有*IDH1*或*IDH2*突变，局灶性或散在的间变的组织学形态特征，有明显的有丝分裂活性，无血管增生、坏死或*CDKN2A/B*纯合性缺失
星形细胞瘤，*IDH*突变型，CNS WHO 4级	弥漫性、浸润性星形细胞胶质瘤，具有*IDH1*或*IDH2*突变，有微血管增生、坏死或*CDKN2A/B*纯合性缺失，或者同时出现上述多种情况

注：IDH，异柠檬酸脱氢酶；CNS，中枢神经系统。

免疫表型特点：GFAP、Olig2、S-100、IDH1和p53通常为阳性，*IDH*、*p53*和*ATRX*突变通过免疫组化检测（图13-9～图13-17），*IDH*突变型多伴*ATRX*和*p53*突变。需注意的是：①*IDH*基因是弥漫性胶质瘤的重要驱动基因，*IDH1*突变多发生于密码子132，*IDH2*突变多发生于密码子172，其中*IDH R132H*突变约占所有*IDH*突变的90%。现有的免疫组化染色均是针对*IDH R132H*突变的检测，因此当免疫组化染色呈阴性时，如有必要需进一步行*IDH1*和*IDH2*测序方可明确*IDH*突变状态。此外，还需要注意IDH1免疫组化在坏死周围或泡沫细胞内可能出现假阳性的情况，应注意甄别。肿瘤中出现*CDK4*扩增、*RB1*突变或纯合性缺失、*PIK3CA*或*PIK3R1*突变、*PDGFRA*扩增、*MYCN*扩增，也与肿瘤预后不良相关。

（3）少突胶质细胞瘤，*IDH*突变伴1p/19q共缺失型：此肿瘤在遗传学上被严格定义为伴有*IDH*突变且1p/19q共缺失型的弥漫浸润性胶质瘤。诊断少突胶质细胞瘤的必要条件是"*IDH*突变和1p/19q染色体臂联合缺失"，两者缺一不可，其他常见的基因变异包括*CIC*、*FUBP1*、*Notch1*和*TERT*启动子突变，均不作为诊断的必要条件。

1）病变特点：肿瘤呈弥漫性生长，胞质通常为透明且呈特异性"煎蛋"样表现，也常见钙化；高级别少突胶质细胞瘤核分裂象易见，可见血管增生或坏死。

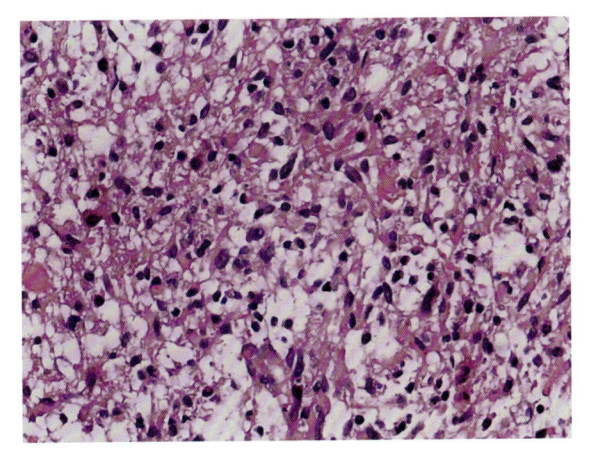

图13-9 弥漫性星形细胞瘤，HE染色

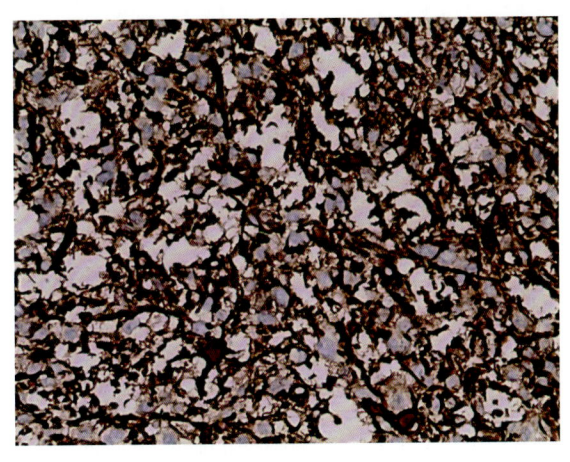

图13-10 弥漫性星形细胞瘤，GFAP，细胞质阳性

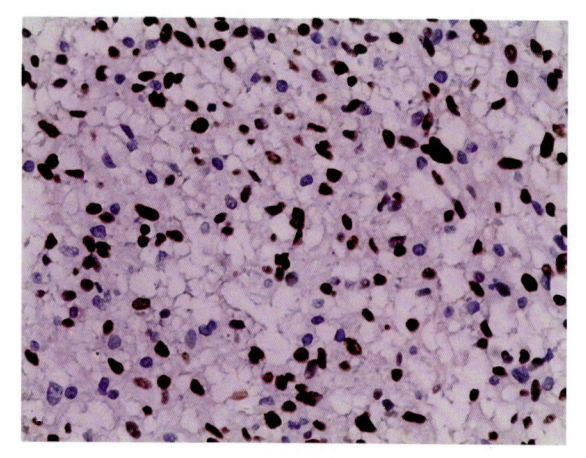

图 13-11 弥漫性星形细胞瘤，Olig2，细胞核阳性

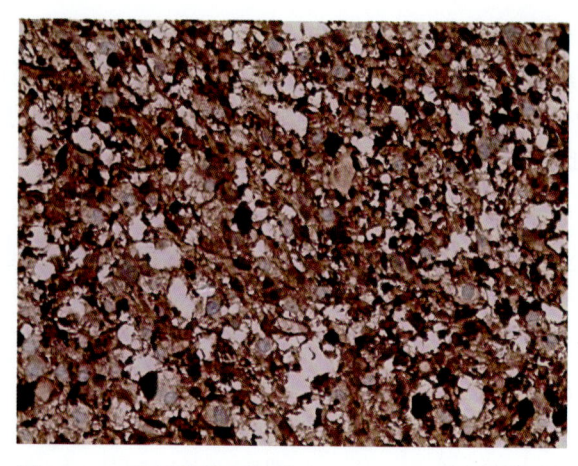

图 13-12 弥漫性星形细胞瘤，S-100，细胞核/细胞质阳性

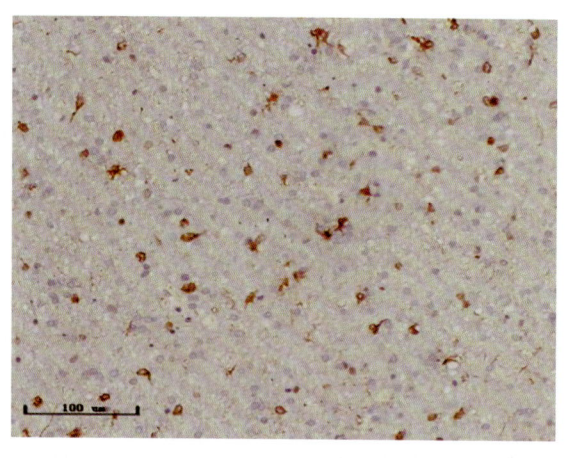

图 13-13 星形细胞瘤，IDH1，肿瘤细胞密度较少，散在阳性

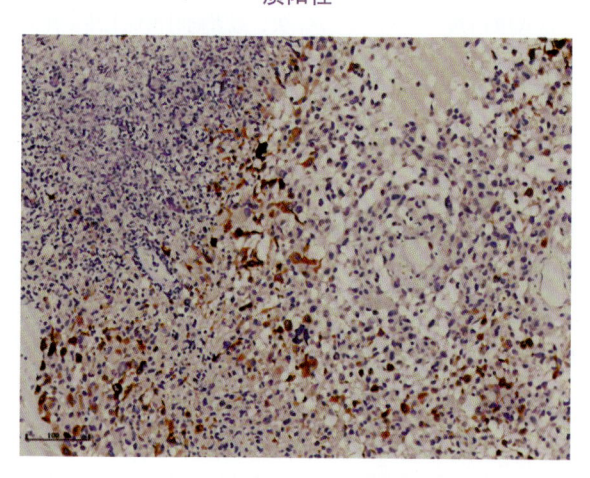

图 13-14 胶质母细胞瘤，IDH1，坏死周围出现假阳性

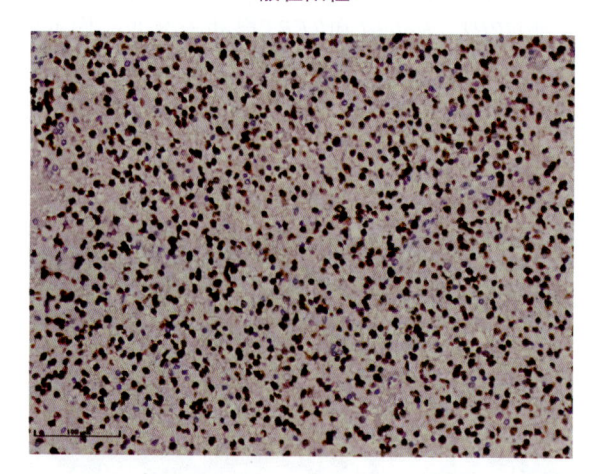

图 13-15 星形细胞瘤，p53，80%强阳性，提示p53突变型

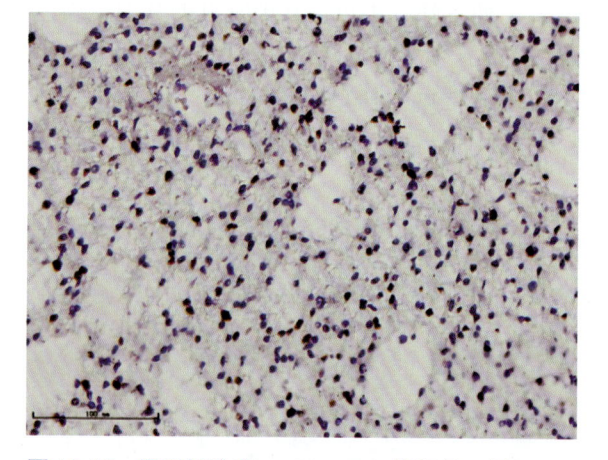

图 13-16 星形细胞瘤，p53，15%强阳性，提示p53突变型

2）免疫表型特点：表达Olig2、S-100、ATRX；GFAP＋/－；CIC和FUBP1阴性（图13-18～图13-22）。诊断时需要注意2点：①*IDH2*基因突变在少突胶质细胞瘤中明显高于*IDH*突变型星形细胞瘤，因此采用IDH1 R132H免疫组化检测阴性的肿瘤需要通过分子检测明确有无*IDH2*突变；②1p/19q染色体臂缺失是指由1号和19号染色体间的不平衡易位导致的（1；19）（p10；q10）染色体全臂丢失（whole-arm deletion），任何一条染色体臂上的不完全或部分缺失都不符合少突胶质细胞瘤的诊断，因为在*IDH*野生型胶质母细胞瘤中可以检测这种缺失形式。

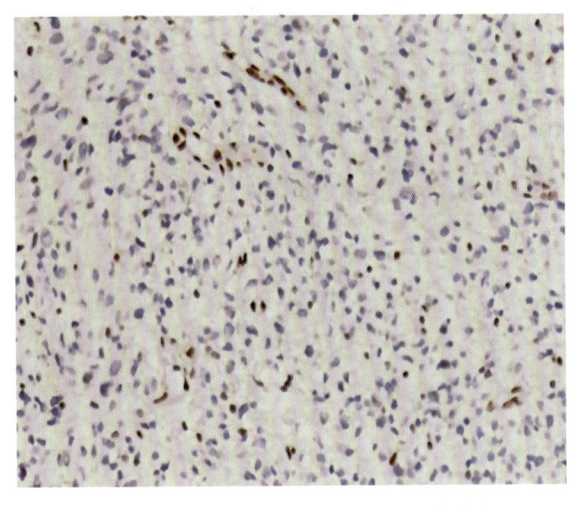

图13-17　星形细胞瘤，ATRX表达缺失

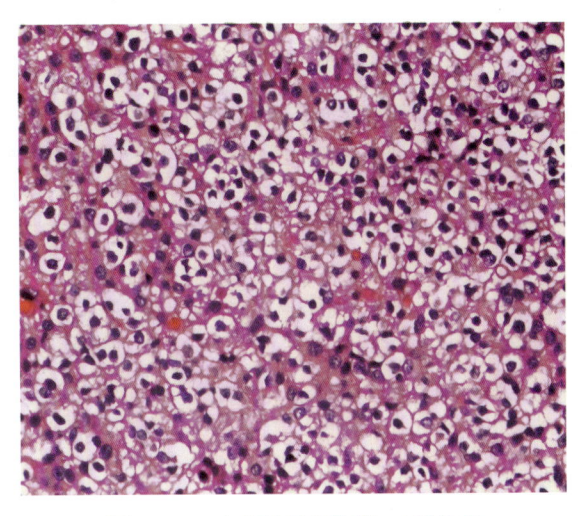

图13-18　少突胶质细胞瘤，HE染色

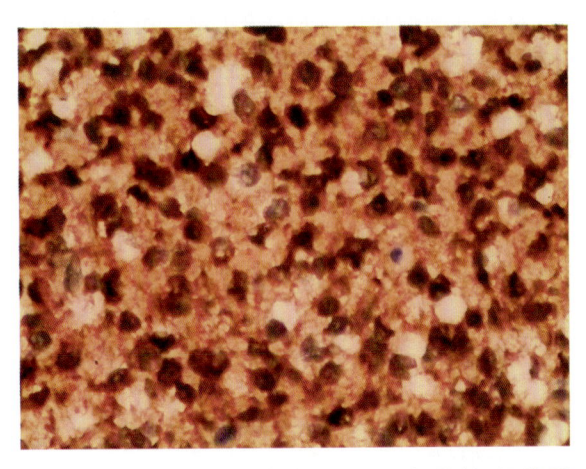

图13-19　少突胶质细胞瘤，IDH1，细胞核/细胞质阳性

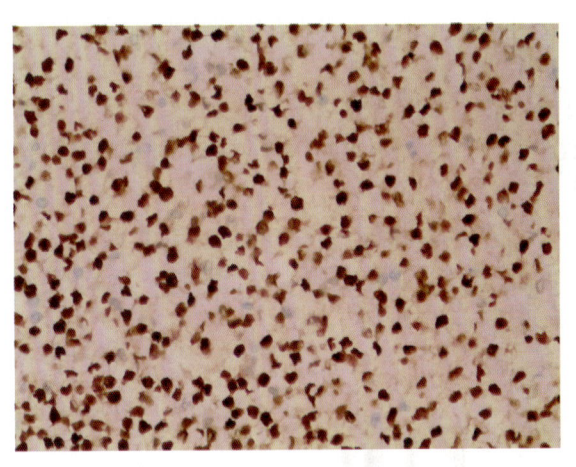

图13-20　少突胶质细胞瘤，Olig2，细胞核阳性

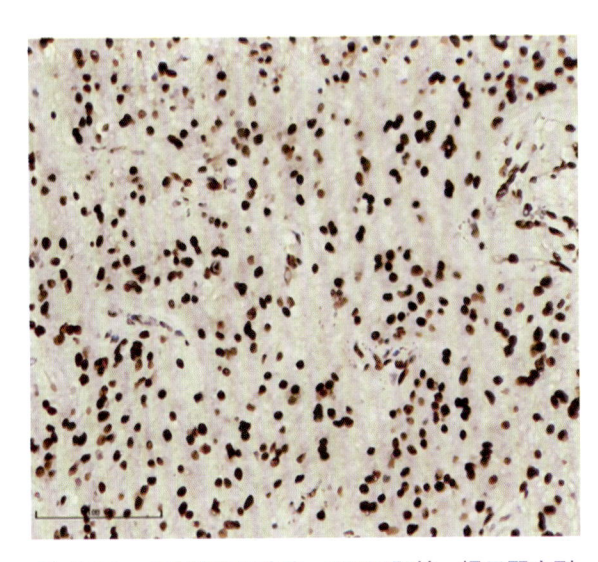

图13-21　少突胶质细胞瘤，ATRX阳性，提示野生型

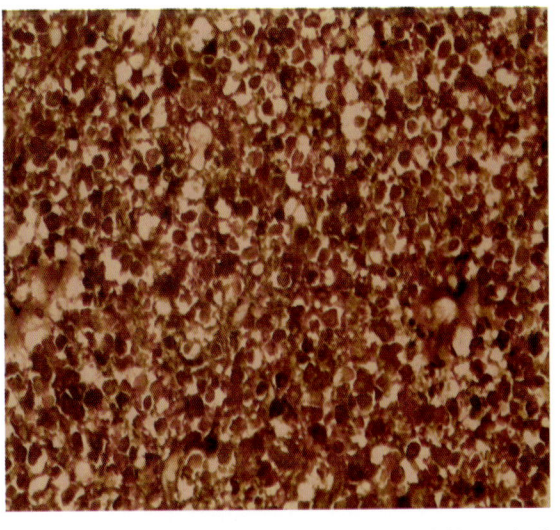

图13-22　少突胶质细胞瘤，S-100，细胞核/细胞质阳性

少突胶质细胞瘤是依据组织学形态特征分级为CNS WHO 2级或3级。尽管目前对于分级指标仍有争议，但细胞异型性明显、核分裂象增高（≥6个/10 HPF）、出现假栅栏状或非假栅栏状坏死仍然作为CNS WHO 3级少突胶质细胞瘤的诊断标准。Ki-67指数一般在CNS WHO 3级肿瘤中较高（＞10%），但目前尚未明确区分CNS WHO 2级和3级的Ki-67指数阈值（表13-8）。

表13-8 少突胶质细胞瘤，*IDH*突变，1p/19q共缺失型分级诊断标准

肿瘤类型	WHO分级标准
少突胶质细胞瘤，*IDH*突变和1p/19q共缺失型，CNS WHO 2级	弥漫性、浸润性生长，具有*IDH1*或*IDH2*突变和1p/19q共缺失，常伴*CIC*或*FUBP1*突变，分化良好，缺乏间变性组织学特征，无明显核分裂活性，缺乏微血管增生、坏死
少突胶质细胞瘤，*IDH*突变和1p/19q共缺失型，CNS WHO 3级	弥漫性、浸润性生长，具有*IDH1*或*IDH2*突变和1p/19q共缺失，常伴*CIC*或*FUBP1*突变，分级指标仍有争议，细胞异型性明显、核分裂象增高（≥6个/10 HPF）、血管内皮增生及出现假栅栏状或非假栅栏状坏死倾向诊断为CNS WHO 3级少突胶质细胞瘤

（4）胶质母细胞瘤：被定义为"*IDH*野生/H3野生弥漫性星形细胞胶质瘤并同时具有1个或多个组织学特征或分子遗传学特征：微血管增生、坏死、TERT启动子突变、*EGFR*基因扩增、＋7/-10染色体变异"。在这一定义下，对于*IDH*野生型弥漫性星形细胞瘤，只要肿瘤细胞具有*EGFR*扩增、第7号染色体获得伴第10号染色体缺失、TERT启动子突变任一分子特征，均诊断为"胶质母细胞瘤，*IDH*野生型，CNS WHO 4级"，而不论其是否具有血管增生或坏死等胶质母细胞瘤的组织学特征（表13-9）。免疫组化常常表达GFAP、Olig2、S-100，Ki-67增殖指数明显升高，CK、EMA可部分阳性，上皮样胶质母细胞瘤约50%发生*BRAF* V600E突变。值得注意是，部分胶质母细胞瘤GFAP和Olig2表现为少数阳性甚至阴性，特别是在上皮胶质母细胞瘤和胶质肉瘤中常见。此外，肉瘤区域网状纤维丰富（图13-23～图13-32）；分子遗传学特征：*IDH*野生、H3野生型，常具备*EGFR*扩增、第7号染色体获得伴第10号染色体缺失、TERT启动子突变任一分子特征。

表13-9 胶质母细胞瘤，*IDH*野生型，CNS WHO 4级诊断标准

肿瘤类型	WHO分级标准
胶质母细胞瘤，*IDH*野生型	弥漫性星形细胞胶质瘤，缺乏*IDH1*、*IDH2*和H3基因突变，并可见以下任何一项或多项表现者：微血管增生、坏死、TERT启动子突变、*EGFR*基因扩增第7号染色体获得伴第10号染色体缺失

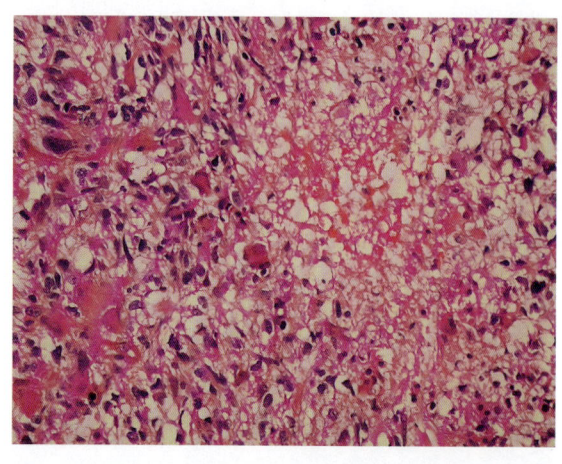

图13-23 胶质母细胞瘤，HE染色，示坏死性菊形团

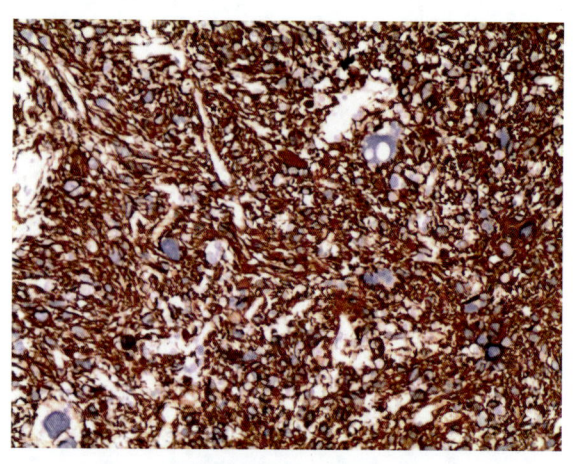

图13-24 胶质母细胞瘤，GFAP，细胞质阳性

图 13-25　胶质母细胞瘤，Olig2，细胞核阳性

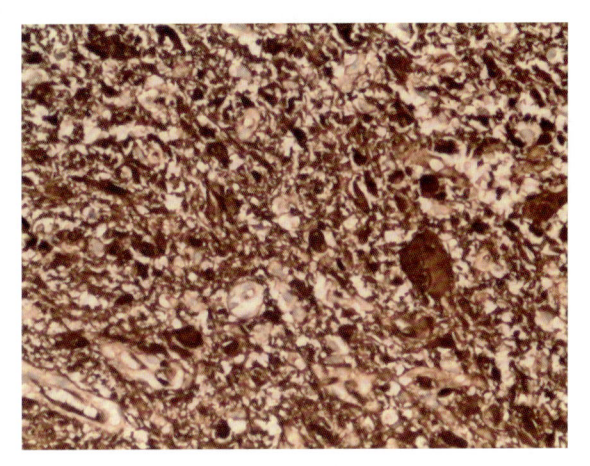

图 13-26　胶质母细胞瘤，S-100，细胞核/细胞质阳性

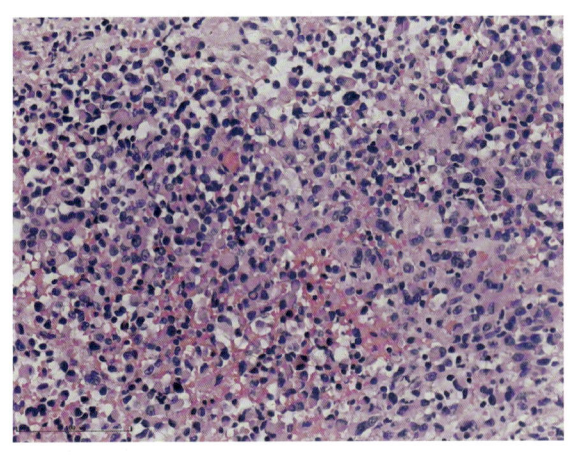

图 13-27　上皮样胶质母细胞瘤，HE 染色，呈上皮样/横纹肌样

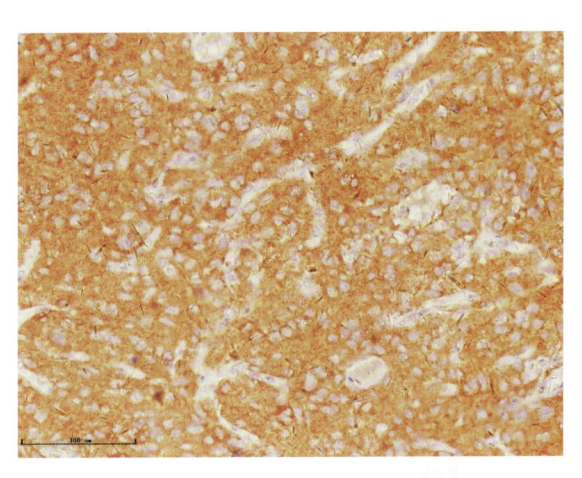

图 13-28　上皮样胶质母细胞瘤，BRAF，弥漫阳性

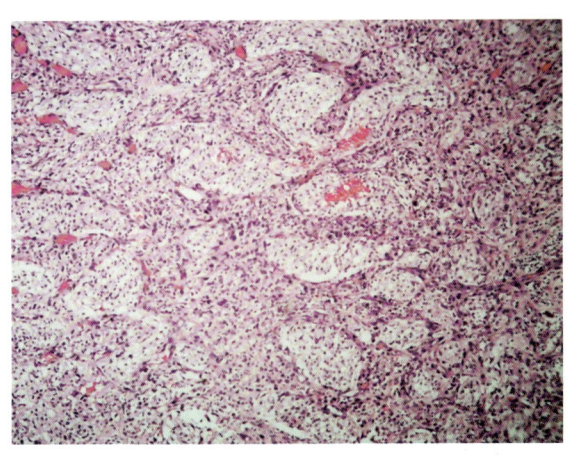

图 13-29　胶质肉瘤，HE 染色，胶质瘤与肉瘤成分交织分布

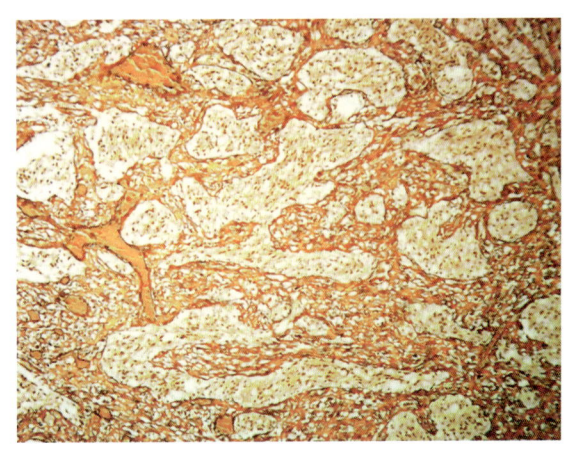

图 13-30　胶质肉瘤，网状纤维染色，肉瘤成分阳性

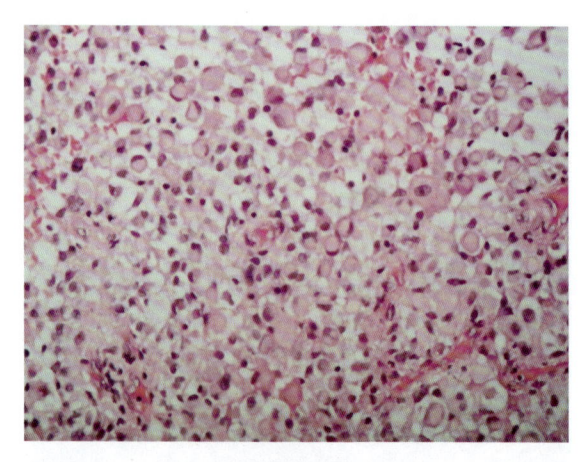

图13-31　上皮样胶质母细胞瘤，HE染色，横纹肌样肿瘤细胞

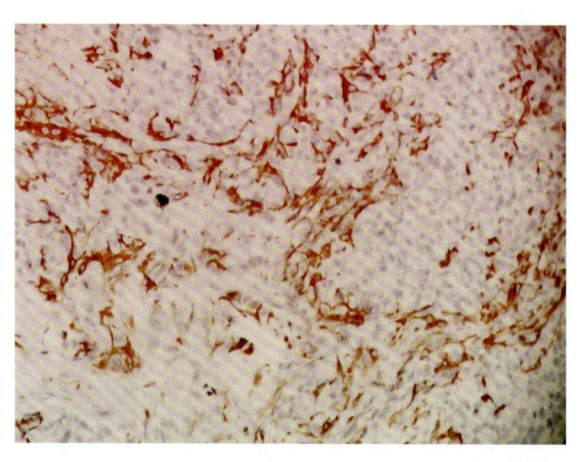

图13-32　上皮样胶质母细胞瘤，GFAP，斑驳状阳性

胶质母细胞瘤诊断的关键点首先是肿瘤属于成人型弥漫性胶质瘤，且*IDH*野生，*H3*野生。对于成年人发生的*IDH*野生型较低级别胶质瘤（CNS WHO 2～3级），需要仔细鉴别，不但要从组织学形态特征排除其他局限性胶质瘤、胶质神经元肿瘤等，还需要通过分子病理检测排除儿童型低、高级别弥漫性胶质瘤，以及成人型胶质母细胞瘤（*TERT*启动子突变、*EGFR*基因扩增、＋7/－10染色体变异）。如果符合儿童型弥漫性胶质瘤的分子特征，应诊断属于儿童型弥漫性胶质瘤的哪种类型。尽管2022版WHO中枢神经系统肿瘤分类未将"成人发生的*IDH*野生型较低级别胶质瘤"归类于成人型弥漫性胶质瘤，但在临床实践中的确可见到少数"真正的"成人型低级别*IDH*野生型弥漫性胶质瘤，这些肿瘤缺乏胶质母细胞瘤分子特征和儿童型弥漫性胶质瘤分子特征，生物学行为多为惰性，而且通过DNA甲基化分析显示为异质性肿瘤组群。目前尚不确定是否真正存在成人发生*IDH*野生型低级别星形细胞瘤，需要更多的病例积累和分子检测加以明确，若在临床实践工作中遇到这样的病变，建议可诊断为"成人*IDH*野生型弥漫性胶质瘤，NEC"，根据组织学特征进行分级。

四、儿童型弥漫性低级别胶质瘤

1. 常用抗体及分子检测　胶质细胞标志物（如GFAP、S-100、Olig2等）、神经元标志物（Syn、CgA、NF、NeuN、MAP2）、Ki-67。加肿瘤分型分级相关基因免疫组化（IDH1、ATRX、p53、H3K27M、H3K27me3、H3G34R、BRAF V600E、H3G34V）、分子检测。

2. 注释

（1）2021版WHO中枢神经系统肿瘤分类将儿童型弥漫性低级别胶质瘤分为4类：弥漫性星形细胞瘤（伴*MYB*或*MYBL1*改变）、血管中心型胶质瘤、青少年多形性低级别神经上皮肿瘤和弥漫性低级别胶质瘤（伴MAPK信号通路改变）。儿童型与成人型在组织学形态上较为相似，但分子表型完全不同，儿童型肿瘤是指主要发生于儿童的肿瘤，但并非诊断标准。儿童型肿瘤同样可发生于成人，特别是青年（表13-10）。

表13-10　儿童型弥漫性低级别胶质瘤的诊断与鉴别诊断

肿瘤类型	病变特点	免疫表型特点	分子改变及注释
弥漫性星形细胞瘤，MYB/MYBL1变异型	弥漫浸润性生长，具有相对单一、无间变形态的胶质细胞增生	表达胶质瘤标志物（GFAP、S-100），不表达Olig2、CD34和IDH1，ATRX阳性	*MYB*或*MYBL1*与伙伴基因融合。最常见的伴侣基因为*PCDHGA1*、*MMP16*和*MAML2*；*IDH*和*H3*野生型
血管中心型胶质瘤	呈单形性、弥漫性浸润的双极梭形细胞以同心圆或假"菊形团"排列在血管周围	具有星形细胞和室管膜分化的免疫表型。EMA为核旁圆点状或环形胞质阳性，GFAP阳性而Olig2阴性	标志性分子事件为*MYB-QKI*融合，大多数重排涉及*MYB*和*QKI*基因之间的融合，*IDH*和*H3*野生型

续表

肿瘤类型	病变特点	免疫表型特点	分子改变及注释
青少年多形性低级别神经上皮肿瘤（PLNTY）	分化良好但不均匀的少突胶质细胞瘤样成分为主，伴纤维样星形细胞，大多伴钙化	表达CD34、Olig2、GFAP和ATRX；不表达IDH1、Syn、CgA、NeuN和EMA；部分BRAF V600E阳性	主要涉及BRAF V600E基因突变或FGFR2、3基因融合，少数有QKI/NTRK2等融合
弥漫性低级别胶质瘤，MAPK通路变异型	其形态学上呈浸润性生长，主要是低级别的星形细胞瘤，或呈少突胶质细胞瘤形态	与血管中心型胶质瘤和PLNTY不同：不表达EMA和CD34。BRAF V600E突变病例BRAF V600E阳性	FGFR1酪氨酸激酶结构域（TKD）重复、FGFR突变/融合，以及BRAF V600E基因突变、BRAF融合、BRAF插入突变等

（2）弥漫性星形细胞瘤，MYB/MYBL1变异型：此类肿瘤的组织学形态与成人型低级别星形细胞瘤或少突胶质细胞瘤较相似，肿瘤细胞增殖指数低，属于CNS WHO 1级。如不检测基因变异，容易误诊为成人型弥漫性胶质瘤，因此整合诊断是必须采用的诊断策略。MYB或MYBL1的变异形式包括基因拷贝数变异（缺失或扩增）和基因融合，MYB伴侣基因包括QKI、ESR1、MMP16、MAML2、PCDHGA1等，MYBL1伴侣基因包括RAD51B、MAML2、ZFHX4、TOX等。在弥漫性星形细胞瘤，MYB或MYBL1变异型中最多见的融合伴侣基因是PCDHGA1、MMP16和MAML2，但少数可与QKI基因融合。

（3）血管中心型胶质瘤：组织学形态相当于CNS WHO 1级，具有星形细胞和室管膜分化特征，单层或多层双极细胞，组织学最显著的特征为大多数肿瘤细胞在血管周围生长，呈袖状或纵行排列，也有的呈放射状排列并形成血管周的假菊形团。大多数肿瘤细胞表现为单一形态，多为双极细胞，细胞核拉长，具有细小点彩状染色质和不明显的核仁，缺乏核分裂象、坏死及血管增生。免疫组化特征性表达GFAP及EMA，其中EMA最特别，与室管膜瘤相似，EMA为核旁圆点状或环形胞质阳性。标志性分子事件为MYB-QKI融合，少数伴有其他基因融合或扩增。

（4）青少年多形性低级别神经上皮肿瘤：因具有独特的全基因组DNA甲基化聚类特征，故而作为一个独立的肿瘤实体，从组织学容易误诊的神经节细胞胶质瘤和少突胶质细胞瘤中分离出来。经典形态学表现为少突胶质细胞瘤样成分伴广泛微钙化；免疫组化CD34、Olig2、GFAP和ATRX阳性；BRAF V600E突变病例BRAF V600E阳性（图13-33～图13-36）。这种肿瘤的发生与丝裂原激活蛋白激酶（MAPK）信号转导通路异常激活有关，常见的基因变异是BRAF V600E基因突变或FGFR2、3基因融合，融合伴侣基因有FGFR2-KIAA1598、FGFR2-CTNNA3和FGFR3-TACC3。需要注意以下2点：① BRAF V600E基因突变与FGFR2/FGFR3基因融合几乎总是互斥的，目前尚无两者同时变异的病例。② FGFR3-TACC3基因融合也可发生在成人型IDH野生型胶质母细胞瘤中，由于青少年多形性低级别神经上皮肿瘤可以出现瘤细胞的多形性，有多核和怪异核的出现，故发生该基因融合时容易误诊。因此不能单凭此基因融合诊断为成人型胶质母细胞瘤，除了Ki-67指数较高、核分裂象多见和坏死等组织学特征外，成人型IDH野生型胶质母细胞瘤具有FGFR3-TACC3基因融合时，常伴有CDK4和MDM2等基因的扩增，这是青少年多形性低级别神经上皮肿瘤所不具备的分子特征，可以用于鉴别诊断。

（5）弥漫性低级别胶质瘤，MAPK通路变异型：弥漫性低级别胶质瘤，MAPK通路变异型是较为少见的病变，其形态学上呈浸润性生长，与少突胶质细胞瘤或星形细胞瘤有相似之处，目前尚无明确的CNS WHO分级。该肿瘤的发生也与MAPK信号转导通路的激活相关，主要基因变异为FGFR1酪氨酸激酶结构域（TKD）重复、FGFR1基因突变、FGFR1基因融合，以及BRAF V600E基因突变、BRAF融合、BRAF插入突变等。在诊断实践中时应注意以下问题：①具有FGFR1 TKD重复或FGFR1基因突变的肿瘤形态学，与少突胶质细胞瘤、伴菊形团形成的胶质神经元肿瘤（RGNT）和胚胎发育不良性神经上皮肿瘤（DNT）相似，均有丰富的"少突样"细胞，这些肿瘤在组织学和分子特征上的重叠性很高，故而须结合肿瘤发生的年龄、部位、长期癫痫史等临床特征和影像学等表现综合分析、加以鉴别。②该类型肿瘤与毛细胞型星形细胞瘤、神经节细胞胶质瘤和多形性黄色星形细胞瘤的形态相似，且均有BRAF基因变异，需要通过有无Rosenthal纤维、CD34是否呈阳性及有无CDKN2A/B基因变异进行鉴别。

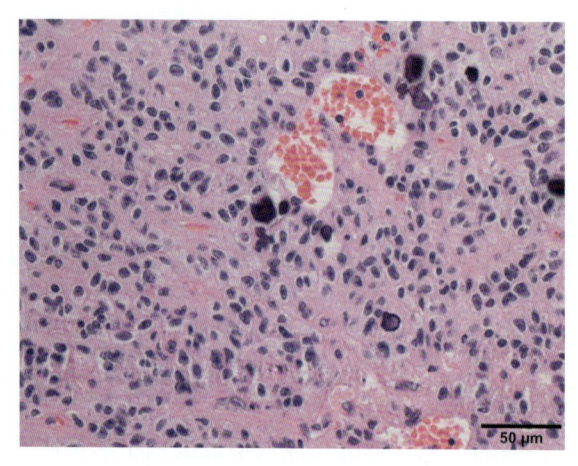

图13-33　青少年多形性低级别神经上皮肿瘤，HE染色

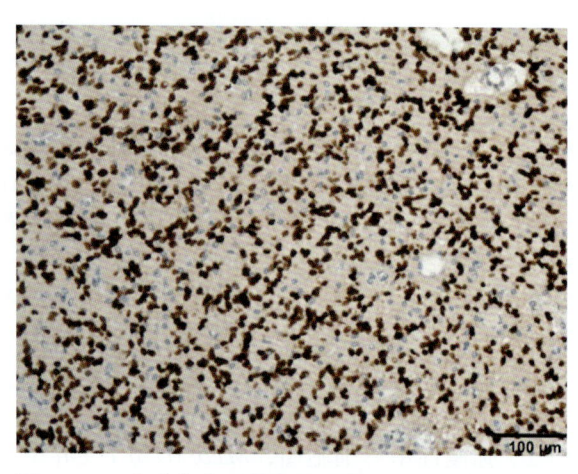

图13-34　青少年多形性低级别神经上皮肿瘤，Olig2弥漫阳性

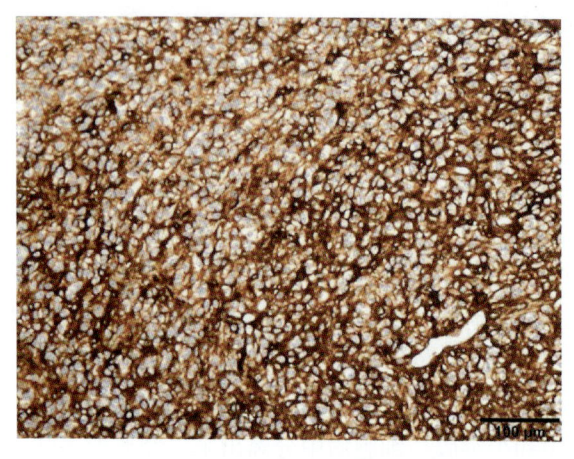

图13-35　青少年多形性低级别神经上皮肿瘤，CD34，弥漫阳性

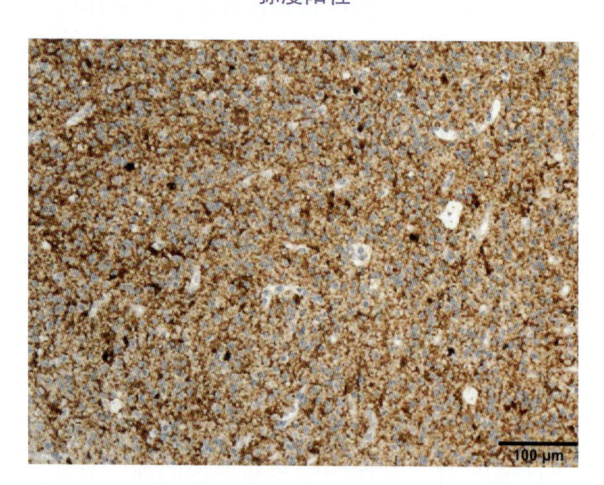

图13-36　青少年多形性低级别神经上皮肿瘤，BRAF，弥漫阳性

五、儿童型弥漫性高级别胶质瘤

1.常用抗体及分子检测　胶质细胞标志物（如GFAP、S-100、Olig2等）、神经元标志物（Syn、CgA、NF、NeuN、MAP2）、Ki-67。加肿瘤分型分级相关基因免疫组化（IDH1、ATRX、p53、H3K27M、H3K27me3、H3G34R、BRAF V600E、H3G34V）和分子检测。

2.注释

（1）2021版WHO中枢神经系统肿瘤分类将儿童型弥漫性高级别胶质瘤分为4类：弥漫性中线胶质瘤（伴*H3K27*变异型）、弥漫性半球胶质瘤（*H3G34*突变型）、弥漫性儿童型高级别胶质瘤（*H3*及*IDH*野生型）和婴儿型半球胶质瘤。该组主要发生于儿童的高级别胶质瘤包括一组组织学3～4级的弥漫性胶质瘤，这组肿瘤形态上的特征并不显著，但其生物学行为和部位却显著相关，与胶质母细胞瘤常见的分子遗传学特征不一样的是，这类肿瘤主要的分子事件是组蛋白*H3*突变或有特殊分子变异（表13-11）。

表13-11　儿童型弥漫性高级别胶质瘤的诊断与鉴别诊断

肿瘤类型	病变特点	免疫表型特点或注释	分子改变
弥漫性中线胶质瘤，*H3K27*变异型	肿瘤形态多样，主要呈星形细胞瘤样、少突胶质细胞瘤样或高级别的胶质母细胞瘤样	H3K27M阳性伴H3K27me3缺失，ATRX、GFAP、Olig2、S-100、MAP2阳性。不表达IDH1、EGFR和MGMT	*H3K27*变异，*p53*突变，*ACVR1*突变，*PDGFRA*扩增，*EGFR*扩增，*EZHIP*过表达

续表

肿瘤类型	病变特点	免疫表型特点或注释	分子改变
弥漫性半球胶质瘤，*H3G34*突变型	典型组织学形态为高级别的浸润性星形细胞瘤，或CNS胚胎性肿瘤，或排列一致且密集的小圆细胞	表达Nestin、GFAP、CD99和Syn；ATRX和Olig2核表达缺失，IDH1和H3K27M阴性，H3K27me3无丢失	*H3G34*突变，*p53*突变，*ATRX*突变，MGMT甲基化，无*IDH1/2*或*H3 K27*突变
弥漫性儿童型高级别胶质瘤，*H3*及*IDH*野生型	通常见于大脑半球，表现为高级别胶质瘤形态，典型胶质母细胞瘤样或原始未分化的结构均可见到	免疫表型不同程度表达胶质细胞标志物，或者神经元标志物	*H3*和*IDH*野生型，可同时伴*TP53*突变、*EGFR*、*PDGFRA*和*MYCN*扩增
婴儿型半球胶质瘤	发生于婴儿期。主要包括高密度的小肥胖细胞，中等程度的细胞增生，可见微血管增生和坏死	表达GFAP、Olig2、S-100和ATRX；INI1（部分区域缺失）；H3K27M和IDH1阴性	通常携带受体酪氨酸激酶基因融合，包括*ALK*、*NTRK1/2/3*、*ROS1*和*MET4*

（2）弥漫性中线胶质瘤，*H3K27*变异型：好发于儿童和青少年中枢神经系统中线部位，弥漫性浸润性生长的浸润性胶质瘤。此类肿瘤发生于中线位置（如丘脑、脑干、脊髓等），呈弥漫性胶质瘤病理学特征。免疫表型特点：H3K27me3广泛缺失，绝大部分GFAP、Olig2、S-100弥漫阳性，约50%的肿瘤p53过表达和ATRX表达，不表达IDH1。需注意的是，在2021版WHO中枢神经系统肿瘤分类中，该型有4个分子亚型，分别是*H3.3K27*突变型、*H3.1*或*3.2K27*突变型、*H3*野生伴*EZHIP*过表达型和*EGFR*突变型。所有亚型均出现H3K27me3的广泛表达缺失（图13-37～图13-40），而H3K27M蛋白只检测H3K27M突变，不能检测*H3K27I*突变，以及*EGFR*突变亚型和*EZHIP*过表达亚型。这4个亚型均可表现为高级别或低级别的形态特征，但均归属为CNS WHO 4级。此外，部分非弥漫性胶质瘤类型，如部分毛细胞型星形细胞瘤、神经节细胞胶质瘤或室管膜下瘤等可检测到*H3K27M*基因突变，此时不应诊断为弥漫性中线胶质瘤，尽管在这种情况下，但病变的预后可能并不理想。

（3）弥漫性半球胶质瘤，*H3G34*突变型：该型通常发生于儿童和青年人，其发病机制与H3.3发生错义突变相关，第34位甘氨酸被精氨酸（G34R，＞94%）或缬氨酸（G34V，＜6%）取代。这一基因变异较为特异，只见于该肿瘤类型，同时可伴有*p53*、*ATRX*、*PDGFRA*、*CCND2*和*CDK6*等基因变异，部分变异与预后不良相关，但与*IDH*基因突变互斥。组织学形态表现为高级别胶质母细胞瘤样多形性细胞或CNS胚胎性肿瘤样的小蓝圆细胞，不论有无微血管增生和（或）坏死，只要肿瘤细胞表达G34R或G34V，均诊断为该类型。笔者认为在诊断时应关注一些线索，如肿瘤P53高表达，Olig2和ATRX表达缺失、MGMT甲基化，应考虑到该类型并加以鉴别诊断（图13-41～图13-46）。

（4）弥漫性儿童型高级别胶质瘤，*H3*及*IDH*野生型：该型好发于儿童和青年人，具备高级别胶质母细胞瘤样或胚胎性肿瘤的组织学特征，但与成人型胶质母细胞瘤不同的是，血管内皮增生和坏死并不是肿瘤预后差的指征。DNA甲基化分析显示该类肿瘤与成人胶质母细胞瘤有完全不同的聚类表现，而且有明确的分子特征。因此，在临床实践中不宜将所有发生于儿童的*H3*和*IDH*野生型高级别胶质瘤均归入这个类型。根据其分子特征分为3个亚型，即弥漫性儿童型高级别胶质瘤RTK1型、RTK2型和MYCN型。RTK1型具有高频*PDGFRA*基因扩增，常常与结构性错配修复缺陷综合征（CMMRD）和林奇综合征相关；RTK2型的分子特征是*EGFR*扩增和TERT启动子基因突变；MYCN型以*MYCN*基因扩增为特征。3个亚型均不具有H3K27me3表达缺失和成人型7＋/10-染色体变异，以及*EGFR v Ⅲ*基因突变的特点。

（5）婴儿型半球胶质瘤：该型目前报道的病例均在出生后12个月内发病（中位年龄为2.8个月），且均位于幕上大脑半球，分子遗传学特征为受体酪氨酸激酶（RTK）家族变异，主要有4个分子亚型——NTRK变异亚型（*NTRK1/2/3*基因融合）、ROS1变异亚型（*ROS1*基因融合）、ALK变异亚型（*ALK*基因融合）和MET变异亚型（*MET*基因融合）。在组织学形态方面，该类型肿瘤的变异较广泛，可以出现高级别胶质母细胞瘤样特征，亦可呈现肥胖细胞型星形细胞瘤、神经节细胞胶质瘤、室管膜瘤，甚至是促纤维增生性婴儿型节细胞胶质瘤/星形细胞瘤样的低级别肿瘤特征。目前在2021版WHO中枢神经系统肿瘤分类中，该肿瘤类型尚无明确的CNS WHO分级，其原因是不同的驱动基因导致的临床预后有所不同，ALK融合肿瘤预后好于ROS1融合肿瘤，NTRK融合肿瘤预后中等；ALK融合的组织学低级别肿瘤预后好于组织学高级别肿瘤。笔者认为，免疫组化检测对于部分ALK融合肿瘤有意义，但NTRK免疫组化结果不能明确是否存在该基因融合，因为正常脑组织也可表达NTRK。

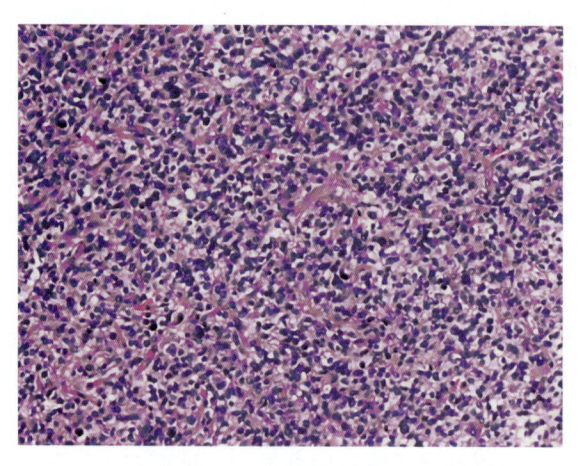

图13-37 弥漫性中线胶质瘤，H3K27变异型，HE染色

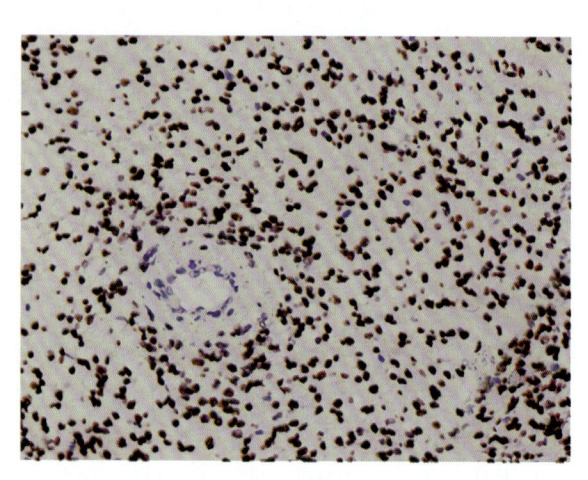

图13-38 弥漫性中线胶质瘤，H3K27M弥漫阳性

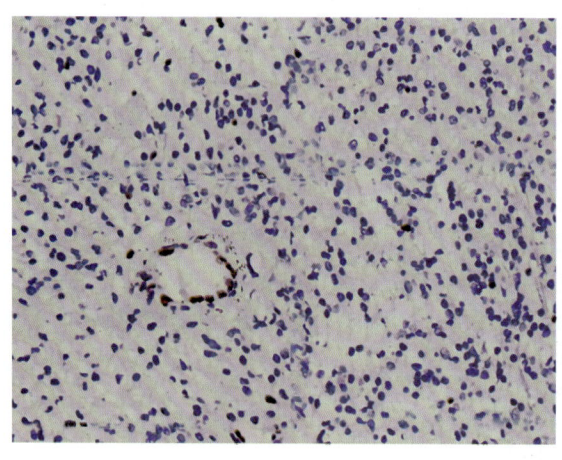

图13-39 弥漫性中线胶质瘤，瘤细胞H3K27me3阴性

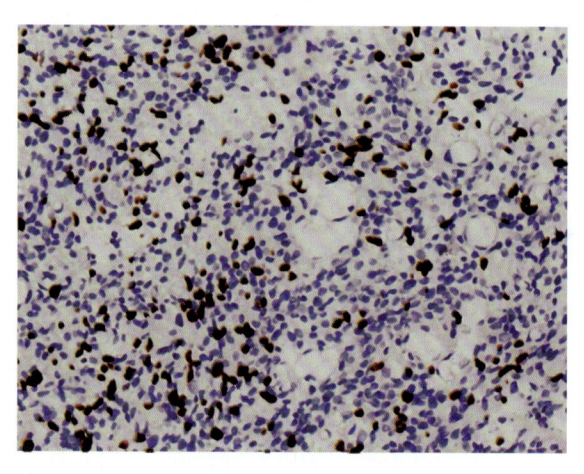

图13-40 弥漫性中线胶质瘤，H3K27M部分阳性，提示突变

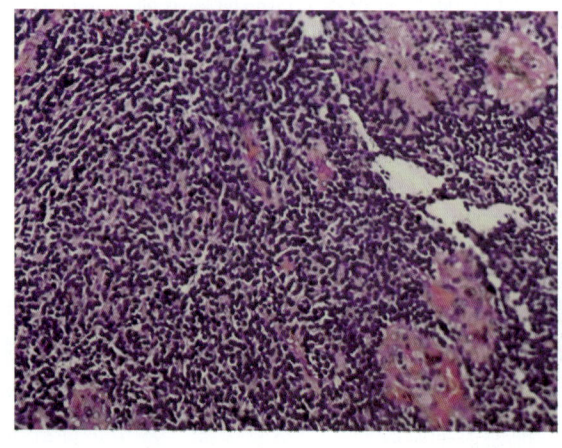

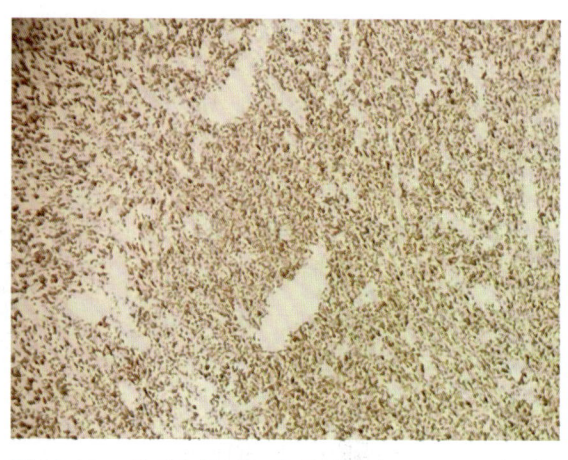

图13-41 弥漫性半球胶质瘤，H3G34突变型，HE染色

图13-42 弥漫性半球胶质瘤，H3G34突变，H3G34R阳性

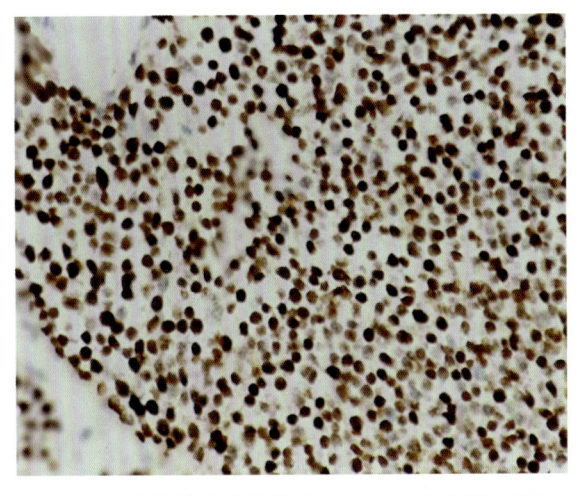

图13-43 弥漫性半球胶质瘤，*H3G34*突变型，TP53高表达

图13-44 弥漫性半球胶质瘤，*H3G34*突变型，MGMT阴性

图13-45 弥漫性半球胶质瘤，*H3G34*突变型，ATRX阴性

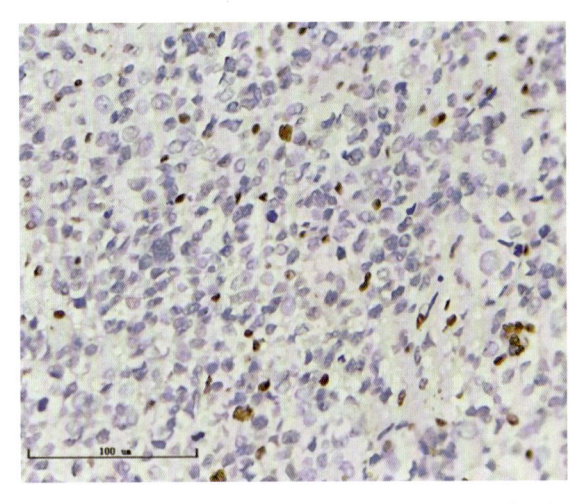

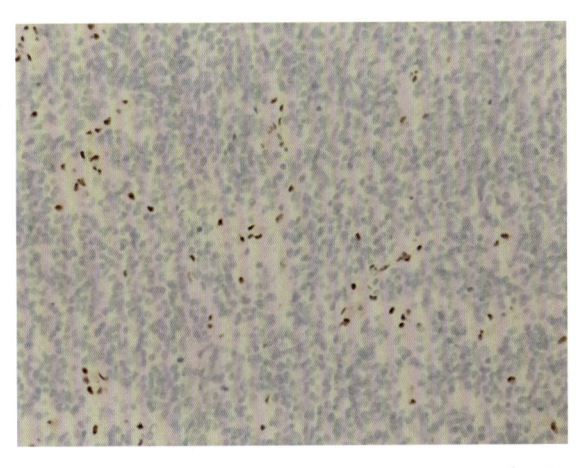

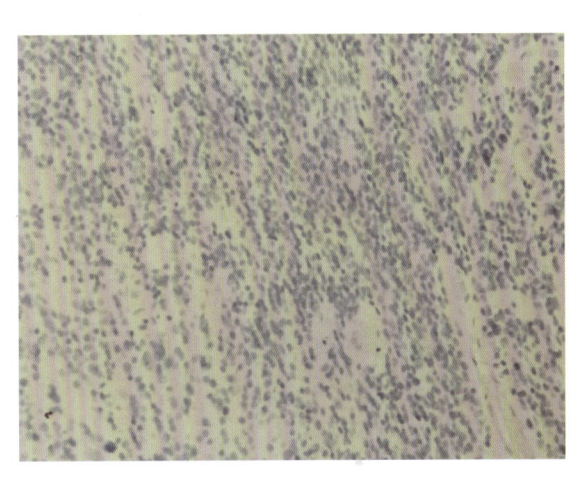

图13-46 弥漫性半球胶质瘤，*H3G34*突变型，Olig2阴性

第三节 局限性胶质瘤

1.抗体选择 GFAP、S-100、Olig2、Syn、CgA、NF、NeuN、MAP2、CD34、BRAF、TTF1和Ki-67等。加分子检测。

2.注释

（1）2021版WHO中枢神经系统肿瘤分类将局限性星形细胞胶质瘤分为6类：毛细胞型星形细胞瘤、有毛细胞样特征的高级别星形细胞瘤、多形性黄色星形细胞瘤、室管膜下巨细胞星形细胞瘤、脊索样胶质瘤和星形母细胞瘤（*MN1*变异型）。值得注意的是，局限性胶质瘤指的是生长方式相对局限，其仍然是位于脑实质内的肿瘤，并无包膜，有些病变也呈浸润性生长甚至发生脑脊膜播散。此外，局限性星形细胞胶质瘤并不等同于低级别（表13-12）。

（2）毛细胞型星形细胞瘤：由数量不等的具有双极突起的毛发样肿瘤细胞构成，经典组织学表现包括致密和疏松相间隔、黏液变性间质、Rosenthal纤维、嗜酸性小体的出现。此类肿瘤一直被认为是进展缓慢、预后良好的CNS WHO 1级的胶质瘤。2021版WHO中枢神经系统肿瘤分类将毛黏液性星形细胞瘤和具有组织学间变特征的毛细胞型星形细胞瘤作为毛细胞型星形细胞瘤的两个亚型进行描述。虽然两个亚型的复发率更高、预后更差，但分子遗传学特征无明显差别，因此新分类并没有对这两种具有特殊组织学表现的亚型进行独立命名和赋予独立的WHO分级。毛细胞型星形细胞瘤与MAPK通路基因变异相关，大部分

为 *KIAA1549-BRAF* 基因融合，其他变异包括其他形式的 *BRAF* 融合（伴侣基因为 *FAM131B*、*RNF130* 等）、*BRAF* V600E 突变、*NF1* 突变、*FGFR1* 变异（包括突变、融合或内部串联重复）。

（3）有毛细胞样特征的高级别星形细胞瘤：是一组通过全基因甲基化聚类分析定义的一组星形细胞瘤。此类肿瘤形态学通常表现为高级别毛细胞样特征和（或）胶质母细胞样组织学特征，分子遗传学特征常伴有 MAPK 通路基因变异（主要为 *NF1*、*BRAF*、*FGFR1*）、*CDKN2A/B* 纯合缺失和 *ATRX* 突变，部分表现为 *TERT* 突变。此类肿瘤好发于中老年人（平均年龄 40 岁），多见于小脑，预后较毛细胞型星形细胞瘤差，但中位生存时间长于胶质母细胞瘤，目前虽未明确 IDH 野生型 WHO 分级，但趋向于将其归为 CNS WHO 3 级。

（4）多形性黄色星形细胞瘤（PXA）：是一种伴有巨大多形肿瘤细胞、梭形肿瘤细胞和泡沫样细胞的星形细胞瘤，间质常有嗜酸性小体和丰富的网纤维，常有特征性的 *BRAF* V600E 突变（或其他 MAPK 通路基因变异）和 *CDKN2A/B* 纯合缺失。PXA 根据组织学形态分为 2 级和 3 级，当细胞核分裂象活跃（≥5 个/10HPF）伴或不伴有血管内皮增生及坏死时，诊断为 CNS WHO 3 级，需要注意的是，CNS WHO 3 级的 PXA 在伴有横纹肌样肿瘤细胞时与 PXA 样上皮样胶质母细胞瘤鉴别困难。PXA 免疫组化 GFAP、S-100、Olig2 为弥漫阳性，大部分 CD34 和 BRAF V600E 阳性（图 13-47～图 13-50）。此外，部分 PXA 可伴有 *TERT* 突变，因此在诊断单 *TERT* 突变的 IDH 野生型胶质母细胞瘤时，须注意组织学诊断的准确性。此类肿瘤归属为 CNS WHO 2 级。

（5）室管膜下巨细胞星形细胞瘤（SEGA）：是一种发生在脑室周围，由节细胞样瘤细胞构成的巨细胞星形细胞瘤。SEGA 常常有清晰的分界，其内可含有胶质神经元肿瘤成分，可表达 Syn、NeuN、Nestin 等，同时表达 TTF1，但 CD34 通常阴性（图 13-51～图 13-54）。SEGA 与结节硬化症密切相关，故常伴有 *TSC1* 或 *TSC2* 基因突变，罕见的病例可同时伴有 *BRAF* V600E 突变。需要注意的是，当 SEGA 出现核分裂象活跃，血管内皮增生及坏死不能时，表明出现恶性进程。此类肿瘤归属为 CNS WHO 1 级。

（6）脊索样胶质瘤：是一种位于第三脑室、生长缓慢的非浸润性胶质肿瘤，组织学特征表现为由簇状或条索状上皮样肿瘤细胞构成，瘤细胞表达 GFAP、TTF1、Vimentin 和 CD34（图 13-55～图 13-58），在不同程度黏液变性的肿瘤基质内总有淋巴细胞浆细胞浸润。最常见的分子变异为 *PRKCA* D463H 突变，部分肿瘤还可以携带 *BRAF* V600E 突变。此类肿瘤归属为 CNS WHO 2 级。

（7）星形母细胞瘤，*MN1* 变异型：是一种伴有 *MN1* 变异的局限性胶质瘤，瘤细胞突起宽而短或无突起，围绕血管中心呈放射状排列（星形母细胞假菊形团），血管壁常有硬化表现。此类肿瘤好发于青年，主要发生于大脑半球。大部分符合星形母细胞瘤形态，少数具有原始神经外胚叶肿瘤或室管膜瘤形态，免疫组化染色，肿瘤细胞表达 EMA、GFAP、Olig2 和 S-100（图 13-59～图 13-62），分子遗传学特征常见为 22q 和 X 染色体缺失，以及 *MN1-BEND2* 融合，而无 *IDH*、*ATRX* 和 *BRAF* 等变异，此类肿瘤的 WHO 分级暂未确定。

表 13-12 局限性胶质瘤和其他胶质瘤的诊断与鉴别诊断

肿瘤类型	病变特点	免疫表型特点	分子遗传学改变及注释
毛细胞型星形细胞瘤	含 Rosenthal 纤维*的密集双极细胞区，以及含微囊和嗜酸性颗粒小体或透明的疏松多极细胞区特点	表达 GFAP、Olig2、S-100、BRAF、ATRX；不表达 NF、NeuN、CD34 和 IDH1	常见 *KIAA1549-BRAF* 融合，其他 *BRAF* 融合（伴侣基因为 *FAM131B*、*RNF130* 等）、*BRAF* V600E 突变、*NF1* 突变、*FGFR1* 变异等
有毛细胞样特征的高级别星形细胞瘤	可以原发，也可以由低级别肿瘤进展而来。表现为高级别毛细胞样特征和（或）胶质母细胞样组织学特征	表达胶质细胞标志物，可表达 BRAF V600E、ATRX 缺失，H3 K27M 和 IDH1 阴性	具有特征性 DNA 甲基化谱，可同时伴有 MAPK 通路变异（*NF1*、*BRAF* 等），*CDKN2A/B* 纯合缺失或 *ATRX* 突变
多形性黄色星形细胞瘤（PXA）	明显的多形性、梭形细胞与单核或多核巨星形细胞，其间混杂泡沫状巨细胞及血管周围淋巴细胞浸润	表达 GFAP、CD34、S-100、BRAF，还可表达神经元标志物，部分表达 BRAF V600E	最常见的是 *BRAF* V600E 突变，其他变异包括 *CDKN2A/B* 纯合缺失、3 号和 7 号染色体获得等。亦可部分携带 TERT 启动子突变

续表

肿瘤类型	病变特点	免疫表型特点	分子遗传学改变及注释
室管膜下巨细胞星形细胞瘤	主要由梭形细胞和大的节细胞样星形细胞构成，瘤细胞呈片状、簇状或血管周栅栏状结构	具有星形胶质细胞和神经元双向分化，表达S-100、GFAP、Syn等。同时表达TTF1	典型部位是侧脑室壁，与结节硬化综合征密切相关，*TSC1/2*基因突变，具有星形胶质细胞和神经元双向分化
脊索样胶质瘤	黏液样背景下排列呈簇状、条索状上皮样细胞，具有丰富的嗜酸性细胞质	可表达GFAP、S-100、Vim、TTF1、EMA、D2-40、CK、CD34	好发于成人，多见于第三脑室；存在特异性的*PRKCA*基因D463H突变
星形母细胞瘤，*MN1*变异型	瘤细胞伴短粗细胞质突起，围绕血管呈假菊形团样排列，小血管周易见胶原沉积和透明变性	GFAP、Olig2、S-100、NSE、EMA和Podoplanin呈阳性	MN1，22q和X染色体缺失，而无*IDH*、*ATRX*和*BRAF*的变异

* Rosenthal纤维是透明而嗜酸性的蛋白簇（包括中间丝、热休克蛋白和泛素），具有长条形、锥形或螺旋形等形状。

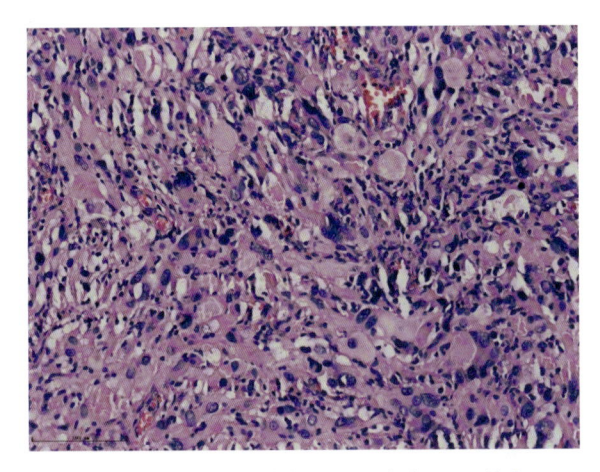

图13-47　多形性黄色星形细胞瘤，HE染色

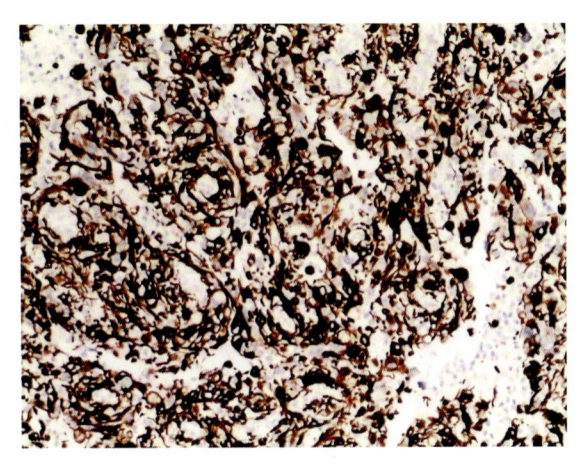

图13-48　多形性黄色星形细胞瘤，GFAP，细胞质阳性

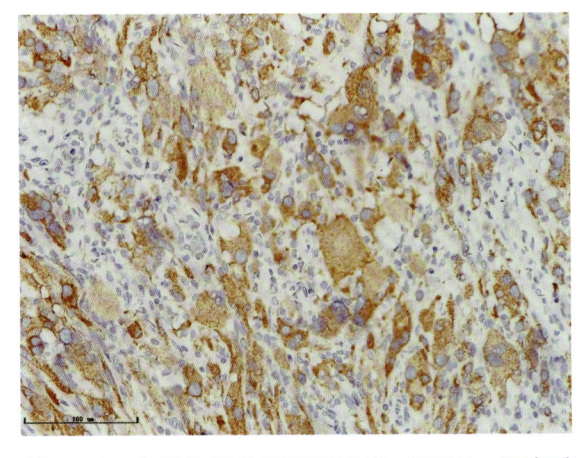

图13-49　多形性黄色星形细胞瘤，BRAF，细胞质阳性

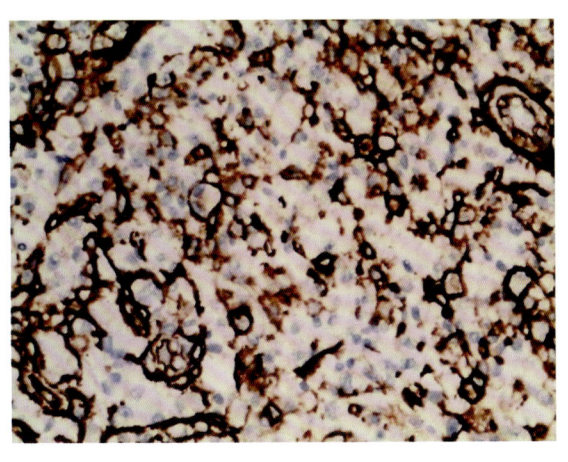

图13-50　多形性黄色星形细胞瘤，CD34，细胞膜阳性

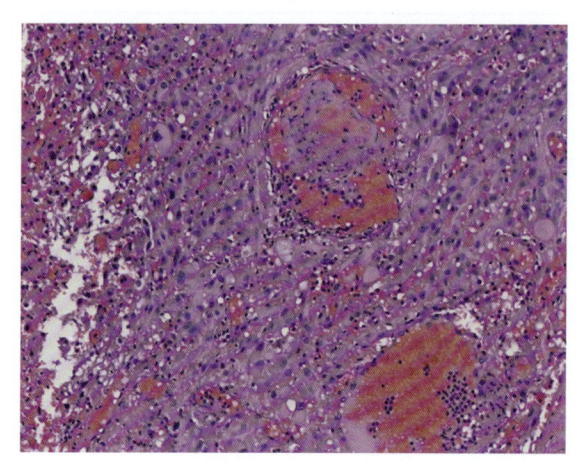

图 13-51　室管膜下巨细胞星形细胞瘤，HE 染色

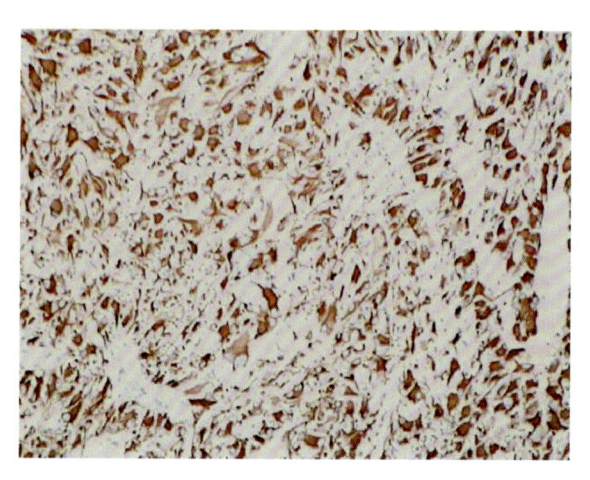

图 13-52　室管膜下巨细胞星形细胞瘤，GFAP，细胞质阳性

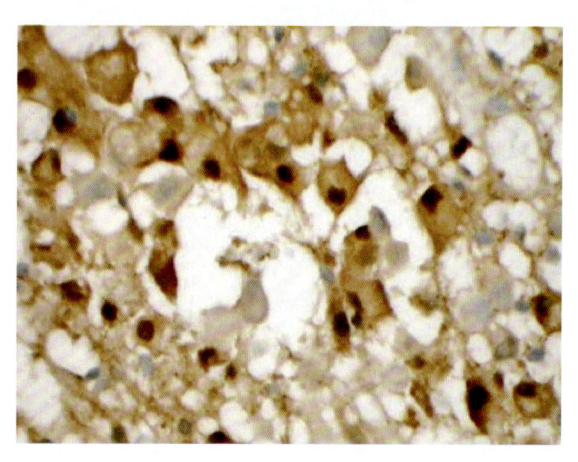

图 13-53　室管膜下巨细胞星形细胞瘤，S-100，细胞核/细胞质阳性

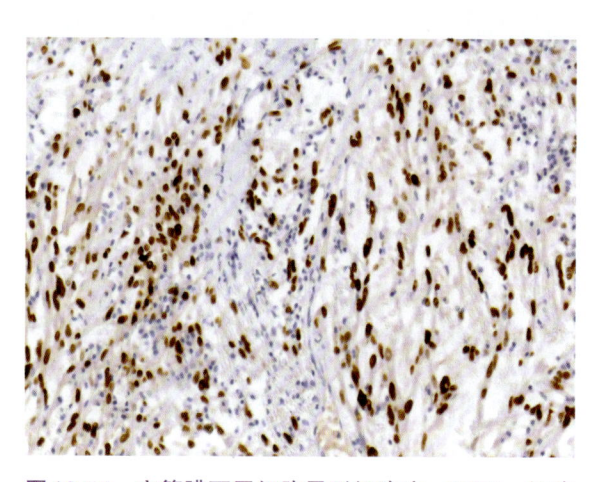

图 13-54　室管膜下巨细胞星形细胞瘤，TTF1，细胞核阳性

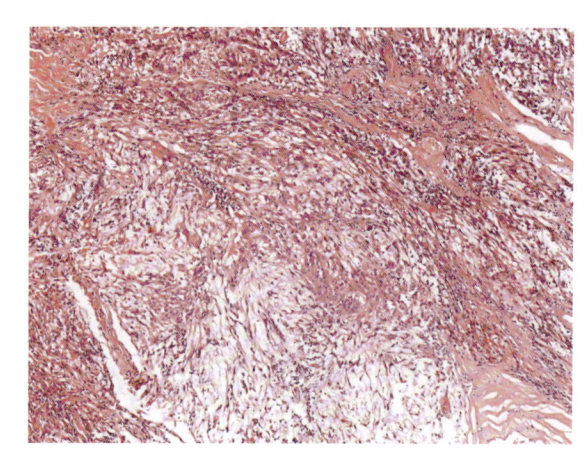

图 13-55　脊索样胶质瘤，HE 染色

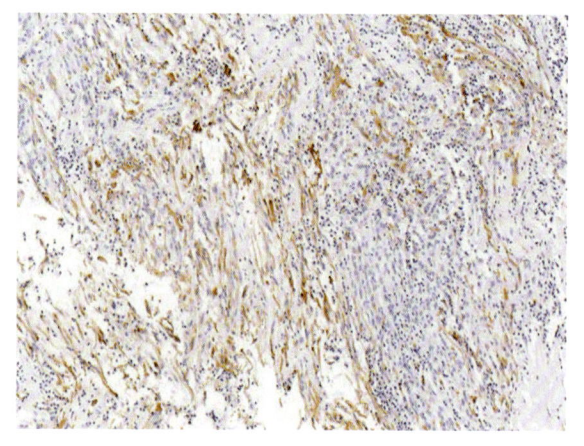

图 13-56　脊索样胶质瘤，GFAP，肿瘤细胞部分阳性

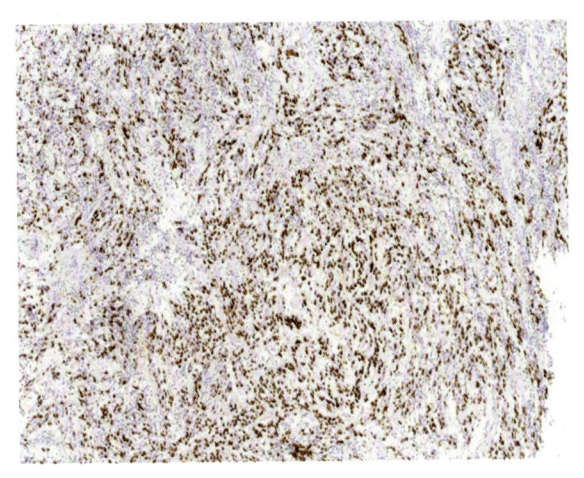

图 13-57　脊索样胶质瘤，TTF1，肿瘤细胞核阳性

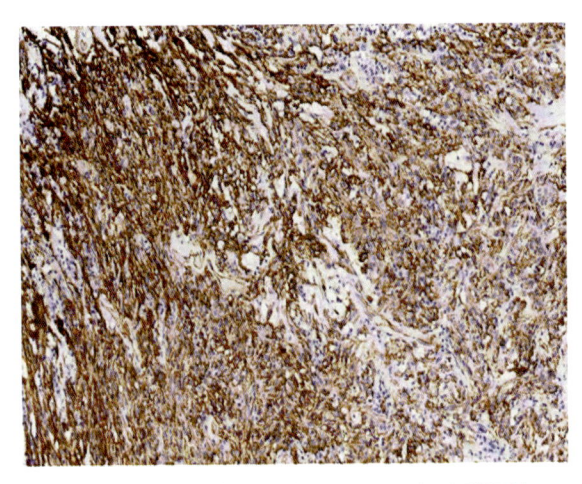

图 13-58　脊索样胶质瘤，CD34，细胞膜阳性

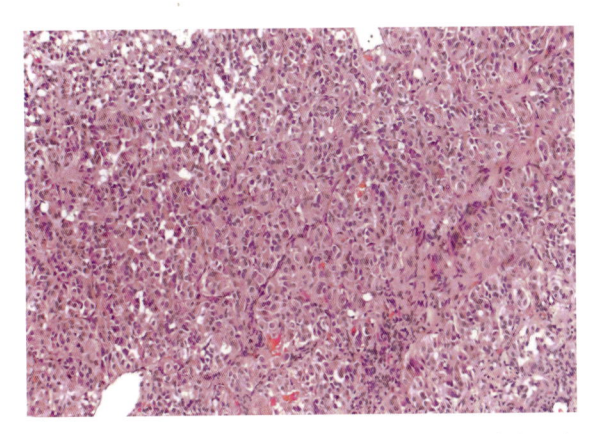

图 13-59　星形母细胞瘤，HE 染色，卵圆形肿瘤细胞片状排列

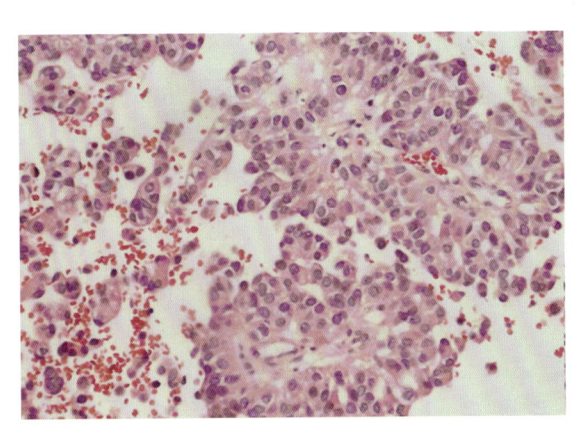

图 13-60　星形母细胞瘤，HE 染色，呈围血管假菊形团排列

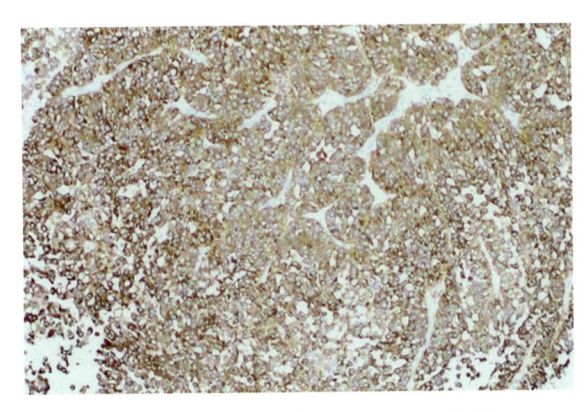

图 13-61　星形母细胞瘤，GFAP，细胞质阳性

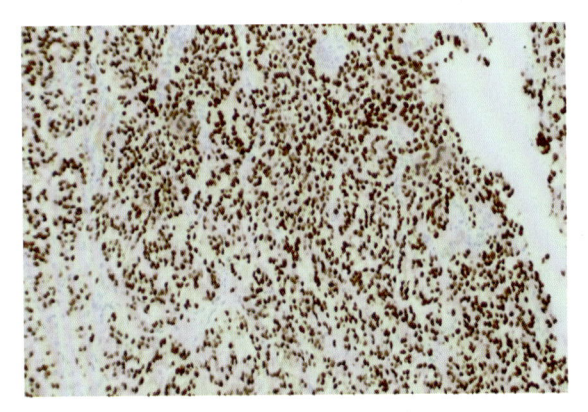

图 13-62　星形母细胞瘤，Olig2，细胞核阳性

第四节 胶质神经元和神经元肿瘤

1. **抗体选择** GFAP、S-100、Olig2、Syn、CgA、NF、NeuN、MAP2、CD34、BRAF、Ki-67。

2. **注释**

（1）2021版WHO中枢神经系统肿瘤分类将胶质神经元和神经元肿瘤分为14种：神经节细胞胶质瘤、神经节细胞瘤、婴儿促纤维增生型节细胞胶质瘤/婴儿促纤维增生性星形细胞瘤、胚胎发育不良性神经上皮肿瘤、具有少突胶质细胞瘤样特征和簇状核的弥漫性胶质神经元肿瘤、乳头状胶质神经元肿瘤、菊形团形成性胶质神经元肿瘤、黏液样胶质神经元肿瘤、弥漫性软脑膜胶质神经元肿瘤、多结节囊泡状神经元肿瘤、小脑发育不良性节细胞瘤、中枢神经细胞瘤、脑室外神经细胞瘤、小脑脂肪神经细胞瘤（Lhermitte-Duclos病）。

（2）胶质神经元和神经元肿瘤是一种生长缓慢、级别较低的神经上皮肿瘤，可分化较为成熟的肿瘤性神经元及成分多少不等的肿瘤性胶质成分，大部分发生于大脑皮层，往往引起难治性癫痫。绝大部分鉴别可依赖于组织形态学，提示瘤细胞具有明显的神经元分化。虽然绝大部分肿瘤与MAPK通路激活有关，但组织学诊断并不总是与基因改变同时发生。神经元和胶质神经元肿瘤由于在部位、年龄组和组织学上具有独特性，诊断中，大部分通过整合临床及组织学形态和免疫组化标记便可准确诊断，而无须进行全面的基因检测（表13-13，图13-63～图13-76）。

表13-13 胶质神经元和神经元肿瘤的诊断与鉴别诊断

肿瘤类型	病变特点	免疫表型特点	分子遗传学改变及注释
神经节细胞瘤	主要由分化成熟的神经元排列呈不规则的簇状结构，胶质纤维可轻度增生，但无明显肿瘤性胶质细胞	NF、Syn、NSE、S-100阳性，CD34"散沙状"阳性，BRAF可呈单个肿瘤性节细胞阳性	MAPK通路相关基因变异（图13-63～图13-65）
神经节细胞胶质瘤	不规则簇状排列的肿瘤性神经节细胞，其间不同程度肿瘤性胶质成分，伴微囊、钙化和纤维增生	表达胶质和神经元标志物，如GFAP、S-100、CD34、Syn、NSE、CgA、NeuN和MAP2等	MAPK通路相关基因变异，*BRAF* V600E突变或*BRAF*基因融合（图13-66～图13-68）
婴儿促纤维增生性星形细胞瘤/节细胞胶质瘤	由成纤维细胞样梭形细胞和肿瘤性胶质-神经上皮细胞混杂而成	表达胶质和神经元标志物，如Syn、NeuN和GFAP均阳性	MAPK通路相关基因变异
胚胎发育不良性神经上皮肿瘤（DNT）	肿瘤细胞主要由少突胶质样细胞、神经元和星形细胞组成，少突样细胞排列呈柱状结构，其间可见单微囊的黏液样基质和漂浮的神经元	表达神经元（Syn、MAP2、NeuN）和星形细胞（GFAP、Olig2），ATRX阳性	*FGFR1*酪氨酸激酶结构域重复、*FGFR1*突变和*FGFR1-TACC1*融合，少数病例可出现*BRAF*突变或融合，*PDGFR*突变
具有少突胶质细胞瘤样特征和簇状核的弥漫性胶质神经元肿瘤	由中至高密度的核周带空晕的圆形肿瘤细胞弥漫分布构成，其间可见特征性胞核簇集	表达神经元（Syn、MAP2、NeuN）和星形细胞（GFAP、Olig2），ATRX阳性	是一种通过DNA甲基化聚类分析识别和定义的肿瘤。高频率出现14号染色体的变异
乳头状胶质神经元肿瘤	特征性的乳头状结构，乳头被覆单层或假复层小立方形胶质细胞，间质散在神经节样细胞	分别表达胶质和神经元标志物，如CgA、Syn、NSE、NeuN和GFAP均阳性	存在*SLC44A1-PRCKA*融合基因，不存在*IDH1*基因突变和*BRAF* V600E突变
菊形团形成性胶质神经元肿瘤	瘤细胞形态、大小较一致，呈圆形，可见神经细胞性"菊形团"、围血管假"菊形团"结构	具有向神经元和胶质双向分化的结构和成分；梭形星形细胞则表达GFAP、Syn	具有向神经元和胶质双向分化的结构及成分。可见毛细胞型星形细胞和Resenthal纤维
黏液样胶质神经元肿瘤	黏液基质中少突胶质细胞样肿瘤细胞增殖，还可见漂浮的神经元、神经元"菊形团"或微血管神经毡	具有胶质和神经元的分化，形态及免疫表型类似于DNT，GFAP、Olig2阳性	*PRKCA*基因融合（主要为*FGFR1-SLC44A1*融合，偶见*NOTCH1-PRKCA*融合）

续表

肿瘤类型	病变特点	免疫表型特点	分子遗传学改变及注释
弥漫性软脑膜胶质神经元肿瘤	肿瘤大部分由少突样细胞组成，可伴神经元分化，弥漫或小巢状在软脑膜内生长	Olig2、S-100、GFAP、突触素、Nestin、MAP2和ATRX阳性，IDH1阴性	存在 KIAA1549-BRAF 基因融合及单独1p缺失或1p/19q共缺失，缺乏 IDH 突变伴同时高表达
多结节囊泡状神经元肿瘤	是一种由单态性的神经元成分散在或呈结节状分布，以累及灰质为主，肿瘤基质可呈液泡状	GFAP、NeuN均阴性，Olig2阳性，CD34散在阳性	常见分子标志物与MAPK通路相关（图13-69～图13-72）
小脑发育不良性节细胞胶质瘤（LDD）	小脑皮质被平行排列的异常有髓纤维和结构紊乱的异常神经元取代，伴血管畸形淋巴细胞套	表达神经元标志物（Syn、MAP2、S-100、NeuN），胶质纤维背景表达GFAP	与Cowden综合征具有相关性，存在 PTEN 基因的种系突变有关
中枢神经细胞瘤	少突胶质瘤样细胞呈蜂巢状，可见不规则菊形团及类似神经毡的神经纤维区	表达ATRX、GFAP、Syn、NeuN及S-100；不表达Olig2、IDH1及p53	不表达或少量表达神经胶质成分标志物，无 IDH 突变和1p/19q联合缺失（图13-73～图13-76）
脑室外神经细胞瘤	一致的透亮小圆形细胞，似"煎蛋样"，可伴有神经元分化，血管壁常增厚伴玻璃样变性	神经细胞标志物（如Syn、NSE和NeuN等）阳性，而NF和CgA往往为阴性	其组织学、免疫表型及超微结构等方面具有与中枢神经细胞瘤相似的特点，但其发病部位与脑室无关
小脑脂肪神经细胞瘤	形态一致的小细胞组成，其间有单个或簇状的成熟脂肪样细胞	Syn、NSE、S-100均阳性	其特征是由神经细胞及灶性分布的成熟脂肪样细胞组成

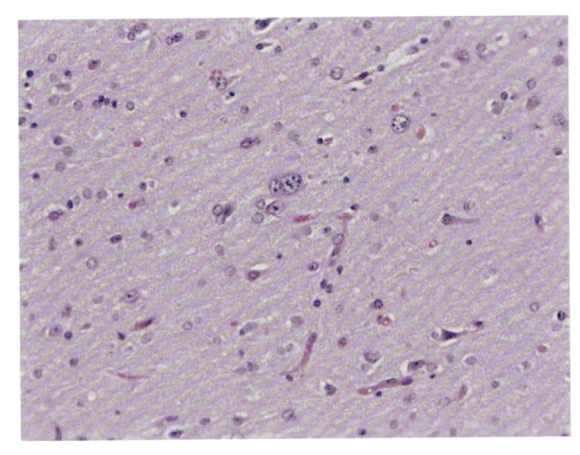

图13-63 神经节细胞瘤，HE染色，肿瘤性节细胞簇状分布

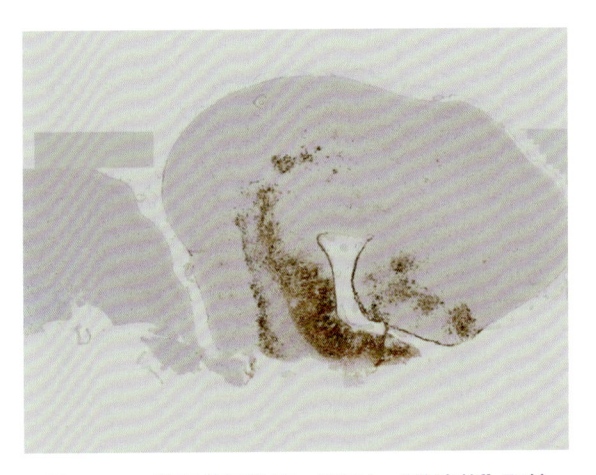

图13-64 神经节细胞瘤，CD34，"散沙状"阳性

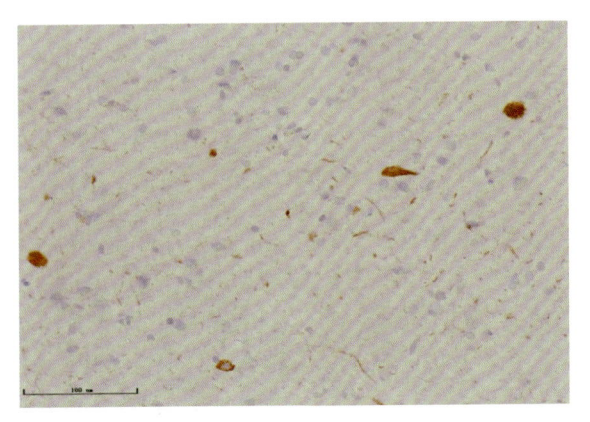

图13-65 神经节细胞瘤，BRAF，肿瘤性节细胞胞质阳性

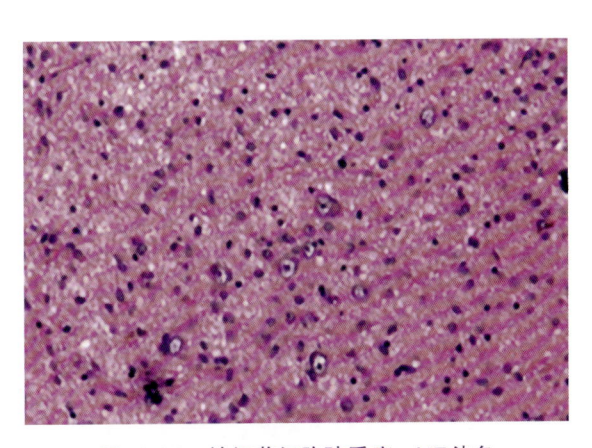

图13-66 神经节细胞胶质瘤，HE染色

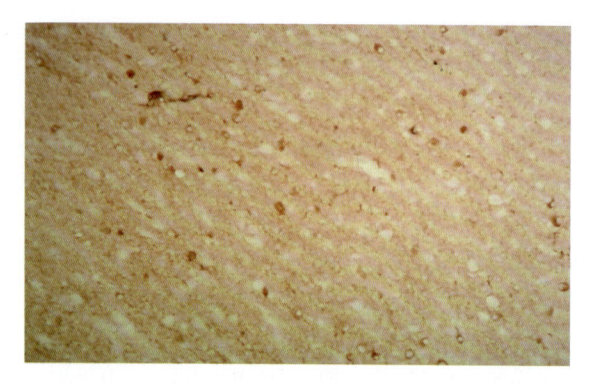

图13-67　神经节细胞胶质瘤，BRAF，胞质阳性

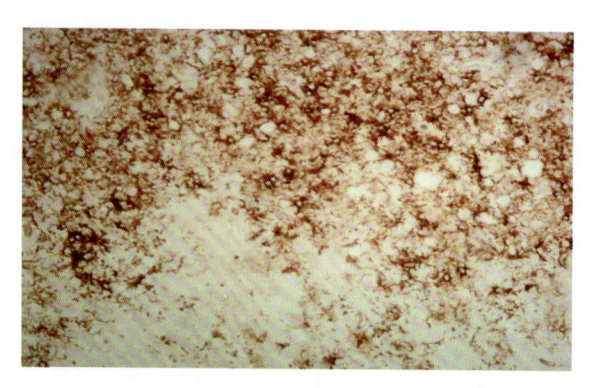

图13-68　神经节细胞胶质瘤，CD34，弥漫阳性

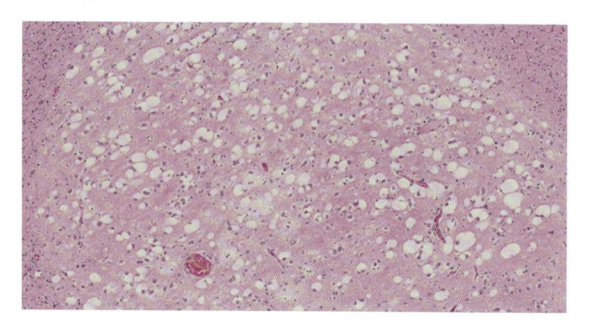

图13-69　多结节囊泡状神经元肿瘤，HE染色

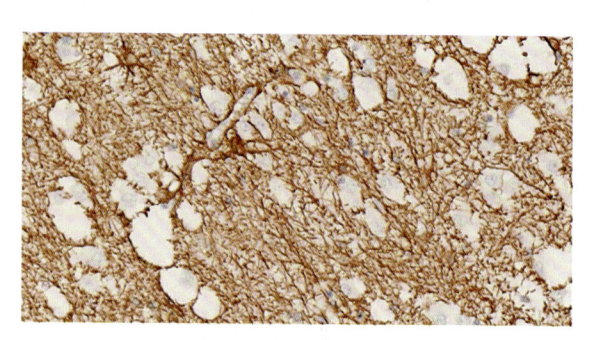

图13-70　多结节囊泡状神经元肿瘤，GFAP，肿瘤细胞阴性

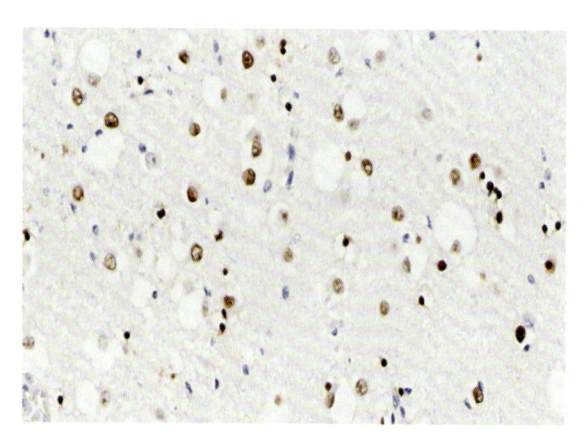

图13-71　多结节囊泡状神经元肿瘤，Olig2，肿瘤细胞阳性

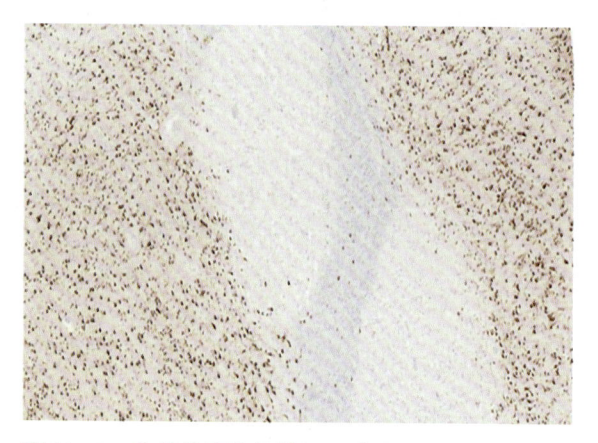

图13-72　多结节囊泡状神经元肿瘤，NeuN，肿瘤细胞阴性

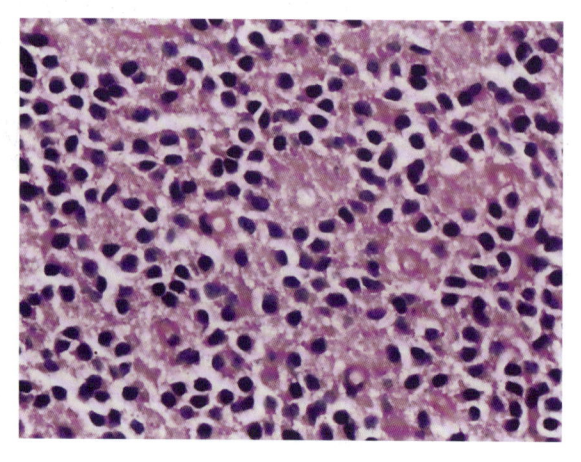

图13-73　中枢神经细胞瘤，HE染色

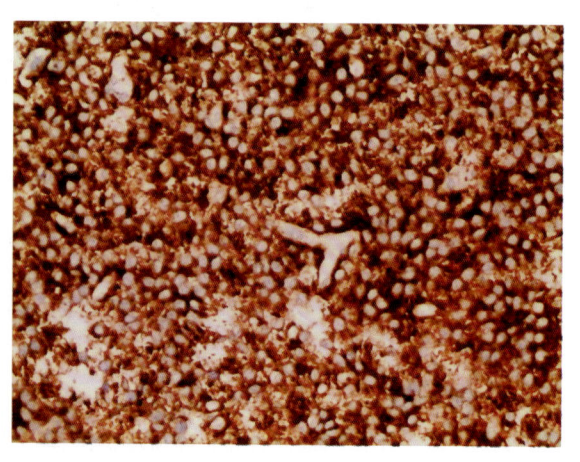

图13-74　中枢神经细胞瘤，Syn，细胞质阳性

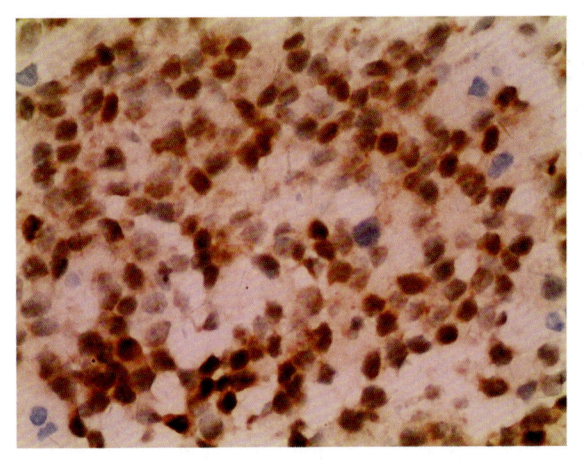

图13-75　中枢神经细胞瘤，NeuN，细胞核阳性

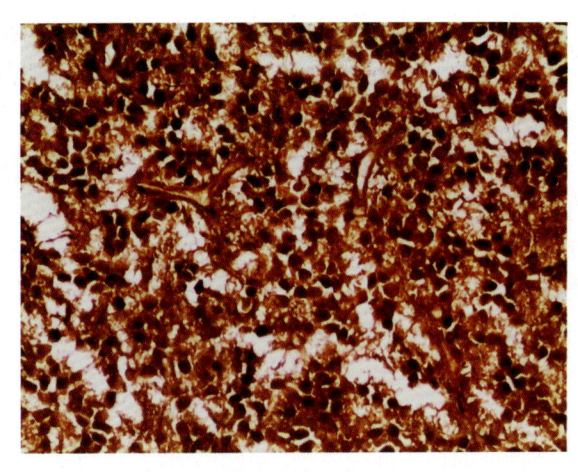

图13-76　中枢神经细胞瘤，S-100，细胞核/细胞质阳性

第五节　室管膜瘤

1.抗体选择　GFAP、S-100、CK、EMA、D2-40、p65（RELA）、H3K27me3、SOX10、L1CAM、CyclinD1、Nestin、p53、Ki-67，排除神经元标志物（Syn、CgA、NF、NeuN、MAP2等），必要时加分子检测。

2.注释

（1）室管膜瘤：是一组起源于脑室系统室管膜细胞或脑室旁白质室管膜细胞巢的神经上皮肿瘤。2021版WHO中枢神经系统肿瘤分类根据解剖部位、分子特征及组织学特点，将其分为幕上室管膜瘤（*ZFTA*融合阳性型，*YAP1*融合阳性型）、后颅窝室管膜瘤（PFA组，PFB组）、脊髓室管膜瘤（*MYCN*扩增型）、黏液乳头型室管膜瘤、室管膜下室管膜瘤。根据组织形态学定义的肿瘤类型包括黏液乳头型室管膜瘤和室管膜下室管膜瘤，这两个类型目前尚未发现具有代表特征的相关分子亚型。免疫组化的应用：大部分室管膜瘤细胞表达GFAP、S-100、Nestin、EMA和D2-40阳性，不表达Syn、CgA。EMA、D2-40均可标记室管膜瘤，都可以出现特异性的点状或环状结构，此结构的出现对诊断室管膜瘤具有极大的价值，只要出现此类结构，即提示此类肿瘤的诊断。EMA抗体是一种诊断室管膜瘤很有价值并应用广泛的抗体，室管膜瘤细胞表现为特异的点状或环状结构。但是EMA的特异性并不是最好的，如胶质母细胞瘤中亦有表达，其阳性率也不是很高。Olig2和SOX10常常在室管膜瘤中呈阴性表达，*ZFTA*融合阳性CNS WHO 3级的室管膜瘤常常出现Olig2灶性表达，Olig2和SOX10阴性可用于室管膜瘤与其他类型室管膜瘤的鉴别诊断（表13-14，图13-77～图13-82）。诊断所有室管膜瘤的先决条件是具有室管膜瘤的组织学和免疫组织化学特征，即组织学符合室管膜瘤是诊断的必要标准之一。除了室管膜下瘤和黏液乳头型室管膜瘤不需要特定解剖定位作为必要标准外，其余类型均需在解剖部位的基础上进行分子分型诊断。

对于室管膜瘤，目前缺乏基于分子特征的WHO分级所需的有意义的临床试验数据，因此，仍然根据各种类型的组织学特征定义为CNS WHO 2级或3级，脊髓的黏液乳头型室管膜瘤由原来的CNS WHO 1级变为CNS WHO 2级。而对于室管膜瘤，若分子病理检测发现不同于前述各个部位的室管膜瘤的分子变异，可使用后缀NEC，如未行必要的分子检测或检测失败，可使用后缀NOS。根据组织学类型和肿瘤部位进行诊断命名，需要注意的是新版分类遵从肿瘤命名进展，不再使用"间变"这一类修饰词，也取消了间变性室管膜瘤的诊断。

（2）幕上室管膜瘤，*ZFTA*融合阳性：ZFTA既往被称为C11orf95。*ZFTA-RELA*基因融合是幕上室管膜瘤最常见的融合类型，其他少见融合形式还包括*ZFTA-MAML2*、*ZFTA-NCOA1/2*和*ZFTA-MN1*融合。相关研究发现幕上室管膜瘤*ZFTA*基因断裂更恒定，且*ZFTA*基因断裂是肿瘤发生的主要驱动因素，因此新版分类将幕上室管膜瘤*RELA*融合阳性型更名为幕上室管膜瘤，*ZFTA*融合阳性型。由于存在*ZFTA-RELA*基因融合，该类型肿瘤细胞特异性表达p65及L1CAM，且p65免疫组化阳性的诊断特异度高于L1CAM阳性。

（3）幕上室管膜瘤，*YAP1*融合阳性：是一种伴有特征性*YAP1*基因融合的局限性幕上室管膜瘤，为

2021版WHO中枢神经系统肿瘤分类新增加的室管膜瘤亚型。组织学形态可见到假菊形团或室管膜菊形团，肿瘤细胞小到中等大小，形态相对较均一，核圆形或不规则形，埋于纤维基质背景中；最常见的基因改变为 *YAP1* 与 *MAMLD1* 融合。免疫组化EMA常强阳性，不表达p65（RELA）及L1CAM。

（4）后颅窝室管膜瘤，PFA组：也称为后颅窝A组（PFA）室管膜瘤，是发生于后颅窝同时具有PFA组分子特征的局限性胶质瘤。组织学可见假菊形团或室管膜菊形团结构，肿瘤由形态相对较均一的核圆形的细胞组成，瘤细胞小到中等大小，埋于纤维基质背景中，一半以上可见活跃的核分裂及微血管增生。诊断后颅窝室管膜瘤，PFA组，可通过免疫组化检测肿瘤细胞核H3 p.K28me3（K27me3）的表达缺失或DNA甲基化分析。多数病例H3K27me3免疫组化表现为完全表达缺失，当出现部分表达缺失时，若80%的肿瘤细胞保留了H3K27me3表达，则可能为后颅窝室管膜瘤，PFB组。

（5）后颅窝室管膜瘤，PFB组：也称为后颅窝B组（PFB）室管膜瘤，是发生于后颅窝同时具有PFB组分子特征的局限性胶质瘤。组织学形态与PFA组室管膜瘤无显著差异，约40%可见活跃的核分裂及微血管增生。后颅窝室管膜瘤，PFB组的诊断主要通过DNA甲基化聚类分析。该组H3K27me3表达保留，但H3K27me3表达保留对于诊断PFB组室管膜瘤并不特异。

（6）脊髓室管膜瘤：是发生于脊髓的局限性胶质瘤，组织学可见假菊形团或室管膜菊形团结构，肿瘤细胞形态较均一、核圆形，埋于纤维基质背景中，有丝分裂活性低。

（7）脊髓室管膜瘤，*MYCN*扩增型：是一种发生于脊髓的边界清楚的胶质瘤，组织学形态可见围血管的假菊形团、乳头状或假乳头状结构，多数病例表现出高级别组织学特征，包括微血管增生、坏死和核分裂计数高。肿瘤细胞 *MYCN* 基因扩增为其特征性分子改变。

（8）黏液乳头型室管膜瘤：是一种神经胶质肿瘤，其组织学特征为梭形或上皮样肿瘤细胞围绕纤维血管轴心呈放射状排列，同时血管周围伴有黏液样改变及微囊形成。

（9）室管膜下室管膜瘤：是一种胶质瘤，特征性组织学表现为轻度多形的肿瘤细胞埋于丰富的纤维基质背景肿瘤，常伴有囊性变。

表13-14 室管膜瘤与其他类型室管膜瘤的诊断与鉴别诊断

类型	病变特点	免疫表型特点	分子遗传学改变及注释
幕上室管膜瘤	各型室管膜瘤均具有相似的组织形态学特征，其特征是肿瘤细胞围绕血管形成的假菊形团和瘤细胞围绕呈腺腔样结构形成的真菊形团。其中假菊形团较多见，瘤细胞常呈放射状围绕在血管周围或表现为血管周围无核区	表达GFAP、S-100、Nestin、EMA和D2-40阳性，不表达Syn、CgA、Olig2；ZFTA融合阳性室管膜瘤常表达p65和L1CAM；而YAP1融合阳性室管膜瘤p65和L1CAM一般为阴性	幕上室管膜瘤以融合基因为主要特征，可分为ZFTA融合阳性型和YAP1融合阳性型。ZFTA的融合方式主要为 *ZFTA-RELA* 融合。YAP1的融合方式主要 *YAP1-MAMLD1* 融合
后颅窝室管膜瘤	同上	表达GFAP、S-100、EMA核旁点状阳性；部分可表达CK7和CK20；不达Syn、CgA、Olig2	表现为特征DNA甲基化谱，可分为PFA组和PFB组。PFA组主要发生于婴幼儿，多数具有间变性征，预后较差，H3K27me3表达缺失、CXorf67（EZHIP）过表达；PFB组预后相对较好，组蛋白H3K27me3表达正常
脊髓室管膜瘤	同上	表达GFAP、S-100、EMA阳性，不表达Syn、SOX10、Olig2	以 *MYCN* 基因扩增为特征，具有很强的侵袭性和转移能力，预后较差。脊髓室管膜瘤是2型神经纤维瘤病的特征性病变之一，故常伴 *NF2* 变异
黏液乳头型室管膜瘤（MPE）	以乳头和黏液变为特征，瘤细胞呈梭形或上皮样，围绕纤维血管轴心呈放射状排列，常见黏液及微囊形成	GFAP、S-100阳性，EMA阳性，但EMA一般缺乏核旁点状阳性的特征，SOX10、Syn、Olig2阴性；CK部分阳性，但CK7和CAM5.2阴性	好发于儿童和年轻人，几乎只发生于脊髓圆锥、马尾或终丝
室管膜下室管膜瘤	轻度多形的簇状细胞核埋入丰富的胶质纤维基质中，常伴微囊，可出现退变，如钙化或血管透明变	GFAP、S-100阳性，部分可表达Olig2和Syn，SOX10局灶阳性，EMA灶性阳性，NeuN阴性	该肿瘤中偶见围绕血管的室管膜样假菊形团

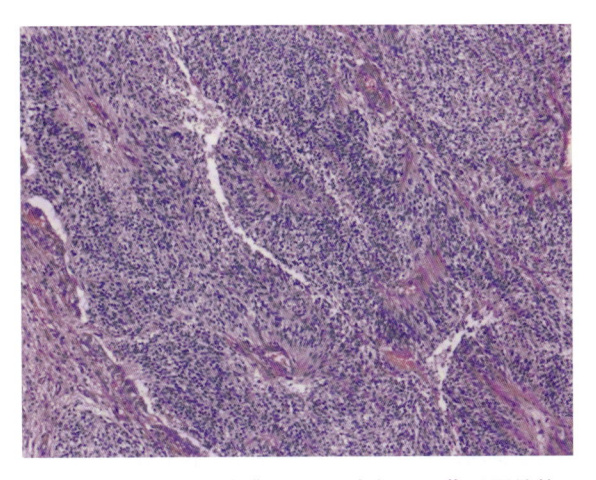

图13-77　幕上室管膜瘤，HE染色，示菊形团结构

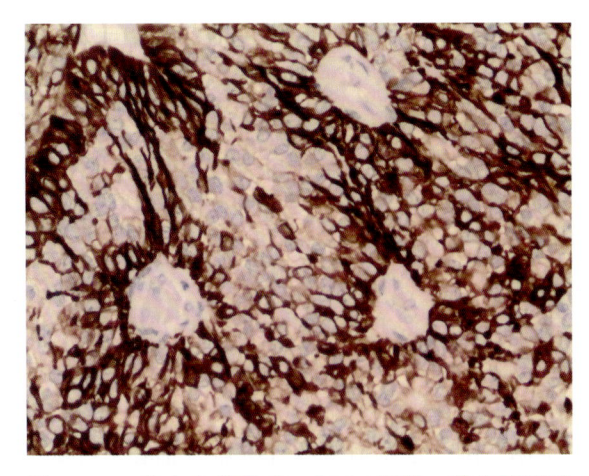

图13-78　幕上室管膜瘤，GFAP阳性，沿菊形团腔面分布

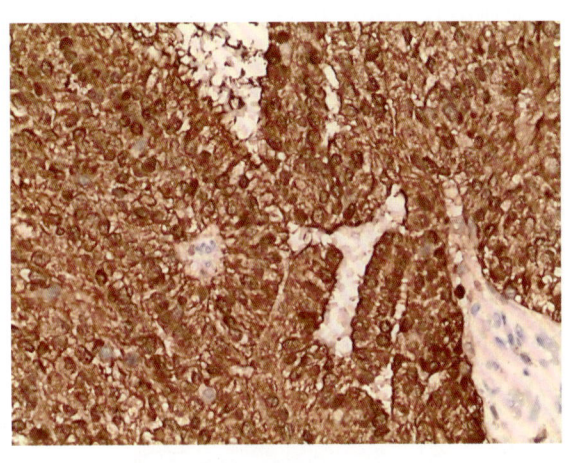

图13-79　幕上室管膜瘤，S-100，细胞核/细胞质强阳性

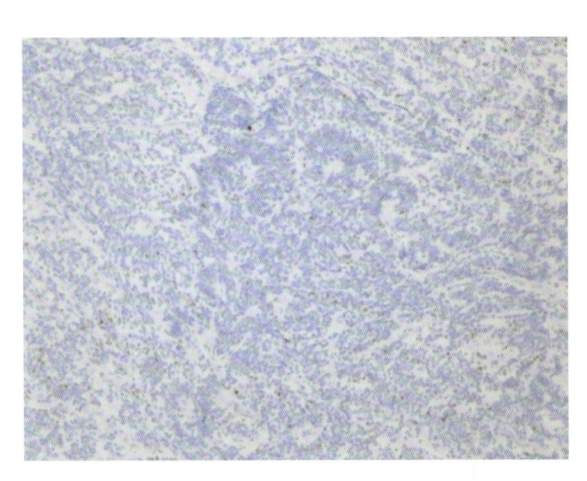

图13-80　幕上室管膜瘤，Olig2，阴性

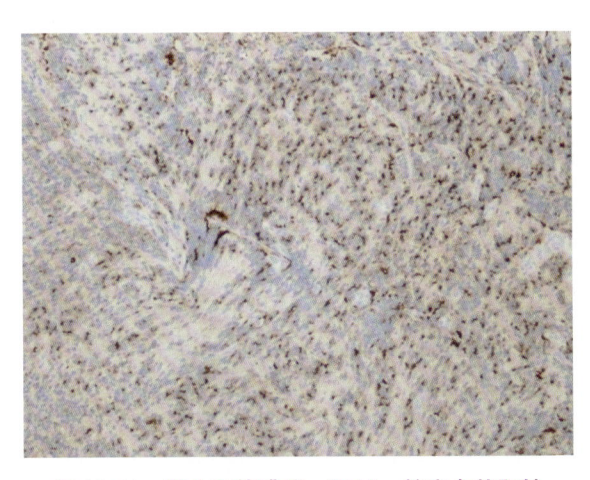

图13-81　幕上室管膜瘤，EMA，核旁点状阳性

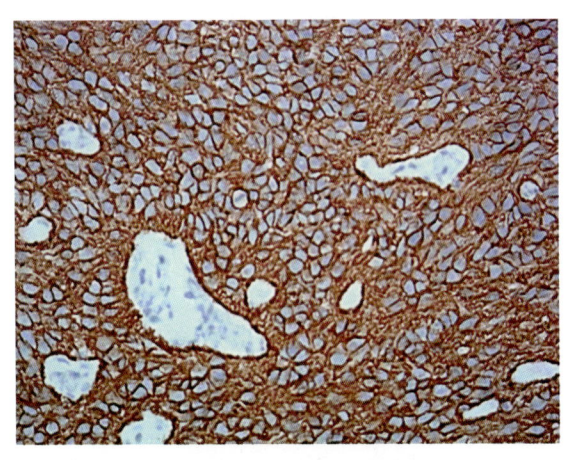

图13-82　幕上室管膜瘤，ZFTA融合型，L1CAM胞膜阳性

第六节 脉络丛肿瘤

1. 抗体选择　CK、CK7、CK20、S-100、Vimentin、GFAP、Olig2、EMA、Syn、Ki-67。
2. 注释

（1）2021版CNS WHO中枢神经系统肿瘤分类对脉络丛肿瘤未作明显修订，仍然分为良性的脉络丛乳头状瘤、恶性的脉络丛癌，以及介于两者之间的非典型脉络丛乳头状瘤。免疫表型：脉络丛肿瘤没有特异性的标志物，瘤细胞表达CK、S-100、Vimemtin和甲状腺素转运蛋白（transthyretin），一般不表达GFAP、EMA、TTF-1、CK-L、NSE、Syn（偶可阳性）（图13-83～图13-86）。鉴别诊断：脉络丛乳头状瘤需结合肿瘤的发生部位及形态学特点，与其他乳头状肿瘤鉴别（详见后述）。

（2）脉络丛乳头状瘤：是指脑室内脉络丛上皮细胞起源的乳头状肿瘤，肿瘤细胞为单层规则的柱状上皮细胞，围绕毛细血管或纤维血管轴心呈纤细的细乳头状排列，核分裂少或缺乏，CNS WHO 1级。免疫组化CK阳性（通常CK7阳性，CK20阴性），Vimentin、S-100阳性，GFAP、EMA灶性阳性或弱阳性，Ki-67增殖指数一般＜5%，通常＜1%。

（3）非典型脉络丛乳头状瘤：脉络丛乳头状瘤核分裂活性增加（核分裂≥2个/10 HPF，0.23 mm^2/HPF）时诊断为非典型脉络丛乳头状瘤，CNS WHO 2级。非典型脉络丛乳头状瘤可出现以下1个或2个组织学特征：细胞密度增加，细胞核多形性，乳头状结构不清（实性生长），灶性坏死。但这些特征并不是诊断非典型脉络丛乳头状瘤所必需的。已有的研究认为S-100、transthyretin、CD44等与预后相关，但这些

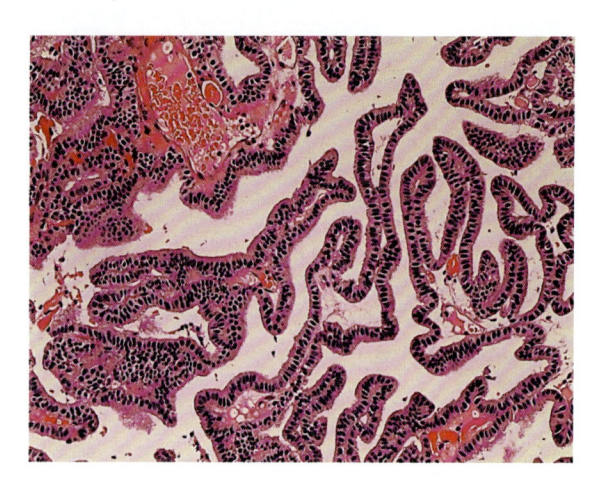

图13-83　脉络丛乳头状瘤，HE染色

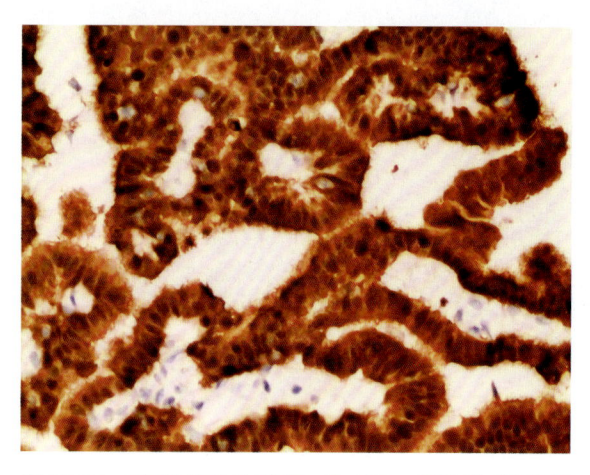

图13-84　脉络丛乳头状瘤，S-100，细胞核/细胞质阳性

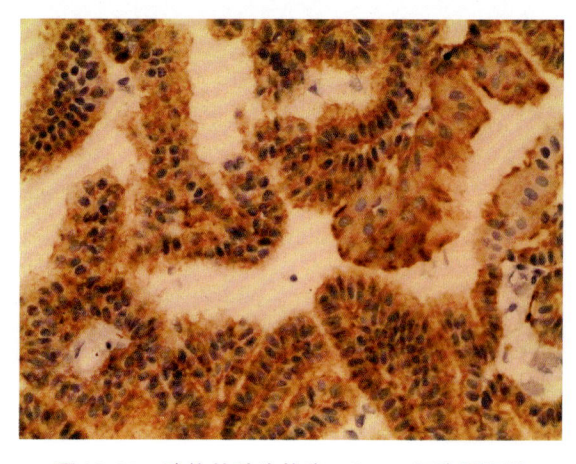

图13-85　脉络丛乳头状瘤，Syn，细胞质阳性

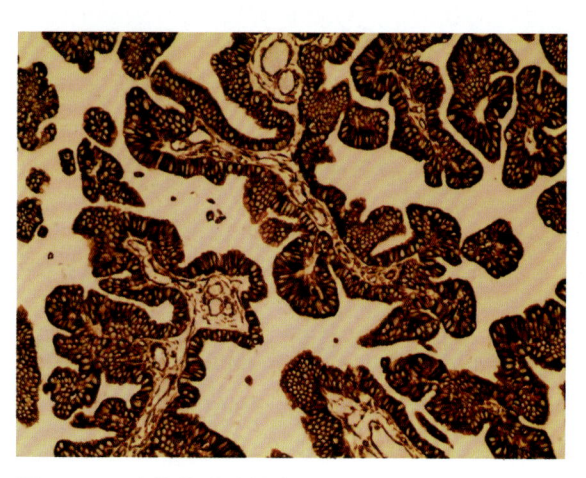

图13-86　脉络丛乳头状瘤，Vimentin，细胞膜/细胞质阳性

标志物在个别病例无助于脉络丛肿瘤的分级。与脉络丛乳头状瘤相比，非典型脉络丛乳头状瘤Ki-67增殖指数更高。

（4）脉络丛癌：是恶性的脉络丛上皮肿瘤，以下5个组织学形态特征至少出现4个，核分裂多见、细胞密度大、核多形性、乳头状结构模糊不清同时肿瘤细胞片状排列、肿瘤性坏死。常见脑实质浸润，CNS WHO 3级。大部分脉络丛癌为散发性，但约40%发生于p53胚系突变的Li-Fraumeni综合征。免疫组化细胞角蛋白阳性，与脉络丛乳头状瘤相比S-100阳性率减低，EMA通常缺乏膜阳性，SMARCB1和SMARCA4表达保留，约一半伴发p53突变，有研究表明免疫组化检测出p53突变者与预后差相关。

第七节　胚胎性肿瘤

一、髓母细胞瘤

1. 抗体选择　神经元标志物（Syn、CgA、NF、NeuN、MAP2等）、胶质细胞标志物（如GFAP、S-100、Olig2等）、分型标志物（β-catenin、GAB1、YAP1、C-MYC、SFRP1、NPR3、KCNA1、p53等）、Ki-67。

2. 注释

（1）髓母细胞瘤（MB）：是一种发生于小脑的神经上皮性肿瘤，也是最常见的儿童恶性中枢神经系统肿瘤，好发于后颅窝中线部位，其发生的典型部位为中线部位的小脑蚓部，常侵犯小脑半球、第四脑室及脑干。病理分型和病变特点：临床上已建立的组织学分型包括经典型、促纤维增生/结节型、弥漫结节型、大细胞/间变型（表13-15）。免疫表型：肿瘤具有向神经元分化的潜能，可表达神经元标志物（如NSE、NF、Syn），部分表达胶质细胞标志物（如GFAP、Olig2）等，CD99核旁点状着色，Ki-67增殖指数较高，平均约55%（图13-87～图13-92）。

（2）分子分型和预后的关系：新的研究发现，根据激活的信号通路不同，可将髓母细胞瘤分成4个分子亚型——WNT活化型，SHH活化-p53突变型，SHH活化-p53野生型，非WNT非SHH活化型。这4个分子亚型在生物学表现、临床特征及预后方面均有明显差异。因为这些组织学和基因亚型之间在预后和治疗上存在明显差异，其中WNT活化型预后最好，SHH活化-p53突变型和非WNT非SHH活化型预后较差，所以应形成一个包含分子分组和组织学亚型的联合诊断，髓母细胞瘤最佳的分子分型方式是基因表达谱或DNA甲基化聚类分析。

（3）免疫组化应用于病理学分型

1）推荐选择：β-catenin、GAB1、YAP1、C-MYC、SFRP1、NPR3、KCNA1、p53等。

2）WNT活化型的免疫组织化学标志物：β-catenin、DKK1和Cyclin D1；SHH活化-p53突变型的免疫组织化学标志物：卷曲相关蛋白1（SFRP1）、接头蛋白家族GAB1和转录因子GLI1；SHH活化-p53野生型的免疫组织化学标志物：鸟苷酸环化酶C（NPR3）；非WNT非SHH活化型的免疫组织化学标志物：钾离子通道蛋白KCNA1、亲谷氨酸代谢性受体8（GRM8）、转录共激活因子YAP1和细丝蛋白A（filaminA）。

3）现在不断有研究报道可以在蛋白水平上对MB进行分子亚型分类，目前已确定是良好的SHH亚型标志物，可很好地鉴别SHH亚型；几乎所有WNT亚型MB存在CTNNB1基因的突变或缺失，该通路上调后会使MB细胞质内的β-catenin稳定并转移到细胞核中。因此，采用CTNNB1和β-catenin染色时显示细胞核阳性才能确定为WNT亚型；而在非WNT亚型中，通常显示为细胞膜或者细胞质阳性；NPR3、KCNA1分别为组3、组4亚型标志物。2021版WHO中枢神经系统肿瘤分类将髓母细胞瘤可分成4个分子亚型，包括WNT活化型、SHH活化-p53野生型、SHH活化-p53突变型和非WNT/非SHH活化型。

4）相比于一些高通量基因检测手段和复杂的分子生物学检测方法，免疫组织化学更快捷简便，蛋白水平的分子学分型增加了MB分子亚型分型的可操作性，对临床病理诊断中MB的分子亚型分型有重要意义，同时对临床个体化治疗也起到强有力的推动作用。但免疫组织化学也会产生假阳性或假阴性的结果，在结果的判读上，要综合考虑标志物在髓母细胞瘤中表达的强度、部位和范围，根据不同的标志物选择相应的阳性判定标准。其他胚胎性肿瘤免疫组化除具有明显的神经分化标志物以外，各自还存在有特点的分子遗传学特征改变或相关蛋白表达。

5）鉴别诊断：位于小脑、小脑脚或第四脑室的胚胎性肿瘤应与MB进行鉴别诊断。该区域较少见其他小细胞形态的恶性肿瘤，包括非典型畸胎样/横纹肌样肿瘤（AT/RT）、伴多层菊形团的胚胎性肿瘤（ETMR）、小细胞胶质母细胞瘤、尤因肉瘤或伴BCOR改变的高级别神经上皮肿瘤。上述胚胎性肿瘤通常可以通过结合HE染色或免疫组化检测进行鉴别。

表13-15 髓母细胞瘤组织病理分型及病变特点

肿瘤类型	病变特点
经典型髓母细胞瘤（经典型MB）	由致密小蓝细胞构成，瘤细胞核圆形、卵圆形或呈雪茄烟样、核分裂多，核质比高，密集排列，呈典型或不典型菊形团结构，部分肿瘤细胞向神经元或神经胶质细胞分化，间质及瘤细胞间常无网状纤维
促纤维增生/结节型MB	具有典型的结节样存在无网状纤维的苍白岛结构（形态类似于淋巴滤泡样结构，结节出现在神经元成熟区域），结节周围存在致密的多形性细胞和网状纤维围绕，瘤细胞形态幼稚、大小较一致，核质比增高
弥漫结节型MB	具有不规则扩大呈分叶状结节和结节内"流水样"排列的中枢细胞瘤样细胞
大细胞/间变型MB	大细胞型MB瘤细胞核大而圆，呈空泡状，核仁明显，细胞质呈嗜酸性，存在大量凋亡细胞；间变型MB的特征是细胞核多形性，核变形，高核分裂活性，细胞凋亡显著及细胞相互包裹

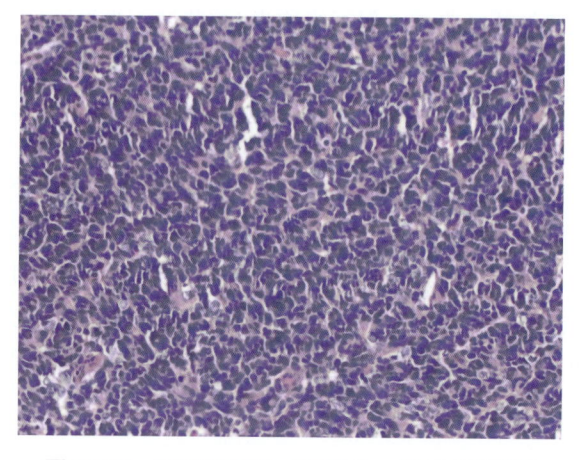

图13-87 髓母细胞瘤，HE染色，示HW菊形团

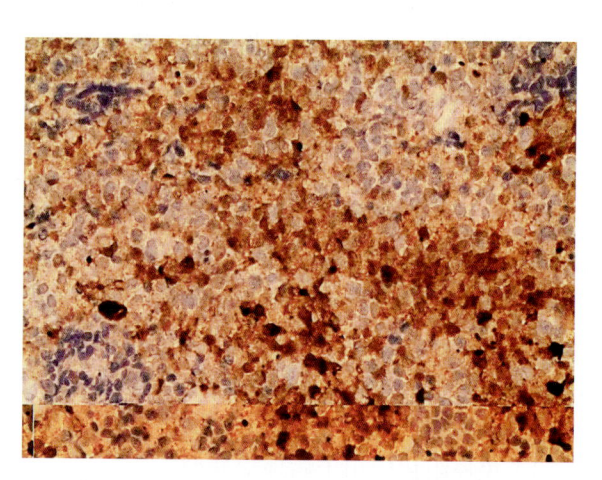

图13-88 髓母细胞瘤，Syn，细胞质阳性

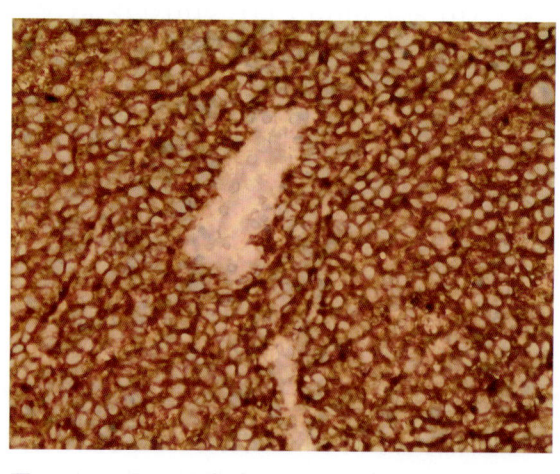

图13-89 髓母细胞瘤，CD56，细胞膜/细胞质强阳性

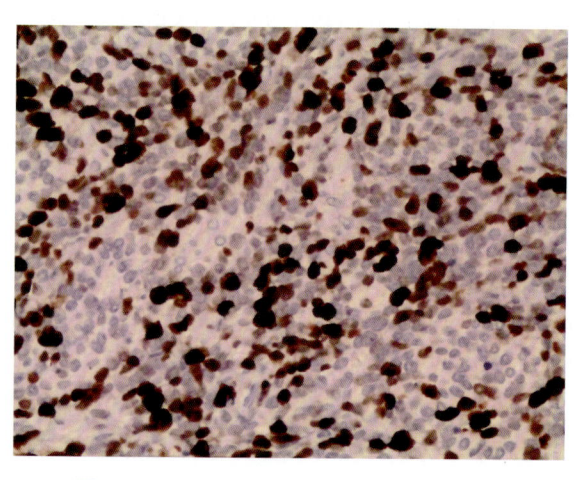

图13-90 髓母细胞瘤，Ki-67高增殖指数

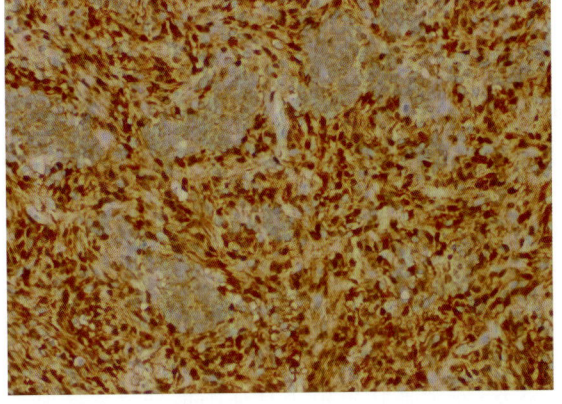

图13-91 髓母细胞瘤，HE染色，一致小圆蓝肿瘤细胞

图13-92 髓母细胞瘤-WNT活化型，β-catenin核阳性

二、其他类型的中枢神经系统胚胎性肿瘤

1.抗体选择 神经元标志物（Syn、CgA、NF、NeuN、MAP2等）、胶质细胞标志物（如GFAP、S-100、Olig2等）、其他特异性标志物（INI1、BRG1、LIN28A、FOXR2、C-MYC和BCOR等）、Ki-67。

2.注释

（1）2021版WHO中枢神经系统肿瘤分类将该类肿瘤分为6种：非典型畸胎样/横纹肌样肿瘤（AT/RT）、筛状神经上皮肿瘤、伴多层菊形团的胚胎性肿瘤、中枢神经系统神经母细胞瘤（FOXR2活化型）、伴BCOR内部串联重复的中枢神经系统肿瘤和中枢神经系统胚胎性肿瘤（表13-16）。

（2）非典型畸胎样/横纹肌样肿瘤（AT/RT）：AT/RT是一种少见的主要发生于儿童特别是婴幼儿的恶性肿瘤。

1）肿瘤细胞形态多样，除经典的横纹肌样细胞外，常伴有多向分化，如原始神经外胚层分化、上皮分化或间叶分化等。

2）免疫组化：这些肿瘤不同程度地表达GFAP、S-100、EMA、PCK和SMA，提示该肿瘤呈多向分化，特征性地INI1或BRG1表达缺失（图13-93～图13-96）。INI1蛋白或BRG1蛋白的表达缺失与*INI1*基因或*BRG1*基因的缺失状态高度一致，故INI1蛋白或BRG1蛋白免疫组化检测可作为诊断AT/RT的替代标志物。

3）AT/RT存在特征性的遗传学改变，位于染色体22q11.2的*SMARCB1*（又称*hSNF5/INI1*）基因或位于染色体19p13.2的*SMARCA4*（又称*BRG1*）基因发生突变或丢失。SMARCB1基因编码的INI1蛋白和SMARCA4编码的BRG1蛋白是哺乳动物SWI/SNF复合物的组成成分。发生在中枢神经系统的INI1蛋白表达缺失的肿瘤包括AT/RT、上皮样肉瘤、上皮样恶性外周神经鞘瘤、肌上皮癌、骨外黏液性软骨肉瘤、脊索瘤。确诊AT/RT的最佳方法是通过FISH法检测*INI1*基因或*BRG1*基因是否缺失。

4）鉴别诊断：①髓母细胞瘤，镜下形态多样，经典型髓母细胞瘤细胞核圆形、卵圆形或呈雪茄烟样，染色质丰富，胞质不明显，部分病例可见菊形团样结构。免疫组化Syn、CD56、NSE阳性，无INI1和BRG1表达缺失，有助于与AT/RT鉴别。②横纹肌肉瘤，发生于脑实质的横纹肌肉瘤罕见，肿瘤细胞呈横纹肌样或原始分化的小细胞，形态学与AT/RT不易鉴别。免疫组化Desmin、myogenin及INI1和BRG1阳性可支持横纹肌肉瘤的诊断。上皮样胶质母细胞瘤（eGBM）常发生于年轻人，肿瘤细胞呈均匀一致的上皮样细胞。＞50%的eGBM可检出*BRAF* V600E基因突变，但无INI1和BRG1蛋白表达缺失。

（3）筛状神经上皮肿瘤：好发于婴幼儿，新版WHO中枢神经系统肿瘤分类将罕见的中枢神经系统非横纹肌样肿瘤，筛状生长模式和SMARCB1丢失命名为筛状神经上皮肿瘤。目前，尚不确定筛状神经上皮肿瘤AT/RT为独立类型还是亚型，新版WHO中枢神经系统分类将其暂定为亚型。组织学呈筛状或乳头状假上皮样特征，缺乏典型横纹肌样肿瘤细胞，免疫组化SMARCB1（INI1）蛋白表达完全缺失，CK、EMA、β-catenin、Syn阳性，GFAP、SALL4、OCT4、CMYC阴性。分子标志物主要表现是*SMARCB1*基因缺失和免疫组化INI1表达缺失。

（4）伴多层菊形团的胚胎性肿瘤（ETMR）：是一种相对罕见但病死率高的中枢神经系统肿瘤，好发于<3岁的婴幼儿，该肿瘤包含原来形态学诊断为富于神经毡和真性菊形团的胚胎性肿瘤、室管膜母细胞瘤和髓上皮瘤，这部分肿瘤构成了原始神经外胚叶肿瘤（PNET）家族的独特实体。该类型可位于幕上或幕下，形态学具有高度的异质性。由于该肿瘤组织学形态的多样性，目前诊断依赖分子特征的识别。其中，*C19MC*扩增是最常见的分子变异，其次为*DICER1*双等位基因变异。大部分肿瘤都是FISH检测*C19MC*扩增和免疫组化LIN28A强阳性。巢蛋白、突触素、p53阳性，胶质纤维酸性蛋白（GFAP）、Olig2、神经元特异核蛋白（NeuN）部分阳性，神经丝蛋白（NF）阴性（图13-97～图13-100）。

（5）中枢神经系统神经母细胞瘤（FOXR2活化型）：常见于儿童，形态学可见不同分化程度的神经节细胞和富含神经毡的机制，免疫组化大部分肿瘤细胞共表达Olig2和Syn，而少表达GFAP和Vimentin，由于FOXR2在正常脑组织或其他中枢神经系统肿瘤类型中不表达，故FOXR2强阳性有助于诊断。分子遗传学特征最常见染色体1q获得和转录因子FOXR2不同程度的结构重排激活，大部分肿瘤存在*FOXR2*和*NKX21*扩增。其中FOXR2活化是CNS神经母细胞瘤最常见的基因变异，也可存在其他基因变异，如*MYC*扩增，这种情况应诊断为CNS神经母细胞瘤-*MYC*扩增，NEC。

（6）伴BCOR内部串联重复的中枢神经系统肿瘤：是一类独特的恶性肿瘤，尤其是有特定的DNA甲基化特征，好发于儿童和青年人，预后较差。组织学异质性大，主要呈实体生长，胞核为单一圆形或卵圆形，可见丰富的毛细血管网，部分可呈围血管假"菊形团"结构、"栅栏"样坏死或胶质瘤样纤维，但几乎无周围血管增生。免疫组化染色瘤细胞不同程度表达Olig2和NeuN；分子病理学特征为有BCOR外显子15内部串联重复。伴BCOR内部串联重复的中枢神经系统肿瘤与中枢神经系统外伴BCOR内部串联重复的间质肿瘤（如肾透明细胞肉瘤和婴儿原始黏液样间叶性肿瘤）的组织来源尚不明确。免疫组化BCOR肿瘤细胞核阳性。

（7）中枢神经系统胚胎性肿瘤（NOS）：是2016版WHO中枢神经系统肿瘤分类第4版修订版中独立分型的一类神经系统恶性肿瘤，属排除性诊断。

表13-16　中枢神经系统胚胎性肿瘤的诊断与鉴别诊断

肿瘤类型	病变特点	分子免疫表型或注释	分子遗传学改变及注释
非典型畸胎样/横纹肌样肿瘤（AT/RT）	除典型的横纹肌样形态，还呈现多向分化，如原始神经外胚层分化、上皮分化或间叶分化	INI1或BRG1表达缺失，不同程度表达GFAP、EMA、CK、S-100、SMA	存在*SMARCB1*（又称*hSNF5/INI1*）基因或*SMARCA4*（又称*BRG1*）基因突变或丢失
筛状神经上皮肿瘤	肿瘤细胞小而密集，呈筛状、小梁状、乳头状排列，部分呈实性，可见真菊形团样结构	INI1完全缺失，CK、EMA、β-catenin、Syn阳性，GFAP、SALL4、OCT4、C-MYC阴性	*SMARCB1*基因缺失和免疫组化INI1表达缺失
伴多层菊形团的胚胎性肿瘤（ETMR）	瘤细胞局部较密集，异型性明显，可见中央空腔放射状分布构成多层细胞菊形团	LIN28A强阳性。Nestin、Syn、GFAP、Olig2、NeuN阳性，NF阴性	*C19MC*扩增是最常见的分子变异，其次为*DICER1*双等位基因变异
中枢神经系统神经母细胞瘤（FOXR2活化型）	瘤细胞大小较一致，细胞核呈圆形或类圆形，深染，胞质少，可见不典型菊形团排列	FOXR2、NKX2.1、Olig2和Syn呈弥漫性强阳性，不表达GFAP和Vim	染色体1q获得和转录因子FOXR2结构重排激活，*FOXR2*、*NKX21*和*MYCN*基因扩增
伴BCOR内部串联重复的中枢神经系统肿瘤	形态复杂多样，可表现为形态单一的圆形或卵圆形细胞实体性片状分布，内含丰富的血管网	胞核BCOR呈弥漫性强阳性，表达NeuN、Olig2，一般不表达GFAP、Syn、EMA	BCOR外显子15内部串联重复，伴*CDKN2A/B*纯合性缺失、*TERT*、*p53*、*BCORL1*等变异
中枢神经系统胚胎性肿瘤（NOS）	低分化原始神经上皮肿瘤细胞紧密排列，核质比高，分裂象和凋亡像常见，不典型菊形团可见	表达神经胶质或神经元方向分化，如CD99、NSE、Syn、CD56、Vim等	CNS胚胎性肿瘤设置了"垃圾桶"式的类别，即NOS

图13-93　非典型畸胎样/横纹肌样肿瘤（AT/RT），HE染色

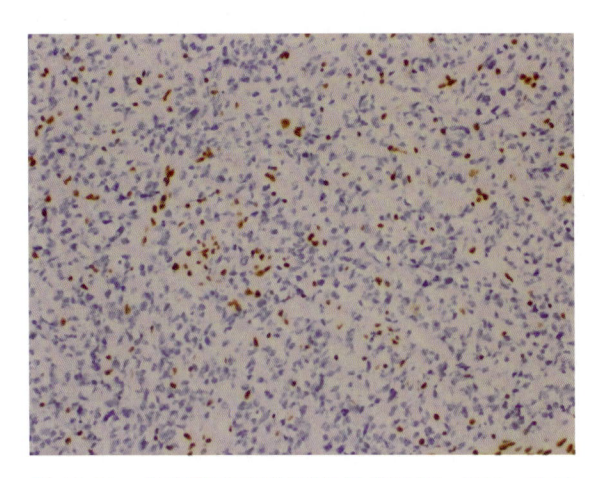

图13-94　非典型畸胎样/横纹肌样肿瘤，INI1，表达缺失，血管内皮阳性

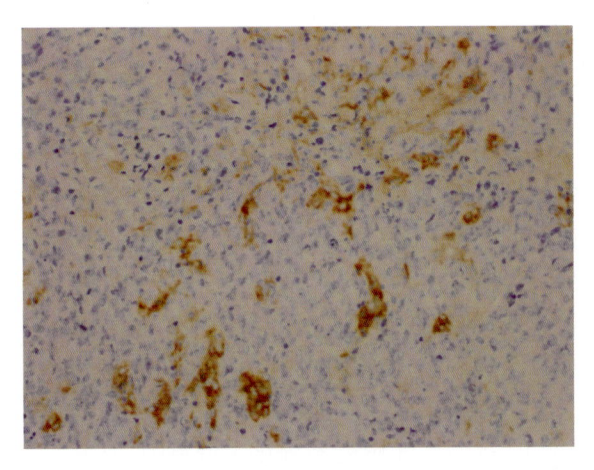

图13-95　非典型畸胎样/横纹肌样肿瘤，EMA，示灶性阳性

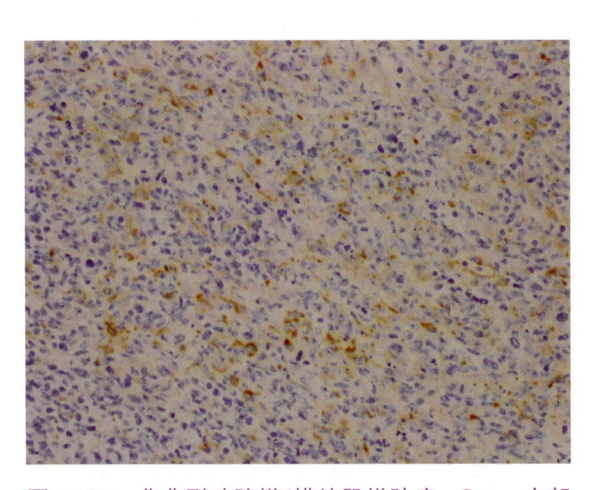

图13-96　非典型畸胎样/横纹肌样肿瘤，Syn，少部分肿瘤细胞质阳性

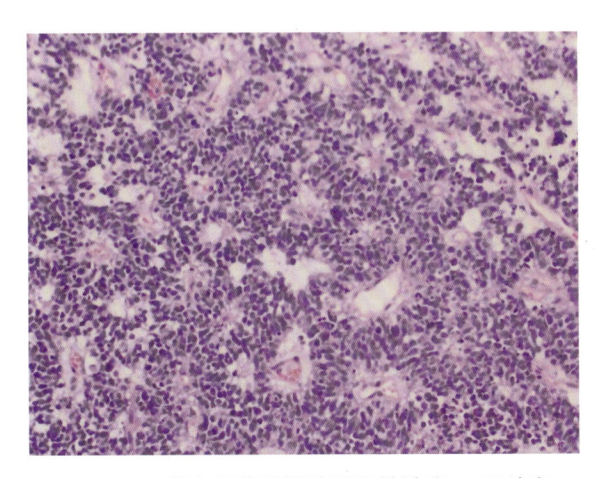

图13-97　伴多层菊形团的胚胎性肿瘤，HE染色

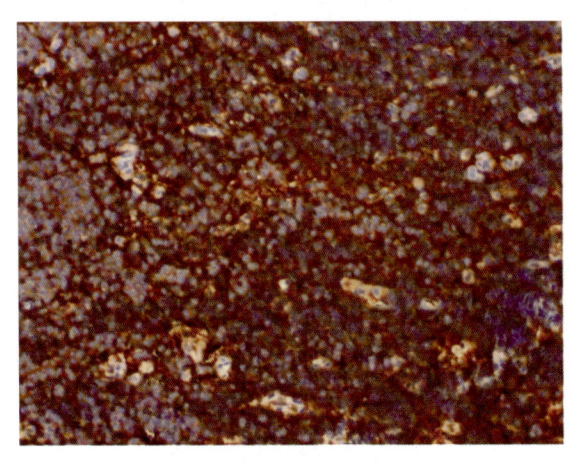

图13-98　伴多层菊形团的胚胎性肿瘤，LIN28A，细胞质阳性

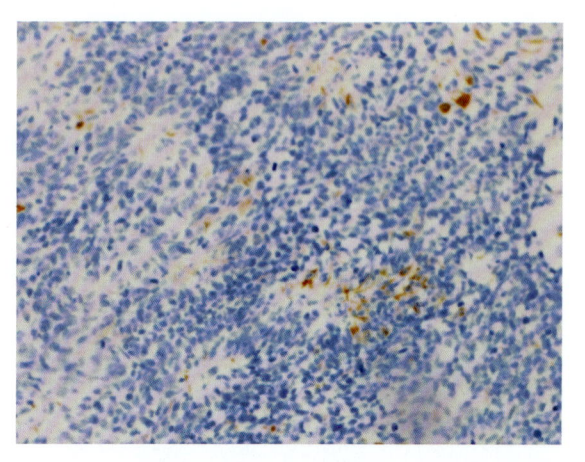

图13-99 伴多层菊形团的胚胎性肿瘤，GFAP，阴性

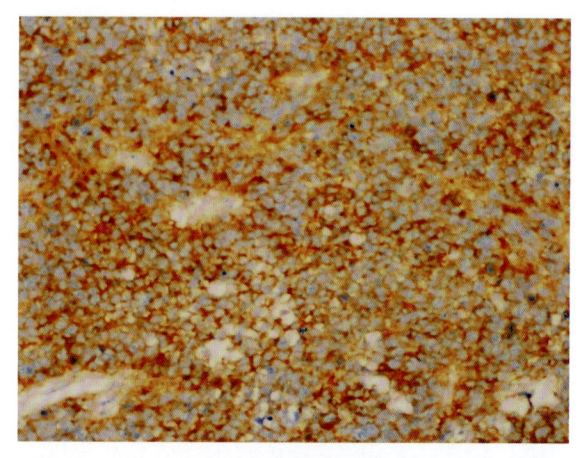

图13-100 伴多层菊形团的胚胎性肿瘤，Syn，细胞质阳性

第八节 松果体区肿瘤

1.抗体选择 神经元标志物（如S-100、NSE、Syn、CgA、NF、MAP2、β-tubulin Ⅲ等）、生殖细胞肿瘤（如CD117、SALL4、PLAP、OCT4等）、CRX、INI1和Ki-67。

2.注释

（1）松果体区肿瘤：松果体区肿瘤不足原发性神经系统肿瘤的1%，其中35%为生殖细胞肿瘤，28%为松果体实质肿瘤（松果体肿瘤）及其他神经上皮性肿瘤等。2021版WHO中枢神经系统肿瘤分类如下：松果体细胞瘤、中分化松果体实质肿瘤（PPTID）、松果体母细胞瘤、松果体区乳头状肿瘤（PTPR）和松果体区促纤维增生型黏液样肿瘤（PRDMT，*SMARCB1*突变型）（表13-17）。

（2）免疫表型特点：松果体肿瘤起源于松果体细胞或其干细胞的神经上皮性肿瘤，可向胶质细胞、神经节细胞及光感受器分化，表达神经元标志物，如Syn、NF、CgA、NSE、β-tubulin Ⅲ等。而胶质瘤标志物通常为阴性，标记内陷胶质细胞（图13-101～图13-108）。视网膜光感受器分化主调节因子CRX（核）阳性是松果体分化的一个非常敏感和特异的标志物，100%标记松果体实质肿瘤，包括松果体母细胞瘤。CRX也是视网膜母细胞瘤的特异性标志物，极少数髓母细胞瘤也可能显示阳性。与松果体生殖细胞肿瘤的鉴别要点包括：形态特点，结合免疫组化染色（如SALL4、CD117、PLAP、OCT4、D2-40等）可资鉴别（图13-109～图13-112），此外需要特别鉴别伴有INI1表达缺失的肿瘤，如AT/RT等。

（3）分子改变：松果体细胞瘤高表达视网膜上视觉转换器的相关基因（*OPN4*、*RGS16*和*CRB3*）及褪黑素基因（*TPH*及*HIOMT*）。中分化松果体实质肿瘤存在*KBTBD4*的插入突变；松果体母细胞瘤通过甲基化分型可分为4个亚型：miRNA加工变异1型和miRNA加工变异2型，共有特征为*DICER1*、*DROSHA*或*DGCR8*突变；MYC/FOXR2活化型（有MYC活化和FOXR2过表达）和RB1变异型（与视网膜母细胞瘤相似）。

表13-17 松果体实质肿瘤的病理诊断与鉴别

肿瘤类型	病变特点	免疫组化表型或注释
松果体细胞瘤	由分化较好的、类似于成熟松果体细胞的肿瘤细胞构成，肿瘤细胞大小一致，围绕一个较大的无核区形成特征性结构（松果体细胞瘤性菊形团）	弥漫表达Syn、NSE和NF，不同程度表达β-tubulin Ⅲ，不表达Olig2和其他生殖细胞肿瘤标志物（如SALL4、OCT3/4），INI1完整
中分化松果体实质肿瘤	弥漫（类似于神经细胞瘤）或分叶状分布，细胞中等密度，可见轻度到中度核异型，可向松果体细胞瘤区域、松果体母细胞瘤过渡	其免疫表型与松果体细胞瘤相似，区别WHO 2级或3级可以依靠肿瘤细胞的病理性核分裂数及NF的阳性强度，级别越高，NF表达越少。存在*KBTBD4*的插入突变

续表

肿瘤类型	病变特点	免疫组化表型或注释
松果体母细胞瘤	未分化小细胞肿瘤，类似于原始神经外胚叶肿瘤，可见HW菊形团和FW菊形团，但不出现松果体细胞瘤菊形团，可有色素、软骨样基质和横纹肌细胞的分化	其免疫表型与松果体细胞瘤相似，可表达Syn、CgA、NF、β-tubulinⅢ等，但染色强度相对较弱，INI1完整。可分为4个分子亚型：包括miRNA加工变异1型、miRNA加工变异2型、MYC/FOXR2活化型和RB1变异型
松果体区乳头状肿瘤	以上皮样肿瘤细胞排列呈乳头状或实体片状结构为特点，乳头状含明显的纤维血管轴心，被以数层柱状上皮细胞，大小形态较一致；实体区细胞较密集，可见血管周假菊形团或真菊形团结构	表达CK、CK-L、S-100、NSE和MAP2阳性，GFAP和EMA阴性或灶性阳性。TTF1阴性。需注意通过免疫组化与肺、肾转移性乳头状癌、乳头状室管膜瘤、脉络丛肿瘤及乳头状脑膜瘤等鉴别，结合影像学、形态特点和免疫组化可资鉴别
松果体区促纤维增生型黏液样肿瘤（*SMARCB1*突变型）	是一种位于松果体区的生长缓慢的肿瘤，肿瘤间质明显促纤维结缔组织增生和明显的黏液变性，但缺乏组织病理学恶性特征	瘤细胞表达Vimentin，EMA、CD34，INI1表达缺失，CK、Syn出现灶性或弱阳性、STAT6阴性，主要的分子特征是*SMARCB1*突变（图13-105～图13-108）

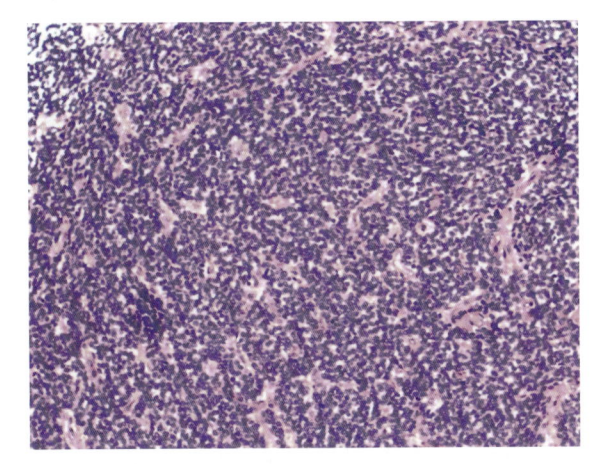

图13-101 中分化松果体实质肿瘤，HE染色

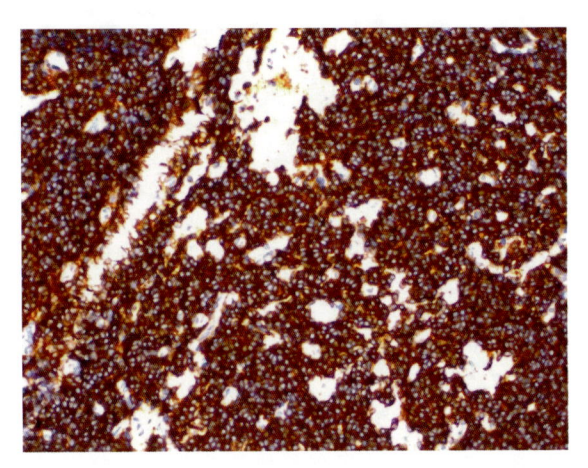

图13-102 中分化松果体实质肿瘤，Syn，细胞质阳性

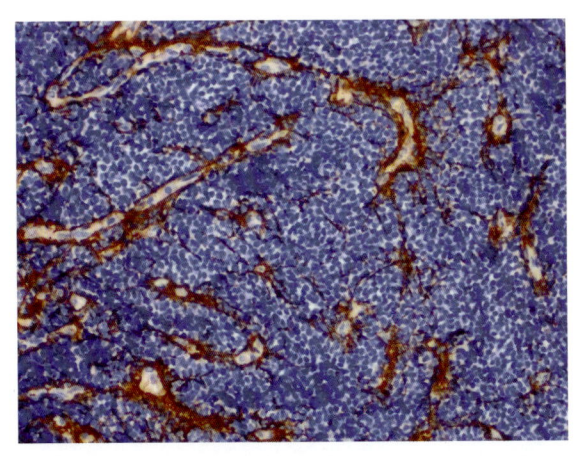

图13-103 中分化松果体实质肿瘤，GFAP，肿瘤细胞阴性

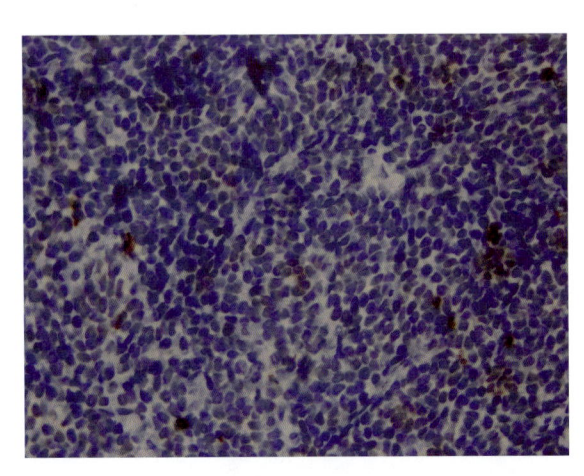

图13-104 中分化松果体实质肿瘤，NF，肿瘤细胞表达显著下降

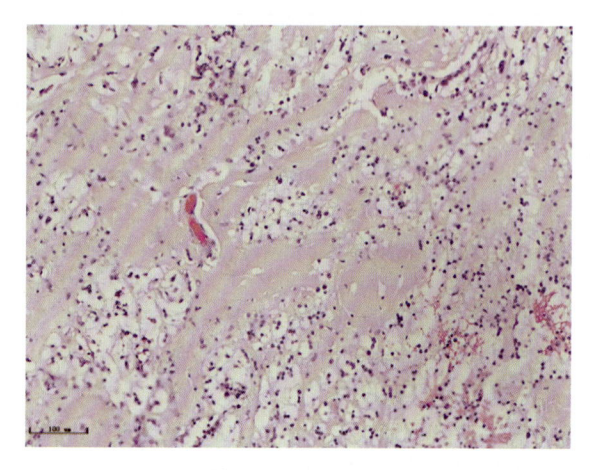

图13-105 松果体区促纤维增生型黏液样肿瘤（DMTP），HE染色

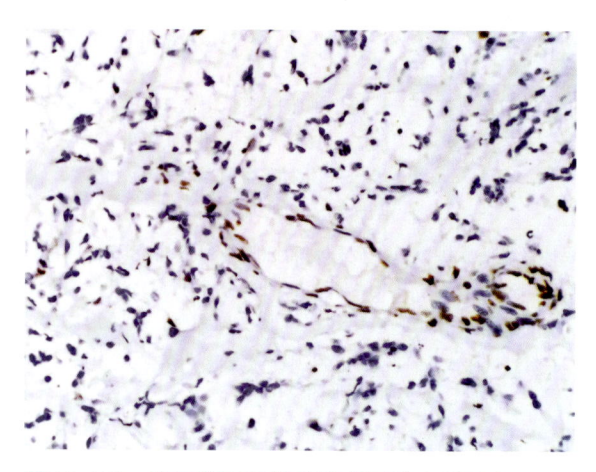

图13-106 松果体区促纤维增生型黏液样肿瘤，INI1表达缺失，血管内皮阳性

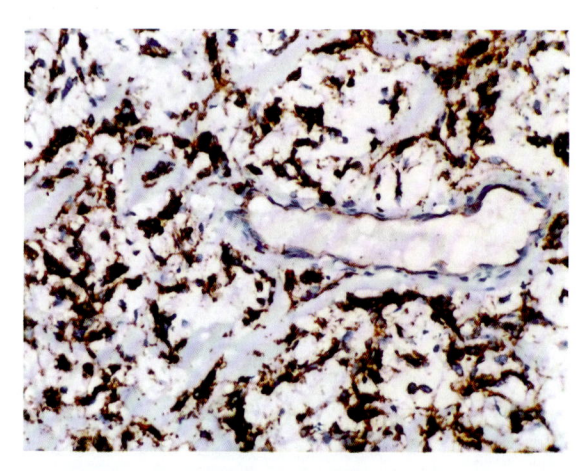

图13-107 松果体区促纤维增生型黏液样肿瘤，CD34，细胞质阳性

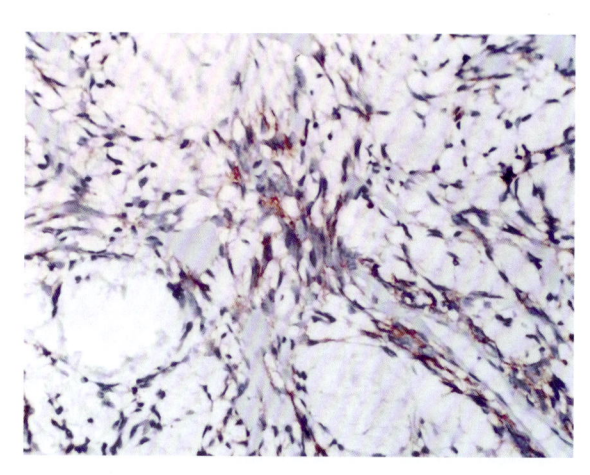

图13-108 松果体区促纤维增生型黏液样肿瘤，EMA，弱阳性

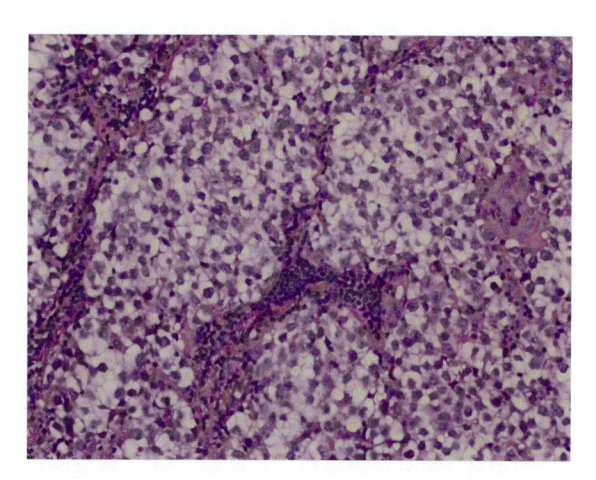

图13-109 松果体生殖细胞瘤，HE染色

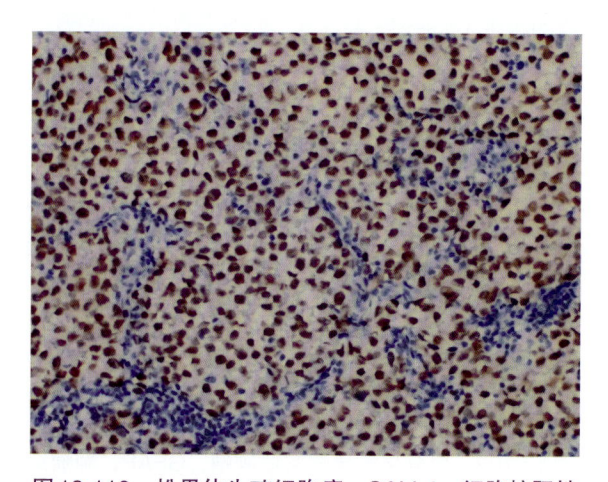

图13-110 松果体生殖细胞瘤，SALL4，细胞核阳性

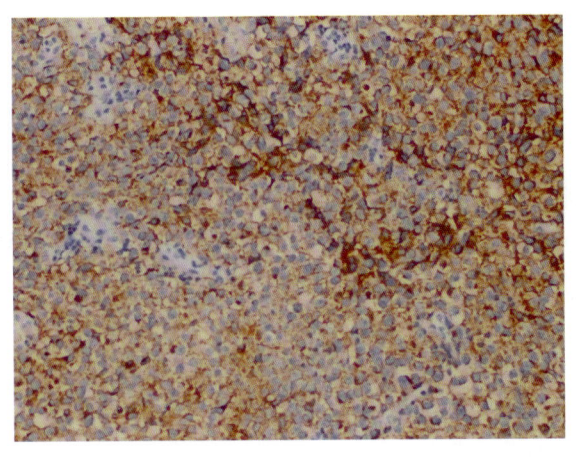

图13-111 松果体生殖细胞肿瘤，PLAP，细胞膜阳性

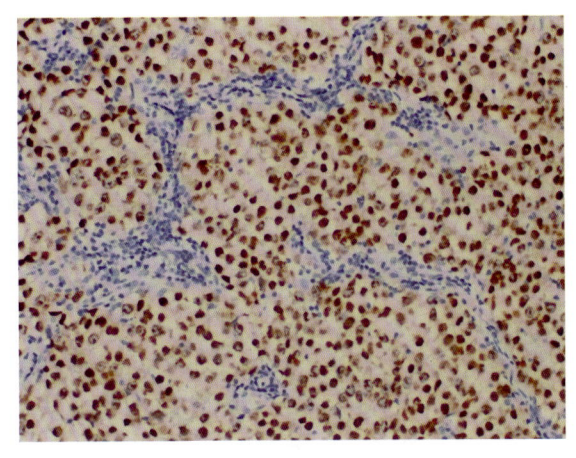

图13-112 松果体生殖细胞肿瘤，OCT3/4，细胞核阳性

第九节 脑 膜 瘤

1.抗体选择 GFAP、Vimentin、EMA、SSTR2、S-100、CD34、ER/PR、p53、STAT6、H3K27me3、Ki-67。加网织纤维染色。

2.注释

（1）组织学分型：脑膜瘤起源于蛛网膜帽状细胞，是最常见的中枢神经系统肿瘤之一。2021版WHO中枢神经系统肿瘤分类对脑膜瘤的分型与分级相较于2016版有较大变化，尤其是CNS WHO Ⅲ级的脑膜瘤。新版WHO中枢神经系统肿瘤分类仍然保留了15个脑膜瘤的组织学亚型：脑膜皮细胞型脑膜瘤、纤维型脑膜瘤、过渡型脑膜瘤、砂砾体型脑膜瘤、血管瘤型脑膜瘤、微囊型脑膜瘤、分泌型脑膜瘤、富于淋巴浆细胞型脑膜瘤、化生型脑膜瘤、脊索样脑膜瘤、透明细胞型脑膜瘤、乳头型脑膜瘤、横纹肌样脑膜瘤、非典型脑膜瘤、间变型（恶性）脑膜瘤。

（2）WHO分级：新版WHO中枢神经系统肿瘤分类中以1、2、3级代替以往的Ⅰ、Ⅱ、Ⅲ级，其中中枢神经系统WHO 1级的9个亚型仍然保留原有的分型及分级。从中枢神经系统WHO脑膜瘤的诊断标准可知，组织学形态为乳头型或横纹肌样的脑膜瘤亚型，在缺乏其他恶性脑膜瘤组织学表现或分子特征时不再直接诊断为CNS WHO 3级。新版WHO中枢神经系统肿瘤分类还指出，Ki-67增殖指数＞4%的脑膜瘤复发风险与CNS WHO 2级（非典型）脑膜瘤相近，而Ki-67指数＞20%者，死亡率与CNS WHO 3级（间变型）脑膜瘤相近。此外，H3K27me3表达缺失在高级别脑膜瘤中被认为与预后差相关（表13-18）。

表13-18 脑膜瘤的中枢神经系统（CNS）分级标准

CNS WHO分级	诊断标准
1级	有丝分裂指数低，＜4个/10HPF；无脑组织侵犯；9种组织学亚型
2级	包括以下任一条件。①核分裂计数（4～19）个/10HPF，0.16mm²/HPF，即≥2.5个/mm²；②脑膜瘤明确的脑实质内侵犯；③脊索样脑膜瘤；④透明细胞型脑膜瘤；⑤以下5个条件至少满足3个：细胞密度增加、小细胞化并高核质比、核仁显著、片状排列、自发性（非医源性）坏死
3级	包括以下任一条件：①核分裂计数≥20个/10HPF，0.16mm²/HPF，即≥12.5个/mm²；②组织学呈间变特征（包括癌样、肉瘤样或黑色素瘤样）；③*TERT*基因启动子突变；④*CDKN2A/2B*纯合缺失

（3）各亚型脑膜瘤诊断及鉴别诊断：脑膜瘤的诊断中免疫组化无特异性标志物，临床工作中往往借助相关肿瘤的相对特异指标加以鉴别。在脑膜瘤的诊断中，影像学和免疫组化不容忽视（表13-19，图13-113～图13-122）。

1）脑膜皮细胞型脑膜瘤：肿瘤细胞呈结节状、小叶状、合胞体样排列，细胞核圆形或卵圆形，胞质丰富，胞界不清，常见核内空洞和核内假包涵体。免疫组化EMA、SSTR2、PR、Vimentin弥漫阳性（图13-113～图13-116），CD34、S-100通常阴性；网状纤维染色，显示增生的网状纤维包绕肿瘤细胞团而不是每个细胞。基因改变常见 *AKT1 p.E17K* 突变，同时合并 *TRAF7*、*SMO*、*PIK3CA* 突变，而 *NF2* 突变、22q或其他染色体变异少见。

2）纤维型脑膜瘤：肿瘤细胞为梭形成纤维细胞样肿瘤细胞，肿瘤细胞平行、网状或编织状排列，间质富于胶原，常见砂砾体沉积。免疫组化CD34、S-100通常阳性，SSTR2与PR阳性程度不一，少数病例可呈阴性，EMA弱阳性或阴性，STAT6阴性可用于鉴别胶原纤维丰富的脑膜瘤与孤立性纤维性肿瘤。基因改变为常伴有22q-，*NF2* 突变（图13-117～图13-120）。

3）过渡型脑膜瘤：组织学可见脑膜皮细胞型脑膜瘤与纤维型脑膜瘤两种成分，两种成分可界限清楚，也可交错分布，过渡型脑膜瘤常可见旋涡状结构和砂砾体沉积。免疫组化在不同组织学形态中分别表现出过渡型脑膜瘤与纤维型脑膜瘤的特征，基因改变与纤维型脑膜瘤相似。

4）砂砾体型脑膜瘤：丰富的砂砾体间见散在分布的肿瘤细胞，部分可见砂砾体聚集形成大的钙化灶，肿瘤细胞成分通常为纤维型脑膜瘤或过渡型脑膜瘤，有时细胞成分可很少或几乎缺乏，此时EMA及SSTR2免疫组化染色强阳性可有效识别这些少量的肿瘤成分。基因改变与纤维型脑膜瘤和过渡型脑膜瘤相似。

5）血管瘤型脑膜瘤：脑膜瘤细胞分布于丰富增生的薄壁或厚壁血管间，血管壁常伴不同程度的玻璃样变性，当血管过度增生时肿瘤呈现血管母细胞瘤样的形态，但血管瘤型脑膜瘤免疫组化显示α-inhibin阴性，同时SSTR2阳性；有时血管瘤型脑膜瘤可与微囊型脑膜瘤混合存在，此时肿瘤细胞常出现退变的奇异核形态特征。基因改变常见为5号染色体获得。

6）微囊型脑膜瘤：又称"湿性脑膜瘤"，组织学为蛛网状背景中肿瘤细胞散在分布，旋涡状结构及砂砾体少见，该亚型脑膜瘤常见退变的奇异核细胞，类似于神经鞘瘤中的古老细胞，此时应当仔细计数核分裂，避免漏诊高级别脑膜瘤。肿瘤细胞EMA、PR、SSTR2阳性；基因改变多为VEGF、FIT1表达增加，同时多见5号染色体获得。

7）分泌型脑膜瘤：其特征是灶性腺样的上皮细胞分化同时有PAS染色阳性的嗜酸性分泌小体，这些分泌小体CKpan、CEA染色阳性，偶见血清CEA水平升高。常见基因改变为 *KLF4* 和 *TRAF7* 联合突变（图13-121，图13-122）。

8）富于淋巴浆细胞型脑膜瘤：罕见的脑膜瘤亚型，组织学形态为典型脑膜瘤结构中伴有广泛的慢性炎症细胞浸润，这些慢性炎症细胞常以巨噬细胞为主，浆细胞可多可少；部分病例需注意鉴别炎症所致的脑膜上皮细胞增生。

9）化生型脑膜瘤：组织学形态与微囊型和血管瘤型有重叠，可见局灶或广泛的间叶成分，包括骨、软骨、脂肪、黏液样或黄瘤组织等一种或多种成分。化生无临床相关性，有时可能并非真正的脂肪化生，而只是脂质沉积，诊断骨化生时应注意鉴别肿瘤侵犯所致的骨营养不良性改变。常见基因改变为5号染色体获得。

10）脊索样脑膜瘤：形态学与脊索瘤相似，丰富的黏液基质背景中肿瘤细胞呈索状、小梁状排列，细胞上皮样，空泡状，脊索样特征中可见典型脑膜瘤结构，但个别病例可缺乏典型脑膜瘤结构；常伴有灶性或广泛的慢性炎症细胞浸润，一般缺乏高级别脑膜瘤组织学特征。个别报道显示基因改变常见为2p缺失。

11）透明细胞型脑膜瘤：肿瘤细胞无结构或片状排列，细胞圆形、多边形，胞质透亮，富含糖原，血管周围和间质胶原丰富，胶原增生形成大片无细胞区；特殊染色PAS阳性，旋涡状结构及砂砾体不多见，肿瘤具有侵袭性，易复发和脑脊液播散。免疫组化显示 *SMARCE1* 表达缺失。常见 *SMARCE1* 基因突变。

12）横纹肌样脑膜瘤：组织学形态为巢状或片状分布的横纹肌样细胞，细胞圆形、核偏位、胞质丰富、核仁明显，横纹肌样脑膜瘤可见于CNS WHO1/2/3级；具有横纹肌样特征但缺乏高级别脑膜瘤诊断标准时不诊断为CNS WHO 2/3级，但应建议临床密切随访。常见基因改变包括 *BAP1* 和 *PBRM1*，*BAP1* 表达缺失与肿瘤侵袭性生物学行为有关。

13）乳头型脑膜瘤：肿瘤细胞围绕血管形成乳头状或假菊形团样结构，当肿瘤呈现局灶乳头状结构同时缺乏高级别组织学特征时，不能诊断为CNS WHO 2级或3级脑膜瘤；横纹肌样脑膜瘤与乳头型脑膜基因改变有重叠，如 *PBRM1* 突变/缺失常见于乳头型脑膜瘤，也可见于个别横纹肌样脑膜瘤，*BAP1* 基因突变或缺失常见于横纹肌样脑膜瘤或乳头型脑膜瘤或具有灶性乳头状特征的脑膜瘤（同时常合并 *PBRM1* 变异）。

14）非典型脑膜瘤：诊断标准为以下三条中的任一条。①核分裂计数（4～19）个/10HPF，0.16mm²/HPF；②脑膜瘤明确的脑实质内侵犯；③以下5个条件至少满足3个：细胞密度增加、小细胞化并高核质比、核仁显著、片状排列、自发性（非医源性）坏死。脑实质侵犯者周围可见反应性星形细胞，这些星形细胞 GFAP 阳性，但当肿瘤沿 Virchow-Robin 血管鞘生长时并非真正的脑实质侵犯，因为此时软脑膜结构并未受破坏。对于一些临床生物学侵袭性强或诊断介于 CNS WHO2/3 级者，建议行 *TERT*、*CDKN2A*、*CDKN2B* 基因检测，以排除 CNS WHO 3 级的脑膜瘤。

15）间变型（恶性）脑膜瘤：诊断标准如前所述，免疫组化 PR 随着肿瘤级别升高而表达下降，甚至不表达。对于伴有 *TERT* 启动子突变和（或）*CDKN2A/B* 基因纯和缺失者，无论其组织学级别如何，均诊断为 CNS WHO 3 级。此外，10%～20% 的间变型（恶性）脑膜瘤 *H3K27me3* 表达缺失，并与总生存期短相关，但尚不作为分级指标。

表 13-19 脑膜瘤的病理诊断鉴别

鉴别类型	病变特点	鉴别诊断或注释
脑膜皮细胞型脑膜瘤	中等大小的脑膜皮细胞呈分叶状、合胞体样排列组成，间隔少许胶原纤维，可见核内假包涵体	EMA、Vim、SSTR2 和 PR 阳性，不表达 S-100、GFAP 和 CD34，可与胶质瘤、神经源性肿瘤、间叶肿瘤鉴别
纤维型脑膜瘤	由梭形成纤维细胞样肿瘤细胞呈编织状或旋涡状结构排列组成，间质常伴有胶原增生及砂砾体沉积	CD34、S-100 通常阳性，SSTR2 与 PR 阳性程度不一，EMA 弱阳或阴性，基因改变为常伴有 22q-，*NF2* 突变
过渡型脑膜瘤	可见脑膜皮细胞型脑膜瘤与纤维型脑膜瘤两种成分	免疫组化兼具上述两者，基因改变与纤维型脑膜瘤相似
血管瘤型脑膜瘤	脑膜瘤细胞分布于丰富增生的薄壁或厚壁血管间，血管壁常伴玻璃样变性、出现退变的奇异核形态特征	免疫组化显示 α-inhibin 阴性同时 SSTR2 阳性。血管母细胞瘤：好发于小脑，α-inhibin 阳性同时 SSTR2 阴性
砂砾体型脑膜瘤	肿瘤细胞成分通常为纤维型脑膜瘤或过渡型脑膜瘤，丰富的砂砾体间见散在分布的肿瘤细胞	免疫组化 EMA 及 SSTR2 阳性。基因改变与纤维型脑膜瘤和过渡型脑膜瘤相似
微囊型脑膜瘤	蛛网状背景中肿瘤细胞散在分布，旋涡状结构及砂砾体少见，该亚型脑膜瘤常见退变的奇异核细胞	PAS 染色阴性与分泌型或透明细胞型脑膜瘤鉴别。星形细胞瘤：有微囊形成，GFAP、Olig2 阳性可鉴别
分泌型脑膜瘤	特征是灶性腺样的上皮细胞分化，同时有 PAS 染色阳性的嗜酸性分泌小体，这些分泌小体 CKpan、CEA 阳性	PAS 染色分泌小体阳性，但该亚型瘤细胞 CKpan 和 CEA 阳性可与微囊型或透明细胞型脑膜瘤鉴别
富于淋巴浆细胞型脑膜瘤	典型脑膜瘤结构中伴有广泛的慢性炎症细胞浸润，这些慢性炎症细胞常以巨噬细胞为主	浆细胞肉芽肿的背景是肉芽组织，其中可见大片成熟的浆细胞及多少不一的淋巴细胞和组织细胞
化生型脑膜瘤	肿瘤组织内伴有局灶或广泛的间叶成分，包括骨、软骨、脂肪、黏液样或黄瘤组织等一种或多种成分	常见基因改变为 5 号染色体获得。诊断骨化生时应注意鉴别肿瘤侵犯导致的骨营养不良性改变
脊索样脑膜瘤	丰富的黏液基质背景中肿瘤细胞呈索状、小梁状排列，细胞上皮样、空泡状，脊索样特征中可见典型脑膜瘤结构；间质常有灶性或大片慢性炎症细胞浸润	基因改变常见为 2p 缺失。与脊索瘤的鉴别：CK、S-100 和 Brachyury 阳性，而脑膜瘤均为阴性
透明细胞型脑膜瘤	肿瘤细胞无结构或片状排列，细胞圆形、多边形、胞质透亮，富含糖原，血管周围和间质胶原丰富，胶原增生形成大片无细胞区。特殊染色 PAS 阳性	免疫组化显示 SMARCE1 表达缺失。常见 *SMARCE1* 基因突变。转移性肾透明细胞癌：CK 阳性。少突胶质细胞瘤：瘤细胞呈"煎蛋"样，GFAP、IDH1 和 Olig2 阳性
乳头型脑膜瘤	肿瘤细胞围绕血管形成乳头状或假菊形团结构，局灶乳头状结构而缺乏高级别组织学特征时不诊断为 CNS WHO 2/3 级	横纹肌样脑膜瘤与乳头型脑膜基因改变有重叠，*PBRM1* 突变/缺失常见于乳头型脑膜瘤。转移性癌：CK 阳性。室管膜瘤：GFAP 阳性，EMA 核旁点状阳性
横纹肌样脑膜瘤	肿瘤细胞呈巢状或片状分布的横纹肌样细胞，细胞圆形、核偏位、胞质丰富、核仁明显、横纹肌样特征细胞可见于 CNS WHO 1/2/3 级脑膜瘤	常见基因改变包括 *BAP1* 和 *PBRM1*，*BAP1* 表达缺失与肿瘤侵袭性生物学行为有关。AT/RT：肿瘤细胞呈明显横纹肌样或小圆细胞样，泡状核，*INI1* 或 *BRG1* 表达缺失
间变型脑膜瘤	肿瘤核分裂计数高（≥20 个/10HPF），或组织学呈癌样、肉瘤样或恶性黑色素瘤样，或伴有 *TERT* 基因启动子突变和（或）*CDKN2A/B* 纯合缺失	转移癌：原发肿瘤病史，CK 阳性。恶性黑色素瘤：细胞质内黑色素颗粒，除表达 S-100 之外，常同时表达 HMB45、MelanA

续表

鉴别类型	病变特点	鉴别诊断或注释
非典型脑膜瘤	满足以下3个特征中任意一条即可诊断为非典型脑膜瘤。①核分裂计数（4～19）个/10HPF（0.16mm^2/HPF），②脑膜瘤明确的脑实质内侵犯；③以下5个条件至少满足3个：细胞密度增加、小细胞化并高核质比、核仁显著、片状排列、自发性（非医源性）坏死	多数表达EMA、Vim、PR、S-100，S-100阳性和GFAP阴性通常可以排除神经上皮肿瘤；脑实质侵犯者周围可见反应性星形细胞，这些星形细胞GFAP阳性；建议必要时行 TERT、CDKN2A、CDKN2B 基因检测，以排除CNS WHO 3级的脑膜瘤

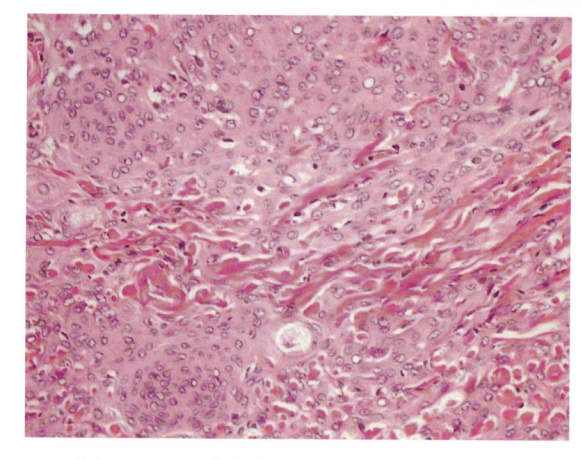

图13-113　脑膜皮细胞型脑膜瘤，HE染色

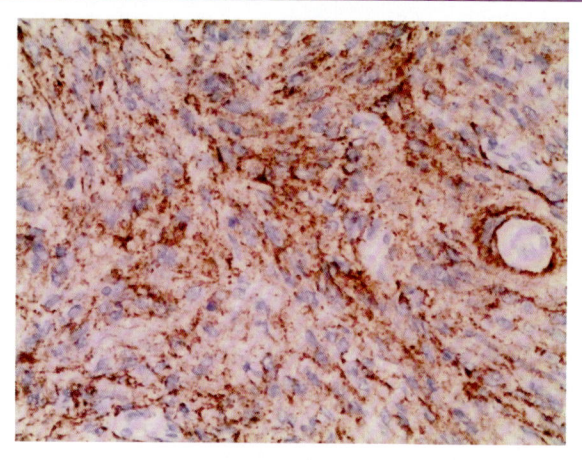

图13-114　脑膜皮细胞型脑膜瘤，EMA，细胞质颗粒状阳性

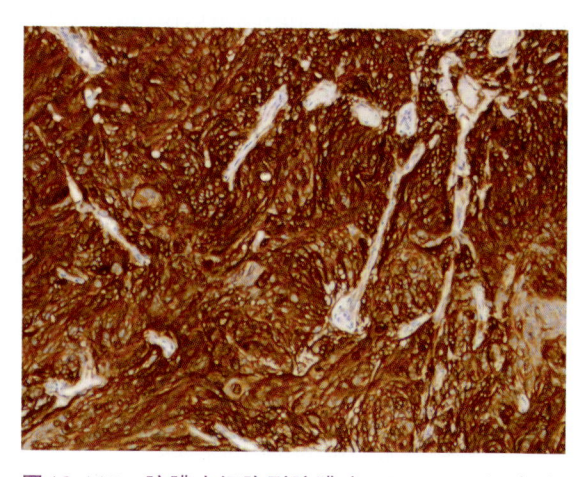

图13-115　脑膜皮细胞型脑膜瘤，SSTR2，细胞质/细胞膜阳性

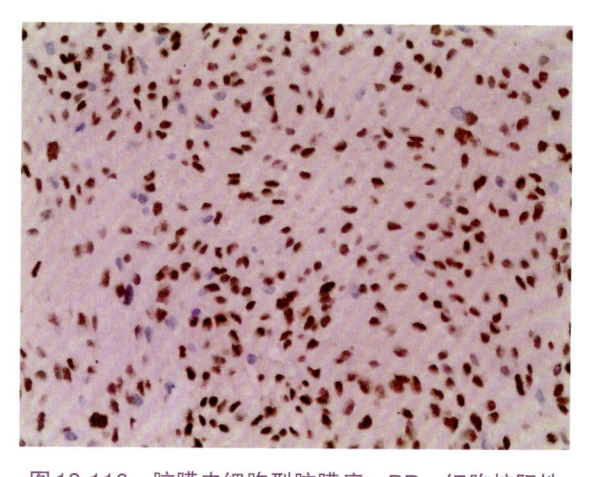

图13-116　脑膜皮细胞型脑膜瘤，PR，细胞核阳性

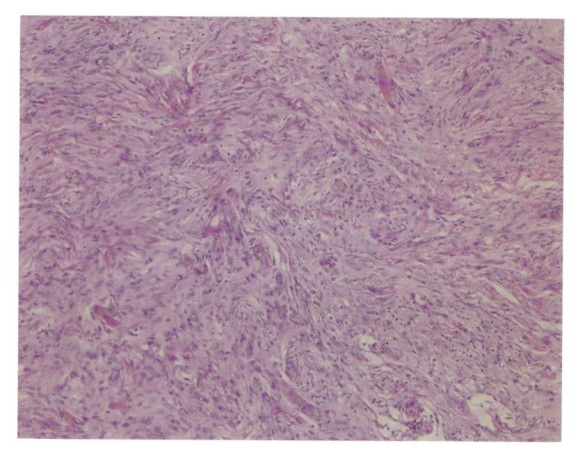

图13-117　纤维型脑膜瘤，HE染色

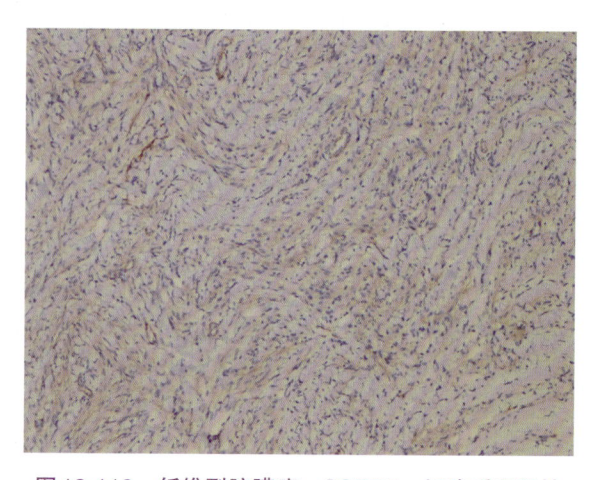

图13-118　纤维型脑膜瘤，SSTR2，细胞质弱阳性

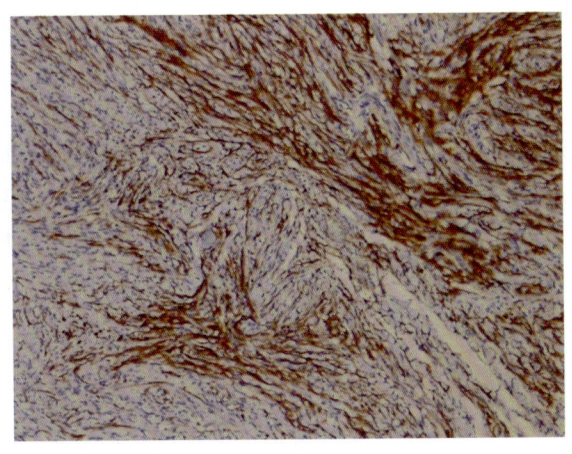

图13-119 纤维型脑膜瘤，S-100，细胞核/细胞质灶性阳性

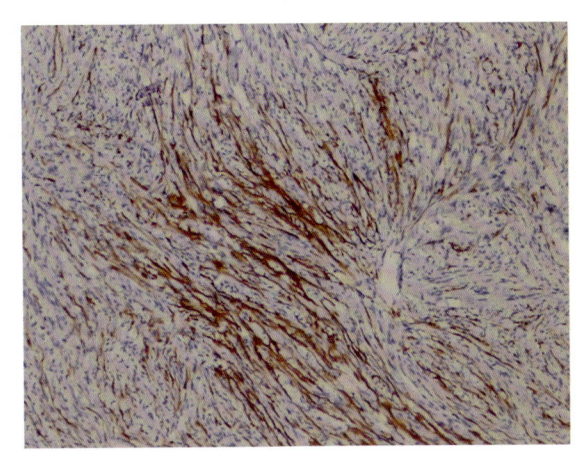

图13-120 纤维型脑膜瘤，CD34，细胞质/细胞膜灶性阳性

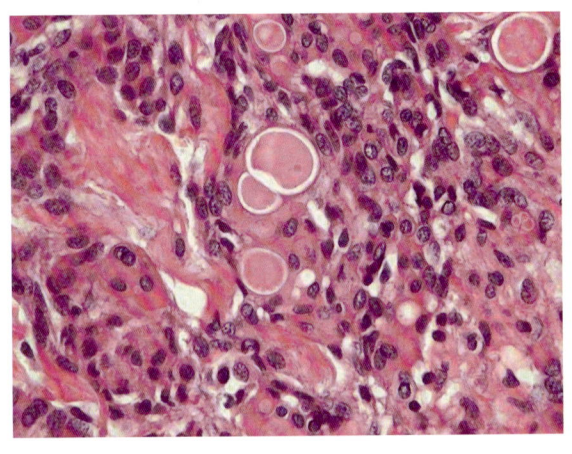

图13-121 分泌型脑膜瘤，HE染色

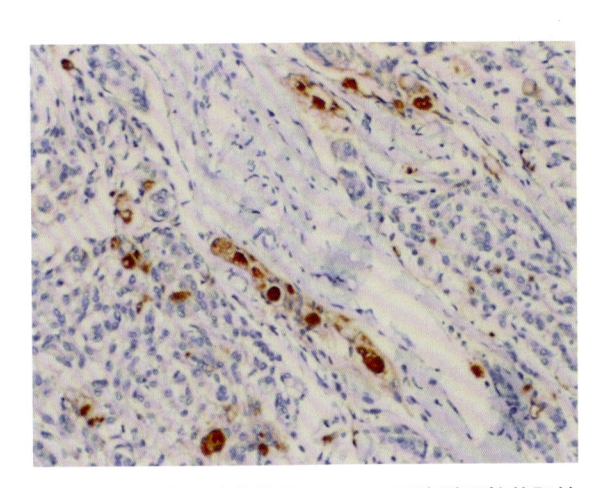

图13-122 分泌型脑膜瘤，EMA，细胞质颗粒状阳性

第十节 鞍区肿瘤

（1）鞍区肿瘤包括一组不同的儿童和成人肿瘤，主要包括颅咽管瘤、垂体后叶肿瘤（垂体细胞谱系肿瘤）和垂体前叶肿瘤（垂体腺瘤）。后者将在第十四章中进一步介绍。2021版WHO中枢神经系统肿瘤分类中的鞍区肿瘤主要包括造釉细胞型颅咽管瘤、乳头状颅咽管瘤、垂体细胞瘤、鞍区颗粒细胞瘤、梭形细胞嗜酸细胞瘤、垂体腺瘤和垂体母细胞瘤。

（2）造釉细胞型颅咽管瘤和乳头状颅咽管瘤在过去被认为是颅咽管瘤不同的组织学亚型。在2021版WHO中枢神经系统肿瘤分类中，造釉细胞型颅咽管瘤和乳头状颅咽管瘤被归类为不同的肿瘤类型，原因在于尽管这两种肿瘤都显示了明显的鳞状分化，但它们具有不同的流行病学特征、影像学特征、组织病理学特征、遗传学改变和甲基化特征，因此被分开分类。造釉细胞型颅咽管瘤好发于儿童和青年人，绝大部分都存在 CTNNB1 基因突变，免疫组化染色出现β-catenin小簇状肿瘤细胞阳性。乳头状颅咽管瘤好发于成人，儿童罕见，几乎所有乳头状颅咽管瘤都存在 BRAF V600E基因突变，导致MAPK/ERK通路活化，免疫组化 BRAF V600E（VE1）阳性，常常表现为弱阳性。两个类型肿瘤都归属为CNS WHO 1级（图13-123～图13-126）。

（3）垂体后叶肿瘤：2021版WHO中枢神经系统肿瘤分类综合近年来垂体后叶肿瘤的研究进展，将垂体后叶肿瘤定义为发生于鞍区的一组低级别的非神经内分泌肿瘤，包括垂体细胞瘤、鞍区颗粒细胞瘤、梭形细胞嗜酸细胞瘤。这类肿瘤具有相同的免疫组化特点，即弥漫性核表达TTF-1，与正常垂体细胞超微结构相似，可能为来源于垂体后叶特殊胶质细胞的同一种肿瘤谱系的不同形态学变异。但目前该病患者流行病学和临床表现不同，因此在2021版中枢神经系统肿瘤分类中仍然被单独分类（表13-20，图13-127～图13-130）。

（4）免疫组化应用：免疫组化染色可协助确定脑膜瘤诊断，并可排除其他肿瘤。造釉细胞型颅咽管瘤表达上皮性标志物，如CK、CK5/6、p63、和β-catenin核阳性，而乳头状颅咽管瘤CK、CK5/6、p63和BRAF（VE1）阳性；脑膜瘤表达脑膜瘤相关蛋白；垂体细胞瘤不同程度表达GFAP和S-100，而TTF-1恒定阳性。激素水平异常的病例可能会进一步提示垂体腺瘤的具体类型。垂体腺瘤表达某一谱系的转录因子及其相应的神经内分泌标志物。

表13-20 鞍区肿瘤组织学及免疫组化特征

肿瘤类型	病变特点	免疫组化表型或注释
造釉细胞型颅咽管瘤（ACP）	特征为星状网结构，含有条索状、分叶状和不规则梁状排列的鳞状上皮结构，常伴栅栏状/鬼影细胞、湿性角化物、钙化及胆固醇结晶	不同程度表达CK、CK5/6、p63、EMA、CK8/18和D2-40；不表达S-100、GFAP和Vim。92%存在CTNNB1基因突变，β-catenin细胞核/细胞质表达
乳头状颅咽管瘤（PCP）	被覆形态较单一的成熟鳞状上皮，围绕纤维血管轴心呈乳头状生长，间质疏松水肿、泡沫样细胞聚集	95%存在BRAF基因突变，免疫组化BRAF（VE1）阳性。与ACP鉴别：ACP常有星形网状结构、钙化及胆固醇结晶
鞍区颗粒细胞瘤	由致密排列的多角形或圆形细胞构成，胞质丰富，略嗜酸呈细颗粒状；血管周围淋巴细胞聚集	PAS染色阳性。表达CD68、S-100、Lys、AACT、Vim、TTF-1和TFE3阳性；CD1α、Syn和CgA均为阴性
垂体细胞瘤	梭形瘤细胞呈纤维束状或旋涡状排列（但瘤细胞质并不嗜酸）；未见核异型性及核分裂象和坏死	TTF-1、S-100、Vim、GFAP均阳性；CK、EMA、神经元及神经内分泌标志物和垂体激素常为阴性
梭形细胞嗜酸细胞瘤	肿瘤细胞主要由束状或不规则排列的梭形至上皮样构成，瘤细胞质丰富，嗜酸性，细胞具有轻度异型性。间质可见淋巴细胞浸润	表达Vim、EMA、TTF-1和CD56阳性，S-100和GFAP灶状阳性或阴性。垂体细胞瘤虽由梭形细胞构成，但瘤细胞质并不嗜酸；IHC不表达EMA，可表达GFAP

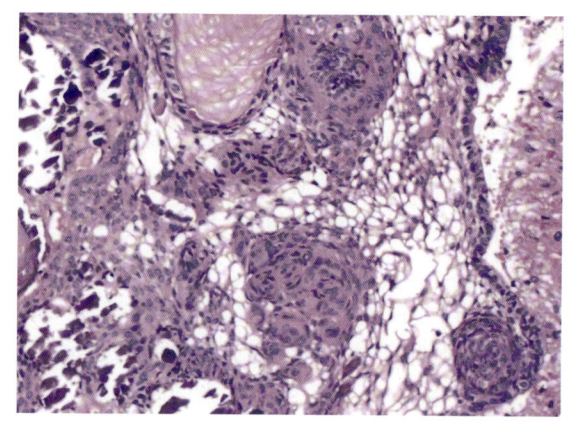

图13-123 造釉细胞型颅咽管瘤，HE染色

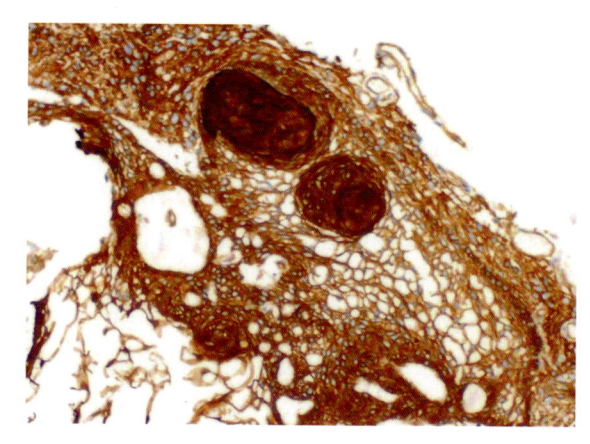

图13-124 造釉细胞型颅咽管瘤，β-catenin，上皮团细胞核阳性

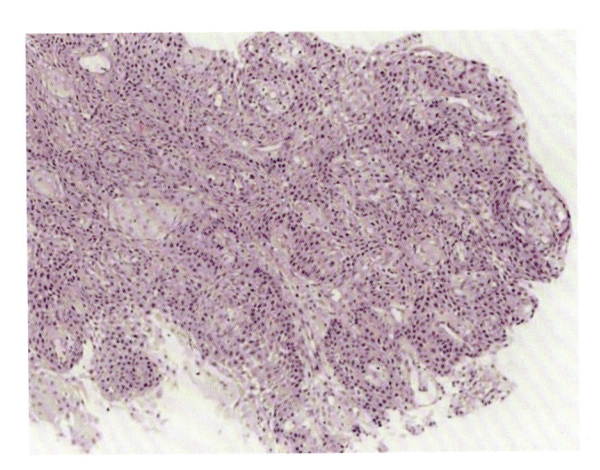

图 13-125 乳头状颅咽管瘤，HE 染色

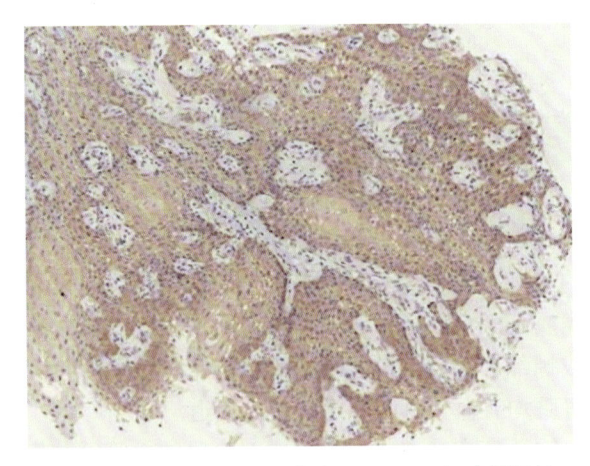

图 13-126 乳头状颅咽管瘤，BRAF，细胞质阳性

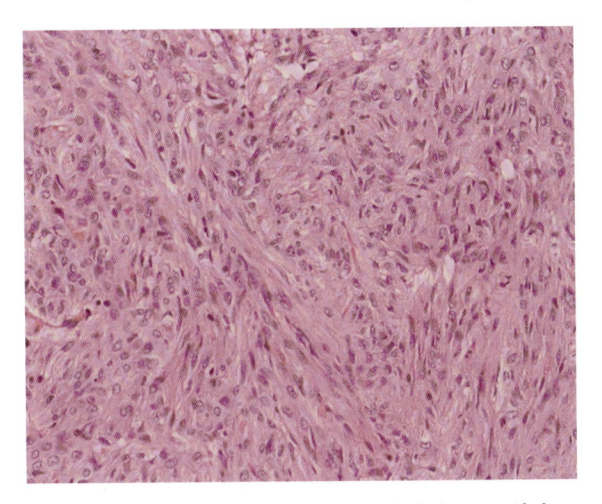

图 13-127 鞍区梭形细胞嗜酸细胞肿瘤，HE 染色

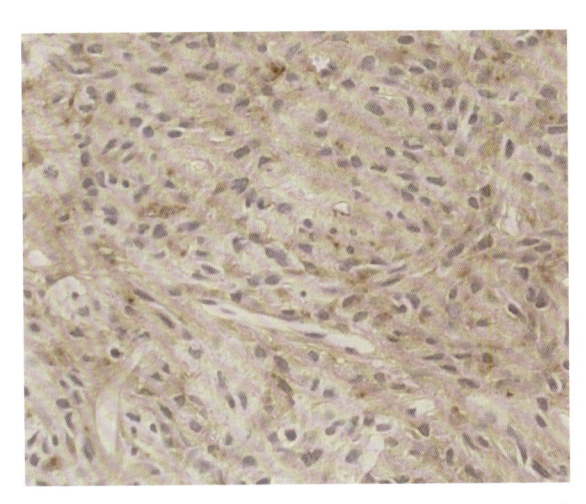

图 13-128 鞍区梭形细胞嗜酸细胞肿瘤，Syn，细胞质弱阳性

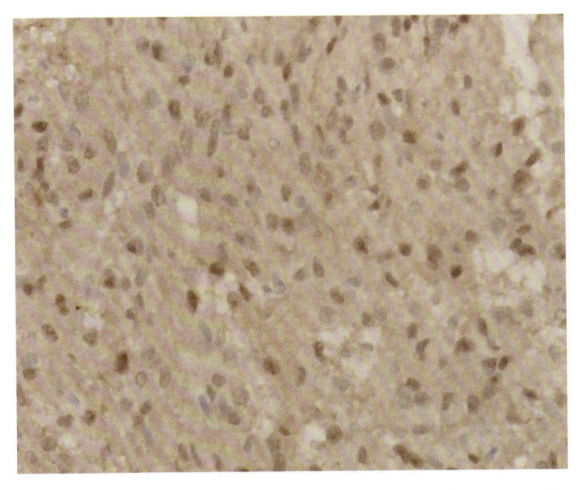

图 13-129 鞍区梭形细胞嗜酸细胞肿瘤，S-100，细胞质/细胞核阳性

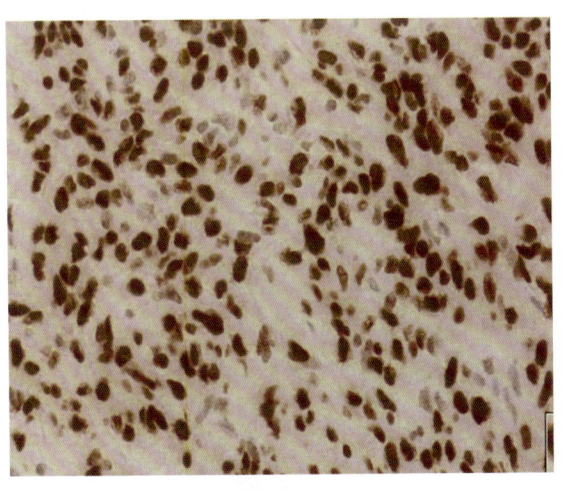

图 13-130 鞍区梭形细胞嗜酸细胞肿瘤，TTF-1，细胞核阳性

第十一节 血管母细胞瘤

1. **抗体选择** α-inhibin、D2-40、Vimentin、GFAP、Syn、S-100、CK、EMA、Ki-67。
2. **注释**

（1）血管母细胞瘤：是一种含有肿瘤性间质细胞和丰富血管的肿瘤，新版WHO中枢神经系统肿瘤分类将其归入非脑膜上皮源性间叶源性肿瘤，肿瘤性间质细胞胞质透明或呈富含脂质的泡沫状，并具有特征性的免疫组化表达（α-inhibin）和分子改变（如VHL变异），肿瘤归属于CNS WHO 1级。约25%血管母细胞瘤属于von Hippel-Lindau综合征（VHL）的一种临床表现形式，且有家族遗传倾向。好发部位为小脑半球或蚓部，少数可发生在脊髓、脑干。除中枢神经系统外，外周神经系统、肝、肺、胰腺、腹膜后、膀胱及肾脏均有血管母细胞瘤的相关报道。

（2）病变特点：由不同成熟阶段的血管网与血管网之间呈巢状或片状排列的大量间质细胞组成。细胞呈圆形或多角形，胞质呈空泡状（泡沫状），细胞核位于中央，可见大而不规则的深染核。

（3）免疫表型：间质细胞中α-inhibin、D2-40阳性，还有Brachyury胞质阳性，此外Vimentin、NSE、S-100高表达，偶尔VEGF、EGFR、GFAP阳性，而CK、CAM5.2、CD10、EMA、GFAP呈阴性；血管内皮细胞中内皮细胞标志物CD34、CD31及FⅧ、ERG均表达，而间质细胞均不表达（图13-131～图13-134）。

（4）鉴别诊断：主要与具有透明细胞的肿瘤相鉴别，如转移性肾透明细胞癌等（表13-21）。

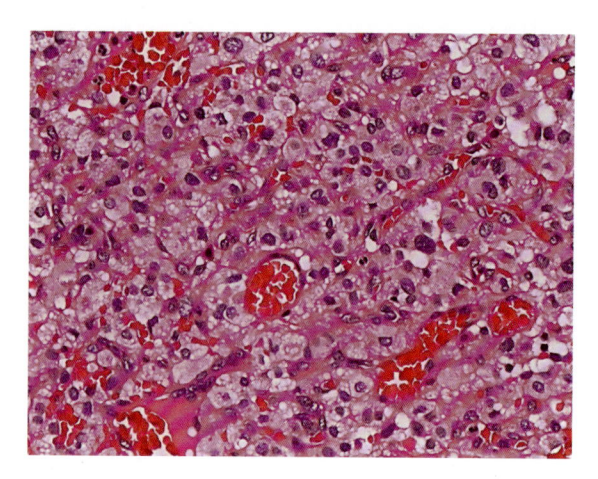

图13-131　血管母细胞瘤，HE染色

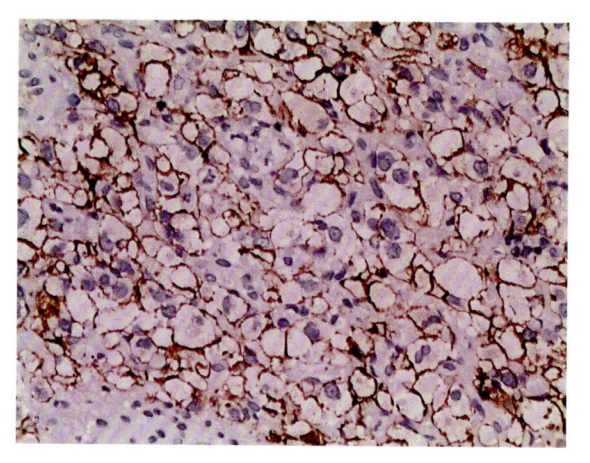

图13-132　血管母细胞瘤，CD56，细胞膜阳性

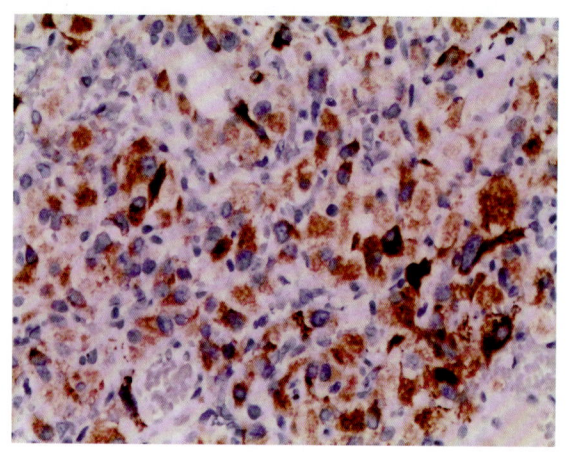

图13-133　血管母细胞瘤，α-inhibin，细胞质阳性

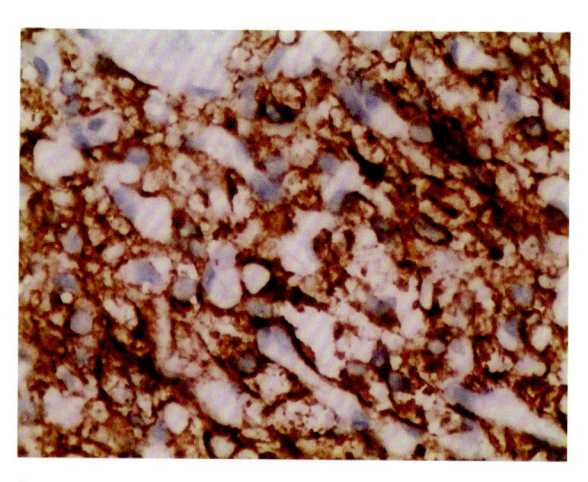

图13-134　血管母细胞瘤，EGFR，细胞膜/细胞质阳性

第十二节 基于形态学的鉴别诊断思路

一、具有透明细胞/"煎蛋样"细胞肿瘤的鉴别

1.抗体选择　GFAP、Olig2、Syn、S-100、CK、EMA、Vimentin、IDH1、ATRX、BRAF（VE1）、MGMT、p53、CD10、α-inhibin、Ki-67等。

2.中枢神经系统透明细胞/"煎蛋样"细胞形态的肿瘤　主要有少突胶质细胞瘤、室管膜瘤、中枢神经细胞瘤、血管母细胞瘤、小脑脂肪神经细胞瘤、伴菊形团形成的胶质神经元肿瘤（RGNT）、胚胎发育不良性神经上皮肿瘤（DNT）和转移性肾透明细胞癌。其中，少突胶质细胞瘤、中枢神经细胞瘤和脑室外神经细胞瘤均为形态单一的小细胞性肿瘤（表13-21）。

表13-21　具有透明细胞/"煎蛋样"细胞肿瘤的鉴别

肿瘤类型	病变特点	免疫表型或注释
少突胶质细胞瘤	特征性的"煎蛋样"肿瘤细胞片状排列，间质富含纤细的分支"鸡爪样"毛细血管	必须有IDH突变合并1p/19q的共缺失；GFAP、S-100、Olig2、IDH1阳性；而ATRX阳性（表达完整）
透明细胞脑膜瘤	瘤细胞富含糖原和细胞质透亮成片分布，可有模糊的旋涡排列，间质和血管壁常有明显胶原化	EMA、Vimentin、SSTR2和PR阳性，SMARCE1突变，SMARCE1阳性，PAS特殊染色阳性
透明细胞型室管膜瘤	"少突胶质细胞样"瘤细胞，但具有特征性血管周假菊形团、真菊形团和室管膜管腔	表达GFAP、S-100、Nestin、EMA和D2-40阳性。ZFTA融合型L1CAM、p65阳性
血管母细胞瘤	典型的小脑部位发生，肿瘤由丰富的泡沫状间质细胞和血管内皮细胞构成	α-inhibin、D2-40、Vimentin、NSE、CD56、S-100、Syn阳性，CK、C10、ERG阴性
中枢神经细胞瘤	瘤细胞圆形一致、细胞质空亮，呈少突胶质瘤样的蜂巢状，不规则菊形团，间质分枝状血管网	表达神经元标志物，如Syn及NeuN；Olig2、IDH1阴性，无IDH突变及1p/19q共缺失
脑室外神经细胞瘤	一致的透亮小圆形细胞，似"煎蛋样"，可伴有神经元分化，血管壁常增厚伴玻璃样变性	表达神经细胞标志物（如Syn、NSE和NeuN等）阳性，而NF和CgA往往为阴性
胚胎发育不良性神经上皮肿瘤（DNT）	也可见"煎蛋样"细胞，但DNT可见特征性的胶质神经元成分	表达神经元（Syn、MAP2、NeuN）和星形胶质（GFAP、Olig2）及ATRXBRAFVE1阳性
转移性肾透明细胞癌	形态学表现为胞质透亮的瘤细胞呈泡巢状、腺泡状排列，被纤细的纤维血管分隔	有肾透明细胞癌病史，CK、碳酸酐酶9（CA9）、CD10、RCC均呈阳性

二、具有菊形团结构肿瘤的鉴别

1.定义　菊形团是指一组瘤细胞围绕一个圆心呈花瓣样或玫瑰花状的结构。很多神经系统肿瘤和内分泌肿瘤具有特征性的菊形团结构。认识这些菊形团对中枢神经系统肿瘤的诊断和鉴别诊断非常重要。菊形团可分为真假两种。

2.真菊形团（Flexner-Wintersteiner，FW菊形团）　是瘤细胞向心性排列成一个花环，花环中间为空心腔，腔内壁有一内界膜，瘤细胞核远离中心部空心腔，其渐细的胞突放射状朝向中心部的空心腔。常见于视网膜母细胞瘤、室管膜瘤、伴多层菊形团的胚胎性肿瘤，偶见于松果体母细胞瘤、嗅神经母细胞瘤、胶质瘤、胸腺瘤、尤因肉瘤、类癌、滑膜肉瘤等。

3.假菊形团（pseudorosettes）

（1）Homer-Wright假菊形团（HW菊形团）：与FW菊形团不同的是中心部不是空腔，而是神经原纤维或胶质原纤维，细胞质的界限也不够清晰，没有内界膜和基底膜。这种假菊形团可见于髓母细胞瘤、交感神经母细胞瘤、视网膜母细胞瘤、松果体母细胞瘤、室管膜瘤、尤因肉瘤等，也有诊断价值。

（2）围血管假菊形团：瘤细胞围绕血管，在血管周围呈放射状排列，瘤细胞核远离中心部血管，其渐细的胞突放射状朝向中心部的血管。见于胶质瘤、室管膜瘤。

（3）坏死性菊形团：其中心为坏死物，周围细胞呈栅栏状排列，见于胶质母细胞瘤、髓母细胞瘤、视网膜母细胞瘤、交感神经母细胞瘤及脑淋巴瘤等。

（4）松果体细胞瘤性菊形团：大小一致的瘤细胞围绕神经毡样无核区。

4.具有菊形团结构肿瘤的鉴别诊断表　见表13-22。

表13-22　具有菊形团结构肿瘤的鉴别诊断表

肿瘤类型	菊形团特点	免疫表型和（或）重要分子标志物
室管膜瘤	FW菊形团、围血管假菊形团	GFAP、EMA、S-100、Nestin阳性
髓母细胞瘤/PNET	HW菊形团、坏死性菊形团	CgA、Syn、CD56、Ki-67高增殖指数
松果体细胞瘤	松果体细胞瘤性菊形团	Syn、NSE、CgA
伴菊形团形成的胶质神经元肿瘤	FW菊形团、HW菊形团、围血管假菊形团	Syn、NSE、MAP2、GFAP、S-100阳性
中枢神经细胞瘤	HW菊形团、血管周围性菊形团	Syn、NeuN阳性，GFAP阴性
胶质母细胞瘤	坏死性菊形团、血管周围性菊形团	GFAP、Olig2、p53阳性

三、具有乳头状结构肿瘤的鉴别

乳头状结构即瘤细胞围绕血管分布形成乳头状结构，免疫组化染色可帮助鉴别诊断，如脉络丛乳头状瘤（CK和S-100阳性，GFAP阴性）、乳头状胶质神经元肿瘤（GFAP、S-100和Syn等阳性）、转移性乳头状癌（CK阳性，GFAP阴性）和乳头状脑膜瘤（EMA阳性），鉴别诊断见表13-23。

表13-23　具有乳头状结构肿瘤的鉴别

肿瘤类型	病变特点	免疫表型和（或）重要分子标志物
脉络丛乳头状瘤	呈乳头状结构，由单层或假复层柱状肿瘤上皮细胞围绕纤维血管轴心形成	脉络丛肿瘤没有特异性的标志物，表达CK、Vim、S-100。而GFAP、EMA均阴性
乳头状脑膜瘤	侵袭性生长，瘤细胞丰富，形成血管周假菊形团结构，细胞异型，若能找到典型的脑膜瘤区域，则可确诊	瘤细胞EMA、生长抑素Ⅱ型受体（SSTR2）阳性
乳头状胶质神经元肿瘤	乳头被覆单层或假复层小立方形胶质细胞，乳头间散在神经节样细胞	瘤细胞GFAP和S-100蛋白阳性，神经元标志物（如Syn和NF）阳性
室管膜瘤	中等密度、形态一致的室管膜瘤细胞，形成血管周围假菊形团和室管膜菊形团结构	GFAP、EMA、Nestin、S-100和D2-40阳性；GFAP在靠近血管的瘤细胞呈阳性
乳头状颅咽管瘤	乳头状结构，但其乳头表面被覆的是鳞状上皮，而非单层或假复层柱状上皮	不同程度表达CK、CK5/6、p63、EMA；不表达S-100、GFAP和Vim
松果体区乳头状肿瘤	特点为瘤细胞排列成乳头状或实体片状结构，纤维血管轴心乳头被以数层柱状上皮细胞，实体区细胞较密集，可见真、假菊形团	CK、CK-L、S-100、NSE和MAP2阳性，GFAP和EMA阴性
转移性乳头状癌	有原发肿瘤病史，主要累及大脑和硬脑膜	组织学和免疫组化类似于原发乳头状癌

四、具有梭形细胞结构肿瘤的鉴别

脑实质内具有梭形细胞结构的肿瘤主要有多形性黄色星形细胞瘤、胶质肉瘤、促纤维增生性节细胞肿瘤、神经鞘瘤、多形性胶质母细胞瘤、伸展细胞型室管膜瘤、血管中心型胶质瘤等；脑实质外具有梭形细胞结构的肿瘤有脑膜瘤、孤立性纤维性肿瘤和其他脑膜原发间叶性肿瘤（表13-24）。

表13-24 具有梭形细胞结构肿瘤的鉴别诊断表

肿瘤类型	病变特点	免疫表型和（或）重要分子标志物
弥漫性星形细胞瘤	以轻微的瘤细胞增多和核异型性为特征，分布在微囊样疏松肿瘤基质中，无坏死及微血管增生	表达GFAP、Olig2、S-100、SOX2、IDH1；ATRX表达缺失，*IDH*、*ATRX*和*p53*突变
纤维型脑膜瘤	由梭形肿瘤细胞呈编织状或旋涡状结构排列组成，脑膜上皮细胞区一般不会见到或仅局灶存在	EMA、Vim、SSTR2和PR阳性；部分S-100阳性
多形性胶质母细胞瘤	瘤细胞呈多形性，细胞密度高、核异型性明显，可见大片坏死或栅栏状坏死、出现明显的微血管增生	表达GFAP、S-100、EGFRvⅢ、MGMT、p53；CK、EMA可阳性，存在*IDH1/2*基因突变
胶质肉瘤	胶质母细胞瘤伴肉瘤分化，可表现出多种形态，可向成纤维细胞、软骨、平滑肌、横纹肌或脂肪分化	表达GFAP、Olig2，存在*PTEN*突变、*p16*缺失、*p53*突变和*CDKN2A*缺失
伸展细胞型室管膜瘤	双极的长梭形细胞，形成不典型的血管周菊形团，呈束状交错状排列	GFAP、EMA和S-100阳性，Syn、CD34和SMA阴性
血管中心型胶质瘤	形态单一的双极肿瘤细胞以各级血管为中心排列。除假菊形团外，还有神经鞘瘤样区和变性神经元	GFAP、Vim、CD99、S-100、Nestin阳性；Syn、NeuN、Olig2、NES和CD34均阴性
促纤维增生性节细胞肿瘤	由成纤维细胞样梭形细胞和肿瘤性胶质-神经上皮细胞混杂而成	表达胶质和神经元标志物：如CgA、Syn、NSE、NeuN和GFAP均阳性
神经鞘瘤	瘤细胞呈梭形，有疏松黏液样的网状区和紧密区，排列呈编织状、栅栏状、旋涡状等	以前庭神经鞘瘤最为多见，表达Vim、S-100、SOX10、CD56
孤立性纤维性肿瘤	瘤细胞呈梭形或短梭形，交替排列的细胞稀疏区和密集区被胶原纤维带分隔，间质血管透明变性或鹿角状血管	表达STAT6、CD34、BCL2、CD99；不表达S-100、SOX10和GFAP

五、具有横纹肌样结构肿瘤的鉴别

横纹肌样细胞（rhabdoid cell）是指在实体肿瘤中形态学类似于横纹肌母细胞的肿瘤细胞。肿瘤细胞圆形或多边形，核大、偏位，染色质空泡状，可见明显核仁，胞质丰富，嗜伊红染色，呈横纹肌样。这种形态的肿瘤细胞最初在肾脏的恶性横纹肌样瘤（MRT）中被描述，类似横纹肌母细胞，而又缺乏骨骼肌分化的证据，因此被称为横纹肌样细胞。除肾脏外，MRT也发生于软组织、肝脏、纵隔等部位。在中枢神经系统肿瘤中具有"横纹肌样特征"的病变并不少见，如横纹肌样胶质母细胞瘤、上皮样胶质母细胞瘤、非典型畸胎样/横纹肌样肿瘤（AT/RT）和横纹肌样脑膜瘤、恶性黑色素瘤及转移性低分化癌等（表13-25）。

表13-25 具有横纹肌样结构肿瘤的鉴别诊断表

肿瘤类型	病变特点	免疫表型和（或）重要分子标志物
非典型畸胎样/横纹肌样肿瘤（AT/RT）	除典型的横纹肌样瘤形态，还呈现多向分化，如原始神经外胚层分化、上皮分化或间叶分化	INI1或BRG1表达缺失，不同程度表达GFAP、EMA、CK、S-100、SMA（可有多向分化的表型）
伴横纹肌样的中枢神经系统其他胚胎性肿瘤	形态学特点与AT/RT相似，但无INI1和BRG1蛋白表达缺失，伴原始神经外胚层成分	免疫表型符合AT/RT的改变，而不存在INI1或BRG1蛋白表达的缺失
肥胖细胞型星形细胞瘤	瘤细胞胞质丰富、嗜酸性，细胞核偏位，可见小核仁，与中枢神经系统AT/RT相似	表达GFAP、S-100、SOX2、IDH1和P53；CK、SMA阴性；无INI1表达缺失
上皮样胶质母细胞瘤（E-GBM）	上皮样细胞巢、典型的胶质母细胞瘤结构；伴横纹肌样细胞的改变。常见灶状凝固性坏死	*IDH*野生型，S-100、Nestin、Vim阳性，CK、EMA部分阳性，GFAP和Olig2阴性或不同程度阳性，部分CD34阳性和BRAF阳性，无INI1或BRG1表达缺失

续表

肿瘤类型	病变特点	免疫表型和（或）重要分子标志物
间变性多形性黄色星形细胞瘤	发生间变后亦可呈E-GBM改变，与E-GBM的组织学和分子特征存在重叠，如上皮样形态	IDH野生型，表达GFAP、CD34、S-100、BARF VE1；不存在INI1或BRG1表达缺失
横纹肌样胶质母细胞瘤	在经典的胶质母细胞瘤背景中，部分肿瘤细胞呈细胞质丰富红染、核偏位的"横纹肌样细胞"	IDH野生型，表达p53、INI1及EMA，局部存在INI1蛋白表达缺失，需与E-GBM及AT/RT进行鉴别
横纹肌样脑膜瘤	瘤细胞形态类似于AT/RT，具有"横纹肌样细胞"分化，可向典型脑膜瘤梭形细胞过渡	表达EMA、SSTR2、PR，偶尔表达肌源性标志物，不存在INI1或BRG1表达缺失
横纹肌肉瘤	中枢神经系统几乎均为胚胎型，其特征为胚胎样未分化间叶细胞、多型性横纹肌母细胞和黏液样变	Desmin、MyoD1、Myogenin及INI1和BRG1阳性可支持横纹肌肉瘤的诊断
脑膜黑色素瘤*	瘤细胞质内黑色素颗粒，形态多样化，圆形或卵圆形，核质呈空泡状，核仁明显，核偏位	表达S-100蛋白、HMB45、MelanA及小眼MITF等黑色素细胞标志物，有助于鉴别

*脑膜黑色素瘤属于高度恶性黑色素瘤，而脑膜黑色素细胞瘤属于低级别黑色素细胞肿瘤或良性肿瘤。

六、脊索样特征肿瘤的鉴别

中枢神经系统内具有脊索样形态特征的主要有脊索瘤和脊索样脑膜瘤，上皮样血管内皮瘤和脊索样胶质瘤等少见。脊索瘤和脊索样脑膜瘤均具有相同的组织学特征，即上皮样瘤细胞、梭形，均呈条索状、簇状，均分布在淡蓝色黏液样的基质中，能够见到胞质中的空泡，同时可见多个胞质中的空泡均呈"液滴状"细胞。其诊断及鉴别诊断需对临床、组织学形态及免疫表型进行综合分析（表13-26）。

表13-26 具有脊索样特征肿瘤的鉴别诊断

肿瘤类型	病变特点	免疫表型或注释
脊索瘤	好发于人体中轴，多见于颅底及骶尾部，呈分叶状结构，可见细胞质含空泡的液滴细胞及星芒状细胞	CK、S-100、EMA、Vim和Brachyury阳性，GFAP均阴性，PAS染色阳性
脊索样脑膜瘤	好发于幕上，上皮样或梭形瘤细胞呈条索状或簇状分布在蓝染的嗜碱性黏液间质中，可见典型的脑膜瘤	Vim、EMA、D2-40、PR均阳性；一般不表达GFAP、S-100
脊索样胶质瘤	好发于第三脑室，条索状排列的上皮样细胞埋于黏液基质中，与脊索样脑膜瘤相似。肿瘤间质及瘤周有丰富的淋巴细胞、浆细胞浸润，并见Russell小体	GFAP、S-100、Vim均阳性，CK、EMA、PR、D2-40通常阴性，故结合病变部位、影像学及免疫组化结果有助于鉴别诊断
黏液乳头型室管膜瘤（MPE）	以乳头和黏液变为特征，瘤细胞呈立方形或长梭形，有特征性的假菊形团和真菊形团，常见黏液形成微囊	GFAP、S-100和Vim阳性，EMA、CD99、CEA部分阳性，PDGFRα高表达
上皮样血管内皮瘤	具有上皮样细胞和血管内皮细胞的组织学特征，卵圆形或多角形瘤细胞形成原始血管腔，内含红细胞	血管内皮标志物如FLI-1、CD31、CD34、Vim等至少一项阳性
转移性黏液腺癌	通常患者有其他器官肿瘤病史，瘤细胞呈圆形、卵圆形，异型性较脊索样脑膜瘤明显，核分裂象易见	通常表达CK、CK20/CK7或器官相关特异性标志物，Vim、PR、D2-40均为阴性

七、小圆细胞恶性肿瘤

中枢神经系统小细胞肿瘤是形态上近似原始的小圆形细胞或椭圆形细胞所组成的肿瘤，光镜下单凭染色很难鉴别。其中，由形态一致的小圆形细胞组成的有中枢神经细胞瘤、少突胶质细胞瘤、脑室外神经细胞瘤、垂体腺瘤和恶性淋巴瘤。发生于儿童和年轻患者的中枢神经系统小细胞性肿瘤：髓母细胞瘤、中枢神经系统胚胎性肿瘤、生殖细胞肿瘤、尤因肉瘤/PNET、神经母细胞瘤、胶质瘤和淋巴瘤等。主要依据肿瘤的典型组织形态、免疫表型和基因的变化进行鉴别诊断（表13-27）。

表13-27 小圆细胞恶性肿瘤的鉴别诊断

肿瘤类型	病变特点	免疫表型特点或注释
髓母细胞瘤	致密小蓝圆细胞，密集排列，呈典型或不典型菊形团结构，可向神经元或神经胶质细胞分化	表达胶质和神经元标志物，如NSE、Syn、GFAP等，CD99核旁点状着色，无INI1和BRG1表达缺失
中枢神经系统胚胎性肿瘤	组织学形态相对单一，无AT/RT中肿瘤性上皮样和梭形细胞间质成分，可见菊形团	表达神经元标志物，如CD99、NSE、Syn、CD56、Vim等
伴原始神经元成分的胶质母细胞瘤	任意级别的弥漫性星形细胞瘤背景中可见界限清晰的原始细胞结节，瘤细胞密集呈菊形团样	原始细胞弥漫性表达突触素（Syn），几乎不表达GFAP，证实其神经元分化
脉络丛乳头状癌	细胞分化差，细胞密度增加；核多形性，实性生长，乳头状结构不清，伴坏死	表达CK、S-100、Vim和Transthyretin，一般不表达GFAP、EMA、TTF-1、CK-L、Syn
生殖细胞肿瘤	主要发生在20岁以下，人体中线部位，最常见的发病部位是鞍上区和松果体区	SALL4、PLAP、OCT4、CD117、CD30等免疫组化标志物有助于区分生殖细胞瘤、胚胎性癌、卵黄囊瘤等
松果体母细胞瘤	未分化小细胞肿瘤，类似于原始神经外胚叶肿瘤，可见HW菊形团和FW菊形团	表达神经元标志物，如NSE、Syn、CgA、NF、β-tubulin III等
垂体腺瘤	肿瘤形态单一的肿瘤细胞排列呈实性或器官样、梁索状，瘤细胞巢间分布纤细血管网	CK及神经内分泌标志物阳性；转录因子和垂体6项激素中呈现肿瘤性阳性表达
恶性淋巴瘤	肿瘤呈弥漫较一致的圆形细胞，细胞质较少，细胞黏附性差，常无纤维血管间质分隔及菊形团	免疫组化表达T、B细胞或髓系细胞标志物；LCA、CD99阳性
中枢神经细胞瘤	少突胶质瘤样细胞的蜂巢状，可见不规则菊形团及类似神经毡的神经纤维区	表达ATRX、GFAP、Syn、NeuN及S-100；不表达Olig2、IDH1及p53
脑室外神经细胞瘤	一致的透亮小圆形细胞，似"煎蛋样"，可伴有神经元分化，血管壁常增厚伴玻璃样变性	表达神经细胞标志物（如Syn、NSE和NeuN等），而NF和CgA往往为阴性
少突胶质细胞瘤	由中等密度、大小较一致的煎蛋样瘤细胞组成，可有微钙化、黏液/囊性变和鸡爪状血管网	表达Olig2、S-100、CD57、SOX2；GFAP +/−；IDH突变伴1p/19q联合缺失

八、具有瘤巨细胞的肿瘤

中枢神经系统肿瘤中，可出现瘤巨细胞的肿瘤可分为良性肿瘤和恶性肿瘤，其中恶性肿瘤有巨细胞胶质母细胞瘤、胶质肉瘤、多形性胶质母细胞瘤、恶性神经节细胞胶质瘤和软组织肉瘤等，巨怪细胞并不总是代表高级别肿瘤，也可见于一些低级别脑肿瘤，如多形性黄色星形细胞瘤（PXA）、胚胎发育不良性神经上皮肿瘤（DNT）、毛细胞型星形细胞瘤及神经节细胞瘤等（表13-28）。

表13-28 具有瘤巨细胞的肿瘤的鉴别诊断

肿瘤类型	病变特点	免疫表型特点	分子遗传学改变或注释
巨细胞胶质母细胞瘤（GCG）	组织形态差异较大，以巨怪形瘤巨细胞为主，其中非退变瘤巨细胞约50%，核分裂象和坏死多见	阳性表达Vim、GFAP、EGFR和p53；CD34、CK、EMA均为阴性，Ki-67 > 20%	IDH野生型，存在10q/19q杂合性缺失、p53、PTEN突变，EGFR基因扩增罕见
胶质肉瘤	具有胶质及间叶组织双向分化，与GCG均属于胶质母细胞瘤的亚型	具有双向表型特征：胶质成分表达GFAP，肉瘤成分GFAP阴性	IDH野生型，存在PTEN、p53突变和CDKN2A缺失，很少有EGFR扩增
多形性黄色星形细胞瘤（PXA）	由巨怪瘤细胞、梭形细胞和泡沫样瘤细胞组成，有丰富的网状纤维及淋巴细胞浸润，坏死和核分裂象少见	可表达胶质、神经元标志物，GFAP、CD34、S-100、BRAF和CD68，Ki-67指数 < 5%	50%~78%有BRAF基因V600E突变；无IDH突变，存在9q杂合性缺失，常见于儿童和青少年，病变部位较表浅
室管膜下巨细胞星形细胞瘤	主要由梭形细胞和大的节细胞样星形细胞构成，瘤细胞呈片状、簇状或血管周栅栏状结构	表达S-100、Vim和GFAP，部分表达TTF-1，还表达神经元标志物Syn、NSE、NF和TUJ-1	典型部位是侧脑室壁，与结节硬化综合征密切相关，TSC1/2基因突变，具有星形胶质细胞和神经元双向分化
软组织肉瘤	软组织肉瘤有相对应的形态特点，如纤维肉瘤、横纹肌肉瘤等	依据免疫组化的表型可与一些软组织肉瘤相鉴别	可出现相关软组织肉瘤的分子遗传学改变

九、具有微囊结构的肿瘤

微囊变是指结构疏松，瘤细胞的长突起围成微囊，内含淡红色的囊液。微囊变在各种低级别胶质瘤中较常见，而它们很少在反应性病变内见到，是低级别胶质瘤较特征性的病变。具有微囊结构的肿瘤的鉴别诊断见表13-29。

表13-29 具有微囊结构的肿瘤的鉴别诊断表

肿瘤类型	病变特点	免疫表型或注释
低级别胶质瘤	以轻微的瘤细胞增多和核异型性为特征，分布在微囊样疏松肿瘤基质中，无坏死及微血管增生	表达GFAP、Olig2、S-100、SOX2、IDH1；ATRX表达缺失，*IDH*、*ATRX*和*p53*突变
少突胶质细胞瘤	由中等密度、大小较一致的"煎蛋样"瘤细胞组成，可有微钙化、黏液/囊性变和鸡爪状血管网	表达Olig2、S-100、CD57、SOX2；GFAP＋/−；*IDH*突变伴1p/19q联合缺失是本瘤的特征
节细胞胶质瘤	不规则簇状排列的肿瘤性神经节细胞周边围绕肿瘤性胶质成分，伴微囊、钙化和纤维增生	表达胶质和神经元标志物，如GFAP、Olig2、S-100；Syn、NSE、CgA、NeuN、MAP2、CD34、BRAF常为阳性
毛细胞型星形细胞瘤	含Rosenthal纤维的密集双极细胞区，以及含微囊和嗜酸性颗粒小体/透明的疏松多极细胞区特点	表达GFAP、BRAF、ATRX；p53＋/−，Syn−；存在少数*BRAF*基因突变。大部分情况*BRAF-KIAA1549*融合
毛黏液性星形细胞瘤	黏液样基质和以血管为中心的形态单一的双极性瘤细胞，常无Rosenthal纤维和嗜酸性颗粒小体	表达GFAP、S-100、Olig2、Vim、Syn；大部分情况存在*KIAA1549-BRAF*融合基因
室管膜下瘤	形态一致的簇状细胞核埋入致密的胶质纤维基质中，常伴微囊、退变，如钙化或血管透明变	GFAP、S-100和SOX10阳性，EMA灶性阳性，NeuN阴性
神经鞘瘤	瘤细胞呈梭形，有疏松黏液样的网状区和紧密区，排列呈编织状、栅栏状、旋涡状等	以前庭神经鞘瘤最为多见，S-100阳性；EMA、PR阴性

十、其他具有类似组织学构象的肿瘤

1.栅栏状坏死 又可称为坏死性菊形团，其中心为坏死物，周围细胞呈栅栏状排列，为CNS WHO 4级*IDH*突变型星形细胞瘤、*IDH*野生型胶质母细胞瘤常见的组织学表现，髓母细胞瘤、视网膜母细胞瘤、神经母细胞瘤亦可见栅栏状坏死。

*IDH*野生型胶质母细胞瘤和CNS WHO 4级*IDH*突变型星形细胞大部分既往组织学诊断为*IDH*野生型胶质母细胞瘤和*IDH*突变型胶质母细胞瘤，组织学特征为出现血管内皮增生和（或）栅栏状坏死。免疫组化高表达GFAP、Olig2、S-100、SOX2、SOX11、EGFR、MGMT、p53、Ki-67、CK、EMA可阳性。

（1）髓母细胞瘤：最常见的儿童恶性中枢神经系统肿瘤，好发于后颅窝中线部位。免疫表型：肿瘤具有向神经元分化的潜能，可表达神经元标志物（如NSE、NF、Syn），部分表达胶质细胞标志物（如GFAP、Olig2）等，CD99核旁点状着色，Ki-67增殖指数较高。

（2）视网膜母细胞瘤：绝大多数发生在3岁以内的婴幼儿，具有向神经元和神经胶质双向分化的潜能，主要向神经元分化。目前国际公认*RB1*的等位基因突变或缺失是该病的发病基础，大多数视网膜细胞瘤RB蛋白表达缺失或降低，50%以上的肿瘤组织中可检测到*p53*的突变，以及*MDM2*基因的扩增或过表达。

（3）神经母细胞瘤：瘤细胞大小较一致，细胞核呈圆形或类圆形，深染，胞质少，可见不典型菊形团排列，免疫组化表达CD99和NSE，不同程度表达Vim、Syn、CgA、GFAP、p53、S-100阴性。

2. Rosenthal纤维和嗜酸性颗粒小体 Rosenthal纤维是透明而嗜酸性的蛋白簇（包括中间丝、热休克蛋白和泛素），有长条形、锥形或螺旋形等形状；HE染色呈淡红染的波浪状、短梭形或胡萝卜状，劳克坚牢蓝（LFB）染色呈蓝色，Masson染色呈红色。嗜酸性颗粒小体HE染色呈圆球状红染，最常见于毛细胞型星形细胞瘤，也可见于胚胎发育不良性神经上皮肿瘤（DNT）、室管膜瘤、多形性黄色星形细胞瘤

（PXA）、乳头状胶质神经元肿瘤（PGNT）及第四脑室形成菊形团的胶质神经元肿瘤（RGNT）等。

毛细胞型星形细胞瘤属于星形细胞瘤，多发病于青少年，以小脑居首，其组织学呈双相型特点，即含Rosenthai纤维的密集双极细胞成分，也含微囊和嗜酸性颗粒的疏松双极细胞成分。免疫组化表达GFAP、BRAF、ATRX；存在 BRAF 基因突变。而DNT、PGNT和RGNT均属于神经元和混合神经元胶质肿瘤，免疫组化表达神经元标志物（如Syn、CgA、NF、NeuN、MAP2等）和胶质细胞标志物（如GFAP、S-100、Olig2等）。而PXA有典型多形性肿瘤细胞和黄瘤样细胞，表达GFAP、CD34、S-100、BRAF，还可表达神经元标志物（如Syn、NF等），也存在 BRAF 基因V600E突变，易于鉴别。

3.双相结构 主要见于毛细胞型星形细胞瘤、神经鞘瘤、PXA和血管母细胞瘤等。神经鞘瘤大多位于脑和脊髓外，并常与神经根相连；瘤细胞排列呈旋涡状和栅栏状；免疫标志物亦可鉴别。小脑的毛细血管性血管母细胞瘤呈血管瘤图像，含丰富的毛细血管网和空泡状的大间质细胞，间质细胞表达神经内分泌标志物（如NSE、CD56、S-100、Syn、CgA等），α-inhibin、CK、EMA、GFAP呈阴性。

4.伴钙化 主要见于少突胶质瘤、颅咽管瘤、室管膜瘤、神经节神经胶质瘤、脑膜瘤、脉络丛乳突状瘤、星形细胞瘤等。

5.伴黏液背景 主要见于毛细胞黏液样星形细胞瘤（PMA）、黏液乳头型室管膜瘤、DNT、乳头状胶质神经元肿瘤、脊索瘤、脊索样脑膜瘤和脊索样胶质瘤等，后三者的鉴别诊断详见本节"六、脊索样特征肿瘤的鉴别"，并注意与转移性黏液腺癌鉴别。

第十三节 转移性脑肿瘤

脑的转移癌大多来源于肺，其次来源于乳腺、结肠、肾等处，免疫组化有助于鉴别诊断（表13-30）。

表13-30 转移性脑肿瘤免疫组化鉴别诊断表

肿瘤	免疫组化标志物
肺腺癌	TTF-1、NapsinA、CK、CK7阳性，CK20、Vimentin阴性
乳腺癌	Mammaglobin、GATA3、GCDFP-15、ER、PR、HER2、CK7阳性，Vimentin阴性
结直肠癌	CK7-/CK20+，CDX2、MUC5AC、CDH17阳性
肝细胞肝癌	Hepatocyte、GPC3、HSP70阳性
肾细胞癌	PAX8、RCC、CD10、Vimentin、CK阳性，S-100阴性
前列腺癌	PSA、PSMA、AMACR、ERG、CK7、CK20阳性，Vimentin阴性
恶性黑色素瘤	S-100、HMB45、MelanA、Vimentin阳性，CK阴性

参 考 文 献

白石，张坤，郑艳，2019. 小脑血管母细胞瘤2例临床病理分析. 现代肿瘤医学，27（15）：2662-2664.
蔡珊珊，刘雪咏，陈余朋，等，2019. 弥漫性软脑膜胶质神经元肿瘤一例. 中华病理学杂志，48（3）：253-255.
陈立华，孙恺，陈文锦，等，2020. 髓母细胞瘤的分期和分型的研究进展. 中华脑科疾病与康复杂志：电子版，10（5）：293-297.
陈寿松，彭正银，齐曼丽，等，2005. 中枢神经系统小细胞肿瘤的病理诊断及鉴别诊断. 实用医技杂志，12（1A）：25-27.
杜军，黄亮亮，张安莉，等，2019. H3K27M突变型弥漫性中线胶质瘤11例临床病理分析. 诊断病理学杂志，26（3）：137-141.
段泽君，姚坤，边宇，等，2016. 髓母细胞瘤分子病理学分型及与临床治疗、预后相关性研究. 诊断病理学杂志，23（5）：387-389.

冯英，钟历勇，2017. 颅咽管瘤的分子病因学分型与临床意义. 中华医学杂志，97（22）：1753-1755.
葛荣，杨俊，殷宪刚，等，2019. 乳头状胶质神经元肿瘤的临床病理学研究. 中华神经医学杂志，18（9）：939-942.
桂秋萍，2016. WHO（2016）中枢神经系统肿瘤分类新增病理类型解读. 诊断病理学杂志，23（12）：897-901.
国家卫生健康委员会医政医管局，中国抗癌协会脑胶质瘤专业委员会，中国医师协会脑胶质瘤专业委员会，2022. 脑胶质瘤诊疗指南（2022版）. 中华神经外科杂志，38（8）：757-777.
韩春，毕海霞，张福林，等，2013. 脉络丛乳头状瘤13例临床病理分析. 复旦学报（医学版），40（5）：579-583.
韩义明，邹先进，2017. 垂体细胞瘤1例报道. 诊断病理学杂志，24（2）：123-124，128.
何晓蓉，周晋星，王陆华，等，2018. 髓母细胞瘤的分子分型及预后进展. 临床与实验病理学杂志，34（2）：191-193.
何晓顺，王希明，黄山，等，2017. 成人室管膜瘤的临床病理特点和预后分析. 临床与实验病理学杂志，33（11）：1248-1250.
蒋光愉，李斌，谢文林，等，2014. 松果体区乳头状肿瘤临床病理分析. 中国现代神经疾病杂志，14（7）：600-607.
孔祥明，2015. 老年伸长细胞型室管膜瘤1例报道. 航空航天医学杂志，26（1）：128.
况丽平，程源山，杨琪玫，等，2017. CD5/CD23阴性慢性淋巴细胞白血病临床病理观察. 诊断病理学杂志，24（8）：608-610，613.
李海南，山常国，范冲竹，等，2019. H3K27M突变型弥漫性中线胶质瘤30例临床病理学特征和预后分析. 中华病理学杂志，48（3）：192-198.
李厚强，晋龙，陈小岩，等，2018. 小脑脑室外神经细胞瘤1例报道. 诊断病理学杂志，25（9）：652-655.
李静，杨光之，2017. 胶质肉瘤5例临床病理分析. 诊断病理学杂志，24（9）：647-650.
李琳，徐新运，付尧，等，2018. 腺垂体梭形细胞嗜酸细胞瘤1例. 临床与实验病理学杂志，34（5）：589-590.
李智，2017. 脑膜瘤的组织病理学诊断与鉴别诊断要点. 广东医学，38（24）：3713-3719.
李智，2021. 2021年世界卫生组织中枢神经系统肿瘤分类（第五版）新增肿瘤介绍. 中国现代神经疾病杂志，21（9）：769-782.
刘冲，王震，李海，等，2016. 小脑血管母细胞瘤临床病理学观察. 中华病理学杂志，45（2）：113-114.
刘芳，张良运，郭莉，等，2016. 血管中心性胶质瘤1例并文献复习. 临床与实验病理学杂志，32（10）：1174-1177.
刘芳，周小鸽，Karube K，等，2016. 单克隆B淋巴细胞增多症和"原位"淋巴瘤. 临床与实验病理学杂志，32（1）：68-79.
刘厚杰，万经海，2018. 脑膜瘤恶性进展的分子机制. 国际肿瘤学杂志，45（8）：494-498.
刘卫硕，蒋建伟，惠国帧，2018. 神经垂体颗粒细胞瘤的临床病理分析. 中华神经外科疾病研究杂志，17（3）：224-227.
刘幸，陈慧媛，邹婉婧，等，2021. 2021年世界卫生组织中枢神经系统肿瘤分类（第五版）分子诊断指标解读. 中国现代神经疾病杂志，21（9）：751-763.
刘雪青，沈艳玲，杨文圣，2019. 胚胎发育不良性神经上皮肿瘤4例临床病理观察. 诊断病理学杂志，26（9）：582-586.
刘岩红，国家卫生健康委员会医政医管局，2019. 脑胶质瘤诊疗规范（2018年版）. 中华神经外科杂志，35（3）：217-239.
刘洋，朱坤，刘蕾，等，2022. 筛状神经上皮肿瘤1例. 中华病理学杂志，51（6）：551-553.
潘灏，杨学军，李志勇，等，2021. 2021年世界卫生组织中枢神经系统肿瘤分类（第五版）室管膜肿瘤分类解读. 中国现代神经疾病杂志，21（9）：809-816.
朴月善，卢德宏，张晓娟，等，2011. IDH1R132H在中枢神经系统胶质瘤中的表达及其鉴别诊断意义. 中华病理学杂志，40（3）：156-160.
邵立伟，宋欣，曹晨，等，2019. 多形性黄色瘤型星形细胞瘤20例临床病理分析. 诊断病理学杂志，26（2）：86-90，95.
申大川，冷基勇，王若雨，2018. 胶质瘤基因分型和主要标志基因的研究进展. 中华神经外科杂志，34（10）：1077-1080.
申楠茜，张佳璇，甘桐嘉，等，2021. 2021年WHO中枢神经系统肿瘤分类概述. 放射学实践，36（7）：818-831.
孙崇然，许晶虹，张布衣，等，2021. 2021年世界卫生组织中枢神经系统肿瘤分类（第五版）儿童型弥漫性胶质瘤分类解读. 中国现代神经疾病杂志，21（9）：791-803.
孙连杰，麦麦提依明·托合提，杨小朋，2018. 与胶质瘤诊断及预后相关的分子标记物的研究进展. 中国临床神经外科杂志，23（9）：633-635.
孙晓淇，丁宜，张铭，等，2019. Brachyury在脊索瘤诊断中的应用. 诊断病理学杂志，26（5）：269-273.
唐玺和，唐秀文，蓝胜勇，2017. 鞍区毛细胞黏液样星形细胞瘤2例临床病理观察. 临床与实验病理学杂志，33（11）：1273-1275.
汪洋，2021. 2021年世界卫生组织中枢神经系统肿瘤分类（第五版）胚胎性肿瘤分类解读. 中国现代神经疾病杂志，21（9）：817-822.
王雷明，邵立伟，程波，等，2021. 脊索样胶质瘤临床病理学观察. 中华病理学杂志，50（8）：865-869.

王跃峰，朴月善，卢德宏，等，2011. D2-40和annexin-1在诊断室管膜来源肿瘤中的应用. 中华病理学杂志，40（9）：595-598.

温文娟，朴月善，卢德宏，2019. 中枢神经系统具有横纹肌样细胞特征肿瘤的病理诊断. 中华病理学杂志，48（9）：665-669.

吴楠，彭李博，吴晋蓉，等，2014. 松果体实质肿瘤25例临床病理观察. 临床与实验病理学杂志，30（5）：506-510，514.

吴哲褒，2018. 结合2017版世界卫生组织垂体肿瘤新分类，规范我国垂体腺瘤的诊治. 中华医学杂志，98（9）：643-644.

许鹏飞，杨吉安，杨雪，等，2019. 儿童胶质瘤与成人胶质瘤的研究进展. 医学研究杂志，48（2）：5-7，11.

杨金花，杨广英，姜黄，等，2011. 脑膜瘤临床病理观察及鉴别诊断. 临床医学，31（2）：15-17.

杨文圣，季天海，2018. 胶质瘤的组织形态学及分子特征. 诊断病理学杂志，25（1）：1-6.

杨学军，陈宏，李佳博，等，2021. 2021年世界卫生组织中枢神经系统肿瘤分类（第五版）整合及分层诊断解读. 中国现代神经疾病杂志，21（9）：764-768.

杨学军，尹洪芳，李智，等，2021. 2021年世界卫生组织中枢神经系统肿瘤分类（第五版）简表中译版及说明. 21（9）746-750.

杨永祥，贺晓生，2019. 儿童髓母细胞瘤的诊断和治疗进展. 中华神经医学杂志，18（8）：847-850.

姚晶晶，马东林，尹洪芳，2017. 胶质瘤诊治相关分子标志物研究进展. 中华病理学杂志，46（7）：509-511.

姚宁，张楠，罗庚求，2017. 中枢神经系统中具有脊索样特征肿瘤的临床病理分析. 临床与实验病理学杂志，33（11）：1257-1260.

于涓瀚，宋敏，邱雪杉，等，2016. 中枢神经系统血管母细胞瘤临床病理特征. 现代肿瘤医学，24（4）：545-548.

余云湖，朱涛，2011. 儿童髓母细胞瘤基础研究进展. 中华神经外科疾病研究杂志，10（5）：475-476.

曾丽霞，罗文奇，李春君，等，2019. 中枢神经细胞瘤的临床病理学特征. 山东医药，59（30）：63-64.

张安莉，孙思柏，李恒，等，2019. RELA融合基因阳性室管膜瘤11例临床病理分析. 临床与实验病理学杂志，35（1）：33-37.

张福林，汪寅，2004. 神经系统肿瘤9994例免疫组化诊断经验. 中国神经肿瘤杂志，2（4）：241-246.

张晓莹，程凤凤，于静，等，2019. 黏液乳头型室管膜瘤1例并文献复习. 国际检验医学杂志，40（3）：382-384.

赵赋，张晶，李春德，2018. 髓母细胞瘤的分子生物学研究进展. 中华神经外科杂志，34（12）：1287-1290.

赵洪雨，曾亮，2018. 免疫组织化学标志物在髓母细胞瘤分子分型中的研究进展. 肿瘤防治研究，45（4）：247-252.

中国脑胶质瘤协作组（CGCG），中国脑胶质瘤基因组图谱计划（CGGA），2014. 中国脑胶质瘤分子诊疗指南. 中华神经外科杂志，30（5）：435-442.

中华医学会病理学分会脑神经病理学组，2016. 2016 WHO中枢神经系统肿瘤分类第4版修订版概述及胶质瘤部分介绍. 中华病理学杂志，45（11）：745-747.

中华医学会病理学分会脑神经病理学组，2017. 2016世界卫生组织中枢神经系统肿瘤分类中相关分子标志物及其检测方法概述. 中华病理学杂志，46（7）：452-458.

Appin CL, Brat DJ, 2015. Biomarker-driven diagnosis of diffuse gliomas. Mol Aspects Med, 45: 87-96.

Broniscer A, Tatevossian RG, Sabin ND, et al, 2014. Clinical, radiological, histological and molecular characteristics of paediatric epithelioid glioblastoma. Neuropathol Appl Neurobiol, 40（3）: 327-336.

Cheuk W, Chan JKC, 2012. Lymphadenopathy of IgG4-related disease: an underdiagnosed and overdiagnosed entity. Semin Diagn Pathol, 29（4）: 226-234.

Jung SM, Kuo TT, 2005. Immunoreactivity of CD10 and inhibin alpha in differentiating hemangioblastoma of central nervous system from metastatic clear cell renal cell carcinoma. Mod Pathol, 18（6）: 788-794.

Kleinschmidt-DeMasters BK, Aisner DL, Birks DK, et al, 2013. Epithelioid GBMs show a high percentage of BRAF V600E mutation. Am J Surg Pathol, 37（5）: 685-698.

Li Z, Feng T, Teng H, et al, 2015. Suprasellar hemangioblastoma without von Hippel-Lindau disease: a case report and literature review. Int J Clin Exp Pathol, 8（6）: 7553-7558.

Louis DN, Ohgaki H, Wiestier OD, et al, 2016. WHO classification of tumours of the central nervous system. Lyon: IARC Press.

Louis DN, Perry A, Wesseling P, et al, 2021. The 2021 WHO Classification of Tumors of the Central Nervous System: a summary. Neuro Oncol, 23（8）: 1231-1251.

Saeed Kamil Z, Sinson G, Cucer H, et al, 2014. TTF-1 expressing sellar neoplasm with ependymal rosettes and oncocytic change: mixed ependymal and oncocytic variant pituicytoma. Endocr Pathol, 25（4）: 436-438.

Schwartzentruber J, Korshunov A, Liu XY, et al, 2012. Corrigendum: Driver mutations in histone H3.3 and chromatin remodelling genes in paediatric glioblastoma. Nature, 482 (7384): 226-231.

The WHO Classification of Tumours Editorial Board, 2021. WHO Classification of Tumours. 5th Edition, Central Nervous System Tumours. Lyon: IARC Press.

第十四章

内分泌系统

第一节 神经内分泌肿瘤概述

目前对于神经内分泌肿瘤（neuroendocrineneoplasm，NEN）的病理学分类，在不同的器官系统中根据特定的部位使用不同的术语及标准，在病理医师诊断及临床医师治疗之间极易产生不同的意见。2017年11月在国际癌症研究机构（IARC）举行的共识会议形成新的分类建议，在不同解剖学部位使用统一的NEN分类框架，能够有效减少目前临床上存在的不一致性和歧义。新分类的主要特点是区分分化好的神经内分泌瘤和分化差的神经内分泌癌。在此作简要介绍。

1. **定义** NEN是起源于神经内分泌细胞的肿瘤。神经内分泌细胞是机体内具有神经内分泌表型并可以产生多种激素的一大类细胞。

2. **神经内分泌细胞的分布和来源** 神经内分泌细胞广泛分布于人体，不仅存在于一些内分泌器官或组织中，还散在分布于支气管和肺、胃肠道、胰腺的外分泌（导管）系统、胆管和肝等处，即所谓"弥散性神经内分泌系统（DNES）"。这些神经内分泌细胞不仅可来源于神经嵴外胚层，也可来源于内胚层和中胚层的多能干细胞。

3. **NEN发生的常见部位** 人体的各器官和组织都可能发生NEN，但以内分泌器官相对多见，如甲状腺、甲状旁腺、肾上腺、垂体、松果体、胰岛、胸腺和性腺等，非内分泌器官的NEN以肺、胃肠道和胰腺相对多见。

4. **NEN的分类** 目前NEN分为分化好的神经内分泌肿瘤（NET）和分化差的神经内分泌癌（NEC）。根据该类肿瘤是否有功能，又可将其分为功能性NEN和非功能性NEN。新版分类将副神经节瘤进一步划分为第三类NEN家族。在某些部位，如甲状旁腺，绝大多数NET发生转移的风险很低（因此在这些部位会采用术语"腺瘤"）；在其他部位，如胰腺和小肠，大多数NET的生物学行为都具有潜在恶性。在新版分类中，提出的术语或概念特意避免将这种肿瘤归类为明确的"良性"或"恶性"。

5. **一般病理学特征** 与其他类型的肿瘤相比较，NEN的形态学变异相对小，NET具有相似的组织学特点，肿瘤细胞常呈器官样、梁状、岛状、栅栏状、带状或菊形团样排列。瘤细胞的形态较一致、异型性小，血窦丰富、间质少。NET具有相似的免疫组织化学特征，表达INSM1、Syn、CgA、生长抑素受体（SSTR2/5），以及角蛋白AE1/AE3，尤其是CAM5.2、CK7/CK20。NEC：核分裂象易见，常伴坏死。小细胞癌的瘤细胞小，似淋巴细胞，细胞质稀少，呈弥漫分布或巢团状排列；大细胞癌的瘤细胞大，往往是小细胞的3倍，染色质颗粒状，呈器官样、菊心团状排列或弥漫分布。

6. **肿瘤分级及其分级参数** 目前有代表性的分类/分级主要有两类。胃、肠、胰腺消化系统细胞增殖活性核分裂及Ki-67指数为G1、G2、G3级（表14-1），而在肺、纵隔、胸腺则依据细胞坏死、分裂象，分为类癌和非典型类癌。Ki-67指数在类癌与非典型类癌具有重叠性，没有区分值，因此不作为分级依据，但实际工作中仍建议作为参考指标。在其他上呼吸道、涎腺、女性生殖系统尽管采用G1、G2、G3级系统，但分裂象、Ki-67指数的阈值与胃、肠、胰腺消化系统有所不同，并且坏死通常也是分级的依据。高级别NEC没有必要再进行分级。由于分级所依据的细胞增殖和坏死等指标，在不同部位与器官有所差异，需注意各部位具体分级、分类标准。

（1）有丝分裂计数（核分裂象）：通常用个/mm²表示，一般通过计数10mm²来提高精确度，除非有热点要求（如在乳腺原发NEN中）。在原发于肺和胰腺的NEN中，目前采用计数2mm²范围的核分裂象。在实际操作中，获取的组织标本中肿瘤细胞的量可能影响计数结果。既往常采用每高倍视野（HPF）作为有丝分裂的计数单位，但是显微镜和镜片的不同组合均可能影响HPF面积，从而导致分级的差异。因此，新版共识强调采用个/mm²为单位表示有丝分裂计数。

（2）Ki-67指数：应至少在0.4mm²的热点区域进行标记计数。Ki-67、RB1和p53有助于区分类癌与高级别神经内分泌癌，高级别神经内分泌癌（特别是小细胞癌）RB1表达核缺失，p53呈表达缺失或弥漫强阳性。

（3）有无坏死：由形态学标准判定有无坏死，坏死可以是局灶性（点状的）或弥漫性（地图样）。现达成共识，肿瘤的分级应基于目前人们对于各个部位的认识，视具体解剖学部位而定。有丝分裂计数和（或）Ki-67指数是NEN分级的最低指标。分化差的NEC均为高级别恶性肿瘤，且具有两种不同的形态学类型，即小细胞神经内分泌癌（SCNEC）和大细胞神经内分泌癌（LCNEC）。

表14-1 胃肠道和肝胰胆管神经内分泌肿瘤（NEN）的分类和分级标准

术语	分化程度	分级	核分裂象（数值/2mm²）*	Ki-67指数
NET，G1	高分化	低级别	<2	<3%
NET，G2		中级别	2～20	3%～20%
NET，G3		高级别	>20	>20%
NEC，小细胞型（SCNEC）	低分化	高级别	>20	>20%
NEC，大细胞型（LCNEC）		高级别	>20	>20%

*1HPF ≈ 0.196mm²

7. **有关功能性肿瘤和混合性肿瘤（MiNEN）** 某些部位的NEN因其产生肽类激素或生物胺类等特殊生物活性物质引起激素相关综合征或副瘤综合征的临床症状，称为功能性NEN。从血清中检测或采用免疫组织化学方法检测肿瘤细胞可以发现这些分泌产物，对于判断肿瘤分类（如垂体肿瘤）、预后（如胰岛细胞瘤）及特定患者群体的临床症状均有意义。

发生于多个解剖部位的同一种肿瘤成分可以是神经内分泌瘤成分与非神经内分泌瘤并存，可以由不同形态的细胞明显地排列或密切混杂组成。这一类有"混合"特性的肿瘤通常为NEC；非神经内分泌部分可以是腺上皮、鳞状上皮或其他细胞类型。在2022版WHO神经内分泌肿瘤分类中，对非消化系统中MiNEN的诊断依赖于识别两种形态学不同的成分，而不依赖于它们的数量。30%的临界值仅暂时用于消化系统MiNEN，但在病理报告中应对NEN中非神经内分泌成分加以注释、量化，并区分病理分型。

8. **遗传综合征相关性NEN** 大部分NEN分化良好、多为散发，但有5%～10%的NEN的发生与遗传因素有关，常为胚系常染色体基因显性突变。遗传性多发性内分泌肿瘤综合征（MEN）相关基因改变：如*Menin*突变（多发性内分泌腺瘤综合征1型，MEN1型），*RET*突变（MEN2、3型），*CDNK1B*突变（MEN4），*VHL*基因突变（VHL综合征）、*NF1*（1型多发性神经纤维瘤病）、*TS1/TS2*突变（结节性硬化症）、*PTEN*、*SDHX*基因突变等。

9. **免疫组化病理诊断策略** NEC的特点是存在神经内分泌颗粒，具有典型的形态学和免疫组化特征，且发病情况与特定的解剖部位有关。按相关病理诊断规范共识要求：对于具有神经内分泌分化形态学的肿瘤，需进行神经内分泌相关免疫组织化学标志物检测证实；对于形态学不提示神经内分泌分化的肿瘤，不建议进行神经内分泌相关免疫组织化学标志物检测，部分非神经内分泌癌的肿瘤细胞可以有相应的神经内分泌表达，应结合形态予以鉴别。

（1）神经内分泌细胞标志物检测：神经内分泌肿瘤（NET或NEC）一般表达CgA、Syn、INSM1、SSTR2/5、CD56、NSE，以及细胞角蛋白（AE1/AE3、CAM5.2、CK7、CK20）。

（2）特殊部位肿瘤相关特异性标志物检测：详见表14-2。

（3）分子病理学检测：基因突变检测包括遗传性多发性内分泌肿瘤综合征基因，以及相关肿瘤基因，但检测尚待进入临床普及。此外，分子免疫组织化学方法可以用于检测部分基因突变导致的蛋白改变，如Menin，基因突变可导致其核表达阴性。在胰腺NET中，有40%可出现Menin肿瘤细胞核阴性，而内对照则为阳性。ATRX、DAXX免疫组织化学法检测可以代替ALT（端粒替代途径）分析，主要用于胰腺非功能神经内分泌肿瘤预后的评估。DAXX与ATRX核着色阴性可以区别胰腺NET与NEC，并与胰腺NET预后差有关。KIT、SDHB、SDHA、PTEN表达降低或缺失检测已经应用于临床。

（4）病理报告：IARC（2017）共识分类中对病理诊断报告的要求如下。①明确描述分级参数（有丝分裂数目、Ki-67指数、有无坏死）；②根据WHO目前的神经内分泌肿瘤分类，应首先说明特异部位的肿瘤名称；③新统一的分类标准框架需附在括号内，如（NEN-WHO2018）。

第二节　神经内分泌肿瘤的标志物

神经内分泌肿瘤（NEN）的诊断依赖于对在适当的形态学背景下的神经内分泌分化的确定。常用的神经内分泌标志物有胰岛素瘤相关蛋白1（INSM1）、突触素（Syn）、嗜铬粒蛋白A（CgA），其中最敏感的是INSM1和Syn，几乎可以识别所有的NEN，但它们也可以染色其他病变。

过去，临床上常用的神经内分泌标志物有CgA、Syn和神经细胞黏附分子（CD56）。CgA特异度高、灵敏度低，在NEC（特别是小细胞癌）中可不表达或灶区呈核旁点状阳性；Syn灵敏度高、特异度差，可表达于非神经内分泌肿瘤。近年研究发现，促泌素（SCGN）、INSM1、生长抑素Ⅱ型受体（SSTR2）等新型标志物在NEN中表达或参与肿瘤的生长代谢等活动，从而显示出对该疾病诊断及治疗方面的价值，INSM1灵敏度高，无论分化程度、部位，均为神经内分泌肿瘤的标志物，但也可以在非神经内分泌肿瘤中表达（表2-21）。

一旦肿瘤被确认为NEN，区分上皮性NEN和非上皮性NEN是至关重要的。转录因子染色对于鉴别肿瘤分化和转移性肿瘤的起源位置非常有帮助，采用免疫组化方法检测NEN肿瘤细胞可以发现这些分泌产物（激素）对于判断肿瘤分类（如垂体肿瘤）、预后（如胰岛细胞瘤）及特定患者群体的临床症状均有意义。此处，主要介绍角蛋白、转移因子、Ki-67、特殊部位肿瘤有相关的特异性标志物（详见相关肿瘤）等在临床病理诊断中的应用（表14-2）。神经内分泌癌可能局部和异质地表达p63。没有发现p40在神经内分泌癌中的表达，因此它对鳞状分化更有针对性。最后，应该指出的是，p16在神经内分泌癌中经常过表达。然而，这种过表达可能与HPV无关。

表14-2　神经内分泌肿瘤的标志物

标志物类别	注释
广谱标志物	CgA、Syn、CD56、NSE、INSM1、SCGN、SSTR2、PDX-1、NKX6-1、PGP9.5等，常需联合应用
上皮性标志物	广谱角蛋白（CKpan、AE1/AE3）、CAM5.2、CK8/18、CK7和CK20有助于证实神经内分泌肿瘤的上皮性质。CK在细胞质内呈点表达模式，有助于区分NEC与神经内分泌标志物阳性肉瘤及其他非上皮性肿瘤。上皮源性NEN表达角蛋白，而非上皮源性NEN不表达角蛋白（马尾的副神经节瘤除外）。原发部位不明的转移性神经内分泌肿瘤还可用CK7和CK20区分肿瘤是起自前肠（CK7＋、CK20-）还是起自中肠和后肠（CK7-、CK20＋）。高分子量细胞角蛋白（CK-H）在NEN中往往为阴性
转录因子	转录因子对于鉴别肿瘤分化和转移性肿瘤的起源位置非常有帮助，如垂体神经内分泌肿瘤通常表达PIT1、TPIT、SF-1；肺NET和甲状腺髓样癌可以表达TTF-1，但一些下丘脑肿瘤也表达TTF-1；GATA3在包括嗜铬细胞瘤（肾上腺副神经节瘤）在内的副神经节瘤细胞核中几乎普遍表达，除甲状旁腺、垂体和乳腺神经内分泌肿瘤外，上皮性NEN一般不表达该基因；肠内产生的NET表达CDX2，而来自大肠的NET常表达SATB2。十二指肠、胰腺肿瘤可表达ISL1、PDX1、CDX2；胰腺NET可能表达ARX等；PAX8可在甲状腺、肾脏和米勒管的器官（卵巢、子宫等）NET中存在表达

续表

标志物类别	注释
Ki-67	一旦确定肿瘤的神经内分泌性质后，需要按肿瘤增殖活性进一步分类和分级，可通过计数2mm²范围的核分裂象和（或）Ki-67阳性指数来确定。免疫组化所用的Ki-67抗体为MIB1，阳性反应定位在细胞核上，Ki-67至少在0.4mm²的热点区域进行标记计数
特殊部位肿瘤相关特异性标志物	
垂体神经内分泌肿瘤	6种激素（GH、PRL、ACTH、TSH、LH、FSH及其α亚单位）、3种转移因子（PIT1、SF-1、TPIT）
肺	TTF-1在肺神经内分泌肿瘤的表达情况大致如下：典型类癌和不典型类癌35%，LCNEC50%，小细胞癌85%~90%。TTF-1主要表达于分化差或高级别神经内分泌癌，包括泌尿生殖系统、乳腺及消化系统、前列腺等肺外器官高级别神经内分泌癌
甲状腺肿瘤	甲状腺癌：TG、TTF-1、PAX8；甲状腺C细胞肿瘤及甲状腺髓样癌：降钙素（CT）
甲状旁腺肿瘤	甲状旁腺激素（PTH）
性腺	α-inhibin、Calretinin
肾上腺皮质肿瘤	α-inhibin、Calretinin、MelanA+/CgA-
肾上腺髓质及肾上腺外副神经节瘤	GATA3、CgA、Syn、NSE；S-100支持细胞阳性；与肾上腺皮质肿瘤鉴别：CgA阳性/CK阴性
乳腺	TRPS1、GATA3、乳珠蛋白、GCDFP-15、ER、PR、HER2
胰岛	INSM1、PDX-1、NKX6-1、ISL-1、Insulin、Proinsulin、PP、Gastrin、VIP、PAX8等
胃肠道	Gastrin、Somatostatin、Serotonin、P物质、PP、VIP、SSTR2、SATB2、NKX2.2、PDX-1
皮肤（Merkel细胞）	CK20、CD117、Calcitonin、VIP
宫颈	86%的宫颈神经内分泌肿瘤HPV DNA阳性，p16蛋白呈过表达。所有类癌、非典型类癌和大细胞神经内分泌癌均为p16阳性，小细胞癌中79%为p16阳性

第三节　腺垂体肿瘤

一、正常垂体

垂体位于蝶鞍垂体窝内，表面均被硬脑膜包绕。正常垂体分为腺垂体和神经垂体两部分。腺垂体（垂体前叶）约占整个垂体的80%，包括远部、中间部和结节部。

腺垂体来自外胚层的原始口腔部，分为前叶和后叶，在组织结构上都属于腺体组织，亦称为腺垂体。神经垂体起源于外胚层的原始间脑，可分为中间部及神经部。正常垂体组织及增生网状纤维染色显示腺细胞团外周网状纤维网完整，而垂体腺瘤时网状纤维减少、断裂以至消失。网状纤维染色可鉴别二者。

从原始外胚层细胞分化而来的垂体细胞谱系干细胞，在各种内、外因素的作用下，分化增殖为各种垂体细胞。调节垂体细胞分化增殖的转录因子：垂体转录因子1（PIT1）参与生长激素、催乳素（PRL）、甲状腺激素细胞的分化，形成嗜酸性谱系；类固醇生长因子1（SF-1）参与促性腺激素细胞的分化，形成促性腺激素谱系；T-box成员TBX19（TPIT）参与促肾上腺皮质激素细胞的分化，形成促肾上腺皮质激素谱系。此外，雌激素受体（ERα）、鸟嘌呤-腺嘌呤-胸腺嘌呤-腺嘌呤结合蛋白2/3（GATA2/3）也被认为参与促性腺激素、PRL、促甲状腺激素细胞的分化。人垂体不同的激素产生细胞可借助免疫组织化学技术加以识别。根据HE染色，腺垂体细胞可分为嗜酸性细胞、嗜碱性细胞和嫌色细胞。

免疫组化和电镜证实腺垂体至少有5种细胞类型，分泌6种激素。该处细胞分泌3种氨基酸类激素和3种糖蛋白类激素（共6种激素）。3种氨基酸类激素包括生长激素（GH）、催乳素（PRL）和促肾上腺皮质激素（ACTH）。3种糖蛋白类激素包括促甲状腺激素（TSH）和促性腺激素，后者包括卵泡刺激素（FSH）和黄体生成素（LH）。二者可以在同一细胞内。卵泡刺激素在男性和女性体内分别促进精子发生和卵泡发育。黄体生成素在男性可刺激睾丸间质细胞分泌雄性激素，在女性促进排卵和黄体生成。根据细胞分泌颗粒的激素性质，可将此类细胞分为GH细胞、PRL细胞、TSH细胞、ACTH细胞、LH/FSH细胞等（图14-1，表14-3）。

嗜酸性细胞：嗜酸性细胞分泌生长激素（GH）和催乳素（PRL）

嗜碱性细胞：能合成和分泌卵泡刺激素（FSH）、黄体生成素（LH）、促甲状腺激素（TSH）和促肾上腺皮质激素（ACTH）

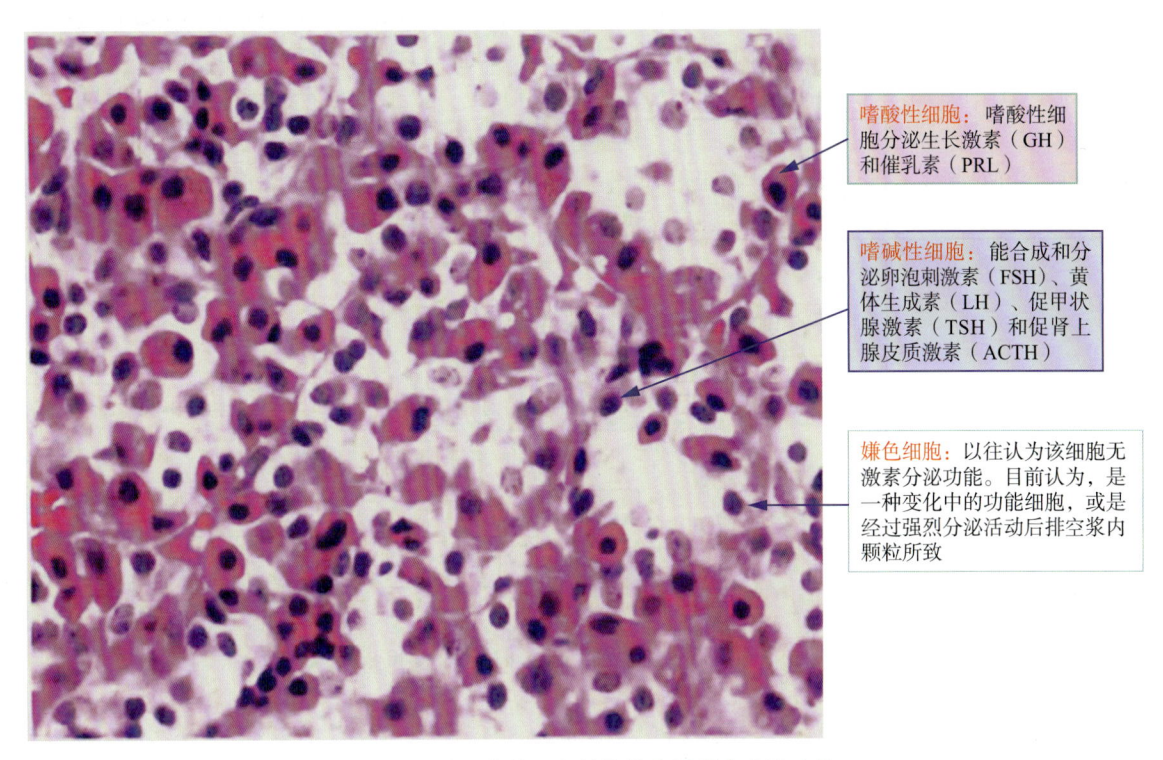

嫌色细胞：以往认为该细胞无激素分泌功能。目前认为，是一种变化中的功能细胞，或是经过强烈分泌活动后排空浆内颗粒所致

图14-1 腺垂体的组织结构特点及激素分泌功能
引自：Mills SE.病理医师实用组织学.4版.薛德彬.北京：北京科学技术出版社.

表14-3 腺垂体细胞分类与功能

细胞类型	HE染色形态	转移因子	激素（产物）	免疫组化标志物
促生长激素细胞	嗜酸性细胞	垂体特异性转录因子1（PIT1）	生长激素	GH
催乳素细胞	嗜酸性细胞	PIT1	催乳素	PRL
促甲状腺激素细胞	嗜碱性细胞	PIT1	促甲状腺激素	TSH；α亚单位
促肾上腺皮质激素细胞	嗜碱性细胞	垂体细胞限制性因子（TPIT）	促肾上腺皮质激素	ACTH、β-促脂素（β-LPH），促黑激素（MSH），内啡肽和脑啡肽
促性腺激素细胞	嗜碱性细胞	类固醇生长因子1（SF-1）	卵泡刺激素和黄体生成素	β-FSH、β-LH

二、垂体肿瘤分类

1.抗体选择 CK、INSM1、CD56、CgA、Syn、S-100和Ki-67等。必要时加转移因子和激素对垂体神经内分泌肿瘤（PitNET；原名垂体腺瘤）进一步分类。

2.注释

（1）垂体和鞍区肿瘤约占所有脑肿瘤的15%。鞍区肿瘤主要包括：前叶肿瘤中最常见的肿瘤是PitNET，其次为垂体母细胞瘤和两种类型的颅咽管瘤（造釉细胞型颅咽管瘤、乳头状颅咽管瘤）；后叶肿瘤属于垂体细胞肿瘤家族，包括垂体细胞瘤、神经垂体颗粒细胞瘤、梭形细胞嗜酸细胞瘤、鞍区室管膜瘤；具有下丘脑神经元分化的肿瘤根据细胞大小分为神经节细胞瘤和神经细胞瘤。

（2）免疫组化推荐CK、CD56、INSM1、CgA、Syn、S-100等组合对垂体肿瘤作初步分类，必要时加转移因子（PIT1、TPIT、SF-1、ERα和GATA3）和激素（ACTH、GH、PRL、β-TSH、β-FSH、β-LH和α-SU）对PitNET进一步分类（图14-2）。

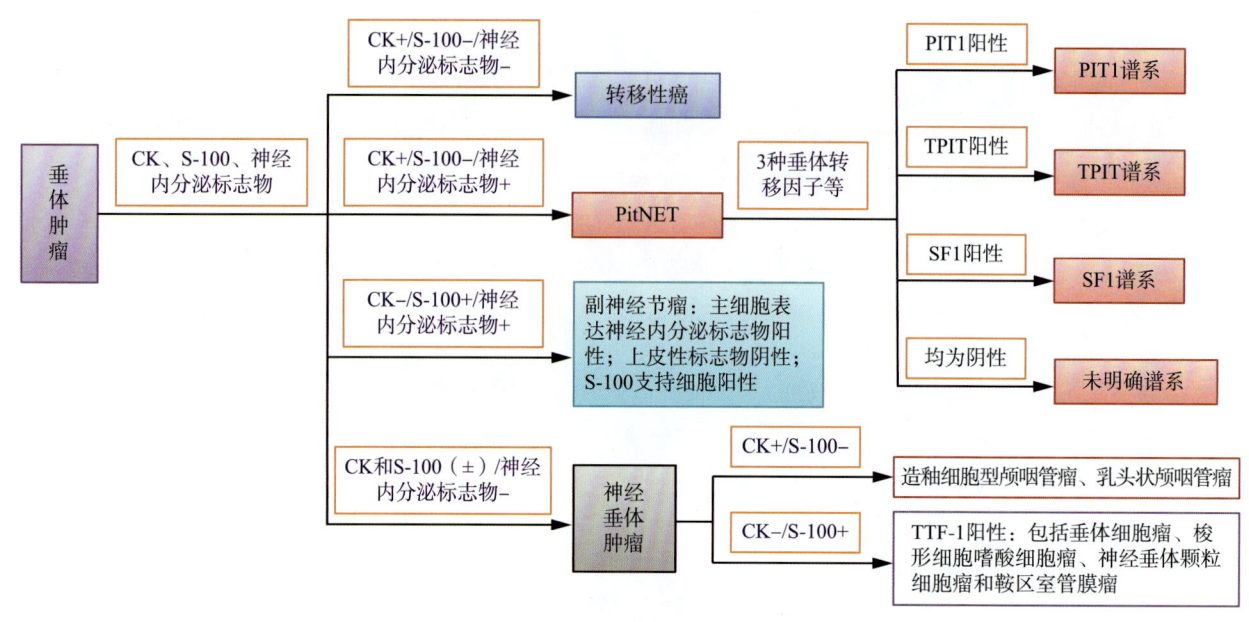

图14-2　垂体肿瘤的免疫组化辅助诊断思路

（3）PitNET属于神经内分泌肿瘤，该类肿瘤的诊断性免疫表型标志物有CgA和Syn，CD56也对神经内分泌肿瘤的诊断有帮助。应特别注意的是，垂体腺瘤不是鞍区唯一的神经内分泌肿瘤。发生在鞍区、表达神经内分泌标志物的肿瘤还包括原发性副神经节瘤和继发性（转移性）神经内分泌肿瘤。同样，鞍区神经内分泌肿瘤表达非腺垂体转录因子（如CDX2、PDX-1、ISL-1和TTF-1），可以提醒临床病理工作者警惕转移性肿瘤的可能性。

（4）与神经垂体（后叶）肿瘤的鉴别：TTF-1仅在垂体细胞瘤、梭形细胞嗜酸细胞瘤、颗粒细胞瘤及垂体后叶组织中为阳性，提示这些肿瘤可能为垂体后叶来源，可以通过TTF-1将垂体后叶来源的病变与其他鞍区病变进行鉴别，在鞍区病变鉴别诊断中有一定的价值。

三、垂体神经内分泌肿瘤的诊断与鉴别

1.抗体选择　转移因子（PIT1、TPIT、SF-1、ERα和GATA3）、激素（ACTH、GH、PRL、β-TSH、β-FSH、β-LH和α-SU）、CAM5.2、CK8/18和Ki-67等。必要时加预后预测指标。

2.注释

（1）PitNET分类：2022版WHO神经内分泌肿瘤分类提倡基于免疫组织化学的分层分类方式，首先根据垂体转录因子确定肿瘤谱系，包括PIT1、TPIT、SF-1、内皮转录因子2/3（GATA2/3）和雌激素受体α（ERα）；然后根据激素表达来区分肿瘤的类型，包括GH、PRL、促甲状腺激素β亚单位（β-TSH）、ACTH、卵泡刺激素β亚单位（β-FSH）、黄体生成素β亚单位（β-LH）、糖蛋白激素α亚单位（α-SU），进一步利用低分子量角蛋白区分肿瘤亚型，包括CAM5.2、CK8/18等；最后利用Ki-67、生长抑素受体、多巴胺受体、O^6-甲基鸟嘌呤-DNA-甲基转移酶（MGMT）等预后预测指标结合肿瘤临床信息进一步确定肿瘤的分子特征。同时，肿瘤细胞超微结构分析有助于对组织病理检测结果不明确的复杂垂体肿瘤进行分类，新版分类还强调了与预后相关的细胞谱系和相关临床因素的作用。所有的PitNET必须根据谱系、细胞类型、所产生的激素及其他辅助特征进行分类（表14-4）。

表14-4 垂体神经内分泌肿瘤（PitNET）分类及转录因子、激素表达情况

肿瘤类型	转录因子	激素表达	角蛋白（CAM5.2或CK18）	亚型
PIT1（垂体特异转录因子1）谱系肿瘤				
生长激素肿瘤	PIT1	GH，α-subunit	核周阳性	密颗粒型生长激素细胞肿瘤
		GH	纤维小体阳性	疏颗粒型生长激素细胞肿瘤
催乳素细胞肿瘤	PIT1，ERα	PRL（核旁阳性）	弱阳性或阴性	疏颗粒型催乳素细胞肿瘤
		PRL（弥漫胞质阳性）	弱阳性或阴性	密颗粒型催乳素细胞肿瘤
催乳素-生长激素细胞肿瘤	PIT1，ERα	GH（主要成分），PRL，α-subunit	核周阳性	
促甲状腺激素细胞肿瘤	PIT1，GATA3	α-subunit，β-TSH	弱阳性或阴性	
成熟型PIT1谱系肿瘤	PIT1，ERα，GATA3	GH（显著阳性），PRL，α-subunit，β-TSH	核周阳性	
嗜酸细胞干细胞肿瘤	PIT1，ERα	PRL（大部分阳性），GH（不同程度阳性）	散在的纤维小体	
未成熟PIT1谱系肿瘤	PIT1，ERα、GATA3	GH，PRL，α-subunit，β-TSH	局灶/不同程度	
TPIT（T-box转录因子19）谱系肿瘤				
促肾上腺皮质激素细胞肿瘤	TPIT	ACTH（促肾上腺皮质激素）	强阳性	密颗粒型促肾上腺皮质激素细胞腺瘤
			不同程度阳性	疏颗粒型促肾上腺皮质激素细胞腺瘤
			核周"戒指样"强阳性	Crooke细胞肿瘤
SF-1（类固醇生成因子1）谱系肿瘤				
促性腺激素细胞肿瘤	SF1，ERα，GATA3	α-subunit，β-FSH，β-LH		
未确定细胞谱系肿瘤				
未定类多激素细胞肿瘤	多种组合	多种组合	不同程度	
零细胞肿瘤	无表达	无表达	不同程度阳性	

（2）转移性PitNET：新版WHO神经内分泌肿瘤分类采用"转移性PitNET"取代旧版分类的"垂体腺癌"的命名，因为很多转移性PitNET与恶性肿瘤相比分化良好、细胞异型性不明显。命名为转移性PitNET可以避免与神经内分泌癌相混淆，后者往往是高度恶性的肿瘤。

（3）垂体母细胞瘤：主要发生于24个月以下的婴儿，显微镜下可见类似于未成熟Rathke上皮的菊形团样结构的腺上皮、类似胚状体的小而原始的细胞和类似于腺垂体细胞的大嗜碱性分泌性上皮细胞3种成分。肿瘤细胞表达神经内分泌标志物，大多数病例表达促肾上腺皮质激素，少数病例部分细胞表达生长激素，由*DICER1*基因的杂合突变引起。

（4）病变特点：大多数PitNET是典型腺瘤，具有温和的组织学特征，瘤细胞形态较一致，核分裂象少见，排列呈片状、条索状、假腺样或乳头状。间质纤细，血管丰富Ki-67增殖指数较低（一般<3%）。

（5）免疫表型：除表达CK、CK-L、神经内分泌标志物（如CD56、CgA、Syn、INSM1）等之外，还可表达垂体激素（GH、PRL、ACTH、TSH、LH、FSH和α亚单位）、ERα、GATA3或垂体转移因子（PIT1、SF-1、TPIT）。零细胞腺瘤垂体转录因子和腺垂体激素均为阴性（图14-3～图14-22）。

（6）垂体腺瘤的分子遗传学特征：垂体腺瘤主要以散发的形式存在，只有少数腺瘤与遗传和家族性综合征有关。散发性腺瘤最常见的基因改变是鸟嘌呤核苷酸结合蛋白活化α亚单位（GNAS）基因的体细

胞突变，其次是USP8基因突变。研究发现，染色体14q的增加可能参与垂体腺瘤的进展和恶性转化。人体抑癌基因p53在几乎所有垂体癌和15%侵袭性垂体腺瘤患者中发生突变。与垂体腺瘤相关的遗传综合征包括多发性内分泌腺瘤综合征1型（MEN1）和多发性内分泌腺瘤综合征4型（MEN4）、Carney综合征、McCune-Albright综合征、遗传性嗜铬细胞瘤和副神经节瘤综合征［与琥珀酸脱氢酶（SDH）基因相关］等。

（7）鉴别诊断

1）与鞍区表达神经内分泌标志物的肿瘤鉴别：应特别注意的是，垂体腺瘤不是鞍区唯一的神经内分泌肿瘤。发生在鞍区、表达神经内分泌标志物的肿瘤还包括原发性副神经节瘤和继发性（转移性）神经内分泌肿瘤。同样，鞍区神经内分泌肿瘤表达非腺垂体转录因子（如CDX2、PDX-1、ISL-1和TTF-1），可以提醒临床病理工作者警惕转移性肿瘤的可能性。

2）垂体腺瘤与副神经节瘤的鉴别：40%～50%的副神经节瘤（无论其解剖位置如何）与遗传易感性相关，通常也可表达神经内分泌标志物，但角蛋白通常阴性，缺乏垂体转录因子的表达，酪氨酸羟化酶（tyrosine hydroxylase，TH）免疫组化阳性可以诊断副神经节瘤。

2017版WHO垂体肿瘤分类还主张使用SDHB免疫组化染色来诊断副神经节瘤，因为任何SDH基因（SDHA、SDHB、SDHC、SDHD和SDHAF2）突变均可能引起细胞质不表达SDHB，从而导致家族性神经节瘤综合征。

3）垂体非神经内分泌肿瘤：从神经内分泌标志物表达角度来看，包括鞍区在内的神经细胞肿瘤可以表达一定量的Syn，较少表达CgA。然而，这些肿瘤也表达一些非神经内分泌生物学标志物。

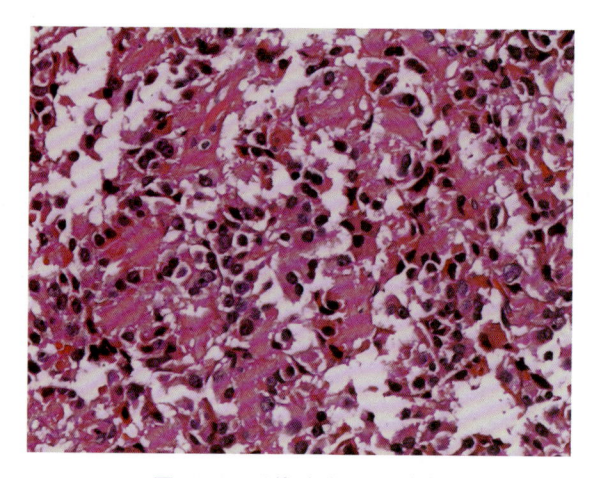

图14-3 垂体腺瘤，HE染色

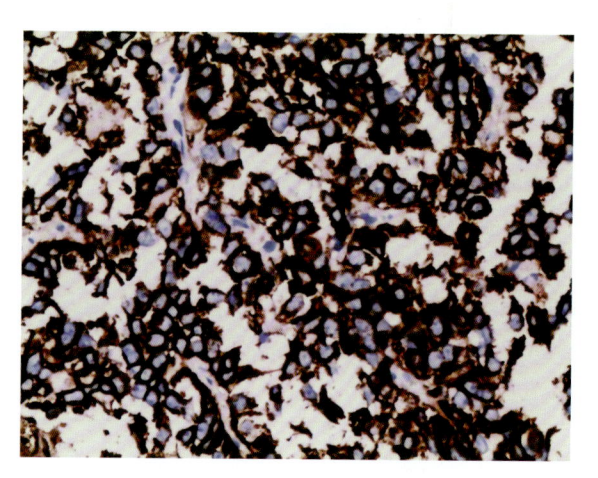

图14-4 垂体腺瘤，CgA，细胞质阳性

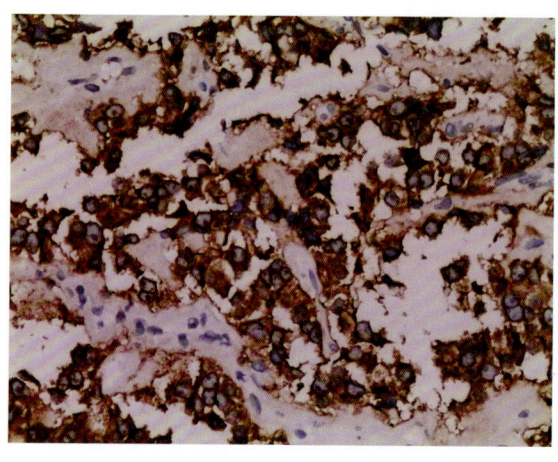

图14-5 垂体腺瘤，Syn，细胞质阳性

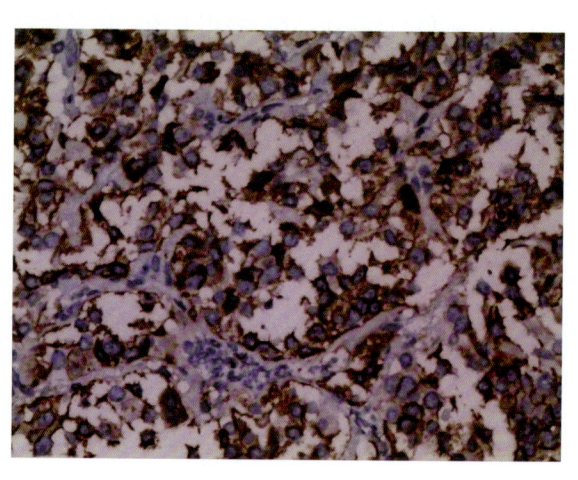

图14-6 垂体腺瘤，GH，细胞质阳性

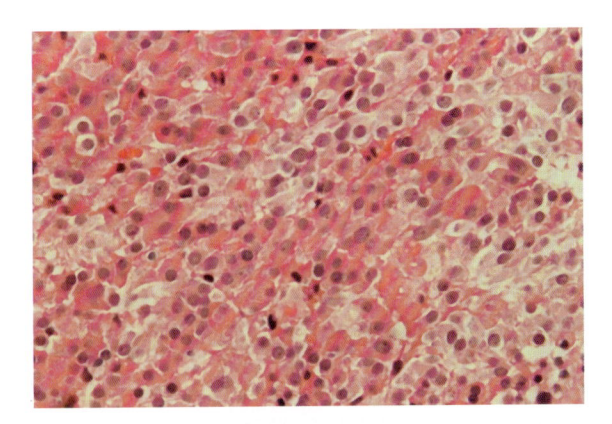

图14-7　PIT1阳性的多激素细胞腺瘤，HE染色

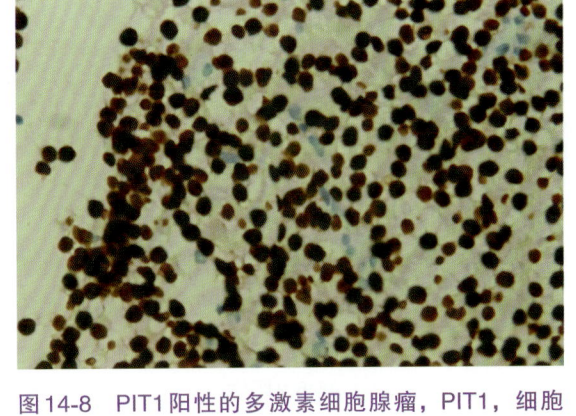

图14-8　PIT1阳性的多激素细胞腺瘤，PIT1，细胞核阳性

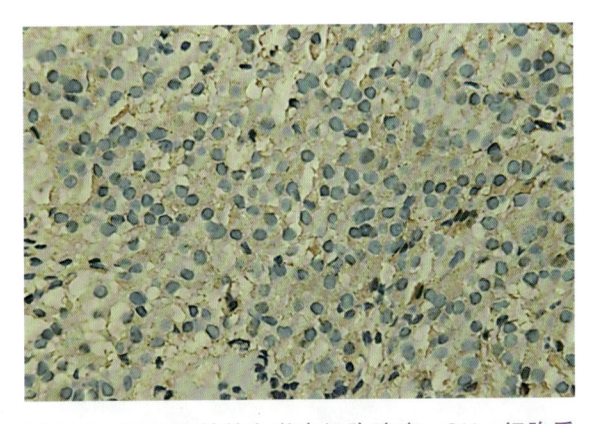

图14-9　PIT1阳性的多激素细胞腺瘤，GH，细胞质阳性

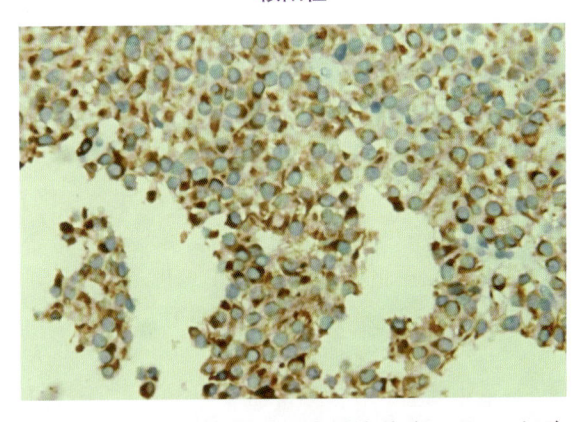

图14-10　PIT1阳性的多激素细胞腺瘤，PRL，细胞质阳性

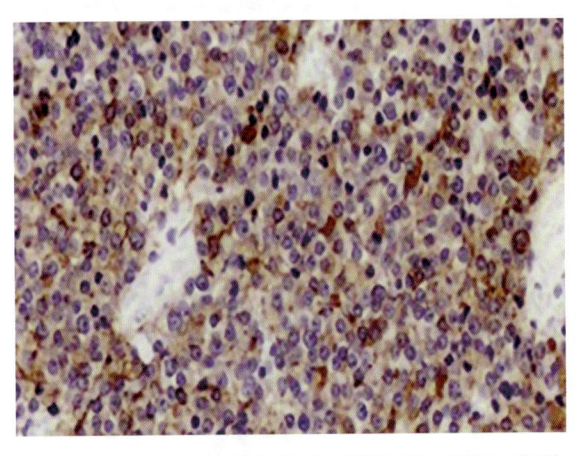

图14-11　PIT1阳性的多激素细胞腺瘤，TSH，细胞质阳性

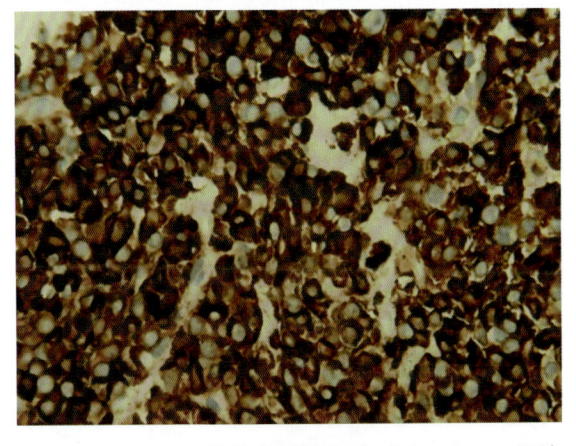

图14-12　PIT1阳性的多激素细胞腺瘤，Syn，细胞质阳性

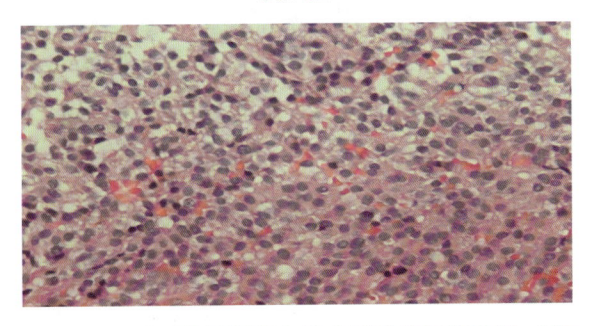

图14-13　疏颗粒型促肾上腺皮质激素细胞腺瘤，HE染色

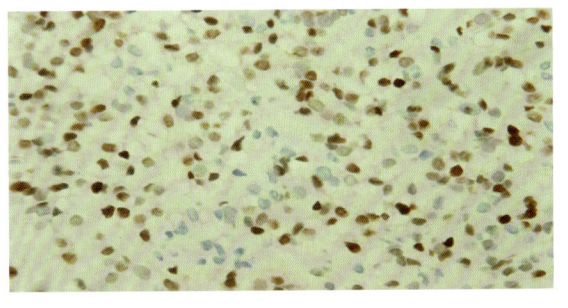

图14-14　疏颗粒型促肾上腺皮质激素细胞腺瘤，TPIT核阳性

848　实用免疫组化病理诊断

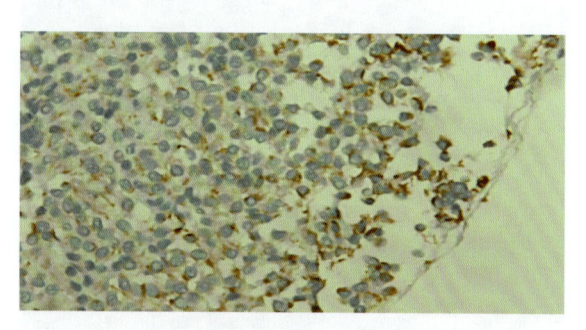

图14-15　疏颗粒型促肾上腺皮质激素细胞腺瘤，CAM5.2阳性

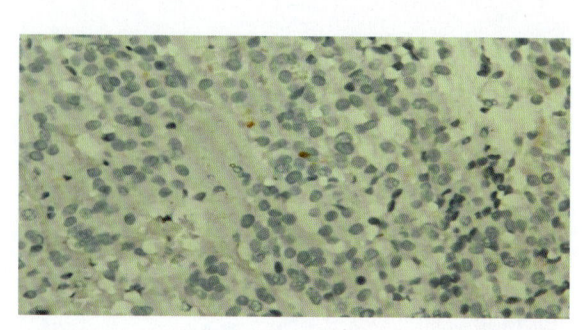

图14-16　疏颗粒型促肾上腺皮质激素细胞腺瘤，ACTH个别阳性

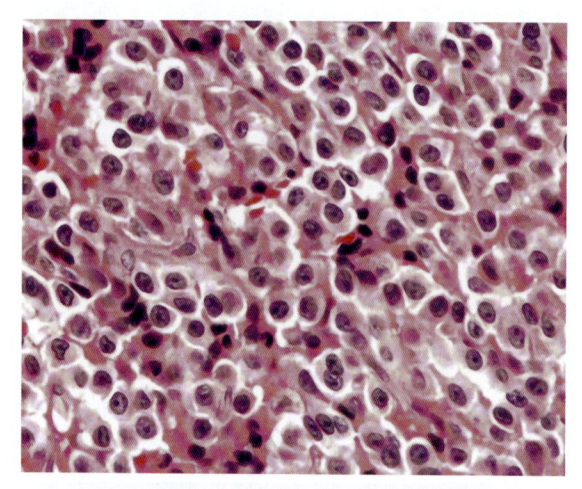

图14-17　疏颗粒型生长激素细胞腺瘤，HE染色，可见纤维小体

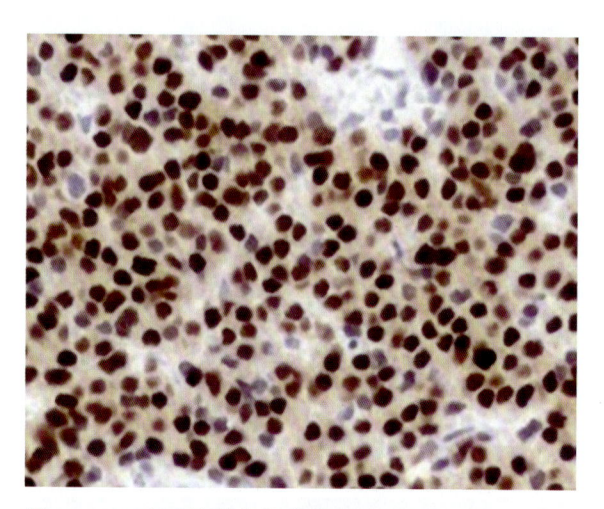

图14-18　疏颗粒型生长激素细胞腺瘤，PIT1，细胞核阳性

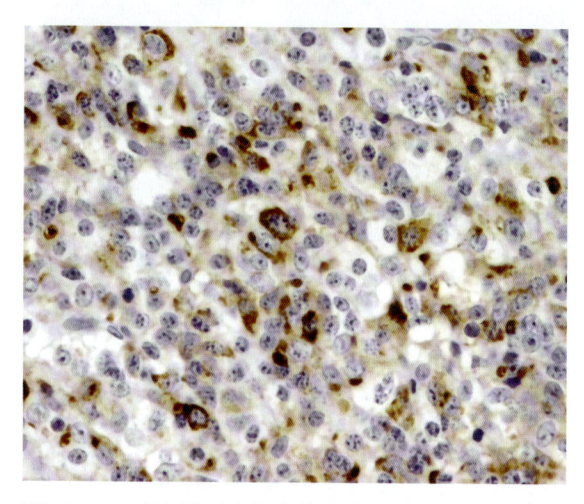

图14-19　疏颗粒型生长激素细胞腺瘤，GH，细胞质弱阳性

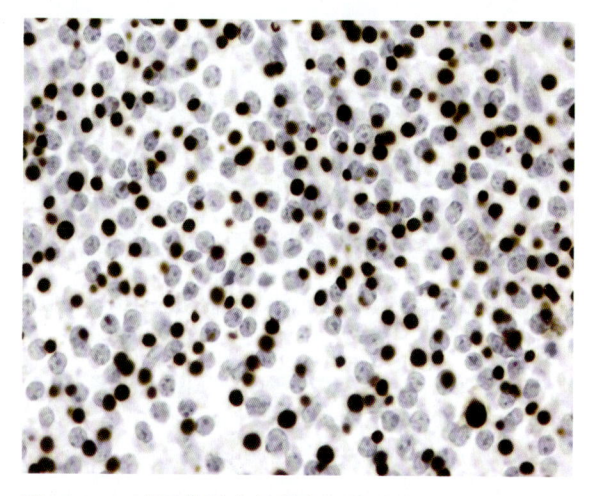

图14-20　疏颗粒型生长激素细胞腺瘤，CAM5.2，纤维小体阳性

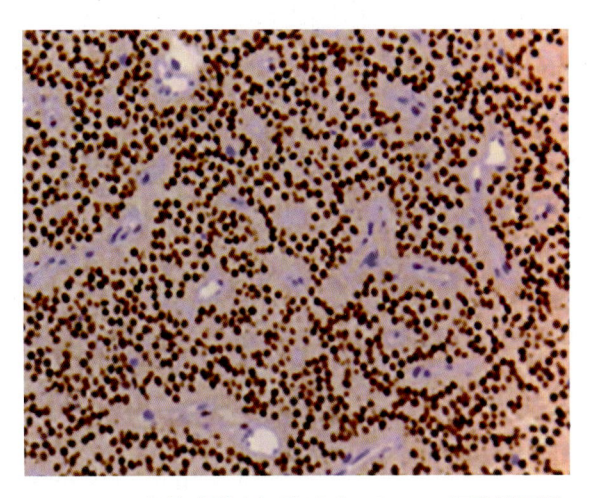

图 14-21　促性腺激素细胞腺瘤，HE 染色　　　　图 14-22　促性腺激素细胞腺瘤，SF-1，细胞核阳性

第四节　甲状腺肿瘤

一、甲状腺肿瘤免疫组化标志物

确定甲状腺来源的标志物有甲状腺球蛋白（TG）和甲状腺转录因子1（TTF-1），PAX8也有帮助；标记甲状腺滤泡旁细胞（C细胞）及其肿瘤的标志物为降钙素（Calcitonin，CT）；甲状旁腺素（PTH）用于标记甲状旁腺及其肿瘤；常用于提示起源的免疫组化标志物包括CK、TG、TTF-1、TTF-2、PAX-8、Syn、CgA、Calcitonin和CEA等。对鉴别甲状腺良恶性病变有帮助的标志物有CK19、CD56、HBME-1（MC）、Galectin3、HMGA2、DDIT3和TPO、E-Cad、p27、CyclinD1、p53、BRAF V600E、Ki-67指数等（表14-5）。

表 14-5　常用的甲状腺肿瘤免疫组化标志物

标志物	阳性定位	注释
TG	细胞质	TG是由甲状腺滤泡细胞合成的一种糖蛋白，具有较高的组织特异性，主要用于各种类型的甲状腺癌和转移性腺癌的诊断与鉴别诊断，在其他甲状腺肿瘤中的表达与分化程度有关
TTF-1	细胞核	全身诸多组织如甲状腺、肺、垂体后叶、下丘脑等可表达TTF-1。大多数肺神经内分泌癌、原发性和转移性腺癌、少部分肺大细胞未分化癌TTF-1阳性；甲状腺滤泡上皮及其良、恶性肿瘤阳性，TTF-1、NapsinA不能用于鉴别肺腺癌和上述甲状腺癌。与转移性肺腺癌鉴别：需要结合TG和PAX8，此外，TTF-1也不能用于鉴别分化差的甲状腺乳头状腺癌与髓样癌
CT	细胞质	降钙素（CT）主要由甲状腺的滤泡旁细胞（C细胞）分泌，其他组织如肺和肠道中也有表达。主要用于甲状腺C细胞增生、甲状腺髓样癌、甲状腺滤泡旁滤泡癌及部分神经内分泌肿瘤的诊断和研究。而滤泡上皮来源的肿瘤则不表达CT
PTH	细胞质/细胞膜	甲状旁腺素（PTH）由甲状旁腺主细胞分泌，主要功能是影响钙与磷的代谢，维持血钙的稳定。抗体PTH在甲状旁腺表达的特异性可用于鉴别甲状腺和甲状旁腺来源的肿瘤，也可用于难以鉴别是否与甲状旁腺有关的转移性肿瘤
PAX8	细胞核	PAX8是核转录调节因子的配对盒家族成员之一，是一种核蛋白。其在甲状腺的滤泡细胞、肾和米勒管的器官发生过程中表达。与TTF-1一样，几乎100%的甲状腺乳头状腺癌、>90%的滤泡性癌及>2/3分化差的甲状腺癌均表达PAX8。因此，PAX8对诊断甲状腺未分化癌非常有价值。PAX8在甲状腺、副中肾管、肾、卵巢、宫颈、子宫内膜、输卵管等组织中存在表达

续表

标志物	阳性定位	注释
CK19	细胞质	研究发现，CK19有助于PTC与甲状腺良性乳头增生的鉴别。PTC可以强烈而弥漫地表达CK19，而正常的甲状腺组织、滤泡性腺瘤、结节性甲状腺肿和乳头状增生仅部分表达或灶性表达CK19，且多为弱阳性。由于CK19在甲状腺良性病变中也会出现灶性弱阳性表达，因此CK19弱阳性表达不具特异性，而CK19弥漫强阳性有助于PTC的诊断。CK19的主要价值在于它对于PTC的高特异度，CK19阴性则可以作为有效的证据用于排除PTC
Galectin3	细胞质	半乳凝素3（Galectin3）属于β-半乳糖苷酶结合凝集素家族，近年研究发现其与肿瘤的发生、恶化和恶性转移有关。其在良性结节中很少表达，在全部乳头状癌和大部分滤泡癌中表达，而在滤泡腺瘤中则很少表达，被认为是区分甲状腺良恶性肿瘤最有价值的分子标志物之一
HBME-1	细胞膜/细胞质	HBME-1（MC）是一种间皮标志物，在分化型甲状腺癌中高表达，在ATC和良性病变中为阴性或部分表达。HBME-1是鉴别良恶性病变敏感而准确的标志物，同时联合TPO检测有利于提高诊断甲状腺癌的准确性
TPO	细胞质	甲状腺过氧化物酶（TPO）表达与滤泡细胞的组织分化和功能相关。研究发现TPO在甲状腺癌中呈低表达，仅少数病例局部弱阳性表达，而在甲状腺良性病变中呈高表达，TPO阴性者诊断为乳头状癌是可靠的
CD56	细胞膜	在除乳头状癌以外的正常滤泡上皮及其良性和肿瘤性病变中呈弥漫性表达，而在乳头状癌中表达下调，具有较高的敏感度和特异度
E-Cad	细胞膜	在甲状腺癌中，E-Cad mRNA水平和蛋白表达水平与癌的分化程度呈正相关，表达强度与临床分期呈负相关，是预测肿瘤进展及患者预后的重要指标之一，且在复发和有远处转移的甲状腺癌中，E-Cad的表达亦降低或缺失
HMGA2	细胞核	高迁移率族蛋白A2（HMGA2）在甲状腺滤泡癌（FTC）中高表达，在甲状腺滤泡性腺瘤和正常甲状腺组织中低表达或不表达。HMGA2的表达是鉴别甲状腺滤泡性肿瘤良恶性的一个很有价值的标志物
DDIT3	细胞质	DNA损伤诱导转录因子3（DDIT3）在正常生理情况下几乎不表达，但在DNA损伤等情况下DDIT3蛋白表达水平均迅速增加。DDIT3在FTC中的阳性表达率（93.2%）显著高于在甲状腺滤泡腺瘤（FTA）中的阳性表达率（20.8%）。检测DDIT3有助于FTC的诊断，DDIT3是鉴别甲状腺滤泡性肿瘤良恶性的一个有价值的分子标志物
PPFP	细胞核	PAX8-PPARγ融合基因导致融合蛋白PPFP的产生，约存在于53%的FTC和8%的FTA中。在乳头状癌、甲状腺未分化癌和多结节性甲状腺肿中未发现这种癌基因
CD44v6	细胞膜	CD44v6已被证实在许多人类实体肿瘤中表达且与肿瘤的浸润和转移关系密切。研究发现，约75%的FTC表达CD44v6，低分化滤泡癌表达高于高分化滤泡癌，CD44v6的表达与甲状腺滤泡癌分化程度、浸润和转移关系密切
MMP	细胞质	基质金属蛋白酶（MMP）是一组锌离子依赖性蛋白水解酶家族。研究发现MMP-2和MMP27在广泛浸润性滤泡状癌和微小浸润性滤泡状癌中的表达明显高于滤泡状腺瘤和腺瘤性甲状腺肿
BRAF V600E	细胞质	*BRAF*基因最先在尤因肉瘤中发现，在黑色素瘤、甲状腺乳头状癌、多形性黄色星形细胞瘤、朗格汉斯细胞组织细胞增多症、胶质瘤和结直肠癌等多种肿瘤细胞中表达。BRAF阳性主要见于经典型甲状腺乳头状癌，可用于排除乳头状结构可疑、其他甲状腺乳头状癌相关特征（如假包涵体）可疑情况下的NIFTP。BRAF蛋白免疫组化检测的敏感度和特异度堪比直接测序、PCR检测

二、甲状腺肿瘤分子相关标志物

甲状腺癌的遗传学改变包括丝裂原活化蛋白激酶（MAPK）通路及磷酸肌醇3-激酶（PI3K）/AKT信号通路。在这些非重叠的遗传学改变中，在70%的甲状腺乳头状癌（PTC）中发现了*BRAF*、*RAS*、*RET/PTC*癌基因；在70%的甲状腺滤泡癌（FTC）中发现了*RAS*及*PAX8/PPARc*癌基因；低度分化及未分化癌中可见*p53*及*CTNNB1*癌基因。

无论是家族性还是分散性的甲状腺髓样癌（MTC），在*RET*基因或者*RAS*基因上常发生点突变。这些突变基因的标志物、基因表达的改变及微RNA谱已经在甲状腺结节的诊断中探讨了其作用，其中一些已在临床上得到应用。

常见基因在甲状腺癌中的突变情况：在甲状腺乳头状癌中发生频率较高的分子改变主要有BRAF基因突变、RET/PTC基因重排及RAS基因突变，PAX8/PPARγ重排及PTEN/PI3K/Akt/mTOR信号通路上的分子改变；甲状腺滤泡癌涉及的分子改变有MAPK信号通路、PAX8/PPARγ核受体及PI3KCA通路。低度分化及未分化癌中可见p53及CTNNB1癌基因（表14-6）。

表14-6 甲状腺肿瘤分子诊断相关标志物

标志物	临床意义
BRAF	BRAF基因作为RAF-MEK-ERK信号转导通路中的重要成员，在肿瘤细胞增殖、分化和凋亡等方面发挥重要作用。该基因的突变表达增高与PTC侵袭性、复发、淋巴结转移、远处转移及病死率增高密切相关。BRAF突变在PTC中的发生率较高，为40%～70%，在良性结节中几乎不存在。因此认为BRAF突变对甲状腺癌是特异度较高的诊断标志之一，BRAF突变阳性几乎就可以确诊为PTC。在典型的乳头状及高细胞甲状腺癌、1/3的髓样癌和未分化癌中都证实有BRAF基因突变
RAS	RAS在分化型甲状腺癌（DTC）中的突变率仅次于BRAF，在FTC中为40%～50%，在PTC中为10%～20%，在滤泡亚型乳头状甲状腺癌（FVPTC）中突变率最高，在伴乳头状细胞核特征的非侵袭性滤泡型甲状腺肿瘤（NIFTP）中突变率为20%～40%，值得注意的是，RAS突变在甲状腺良性结节中也有发现，因此RAS用于甲状腺结节确定性诊断存在局限性
RET/PTC	RET基因定位于10号染色体，属于编码跨膜的酪氨酸蛋白酶受体，是目前发现的相对特异的甲状腺癌基因之一。RET在滤泡旁C细胞中高度表达，RET基因重排与甲状腺乳头状癌的发生发展密切相关。RET/PTC1和RET/PTC3是最常见的基因重排，RET/PTC重排是PTC中较为常见的基因改变（仅次于BRAF），占10%～40%
PAX8/PPARγ	PAX8/PPARγ基因重组发生与第2、3条染色体易位t（2；3）（q13；p25）导致PAX8基因与PPARγ基因融合，可引起PPARγ蛋白过表达。PAX8/PPARγ重排主要在滤泡型癌中检测到，包括30%～58%的FTC和38%的滤泡亚型乳头状甲状腺癌（FVPTC），而在经典型乳头状癌和高细胞亚型乳头状癌中很少
PI3KCA	PI3KCA基因编码PI3K的P110α催化亚单位，其突变热点位于第9、20号外显子。在甲状腺乳头状癌中，PI3KCA的点突变非常少见，为1.0%～1.9%，但该基因的拷贝数增多则较常见，为14.0%～53.1%
TERT	端粒酶逆转录酶（TERT）启动子突变被认为是促进肿瘤发生和将滤泡腺瘤转化为FTC所必需的。在17%的FTC中检测到TERT启动子突变，该频率高于PTC中的TERT启动子突变（9%）。研究表明，TERT基因突变在间变性甲状腺癌中最为常见，而在正常甲状腺组织中尚未发现存在该基因突变，因此TERT基因突变对甲状腺癌的诊断具有重要的意义
CTNNB1	CTNNB1的激活性突变可激活Wnt信号通路、干/祖细胞扩增、细胞存活。CTNNB1突变可导致β-catenin表达下降或者异常表达，CTNNB1的突变率与分化程度有关，在低分化和未分化甲状腺癌中分别为10%～25%和60%～65%
p53	在各种侵袭性较强的FVPTC中常见，如PTC柱状细胞-高细胞亚型等。在低分化甲状腺癌和未分化甲状腺癌中，突变更加频繁，而在正常甲状腺组织，以及甲状腺滤泡腺瘤、慢性甲状腺炎等良性病变中未检出突变型p53。因此，目前认为p53基因与甲状腺癌去分化有关，提示预后不良
IDH1	异柠檬酸脱氢酶（IDH1）基因编码三羧酸循环的关键酶。在甲状腺乳头状癌中，IDH1突变与组织学亚型相关，经典型乳头状癌突变率约10%，滤泡型乳头状癌突变率约20%
miRNA	目前有多种miRNA已被证实在PTC中表达上调。miRNA在甲状腺癌的诊断和治疗中可发挥重要作用

三、常见甲状腺肿瘤的免疫组化表型

根据上皮起源细胞的不同，甲状腺癌可分为源自滤泡上皮细胞的分化型甲状腺癌（DTC）、低风险甲状腺滤泡性肿瘤、高级别甲状腺滤泡细胞起源的癌和甲状腺未分化癌，以及起源于滤泡旁细胞的甲状腺髓样癌（MTC），其中DTC最常见。DTC又可以分为甲状腺乳头状癌（PTC）和甲状腺滤泡癌（FTC）。常见甲状腺肿瘤的病理类型及免疫组化表型见表14-7。

表14-7 常见甲状腺肿瘤的病理类型及免疫组化表型

组织亚型	病变特点	免疫表型	分子改变或注释
甲状腺滤泡腺瘤（FTA）	滤泡状结构，缺乏PTC核特点，无包膜或血管浸润	CD56、TPO阳性，而CK19、Galectin3、MC阴性	可出现较低频率的RAS突变和PAX8/PPARγ突变，无BRAF突变
甲状腺嗜酸细胞肿瘤	呈滤泡状、小梁状和实性片状排列，细胞质丰富，嗜酸性颗粒状	表达TG、TTF-1，腺瘤（癌）的免疫组化与FTA/FTC相似	存在线粒体基因组或相关的GRIM19基因改变，且具有拷贝数的改变
NIFTP	具有PTC核特征，无包膜或血管侵犯的滤泡性肿瘤	表达TG和TTF-1，免疫表达谱介于良恶性肿瘤之间。表现为CK19和Galectin3表达上调，而CD56和TPO表达下调	常见RAS突变、PPARG和THADA基因融合，偶见BRAF V601E突变
FT-UMP	缺乏PTC核特征，包膜或血管侵犯不确定的滤泡性肿瘤		RAS和TERT基因突变，PAX8/PPARγ融合
WDT-UMP	具有可疑或确定的PTC核特征，包膜和血管侵犯不确定	多数表达Galectin3阳性，而CK19、MC弱阳性	存在RAS突变，缺乏BRAF V600E突变或其他高风险突变（TERT、TP53）
甲状腺乳头状癌（PTC），经典型	具有复杂乳头状结构，具有PTC细胞核的特征性，浸润性生长，可伴砂砾体和纤维化	TG、TTF-1、CK19、Galectin3、MC阳性，而CD56、TPO阴性。Syn和CgA阴性	BRAF V600E基因突变最常见（72.4%），RAS家族基因突变和TERT启动子突变罕见
透明变梁状肿瘤（HTT）	具有PTC核改变、实性梁状和巢状结构，伴独特透明样物质	多数CK19和Galectin3阳性，而CK19、MC弱阳性	MIB1呈现特殊的细胞膜着色；存在GLIS基因重排，无BRAF和RAS突变
甲状腺滤泡癌（FTC）	滤泡状结构，缺乏PTC核特点，包膜和（或）血管浸润和（或）转移	CK19弥漫阳性，而甲状腺肿、滤泡性腺瘤、滤泡癌均阴性或弱阳性	常见的基因突变有RAS、DICER1、PAX8/PPARG基因重组等
低分化甲状腺癌（PDTC）	呈实性、梁状、岛屿状生长，缺乏PTC细胞核特点，扭曲核、肿瘤性坏死	表达TTF-1、PAX8、CK、CK7和TG。TG多为局灶、点状弱阳性。核分裂象≥3个/10HFP	无PTC核特征，PDTC多见RAS突变。PDTC和DHGTC的鉴别多靠组织学检查。PDTC缺乏PTC核特征
高级别分化型甲状腺癌（DHGTC）	呈乳头状、滤泡状、实性生长，且有PTC核特征，特征性表现为坏死和（或）显著核分裂活性	与PDTC相似，表达TTF-1、PAX8、CK、CK7和TG。PTH、CT、CgA、CEA、Syn等呈阴性。Ki-67≥5个/10HPF	绝大多数PTC细胞核特征的DHGTC存在BRAF V600E基因突变。注意与伴显著核分裂及坏死的侵袭性髓样癌鉴别
甲状腺未分化（间变性）癌	呈肉瘤样、巨细胞和上皮样结构。异型性明显，伴坏死	可表达PAX8、TTF-1、TG、CK、EMA和p53；不表达PTH、CT	最常见BRAF和RAS基因突变，其次是PIK3CA的突变
甲状腺髓样癌（MTC）	瘤细胞呈巢状、梁状、片状、实性分布，细胞内见分泌性颗粒，间质可见淀粉样物质沉积	特异性表达Calcitonin、CEA和神经内分泌标志物。TG、PTH阴性。淀粉样物质刚果红染色阳性	主要是RET基因变异和RAS基因变异。MTC是一种起源于甲状腺滤泡旁细胞（C细胞）的神经内分泌肿瘤
甲状旁腺腺癌	由主细胞、嗜酸性细胞、水样透明细胞组成，呈实性片状、条索状、滤泡微囊状，有纤细血管网	特异性表达PTH；表达神经内分泌标志物，如NSE、Syn、CgA等，CK8/18、CK19阳性	70%的病例存在染色体1q21.31上的HRPT2（CDC73）基因突变，导致Parafibromin蛋白表达减少或缺失

注：NIFTP，伴乳头状核特征的非浸润性滤泡性甲状腺肿瘤；FT-UMP，恶性潜能未定的滤泡性肿瘤；WDT-UMP，恶性潜能未定的高分化肿瘤。

四、甲状腺肿瘤的分类及病理诊断思路

1.抗体选择　TG、TTF-1、PAX8、CK19、Galectin3、CD56、TPO、CgA、Syn、Calcitonin（CT）、PTH、Ki-67。必要时加分子检测。

2.甲状腺肿瘤的分类　甲状腺肿瘤根据其细胞起源可分为上皮源性和非上皮源性，前者主要包括甲状腺滤泡上皮细胞起源的肿瘤和C细胞起源的肿瘤，而后者包括淋巴瘤和间叶源性肿瘤等。甲状腺恶性淋巴瘤是最常见的甲状腺非上皮源性肿瘤，可独立发生于甲状腺，亦可为全身淋巴系统肿瘤的一部分。甲状腺肉瘤、继发性甲状腺恶性肿瘤等在临床中较少见。

根据肿瘤起源及分化差异，甲状腺癌又可分为甲状腺乳头状癌（PTC）、甲状腺滤泡癌（FTC）、甲

状腺髓样癌（MTC）及低风险甲状腺滤泡性肿瘤、高级别甲状腺滤泡细胞起源的癌和甲状腺未分化癌（ATC）、混合性髓样和滤泡细胞起源的癌、涎腺型甲状腺癌、组织来源不定的甲状腺癌和甲状腺母细胞瘤等。其中，PTC和FTC合称分化型甲状腺癌（DTC）。约95%的甲状腺肿瘤来源于甲状腺滤泡细胞，其余的多来源于C细胞（甲状腺滤泡旁细胞）。

推荐使用抗体组合：TG、TTF-1、PAX8、CK19、Galectin3、CD56、TPO、CgA、Syn、Calcitonin（CT）、PTH、Ki-67等（表14-8）。

（1）甲状腺滤泡上皮性肿瘤的标志物：甲状腺滤泡上皮性肿瘤在组织学分类上由滤泡性腺瘤、乳头状癌、滤泡状癌、嗜酸细胞肿瘤、低风险甲状腺滤泡性肿瘤、高级别甲状腺滤泡细胞起源的癌和甲状腺未分化癌（包括鳞状细胞癌）组成。免疫组化标志物主要有TG、TTF-1、PAX8。但要注意的是，在甲状腺未分化癌中，TG和TTF1部分为阴性或灶性弱阳性表达，在筛状-桑葚型甲状腺乳头状癌（CMV-PTC）中TG阴性表达。最近的研究表明约70%的经典型PTC表达VE1抗体（*BRAF* V600E突变），也可用于检测滤泡样生长的PTC。

（2）对鉴别良恶性甲状腺滤泡性肿瘤有意义的标志物：PTC和FTC患者组织中表达上调的分子标志物有CK19、Galectin3、HBME-1、COX2、VEGF、RET和p53，表达下调的分子标志物有CD56、TPO。

（3）甲状腺髓样癌：Calcitonin（CT）染色对诊断有重要作用，几乎100%阳性，除了表达TG、TTF-1以外，还表达神经内分泌标志物，如CD56、CgA、Syn等。

（4）与甲状旁腺肿瘤鉴别：甲状旁腺肿瘤特征性表达PTH，此外还表达CK19、神经内分泌标志物如NSE、Syn、CgA等。GATA3特异性要高于PTH，但GATA3也可表达于甲状旁腺外肿瘤，如肾癌、乳腺癌、副神经节瘤、淋巴瘤。

（5）甲状腺内胸腺残余及相关肿瘤：包括胸腺瘤、胸腺癌和伴胸腺样分化的梭形上皮肿瘤（SETTLE）。甲状腺内胸腺瘤一般表达CKpan、CK19、CK5/6、EMA、p63、CD5及CD117；胸腺瘤内的淋巴组织成分则一般表达CD3、TdT，而不表达B细胞标志物。SETTLE一般表达AE1/AE3、CAM5.2、EMA、CK7、Vimentin、CD117；甲状腺内的胸腺癌则表达CK、CK19、CD5、p63、CD117。

表14-8 甲状腺肿瘤和甲状旁腺肿瘤的鉴别诊断

肿瘤	TTF-1	TG	CgA	Syn	PTH	CT	其他标志物
甲状腺乳头状癌	+	+	-	-	-	-	*BRAF*、*RAS*、*RET/PTC*癌基因
甲状腺滤泡性肿瘤	+	+	-	-	-	-	*RAS*及*PAX8/PPARγ*癌基因
甲状腺髓样癌	+	-	+	+	-	+	神经内分泌标志物阳性，*RET*基因或者*RAS*基因
甲状旁腺肿瘤	-	-	+	+	+	-	特征性PTH阳性，GATA3特异性要高于PTH
未分化癌	-/+	-/+	-	-	-	-	表达CK、p53；*p53*及*CTNNB1*癌基因

3.具有类似组织学形态特点肿瘤的鉴别诊断

（1）乳头状病变：此组肿瘤中最常见的为甲状腺乳头状癌（PTC），其他还应与一些甲状腺良性乳头状或假乳头状增生、具有乳头状核特征的非浸润性甲状腺滤泡性肿瘤（NIFTP）、恶性潜能未定的分化好的肿瘤和转移性癌相鉴别。抗体选择：HBME-1（MC）、CK19、Galectin3、HMGA2、IMP3、CD56、TPO和BRAF V600E（VE1），必要时加分子检测（表14-9）。

鉴别真乳头和假乳头状结构非常重要，真乳头具有纤维血管轴心、表面被覆有明确乳头状核特征的肿瘤细胞；假乳头状结构则为流产型（原始）乳头状、无纤维血管轴心，或呈被称为Sanderson小结的增生性结构。免疫组化显示CK19和Galectin3阴性或局灶表达，阳性反应弱，而在乳头状癌中呈弥漫强阳性。大部分PTC存在真乳头状结构且均有*BRAF* V600E突变，免疫组化可通过抗体VE1证实。良恶性鉴别困难的病例可借助免疫组化，良性者一般不表达HBME-1、CK19、Galectin3、VE1。

表14-9 甲状腺乳头状病变的诊断与鉴别诊断

肿瘤类型	病变特点	免疫表型	分子改变或注释
甲状腺乳头状癌（PTC），经典型	具有复杂乳头状结构，具有PTC细胞核的特征性，可伴砂砾体和间质纤维化，浸润性生长，侵犯周围组织	TG、TTF-1、CK19、Galectin3、MC阳性，而CD56、TPO表达减弱或阴性。表达VE1抗体	*BRAF* V600E基因突变最常见（72.4%），*RAS*家族基因突变和*TERT*启动子突变率罕见
良性乳头状或假乳头状增生	一些甲状腺良性病变（包括甲状腺滤泡结节性病变、伴乳头状结构的滤泡腺瘤等）可呈乳头状或假乳头状增生	CD56、TPO阳性，而MC、CK19、Galectin3阴性或局灶表达，VE1抗体阴性	可出现*RAS*基因突变，但不存在*BRAF* V600和*TERT*启动子基因突变
滤泡亚型乳头状癌	完全或几乎由滤泡构成，但具有乳头状细胞癌特征性核改变	CK19、Galectin3、MC强阳性表达，而CD56、TPO表达减弱和阴性	存在*BRAF* V600E和*K601E*突变；*RET*易位、*NTRK*和*ALK*融合
NIFTP	具有PTC核特征，无包膜或血管侵犯的滤泡性肿瘤	表现为CK19和Galectin3表达上调，而CD56和TPO表达下调	常见*RAS*突变、*PPARG*和*THADA*基因融合，偶见*BRAF* V601E突变
转移性腺癌	临床病史，可找到原发灶	TG、PAX8阴性，肺TTF-1阳性	特异性器官标志物阳性

注，NIFTP，具有乳头状核特征的非浸润性甲状腺滤泡性肿瘤。

（2）滤泡性病变：甲状腺滤泡性病变包括甲状腺滤泡结节性病变、滤泡性腺瘤、伴乳头状结构的滤泡腺瘤、低风险的恶性潜能未定的滤泡性肿瘤、滤泡亚型PTC、滤泡癌等。显著浸润的病变容易识别，但滤泡亚型PTC与滤泡癌、腺瘤样结节、腺瘤的鉴别均有一定的主观性。免疫组化有助于鉴别诊断，推荐抗体组合：HBME-1、CK19、Galectin3、HMGA2、IMP3、CD56、TPO。必要时加分子检测（表14-10）。

免疫组化对鉴别良、恶性滤泡性肿瘤有意义。一般HBME-1、CK19、Galectin3、HMGA2、IMP3在结节性甲状腺肿、滤泡性腺瘤中大多为弱阳性或阴性，而在滤泡癌中为阳性。分子生物学对于甲状腺肿瘤良恶性的鉴别诊断价值是有限的。最近的研究表明约70%的经典型PTC表达VE1抗体（*BRAF* V600E突变），也可用于滤泡样生长的PTC。

表14-10 甲状腺滤泡性病变的诊断与鉴别诊断

肿瘤类型	病变特点	免疫表型或注释
甲状腺滤泡癌（FTC）	诊断主要依据两点，一是肿瘤细胞核缺乏PTC细胞核特点，二是包膜和（或）血管的浸润和（或）转移	高表达HBME-1、CK19、Galectin3等，CD56、TPO阴性。存在*RAS*及*PAX8/PPARc*基因突变
滤泡性腺瘤（FTA）	由厚薄不等的纤维包膜包裹，没有包膜和血管侵犯；呈小梁状（实性）、滤泡状排列	CD56、TPO阳性，但低表达HBME-1、CK19、Galectin3等。少部分*RAS*突变
恶性潜能未定的滤泡性肿瘤（FT-UMP）	指缺乏PTC细胞核特点的UMP。为包裹性或边界清楚的肿瘤，由高分化滤泡细胞构成，无PTC核特征，存在可疑包膜或血管浸润	若经连续深切或将包膜全部取材，确定无包膜浸润即为甲状腺滤泡性腺瘤，有明确包膜浸润即为甲状腺滤泡癌（FTC）
滤泡亚型PTC	滤泡结构>50%，无乳头状结构，且具有PTC的典型核特征，侵袭性生长（包膜、血管浸润、转移等）	约70%表达VE1抗体；高表达CK19、Galectin3、HBME-1；CD56、TPO低表达
弥漫硬化型PTC	弥漫性、单侧或双侧受累并有广泛淋巴管侵犯、致密硬化、大量砂砾体，伴慢性淋巴细胞性甲状腺炎	大部分有*RET/PTC*重排，*BRAF*和*RAS*突变少见。高频杂合性缺失，具有*ALK*重排
NIFTP	具有PTC细胞核特点的非浸润性滤泡生长模式的甲状腺滤泡性肿瘤，包膜完整、缺乏浸润	可表达HBME-1、CK19、Galectin3；常见*RAS*突变、*PPARG*和*THADH*基因融合
嗜酸细胞肿瘤	要求嗜酸细胞占75%以上。包膜和脉管浸润的判定标准与滤泡性肿瘤一致，可伴有滤泡腔内钙化	具有较高的线粒体DNA突变频率，*RAS*突变较低，而*PAX8/PPARG*重排较高

（3）实性病变：具有实性结构的甲状腺肿瘤有分化型甲状腺癌（即乳头状癌和甲状腺滤泡状癌）、低分化癌和未分化型甲状腺癌（间变性癌）等，还包括其他如甲状腺淋巴瘤、甲状腺转移癌、甲状腺鳞癌等恶性肿瘤。抗体组合推荐：甲状腺来源的标志物（如TG、TTF-1、PAX8）、神经内分泌标志物（如CgA、Syn、CD56等）、Calcitonin（CT）、PTH、Ki-67。必要时加刚果红染色、分子检测。免疫组化对鉴别诊断有帮助（表14-11）。

表14-11 甲状腺实性病变的诊断与鉴别诊断

肿瘤类型	病变特点	免疫表型或注释
实体和小梁变异型PTC	部分或全部出现实体、小梁或巢（岛）状外观，均被认为属于此型，均具有PTC细胞核特点	高表达CK19、CK-H和Galectin3，CD56阴性；与PET/PTC3融合相关
筛状-桑葚样型（CMV）	可出现特征性的鳞状分化的桑葚样结构，其他结构并存，核缺乏PTC特征，通常具有包膜，呈筛状、滤泡、乳头状、小梁状或实性生长方式排列	与散发性家族性腺瘤息肉病（FAP）或Gardner综合征相关，常有APC基因突变，β-catenin核阳性，同时TTF-1、CK19阳性，CD56局灶阳性
髓样癌	呈巢状、岛状、片状生长，常浸润周围正常甲状腺组织，细胞质丰富嗜双色性，间质淀粉样物质沉着	刚果红染色阳性、CT、CK、CgA、CD56、CEA、TTF-1均阳性。而TG阴性
甲状旁腺腺癌	癌细胞呈实性、岛状排列，可侵及甲状腺实质内，有厚的纤维条索分隔，周边无甲状腺滤泡组织	PTH、CgA、CK8/18、CK19阳性。TTF-1、TG、CT阴性
低分化甲状腺癌（PDTC）	实性、梁状、岛屿状生长模式，缺乏PTC细胞核特点。可见扭曲核、核分裂象及肿瘤性坏死	不同程度表达TTF1、PAX8、CK、CK7和TG。存在RAS、BRAF、ALK、p53、TERT等基因突变
透明变梁状肿瘤（HTT）	肿瘤细胞排列呈小梁状、巢状或岛状、梁状及细胞间见数量不等的玻璃样变。细胞可轻度异形，长形、多角形，极向与小梁长轴方向垂直排列，可见核沟和核内假包涵体	可表达HBME-1、CK19、Galectin3；Ki-67（MIB-1单克隆抗体）阳性表达于肿瘤细胞膜和细胞质。存在RET/PTC基因突变，缺乏BRAF、RAS突变

（4）梭形细胞及巨细胞病变：在甲状腺肿瘤中具有梭形细胞及巨细胞病变，主要有甲状腺未分化癌（间变性癌）、梭形细胞型乳头状癌（PTC）、髓样癌及软组织肉瘤等，间变性癌多为排除性诊断。抗体选择：TG、TTF-1、CT、CK、Vemintin、S-100、SMA、Desmin、CD56、Syn、CgA、p53和Ki-67。必要时加分子检测（表14-12）。

表14-12 甲状腺梭形细胞及巨细胞病变的诊断与鉴别诊断

肿瘤	病变特点	免疫表型特点或注释
甲状腺未分化癌	常见肉瘤样、巨细胞和上皮样3种结构。高度浸润性异型性明显，核分裂象多见，伴坏死	不同程度表达PAX8、CK、EMA、Vimentin和p53；部分病例TTF-1、TG和PAX8阳性。存在BRAF和RAS基因突变
梭形细胞型PTC	梭形细胞束状排列，核具有PTC特点。细胞形态温和、缺乏坏死及核分裂	TG、TTF-1、PAX8、CK19、HBME-1、Galectin3等阳性，梭形细胞膜β-catenin阳性
伴有纤维瘤病/筋膜炎样间质的甲状腺乳头状癌（PTC-FFLS）	为一种双向性肿瘤，上皮部具有普通型PTC的典型特征，间质富于细胞，类似结节性筋膜炎或纤维瘤病或其他肌成纤维细胞增生性	上皮性成分TTF-1、CK19、HBME-1和Galectin3阳性，梭形细胞SMA和β-catenin细胞核和细胞质阳性，TTF-1和TG阴性。存在BRAF突变和CTNNB1突变
髓样癌	瘤细胞呈巢状、梁状、片状、实性分布，细胞质内见分泌性颗粒，间质可见淀粉样物质沉积	特异性表达Calcitonin、CEA和神经内分泌标志物。TG阴性。淀粉样物质刚果红染色阳性。存在RET和RAS基因突变
伴有胸腺分化的梭形上皮肿瘤	以分叶状结构及双向分化为特征。以致密的梭形细胞为主，其内可见散在分布的腺管样结构，腺管样结构中腺上皮扁平或内衬单层立方上皮	AE1/AE3、CAM5.2、EMA、CK7、Vimentin、CD117阳性，TG和TTF-1阴性。病理诊断上极易与甲状腺未分化癌、滑膜肉瘤、甲状腺伴胸腺样分化的癌、异位胸腺瘤等混淆
纤维瘤病	纤维瘤病由温和的梭形间质细胞组成，梭形细胞的形态学与PTC-FFLS相似，但不存在PTC的形态	形态学和免疫表型上与PTC-FFLS的纤维瘤样间质相似，存在CTNNB1基因突变，但不存在乳头状癌的形态
软组织肉瘤	平滑肌和神经源性肿瘤发生在甲状腺的情况极为罕见	表达相应的免疫标志物可资鉴别

续表

肿瘤	病变特点	免疫表型特点或注释
孤立性纤维性肿瘤	增生的梭形细胞无序地排列伴外皮瘤样血管，伴玻璃样变的胶原增生，细胞丰富区和稀疏区交替	表达CD34、Vimentin、BCL2及STAT6，CK、CK19、TG和TTF-1阴性。存在特异性*NAB2-STAT6*融合基因
滤泡树突状细胞肉瘤	瘤细胞呈梭形、卵圆形、多边形，呈束状、编织状、旋涡状排列。淋巴细胞袖套状结构	特异性表达CD21、CD23、CD35，还可表达CD68、S-100、Vim和EMA

（5）具有乳头状癌核特征的甲状腺肿瘤：该组肿瘤中最为多见的是甲状腺乳头状癌（PTC），低风险甲状腺滤泡性肿瘤［伴乳头状核特征的非浸润性滤泡性甲状腺肿瘤（NIFTP）、透明变梁状肿瘤（HTT）和恶性潜能未定的高分化肿瘤（WDT-UMP）］、高级别分化型甲状腺癌（DHGTC）及一些甲状腺良性病变（包括结节性甲状腺肿、慢性淋巴细胞性甲状腺炎及滤泡性腺瘤）均可出现不典型或不典型的PTC核的特征。

1）掌握PTC评分方案非常重要：PTC评分方案由三部分组成。①细胞核大小和形状（增大、拉长、重叠、拥挤）；②核膜不规则（核膜轮廓不规则，有核沟或假包涵体）；③染色质特征（透明，边集，或磨玻璃样核）。以上3项中符合1项则评分为1分，如都不符合则为0分，得分由3项得分之和确定。恶性肿瘤的评分一般为2～3分，而良性病变的评分为0～1分。

2）一些甲状腺良性病变（包括结节性甲状腺肿、慢性淋巴细胞性甲状腺炎及滤泡性腺瘤）可见到假透明细胞核，两者鉴别要点为无典型核的特征；核沟是乳头状癌诊断的有力指标，在滤泡癌、髓样癌、未分化癌中并未见到核沟；核内假包涵体几乎不出现在甲状腺的良性非肿瘤性病变中，但偶尔会在髓样癌、滤泡癌和滤泡腺瘤中出现，特别是玻璃样变小梁状腺瘤中常见到多数核内假包涵体。

3）滤泡树突状细胞肉瘤（FDCS）：肿瘤细胞呈梭形或卵圆形，瘤细胞呈席纹状、编织状或旋涡状排列，其间可见小淋巴细胞浸润，并围绕血管聚集形成淋巴袖套状结构，可呈现核沟、核内假包涵体等病理特征，因此也需与PTC进行鉴别。表达CD21、CD23、CD35、CXCL13、D2-40和Clusterin；多数表达Vim、Fascin和HLA-DR，也表达EMA。S-100、SMA、CD68、CD45表达不定；FDCS的发病与EBV感染密切相关，也存在*BRAF* V600E基因突变。

4）免疫组化有助于鉴别诊断：抗体选择HBME-1、CK19、Galectin3、HMGA2、IMP3、CD56、TPO。必要时加分子检测。甲状腺恶性肿瘤表现的分子标志物特征有CK19、Galectin3、HBME-1、COX2、VEGF、RET和p53等表达上调，而CD56、TPO表达下调。约70%的经典型PTC表达VE1抗体（*BRAF* V600E突变），也可用于滤泡样生长的PTC。

（6）嗜酸细胞肿瘤：嗜酸性滤泡细胞来源的甲状腺肿瘤包括了一系列谱系，包括滤泡性腺瘤（可有局灶嗜酸性改变）、嗜酸细胞性PTC、嗜酸细胞性包裹性滤泡亚型PTC、嗜酸细胞性低分化癌、嗜酸性髓样癌。因此要诊断为甲状腺嗜酸细胞性腺瘤，应满足嗜酸性细胞大于75%的条件。抗体选择CK19、CD56、Galectin3、TPO、TG、TTF-1、BCL2、CyclinD1、p53和Ki-67。

1）甲状腺乳头状癌嗜酸细胞亚型：具有甲状腺乳头状癌的核特征，如磨玻璃样大核、厚核膜、核内包涵体，且CK19、HBME-1均呈阳性，CD56呈阴性，大部分肿瘤表现为*BRAF*基因V600E突变型。

2）甲状腺嗜酸细胞性髓样癌：常呈片状、巢状或梁状排列，由多角形、圆形或梭形细胞构成，肿瘤细胞质亦可呈嗜酸性，免疫组化可助鉴别，后者CgA、Syn、CEA等阳性。

3）低分化甲状腺癌：广泛侵犯型嗜酸细胞性低分化癌需与低分化甲状腺癌鉴别，后者呈岛状、梁状或实体性形态，分化极差，坏死和核分裂常见。

4.分子病理诊断　分子检测结果有助于肿瘤良恶性鉴别、肿瘤复发风险分层、遗传性基因变异诊断，并为甲状腺癌靶向治疗提供分子依据。某些医疗专业机构已常规进行术前及术后的分子检测：术前细针穿刺标本检测，可指导患者恰当的手术方案；术后检测则着眼于风险分层、在治疗效果不佳出现进展的病例中寻找可能有治疗意义的遗传学事件。

（1）甲状腺癌的分子标志物：随着在基因水平上对甲状腺癌的深入研究，目前已发现多种基因与甲状腺癌的发生、发展及预后相关，为其早期诊断、治疗及预后评估提供了方向。常见相关基因包括 *BRAF*、*RAS*、*RET/PTC*、*PAX8/PPARγ*、*TERT* 等，*BRAF*、*TERT*、*RET* 融合等基因突变的发现为晚期 PTC、高级别甲状腺滤泡上皮起源的癌、未分化癌患者的辅助诊断、肿瘤生物学行为、预后判断及高效精准治疗的指导提供了依据（表 14-13）。

大部分病理实验室临床工作中不会进行全面遗传学检测，因此某些免疫组化指标可用于甲状腺乳头状癌中的特异性遗传学事件筛查，具体如突变特异性 BRAF 抗体（克隆号 VE1）用于 *BRAF* V600E 突变、pan-RASQ61R 抗体（克隆号 SP174）用于最常见的 *HRAS/NRAS/KRASQ61R* 突变、pan-TRK 抗体用于 NTRK1/3 融合、5A4 和 D5F3 抗体用于 *ALK* 融合等。PTEN 免疫组化在考虑为 Cowden 综合征的病例中可能有帮助，因为所有良性及恶性滤泡性肿瘤中 PTEN 免疫组化着色全面缺失提示该综合征。

表 14-13　常见基因在甲状腺肿瘤中的突变率

标志物	腺瘤	乳头状癌	滤泡癌	间变性癌
BRAF	0	40%~70%	<1%	24%
RET/PTC	有争议	10%~40%	0	0
RAS	13%	约10%	40%~50%	22%
PAX8/PPARγ	11%	37%（仅见于滤泡亚型）	36%	0
p53	0	1%	1%	70%~80%

（2）基因变异与甲状腺结节良恶性诊断：超声引导下的细针穿刺活检（FNA）细胞学是甲状腺结节良恶性诊断的重要方法。对 FNA 细胞学诊断不确定类型进行基因检测，如 *BRAF* 突变、*RAS* 突变、*RET/PTC* 重排等，有助于提高基因变异与遗传性甲状腺癌的确诊率。根据不同基因变异特点与临床相关性，可协助甲状腺结节良恶性诊断和甲状腺癌亚类分型。

分子检测方法分为①单基因分子诊断：分别检测 *BRAF*、*RAS*、*RET* 和 *TERT* 等基因。单基因的 DNA 水平分子诊断成本低、操作方便、解读简单。然而，单个基因的诊断价值有限（如 RAS），或者预后判断价值有限（如 BRAF 或 TERT），单个基因突变也不足以同时诊断各类型甲状腺结节，还存在样本量和诊断周期问题。因此，单基因检测已经不能满足临床诊断的需求。②多基因分子诊断：2011 年，Nikiforov 等首次报道了 7 个基因的联合突变检测，约 70% 的甲状腺癌可出现以下至少一种分子改变，BRAF、NRAS、HRAS、KRAS、RET/PTC1、RET/PTC3 和 PAX8/PPARγ。联合检测这 7 种分子标志物有助于提高 FNA 的特异度和阳性预测值，从而辅助诊断甲状腺癌。但其灵敏度不够，未检测到突变不能排除甲状腺癌。但并非所有的甲状腺癌都有可检测的基因突变，阴性结果并不足以排除恶性。2013 年，ThyroSeq 第 1 版包括了 12 个基因（*BRAF*、*NRAS*、*KRAS*、*HRAS*、*CTNNB1*、*PIK3CA*、*RET*、*PTEN*、*TSHR*、*AKT1*、*TP53* 与 *GNAS*）。3 年后，ThyroSeq 第 2 版增加了 TERT 热点变异检测（*C228T*、*C250T*）和 42 种融合基因检测（*RET*、*PAX8* 融合基因等）。2018 年 ThyroSeq 第 3 版发布，增加至 112 个基因，除点突变及融合基因之外，其还纳入拷贝数变异和基因表达异常。第 3 版基于多基因的"基因分类器（genomicclassifier）"诊断甲状腺癌的灵敏度达 98.0%，特异度达 81.8%，准确率达 90.9%。

（3）持续/复发及转移性分化型甲状腺癌的诊断：《中国临床肿瘤学会分化型甲状腺癌诊疗指南》也将分子检测写入病理诊断的 II 级推荐，再次手术前超声引导下行甲状腺 FNA 细胞学检查、细胞免疫组化、分子病理（2A）。常用的分子标记包括 *BRAF* V600E、NRAS61 号密码子、HRAS61 号密码子及 KRAS12/13 号密码子突变，*RET/PTC* 及 *PAX8/PPARγ* 重排等。常用的提示预后不良的分子标志物包括 *BRAF* V600E、*TERT* 启动子、*p53*。研究证实，*BRAF* 与 *TERT* 启动子共突变与 PTC 的侵袭性、复发、死亡风险及发生碘难治性甲状腺癌的风险等密切相关，这些研究使分子特征驱动的 DTC 风险分层及个体化治疗决策令人期待。

（4）基因变异与遗传性甲状腺癌：推荐伴有遗传性MTC背景的人群进行基因检测筛查，以指导早期诊断、预防性甲状腺切除和靶向药物的选择。

五、甲状腺良恶性病变的鉴别

1. **抗体选择** CK19、Galectin3、TPO、CD56、VE1（BRAF V600E蛋白）和Ki-67。必要时检测BRAF、RAS和TERT等。

2. **注释**（表14-14）

（1）甲状腺乳头状癌（PTC）：是病理日常诊断中最常遇到的甲状腺病变之一，典型病变依据其光镜下组织细胞形态结构很容易做出病理诊断，但一些甲状腺良性病变（包括甲状腺滤泡结节性病变、滤泡性腺瘤、伴乳头状结构的滤泡腺瘤和甲状腺嗜酸细胞腺瘤等）的组织形态有时亦可呈乳头状或假乳头状增生，以至于与PTC不易鉴别。

（2）免疫组化应用：对鉴别良恶性甲状腺滤泡性肿瘤有意义的标志物有CK19、HBME-1、TPO、CD56、HMGA2、DDIT3、Galectin3、PPFP、RET、MMP、p53和CD44v6等。PTC和FTC患者组织中表达上调的分子标志物有CK19、Galectin3、HBME-1、COX2、VEGF、RET和p53。约70%的经典型PTC表达VE1抗体（*BRAF* V600E突变），也可用于滤泡样生长的PTC。PTC和FTC患者组织中表达下调的分子标志物有CD56、TPO（图14-23～图14-34）。

（3）分子病理学检查：辅助分子标志物的检测可使微小病变术前诊断准确率得到进一步提高。与恶性结节相关的基因变异主要涉及MAPK通路和PI3K通路，常见的突变基因包括*BRAF*、*RAS*、*AKT1*、*PIK3CA*、*PTEN*、*p53*，以及*RET/PTC*和*PAX8/PPARγ*基因重组等。良性甲状腺结节也存在体细胞驱动基因变异。在甲状腺良性结节中，自主高功能性腺瘤与*TSHR*、*GNAS*、*EZH1*基因突变有关；腺瘤样结节与*SPOP*、*EZH1*与*ZNF148*基因突变有关。良性甲状腺结节与恶性甲状腺结节之间不仅具有不同的突变谱，两者的遗传进化也不相同。值得注意的是，*RAS*突变、*RET/PTC*、*PAX8/PPARγ*基因重组在良性病变中的概率分别达48%、68%、55%。美国等发达国家多采用基于二代测序技术的多基因检测方法。PTC最多见的是*BRAF* V600E点突变和*RAS*突变，包括*BRAF* V600E、*NRAS*、*KRAS*点突变，以及*TV6/NTRK3*、*CCDC6/RET*、*STRN/ALK*、*EML4/ALK*融合基因等。

（4）甲状腺结节FNA：超声引导下FNA作为一种方便快捷、创伤小、危险小的检测方法，临床较为常用。FNA液基细胞学检查辅以细胞蜡块和免疫组化或分子检测方法，有助于术前明确肿瘤性质。FNA细胞病理学诊断主要观察指标为核形，包括核仁大小、数量、位置、形态等。次要观察指标为涂片上是否存在乳头状结构、细胞质是否存在磷化，有无异物巨细胞、砂砾体、变形滤泡等。如存在细胞核增大、核仁拉长、呈卵圆形；核不规则、核内有包涵体、核沟；染色质边集、核膜增厚、核质存在磨玻璃样改变；核仁边集、偏心，即可考虑为PTC。如加细胞蜡块切片HE染色，还可观察组织形态结构，再辅以免疫组化或分子检测方法，许多甲状腺结节在术前可得到明确诊断（图14-31～图14-34）。

对于穿刺细胞学或组织学结果不确定的患者，推荐可以联合检测分子标志物（如*BRAF*、*RAS*、*TERT*、*RET/PTC*、*PAX8/PPARγ*及Galectin3）。特别是*BRAF*突变对甲状腺癌的特异度和阳性预测值最高，可用于辅助恶性诊断。目前国内应用较多的是*BRAF* V600E点突变检测，该基因突变见于29%～84%的甲状腺乳头状癌（主要发生于经典型）和24%的甲状腺乳头状癌源性的甲状腺未分化癌，在甲状腺癌的其他类别（滤泡癌、髓样癌）和良性甲状腺结节中未见表达。

表14-14 免疫组化在甲状腺良恶性病变鉴别诊断中的应用

标志物	甲状腺乳头状癌	良性乳头状病变	甲状腺滤泡癌	甲状腺滤泡腺瘤
CK19	98%（弥漫强阳性）	阴性或<30%阳性	36%灶性阳性	8.8%阳性
MC	98.6%阳性	12.3%阳性	84%阳性	3.2%阳性
Galectin3	98.6%阳性	9.9%阳性	81.8%阳性	17.6%阳性

续表

标志物	甲状腺乳头状癌	良性乳头状病变	甲状腺滤泡癌	甲状腺滤泡腺瘤
CD56	4.0%阳性	68.8%阳性	表达降低	弥漫性表达
TPO	9%阳性	100%阳性	3.2%阳性	100%阳性
HBME-1	89%阳性	13%阳性	0	14%阳性
RET	约29%阳性	0	约25%阳性	0
Ki-67	23%阳性	阴性或<1.6%阳性	75%阳性	阴性或少数阳性
BRAF突变	40%～70%阳性	无	<1%	0
RAS突变	约10%（NRAS、KRAS）阳性	15%	40%～50%	13%
PAX8/PPARγ突变	仅见于滤泡亚型（约37%）	无	36%	11%

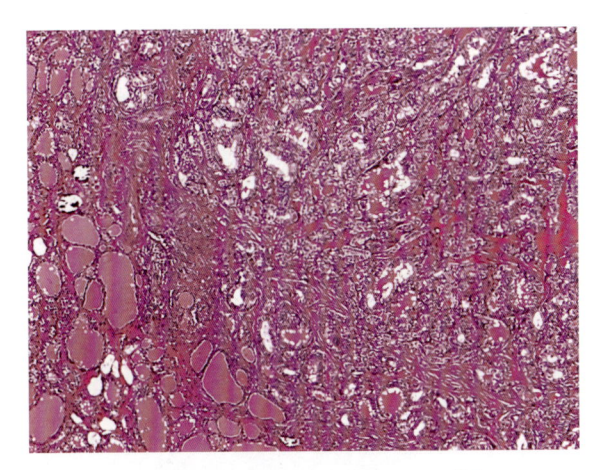

图14-23 甲状腺乳头状癌，HE染色

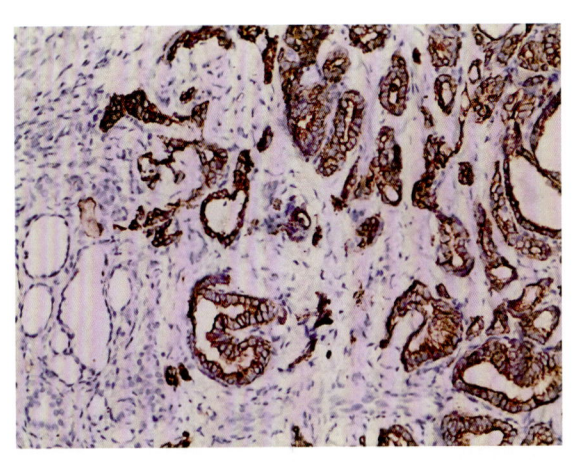

图14-24 甲状腺乳头状癌，CK19，细胞质弥漫强阳性

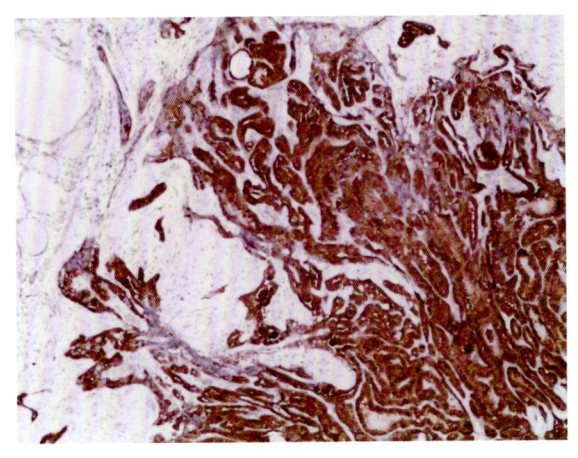

图14-25 甲状腺乳头状癌，Galectin3，细胞质弥漫阳性

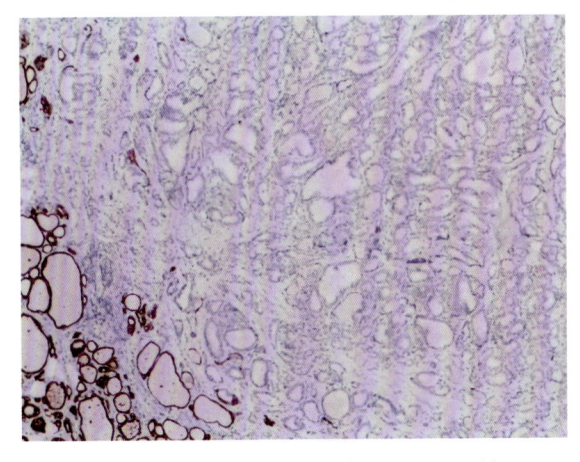

图14-26 甲状腺乳头状癌，TPO，阴性

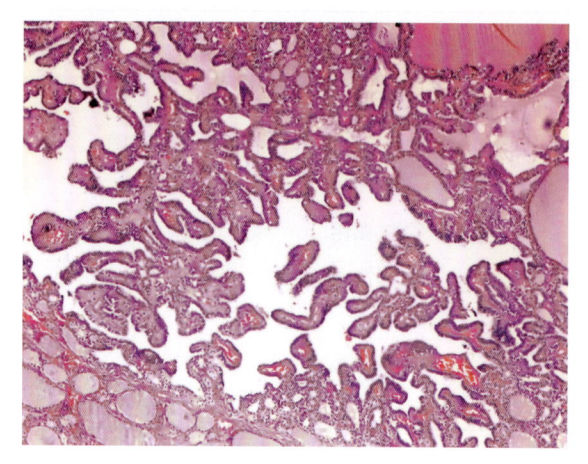

图14-27　良性乳头状增生，HE染色

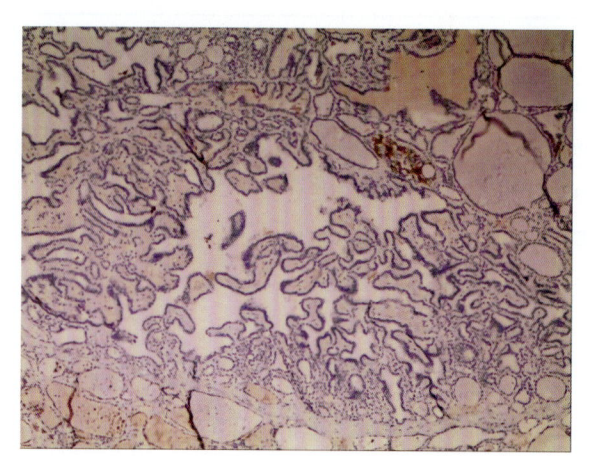

图14-28　良性乳头状增生，CK19，小灶弱阳性

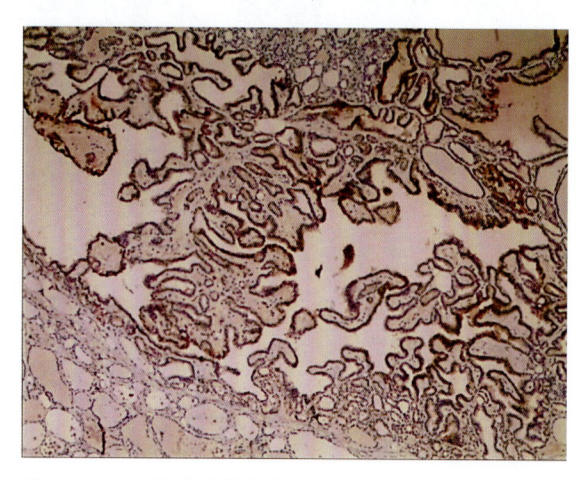

图14-29　良性乳头状增生，Galectin3，细胞质弱阳性

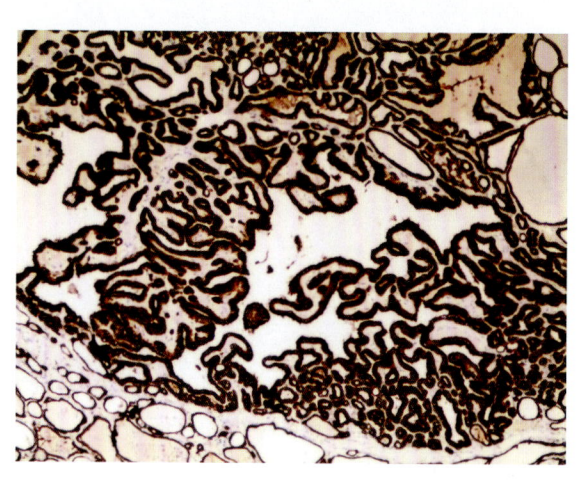

图14-30　良性乳头状增生，TPO，细胞质弥漫强阳性

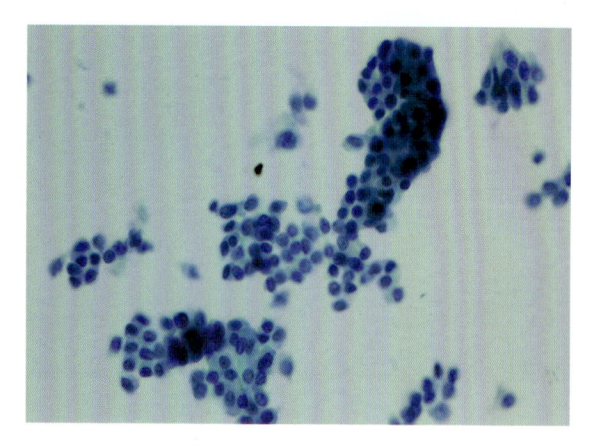

图14-31　甲状腺乳头状癌（液基细胞），HE染色

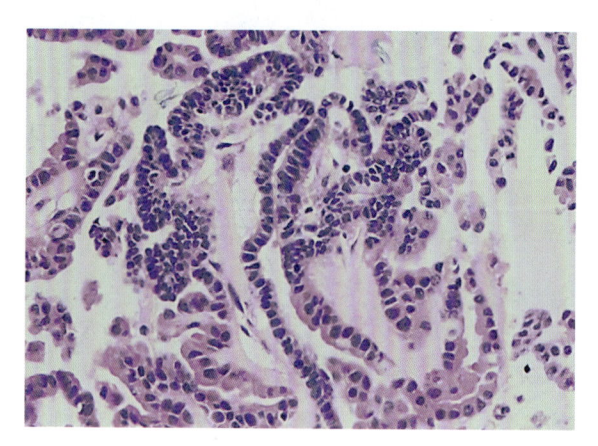

图14-32　甲状腺乳头状癌（细胞块），HE染色

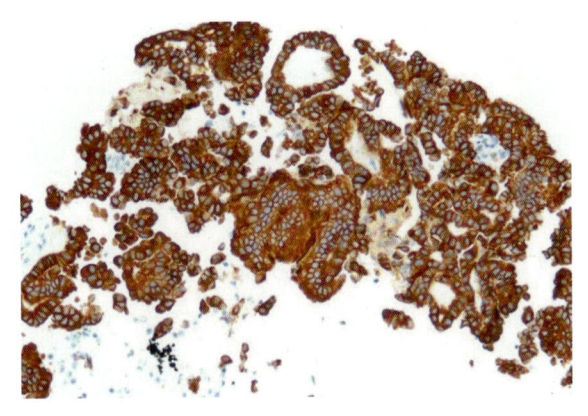

图 14-33　甲状腺乳头状癌（细胞块），CK19，弥漫强阳性

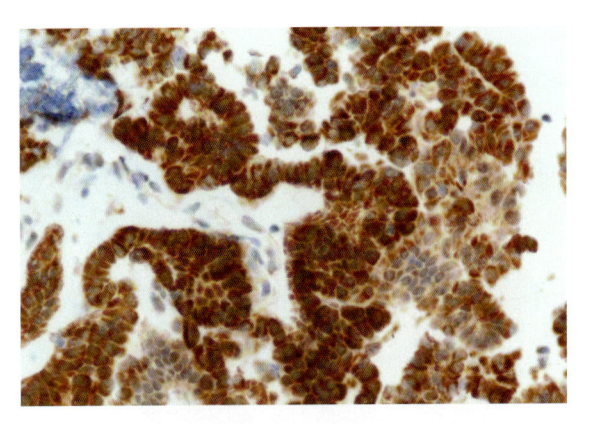

图 14-34　甲状腺乳头状癌（细胞块），VE1，弥漫强阳性

六、低风险甲状腺滤泡性肿瘤的诊断与鉴别

1. 抗体选择　CK19、Galectin3、TPO、CD56、BRAF V600E蛋白和Ki-67。必要时分子检测BRAF、RAS等。

2. 注释

（1）低风险甲状腺滤泡性肿瘤：新版WHO神经内分泌肿瘤分类将第4版中的交界性肿瘤修订为低风险甲状腺滤泡细胞起源的肿瘤，包括伴乳头状核特征的非浸润性滤泡性甲状腺肿瘤（NIFTP）、恶性潜能未定的甲状腺肿瘤（UMP）和透明变梁状肿瘤（HTT）。其中，恶性潜能未定的甲状腺肿瘤又可分为两类：恶性潜能未定的滤泡性肿瘤（FT-UMP）、恶性潜能未定的高分化肿瘤（WDT-UMP）。

（2）包膜浸润和血管浸润的判断标准：对于包膜浸润和血管浸润的判定，需加强认识并采取严格的标准（图14-35）。

1）包膜浸润是指肿瘤细胞穿透包膜，常表现为①肿瘤组织完全突破包膜，在包膜外生长，包膜内外的肿瘤组织成分一致。②肿瘤组织垂直于包膜方向生长，完全突破包膜的最外层轮廓，在包膜外呈蘑菇云形状的生长方式。③肿瘤组织穿透包膜，在包膜外生长，并在包膜外的肿瘤组织表面形成新的薄层纤维性包膜。

2）血管浸润是指纤维包膜内、外的血管浸润，浸润的肿瘤细胞表面被覆血管内皮细胞。主要表现为①肿瘤细胞侵犯包膜内血管，瘤栓表面有血管内皮细胞被覆。②包膜血管内瘤栓附着于血管壁一侧，另一侧可见血管内皮细胞或血栓。③肿瘤细胞巢黏附于血管壁，伴血栓形成。

3）可疑包膜浸润是指肿瘤细胞浸润包膜，但未穿透包膜或广基范围内的肿瘤细胞将纤维结缔组织被膜顶起，可以表现为以下几种情况：①穿入包膜内的小圆滤泡突起或肿瘤细胞芽，但未穿透包膜。②局限于包膜内的蘑菇样形状的肿瘤细胞巢，未突破包膜。③滤泡结构以垂直方向侵入，但未穿透包膜。

4）可疑血管浸润是指血管腔内漂浮肿瘤细胞巢，无血管内皮细胞或纤维蛋白血栓被覆；纤维结缔组织包膜内或薄壁血管内肿瘤细胞巢与不规则的血管壁接触，难以分辨出是否是真正的血管浸润。

（3）对于包裹性/边界清楚的甲状腺滤泡性肿瘤的病理诊断思路：国内甲状腺肿瘤病理专家刘志艳等提出了诊断流程图，病理医生可按照图14-36的诊断思路进行诊断。首先判定是否有浸润（周边组织的浸润、包膜、血管的浸润），如有浸润，诊断为癌［具体可分为滤泡亚型甲状腺乳头状癌（FVPTC）、非特殊类型高分化肿瘤（WDT-NOS）、甲状腺滤泡癌（FTC）］；如浸润不确定，诊断为FT-UMP。对于非浸润性病变，应评估甲状腺乳头状癌细胞核特点（PTC-N），如无，诊断为甲状腺滤泡腺瘤（FTA）；如有，诊断为NIFTP；如PTC-N不确定，则参考NIFTP细胞核评分系统进行评估，评分在0～1，诊断为FTA；评分在2～3，诊断为NIFTP。若具有典型PTC-N，无论是否有包膜侵犯，均诊断为FVPTC。

（4）免疫表型：该组肿瘤均表达TG和TTF1，而Calcitonin和CEA均为阴性，证实滤泡上皮细胞起源的肿瘤，免疫组化表达谱介于良恶性肿瘤之间的临界性质，表现为CK19、Galectin3和HBME-1表达上调，而CD56和TPO表达下调。

862　实用免疫组化病理诊断

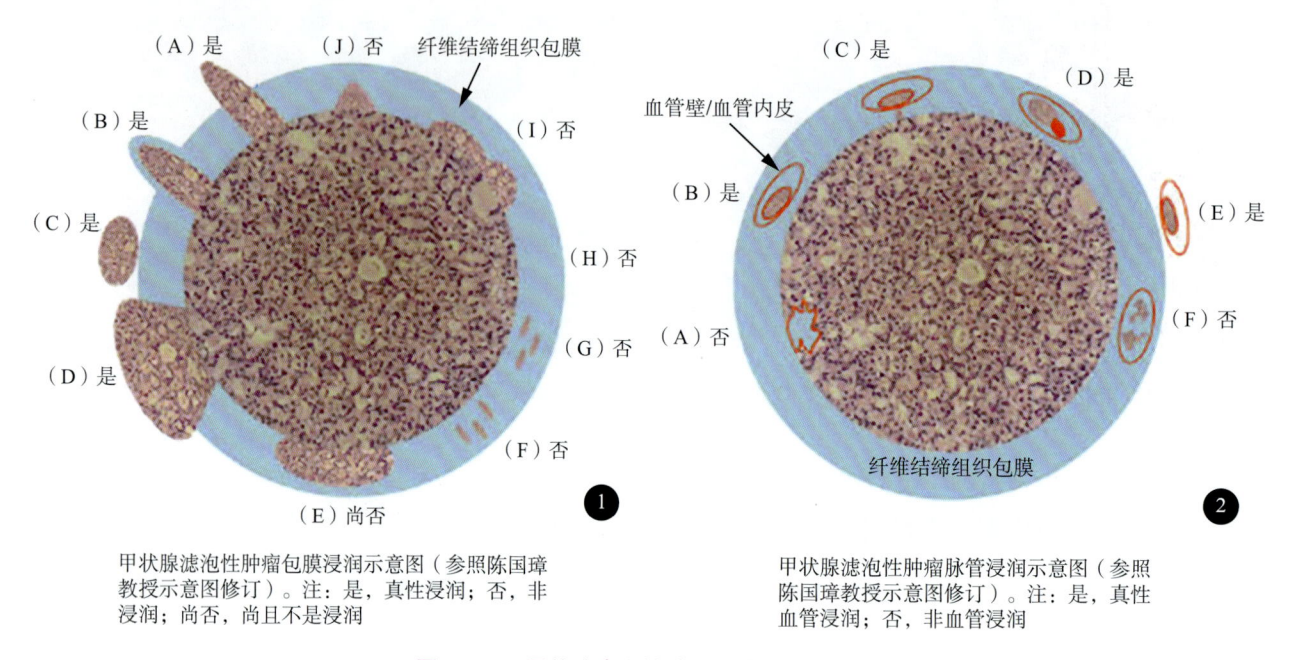

图14-35　甲状腺滤泡性肿瘤包膜浸润示意图
引自：刘志艳.中华病理学杂志，2017，46（3）：205-208.

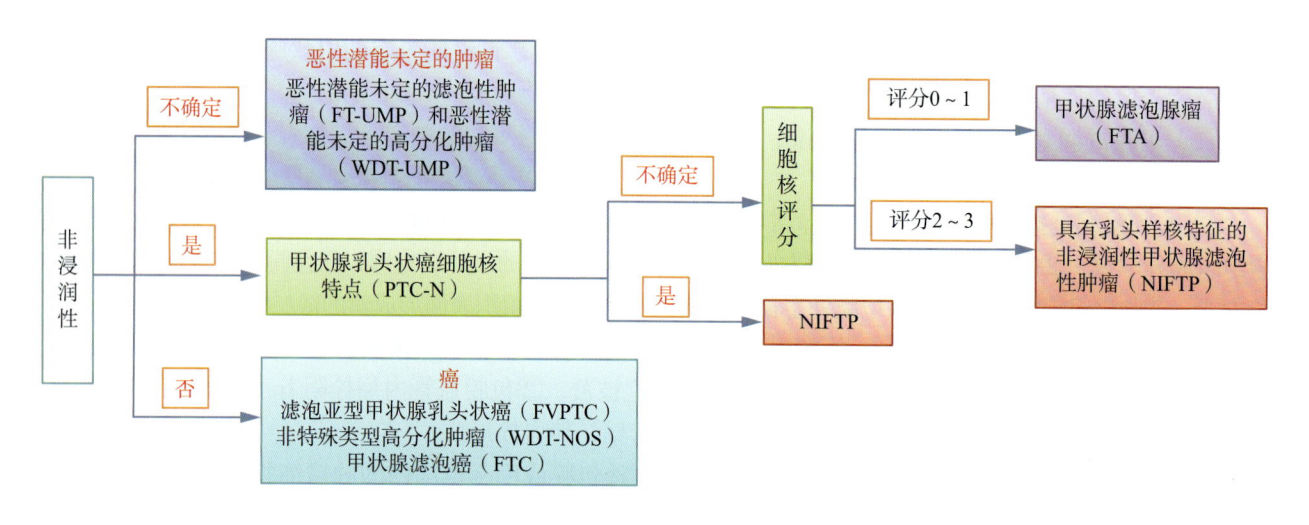

图14-36　包裹性/边界清楚的甲状腺滤泡性肿瘤（无乳头状结构）的诊断思路
改编自刘志艳.中华病理学杂志，2017，46（3）：205-208.

甲状腺透明变梁状肿瘤（HTT）在显微镜下通常界限清楚，以形成实性小梁状和巢状结构为特点，肿瘤细胞中等偏大，胞质丰富、细颗粒状、嗜酸性、嗜双色性或透明，瘤细胞呈多角形或短梭形，胞核见明显的核沟和假包涵体等乳头状癌的核特征，可见小核仁，核周内散在淡黄色圆形小体，可见血管周围透明变性纤维化和胞质内透明变性，胶质很少或没有，免疫组化肿瘤细胞表达Tg、TTF1阳性；MIB1呈现特殊的细胞膜着色，透明样物质：Ⅳ型胶原阳性，PAS/PASD阳性，刚果红染色阴性（图14-37，图14-38）。

（5）鉴别诊断：UMP、FTC和FTA根据细胞学形态难以鉴别，需要观察肿瘤包膜和（或）血管浸润情况，因此病理医生在取材遇到包膜较厚的甲状腺结节时，必须将肿瘤的包膜组织全部取材，利于镜下观察包膜和血管情况。对于观察包膜浸润不确定的病理切片，需要连续深切片，明确是否为真性包膜浸润（表14-15）。

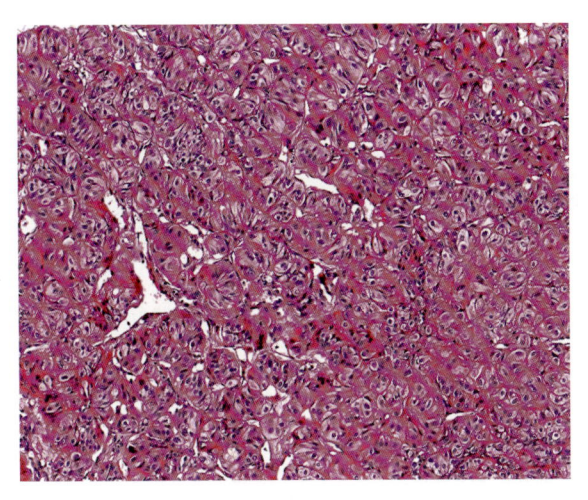

图14-37 透明变梁状肿瘤，HE染色（本图由易慕华主任医师提供）

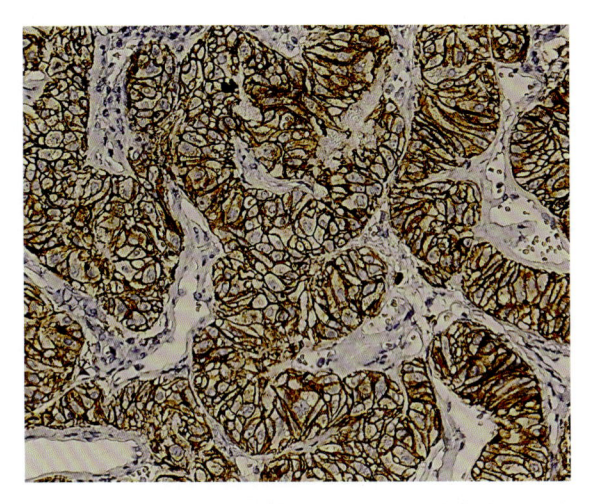

图14-38 透明变梁状肿瘤，Ki-67，阳性表达于细胞膜/细胞质

表14-15 低风险甲状腺滤泡性肿瘤与其他包裹性滤泡细胞肿瘤的诊断与鉴别

组织亚型	病变特点	PTC核评分	包膜或血管侵犯	分子免疫表型及注释
NIFTP	具有PTC核特征，无包膜或血管侵犯的滤泡性肿瘤	2～3分	无	常见 *RAS* 突变、*PPARG* 和 *THADA* 基因融合，偶见 *BRAF* K601E 突变
FT-UMP	缺乏PTC核特征，包膜或血管侵犯不确定的滤泡性肿瘤	0～1分	不确定	*RAS* 和 *TERT* 基因突变，*PAX8/PPARγ* 融合
WDT-UMP	具有可疑或确定的PTC核特征，包膜或血管侵犯不确定的高分化滤泡性肿瘤，瘤细胞呈滤泡状生长，缺乏典型乳头状结构	2～3分	不确定	多数表达Galectin3阳性，而CK19、MC弱阳性。存在 *RAS* 突变，缺乏 *BRAF* V600E 突变或其他高风险突变（*TERT*、*p53*）
HTT	具有PTC核改变、实性梁状和巢状结构，伴有独特的透明样物质	2～3分	无	MIB1呈现特殊的细胞膜着色；存在 *GLIS* 基因重排，无 *BRAF* 和 *RAS* 突变
滤泡性腺瘤（FTA）	无乳头状癌细胞核特征，无包膜浸润	0～1分	无	可出现 *RAS* 突变和 *PAX8/PPARγ* 突变，无 *BRAF* 突变
浸润性包裹性滤泡亚型PTC	主要为滤泡结构（≥90%），但却有PTC的典型核特征	2～3分	可有或无	存在 *BRAF* V600E 和 K601E 突变；*RET* 易位、*NTRK* 和 *ALK* 融合

七、甲状腺乳头状癌的诊断与鉴别

1. 抗体选择　CK19、CD56、Galectin3、MC、TPO、TG、TTF-1、Ki-67。必要时加分子检测。
2. 注释

（1）甲状腺乳头状癌（PTC）的定义及其诊断标准：PTC定义为显示向滤泡上皮细胞分化，并具有明确PTC细胞核特点（包括细胞核增大、核膜不规则、磨玻璃样核或淡染核、核沟、核内假包涵体）的恶性上皮性肿瘤。强调PTC通常为浸润性，诊断PTC需具备乳头状、浸润或PTC细胞核特点。

（2）组织学变异型：甲状腺乳头状癌除经典型外，可分为14种亚型。通常根据肿瘤大小、性质（有无包膜、侵袭性、弥漫性等）、结构（滤泡、微乳头、小梁状/实性、筛状-桑葚等）、细胞种类和形状（高柱状、嗜酸性、鞋钉样等）及基质成分（Warthin样）等对典型PTC及各亚型进行鉴别。2022年第5版WHO甲状腺肿瘤分类不再主张"甲状腺微小乳头状癌"作为独立分类，而对其采用与大于1cm肿瘤相同的亚分型。不同肿瘤类型具有独特临床病理和分子特征。但组织学是准确诊断的重要基础，分子遗传学改变为分子分型、复发风险分层和靶向治疗的重要依据（表14-16）。

一般而言，PTC 被认为是一种预后较好的恶性肿瘤，但部分亚型相较于经典型 PTC 具有更高的侵袭性和更不理想的预后。高细胞亚型、柱状细胞亚型和鞋钉亚型为高侵袭性 PTC 亚型。实性/小梁细胞亚型和弥漫硬化亚型预后较差。滤泡亚型、包膜亚型、筛状-桑葚胚亚型和 Warthin 瘤样亚型预后较好。

表14-16 甲状腺乳头状癌组织学变异型及其病变特点

组织亚型	病变特点	分子免疫表型及注释
经典型（TC）	具有复杂乳头状结构，衬覆细胞具有乳头状癌细胞核的特征性，浸润性生长，可伴砂砾体（浓缩层状）和肿瘤内不规则纤维化	约70%的经典型PTC表达VE1抗体（BRAF V600E突变）
浸润性滤泡型（FVPTC）	主要为滤泡结构（占癌组织绝大部分即≥90%），但却有PTC的典型核特征，浸润性生长、显著砂砾体及间质纤维化	存在BRAF V600E和K601E突变；RET易位，NTRK和ALK融合
高细胞型（TC）	常有复杂的乳头状结构，30%以上肿瘤细胞的高度与宽度之比超过3:1，胞质嗜酸性，核具有经典PTC核的特征	BRAF突变率高达90%，TERT和p53突变，1号染色体杂合性丢失
柱状细胞型（CC）	柱状细胞变型肿瘤细胞呈假复层排列，类似子宫内膜样或肠癌样，部分缺乏PTC核特征，易见肿瘤性坏死、淋巴管浸润及血管浸润	BRAF V600E突变，BRAF融合，BRAF缺失激活，CDKN2A丢失和拷贝数改变
鞋钉型（HN）	＞30%的细胞具有鞋钉样的结构、附着性和极性差，并具有典型PTC核特征，肿瘤细胞呈乳头状或微小乳头状排列、细胞质嗜酸性	存在BRAF V600E突变，p53、TERT启动子、PIK3CA突变
实体梁状型（SV）	实体性区域超过肿瘤成分一半，具有典型PTC核特征。实性、梁状或巢状生长，可类似低分化癌，但并无坏死和显著核分裂	CCDC6-RET，NCO4-RET重排，ETV6-NTRK3融合，BRAF V600E突变罕见
筛状-桑葚样型（CMV）	可出现特征性的鳞状分化的桑葚样结构，其他结构并存，核缺乏PTC特征，通常具有包膜，呈筛状、滤泡、乳头状、小梁状或实性生长方式排列，常形成鳞状结构，称为桑葚体	TTF-1、β-catenin、ER和CK19阳性，而桑葚体阴性；TG阴性。常有APC基因突变，β-catenin核阳性
弥漫硬化型（DSV）	弥漫性、单侧或双侧受累并有广泛淋巴管侵犯、致密硬化、大量砂砾体，伴慢性淋巴细胞性甲状腺炎	大部分有RET/PTC重排，BRAF和RAS突变少见。高频杂合性缺失
乳头状癌伴纤维瘤病/筋膜炎样间质	为一种双向性肿瘤，上皮部分具有普通型PTC的典型特征，间质富于细胞，类似结节性筋膜炎或纤维瘤病或其他肌成纤维细胞增生性	BRAF突变，CTNNB1突变，β-catenin核阳性
嗜酸细胞型	伴明确的乳头且瘤细胞胞质嗜酸性（＞75%）、细胞核具有乳头状癌的特征，间质常缺乏丰富的淋巴细胞	BRAF基因突变者占40%，预后不良
Warthin样型（WLV-PTC）	实际为嗜酸细胞性乳头状癌伴乳头状生长及间质内显著淋巴浆细胞浸润，因此形态学类似涎腺Warthin瘤	免疫表型与经典型PTC相似，75%有BRAF基因突变
梭形细胞型（SCV）	病理上表现为上皮来源的梭形细胞束状排列，核具有PTC特点。若它和巨细胞的成分在肿瘤组织中占优势，应诊断为未分化乳头状癌	表达CK、TTF-1、TG等，细胞形态温和、缺乏坏死及核分裂
透明细胞型	结构与细胞核及典型乳头状癌相似，但60%以上细胞的细胞质呈透明状，部分细胞质呈嗜酸性	免疫组化有助于与原发或转移性透明细胞癌鉴别

（3）免疫表型特点：甲状腺乳头状癌的免疫组化标志物的表达最为复杂，除了表达特征性分化性标志物（如TG、TTF-1）以外，既表达上皮性标志物又表达间叶性标志物，呈现一组表达水平不等的标志物群。在上皮性标志物中，乳头状癌表达CKpan、CK19、高分子量角蛋白34βE12和EMA，呈CK7＋/CK20-表型。在间叶性标志物中，乳头状癌表达Vimentin、HBME-1、Galectin3、CD15、HER2和ER等。

多数研究结果表明，甲状腺乳头状癌细胞往往过表达CK19、HBME-1、Galectin3和S-100P，而CD56、TPO阴性或表达减弱（图14-23～图14-26），在常见的经典型和滤泡型乳头状癌之间差异无显著性。因此，当滤泡型乳头状癌与滤泡状癌鉴别诊断中细胞核形态特征不明显时，可应用这些免疫表型特征来区分滤泡型乳头状癌和滤泡状癌，为病理诊断提供有力的证据。

CK19、HBME-1（MC）、Galectin3这三种标志物具有较高敏感性，但特异性均较差，染色阴性可用于排除乳头状癌。伴有转移的乳头状癌p27阴性、CyclinD1阳性，而不伴转移的乳头状癌则相反，呈p27阳性和CyclinD1阴性。

筛状-桑葚型甲状腺乳头状癌（CMV-PTC）几乎仅见于女性。该种亚型的特征为β-catenin的核阳性，同时TTF-1、CK19阳性，CD56局灶阳性，而TG、Syn和calcitonin阴性。TG阴性，支持肿瘤细胞发生基因突变或者去分化。常见的遗传学改变发生于染色体5q21.22上的APC或β-catenin（*CTNNB1*）基因的突变，β-catenin的积聚是家族性和散发性CMV-PTC的一个重要标志；另外，少数病例可有*RET/PTC*基因重排（图14-39～图14-42）。

Warthin瘤样甲状腺乳头状癌是一种罕见的乳头状癌亚型，镜下特点类似涎腺的Warthin瘤。其特征具有嗜酸细胞性细胞质、典型乳头状癌核特征，乳头间质中见大量淋巴细胞浸润，浸润性生长；大部分病例与慢性淋巴细胞性甲状腺炎有关。其免疫组化特征与普通型甲状腺乳头状腺癌相似，肿瘤间质内增生的淋巴组织以CD3阳性的T细胞为主，亦可见少量CD20阳性B细胞及CD138阳性的浆细胞。75%有*BRAF*基因突变（图14-43～图14-46）。

（4）分子遗传特征：PTC的主要分子事件是点突变或涉及MAPK通路的基因重排。

甲状腺乳头状癌中*BRAF* V600E基因突变最常见（72.4%），RAS家族基因突变率仅为2.8%，TERT启动子突变率为2.0%。低度分化及未分化癌中可见*p53*及*CTNNB1*癌基因。

根据突变及转录情况，甲状腺癌可分为BRAF V600E样肿瘤和RAS样肿瘤两组。BRAF V600E样肿瘤的改变一般涉及*ALK*、*BRAF*、*RET*、*NTRK1/3*、*MET*的基因融合，RAS样改变则包括*BRAF* K601E、*DICER1*、*EZH1*、*EIF1AF*、*PTEN*突变及*PPARG*、*THADA*基因的融合。

（5）鉴别诊断：包括与一些甲状腺良性乳头状或假乳头状增生、具有PTC细胞核特征的肿瘤（如低风险肿瘤，包括具有乳头状核特征的非浸润性甲状腺滤泡性肿瘤、恶性潜能未定的高分化肿瘤、透明变梁状肿瘤，也可见于PTC及其亚型）和转移性癌相鉴别。良性乳头状或假乳头状增生和NIFTP的鉴别（详见本章第四节"五、甲状腺良恶性病变的鉴别"）。

1）滤泡性腺瘤伴乳头状增生：有完整包膜并局限于包膜内生长，增生的结构与其周围正常的甲状腺有区别，缺乏包膜和（或）血管浸润。免疫组化显示CK19和Galectin3阴性或局灶表达，阳性反应弱，而在乳头状癌中呈弥漫强阳性。

2）滤泡亚型乳头状癌：完全或几乎由滤泡构成，具有乳头状细胞癌特征性核改变的肿瘤在免疫组化的表达特征如下，CK19、Galectin3、MC在乳头状癌中常为较高的阳性表达，而在结节性甲状腺肿、滤泡性腺瘤中大多为弱阳性或阴性，三者的联合应用在滤泡型乳头状癌的鉴别诊断中具有辅助价值。

3）与低风险甲状腺滤泡性肿瘤的鉴别（详见本章第四节"六、低风险甲状腺滤泡性肿瘤的诊断与鉴别"）。

4）与肺腺癌鉴别：推荐使用TG、TTF-1、PAX8。甲状腺乳头状癌三者阳性，而肺腺癌只有TTF-1阳性。

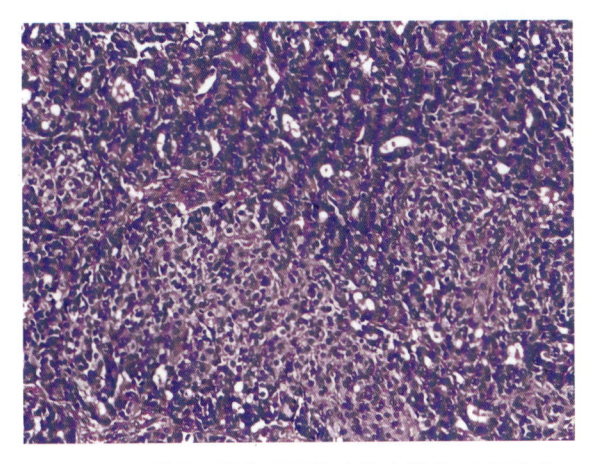

图14-39 筛状-桑葚型甲状腺乳头状癌，HE染色

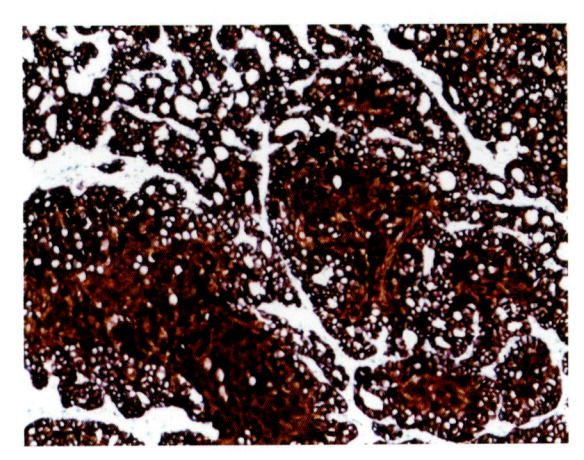

图14-40 筛状-桑葚型甲状腺乳头状癌，β-catenin，细胞核/细胞质阳性

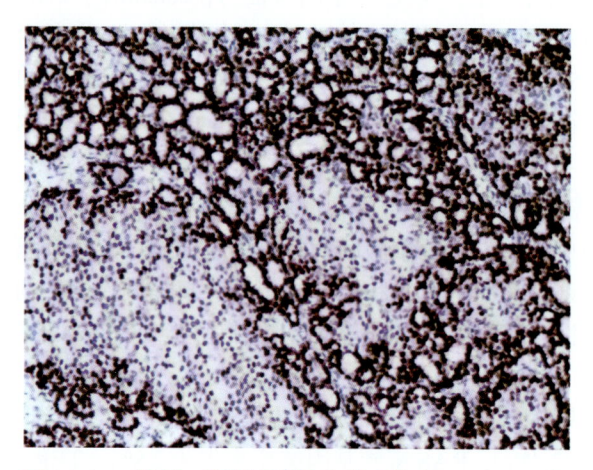

图14-41　筛状-桑葚型甲状腺乳头状癌，TTF-1，细胞核阳性

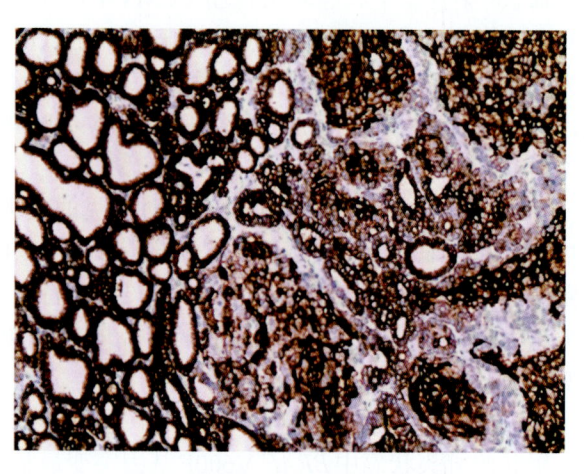

图14-42　筛状-桑葚型甲状腺乳头状癌，CK19，瘤细胞和桑葚体均表达

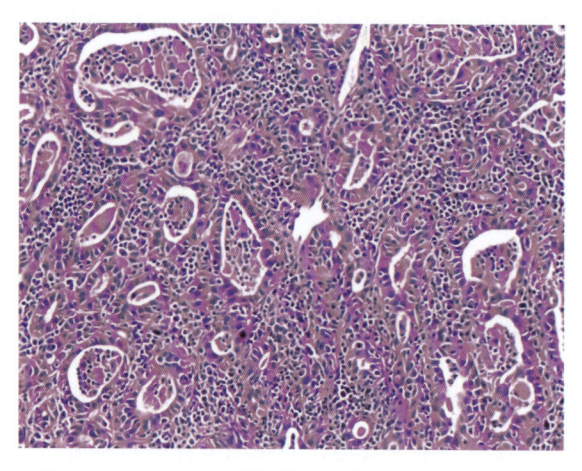

图14-43　Warthin瘤样甲状腺乳头状癌，HE染色

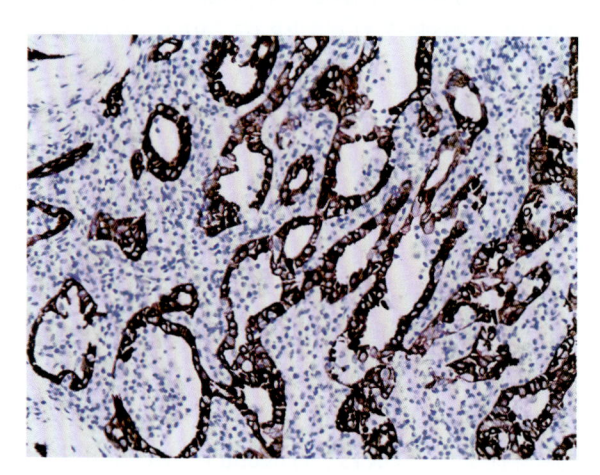

图14-44　Warthin瘤样甲状腺乳头状癌，CK19，癌细胞弥漫强阳性

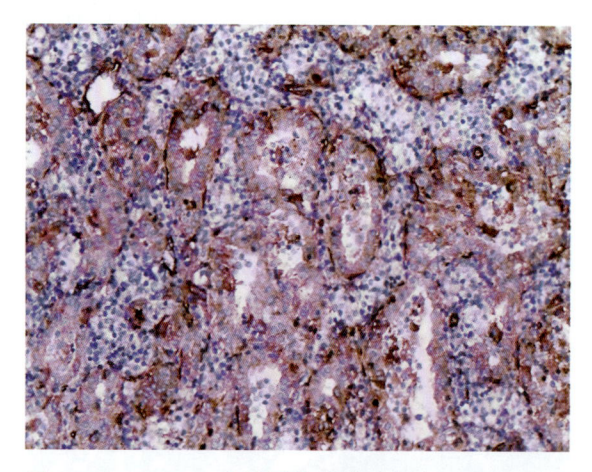

图14-45　Warthin瘤样甲状腺乳头状癌，Galectin3，癌细胞弥漫阳性

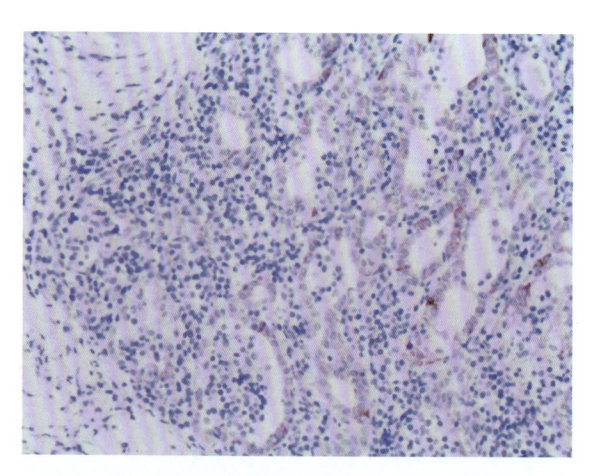

图14-46　Warthin瘤样甲状腺乳头状癌，TPO，癌细胞表达减弱

八、甲状腺滤泡癌的诊断与鉴别

1. **抗体选择** CK19、CD56、Galectin3、MC、TPO、TG、TTF-1、Ki-67。必要时加分子检测。

2. **注释**

（1）定义：甲状腺滤泡癌（FTC）是一种起源于甲状腺滤泡上皮细胞的恶性肿瘤，不能归类为甲状腺乳头状癌（PTC），特征为浸润性生长［包膜和（或）血管浸润］和（或）转移。

（2）诊断标准：对于FTC的诊断主要依据两点，一是肿瘤细胞核缺乏PTC细胞核特点，二是包膜和（或）血管的浸润和（或）转移。包膜浸润界定为肿瘤细胞穿透纤维结缔组织包膜，血管浸润界定为纤维结缔组织包膜当中、其外的血管浸润，浸润的肿瘤细胞团表面必须被覆血管内皮细胞。

（3）FTC变异型及其病变特点（表14-17）：2017版WHO神经内分泌肿瘤分类将FTC分为3组——微小浸润型、包裹性血管浸润型和弥漫浸润型。和广泛浸润型，微小浸润型镜下见局部血管或包膜微浸润（4个以下血管或包膜浸润），有学者认为，有血管浸润的患者预后更差，将仅有包膜浸润而无血管浸润的肿瘤归为微小浸润型FTC，与相应腺瘤的区别主要依据瘤组织浸润包膜与血管的病变确诊，对一些难以确定的恶性病例，推荐使用"恶性潜能未定的滤泡肿瘤"诊断。

表14-17 甲状腺滤泡癌（FTC）变异型及其病变特点

分类	病变特点或诊断标准	注释
微小浸润型（MIFT）	肿瘤有局部包膜侵犯，但程度较轻，无肉眼浸润，仅镜下可见浸润，多局限于包膜内或浸润距离包膜较近，无血管浸润或不明显	包膜侵犯定义为肿瘤连续的、全层地延伸并穿透（瘤组织以垂直方向侵入，并穿透增厚包膜全层或侵入包膜的2/3以上，与肿瘤有连续性或瘤组织侵入周围正常甲状腺组织）
包裹性血管浸润型	此型有包膜，镜下可见包膜侵犯伴血管侵犯，累及的包膜内血管侵犯不足4个。增生的血管内皮细胞为梭形，表达CD31或CD34，不表达TG或TTF-1	包膜侵犯定义为肿瘤连续的、全层的延伸并穿透。血管侵犯是指血管内存在的肿瘤细胞既可被覆内皮，也可与血栓相连。受累的血管必须在包膜中或包膜外表，而非肿瘤内部
广泛浸润型（WIFT）	肿瘤体积通常较大，除了肉眼可见的包膜侵犯及相邻的甲状腺组织明显累及，经证实还具有广泛的血管侵犯，包括那些侵犯>4个血管的病例	诊断癌的唯一标准是瘤组织浸润包膜和（或）血管及瘤组织侵入周围甲状腺组织。Ki-67指数也很重要，其在微小浸润性滤泡癌中的表达一般<5%，而在广泛浸润性肿瘤中的表达为5%～10%

（4）免疫表型：TTF-1、Tg和CK-L阳性。可表达CK19、Galectin3、HBME-1、CD15和CD44v6；BCL2阳性、P53阴性、CyclinD1低表达、p27高表达和较低的增殖率；通常显示E-Cad和β-catenin膜阳性，但广泛侵袭性滤泡癌的E-Cad表达下降。

几种对甲状腺滤泡性肿瘤良恶性的鉴别有参考价值，如间皮抗原-1（HBME-1）、CK19、Galectin3、HMGA2蛋白、DNA损伤诱导转录因子3（DDIT3）、基质金属蛋白酶（MMP）、CD44v6、PPFP（PAX8-PPARγ融合基因蛋白）。

（5）分子检测：常见的基因突变有*RAS*、*DICER1*、*PAX8/PPARG*基因重组等。70%的甲状腺滤泡癌（FTC）证实发现了*RAS*及*PAX8/PPARc*癌基因。

（6）鉴别诊断：FTC和甲状腺滤泡腺瘤（FTA）鉴别诊断的组织学特征为包膜和（或）血管浸润；FTC与浸润性包裹性滤泡亚型甲状腺乳头状癌（FVPTC）的鉴别点在于缺乏PTC细胞核特征。因此，充分的包膜取材对FTC的准确诊断意义较大，严格把握PTC细胞核特征可减少诊断不一致性。参见本章第四节"五、甲状腺良恶性病变的鉴别"。

研究表明TERT、PAX8-PPARγ、Galectin3及CK19在FTC与FTA中的表达有显著差异，可作为鉴别甲状腺肿瘤良、恶性的指标。

九、甲状腺嗜酸细胞肿瘤的诊断与鉴别

1. 抗体选择　CK19、CD56、Galectin3、TPO、TG、TTF-1、BCL2、CyclinD1、p53 和 Ki-67。
2. 注释

（1）定义：WHO 神经内分泌肿瘤分类将甲状腺嗜酸细胞肿瘤定义为由完全或主要（>75%）具有嗜酸性特征的滤泡细胞构成的肿瘤。嗜酸性细胞肿瘤应以包膜和（或）血管受侵犯作为良、恶性的标准（良、恶性诊断标准与甲状腺滤泡癌相同）。若无包膜和（或）血管受侵犯，则诊断为嗜酸性细胞腺瘤（HCA），反之则可诊断为嗜酸性细胞腺癌（HCC）。包膜和脉管浸润的判定标准与滤泡性肿瘤一致。第5版 WHO 神经内分泌肿瘤分类建议不再使用 Hürthle 细胞肿瘤，而后者是个误称，因为 Hürthle 细胞最初指的是滤泡旁 C 细胞。

（2）病变特点：HCC 与 HCA 的鉴别主要通过组织学观察，二者在细胞学和组织结构上较为相似，如二者细胞均呈立方形、大多边形、高柱状、小圆形，细胞质丰富，其内充满强嗜酸性颗粒。细胞核大小不等，圆形、卵圆形或不规则形；结构上排列多样，呈滤泡状、小梁状和实性片状排列，以滤泡状排列为主，其形成的滤泡腔内有多少不等、疏密不均的胶质。鉴别的重点在于有无包膜和（或）血管受侵犯。HCC 又可进一步分为微小浸润型（仅有包膜侵犯的）、包裹性血管浸润型、广泛浸润型。

（3）免疫表型：表达 TG、TTF1 呈阳性，Calcitonin（CT）呈阴性，表明该肿瘤为滤泡上皮起源，与甲状腺滤泡旁细胞无明显联系。在甲状腺乳头状癌和 HCC 中，CK19 和 Galectin3 表达上调（常呈阳性），而 CD56 和 TPO 呈阴性。而在 HCA 中，CK19 和 Galectin3 呈阴性、CD56 和 TPO 呈阳性，借此可与甲状腺乳头状癌嗜酸细胞亚型或 HCC 鉴别。此外，BCL2、CD15、CyclinD1、p53 在侵袭性 HCC 可过表达。

（4）分子遗传学改变：与非嗜酸细胞肿瘤相比，HCA 具有较高的线粒体 DNA 突变频率或相关的 GRIM19（*NDUFA13*）基因，具有独特的遗传学改变，且 1/3 以上具有拷贝数的改变，*RAS* 突变率较低，而 *PAX8/PPARG* 重排率较高。HCC 中 *BRAF* V600E 突变、*RET/PTC* 基因融合和 *RAS* 突变发生率低（约10%），*DAXX*、*TERT*、*p53*、*NRAS*、*NF1*、*CDKN1A*、*ARHGAP35* 突变和肿瘤的复发相关；HCC 中存在广泛的染色体缺失、*TMEM233/PRKAB1* 等复发性融合基因，也可见 *EIF1AX* 基因突变。

（5）鉴别诊断：嗜酸性滤泡细胞来源的甲状腺肿瘤包括了一系列谱系，具体包括滤泡性腺瘤可有局灶嗜酸性改变、嗜酸细胞性 PTC、嗜酸细胞性包裹性滤泡亚型 PTC、嗜酸细胞性低分化癌、嗜酸细胞性髓样癌。因此要诊断为甲状腺嗜酸细胞性腺瘤，应满足嗜酸性细胞大于75%的定义。

1）甲状腺乳头状癌嗜酸细胞亚型，该肿瘤具有甲状腺乳头状癌的核特征，如磨玻璃样大核、厚核膜、核内包涵体，且 CK19、HBME1 均呈阳性，CD56 呈阴性，大部分肿瘤表现为 *BRAF* V600E 突变型。

2）甲状腺嗜酸细胞性髓样癌：常呈片状、巢状或梁状排列，由多角形、圆形或梭形细胞构成，肿瘤细胞质亦可呈嗜酸性，免疫组化可助鉴别，后者 CgA、Syn、CEA 等阳性。

3）低分化甲状腺癌：广泛侵犯型嗜酸细胞性低分化癌需与低分化甲状腺癌鉴别，后者呈岛状、梁状或实体性形态，分化极差，坏死和核分裂常见。

十、高级别甲状腺滤泡细胞起源的癌

1. 抗体选择　TG、TTF-1、CT、CK、Vimentin、CD56、S-100、Syn、CgA、p53 和 Ki-67。必要时加分子检测。
2. 注释

（1）高级别甲状腺滤泡细胞起源的癌：包括传统低分化甲状腺癌（PDTC）和高级别分化型甲状腺癌（DHGTC）。二者共同特征：都具有核分裂象增多和肿瘤坏死，而不伴有间变性组织学特征，临床生物学行为相似。其预后介于分化型和未分化（间变性）癌之间。

（2）病变特点

1）PDTC 诊断标准：①滤泡上皮细胞起源的癌。②实性、梁状、岛屿状生长模式。③缺乏 PTC 细胞核特点。④具有以下3条中至少1条，扭曲核（即 PTC 细胞核去分化）、核分裂象≥3个/10HPF、肿瘤性坏

死。该标准同样适合低分化嗜酸细胞癌的诊断。2017版WHO神经内分泌肿瘤分类强调，如侵袭性PTC和FTC具有典型分化特征（PTC细胞核特点、乳头或者滤泡），不应诊断为低分化癌。

2）DHGTC：浸润性生长，大部分病例中为乳头状，也可为滤泡状、实性生长且有甲状腺乳头状癌核特征的肿瘤，常伴坏死和（或）显著核分裂活性（超过5个/10HPF或5个/约2mm²）。

（3）免疫表型：不同程度表达TTF1、PAX8、CK、CK7和TG。TG多为局灶、点状弱阳性。Ki-67增殖指数高。不表达BCL2，E-Cad，p53、Ki-67核阳性增加。降钙素、PTH、CgA、CEA、突触素等呈阴性，有助于排除甲状腺髓样癌和神经内分泌肿瘤（图14-47～图14-50）。

（4）分子遗传学改变：PDTC和DHGTC存在 BRAF（BRAF V600E）、RAS 突变或少数基因融合（常为RET或NTRK3）。此外，还可出现TERT启动子和少数 PIK3CA、p53 基因突变。无PTC核特征，PDTC多见 RAS 突变，相反，绝大多数PTC细胞核特征的DHGTC存在 BRAF V600E基因突变。

（5）鉴别诊断：免疫组化可用于排除其他肿瘤，如髓样癌、甲状旁腺癌、转移至甲状腺的癌，且可用于证实血管侵犯。

1）高分化甲状腺癌：主要应与实性亚型乳头状癌相鉴别，根据核的特征可对两种肿瘤进行鉴别。

2）甲状腺髓样癌：两种肿瘤形态可以一致，容易混淆，而髓样癌中常见到淀粉样物质沉积，刚果红染色阳性；另外，免疫组织化学染色也有助于两者的鉴别。

3）甲状旁腺腺癌：癌细胞呈实性、岛状排列，可侵及甲状腺实质。免疫组化表达PTH阳性可资鉴别。

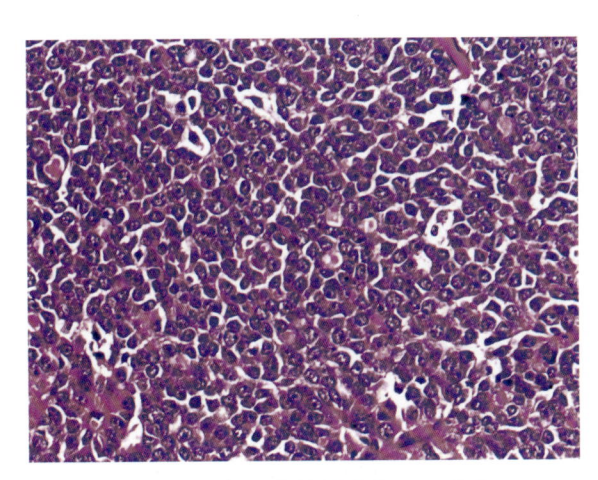

图 14-47 低分化甲状腺癌，HE 染色

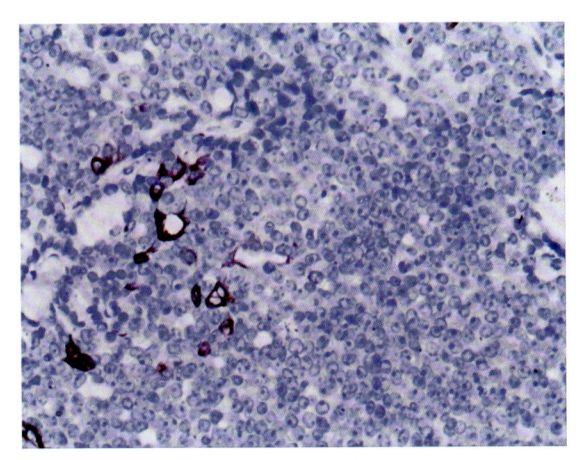

图 14-48 低分化甲状腺癌，CK，散在阳性

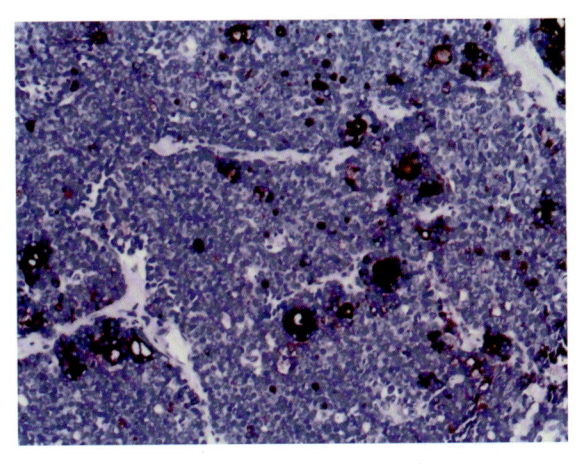

图 14-49 低分化甲状腺癌，TG，散在阳性

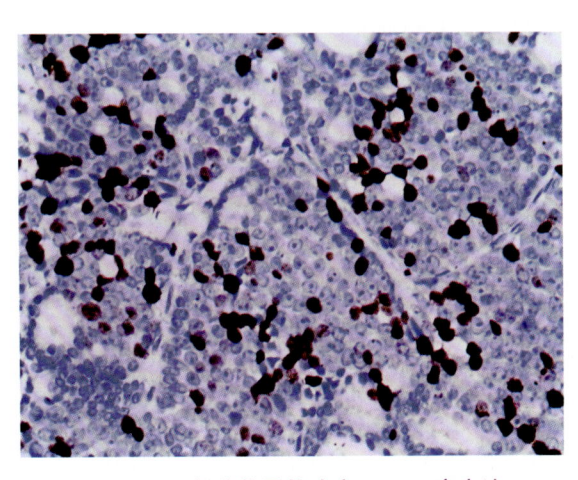

图 14-50 低分化甲状腺癌，Ki-67 高表达

十一、甲状腺未分化癌

1. 抗体选择 TG、TTF-1、CT、CK、Vemintin、S-100、SMA、Desmin、CD56、Syn、CgA、p53 和 Ki-67。必要时加分子检测。

2. 注释

（1）甲状腺未分化癌：又称为间变性癌（ATC）、去分化癌。其为分化程度最差的肿瘤类型；甲状腺鳞状细胞癌免疫表型与未分化癌相似，归类为未分化癌的亚型。

（2）病变特点：常见肉瘤样、巨细胞和上皮样3种结构。ATC的癌细胞较一般滤泡细胞大，高度浸润性的梭形细胞，异型性明显，核分裂象多见，伴坏死，多表现为交叉的束状或呈肉瘤样结构。甲状腺鳞状细胞癌几乎完全为鳞状细胞构成的癌，无分化性癌成分。

（3）免疫表型：不同程度表达PAX8、CK、EMA、Vimentin和p53；部分病例TTF-1、TG阳性，提示甲状腺来源，通常不表达降钙素（CT）、Desmin、S-100、Myogenin、MyoD1、CD34等。

（4）分子遗传学改变：目前ATC最常见的基因突变有*BRAF*和*RAS*基因突变，可在50%～60%的ATC中观察到，其次是*PIK3CA*，以及一些少见的*HRAS*、*CDKN1B*、*CDKN2C*、*CTNNB1*、*HRAS*和*RET*突变。纯粹鳞状细胞癌伴或不伴分化型甲状腺癌成分者约87%具有*BRAF* V600E突变，且预后一般和间变性甲状腺癌近似。2022版WHO神经内分泌肿瘤分类强调要对所有的间变性甲状腺癌立即进行*BRAF* V600E突变检测，因为BRAF抑制剂和MEK抑制剂联合应用对于*BRAF* V600E突变的间变性癌是有效的。

（5）鉴别诊断

1）ATC与鳞状细胞癌的形态学鉴别意义不大，免疫表型也相似。但要求与头颈部或其他部位的鳞状细胞癌直接蔓延、累及或转移至甲状腺相鉴别。PAX8在79%的ATC及92%的鳞状细胞癌中阳性，而在头颈部的其他鳞状细胞癌中不表达。

2）肉瘤：当未分化癌肿瘤细胞排列成束状时类似纤维肉瘤或平滑肌肉瘤；当它们排列成卷云状时类似恶性纤维组织细胞瘤；有些肿瘤细胞有大量血管生成。肿瘤细胞排列成血管外皮瘤样结构或形成不规则吻合的肿瘤细胞衬覆的裂隙，类似血管肉瘤结构；可以通过免疫组化来鉴别，如CK及EMA在肉瘤常为阴性表达，并且在甲状腺肉瘤中极少见。

3）髓样癌：当以梭形细胞、巨细胞为主而又无淀粉样物时，很难与未分化癌鉴别，髓样癌的降钙素（CT）为阳性表达，而未分化癌为阴性表达。

4）梭形细胞型乳头状癌：梭形细胞排列成束状，具有乳头状癌经典核形，TG阳性。

5）大细胞间变性淋巴瘤：淋巴瘤的细胞较松散，可见浆细胞分化或瘤细胞堵塞滤泡腔，LCA阳性，CK阴性。

十二、甲状腺髓样癌

1. 抗体选择 TG、TTF-1、CT、CD56、Syn、CgA、p53和Ki-67。必要时加分子检测。

2. 注释

（1）甲状腺髓样癌（MTC）：是一种起源于甲状腺滤泡旁细胞（C细胞）的神经内分泌肿瘤。根据疾病的遗传特征，MTC可分为散发型和遗传型（约占25%）。遗传型甲状腺髓样癌又可根据临床特点分为多发性内分泌腺瘤2A型（MEN2A）、多发性内分泌腺瘤2B型（MEN2B）及家族MTC（FMTC）。甲状腺微小髓样癌通常是指肿瘤最大径≤1cm的甲状腺髓样癌。

（2）病变特点：瘤细胞呈巢状、梁状、片状、实性分布，瘤细胞圆形、卵圆形或多边形，细胞核一致，核分裂象不易见，细胞质内见分泌性颗粒，淡染，间质可见淀粉样物质沉积，玻璃样变性，少数可钙化。MTC分级：依据病理性核分裂象、肿瘤坏死和Ki-67增殖指数分为2个级别。高级别肿瘤是指至少有下述三项特征之一：肿瘤坏死，核分裂计数≥5个/2mm²，Ki-67增殖指数≥5%。

（3）免疫表型：Calcitonin染色对诊断有重要作用，几乎100%阳性，其他标志物如CK、NSE、CgA、CD56、CEA、PAX8、TTF-1均阳性，瘤细胞还可分泌多种神经内分泌物质，如生长抑素、肽类物质、胺类物质，如组胺酶、5-羟色胺、儿茶酚胺等。一般TG、PTH阴性。淀粉样物质刚果红染色阳性（图14-51～图14-54）。

（4）分子遗传学改变：主要是 *RET* 基因变异和 *RAS* 基因变异。大多数存在 *RET* 原癌基因突变，生殖细胞 *RET* 原癌基因的错义突变、重排和丢失与遗传型MTC有关，而散发型则与肿瘤的体细胞 *RET* 基因突变相关。而缺乏体细胞的散发型MTC患者存在体细胞 *HRAS*、*KRAS* 或少有的 *NRAS* 突变。

（5）鉴别诊断：MTC需与以下甲状腺肿瘤进行鉴别诊断（表14-18）。

1）甲状腺C细胞增生：一般是散在簇状分布，无侵犯周围组织，无促纤维组织增生反应间质。

2）低分化甲状腺癌：低分化癌又称为岛状癌，瘤细胞呈岛状、梁状、实性排列，浸润性生长，可见坏死，间质无淀粉样物质。免疫组化标记瘤细胞，TTF-1、TG均为阳性，Calcitonin为阴性。

3）甲状旁腺腺瘤或腺癌：临床上血浆PTH升高。甲状旁腺腺瘤的肿瘤组织呈实性，片状分布，染色质细腻，可见菊形团，间质见丰富的毛细血管网络。甲状旁腺腺癌的细胞学特点与腺瘤类似，但细胞异型性更明显，常见脉管、神经组织侵犯，间质无淀粉样物质。免疫组化标记瘤细胞，PTH阳性，Calcitonin阴性。

4）甲状腺乳头状癌：肿瘤源于甲状腺滤泡上皮。瘤细胞具有特征性表现：核沟、核内包涵体、磨玻璃样细胞核、核重叠，细胞核拉长，间质可出现砂砾体，无淀粉样物质。免疫组化标记瘤细胞，TTF-1、TG阳性，Calcitonin阴性。

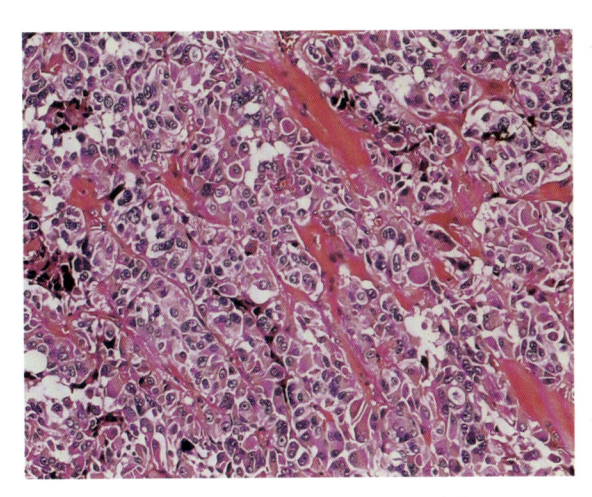

图14-51　甲状腺髓样癌，HE染色

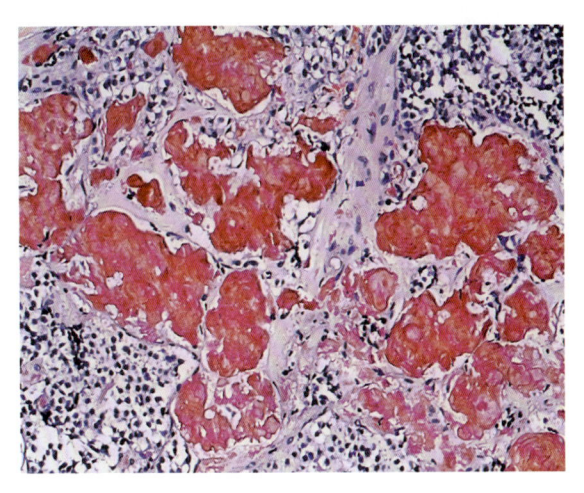

图14-52　甲状腺髓样癌，刚果红染色，淀粉样物质橘红色

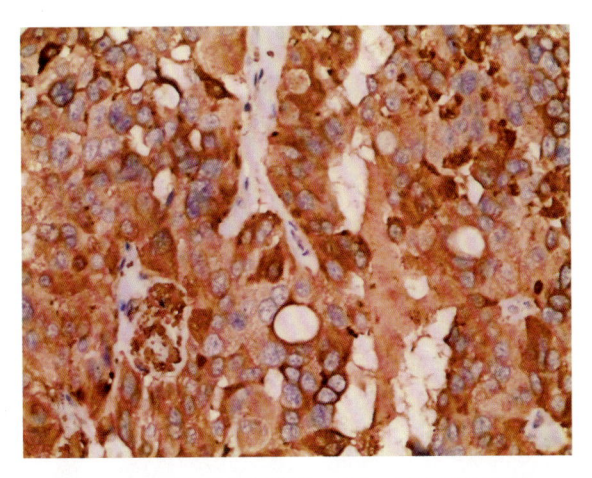

图14-53　甲状腺髓样癌，CT，细胞质强阳性

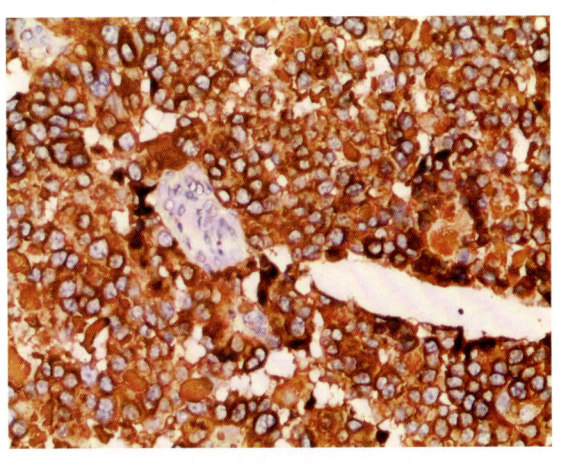

图14-54　甲状腺髓样癌，CgA，细胞质强阳性

表14-18 甲状腺髓样癌的诊断与鉴别诊断

鉴别标志物	甲状腺髓样癌	甲状腺低分化滤泡癌	甲状腺未分化癌
CT	95%阳性	阴性	阴性
TG	阴性	阳性	阳性
TTF-1	阳性	阳性	阳性
CEA	大多数阳性	阴性	CEA常弱阳性或不表达
CD56	阳性	阴性	阴性
Syn	阳性	阴性	阴性
CgA	阳性	阴性	阴性
CK	低分子量CK阳性	低分子量CK阳性	阳性，可表达高分子量CK
Ki-67	指数低	指数高	指数>30%

注：甲状腺髓样癌与副神经节瘤表达广谱神经内分泌标志物阳性，而不表达CT、CEA、CK。另外，瘤细胞团周围有S-100蛋白阳性表达的支持细胞，而髓样癌阴性。

十三、甲状旁腺腺瘤/癌

1. 抗体选择 TG、TTF-1、PAX8、CgA、Syn、Calcitonin（CT）、PTH、Ki-67。

2. 注释

（1）甲状旁腺腺瘤是发生于甲状旁腺的一种良性肿瘤，其是甲状旁腺功能亢进最常见的原因。

（2）病变特点：常界限清楚，分叶状或结节状。肿瘤由构成正常甲状旁腺的主细胞、嗜酸性细胞、水样透明细胞和各种过渡性细胞组成，但以主细胞为主。呈实性片状、条索状、滤泡状或微囊状排列。间质通常有纤细的血管网。

（3）免疫表型：瘤细胞表达神经内分泌标志物如NSE、Syn、CgA等，特异性表达PTH、CK8/18、CK19。阴性表达：TTF-1、TG、CT（图14-55～图14-58）。

（4）分子改变：70%的甲状旁腺癌遗传学异常是位于染色体1q21.31上的 *HRPT2*（*CDC73*）基因突变，导致Parafibromin蛋白表达减少或缺失。Parafibromin在甲状旁腺癌中突变率达52.2%，在不典型甲状旁腺腺瘤中占29.1%，在甲状旁腺腺瘤中占2.7%，在甲状旁腺增生中占3.2%。

（5）鉴别诊断：甲状旁腺腺瘤需与以下病变鉴别。

1）主细胞增生：原发性主细胞增生的甲状旁腺镜下形态与腺瘤相似，特别是微腺瘤与增生性结节的鉴别非常困难。但增生多以主细胞、嗜酸细胞、透明细胞的混合性增生为主；也可有轻度核异型，但如果异型性明显，或存在完整包膜，则应考虑诊断为腺瘤。另外，p53也是鉴别诊断的重要参考指标之一，其

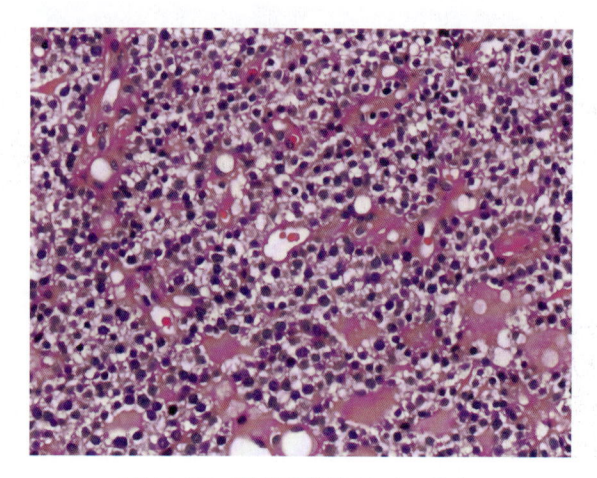

图14-55 甲状旁腺腺瘤，HE染色

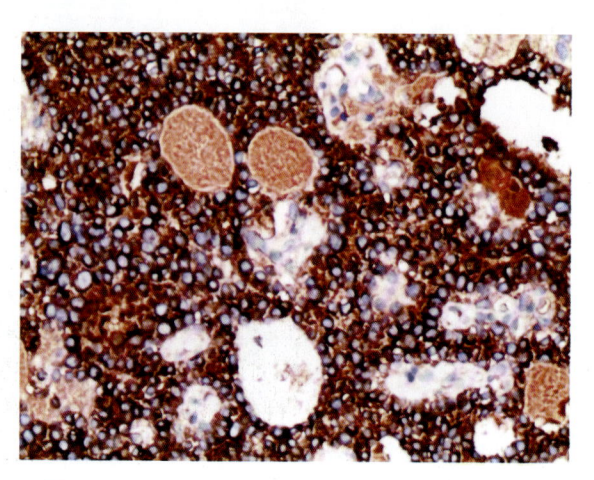

图14-56 甲状旁腺腺瘤，PTH，细胞质/膜阳性

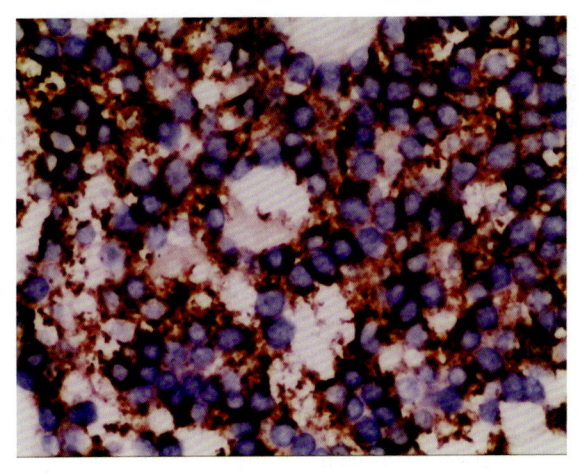

图 14-57　甲状旁腺腺瘤，CgA，细胞质颗粒状阳性 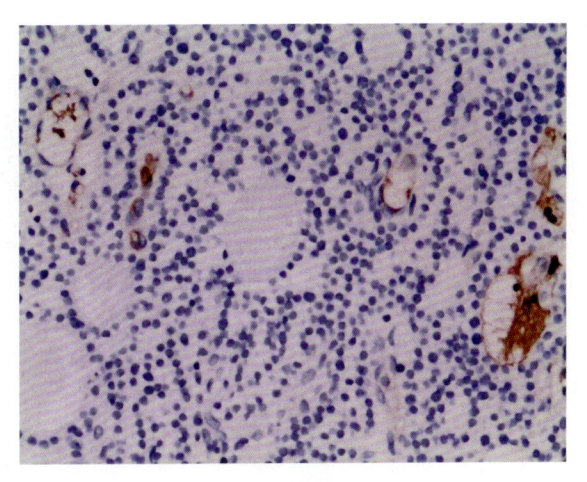　　　　图 14-58　甲状旁腺腺瘤，TG 阴性

过表达常可见于少数甲状旁腺腺瘤及甲状旁腺癌，而在继发性增生中几乎不表达。

2）甲状旁腺腺癌、腺瘤和癌的鉴别较为困难，最可靠的恶性特征是血管浸润、神经周围侵犯或直接侵犯邻近软组织。确凿的包膜侵犯也高度提示为甲状旁腺癌，Ki-67 增殖指数也有助于鉴别诊断，一般腺瘤的 Ki-67 增殖指数低，若 Ki-67 增殖指数＞5% 时，则应考虑恶性。

3）甲状腺病变：甲状腺腺瘤与甲状旁腺的滤泡结节或肿瘤的区别较难，在肿瘤中见正常的甲状腺组织，将有助于甲状腺腺瘤的诊断。偏振光显微镜观察有助于辨认甲状腺组织与甲状旁腺组织，一般甲状腺滤泡胶质可见双折光的结晶，而甲状旁腺组织中则少见。另可行免疫组化染色，PTH、TTF-1、TG 等均有助于两者的鉴别。

第五节　肾上腺肿瘤

一、正常肾上腺组织的免疫组化特点

正常单侧肾上腺重量 4～5g，皮质厚度 0.7～1.3mm，平均为 1mm。皮质发生于中胚层，是腺垂体的靶器官，分泌醛固酮、皮质醇和少量的雌雄激素。由表层的皮质和内部的髓质构成（图 14-59）。皮质分泌肾上腺皮质激素：醛固酮、皮质醇和雄激素，髓质分泌肾上腺素和去甲肾上腺素，是机体的应急器官。

肾上腺髓质来自神经嵴，分泌肾上腺素和去甲肾上腺素；原始细胞为交感神经母细胞，以后分化为神经节细胞及嗜铬细胞，因此可形成神经母细胞瘤、神经节细胞瘤及嗜铬细胞瘤。肾上腺皮质和髓质均可发生肿瘤，会引起内分泌功能变异者称为功能性肿瘤，不引起内分泌功能改变者称为非功能性肿瘤。

二、肾上腺肿瘤免疫组化标志物

1.肾上腺皮质及其肿瘤　主要标志物有 MelanA、α-inhibin、Calretinin（CR）；可表达神经内分泌标志物（NSE、Syn、NF、CD56 等），但 CgA、EMA、CEA 阴性。

2.肾上腺髓质及肿瘤　主细胞表达 Syn、CgA、肽类激素；支持细胞 S-100＋、GFAP。

3.肾上腺皮质与髓质肿瘤的主要鉴别点　两者均可部分表达神经内分泌标志物，但皮质肿瘤不表达 CgA、EMA、CEA，而髓质肿瘤强表达 CgA、CK 等，可用于两者的鉴别。

4.其他标志物　神经元标志物：表达 Syn、NeuN、NF、CgA、NSE、MAP2。Syn 是应用最多的神经元和神经内分泌标志物，敏感度高，特异度一般，而 NeuN 特异度高，敏感度一般；NF、CgA 往往表达于较为成熟的神经元，NSE、MAP2 特异性较差。周围神经标志物：施万细胞表达 S-100、SOX2、GFAP；神经内分泌标志物：CgA、Syn、CD56、NKX2.2，其他标志物 NSE、PGP9.5、CD57、NSE 特异性较差，需联合应用。详见第二章第三节"二、常用的神经和内分泌肿瘤标志物"。

874　实用免疫组化病理诊断

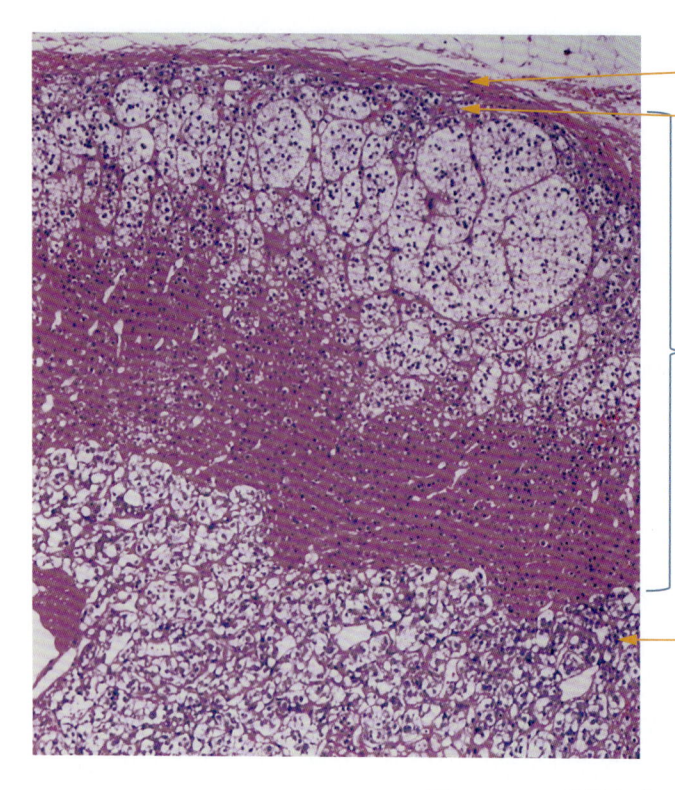

结缔组织被膜：少量结缔组织随血管和神经伸入腺实质内

皮质：来源于中胚层。主要表达SF-1、α-inhibin、MelanA和Calretinin；可表达神经内分泌标志物（CD56、Syn、NF、CD56等）；不表达CgA、S-100、CK、EMA、CEA

球状带：其细胞排列呈球团状，细胞较小，呈矮柱状或锥形，核小染色深，胞质较少，嗜酸性，含少量脂滴。球状带细胞产生醛固酮。CYP11B2阳性

束状带：细胞体积较大，呈多边形，排列成单行或双行细胞索。细胞核圆，较大，着色浅。胞质内含有大量的脂滴。网状带细胞主要分泌雄激素，也分泌少量雌激素和糖皮质激素

网状带：细胞排列呈索状，相互吻合成网。网状带细胞较束状带细胞小，胞核也小，着色较深，胞质嗜酸性。网状带细胞主要分泌雄激素，也分泌少量雌激素和糖皮质激素

髓质：来自神经嵴。主要由排列成索状或团状的髓质细胞组成，细胞间为窦状毛细血管和少量结缔组织。髓质细胞较大，呈多边形，核圆着色浅，胞质嗜碱性。髓质细胞可分为两种：一种分泌肾上腺素；另一种分泌去甲肾上腺素。主要表达神经内分泌标志物（CD56、Syn、CgA）；CgA和Syn弥漫强阳性；小梁周围支持细胞及神经均表达S-100；但SF-1、MelanA、α-inhibin和Calretinin阴性，与皮质肿瘤鉴别

图14-59　正常肾上腺组织的免疫组化特点

5.常用的肾上腺肿瘤免疫组化标志物　见表14-19。

表14-19　常用的肾上腺肿瘤免疫组化标志物

标志物	阳性定位	注释
α-inhibin	细胞质	抑制素α（α-inhibin）可表达于正常肾上腺皮质、皮质肿瘤及皮质结状增生中，α-inhibin在正常肾上腺皮质中阳性表达率高达100%，且正常肾上腺皮质中α-inhibin表达多以束状带内侧、网状带为主，而束状带外侧及球状带基本不表达
MelanA	细胞质	MelanA亦称T细胞1识别的黑色素瘤抗原（MART-1），多用于伴有黑色素细胞分化的肿瘤与恶性黑色素瘤诊断，同时还可用于产生类固醇激素肿瘤及具有血管周上皮样细胞分化肿瘤的鉴别诊断。在肾上腺皮质、肾上腺腺瘤及癌中均有表达，而在肾上腺嗜铬细胞瘤及其他上皮性肿瘤中均为阴性，可用于两者的鉴别
Calretinin	细胞质	钙网膜蛋白（Calretinin，CR）在肾上腺皮质肿瘤细胞中可有高阳性表达，但在肾上腺嗜铬细胞瘤中也有弱阳性表达。
SF-1	细胞核	类固醇生成因子-1（SF-1），SF-1是在肾上腺、性腺、脾、腹内侧下丘脑和垂体促性腺激素细胞中表达的独立核受体，在类固醇生成和增多中起作用，对鉴别皮质起源的肾上腺肿瘤具有较高的灵敏度和特异度，是区别肾上腺皮质细胞与非皮质细胞的标志物
CgA	细胞质	嗜铬素A（CgA）是人类肾上腺髓质中含量最高的一种可溶性酸性蛋白，广泛存在于神经元及其神经内分泌细胞和肿瘤细胞中，在嗜铬细胞瘤中几乎100%阳性，而在皮质腺瘤中的阳性率仅为8.6%，可用于两者的鉴别，出现CgA阳性提示肾上腺肿瘤来源于髓质
Syn	细胞质	突触素（Syn）与CgA同为神经内分泌物，可作为诊断神经内分泌肿瘤的特异性标志物，在正常肾上腺中只存在于髓质。但Syn在肾上腺皮质腺瘤和嗜铬细胞瘤中均可高阳性表达，并且在两种肿瘤中均检测出Syn的mRNA。故一般不能用于两者的鉴别诊断
CD56	细胞膜	肾上腺髓质细胞表达CD56，而皮质细胞均为阴性
S-100	细胞质	肾上腺髓质嗜铬细胞、小梁周围支持细胞及神经均表达S-100，而皮质细胞阴性
CYP11B2	细胞质	醛固酮合酶（CYP11B2）是合成醛固酮的关键酶，在醛固酮瘤和单侧肾上腺皮质增生（球状带细胞）阳性；而在无功能皮质腺瘤和皮质醇瘤患者很少表达。CYP11B2可用于鉴别产生醛固酮的腺瘤

续表

标志物	阳性定位	注释
CK	细胞质	正常肾上腺皮、髓质细胞一般均不表达角蛋白（CK，AE1/AE3）。CK在肾上腺皮质增生中阳性表达，且呈带状分布，肾上腺皮质腺癌阴性，肾上腺皮质腺瘤的阳性率介于两者之间，提示肾上腺皮质肿瘤在恶变过程中细胞角蛋白大量丢失
SDHB/C	细胞质	编码琥珀酸脱氢酶（SDH）各亚基与装配因子是其中5个（SDHA、SDHB、SDHC、SDHD和SDHAF2，以下统称SDHx），正常肾上腺髓质嗜铬细胞经SDHB、SDHC免疫组化染色表现为细胞质内棕黄色颗粒状着色，以往SDHB免疫组化染色阴性被作为判定肿瘤SDH缺陷型的唯一标志。据文献报道，SDHC表达缺失同样可以作为判断肿瘤患者存在SDHx突变的指标，且其特异性显著高于SDHB染色。SDHx突变还与肾细胞癌、胃肠道间质肿瘤和垂体腺瘤的发生相关，SDHB、SDHC可用于筛查有无*SDH*基因胚系突变
TH	细胞质/细胞膜	酪氨酸羟化酶（TH）为去甲肾上腺素生物合成的限速酶，人类的TH主要存在于肾上腺髓质嗜铬细胞，以及交感神经节和特定脑实质内的儿茶酚胺能神经元。研究发现，TH仅在原发或转移的神经母细胞瘤中呈阳性表达，但在其他小圆细胞恶性肿瘤中未见表达，故可用于两者的鉴别诊断
PHOX2B	细胞核	转移因子配对同源异型盒蛋白2B（PHOX2B），PHOX2B在分化型和未分化的神经母细胞瘤、神经节母细胞瘤中均可见高表达，而在神经节细胞瘤中为阴性，故可作为诊断神经母细胞瘤的指标。研究发现，该基因突变与先天性巨结肠也相关。
N-MYC	细胞核	研究证实，*N-MYC*基因的扩增见于大约20%的神经母细胞瘤，其扩增和过度表达与神经成纤维细胞瘤的浸润、转移和不良预后密切相关
Parafibromin	细胞核	*CDC73*基因是一种抑癌基因，其编码的细胞分裂周期蛋白73同源蛋白（Parafibromin蛋白）在人体正常组织中具有较高的表达水平，而在甲状旁腺癌、肾细胞癌及乳腺癌中均表达下降。Parafibromin缺失表达可用于鉴别甲状旁腺腺癌与良性甲状旁腺病变

三、肾上腺肿瘤的分类及免疫表型

1.抗体选择　CK、EMA、SDHB、Ki-67＋肾上腺皮质标志物（MelanA、α-inhibin、Calretinin）＋髓质标志物（主细胞Syn、CgA，支持细胞S-100、GFAP）＋神经元标志物（NSE、NF、CgA、Syn、CD56、PGP9.5）等。

2.注释（表14-20）

（1）肾上腺肿瘤以肾上腺皮质肿瘤、肾上腺髓质和肾上腺外副神经节瘤、神经母细胞瘤、混合性嗜铬细胞瘤和混合性副神经节瘤等多见，其他也可发生性索间质肿瘤、间叶源性肿瘤（髓性脂肪瘤和神经鞘瘤等）、间皮瘤（腺瘤样瘤）、淋巴造血系统肿瘤与继发性肿瘤等。

（2）推荐分别选择各类标志物2～3个，有助于肾上腺肿瘤的分类，如肾上腺皮质标志物：MelanA、α-inhibin、Calretinin（CR）；髓质标志物：主细胞Syn、CgA阳性；支持细胞S-100阳性；神经元标志物：表达Syn、NeuN、NF、CgA、NSE、MAP2、TUJ-1等。

表14-20　常见肾上腺肿瘤的分类及免疫表型

肿瘤	免疫组化表型
肾上腺皮质肿瘤	MelanA、α-inhibin、Calretinin特异性较强；可表达神经内分泌标志物（NSE、Syn、NF、CD56等），但CgA、EMA、CEA阴性。BCL2、CK局灶＋/－、Vim强阳性
肾上腺嗜铬细胞瘤和肾上腺外副神经节瘤	CK、Vim阳性；神经内分泌标志物（NSE、Syn、CgA）阳性；还表达5-HT、肽类激素。Ki-67指数＞5%者提示与恶性行为有关
肾上腺神经节细胞瘤	广谱标志物CgA、Syn、CD56等都可表达。但绝大部分副神经节瘤CK阴性（与类癌不同），此外，GFAP、S-100显示副神经节瘤的支持细胞
神经母细胞瘤	神经源性标志物（NSE、NF、CgA、Syn、CD56、PGP9.5），大多阳性，S-100、CD99灶性阳性
肾上腺外上皮性转移癌	CK弥漫强阳性，且CEA、EMA、CD15常阳性

（3）遗传性嗜铬细胞瘤或副神经节瘤最常见的基因突变为 *SDH* 基因家族，不同程度导致 SDHB 蛋白失表达，可用于肿瘤鉴别诊断。

四、肾上腺皮质肿瘤的诊断与鉴别

1. 抗体选择　CK、EMA、Vimentin、SF-1、α-inhibin、MelanA、Calretinin（CR）、CgA、Syn、NSE、S-100、IGF-2、p53、β-catenin 和 Ki-67。加网状纤维染色。

2. 注释

（1）肾上腺皮质肿瘤包括肾上腺皮质腺瘤和皮质癌（ACC），皮质腺瘤为肾上腺最常见的原发肿瘤和偶发瘤，与增生性结节较难鉴别，可为功能性或无功能性。2017 版 WHO 神经内分泌肿瘤分类指出，尽管 ACC 和皮质腺瘤具有不同分子生物学特点，但其诊断仍主要依据临床生化特点和除外恶性指征。皮质腺瘤分为黑色腺瘤和嗜酸细胞腺瘤两型。除经典型 ACC 外，新增嗜酸细胞型、黏液样型、肉瘤样型（按发病率减少排序）。

（2）功能分类（表 14-21）：约半数患者无临床症状或表现为肿瘤生长所致的压迫症状。另一半患者出现类固醇激素过多（产生醛固酮、皮质醇和性激素）的症状和体征，产生皮质醇的肾上腺皮质癌是最常见的功能性肿瘤。

表 14-21　肾上腺皮质肿瘤的功能分类

功能分类	临床表现	分子表型或注释
皮质醇分泌性腺瘤	库欣综合征	可伴有 *PRKACA* 基因突变，与 Carney 综合征相关者更多见
醛固酮分泌性腺瘤	Conn 综合征（持续性高血压）	特异性表达醛固酮合酶（CYP11B2）；多伴有细胞膜离子运输干扰基因 *KCNJ5*、*ATPIA1*、*ATP283* 和 *CACNA1D* 的突变
无功能性腺瘤		可伴有 *CTNNB1* 基因突变而致 β-catenin 阳性表达于肿瘤细胞核

（3）肾上腺皮质肿瘤及其变异型的病变特点：见表 14-22。

表 14-22　肾上腺皮质肿瘤及其变异型的病变特点

肿瘤	病变特点	免疫表型或注释
典型肾上腺皮质腺瘤（ACA）	由类似束状带富于脂质的细胞质、类似网状带的缺乏脂质的肿瘤细胞混合而成，形成索状、巢状并伴有窦隙样结构及丰富血管，正常纤维结构未被破坏（网状纤维染色可显示）	表达肾上腺皮质标志物，如 SF-1、α-inhibin、MelanA 阳性，Syn 可灶性阳性，但 CgA、CK 阴性
肾上腺皮质黑色腺瘤	组织结构与其他腺瘤相似，腺瘤细胞质内含有大量脂褐素或神经黑色素，大体切面呈不规则灶状暗棕色或黑色	表达肾上腺皮质标志物，S-100、HMB45 阴性，可资与恶性黑色素瘤鉴别
肾上腺皮质嗜酸细胞腺瘤	组织结构与其他腺瘤相似，嗜酸细胞瘤由具有丰富嗜酸性细胞质的大细胞组成，核多形性，核仁突出	多为无功能性腺瘤，但与雄激素过多及震颤有一定的联系
经典型肾上腺皮质腺癌（ACC）	瘤细胞异型明显，大部分嗜酸，部分细胞质内存在透明小球，呈小梁状、巢状及弥漫性排列。纤维结构未被破坏，呈宽窄相互吻合的网状，由纤细伸长的血管分隔成小叶状结构（网状纤维支架发生不同程度断裂、塌陷、稀疏或消失）	免疫表型与 ACA 相似，CK 可能阳性，采用 Weiss 评分标准，网状纤维染色，Ki-67 有助于 ACC（＞5%）和 ACA（＜5%）的鉴别
嗜酸细胞型 ACC	特征肿瘤细胞具有丰富嗜酸性细胞质。肾上腺嗜酸细胞肿瘤 Weiss 评分的 3 个标准：高度核异型、＜25% 的透明细胞和弥漫性结构，Weiss 评分不能用于区分嗜酸细胞癌与嗜酸细胞腺瘤	Weiss 评分不能用于区分嗜酸细胞癌与腺瘤，新版 WHO 神经内分泌肿瘤分类推荐使用 Lin-Weiss-Bisceglia 系统对两者进行鉴别

续表

肿瘤	病变特点	免疫表型或注释
黏液型ACC	由透明样细胞及细胞质嗜酸性颗粒细胞构成，排列可呈条索状、囊泡样及假腺样等不同的形态结构，其中假腺样结构最常见。肿瘤无出血、坏死、脉管侵犯及出现病理性核分裂象（>5个/HPF），这是判断肾上腺肿瘤良性的重要指标	免疫表型与ACA相似，EGFR过表达，EGFR基因位点突变、EGFR表达与7号染色体FISH检测可用于对良恶性黏液型肾上腺皮质肿瘤的鉴别
肉瘤样型ACC	可双向分化，同时具有典型ACC区域和去分化区域。梭形细胞成分伴典型ACC时表现为双相结构，但当缺乏典型的ACC区域呈单相分化时，易与肾上腺真正的肉瘤或腹膜后肉瘤累及肾上腺混淆	免疫组化ACC表达肾上腺皮质免疫标志物SF-1、α-inhibin、MelanA阳性，有助于ACC的诊断

（4）免疫表型：主要表达SF-1、α-inhibin、MelanA、Calretinin和Vimentin；可表达神经内分泌标志物（NSE、Syn、NF、CD56等），皮质癌CK可能阳性；但CgA、EMA、CEA阴性（图14-60～图14-62）。

免疫组化指标，如SF-1、α-inhibin、MelanA、Calretinin可用于诊断肾上腺皮质癌。其中SF-1对诊断肾上腺皮质肿瘤具有高度敏感性和特异性，SF-1被认为是区别肾上腺皮质细胞与非皮质细胞的标志物，其阳性表达与ACC预后差相关。ACC通常非特异性表达Syn，判定应谨慎，以免与嗜铬细胞瘤混淆。可表达细胞角蛋白（CK）。Ki-67有助于ACC（>5%）和皮质腺瘤（<5%）的鉴别。

此外，胰岛素样生长因子2（IGF-2）可激活癌症中的MAPK和PDK通路，在皮质腺瘤中呈低表达，在皮质癌中呈明显高表达，可用于支持皮质癌的诊断，IGF-2也可解释肾上腺皮质癌患者出现肿瘤相关性低血糖症状的原因。

网织纤维染色可见肿瘤呈弥漫性生长，正常纤维结构被破坏（皮质腺瘤渔网样网状纤维支架完整规则，ACC网状纤维支架发生不同程度断裂、塌陷、稀疏或消失）。层粘连蛋白或Ⅳ型胶原免疫组织化学染色可见基底膜缺失。

（5）分子遗传学改变

1）皮质醇分泌性腺瘤、醛固酮分泌性腺瘤和无功能性腺瘤常有不同的分子遗传学改变，详见表14-21。

2）肾上腺皮质癌的分子改变：主要有IGF-2过表达、Wnt/β-链蛋白通路的组成性激活（*CTNNB1*点突变和*ZNRF3*缺失）及高频率的*p53*突变。

3）黏液型ACC的*EGFR*基因位点突变、EGFR表达与7号染色体FISH检测，可用于对良恶性黏液型肾上腺皮质肿瘤的鉴别。

（6）良恶性肾上腺皮质肿瘤的评判标准：2017版WHO神经内分泌肿瘤分类诊断中，对ACC采用Weiss评分标准，须至少满足9个诊断标准中的3个，由于肾上腺皮质肿瘤的形态学特征在良、恶性之间并无明显界限，ACC的组织病理学诊断标准并不明确，无特异性免疫标志物。Weiss等提出9个特征：①核异型性大小；②不典型核分裂；③静脉侵犯；④肿瘤坏死；⑤瘤细胞呈弥漫性分布≥33%；⑥核分裂数大于5个/50HPF；⑦具有嗜酸性细胞质的瘤细胞占全部细胞>75%；⑧窦隙结构浸润；⑨包膜浸润。

Weiss标准中的9个参数出现任意一个为1分，缺少该参数为0分；总分0～2分为腺瘤，>6分定义为皮质癌，3～6分为可疑恶性。

Weiss评分不能用于区分嗜酸细胞癌与嗜酸细胞腺瘤，新版WHO神经内分泌肿瘤分类推荐使用Lin-Weiss-Bisceglia系统，对两者进行鉴别，3个主要诊断标准［核分裂象（>5个/50HPF）、病理性核分裂象和血管侵犯］中出现其中任何一个均提示恶性，4个次要诊断标准［坏死、窦隙侵犯、包膜侵犯、肿瘤直径>10cm和（或）质量>200g］中出现其中任何一个，提示肿瘤恶性潜能未定。

2022年的WHO神经内分泌肿瘤分类强调使用核分裂计数（每10mm^{2}的核分裂数）和Ki-67指数对肿瘤增殖进行准确评估，这对患者的动态风险分层起着重要作用。

（7）鉴别诊断（表14-23）

1）肾上腺皮质腺瘤与肾上腺皮质癌的鉴别

A. 肾上腺皮质癌诊断的关键在于良、恶性的鉴别。

B. 网状纤维染色：可以评估网状纤维网的中断情况及恶性肿瘤弥漫性分布，免疫组化层粘连蛋白标志物和Ⅳ型胶原染色可显示基膜的缺失。

C. Ki-67有助于ACC（＞5%）和皮质腺瘤（＜5%）的鉴别。

D. IGF-2在皮质癌中呈明显高表达，可用于支持皮质癌的诊断。

2）嗜铬细胞瘤：瘤细胞呈明显的巢状或梁状结构，细胞大小不一致，较少透明细胞，细胞质嗜碱性或嗜双色性。CgA阳性而MelanA、α-inhibin阴性支持诊断为嗜铬细胞瘤，反之则支持诊断为肾上腺皮质腺瘤；其中Syn的阳性强度对诊断有参考价值（图14-63～图14-65）。

3）神经内分泌肿瘤：神经内分泌标志物包括NSE、Syn、CgA、CD56等阳性；肾上腺皮质肿瘤：可表达CD56、Syn和NSE等，但CgA阴性。

4）转移癌：肾上腺皮质的非功能性肿瘤，应考虑与肾上腺转移瘤鉴别。转移性癌CK、EMA、CEA阳性/Vimentin、皮质标记阴性。皮质癌CK弱阳性或阴性；EMA、CEA常阴性。

5）恶性黑色素瘤：瘤细胞S-100、HMB45和Vim阳性，其中HMB45对恶性黑色素瘤的诊断具有特异性，缺乏神经内分泌分化。

表14-23 肾上腺肿瘤的鉴别诊断

鉴别点	肾上腺皮质肿瘤	嗜铬细胞瘤	神经节细胞瘤	转移癌
皮质标志物	＋	α-inhibin（偶尔＋）	－	－
神经内分泌标志物	NF、Syn、NSE＋，但CgA-	NF、Syn、NSE、CgA＋	NF、Syn、NSE、CgA＋	－
S-100	－	周围支持细胞＋	周围支持细胞＋	－
上皮标志物	CK弱＋/-；EMA、CEA常-	广谱CK＋；EMA、CEA-	CK-/＋；EMA、CEA-	CK、CEA、EMA＋
Vimentin	＋	＋	＋	-/＋
BCL2	＋	-/＋	－	－

注：皮质标志物包括SF-1、α-inhibin、MelanA、Calretinin等；神经内分泌标志物包括NSE、Syn、CgA、CD56等；上皮性标志物包括CK、EMA、CAM5.2等。＋，阳性；-，阴性。

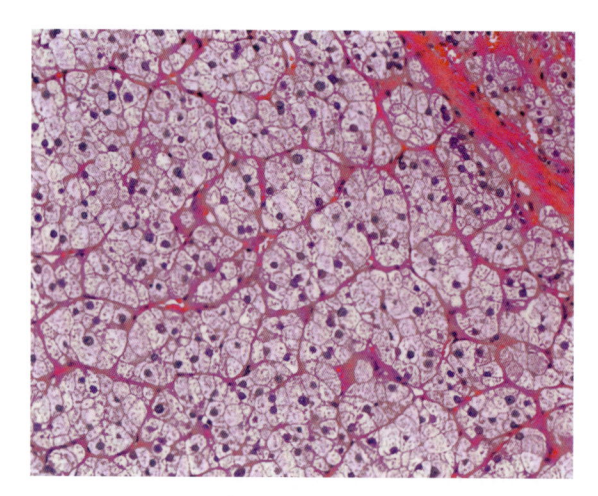

图14-60 肾上腺皮质腺瘤，HE染色

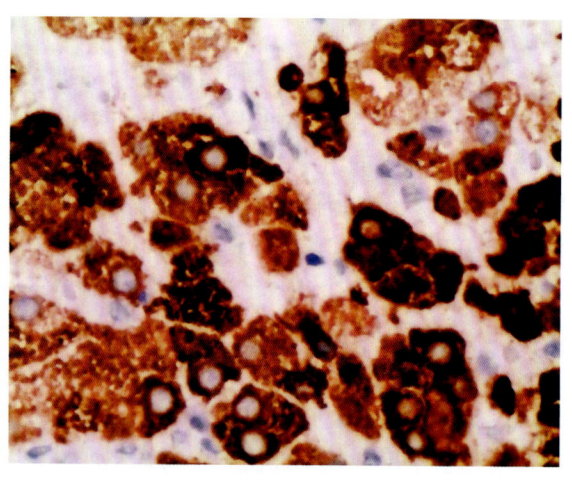

图14-61 肾上腺皮质腺瘤，MelanA，细胞质强阳性

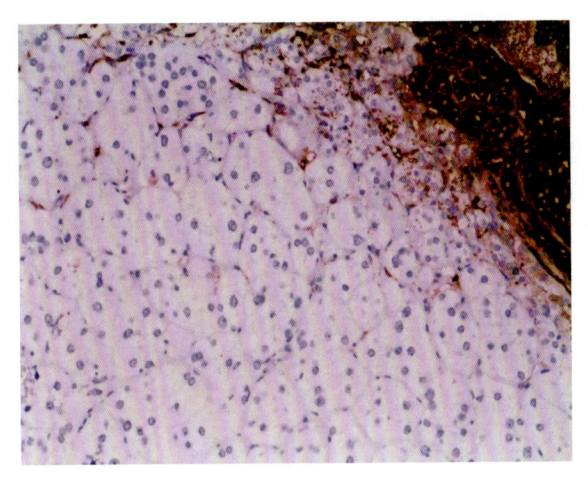

图 14-62 肾上腺皮质腺瘤，CgA，肿瘤组织阴性

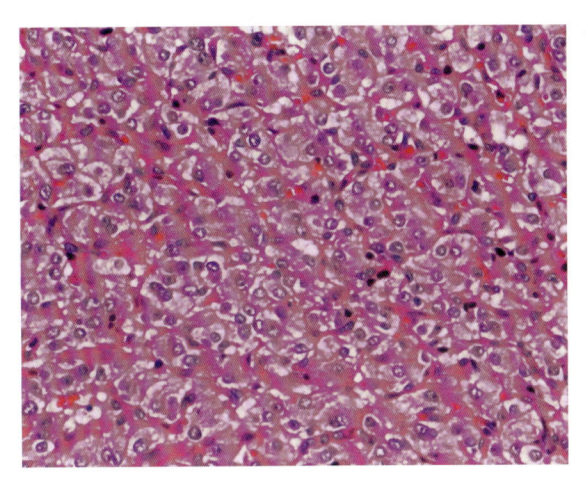

图 14-63 嗜铬细胞瘤，HE 染色

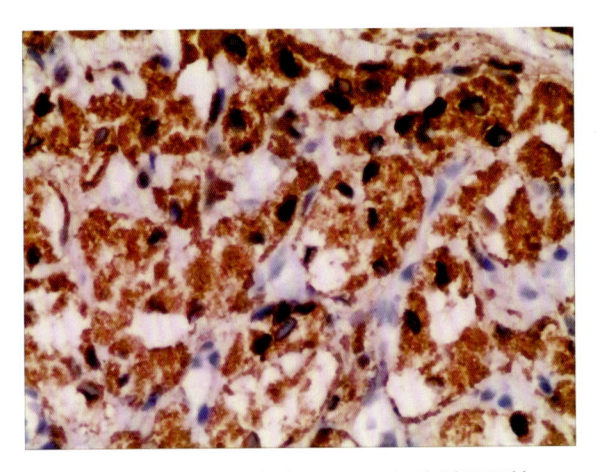

图 14-64 嗜铬细胞瘤，CgA，细胞质强阳性

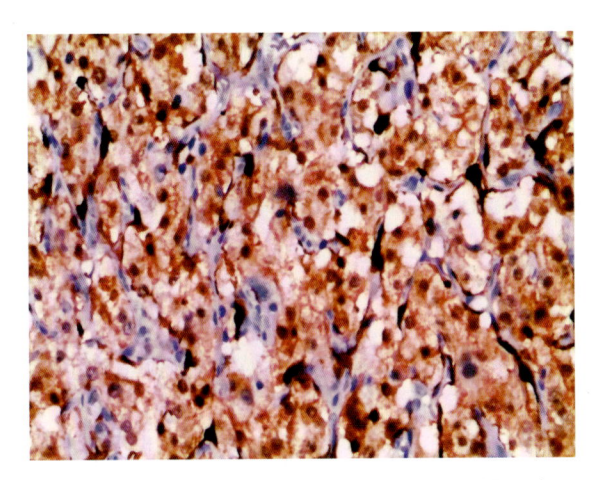

图 14-65 嗜铬细胞瘤，S-100，瘤细胞及支持细胞强阳性

五、嗜铬细胞瘤和肾上腺外副神经节瘤

1.抗体选择 CK、Vimentin、CD56、CgA、Syn、SF-1、α-inhibin、MelanA、S-100、SDHB/SDHC 和 Ki-67。

2.注释

（1）嗜铬细胞瘤（即肾上腺内交感神经副神经节瘤）：起源于肾上腺髓质，而副神经节瘤起源于肾上腺外副神经节。肾上腺髓质和肾上腺外副神经节瘤（PPGL）具有相似的组织学、免疫表型特点及分子遗传学特性，但副神经节转移率较高。

（2）病变特点：肿瘤组织由富含血管的纤维组织分割，呈丛状、腺泡状，肿瘤巢周支持细胞明显。瘤细胞较大，多呈多角形，少部分呈柱形及椭圆形；细胞质丰富，细颗粒状，嗜碱性或嗜双色性，细胞核圆形或卵圆形，核仁明显。可伴有脂褐素、神经黑色素和黑色素沉着、淀粉样变、梭形细胞、明细胞和嗜酸性变少见。

（3）免疫表型：肿瘤表达神经内分泌标志物（如 CgA、Syn、CD56 等）；不表达 CK、EMA 和肾上腺皮质标志物（如 SF-1、α-inhibin、MelanA 和 Calretinin 等）；周围支持细胞表达 S-100、NF、GFAP 阳性。其中，CgA 染色阳性是与肾上腺皮质肿瘤和转移非神经内分泌肿瘤相鉴别最可靠的标志物，EMA 染色阴性可与肾细胞癌相鉴别（图 14-63～图 14-65）。

（4）分子遗传学改变：至少 30% 的 PPGL 具有遗传性。遗传性 PPGL 主要与 5 个基因突变相关：von

Hippel-Lindau（*VHL*）基因突变导致VHL综合征，琥珀酸脱氢酶（*SDH*）*B/D* 基因突变诱发家族性副神经节瘤、转染期间重排（*RET*）基因突变引起2型多发内分泌肿瘤综合征（MEN Ⅱ）和Ⅰ型神经纤维瘤病。常见的突变是 *VHL*、*SDHB*、*SDHD*、*RET*、*NF1* 位点，其中 *VHL*、*RET* 和 *NFI* 的突变更常见于嗜铬细胞瘤，*SDHB* 和 *SDHD* 的突变则在副神经节瘤中更常见，SDHB蛋白是重要的标志物，任何*SDH*基因家族的突变均会导致SDHB蛋白缺失，与*SDHB*突变相关的副神经节瘤具有高转移风险，即使无家族史，根据实际条件至少推荐对最常见基因进行基因检测。新版WHO神经内分泌肿瘤分类主张使用SDHB免疫组化染色来筛查或诊断副神经节瘤。

（5）鉴别诊断：见表14-24。

表14-24 肾上腺髓质和肾上腺外副神经节瘤的诊断与鉴别

肿瘤	病变特点	免疫表型或注释
嗜铬细胞瘤（PCC）	有明显的完整的包膜，由富含血管的纤维组织分割，呈丛状、腺泡状，肿瘤巢周支持细胞明显	神经内分泌标志物；支持细胞S-100阳性；不表达CK、EMA和SF-1
肾上腺髓质结节	主要区别是嗜铬细胞瘤有明显的完整的包膜，界限明确，而肾上腺髓质增生没有包膜，髓质呈弥漫性增生状态	小于1cm的肾上腺髓质结节，新版WHO神经内分泌肿瘤分类重新命名为小嗜铬细胞瘤
良恶性嗜铬细胞瘤鉴别	组织学上目前无明确的恶性诊断标准，一般良性和大多数临界的PCC的Ki-67增殖指数<6%，而恶性PCC多>6%	所有肿瘤均有转移潜能，恶性副神经节瘤最可靠的诊断标准是肿瘤发生转移
肾上腺皮质腺瘤	病变特点为瘤细胞质内脂滴较为丰富，形成索状、巢状并伴有窦隙样结构及丰富血管	SF-1、α-inhibin、MelanA 阳性表达，Syn可灶性阳性，但CgA阴性
肾上腺节细胞神经瘤	在大量纤细的神经纤维细胞中，混杂体积较大的神经节细胞（呈不规则多边形，细胞质嗜碱性或嗜双色性，核仁明显）	表达Vim、S-100、BCL2、CD99阳性；神经元标志物阳性
混合性嗜铬细胞瘤	除节细胞神经瘤成分外，还包含嗜铬细胞瘤成分，与单纯性节细胞神经瘤不同	有典型PCC的免疫表型；节细胞神经瘤区域瘤细胞S-100、NF弥漫强阳性
神经内分泌肿瘤	其肿瘤细胞形态、组织学结构、血窦丰富等组织学形态与副神经节瘤有重叠性，神经内分泌标志物均为阳性，两者容易混淆	S-100在副神经节瘤中支持细胞阳性；但在神经内分泌肿瘤中呈阴性或者弱阳性
恶性黑色素瘤	转移性肾上腺恶性黑色素瘤比肾上腺原发的恶性黑色素瘤要常见，瘤细胞明显多形性，异型性明显，细胞质内含色素	S-100、HMB45、MelanA 阳性表达，可与含黑色素的PCC鉴别

六、肾上腺神经母细胞肿瘤

1.抗体选择　CK、Vimentin、NSE、Syn、CgA、NF、PGP9.5、S-100、CD99、Desmin、SMA、LCA、TH、PHOX2B、NMYC和Ki-67。加NMYC、ALK等基因检测。

2.注释

（1）肾上腺神经母细胞肿瘤（NT）：是一组起源于肾上腺交感神经系统的胚胎性神经嵴肿瘤的统称。多发生于胎儿期至4岁，主要位于腹部（约70%），多数位于肾上腺，也可位于腹部神经节、胸神经节、骨盆神经节、子宫颈交感神经节和子宫区。

（2）病变特点：形态学特点为均匀一致的小圆蓝色细胞，核圆而深染，并伴有不同数量的核碎裂和核分裂细胞，形成假菊形团（Homer-Wright菊形团）——神经母细胞环状围绕细胞质突起形成的结构。节细胞样分化（分化的神经母细胞）的识别：瘤细胞增大，为细胞核直径的2倍及以上，细胞质嗜酸性或嗜双色性，核增大、染色质空泡状及单个明显的核仁，且必须是细胞质和细胞核同时改变。根据成神经细胞在肿瘤中所占的比例可诊断的疾病包括神经母细胞瘤（NB）、节细胞神经母细胞瘤（GNB）和节细胞神经瘤（GN）。

（3）免疫表型：神经母细胞、节细胞质及突起表达神经元标志物，如NSE、突触素、CgA、Nestin均阳性，NeuN在趋于成熟的神经母细胞、节细胞核中呈阳性。施万基质及卫星细胞S-100蛋白均阳性。

肿瘤细胞还可表达CD44、酪氨酸羟化酶（TH）、PHOX2B和ALK蛋白（图14-66～图14-69）。

（4）分子遗传学改变

1）遗传性NB的种系突变主要发生在两个基因中，即配对样同源异形盒2B基因（*PHOX2B*）和间变性淋巴瘤激酶（*ALK*）基因。

2）散发性NB除了*MYCN*基因扩增以外，其他分子遗传学改变还有散发LIM结构域蛋白1（*LMO1*）、*LIN28B*、*ARID1A*等易感基因，染色体17q获得，以及1p、3p或者11q的缺失等，*ALK*突变或扩增、*ATRX*突变等。

（5）鉴别诊断：肾上腺神经母细胞肿瘤主要是与其他小圆细胞恶性肿瘤进行鉴别（表14-25）。

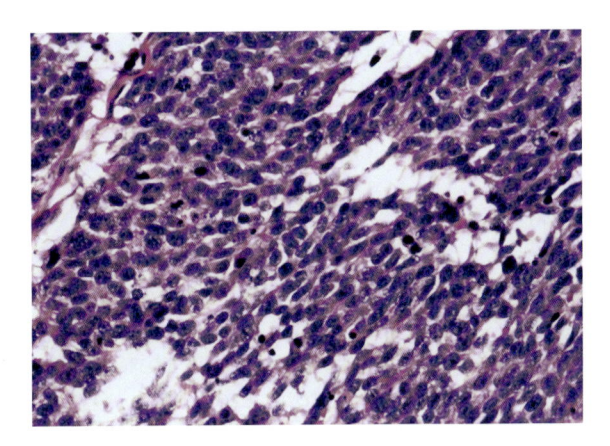

图14-66 神经母细胞瘤，HE染色

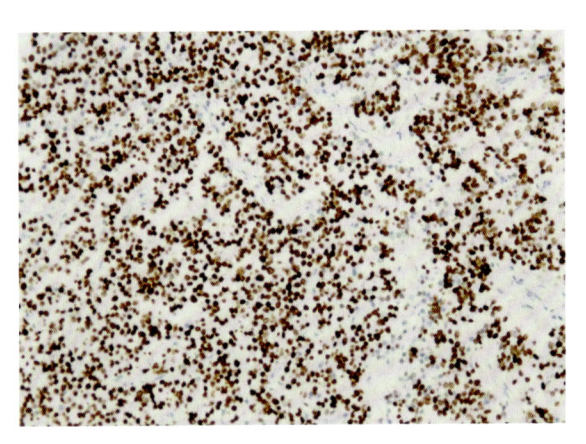

图14-67 神经母细胞瘤，PHOX2B，细胞核阳性

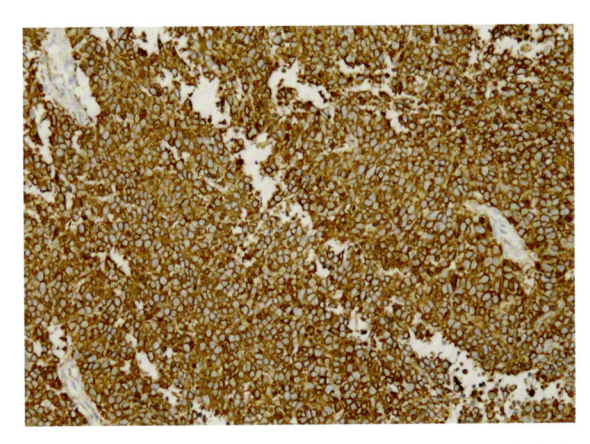

图14-68 神经母细胞瘤，酪氨酸羟化酶（TH）弥漫强阳性

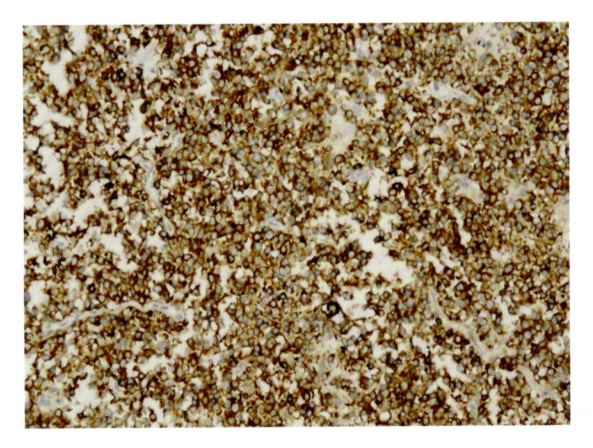

图14-69 神经母细胞瘤，Syn弥漫强阳性

表14-25 肾上腺神经母细胞肿瘤的诊断与鉴别

肿瘤类型	病变特点	免疫表型特点
神经母细胞瘤	均匀一致的小圆细胞，核圆而深染，并伴有不同数量的核碎裂和核分裂细胞，形成假菊形团；也可伴有节细胞样分化和施万基质背景	表达神经元标志物，如NSE、突触素、CgA、Nestin均阳性；CD99、FLI-1阴性，可能存在*PHOX2B*、*ALK*等基因突变，*NMYC*基因扩增
节神经母细胞瘤	以神经母细胞瘤组织中出现较成熟的神经节细胞为特征，伴有神经纤维向神经鞘膜细胞分化的细胞	神经母细胞、节细胞质及突起表达神经元标志物，施万基质及卫星细胞S-100蛋白均阳性
节细胞神经瘤	在大量纤细的神经纤维细胞中，成熟的节细胞和施万细胞	节细胞质及突起表达神经元标志物，施万基质及卫星细胞S-100蛋白均阳性

续表

肿瘤类型	病变特点	免疫表型特点
嗜铬细胞瘤	瘤细胞大小一致，细胞质稀少，排列呈巢状、小叶状，部分可见菊形团结构	不同程度神经内分泌标志物，如NSE、CgA、Syn和CD56阳性；巢周支持细胞S-100阳性
尤因肉瘤/外周原始神经外胚层瘤	年龄较大，形态一致的小到中等大小的圆形细胞，核染色质细腻、粉尘状，坏死常见，罕见菊形团结构	CD99、FLI-1、NKX2.2阳性，表达神经内分泌标志物；CK、S-100阴性。90%存在*EWS-FLI-1*融合基因
小细胞神经内分泌癌	瘤细胞排列呈片状和巢状，由小到中等大小的细胞组成，表现为核质比高、核成形、缺乏显著的核仁，常见明显的人工挤压、凋亡、坏死及较多的核分裂象	绝大部分CK阳性，多为核周复合体灶状阳性，CD56和p63通常阳性，而CD99、NSE、S-100、Syn和CgA表达不一
恶性黑色素瘤	瘤组织结构及瘤细胞形态变异大，可见上皮样、梭形、透明或浆细胞样细胞，呈实体、肉瘤样排列	表达S-100、MelanA、HMB45；TTF-1、CD117、CD99和CD56等阴性
横纹肌肉瘤	小到中等大小的圆细胞，细胞质稀少、嗜酸，胶原分隔成巢状，应仔细寻找偏位的红细胞质	特征性表达Desmin、MyoD1、Myogenin等肌源性标志物
小细胞未分化癌	瘤细胞为中等到大的细胞，细胞质稀少、嗜酸性，呈巢状、小叶状、梁状排列，细胞多形性、坏死明显	表达CKpan、CK7、CK8、CK19，常表达Syn和CgA。但缺乏S-100蛋白阳性的支持细胞
恶性淋巴瘤	肿瘤呈弥漫较一致的圆形细胞，细胞质较少，细胞黏附性差，常无纤维血管间质分隔，无菊形团	免疫组化表达T、B细胞或髓系细胞标志物；LCA、CD99阳性
髓细胞肉瘤	肿瘤细胞呈列兵样排列或弥漫性分布，不成熟嗜酸性粒细胞散在浸润	至少表达一种髓系相关抗原，CD34、MPO和Lys较特异性；CD20、CD3呈阴性

七、肾上腺转移性肿瘤

1. 抗体选择 CK、Vimentin、EMA、CK7、CK20、Villin、CD56、CgA、Syn、S-100、HMB45和MelanA等。

2. 注释

（1）肾上腺属于内分泌器官，血供极其丰富，是恶性肿瘤较容易转移的部位。相关报道显示恶性肿瘤转移至肾上腺的发病率高达26%～50%，仅次于肺、肝、骨。肾上腺转移性恶性肿瘤较原发肿瘤常见，原发肿瘤多见于肺癌、乳腺癌、肾癌、甲状腺癌、胃肠道癌、黑色素瘤、淋巴瘤等。对于有恶性肿瘤病史的肾上腺占位患者，首先怀疑为肾上腺转移性瘤。由于肾上腺转移瘤缺乏明显的临床特征和体征，所以更多依赖于病史及影像学检查。

（2）器官特异的免疫标志物在诊断转移性肿瘤中特别有用，请详见表2-2。对于转移性神经内分泌肿瘤：特殊部位的肿瘤相关特异性标志物（见表14-1）对确定转移性神经内分泌肿瘤的来源可能有一定的作用。CK7和CK20有助于探索原发部位不明的转移性神经内分泌肿瘤的来源；TTF-1阳性提示来源于肺、甲状腺；CDX2阳性提示来源于肠或胰腺；PAX8阳性提示来源于胰腺或直肠。

（3）推荐使用一组抗体套餐CK、EMA、Vimentin、CD56、CgA、Syn、S-100、HMB45和MelanA等，大致可把许多常见的肾上腺原发性肿瘤和转移性肿瘤区分开来。

肾上腺原发性肿瘤：弥漫表达Vimentin、MelanA、CD56、NSE，CAM5.2细胞质点状阳性，一些病例Syn、α-inhibin弱阳性，均不表达EMA、HMB45、S-100、CgA；Vimentin弥漫阳性，而EMA阴性，CKpan局灶阳性或阴性，这几个指标可以排除上皮源性的恶性肿瘤及转移性腺癌；MelanA阳性、CgA阴性说明肿瘤起源于肾上腺皮质，副神经节瘤除外。MelanA阳性，而S-100、HMB45阴性，除外恶性黑色素瘤、血管周上皮样细胞肿瘤（PEComa）等（表14-26）。

表14-26 肾上腺原发性和转移性肿瘤的鉴别诊断

肿瘤类型	CK	Vimentin	EMA	MelanA	CgA	Syn	S-100	HMB45
皮质腺瘤/癌	+（灶性）/-	+	-	+	-	+/-	-	-
嗜铬细胞瘤/副神经节瘤	-	+	-	-	+	+/-	+（支持细胞）	-
神经内分泌癌	+	+	-	-	+	+	-	-
转移性癌	+	+/-	+	-	-	-	-	-
恶性黑色素瘤	-	+	-	+	-	-	+	+
PEComa	-	+	-	+	-	-	+	+
转移性肉瘤	-	+	-	-	-	-	-/+	-

注：+，阳性；-，阴性。

参 考 文 献

白信花，郝彦勇，王帅，等，2008. 甲状腺未分化癌的临床病理分析. 吉林医学，29（22）：2100.
陈素琴，2017. 低分化甲状腺癌的病理学特点及诊治研究进展. 中国处方药，15（8）：21-22.
陈云，朱明华，周晓军，等，2003. RET、Mucin1和Galectin-3在甲状腺良恶性肿瘤中的表达. 第二军医大学学报，24（3）：303-306.
戴为信，徐春，2010. 甲状腺良、恶性结节的研究进展. 武警医学，21（2）：93-96.
丁妍，张玲玲，李芳，等，2018. WHO（2017）垂体肿瘤分类解读（一）. 临床与实验病理学杂志，34（11）：1181-1184.
丁妍，赵萌，王续，等，2018. WHO（2017版）垂体肿瘤分类解读（二）. 临床与实验病理学杂志，34（12）：1299-1301.
杜洪泉，贾爱华，刘玉，等，2013. 嗜铬细胞瘤60例临床病理分析. 中华内科杂志，52（1）：46-47.
方三高，魏建国，周晓军，2018. WHO（2017）内分泌器官肿瘤分类解读（甲状腺）. 临床与实验病理学杂志，34（2）：119-123.
冯莉，陈伟彬，刘爱东，等，2014. 肾上腺皮质黑色腺瘤临床病理观察. 诊断病理学杂志，21（9）：573-575.
广东省医学教育协会甲状腺专业委员会，广东省基层医药学会细胞病理与分子诊断专业委员会，2020. 甲状腺癌基因检测与临床应用广东专家共识（2020版）. 中华普通外科文献（电子版），14（3）：161-168.
胡娜，金晓龙，2011. 甲状旁腺肿瘤及增生的临床病理学研究进展. 上海交通大学学报（医学版），31（7）：1041-1046.
胡飘飘，徐晓艳，2019. 胃血管球瘤2例的临床病理特征及文献复习. 临床与病理杂志，39（9）：2086-2091.
黄思念，王丽梅，姚俊霞，等，2018. 甲状腺破骨细胞样巨细胞性未分化癌临床病理及分子病理特点分析. 中国实验诊断学，22（3）：466-469.
霍亚杰，康志强，何丽，等，2019. 抑制素α、A103、钙网膜蛋白联合检测在肾上腺皮质腺瘤与肾上腺良性嗜铬细胞瘤鉴别诊断中的应用价值. 实验与检验医学，37（5）：802-805.
霍真，钟定荣，2018. 2017版世界卫生组织垂体肿瘤最新分类的病理学意义. 中华医学杂志，98（9）：648-650.
江悦，陈春妮，杜晓刘，等，2019. 胃肠胰神经内分泌肿瘤诊断及预后指标研究进展. 中华病理学杂志，48（3）：258-260.
金天，袁静萍，王新海，等，2018. 甲状腺嗜酸细胞亚型滤泡癌2例并文献复习. 临床与实验病理学杂志，34（2）：218-220.
靳燕，赵强，2019. 神经母细胞瘤候选致病基因的研究进展. 中华小儿外科杂志，40（1）：80-84.
李储忠，何艳姣，谢微嫣，等，2022. 2022年第五版WHO垂体肿瘤分类解读. 中华神经外科杂志，38（5）：442-445.
李芳，王进京，邓会岩，等，2018. WHO（2017）肾上腺内分泌肿瘤新分类解读. 临床与实验病理学杂志，34（7）：709-713.
李峰，陈小岩，陈新，等，2014. Syn、CgA、melan A和inhibin α在肾上腺皮质腺瘤及嗜铬细胞瘤中的表达及意义. 诊断病理学杂志，21（8）：501-504.
李红，朱伦，李跃武，2016. 甲状旁腺腺瘤5例临床病理分析. 临床与实验病理学杂志，32（3）：339-340.
李健玲，秦映芬，罗佐杰，2006. 肾上腺肿瘤的免疫组化研究进展. 国外医学：内科学分册，33（10）：421-423，427.
李洁，孙宇，吴佳泽，2018. 胰腺和胃肠道来源神经内分泌肿瘤分类——2018 IARC/WHO分类框架共识解读. 肿瘤综合治疗电子杂志, 4 (4): 16-20.
李晶, 陈水莲, 罗欣, 2012. 恶性肾上腺嗜铬细胞瘤2例临床病理分析. 临床与实验病理学杂志, 28 (12): 1391-1393.
李明阳, 杜昕, 毕然, 等, 2017. 肾上腺混合性嗜铬细胞瘤一例. 中华医学杂志, 97 (26): 2065-2066.
李玮, 谭建, 2019. 甲状腺许特尔细胞癌的临床诊疗及发病机制. 医学综述, 25 (24): 4877-4881.
李煊赫, 范东伟, 姚廷敬, 2019. 甲状腺髓样癌的研究进展. 安徽医药, 23 (1): 5-9.
李媛, 霍真, 陈杰, 2014. 甲状腺癌病理诊断中的若干问题. 中华病理学杂志, (5): 348-352.
李媛, 钟定荣, 陈杰, 2007. 甲状旁腺癌的临床病理特征及研究进展. 临床与实验病理学杂志, 23 (6): 710-714.
刘培华, 李名浩, 于安泽, 2017. 嗜铬细胞瘤/副神经节瘤相关临床综合征与基因筛查策略. 国际泌尿系统杂志, 37 (3): 438-441.
刘雪咏, 蔡珊珊, 张声, 等, 2018. 世界卫生组织 (WHO) 垂体肿瘤分类新进展. 中华病理学杂志, 47 (3): 153-157.
刘英, 李敏, 钱秋琴, 等, 2019. 甲状腺乳头状癌中BRAF V600E与TERT启动子联合突变的研究进展. 中华核医学与分子影像杂志, 39 (10): 627-631.
刘志艳, 2017. 2017年新版WHO甲状腺交界性肿瘤解读. 山东大学耳鼻喉眼学报, 31 (6): 1-4.
刘志艳, 2017. 具有乳头样核特征的非浸润性甲状腺滤泡性肿瘤及其诊断标准. 中华病理学杂志, 46 (3): 205-208.
刘志艳, 2020. 分化性甲状腺癌形态学谱系与分子生物学特征. 中华病理学杂志, 49 (3): 284-288.
刘志艳, 周庚寅, Kennichi K, 等, 2018. 2017版WHO甲状腺肿瘤分类解读. 中华病理学杂志, 47 (4): 302-306.
鲁海珍, 邱田, 应建明, 等, 2014. BRAF V600E突变与甲状腺乳头状癌临床病理特征的关系. 中华病理学杂志, 43 (12): 794-798.
陆俊良, 梁智勇, 2014. 滤泡细胞来源的甲状腺癌的分子改变. 中华病理学杂志, 43 (12): 853-855.
罗定远, 欧阳能太, 2020. 甲状腺癌分子诊断的现状与展望. 临床外科杂志, 28 (3): 285-288.
孟晋, 宁光, 2009. 良恶性嗜铬细胞瘤鉴别诊断的分子生物化学研究进展. 国际遗传学杂志, 32 (1): 67-70, 80.
邵馨, 王辉, 范钦和, 等, 2017. 肾上腺混合性嗜铬细胞瘤2例报道. 诊断病理学杂志, 24 (12): 939-941.
申培红, 张云汉, 楚广旻, 等, 2001. 肾上腺髓性脂肪瘤—附七例临床病理分析. 河南肿瘤学杂志, 14 (2): 111-112, 157.
盛伟琪, 2013. 胃肠胰神经内分泌肿瘤病理诊断的规范和进展. 中国癌症杂志, 23 (6): 401-407.
石穿, 曾正陪, 赵大春, 等, 2018. 琥珀酸脱氢酶B、C免疫组化在鉴别良恶性嗜铬细胞瘤和副神经节瘤中的应用. 中华内分泌代谢杂志, 34 (6): 472-478.
宋建明, 陈卫坚, 张文, 等, 2017. 外周神经母细胞性肿瘤病理诊断共识. 中华病理学杂志, 46 (7): 459-464.
宋楷, 许晓明, 魏树梅, 2017. 上皮标记阳性的黏液性肾上腺皮质腺瘤1例. 诊断病理学杂志, 24 (8): 633-634.
宋韫韬, 徐国辉, 朱艳丽, 等, 2019. 多基因检测在细胞学不确定的甲状腺结节良恶性诊断中的价值. 中华耳鼻咽喉头颈外科杂志, 54 (10): 764-768.
苏鹏, 刘志艳, Thomas J Giordano, 2018. 2017版WHO肾上腺肿瘤分类解读. 中华病理学杂志, 47 (10): 804-807.
汪群锋, 梁朝朝, 朱劲松, 等, 2017. 膀胱嗜铬细胞瘤1例诊治并文献复习. 现代泌尿生殖肿瘤杂志, 9 (5): 278-280.
王红霞, 王巧, 杨聪颖, 等, 2017. 肾上腺皮质癌临床病理特征及其网状纤维染色的意义. 临床与实验病理学杂志, 33 (11): 1228-1233.
王学菊, 王雪梅, 陈桂秋, 2020. 恶性潜能未定的甲状腺肿瘤诊断研究进展. 中国实验诊断学, 24 (11): 1901-1903.
魏佳, 王瑶琪, 孙旭, 等, 2018. 甲状腺癌相关基因及其在临床诊断中应用的研究进展. 吉林大学学报 (医学版), 44 (4): 880-885.
魏雪静, 张淑红, 周小鸽, 2016. 有包膜的甲状腺滤泡性肿瘤. 中华病理学杂志, 45 (6): 415-416.
温庆良, 项芳悦, 葛明华, 2019. 低分化甲状腺癌的研究进展. 中国医药, 14 (1): 156-160.
吴越, 郭文毅, 2018. Sturge-Weber综合征继发性青光眼的研究进展. 中华眼科杂志, 54 (3): 229-233.
吴越, 杨帅, 周晶晶, 等, 2021. 甲状腺交界性肿瘤诊断和预后相关分子标志物的研究进展. 吉林大学学报 (医学版), 47 (3): 802-810.
武鸿美, 刘超, 刘驯骅, 等, 2018. 黏液样肾上腺皮质腺瘤的临床病理学分析. 中华病理学杂志, 47 (7): 527-530.
夏苇, 2021. 分子诊断在甲状腺结节诊断中的应用和进展. 检验医学与临床, 18 (8): 1163-1167.
冼晶, 罗佐杰, 2016. 肾上腺皮质肿瘤诊断方法的研究进展. 中国癌症防治杂志, 8 (6): 392-396.
徐丽艳, 黄海建, 2019. 甲状腺髓样癌81例临床病理分析. 临床与实验病理学杂志, 35 (6): 720-721, 724.
徐励, 阎红琳, 袁静萍, 等, 2019. EGFR在假腺样黏液型肾上腺皮质腺瘤中的免疫组织化学表达及其病理诊断意义. 中国组织化学与细胞化学杂志, 28 (4): 364-368.
杨宝凤, 伏利兵, 何乐健, 2013. 外周神经母细胞性肿瘤的临床病理学观察. 中华病理学杂志, 42 (5): 305-310.

杨敏，王昌敏，2019. 甲状腺乳头状癌分子标志物研究进展. 标记免疫分析与临床，26（10）：1782-1785.

杨婉，丁莉，2019. 甲状腺包膜内嗜酸性细胞乳头状肿瘤2例. 临床与实验病理学杂志，35（1）：115-116.

叶蕾，李浩榕，2020. 良恶性甲状腺结节的分子鉴别诊断进展. 诊断学理论与实践，19（4）：334-338.

叶子，窦富贤，谷伟军，等，2013. 免疫组化标记的多种蛋白在肾上腺肿瘤鉴别诊断中的意义. 中华内分泌代谢杂志，29（12）：1031-1036.

伊丹丹，布尔兰，伊米努尔·伊力哈木，等，2019. 甲状腺乳头状癌临床病理亚型的研究进展. 东南大学学报（医学版），38（4）：747-752.

余春开，宋志刚，2015. 膀胱副神经节瘤12例临床病理分析. 诊断病理学杂志，22（12）：744-748.

袁菲，朱延波，吴华成，等，2006. 肾上腺皮质嗜酸性腺瘤病理分析：附7例报道. 诊断学理论与实践，5（2）：150-154.

岳振营，郭三菊，苗杰，等，2017. 甲状腺伴胸腺样分化的梭形细胞肿瘤2例报道. 诊断病理学杂志，24（9）：703-705.

张波，2023. 弥漫性神经内分泌细胞肿瘤病理学：共性与异质性. 北京大学学报（医学版），55（2）：210-216.

张萌，滕梁红，2019. 高侵袭性甲状腺乳头状癌亚型研究新进展. 诊断病理学杂志，26（1）：56-60.

张楠，刘念，何乐健，2017. 酪氨酸羟化酶在外周神经母细胞性肿瘤诊断中的意义. 中华病理学杂志，46（7）：471-475.

张文娟，陈卫斌，马华玲，等，2015. 肾上腺腺瘤样瘤2例临床病理观察. 临床与实验病理学杂志，31（2）：205-207.

赵芳玉，郭艳英，2019. 嗜铬细胞瘤/副神经节瘤分子遗传学的研究进展. 国际泌尿系统杂志，39（2）：335-338.

赵玲，高润霖，刘强，等，2018. 5例甲状腺内胸腺癌临床病理分析. 上海交通大学学报（医学版），38（10）：1272-1276.

赵婉君，付琳茹，苏安平，等，2019. 甲状腺未分化癌基因的分子机制及新型分子靶向药物的研究进展. 癌症进展，17（3）：249-252，290.

中国抗癌协会神经内分泌肿瘤专业委员会，2022. 中国抗癌协会神经内分泌肿瘤诊治指南（2022年版）. 中国癌症杂志，32（6）：545-580.

中国临床肿瘤学会神经内分泌肿瘤专家委员会，2016. 中国胃肠胰神经内分泌肿瘤专家共识（2016年版）. 临床肿瘤学杂志，21（10）：927-946.

中国临床肿瘤学会指南工作委员会，2021. 中国临床肿瘤学会（CSCO）分化型甲状腺癌诊疗指南2021. 肿瘤预防与治疗，34（12）：1164-1200.

中华人民共和国国家卫生健康委员会，2019. 甲状腺癌诊疗规范（2018年版）. 中华普通外科学文献（电子版），13（1）：1-15.

中华医学会内分泌学分会肾上腺学组，2016. 嗜铬细胞瘤和副神经节瘤诊断治疗的专家共识. 中华内分泌代谢杂志，32（3）：181-187.

朱梅刚，2007. 甲状腺微小浸润型滤泡癌组织学诊断与鉴别诊断. 临床与实验病理学杂志，23（4）：389-390.

朱志坚，于燕妮，缪作华，等，2017. 肾上腺混合性嗜铬细胞瘤一例. 中华病理学杂志，46（7）：503-504.

左珂，杨文涛，2017. 累及女性生殖系统的遗传性肿瘤综合征概述. 中华病理学杂志，46（9）：655-658.

Asa SL, Mete O, Perry A, et al, 2022. Overview of the 2022 WHO classification of pituitary tumors. Endocr Pathol, 33（1）：6-26.

Baloch Z, Mete O, Asa SL, 2018. Immunohistochemical biomarkers in thyroid pathology. Endocr Pathol, 29（2）：91-112.

Baloch ZW, Asa SL, Barletta JA, et al, 2022. Overview of the 2022 WHO classification of thyroid neoplasms. Endocr Pathol, 33（1）：27-63.

Becket N, Chernock RD, Nussenbaum B, et al, 2014. Prognostic significance of β-human chorionic gonadotropin and PAX8 expression in anaplastic thyroid carcinoma. Thyroid, 24（2）：319-326.

Juan R, Ronaid AD, Maria LC, et al, 2014. AFIP atlas of tumor pathology series 4. Tumors of the thyroid and parathyroid glands. Sliverspring: American Registry of Pathology.

Lloyd RV, Osamura RY, Kloppel G, et al, 2017. WHO Classification of Tumours of Endocrine Organs. 4th ed, Lyon: International Agency for Research on Cancer（IARC）Press, 11-64.

Lopes MBS, 2017. The 2017 World Health Organization classification of tumors of the pituitary gland: a summary. Acta Neuropathol, 134（4）：521-535.

Mete O, Erickson LA, Juhlin CC, et al, 2022. Overview of the 2022 WHO classification of adrenal cortical tumors. Endocr Pathol, 33（1）：155-196

Ricardo VL. Robert YO, Gunterkloppel, et al, 2017. World Health Organization Classification of Tumors. WHO Classification of Tumors of Endocrine Organs. Lyon: IARC.

Rindi G, Mete O, Uccella S, et al, 2022. Overview of the 2022 WHO classification of neuroendocrine neoplasms. Endocr Pathol, 33（1）：115-154.

Ronaid AD, Ricardo VL, Philipp UH, et al, 2004. World Health Organization classification of tumors. Pathology & Genetics.

Tumors of endocrine organs. Lyon: IARC.

Rosai J, 2004. Ackerman's surgical pathology. 9th ed. London, NewYork: Mosbys: 542-543.

Samimi H, Fallah P, NaderiSohi A, et al, 2017. Precision medicine approach to anaplastic thyroid cancer: advances in targeted drug therapy based on specific signaling pathways. Acta Med Iran, 55 (3): 200-208.

Thompson LD, 2016. Ninety-four cases of encapsulated follicular variant of papillary thyroid carcinoma: a name change to noninvasive follicular thyroid neoplasm with papillary-like nuclear features would help prevent overtreatment. Mod Pathol, 29 (7): 698-707.

Yoshida A, Sugino K, Sugitani I, et al, 2014. Anaplastic thyroid carcinomas incidentally found on postoperative pathological examination. World J Surg, 38 (9): 2311-2316.

Zheng S, Chemiack AD, Dewal N, et al, 2016. Comprehensive pan-genomic characterization of adrenocortical carcinoma. Cancer Cell, 29 (5): 723-736.

附录一

病理科常用免疫组化套餐

本附录介绍的病理科免疫组化常用套餐来源于多家大型三级甲等医院，经综合整理及多年临床病理科应用，仅供参考。

一、头颈部

1. 视网膜母细胞瘤12项：CK、Vim、S-100、GFAP、CD56、Syn、SMA、LCA、p53、RB、MDM2、Ki-67。
2. 睑板腺癌11项：BerEP4、p63、CK7、CK5/6、CK8/18、EMA、CEA、S-100、p53、BCL2、Ki-67。
3. 耵聍腺癌9项：CK7、EMA、CEA、SMA、p63、AR、GCDFP-15、CA72.4、Ki-67。
4. 中耳腺瘤9项：CK、CK7、CK5/6、CD56、Syn、CgA、S-100、p63、Ki-67。
5. 听神经瘤7项：S-100、GFAP、PGP9.5、CD56、EMA、SMA、Ki-67。
6. 头颈部鳞状细胞癌11项：CK7、CK5/6、CK8/18、p63、p16、p53、INI1、NUT、Ki-67。加HPV、EBER检测。
7. 睾丸核蛋白（NUT）癌10项：CK、EMA、p63、CK5/6、S-100、CD56、CgA、Syn、NUT和Ki-67。
8. 嗅神经母细胞瘤11项：CK、Vim、S-100、Syn、CgA、CD99、LCA、HMB45、Desmin、CD99、Ki-67。
9. 鼻咽癌8项：CKpan、CK5/6、p63、LCA、EGFR、Ki-67、p53＋EBER原位杂交。
10. 鼻咽血管纤维瘤6项：CD31、CD34、β-catenin、SMA、AR、Ki-67。
11. 颗粒细胞瘤8项：S-100、MBP、CKpan、Vim、Desmin、SMA、Ki-67。加PAS染色。
12. 颈动脉体瘤10项：Syn、CgA、S-100、CK、EMA、Calcitonin（CT）、TTF-1、HMB45、RCC、Ki-67。

二、唾液腺

1. 黏液表皮样癌：腺上皮标志物（CKpan、CK7、CK18、CD117、AAT、AACT）、肌上皮细胞标志物（p63、CK5/6、S-100）、Ki-67，加特殊染色AB、PASD（消化后）。
2. 腺样囊性癌：腺上皮标志物（CKpan、CD117、EMA）、肌上皮标志物（p63、SMA、S-100）、MYB、Ki-67。必要时加分子检测。
3. 腺泡细胞癌：CK7、AAT、AACT、SOX10、S-100、CD117、DOG1、p63、Calponin、Ki-67，加特殊染色PASD（消化后）。
4. 多形性低度恶性腺癌：腺上皮标志物（CKpan、CD117、EMA）、肌上皮标志物（p63、SMA、S-100）、Ki-67。必要时加分子检测。
5. 涎腺透明细胞癌：CK、EMA、CK5/6、CK19、p63、S-100、SMA和Ki-67。必要时加PAS染色和FISH检测。
6. 涎腺导管癌：S-100、DOG1、GATA3、乳球蛋白、ER、PR、AR、HER2加肌上皮细胞标志物（如CK5/6、p63等），必要时加PAS染色和FISH检测。
7. 涎腺基底细胞腺癌：腺上皮标志物（CKpan、CD117、EMA）、肌上皮标志物（p63、SMA、S-100）、Ki-67。

8.肌上皮肿瘤：CK5/6、Calponin、SMA、S-100、p63和Ki-67。

9.涎腺分泌性癌：EMA、S-100、DOG1、GATA3、GCDFP-15、乳球蛋白、ER、PR、AR、HER2+肌上皮细胞标志物（如CK5/6、p63等），必要时加PAS染色和FISH检测。

10.涎腺淋巴上皮样癌8项：CKpan、CK5/6、p63、LCA、EGFR、Ki-67、p53，加EBER。

11.IgG4相关性涎腺炎7项：CD20、CD38、CD138、CD3、CD4、IgG和IgG4。

三、肺、胸膜及纵隔

1.小活检标本的肺癌：TTF-1和p40。

2.小活检标本肿瘤分类6项：CD56、CgA、Syn、TTF-1、CK、Ki-67。

3.肺腺癌浸润前病变8项：CEA、CD15、CD10、CyclinD1、p53、CD34、Ⅳ型胶原、Ki-67。

4.肺神经内分泌癌：当出现神经内分泌形态（细颗粒状染色质、铸型核、周边栅栏状）时，用一组分子标志物证实神经内分泌分化，如CD56、CgA、Syn、TTF-1、CK、Ki-67。

5.肺腺/鳞癌：CK5/6、p40、CK7、TTF-1、CEA、Ki-67+AB/PAS（低分化鳞癌+NUT或EBER）。

6.肺硬化性肺泡细胞瘤13项：CK、Vim、EMA、CK5/6、p63、CK7、TTF-1、S-100、ER、PR、Syn、CgA、Ki-67。

7.胸腺瘤：CK、CK19、CK5/6、p63/p40、EMA、CD117、p53、Ki-67，加淋巴细胞标记（CD5、CD20、CD3、CD99、CD1α、TdT）。

8.反应性间皮增生和恶性间皮瘤鉴别：p16、Desmin、EMA、p53、GLUT1、IMP3、BAP1、Ki-67。必要时加FISH检测。

9.恶性间皮瘤的诊断：联合检测至少2种间皮瘤阳性标志物（如Calretinin、WT1、D2-40、CK5/6、MC）和至少2种阴性标志物（TTF-1、PAX8、CEA、CD15、CD117等）。

10.转移性腺癌：CK7、CK20、Villin，加相关器官特异性标志物（如TTF-1、GATA3、CDX2等）。

11.转移性鳞状细胞癌：p16、EBER、CK5/6、p63/p40，考虑胸腺来源加CD5、CD117。口咽、宫颈和外生殖器等的鳞癌加p16和HPV原位杂交。

四、消化系统

1.Barrett食管：CK7、CK20、Villin、CDX2、MUC2、MUC6、IMP3、p53和Ki-67。加幽门螺杆菌（HP）和黏液染色。

2.食管鳞状细胞癌：CK5/6、p63/p40、CK7、CK19、CK20、CEA、CD56、CgA、Syn、p16、p53、Ki-67。

3.胃癌：CK7、CK20、CEA、CDX2、E-Cadherin（E-Cad）、肠上皮标志物（SATB2、MUC2、CDX2和CD10）、胃小凹上皮标志物（MUC1、MUC5AC和MUC6）、HER2、p53、Ki-67。必要时加分子分型标志物［EBER、MSI（MLH1、MSH2、MSH6及PMS2）、E-Cad及p53］或加分子检测等。

4.壶腹部癌：CK7、CK20、CDX2、S-100P、MUC1、MUC2和MUC5AC。

5.结直肠腺癌：CK7、CK20、Villin、MUC5AC、CDX2、CDH17、β-catenin、SATB2、CDH17。必要时MMR或MSI检测、*RAS*和*BRAF*基因突变检测。

6.肝良性病变与恶性病变（结节）的鉴别：GPC3、CD34、GS、HSP70、CK18、CK19、p53、Ki-67、网状纤维染色。联合应用免疫标志物GPC3、HSP70和GS具有重要价值，3个免疫标志物中2项阳性则诊断为肝细胞肝癌（HCC）。肝内胆管细胞癌（ICC）蛋白标志物（如CK19/CK7、MUC-1、CA19-9等，特别为CK19）。

7.原发性肝癌：Arg-1、HepPar1、AFP、HSP70、GPC3、GS、CK18、CK19、pCEA、CD34、S-100P、Ki-67。其中，HepPar1、GPC3、Arg-1和AFP对HCC的特异性较好。

8.胆囊癌：CK7、CK19、CK20、CA125、CEA、MUC1、MUC2、MUC6、S-100P、IMP3、DPC4、Ki-67。

9.胰胆管上皮内瘤变：CEA、CK20、Villin、黏蛋白（MUC1、MUC2、MUC4）、p16、p53、DPC4/

SMAD4、S-100P、CyclinD1、IMP3和Ki-67。必要时加分子检测。

10.原发性胰腺肿瘤的分类：导管分化标志物（CK19、CA125、CEA、MUC1）、腺泡分化标志物（AAT、AACT）、内分泌分化标志物（CgA、Syn、CD56）+其他（β-catenin、CD99、CD10、E-Cad）+Ki-67。

11.胃肠胰神经内分泌肿瘤：CK、CD56、Syn、CgA、Ki-67。必要时加特殊标志物（如5-羟吲哚乙酸、胃泌素、嗜铬粒素B）及分子标志物检测。

12.胃肠道间质瘤：CD117、DOG1、CD34、PDGFRA、SMA、S-100、SDHB、SDHA、IGF-1R。进一步分子分型需要加分子检测（如*KIT*、*PDGFRA*、*SDH*、*NF1*、*BRAF*、*RAS*基因等）。

五、泌尿系统

1.肾上皮性肿瘤的分类：RCC、CD10、PAX8、CAⅨ、CD117、Ksp-Cad、CK7、AMACR、TFE3/TFEB、HMB45、MelanA、CK5/6、p63、Vim、Ki-67。

2.肾透明细胞癌：CAⅨ、CK7、AMACR、CD117、TFE3/TFEB、HMB45、MelanA等。必要时加FISH检测。

3.肾嗜酸细胞癌：RCC、CD117、CK7、CAⅨ、AMACR、HMB45、SDHB和FH等。

4.肾血管平滑肌脂肪瘤：CK、Vim、CD34、S-100、HMB45、MelanA、SMA、PAX8、RCC、CD10、GATA3、Ki-67。

5.球旁细胞瘤：renin、CK、Vim、CD34、SMA、Desmin，加神经内分泌标志物（如CD56、CgA、Syn）。

6.转移性肾肿瘤：PAX8/PAX2、CD10、CD117、RCC、Ksp-Cad、GATA3等，辅以CK7、CK20、Villin和某些转移部位器官特异性的标志物。

7.浸润性尿路上皮癌：GATA3、p63、34βE12、CK7、CK20、CD44、β-catenin、p53、Ki-67；伴腺样分化加CDX2，伴滋养层分化HCG，伴浆细胞样分化CD138，伴滋养层分化HCG。与小细胞性肿瘤鉴别加神经内分泌标志物（CgA、Syn、CD56），与肾细胞癌鉴别加PAX2/PAX8，与前列腺鉴别加PSA、PSMA及NKX3.1等。

8.膀胱腺癌：GATA3、p63、34βE12、CK7、CK20、CDX2、β-catenin、PAX2/PAX8、PSA、Ki-67。

六、男性生殖系统

1.前列腺良恶性病变鉴别：p63、34βE12、AMACR。

2.前列腺导管内癌：AMACR、PSA、p63、34βE12、ERG、PTEN、Ki-67。

3.前列腺基底细胞癌：PSA、PSAP、P501S、p63、34βE12、GATA3、BCL2和Ki-67。

4.睾丸精原细胞瘤：SALL4、OCT4、CD117、D2-40、SOX2、CD30、LCA，必要时加FISH检测。

七、女性生殖系统

1.鳞状上皮内瘤变：p16、p53、Ki-67；必要时加Stathmin、CK7和HR-HPV检测。

2.外阴Paget病：CK7、CK5/6、EMA、CEA、GCDFP-15、S-100、Ki-67。

3.宫颈鳞状细胞癌：p40、CK5/6、p16、p53、Ki-67；必要时加HR-HPV检测。

4.宫颈原位腺癌：CEA、ER、PR、p16、Ki-67。

5.宫颈腺癌：CK7、CK20、CEA、Vim、ER、PR、p16、p53、Ki-67。考虑①胃型黏液腺癌：加MUC6、HIK1083；②透明细胞癌：NapsinA、HNF1β、AMACR；③中肾管癌：GATA3、PAX-8、CD10、Calretinin。必要时加黏液染色（AB/PAS）和HPV-RNA原位杂交。

6.宫颈腺癌与子宫内膜癌的鉴别：CEA、Vim、ER、PR、p16、p53、Ki-67。

7.子宫内膜癌前驱病变：PTEN、PAX2、HAND2、ARID1A、p53、ER、PR、p16、Ki-67。

8.子宫内膜癌：PAX8、p53、p16、ER、PR、β-catenin（β-cat）、AMACR、NapsinA、HNF1β、WT1、Ki-67，加MMR（MLH1、MSH2、MSH6及PMS2）检测；有条件的单位可进行分子分型。

9. 子宫平滑肌瘤与子宫平滑肌肉瘤的鉴别：p16、p53、C-MYC、BCL2、CD117、Ki-67。

10. 子宫内膜间质和相关肿瘤：CD10、WT1、CD99、CyclinD1、DOG1、CD99、BCOR、ER、PR、Desmin、h-Caldesmon、p16、p53、Ki-67。必要时加FISH检测。

11. 子宫腺瘤样瘤：Calrelinin、D2-40、CK5/6、p16、EMA、PAX8、CEA、CD31、CD34、Ki-67。

12. 滋养细胞疾病：HCG、HPL、CD146、α-inhibin、CK18、GATA3、p63、p57、Ki-67。

13. 绒毛膜癌：CK、HCG、HPL、CD146、α-inhibin、GATA3、CK18、p63、p57、Ki-67。

14. 胎盘部位滋养细胞肿瘤：CK、HSD3B1、HLA-G、HPL、CD146、CyclinE、α-inhibin、GATA3、HCG、p63和Ki-67。

15. 上皮样滋养细胞肿瘤：CK、EMA、p63、HLA-G、GATA3、CD146、HCG、HPL、HSD3B1、GATA3和Ki-67。

16. 卵巢浆液性癌：PAX8、WT1、p53、NapsinA（HNF1β/AMACR）、ER/PR、Vim、CK7、CK20等。

17. 卵巢黏液性癌：PAX8、WT1、p53、NapsinA、HNF1β、ER、PR、Vim、CK7、CK20、Villin、SATB2、MUC2、MUC5AC、β-catenin和黏液染色。

18. 卵巢子宫内膜样癌：PAX8、WT1、p53、NapsinA（HNF1β/AMACR）、ER/PR、Vim、CK7、CK20等。

19. 卵巢透明细胞癌：NapsinA、HNF1β、WT1、ER、PR、p53、p16、PAX8、SALL4、Ki-67。

20. 卵巢高钙血症型小细胞癌：CKpan、EMA、Calretinin（CR）、α-inhibin、Desmin、LCA、S-100、CD56、Syn、CgA、SMARCA4（BRG1）、Ki-67。

21. 粒层细胞肿瘤：CK、EMA、CD10、Ki-67，2～3个性索间质标志物（如α-inhibin、Calretinin、SF-1、FOXL2等），2～3个神经内分泌标志物（如CD56、Syn、CgA等）。必要时加分子检测（如FOXL2、DICER1、AKT1等）。

22. 支持细胞瘤：CK、CK7、EMA、SALL4、AFP，2～3个性索间质标志物（如α-inhibin、Calretinin、WT1、SF-1、FOXL2、CD99等）。

23. 支持-间质细胞肿瘤：CK、CK7、EMA、SALL4、AFP和Ki-67，2～3个性索间质标志物（如α-inhibin、Calretinin、WT1、SF-1、FOXL2、CD99等）。

24. 性腺母细胞瘤：分别选择2～3个生殖细胞标志物（如SALL4、OCT4、PLAP、CD117等）和性索间质标志物（如FOXL2、α-inhibin、Calretinin、SF-1和WT1等）。

25. 卵巢生殖细胞肿瘤的分类：SALL4、PLAP、OCT4、α-inhibin、Calretinin（CR）、CD117、CD30、Glypican3（GPC3）、HPL和AFP等。必要时加测CK、CK7、PAX8、EMA排除腺癌。

26. 无性细胞瘤：SALL4、OCT4、CD117、D2-40、CD30、SOX2、CK、CK7、EMA、LCA，2～3个性索间质标志物（如α-inhibin、Calretinin、WT1、SF-1、FOXL2、CD99等）。

27. 胚胎性癌：SALL4、OCT4、CD30、SOX2、GPC3、HCG、AFP、CK、CK7、EMA。

28. 卵黄囊瘤：SALL4、OCT4、D2-40、CD117、AFP、CD30、SOX2、GPC3、HCG、CK、EMA、Ki-67。

29. 非妊娠性绒癌：SALL4、HCG、GPC3、HSD3B1、CD146、HLA-G、p63、AFP、CK、EMA、Ki-67。

八、乳腺

1. 乳腺癌分子分型套餐：ER、PR、HER2、CK5/6、EGFR和Ki-67。

2. 乳腺癌根治术标本套餐：分子分型套餐（ER、PR、HER2、CK5/6、EGFR和Ki-67），AR、CyclinD1、p53。

3. 乳腺导管增生性病变：ER、PR、HER2、CK5/6、CK8/18、p63、E-Cad、p120、Ki-67。

4. 乳腺导管内乳头状肿瘤：ER、PR、HER2、CK5/6、CK14、p63、Calponin、Ki-67。

5. 乳腺良、恶性上皮性肿瘤的鉴别：ER、PR、HER2、CK5/6、CK8/18、E-Cad、p120、p63、Calponin、Ki-67。

6. 乳腺小叶原位癌：ER、PR、HER2、CK8/18、CK5/6、p63、E-Cad、p120、34βE12、Ki-67。

7.乳腺微浸润性癌：p63、Calponin、CK、CK5/6、HER2等。

8.乳腺浸润性导管癌与小叶癌的鉴别：34βE12、E-Cadherin（E-Cad）、p120、β-catenin、Ki-67。

9.基底细胞样型乳腺癌：分子分型套餐（ER、PR、HER2、CK5/6、EGFR和Ki-67）、基底细胞型角蛋白（CK5/6、CK14、CK17、34βE12等）、肌上皮标志物（p63、SMA、CD10等）、p53。

10.乳腺浸润性微乳头状癌：分子分型套餐（ER、PR、HER2、CK5/6、EGFR和Ki-67），加MUC1/EMA、E-Cadherin。

11.乳腺化生性癌：分子分型套餐（ER、PR、HER2、CK5/6、EGFR和Ki-67），加上皮分化标志物（CKpan、p63）、β-catenin、CD34。

12.乳腺大汗腺癌：分子分型套餐（ER、PR、HER2、CK5/6、EGFR和Ki-67），加AR、GCDFP-15、p53、BCL2。

13.乳腺分泌性癌：分子分型套餐（ER、PR、HER2、CK5/6、EGFR和Ki-67），加S-100、乳珠蛋白、GCDFP-15、EMA、E-Cad、CD117；必要时加特殊染色（PAS/PASD）和FISH检测*ETV6*融合基因。

14.乳腺黏液癌和黏液性囊腺癌：分子分型套餐（ER、PR、HER2、CK5/6、EGFR和Ki-67），加CK7、CK20、Villin、EMA、GCDFP-15、CDH17、CEA、CDX2、黏蛋白（MUC6、MUC1、MUC5AC）。

15.乳腺神经内分泌肿瘤：分子分型套餐（ER、PR、HER2、CK5/6、EGFR和Ki-67），加神经内分泌标志物（CgA、Syn、CD56）。

16.乳腺伴极性翻转的高细胞癌：乳腺特异性标记（Mammaglobin、GATA3、ER、PR、HER2）、肌上皮细胞标志物（p63、SMA、S-100）、甲状腺起源相关标志物（如PAX8、TTF-1和TG）、IDH1/2突变抗体、Ki-67；必要时加分子检测。

17.叶状肿瘤：CKpan、SMA、p63、CD34、CD10、CD117、p53、β-catenin、p16、CDK4、Ki-67。

18.乳头Paget病：分子分型套餐（ER、PR、HER2、CK5/6、EGFR和Ki-67）、CK7、EMA、CEA、GCDFP-15、S-100。

19.乳腺血管肉瘤：CD31、CD34、D2-40、ERG、FLI-1、CK、EMA、C-MYC、Ki-67。

20.伴髓样特征的乳腺癌：分子分型套餐（ER、PR、HER2、CK5/6、EGFR和Ki-67），加p53、p63、LCA等；必要时加EBER原位杂交。

21.伴印戒细胞分化的乳腺肿瘤：分子分型套餐（ER、PR、HER2、CK5/6、EGFR和Ki-67），加CK7、CK20、Villin、EMA、GCDFP-15、CDH17、CEA、CDX2、黏蛋白（MUC6、MUC1、MUC5AC）。

22.乳腺小管癌/筛状癌：分子分型套餐（ER、PR、HER2、CK5/6、EGFR和Ki-67），加E-Cadherin、p120、CK8/18、p63、S-100。

九、皮肤

1.鳞状细胞癌：CK5/6、p63/p40、EMA、CEA、Vim、S-100、p16、Ki-67。

2.基底细胞癌：阳性标志物（BerEP4、p63、CK7、CK5/6、CK8/18、CK19、SMA）；阴性标志物（CK20、EMA、CEA、S-100、CD15）、p53、BCL2、Ki-67。

3.伴皮脂腺分化的肿瘤：CKpan、CK5/6、p63、CK7、EMA、CEA、S-100、Ki-67。

4.伴汗腺肿瘤分化的肿瘤：CK7、EMA、CEA、SMA、p63、AR、GCDFP-15、CA72.4、Ki-67。

5.伴毛囊分化的肿瘤：BerEP4、CK5/6、p63、BCL2、CK7、EMA、S-100、CEA。

6.良、恶性黑色素病变的鉴别：S-100、HMB45、MelanA、Tyrosinase、MAGE、CyclinD1、BCL2、p16、p53、Ki-67。有条件的单位可以开展4色探针荧光原位杂交（FISH）检测。

7.恶性黑色素瘤：CK、Vim、S-100、HMB45、MelanA、LCA、CD117、p16、p53、Ki-67。

8.皮肤Merkel细胞癌：CK、CK7、CK20、CD56、Syn、CgA、p53、Ki-67。

十、骨和软组织

1.成人良性成纤维/肌成纤维细胞肿瘤：Vim、SMA、Desmin、CD34、S-100、CyclinD1、β-catenin、

必要时加特殊染色、分子检测。

2.侵袭性纤维瘤病：CK、Vim、SMA、Desmin、CD34、BCL2、CD99、S-100、CyclinD1、β-catenin；必要时加分子检测。

3.隆突性皮纤维肉瘤：CK、Vim、CD34、BCL2、S-100、CD99、Desmin、SMA、CD68、Ki-67；必要时检测 COL1A1-PDGFB 融合基因。

4.孤立性纤维性肿瘤：CD34、BCL2、CD99、STAT6、PAX8、S-100、SMA、Desmin；必要时加分子检测。

5.非典型脂肪瘤性肿瘤/高分化的脂肪肉瘤：S-100、CD34、p53、p16、MDM2、CDK4、RB1、Ki-67。FISH检测 CDK4、MDM2 基因扩增。

6.脂肪肉瘤：MDM2、CDK4、S-100、p16、p53、CK、Vim、CD34、SMA、Desmin、NY-ESO-1。FISH检测 CDK4、MDM2 基因扩增。

7.良性纤维组织细胞瘤：Vim、SMA、FⅩⅢa、CD10、CD34、CD163、CD68、CK、Ki-67；必要时加分子检测。

8.腱鞘巨细胞瘤：CK、Vim、SMA、Clusterin、CD163、CD68、p63、FOSL1、H3.3G34W 和 Ki-67；必要时加分子检测。

9.丛状纤维组织细胞瘤：Vim、SMA、Clusterin、CD163、CD68、p63、FOSL1、H3.3G34W 和 Ki-67；必要时加分子检测。

10.软组织巨细胞瘤：CK、Vim、SMA、Clusterin、CD163、CD68、p63、FOSL1、H3.3G34W 和 Ki-67；必要时加分子检测。

11.平滑肌肿瘤：2~3项平滑肌肿瘤（如SMA、Desmin、Calponin和h-Caldesmon等）、CK、Vim、CD34、S-100、ER、p16、p53、Ki-67，加鉴别诊断相关标志物（如横纹肌肿瘤的Myogenin、MyoD1；胃肠道间质瘤的CD117、CD34、DOG1等）。

12.横纹肌肿瘤：CK、Vim、Desmin、MyoD1、Myogenin、CD34、S-100、ALK和Ki-67，加鉴别诊断相关标志物（如平滑肌肿瘤的SMA、h-Caldesmon）；必要时加FISH检测。

13.假肌源性血管内皮瘤：CK、Vim、FLI-1、ERG、CD31、SMA、Desmin、CD34、S-100；必要时加FISH检测 FOSB 基因易位。

14.上皮样血管内皮瘤：血管内皮细胞标志物（如CD34、CD31、FLI-1、ERG）、CK、Vim、CAMTA1、Ki-67；必要时加FISH检测。

15.血管肉瘤：CD31、CD34、FLI-1、ERG、CK、EMA、GLUT1、HHV-8、INI1、SMA、Desmin和Ki-67；必要时加分子检测。

16.血管球瘤：CD31、CD34、D2-40、SMA、Desmin、Calponin、h-Caldesmon和Ki-67。

17.血管周上皮样细胞肿瘤（PEComa）：选择2~3个黑色素细胞标志物（HMB45、MelanA、MiTF、TFE3等）及肌细胞标志物（如SMA、Desmin等），加CK、S-100和Ki-67；必要时加分子检测。

18.神经鞘瘤：Vim、SMA、Desmin、CD34、S-100、SOX10、Ki-67。神经束膜瘤加EMA、GLUT1和Claudin1。

19.恶性周围神经肿瘤：各选2~3个外周神经标志物（如S-100、SOX10、CD56、CD57、PGP9.5等）、肌标志物（如SMA、Desmin、Myogenin、MyoD1等），加H3K27me3、p53、p16、CDK4、MDM2、CK、Vim和Ki-67；必要时加分子检测。

20.滑膜肉瘤：CK、CK7、Vim、EMA、BCL2、CD99、TLE1、S-100、Desmin、SMA、CD34、NY-ESO-1、INI1；必要时加分子检测。

21.上皮样肉瘤：CK、Vim、EMA、CD34、ERG、INI1、SMA、S-100、Desmin；必要时加分子检测。

22.腺泡状软组织肉瘤：CK、Vim、EMA、CD34、SMA、NSE、S-100、Desmin、TFE3、MyoD1（细胞质阳性）、蛋白酶K；必要时加分子检测。

23.软组织透明细胞肉瘤：神经标志物（如S-100、SOX10、CD56）和黑色素标志物（HMB45、MelanA、MiTF、CD117等）；必要时加分子检测。

24. 骨外尤因肉瘤（PNET）：CD99、FLI-1、神经源性标志物（如Syn、NSE、CgA、CD56等）；必要时加分子检测。

25. 肾外横纹肌样瘤：CK、Vim、S-100、SMA、Desmin、CD56、Syn、NSE、INI1、BRG1和Ki-67；加 *EWS-WT1* 融合基因检测。

26. 脊索肿瘤：Brachyury、GFAP、Syn、S-100、CK、EMA、Vim、Ki-67，加PAS染色；分化差的脊索瘤加INI1、p16、CDK4、MDM2或分子检测。

十一、淋巴造血系统

1. 淋巴滤泡反应性增生：淋巴结反应性滤泡增生套餐（包括CD3、CD5、CD20、CD79a、CD10、BCL6、BCL2、CD21、CD23、CD38）和Ki-67。必要时加EBER原位杂交和免疫球蛋白（Ig）/细胞受体（TCR）基因重排。

2. 假性淋巴瘤：淋巴结反应性滤泡增生套餐，加κ、λ、CKpan；必要时Ig/TCR基因重排。

3. 传染性单核细胞增多症：淋巴结反应性滤泡增生套餐，加CD30、CD15＋原位杂交EBER；必要时Ig/TCR基因重排。

4. 组织细胞性坏死性淋巴结炎：淋巴结反应性滤泡增生套餐，加CD4、CD8、CD68、CD123、CD30、CD15、Ki-67。

5. Rosai-Dorfman病：CD68、CD163、S-100、CD1α、CD207、CD20、CD3。

6. Castleman病：淋巴结反应性滤泡增生套餐（包括CD3、CD20、BCL2、CD21、CD23、κ、λ）＋CD5、CD43、CD38、CD138、CyclinD1。必要时加Ig/TCR基因重排、EBER等。

7. 霍奇金淋巴瘤：LCA、CD20、PAX5、CD3、CD30、CD15、OCT2、BOB1、EMA、CD21、MUM1、Ki-67，加EBER原位杂交。

8. 淋巴母细胞淋巴瘤：不成熟B细胞标志物（如PAX5、CD79α、CD10、CD20）＋不成熟T细胞标志物（如CD3、CD7），加TdT、CD34、CD1α、CD99；必要时Ig/TCR基因重排。

9. 滤泡性淋巴瘤（FL）：CD3、CD43、CD20、CD79α/PAX5、BCL2、BCL6、CD10、CD21、CD23、CyclinD1、Ki-67。此外建议检查MUM1（针对FL3级患者）；必要时做分子检测（如FISH、基因重排）。

10. 儿童型滤泡性淋巴瘤：全B细胞标志物（CD20、CD19、CD22、CD79α/PAX5等）及生发中心标志物（BCL2、BCL6、CD10、LMO2和HGAL），MUM1、C-MYC、CD43、CD5、CD21、CD23、Ki-67；必要时分子检测（缺乏FL的染色体易位，BCL2、BCL6、*IRF4/MUM1* 基因重排，而存在 *TNFRSF14*、*MAP2K1* 和 *IRF8* 等基因突变）。

11. 套细胞淋巴瘤：CyclinD1、CD5、CD43、BCL2和SOX11，表达B细胞相关抗原（CD20、CD19、CD22、CD79α/PAX5等），CD10、BCL6、CD23、Ki-67；必要时做分子检测（如FISH、基因重排）。

12. 弥漫性单一细胞形态小B细胞淋巴瘤：CD20、CD79α、CD3、CD5、CD21、CD23、CD43、CD38、CyclinD1、CD10、BCL2、BCL6、Ki-67；必要时加染色体核形分析、FISH及基因突变等。

13. 黏膜相关性淋巴瘤：CK、CD20、CD79α、CD3、CD45RO、CD21、CD23、CyclinD1、CD5、CD38、CD138、CD10、BCL6、κ、λ、Ki-67。

14. 浆细胞肿瘤和伴浆细胞分化的肿瘤：CD20、CD79α、CD3、CD45RO、CD38、CD138、κ、λ、MUM1、MYC、Ki-67（若与浆母细胞型淋巴瘤鉴别，加做CD56、CyclinD1、EMA、CD30、PAX5、EBER）。

15. 弥漫性大B细胞淋巴瘤：CD20、CD3、CD10、MUM1、BCL2、BCL6、CD5、CD30、p53、MYC、CD138和Ki-67，加EBER原位杂交及FISH检测（MYC、BCL2、BCL6重排）。

16. 结外鼻型NK/T细胞淋巴瘤：CD20、CD3ε、CD5、CD56、细胞毒颗粒蛋白（如TIA1、颗粒酶B及穿孔素等）、TCRβF1、CD30、CD43和Ki-67，加EBER原位杂交。

17. 间变性大细胞淋巴瘤：CD20、CD3、CD21、CD23、CD30、CD4、CD8、CD15、CD56、颗粒酶B、穿孔素、TIA1、ALK1、CK、EMA和Ki-67。加EBER原位杂交或分子检测。

18.外周T细胞淋巴瘤：CK、CD20、CD79α、PAX5、CD3、CD45RO、CD5、CD7、CD4、CD8、CD56、GranzymeB、TIA1、CD30、ALK、CD21、CD23、CD25、Ki-67＋EBER。

19.血管免疫母细胞性T细胞淋巴瘤：CK、CD20、CD79α、PAX5、CD3、CD45RO、CD4、CD8、CD10、BCL2、BCL6、CD56、GranzymeB、CXCL13、PD-1、CD21、CD23、ALK、CD30、Ki-67，加EBER原位杂交。

20.朗格汉斯细胞组织增生症：CD1α、S-100、Langerin、VE1、CK、Vim、CD4、CD68、HLA-DR、LCA、Lys、Ki-67。不表达CK、B细胞和T细胞标志物。存在*BRAF* V600E基因突变。

21.滤泡树突状细胞肉瘤：CD21、CD23、CD35、CXCL13、D2-40和Clusterin；CK、EMA、Vim、Fascin和HLA-DR、S-100、SMA、Desmin、CD68、CD45，加EBER原位杂交。

22.骨髓基本套餐：MPO、CD15、GlycophorinA（CD235a）、CD61、CD20、CD3、CD38、CD34、Ki-67＋网状纤维染色、铁染色。

23.髓系肉瘤：髓系标志物（如CD43、CD68、Lys、MPO、CD117）、CD3、CD20、CD30、CK和Ki-67，加FISH或细胞遗传学检测。

十二、中枢神经系统

1.弥漫性胶质瘤和反应性胶质细胞增生的鉴别：GFAP、Olig2、NF、MAP2、IDH1、p53、Ki-67。

2.弥漫性胶质瘤的分级分类：胶质细胞标志物（如GFAP、S-100、Olig2等），肿瘤分型分级相关基因免疫组织化学（IDH1、ATRX、p53、H3K27M、H3K27me3、H3G34R、BRAF V600E、H3G34V）。分子检测（包括*IDH*突变和1p/19q共缺失、CDKN2A/B缺失、*H3K27M*突变、MGMT启动子区甲基化、*EGFR*重排、TERT启动子区突变、BRAF等）。

3.成人型弥漫性胶质瘤：胶质细胞标志物（如GFAP、S-100、Olig2等），肿瘤分型分级相关基因免疫组织化学（IDH1、ATRX、p53、H3K27M、H3K27me3、H3G34R、BRAF V600E、H3G34V）。分子检测（包括*IDH*突变和1p/19q共缺失、CDKN2A/B缺失、*H3K27M*突变、MGMT启动子区甲基化、*EGFR*重排、TERT启动子区突变、BRAF等）。

4.儿童型弥漫性低级别胶质瘤：胶质细胞标志物（如GFAP、S-100、Olig2等）、神经元标志物（Syn、CgA、NF、NeuN、MAP2）、Ki-67。加肿瘤分型分级相关基因免疫组化（IDH1、ATRX、p53、H3K27M、H3K27me3、H3G34R、BRAF V600E、H3G34V）、分子检测。

5.儿童型弥漫性高级别胶质瘤：胶质细胞标志物（如GFAP、S-100、Olig2等）、神经元标志物（Syn、CgA、NF、NeuN、MAP2）、Ki-67。加肿瘤分型分级相关基因免疫组化（IDH1、ATRX、p53、H3K27M、H3K27me3、H3G34R、BRAF V600E、H3G34V）、分子检测。

6.局限性胶质瘤：GFAP、S-100、Olig2、Syn、CgA、NF、NeuN、MAP2、CD34、BRAF、TTF1和Ki-67等。加分子检测。

7.胶质神经元和神经元肿瘤：GFAP、S-100、Olig2、Syn、CgA、NF、NeuN、MAP2、CD34、BRAF、Ki-67。

8.室管膜瘤：GFAP、S-100、CK、EMA、D2-40、p65（RELA）、H3K27me3、SOX10、L1CAM、CyclinD1、Nestin、p53、Ki-67，排除神经元标志物（Syn、CgA、NF、NeuN、MAP2等），必要时加分子检测。

9.脉络丛乳头状瘤：神经元标志物（Syn、CgA、NF、NeuN、MAP2等）＋胶质细胞标志物（如GFAP、S-100、Olig2等）＋Ki-67。

10.髓母细胞瘤：神经元标志物（Syn、CgA、NF、NeuN、MAP2等）、胶质细胞标志物（如GFAP、S-100、Olig2等）、分型标志物（β-catenin、GAB1、YAP1、C-MYC、SFRP1、NPR3、KCNA1、p53等）、Ki-67。

11.其他类型的中枢神经系统胚胎性肿瘤：神经元标志物（Syn、CgA、NF、NeuN、MAP2等）、胶质细胞标志物（如GFAP、S-100、Olig2等）、其他特异性标志物（INI1、BRG1、LIN28A、FOXR2、C-MYC和BCOR等）、Ki-67。

12.松果体肿瘤：神经元标志物（如S-100、NSE、Syn、CgA、NF、MAP2、β-tubulinⅢ等）、生殖细

胞肿瘤（如CD117、SALL4、PLAP、OCT4等）、CRX、INI1和Ki-67。

13.脑膜瘤：GFAP、Vimentin、EMA、SSTR2、S-100、CD34、ER/PR、p53、STAT6、H3K27me3、Ki-67。加网织纤维染色。

14.室管膜瘤：GFAP、S-100、CK、EMA、D2-40、p65（RELA）、H3K27me3、SOX10、L1CAM、CyclinD1、Nestin、p53、Ki-67，排除神经元标志物（Syn、CgA、NF、NeuN、MAP2等），必要时加分子检测。

15.血管母细胞瘤：GFAP、Syn、S-100、CK、EMA、Vim、Ki67。

十三、内分泌系统

1.垂体腺瘤：转移因子（PIT1、TPIT、SF-1、ERα和GATA3）、激素（ACTH、GH、PRL、β-TSH、β-FSH、β-LH和α-SU）、CAM5.2、CK8/18和Ki-67等；必要时加测预后预测指标。

2.甲状腺良恶性病变的鉴别：CK19、Galectin3、HBME-1（MC）、HMGA2、DDIT3、TPO、CD56、p53、VE1（BRAF V600E蛋白）和Ki-67；必要时分子检测BRAF、RAS和TERT等。

3.甲状腺乳头状癌：CK19、CD56、Galectin3、MC、TPO、TG、TTF-1、Ki-67；必要时加分子检测。

4.甲状腺滤泡癌：CK19、CD56、Galectin3、MC、TPO、TG、TTF-1、CD31、CD34、Ki-67；必要时加分子检测。

5.甲状腺髓样癌：TG、TTF-1、CT、CD56、Syn、CgA、p53和Ki-67；加刚果红染色，必要时加分子检测。

6.甲状旁腺腺瘤：TG、TTF-1、PAX8、CgA、Syn、Calcitonin（CT）、PTH、Ki-67。

7.肾上腺皮质肿瘤与嗜铬细胞瘤：CK、EMA、Vim、SF-1、α-inhibin、MelanA、Calretinin（CR）、CgA、Syn、NSE、S-100、IGF-2、p53、β-catenin和Ki-67；加网状纤维染色。

8.嗜铬细胞瘤和肾上腺外副神经节瘤：CK、Vim、CD56、CgA、Syn、SF-1、α-inhibin、MelanA、S-100、SDHB/SDHC和Ki-67。

9.肾上腺神经母细胞肿瘤：CK、Vim、NSE、Syn、CgA、NF、PGP9.5、S-100、CD99、Desmin、SMA、LCA、TH、PHOX2B、NMYC和Ki-67；加NMYC、ALK等基因检测。

10.肾上腺转移性肿瘤：CK、CK7、CK20、EMA、Vim、CD56、CgA、Syn、S-100、HMB45和MelanA等器官特异的免疫标志物。

十四、细胞蜡块

浆膜腔积液脱落细胞学：选择2～3个肺腺癌标志物（TTF-1、NapsinA、CK7、CK20、Villin等）、鳞癌标志物（p40、p63、CK5/6）和间皮标志物（Calretinin、WT1、CK5/6、MC、D2-40等）。

附录二

病理科常用抗体目录

1. 2SC（2-succinocysteine）：2-琥珀酸半胱氨酸

阳性部位：细胞质/细胞核

阳性对照：FH缺失型子宫平滑肌瘤

2SC是FH（延胡索酸水化酶）功能丧失的产物；FH功能丧失性突变可造成FH蛋白表达缺失，造成体内延胡索酸的蓄积，琥珀酸酯化最终形成2SC。因此FH蛋白表达缺失与2SC过表达可作为诊断和筛查遗传性平滑肌瘤病及肾细胞癌综合征（hereditary leiomyomatosis and renal cell carcinoma，HLRCC）的免疫组化标志物。此外，FH-/2SC+的联合检测还可用于副神经节瘤、嗜铬细胞瘤、睾丸间质细胞瘤、卵巢腺瘤等疾病的诊断。

2. AACT（α1-antichymotrypsin）：抗胰糜蛋白酶

阳性部位：细胞质

阳性对照：扁桃体

AACT是一种丝氨酸蛋白酶抑制剂，存在于大多数的组织细胞、巨噬细胞，以及多种胃肠道和肺部肿瘤中，主要用于区分嗜酸性肉芽肿和恶性纤维组织细胞瘤等的研究，亦可用于各种癌如胃癌、肺癌等肿瘤的研究。胰腺和唾液腺等腺泡瘤也可能表现出AACT阳性。

3. AAT（α1-antitrypsin）：抗胰蛋白酶

阳性部位：细胞质

阳性对照：扁桃体

AAT是一种存在于正常人血清中的糖蛋白，可以标记组织细胞与网状细胞。AAT的阳性染色可用来研究恶性纤维组织细胞瘤，也可用于筛查隐源性肝硬化和其他不明原因的门静脉纤维化的肝脏疾病。免疫组织化学检测AAT还可用于研究遗传性AAT缺陷、良恶性肝脏肿瘤、卵黄囊癌等。

4. ACTH：促肾上腺皮质激素

阳性部位：细胞质

阳性对照：垂体前叶

ACTH是垂体前叶细胞分泌的一种激素。此抗体与人的ACTH反应，同时与多种哺乳动物的ACTH有交叉反应，可用于垂体腺瘤的功能性分类，可用于区分原发性和转移性垂体肿瘤的研究。嗜铬细胞瘤等部分神经内分泌肿瘤也可出现阳性反应。

5. Actin，HHF35：肌动蛋白

阳性部位：细胞质

阳性对照：骨骼肌/阑尾

肌动蛋白是一种具有收缩能力的微丝蛋白，是肌细胞骨架的主要成分。肌动蛋白可以根据其等电点由低到高分为三种：α、β、γ。HHF35可以识别骨骼肌、心肌和平滑肌的α肌动蛋白和γ肌动蛋白，可用于骨骼肌、心肌和平滑肌及其来源的肿瘤的研究。非肌肉细胞如血管内皮细胞和结缔组织不与之反应。因此，非肌源性肿瘤如上皮肿瘤、黑色素瘤、淋巴瘤等对该抗体呈阴性表达。

6. Actin，Smooth Muscle：肌动蛋白（平滑肌）

阳性部位：细胞质

阳性对照：阑尾

SMA是一种标记平滑肌的肌动蛋白，可以与平滑肌肌动蛋白α异构体反应，但不能识别来源于成纤维细胞（β和γ）、骨骼肌（α肌节）及心肌（α心肌）的肌动蛋白。该抗体主要用于平滑肌及平滑肌来源的肿瘤的研究。SMA与Actin、Muscle Specific抗体联合使用，可用于研究横纹肌肉瘤与平滑肌肉瘤。在乳腺肿瘤的研究中，观察肌上皮的分布和存在与否，是研究其恶性程度的一个重要的参考指标。

7. AFP（alpha-fetoprotein）：甲胎蛋白

阳性部位：细胞质

阳性对照：胎肝

AFP是由胚胎卵黄囊细胞、胚胎肝细胞和胎儿肠道细胞合成的一种糖蛋白。在胎儿的肝中高表达，在正常成人肝中无表达。但肝细胞癌、内胚窦瘤和某些生殖细胞肿瘤（如卵黄囊肿瘤）中该抗体出现阳性表达。所以，AFP常用于肿瘤与非肿瘤性肝脏疾病、卵黄囊肿瘤和其他生殖细胞肿瘤的研究。

8. ALK：间变性淋巴瘤激酶

阳性部位：细胞质/细胞核

阳性对照：间变性大细胞淋巴瘤

大部分间变性大细胞淋巴瘤均伴有t（2；5）（p23；q35）染色体易位，该易位会导致肿瘤细胞表达一种复合蛋白NPM/ALK。ALK免疫组化表达模式分为：①同时表达NPM、ALK的肿瘤细胞，其免疫组化结果显示为细胞核、胞质同时着色；②而只表达ALK的肿瘤细胞则只有胞质着色。在正常组织中，ALK蛋白只在中枢神经系统中有微弱表达。该抗体主要用于间变性大细胞淋巴瘤与霍奇金淋巴瘤的鉴别诊断，ALK阳性患者预后较好。

9. Annexin A1

阳性部位：细胞核/细胞质/细胞膜

阳性对照：食管鳞癌

Annexin A1 基因在毛细胞白血病（HCL）中上调，其蛋白表达对HCL有特异性，是鉴定HCL非常有用的标志物。其他B细胞淋巴瘤包括含绒毛样病变的淋巴瘤均为阴性。Annexin A1在食管及食管-胃交界处的腺癌中也存在表达。此抗体用于辅助临床预测毛细胞白血病的诊断及食管、食管-胃交界处腺癌的预后。

10. AMA：抗线粒体抗体

阳性部位：细胞质

阳性对照：肝

AMA的免疫组织化学染色可以作为诊断线粒体肌病的一种方法。在线粒体脑肌病中，病变部位血管平滑肌、内皮细胞和神经细胞内大量异常线粒体堆积，AMA表达增高，有助于线粒体脑肌病的诊断。

11. AMACR（P504S）

阳性部位：细胞质

阳性对照：前列腺癌

P504S是支链脂肪酸β氧化酶，表达于前列腺腺癌，但是在良性前列腺组织不表达。在前列腺的癌前病变中也有表达，如高级别的前列腺上皮内瘤（PIN）和非典型腺样增生。目前认为P504S是前列腺癌的参考依据。除此之外，P504S在许多肿瘤中也可阳性表达，如肝细胞癌、乳腺癌、胰腺胰岛肿瘤等。与34βE12、p63联合使用有助于前列腺癌的研究。

12. APC

阳性部位：细胞质

阳性对照：结直肠癌

APC是一种抑癌基因，其基因突变引起β-catenin在核内堆积，增强Wnt途径并异常激活下游基因，失去对细胞骨架的调节功能，导致细胞异常增生，从而引起家族腺瘤性息肉病的发生。

13. AQP4：水通道蛋白-4

阳性部位：细胞质/细胞膜

阳性对照：胶质瘤

AQP4抗体即水通道蛋白-4抗体，在脑内主要分布于神经组织的支持细胞，如星形胶质细胞、神经胶质界膜、室管膜等部位。该抗体对于视神经脊髓炎和视神经脊髓炎谱系疾病的诊断具有较高的特异度及相对高的灵敏度，也是临床诊断视神经脊髓炎、视神经脊髓炎谱系疾病过程中必不可少的辅助检查，正常人检测结果应该为阴性。

14. AR（androgen receptor）：雄激素受体

阳性部位：细胞核

阳性对照：前列腺

AR调控雄性激素在细胞内的活性，在前列腺癌的发生和发展中起重要作用。对人源和兔源的前列腺癌细胞株的研究表明，雄激素受体蛋白表达量越低，则肿瘤恶性程度越高，高分化肿瘤AR的表达要高于低分化肿瘤。AR表达阳性的前列腺癌对抗激素治疗反应较好。AR主要用于前列腺肿瘤的研究。AR在乳腺癌组织阳性表达率较高，AR阳性表达与雌激素受体、孕激素受体表达呈正相关，AR也可能是乳腺癌恶性程度低、预后好的另一个重要指标。

15. Arginase-1（Arg1）：精氨酸酶1

阳性部位：细胞核/细胞质

阳性对照：肝细胞癌/正常肝脏

精氨酸酶-1（arginase-1，Arg1）是一个非常敏感的肝细胞标志物，在正常肝组织的肝细胞中的表达具有很高的特异性，胆管上皮细胞、肝窦内皮细胞、库普弗细胞及血管内皮细胞均不表达。在分化良好及中度分化的肝细胞癌，其表达率分别高达100%和92%，在低分化肝细胞癌中的表达率相对较低，其敏感度高于HepPar1的阳性率（大于90%），在肝脏转移癌中的阳性率为5%左右。其敏感度高于AFP、HepPar1及Glypican3。在非肝脏肿瘤中，Arg1表达于个别胰胆管癌、乳腺癌、结肠腺癌、子宫内膜腺癌、前列腺腺癌，大部分呈局灶弱阳性。而在肺、甲状腺、食管、胃、肾和卵巢的腺癌，以及肺鳞状细胞癌、神经内分泌癌中都是阴性。

16. ARID1A

阳性部位：细胞核

阳性对照：结肠癌

AT-rich interaction domain（ARID）家族是一类SWI/SNF染色质重塑复合物的基因家族，其家族成员基因具有调节转录的能力，参与细胞的分化和增殖。ARID1A作为一个抑癌基因，其在癌细胞中具有较高的突变率，已被证实在卵巢透明细胞癌和子宫内膜癌的发生和发展过程中扮演着重要角色；ARID1A表达缺失在早期子宫内膜样腺癌就发生了，而且随着恶性程度的增加，缺失率逐渐升高。

17. ATRX：伴α-珠蛋白生成障碍性贫血X连锁智力低下综合征

阳性部位：细胞核

阳性对照：星形胶质瘤

伴α-珠蛋白生成障碍性贫血X连锁智力低下综合征（X-linked alpha thalassemia mental retardation syndrome，ATRX）是一种解旋酶，在弥漫性星形细胞瘤中表达缺失，而在毛细胞型星形细胞瘤中未见表达缺失，对鉴别毛细胞和弥漫性星形细胞瘤具有参考价值。ATRX联合IDH1突变及1p/19q基因状态检测（FISH方法）有助于高级别胶质瘤患者的预后评估。此抗体用于辅助临床对于毛细胞和弥漫性星形细胞瘤的鉴别诊断，以及高级别胶质瘤的预后评估。

18. BAP1：乳腺癌基因1相关蛋白基因

阳性部位：细胞核

阳性对照：BAP1缺失是胸膜恶性间皮瘤

BAP1是一种去泛素化酶，属于肿瘤抑制基因，与多种恶性肿瘤的发生、发展、治疗及预后紧密相关，如结直肠癌、乳腺癌、肺癌、恶性间皮瘤、肾透明细胞癌、肺癌、头颈部鳞癌、皮肤黑色素瘤等，BAP1基因缺失是胸膜恶性间皮瘤最为常见的基因改变。BAP1基因突变可用BAP1的IHC法检测。

19. BAX

阳性部位：细胞质

阳性对照：霍奇金淋巴瘤/直肠

BAX是BCL2家族成员之一，分子量21kDa的BAX蛋白与BCL2和BCL-XL形成异二聚体可以阻止细胞凋亡的发生。但是，如果BAX出现过度表达，将导致BAX同二聚体的形成，在其他凋亡因子的参与下，可以促进细胞凋亡。此抗体可用于肿瘤及细胞凋亡等方面的研究。

20. BCA-225

阳性部位：细胞质

阳性对照：乳腺/肾透明细胞癌

BCA-225是一种乳腺细胞分泌的糖蛋白，在器官腺癌中的表达率分别为乳腺（98%）、肾脏（94%）、卵巢（80%）、肺（74%），在胰腺、胆管、甲状腺、子宫内膜、子宫颈内膜、前列腺的腺癌中有中等表达（36%～68%），胃肠道腺癌中的表达率为10%～16%，肝细胞癌中不表达。抗体BCA-225常与CEA、CA19-9和CA125联合使用，作为研究转移性腺癌的参考依据。

21. BCL2

阳性部位：细胞膜/细胞质

阳性对照：弥漫性大B细胞淋巴瘤

BCL2（B细胞瘤-2基因）是细胞凋亡蛋白家族的成员之一，是一种分子量25kDa的线粒体内膜蛋白，广泛存在于组织中。BCL2可抑制细胞凋亡，与滤泡性淋巴瘤在18q21发生易位有关，可用于鉴别滤泡性淋巴瘤（阳性）和反应性淋巴滤泡增生（阴性）。BCL2已经作为手术治疗前列腺癌的预后标志物，也可应用于乳腺癌和肺非小细胞癌诊断的预后研究。

22. BCL6

阳性部位：细胞核

阳性对照：扁桃体

BCL6是一种转录调节基因，是一种分子量为95kDa的Kruppel型锌指蛋白，具有诱导细胞凋亡的功能，主要表达于正常滤泡细胞生发中心的B细胞及其相关淋巴瘤。在滤泡性淋巴瘤、弥漫性大B细胞淋巴瘤、伯基特淋巴瘤及结节性淋巴细胞为主的霍奇金淋巴瘤中呈阳性表达。但很少能在外套细胞淋巴瘤和MALT淋巴瘤检测到该蛋白。

23. BCOR

阳性部位：细胞核

阳性对照：*BCOR-CCNB3*融合肉瘤

*BCOR*重排肉瘤属于独立的疾病实体，以*BCOR*与*CCNB3*基因或其他基因的融合（*MAML3*、*ZC3H7B*、*KMT2D*、*CIITA*等）为特征，且不伴*EWSR1*及*CIC*基因的改变。将*BCOR*发生基因融合的肉瘤统称为*BCOR*重排肉瘤，其中以*BCOR-CCNB3*融合肉瘤最为常见，抗体BCOR的免疫组化染色对*BCOR*重排肉瘤高度敏感，细胞核呈弥漫强表达，但BCOR也可在滑膜肉瘤中表达。联合CyclinD1、TLE1、SATB2等提示BCOR肉瘤的可能性，确诊需做分子检测，联合检测融合基因和ITD。

24. BerEP4：Ep-CAM，上皮细胞黏附分子

阳性部位：细胞膜/细胞质

阳性对照：乳腺癌/结肠癌

BerEP4识别上皮细胞黏附分子，除表层鳞状上皮、肝细胞和壁细胞外，所有上皮细胞表达BerEP4。在绝大多数腺癌、神经内分泌肿瘤中阳性表达，也可标记滑膜肉瘤和促纤维增生性小圆细胞肿瘤；但它在正常细胞和恶性的间皮细胞中不表达，可用于腺癌与间皮瘤的鉴别诊断。BerEP4紧贴MSH2的上游，当BerEP4发生胚系突变时会导致它的外显子丢失和*MSH2*基因活化，进而导致MSH2不表达，在遗传性非息肉病性大肠癌患者中占1%～3%。可作为诊断上皮源性肿瘤的标志物，主要用于腺癌的诊断，以及腺癌和间皮瘤的鉴别。

25. β-catenin：β-联蛋白

阳性部位：细胞质/细胞膜、细胞核（乳腺纤维瘤病）

阳性对照：乳腺癌/乳腺纤维瘤

β-catenin是一个分子量为92kDa的蛋白，正常情况下发现该蛋白位于膜下的细胞质中，与E-Cadherin的功能有联系。当该蛋白基因突变时，该蛋白在细胞核中积累。在乳房和腹部的纤维瘤病病变、结肠直肠癌、大肠癌中，β-catenin可出现在病变细胞的细胞核中，有助于区别发生在这些位置上的其他梭形细胞病变。

26. BOB1

阳性部位：细胞核

阳性对照：B细胞淋巴瘤/扁桃体/霍奇金淋巴瘤

BOB1，又称OCA-B或OBF-1，是B细胞的特异性核转录因子协调刺激物，是B细胞免疫球蛋白基因表达所需要的转录因子，通常在B细胞核中表达，包括浆细胞。BOB1显示出B细胞特异表达模式，与B细胞的活化及生发中心的形成有密切关系。同时，BOB1在T细胞也具有基因转录调节的作用。抗体BOB1常用于B细胞淋巴瘤和结节样淋巴细胞性霍奇金淋巴瘤的研究。一些T细胞淋巴瘤亦可出现BOB1阳性。

27. Brachyury

阳性部位：细胞质/细胞核

阳性对照：脊髓瘤

Brachyury蛋白由T基因编码，是一种转录因子，在胚胎脊索的分化过程中发挥重要作用，是新型脊索瘤标志物，仅表达于脊索组织和脊索源性肿瘤，在其他肿瘤（软骨样肿瘤及其他类型肿瘤）及正常组织中均不表达。可用于鉴别血管母细胞瘤（敏感度91%，特异度100%）与肾细胞癌型。近期研究表明，Brachyury基因与脊索瘤、乳腺癌、肺癌、前列腺癌等上皮来源肿瘤的发生、发展及放化疗敏感性存在密切关系。

28. BRCA1：乳腺癌1号基因

阳性部位：细胞核/细胞质

阳性对照：乳腺癌

BRCA1基因能编码一种可维持染色体组稳定的细胞核磷酸化蛋白，且是一个抑癌基因。正常的BRCA1基因参与DNA的修复。若此基因突变会使修复功能丢失，会导致更多的DNA复制错误和肿瘤的增殖。目前研究结果表明BRCA1在细胞内发挥未知的保护作用，因为它在高度增殖与分化的上皮细胞有强表达。更多的研究表明，BRCA1在乳腺癌核表达完全缺失与较差的预后有关联，暗示BRCA1表型的改变可以提供一个新的乳腺癌预后参数，而且BRCA1突变可作为潜在的快速筛选技术。研究表明BRCA1基因突变与家族性乳腺癌的关系明确，有40%～50%的遗传性乳腺癌是由BRCA1突变引起的。

29. BRAF V600E

阳性部位：细胞质

阳性对照：甲状腺乳头状癌

BRAF基因最先在尤因肉瘤中发现，在黑色素瘤、甲状腺乳头状癌、多形性黄色星形细胞瘤、朗格汉斯细胞组织细胞增多症、胶质瘤和结直肠癌等多种肿瘤中表达。目前多用于肿瘤和靶向药物的研究。

30. β-tubulin Ⅲ（β-微管蛋白Ⅲ）

阳性部位：细胞质/细胞膜

阳性对照：阑尾

β-tubulin Ⅲ主要参与细胞骨架的形成，其在维持中心体的稳定性、染色体的运动和有丝分裂过程中发挥重要作用。β-tubulin Ⅲ特异性分布于神经元，通常被用作神经组织标志物。β-tubulin Ⅲ也可出现在多种肿瘤中，研究显示该分子可作为多种肿瘤的诊断或预后标志物。紫杉醇类抵抗的重要机制是β-tubulin Ⅲ的过度表达，β-tubulin Ⅲ低表达者对紫杉醇敏感度高、疗效好，主要用于卵巢癌、前列腺癌及肺非小细胞癌的研究。低表达β-tubulin Ⅲ是一个对总体存活良好的预后标记。此抗体用于辅助临床对多种肿瘤卵巢癌、前列腺癌及肺非小细胞癌的诊断和预后判断。

31. BRG1：SMARCA4

阳性部位：细胞核

阳性对照：前列腺癌

SMARC4又称Brg1，是进化上高度保守的SWI/SNF染色质重塑复合物的一种ATP酶亚基，还包括SMARCB1（INI1）在内的其他多个亚基。许多研究表明SMARC4在非小细胞肺癌、卵巢癌、胰腺导管腺癌及淋巴瘤中表达缺失。在进展期胃癌、前列腺癌、黑色素瘤、结直肠癌、神经母细胞瘤中过表达，但都与肿瘤进展和预后差等临床指标相关。

32. C1q

阳性部位：细胞质

阳性对照：肾细胞

C1q是补体1（C1）的组成成分，是补体C1的第一组分的第一个反应亚基。用于系统性红斑狼疮和狼疮性肾炎的研究。

33. C4d（补体4d）

阳性部位：细胞质/细胞膜

阳性对照：扁桃体/急性肾移植排斥反应

C4d是经典补体激活的稳定分裂产物，可用于检测慢性肾移植排斥反应及超急性排斥反应、急性血管性排斥反应、急性细胞排斥反应和边缘排异反应。在这些排斥反应中，C4d沉积在肾小管周围毛细血管。C4d检测可作为肾移植存活率和治疗急性排斥反应的重要指标。

34. CA Ⅸ（carbonic anhydrase Ⅸ）：碳酸酐酶Ⅸ

阳性部位：细胞膜

阳性对照：肾透明细胞癌

碳酸酐酶Ⅸ（CA Ⅸ，CA9）是一种在乏氧肿瘤细胞表面特异性过表达的跨膜蛋白，具有调节肿瘤细胞内外酸碱度的功能，与肿瘤增殖、侵袭和转移息息相关。因此，CA Ⅸ是一个很有潜力的肿瘤成像和治疗靶点。正常组织中，CA Ⅸ主要在胆管和小肠的上皮细胞，以及胃上皮细胞等表达，但是与肿瘤细胞不同，正常组织中表达的CA Ⅸ主要定位在胞质中。常见的表达CA Ⅸ的肿瘤类型包括子宫颈癌、肾癌、脑癌、头颈癌、食管癌、肠癌、乳腺癌、卵巢癌、子宫内膜癌、膀胱癌等。检测肾透明细胞癌的灵敏度为85%～100%，可用于区分肾透明细胞癌和嫌色肾细胞癌，常与PAX2、Ksp-Cad、CD117联合使用。CA Ⅸ在尿路上皮癌中有强弥漫性、多病灶性染色，而在肾集合小管癌中为弱阳性，因而CA Ⅸ可用于区分两者。

35. CA125：卵巢癌抗原

阳性部位：细胞质/细胞膜

阳性对照：卵巢癌/子宫内膜癌

CA125是一种膜表面糖蛋白，是上皮性卵巢癌尤其是浆液性腺癌的主要标志物。CA125主要在卵巢的浆液性腺癌中表达，而在卵巢的黏液性腺癌中几乎不表达，有助于其研究。CA125在宫颈乳头状浆液性癌、子宫内膜腺癌、膀胱透明细胞癌、上皮样间皮瘤、精囊癌也可出现阳性。CA125在正常卵巢和鳞状上皮不表达。

36. CA15-3

阳性部位：细胞质

阳性对照：乳腺癌

CA15-3抗原是一种分子量为300～450kDa的黏液样糖蛋白，其表达与乳腺癌的分化程度和雌激素受体状态密切相关。对于乳腺癌及转移性乳腺癌的研究有重要意义，可作为乳腺癌的标志之一，也可用于其他恶性肿瘤（如肺癌、卵巢癌）的研究。

37. CA19-9：消化道癌抗原

阳性部位：细胞质

阳性对照：结肠癌

CA19-9是一种肿瘤相关的细胞表面糖类蛋白，在大多数消化道肿瘤中表达，如在胃腺癌、胰腺癌、结肠癌和唾液腺黏液表皮样癌中高表达。但在乳腺癌、肾癌和前列腺癌中不表达。可用于消化道肿瘤的诊断和研究，同时也是胰腺癌的重要参考指标。

38. Cadherin17（CDH17）：肝肠钙黏着蛋白

阳性部位：细胞质/细胞膜

阳性对照：结肠/结肠癌

Cadherin17（CDH17）也称肝肠钙黏着蛋白，属于钙黏着蛋白超家族，介导细胞间黏附和肠肽转运。正常表达于小肠及大肠上皮细胞（食管及胃阴性）。绝大多数原发性胃肠道腺癌阳性，转移性结肠腺癌中几乎100%阳性，因此CDH17可与CDX2联合用于确定结直肠起源腺癌。CDH17在原发性膀胱腺癌也有较高的阳性率，而在伴有腺样分化的尿路上皮癌中为阴性，可用以鉴别两者。CDH17在后肾性腺瘤中的阳性率较高，而在上皮为主型肾母细胞瘤和实体型乳头状肾癌中呈阴性。

39. Calcitonin（CT）：降钙素

阳性部位：细胞质

阳性对照：甲状腺髓样癌

Calcitonin是由甲状腺滤泡旁细胞（C细胞）分泌，分子量为350kDa，具有降低血液内钙含量的功能。Calcitonin抗体主要用于C细胞增生、甲状腺髓样癌、甲状腺滤泡旁滤泡癌及部分神经内分泌肿瘤的研究。

40. Caldesmon（h-CD）：钙结合蛋白

阳性部位：细胞质

阳性对照：阑尾

钙结合蛋白（Caldesmon，又称高分子量钙调蛋白结合蛋白，h-CD）是一种平滑肌肌动蛋白和钙调节蛋白的结合蛋白，位于细肌丝，调节肌动蛋白和肌球蛋白的相互作用。Caldesmon存在于平滑肌及与肌动蛋白和原肌球蛋白反应的组织中。可标记正常平滑肌及其肿瘤，区分纤维细胞和肌纤维细胞。

41. Calponin：钙调理蛋白

阳性部位：细胞质

阳性对照：阑尾

Calponin是一种结合肌动蛋白，原肌球蛋白钙调蛋白，分子量为34kDa，是平滑肌细胞的一种特异性蛋白，具有调节平滑肌收缩的功能。表达于平滑肌肌上皮细胞，肌成纤维细胞也可阳性。Calponin标记平滑肌组织及乳腺病变时的肌上皮细胞，可用于平滑肌肿瘤和乳腺病变中肌上皮细胞分布的研究。

42. Calretinin（CR）：钙视网膜蛋白

阳性部位：细胞质/细胞核

阳性对照：肾上腺皮质

Calretinin（CR）是一种钙结合蛋白，分子量为290kDa，属于EF-hand蛋白家族。主要存在于神经组织中，在神经外组织中存在于间皮细胞、肾上腺皮质及一些分泌类固醇激素的细胞。该抗体主要用于间皮瘤与腺癌的研究。Calretinin是间皮瘤很好的标志物，同时可用于神经系统疾病的研究。

43. CAM5.2：极低分子量细胞角蛋白

阳性部位：细胞质

阳性对照：直肠癌/肺腺癌

CAM5.2主要识别角蛋白8和7，在正常组织中主要与腺上皮反应。在肿瘤中，该抗体能识别来源于腺上皮的肿瘤，结合高分子量角蛋白可以排除鳞癌。该抗体主要用于腺癌和鳞癌的研究。

44. Cathepsin D：组织蛋白酶D

阳性部位：细胞质

阳性对照：乳腺癌

组织蛋白酶D（CTSD；Cath-D）是一种广泛存在于细胞中的胞内溶酶体酶，与肿瘤的浸润与转移有一定的相关性，在乳腺癌及其他一些恶性肿瘤中有过表达现象。研究表明CTSD常表达于ER阴性的乳腺癌，与乳腺癌的增殖和转移相关。主要用于乳腺癌、肺癌、食管癌、肝癌、卵巢癌等恶性肿瘤的研究。

45. CD1α

阳性部位：细胞膜

阳性对照：胸腺

CD1α是一种转移膜蛋白，在人类抗原呈递细胞的细胞膜上表达，如真皮的树突状细胞、胸腺的皮质细胞、皮肤的朗格汉斯细胞。临床主要用于鉴别皮肤T细胞淋巴瘤、B细胞淋巴瘤和假淋巴瘤，以及朗格汉斯细胞组织细胞增生症的研究。

46. CD2

阳性部位：细胞膜

阳性对照：扁桃体

CD2具有调解活化的T细胞、胸腺细胞与抗原呈递细胞、靶细胞黏附的功能。主要用于大多数外围淋巴组织中的T细胞、NK细胞、胸腺皮质细胞及T细胞来源的大多数恶性细胞的检测。

47. CD3

阳性部位：细胞膜

阳性对照：扁桃体

CD3由4个结构不同的膜糖蛋白异构体组成，表达于所有T细胞表面，是目前认为最能代表T细胞的标记抗体。CD3可与由α/β或γ/δ组成的异源二聚体（TCR）形成复合受体分子，是T细胞识别抗原的主要单位，具有稳定TCR结构和传递活化信号的作用。CD3是T细胞和NK细胞的标志物，常用于此类淋巴瘤的分类。在小脑的浦肯野细胞有微弱表达，在B细胞、巨噬细胞、髓细胞或者其他细胞不表达。

48. CD4

阳性部位：细胞膜/细胞质

阳性对照：扁桃体

CD4主要分布于辅助性T细胞、诱导性T细胞及吞噬细胞，在正常淋巴组织中，CD4的表达数量明显多于CD8，其比例约为4∶1，主要用于皮肤T细胞淋巴瘤、蕈样霉菌病及对T细胞亚群的检测，对后者不能作为区别肿瘤性或反应性T细胞的标志物。

49. CD5

阳性部位：细胞膜

阳性对照：扁桃体

CD5主要分布于大多数的T细胞及胸腺细胞（95%）。CD5可用于标记多数T细胞淋巴瘤和一些B细胞淋巴瘤，如B细胞慢性淋巴细胞白血病（B-CLL）、B细胞小淋巴细胞淋巴瘤（B-SLL）和套细胞淋巴瘤，但CD5不标记粒细胞和单核细胞。

50. CD7

阳性部位：细胞膜

阳性对照：扁桃体

CD7是一种分子量为40kDa的细胞膜糖蛋白，是早期T细胞和NK细胞抗原，表达于绝大多数的T细胞和自然杀伤细胞，属于免疫球蛋白超级基因家族。CD7主要用于T细胞淋巴瘤和白血病的分类。CD7在85%的外周T细胞、NK细胞、髓细胞、T细胞急性淋巴细胞白血病/淋巴瘤，以及急性粒细胞白血病和慢性粒细胞白血病中表达。

51. CD8

阳性部位：细胞膜

阳性对照：扁桃体

CD8作为T细胞受体的共受体，是一种跨膜糖蛋白。在细胞毒性T细胞/抑制T细胞呈现高表达，而NK细胞呈现低表达。在成熟T细胞中CD4和CD8常出现互相排斥的表达。所以，CD8常与CD4合用于辅助T细胞及其肿瘤,如外周T细胞淋巴瘤（CD4$^+$/CD8$^-$）、间变性大细胞淋巴瘤（CD4$^+$/CD8$^-$）的研究。T淋巴母细胞淋巴瘤可同时表达CD4和CD8。

52. CD10

阳性部位：细胞膜/细胞质

阳性对照：扁桃体/肾脏

CD10，又称CALLA，是一个分子量为100kDa的糖蛋白，可标记早期白血病和B细胞淋巴瘤，如伯基特淋巴瘤、滤泡性淋巴瘤、慢性粒细胞白血病。CD10也在一些非造血系统肿瘤中表达，如在肝细胞癌、肾透明细胞瘤、子宫内膜间质瘤、乳腺癌癌周围的基质细胞中的高表达常作为预后不良的标志。

53. CD11c

阳性部位：细胞质

阳性对照：毛细胞白血病/骨髓/扁桃体

CD11c是白细胞功能相关家族的一个黏附受体，常表达于粒细胞、单核细胞、自然杀伤细胞及小部分T细胞和B细胞。CD11c标志物为毛细胞白血病（HCL）的研究提供了非常有价值的指标，因为大部分其他小B细胞淋巴瘤不表达CD11c。HCL是一种不常见的慢性B细胞增生紊乱症，主要发生在骨髓和脾脏。IHC方法常用的抗体有CD20、T-bet、CD72和TRAcP，其中TRAcP和CD72特异性不高，值得注意的是，HCL的CyclinD1核阳性率高达50%，可用于区分套细胞淋巴瘤（MCL）和HCL。Korinna等的研究表明，CD11c可以检出骨髓活检中仅2%的肿瘤细胞，这表明CD11c可用于HCL的早期研究和治疗后的残余病灶的研究。此外，CD11c在间质巨噬细胞存在弱表达，在B-CLL、小淋巴细胞淋巴瘤及边缘区淋巴瘤的节和节外存在低表达。

54. CD13

阳性部位：细胞质/细胞膜

阳性对照：肝脏/扁桃体

CD13是一种跨膜蛋白酶，在很多组织和细胞中有表达（如内皮细胞、上皮细胞、成纤维细胞和白细胞等）。其可在不同的实体瘤和恶性血液病的人体肿瘤组织中表达。CD13被认为与急性髓细胞性白血病（AML）的发展有关系，特别是在急性早幼粒细胞白血病的过度表达，常与抗体CD34$^+$、CD117$^+$、CD16$^-$和CD33$^+$一起作为与其他急性髓细胞性白血病分类的参考依据。CD13在肝细胞肝癌呈现特殊的微管样表达模式，有助于区别肝细胞癌和非肝细胞肿瘤。

55. CD14

阳性部位：细胞膜/细胞质

阳性对照：扁桃体/弥漫性大B细胞淋巴瘤

CD14是一种糖磷脂酰肌醇相关的膜蛋白，参与内毒素结合和识别凋亡细胞。CD14抗体标记单核细胞、树突状细胞、组织细胞、肝脏窦状小管中的库普弗细胞等。CD14与S-100、CD68用于组织细胞增多的淋巴结增生性疾病的研究。在单核细胞白血病和组织细胞增生淋巴瘤肿瘤细胞中，CD14呈阳性。CD14抗体可以标记弥漫性大B细胞淋巴瘤及脾边缘区淋巴瘤，但不标记其他B细胞淋巴瘤。

56. CD15

阳性部位：细胞膜/细胞质

阳性对照：霍奇金淋巴瘤

CD15是一种分子量220kDa的碳水化合物，表达于95%的粒细胞，包括中性粒细胞、嗜酸性粒细胞和单核细胞。它也表达于霍奇金淋巴瘤的RS细胞和某些类型的上皮细胞。超过50%的腺癌有显著的胞质阳性的CD15表达，但在间皮瘤中未发现CD15表达。几乎所有的慢性髓细胞性白血病（CML）CD15均为阳性，而急性淋巴细胞白血病（ALL）极少表达CD15。该抗体主要用于霍奇金淋巴瘤和粒细胞肉瘤的研究。

57. CD19

阳性部位：细胞膜

阳性对照：扁桃体

CD19在正常及恶性B细胞中均有表达，被视为B细胞发育过程中一个涵盖阶段较长的最为可靠的表面标志物。在正常淋巴组织中，CD19表达于生发中心的B细胞和滤泡树突状细胞、套细胞、滤泡间T细胞区的树突状大细胞，与CD20和CD22染色模式基本相同，但同CD20相比，CD19在前B细胞中也表达。此外，通过流式细胞学检测方法，CD19在人体组织分离得到的浆细胞中可以检测到。通常来说，CD19在B细胞瘤中表达，其中包括B细胞淋巴瘤、小淋巴细胞淋巴瘤、套细胞淋巴瘤、滤泡性淋巴瘤、伯基特淋巴瘤、边缘区淋巴瘤、弥漫性大B细胞淋巴瘤、富于T细胞的B细胞淋巴瘤、淋巴母细胞淋巴瘤、毛细胞淋巴瘤，但表达水平比正常组织要低，浆细胞淋巴瘤和T细胞淋巴瘤通常不表达。最近Masir等的研究表明CD19在B细胞淋巴瘤中表达缺失，其中在14%弥漫性大B细胞淋巴瘤、30%富于T细胞的B细胞淋巴瘤、75%移植后B细胞增生症中不表达，在经典霍奇金淋巴瘤的RS细胞中亦不表达。

58. CD20

阳性部位：细胞膜

阳性对照：扁桃体

CD20主要分布在B细胞、前B细胞后期和浆细胞之前的B细胞，在浆细胞和T细胞恶性肿瘤中不表达。CD20标记几乎所有的B细胞淋巴瘤和RS细胞，但在组织细胞、浆细胞及非造血细胞中不表达，是非常可靠的B细胞淋巴瘤的标记抗体。

59. CD21

阳性部位：细胞膜/细胞质

阳性对照：扁桃体

CD21又称补体2受体（CR2）、C3d受体或EBV受体，是一种分子量为140kDa的膜糖蛋白，当EB病毒感染时，病毒与之结合，参与B细胞活化调节和发育调节。抗体CD21可用于正常淋巴结和扁桃体中的滤泡树突状细胞的研究。CD21可标记滤泡树突状细胞肿瘤/肉瘤，在T细胞、单核细胞和粒细胞中不表达。

60. CD23

阳性部位：细胞膜

阳性对照：扁桃体

CD23是一种分子量为45kDa的糖蛋白，是存在于B细胞表面的低亲和性IgE抗体，在生发中心活化的B细胞、外周血细胞的某些亚群和EB病毒转化的B细胞系中表达。可用于区分CD23阳性的慢性淋巴细胞白血病。

61. CD30: Ki-1抗原

阳性部位：细胞膜

阳性对照：霍奇金淋巴瘤

CD30是一种分子量为120kDa的跨膜糖蛋白。存在于激活后的淋巴样细胞，由细胞内区、跨膜区和细胞外区三部分构成。该抗体表达于霍奇金病的RS细胞和霍奇金细胞、大部分的间变性大细胞淋巴瘤、胚胎癌、少数精原细胞瘤及少数滤泡性淋巴瘤。

62. CD31

阳性部位：细胞膜/细胞质

阳性对照：扁桃体/胎盘

CD31也称为血小板内皮细胞黏附分子（PECAM-1），是一种分子量为130～140kDa的跨膜糖蛋白，属于免疫球蛋白超家族，在巨核细胞、血小板、某些浆细胞、淋巴细胞和中性粒细胞中弱表达。抗体CD31主要标记内皮细胞，用于识别良、恶性血管源性肿瘤及肿瘤间质中的血管生成状况。该抗体在非血管源性的肿瘤中不表达，用于研究血管源性肿瘤，具有非常高的特异度和敏感度。

63. CD34

阳性部位：细胞膜

阳性对照：扁桃体/胎盘/肿瘤（血管内皮）

CD34是一种分子量为110kDa的单链膜糖蛋白，选择性地表达于人体造血髓系干细胞、淋巴系细胞、血管内皮细胞和部分急性白血病。在血管内皮细胞的表达中，增生活跃的内皮细胞表达高于非增生期的内皮细胞。该抗体可用于良、恶性血管源性肿瘤的诊断与鉴别诊断。

64. CD35

阳性部位：细胞膜

阳性对照：扁桃体

CD35是一种分子量为160～250kDa的跨膜蛋白，可与补体C3b和C4b结合，故又称补体受体1。CD35可作为成熟B细胞的标志物，在红细胞、B细胞、T细胞亚群、单核细胞、嗜酸性粒细胞和中性粒细胞中表达。主要用于滤泡树突状细胞及其来源的肿瘤的研究。

65. CD38

阳性部位：细胞膜

阳性对照：扁桃体

CD38是一种Ⅱ型穿膜糖蛋白，分子量为46kDa。尽管最初CD38是作为T细胞分化抗原而被发现的，但是近年的研究表明它具有广泛的细胞和组织分布。CD38表达于胸腺细胞、前B细胞、生发中心B细胞、浆细胞、单核细胞、NK细胞、丝裂原活化的T细胞等细胞，可用于急性白血病的分型和活化的T细胞在自身免疫及免疫缺损中的作用等方面的研究，也可作为生发中心B细胞的一种选择性标志物。

66. CD43

阳性部位：细胞膜

阳性对照：扁桃体

CD43是表达于正常细胞与肿瘤性T细胞膜表面的一种跨膜糖蛋白，可标记大部分T细胞淋巴瘤（70%～90%），也有部分的B细胞淋巴瘤（22%～37%）可被标记，但反应性B细胞阴性表达。CD43、CD45和B细胞标志物（CD20）联合使用，可用于淋巴瘤和T细胞淋巴瘤的研究。

67. CD44

阳性部位：细胞膜

阳性对照：膀胱上皮

CD44是糖蛋白家族的成员，含有多种异构体，其中最常见的标准型或造血异构体（CD44s）分子量为85～95kDa，存在于中胚层组织，如造血细胞、成纤维细胞、神经胶质细胞和一些癌细胞株。高分子量异构体（CD44v）存在于上皮细胞中，在细胞间黏附和基质连接中发挥重要作用。其他CD44家族蛋白的功能和分布尚未完全阐明，但可以明确CD44家族蛋白在胚胎发育、血管生成、细胞特异性黏附、信号转导及细胞迁移中起作用。最新研究表明CD44的表达与核增殖抗原Ki-67存在相关性，CD44在腺瘤性息肉、结肠癌及近邻黏膜的表达说明其参与了刺激细胞增殖。CD44v和透明质酸盐的复合物在肿瘤侵袭过程中至关重要，相关受体与复合物结合，随后降解透明质酸盐。CD44v在许多肿瘤中增殖表达，参与肿瘤的进展和去分化过程，其中包括非霍奇金淋巴瘤、肝细胞癌、乳腺癌、肾细胞癌、结肠癌、恶性黑色素瘤、前列腺癌、胃癌及一些软组织肿瘤。而在成神经细胞瘤、皮肤鳞癌和基底细胞癌中表达量下降。目前，CD44的免疫组化检测常用于区分原位尿道移行细胞癌和良性尿道上皮病变。

68. CD44v6

阳性部位：细胞膜

阳性对照：膀胱癌/肺鳞癌

CD44v6是CD44家族的异构体之一，该抗原主要存在于上皮细胞内。有研究表明CD44v6的高表达与多种恶性肿瘤的侵袭相关，而其低表达则与肺低分化腺癌及鳞癌、低分化膀胱癌及低分化前列腺癌相关。主要用于各种上皮源性肿瘤的研究，如乳腺癌、结肠癌及肺癌等。

69. CD45（LCA）：白细胞共同抗原

阳性部位：细胞膜

阳性对照：扁桃体/小细胞淋巴瘤

CD45是一种分子量为180～235kDa的单链跨膜糖蛋白。CD45主要位于白细胞表面，包括前体细胞、成熟的B细胞和T细胞、粒细胞、单核细胞和滤泡树突状细胞。CD45是造血细胞的重要标志物，主要用于淋巴瘤、白血病和非造血组织肿瘤的研究。

70. CD45RO：UCHL-1

阳性部位：细胞膜

阳性对照：扁桃体

CD45RO表达于胸腺细胞、活化的T细胞、粒细胞和单核细胞，是T细胞肿瘤的良好标志物，可用于区分T细胞淋巴瘤和B细胞淋巴瘤。

71. CD56：神经细胞黏附分子

阳性部位：细胞膜

阳性对照：神经母细胞瘤/肺小细胞肺癌

CD56又称为神经细胞黏附分子（N-CAM），广泛存在于大部分的神经外胚层来源的细胞、组织和肿瘤中，包括视网膜母细胞瘤、髓母细胞瘤、星形细胞瘤、神经母细胞瘤、小细胞癌，也表达于一些中胚层衍生的肿瘤、自然杀伤细胞和NK淋巴瘤。CD56对小细胞癌和NK肿瘤有高敏感度。

72. CD57

阳性部位：细胞膜

阳性对照：扁桃体

CD57主要标记淋巴组织中的NK细胞，以及少数在淋巴结生发中心的CD4或CD45RO阳性的细胞。CD57也表达于神经内分泌细胞及其衍生的肿瘤，包括类癌肿瘤、髓母细胞瘤。研究表明抗体CD57也与非淋巴组织的多种细胞反应，包括神经纤维瘤、节细胞神经瘤、前列腺癌的细胞。可用于神经内分泌肿瘤与神经性肿瘤的研究。

73. CD61

阳性部位：细胞质/细胞膜

阳性对照：骨髓巨核细胞

CD61是一个分子量105kDa的膜糖蛋白，表达于血小板、巨核细胞、破骨细胞和血管内皮细胞。CD61可以与整合素β3反应，整合素β3链接在糖蛋白Ⅱa（CD41）上，形成CD41/CD61复合物（GPⅡb/Ⅲa）来调节血小板的黏附和聚集。CD61主要用于识别血小板及其前驱细胞，可用于巨核细胞白血病的研究。

74. CD63：黑色素瘤标记

阳性部位：细胞膜/细胞质

阳性对照：黑色素瘤

CD63是一种溶酶体膜蛋白，具有激活血小板表面抗原的活性。存在于多种不同类型细胞的细胞膜和细胞质中，如淋巴组织、骨髓组织、内皮细胞和黑色素瘤。可用于黑色素瘤的研究及区分嗜酸肾细胞的良恶性病变。

75. CD68

阳性部位：细胞膜/细胞质

阳性对照：扁桃体

CD68是一种分子量为110kDa的细胞质蛋白，表达于巨噬细胞、单核细胞、库普弗细胞、破骨细胞、粒细胞及其前体，不表达于淋巴瘤，是巨噬细胞最可靠的标志物。抗体CD68可用于骨髓单核细胞瘤和组织细胞瘤的研究，也可用于区分恶性纤维组织细胞瘤和其他多形性肉瘤。

76. CD71

阳性部位：细胞膜/细胞质

阳性对照：骨髓

CD71是转铁蛋白受体，在胎盘合体滋养细胞、肌细胞、基底角化细胞、肝细胞、胰腺内分泌细胞、精母细胞和前驱红细胞中高表达，但成熟红细胞中CD71表达缺失。抗体CD71可用于检测和评估骨髓中的前驱红细胞，不受成熟红细胞干扰，用于骨髓活组织检查特异性地标记红细胞前体，可用于红白血病、良性红细胞增生紊乱、骨髓增生异常综合征的研究。

77. CD74

阳性部位：细胞膜/细胞质

阳性对照：扁桃体

CD74表达于所有的B细胞和某些T细胞亚类（MHC Ⅱ 阳性），主要是生发中心的淋巴细胞，具有几种异构体（分子量33～41kDa），是HLA-DR的恒定链。此抗体主要用于标记B细胞及其来源的肿瘤，在T细胞淋巴瘤中很少有表达，染色模式为细胞膜，但可见核旁颗粒状染色，有助于淋巴瘤和白血病的研究。此外，可用于非典型纤维黄色肉瘤和恶性纤维组织细胞瘤的研究。

78. CD79α

阳性部位：细胞膜

阳性对照：扁桃体

CD79α是B细胞标志物，从前B细胞开始到成熟的浆细胞都可以标记。抗体CD79α常作为CD20的补充，表达于大多数的B细胞淋巴瘤，是非常重要的B细胞淋巴瘤的标志物。

79. CD99

阳性部位：细胞膜/细胞质

阳性对照：尤因肉瘤/扁桃体

CD99是由*MIC2*基因编码的一种分子量为32kDa的跨膜糖蛋白，存在于某些骨髓、脾淋巴结、胸腺皮质细胞、卵巢颗粒细胞、大多数B细胞、中枢神经系统的室管膜细胞、睾丸支持细胞和内皮细胞。抗体CD99主要用于尤因肉瘤和原始神经外胚叶肿瘤的研究。

80. CD103

阳性部位：细胞膜/细胞质

阳性对照：结肠癌/扁桃体

CD103，也称为整合素，除了介导细胞黏附和细胞骨架外，整合素还可作为信号受体发挥作用。整合素传递的信号在细胞生长、分化、迁移和凋亡等许多生物学过程中发挥作用。CD103在几乎所有毛细胞白血病（HCL）的病例中都表达，在B细胞淋巴瘤中大多不表达，在淋巴结的滤泡间区域存在单核细胞表达。该抗体主要用于HCL的病理辅助诊断。

81. CD117（c-KIT）

阳性部位：细胞膜/细胞质

阳性对照：胃肠道间质瘤

CD117是原癌基因蛋白编码的跨膜酪氨酸激酶受体，在Cajal间质细胞、生殖细胞、骨髓干细胞、黑色素细胞、乳腺上皮细胞和肥大细胞中有表达。研究认为其在血细胞生成、配子发生、黑色素生成等过程中起重要作用。抗体CD117可标记多种肿瘤细胞，包括滤泡性甲状腺乳头状癌、子宫内膜癌、肺癌、卵巢癌、胰腺癌、乳腺腺癌、恶性黑色素瘤、内胚窦瘤和小细胞癌。但特殊的用途是作为胃肠道间质瘤（GIST）的特异性标志物，有助于区分胃肠道间质瘤、卡波西肉瘤和平滑肌来源的肿瘤。

82. CD123

阳性部位：细胞质

阳性对照：扁桃体

CD123抗原也被称为人类白介素-3受体的α亚基，是细胞因子受体超家族成员之一。CD123与CD131（白介素-3β受体）组成异二聚体，形成白介素-3受体，α亚基主导细胞因子特异性，而β亚基主导信号转导功能。CD123表达于单核细胞、中性粒细胞、嗜碱性粒细胞、嗜酸性粒细胞、巨核细胞、红细胞前体、肥大细胞、巨噬细胞和一些B细胞亚群，从而调节这些细胞的增殖和分化。有文献报道，在造血系统以外，CD123也在睾丸间质细胞、一些内皮细胞、胎盘和脑组织细胞中表达。CD123通常在造血干细胞上表达，也在急性髓细胞性白血病（AML）、急性淋巴细胞白血病、毛细胞白血病等肿瘤细胞上过表达，促进肿瘤细胞的过度增殖，因此CD123成为治疗AML的有效靶标。

83. CD138

阳性部位：细胞膜

阳性对照：扁桃体

CD138是一种跨膜糖蛋白，表达于B细胞分化的后期阶段，包括前B细胞、未成熟B细胞和浆细胞表面，但在成熟B细胞中不表达，CD138还在血管平滑肌细胞和内皮细胞中表达。抗体CD138主要用于标记正常浆细胞及其肿瘤，是骨髓瘤的一个重要标志物。

84. CD146（MCAM）：黑色素瘤细胞黏附分子

阳性部位：细胞膜/细胞质

阳性对照：恶性黑色素瘤

CD146也称为黑色素瘤细胞黏附分子（MCAM），是一种细胞黏附分子，表达于人类各种内皮细胞，参与肿瘤的血管形成及转移。最初在恶性黑色素瘤中被发现，而正常黑色素细胞不表达。此外，CD146还广泛存在于多种组织及肿瘤，如表达于正常胎盘、胎盘植入部位及扩大胎盘部位的过渡型滋养细胞，可与其他抗体联合，用于妊娠滋养细胞疾病的诊断。

85. CD163

阳性部位：细胞膜/细胞质

阳性对照：骨髓单核细胞性白血病/淋巴结（单核细胞、巨噬细胞）/炎症组织

CD163是一种Ⅰ型膜蛋白，又称为M130抗原、Ber-Mac3、Ki-M8或SM4，属于富含半胱氨酸的清道夫受体家族。表达于单核巨噬细胞系统，但不表达于淋巴滤泡的套区和生发中心。主要用于检测单核细胞和巨噬细胞。

86. CD235α：Glycophorin A（血型糖蛋白A）

阳性部位：细胞膜

阳性对照：脾

CD235α又称Glycophorin A（血型糖蛋白A），是一种单通道跨膜糖蛋白，在成熟红细胞和红系前体细胞中表达。大多数红白血病中的肿瘤性有核红细胞表达该蛋白，而急性髓细胞性白血病和急性淋巴细胞白血病几乎不表达该蛋白。故血型糖蛋白A主要用于红白血病的辅助诊断和识别红系白血病。

87. CDK4：细胞周期蛋白依赖性激酶4

阳性部位：细胞核/细胞质

阳性对照：脂肪肉瘤

细胞周期蛋白依赖性激酶4（CDK4）是Ser/Thr蛋白激酶家族的成员之一，是蛋白激酶复合物的一个催化亚单位，对细胞周期G_1期的进展非常重要。CDK4在多种肿瘤类型中均有过表达，包括口腔鳞癌、胰腺癌（内分泌肿瘤）、肺癌、乳腺癌和结肠癌。CDK4的表达与肿瘤的进展有关。有研究证实CDK4在非典型脂肪瘤/高分化脂肪肉瘤（ALT/WDLPS）和去分化脂肪肉瘤（DDLPS）中高表达（92%）。CDK4在鉴别ALT-WDLPS与良性脂肪肿瘤，以及鉴别DDLPS与低分化肉瘤方面十分有用。

88. CDX2：肠道特异性转录因子

阳性部位：细胞核

阳性对照：结肠癌

CDX2是一种肠道特异性转录因子，可调节肠上皮细胞的再生与分化，通常表达在成人肠上皮细胞的细胞核中。CDX-2在结直肠癌中的表达缺失暗示肿瘤组织失去分化能力。该抗体在大多数结直肠癌中表达，也表达于大部分卵巢黏液癌和上消化道癌，对研究胃肠道转移性腺癌有重要作用。

89. CEA：癌胚抗原

阳性部位：细胞质

阳性对照：阑尾/结肠癌

CEA主要存在于胎儿消化道上皮组织，而在正常成人上皮组织（腔内缘有着色）和良性肿瘤中极少表达，但在有的恶性肿瘤中高表达，如肺腺癌、结肠癌、胃癌、食管癌、胰腺癌、胆囊癌、卵巢癌、子宫内膜癌等。此外，多克隆CEA以微管状模式染色用于研究肝细胞癌。

90. ChromograninA（CgA）：嗜铬粒蛋白A

阳性部位：细胞质

阳性对照：胰腺/阑尾/神经内分泌肿瘤

CgA是人类肾上腺髓质中含量最高的一种可溶性酸性蛋白，存在于神经元和各种内分泌组织，包括脑垂体、胰腺、下丘脑、胸腺、甲状腺、肠和甲状旁腺。CgA和NSE共同表达是神经内分泌肿瘤的典型标记。大多数的垂体腺瘤和催乳素瘤也表达CgA。

91. Claudin1（CLDN1）：紧密连接蛋白1

阳性部位：细胞膜/细胞质/细胞核

阳性对照：皮肤/乳腺癌/结肠癌

紧密连接蛋白（Claudin）是一族四次跨膜蛋白，是组成细胞与细胞间紧密连接的主要蛋白。在各种癌细胞（乳腺癌、子宫颈癌、大肠癌、黑色素瘤等）的检出率很高。另外，也有研究发现Claudin1与丙型肝炎病毒（HCV）进入宿主细胞有关，认为它有可能可以作为丙型肝炎治疗药物。

92. Claudin4（CLDN4）：紧密连接蛋白4

阳性部位：细胞膜

阳性对照：乳腺癌

Claudin4是一种紧密连接蛋白，是影响细胞间紧密连接功能的关键蛋白之一。在胰腺癌、乳腺癌、卵巢癌、前列腺癌、膀胱癌、子宫内膜癌等上皮性肿瘤中过表达，一方面降低肿瘤细胞的侵袭和转移能力，另一方面Claudin4高表达肿瘤可能是潜在的治疗靶点。

93. C-MET

阳性部位：细胞膜/细胞质

阳性对照：胃癌

肝细胞生长因子受体（C-MET）是一种酪氨酸激酶型受体，位于染色体7q21—q31，在许多器官的上皮细胞中都有表达，包括肺癌、肝癌、乳腺癌、胃癌。正常情况下，C-MET与肝细胞生长因子（hepatocyte growth factor，HGF）结合后，其信号通路的活化水平受机体严密调控，但是其异常活化后却可以促进多种类型肿瘤的发生与发展。研究表明，C-MET作为肿瘤治疗干预靶点的治疗药物有重要作用，如C-MET单抗类药物、HGF/C-MET拮抗剂、C-MET小分子酪氨酸激酶抑制剂，为肿瘤的临床治疗提供了更有效且多样性的选择方案。

94. CMV：巨细胞病毒

阳性部位：细胞核

阳性对照：巨细胞病毒感染组织

CMV抗体是2种鼠单克隆抗体的鸡尾酒混合物，可以与2个不同抗原表位结合。DDG9抗体可以识别CMV产生的一个分子量76kDa的蛋白。CCH2抗体可以识别早期DNA结合蛋白p52，与其他疱疹病毒或腺病毒没有交叉反应。CMV感染通常出现在免疫功能低下的患者，主要感染发生在胃肠道、肺、心脏、肝及其他器官。

95. C-MYC

阳性部位：细胞核

阳性对照：扁桃体/肺腺癌

C-MYC基因是一种原癌基因，在多种类型的细胞中均有表达，与细胞周期密切相关。有研究发现

3%～16%的弥漫性大B细胞淋巴瘤和近100%的伯基特淋巴瘤的*MYC*基因发生重排现象。免疫组织化学检测MYC核蛋白在高恶性的弥漫性大B细胞淋巴瘤和伯基特淋巴瘤有较高的特异度和敏感度，如果与抗体CD10、BCL2和Ki-67合用，在结果上与FISH检测有较高的一致性。

96. Collagen Ⅳ：Ⅳ型胶原（anti-collagen type Ⅳ）

阳性部位：基底膜

阳性对照：结肠癌/皮肤

Collagen Ⅳ是基底膜的主要成分。正常组织Collagen Ⅳ存在于间质和上皮的基底膜。该抗体可用于各种良恶性肿瘤组织中基底膜分布的研究，也可用于研究血管外皮细胞瘤、血管肉瘤、血管内皮瘤这类血管源性肿瘤。

97. COX2：环氧合酶2

阳性部位：细胞质

阳性对照：结肠癌

在前列腺素、血栓素和环前列素的合成过程中，环氧合酶2（COX2）催化第一步由花生四烯酸转化为前列腺素H2的过程。COX2的活性受到非类固醇抗炎药的抑制，进而减少血管发生和肿瘤进展，并促进细胞凋亡。COX2是一种诱导型酶，多种因子如内毒素、感染因子、生长因子等可上调其表达。研究证明在头部和颈部鳞状细胞癌中，COX2的过表达会增加微血管密度，加上VEGF的表达，意味着其预后性差。此外，COX2在结肠癌、乳腺癌、胰腺癌和肺腺癌的过表达也是预后性差的标记。

98. CPS1：氨基甲酰磷酸合成酶1

阳性部位：细胞质

阳性对照：肝脏

氨基甲酰磷酸合成酶1（carbamoyl-phosphase synthetase 1，CPS1）是肝脏中催化合成氨基甲酰磷酸的线粒体酶，其参与尿素循环的关键步骤。CPS1最初表达于肝细胞，所识别的抗原等同于HepPar-1抗体所识别的抗原，其染色方式也类似，对肝细胞及其来源的肿瘤具有高度的特异度和敏感度，在胃肠道的肝样腺癌和其他类型的非肝肿瘤中罕见阳性。

99. CTLA4：细胞毒性T淋巴细胞相关抗原4

阳性部位：细胞膜/质

阳性对照：扁桃体

CTLA4（cytotoxic T lymphocyte-associated antigen-4，细胞毒性T淋巴细胞相关蛋白4），也称为CD152。CTLA4是免疫球蛋白超家族，编码一种蛋白质，向T细胞传递抑制信号。使肿瘤细胞免受T细胞攻击。因此，其在免疫检查点中起下调免疫应答的作用，是免疫治疗的靶点。

100. CXCL13：B细胞趋化因子

阳性部位：细胞质

阳性对照：血管免疫母细胞性T细胞淋巴瘤

CXCL13是一种趋化因子，在滤泡生发中心辅助性T细胞中表达上调，对B细胞进入生发中心起关键作用。在反应性淋巴滤泡中，滤泡树突状细胞、组织细胞、辅助性T细胞和一些小淋巴细胞阳性表达。CXCL13在血管免疫母细胞性T细胞淋巴瘤中表达率高，在外周T细胞淋巴瘤中表达率低，可用于血管免疫母细胞性T细胞瘤与外周T细胞淋巴瘤的鉴别诊断。

101. CyclinD1：周期蛋白D1

阳性部位：细胞核

阳性对照：套细胞淋巴瘤

CyclinD1是细胞周期的调节因子之一，通过调节蛋白依赖性激酶的活动来控制细胞周期不同阶段的过渡，可用于研究细胞周期生物学和癌症的相关性。该抗体在人类多种肿瘤，如淋巴瘤、乳腺癌、食管癌、肝癌和肺癌中有过表达，临床上主要可用于区分套细胞淋巴瘤MCL（CyclinD1阳性）和慢性小细胞淋巴瘤CLL（CyclinD1阴性）。

102. Cytokeratin（34βE12）：细胞角蛋白（高分子量）

阳性部位：细胞质

阳性对照：前列腺/食管

34βE12是一种高分子量的细胞角蛋白，可识别人角蛋白中间丝蛋白1、5、10和14，表达于鳞状上皮、导管上皮和其他复层上皮。该抗体在肺鳞癌、乳腺癌、胰腺癌、胆管癌及膀胱移行细胞癌等肿瘤中表达，在间质瘤、淋巴瘤、黑色素瘤、神经瘤和神经内分泌肿瘤中不表达。该抗体标记肌上皮细胞，与p63合用有助于区别良恶性前列腺病变和良恶性乳腺导管内肿瘤。

103. Cytokeratin（35βE11）：细胞角蛋白（低分子量）

阳性部位：细胞质

阳性对照：阑尾/肺腺癌

Cytokeratin低分子量角蛋白几乎可以标记所有的非鳞状上皮，尤其是各种单层管状上皮，但在鳞状上皮中不表达。CKLMW具有高度的敏感性和广谱角蛋白特异性，用于区分非上皮源性肿瘤和低分化癌，可同时标记上皮组织中的正常细胞和肿瘤细胞。

104. Cytokeratin5（CK5）：细胞角蛋白5

阳性部位：细胞质

阳性对照：肺鳞癌

CK5在正常组织中可表达于鳞状上皮和导管上皮的基底细胞，以及部分鳞状上皮生发层细胞、肌上皮细胞和间皮细胞中，而在绝大多数腺上皮细胞中几乎不表达。因此，可用于鳞癌和腺癌、间皮瘤和腺癌的研究。亦可用于乳腺、涎腺、前列腺上皮来源肿瘤良、恶性的研究。

105. Cytokeratin5/6（CK5/6）：细胞角蛋白5/6

阳性部位：细胞质

阳性对照：间皮瘤/肺鳞癌

细胞角蛋白CK5/6的分子量分别是58kDa和52.5kDa。在正常组织中CK5/6主要表达于鳞状上皮细胞、导管上皮基底细胞、肌上皮细胞和间皮细胞。CK5/6在恶性间皮瘤几乎100%出现，而在肺腺癌几乎不表达，可见于未分化大细胞癌及鳞状细胞癌，在乳腺癌、结肠癌、前列腺癌呈阳性（不到10%）。该抗体主要用于区别间皮瘤与腺癌，同时该抗体与p63、P504S合用于研究良恶性的前列腺病变。

106. Cytokeratin7（CK7）：细胞角蛋白7

阳性部位：细胞质

阳性对照：肺腺癌

CK7是一种碱性细胞角蛋白，分子量为54kDa，主要标记腺上皮和移行上皮，在非上皮来源的细胞中不表达。在肿瘤组织中，CK7在卵巢癌、乳腺癌、肺腺癌中表达，在结肠癌、前列腺癌中不表达。

107. Cytokeratin8（CK8）：细胞角蛋白8

阳性部位：细胞质

阳性对照：前列腺癌/前列腺

CK8标记许多导管上皮和腺上皮，但不标记鳞状上皮，不与骨骼肌或神经细胞反应。该抗体主要用于导管癌和腺癌的研究。

108. Cytokeratin8/18（CK8/18）：细胞角蛋白8/18

阳性部位：细胞质

阳性对照：直肠癌

CK8/18分子量分别是52.5kDa和45kDa，存在于所有单层上皮，尤其是各种腺上皮。在腺癌和大多数非角化鳞状细胞癌中表达，但不表达于角化鳞状细胞癌。该抗体与CK5/6联合可用于区分鳞癌和腺癌。

109. Cytokeratin14（CK14）：细胞角蛋白14

阳性部位：细胞质

阳性对照：前列腺/鳞状细胞癌

CK14的分子量为50kDa，主要标记复层上皮细胞，是鳞状上皮的重要标志物。与其他CK联合使用可用于区分鳞状上皮细胞癌和其他单层上皮癌。

110. Cytokeratin17（CK17）：细胞角蛋白17

阳性部位：细胞质

阳性对照：乳腺/宫颈

细胞角蛋白17是一种中间纤维，分子量为46kDa，由于其可标记基底细胞，被认为是上皮干细胞标志物。据文献报道，三阴性乳腺癌组织有85%表达基层角蛋白（包括CK17），同时也发现这部分患者病情进展快，预后差。CK17还可用于研究宫颈上皮内病变的程度，其染色强度与病变程度呈正相关。

111. Cytokeratin19（CK19）：细胞角蛋白19

阳性部位：细胞质

阳性对照：结肠癌

CK19分子量为40kDa，存在于正常上皮细胞，特别是单层上皮细胞和间皮，但肝细胞不表达CK19。该抗体主要用于腺癌的研究，以及区分转移性腺癌和肝癌，还可用于确定甲状腺乳头状癌。

112. Cytokeratin20（CK20）：细胞角蛋白20

阳性部位：细胞质

阳性对照：直肠

细胞角蛋白20（CK20）的分子量为46kDa，主要标记胃肠道上皮、移行上皮和Merkel细胞。CK20主要用于胃肠道腺癌、胆管癌、胰腺癌、移行细胞癌、卵巢黏液性肿瘤的研究，在乳腺癌、肺癌、子宫内膜癌、卵巢非黏液瘤、小细胞癌中不表达。常与CK7联合使用，可判断腺癌的组织来源。

113. Cytokeratin Pan（CKpan）：细胞角蛋白（广谱）

阳性部位：细胞质

阳性对照：皮肤/食管

AE1/AE3能识别细胞角蛋白的酸性和碱性亚家族成员，酸性成员包括分子量为56.5kDa、55kDa、51kDa、50kDa、48kDa、46kDa、45kDa和40kDa的角蛋白，碱性成员包括分子量为65～67kDa、64kDa、59kDa、58kDa、56kDa和52kDa的角蛋白。AE1/AE3是一个广谱的角蛋白抗体，对于上皮源的转移性肿瘤有一定的研究意义。

114. D2-40（Podoplanin）：唾液酸糖蛋白

阳性部位：细胞质

阳性对照：扁桃体/精原细胞瘤

D2-40是一种分子量为40kDa的跨膜黏蛋白，在淋巴管内皮细胞、淋巴管瘤、胎儿睾丸组织和睾丸生殖细胞肿瘤中表达，但在血管内皮细胞中不表达。可用于区分恶性间皮瘤和腺癌。通常用于标记组织中的淋巴管内皮，有助于淋巴管内皮细胞源性肿瘤的研究，可作为其他肿瘤组织是否发生淋巴道浸润和转移的研究手段。

115. DDIT3：DNA损伤诱导转录因子3

阳性部位：细胞核

阳性对照：黏液样脂肪肉瘤

DNA损伤诱导转录因子3（DDIT3）为定位于细胞核的DNA结合转录因子，黏液样脂肪肉瘤95%以上的病例具有t（12；16）（q13；p11）的易位，这一异常产生嵌合型癌基因融合-FUS的N端活性结构域和DDIT3的全长融合，导致脂肪分化终末阻抑、肿瘤生成。免疫组化DDIT3在鉴别黏液样脂肪肉瘤和其他黏液样、脂肪细胞源性软组织肿瘤中有一定作用。

116. Desmin：结蛋白

阳性部位：细胞质

阳性对照：阑尾

Desmin是中间丝蛋白之一，分子量为53kDa。在正常的平滑肌、骨骼肌、心肌和肌上皮细胞中表达。

该抗体可标记平滑肌瘤、横纹肌瘤，可用于判断肿瘤中的肌源性成分及其化生的肿瘤，有助于子宫、皮肤、胃肠道及其他横纹肌肉瘤和肌上皮瘤的研究。

117. DOG1

阳性部位：细胞质/细胞膜

阳性对照：胃肠道间质瘤

*DOG1*基因位于染色体11q13，编码一种钙离子调节相关的氯离子通道蛋白。在胃肠道间质瘤（GIST）中显示出高特异度及敏感度。在c-KIT为阴性的GIST中（4%～15%），绝大部分存在DOG1的表达，常与CD117联合使用。

118. DPC4

阳性部位：细胞核/细胞质

阳性对照：大肠

*DPC4*基因，又称*SMAD4*基因，位于染色体18q21.1上，是一种抑癌基因，信号转导分子的Smad家族成员是重要的细胞内通路组分，可将TGF-β信号从细胞表面传递至细胞核，*DPC4*功能失活或表达低下可能影响TGF-β的信号转导并参与肿瘤的形成。研究发现近50%胰腺导管腺癌有该基因的突变或缺失，*DPC4*缺失表达常发生于肿瘤进展晚期。此外，多种肿瘤亦可发生*DPC4*的突变或缺失，如急性髓细胞性白血病、卵巢癌、结肠癌和乳腺癌等。

119. DSG3：桥粒黏蛋白3

阳性部位：细胞膜

阳性对照：鳞状细胞癌

DSG3（桥粒黏蛋白3）是桥粒蛋白家族四个成员之一，是一种参与组成细胞间桥粒连接的钙结合膜糖蛋白，通过与桥粒斑蛋白、中间丝纤维连接而发挥作用。桥粒是上皮、心肌等组织细胞间的细胞连接结构。寻常性天疱疮是一种致死性的皮肤疾病，该疾病即因DSG3遭到自身抗体的攻击而形成。此外，DSG3在肺鳞癌中有过表达，而在腺癌及其他非肿瘤性肺组织中的表达非常有限。与p40具有相近的临床诊断意义。

120. DUX4：双同源框蛋白4

阳性部位：细胞核

阳性对照：CIC-DUX4肉瘤

DUX4免疫组化是CIC-DUX4融合阳性的小圆细胞肿瘤的一种高敏感度、特异性的标志物。DUX4染色能很好地从其他小圆细胞肿瘤中区分出CIC-DUX4肿瘤。但在其他正常组织和肿瘤中可出现细胞质表达。

121. E-Cadherin（E-Cad）：钙黏附蛋白

阳性部位：细胞膜

阳性对照：乳腺

E-Cadherin是一种在上皮细胞中表达的黏附蛋白。在腺上皮，以及肺、胃肠道腺癌和卵巢中表达。可用于区分腺癌（+）和间皮瘤（-），乳腺导管癌（+）和乳腺小叶癌（-），在一些甲状腺癌中呈阳性。E-Cadherin在乳腺癌和非小细胞肺癌中的表达下降或缺失，常作为预后不良的标志。目前主要用于各种恶性肿瘤细胞的侵袭和转移的研究，是肿瘤进展、预后的重要标志物之一。

122. EBV（Epstein-Barr virus）：EB病毒

阳性部位：细胞质

阳性对照：EB病毒感染组织/霍奇金淋巴瘤

EB病毒是双链DNA病毒，分子量60kDa，属于疱疹病毒类。EB病毒是引发传染性单核细胞增多症的重要原因，同时和口腔鼻咽癌有关。EBV抗体可识别EB病毒*BNLF1*基因编码的一种潜在的膜蛋白——LMP-1。主要用于研究EB病毒感染疾病和与EB病毒感染相关的某些肿瘤，如低分化性鼻咽癌、霍奇金淋巴瘤等。

123. EGFR（epidermal growth factor receptor）：表皮生长因子受体

阳性部位：细胞质/细胞膜

阳性对照：食管鳞癌/乳腺癌

EGFR是一个分子量为170kDa的跨膜糖蛋白受体酪氨酸激酶，当表皮生长因子（EGF）激活时，会影响正常细胞与癌细胞的生长和分化。EGFR表达于多种正常组织，特别是复层上皮和鳞状上皮的基底层。在多种肿瘤组织中过表达，如神经胶质瘤、大肠癌、乳腺癌和头颈部肿瘤等。

124. EMA（epithelial membrane antigen）：上皮膜抗原

阳性部位：细胞质/细胞膜

阳性对照：直肠癌

EMA是一组糖蛋白，广泛分布于各种上皮细胞及其来源的肿瘤，是许多肿瘤组织的标志物。EMA阳性表达的肿瘤包括大多数癌、间皮瘤、滑膜肉瘤和上皮样肉瘤等，但在肝癌、肾上腺癌、恶性淋巴瘤、黑色素瘤和软组织肿瘤中几乎不表达。

125. ER（estrogen receptor）：雌激素受体

阳性部位：细胞核

阳性对照：乳腺/乳腺癌

ER是一种分子量为67kDa的多肽，在正常子宫内膜、平滑肌细胞及正常乳腺的上皮细胞中存在表达。ER在乳腺癌组织中的表达水平与使用激素治疗的效果存在一定关系。

126. ER-beta（ERβ）：β雌激素受体（鼠单克隆抗体）

阳性部位：细胞核

阳性对照：乳腺癌

雌激素受体存在两种类型：α和β，两者有相似的结构，其配基结合域和DNA结合域是高度保守的，而N端的转录激活功能区是不同的。人类雌激素受体β基因位于14q22—q24处，有5种异构体，分别命名为ERβ1～5。ERβ与雌激素结合，通过与雌激素特异基因元件相互作用而活化基因。ERβ可表达为多种亚型，在人体组织中的表达范围比ERα广泛，据报道，ERβ在人卵巢、输卵管、睾丸、肺、肾、前列腺、大脑、心脏都有表达。

127. ERCC1

阳性部位：细胞核

适用组织处理方式：石蜡/冰冻

阳性对照：肺腺癌

ERCC1是核苷酸切除修复通路中高度保守的切除性核酶，是有效修复烷化剂诱导的DNA复合物的必要条件。研究资料表明，在晚期非小细胞肺癌患者和卵巢上皮癌患者中，ERCC1蛋白表达阴性者应用顺铂辅助化疗可能获得良好效果；ERCC1蛋白表达阳性可能提示存在铂类药物耐药，ERCC1可作为患者是否应用顺铂辅助化疗的指标之一。此外，有研究表明ERCC1可作为晚期结直肠癌患者是否应用氟尿嘧啶和奥沙利铂的指标。

128. ERG

阳性部位：细胞核

阳性对照：前列腺癌

ERG是成红细胞转化特异性（ETS）转录因子家族的成员之一，它在淋巴细胞和内皮细胞中表达，调节内皮细胞凋亡和血管生成。ERG抗体对血管肿瘤有高度敏感性。ERG被发现在前列腺癌和高级别的前列腺上皮内瘤样病变（HGPIN）中有表达。它在除前列腺癌以外的其他上皮来源肿瘤中很少表达。

129. EZH2：Zeste同源物2

阳性部位：细胞核

阳性对照：扁桃体/结肠癌

Zeste同源物2（Enhancer of Zeste Homolog2，EZH2）增强子是一种由*EZH2*基因编码的组蛋白赖氨酸*N*-甲基转移酶，参与组蛋白甲基化并最终参与转录抑制。*EZH2*的突变或者过表达与多种类型癌症相关。除黑色素瘤外的多种恶性肿瘤中均发现EZH2表达，包括前列腺癌、乳腺癌、子宫癌、胃癌、非小细胞肺癌和肾细胞癌等。EZH2通常在淋巴结滤泡中心表达，而不在外套区、滤泡与滤泡间的T细胞、浆细胞或NK/T细胞中表达，但在大多数B细胞和T细胞淋巴瘤中可见表达。过表达EZH2的儿童横纹肌肉瘤是一种独立于组织学分型的亚型。EZH2可辅助临床对多种肿瘤的预后判断。

130. Factor Ⅷ：第八因子相关抗原

阳性部位：细胞质

阳性对照：胎盘

Factor Ⅷ是一种糖蛋白，广泛存在于血管内皮、肝窦、脾窦内皮、淋巴管内皮细胞、巨核细胞和血小板，其是血管内皮及其内皮源性良恶性肿瘤的特异性参考依据，主要用于血管内皮良恶性肿瘤和血管肉瘤的研究，少数附睾、子宫和输卵管的腺癌样瘤亦可表达。由于Factor Ⅷ也存在于正常的血浆和血小板中，在出血或血管损伤部位必然有阳性着色，所以应注意区分非特异性染色。

131. Factor ⅩⅢ a：第十三因子a

阳性部位：细胞质

阳性对照：胎盘

ⅩⅢ因子是血浆中发现的一种β球蛋白，由两个亚单位组成。ⅩⅢ因子a是其催化亚单位。ⅩⅢ因子a是皮肤树突状细胞的标志物，并且能和这些细胞来源的肿瘤反应。此抗体可用于组织细胞表型研究，也有报道显示其可用于研究毛细血管瘤和中枢神经系统的肿瘤。

132. Fascin：肌动蛋白结合蛋白

阳性部位：细胞质/细胞膜

阳性对照：扁桃体

Fascin正常可在树突状细胞表达，是RS细胞的灵敏标志物，淋巴样细胞、髓样细胞和浆细胞阴性，但霍奇金淋巴瘤中的RS细胞阳性。可用于诊断霍奇金淋巴瘤和朗格汉斯细胞组织细胞增生症。

133. FGFR3：成纤维细胞生长因子受体3

阳性部位：细胞质

阳性对照：骨髓瘤/膀胱癌

成纤维细胞生长因子受体3（FGFR3）在多种恶性肿瘤中存在异常激活，并与肿瘤的发生发展密切相关，已成为目前"不限癌种"的热点研究靶标之一。FGFR3及其突变可见于膀胱尿路上皮癌、HPV阳性的头颈部鳞状细胞癌、肺鳞状细胞癌、宫颈癌、前列腺癌和多发性骨髓瘤等。FGFR3已被验证为尿路上皮膀胱癌的预后和预测标志物，也是治疗靶点，FGFR3表达与低级别肿瘤和较低的癌症进展风险相关。

134. FH：延胡索酸水合酶

阳性部位：细胞质

阳性对照：肾/阑尾

延胡索酸水合酶（fumarate hydratase，FH）是三羧酸循环中的关键酶类，其缺失可导致某些特殊肿瘤。遗传性平滑肌瘤病及肾细胞癌（hereditary leiomyomatosis and renal cell cancer，HLRCC）综合征是FH编码基因发生突变所致，同时该病患者也有罹患皮肤多发性平滑肌瘤和子宫平滑肌瘤的风险。皮肤平滑肌瘤和子宫平滑肌瘤的FH免疫组化表达缺失是HLRCC敏感性和特异性的标志物，正常平滑肌组织和间质血管内皮细胞是阳性对照。大多数FH缺陷型肾细胞癌免疫组化检测到肿瘤组织FH蛋白表达阴性，但仍有少部分FH蛋白表达阳性。因此，肿瘤组织免疫组化FH阳性不能排除FH缺陷型肾细胞癌的可能。2SC作为FH功能丧失的产物，在细胞中的阳性表达可弥补FH染色敏感性的缺陷，因此FH缺失和2SC的过表达可用于诊断和筛查FH缺失或突变引起的肿瘤。

135. FLI-1：白血病病毒整合基因1

阳性部位：细胞核

阳性对照：血管肉瘤/扁桃体

FLI-1（friend leukaemia integration-1，白血病病毒整合基因1）是一种转录因子。在尤因肉瘤/外周神经外胚瘤（ES/PNET）发病机制中起着重要的作用。FLI-1用于尤因肉瘤/外周原始神经外胚叶肿瘤的研究，特异性和敏感性都优于CD99。FLI-1用于新型血管内皮肿瘤的研究，特异性和敏感性好于CD31和CD34。在人体各种类型的脉管（动脉、静脉和淋巴管）内皮细胞中均有表达，血管肉瘤阳性率高达90%；也表达淋巴母细胞淋巴瘤，可用于上皮样血管内皮肿瘤和上皮肿瘤的鉴别。

136. FOXA1：叉头框蛋白A1

阳性部位：细胞核

阳性对照：乳腺癌/肝

叉头框蛋白A1（FOXA1）也称肝细胞核因子3α（HNF3α），是一种转录因子。在许多癌症组织中，如乳腺癌、卵巢癌、前列腺癌、胰腺癌等激素依赖性癌症中均可检测到FOXA1的表达。据研究报道，FOXA1蛋白在Luminal A型乳腺癌和Luminal B型乳腺癌中表达水平较高，而在三阴性乳腺癌中表达水平较低或不表达。因此，FOXA1可作为辅助诊断分子对乳腺癌进行精准分型。

137. FOXP1

阳性部位：细胞核

阳性对照：扁桃体

FOXP1（forkhead box protein1）是FOXP亚家族（FOXP1～4）转录因子的成员，研究表明FOXP1蛋白是与胚胎正常发育、心肌细胞发育相关的转录因子，在B细胞的不同分化阶段均有表达，但不表达于浆细胞。近年来越来越多的研究证实其与恶性淋巴瘤、乳腺癌、子宫内膜癌、卵巢癌、前列腺癌、结直肠癌等均有一定的相关性。FOXP1是弥漫性大B细胞淋巴瘤的预后指标，尤其是生发中心型弥漫性大B细胞淋巴瘤阳性提示预后不佳。

138. FSH：卵泡刺激素

阳性部位：细胞质

适用组织处理方式：石蜡/冰冻

阳性对照：垂体

卵泡刺激素是垂体分泌的一种激素，在女性，其可以促进卵泡的发育、成熟；在男性，其可以促进精子的发生。此抗体与人的卵泡刺激素反应，主要用于垂体腺瘤功能性分类的研究。

139. Galectin3：半乳凝素3

阳性部位：细胞质/细胞核

阳性对照：甲状腺乳头状癌

Galectin3是一个同型细胞黏附凝集素，它是由β-半乳糖苷结合蛋白（Galectin3结构域）和一个层粘连蛋白构成的嵌合体结构。细胞表面的Galectin3的主要作用和同类细胞间的黏附有关，它可以下调某些盲肠癌和乳腺癌相关蛋白的表达，促进这些肿瘤的转移。研究资料表明，Galectin3可以和CK19联用于甲状腺乳头状腺癌的研究，是间变性大细胞淋巴瘤很有效的参考依据，还可以作为肿瘤恶化程度的一个参考指标。

140. Gastrin：胃泌素

阳性部位：细胞质

阳性对照：胃

胃泌素（gastrin）是一种多肽激素，Gastrin存在于正常人胃窦（幽门）黏膜细胞（G细胞）、十二指肠腺和布伦内氏腺。该抗体主要标记胃泌素分泌细胞及与其结构类似的细胞及相关肿瘤，用于胃泌素瘤和G细胞增生症的诊断，以及部分神经内分泌肿瘤的检测。

141. GATA3

阳性部位：细胞核

阳性对照：乳腺癌/尿路上皮癌

GATA3是一种锌指转录因子，在许多组织中参与激发、引导细胞增殖、成长、分化。GATA3在乳腺上皮、尿路上皮及T细胞亚型分化过程中起重要作用。GATA3在原发和转移性乳腺导管癌、乳腺小叶癌、尿路上皮癌、皮肤基底细胞癌、滋养层细胞肿瘤和内胚窦瘤中阳性表达。

142. GCDFP-15：巨囊性病液体蛋白15

阳性部位：细胞质

阳性对照：乳腺癌

该抗原在顶泌上皮、泪腺、耵聍腺、Moll腺、下颌腺、气管支气管腺体、舌下腺和小唾液腺的胞质中均有表达。可用于乳腺癌、唾液导管癌和顶泌上皮的研究。

143. GFAP（glial fibrillary acidic protein）：胶质纤维酸性蛋白

阳性部位：细胞质

阳性对照：脑组织

此抗体可以和人的GFAP反应，而与其他的中间丝蛋白（如角蛋白、波形蛋白、结蛋白和神经丝）无交叉反应。一般情况下，GFAP在正常和肿瘤性的星形胶质细胞、神经胶质细胞、室管膜细胞中呈阳性，而在神经节细胞、神经元、成纤维细胞、少突胶质细胞和这些细胞来源的肿瘤中呈阴性。GFAP主要用于星形胶质瘤等中枢系统肿瘤的研究。

144. GH（growth hormone）：生长激素

阳性部位：细胞质

阳性对照：垂体

生长激素是由垂体前叶生长激素细胞合成和分泌的一种激素，可以促进蛋白质合成，促进骨骼发育。此抗体可以与人的GH反应，与催乳素、TSH、LH、FSH等激素有微弱的交叉反应，主要用于垂体腺瘤功能性分类的研究。

145. Glucagon：胰高血糖素

阳性部位：细胞质

阳性对照：胰腺

胰高血糖素是由胰岛α细胞分泌的一种激素，能促进糖原分解为葡萄糖，同时抑制糖原合成，导致血糖升高。此抗体可用于胰岛细胞瘤功能性分类的研究。

146. GLUT1：人红细胞葡萄糖转运蛋白

阳性部位：细胞膜

阳性对照：间皮瘤

GLUT1即人红细胞葡萄糖转运蛋白，是GLUT家族成员之一，主要功能是将葡萄糖转运入上皮细胞。在结肠、肺、胃、食管、乳腺等许多正常组织中表达，但在恶性组织中表达增高。抗体GLUT1可用于区分反应性间皮增生（-）与恶性间皮瘤（+），也可用于区分良性和非典型的子宫内膜增生与腺癌，与抗体EMA合用可用于神经束膜瘤与神经纤维瘤的研究。

147. Glypican3（GPC3）

阳性部位：细胞质

阳性对照：原发性肝细胞癌/胎盘

Glypican3是一种硫酸肝素糖蛋白和癌胚抗原。Glypican3表达于胚胎性肝、肾、肺组织及胎盘组织滋养叶细胞层中，在肿瘤性组织如肝癌、卵黄囊瘤、绒毛膜癌、黑色素瘤中可见Glypican3表达，在其他组织中不表达。现有文献推荐Glypican3和CD34联合使用于良、恶性肝细胞肿瘤的研究。

148. GranzymeB（GrB）：颗粒酶B

阳性部位：细胞质

阳性对照：脾

GranzymeB是一种分子量为29kDa的中性丝氨酸蛋白酶，存在于特异性的细胞毒性T细胞和自然杀伤细胞中，主要用于研究肿瘤组织中的细胞毒性T细胞。可用于自然杀伤细胞、T细胞淋巴瘤及退行性大细胞淋巴瘤的研究。此外，高比例的细胞毒性T细胞是霍奇金病的一个不良预后指标。

149. GS（glutamine synthetase）：谷氨酰胺合成酶

阳性部位：细胞质

阳性对照：肝细胞癌

在哺乳动物肝脏中，谷氨酰胺合成酶催化谷氨酸盐和氨合成谷氨酰胺。谷氨酰胺作为GS活性的最终产物，是肿瘤细胞能源的主要来源。研究肝癌发生机制发现，GS阳性的肿瘤细胞被认为是来源于GS阳性的肝细胞。在正常肝脏，GS主要在围绕门脉的肝细胞表达，很少累及中间和周围的细胞，但在肝细胞肝癌时，大多数的肿瘤细胞都有弥漫性表达。在肝细胞的非恶性病变，如退行性结节，GS表达阳性率低于50%，而在早期肝癌和分化好的肝癌中，其表达阳性率超过60%。所以，弥漫性阳性表达与阴性或局灶性表达相比，前者有可能是早期或分化好的肝细胞肝癌，而后者有可能是肝退行性结节样病变。

150. GST-π：胎盘型谷胱甘肽-S-转移酶

阳性部位：细胞质/细胞核

阳性对照：肺鳞癌

GST-π是GST家族中一种主要的同工酶，分布于全身器官中，以肝、肾含量较高，与肝脏解毒功能有关。它主要催化GSH与亲电物质结合形成GS-X，并排出细胞外进而达到解毒作用。在多种肿瘤中，GST-π呈现高表达，目前认为与肿瘤的耐药（多柔比星、顺铂、氮芥、环磷酰胺和苯丁酸氮芥等）有关，其主要用于肿瘤细胞耐药方面的研究。

151. H3K27M

阳性部位：细胞核

阳性对照：高级别胶质瘤

*H3K27M*突变是组蛋白H3上27位赖氨酸（K27）被甲硫氨酸（methionine，M）替换（K27M），*H3K27M*突变破坏了组蛋白H3甲基化修饰位点，从而改变组蛋白甲基化状态。弥漫性中线胶质瘤和毛细胞星形细胞瘤高表达*H3K27M*突变蛋白，这类肿瘤的预后很差。*H3K27M*突变在老年胶质瘤和其他类型肿瘤中极少或缺乏，在儿童和青年中线结构胶质瘤患者中显示出较为独特的模式，是恶性程度的一个标志，并且预示着预后较差和治疗效果差。

152. H3K27me3

阳性部位：细胞核

阳性对照：扁桃体/儿童后颅窝室管膜瘤B组

H3K27me3作为一种基因转录抑制因子，在胚胎发生和肿瘤形成中具有多种作用。目前发现H3K27me3蛋白表达的广泛下调或完全缺失可作为多种肿瘤的特异性诊断标志物，具有较好的特异性和敏感性。H3K27me3的缺失发生在恶性外周神经鞘瘤（MPNST）的一个重要亚群中，其他肿瘤也可能表现为H3K27me3表达缺失，如胚胎性横纹肌肉瘤、脑膜瘤、放射相关性未分类肉瘤、放射相关性血管肉瘤、去分化软骨肉瘤、黑色素瘤和默克尔细胞癌等。因此H3K27me3可以作为恶性外周神经鞘瘤的鉴别标志物。应用H3K27me3组化检测，可区分儿童后颅窝室管膜瘤分子亚型（儿童后颅窝室管膜瘤B组为弥漫性表达，A组则广泛性降低），用于指导临床治疗和预后判断。H3K27me3广泛性表达降低可辅助诊断弥漫性中线胶质瘤伴*H3K27M*突变肿瘤，但不可替代存在*H3K27M*突变的首要诊断作用。

153. H3K36M

阳性部位：细胞核

阳性对照：软骨母细胞瘤

组蛋白H3.3由位于不同位点的两个基因编码：1号染色体上的*H3F3A*和17号染色体上的*H3F3B*。这两个基因的错义点突变与神经系统、骨和软组织肿瘤的发生密切相关，包括胶质母细胞瘤（H3K27M）、骨巨细胞瘤（H3.3G34W）及软骨母细胞瘤（H3K36M）等。H3K36M又称H3.3K36M，为组蛋白H3上第36位赖氨酸（K36）被甲硫氨酸替代（K36M）。绝大部分软骨母细胞瘤存在*K36M*突变（93%为*H3F3B*基因，7%为*H3F3A*基因），H3K36M表达于几乎所有的软骨母细胞瘤，具有较高的特异性。软骨母细胞瘤不存在*IDH1*和*IDH2*基因突变。

154. H3.3G34W

阳性部位：细胞核

阳性对照：骨巨细胞瘤

骨巨细胞瘤（GCTB）是一种局部侵略性的关节肿瘤。研究发现，H3.3G34W在GCTB的表达率达97.8%。组蛋白H3F3A（H3.3）基因突变中包括了甘氨酸34置换，在GCTB中的发生率高达96%，大部分都是p.G34W突变型的，只有少数是G34L、V或M突变型。H3.3G34W抗体对隐含此类突变肿瘤有高度特异性和敏感性，是非常有效的GCTB标志物，可以用于骨巨细胞瘤的诊断与鉴别诊断。

155. HBcAg（hepatitis B core antigen）：乙型肝炎核心抗原

阳性部位：细胞核

阳性对照：乙肝病毒（HBV）感染的肝组织

乙型肝炎核心抗原（HBcAg）主要用于肝炎、肝硬化和肝癌的研究。

156. HBsAg（hepatitis B surface antigen）：乙型肝炎表面抗原

阳性部位：细胞质

阳性对照：乙肝病毒感染组织

此抗体与乙肝病毒表面抗原的ad/ay亚型反应，在感染组织的细胞质中呈现弥漫性着色，主要用于研究乙肝病毒表面抗原感染的组织，也可用于肝硬化、肝癌与乙肝病毒感染的相关性等方面的研究。

157. HCG（human chorionic gonadotropin）：人绒毛膜促性腺激素

阳性部位：细胞质

阳性对照：胎盘

HCG是由胎盘合体滋养层细胞产生的一种糖蛋白激素。与此抗体反应阳性的组织为胎盘、扁桃体、乳腺组织和胎盘滋养层细胞。主要用于研究绒癌及分泌异位激素的肿瘤。

158. HE4：人附睾蛋白4

阳性部位：细胞质

阳性对照：乳腺癌

人附睾蛋白4（HE4）是一种酸性、以小的单信号肽和半胱氨酸丰富的多肽为特点的分泌蛋白，属于乳酸蛋白（WAP）结构域家族蛋白中的一员。HE4在正常人气管和唾液腺中高表达，也在女性生殖系统上皮（包括输卵管上皮、子宫内膜腺体、宫颈内腺体和前庭大腺）及男性生殖系统的附睾和输精管上皮中表达。HE4在卵巢内膜样癌和高分化卵巢浆液性癌中具有较高的表达，而在透明细胞癌和卵巢黏液性癌中的表达水平较低。HE4在胰腺腺癌中过表达。因此，HE4可用于卵巢浆液性癌、内膜样癌及胰腺癌的诊断。

159. Hemoglobin A：血红蛋白A

阳性部位：细胞质

阳性对照：骨髓

Hemoglobin A是球蛋白家族成员之一，参与肺部外向的氧气运输功能。血红蛋白A由2条α链和2条β链组成。可用于研究骨髓增生性疾病的血细胞发育未全、发育异常和巨幼红系细胞，如红白血病。其在髓样细胞、淋巴细胞、浆细胞、巨噬细胞和巨核细胞血红蛋白中不表达。

160. hENT1：人平衡型核苷转运蛋白1

阳性部位：细胞膜

阳性对照：扁桃体/胰腺

hENT1是平衡型核苷转运蛋白家族的一个成员，它是一种跨膜糖蛋白，存在于血浆和线粒体膜中，并且调节细胞从周围的介质中摄取核苷。核苷转运蛋白是核苷合成过程中必需的物质，同时通过转运毒性核苷进行肿瘤化疗，被认为是药物载体。研究发现低或无hENT1表达的胰腺癌使用吉西他滨的治疗效果次于高表达的患者，认为其原因是缺乏细胞内药物转运依赖的hENT1。所以，hENT1有可能作为胰腺癌化疗药物吉西他滨的研究参考依据。

161. HepPar1（hepatocyte specific antigen，HSA）：肝细胞特异性抗原

阳性部位：细胞质

阳性对照：肝

此抗体识别的抗原存在于正常人肝细胞和大多数肝细胞癌中，与许多其他人类肿瘤（包括消化道肿瘤）细胞无反应。此抗体可以对绝大多数肝细胞癌细胞进行染色，主要用于肝肿瘤的研究。

162. HER2/Neu（c-erbB-2）：细胞表面生长因子受体2

阳性部位：细胞膜

阳性对照：乳腺癌

HER2又称C-erbB-2，是一种分子量为185kDa的穿膜蛋白，为EGFR家族成员，可抑制酪氨酸激酶的活性。HER2在各种腺癌中过表达，包括胃肠道肿瘤、卵巢癌和30%左右的乳腺癌。其可作为乳腺癌、胃癌、卵巢癌、子宫内膜癌及消化道肿瘤的预后参考指标。HER2对指导乳腺癌治疗药物曲妥珠单抗（赫赛汀）的使用有重要的意义。

163. HHV-8：人类疱疹病毒8型

阳性部位：细胞核

阳性对照：卡波西肉瘤

人类疱疹病毒8型又称为卡波西肉瘤相关疱疹病毒，HHV-8感染最早发现于获得性免疫缺陷综合征和卡波西肉瘤，也可用于原发性渗出性淋巴瘤、多中心型卡斯尔曼病及与之有关的浆母细胞淋巴瘤和HHV-8阳性嗜生发中心淋巴瘤的检测。

164. HIF1α：缺氧诱导因子1α

阳性部位：细胞核/细胞质

阳性对照：胆囊癌/乳腺癌

HIF1α是癌症相关基因血浆蛋白，参与能量代谢、血管生成和细胞凋亡，是介导细胞对缺氧微环境进行适应性反应的关键性转录调控基因，可使肿瘤细胞避免低氧诱导的细胞凋亡，在低氧应激中发挥抗凋亡蛋白的作用。其表达于多种肿瘤，在骨髓、胆囊、尿路和胰腺肿瘤中常以细胞核阳性为主。在结直肠癌可见细胞质染色，而在子宫内膜、肾和肝癌中常呈阴性。

165. HIK1083

阳性部位：细胞质

阳性对照：胃

HIK1083蛋白又称M-GGMC-1，是一种针对胃幽门黏液腺细胞分泌的黏液成分的单克隆抗体，研究显示，90%以上宫颈微偏腺癌（MDA）表达HIK1083，但是在MDA中一些分化较差的腺体通常不表达，普通型宫颈腺癌仅少部分呈微弱表达，正常宫颈腺体则不表达HIK1083。HIK1083主要用于宫颈微偏腺癌和宫颈胃型黏液性癌的诊断，在宫颈分叶状腺体增生伴胃型上皮化生也呈阳性表达。

166. HLA-DRA（HLA-DR antigen，alpha-chain）

阳性部位：细胞膜

阳性对照：扁桃体

HLA-DRA作为细胞免疫应答必需的触发因子，包括三种主要的亚型：HLA-DR、HLA-DP和HLA-DQ，均由α链和β链构成。HLA-DRA-α是一个多态性细胞表面糖蛋白，在免疫应答的细胞间相互作用发挥重要的作用，主要标记B细胞、树突状细胞、单核细胞及巨噬细胞。该抗体可用于标记乳腺癌、肝癌、肺癌及卵巢癌，并可作为肝细胞癌早期肝内复发的一个独立风险评估因子。其在卵巢癌中存在过表达，并可作为评价卵巢癌恶性程度的标志物。

167. HMB45：黑色素瘤相关抗原

阳性部位：细胞质

阳性对照：恶性黑色素瘤

HMB45是黑色素瘤相关抗原，主要表达于不成熟的黑色素细胞，而正常黑色素细胞、皮内痣细胞无

此抗原，主要用于恶性黑色素瘤（不管有无色素细胞）及软组织透明细胞肉瘤的诊断和鉴别诊断。此外，HMB45在肺透明细胞瘤（糖瘤）、淋巴管血管平滑肌瘤、血管平滑肌脂肪瘤、子宫血管周上皮样细胞肿瘤（PEComa）及具上皮样血管周细胞特色的增生细胞均可见阳性表达。需要注意的是，上皮样平滑肌肿瘤中也可见HMB45阳性，阳性多为局灶性，其中在胞质透亮的细胞中更容易呈阳性。HMB45在黑色素瘤中往往为弥漫性表达；在色素痣中以交界或浅表阳性为主，深部递减或转为阴性；但在特殊类型如蓝痣、深部穿通痣可表达为弥漫阳性，在临床鉴别诊断中要注意区分。

168. HNF1β：肝细胞核因子1β

阳性部位：细胞核/质

阳性对照：卵巢透明细胞癌

HNF1β是一种与多种器官特别是肝、肾、胰腺和米勒管胚胎发育相关的转录因子。HNF1β在卵巢透明细胞肿瘤（包括良性、交界性及恶性）中的蛋白水平显著上调，而在其他类型卵巢上皮肿瘤（内膜样、浆液性、黏液性等）中罕见表达，HNF1β在卵巢透明细胞癌中的高表达与HNF1β基因启动子区域CpG岛的低甲基化状态有关。HNF1β是非常好的卵巢透明细胞癌标志物，需要注意的是肾脏透明细胞癌和尿路上皮癌也可见HNF1β阳性。其可用于卵黄囊瘤与其他生殖细胞瘤的诊断。

169. HP：幽门螺杆菌

阳性部位：HP菌体

阳性对照：HP感染的胃组织

HP是一种呈弧形弯曲的革兰氏阴性杆菌，与胃、十二指肠慢性炎症、溃疡、胃癌及胃黏膜相关的淋巴样组织源性淋巴瘤的发生具有一定的相关性。该抗体用于标记胃、十二指肠组织上皮细胞表面及胞质中的幽门螺杆菌，用于幽门螺杆菌感染相关疾病的研究。

170. HPL（human placental lactogen）：人胎盘催乳素

阳性部位：细胞质

阳性对照：胎盘

HPL是胎盘合体滋养层细胞合成和分泌的一种多肽激素，主要用于绒癌、睾丸癌、乳腺癌和卵巢癌的恶性畸胎瘤的诊断及少数具有异位性激素分泌的肿瘤（如肺癌）的研究。

171. HPV（pan）：人乳头状瘤病毒

阳性部位：细胞核

阳性对照：HPV感染组织

该抗体是一种广谱HPV病毒标志物，可识别人组织中的HPV6、11、16、18、31、33、42、51、56和58亚型抗原，主要用于HPV病毒感染的皮肤或黏膜病变（如尖锐湿疣）的研究。

172. HSP70：热休克蛋白70

阳性部位：细胞核/细胞质

阳性对照：肝癌

热休克蛋白（heat shock protein）是细胞受应激原刺激后诱导产生的一组应激蛋白，按其分子量不同可分为3种，每组HSP的分布及功能有所不同。机体细胞在热休克或受到其他外来刺激时诱导HSP的产生，在许多肿瘤中呈高表达，与肿瘤的发生、增殖与分化有关。HSP70在肿瘤中的过表达意味着预后不良及耐药，并常与GPC3和GS联合用于肝细胞癌的诊断和鉴别诊断。

173. ICOS（CD278）：T细胞可诱导共刺激分子

阳性部位：细胞膜/细胞质

阳性对照：血管免疫母细胞性T细胞淋巴瘤

T细胞可诱导共刺激分子（ICOS）又名CD278，ICOS是个经典的T细胞共刺激分子，可以通过激活PI3K信号促进T细胞活化。ICOS主要表达于活化的CD4和CD8细胞、效应T细胞和记忆T细胞，是免疫治疗的靶点之一。ICOS在T细胞淋巴瘤中表达增高，尤其在血管免疫母细胞性T细胞淋巴瘤中高表达，可用于血管免疫母细胞性T细胞淋巴瘤的诊断与鉴别诊断。

174. IDH1（R132H）（异柠檬酸脱氢酶1）

阳性部位：细胞质

阳性对照：弥漫性星状细胞瘤

IDH1（isocitrate dehydrogenase 1，异柠檬酸脱氢酶1）错义突变在132位点，具有体细胞特异性，只在胶质瘤的某些亚型（如星形细胞瘤、少突胶质细胞瘤、少突星形细胞瘤及继发性胶质母细胞瘤）中发生，可作为胶质瘤基因分型的依据。成人胶质瘤中，发病年轻的患者一般存在 *IDH1* 突变，且预后较好。

175. IgA：免疫球蛋白A

阳性部位：细胞质

阳性对照：扁桃体

IgA可作为免疫球蛋白IgA的α链参考依据，可用于淋巴瘤、浆细胞瘤和B细胞来源的霍奇金淋巴瘤的研究，也可用于肾小球肾炎的功能性分类和一些免疫性疾病的研究。

176. IgD：免疫球蛋白D

阳性部位：细胞质

阳性对照：扁桃体

IgD可标记细胞中IgD的δ链，辅助淋巴瘤、浆细胞瘤和B细胞来源的霍奇金淋巴瘤的鉴别诊断。主要用于淋巴系统肿瘤的研究。

177. IgG：免疫球蛋白G

阳性部位：细胞质

阳性对照：扁桃体

IgG抗体可标记免疫球蛋白IgG的γ链，辅助淋巴瘤、浆细胞瘤和B细胞来源的霍奇金淋巴瘤的鉴别诊断。主要用于肾小球肾炎的功能性分类和一些免疫性疾病的研究。

178. IgG4：免疫球蛋白G4

阳性部位：细胞质

性阳性对照：扁桃体

IgG4相关的硬化病是一种全身性自身免疫疾病，其特点是硬化性纤维化和弥漫性IgG4标记性浆细胞浸润，易与淋巴瘤相混淆。但此类患者对类固醇治疗反应甚佳，抗体IgG4免疫组织化学分析显示病变组织有大量的IgG4阳性浆细胞，而且IgG4/IgG比例提高（典型的病例＞30%）。

179. IgM：免疫球蛋白M

阳性部位：细胞质

阳性对照：扁桃体

IgM可作为免疫球蛋白IgM的μ链参考依据，可用于淋巴瘤、浆细胞瘤和B细胞来源的霍奇金淋巴瘤的研究，也可用于肾小球肾炎的功能性分类和一些免疫性疾病的研究。

180. IMP3：胰岛素样生长因子Ⅱ mRNA结合蛋白3

阳性部位：细胞质

阳性对照：肺腺癌/宫颈鳞癌

IMP3高度表达于胚胎发育早期阶段的肝、肺、肾、胸腺、胎盘等组织中，而在正常成人组织中很少表达，但在许多恶性肿瘤（如肺癌、胰腺癌、卵巢癌、结肠癌、膀胱癌、胃癌、乳腺癌、肾细胞癌、黑色素瘤、间皮瘤等）中呈高度表达，且其表达与肿瘤的恶性程度及预后不良相关。值得注意的是，IMP3可作为浸润性宫颈鳞癌极为重要的预后参考依据，在CIN Ⅰ和CIN Ⅱ病变中几乎不表达，而在浸润性宫颈鳞癌的阳性率极高。

181. α-inhibin：α-抑制素

阳性部位：细胞质

阳性对照：肾上腺

抑制素（inhibin）是一种糖蛋白激素，由α和β两个亚单位组成，由卵巢粒层细胞产生，能抑制垂体促性腺激素的产生和分泌，α-inhibin决定其特异性。α-inhibin在生殖轴以外的多种人体组织中表达，如前列腺、脑、肾上腺，以及卵巢的颗粒细胞、睾丸的支持细胞和胎盘单位的各种细胞。α-inhibin可用作肾上腺皮质肿瘤、胎盘和妊娠滋养细胞病变及性索间质肿瘤的鉴别标志物。此抗体主要用于卵巢性索间质肿瘤、完全性葡萄胎、肾上腺皮质瘤和两性母细胞瘤的研究。

182. INI1（integrase interactor-1）：整合酶相互作用分子1

阳性部位：细胞核

阳性对照：结肠癌或横纹肌肉瘤

*INI1*是肿瘤抑制基因，编码SWI/SNF复合物中重要的核心亚型，表达于所有正常细胞。该基因由于发生突变而出现*INI1*表达缺失。大多数恶性横纹肌样瘤（包括儿童中枢神经系统不典型畸胎瘤/横纹肌样瘤）和上皮样肉瘤中该基因失活。在肾髓样癌、上皮样恶性神经鞘瘤、肌上皮癌、骨外黏液样软骨肉瘤等肿瘤中也发现存在*INI1*缺失。

183. INSM1：胰岛素瘤相关蛋白1

阳性部位：细胞核

阳性对照：神经内分泌肿瘤

INSM1是一种锌指蛋白，具有DNA结合转录调节作用，在神经生成和神经内分泌分化中发挥重要作用，可作为一个广谱的神经内分泌标志物，敏感性与Synaptophysin和CD56相当，优于CgA，可用于类癌、肺、头颈部内分泌肿瘤、原发性中枢神经系统肿瘤、Merkel细胞癌，以及源于前列腺、宫颈的小细胞癌的诊断。

184. Insulin：胰岛素

阳性部位：细胞质

阳性对照：胰腺

Insulin是由胰岛β细胞分泌的一种激素，是机体内唯一降低血糖的激素，促进组织细胞对葡萄糖的摄取和利用，同时促进糖原、脂肪、蛋白质合成。其在胰岛素瘤中高表达，主要用于胰岛细胞瘤的功能性分类和多发性内分泌肿瘤的辅助诊断。

185. IRTA1（immune receptor translocation-associated protein 1）：免疫受体易位相关蛋白1

阳性部位：细胞膜

阳性对照：边缘区淋巴瘤

IRTA1是免疫球蛋白超家族成员。在低级别B细胞淋巴瘤中主要表达于边缘区淋巴瘤（MZL）中，在其他类型的低级别B细胞淋巴瘤中较少表达。联合检测IRTA1和MNDA的表达对于鉴别MZL和低级别滤泡性淋巴瘤（FL）具有重要价值。

186. Kappa：κ轻链

阳性部位：细胞质

阳性对照：扁桃体

此抗体与人免疫球蛋白的κ轻链发生反应，与λ轻链无交叉反应。可研究带有κ轻链的B细胞和浆细胞，细胞外的免疫球蛋白κ轻链也可着色，应注意区分。研究认为B细胞肿瘤的共同特征是只限于单个轻链的表达，因此κ和λ轻链可用于良恶性淋巴病变（反应性淋巴细胞增生和淋巴瘤）的研究。

187. Ki-67

阳性部位：细胞核

阳性对照：扁桃体

Ki-67抗原是一种与细胞增殖特异相关的核抗原，主要用于研究细胞增殖活性。Ki-67在所有细胞周期活动期（G_1晚期、S、G_2和M期）的增殖细胞中表达，但在静止细胞中不表达。G_1期时，Ki-67在核仁外周区占优势，在稍后时期也出现在核基质。Ki-67被认为涉及细胞增殖的维持，然而其发挥功能的机制尚不清楚。资料表明Ki-67增殖指数高低与肿瘤的分化程度、浸润转移及预后密切相关，所以Ki-67在肿瘤的研究中是一种重要的参考依据。

188. Ksp-Cadherin：钙黏着蛋白-16（CDH16）

阳性部位：细胞质/细胞膜

阳性对照：肾

Ksp-Cadherin也被称为钙黏着蛋白-16（CDH16），是钙黏着分子家族中的一个新成员，是特异性的肾脏标志物，在肾脏中主要表达于正常肾远曲小管、肾集合管、肾嫌色细胞癌和肾嗜酸细胞腺瘤，在肾透明细胞癌中低表达或不表达。也有报道称Ksp-Cadherin可用于乳腺小叶癌和导管癌的鉴别（后者常为阳性，前者常为阴性）。

189. Lambda：λ轻链

阳性部位：细胞质

阳性对照：扁桃体

此抗体与人免疫球蛋白的λ轻链发生反应，与κ轻链无交叉反应。可研究带有λ轻链的B细胞和浆细胞，细胞外的免疫球蛋白λ轻链也可着色，应注意区分。研究认为B细胞肿瘤的共同特征是只限于单个轻链的表达，因此κ和λ轻链可用于良恶性淋巴病变（反应性淋巴细胞增生和淋巴瘤）的研究。

190. Laminin：层粘连蛋白

阳性部位：细胞质

阳性对照：乳腺

层粘连蛋白是细胞外基质的主要成分之一，肿瘤的浸润和转移与其遭到破坏相关。此抗体和人的层粘连蛋白反应，可用于研究基底膜，有助于研究在不同病变过程中（如肿瘤的浸润和转移）基底膜所发生的变化。

191. Langerin（CD207）：朗格素

阳性部位：细胞质

阳性对照：胸腺/皮肤（朗格汉斯细胞）

Langerin是Ⅱ型跨膜C型凝集素，可用于辅助或替代CD1α协助朗格汉斯细胞组织细胞增生症的研究，特别是在朗格汉斯细胞组织细胞增生症但缺乏CD1α表达的情况下，Langerin的表达对研究有价值。抗体组合CD1α、Langerin、CD21、CD23、CD35和S-100在区别朗格汉斯细胞组织细胞增生症、组织细胞肉瘤、指突状树突状细胞肉瘤、滤泡树突状细胞肉瘤、弥漫性肉芽肿和Rosai-Dorfman病（窦组织细胞增生伴巨大淋巴结病）方面是非常有用的。

192. LCA（CD45）：白细胞共同抗原

阳性部位：细胞膜

阳性对照：扁桃体

LCA主要分布于T细胞、B细胞、单核细胞和粒细胞。该抗体是造血细胞的重要标志物，主要用于淋巴瘤或白血病和非造血组织疾病（如未分化小细胞癌、小圆细胞肉瘤）的鉴别诊断。

193. LEF1（lymphoid enhancer-binding factor 1）：淋巴细胞增强结合因子1

阳性部位：细胞核

阳性对照：扁桃体

LEF1作为Wnt/β-catenin信号通路中的关键转录因子，可调控细胞增殖及存活。正常表达于T细胞及前B细胞，而在成熟B细胞中不表达。LEF1是慢性淋巴细胞白血病/小淋巴细胞淋巴瘤（CLL/SLL）的新标志物，但并不特异（常可在不同类型的癌中表达），可用于辅助诊断CLL/SLL（尤其是在CD5阴性和CD23判读困难时）。

194. LH（luteinizing hormone）：黄体生成素

阳性部位：细胞质

阳性对照：垂体

黄体生成素是垂体细胞分泌的一种激素。此抗体和人的黄体生成素反应，和促甲状腺素、卵泡刺激素或绒毛膜促性腺激素有微弱交叉反应，主要用于垂体腺瘤功能性分类的研究。

195. LIN28

阳性部位：细胞质/细胞核

阳性对照：精原细胞瘤

LIN28是一种高度保守的RNA结合蛋白，包括LIN28A、LIN28B两个家族成员。LIN28蛋白在许多不同的实体肿瘤和血液恶性肿瘤中已被确认有过度表达，在癌症的进展和转移过程中可能扮演着重要角色。研究发现，LIN28是新的诊断卵巢生殖细胞肿瘤（OGCT）的敏感性和特异性均较好的标志物。LIN28常与SALL4联合用于生殖细胞肿瘤和非生殖细胞起源肿瘤的鉴别。

196. LMO2

阳性部位：细胞核

阳性对照：扁桃体

LMO2表达于正常生发中心B细胞及部分除外骨髓白细胞前体和内皮细胞来源的肿瘤，弱表达于套区B细胞，但是在套区细胞和边缘区淋巴瘤中不表达，免疫组化研究证实了LMO2在正常生发中心B细胞和生发中心衍生的B细胞淋巴瘤中的表达，包括滤泡性淋巴瘤和弥漫性大B细胞淋巴瘤。LMO2在鉴定B细胞来源的淋巴瘤方面有重要作用。

197. LRP（lung resistance related protein）：肺耐药相关蛋白

阳性部位：细胞质

阳性对照：肺腺癌

LRP是一种多药耐药蛋白，广泛表达于正常组织及肿瘤细胞中。LRP介导的是P糖蛋白和MRP不能介导的以DNA为靶点的烷化物、铂类的耐药，对化疗药物的选择具有指导意义。

198. Lysozyme：溶菌酶

阳性部位：细胞质

阳性对照：扁桃体

溶菌酶是一种组织细胞及其来源的肿瘤的参考依据。其和CD68、α1-抗胰蛋白酶、α1-抗胰糜蛋白酶等联合用于恶性纤维组织细胞瘤、恶性组织细胞增生症等的研究。

199. Mammaglobin：乳球蛋白

阳性部位：细胞质

阳性对照：乳腺癌

Mammaglobin是一种特异地表达于乳腺上皮细胞、原发性乳腺癌组织的分泌性球蛋白。该抗体具有极强的乳腺组织特异性，在正常乳腺组织中常局灶阳性，在皮肤外分泌汗腺为强阳性。该抗体在80%的乳腺癌中呈阳性，是乳腺癌的标志物，且特异性较GCDFP-15强。检测Mammaglobin在研究原发癌是否发生转移中起着至关重要的作用。

200. MelanA（MART-1）：黑色素A

阳性部位：细胞质

阳性对照：黑色素瘤

MelanA可以特异性识别存在于胎儿和新生儿黑色素细胞及交界痣上的一种抗原，而在内皮痣及正常成人的黑色素细胞中呈阴性表达。其可用于黑色素瘤及具有黑色素细胞分化的其他肿瘤的研究。通常情况下，其在上皮性肿瘤、淋巴瘤、神经胶质瘤和间质来源的肿瘤中呈阴性。

201. MBP（myelin basic protein）：髓鞘碱性蛋白

阳性部位：细胞质

阳性对照：大脑

MBP是髓鞘结构蛋白的主要成分，分布在中枢神经及外周神经系统中，表达于少突胶质细胞、大脑白质髓磷脂、脊髓髓磷脂、外周神经、施万细胞。此抗体常用于神经鞘瘤、神经纤维瘤、副神经节瘤、颗粒细胞瘤及伴有神经分化的肿瘤的研究。

202. MC（mesothelial cell）：间皮细胞

阳性部位：细胞膜

阳性对照：间皮瘤

MC在正常、增生的间皮和间皮瘤均有表达，在上皮型、混合型间皮瘤的上皮样成分中呈阳性，梭形细胞间皮瘤呈阴性。克隆号HBME-1标记甲状腺乳头状癌和滤泡状癌，但在正常的甲状腺不表达，因此可用来鉴别甲状腺的良恶性病变。MC对间皮瘤（阳性率较高）和腺癌（阳性率较低）的鉴别也有一定意义。

203. MCM2：微小染色体维持复合成分2

阳性部位：细胞核

阳性对照：宫颈鳞癌

MCM2属于调节哺乳动物DNA复制的MCM家族，可用于研究正常细胞和肿瘤细胞。细胞周期中，从G_0期到G_1/S期，MCM家族蛋白的含量逐渐提高。MCM2在分裂间期集中在细胞核，是进入S期和细胞分裂期的必要条件。MCM2作为细胞增殖参考依据，在结肠癌、肺癌和其他上皮组织癌前病变研究中，优于Ki-67。另外，MCM2有助于研究恶性间皮瘤和反应性间皮增生。

204. MDM2（murine double minute 2）：鼠双微体2

阳性部位：细胞核

阳性对照：脂肪肉瘤

MDM2是磷酸化蛋白同源物，能与突变型和野生型p53结合，抑制p53介导的反式活化作用，使p53失活，*MDM2*扩增与肿瘤转移密切相关，MDM2的高表达常见于一些软组织肉瘤、骨肉瘤和高度恶性胶质瘤。*MDM2*和*CDK4*基因常常在高分化脂肪肉瘤和去分化脂肪肉瘤中共同扩增，但在良性脂肪肿瘤却不扩增，因此二者联合用于脂肪肉瘤的诊断与鉴别诊断。

205. Melanoma：黑色素瘤

阳性部位：细胞质

阳性对照：黑色素瘤

此抗体可以特异性识别存在于胎儿和新生儿黑色素细胞及交界痣的一种抗原，而在皮内痣及正常成人的黑色素细胞中呈阴性表达。此抗体可用于黑色素瘤、肾血管平滑肌脂肪瘤、淋巴管平滑肌瘤和血管周上皮样细胞肿瘤的研究，通常情况下，此抗体在上皮性肿瘤、淋巴瘤、神经胶质瘤和间质来源的肿瘤中呈阴性。

206. MAGE（melanoma associated antigen）：黑色素瘤相关抗原

阳性部位：细胞膜

阳性对照：黑色素瘤

MAGE的敏感性与S-100P相似，但对促纤维样、纺锤样细胞黑色素瘤和前哨微量淋巴结转移有较高特异性。

207. Mesothelin：间皮素

阳性部位：细胞膜

阳性对照：间皮瘤

间皮素是间皮细胞表面的糖蛋白。其在正常组织中表达于间皮细胞、肾、支气管上皮、扁桃体及输卵管；在肿瘤组织中表达于间皮瘤、卵巢上皮性癌、某些鳞癌和腺癌。对间皮瘤的敏感度达100%，如其呈阴性，基本可以排除间皮瘤的诊断。其在胰腺导管腺癌中过表达，而在正常胰腺中呈阴性，因此也是胰腺导管腺癌的标志物。

208. MGMT

阳性部位：细胞核/细胞质

阳性对照：肝癌

MGMT（O^6-甲基鸟嘌呤-DNA-甲基转移酶）为一种DNA修复酶。肿瘤化疗药物烷化剂（如卡莫司汀、洛莫司汀、达卡巴嗪、丙卡巴肼、替莫唑胺等）的作用机制是在DNA鸟嘌呤O^6位形成致命的交联，

MGMT可以从DNA鸟嘌呤O^6位将烷基转移至半胱氨酸残基，从而恢复DNA的完整结构。这种转移使MGMT酶活性丧失，因此，细胞中MGMT水平与其所能耐受的DNA损伤密切相关。一般来讲，低水平表达MGMT的肿瘤可以应用上述化疗药物；反之则为耐药。在正常组织中，肝脏高表达；脑组织和骨髓低水平表达。

209. MHA（MAC387, myeloid/Histiocyte antigen）：髓样细胞/组织细胞抗原

阳性部位：细胞质

阳性对照：扁桃体

MHA（克隆号MAC387）可识别白细胞抗原L1，属于S-100蛋白家族成员，表达于粒细胞、单核细胞、某些反应性巨噬细胞等。可用于标记朗格汉斯细胞组织细胞增生症、真性组织细胞性淋巴瘤和某些间变性大细胞淋巴瘤等。MAC387多作为巨噬细胞的参考依据，敏感度较高，但不如CD68特异。

210. MiTF：小眼相关转录因子

阳性部位：细胞核

阳性对照：恶性黑色素瘤

MiTF基因位于人染色体3p，在结构上与TFE3、TFEB和TFEC接近，均具有相似的DNA结合区域，通过该结构调控体内多种基因表达，因此将它们划归MiTF家族。其在色素细胞的发育、分化和功能调节中发挥关键性作用，是黑色素细胞生长、分化及色素生成的主要调节蛋白，对黑色素细胞的恶性转化，以及黑色素瘤的发生、发展及转移发挥重要作用。此外，MiTF与肥大细胞和骨骼发育密切相关，在巨噬细胞、破骨细胞和多种肿瘤中也可能为阳性。MiTF主要用于恶性黑色素瘤的诊断。

211. MLH1：错配修复蛋白1

阳性部位：细胞核

阳性对照：扁桃体/直肠癌

MLH1（MutL protein homolog1）是一种错配修复蛋白，突变型的错配修复蛋白常表达于高频度微卫星不稳定性（MSI-H）患者中，与常染色体的显性遗传相关，可见于遗传性非息肉病性结直肠癌（HNPCC），也可见于散发性MSI-H结直肠癌患者。MMR蛋白（包括MLH1、PMS2、MSH2、MSH6抗体）可用于患者及其家族对该疾病的筛查研究。

212. MNDA（myeloid nuclear differentiation antigen）：髓系核分化抗原

阳性部位：细胞核

阳性对照：扁桃体/边缘区淋巴瘤（MZL）

MNDA是一种干扰素应答蛋白，通常在骨髓和单核细胞谱系（包括良性脾脏边缘区B细胞、良性增生的单核样B细胞）中表达，但在一些淋巴结的边缘区和套区少见。MNDA在MZL中的表达明显高于滤泡性淋巴瘤，联合检测免疫受体易位相关蛋白1（IRTA1）和MNDA的表达，对于鉴别MZL和低级别FL具有重要价值。

213. MPO（myeloperoxidase）：髓过氧化物酶

阳性部位：细胞质

阳性对照：骨髓

MPO是骨髓细胞的特异性标志物。主要表达于中性粒细胞和单核细胞，而不表达于红细胞样前体、淋巴样细胞、原核细胞、肥大细胞、浆细胞，以及各种上皮源性肿瘤和肉瘤等，是髓系白血病和粒细胞肉瘤敏感性及特异性的标志物。主要用于急性白血病免疫分型和粒细胞肉瘤的诊断，亦可用于急性白血病与一些淋巴瘤的鉴别诊断。

214. MSH2：错配修复蛋白2

阳性部位：细胞核

阳性对照：直肠癌

MSH2（MutS homolog 2）是人类错配修复基因家族中一个重要的基因，突变后该基因缺失，会使细胞错配修复功能产生缺陷，导致微卫星不稳定性（MSI），使肿瘤易感。目前，多和MLH1、MSH6、PMS2共同

用于Lynch综合征的筛查、结直肠癌预后预测、Ⅱ期结直肠癌治疗指导及结直肠癌免疫治疗人群筛选等。

215. MSH6：错配修复蛋白6

阳性部位：细胞核

阳性对照：直肠癌

MSH6全称为MutShomolog6，是一种错配修复基因。突变型的错配修复蛋白常表达于高频度MSI-H患者中，与常染色体的显性遗传相关，可见于遗传性非息肉病性结直肠癌（HNPCC），也可见于散发性MSI-H结直肠癌患者。MLH1、MSH2、MSH6抗体可用于患者及其家族对该疾病的筛查研究。

216. MTAP：甲硫腺苷磷酸化酶

阳性部位：细胞质

阳性对照：*MTAP*基因缺失的恶性间皮瘤

*MTAP*编码人类染色体9p21区域，*MTAP*基因常与*CDKN2A*基因共缺失，通过IHC法检测MTAP可推测*CDKN2A*的缺失。

217. MUC1（EMA）：黏蛋白1

阳性部位：细胞质

阳性对照：乳腺/乳腺癌

MUC1正常情况下主要表达于多种组织、器官中上皮细胞的近管腔或腺腔面，呈顶端、极性分布。MUC1主要表达于乳腺、胃、呼吸道和泌尿生殖道的上皮细胞，而在肠道上皮、子宫上皮及前列腺中很少或几乎不表达。MUC1在腺癌中通常呈阳性，而在鳞状癌和非上皮恶性肿瘤中呈阴性。最近发现，MUC1在造血系统的多种细胞（T细胞、B细胞、树突状细胞等）中也有表达。CK7与MUC-1通常在Ⅰ型乳头状肾细胞癌中为阳性，而在肾透明细胞癌中为阴性。

218. MUC2：黏蛋白2

阳性部位：细胞质

阳性对照：直肠癌

黏蛋白2又称肠型黏液。该抗体主要表达于小肠和结肠的杯状细胞、大部分的结肠癌和胃癌。主要用于结肠癌和胃癌的研究。

219. MUC4：黏蛋白4

阳性部位：细胞质

阳性对照：结肠癌/低级别纤维肉瘤

MUC4是黏液蛋白家族的一种大型膜锚定糖蛋白，在正常肺、支气管、胃、结肠和宫颈等多种上皮细胞中表达。MUC4通常不存在于正常胰腺中，但在绝大多数胰腺肿瘤中均有表达，如胰腺导管腺癌。此外，各种癌的表达也有报道，包括胃腺癌、结肠腺癌和肺腺癌。MUC4（clone 8G7）在低级别纤维肉瘤中具有高度的敏感性和特异性，在硬化性纤维样肉瘤和与之相关的硬化性上皮样纤维瘤中也有表达（78%），而在其他的梭形细胞肿瘤中为阴性。

220. MUC5AC：黏蛋白5AC

阳性部位：细胞质

阳性对照：胃癌

MUC5AC又称胃型黏液，MUC5AC正常表达于胃、卵巢、支气管等组织中，在黏膜表面形成一层凝胶，保护黏膜。主要用于结肠癌和胃癌的研究。

221. MUC6：黏蛋白6

阳性部位：细胞质

阳性对照：胃

MUC6又称胃型黏液，是分泌型的黏蛋白之一，这些黏蛋白由许多不同上皮组织产生。在生理状态下MUC2只表达于正常肠黏膜中，又称肠型黏液；MUC5AC和MUC6只在正常胃黏膜中表达，又称为胃型黏液，MUC5AC主要分布于浅层黏膜上皮细胞，而MUC6分布于黏膜深层腺体细胞。因此三者联合应用于胃肠道肿瘤的鉴别诊断有一定的意义。

222. MUM1：多发性骨髓瘤致癌蛋白

阳性部位：细胞核/细胞质

阳性对照：扁桃体

MUM1是 *MUM1* 基因编码的淋巴特异性转录因子。MUM1也是干扰素调节因子（IRF）的家族成员之一，可调节B细胞的增殖与分化并活化T细胞。MUM1表达于多发性骨髓瘤、淋巴浆细胞淋巴瘤、弥漫性大B细胞淋巴瘤，常用作恶性淋巴瘤的分类及浆细胞分化的参考依据，特别是在缺少形态学依据及Ig轻链结果无法解释的情况下，MUM1对浆细胞分化程度的鉴定有重要的作用。

223. MyoD1：肌调节蛋白

阳性部位：细胞核

阳性对照：横纹肌肉瘤

MyoD1是分子量45kDa的磷酸化蛋白，只在胚胎横纹肌细胞中表达，在正常成人横纹肌细胞不表达，因此是肌源性肿瘤尤其是骨骼肌肿瘤的一个非常敏感和可靠的参考依据。此抗体和人的MyoD1蛋白反应，主要用于横纹肌肉瘤（RMS）的研究。联合应用Desmin、MyoD1和Myogenin对RMS诊断的特异性更强。

224. Myogenin：肌浆蛋白

阳性部位：细胞核

阳性对照：横纹肌肉瘤

Myogenin属生肌调节家族成员，其所编码的基因产物包括MyoD、Myf5和MRF4。这些基因产物均为肌细胞发生所必需的转录因子。免疫组化显示，在横纹肌肉瘤和肾母细胞瘤中可见Myogenin核阳性反应，而尤因肉瘤和神经母细胞瘤呈现阴性反应，另外，核表达程度与横纹肌肉瘤细胞的分化程度有一定的相关性。

225. Myoglobin：肌红蛋白

阳性部位：细胞质

阳性对照：骨骼肌

肌红蛋白是存在于骨骼肌和心肌中的肌浆蛋白，它是横纹肌的特异性抗原，因此主要用于横纹肌来源的肿瘤（如胚胎性横纹肌肉瘤）的研究。

226. NapsinA：天冬氨酸蛋白酶A

阳性部位：细胞质

阳性对照：肺腺癌

Napsin是一种胃酶样天冬氨酸蛋白酶，分为NapsinA和NapsinB两种，NapsinA是一个分子量约为38kDa的单链蛋白，在肺、肾中高表达，在脾脏中低表达。NapsinA在Ⅱ型肺泡和肺腺癌中表达，其在肺腺癌特异性的高表达有助于区别肺腺癌和其他来源的腺癌，以及其他类型的肺癌。

227. *N*-Cadherin：*N*-钙黏着蛋白

阳性部位：细胞质

阳性对照：直肠（神经组织）/间皮瘤

钙黏着蛋白家族是细胞表面糖蛋白，介导钙依赖的细胞间黏附。神经钙黏着蛋白表达于神经细胞、发育中的骨骼肌、胚胎和成熟的心肌细胞。该抗体在肿瘤细胞中主要表达于非上皮来源的恶性肿瘤，如恶性间皮瘤、滑膜肉瘤等。免疫组织化学检测该抗体可作为研究间皮瘤和腺癌的参考指标之一。

228. Nestin：巢蛋白

阳性部位：细胞质

阳性对照：胶质细胞瘤

Nestin是一种第Ⅵ类中间丝蛋白，表达于胚胎早期，最终发育成胎儿中枢神经系统的神经上皮干细胞。该蛋白被广泛当作干细胞/祖细胞、神经胶质细胞、内皮性肿瘤细胞的主要标志物。在几乎所有的胶质细胞瘤和黑色素瘤（原发黑色素瘤和转移黑色素瘤）中都可以表达Nestin，但是Nestin不在任何转移癌中表达。

229. NeuN（neuron-specific nuclear protein）：神经元特异性核蛋白

阳性部位：细胞核

阳性对照：脑

NeuN是一种神经元蛋白，表达于中枢神经系统的神经元细胞（包括来自小脑、大脑皮层、海马体、丘脑和脊髓的神经元细胞）和外周神经系统的神经元细胞（包括来自脊神经节、交感神经节和肠壁神经丛的神经元细胞），而在视网膜细胞、浦肯野细胞中不表达。NeuN对于识别神经元及其来源的肿瘤有重要价值，主要用于胶质神经元肿瘤及神经细胞瘤的诊断及鉴别诊断。

230. NF（neurofilament）：神经丝蛋白

阳性部位：细胞质

阳性对照：脑

NF是神经元特异性中间丝蛋白，是由3个不同分子量（NF-L、NF-M、NF-H）的亚单位组成的多聚体。NF在中枢和外周神经系统的神经元细胞核周，特别是轴突有表达，主要标记神经元、外周神经、交感神经节、肾上腺髓质上及其相关的肿瘤，有助于诊断神经母细胞瘤和嗜铬细胞瘤。可用于研究神经元、外周神经纤维、交感神经节细胞及其来源的肿瘤。

231. NGFR（nerve growth factor receptor）

阳性部位：细胞质

阳性对照：神经细胞/黑色素瘤

NGFR是一种糖蛋白，属于肿瘤坏死因子（TNF）受体家族，表达于交感神经元、感觉神经元、神经管嵴细胞及某些肿瘤，如黑色素瘤、神经母细胞瘤、嗜铬细胞瘤、神经纤维瘤等。NGFR可作为诊断促纤维增生性黑色素瘤和嗜神经黑色素瘤的可靠参考依据。NGFR可用于研究乳腺导管及其肌上皮细胞，有助于恶性乳腺肿瘤的研究。

232. NKX2.2（NK2 homeobox 2）

阳性部位：细胞核

阳性对照：胰岛

NKX2.2是转录因子NK2家族中的一员。NKX2.2蛋白在中枢神经系统、胃肠道、神经内分泌及神经胶质的发育和分化中起至关重要的作用。NKX2.2表达于人的脑、胰腺、垂体和胃肠道等正常组织。NKX2.2蛋白在正常胰岛细胞胞核中呈弥漫强阳性，在小圆细胞肿瘤、有EWS-FLI1融合蛋白的尤因肉瘤中，NKX2.2具有高敏感性和特异性且呈高表达，而在其他小蓝圆细胞肿瘤呈低表达。其对于小圆细胞肿瘤的鉴别诊断具有极其重要的意义，可作为尤因肉瘤特异标志物。

233. NKX3.1（NK3 homeobox 1）

阳性部位：细胞核

阳性对照：前列腺/肾

NKX3.1是一种转录因子，可作为转录抑制因子呈现前列腺和睾丸特异性表达，对前列腺器官的发生、分化及成熟器官的功能维持方面起至关重要的作用，是一种高度敏感和相对特异性的前列腺免疫组化标志物。目前前列腺癌标志物PSA和PSAP能有效地判定前列腺癌是来源于前列腺还是其他位置，但区分低分化和高分化病例时敏感性较低，NKX3.1联合ERG可以作为很好的抗体组合，有助于识别前列腺来源的肿瘤。目前还发现NKX3.1在睾丸、输尿管和肺支气管黏液腺中表达。

234. NM23

阳性部位：细胞质

阳性对照：扁桃体

人基因组中存在着两个*NM23*基因，即*NM23-H1*和*NM23-H2*。*NM23*基因是目前研究得最多的转移抑制基因。*NM23*基因编码的产物具有抑制肿瘤转移的功能，在分化良好的肿瘤中*NM23*表达水平高，且与淋

的癌症中发生 *p53* 突变或失活。免疫组化所检测的主要为突变型 p53，可作为一种预后参考依据用于恶性肿瘤的研究。

248. p57Kip2

阳性部位：细胞核

阳性对照：胎盘

p57Kip2 是一种细胞周期抑制因子，基因位于 11p15.5，通过阻断细胞周期中 G_1/S 期的转换，实现对细胞周期的负调控，阻止细胞的增殖和肿瘤的形成。该抗体主要用于各种恶性肿瘤如星形细胞瘤等的研究。

249. p63

阳性部位：细胞核

阳性对照：前列腺

p63 是抑癌基因 *p53* 的同源性基因，定位于染色体 3q27—q28，编码 6 种以上异构体，分别具有转录激酶活性、死亡诱导活性（TAp63）和显色失活活性。在许多上皮组织的基底层中高表达。p63 在乳腺中表达于所有正常乳腺的肌上皮细胞，部分表达于导管增生细胞，极少量表达于原位乳腺癌，在浸润性导管癌中无表达。p63 的缺失表达与乳腺导管癌的进程可能有一定的相关性。因此，p63 免疫组化染色对于乳腺浸润性导管癌、原位导管癌及少量可疑的导管增生性损伤等疾病的研究有帮助。最近的研究显示，p63 是一种前列腺基底细胞的参考依据，但在绝大多数前列腺肿瘤中不表达。该抗体主要用于乳腺、前列腺良恶性病变的研究。

250. p120（p120 catenin）：p120 联蛋白

阳性部位：细胞质/细胞膜

阳性对照：乳腺导管癌（细胞膜）

联蛋白家族包括 α-catenin、β-catenin、γ-catenin 和 p120，它们除了和 E-Cad 一起介导细胞间黏附行为之外，还在核内发挥信号转导作用。p120 是该家族新发现的一员，常与 E-Cad 及 34βE12 联合使用，用于鉴别乳腺浸润性导管癌和小叶癌。p120 在导管癌中呈胞膜阳性表达，而在小叶癌中为胞质阳性表达。胃和结肠癌中胞质内 p120 与癌细胞黏附性差有关。

251. pan-TRK：广谱原肌球蛋白受体激酶

阳性部位：细胞质

阳性对照：星形细胞瘤

神经营养因子受体酪氨酸激酶（neurotrophic receptor kinase，NTRK）包括 TRKA、TRKB 和 TRKC 三种蛋白，分别由 *NTRK1*、*NTRK2* 和 *NTRK3* 基因编码。*NTRK* 基因融合在某些罕见肿瘤中的发生频率高，如分泌性乳腺癌、唾液腺乳腺样分泌性癌、先天性婴儿纤维肉瘤。在常见肿瘤如肺癌、乳腺癌、结直肠癌和黑色素瘤中发生频率极低。通常认为 IHC 检测结果阴性预测价值很高，阳性结果为基因融合的特异性较低，IHC 方法检测 *NTRK* 融合突变具有高灵敏度、低成本和易开展等特点，可作为一个有效的初筛方法。

252. PAX2：配对盒基因 2

阳性部位：细胞核

阳性对照：肾

配对盒基因（paired box genes，PAX）在胚胎发育过程中，通过编码核转录因子，达到促进组织增生、抑制细胞凋亡及协调细胞特殊分化的作用。PAX2 蛋白集中表达于泌尿系统和女性生殖系统的上皮组织。研究表明 PAX2 主要在肾透明细胞癌表达（88%），而在肾乳头状癌和肾嫌色细胞癌中表达率低。因此，该抗体有助于肾肿瘤分类。PAX2 还可以用于肝脏转移性肾透明细胞癌和原发性肝透明细胞癌的研究。近期有文献报道，该抗体用于研究转移性卵巢浆液性乳头癌（PAX2 阳性）与原发性乳腺癌（PAX2 阴性）。

253. PAX5：B 细胞系特异性激活蛋白

阳性部位：细胞核

阳性对照：扁桃体

PAX5是B细胞特异性激活蛋白，存在于早期B细胞直至成熟的B细胞核中，在浆细胞中不表达。PAX5在所有的B细胞来源的肿瘤（除浆细胞瘤外）中均阳性表达；在T细胞及其来源的肿瘤中阴性表达；在典型霍奇金淋巴瘤的RS细胞中弱表达。此抗体主要用于B细胞及其来源的肿瘤的研究。

254. PAX8：配对盒基因

阳性部位：细胞核

阳性对照：卵巢癌

PAX8是核转录调节因子的配对盒基因家族成员之一，是一种核蛋白。PAX8蛋白在人体组织中主要特异性表达于甲状腺的滤泡细胞、泌尿系统、米勒管来源的器官（如女性生殖管道中输卵管、子宫、阴道等）的上皮及其上皮源性肿瘤中，可用于常规病理诊断的鉴别诊断。PAX8在卵巢的浆液性细胞癌、内膜样细胞癌和透明细胞癌中表达，但在卵巢黏液性细胞癌中几乎无表达。PAX8在98%的肾透明细胞癌、90%的乳头状细胞癌和95%的嗜酸性细胞瘤中表达，其在肾肿瘤中的表达频率与PAX2相似。所以，PAX8又成为诊断肾肿瘤的参考依据之一。

255. PCNA（proliferating cell nuclear antigen）：增殖细胞核抗原

阳性部位：细胞核

阳性对照：扁桃体

PCNA是和细胞周期相关的分子量36kDa的核蛋白，是细胞DNA合成所必需的蛋白。此抗体可作为细胞增殖指数的主要参考依据，用于研究恶性肿瘤的细胞增殖和判断其恶性度，对肿瘤的治疗及预后的研究有一定的意义。

256. PD-1：程序死亡因子1

阳性部位：细胞质

阳性对照：扁桃体

程序死亡因子1（PD-1）在活化的T细胞、B细胞和骨髓细胞中表达。作为血管免疫母细胞性T细胞淋巴瘤的独特参考依据，相比CD10和BCL6，PD-1很少在B细胞中表达，故而在研究血管免疫母细胞淋巴瘤时特异性更高。此外，PD-1在血管免疫母细胞性T细胞淋巴瘤中的表达证明其来源于生发中心相关的T细胞，并间接为此类T细胞的肿瘤发生进程提供了支持，此类T细胞肿瘤亚型可能会发生肿瘤转化，因而导致其特别的组织学、免疫分型及临床亚型。

257. PDGFRα：血小板衍生生长因子受体α

阳性部位：细胞质/细胞膜

阳性对照：胃肠道间质瘤

*PDGFRα*基因和*KIT*基因位于人4号染色体的相邻位置上，两者的氨基酸序列有很高的同源性。近来国外报道在28%～67%无*KIT*突变的GIST中检出了*PDGFRα*突变，并且*PDGFRα*突变与*KIT*突变是相互独立的。因此目前认为获得功能性的*PDGFRα*突变很可能是GIST的另一个病因。*PDGFRα*可作为GIST研究的有用参考依据，尤其是在CD117阴性GIST的研究中具有重要的参考意义。

258. PD-L1：细胞程序死亡配体1

阳性部位：细胞膜

阳性对照：胎盘

PD-L1又称为CD274或B7-H1，是一种Ⅰ型跨膜蛋白，可参与细胞和体液免疫应答的调节。PD-L1与其受体PD-1的相互作用为在妊娠期、组织移植、自身免疫疾病和恶性转化中调节T细胞活化和耐受性提供了刺激和抑制信号。PD-L1主要表达于抗原呈递细胞、活化T细胞和B细胞、胎盘及一些肿瘤（如黑色素瘤、弥漫性大B细胞淋巴瘤、肺癌、结直肠癌等）中。

259. PEG10（paternally expressed gene 10）：印记基因10

阳性部位：细胞质

阳性对照：胎盘

PEG10位于人染色体的7q21区域，是一种印记基因。其特征为仅有来自父本的等位基因表达，而来自母本的等位基因沉默。已有研究表明，PEG10在肺癌、乳腺癌、前列腺癌、胰腺癌、胆囊癌和肝癌等多种恶性肿瘤中过表达。此外，PEG10是判断肺癌、胆囊癌、肝癌等预后的潜在生物学标志物。

260. PGⅠ（pepsinogenⅠ）：胃蛋白酶原Ⅰ

阳性部位：细胞质/细胞膜

阳性对照：肠癌

胃蛋白酶原（pesinogen，PG）是胃黏膜分泌的胃蛋白酶前体，根据其免疫活性分为PGⅠ、PGⅡ两个亚群。PGⅠ主要由胃底腺的主细胞和黏液颈细胞分泌，而PGⅡ主要在胃底腺的主细胞、黏液颈细胞和幽门腺细胞中表达，PGⅠ可作为胃底腺型胃癌的主细胞标志物，用于辅助胃底腺型胃癌的鉴别诊断。

261. P-gp：P糖蛋白

P糖蛋白是MDR基因编码的一种分子量为170～180kDa的膜型糖蛋白，属ABC（ATP-binding cassette）超家族膜转运蛋白之一，可以由ATP供能将细胞毒类药物快速泵至细胞外，其表达水平与细胞膜的通透性、细胞内药物浓度及细胞耐药程度有关。肿瘤细胞P糖蛋白的高表达提示肿瘤对部分亲脂性药物产生耐药，对化疗具有参考意义。

262. PGP9.5：蛋白基因产物9.5

阳性部位：细胞质

阳性对照：神经组织

PGP9.5是一种分子量为27kDa的神经元特异性蛋白，作为神经内分泌肿瘤的参考依据，其可以和突触素和嗜铬粒蛋白A联合应用；最新的研究显示，PGP9.5的表达与肿瘤的发展相关，不仅可以作为浸润性结肠癌的一个有用参考依据，也可以作为胰腺癌预后的一个参考依据。

263. Perforin：穿孔素

阳性部位：细胞质

阳性对照：NK细胞淋巴瘤

Perforin是一种细胞毒性T细胞胞质内的小孔形成蛋白，是活化的细胞毒性T细胞（CTL）和自然杀伤细胞（NK）的特异性标志。主要表达于CD3阴性而CD56阳性的NK细胞、CD3阳性的大颗粒淋巴细胞和γδT细胞。该抗体在肠病样T淋巴细胞性淋巴瘤、间变大细胞性淋巴瘤（T细胞/裸核细胞型）、脂膜炎样T淋巴细胞性淋巴瘤及肝脾γδ型T淋巴细胞性淋巴瘤中呈阳性。该抗体主要用于NK细胞淋巴瘤、NK细胞样T细胞性淋巴瘤的辅助诊断。

264. PHH3

阳性部位：细胞核

阳性对照：扁桃体

PHH3是一个核心组蛋白，连同其他组蛋白形成真核细胞染色质的核心蛋白组分。在哺乳动物中，PHH3在分裂间期过程中不表达，但在有丝分裂过程中染色质凝聚时达到峰值。有研究指出，只有当Ser-10或Ser-28磷酸化时，PHH3可特异性地检测核心蛋白组蛋白H3。组蛋白H3在细胞凋亡时不发生磷酸化。因此，PHH3可以作为一个有丝分裂标记（+），对凋亡小体和核破裂的碎片辨别有丝分裂象（-），有助于肿瘤等级的研究，尤其是来源于中枢神经系统、皮肤、软组织和胃肠道间质的肿瘤。

265. PHOX2B：配对同源异型盒蛋白2B

阳性部位：细胞核

阳性对照：神经母细胞瘤

PHOX2B是一个位于染色体4p13上的转录因子，在机体发育过程中的主要作用体现在促进自主神经元的分化。周围型PHOX2B在分化的和未分化的周围型神经母细胞瘤（包括神经母细胞瘤、副神经节瘤、节神经母细胞瘤、节神经瘤、星形胶质细胞瘤）及嗜铬细胞瘤均可见高表达，在其他类型的小圆蓝细胞瘤（如肾母细胞瘤）中不表达。其可作为诊断神经母细胞瘤的指标。研究发现，PHOX2B突变与先天性巨结肠也相关。

266. PIT1（pituitary specific transcription factor-1）

阳性部位：细胞核

阳性对照：垂体腺瘤

PIT1是垂体前叶特异表达的一种重要的转录因子。PIT1正向调控生长激素（GH）、催乳素（PRL）和促甲状腺素（TSH）基因的转录，PIT1参与GH细胞、PRL细胞及TSH细胞的分化。PIT1在PRL瘤和GH瘤中的表达量明显增高，在ACTH和无功能腺瘤中则很少表达，因此PIT1对人垂体腺瘤尤其是GH和PRL腺瘤的细胞特异分化和增生具有一定作用。在垂体瘤中，PIT1是嗜酸性细胞谱系分化的特征性表达。

267. PLAP（placental alkaline phosphatase）：胎盘碱性磷酸酶

阳性部位：细胞质

阳性对照：胎盘

PLAP存在于正常胎盘，在卵巢生殖细胞瘤、睾丸和性腺外生殖细胞瘤中也有表达，包括精原细胞瘤、性腺母细胞瘤、卵黄囊瘤和绒癌等。而在精母细胞性精原细胞瘤和未成熟型畸胎瘤中PLAP不表达。此抗体主要用于睾丸生殖细胞肿瘤和卵巢无性细胞瘤的研究。

268. PMS2

阳性部位：细胞核

阳性对照：直肠癌

DNA错配修复系统（DNA mismatch repair system，MMR）由特异修复DNA碱基错配的酶分子组成。这套系统的存在可保证遗传物质的完整性和稳定性，避免遗传物质产生突变，保证DNA复制的高保真度。它由 *hMLH1*、*hMSH2*、*hMSH6*、*hPMS2* 等基因组成，*hMSH2* 位于人类染色体2p21—p22，编码一种由934氨基酸组成的蛋白质，*hMSH2* 基因突变发生在散发性结直肠癌中，微卫星 *hMSH2* 基因突变大约与50%的家族性、非家族性息肉病发生的结直肠癌（HNPCC）相关。

269. PNL2

阳性部位：细胞质

阳性对照：黑色素瘤

PNL2是针对黑色素细胞抗原的一种新型单抗，在正常黑色素细胞及其来源的肿瘤中呈细胞质染色，其检出阳性率高于以往的标志物。透明细胞瘤、血管平滑肌脂肪瘤和淋巴管平滑肌瘤可见不同程度的阳性；血管周上皮样细胞肿瘤和黑色素性神经鞘瘤的非黑色素细胞病变区阳性。与HMB45、MART-1、Tyrosinase和MiTF抗体联合用于黑色素瘤和透明细胞肉瘤的诊断。

270. PR（progesterone receptor）：孕激素受体

阳性部位：细胞核

阳性对照：乳腺癌

人PR作为配体激活的转录因子，是类固醇激素受体家族的一员。PR有两个异构体：PR-A（分子量94kDa）和PR-B（分子量114kDa）。虽然它们的转录活性相反，但它们的DNA和配体结合亲和力相似。PR-B是孕激素敏感基因的激活剂，而PR-A可抑制PR-B的功能。作为乳腺癌内分泌治疗参考依据，PR与ER、HER2已经成为乳腺癌患者的研究检测项目。

271. PRAME（preferentially expressed antigen in melanoma）：黑色素瘤优先表达抗原

阳性部位：细胞核

阳性对照：黑色素瘤/睾丸

PRAME是肿瘤-睾丸抗原（CTA）家族成员之一，在正常组织中的表达仅限于睾丸、卵巢和肾上腺、子宫内膜和皮脂腺等。PRAME在很多肿瘤中表达，如黏液样/圆形细胞脂肪肉瘤、滑膜肉瘤、肾细胞癌、非小细胞肺癌、卵巢癌、白血病等。此外，PRAME在黑色素瘤中呈高表达，而在色素痣和非典型性痣中呈低表达或不表达，可作为良恶性黑色素细胞肿瘤鉴别的免疫组织化学辅助标志物。需强调一点，PRAME的阳性必须是≥75%的肿瘤细胞弥漫阳性。

272. Prolactin（PRL）：催乳素

阳性部位：细胞质

阳性对照：垂体

催乳素是由垂体前叶嗜酸性细胞中催乳素细胞分泌的一种激素，可以促进乳腺发育和乳汁分泌。此抗体和人的促乳素反应，主要用于垂体肿瘤功能性分类的研究。

273. Prostein（P501S）

阳性部位：细胞质

阳性对照：前列腺

Prostein蛋白又称P501S，通过Northern blot、cDNA芯片、实时定量PCR和免疫组化检测发现该抗体几乎是排他性地表达于正常前列腺组织及其来源的肿瘤。在非前列腺肿瘤中，只在尿道上皮癌有弱表达且表达的细胞数少于25%。

274. PS2：雌激素调节蛋白

阳性部位：细胞质

阳性对照：乳腺/乳腺癌

PS2又称PNR-2，是受雌激素调节的胞质型多肽。正常胃黏膜、小肠黏膜和乳腺上皮均有PS2的表达。肿瘤组织中，其主要表达于乳腺癌和胃癌，PS2在乳腺癌中的表达与ER表达相关，多见于ER、PR阳性的乳腺癌。PS2表达可作为乳腺癌内分泌治疗良好反应的标志。

275. PSA（prostate specific antigen）：前列腺特异性抗原

阳性部位：细胞质

阳性对照：前列腺

PSA是一种由前列腺上皮细胞合成的分子量33kDa的糖蛋白，目前认为其是具有特异性的肿瘤参考依据之一，主要用于前列腺癌和转移性前列腺癌的研究，但不能用于良、恶性前列腺疾病的研究，绝大多数的前列腺增生上皮也呈阳性表达。

276. PSAP（prostate acid phosphatase）：前列腺酸性磷酸酶

阳性部位：细胞质

阳性对照：前列腺/前列腺癌

PSAP是由前列腺上皮细胞分泌的一种酸性磷酸酶的同工酶，在正常前列腺、增生的前列腺组织和前列腺癌中均表达PSAP。此抗体主要用于前列腺癌和转移性前列腺癌的研究，但不能用于良、恶性前列腺疾病的研究。

277. PSMA：前列腺特异性膜抗原

阳性部位：细胞质

阳性对照：前列腺/前列腺癌

PSMA是分子量110kDa的Ⅱ型穿膜蛋白，基因定位于染色体断臂11q上，表达于正常前列腺上皮和前列腺肿瘤细胞中，其中在肿瘤细胞中的表达量上调，有研究认为PSMA参与了前列腺癌发生过程中细胞迁移的调控。PSMA也同时表达于部分其他组织，如乳腺、十二指肠、肾脏组织的良性上皮细胞。在前列腺癌中PSMA的表达和肿瘤的级别及是否存在激素抵抗呈正相关，PSMA的强表达意味着更高的复发率，与Ki-67无显著相关性。现认为PSMA是诊断前列腺癌的参考依据之一。

278. PTEN

阳性部位：细胞核/细胞质

阳性对照：扁桃体

PTEN（10号染色体缺失磷酸酶及张力蛋白同源基因）定位于人的染色体10q23，是一种肿瘤抑制基因。PTEN在多种肿瘤中有失活的现象，其失活的原因除了常见的突变，还包括甲基化修饰。高级别子宫内膜样癌常见*PTEN*表达缺失。已发现胶质细胞瘤、前列腺癌、黑色素瘤、乳腺癌也存在*PTEN*基因的缺失。

279. PTH：甲状旁腺素

阳性部位：细胞质/细胞膜

阳性对照：甲状旁腺

PTH由甲状旁腺主细胞分泌，主要功能是影响钙与磷的代谢，维持血钙的稳定。由于抗体PTH在甲状旁腺表达的特异性，可用于研究甲状腺和甲状旁腺来源的肿瘤，也可用于研究难以区分是否与甲状旁腺有关的转移性肿瘤。

280. PU.1：Ets蛋白转录因子

阳性部位：细胞核

阳性对照：扁桃体

PU.1作为一个转录因子，属于Ets蛋白家族，在正常B细胞的发育过程中发挥重要作用。在骨髓细胞系及B细胞中表达，浆细胞不表达。PU.1在B细胞的早期分化过程是必不可少的，其缺乏会使B细胞发育停滞在早前期。PU.1在生发中心和套区B细胞中表达，同样在各种淋巴瘤中表达，其中包括慢性B淋巴细胞白血病、套细胞淋巴瘤、滤泡性淋巴瘤、边缘区淋巴瘤、弥漫性大细胞淋巴瘤、弥漫性大B细胞淋巴瘤、结节性淋巴细胞霍奇金淋巴瘤。

281. RB：视网膜母细胞瘤基因蛋白

阳性部位：细胞核

阳性对照：扁桃体

*RB*是一种肿瘤抑制基因，存在于许多类型的细胞中，可间接调节细胞生长。*RB*基因的缺少或突变可能与许多恶性肿瘤的发生发展有关，目前主要用于食管癌、胃癌、膀胱癌等恶性肿瘤的研究。

282. RCC：肾细胞癌标志物

阳性部位：细胞膜/细胞质

阳性对照：肾细胞癌

RCC（renal cell carcinoma marker，肾细胞癌标志物）是一种糖蛋白。在正常肾脏近曲小管和Bowman囊腔缘表达，也在乳腺导管及腺泡腔缘、附睾管上皮细胞、甲状旁腺和甲状腺细胞中表达。RCC在90%以上原发性肾细胞癌、80%左右转移性肾细胞癌中表达。与CD10联合用于转移性肾细胞癌的鉴别研究。RCC还表达于乳腺腺泡和导管上皮细胞的腔面、附睾上皮细胞及甲状旁腺细胞内、甲状腺滤泡内的胶质。

283. ROS1

阳性部位 细胞质

阳性对照：ROS1蛋白阳性表达非小细胞肺癌

*ROS1*基因属于Ⅱ类受体酪氨酸激酶的胰岛素受体基因，*ROS1*基因重排在NSCLC患者中的发生率为1%～2%，在肺腺癌中的发生率为3.3%，可用克唑替尼治疗。用于非小细胞肺癌的治疗研究。*ROS1*是继*EGFR*、*ALK*、*RET*基因之后NSCLC发生、发展过程中的又一重要基因，在肿瘤细胞基因突变、信号转导及瘤体生长过程中扮演着重要角色。

284. RRM1（ribonucleotide reductase catalytic subunit M1）：核糖核酸还原酶M1多肽

阳性部位：细胞质

阳性对照：扁桃体/乳腺癌

RRM1是组成核苷二磷酸还原酶的两个不同亚基中的一个。在细胞周期的S期，在DNA合成之前，核苷二磷酸还原酶催化脱氧核苷酸的产生。在非小细胞肺癌中，RRM1的表达与ERCC和PTEN的表达高度相关。RRM1阳性的肿瘤预示着进展缓慢。

285. S-100

阳性部位：细胞核/细胞质

阳性对照：黑色素瘤

S-100是一种可溶性酸性蛋白，通常存在于源自神经嵴（施万细胞和黑色素细胞）、软骨细胞、脂肪细胞、肌上皮细胞、巨噬细胞、朗格汉斯细胞、树突状细胞和角质形成细胞的细胞中。S-100蛋白在星形细胞瘤、少突胶质瘤、室管膜瘤、神经母细胞瘤、神经鞘瘤、恶性黑色素瘤、脂肪肉瘤中表达。主要用于星形胶质瘤、室管膜瘤、神经母细胞瘤、神经鞘瘤、脂肪肉瘤和朗格汉斯组织细胞增生性疾病的研究。S-100在诊断黑色素瘤中比较有价值，在转移性黑色素瘤中比HMB-45表达多。

286. S-100A4

阳性部位：细胞膜/细胞质/细胞核

阳性对照：扁桃体

S-100A4蛋白是S-100家族中的一个重要成员，其作为一个促血管发生因子，可通过增强内皮细胞的移动性减少血管生成抑制因子的产生，从而促进血管的发生、肿瘤的侵袭和转移。

287. S-100P

阳性部位：细胞核/细胞质

阳性对照：胎盘

S-100P属于S-100蛋白家族，其家族蛋白表达于大部分的细胞中，可能参与细胞分裂和分化。S-100P在胎盘中存在高表达。在胰腺导管癌中，肿瘤细胞几乎100%阳性表达，而在良性导管和腺体中不表达。S-100P抗体对于胰腺穿刺活检研究是导管癌还是良性导管病变非常有帮助。S-100P在胆管上皮癌中表达，但在正常胆管上皮及反应性增生胆管上皮不表达，这有助于研究胆管活检时组织的良恶性。

288. SALL4

阳性部位：细胞核

阳性对照：精原细胞瘤

SALL4是一个新发现的锌指转录因子，能通过调节Oct4维护胚胎干细胞的全能性。SALL4是一种新型敏感的和高特异性的转移性生殖细胞瘤标志物，SALL4几乎表达于所有原始生殖细胞肿瘤，在未成熟畸胎瘤的原始神经上皮中也可有部分表达。

289. SATB2：特异AT序列结合蛋白2

阳性部位：细胞核

阳性对照：结肠癌/阑尾

SATB2是一个核基质相关的转录因子。在正常组织中，胃肠道包括阑尾、结直肠等的腺体细胞都有强的SATB2表达。SATB2也在大脑皮层和海马体的部分神经元中表达。在肿瘤组织中，SATB2在源于结直肠的癌细胞中可以检测到，可作为有用的结直肠癌的标志物，很多研究表明，SATB2对结直肠癌有高度敏感度（85%），在大肠的髓样癌有89%的表达。SATB2在90.4%的骨肉瘤表达，用于骨肉瘤的诊断，以及与其他类型骨肿瘤如尤因肉瘤、软骨肉瘤的鉴别诊断。

290. SDHB：琥珀酸脱氢酶B

阳性部位：细胞质

阳性对照：胃肠道间质瘤

琥珀酸脱氢酶（succinate dehydrogenase，SDH）是由4个蛋白亚基（A、B、C、D）组成的复合物，SDHB表达于肾小管、唾液腺、胎盘滋养层、大小脑神经元等组织细胞。SDH缺陷的肿瘤包括遗传性副神经节瘤、遗传性嗜铬细胞瘤、琥珀酸脱氢酶缺陷肾癌和琥珀酸脱氢酶缺陷胃肠道间质瘤（GIST）。正常细胞的细胞质普遍表达SDHB，异常细胞则表达缺失。SDH各亚单位的突变均可导致SDHB蛋白缺失表达，故目前常用SDHB来鉴定SDH缺陷型GIST。*SDHA*突变除SDHB蛋白缺失表达，还有SDHA蛋白缺失表达。

291. SF-1（steroidogenic factor-1）：类固醇生成因子-1

阳性部位：细胞核

阳性对照：肾上腺/垂体瘤

SF-1又称为NR5A1，位于染色体9q33，在下丘脑、垂体、肾上腺、性腺、脾脏和皮肤等组织中均有表达，是类固醇代谢的主要调控因子，能够激活胆固醇迁移和类固醇生成所涉及的所有基因表达。在垂体瘤中，SF-1强阳性提示促性腺激素细胞谱系分化。SF-1在不同肾上腺皮质肿瘤中表达各异，提示可能参与肾上腺皮质肿瘤的生长和激素分泌，可用于和肾上腺上皮肿瘤的鉴别诊断。SF-1在性索间质瘤中高表达，包括Leydig-Sertoli细胞肿瘤和颗粒细胞瘤。

292. SMARCA4（BRG1）

阳性部位：细胞核

阳性对照：前列腺癌

SMARCA4（BRG1）是ATP依赖性染色体重塑复合物家族成员，在一系列重要行为（如增殖分化及DNA损伤）中发挥重要作用。染色体重塑复合物家族成员由三类亚基构成：ATP酶性亚基BRG1（SMARCA4）/BRM（SMARCA2）；高度保守的核心亚基INI1（SMARCB1、SNF5和BAF47）、BAF155（SMARCC1）及BAF170（SMARCC2）；功能特异性的辅助亚基PBRM1（BAF180）、ARID1A（BAF250A）等。BRG1在很多正常上皮有表达。卵巢肿瘤中大部分高血钙型小细胞癌、部分卵巢透明细胞癌及子宫内膜间质肉瘤，部分肾上腺癌、肺癌、髓母细胞瘤、胰腺癌中BRG1表达缺失，在约50%去分化癌中表达缺失，BRG1的表达丢失预示癌症患者的生存率下降，有一定的预后作用。近来研究发现BRG1在黑色素瘤、胃癌、前列腺癌中表达升高。

293. SMMHC：平滑肌肌球蛋白重链

阳性部位：细胞质

阳性对照：乳腺/阑尾

SMMHC是终末分化平滑肌细胞的标志物，主要用于研究血管和内脏平滑肌细胞及肌上皮细胞，被认为是平滑肌较为特异和可靠的参考依据，有助于间叶肿瘤的研究和分类，也可用于乳腺肌上皮细胞的检测，有助于原位癌和浸润癌的区别研究。阳性染色定位于细胞质，是一个敏感度和特异度较高的肌上皮标志物。与SMA或Calponin相比，SMMHC与肌成纤维细胞的交叉反应轻，但与血管内皮细胞仍有交叉反应。

294. Smoothelin：平滑肌蛋白

阳性部位：细胞核/细胞质

阳性对照：膀胱

Smoothelin（SMTN）是平滑肌骨架蛋白的一个成分，只存在于分化成熟的平滑肌细胞中。类平滑肌细胞如肌成纤维细胞、肌上皮细胞、骨骼肌细胞、心肌细胞等均不含Smoothelin。由于这个特点，抗体Smoothelin在膀胱固有肌层中表达而在黏膜平滑肌中不表达或微弱表达，对于膀胱癌的分期有其重要意义。Smoothelin抗体在来源于平滑肌细胞肿瘤的研究中起一定作用，其免疫组织化学染色在分化成熟的平滑肌肿瘤中呈阳性，而在低分化的恶性平滑肌瘤或类平滑肌瘤可能呈阴性。

295. Somatostatin（SS）：生长抑素

阳性部位：细胞质

阳性对照：胰腺

生长抑素是一种多肽激素，在人体组织内广泛表达，包括胃肠道和支气管内分泌细胞、胸腺内分泌细胞、甲状腺C细胞及胰岛D细胞，主要用于胰岛细胞的功能性分类和消化道黏膜中内分泌细胞及肿瘤的研究。

296. SOX2（SRY-related HMG-box 2）：性别决定区Y框蛋白2基因

阳性部位：细胞核

阳性对照：肺鳞癌/宫颈癌

SOX2是SRY相关的SOX转录因子家族的一个主要成员，是多种干细胞的关键调控子，SOX2在多能神经干细胞中表达。SOX2已被证明与乳腺癌、头颈部癌、小细胞肺癌、胃癌、结直肠癌和膀胱癌的侵袭性表型相关，高表达可能预后不良。相反，SOX2在肺鳞状细胞癌的高表达是预后良好的标志。SOX2高表达于胚胎性癌，可与OCT3/4联合用于卵黄囊瘤的鉴别。在中枢神经系统发育早期，SOX2表达于全部的神经上皮，但神经系统发育成熟之后，其表达仅局限于神经胶质干细胞，而当神经胶质细胞恶变后，其可在脑胶质瘤中重新表达。

297. SOX10：(Sry相关HMG-Box基因10)

阳性部位：细胞核

阳性对照：黑色素瘤/乳腺

SOX10在神经脊的发育，以及黑色素细胞分化和特化方面起作用，是一种核转录因子。正常组织表达于黑色素细胞、施万细胞、少突胶质细胞、黏膜腺体及乳腺肌上皮细胞、涎腺的腺泡及纹管细胞。肿瘤表达于几乎所有的痣和恶性黑色素瘤（包括97%～100%的促结缔组织增生性黑色素瘤和梭形细胞黑色素瘤）、神经鞘瘤、神经纤维瘤和颗粒细胞瘤，也见表达于脑星形及少突胶质细胞瘤、PNET、乳腺三阴性乳腺癌、涎腺腺样囊性癌、腺泡细胞癌、上皮-肌上皮癌、肌上皮瘤等。主要用于黑色素瘤和神经嵴来源的肿瘤等方面的研究。

298. SOX11

阳性部位：细胞核

阳性对照：套细胞淋巴瘤

SOX11是一种核转录因子，对于胚胎神经的发生和组织重塑至关重要，通常在人类胚胎的神经系统发育过程中表达。SOX11的表达已被证明是胶质母细胞瘤的有利预后标志物，SOX11还用于套细胞淋巴瘤的诊断，特别是Cyclin D1阴性的套细胞淋巴瘤的诊断。

299. SP-B (surfactant protein B)：表面活性蛋白B

阳性部位：细胞质

阳性对照：肺腺癌

SP-B是一种由Ⅱ型肺泡细胞分泌的磷脂和蛋白组成的复合物，在肺腺癌中表达，而在肺鳞癌、大细胞癌和非肺原发性腺癌中不表达，常与TTF-1联合使用。因此可用于肺癌及转移性肺腺癌的研究。

300. SS18-SSX

阳性部位：细胞核

阳性对照：滑膜肉瘤

95%以上的滑膜肉瘤具有特征性的t(X;18)(p11.2;q11.2)染色体易位，导致*SS18*基因（*SYT*基因）与*SSX*基因融合，产生*SS18-SSX*特异性融合基因。该基因在其他肿瘤中未发现。*SS18-SSX*在滑膜肉瘤肿瘤细胞核中阳性表达，其灵敏度和特异度分别达95%和100%。

301. SSTR2 (somatostatin receptor 2)：生长抑素Ⅱ型受体

阳性部位：细胞膜/细胞质

阳性对照：胰腺神经内分泌肿瘤

SSTR2是G蛋白偶联的细胞膜受体，是一个正常组织中神经和内分泌细胞的标志物。广泛表达于各种正常器官组织，如胰腺、大脑、肾脏、空肠、结肠和肝等。在肿瘤中，SSTR2主要表达于各种神经内分泌肿瘤和多种实体瘤，如胰腺神经内分泌瘤、垂体腺瘤、神经母细胞瘤、脑膜瘤、乳腺癌、小细胞肺癌和产生激素的胃肠道肿瘤。在正常前列腺中一般为阳性表达，而在前列腺癌中大多数为阴性。

302. STAT6 (signal transducers and activators of transcription 6)：信号转导子和转录激活子6

阳性部位：细胞质/细胞核

阳性对照：孤立性纤维瘤

STAT6属于STAT蛋白家族成员之一，大多数良恶性孤立性纤维性肿瘤（SFT）均存在特异性的*NAB2-STAT6*融合基因，从而使胞质中的STAT6进入细胞核中，导致STAT6在核内强表达，故STAT6可作为SFT的高敏感性和特异性标志物，有助于对SFT的诊断和与其相似病变的鉴别诊断。

303. Stathmin：微管不稳定蛋白

阳性部位：细胞质

阳性对照：宫颈上皮内瘤样变CIN Ⅲ

Stathmin，也称为Stathmin-1或癌蛋白18，它是一种广泛存在的微管不稳定蛋白，在正常和良性子宫颈仅于基底层细胞出现阳性染色，在不同级别宫颈上皮内瘤样变组织中可出现不同的阳性表达。Stathmin

在低级别宫颈上皮瘤样变（CIN Ⅰ）仅有9%的表达；在宫颈上皮内高度瘤样变（CIN Ⅲ）组织，有93%的表达。研究发现Stathmin用于宫颈上皮内瘤样变的分级诊断的敏感度与p16相似，但特异度明显高于p16（分别为44%、39%）。因此，Stathmin可作为一个潜在的诊断CIN分级的标志物，且优于p16。

304. Survivin：存活蛋白

阳性部位：细胞质/细胞核

阳性对照：乳腺癌

存活蛋白Survivin是细胞凋亡抑制基因家族中的一个成员，仅存在于哺乳动物中，主要表达于细胞周期中的G_2/M期，参与细胞周期的调节，通过抑制细胞凋亡蛋白酶3和7的活性，可以防止细胞发生凋亡，在许多恶性肿瘤组织中均有过表达，在成人正常组织中不表达，主要用于各种恶性肿瘤的研究。在成神经细胞瘤中，Survivin的表达意味着预后不良，存活率较低。在胃肠道肿瘤中，Survivin与BCL2和p53的异常表达具有相关性。在食管癌中，Survivin可以作为化疗不良的一个参考依据。

305. Syn（synaptophysin）：突触素

阳性部位：细胞质

阳性对照：胰腺

突触素是分子量为38kDa的糖蛋白，主要存在于神经元突触前囊泡膜，是神经性和神经内分泌肿瘤的特异性参考依据之一。此抗体和人的突触素反应，主要用于研究神经内分泌肿瘤。

306. TAG-72（B72.3）

阳性部位：细胞质

阳性对照：肺腺癌

B72.3抗体可以识别一种名为TAG-72的高分子量糖蛋白，该蛋白主要在腺癌中表达而在间皮瘤中为阴性，研究表明其在肺腺癌有80%的敏感度和超过90%的特异度。当然，在用该抗体研究间皮瘤和腺癌时，应注意假阳性反应，可与其他抗体结合使用。

307. Tau

阳性部位：细胞质

阳性对照：阑尾

Tau蛋白是一种微管相关蛋白，可起稳定微管的作用，大量存在于中枢神经系统的神经元中，在星形胶质细胞和少突细胞中存在微量表达，在其他组织细胞中少见表达。Tau蛋白缺陷会导致微管结构不稳，进而引发神经系统病变如阿尔茨海默病。该抗体可与Tau蛋白的磷酸化和非磷酸化形式反应，用于显示与阿尔茨海默病相关的神经纤维丝缠结、神经纤维网络和轴突空斑。

308. T-bet：T盒子转录因子

阳性部位：细胞核

阳性对照：扁桃体

T盒子转录因子（T-bet）表达于CD4阳性的T淋巴细胞中，在未成熟T辅助前驱细胞（Thp）分化为辅助性T细胞1（Th1）及Th2重分化为Th1中发挥重要作用。T-bet作为成熟T细胞的参考依据，在Thp中几乎不表达，在前驱T细胞白血病中不表达。在反应性淋巴组织如扁桃体、淋巴结和脾脏的滤泡间T细胞区的分散小淋巴细胞中T-bet表达，生发中心、滤泡周围的套区及边缘区无表达。T-bet在B细胞淋巴增殖性紊乱症中表达，尤其是B细胞发育早期，包括前驱B细胞淋巴细胞白血病、成熟B细胞淋巴瘤（含慢性淋巴细胞白血病和小淋巴细胞白血病）、边缘区淋巴瘤、毛细胞白血病。相反，来源于前生发中心及生发中心的B细胞淋巴瘤T-bet阴性，包括套细胞淋巴瘤、滤泡性淋巴瘤、弥漫性大B细胞淋巴瘤、伯基特淋巴瘤。因此，T-bet可以作为B细胞和T细胞增殖性紊乱疾病分类的参考依据。

309. TCL1

阳性部位：细胞质/细胞核

阳性对照：扁桃体/套细胞淋巴瘤

TCL1的分子量为14kDa，存在于早期胚胎发育中的淋巴系细胞的细胞核和细胞质。可用于区分B细胞淋巴瘤、T细胞淋巴瘤、CD30阳性的退行性大细胞淋巴瘤、多发性骨髓瘤及边缘区B细胞淋巴瘤。

310. TdT（terminaldeoxynucleotidyltransferase）：末端脱氧核苷酸转移酶

阳性部位：细胞核

阳性对照：胸腺

是一种DNA聚合酶，表达于前T细胞与前B细胞，以及胸腺和骨髓的多能干细胞。在前B和前T急性淋巴细胞白血病/淋巴母细胞淋巴瘤（ALL/LBL）中为强表达。在伯基特淋巴瘤中有时也有非常弱的表达。其他成熟（外周）恶性淋巴瘤均为阴性。

311. TFE3（translocation factor E3）：转录因子E3

阳性部位：细胞核

阳性对照：腺泡样软组织肉瘤/Xp11.2异位肾细胞癌

TFE3属于MiT转录因子家族成员，该基因的重排与多种肿瘤发生相关，在伴TFE3融合基因的腺泡状软组织肉瘤、Xp11.2易位/TFE3基因融合相关肾细胞癌中呈阳性高表达，在血管周上皮样细胞肿瘤、脊索瘤和颗粒细胞瘤中也可呈阳性。

312. TFEB

阳性部位：细胞核

阳性对照：TFEB重排肾细胞癌

TFEB基因位于第6号染色体p21位点，编码转录因子EB（transcription factor EB，TFEB）。TFEB基因易位主要见于肾癌，但也有肾外原发肿瘤的报道。TFEB重排肾细胞癌免疫组织化学检测中TFEB呈细胞核阳性，黑色素细胞标志物阴性。

313. TG（thyroglobulin）：甲状腺球蛋白

阳性部位：细胞质

阳性对照：甲状腺

TG是甲状腺滤泡合成的分子量330kDa的糖蛋白。该抗体具有较高的组织特异性，主要用于各种类型的原发性和转移性甲状腺滤泡上皮癌的研究。

314. TLE1

阳性部位：细胞质

阳性对照：滑膜肉瘤

TLE1是TLE多基因家族中的一员，参与造血、神经元和末梢上皮的分化。其可在滑膜肉瘤中表达，在神经鞘瘤和多形性肉瘤中很少表达，有研究资料报道，TLE1在滑膜肉瘤中的敏感度和特异度较BCL2更高，因此被推荐为滑膜肉瘤标志物。

315. TIA1：T细胞胞质内抗原

阳性部位：细胞质

阳性对照：间变性大细胞淋巴瘤

TIA1单克隆抗体可以与一种分子量15kDa的细胞质颗粒蛋白结合。NK细胞和细胞毒性T细胞的胞质中存在嗜苯胺蓝颗粒，这些颗粒包含细胞毒素蛋白，如T细胞胞质内抗原（TIA1）、GranzymeB、穿孔素（perforin）。大于90%的鼻型NK/T细胞淋巴瘤中TIA1和GranzymeB为阳性，60%为perforin阳性；肝脾T细胞淋巴瘤（HSTCL）中TIA1常为阳性，GranzymeB和perforin阴性；黏膜和皮肤γδT细胞淋巴瘤中通常TIA1、GranzymeB和perforin均为阳性；T细胞间变性大细胞淋巴瘤中TIA1也常为阳性；皮肤蕈样霉菌病也能表达TIA1抗原。而所有B细胞来源的淋巴瘤中TIA1为阴性。该抗体主要用于T淋巴细胞瘤和NK细胞瘤的研究。

316. TopoⅡα：拓扑异构酶Ⅱα

阳性部位：细胞核

阳性对照：扁桃体

TopoⅡα是一种分子量为170kDa的拓扑异构酶家族成员，在正常细胞的DNA合成和分裂中起重要作用。其含量的高低与抗癌药物的作用呈正比，是抗癌药物的作用靶点，其耐药机制主要为细胞内拓扑异构酶Ⅱ含量下降、拓扑异构酶Ⅱ基因突变或拓扑异构酶Ⅱ ATP结合位点的点突变。容易产生耐药的药物是拓扑异构酶抑制剂，此抗体主要用于各种肿瘤细胞耐药的研究。

317. T-PIT

阳性部位：细胞核

阳性对照：垂体瘤

T-PIT是阿黑皮素原（POMC）谱系与促肾上腺皮质激素细胞转录因子。2017年WHO垂体肿瘤分类根据垂体腺瘤细胞分化（来源）谱系将垂体瘤分为嗜酸性谱系、促肾上腺皮质激素细胞谱系和促性腺激素细胞谱系，T-PIT是促肾上腺皮质激素细胞谱系重要的转录因子。常与SF-1、GATA-2、ERα、PIT-1等联合应用。

318. TPO：甲状腺过氧化物酶

阳性部位：细胞质

阳性对照：甲状腺滤泡性腺瘤

TPO位于甲状腺上皮细胞的顶端游离面上，直接参与甲状腺细胞中碘的氧化、酪氨酸的碘化及碘化酪氨酸的偶联等。它是甲状腺激素合成过程中的关键酶，在正常、增生性及绝大部分良性肿瘤性甲状腺组织中高表达，在甲状腺恶性肿瘤中TPO的表达明显减少。故该抗体可应用于甲状腺组织良、恶性肿瘤的研究。

319. TRIM29（tripartite motif-containing 29）

阳性部位：细胞膜/细胞质

阳性对照：肺鳞癌

TRIM29是TRIM蛋白家族成员之一，推测其是一种转录调节因子，参与肿瘤的发生和（或）分化。在胃癌和胰腺癌中均有TRIM29高表达的报道，在肺鳞癌中有较高的表达率，与TTF-1、p63、CK5/6和NapsinA等抗体联合用于肺鳞癌和肺腺癌的鉴别诊断。

320. TROP2/TACSTD2：滋养层细胞表面抗原2

阳性部位：细胞膜

阳性对照：乳腺癌

TROP2又名肿瘤相关钙离子信号转导子2（TACSTD2），属于GA733蛋白家族，与上皮细胞黏附分子（EpCAM）有较高结构序列相似性，同源性达49%。TROP2最初发现于滋养层细胞，并作为其表面标志物，有助于胚胎着床及胎盘组织形成，并在胚胎干细胞增殖特性维持及器官形成发展过程中发挥重要作用。TROP2是重要的肿瘤发展因子，其高表达于多种肿瘤，如胰腺癌、乳腺癌、结肠癌、胃癌、口腔鳞癌、卵巢癌等，可促进肿瘤细胞增殖、侵袭、转移扩散等过程，其高表达与肿瘤患者生存期缩短及不良预后密切相关，在大部分正常组织中不表达或低表达。

321. TRPS1

阳性部位：细胞核

阳性对照：乳腺癌

TRPS1属于GATA转录因子家族，位于人类染色体8q23—q24中。TRPS1在多种人类实体恶性肿瘤中存在异常表达，其编码蛋白在不同肿瘤组织中呈现出特异性表达，且表达水平因肿瘤的组织来源不同而存在差异。已有研究表明，TRPS1标记对所有类型乳腺癌均具有较好的特异性及敏感性，特别是对于三阴性乳腺癌。

322. TS：胸苷酸合成酶

阳性部位：细胞核/细胞质

阳性对照：胃癌

TS是广泛用于治疗实体瘤抗癌药物氟尿嘧啶的重要参考依据，TS表达与消化道、头颈部恶性肿瘤及乳腺癌对氟尿嘧啶产生的耐药性有关。因此TS可以用于上述肿瘤的耐药性研究。

323. TSH：促甲状腺素

阳性部位：细胞质

阳性对照：垂体

TSH是垂体前叶嗜碱性细胞分泌的一种糖蛋白，直接作用于甲状腺并能影响其结构和功能。此抗体主要用于垂体肿瘤功能性分类的研究。

324. TTF-1：甲状腺转录因子-1

阳性部位：细胞核

阳性对照：肺腺癌

TTF-1表达于甲状腺腺上皮和肺上皮细胞中。肺肿瘤研究发现，大多数肺小细胞癌、肺腺癌、小部分未分化大细胞肺癌和非典型类癌、少数典型类癌表达TTF-1，而肺鳞癌不表达TTF-1。在甲状腺乳头状腺癌中，TTF-1也呈阳性，而TTF-1在其他组织均呈阴性。因此，TTF-1可用来研究肺腺癌和鳞癌，并有助于肺腺癌转移至肺外部位的研究。

325. Tyrosinase：酪氨酸酶

阳性部位：细胞质

阳性对照：恶性黑色素瘤

酪氨酸酶又名单酚单氧化酶，可催化酚类化合物（如酪氨酸）的氧化，广泛存在于动植物中。Tyrosinase在黑色素及其他色素的生成过程中起催化作用，存在于黑色素体中。其基因的突变会导致I型眼皮肤白化病（发病率1/17 000）。该抗体特异性地表达于黑色素病变组织中，如恶性黑色素瘤、黑色素病变的神经纤维瘤。上皮来源的癌完全不表达该抗体。

326. Uroplakin Ⅲ

阳性部位：细胞膜/细胞质

阳性对照：膀胱/移行细胞癌

Uroplakin（UP）是膀胱上皮细胞分化的跨膜蛋白家族中的一员。Uroplakin Ⅲ可表达于原发及浸润性的膀胱上皮癌，在许多非泌尿道上皮的肿瘤中不表达，因而有助于膀胱上皮癌的研究。Uroplakin Ⅲ基因在正常尿路上皮和膀胱癌恶性转移后缺失，可表现为具有恶性倾向的泌尿道上皮肿瘤，可作为尿路上皮细胞分化的参考依据。Uroplakin Ⅲ阳性的膀胱上皮癌患者相对存活率高。

327. VEGF：血管内皮生长因子

阳性部位：细胞质

阳性对照：肝细胞癌/肺癌

VEGF是一种分子量为34～50kDa的蛋白，由肿瘤细胞、血管内皮细胞和巨噬细胞合成，并通过自分泌或旁分泌方式特异地作用于血管内皮细胞上的受体，具有促进内皮细胞生长、增殖、迁移、细胞外基质降解、血管管型结构的形成等作用。在众多血管再生性因子中，VEGF及其受体是公认的介导新生血管生成的关键因素，它强烈促使血管内皮有丝分裂并最终形成新生血管，是刺激肿瘤血管生成最强的细胞因子。此抗体可识别VEGF，主要用于各种肿瘤组织中血管生成和肿瘤转移关系的研究。

328. VEGFR3：血管内皮生长因子受体3

阳性部位：细胞膜/细胞质

阳性对照：阑尾/肝癌

简介：VEGFR3又称为Flt-4，是酪氨酸激酶受体家庭成员之一。VEGFR3与其配体VFGF-C/D结合，可以诱导内皮细胞的增殖和迁移，调控血管和淋巴管的发生。VEGFR3广泛表达于早期胚胎的血管和内皮细胞中，但在发育后期及正常体细胞中，VEGFR3几乎只特异性表达于淋巴管内皮细胞中，对于淋巴管形态完整性的维持和淋巴管正常功能的发挥具有重要作用。大量研究结果表明，VEGFR3在肿瘤的淋巴管增生及肿瘤的淋巴转移中发挥重要的调节作用。

329. Villin：绒毛蛋白

阳性部位：细胞质/细胞膜

阳性对照：结肠

Villin是与刷状缘微绒毛的微丝束有关的一种胃肠道相关性细胞骨架蛋白。正常组织中，Villin通常只表达于有刷状缘的细胞中，如胃肠道上皮细胞、胰腺和胆管上皮细胞，以及肾实质的上皮细胞（特别是近曲小管）。Villin作为肠道特异性参考依据，与CDX2联合应用，可用于肠上皮来源肿瘤与非肠上皮肿瘤的研究。Villin也可作为胃肠道神经内分泌肿瘤研究的参考指标。

330. Vimentin：波形蛋白

阳性部位：细胞质

阳性对照：扁桃体

波形蛋白是中间丝蛋白家族中最普通的成员，是细胞骨架结构中的一种主要成分。它在各种间充质细胞和源自中胚层的细胞类型的细胞发育和分化中表达。波形蛋白在细胞的完整性和细胞骨架的稳定性中发挥作用。类似于所有中间丝蛋白，通过位点特异（丝氨酸或苏氨酸残基）的磷酸化作用，波形蛋白的重构发生在细胞周期和细胞信号通路的同阶段。特别是p21活化的激酶（PAK）在Ser25、Ser38、Ser50、Ser65和Ser72位点的磷酸化能诱导波形蛋白特异的重构。在细胞质分裂中，波形蛋白被Rho激酶（ROCK）和AuroraB在Ser38和Ser72位点的磷酸化所调节。波形蛋白是间叶细胞及其来源肿瘤的相对特异性参考依据。

331. WT1：肾母细胞瘤基因1

阳性部位：细胞核

阳性对照：间皮瘤

肾母细胞瘤基因1（*WT1*）最早被发现于儿童肾母细胞瘤（Wilms瘤）患者，且被认为是抑癌基因，此后证实*WT1*表达异常与泌尿生殖系统发育异常造成的很多疾病有关，可识别间皮细胞增生、恶性间皮瘤、卵巢囊腺癌、性腺母细胞瘤、肾母细胞瘤及结缔组织增生性小圆细胞肿瘤；且在白血病、肺癌、乳腺癌、前列腺癌、胰腺癌、神经上皮性肿瘤（脑肿瘤）等多种恶性肿瘤中高表达并随恶性程度的增加而增加。可用于研究促结缔组织增生的小圆细胞瘤、尤因肉瘤及原始神经外胚叶肿瘤。

332. ZAP-70

阳性部位：细胞质

阳性对照：扁桃体/慢性淋巴细胞白血病

该抗原是一种酪氨酸蛋白激酶，在T细胞和NK细胞中表达，参与T细胞受体的激活。该基因突变会使人类患重症联合免疫缺陷病（SCID）。该抗原还与慢性淋巴细胞白血病（CLL）患者的Ig重链基因突变状态、病情进展和患者预后有关，所以该抗体可用于CLL的预后研究。